Tyler / Arzneimittelbilder

Margaret L. Tyler

Homöopathische Arzneimittelbilder

Ins Deutsche übertragen,
nach den Quellen überprüft
und bearbeitet
von Rainer Wilbrand

Burgdorf Verlag

Lektorat: Frank Seiß
Gesetzt aus der Stempel Garamond
Herstellung: Paderborner Druckzentrum, Paderborn

ISBN 3-922345-26-3

Inhaltsverzeichnis

Vorwort des Übersetzers

Wenn ein englischsprachiges homöopathisches Werk ins Deutsche, die ›Muttersprache‹ der Homöopathie, übertragen werden soll, darf es nicht damit getan sein, den englischen Text einfach ins Deutsche ›rückzuübersetzen‹, ohne die (zumeist deutschsprachigen) Quellen zu berücksichtigen. Dies klingt wie eine Binsenweisheit, doch war genau dies früher — in den wenigen Fällen, in denen überhaupt Übersetzungen vorgenommen wurden — praktisch die Regel und geschieht auch heute leider noch allzuoft! Diese sorglose Praxis ist um so bedauerlicher, als gerade aus dem angelsächsischen Raum in den letzten 120 Jahren die interessantesten und besten Arzneimittellehren zu uns gekommen sind; kaum eines dieser Werke liegt bis heute in einer adäquaten deutschen Bearbeitung vor. Erst in den letzten Jahren scheint sich, vielleicht im Zuge der sich abzeichnenden Renaissance der Homöopathie, in dieser Hinsicht eine Wende zum Besseren anzukündigen. Vermehrt finden sich Verlage und zumeist junge Kollegen bereit, solch zeit- und kostenaufwendige Projekte in Angriff zu nehmen, um einige der schmerzlichsten Lücken zu schließen.

Eine dieser Lücken stellte bisher Margaret L. Tylers Hauptwerk *Homœopathic Drug Pictures* dar. Es ist kurz vor dem Zweiten Weltkrieg entstanden — für homöopathische Verhältnisse mithin ein relativ ›modernes‹ Werk — und hat sich in den folgenden Jahrzehnten zu einer der beliebtesten Arzneimittellehren des englischen Sprachraums entwickelt. Heute gehört es zu den am meisten zitierten Werken der modernen homöopathischen Literatur überhaupt. An der Übertragung dieses umfangreichen Werks ins Deutsche hat der Übersetzer und ›Bearbeiter‹ fast sechs Jahre lang gearbeitet; der größere Teil dieser Zeit wurde dabei allein darauf verwendet, jene Teile des Buches, die keine eigenen Erfahrungen der Autorin wiedergaben, auf ihre Quellen hin zu überprüfen.

Anhand eines Beispiels möchte ich diesen Vorgang einmal etwas näher erläutern: Sehr häufig hat Tyler Bezug genommen auf die *Lectures on Homœopathic Materia Medica* J. T. Kents, jenes alten Meisters, mit dem sie noch im Briefwechsel gestanden hat und den sie, wie es scheint, neben Hahnemann von allen am meisten verehrt hat; diese Passagen mußten, da Tyler sie oft nur sehr verkürzt wiedergegeben hat, bei jenem im Zusammenhang nachgelesen werden, um sie möglichst korrekt übersetzen zu können. Ein nicht geringer Teil dieser Kent-Texte ist, nebenbei bemerkt, hiermit erstmals in deutscher Sprache zugänglich — zum einen weil Tyler bei manchen Arzneien auf die erste Auflage der *Lectures* zurückgegriffen hat, die von Kent später teilweise wieder gekürzt wurden, um in der zweiten Auflage Platz für zusätzliche Mittel zu schaffen, zum anderen weil in der bislang einzigen deutschen Übersetzung dieses Werks etwa ein Drittel des Textes fehlt.

Kent wiederum benutzte bekanntlich als Quelle, wie z.B. auch Nash oder H.C. Allen, in erster Linie Herings *Guiding Symptoms*, die in den Jahren 1879–1891 veröffentlicht wurden. (Hering selbst starb 1880 und hat nur die Herausgabe der ersten zwei Bände erlebt; vom dritten Band hat er die Mittel bis einschl. CALCAREA noch selbst bearbeitet. Nach seinem Tod führten seine Schüler Raue, Knerr und Mohr die Arbeit fort, wobei sie wohl nur teilweise auf bereits vorhandenes Material zurückgreifen konnten. Aus diesem Grund kann man bei den späteren Mitteln nur mit Vorbehalt von Hering als dem Autor der *Guiding Symptoms* sprechen; immerhin wollte Hering, wie er wenige Wochen vor seinem Tod gesagt haben soll, sie bei ihrer Tätigkeit »durch ein kleines Loch im Himmel« beaufsichtigen.) Der nächste Schritt war demnach, Kents Angaben mit dem »Text«, wie Kent die *Guiding Symptoms* respektvoll und zugleich platzsparend nannte, zu vergleichen. Der zeitraubendste Teil der ›Quellenrückführung‹ war aber zumeist der Versuch, Antworten auf die Frage zu finden: Woher stammt diese oder jene Information bei Hering? — denn im Gegensatz zur wenige Jahre zuvor erschienenen *Encyclopedia of Pure Materia Medica* von T.F. Allen sind die einzelnen Symptome in den *Guiding Symptoms* nicht mit Quellenangaben versehen (nur die klinischen Quellen werden am Anfang jedes Mittels summarisch aufgeführt). Zudem stellen die *Guiding Symptoms* im allgemeinen nicht, wie das Werk Allens, eine wortgetreue Wiedergabe der Prüfungssymptome dar, sondern sind eine mehr oder weniger freie Zusammenstellung alles bis dahin angesammelten Wissens einschließlich der klinischen Erfahrungen mit den Arzneien. Eine Identifizierung und Überprüfung der dort gemachten Angaben war mir daher oft nicht möglich, so daß ich mich in diesen Fällen — mit einem gewissen Unbehagen — auf die bloße Übersetzung beschränken mußte, wenngleich zweifellos viele dieser ›Symptome‹ ursprünglich irgendwo in deutscher Sprache veröffentlicht worden waren. Wo ich allerdings deutsche Quellen ausfindig machen konnte, habe ich sie bei der Übersetzung berücksichtigt, wobei ich, wenn es sich nicht um von Kent, Nash etc. als solche kenntlich gemachte Zitate handelte, unsere heutige Orthographie gewählt und nicht unbedingt den genauen Wortlaut beibehalten habe, um die Lesbarkeit nicht unnötig zu erschweren. Ebenfalls aus Gründen der besseren Lesbarkeit habe ich außerdem die von Tyler zitierten Stellen häufig etwas ausführlicher wiedergegeben, neigt sie doch, wie ohnehin die englische Sprache, zu einem ›Telegrammstil‹, der, hätte ich ihn im Deutschen beibehalten, leicht der Leselust hätte abträglich sein können.

Es konnte nicht ausbleiben, daß auf diese Weise zahlreiche Übertragungsfehler entdeckt wurden. Traten diese Fehler nur im letzten Glied der Kette (also bei Tyler) auf, so habe ich sie meist stillschweigend korrigiert; waren sie aber, wie gar nicht so selten, auch in den zitierten Quellen vorhanden, so habe ich sie in der Regel durch Fußnoten kenntlich gemacht. Gelegentlich haben sich diese Irrtümer bis ins Kentsche Repertorium fortgepflanzt; auf einen solchen sei bereits an dieser Stelle aufmerksam gemacht (siehe dazu im einzelnen Fußnote S. 95): Die Rubrik *Speech, embarrassed* gehört nicht in das Kapitel »Gemüt«, sondern in das Kapitel »Mund« ... Offenbar hatte nicht nur der Übersetzer des Repertoriums, sondern auch Kent selber dieses Symptom als »Sprache, verlegene« mißverstanden. Liest man jedoch die Originalprüfungen der dort aufgeführten Mittel nach, so stellt sich heraus, daß damit keineswegs »verlegenes« Sprechen gemeint ist, sondern behindertes, erschwertes Sprechen; folglich ist es im Kapitel »Gemüt« fehl am Platze. — Als weiteres Resultat dieser Quellenprüfungen sei hier kurz erwähnt, daß die Rubrik *Nose, odors, animals, in back part of nose* (Nase, Gerüche, Tiere ...) ganz gestrichen werden muß; näheres dazu in der Fußnote S. 514.

Eine hilfreiche Besonderheit der *Homœopathic Drug Pictures* Margaret Tylers ist, daß fast jeder der hier porträtierten 125 Arzneien eine umfangreiche Zusammenstellung der wichtigsten Symptome beigefügt ist. (Tyler betitelt diese im Original sehr schön mit *Black Letter Symptoms* — ich konnte sie leider nur prosaisch mit *Hauptsymptome* wiedergeben.) Es handelt sich dabei ausnahmslos um vielfach klinisch bestätigte (geheilte) Symptome, die aber nicht zwangsläufig in Prüfungen auch hervorgebracht worden sein müssen; sie wurden von Hahnemann, Allen und/oder Hering besonders hervorgehoben — bei Hahnemann durch Sperrdruck, bei Allen *(Encyclopedia)* durch Fettdruck und bei Hering *(Guiding Symptoms)* durch zwei fette Balken. Trotz ihres Umfangs sind diese »Hauptsymptome« jedoch keine reine Auflistung sämtlicher seitens dieser Autoren so gekennzeichneten Symptome. Namentlich Hahnemanns sperrgedruckte Symptome werden des öfteren übergangen, wohl weil sie sich im Lichte späterer Erfahrungen als nicht ganz so bedeutsam herausgestellt hatten. Umgekehrt haben natürlich auch viele bei Hahnemann noch unscheinbare Symptome später eine überragende Rolle erlangt. Am Beispiel von DROSERA zeigt Tyler wiederum, daß zuweilen auch sperrgedruckte Symptome Hahnemanns von seinen frühen Nachfolgern nicht recht verstanden oder gewürdigt wurden und erst später in ihrer großen Bedeutung erkannt wurden — in diesem Fall von Margaret Tyler, die DROSERA nicht nur für ein ›Keuchhustenmittel‹ hält, sondern u.a. auch für eines der wichtigsten Mittel bei Tuberkulose. Eine gewisse (zwangsläufig subjektive) ›Sichtung‹

scheint Tyler aber auch bei den von Allen oder Hering besonders hervorgehobenen Symptomen vorgenommen zu haben, denn nicht immer hat sie all diese in ihre Liste aufgenommen. In manchen Fällen hatte ich allerdings den Eindruck, daß von ihr Symptome aus Versehen ausgelassen worden sind; vor allem dann konnte dies offenbar passieren, wenn bei Hering derartige Symptome durch Bereichsüberschriften eingerückt und somit nicht mehr gut zu erkennen waren. Diese habe ich dann hinzugefügt; vereinzelt habe ich, wenn mir dies sinnvoll erschien, auch darüber hinaus das eine oder andere Symptom ergänzt, und zwar nur solche Allens oder Herings, um die zeitbedingte Sicht der Mittel nicht zu verwischen. (Solche Ergänzungen sind durchweg eigens gekennzeichnet.) Natürlich wird heute, ca. 60 Jahre später, manches Symptom zusätzlich aufzunehmen sein — hier mag jeder bei der Arbeit mit diesem Buch seine eigene Auswahl treffen —, doch stellen, wie ich finde, die Symptomenzusammenstellungen, so wie sie sind, ein sehr gut geeignetes Grundgerüst dar.

In den Abschnitten »Hauptsymptome« und »Eigentümliche (o.ä.) Symptome« habe ich fast jedes der dort von Tyler genannten Prüfungs- oder Vergiftungssymptome deutschsprachiger Provenienz anhand der Quellenverzeichnisse in Allens *Encyclopedia* in den entsprechenden Werken oder Zeitschriften aufgesucht (neben der *Reinen Arzneimittellehre* und den *Chronischen Krankheiten* waren dies in erster Linie die großen homöopathischen Periodika jener Zeit, allen voran das *Archiv für die homöopathische Heilkunst,* die *Oesterreichische Zeitschrift für Homoeopathie* und die *Allgemeine Homöopathische Zeitung*) und im originalen Wortlaut sowie in der alten Orthographie wiedergegeben. Diese Symptome sind (wie auch einige andere, bei denen mir eine Quellenangabe sinnvoll erschien) durch hochgestellte Ziffern gekennzeichnet, deren Bedeutung jeweils in einer summarischen Fußnote zu Beginn der Symptomenreihen des betreffenden Mittels aufgeschlüsselt wird. In manchen Fällen, in denen Hahnemann selbst aus älteren Prüfungen zitiert, wie z.B. aus dem *Archiv* oder aus der *Reinen Arzneimittellehre* von Hartlaub und Trinks, habe ich, über Allen hinausgehend, den dort niedergelegten Symptomen den Vorzug gegeben, wenn ihr größerer Informationsgehalt dies nahelegte; als Beispiel sei hier die bekannte Sentimentalität von ANTIMONIUM CRUDUM bei *Mondschein* angeführt, von der weder bei Hahnemann noch bei Allen die Rede ist, die aber von Hering besonders herausgestellt wird: sie findet sich bereits in der von Hartlaub erstmals veröffentlichten Prüfung (vgl. dazu die Fußnote auf S. 146)!

Bei Zitaten deutscher Autoren (überwiegend natürlich Hahnemanns), die im Text erscheinen, habe ich (anders als bei ›indirekten‹ Zitaten durch Kent, Nash u.a.) ebenfalls Rechtschreibung, Interpunktion etc. unverändert übernommen. Gelegentlich habe ich dabei einzelne heute nicht mehr gebräuchliche Ausdrücke in Klammern erläutert.

Hering hat, in Anlehnung an Jahrs *Symptomencodex* (aus dem er eine Reihe klinischer Beobachtungen übernommen hat), in den *Guiding Symptoms* häufig mehrere Symptome stichwortartig unter einem gemeinsamen Oberbegriff zusammengefaßt; diese sind dann jeweils durch ein *Semikolon* voneinander abgetrennt. Waren nun einzelne Teile daraus, weil allzusehr aus dem Zusammenhang gerissen, mißverständlich, so habe ich sie, wenn sie eindeutig zu identifizieren waren, entsprechend ergänzt, bisweilen aber auch ganz ›ausgelagert‹ und darunter in voller Länge aufgeführt. Gelegentlich habe ich außerdem die Reihenfolge innerhalb der Symptomenzusammenstellungen Tylers im Sinne des Kopf-zu-Fuß-Schemas abgeändert.

Was die Art der Klammern betrifft, so gilt im allgemeinen: Die Angaben in runden Klammern stammen von Margaret Tyler, jene in eckigen Klammern vom Übersetzer. — Am Ende einiger klinischer Symptome aus den *Guiding Symptoms* sind zuweilen Krankheitsbezeichnungen, pathologische oder auch physiologische Zustände in Klammern angefügt, wie z.B. (Scharlach) oder (Klimakterium); dies schließt, wie Hering dazu erläutert, keineswegs aus, daß diese Symptome nicht auch bei anderen Krankheitsformen für das Mittel charakteristisch sein können.

Fußnoten der Autorin sind kursiv, jene des Übersetzers normal gedruckt. Einige kursive Anmerkungen, die mit *»Ed.«* bezeichnet sind, stammen vom englischen Herausgeber. — Auf eine Besonderheit bezüglich des Gebrauchs der Anführungszeichen muß noch hingewiesen werden: Um Zitate bzw. zitierte Ausdrücke leichter von solchen Wendungen unterscheiden zu können, die lediglich den ungewöhnlichen Gebrauch eines Wortes oder einer Fügung signalisieren sollen, sind letztere nur in halbe Anführungszeichen (›...‹) gesetzt worden. Innerhalb zitierter Passagen kommt ihnen hingegen im Regelfall die normale ›Zitat-im-Zitat-Funktion‹ zu.

◊

Um dem Leser (und mir) hundert weitere Fußnoten zu ersparen, möchte ich am Schluß dieses Vorworts einen Punkt klarstellen, der sich wie eine *idée fixe* durch das gesamte Werk Margaret Tylers zieht, der aber nichtsdestoweniger bei genauerer Betrachtung falsch oder zumindest mißverständlich ist (er schmälert freilich nicht im geringsten den Wert und die Bedeutung dieses großartigen Werks). Es geht um die immer wieder so oder ähnlich formulierte Vorstellung — die, wie mir scheint, früher weit verbreitet war —, *daß eine Arznei das und nur das heilen könne, was sie auch hervorzurufen in der Lage ist, und daß sie all das, was sie zu heilen vermag, im Prinzip auch hervorrufen könne.* Oder, wie Tyler in den ihrer Einleitung vorangestellten »Vorbemerkungen« schreibt (ich zitiere das Original, denn meine Übersetzung dieser Passage ist bereits etwas ›modifiziert‹): »Its name [Homöopathie] proclaims it — the *pathy of ›like* [sic!] *sickness‹*, because its medicines are used to cure only the exact [?] conditions they can produce in the healthy. ›Drugs are sick-making [?], and sick-curing, and the sickness is the same [?].‹«

So sinnfällig diese Vorstellung auf den ersten Blick erscheinen mag, so fragwürdig wird sie auf den zweiten! Haben Arzneiprüfungen oder auch Vergiftungen jemals eine echte Diphtherie hervorgerufen, eine echte Gonorrhoe, eine echte Tuberkulose — oder selbst nur einen harmlosen Schnupfen, der einen Zweiten anstecken könnte? Durch noch so hohe Dosen wäre dies nicht möglich — und dennoch heilen homöopathisch gewählte Arzneien all diese natürlichen Krankheiten, die sie selbst nie hervorgebracht haben. Arzneien können nur Vergiftungen oder (in höheren Potenzen) künstliche »Arzneikrankheiten« bewirken, und selbst diese können nicht durch dieselbe Arznei beseitigt werden, sondern nur durch ein passendes ›Antidot‹, welches nur deswegen wirksam ist, weil es zu jener in großer *Ähnlichkeitsbeziehung* steht. Niemandem, der allzusehr an ARSENICUM-Prüfungssymptomen leidet, würde es einfallen, dasselbe Mittel, um seine Beschwerden zu lindern, noch einmal zu nehmen, in welcher Potenz auch immer!

Constantin Hering hat sich mehrfach zu diesem Thema ausgelassen; so schreibt er 1861 in der *Homöopathischen Vierteljahrschrift,* Band 12, S. 273 (S. 1217 in *Herings Medizinische Schriften*, hrsg. von K.-H. Gypser, Burgdorf Verlag) in seinem Artikel »Wo ist der Beweis für diese Symptome?« über den Unterschied zwischen den »eigentlichen, selbständigen Krankheiten« und den »Erkrankungen nach Giften oder durch Arzneien«:

»Die Unterschiede beider sind viel wesentlicher und viel deutlicher als ihre Aehnlichkeiten. Ich habe die selbständigen Krankheiten deshalb vorgeschlagen ***Synnosen*** zu nennen, weil immer eine Menge Einflüsse und Bedingungen *zugleich* auf einen Kranken wirken müssen, ehe er auf eine Weise erkrankt, welche sich dann wissenschaftlich betrachten und so als ein Gedachtes, als eine Nose behandeln lässt, wie die Naturgeschichte es mit ständigen Thier- und Pflanzenformen thut. Dabei muss man auch eine grosse Menge Einzelner erforscht haben, zusammengefasst, was bei Allen sich findet; alles was dem Individuum als einem solchen angehört, fallen lassend. Die Arzneikrankheiten aber möchte ich ***Paranosen*** genannt wissen, weil da die Einheit des Mittels schon gegeben ist, und man wissen will, wie sich *rund herum* dessen Wirkung an einer grossen Menge Einzelner zeigt, wie ein Licht in vielen Spiegeln. Hierbei gelten und walten ganz andere Gesetze.

Jede Synnose geht ihren eigenen Gang, hat ihre gesetzliche Entwicklung, Höhen und Ausgänge. Die Paranose ist aber ganz abhängig von dem, was wirkt, und hört auf oder nimmt ab, je nach Art des wirkenden Mittels. Jede Synnose bringt erst hervor, ehe sie zerstört. Gifte oder Arzneimittel stören blos oder zerstören sogleich, können nur vorgefundene pathische Producte fördern, oder deren Zerstörung beschleunigen. Das Erste daher, was wir als Homöopathen lernen oder doch lernen sollten, ist: *Arzneien können keine Krankheit machen!*«

Hering bringt dann auf den folgenden Seiten viele Beispiele, die das Obengesagte auf teilweise sehr amüsante Weise veranschaulichen. Weshalb aber ist es so wichtig, ob Arzneien »Krankheit machen« können oder nicht? Dies wird deutlicher, wenn wir Herings Kritik an den österreichischen Prüfungen und Nachprüfungen lesen (»Die neuern Arzneiprüfungen«, 22. Band, 3. Heft des *Archivs für die homöopathische Heilkunst*). Diese wurden vorzugsweise mit niedrigen Potenzen vorgenommen, um »tüchtige, heftige Arzneikrankheiten« zu erzielen, was mit einer entsprechenden Kritik an den Hahnemannschen Prüfungen verknüpft war, deren Symptome in ihrer Mehrzahl für »farblos«, »schaal«, »nebelgrau«, »unbrauchbar« usw. erklärt wurden (so zitiert von Hering auf S. 88 im Archiv; S. 903 in den *Medizinischen Schriften*). Dazu sagt er:

»Woher wissen wir aber, daß dergleichen [eine heftige Arzneikrankheit] nöthig ist? Wer hat sich denn unterstanden und vermessen Lungenentzündung zu machen mit ACONIT, BRYONIA, NITRUM und andern Mitteln, die doch alle Tage dieselbe heilen?

Umgekehrt, was hilft es uns zu wissen, daß 50 bekannte und 50 unbekannte Mittel Magen- und Unterleibsentzündung machen, da doch so wenige dieselbe heilen! …

Schon bei den Ausschlägen … ist es gar nicht nöthig, daß eine Aehnlichkeit ängstlich gesucht werde. Ich habe ANTIMONIUM CRUDUM in den Masern mit großem Erfolg gegeben, ehe ich wußte daß X. bei Gesunden einen ganz ähnlichen Ausschlag errege. Bei Wechselfieber muß man sich auch davon frei machen, und ob das Mittel einen ähnlichen typischen Fieberanfall gemacht hat oder nicht, ist mir ganz gleichgültig in der Praxis, so wichtig es bei der Bearbeitung der Arzneilehre auch sein mag.

Wenn aber Arzneien gar keine eigentlichen Krankheiten machen können, was machen sie denn? Wenn es endlich, im Falle sie wirklich einer Krankheit ähnliches hervorgebracht haben, darauf bei der Wahl zur Heilung gar nicht ankommt, auf was kommt es denn an?

Einzig und allein auf die Befindensveränderung und auf die dadurch offenbar werdenden allerfeinsten Eigenthümlichkeiten [Hervorhebung durch d. Ü.]. Weder auf das, was unbestimmt sich nur andeutet, und nur in der Menge mit beiträgt zum Bilde, was aber in fast allen Arzneikrankheiten vorkommt, wie Striche, die man in den verschiedensten Zeichnungen immer wieder findet; noch auch auf die gewaltsamen, heftigen, furchtbaren Zerstörungszeichen, mit ihren Folgen, weil diese groben, dicken, schwarzen Striche auch in vielen Mitteln immer wieder kehren. *Sondern auf das was dazwischen liegt.* Wir müssen nicht nur Schatten haben im Arzneibilde, sondern auch Licht. Daher ist *das, was ein Mittel nicht macht,* oft weit wichtiger als das was es macht. ...

Wer bei gewaltigen Krankheiten nach ebenso gewaltigen Symptomen in der Arzneimittellehre herumfischt, der wird schlecht stehen und entweder nichts finden oder nichts ausrichten, außer zufällig, wie es in der alten Schule aber auch geschieht.

Wer sich aber nach den allerfeinsten Eigenthümlichkeiten, den Hahnemannischen ›allereigenheitlichsten‹ Zeichen richtet, wird oft Mittel finden, welche auch die größten, gewaltigsten Zeichen heilen. Ein Mittel braucht ja gar die Zeichen der Krankheit nicht gemacht zu haben, oder überhaupt machen zu können, die es heilt. Wir wären ja toll, wenn wir Krankheiten überhaupt heilen wollten, da wir ja doch immer nur einzelne Kranke zu heilen haben. Es ist ja unmöglich etwas anderes heilen zu wollen als Kranke. Nur die Kranken sind wirklich, alle Krankheit ist nur Gedachtes. Unsere Aufgabe ist aber ein Wirkliches gegen ein Wirkliches zu setzen, nicht Gedachtes gegen Gedachtes.«

◊

Bleibt mir zum Schluß nur noch, Dank zu sagen — vor allem an Herrn Burgdorf, dem die Herausgabe dieses Werkes lange am Herzen gelegen hat, dafür, daß er mich auf viele Fehlermöglichkeiten aufmerksam gemacht, wie sie sich bei der Übersetzung homöopathischer Werke zwangsläufig ergeben, wenn diese nicht zugleich auch mit einer sorgfältigen Quellenforschung verbunden ist. Manches Quellenmaterial konnte mir direkt vom Verlag zur Verfügung gestellt werden, für vieles mußte ich aber auch — neben den Universitätsbibliotheken — die Dienste der homöopathischen Bibliothek Hamburg in Anspruch nehmen. Danken möchte ich ferner der Anglistin Frau Dörte Schwensen, die mir in vielen Stil- und Übersetzungsfragen eine große Hilfe gewesen ist; Frau Doris Schelper, die mit der Übertragung meiner handschriftlichen Aufzeichnungen etliche Monate vor dem Computerbildschirm zugebracht hat; und, last not least, Herrn Frank Seiß, der als Lektor des Verlages dem Werk den letzten sprachlichen Schliff gegeben und darüber hinaus zahlreiche Fehler, Ungenauigkeiten und Ungereimtheiten meiner übersetzerischen Bemühungen ausgebügelt hat.

Trotzdem mischen sich unter die Genugtuung, die sich mit der Fertigstellung einer so umfangreichen und langwierigen Arbeit verbindet, Bedenken und Zweifel angesichts der Wahrscheinlichkeit, daß so mancher Übersetzungsfehler stehengeblieben, so manche Quelle unberücksichtigt geblieben ist. Und wo das Werk Margaret Tylers einerseits durch die Quellenprüfungen und die ›Rückführung‹ vieler Zitate ins Deutsche gewonnen hat, hat es auf der anderen Seite im Hinblick auf nicht erfaßte Feinheiten in Stil und Sprache des englischen Originals gewiß gelitten. Verlag und Übersetzer sind daher für Verbesserungsvorschläge und kritische Anregungen zu künftigen Auflagen dankbar und aufgeschlossen.

Göttingen, im September 1992 — Rainer Wilbrand

Vorwort zur zweiten englischen Auflage

Die zweite Auflage der *Homœopathic Drug Pictures* aus der Feder Dr. Tylers ist wohl der wertvollste Beitrag zur homöopathischen Materia Medica, der in unseren Tagen geleistet worden ist.

Die ersten Veröffentlichungen von Arzneiprüfungen waren unterschiedslose Sammlungen der von Arzneien an Gesunden hervorgerufenen Symptome, vermengt mit klinischen Beobachtungen, die aus den Erfahrungen von Ärzten mit dem Gebrauch dieser Arzneien zusammengetragen worden waren.

In den letzten Jahren sind viele Arzneimittellehren geschrieben worden, um dem Praktiker zu helfen, Ordnung in diese wahllose Anhäufung von Arzneisymptomen zu bringen, und es ihm zu erleichtern bzw. zu ermöglichen, ein größeres Verständnis für die Nuancen der einzelnen Mittel zu gewinnen.

Dr. Tyler konnte die Erfahrung eines ganzen Lebens in den Dienst dieser Aufgabe stellen, und so wird die Materia Medica, die sie verfaßt hat, diesen Anforderungen in hohem Maße gerecht. Ihre Arzneimittelstudien sind prägnant und exakt.

Dieses Hauptwerk Margaret Tylers ist in nicht ganz zehn Jahren niedergelegt worden. Es ist ein bemerkenswertes Dokument sowohl für ihren Fleiß wie auch für ihre Gabe, jene Einsichten weiterzugeben, die sie in die Essenz der Wirkung einer jeden Arznei auf den Kranken gewonnen hatte.

Es überrascht nicht, daß eine so unerschrockene homöopathische Ärztin wie Dr. Tyler in ihr Buch zur Untermauerung des homöopathischen Prinzips auch diverse Theorien eingearbeitet hat, die zu ihrer Zeit gerade en vogue waren, so z. B. die Anwendbarkeit der Arndt-Schulzschen Regel auf die Doktrin des *Similia similibus curentur.* Aber der eigentliche und bleibende Wert ihrer Arbeit liegt darin, daß ihr Genius sie befähigte, in jedem Arzneibild ein Muster sichtbar zu machen, das leicht mit dem Muster der Symptome des Patienten — seinen körperlichen und emotionalen Reaktionen auf seine Umwelt — zur Deckung gebracht werden kann. Dieser Ansatz, der auf die Herausarbeitung der Ähnlichkeit zwischen dem Symptomenmuster des Kranken und jenem der Arznei abzielt, ist insbesondere den Arbeiten der Britischen Schule der Homöopathie von heute geistesverwandt.

Wir schätzen uns glücklich, Dr. Tylers enormes Wissen in diesem Buch versammelt zu finden, welches für jeden Ausübenden unserer Heilkunst von unvergänglichem Wert bleiben wird.

Vorwort zur zweiten englischen Auflage

Wieder einmal haben wir Anlaß, das Andenken einer großen Dame und bedeutenden homöopathischen Ärztin zu ehren.

Februar 1952 J.D. Kenyon

Vorerinnerung

Die Homöopathie war, als sie entstand, ihrer Zeit um volle hundert Jahre voraus. Sie war im wahrsten Sinne revolutionär, und somit traf sie auf erbitterten Widerstand. Ihre Erfolge jedoch übten eine magische Anziehungskraft aus, und diejenigen, die einmal Zeuge ihrer erstaunlichen Fähigkeit geworden waren, Krankheiten zu heilen und Schmerzzustände zu lindern, mußten sie — notgedrungen sozusagen — in ihre Praxis übernehmen. Die Homöopathie ist die Medizin der ***Kraft***, und darum hat sie überlebt. Doch erst in unseren Tagen ist die Wissenschaft dabei, ihre absolute Rationalität unter Beweis zu stellen und zu zeigen, daß die Homöopathie nicht nur auf der Höhe der Zeit ist, sondern dieser tatsächlich schon immer voraus gewesen ist.

◊

Ihr Name — *Leiden (pathos) an einer ähnlichen (homoios) Krankheit* — ist bereits Programm, denn ihre Arzneien werden nur dazu verwendet, solche Krankheitszustände zu heilen, die sie [in ähnlicher Weise; d.Ü.] auch an Gesunden zu erzeugen vermögen. »Arzneien sind krankheitserregend und ›krankheitsheilend‹, und die Krankheit ist die gleiche.«*

◊

Wenn wir von dem absehen, was beide Schulen der Medizin gemeinsam haben, so beschäftigt sich die Homöopathie einzig und allein mit der *Materia Medica:* mit der Entdeckung von Arzneien, dem Testen oder ›Prüfen‹ von Arzneien, der Zubereitung von Arzneien, der Verordnung von Arzneien; und in all diesen Dingen ist sie vollkommen heterodox.

◊

Die Schulmedizin stützt sich hauptsächlich auf die *physiologischen Wirkungen* ihrer Arzneien; daher liegen ihre Dosierungen im stofflichen Bereich. »So und so viel von diesem Hypnotikum führt Schlaf herbei und liegt unterhalb der Letaldosis.«

---

* Bei Tyler heißt es »... the sickness is the same«, wobei sie »the same« als »dieselbe« versteht — was sie eindeutig nicht ist; allenfalls könnte man die Krankheit als »die gleiche« bezeichnen, im Sinne von »in vielen Merkmalen übereinstimmend, gleichartig« — und das wiederum ist nichts anderes als *sehr ähnlich*. Hahnemann sagt dazu u.a.: »Nie aber, und nie hat diese Lehre eine gleiche und dieselbe Krankheit mit den Arzneien hervorbringen wollen, sondern *stets* nur eine, *ähnliches* Uebel erregende Arznei zur Kur zu wählen gelehrt« (*Reine Arzneimittellehre* 4, 306). Siehe zu diesem Thema auch Herings Anmerkungen, die ich am Schluß meines Vorwortes zitiert habe. — Anm. d. Ü.

Homöopathie ist die Medizin der *vitalen Stimulation,* der spezifischen Anregung der Lebenskraft; sie zielt primär nicht auf physiologische Wirkung, sondern auf eine *vitale Reaktion,* eine Reaktion der spezifisch geschwächten Lebenskraft. Und die Größe des Stimulus, die zur Herbeiführung einer Reaktion in einem durch Krankheit überempfindlich gewordenen Organismus benötigt wird, ist selten im materiellen Bereich angesiedelt.

◊

Um eine solche Therapie zu ermöglichen, war es unabdingbar, daß zahllose Arzneien auf ihre zerstörerischen Kräfte hin so vollständig wie möglich getestet und ihre Pathogenesen* aufgezeichnet wurden. Aus solchen ›Prüfungen‹, sorgfältig durchgeführt und getreu wiedergegeben, besteht die *Reine Arzneimittellehre* von Hahnemann; erst mit diesem Werkzeug machte er das Gesetz *Similia similibus curentur* praktisch anwendbar, und in langen Jahren geduldigen Forschens konnte er auch die Korollarien dieses Gesetzes aufstellen.

Im Laufe der Zeit sind immer neue, unschätzbare Heilmittel dem vorhandenen Reichtum an Arzneidaten hinzugefügt worden. Aber nicht ein Jota davon wurde deswegen überflüssig oder mußte ersetzt werden, aus folgendem einfachen Grund: das, womit Hahnemann sich befaßte — und auch wir uns auf sein Geheiß befassen sollen —, waren ***Fakten*** — »Tatsachen, einfach ausgedrückt in der unwandelbaren Sprache der Natur« — und ***Tatsachen gelten für alle Zeiten.***

---

* *Pathogenese* bedeutet im homöopathischen Schrifttum nicht »Entstehung und Entwicklung von (natürlichen) Krankheiten«; gemeint ist damit stets *die Summe der Arzneiwirkungen, wie sie in Form von Arzneisymptomen durch ›Arzneimittelprüfungen‹ oder auch Vergiftungen — gewissermaßen als künstliche Krankheiten — an gesunden Menschen hervorgerufen und aufgezeichnet wurden.* — Anm. d. Ü.

Einleitung

Adam, so heißt es in der Bibel, wurde aufgetragen, einem jeden lebenden Geschöpf einen Namen zu geben — eine großartige Chance, aber auch eine ungeheure Verantwortung; denn namenlose Dinge sind für jede breite Anwendung verloren, während falsch benannte Dinge auf schmerzliche Weise fehlinterpretiert werden.

Die Wahl eines Namens für seine in der Medizingeschichte epochemachende Entdeckung oblag nun Hahnemann, und als Mann der Gelehrsamkeit war er in der Lage, diese für alle Zeiten und für die ganze Welt mit einer glücklichen, dem Griechischen entlehnten Wortverbindung zu bezeichnen, welche ihre Fähigkeiten und Möglichkeiten gleichermaßen zum Ausdruck brachte. Seine Entdeckung war das *Ähnlichkeitsgesetz,* und die darauf fußende Medizin der Heilung von *Ähnlichem durch Ähnliches* nannte er ***Homöopathie.*** Welch idealer Name! Welch vollkommene Beschreibung!

Dies war der erste Schritt — unwiderlegbar, aber durchaus noch unzureichend, wie er bald herausfinden sollte; in bestimmten Einzelfällen nämlich schlugen die Arzneien, nachdem sie zunächst scheinbar geheilt hatten, nach einer gewissen Zeit nicht mehr an. *Warum?* ... Erfolg buchstabiert sich *finis* — kann nur ein endgültiger sein —, und ein teilweiser Fehlschlag stachelt zu neuen, noch größeren Anstrengungen an. So war es auch in diesem Fall, »... und, siehe! der Geber alles Guten ließ mich allmählig in diesem Zeitraume [1816–1828] durch unablässiges Nachdenken, unermüdete Forschungen, treue Beobachtungen und die genauesten Versuche das erhabene Räthsel zum Wohle der Menschheit lösen« — *die eigentümliche Natur der chronischen Krankheiten und ihre homöopathische Heilung.*

Aber die Zeiten waren noch nicht reif für derartige Lehren, und seine Nachfolger vermochten — mehr oder weniger — nicht, ihm wirklich zu folgen: essentielle Dinge wurden zurechtgestutzt; selbst das Ähnlichkeitsgesetz verstanden manche als bloße Regel; und die *Kraft,* die er der ganzen Menschheit zu ihrem Wohle zugeeignet hatte, wurde in gewissem Grade vernachlässigt, ja sogar teilweise ganz in Frage gestellt.

Was den ursprünglichen Teil seiner Entdeckung angeht, das Ähnlichkeitsgesetz, so versteht es sich weitgehend von selbst.

Der blutigste Anfänger wird wohl begreifen, daß man z.B. eine chronische Verstopfung nicht mit Abführmitteln heilen kann; dies haben die Jahrhunderte gezeigt, und doch machen die Apotheker weiterhin prächtige Geschäfte damit.

Ebensowenig wie man Obstipation mit Laxantien heilen kann, kann man Schlaflosigkeit mit Schlaftabletten kurieren, außer — vielleicht — wenn es lediglich darum geht, eine Gewohnheit zu durchbrechen. Dasselbe gilt für Schmerzen und Analgetika: Um zu heilen, darf man nicht bloß die Schmerzempfindung abtöten, man muß das Übel an der Wurzel pakken, an der Ursache für den Schmerz. Dies wird offensichtlich, wenn wir uns vor Augen führen, daß eine *geheilte* Krankheit wirklich geheilt *ist* und keiner fortgesetzten und ständig neu eingestellten Medikation bedarf, um die Fiktion von Heilung aufrechtzuerhalten.

Sehr wohl aber *kann* man eine einfache Verstopfung heilen durch dasjenige Mittel, das fähig ist, genau diese Art von Verstopfung herbeizuführen; Schlaflosigkeit durch eben das ›subversive‹ Agens, das diese spezielle Form der Unfähigkeit zu schlafen verursachen kann, und so weiter. Ich denke da an die Geschichte eines bemitleidenswerten Insomnieopfers: Dieser Mann mußte sich hinter verschlossenen Fensterläden und schweren Vorhängen verschanzen, damit sein unbarmherziger Feind, das *Geräusch* — selbst das leiseste Geräusch — nicht ins Zimmer dringen konnte, um ihn wieder aus dem Schlaf zu reißen, aufzuregen, zur Verzweiflung zu treiben. Diesem wurde nun von einem medizinisch wie psychologisch versierten Bekannten geraten, einmal einige Nächte auf einer Werft zu verbringen, wo er anhaltendem schwerem Hämmern ausgesetzt sein würde. Er tat dies, der Lärm verlor nach und nach jeglichen Schrecken für ihn, und binnen weniger Tage war er geheilt. — Oder man betrachte eine neuere Behandlungsmethode von Kriegsneurosen (Bombenschocks etc.): sie besteht darin, Schallplatten abzuspielen, die all die entsetzlichen Geräusche wiedergeben, wie sie mit moderner Kriegführung verbunden sind; die Gewöhnung führt schließlich zur Geringachtung des Lärms, und so können sich die zerrütteten Nerven der Kriegsopfer allmählich regenerieren. Wenn dies nicht reinste Homöopathie ist, was ist es dann?

Es ist sehr beruhigend zu wissen, daß für jeden heilbaren Fall ein Heilmittel existiert. Doch kann es nur durch das Testen oder ›Prüfen‹ von Arzneien, wie Hahnemann es gelehrt hat, entdeckt werden; nicht an Tieren, die uns nicht das Symptomenbild liefern können, das wir benötigen, und auch nicht an den mit verschiedenartigsten Leiden behafteten Kranken, die bestenfalls ein Gemisch von Arznei- und Krankheitssymptomen hervorbringen können, welches unmöglich zu entwirren ist und deshalb der Menschheit zur dauernden Nutzung nicht hinterlassen werden darf. Nein, die Homöopathie untersucht und protokolliert die Wirkungen von Arzneien an *Gesunden,* an empfindlichen Personen, die auch in der Lage sind, die gewünschten exakten Informationen zu geben.

Ich empfinde lebhaftes Bedauern für die enthusiastische Erwartung, auf andere Weise Wirkungen von Arzneien zu entdecken — bar jeglichen Gesetzes, das deren Anwendung regeln könnte —, auf daß es eines Tages irgendwie möglich werde, sie mit einiger Aussicht auf Erfolg einzusetzen. ... Denn ist dies nicht genau die Art und Weise, in der sich die Medizin in einem äußerst mühsamen und langwierigen Prozeß entwickelt hat? — bald dogmatisierend, bald zweifelnd, bald eine Sache wieder verwerfend zugunsten einer neuen Hoffnung! So lange jedenfalls, bis Hahnemann die Bühne betrat, um jede vorgefaßte Meinung, jede Tradition oder Lehre, die nicht mit ***Tatsachen*** in Einklang zu bringen war, umzustoßen. Bis in seine Tage hinein scheint es der ›Wissenschaft‹ niemals in den Sinn gekommen zu sein, Arzneimittel an Gesunden zu erproben und so ihre präzisen Wirkungen auf menschliche Organe, Gewebe wie auch auf die Psyche kennenzulernen, bevor man sie den Kranken verschrieb. Ist es nicht unmittelbar einsichtig, daß Wissen über Krankheiten und Wissen über Arzneiwirkungen nur von geringem Wert ist, wenn es am nötigen Vorher-Wissen mangelt, wie das eine zur Linderung des anderen anzuwenden sei?!

Wo wir gerade von der Heilung heilbarer Krankheiten durch die ›Ähnlichkeitstherapie‹ gesprochen haben: Es gibt natürlich auch unheilbare Fälle von Krankheit oder irreversible Folgen von Krankheit. Man kann Lungengewebe, das ›herausulzeriert‹ ist, nicht an seinen alten Ort zurückversetzen, genausowenig wie man ein amputiertes Glied so wieder anpassen kann, daß es überleben und normal funktionieren könnte. Aber selbst in den unheilbarsten Zuständen behält das Ähnlichkeitsgesetz seine Gültigkeit; auch hier kann die Homöopathie immer noch lindern und das Leben auf unbestimmte Zeit verlängern. Was von der ulzerierten Lunge übriggeblieben ist, kann ausheilen und ausreichend sein, über Jahre hinweg damit weiterzuleben. Überdies, wer wird hier dogmatisch sagen wollen, was unheilbar ist? Homöopathie in den Händen von couragierten, begeisterten und phantasievollen Ärzten kann den Bereich der Unheilbarkeit deutlich einengen, ja bisweilen sogar, wie es scheint, wahre Wunder an Heilungen bewirken.

Was Homöopathie ist, hat man immer wieder in den verschiedensten Ausdrücken, von denen manche alles andere als schmeichelhaft waren, zu umschreiben versucht, seit Hahnemann ihr jenen vollkommenen Namen gab, damit niemand ihr Wesen mißverstehen und ihren Zweck pervertieren könne.

Burnett traf ins Schwarze, als er die Homöopathie als »wissenschaftliche Medizin« bezeichnete. Genau das ist sie nämlich. Sie ist eine Medizin, die auf gesicherten Fakten und vielfältig unter Beweis gestellten Schlußfolgerungen beruht. Und meine Erfahrung ist, daß die Ergebnisse, die wir erzielen, um so besser sind, je breiter unser Wissen ist und je gewissenhafter wir es anwenden. Es gibt kein Gebiet, auf dem ›Wissen‹ notwendigerweise vollständiges Wissen bedeuten würde; überall ist es nur eine Frage des Grades. Wenn wir alles wüßten, und sei es auch nur in bezug auf unsere eigene Nische in der Medizin, wer wollte unseren Heilerfolgen Grenzen setzen? Weil aber das Ziel nicht erreicht ist — und auch nie erreichbar sein wird —, dürfen wir es niemals aus den Augen verlieren; wir müssen es stets verfolgen, und dadurch gewinnen wir täglich mehr an Erleuchtung und Kraft. ... Ja, ***Kraft*** — das ist das neue Attribut, das ich dem Hahnemannschen Heilverfahren zuschreiben würde.

Homöopathie, die Medizin der Kraft

Was aber ist nun ***Kraft?*** Ist es nicht die am wenigsten greifbare und doch die zwingendste aller vorstellbaren Ursachen? Wie Robert Louis Stevenson es ausdrückt:

> Ich sah nur die Dinge, die Du vollbracht,
> Aber Du selbst, Du hast Dich stets verborgen.

Kraft ist nicht auf die Erde beschränkt noch auf eines der Sonnensysteme, die von der Kraft zusammengehalten und regiert werden. Damit wir sie erkennen können, braucht sie weder Masse, Größe, Struktur, Farbe noch Geruch. Sie kann beständig wirken oder auch nur für einen Augenblick in Aktion treten — zum Ausdruck kommend hier in der offenbar unerschütterlichen Stetigkeit eines breit dahinfließenden Stromes, dort in dem aufleuchtenden Blitz, der oft verheerender ist als der teuflischste Sprengstoff. Und doch — *der Herr hat ihnen ein Gesetz gegeben, das nicht gebrochen werden soll*[*], und darum mag die Menschheit für ihre bescheidenen Zwekke Seine Kräfte in Anspruch nehmen, indem sie ihre Natur, ihre Grenzen und die korrekte Art ihrer Anwendung studiert und damit umzugehen lernt.

»Potenzen« — Kräfte —, wie Hahnemann sie kennenlernte, sind die sonderbaren infinitesimalen Qualitäten, die latent in den Dingen, vielleicht in allen materiellen Dingen [als ihr »geistartiges Wesen«; d.Ü.] vorhanden

[*] Möglicherweise eine Anspielung auf folgende Stelle aus der Bibel: »Dort gab er ihnen Gesetz und Recht und versuchte sie und sprach: Wirst du der Stimme des Herrn, deines Gottes, gehorchen und tun, was recht ist vor ihm, und merken auf seine Gebote und halten alle seine Gesetze, so will ich dir keine der Krankheiten auferlegen, die ich den Ägyptern auferlegt habe; denn ich bin der Herr, dein Arzt.« (2. Mose 15, 25-26) — d.Ü.

sind und die nur durch »Dynamisation« aufgeschlossen und nutzbar gemacht werden können; dabei stehen Kraft und Nutzen in umgekehrtem Verhältnis zur Konzentration der Arzneisubstanz. Hahnemann fand heraus, daß durch Hinzugeben einer großen, aber nicht mehr letalen Dosis eines ›Ähnlichen‹ wie z.B. BELLADONNA zu einem ›Ähnlichen‹ wie *Scharlachfieber* gewissermaßen Feuer zu ohnehin schon zehrendem Feuer gefügt wird. Daher versuchte er es auf seine methodische Art mit Verdünnung — ein Teil der Arznei auf 99 Teile einer arzneilich inerten Substanz; als er dann die vollkommene Vermischung von beidem durch eine Reihe von Schüttelschlägen oder Verreibungen sicherstellen wollte, um den Wirkungsgrad der Arznei herabzusetzen, konnte er beobachten, daß er damit in Wirklichkeit mehr und mehr ihre heilenden Kräfte befreite.

In einer seiner Schriften [Einleitung zu Band 6 der *Reinen Arzneimittellehre*], wo er die Potenzierung abhandelt, nimmt er die Entdeckung derselben für sich in Anspruch: »Ich scheine der erste zu seyn, welcher diese große, unerhörte *Entdeckung* machte, daß die Kraft der rohen Arznei-Stoffe, wenn sie flüssig sind, durch vielmaliges *Schütteln* mit unarzneilichen Flüssigkeiten, und, waren es trockne Dinge, durch mehrmaliges, anhaltendes *Reiben* mit unarzneilichen Pulvern, so sehr an intensiver Arzneikraft zunehmen, daß, wenn diese Vorrichtung weit getrieben wird, selbst Substanzen, in denen man im rohen Zustande Jahrhunderte lang keine Arznei-Kraft wahrnehmen konnte, unter dieser Bearbeitung eine Kraft, auf das Befinden des Menschen zu wirken, enthüllen, welche Erstaunen erregt.«

Zudem zeigte Hahnemann, daß die homöopathische Zubereitungsweise außer der Veränderung der *arzneilichen* Eigenschaften der Stoffe — die arzneilichen und auch die scheinbar nichtarzneilichen Rohsubstanzen werden durch diese zuvor »noch nicht erfundene Behandlung ... in den Zustand stufenweiser und hoher Entwickelung ihrer inwohnenden Kräfte« versetzt — auch eine Veränderung ihres *»physisch chemischen* Verhaltens« bewirkt, »dergestalt, daß, wenn man in ihrer rohen Stoff-Gestalt nie eine Auflösbarkeit derselben in Wasser und Weingeist wahrnehmen konnte, sie nach dieser besondern Umwandlung doch gänzlich sowohl in Wasser als in Weingeist auflöslich werden — eine für die Heilkunst unschätzbare Entdeckung.« [*Chronische Krankheiten*, Band 1, S. 179–180]

Und weiter schreibt er [ebd., S. 181]: »Aber es entziehen sich die so zubereiteten chemischen Arznei-Substanzen nun auch den chemischen Gesetzen.

Eine Gabe des auf ähnliche Weise so hoch potenzirten Phosphors kann in seiner Papierkapsel im Pulte liegen bleiben und zeigt dennoch, nach Jahr und Tag erst eingenommen, immer noch die volle Arzneikraft, nicht die der Phosphorsäure, sondern die des ungeänderten, unzersetzten Phosphors selbst.

Auch findet in diesem ihren erhöheten und gleichsam verklärten Zustande keine Neutralisation mehr statt.« Und Hahnemann, der als einer der größten analytischen Chemiker seiner Zeit galt, wußte, wovon er schrieb.

Absolut überzeugt von der Wahrheit seiner Entdeckungen, äußert sich Hahnemann in einer Fußnote [ebd., S. 6] zum Schicksal seiner *Chronischen Krankheiten:* »Erst im Jahre 1827 habe ich zweien meiner, um die homöopathische Kunst am meisten sich verdient gemachten Schülern* das Hauptsächlichste davon zu ihrem und ihrer Kranken Wohle mitgetheilt, um nicht die ganze Wissenschaft für die Welt verloren gehen zu lassen, wenn mich etwa vor Vollendung dieses Buchs ein höherer Wink in die Ewigkeit abgerufen hätte, was in meinem 73sten Lebensjahre nicht unwahrscheinlich war.«

Und in der Tat ist das Werk auch unvollendet geblieben. Hahnemann hatte alle chronischen, nichtvenerischen Krankheiten unter einem Namen zusammengefaßt — *Psora;* wie er aber am Ende des ersten Bandes sagt: »Die in folgenden Theilen abgehandelten antipsorischen Arzneien enthalten keine sogenannten ***isopathischen***, da deren reine Wirkungen, selbst die vom potenzirten Krätz-Miasm (PSORIN) noch lange nicht genug ausgeprüft sind, daß man sichern homöopathischen Gebrauch von ihnen machen könne.« Mit *isopathischen Arzneien* meint er offenbar, oder schließt sie mit ein, Krankheitsprodukte — unsere *Nosoden.* Und er spricht vom *homöopathischen Gebrauch* derselben, da diese Stoffe infolge des homöopathischen Zubereitungsprozesses, wie er sagt, nicht länger *idem* blieben. Die Zubereitung, durch die der »Krätzstoff« [der mucopurulente Inhalt eines Krätzebläschens, den Hahnemann noch selbst hat prüfen lassen; d.Ü.] potenziert und zugleich sterilisiert wird, verändere dessen Natur und Eigenschaften, bis diese nicht mehr *identisch* (idem), sondern nur noch *sehr ähnlich* (simillimum) seien; somit handele es sich bei der Anwendung von PSORINUM nicht um *Isopathie*, sondern um *Homöopathie.*

Es hat an die hundert Jahre gebraucht, bis dieser Erkenntnis so etwas wie Anerkennung widerfuhr; und tatsächlich steht Hahnemanns größte Leistung, die erfolgreiche Behandlung chronischer, nichtvenerischer Krankheiten, erst am Beginn ihres triumphalen Einmarschs in jenes Reich der Hoffnungslosigkeit — die *chronische Krankheit.*

Daß die Homöopathie darüber hinaus auch bei akuten Krankheiten erfolgreich sein kann, die man zwar nie zuvor zu Gesicht bekommen hat, de-

---

* Gemeint sind meines Wissens Stapf und Groß. — d.Ü.

ren Symptome aber bekannt sind, wird in Hülle und Fülle von Statistiken belegt, die aus allen Teilen der Welt eintrafen, als die ***Cholera****, von Hahnemann als »jene mysteriöse und menschenmörderische Seuche« beschrieben, im Jahre 1830 über Europa hinwegzog. Er instruierte seine Anhänger genauestens, wie diese zu behandeln sei** — mit welchem Erfolg, mögen, neben vielen anderen, die weiter unten folgenden Statistiken veranschaulichen.

Hahnemanns Hauptmittel für das erste Stadium »tonisch krampfhaften Charakters« war CAMPHORA; es soll »so oft als möglich, wenigstens alle 5 Minuten« gegeben werden. »Je schneller man dieß alles gleich beim Anfange der Entstehung gedachter erstern Krankheitszustände ausführt, desto schneller und gewisser geneset der Kranke, oft in einem Paar Stunden. Er bekömmt wieder Wärme, Kräfte, Besinnung, Ruhe, Schlaf und ist gerettet.«

Die Kampfervergiftung zeigt all die Symptome des Frühstadiums der Cholera. Versäumt man aber dieses Stadium, so schreibt er weiter, »dann hilft CAMPHER nicht mehr. Wenn der Kranke bis dahin noch nicht starb, so tritt nämlich der zweite Zustand (klonisch krampfhaften Charakters) ein: ein unauslöschlicher Durst bei fortwährender und steigender Kälte, ... heftiges Erbrechen ..., häufiger Abgang trüber Wässerigkeit durch den Stuhl, auch wohl Zuckungen der Glieder«, etc. Dann gebe man CUPRUM in Potenz — oder VERATRUM ALBUM, wenn neben dem exzessiven Erbrechen und den Durchfällen *übermäßige, kalte Schweiße* bestehen.

Nun zu den Statistiken; wir lesen unter anderem: »Die Cholera kam auf dem Weg über Rußland nach Europa. Der russische Generalkonsul berichtete über die Erfolge der homöopathischen Behandlung in Rußland in den Jahren 1830–31. Von 70 Fällen, die an zwei Orten dieserart behandelt wurden, wurden alle geheilt. Anderenorts wurden von 1270 Fällen 1162 geheilt und nur 108 starben. (Die ›allopathische Mortalität‹ betrug in Rußland 60–70 Prozent.)«***

Dr. Wilde, ein allopathischer Chirurg (Herausgeber des *Dublin Quarterly Journal of Medicine*), schrieb in seinem Buch *Austria, its Literary, Scientific and Medical Treatments:* »Beim Vergleichen des Berichts über

* Ausführlich geht M. Tyler auf dieses Thema in ihrem Büchlein *Homœopathy Introductory Lectures* ein, das auch unter dem Titel *The Romance of Homœopathy* verbreitet ist. — d. Ü.

** In mehreren Abhandlungen über die Cholera, so u. a. in der Flugschrift *Heilung der asiatischen Cholera und Schützung vor derselben*, aus der die folgenden Zitate entnommen sind. — d. Ü.

*** Bradfords *Logic of Figures* (1900).

die Behandlung der Cholera im Homöopathischen Krankenhaus in Wien mit den Berichten aus den anderen Spitälern, die zur gleichen Zeit angefertigt wurden, scheint es, daß, während zwei Drittel der homöopathisch Behandelten *geheilt* wurden, zwei Drittel der in den anderen Krankenhäusern Wiens Versorgten *starben*. Dieses außerordentliche Ergebnis veranlaßte Graf Kolowrat, Minister des Inneren, die Gesetze, welche die Ausübung der Homöopathie einschränkten, wieder aufzuheben.«

Ein Dr. Perrussel (Südfrankreich) betreute die armen Dorfbewohner, die am Schweißfieber* oder an der Cholera litten. Die Sterblichkeitsrate unter seiner (homöopathischen) Behandlung betrug 5–7%; die der Allopathie lag dort bei 90%.

In Guatemala wurde 1854 ein Baptisten-Missionar von einem Coroner zu zehn Tagen Gefängnis verurteilt. Sein einziges Delikt war, daß er unentgeltlich homöopathische Mittel verabreicht hatte, wodurch ein Großteil seiner Cholerapatienten geheilt wurde, während durch die übliche Behandlung im Krankenhaus kein einziger gerettet werden konnte.**

Im selben Jahr 1854 brach eine Choleraepidemie im Einzugsbereich unseres, wie es damals hieß, London Hospital aus, dessen 25 Betten nun ganz der Behandlung dieser Seuche und der Cholera-Diarrhoen gewidmet waren. Aus den Meldungen an das Gesundheitsamt geht hervor, daß es insgesamt bei 61 Choleraerkrankungen 10 Todesfälle und bei 341 Erkrankungen an Cholera-Diarrhoe 1 Todesfall gab. Zugleich wurden, außer den stationären Behandlungen, 1200 Kampfer-Fläschchen an die Armen ausgegeben, die deswegen in Scharen das Krankenhaus aufsuchten.

Dann geschah etwas Schändliches: Von allen Krankenhäusern und niedergelassenen Ärzten mußten für die oberste Gesundheitsbehörde detaillierte Berichte angefertigt werden bezüglich der Art der Cholera-Behandlung sowie deren Erfolgsquote. Als diese aber dem Parlament vorgelegt wurden, fehlten die homöopathischen Statistiken; sie wurden angemahnt und mußten nachgereicht werden. Als Ausrede für deren Unterschlagung sollte der einstimmige Beschluß des damit befaßten »Komitees des Medizinischen Rats des Ministeriums für Gesundheit« dienen:

»Die Beschlußlage war unsererseits dahingehend, daß wir durch das Bekanntmachen der Berichte der homöopathischen Ärzte nicht nur den Wert und Nutzen der durchschnittlichen Heilungsquote der Schulmedizin in Frage stellen und kompromittieren würden, wie sie aus der Anwendung bekannter Arzneimittel resultiert, sondern daß wir damit zugleich auch

* Die sog. *Englische Krankheit*, die besonders im 15. und 16. Jahrhundert in England epidemisch auftrat. — d. Ü.

** *British Journal of Homœopathy* 1854, S. 686 bzw. 521.

eine nicht zu rechtfertigende Zustimmung zum Ausdruck bringen würden für eine bloß empirische Praxis, welche gleichermaßen der Aufrechterhaltung der Wahrheit wie dem Fortschritt der Wissenschaft entgegengerichtet ist.« — *British Journal of Homœopathy,* Band 13, S. 466.

Doch die großartigsten Leistungen bei der Cholerabekämpfung wurden von Dr. Rubini während der Epidemie von Neapel in den Jahren 1854–55 vollbracht. Lediglich mit Kampferlösung behandelte er in der R. Albergo dei Poveri (im Krankenrevier des Armenhauses) 225 Choleraerkrankungen — ohne einen einzigen Todesfall — sowie 166 Soldaten der 3. Schweizergarde, mit demselben Erfolg. Dieser Kampferspiritus trug daher viele Jahre lang seinen Namen und tut es wahrscheinlich heute noch [*Camphora rubini;* d. Ü.].

Bradford stellt fest (*Logic of Figures*, S. 137): »Die aggregierten Statistiken der Ergebnisse allopathischer Cholerabehandlung in Europa und Amerika zeigen eine Mortalität von über 40 Prozent, die Statistiken der homöopathischen Behandlung eine Mortalität von weniger als 9 Prozent.«

Abrotanum

ARTEMISIA ABROTANUM; EBERRAUTE

In Abrotanum haben wir ein wertvolles Heilmittel für marastische Kinder. Es hat viele Symptome mit AETHUSA CYNAPIUM gemein — und viele andere, welche die beiden Mittel deutlich voneinander unterscheiden. Bei beiden finden wir extreme Schwäche: Unfähigkeit, zu stehen oder auch nur den Kopf aufrecht zu halten. Das Abrotanum-Kind hat jedoch nicht die Milchunverträglichkeit, die für AETHUSA so typisch ist; im Gegenteil, es hat ein großes Verlangen nach gekochter Milch oder nach in Milch gekochtem Brot, um seinen nagenden Hunger zu stillen. Beide Arzneien haben »schwerfälliges Denken und mangelndes Begriffsvermögen«.

Gleichwohl sind gerade die psychischen Symptome von AETHUSA und Abrotanum geeignet, zwischen ihnen zu differenzieren. Bei AETHUSA (engl. ›Fool's Parsley‹, ›Narren-Petersilie‹) besteht Verwirrtheit, Benommenheit und eine Unfähigkeit zu denken, die an Idiotie grenzen kann. Auch der Abrotanum-Patient hat diese Unfähigkeit zu denken, doch kann er darüber hinaus äußerst reizbar sein, böse und unfreundlich, ja sogar gewalttätig und unmenschlich; er möchte etwas Grausames tun: keine Menschenliebe.

Die Eberraute (engl. ›Lad's Love‹, ›Burschenliebe‹) ist eine grüngräuliche, strauchige Pflanze, die gleich hinter der Pforte in den Gärten von Landhäuschen wächst. Beim Ein- und Ausgehen ist man instinktiv geneigt, eines der, wie Culpeper sie beschreibt, »zahlreichen, in viele kleine, borstige Segmente unterteilten Blätter von feiner blaßgrüner Farbe« zwischen den Fingern zu zerreiben, um ihren bezaubernden Duft sich entfalten zu lassen. Kein Zweifel, daß dieser Duft der Pflanze auch den Namen ›Burschenliebe‹ eingetragen hat; denn durch die Jahrhunderte hindurch müssen ihre Blätter von den Burschen als schüchterne Gabe für die Mädchen ihrer Wahl abgepflückt worden sein, sicherlich um — nach der Sitte unseres Landvolks — in manch alter Bibel gepreßt und heilig gehalten zu werden und so ein Leben lang die süßen Erinnerungen an Jugend und Umworbensein neu zu entfachen.

Abrotanum ist eine unserer alten englischen Arzneipflanzen. In Culpepers *English Physician* (sein Vorwort datiert aus dem Jahre 1653) lesen wir in bezug auf die Eberraute: »Der Samen, zerquetscht, in warmem Wasser erhitzt und dann getrunken, hilft solchen, die von Konvulsionen, Muskelkrämpfen oder Ischias geplagt sind; auch verringert er übermäßige

Monatsblutungen der Frauen. Derselbe in Wein eingenommen ist ein Antidot gegen alle Gifte. Das Rückgrat mit dem Öl eingerieben, heilt Wechselfieber; das Öl beseitigt auch Augenentzündungen, wenn ein Teil einer gerösteten Quitte und ein paar Brotkrumen aufgekocht und hinzugefügt werden. Gekocht in einem Gerstenmahl, vertreibt es Pickel und Blattern aus dem Gesicht oder anderen Körperteilen. Der Samen und das getrocknete Kraut töten Würmer von Kindern ab; die zerquetschte und äußerlich angewandte Pflanze zieht Splitter und Dornen aus dem Fleisch. Das Gemisch der Asche mit altem Salatöl hilft den Kahlköpfigen, indem es das Haar an Kopf oder Bart wieder wachsen läßt. Ein starker Aufguß der Blätter ist ein gutes Wurmmittel, schmeckt aber unangenehm und erzeugt Übelkeit. Die Blätter sind eine gute Ingredienz in heißen, feuchten Umschlägen zur Linderung von Schmerzen; sie lösen Schwellungen auf oder stoppen das Fortschreiten einer Gangrän.«*

Hauptsymptome

Große Schwäche, starke Erschöpfung und eine Art hektisches Fieber (bei Kindern nach Influenza).

Juckende Frostbeulen. (Vgl. NUX VOMICA, AGARICUS)

Schmerzhafter, entzündlicher Gelenkrheumatismus, bevor die Schwellung beginnt.

Gicht: schmerzhafte und entzündete Hand- und Fußgelenke.

Einige bemerkenswerte Symptome

Empfindung überlaufender Kälte entlang der Gehirnwindungen.

Sehr großer Appetit; Heißhunger bei gleichzeitiger Abmagerung.

(Oder auch Appetitlosigkeit.)

Empfindung, als würde der Magen in Wasser hängen oder schwimmen, mit einem eigenartigen Gefühl von Kälte darin und von Unempfindlichkeit gegenüber allen Reizstoffen.

---

* M. Tyler gibt in ihrem Buch immer wieder verschiedene Geburts- und Todesdaten für diesen Autor an. Wie meine Nachforschungen ergeben haben, gab es in jener Zeit tatsächlich mehrere ›Culpepers‹, die bekannt geworden sind; jedoch handelt es sich bei dem von ihr Zitierten jedesmal um Nicholas Culpeper, der 1616 geboren wurde und 1654 in jungen Jahren (wahrscheinlich infolge Arbeitsüberlastung) an Schwindsucht verstarb. Er hatte eine gutgehende Praxis in London und schrieb nebenbei eine Unzahl von Büchern, größtenteils medizinischen und astrologischen Inhalts. 1653 erschien sein bedeutendstes Werk *The English Physician Enlarged, with 369 Medicines made of English Herbs* ..., das später auch unter dem Titel *The Herbal* bekannt wurde. — Anm. d. Ü.

Nach plötzlichem Aufhören des Durchfalls Rheumatismus.
Hämorrhoiden erscheinen und werden schlimmer, sobald die rheumatischen Beschwerden nachlassen.
Häufiger Stuhldrang, es kommt aber kaum etwas, außer Blut.
Tötet Würmer ab, besonders Askariden.
Zucken in beiden Ovarialregionen, scheint zum Rücken zu ziehen.
Unterdrückte Menses.
Blutige Exsudationen aus dem Nabel von Neugeborenen.
Bei Pleuritis (nach ACONITUM und BRYONIA), wenn in der betroffenen Seite eine drückende Empfindung bestehen bleibt, die ein freies Durchatmen behindert.
Hektisches Fieber, sehr schwächend (Marasmus).
Schmerzhafte Kontraktionen der Glieder durch Krämpfe oder als Folge von Koliken.
Bei Marasmus ist die Haut schlaff und hängt in Falten herunter.

◊

Nash erwähnt Abrotanum sechsmal in seinen *Leaders;* die Hauptanwendungsbereiche der Arznei faßt er wie folgt zusammen:

»Marasmus, am stärksten ausgeprägt an den unteren Extremitäten, durch Unterernährung.
Diarrhoe.
Diarrhoe, abwechselnd mit Rheumatismus.«

Ich will diese Passagen kurz zitieren, weil sie deutliche Hinweise zum Gebrauch von Abrotanum geben und, was so wichtig ist, nützliche Vergleiche bringen mit anderen Heilmitteln ähnlicher Zustände und Symptome.

In bezug auf Marasmus macht er darauf aufmerksam, daß, während SANICULA, NATRIUM MURIATICUM und LYCOPODIUM von oben nach unten abmagern, dies bei Abrotanum umgekehrt vonstatten geht.

Von NATRIUM MURIATICUM sagt er, kein Mittel sei hungriger und dennoch verliere der Patient an Gewicht, trotz reichlichen Essens (ACIDUM ACETICUM, Abrotanum, JODUM, SANICULA, TUBERCULINUM).

»Bei NATRIUM MURIATICUM ist die Abmagerung am auffälligsten am Hals, bei Abrotanum an den Beinen. ...

Bei Marasmus der Kinder haben wir zu wählen zwischen Mitteln wie BARYTA CARBONICA, SILICEA, Abrotanum, NATRIUM MURIATICUM, SULFUR, CALCAREA und JODUM. All diese Mittel können am übrigen Körper abmagern, während das Abdomen stark vergrößert ist. Ebenso kann bei jedem von ihnen das Kind regelrechten Heißhunger haben und genügend essen, aber trotzdem immer weiter abnehmen. Es besteht eine unzureichende Assimilation.«

Bestimmte Arzneien alternieren in ihren Symptomen, wie z.B. KALIUM BICHROMICUM, bei dem rheumatische mit dysenterischen Symptomen abwechseln; so ist es auch bei Abrotanum.*

Abrotanum ist heißhungrig; obwohl es gut ißt, magert es immer mehr ab (JODUM, NATRIUM MURIATICUM, SANICULA, TUBERCULINUM).

Marasmus nur der unteren Gliedmaßen.

◊

Abrotanum ist ferner ein Heilmittel bei Furunkeln, bei Rheumatismus sowie bei Gicht, vor allem im Bereich der Hand- und Fußgelenke (RUTA).

Es hat einen guten Ruf bei Hydrozele von Kindern (diese habe ich früher in den meisten Fällen mit RHODODENDRON rasch geheilt).

Das bei weitem beste Bild von Abrotanum vermittelt H.C. Allen in seinen *Keynotes*.

---

* Es handelt sich hier um das Phänomen der *Metastasis* oder Metastasierung, der Verlagerung von Krankheitsprozessen von einem Organ zu einem anderen; im Gegensatz zu z.B. Krebsmetastasierungen verschwindet dabei die Störung aus einem Bereich vollständig und tritt an einem anderen Ort in zumeist veränderter Gestalt wieder auf. Abrotanum erscheint hierbei im Kent-Repertorium als einziges Mittel im 3. Grad, und trotz vieler Ergänzungen im *Synthetischen Repertorium* ist es auch dort als wichtigstes Mittel bei »Metastasis« aufgeführt.
Wie Vithoulkas in seiner *Materia Medica Viva* schreibt, reagieren Abrotanum-Patienten besonders empfindlich auf das Aufhören oder Unterdrücken von Absonderungen, sie brauchen diese unbedingt als eine Art Ventil; nur wenn sie z.B. Durchfall haben, fühlen sie sich richtig wohl. — Anm.d.Ü.

Acidum muriaticum

SALZSÄURE

Acidum muriaticum ist ein Mittel, das ich nur selten verwenden mußte, außer zuweilen bei Analbeschwerden; deshalb muß ich, um ein Bild von ihm zu entwerfen, weitläufig zitieren, wobei ich versuchen will, seine eigentümlichen Merkmale herauszuarbeiten, die ziemlich charakteristisch sind und eine starke Indikation für diese mächtige Arznei darstellen, nötigenfalls sogar bei ernsten und bedrohlichen Erkrankungen oder Krankheitsstadien.

Farrington hat ein höchst aufschlußreiches Kapitel über die *Säuren* geschrieben. Er unterscheidet zwischen den mineralischen und den organischen Säuren: »Die Mineralsäuren als eine Klasse rufen allesamt ›Reizbarkeit der Faser‹ und zugleich Schwäche und Prostration hervor, ... wohingegen die Pflanzensäuren Schwäche ohne Reizbarkeit erzeugen. ... Alle Säuren verursachen eine eigentümliche Schwäche, die nicht funktioneller Natur ist, sondern ... aus einer gestörten Nutrition resultiert, bedingt vor allem durch Erkrankung des Blutes. Daher finden wir sie angezeigt bei schwersten Krankheitsformen, bei Krankheiten, die durch Blutvergiftung gekennzeichnet sind, bei typhösen Zuständen und beim Scharlachfieber, besonders in seiner septischen Verlaufsform ...«

Clarke sagt: »Teste, der viel dazu beigetragen hat, die Heilkräfte von Acidum muriaticum zu definieren, stellt es in eine Gruppe mit AGNUS CASTUS und HYOSCYAMUS; er vertritt die Ansicht, daß seine Wirkung vollkommen einer typischen Typhuserkrankung entspricht. ... Wie ACIDUM NITRICUM ist auch Acidum muriaticum ein kräftiges Antidot für MERCURIUS und stimmt mit den Zuständen überein, die durch Quecksilber hervorgerufen werden, ebenso mit ähnlichen Leiden anderer Genese. Wie andere Desinfektionsmittel verursacht und heilt es raschen Gewebezerfall, und es heilt auf dynamische Weise schwere, mit Fäulnisprozessen einhergehende Zustände, wie sie in manchen Krankheitsverläufen anzutreffen sind. ... Acidum muriaticum entspricht nicht nur schleichenden Fieberzuständen, sondern auch vielen ihrer Folgeerscheinungen: Taubheit, Otitis und Drüsenschwellungen um die Ohren erfordern häufig dieses Mittel.«

Hughes schreibt über Acidum muriaticum: »Sein Wirkungsbereich, so könnte man sagen, ist der eines kräftezehrenden, febrilen Zustandes des Blutes mit Ulzerationen der Schleimhäute und Ekzemen der angrenzenden Hautflächen. ... Sicher ist, daß Acidum muriaticum in Gaben, die zu gering sind, um irgendeine chemische Wirkung auszuüben, in der homöopathischen Praxis einen außerordentlich guten Ruf als Mittel für schleichende Fieber hat.«

Guernsey: »Typhöse oder adynamische, schleichende Fieber. ... Kann den Anblick von Fleisch, selbst den Gedanken daran nicht ertragen. Tag und Nacht sehr reichliches Harnen. ... Der Patient kann beabsichtigen, etwas Wind abgehen zu lassen, und dabei entweicht gleichzeitig Urin; oder: er kann nicht urinieren, ohne zugleich Stuhl zu entleeren. Hämorrhoiden, die extrem berührungsempfindlich sind. ... *Der Kranke rutscht oft vor Schwäche im Bett herunter; muß alle Augenblicke hochgehoben werden.*«

Farrington: »Die fortgesetzte Einnahme dieses Mittels hat krankmachende Wirkungen, deren Symptome auf der emotionalen und nervlichen Ebene in zwei verschiedene Kategorien oder Stadien eingeteilt werden können. ... Im ersten Stadium ist der Kranke reizbar und mürrisch, alle Sinne sind geschärft und überempfindlich. Licht tut seinen Augen weh; entfernte Geräusche rufen Summen oder Brausen in den Ohren oder lästigen Kopfschmerz hervor; Geruchs- wie Geschmackssinn sind ungewöhnlich fein. ... Er ist schläfrig, aber unfähig zu schlafen; oder er wälzt sich träumend und unruhig die ganze Nacht im Bett umher. Doch bei all diesem Erethismus ist bereits von Beginn an ein gewisser Grad an Schwäche festzustellen. ... Es handelt sich dabei nicht um Hyperaktivität im eigentlichen Sinne, sondern vielmehr um eine Art Reizbarkeit, die sich als reizbare Schwäche darbietet.

Dann folgt das Stadium der Erschöpfung, das natürlich in verschiedenen Abstufungen in Erscheinung tritt. ... Der Kranke ist besorgt wegen realer oder eingebildeter Dinge. Kopfschmerzen können auftreten, ›als wenn das Gehirn zerrissen oder zertrümmert wäre‹. Dann verliert er das Bewußtsein, murmelt im Delirium, seufzt und stöhnt im Schlaf. Die Zunge wird immer trockener, sie scheint regelrecht eingeschrumpft und schmal und spitz geworden zu sein; sie ist so trocken, daß sie beim Versuch zu sprechen wie ein Stück Leder im Munde knarrt. Noch später ist die Zunge gelähmt, so daß er sie fast überhaupt nicht mehr bewegen kann. ... Der Puls setzt typischerweise jeden dritten Schlag aus. Wäßrige Diarrhoe, einhergehend mit Rektumprolaps; Stuhl geht unfreiwillig mit ab, wenn er sich bemüht, Wasser zu lassen. Er rutscht im Bett herunter, hat nicht genügend Kraft, den Kopf auf dem Kissen zu halten. Es droht nun Lähmung des Gehirns, welche sich durch ins Leere stierende Augen, Herabsinken des Unterkiefers und Kälte der Extremitäten ankündigt; darauf folgt, wenn der Zustand nicht rechtzeitig gestoppt wird, der Tod. Dies sind die Symptome, die nach Acidum muriaticum verlangen, besonders bei Abdominal-Typhus.«

Hauptsymptome

(Hering, Guiding Symptoms)

Diarrhoe, mit Vortreten blauer oder dunkelroter Hämorrhoiden, besonders wenn bei schwächlichen Kindern vorkommend, die an Magenatonie und Muskelschwäche leiden und marastisch zu werden drohen.

Hämorrhoiden: geschwollen, blau; schmerzhaft bei Berührung; treten plötzlich bei Kindern auf; vortretend, rötlichblau, brennend; so empfindlich, daß die geringste Berührung, selbst die des Bettlakens, unerträglich ist.

Langsames Abgehen des Urins; schwache Blase; muß lange Zeit warten; muß so sehr pressen, daß der After vortritt.

Leukorrhoe, mit Rückenschmerzen; Anus aufgrund von Hämorrhoiden oder Fissuren schmerzhaft.

Große Schwäche; sobald er sich hinsetzt, fallen ihm die Augen zu; der Unterkiefer hängt herab; er rutscht im Bett herunter.

Typhus, typhöse Fieber: beständige Unruhe oder wie betäubter Schlaf; bewußtlos; lautes Stöhnen oder wirres Reden; will sich aufdecken; Unterkiefer herabgesunken; aphthöse Geschwüre im Mund, fötider, säuerlicher Geruch; Zunge an den Rändern belegt, geschrumpft, trocken wie Leder, gelähmt; durchfällige, übelriechende Stuhlentleerungen; unwillkürlicher Stuhlabgang beim Wasserlassen; schnelle, schwache, rasselnde Atmung; Herunterrutschen im Bett; Urin dunkel, aber klar; Bluten aus dem After; Hämorrhagien von dunklem, dünnflüssigem Blut; Mund voll von dunkelbläulichen Geschwüren; Puls setzt jeden dritten Schlag aus; Beine gebeugt, Füße hochgezogen; Haut heiß und trocken.

Scharlach: intensive und sich rasch ausbreitende Rötung der Haut; Ausschläge spärlich, durchsetzt mit Petechien; Haut purpurfarben.

Eines der größten Mittel bei sehr schlimmen Fällen von Typhus, Diphtherie, Scharlach etc.

Hauptsymptome

(Hahnemann, Reine Arzneimittellehre und Chronische Krankheiten)

Drehend in der freien Luft und unfest im Gehen.

Ruckweise stoßend reißender Schmerz von der linken Hälfte des Hinterhaupts bis in die Stirne; bald darauf ein ähnlicher Schmerz in der rechten Hälfte.

Schwerheitsgefühl im Hinterhaupte, mit ziehenden Stichen daran, mehr rechts, dicht am Nacken, mit Geschwulst einer Nackendrüse, welche beim Drauffühlen schmerzt; dabei Schwere und Schwindel im Kopfe, mit Düsterheit der Augen, wie bei einem Rausche.

Zuckendes Kneipen tief im linken Ohre, welches nach öfterm Wiederkehren klammartig, fast wie Ohrenzwang, wird.

Leerheits-Empfindung in der Magengegend, besonders in der Speiseröhre, welche nicht durch Essen vergeht, nebst Kollern in den Därmen.

Heftiges Kneipen von der Nabelgegend nach beiden Seiten zu, mit Knurren.

Drückendes Klemmen unter den linken kurzen Ribben, weder durch Ein- noch durch Ausathmen verändert.

Oefteres Drängen zum Harnen, mit vielem Urinabgange.

In der rechten Brust, eine ziehende Empfindung, welche unter der Brustwarze anfing und, sich nach dem Halse zu ziehend, schwächer ward und da verschwand.

Schneidende Stöße in der Mitte, innerhalb des Brustbeins, nebst stumpfem Drücken hinten in der Brusthöhle, allgemeiner Beklommenheit derselben und beengtem Athemholen, den ganzen Tag lang, von Zeit zu Zeit.

Beim Sitzen, in der Mitte des Rückens, ein drückender Schmerz, wie von vielem Bücken, welcher beim Stehen oder Gehen wieder verschwand.

Beim Sitzen, ein drückender Schmerz auf der linken Seite des Rückens, wie von vielem Bücken, welcher bei Berührung, beim Gehen oder Stehen nicht verging.

Beim Sitzen und Schreiben, in den Muskeln des rechten Oberarms, ein ziehendes Reißen, welches bei Bewegung und beim Ausstrecken des Arms wieder verging.

Im rechten Ellbogengelenke, ein ziehend spannender Schmerz, öfters.

Im linken Handteller, ein wohllüstiges Jücken, was zum Kratzen nöthigt.

Im rechten Handteller, ein wohllüstiges, stechendes Kitzeln, was zum Kratzen nöthigt, aber nicht sogleich dadurch getilgt wird.

Beim Schreiben, ein krampfhafter Schmerz, wie Klamm, am Ballen des rechten Daumens, welcher sich bei Bewegung desselben wieder verlor.

Beim Sitzen, ein mit Drücken und Ziehen verbundener, stichartiger Schmerz in den Muskeln des linken Oberschenkels, dicht am Schooße, ... welcher sich beim Stehen oder Gehen wieder verlor.
Wankend im Gehen, aus Schwäche der Oberschenkel.
Jückender, anhaltender Stich im linken Fußrücken bei Bewegung, am schlimmsten aber in der Ruhe.
Im Sitzen fielen ihr vor Mattigkeit die Augen zu; stand sie aber auf und bewegte sich, so ward sie gleich munter.
Oefteres Erwachen aus dem Schlafe.
Fieberschauder über den ganzen Körper, Schüttelfrost, mit Gähnen und Dehnen der Glieder, aber ohne Durst und ohne Hitze darauf.
Traurig gestimmt, ohne anzugebende Ursache.

Hahnemann gibt auch einige Gemütssymptome an:

Kurzsylbig, still und mürrisch.
Kleinmüthig, verzagt und ärgerlich über alles.
(Und als Heilwirkung:) Ganz ruhiges, gelassenes und sorgenfreies Gemüth.

Acidum nitricum

SALPETERSÄURE

Hahnemann weist darauf hin, »dass diese Arznei mehr für Kranke von straffer Faser (Brünette), aber weniger für die von schlaffer Faser (Blondine) wohlthätig wirkt«. Und tatsächlich ist es bei Acidum nitricum die äußere — braunäugige — Erscheinung des Patienten, die einen unmittelbar an dieses als sein mögliches Heilmittel denken läßt; natürlich, *die Symptome müssen übereinstimmen,* aber häufig tun sie es auch.

In der ambulanten Praxis, wo man ›vorankommen‹ muß, bringt einen der Symptomenkomplex *Verlangen nach Fett, Verlangen nach Salz, Fröstеligkeit, Gleichgültigkeit* sofort auf die Spur von Acidum nitricum; und in den meisten Fällen wird man feststellen, daß auch die übrigen Symptome auf den Patienten passen und man das heilende Mittel für ihn somit schon gefunden hat. Hinsichtlich des Verlangens nach Fett und Salz wetteifert im Repertorium lediglich SULFUR mit Acidum nitricum, aber in niedrigerem Grad. Das Repertorium liefert uns nur wenige ›Fettgierige‹, wobei einzig Acidum nitricum dreiwertig erscheint; es ist nützlich, sie auswendig zu kennen, nämlich: Ars., Hep., **Nit-ac.**, *Nux-v.* und *Sulf.*[*] Von diesen haben aber ARSENICUM, HEPAR und NUX nicht das Verlangen nach Salz. Die ›Mentalität‹ von Acidum nitricum steht, wie mir scheint, der von SEPIA nahe; doch SEPIA verabscheut Fett und mag ebenfalls kein Salz. Hier ein kleiner Symptomenkomplex von Acidum nitricum, der einen, wenn es schnell gehen soll, zu dem Mittel führen kann — man kann es eigentlich nicht verfehlen!

Acidum nitricum ist, abgesehen von seinem Verlangen nach Fett und Salz, in seiner vollen Ausprägung:

Fröstelig.
Schwermütig; gleichgültig.
Unduldsam gegenüber Mitgefühl.
Empfindlich auf Geräusche, Schmerz, Berührung, Erschütterung.
Reizbar; mißtrauisch; halsstarrig; unruhig.
Fürchtet den Tod.
Schlimmer: Wind; Gewitter; Nässe.
Schwitzt reichlich an Händen und Füßen.

[*] Im *Synthetischen Repertorium* gibt es einige Nachträge, darunter zweiwertig *Calc-p., Carc., Mez., Tub.* Darüber hinaus gibt es von Vithoulkas einige Ergänzungen: Arg-n., *Kali-n., Med.*, Phos., Ran-b., *Sil.* — Anm.d.Ü.

Ein Arzt, der aus einer abgelegenen Gegend kam, bat vor einigen Jahren nach einer unserer Fortgeschrittenen-Vorlesungen den Dozenten wegen eines Kindes um Hilfe, das wegen hartnäckiger Verstopfung in seiner Behandlung war. Es stellte sich heraus, daß das Mädchen das Acidum-nitricum-Verlangen nach Fett und Salz hatte, und der Dozent fuhr damit fort, dem erstaunten Arzt die Acidum-nitricum-Symptome aus Allens *Keynotes* vorzulesen. *»Ach, Sie kennen das Kind?«* Natürlich kannte er es nicht, aber er kannte Acidum nitricum; und nachdem diese beiden Symptome das Mittel bereits nahegelegt hatten, paßte der Rest der Symptome ebenfalls ins Bild. Auf diese Weise wird man auch mit einer überfüllten Ambulanz am Nachmittag fertig: ein kleiner Symptomenkomplex deutet auf ein bestimmtes Mittel hin, Sie schlagen es nach — und stellen glücklich fest, daß Sie genau ›richtig liegen‹.

Hahnemann sagt, Acidum nitricum eigne sich mehr für Kranke, »welche sehr zu weichen Stuhlgängen geneigt sind« (PULSATILLA); Clarke aber meint, es sei eines der Mittel, die für ihn bei Obstipation von größtem Nutzen gewesen seien. Clarke beharrte stets darauf, daß negative Symptome weniger, positive dagegen außerordentlich wichtig sind. So weist beispielsweise die Tatsache, daß eine Patientin nicht ohne Schwäche- oder Schwindelgefühl (oder was immer sonst es sein mag) knien kann, stark auf SEPIA hin — das einzige Mittel, das im Repertorium unter »Knien verschlechtert« erscheint.* Aber die Tatsache, daß sie *ohne* solche Beschwerden knien kann, kontraindiziert SEPIA keineswegs; tatsächlich werden Sie dieses Symptom nur in sehr wenigen SEPIA-Fällen finden — und noch viel weniger, glaube ich, bei irgendeinem anderen Mittel. (Übrigens bezieht sich dieses »Knien verschlechtert« auf den *Patienten,* nicht auf seine entzündeten und geschwollenen Knie; dies wäre bei Arthritis ein gewöhnliches Symptom und somit zur Mittelfindung nicht hilfreich.)

Ein anderes, fast unverkennbares Merkmal der Acidum-nitricum-Beschwerden ist der Charakter der Schmerzen: Sie sind nicht einfach nur *stechend*, sondern ***splitterähnlich***. Wo immer die Schmerzen auftreten, ob in den Knochen, im Mund, in der Nase oder im Anus, die Empfindung ist die eines ***Splitters,*** besonders wenn die wunde Stelle berührt oder gedrückt wird. Clarke gibt in seinem *Dictionary of Materia Medica* eine hervorragende Einführung zu den Prüfungen dieses Mittels; und bezüglich der *stechenden Schmerzen wie von einem Splitter* erläutert er: »Dies ist ein höchst

* In den Kent-Repertorien der heutigen Auflagen erscheint unter der Rubrik »Knien verschlechtert« zusätzlich zu Sep. noch Mag-c. (beide im 1. Grad) sowie *Cocc.* (zweiwertig). In der entsprechenden Rubrik im *Synthetischen Repertorium* (»Kneeling, ailments on«) sind ferner einwertig aufgeführt: Calc., Puls., Spig., Tarent. — Anm. d. Ü.

wichtiges Leitsymptom von Acidum nitricum, welches dazu beiträgt, die Arzneiwahl zu bestätigen, wo immer es vorkommt. Es bedarf nur einer Berührung oder Bewegung, um dieses Gefühl ›hervorzulocken‹. Tritt es im Hals auf, reicht der Schluckakt aus, um es hervorzurufen; im Anus ist es der Abgang des Stuhls; bei Geschwüren die Berührung durch den Verband. Es kann in jedem Körperteil vorkommen; im Abdomen; bei eingewachsenen Zehennägeln.« (MAGNETIS POLUS AUSTRALIS)

Acidum nitricum beeinflußt darüber hinaus zumeist nur ganz bestimmte, ausgesuchte Stellen des Körpers, und zwar vorzugsweise die *Körperöffnungen* — Stellen also, wo Schleimhaut in Haut übergeht, Endothel in Epithel. Die Augen, die Nase und besonders der Mund sind betroffen, mit Lippen, Zunge, Zahnfleisch und Mandeln, bis hinab in den Rachen. Ohne größere ›böse Absicht‹ übergeht es dann den Verdauungstrakt und läßt seine Wut erst wieder an Mastdarm und After aus, an Harnröhre und Genitalien, stets mit *Ulzerationen, Fissuren, Stechen, splitterartigen Schmerzen, Blutungen* und *üblem Geruch.* Wie Guernsey sagt: »Diese Arznei ähnelt in vieler Hinsicht so sehr MERCURIUS, daß es oft äußerst schwierig ist, zwischen beiden zu unterscheiden.« Gerade deshalb — da wir ja auf Symptome hin verordnen und das beste Antidot zu jedem Medikament oder jeder Krankheit immer das Mittel mit den ähnlichsten Symptomen ist — hat sich Acidum nitricum als das nützlichste Mittel herausgestellt, um den durch Quecksilbermißbrauch hervorgerufenen Vergiftungen und Krankheiten entgegenzutreten. Von daher kommt es, wie wir noch sehen werden, auch für die Behandlung der Syphilis in Frage — weil eben die Symptome von MERCURIUS und dieser Krankheit fast nicht zu unterscheiden sind.

Acidum nitricum ähnelt MERCURIUS auch hinsichtlich des *üblen Geruchs.* Es hat einen übelriechenden Mund und ebensolchen Speichel; übelriechenden Schweiß in den Achselhöhlen und an den Füßen; übelriechende Feuchtigkeit im Analbereich; übel- und strengriechenden Urin (Urin, der wie Pferdeharn riecht, ist charakteristisch), mit einem eigentümlichen Symptom: »Der Urin geht kalt von ihm« (Hahnemann). Das einzige andere Mittel hierbei [in der Rubrik »Urin kalt«] ist (einwertig) AGARICUS.

Ein anderes Symptom weist direkt auf Acidum nitricum hin: Der Stuhlgang ist nicht nur als solcher schmerzhaft, sondern es besteht auch *stundenlanger Schmerz nach dem Stuhl.* Bei Acidum nitricum hat der After schrecklich zu leiden! Es sind nicht nur Hämorrhoiden vorhanden — schmerzende Hämorrhoiden —, sondern auch auseinanderklaffende, blutende und höchst schmerzhafte Fissuren. Die Untersuchung des Rektums ist bei einem solchen Patienten für das geplagte Opfer und dadurch auch für den Arzt ein einziger Schrecken. Ich erinnere mich, wie ich vor Jahren einmal gebeten wurde, zur Great Ormond Street hinüberzufahren und eine Dame aufzusuchen, die an qualvollen Schmerzen im After litt und das Krankenhaus gebeten hatte, einen der homöopathischen Ärzte zu schikken. Ihr Heilmittel, Acidum nitricum, brachte schnell Erleichterung, und als ich am nächsten Tag nachfragte, hieß es, sie sei wieder vollkommen in Ordnung.

Lassen Sie mich an dieser Stelle Nash zitieren, der sagt:

»Kein Mittel hat eine entschiedenere Wirkung auf den Anus, und ein sehr charakteristisches Symptom ist ›Großer Schmerz nach Abgang von Stuhl, *selbst von weichem Stuhl*‹. Der Kranke geht nach dem Stuhlgang ein bis zwei Stunden von Schmerzen gequält im Zimmer auf und ab (RATANHIA). Bei Ruhr unterscheidet dieses Symptom Acidum nitricum von NUX VOMICA, das nach dem Stuhl *Erleichterung* findet, und von MERCURIUS, das *die ganze Zeit über*, d.h. vor, während und nach dem Stuhlgang Tenesmen hat.«

Acidum nitricum hilft bei allen ›chronischen Krankheiten‹ Hahnemanns, bei Syphilis, Gonorrhoe (Sykose) und jener anderen, die er Psora nennt, ebenso auch bei Überdosierungen oder Vergiftungen mit Quecksilber. Bei Syphilis habe ich bei akuten wie chronischen Fällen seine großartige Wirkung selbst erlebt. Auf eine Patientin, die kürzlich nach zwanzig Jahren Abwesenheit wieder bei uns erschien, war ich besonders gespannt: Sie war ursprünglich wegen einer Leukoplakie gekommen, die durch Acidum nitricum geheilt worden war. Inzwischen ist sie achtzig Jahre alt, von gesundem Aussehen und robust — die anwesenden Ärzte schätzten ihr Alter auf sechzig! —, und (erzählen Sie es nicht weiter!) die Wassermannreaktion ist bei ihr immer noch positiv! In diesem Zusammenhang muß ich an die Behauptung Hahnemanns denken, daß die Syphilis ohne schulmedizinische Behandlung keineswegs eine solch tödliche Krankheit ist; und diese jung aussehende und kräftige Frau, die lediglich über geringfügige Beschwerden klagte, war all die Jahre über in keiner Behandlung! ... Nun gut, um unserer besorgten schulmedizinischen Brüder willen wollen wir es so sagen: »Ausnahmen bestätigen die Regel.«

Clarke sagt, daß Acidum nitricum auch ein Antidot bei *Jodkali*-Überdosierungen ist; und er berichtet, daß Burnett einst auf brillante Weise mit Acidum nitricum einen Fall von Aktinomykose geheilt hat, welcher, da er die ›schulmäßige‹ Behandlungsrunde durchlaufen hatte, zweifellos auch viel mit Jodkali behandelt worden war.

Als Hauptheilmittel der Sykose (bzw. des Trippers) gibt Hahnemann zwei Arzneien an, nämlich THUJA und Acidum nitricum. Allerdings müssen diese gemäß den Symptomen verabreicht werden, und jedem Mittel muß gestattet werden, auszuwirken, bevor man — bei Wechsel der Symptome — das andere folgen läßt. Nur auf diese Weise hat Hahnemann die Mittel gewechselt (siehe *Homœopathy,* Bd. 4, S. 202f, bezüglich RHUS und BRYONIA bei Kriegstyphus).

Ein weiterer Anwendungsbereich für Acidum nitricum, auf den Clarke hinweist, sind Lungenleiden — Pneumonie und Tuberkulose. Von allen Säuren ist die Salpetersäure die einzige, die bei Einatmung eine rapid einsetzende und lebensbedrohliche Lungenentzündung hervorruft (Clarke führt einen Fall an) — und in den Prüfungen läßt eine ganze Reihe von Symptomen ferner an Phthisis denken. Deshalb sollte Acidum nitricum, wann immer die o.g. Leitsymptome vorhanden sind, auch bei Pneumonie und Tuberkulose in Betracht gezogen werden. Ich erinnere mich an einen Fall aus meiner Zeit in der Armenapotheke, wo Acidum nitricum bei einem schwindsüchtigen Patienten überraschend gut wirkte. Dennoch ist, aus irgendwelchen Gründen, Acidum nitricum kein Mittel, an das man bei Lungenerkrankungen, weder bei chronischen noch bei akuten, sofort denken würde — obwohl Kent es bei Lungenentzündung zweiwertig anführt.

Ich weiß nicht warum, aber ich habe eine Art Zuneigung zu Acidum nitricum entwickelt. Es ist so ›dramatisch‹, und es hat so deutliche und starke Charakterzüge und Wirkungen. So hoffe ich, daß dieses kleine Arzneimittelbild auch anderen dazu verhelfen wird, mit dieser ›starken Persönlichkeit‹ aus unserem Arzneischatz näher bekannt zu werden.

*Hauptsymptome**

Geist und Gemüt. Unheiterkeit.[1]
Gedrücktes, niedergeschlagenes Gemüth ...[1]
Wehmüthig und sehr ängstlich, Abends ...[1]
Aengstlichkeit, als lebe er in einem beunruhigenden Processe oder Streite.[1]
Aengstlichkeit über seine Krankheit, mit Furcht vor dem Tode[1]; krankhafte Furcht vor Cholera.
Oft ängstlich wegen seiner Krankheit; denkt ständig über seine früheren Leiden nach; Geist schwach und zerstreut.
Hoffnungslosigkeit, Verzweiflung.[1]
Ueberreiztheit, besonders nach Quecksilber-Mißbrauch.[2]
Leicht erregte, angreifende Aergerlichkeit.[1]
Aergerlich über die geringste Kleinigkeit ...[1]
Arbeits-Unlust.[1] — Zur ernsten Arbeit unaufgelegt.[1]

* Die mit [1] gekennzeichneten Symptome sind den *Chronischen Krankheiten* Hahnemanns entnommen; [2] bezeichnet Symptome aus Jahrs *Symptomencodex.* — d.Ü.

Grosse Gedächtniss-Schwäche.[I]
Langanhaltende Ängstlichkeit nach fortgesetztem Schlafmangel; Überanstrengung von Geist und Körper durch Krankenpflege (vgl. COCCULUS); große seelische Schmerzen nach Verlust eines lieben Freundes.

Schwindel, früh, beim Aufstehen, ... er musste sich setzen.[I]

Kopf. Schwere und Eingenommenheit des Kopfes ...[I]
Vollheits-Gefühl im Kopfe.[I]
Kopfschmerz, als wäre der Kopf fest zusammengebunden.[I]
Gefühl, als wäre der Kopf über dem Scheitel, von einem Ohr zum anderen, in einen Schraubstock gespannt.
Schmerzhafte Spannung im Innern des Kopfes[I], die sich bis zu den Augen erstreckt, mit Übelkeit.
Schmerzhafte Empfindlichkeit der Kopfhaut, selbst die Mütze drückte ihn[I]; < abends und am aufliegenden Kopfteil; Schmerz wie gequetscht, am ganzen äußeren Kopf oder an einzelnen Stellen.
Zerschlagenheits-Schmerz der ganzen rechten Kopf-Seite.[I]
Starker Haarausfall: besonders am Scheitel; durch Blutandrang zur Kopfhaut; durch Syphilis; nervöse Kopfschmerzen, Schwäche, Abmagerung.

Augen. Doppel-Sehen der wagerechten Gegenstände in einiger Entfernung.[I] — Kurzsichtigkeit.[I] — Verdunkelung der Augen, beim Lesen.[I]
Stiche in den Augen.[I] — Brennen in den Augen ...[I] — Beissen in den Augen.[I]
Schwieriges Oeffnen und Erheben der obern Augenlider, früh.[I] (Vgl. SEPIA, CAUSTICUM)
Ophthalmia: neonatorum; skrofulös; gonorrhoisch; syphilitisch; von Kali- und Quecksilbermißbrauch.
(Ein seltsames Symptom: Die Wimpern der rechten Seite weisen alle steif zur Nase.)

Ohren. Brausen vor den Ohren.[I] — Knacken im Ohre beim Kauen ...[I]
(Taubheit: > beim Fahren in einem Wagen oder Zug [vgl. GRAPHITES]; durch Verhärtung und Schwellung der Tonsillen; nach Quecksilbermißbrauch; syphilitisch.)

Nase. In der Nase, heftiges Jücken.[I]
Nasenbluten.[I]
(Beim Essen drängen sich kleine Stückchen Speise in die Choanen ...; sie werden erst später mit dem Schleime herabgezogen[I] [vgl. GELSEMIUM].)

Stiche in der Nase, wie Splitter, beim Berühren derselben.[1]

Nasenkatarrh: scharfes Wasser läuft nachts aus der Nase; gelblich, von üblem Geruch; die Nasenlöcher anfressender Nasenschleim; mit Geschwulst der Oberlippe; mit nächtlichem Husten; bei Scharlach oder Diphtherie; syphilitisch.

(Ozaena: jeden Morgen grüne Absonderungen; mit Geschwüren; syphilitisch, die Oberlippe einbeziehend, welche geschwollen und von Geschwüren durchsetzt ist.)

Geschwürbildung: an den Nasenlöchern, schorfig; im Innern der Nase, mit häufigem Bluten.

Mund. Geschwürige, schorfige Mundwinkel.[1]

Knacken im Kiefer-Gelenke beim Kauen und Essen.[1]

Lockerheit und Schmerz der Zähne beim Kauen.[1] (Vgl. MERCURIUS)

Kleine schmerzhafte Blüthen auf der Zungen-Seite.[1]

Fauler [aashaft stinkender] Geruch aus dem Munde.[1]

Geschwüre im Mund: an der inneren Wange, stechenden Schmerzes, wie von einem Splitter; an den Zungenrändern; um sich fressend; zunächst speckig, später dunkel-schmutzig verfärbt; putride; destruierend; syphilitisch.

Mundschleimhaut [Wange]: kommt leicht zwischen die Zähne, so daß er sich beim Kauen darauf beißt; geschwollen, geschwürig; mit stechenden Schmerzen, besonders nach Quecksilbermißbrauch; aphthös; mit einer weißen oder gelblichgrauen, dünnen Membran belegt.

Speichel: reichlich; übelriechend, scharf, macht die Lippen wund; blutig.

Geschwulst der Ohrspeichel- und Unterkieferdrüsen, mit lockeren Zähnen und blutendem Zahnfleisch, nach Quecksilbermißbrauch.

Hals. Klemmen des Bissens im Schlunde, beim Essen, als wäre dieser verengert.[1]

Innere Hals-Geschwulst mit stechenden Schmerzen.[1]

Stechend schmerzendes Halsweh.[1]

Schlucken: sehr schwierig; verzerrt das Gesicht und zieht den Kopf herunter; kann nicht mal einen Teelöffel Flüssigkeit schlucken; verursacht heftigen Schmerz, der bis ins Ohr zieht.

Mandeln: rot, geschwollen, zerklüftet, mit kleinen Geschwüren; gelber Streifen; weiße Beläge.

Magen. Appetit zu Fettem und Hering.[1]

Neigung zu Erde, Kreide, Kalk etc.[2] (CALCAREA)

Brot ist unverträglich.

Nach dem Essen, Uebelkeit.[I]
Nach dem Essen ..., Schweiss über und über.[I]
Nach und vor dem Essen, viel Aufstossen.[I]

Abdomen. Gelbsucht; Schmerz in der Lebergegend; Urin spärlich und streng riechend.
Stiche in der Leber-Gegend ...[I]
Wachte um Mitternacht mit krampfartigen Schmerzen im Dünndarm auf; frostig; Schmerz schlimmer, wenn er sich bewegte.
Blähungs-Erzeugung in grosser Menge ...[I]
Poltern im Unterleibe.[I]

Rektum und Stuhl. Steter Drang zu Stuhle, ohne Erfolg.[I]
Vor dem Stuhle, Bauchweh, auch ziehendes.[I]
Beim Stuhle, starker Blut-Abgang.[I]
Brennen der After-Aderknoten.[I]
Jücken im Mastdarme.[I]
Brennen am After.[I] — Nässen und Jücken am After.[I]
Beim Stuhle, Stechen im Mastdarme und krampfhaftes Zusammenziehen des Afters, viele Stunden lang.[I]
Beim Stuhle, Schmerz, als wenn im Mastdarme Etwas zerrissen würde.[I]
Diarrhoe: starkes Pressen zum Stuhlgang, doch nur wenig geht ab; Gefühl, als sei Stuhl im Mastdarm geblieben, der nicht ausgetrieben werden könne; mit Wundheit und Roheit am After.
Obstipation: schmerzhaft [Hahnemann: unschmerzhaft*]; harter Stuhl; ungeregelte und schwierige Stuhlausleerung; geht in harten Knoten ab; bei jedem Stuhl treten Hämorrhoiden hervor und bluten reichlich; große Schmerzen [»Schründen«] während und nach dem Stuhl, als ob Analfissuren vorhanden wären; im Stehen drängen die Hämorrhoiden nach unten.
Hämorrhoiden: stetes Herauspressen; schmerzhaft oder unschmerzhaft, treten bei jedem Stuhl hervor.

Harnorgane. Ein Geschwür in der Harnröhre.[I] — Gelbliche Materie läuft aus der Harnröhre.[I] — Blutiger Schleim-Ausfluss aus der Harnröhre.[I]

---

* Hahnemanns Symptom bzw. Zitat aus der *Sammlung für praktische Aerzte* (*Chronische Krankheiten,* Bd. 4, S. 430) lautet »Unschmerzhafte Leib-Verstopfung, mehrere Tage.« Es erscheint in Allens *Encyclopedia* in Fettdruck als »*Painful* constipation for several days«. Dies ist wahrscheinlich die korrekte Version; jedenfalls hat Hering es so in die *Guiding Symptoms* übernommen, und Kent führt **Nit-ac.** dreiwertig in der kleinen Rubrik »Constipation, painful« auf (die anderen Mittel sind Nat-m., *Tub.*). — Anm. d. Ü.

Nadelstiche vorn in der Harnröhr-Mündung.[1]

Die ***Genitalien*** sind stark befallen:

Kleine, jückende Bläschen an der Vorhaut ...[1] — Flache Geschwüre auf der Eichelkrone ..., übelriechenden Eiter von sich gebend.[1] — Auswüchse an der Eichelkrone, die ... bei Berührung bluten.[1] — In der Vorhaut scharfe Stiche.[1]

Kondylome (Feigwarzen): stinkende Feuchtigkeit absondernd; bei Berührung blutend; feucht, blumenkohlartig; dünn gestielt; nässend; nach Quecksilbermißbrauch.

Gonorrhoe: Absonderung gelblich oder blutig; blutiger Schleimausfluß; sehr schmerzhaftes Harnen; schrecklicher Schmerz in den Hoden, mit Geschwulst derselben; Kondylome im Genital- und Analbereich (THUJA).

Jucken, Geschwulst und Brennen in Vulva und Vagina.

Husten: trocken, bellend; Kitzelhusten; von Reiz und Kriebeln in der Kehle; krächzig, von der Herzgrube ausgehend; mit vollständiger Lidptosis an beiden Augen aufgrund des starken Hustens; chronisch, trocken, laryngeal, mit stechenden Schmerzen, als ob kleine Geschwüre im Kehlkopf wären, gewöhnlich nur auf einer Seite empfunden; ... morgens, mit Schmerz tief unten in den Lungen, als ob etwas abreißen würde ...

Haemoptysis.

Sputum: scheint wie Leim festzukleben; grünlich-weiß, sieht aus wie ein Abguß der Lungenbläschen; tagsüber Auswurf von dunklem, mit Koagula vermengtem Blut; von gelbem, scharfem, übelriechendem Eiter.

Herz. [Ungleicher Puls; nach einem regelmässigen Schlage folgen zwei kleine schnell hinter einander;] der vierte blieb ganz aus.[1]

Athemlosigkeit, Herzklopfen und Beängstigung, beim Treppen-Steigen.[1]

Plötzlicher Athem-Mangel und Herzklopfen beim sachte Gehen.[1]

Beklemmung auf der Brust ...[1]

Keichender Athem.[1]

Rücken, Extremitäten. Schmerz [Stiche] zwischen den Schulterblättern.[1]

Stechen in der Schulter.[1]

Nacken-Steifheit.[1]

Neuralgische Schmerzen am oberen Rücken, besonders linksseitig.

Flechten zwischen den Fingern.[1]

Paronychie (bei Beginn angewandt).

Ziehen in allen Gliedern, wobei Renken und Dehnen sehr behaglich ist.[1]

Häufige Zieh-Schmerzen in fast allen Theilen, schnell kommend und schnell vergehend.[1]
Stiche in allen Theilen des Körpers, bald hie bald da.[1]
Nachts vorzüglich, Reissen in den Beinen.[1]
Reissen in den Knochen der Beine, dass sie laut wimmern musste.[1]
Syphilitische Knoten auf den Schienbeinen, mit heftigen nächtlichen Schmerzen.

Schwäche. So schwach, dass er fast immer liegen musste.[1]
Atemlosigkeit, kann nicht sprechen.
Mattigkeit; Zittern; Zucken beim Einschlafen; niedergeschlagen.
Große Schwäche, Schwere und Zittern der Glieder, < am Morgen.

Schweiß. Früh-Schweiss.[1]
Nacht-Schweiss, alle Nächte.[1]
Nacht-Schweiss, eine Nacht um die andere stark.[1]
Heftiger Schweiss der Sohlen und davon Wundheit der Zehen und Ballen mit stichlichtem Schmerze, als ginge er auf Stecknadeln.[1]

Schlaf. Tages-Schläfrigkeit.[1]
Er wacht alle Nächte um 2 Uhr auf und kann dann nicht wieder einschlafen …[1]

Unter den ***seltsamen Empfindungen*** finden sich …
Schädel wie von einem Band etc. zusammengeschnürt. (SULFUR)
Schmerzen wie von Splittern in den Hautausschlägen.
Die Zähne sind aufgetreten [= vorgetreten] und wie länger.[1]
Gefühl, als wären die Zähne weich und schwammig; er getraut sich nicht sie zusammen zu beissen, aus Furcht, sie möchten herausfallen.[1]
Geschwürige Stelle am innern Backen, stichlichten Schmerzes, wie von einem Splitter.[1]
Drücken im Halse, beim Schlingen der Speisen, als könnten diese nicht hinunter.[1]
Krampfartige Schmerzen im Abdomen, als sollte der Bauch platzen.
Leibkollern, als würde ein Dampfkessel in den Därmen kochen.
Brennen über dem Unterleib, wie von einem trockenen, heißen Tuch.
Gefühl, als wäre Stuhl im Mastdarm zurückgeblieben.
Gefühl, als steckten lauter Splitter im Rektum.
Bei der geringsten Berührung Gefühl, als würden spitze Holzstückchen in den After drücken; … oder als würde ein Geschwür am Skrotum durch diese ausgefranst.

Gefühl, als stecke ein Splitter oder Glasstückchen im Finger (Panaritium). (SILICEA)

Empfindung tief in den Beinen, als würden Hunde an Fleisch und Knochen nagen und die Sehnen hochgezogen.

(Bei *vermeintlich* eingewachsenem Zehennagel:) Gefühl, als würde bei der Berührung ein spitzer Splitter in den großen Zeh getrieben.

Karbunkel, mit stechenden Schmerzen, als würden sie von Splittern durchbohrt.

Hämorrhagien: hellrot; profus; dunkel; aus dem Darm; nach einer Fehlgeburt oder post partum; durch körperliche Überanstrengung; Uterusblutung; Nasenbluten; Bluthusten; aus den Rhagaden.

Syphilitische ***Knochenschmerzen.***

Entzündliche Schwellung, Vergrößerung oder Eiterung der inguinalen oder axillären ***Lymphknoten,*** besonders nach Quecksilbermißbrauch oder bei Syphilitikern.

Absonderungen dünnflüssig, übelriechend und wundmachend; wenn eitrig, von schmutzig gelblichgrüner Farbe und alles andere als ›bonum et laudabile‹.

Krankheiten, die auf das Vorhandensein von syphilitischen, skrofulösen, merkurialen oder gonorrhoischen Giften zurückgehen; zerrüttete, kachektische körperliche Verfassung.

Warzen: stechend, piekend; auf der Oberlippe, beißen und bluten beim Waschen; weich und feucht; groß, gezähnelt, oft gestielt, Feuchtigkeit absondernd und leicht blutend; syphilitische Kondylome[*], erhaben, üppig wuchernd, blumenkohlartig.

---

[*] Wahrscheinlich handelt es sich um *Condylomata acuminata,* welche eher gonorrhoischen Ursprungs sind. — Anm. d. Ü.

Acidum phosphoricum

PHOSPHORSÄURE

Ein weiteres Vermächtnis Hahnemanns aus seiner *Reinen Arzneimittellehre* [und den *Chronischen Krankheiten*]. Er gibt zunächst genaueste Anweisungen zur Gewinnung und Zubereitung der Phosphorsäure sowie zu ihrer Potenzierung »bis zum Trillionfachen«; dann fährt er fort: »Beifolgende, merkwürdige, reine, künstliche Krankheitssymptome, von der Phosphorsäure in gesunden Körpern hervorgebracht, sprechen schon für sich die natürlichen Krankheitszustände aus, in denen sie mit homöopathischer Aehnlichkeit specifisch heilsam ist.«

Einige Arzneien haben in ihren Prüfungen anregende, andere wiederum niederdrückende Wirkungen; bei letzteren kann es auch zu depressiven Zuständen von aktivem Charakter kommen — AURUM ist hier ein extremes Beispiel —, wo die Depression so groß ist, daß sie das Opfer zum Selbstmord treibt. Nicht so bei Acidum phosphoricum. Bei diesem Mittel nimmt die Depression die Form äußerster Gleichgültigkeit an. »Teilnahmslos, apathisch; außerordentliche Gleichgültigkeit gegenüber den Dingen des Lebens; angezeigt vor allem dann, wenn zugleich Auszehrung und Schwäche vorhanden sind.« (Hering)

Es ist das Heilmittel bei »Beschwerden infolge von Gram, Sorge, Kummer, Trauer, Verdruß, Heimweh oder enttäuschter Liebe, besonders wenn diese mit Schläfrigkeit, Nachtschweiß zum Morgen hin und Abmagerung einhergehen«. Sowohl die körperlichen als auch die geistig-seelischen Funktionen haben an der Depression und Schwäche teil.

Und dann Hahnemanns freudige Erfahrung einer Simile-Reaktion auf das zu prüfende Mittel: »Er ward sehr heiter und aufgelegt.« Solche Dinge sind es, die das Leben lebenswert machen!

Acidum phosphoricum ist ein Mittel, das innerhalb seines zwar eher eng, aber klar umrissenen Wirkungskreises von großem Nutzen ist. Sehen wir uns die Menschen an, die seine Hilfe benötigen! Die schlaksigen, aufgeschossenen, überanstrengten Schulkinder, mit Wachstumsschmerzen, die auch einen Herzschaden bedeuten können.* Die Apathischen und seelisch wie körperlich Ermüdeten, die mit widrigen Umständen zu kämpfen haben, denen sie nicht gewachsen sind. Die ›Neurastheniker‹, die uns plagen — zumindest jene, die erschöpft sind, gleichgültig, teilnahmslos und aus-

* Gemeint sind wahrscheinlich als Wachstumsschmerzen fehlgedeutete rheumatische Erkrankungen, die bereits das Herz in Mitleidenschaft gezogen haben. — Anm.d.Ü.

gemergelt. Jene, für die das Leben — die Zivilisation — einfach zu nervenaufreibend ist und für die schließlich die Belastungen und Enttäuschungen des Lebens zuviel geworden sind.

»Verschlechterung der Gesundheit infolge Stillens.« Hier denkt man in erster Linie an CHINA, das ebenfalls apathisch, gleichgültig und schweigsam ist, jedoch *aufgrund des Verlusts von ›Lebenssäften‹* — Blutungen, übermäßige Laktation, Eiterungen. Wahrscheinlich habe ich oft CHINA verschrieben, wo Acidum phosphoricum die bessere Wahl gewesen wäre, ein Mittel, bei dem der Zusammenbruch *in erster Linie auf nervliche Überbeanspruchung zurückzuführen* ist. »Schwächung der psychischen Ebene«, so charakterisiert Kent den Zustand von Acidum phosphoricum: eine geistige und seelische Ermüdung und Erschöpfung.

Folgende Differentialdiagnosen sollten ebenfalls erwogen werden:

»Beschwerden infolge von Gram, Sorge oder Kummer« — hier denkt man natürlich an IGNATIA, doch IGNATIA ist ein Mittel für empfindliche, leicht erregbare Menschen, deren Stimmungen unglaublich raschen Wechseln unterworfen sind. Dies ist der Apathie und Indifferenz von Acidum phosphoricum ganz und gar unähnlich.

»Beschwerden infolge von Kränkung oder Verdruß« — sofort kommt einem STAPHISAGRIA in den Sinn, das ebenfalls apathisch, gleichgültig, niedergeschlagen sein kann, aber auch mit Hochmut, Neid und Entrüstung zu kämpfen hat. Kent sagt, daß ein STAPHISAGRIA-Patient, wenn er sich beherrschen muß, zusammenbricht; er zittert von Kopf bis Fuß, verliert seine Stimme, seine Fähigkeit zu arbeiten, etc. STAPHISAGRIA ist sehr viel intensiver und energievoller in seinem Leiden als Acidum phosphoricum.

»Beschwerden durch enttäuschte Liebe« — man ist versucht, NATRIUM MURIATICUM, HYOSCYAMUS oder IGNATIA zu verschreiben. HYOSCYAMUS jedoch ist ausgesprochen eifersüchtig und psychisch wesentlich heftiger — ein völlig anderes Arzneibild; und NATRIUM MURIATICUM, das möglicherweise ebenso abgemagert ist wie Acidum phosphoricum, ist in seiner Art leidenschaftlicher, ernsthafter, es weint und verträgt kein Mitleid; nichts von der dumpfen Apathie, die geradezu ein Schrei ist nach Acidum phosphoricum.

Kent stellt Acidum phosphoricum und ACIDUM MURIATICUM einander gegenüber. Bei ersterem sind, wie er sagt, die psychischen Symptome die ersten, die sich entwickeln. Das Mittel geht von der psychischen Ebene auf die physische über, vom Gehirn zu den Muskeln; die Muskeln können noch lange Zeit kräftig bleiben, wenn Geist und Gemüt längst erschöpft sind. Bei ACIDUM MURIATICUM kommt die muskuläre Erschöpfung zuerst, und der Geist scheint noch lange Zeit später klar zu sein.

Kent sagt, der Acidum-phosphoricum-Patient verzehrt sich, er magert ab und wird zunehmend schwächer; sein Gesicht wird welk. Nachtschweiße; kalter Schweiß den Rücken hinunter; kalte Schweiße an Armen und Händen, mehr als an den Füßen. Kalte Extremitäten. Schwaches Herz, schwacher Kreislauf. Erkältet sich beim geringsten Anlaß, und die Erkältung setzt sich schnell in der Brust fest ... usw., bis hin zur Tuberkulose. Blässe mit allmählich zunehmender Schwäche und Abmagerung.

Die meisten Autoren, die über Acidum phosphoricum geschrieben haben, stellen die seltsame Tatsache heraus, daß bei all der Prostration des Mittels seine Diarrhoe, ob akut oder chronisch, *keinen weiteren Kräfteverlust* bedeutet; und sie verweisen auf CALCAREA, das »sich in jeder Hinsicht besser fühlt, wenn es verstopft ist«. Ähnlich kann es bei Acidum phosphoricum »zu einer Besserung der Beschwerden kommen, wenn endlich Durchfall einsetzt«. Kent schildert das »Kind mit reichlichen, wäßrigen Durchfällen im Sommer; sie sind so massiv, daß die Windeln nutzlos erscheinen. Der Stuhl rinnt über das Kleid der Mutter auf den Boden, wo er große Pfützen bildet; er ist fast *geruchlos*, dünn und wäßrig, und der Kleine lächelt, als wenn nichts geschehen wäre. Die Mutter wundert sich, wo das alles nur herkommt, und doch scheint es dem Kind gut dabei zu gehen. Diese Durchfälle bessern häufig viele Symptome, und auch insgesamt fühlt sich der Patient deutlich besser. ... Manche Patienten sagen, sie würden sich niemals wohlfühlen, wenn sie keinen Durchfall hätten.«

NB — Acidum phosphoricum hat viel »kneipende und klemmende« Schmerzen.

◊

Guernseys große Indikation für Acidum phosphoricum ist ein Zustand *völliger Gleichgültigkeit* gegenüber allem; »kein soporöser, deliranter oder reizbarer Zustand, sondern einfach eine *seelische Verfassung, die allem vollkommen indifferent gegenübersteht*. Der Patient hat keine Wünsche, möchte auch nicht sprechen; zeigt kein Interesse an der Welt um ihn herum. Bei fieberhaften oder anderen Erkrankungen hat er Schwierigkeiten, etwas zu begreifen; er denkt eine Weile über eine Frage nach, beantwortet sie vielleicht auch noch, doch dann vergißt er sogleich alles wieder.« Guernsey nennt es eine »Benommenheit [dizziness] des Geistes«.

Neben den Beschwerden aufgrund seelischer Einflüsse benennt er u.a. folgende Verschlimmerungen: »nach Unterdrückung von Hautausschlägen, d.h., jede nachteilige Wirkung als Folge dieser Unterdrückung; Beschwerden durch Flüssigkeitsverluste, insbesondere von Samenflüssigkeit« usw.

Nashs *Leaders.* — »Schläfrig, apathisch; ist sich seiner Umgebung nicht bewußt, kann aber zu vollem Bewußtsein erweckt werden.

Chronische Folgen von Kummer: das Haar ergraut; hoffnungsloses, abgehärmtes Aussehen.

Wächst zu schnell, schießt zu hoch auf; junge Leute mit Wachstumsschmerzen in den Knochen« ... und so fort.

Acidum phosphoricum gehört zu den Arzneien, die *Besserung nach kurzem Schlaf* haben (CAMPHORA, PHOSPHORUS, SEPIA etc.).

Salziger Auswurf (wieder PHOSPHORUS, ferner ARSENICUM, SEPIA, LYCOPODIUM, PULSATILLA etc.).

»Der Kranke scheint vor Kummer *wie betäubt* zu sein, ... ein Zustand tiefster Verzweiflung.«

Was das Wachstum betrifft: »Bei CALCAREA CARBONICA werden die Jugendlichen zu dick, bei Acidum phosphoricum zu lang — sie wachsen zu schnell.«

Zum vielen Lernen der Jugendlichen sagt Nash: »Wenn es auch richtig ist, daß die Jugend die Zeit der Ausbildung ist, so ist es doch ebenso wahr, daß in diesem Lebensalter eine zu große Beanspruchung in dieser Richtung einen Geist völlig zugrunde richten und für immer unfähig machen kann, der, hätte man ihm mehr Zeit gegeben und mehr Fürsorge angedeihen lassen, ein Segen für die Welt hätte werden können. Acidum phosphoricum kann in solchen Fällen, in angemessener, sprich potenzierter Form verabreicht, von unermeßlichem Nutzen sein.«

Und zum Thema Diarrhoe: »Nachdem so viel über die allgemeine Depression oder Schwäche dieses Mittels gesprochen worden ist, erscheint es doch recht seltsam, als Charakteristikum festhalten zu müssen, daß ausgerechnet jener profuse und zuweilen langanhaltende Durchfall den Patienten *nicht* schwächt. Nun, es gibt bei den Krankheiten wie auch in der Therapie eine ganze Reihe von Phänomenen, die wir nicht erklären können, und dies ist eines davon; aber die *Tatsache* bleibt, und wir handeln danach. Die profunde Schwäche und Depression von Acidum phosphoricum aber besteht im *Sensorium* und im *Nervensystem*, und dort bleibt sie bestehen, unabhängig davon, ob Durchfall vorhanden ist oder nicht.« Nash weist darauf hin, daß bei CHINA die Entkräftung durch Diarrhoe oder allgemein durch Flüssigkeitsverlust verursacht wird. Acidum phosphoricum dagegen greift primär das Nervensystem an, und Flüssigkeitsverluste bedeuten für das Mittel in erster Linie nicht den Verlust von *Lebenssäften*, wie es bei CHINA der Fall ist.

Hinsichtlich des profusen, wäßrigen Urins von IGNATIA und Acidum phosphoricum erläutert er, daß dieser bei ersterem hysterisch bedingt ist, bei letzterem aber keineswegs.

*Hauptsymptome**

Geist und Gemüt. Still, gleichgültig …[1]

Mangel an Ideen, und Geistes-Schwäche …[1]

Er kann die Gedanken nicht in gehörige Verbindung bringen.[1]

Er spricht ungern, das Reden wird ihm sauer.[1]

Er spricht wenig und beantwortet Fragen ungern.[1]

Teilnahmslos, apathisch; außerordentliche Gleichgültigkeit gegenüber den Dingen des Lebens; angezeigt vor allem dann, wenn zugleich Auszehrung und Schwäche vorhanden sind.

Beschwerden infolge von Gram, Sorge, Kummer, Trauer, Verdruß, Heimweh oder enttäuschter Liebe; besonders wenn diese mit Schläfrigkeit, Nachtschweiß zum Morgen hin und Abmagerung einhergehen.

Er sieht sehr übellaunig und mürrisch aus …[1]

Traurig gestimmt aus Sorge über die Zukunft …[1]

Er ward sehr heiter und aufgelegt (Gegenwirkung des Organism's, Nachwirkung).[1]

Kopf. Schulmädchen-Kopfschmerz; durch Überanstrengung der Augen.

Hinterkopfschmerz und Nackenschmerz infolge erschöpfter Nervenkraft oder übergroßen Kummers.

Eingenommenheit des ganzen Kopfes.[1]

Kopfweh, wie Dummheit, mit Sumsen im Kopfe …[1]

Immerwährender Kopfschmerz.[1]

Bei der geringsten Erschütterung, oder bei Lärm wurden die Kopfschmerzen äußerst heftig.[1]

Harter Druck an der linken Seite der Stirne.[1]

Klemmender Druck in und an der rechten Schläfe, bei Bewegung heftiger.[1]

Klemmender Druck in beiden Scheitelbeinen, bei Bewegung heftiger.[1]

Schmerz, als würden die beiden Schläfen gegen einander wie mit einer Zange heftig zusammengeknippen.[1]

Ziehender Druck im rechten Scheitel- und Hinterhauptbeine, bei Bewegung heftiger.[1]

Reißen und klemmender Druck im Gehirne bald hie, bald da.[1]

Reißender Druck im Hinterhaupte, bei Lärm und bei der geringsten Bewegung heftiger.[1]

Heftig stechender Kopfschmerz in der rechten Schläfegegend, der sich bis in's rechte Auge erstreckte.[1]

---

* Die mit [1] bezeichneten Symptome sind aus Hahnemann, *Reine Arzneimittellehre* oder *Chronische Krankheiten* übernommen. Ein mit [2] versehenes Symptom ist von Schelling (*A.H.Z.* 84, 43) beobachtet worden. — d.Ü.

Brennender Wundheits-Schmerz seitwärts am Nacken.[1]

Schwindel, gegen Abend, beim Stehen und Gehen ...[1]
Schwindel, früh, zum Umfallen, beim Stehen.[1]

Augen, Nase. Schnell vorübergehendes Brennen im linken Auge, als wenn man etwas Flüchtiges röche.[1]
Schmerz, als würden die Augäpfel gewaltsam zusammen und in den Kopf gedrückt.[1]
Jücken in der Nasenspitze; er mußte daran kratzen.[1]

Mund, Hals, Magen. Heftig brennender Schmerz in der rechten Unterlippe, auch in der Bewegung derselben anhaltend.[1]
Bluten des Zahnfleisches ...[1]
Trockenheits-Gefühl ... am Gaumen ...[1]
Uebelkeit im Gaumen.[1]
Beim Hinterschlingen des Essens, Stechen im Halse.[1]
Ein kaum zu stillender Durst auf kalte Milch.[1]
Jedesmal nach dem Essen, ein Drücken im Magen, wie eine niederdrükkende Last darin ...[1]

Abdomen. Im Nabel, ein periodisches, drückendes Klemmen.[1]
Lautes Knurren im ganzen Unterleibe, vorzüglich im Oberbauche ...[1]
Ein ungeheures, kneipendes Zusammenziehn der Gedärme von beiden Seiten der Nabelgegend.[1]
Druck an mehreren Orten im Unterbauche.[1]
Klemmendes Bauchweh ...[1]

Rektum, Stuhl. Weissgraue Durchfall-Stühle.[1]
Weiße oder gelbe, wäßrige Diarrhoe, chronisch oder akut, ohne Schmerzen oder irgendeine merkliche Schwäche oder Erschöpfung.
Unwillkührlicher ... Stuhl ...[1]

Harn- und Geschlechtsorgane. Harndrang, mit wenig Harnabgang.[1]
Ganz blasser Harn, welcher gleich eine dicke, weißlichte Wolke bildet.[1]
Allzuhäufige Pollutionen.[1]
Onanie, mit Bekümmernis über die Schuldhaftigkeit seines Tuns.

Atemwege, Brust. Starke Heiserkeit.[1]
Drücken und Beklemmung hinter dem Brustbeine, wovon das Einathmen erschwert wird.[1] — Brust-Schmerz, wie von Mattigkeit ...[1]

Drückender Schmerz in der Mitte der Brust, beim Ausathmen am heftigsten; es ist, als wenn es ihm den Brustknochen herausdrücken wollte; beim Aufdrücken mit der Hand auf das Brustbein ward der Schmerz heftiger, so wie auch beim Bücken, Husten u.s.w. ... [1]

Trockner Husten von Kitzel, tief in der Brust, gleich über der Herzgrube [= Magengrube] ...[1]

Extremitäten. Gefühl, wie zerschlagen in den Hüften, den Oberschenkeln, den Armen und im Nacken, wie vom Wachsthum; dabei zu wiederholten Malen einzelne reißende Stiche in allen diesen Theilen zugleich ...[1]

Mattigkeit in den Unterschenkeln, beim Gehen.[1]

Kriebeln am rechten Unterschenkel.[1]

Klemmender Druck auf den Fußsohlen.[1]

Ueber den Körper, bald hie, bald da, ein Kriebeln (Jücken), wie Ameisenlaufen.[1]

Jückendes Kriebeln am Körper und an den Händen, Abends nach dem Niederlegen.[1]

Er ist früh nicht aus dem Schlafe zu ermuntern und noch sehr schläfrig.[1]

Verschlechterung der Gesundheit infolge Stillens.

Er ist schwächer und matter.[1]

Früh matt, unbehaglich, zu nichts aufgelegt.[2]

Neurasthenie: zerebrospinale Erschöpfung durch Überarbeitung; der geringste Versuch zu studieren ruft Schwere des Kopfes und der Glieder hervor.

Interstitielle Entzündung der Knochen; skrofulös; syphilitisch oder merkurial.

Periostentzündungen, mit brennenden, nagenden, reißenden Schmerzen.

Skrofulöse Affektionen von Kindern; Hüfterkrankungen; Rückgratverkrümmung; Rachitis.

Empfindlicher Schmerz, wie Schaben mit einem Messer, auf der Beinhaut aller Knochen.[1]

Kinder und Jugendliche, die zu schnell gewachsen sind: lang, schmal, schmächtig; Schmerzen in Rücken und Gliedern wie zerschlagen; Wachstumsschmerzen.

◊

Hughes schreibt in den *Pharmacodynamics:* »Versagen des Gedächtnisses wird bei zerebraler Minderfunktion als spezielle Indikation für Acidum phosphoricum angesehen; der emotionale Zustand ist von Apathie und Indifferenz gekennzeichnet. Das Mittel ist bei ›nervöser Schwäche‹ das, was Eisen bei Anämie ist. ... Seine größten Lorbeeren hat Acidum phosphoricum bisher beim Diabetes geerntet. Nicht nur ›Insipidus‹-Formen ..., sondern auch echte Glukosurie ist nach Verabreichung dieser Säure wiederholt geheilt worden. ...

Bei schleichenden Fiebern ist es indiziert, wenn mehr das Nervensystem als das Blut durch die Toxine in Mitleidenschaft gezogen wird ...; gleichwohl hat es sich auch bei Purpura und passiven Hämorrhagien mehr als einmal als heilsam erwiesen.«

◊

Zum Schluß die Schilderung Herings von einem typischen Acidum-phosphoricum-Bild bei einer Typhuserkrankung.*

Typhus abdominalis: Völlige Apathie und Gleichgültigkeit; nimmt von nichts Notiz, selbst wenn er gekniffen wird; achtet nicht im geringsten auf das, was um ihn herum geschieht; Gesicht blaß; Nase spitz; Augen tiefliegend; stierer, stupider, leerer Blick; Augen glasig; wünscht nichts, bittet um nichts; fährt mit den Händen um sich, als wollte er nach etwas greifen; beantwortet Fragen entweder gar nicht oder nur unwillig; gibt kurze, unverständliche Antworten, die zuweilen unpassend sind, wie von einem Schlummernden; Sopor, schläft beim Sprechen ein; wenn er wach ist, beklagt er sich über große und sehr störende Wüstheit und Benebelung im Kopf, mit großer Angst dabei; im Schlummer hat er viele Gesichte; starkes Brausen in den Ohren; Schwerhörigkeit; liegt mit halbgeschlossenen Augen da, gleichgültig gegenüber allem um ihn herum; überlegt lange und antwortet dann korrekt, aber langsam; Schwindel; dunkelblaue Ringe um die Augen; rasches Sinken der Kräfte; die Nase blutet, was jedoch in den frühen Stadien die Symptome nicht lindert; bohrt mit den Fingern in der Nase; Jucken der Nase infolge einer Irritation der Peyerschen Plaques; krustige Lippen; Sordes auf den Zähnen; Foetor ex ore; Durst; Abdomen gespannt und aufgetrieben, mit viel Gluckern und Rumpeln; linke Bauchseite berührungsempfindlich; Stühle wäßrig, gelegentlich unwillkürlich,

---

* Aufgrund der Symptome handelt es sich wohl um Typhus abdominalis. Die Unterscheidung zwischen Bauchtyphus *(typhoid)* und Flecktyphus *(typhus)* wird ja erst seit dem Ersten Weltkrieg getroffen, nachdem die den Typhus exanthematicus verursachenden Rikkettsien entdeckt worden waren. Wenn daher in der früheren medizinischen Literatur von Typhus, typhösem Fieber oder im Englischen von ›typhoid‹ die Rede ist, kann es sich sehr wohl auch um andere Typhusformen als den Typhus abdominalis handeln. — Anm. d. Ü.

enthalten unverdaute Speisereste; Milch passiert mehr oder weniger unverdaut den Verdauungstrakt; reichlicher Abgang von Winden mit dem Stuhl; Stuhl blutig und schleimig; Zunge trocken, evtl. mit dunkelrotem Streifen in der Mitte, ist aber eher blaß und klebrig und manchmal mit Schleim bedeckt; beißt sich im Schlaf unwillkürlich auf die Zunge; Urin stark eiweißhaltig, milchig, sich rasch zersetzend, mit Erdalkaliphosphaten gesättigt; Petechien; Ekchymosen; Dekubitus; Milzvergrößerung.

Acidum picrinicum

PIKRINSÄURE

Acidum picrinicum nimmt in unserer Materia Medica den Rang des vielleicht größten Mittels bei *geistiger Erschöpfung* (Gehirnermüdung) ein.

Eines seiner sonderbarsten Symptome ist, daß *die geringste geistige Anstrengung Brennen entlang der Wirbelsäule verursacht.* Andere Mittel, die für Brennen des Rückens oder der Wirbelsäule bekannt sind, sind ARSENICUM, PHOSPHORUS, LYCOPODIUM und ZINCUM. Während das Brennen aber bei ARSENICUM (außer daß es allgemein durch Wärme gelindert wird) nicht näher charakterisiert ist, ist es bei LYCOPODIUM hauptsächlich zwischen den Schulterblättern lokalisiert (wie auch das von PHOSPHORUS und KALIUM BICHROMICUM); das Brennen von PHOSPHORUS hat außerdem pochenden Charakter und ›möchte‹ gerieben werden. So ist das Brennen von Acidum picrinicum das einzige, das durch geistige Anstrengung hervorgerufen wird. PHOSPHORUS gleicht Acidum picrinicum darin, daß es in Vergiftungsfällen fettige Degeneration verursacht — PHOSPHORUS besonders der Leber, Acidum picrinicum besonders des Gehirns und des Rückenmarks. Alles wird bei Acidum picrinicum — das große Charakteristikum dieses Mittels! — durch Lernen, Studieren etc. verschlimmert, nicht nur die Rückenschmerzen, sondern z.B. auch Gelenkschmerzen. Wo wir gerade dabei sind, will ich noch erwähnen, daß in der Rubrik »Brennender Schmerz in der Lumbalregion« als einziges Mittel TEREBINTHINA* dreiwertig erscheint; doch hier hängen die Beschwerden mit einer Affektion der Nieren und der Harnwegsorgane zusammen und sind so klar von den anderen Mitteln zu unterscheiden.

Die Pikrinsäure ist lange Zeit hauptsächlich bei der Wundversorgung von Verbrennungen angewandt worden (URTICA URENS, CANTHARIS), nachdem ein französischer Arzt entdeckt hatte, daß die von dieser Säure hervorgerufenen Verbrennungen schmerzlos waren.

Ich habe Acidum picrinicum immer in engem Zusammenhang mit ACIDUM PHOSPHORICUM gesehen, sind doch ihre Anwendungsbereiche so ähnlich, daß ich mich manchmal wirklich fragte, welches Mittel ich nehmen sollte. Lassen Sie uns daher — ein für allemal — die Unterschiede her-

* Statt TEREBINTHINA nennt M. Tyler hier irrtümlich THERIDION und erwähnt als vermeintliches Unterscheidungskriterium die extreme Empfindlichkeit des Mittels auf Geräusche und Berührung. Statt die Passage ganz wegfallen zu lassen, habe ich sie entsprechend abgewandelt und auf TEREBINTHINA angewandt. — Anm. d. Ü.

ausarbeiten, damit wir das eine oder das andere mit einem Höchstmaß an Gewißheit (und Erfolg) verordnen können.

Acidum phosphoricum	Acidum picrinicum
Schwäche und Kraftlosigkeit. *Langsamkeit; Apathie.*	Schwach; müde; schwerfällig, geistig und körperlich; schnell erschöpft.
Wirkt vor allem aufs ***Gemüt;*** auf Nerven und Rückenmark, mit paralytischer Schwäche; auf die Knochen.	Wirkt vor allem auf ***Gehirn;*** Rükkenmark; Nerven; Nieren.
Beide beeinflussen die Geschlechtsorgane:	
mit Schwäche.	mit Reizung bzw. Erregung.
Schlimmer durch Fiebererkrankungen; Flüssigkeitsverlust; sexuelle Exzesse; Ermüdung.	Schlimmer durch ***geistige*** oder körperliche Anstrengung; durch feuchtes Wetter.
Besser durch Wärme; kurzen Schlaf; Stuhlgang.	Besser durch Ruhe; kühle Luft; kaltes Wasser; Sonne; Bandagieren.

Keine zwei Arzneien sind in ihrer Wirkung auf die Organe, die Gewebe und besonders auf die Psyche identisch, wie sehr sie auch beide bei ähnlichen Zuständen erforderlich zu sein scheinen. Was nun Erschöpfung und Schwäche anbelangt, so gibt es gleich eine ganze Reihe von ihrem Wesen nach völlig verschiedenen Arzneien, aus denen wir wählen müssen; und sie alle haben natürlich ihren eigenen Bezug zur Ursache der Störung, sei diese emotionaler, mentaler oder physischer Natur. Einige Arzneien, die hier in Frage kommen, werden in diesem Buch mit den entsprechenden Indikationen dargestellt.

Oft werden wir von Patienten um ein ›Stärkungsmittel‹ gebeten; doch das einzig wahre Stärkungsmittel ist nun einmal, wie wir wissen, die aufgrund der Symptomenähnlichkeit heilende Arznei. Hierbei müssen wir aber, wie mir immer klarer wird, auch die latenten ›Dyskrasien‹ infolge lang zurückliegender akuter Krankheiten berücksichtigen; und diese wiederum müssen mit ihren eigenen Heilmitteln angegangen werden — mit Arzneien, die wir möglicherweise nie zuvor zur Heilung eingesetzt haben.

Ein anderer Anwendungsbereich von Acidum picrinicum sind Furunkel des äußeren Gehörgangs, wo es neben MERCURIUS und SULFUR dreiwertig im Repertorium erscheint. Kürzlich hatte ich dagegen einen schlimmen Fall von rezidivierenden Gehörgangsfurunkeln — mit schrecklichen Schmerzen, die den Patienten völlig außer Gefecht setzten —, der durch MORBILLINUM bereinigt wurde; ich verschrieb das Mittel wegen einer alten Masern-Vorgeschichte.

*Hauptsymptome**

Neurasthenie.

Müdigkeitsgefühl: bei der geringsten Anstrengung; am ganzen Körper; mit Schweregefühl; äußerste Mattigkeit; ohne Bedürfnis, zu reden oder etwas zu tun; gleichgültig gegenüber allem; ist gezwungen, sich hinzulegen; es scheint schwer, die Glieder zu bewegen; große Muskelschwäche; schnell außer Atem beim Bergansteigen; Neigung zu Schläfrigkeit am Tage; schlechter Appetit; allgemeines Trägheitsgefühl.

Weitere wichtige oder sonderbare Symptome

Geist und Gemüt. Geistige Erschöpfung (Gehirnermüdung).

Abneigung gegen geistige oder körperliche Arbeit; will nur still dasitzen, zeigt kein Interesse an seiner Umgebung.

Kopf. Kopfschmerzen: mit dumpfem Pochen, Schweregefühl im Kopf oder heftigem Schmerz; < durch Lernen oder Bewegen der Augen; > durch Ruhe, frische Luft, festes Binden des Kopfes.

Nach jeder größeren geistigen Anstrengung stark klopfender Kopfschmerz, schlimmer an der Gehirnbasis; oft verbunden mit Kongestion der Wirbelsäule, gesteigerter sexueller Erregung und heftigen Erektionen.

Kopfschmerzen bei Studenten oder überarbeiteten Geschäftsleuten, oder wenn Kummer oder andere niederdrückende Emotionen zu nervöser

* Herings *Guiding Symptoms*. Eine ausführliche Zusammenstellung der wichtigsten Symptome von Acidum picrinicum findet sich in der *A.H.Z.*, Bd.93, S.37–38; Autor ist Dr.Oehme. — Anm.d.Ü.

Erschöpfung geführt haben; Sitz des Schmerzes ist in der Okzipitozervikalregion.

Geistige Erschöpfung von Schriftstellern oder Geschäftsleuten; die geringste Erregung oder geistige Anstrengung oder jegliche Überarbeitung ruft Kopfschmerzen hervor.

Ohren. Furunkulöse oder umschriebene Entzündung des Meatus.

Chronische oder subakute Formen der Otitis.

Furunkel im äußeren Gehörgang.

Genitalien. Fürchterliche Erektionen mit unruhigem Schlaf. Priapismus in Verbindung mit spinalen Erkrankungen. Satyriasis. Spermatorrhoe.

Rücken. Brennen entlang der Wirbelsäule und sehr große Schwäche der Beine und des Rückens, mit Schmerzhaftigkeit der Muskeln und Gelenke; < durch geistige Anstrengung.

Hitze im unteren Wirbelsäulen-Bereich; dumpfer und ziehender Schmerz in der Lumbalregion, < durch Bewegung.

Extremitäten. Große Schwäche der Beine, besonders des linken, welches zittert; Beine schwer wie Blei; können nur schwer vom Boden gehoben werden.

Große Schwäche im Bereich der Hüften.

Extremitäten kalt.

Große Schwere in den Gliedern, besonders in den Beinen, bei Anstrengung.

Nach einem schweren seelischen Schock durch einen Todesfall: Mattigkeit, Erschöpfung; fühlt sich sehr müde, möchte sich hinlegen und die ganze Zeit schlafen — was sie auch täte, wenn man sie nicht wecken würde.

Mattigkeit, die allmählich fortschreitet, von leichter Erschöpfung bei Bewegung bis hin zu völliger Lähmung.

Paralyse infolge Rückenmarkserweichung.

Kribbeln der Lippen; Ameisenlaufen auf der Kopfhaut.

Schmerzen schlimmer bei nassem Wetter.

Besserung durch kühle Luft und kaltes Wasser.

Gefühl, als wäre der ganze Körper verbraucht, ›fix und fertig‹.

Kleine Furunkel, die überall am Körper auftreten können, besonders in den Ohren.

Kälte der Genitalien. Frösteln den Rücken hinunter. Große Kälte der Füße.

›Stärkungsmittel‹ bei einem ausgelaugten und vollkommen erschöpften Organismus.

Bei fortgeschrittener perniziöser Anämie.

Bei Rückenmarkssklerose.

Acidum salicylicum

SALICYLSÄURE

Die Salicylsäure ist ein Arzneimittel, das von der alten Schule viel gebraucht, zuweilen aber auch stark mißbraucht wird; von daher verdient es auch aus unserem Blickwinkel ein sorgfältiges Studium. Wenn man nämlich von einem Mittel schon im voraus und mit Sicherheit wissen möchte, was es zu heilen vermag, muß man vorher herausfinden, welche Schäden es an Leib und Seele anrichten kann. Lassen Sie uns deshalb einmal näher auf seinen Nutzen und seine mißbräuchliche Verwendung eingehen, um zu sehen, wie wir es am besten einsetzen können.

Wie uns gelehrt wird, wird das Mittel »hauptsächlich wegen seiner Wirkung bei Gelenkrheumatismus, wo es hochwirksam ist, angewandt«. Bei gonorrhoischer Arthritis oder Arthrosis deformans sei es dagegen wertlos, bei Gicht nur von geringem Nutzen.

»Bei akutem Gelenkrheumatismus lindert es rasch alle lokalen Gelenksymptome, hat aber keinen Einfluß auf die Endokarditis, und in keiner Hinsicht ist es ein spezifisches Heilmittel.« Jetzt kann man verstehen, warum die Homöopathen mit ihrer großen Zahl von Arzneien für Rheumatismus (oder besser gesagt: *für den Patienten mit Rheumatismus*) nicht allzu bereit sind, vor einem Arzneimittel, und sei es noch so populär, gleich auf die Knie zu fallen, das zwar die lokalen Beschwerden und das Fieber glänzend bessert, aber die wirkliche Gefahr — die für das Herz — unberührt läßt. Wir dürfen nicht vergessen, daß akuter Gelenkrheumatismus bei Kindern in erster Linie eine das Herz betreffende Krankheit ist und daher jede Unterdrückung äußerer Manifestationen wie Schmerzen oder sonstiger Unannehmlichkeiten eine gefährliche Sache sein muß. Von einem akuten Gelenkrheumatismus kann man sich leicht erholen, wohingegen ein Herzschaden zu einer lebenslangen Strafe und schrecklichen Behinderung werden kann.

Nebenbei bemerkt: Obwohl es heißt, daß es bei gonorrhoischer Arthritis, Arthrosis deformans und Gicht nutzlos sei, hat Acidum salicylicum doch, neben vielen anderen Arzneien, auch bei diesen Leiden seine Heilkräfte bewiesen — wenn es anhand homöopathischer Indikationen und in homöopathischer Zubereitung verabreicht wurde. Und homöopathisch ist es auch schon erfolgreich beim Kindbettfieber angewandt worden, obwohl es ja eher als »Analgetikum, Antipyretikum und nur schwaches Antiseptikum« bekannt ist.

Im folgenden zu den zerstörerischen Eigenschaften des Mittels, aus denen wir möglicherweise bereits auf seine homöopathischen Tugenden schließen können.

»Es reizt die Schleimhäute und kann Erbrechen bewirken, wenn es in großen Dosen auf leeren Magen gegeben wird. Ferner heißt es in den Lehrbüchern der alten Schule, daß ›große therapeutische Gaben‹ Ohrensausen und Übelkeit, gelegentlich Erbrechen sowie ein Ansteigen der Urinmenge hervorrufen können; sie können auch zu einer Nierenreizung mit Albuminurie führen, welche im allgemeinen nach Ausscheidung der Substanz wieder verschwindet. ... In sehr hohen Dosen kann es depressorisch auf das ZNS wirken, selten auch Konvulsionen herbeiführen ...; es ist bei manchen Augenkrankheiten von Nutzen. Die Dosis, 15 Gran*, kann jede Stunde wiederholt werden, bis erste Intoxikationserscheinungen auftreten, dann weiter dreimal täglich. Nach dem Tod als Folge einer Salicylvergiftung wurden Ekchymosen und Ulzerationen der Magenschleimhaut gefunden.«

Meine Erfahrungen mit Acidum salicylicum habe ich hauptsächlich bei einigen Fällen von Morbus Menière gesammelt, wo seine Wirkung in den üblichen kleinen Gaben der Homöopathie prompt und zufriedenstellend war. Interessant war übrigens zu sehen, daß auch in manchen Lehrbüchern der alten Schule das Mittel für diese Krankheit empfohlen wird — eben aufgrund seiner Fähigkeit, deren Symptome zu produzieren!

Hauptsymptome; wichtige oder hinweisende Symptome

Ulzerationen der Schleimhäute.
Akuter Gelenkrheumatismus.

Delirium; benommen, konnte kaum seine Gedanken ordnen; lachte ohne Grund, redete unaufhörlich und zusammenhanglos; schaute wegen deutlicher Halluzinationen häufig um sich.

Schwindel; Neigung, nach links zu fallen, während die Gegenstände der Umgebung nach rechts zu kippen scheinen.

Menière-Krankheit; Schwindel, kommt und geht ohne Ursache; Kopfschmerz häufig, aber nicht immer vorhanden; Geräusche im Ohr; gestörte oder fehlende Knochenleitung; Magensymptome nicht vorhanden oder zu geringfügig, um die übrigen Symptome erklären zu können; un-

* 1 Gran = 64,799 mg; 15 Gran entsprechen also etwa 1 Gramm. — d.Ü.

bestimmter Schwindel in horizontaler Lage, jedoch beträchtlich beim Heben des Kopfes oder Aufsetzen.

Taubheit, mit Geräuschen im Ohr.

Vertigo auralis; eine unangenehme Übelkeit begleitet die Kopfsymptome.

Beginnender Katarrh; niest den ganzen Tag.

Mund und Hals trocken; Brennen und Trockenheit von Mund und Rachen.

Stomatitis; Mund trocken und heiß, Zunge von brennenden Bläschen bedeckt.

Aphthen, mit brennendem Schmerz und fötidem Atem.

Geschwüre in Mund, Magen und Darm.

Brennen im Hals.

Mandeln rot, geschwollen, mit weißen Tupfen übersät.

Gequält von ziemlich heftigem Schlingdrange ... und Beschwerden beim Schlingen, vorzugsweise auf der rechten Seite. ... Schwellung und Röthung der Schleimhäute des Halses und hinteren Gaumens, ferner Schwellung der rechten Mandel ... und eine leichte, stecknadelkopfgrosse, häutige Einlagerung auf derselben.*

Ekchymosen und Ulzerationen der Schleimhäute von Magen und Darm (postmortal bei Vergiftungen gefunden).

Brennen im Epigastrium.

Dyspepsie mit fauligem Aufstoßen und viel Luftansammlung im Magen.

Diarrhoe oder Cholera infantum, wobei das Aufstoßen einen eigenartig fauligen und widerlichen Geruch hat.

Urin sehr übelriechend, mit Schleim, Eiter und Blut.

Drei Stunden nach dem Wasserlassen hat der Urin einen leichten Grünstich; später lagert sich am Boden ein weißer, federnartiger Niederschlag ab — Salicylharnsäure; wird dieser herausgefiltert, zersetzt sich der Urin sehr schnell, wenn nicht, bleibt er über eine Woche frisch.

Rheumatismus: Hitze, Röte, Schmerz und Schwellung im Bereich der Gelenke; besonders betroffen sind die Knie, mit heftigen, durchbohrenden

---

* Dieses Symptom ist einem Prüfungsfragment entnommen, veröffentlicht von Lewi in der *Neuen Zeitschrift für homöopathische Klinik*, Bd. 20, S. 106. — d. Ü.

Schmerzen; < durch Bewegung, durch Berührung mit etwas Kaltem sowie nachts; > durch trockene Wärme, warme Anwendungen.

Reichliche, faulig riechende Fußschweiße.
Gefühl, als wünschten die Füße zu schwitzen [bei Rheuma nach Unterdrückung von Fußschweiß; d.Ü.].
Brennende oder auch schießende und stechende Schmerzen.

Purpura haemorrhagica, mit Blutungen aus allen Schleimhäuten; mit ständigem, dumpf schmerzendem Unwohlsein im Magen und gelegentlichem Erbrechen von Blut und Schleim.
Hat eine sehr spezifische Wirkung auf die serösen Häute.

◊

Dr. Hughes, *Pharmacodynamics:* »Die physiologischen Wirkungen dieser Säure und ihrer Natriumsalze kennen wir hauptsächlich aus Beobachtungen von Überdosierungen. ... Acidum salicylicum ähnelt sowohl in pathogenetischer Hinsicht als auch in seiner kurativen Wirkung dem Chinin. ... Seine auffallendsten Wirkungen zeigten sich bei einer nicht ansteckenden, fieberhaften Erkrankung, die bisher nicht unter die Infektionskrankheiten eingereiht wurde: ich meine den akuten Gelenkrheumatismus. Als Mittel gegen dieses Leiden hat es von allen Seiten die wärmsten Empfehlungen erhalten. Seine Chance findet es anscheinend besonders bei hohem Fieber, wenn ein Gelenk nach dem anderen befallen wird und starke Schmerzen bestehen. Wird es zu diesem Zeitpunkt verabreicht, so senkt es fast stets innerhalb von 36 bis 48 Stunden das Fieber und lindert die Schmerzen. ... Angesichts dieser Tatsachen hatten wir Schüler Hahnemanns zu überlegen, was wir tun sollten. Unsere Erfolge beim akutem Gelenkrheumatismus waren, wenngleich schon recht zufriedenstellend, sicherlich nicht so gut wie jene, welche dieser Arznei zugeschrieben wurden ...« Hughes führt dann Fälle an, wo *Salicin** Fieber hervorgerufen hat; einmal bei einer Prüfung [mit 10 Gran der Rohsubstanz] und einmal in einem Fall von akutem Gelenkrheumatismus durch eine übergroße Dosis [1400 Gran innerhalb 4–5 Tagen; d.Ü.]; in letzterem Fall stieg die Temperatur stetig an, bis schließlich, als das Thermometer 43 °C anzeigte, der Tod eintrat.

Bei Tierversuchen, so Hughes weiter, senkt die Salicylsäure, wenn auch nur in begrenztem Umfang, das Fieber, und zwar sowohl als freie Säure wie auch als Salicylat. In etwas höherer Dosierung bewirkt das Mittel je-

* *Salicin* ist ein Wirkstoff, der aus der Rinde verschiedener Weidenarten (Gattungsname *Salix*) gewonnen wird. Er wird im Körper zu *Salicylsäure* metabolisiert. — Anm.d.Ü.

doch nicht nur keine Senkung der Temperatur, sondern läßt diese gelegentlich sogar beträchtlich ansteigen.

Weiter führt er aus, daß es drei Arten gibt, auf die akuter Gelenkrheumatismus behandelt wurde und behandelt werden kann; dementsprechend gliedern sich auch die Arzneimittel, die für diese Krankheit bekannt sind, in drei Gruppen. Man kann zum einen versuchen, die mutmaßlich saure *Materia morbi* auf chemischem Wege zu neutralisieren, wie z.B. durch Alkalien, neutrale Salze oder auch Zitronensaft. Zweitens kann man danach trachten, die Bildung dieser krankmachenden Substanz zu unterbinden [wie es, so Hughes, die geeigneten Homöopathika tun; d.Ü.]. Oder man kann — drittens — sozusagen gewaltsam das Fieber unterdrücken und den Schmerz abtöten, während man den fortbestehenden spezifischen Krankheitsprozeß unberührt läßt. ... Der große Fehler der letzteren Behandlungsart [meist mit *Chinin*, *Salicin* und dessen Derivaten; d.Ü.] besteht darin, daß sie, indem sie das eigentliche Übel unangetastet läßt und nur dessen äußere Erscheinungsformen unterdrückt, die Rückfallneigung begünstigt und so das Leiden unnötig in die Länge zieht.

Hughes bespricht dann die Symptome, die heutzutage als Salicylismus bekannt sind: Taubheit — Ohrgeräusche — Schwindel. Und ebendies sind ja die wesentlichen Merkmale des Morbus Menière (»Vertigo auralis«), bei dem selbst Autoritäten der alten Schule die Salicylsäure für nützlich befunden haben.

◊

Boericke *(Materia Medica)* schreibt: »Die Symptome deuten auf einen Nutzen des Mittels bei Rheumatismus, Dyspepsie und Menière-Krankheit hin. Erschöpfung nach Influenza; auch Tinnitus aurium und Taubheit. Hämaturie.«

◊

Die *Cyclopaedia of Drug Pathogenesy* (Hughes) bringt interessante Fälle, besonders wo sie detailliert auf Überdosierungen und Vergiftungen eingeht; deren Hauptmerkmale sind praktisch alle im obigen Auszug aus der Symptomatologie vertreten. Acidum salicylicum wird zu einem wichtigen Heilmittel durch: seine Wirkung auf die Schleimhäute; seine insbesondere brennend schmerzhaften, entzündlichen Schleimhautveränderungen, die schließlich zu Geschwürbildung, Fäulnis und Zersetzung führen; seine spezifischen Wirkungen auf Ohren und Gehör, mit sämtlichen Symptomen der Menière-Krankheit; seine Blutungsneigung, besonders ausgeprägt an Nasenschleimhaut, Zahnfleisch und Magen. In einem Fall wurde eine junge Ehefrau von 27 Jahren wegen eines akuten Gelenkrheumatismus mit Salicylsäure behandelt. Sie entwickelte zunächst die übliche Taubheit, Ohrensausen und akustische Halluzinationen. Einige Tage später begannen Nase und Zahnfleisch zu bluten, letzteres so schlimm, daß sie blaß und schwach wurde, der Puls klein und stark beschleunigt. Große Blutklumpen sammelten sich im Mund, und die Stühle wurden schwarz, offenbar durch heruntergeschlucktes Blut. Daraufhin wurde das Mittel abgesetzt, wenngleich man der Ansicht war, daß es sich hierbei auch um eine purpura- oder skorbutähnliche Krankheit handeln könnte; die Blutung hörte auf. Als nach einigen Tagen wegen eines leichten Rückfalls der Gelenkentzündung das Medikament erneut gegeben wurde, begann das Zahnfleisch gleich am nächsten Tag wieder zu bluten, so daß die Behandlung mit Salicylsäure endgültig eingestellt wurde. Die Patientin hatte, wie sie sagte, niemals zuvor an solchen Blutungen gelitten, noch war das Zahnfleisch zwischen den beiden Blutungsphasen schwammig oder zu Hämorrhagien geneigt gewesen.

In einem anderen Fall wurden einem Patienten, der an einem sehr schweren und schmerzhaften Anfall von akutem rheumatischem Fieber litt, große Dosen Salicylsäure verabreicht; nach der fünften Gabe verschwanden die Schmerzen wie durch ein Wunder. Am dritten Tage verspürte er jedoch auf einmal einen heftigen Schmerz im Oberbauch und verstarb plötzlich. Eine ganze Reihe solch plötzlicher Todesfälle sind mittlerweile überliefert.

Als Folge großer Gaben von Salicylsäure bei akutem Gelenkrheumatismus sind neben Epistaxis oft auch andere Hämorrhagien beobachtet worden, darunter Hämaturie und sogar Netzhautblutungen.

Ich glaube, mittlerweile verwendet man Salicylsäure auch, um Marmelade vor dem Verfall zu bewahren; in kleinen Mengen müßte sie dies auch, da sie in ›heroischen‹ Dosen überall Zersetzung bewirkt.* Bei empfindlichen Menschen sollte man aber selbst nach solch leichten Salicylatvergiftungen Ausschau halten. — Ich fange allmählich an zu glauben, daß der Teufel heutzutage ganz besondere Methoden hat, um die zivilisierte Menschheit zu quälen und zu schädigen, nämlich durch das Wissen um Gut und Böse, wie es z.B. die Wissenschaft der Chemie mit sich bringt. Je einfacher unsere Ernährung und Lebensweise und je natürlicher, desto sicherer sind sie im Hinblick auf Vitalität und Wohlbefinden. Doch auch dann ist es immer noch eine Frage des *Individuums* und seiner möglichen *Idiosynkrasien:* Was viele Menschen ohne erkennbaren Schaden zu tolerieren scheinen, mag für wenige Zerrüttung, eventuell gar den Tod bedeuten.

---

* Diese Übertragung des homöopathischen Prinzips auf nicht-lebendige Stoffe ist sicher nicht zulässig. — Anm.d.Ü.

Dennoch müssen auch die Vielen leiden, wenngleich in weniger spürbarem Maße.

Fazit: Je mehr ich dazulerne, desto mehr bin ich davon überzeugt, daß die raschen, sicheren und erfolgreichen Methoden der Homöopathie bei der Behandlung von Krankheiten jederzeit vorzuziehen sind, selbst bei einem so schmerzhaften Leiden wie dem akuten Gelenkrheumatismus. Auch wo ein nur mittelmäßiger Therapeut keine schnellen und vollkommenen Erfolge erzielen mag, gefährdet er doch zumindest nicht das Leben seiner Patienten!

Aconitum

ACONITUM NAPELLUS; BLAUER EISENHUT, STURMHUT

»Mein Herz ängstet sich in meinem Leibe, und des Todes Furcht ist auf mich gefallen.«

»Furcht und Zittern ist mich angekommen, und Grauen hat mich überfallen.«

Der ›Liebliche Psalmist Israels‹, der Kriegsherr und König David, der vor beinahe dreitausend Jahren all die Gefühle und Erfahrungen des Menschen besang, der in einhundert Generationen Mut, Zuversicht, Vertrauen und Reue erweckt hat, der größte Erhabenheit erreicht und die Tiefen des Leids, der Trauer und der Gewissensqualen durchschritten hat: selbst er hatte seine Aconitum-Momente *massiver, blinder* ***Angst.***

Seine eingangs zitierten Worte [Psalmen 55, 5–6; d. Ü.] sind praktisch die gleichen, wie sie in den Prüfungen von Aconitum auftauchen.

Kent sagt: »Aconitum ist wie ein heftiger Sturm, der aufzieht, über das Land wütet und dann ebenso rasch wieder abflaut, wie er gekommen ist. ... Es ist ein kurzwirkendes Mittel: in größeren Dosen ein gewaltiges Gift, dessen Auswirkungen aber, sofern sie das Leben nicht zerstören, sehr bald vorübergehen, so daß, falls sich der Patient erholt, die Genesung nicht lange auf sich warten läßt. Chronische Krankheitsfolgen treten nicht auf.«*

Die Angst des Aconitum-Patienten steht diesem schon ins Gesicht geschrieben, und das Mittel heilt Beschwerden infolge von Schreck, seien diese seelischer oder körperlicher Natur — bis hin zu Gelbsucht; wie CHAMOMILLA Beschwerden von Wut und Zorn heilt oder STAPHISAGRIA Beschwerden aufgrund von (wirklichen oder eingebildeten) Beleidigungen oder sonstigen als mißlich empfundenen Umständen.

Doch die Ängste des Aconitum-Patienten sind mehr oder weniger unbestimmt; das Bekannte, das Bestimmte schreckt ihn nicht so sehr. Er hat

* In erster Linie Georgos Vithoulkas haben wir die Erkenntnis zu verdanken, daß viele jener Arzneien, die bisher nur als ›Akutmittel‹ gegolten haben, nicht selten auch in chronischen Fällen eine *tiefgreifende*, mehr oder weniger konstitutionelle Wirkung zeigen können. So ist, wie Vithoulkas in seiner *Materia Medica Viva* schreibt, das chronische Aconitum-Bild durch Phobien und wiederholte, *anfallsweise* auftretende Zustände panischer Angst charakterisiert, während der Patient in der Zwischenzeit normal erscheint. Wesentlich für die Aconitum-Angst ist dabei das ***Bewußtsein der unmittelbaren Konfrontation mit dem Tod*** (wie es z.B. im psychischen Schockzustand nach einem Autounfall vorherrschend ist). — Anm.d.Ü.

nicht die Furcht vor Armut von BRYONIA, die Furcht vor Gewitter von PHOSPHORUS, die Furcht vor Hunden von BELLADONNA, die Furcht, daß man sich ihm nähern könnte, von ARNICA, die Furcht vor dem Alleinsein von ARSENICUM, ARGENTUM NITRICUM etc. Vielmehr hat er ***Furcht vor dem Tod***, Furcht vor Dunkelheit, Furcht, im Bett zu liegen, Furcht vor Geistern. Aconitum hat nicht nur Furcht vor dem Tod, der Patient sagt auch die genaue Stunde seines Todes voraus; wie Kent es schildert: »Befindet sich eine Uhr im Zimmer, wird er sagen, er werde, wenn der Uhrzeiger einen bestimmten Punkt erreicht hat, tot sein.« Es ist der Aconitum-Kranke, der seine Freunde zu sich kommen läßt, um von ihnen Abschied zu nehmen. Aconitum denkt an den Tod, hat Todesahnungen, sagt seine Todesstunde voraus. Ein solcher Gemütszustand, wie er im Verlauf einer beliebigen Krankheit, nach einem Schock, einem Schreck oder nach einer Operation auftreten kann, verlangt nach Aconitum.

Es ist ein schnell und oberflächlich wirkendes Mittel bei akuten und äußerst qualvollen Zuständen; nach Verabreichung desselben wird sich der Patient niederlegen, entspannen und einschlafen: der Sturm hat sich gelegt.

Gerade die Homöopathie ist in der Lage, sich solcher nicht recht greifbarer, doch um so quälenderer Leiden anzunehmen. Bedenken Sie dabei, daß Aconitum kein Beruhigungsmittel ist — es vermag nur solche Beschwerden zu *heilen*, die es selbst in Vergiftungsfällen oder Prüfungen hervorgerufen hat.

Dr. Clarke hat einmal gesagt: »Wenn Sie je ein Buch von Henry N. Guernsey in die Finger bekommen, kaufen Sie es!« Und Guernsey bringt über Aconitum einen sehr aufschlußreichen Artikel. Er schreibt:

»Der Genius dieser höchst nützlichen Arznei ist in erster Linie auf der psychischen Ebene wirksam, und stets ist es bei diesem Mittel wichtig, die Gemütssymptomatik mit zu berücksichtigen. Fast mit Gewißheit läßt sich sagen, daß Aconitum nie in Fällen zur Anwendung kommen sollte, wo eine Krankheit mit Geduld und Gelassenheit ertragen wird. Doch müssen wir an Aconitum denken, wenn bereits so geringfügige Beschwerden wie eine Entzündung der Augenlider Anlaß zu *Gemütsunruhe, Besorgnissen* oder *Befürchtungen* sind; und je ausgeprägter dieser Gemütszustand ist, desto sicherer wird Aconitum das indizierte Mittel sein. Große, unbeherrschbare Angst, Sorge und große Furcht sind die typischen Zeichen einer Aconitum-Erkrankung. …

Beschwerden, die durch Schreck entstanden sind, wenn die Furcht die auslösende Situation überdauert (OPIUM).

Sagt den eigenen Todestag voraus — dies ist sehr charakteristisch.

Im Delirium herrschen Traurigkeit, Sorge, Verzweiflung oder auch Tobsucht vor, verbunden mit einem ängstlichen Gesichtsausdruck; selten nur kommt es zu Bewußtlosigkeit. ...

Blutungsneigung: beim Räuspern große Mengen reinen, hellroten Blutes. ... Aktive Blutungen aus jedem Bereich des Körpers — Metrorrhagien etc. —, begleitet von Todesfurcht und nervöser Erregbarkeit.«

Die Angst zu sterben kann so groß sein, daß sich Menschen deswegen tatsächlich schon umgebracht haben! (Ich selbst weiß von einem solchen Fall.)

Shakespeare sagt: *»Es gibt nichts Gutes oder Schlechtes; erst das Denken macht es dazu.«* Und bei Aconitum ist es eben größtenteils das Denken, das die Dinge so schlimm erscheinen läßt.

Es ist das Unwirkliche, das Unbestimmbare, das Aconitum in panische Angst versetzt, und wenn Sie das Mittel nicht zur Hand haben, müssen Sie vielleicht sogar am Uhrzeiger manipulieren, um ein Leben zu erhalten.

Laut Kent sind es die kräftigen, robusten Menschen, die am ehesten in Aconitum-Zustände geraten können. »Der Patient sieht sich von einem plötzlichen, gewaltsamen Tod bedroht, doch ist er rasch wiederhergestellt. Ein heftiger Sturm — und bald ist alles vorüber.«

Aconitum ist neben HEPAR, NUX VOMICA und wenigen anderen auch ein Heilmittel bei Beschwerden von *kalten, trockenen Wetterlagen*, während *kaltes und feuchtes Wetter* Leuten zu schaffen macht, die DULCAMARA, RHUS TOXICODENDRON etc. benötigen.

Für Nash ist Aconitum eines der größten ***Schmerzmittel;*** sein führendes Trio hier ist Aconitum, CHAMOMILLA und COFFEA. Die Schmerzen von CHAMOMILLA werden jedoch von äußerster Reizbarkeit begleitet, die von COFFEA von Erregung, von »einer unglaublichen Empfindlichkeit der Haut«, und kurioserweise werden die COFFEA-Schmerzen durch Geräusche verschlimmert, während die Schmerzen von Aconitum schlechthin unerträglich sind und, wie gesagt, mit Furcht und qualvoller ***Angst*** einhergehen.

Wie Kent sich ausdrückt: Aconitum »*schreit vor Schmerz*. Die Schmerzen sind wie von Messerstichen erzeugt. ... Etwas Schlimmes muß mit ihm los sein, sonst würde er nicht so schrecklich zu leiden haben. Daß er den eigenen Todestag voraussagt, ist auch in hohem Maße eine Folge des Entsetzens, das ihn zu überwältigen scheint. Stets ist, wo Aconitum sich als hilfreich erweist, dieses psychische Bild zugegen, sei es bei Pneumonien, bei Entzündungen der Nieren, der Leber, des Darms oder welches Organs auch immer.«

Bei Nash heißt es: »Bei Aconitum werden vor allem Herz und Thorax in Mitleidenschaft gezogen, während sich bei BELLADONNA alles Leiden im Kopf zu konzentrieren scheint.«

Bezüglich des Aconitum-Fiebers zitiert er Hering: »Hitze mit Durst; harter, voller und schneller Puls, ängstliche Ungeduld, nicht zu beruhigen, außer sich, wälzt sich vor Qualen hin und her.«

Aconitum wird, wie mir scheint, heutzutage allzusehr vernachlässigt. Die alten Homöopathen wußten noch genau, wie und wann es einzusetzen ist. Irgend jemand aber setzte die unselige Platitüde in die Welt, die seither in vielen Köpfen herumspukt: »Wenn Sie den Fall zu sehen bekommen, ist es für Aconitum bereits zu spät.« — Purer Nonsens! Der Aconitum-Zustand kann zu jedem Zeitpunkt, bei jeder Krankheit, nach chirurgischen Eingriffen aufkommen, und dann wird das Mittel schnell Ruhe und Frieden bringen und keine Nachwirkungen hinterlassen.

Aconitum ist früher auch als die »homöopathische Lanzette« bezeichnet worden, denn mehr als jede andere Arznei trug Aconitum dazu bei, der Praxis des Zur-Ader-Lassens ein Ende zu bereiten — durch die beachtliche Erleichterung, die es im Anfangsstadium der meisten entzündlichen Erkrankungen (Pleuritis, Pneumonie etc.) zu bringen vermochte, bei denen keinen Aderlaß vorzunehmen bis dahin als gleichbedeutend mit Mord angesehen worden war.

Aconitum ist übrigens auch ein Beispiel dafür, wie nutzlos es ist, seine Arzneikenntnisse aus den Wirkungen der Arzneien auf Tiere abzuleiten. Clarke berichtet von einem Versuch, einen Elefanten zu töten, indem eine Karotte ausgehöhlt und mit soviel ACONITIN gefüllt wurde, daß die Menge ausgereicht hätte, 2000 Menschen zu vergiften. Der Elefant aß die Möhre bereitwillig, doch nichts geschah, und so mußte drei Stunden später eine große Dosis Blausäure verabfolgt werden, die sich bald als tödlich erwies.

Wie Clarke sagt: »Aconitum ist eines der tödlichsten und am schnellsten wirkenden Gifte, doch durch Hahnemanns Entdeckungen ist es zu unserem besten Freund in der Kinderstube geworden.«

»Aconitum ist das Heilmittel des rosigen, pummeligen und plethorischen Babys«, meint Kent. Folgende Szene habe ich noch deutlich vor Augen: Ein kräftiges Baby, ein Mädchen, mit hohem Fieber, das sich laut schreiend in den Armen der Mutter hin und her warf; es war ganz verängstigt und nicht in der Lage, sein Leiden anders als durch solche Schreianfälle auszudrücken. Seine Mutter war der Verzweiflung nahe — »Ich möchte das Kind nicht verlieren!« Doch dann: eine winzige Gabe süßen Zuckers, getränkt mit einer immateriellen Potenz Aconitum, und unversehens legte sich der Sturm.

Aconitum ist in der Hausapotheke ganz und gar unentbehrlich: für plötzliche, heftige Folgen von *Verkühlung* und von *Schreck*, die mit Ruhelosigkeit, Beklemmung, Angst und übersteigerter Empfindlichkeit einhergehen.

Lassen Sie uns nun sehen, was Hahnemann zu Aconitum zu sagen hat ...
»So ist auch der *Sturmhut* in angezeigter, feiner Gabe in der Luftröhr-Entzündung (Croup, häutigen Bräune), in mehrern Arten von Hals- und Rachen-Entzündung, so wie in den örtlichen, akuten Entzündungen aller andern Theile das erste und Haupt-Heilmittel, vorzüglich wo, nächst Durst und schnellem Pulse, eine *ängstliche Ungeduld, ein nicht zu besänftigendes Außersichseyn und agonizirendes Umherwälzen* zugegen ist. ... Bei jeder Wahl des Sturmhuts als homöopathisches Heilmittel ist vorzüglich auf die Gemüths-Symptomen zu sehen, damit besonders diese recht ähnlich seyen.« Er weist darauf hin, daß Aconitum »auch in den hartnäkkigsten, chronischen Uebeln da eine unentbehrliche Beihülfe [ist], wo der Körperzustand eine Verminderung der sogenannten *Straffheit der Faser** (des *strictum* der Alten) verlangt ...«

In Sir John Weirs Schrift *Homœopathy, an Explanation of its Principles* findet sich eine Fallbeschreibung, die es an dieser Stelle wiederzugeben lohnt. »Eines Abends wurde ich gegen 22 Uhr 30 zu einem Mann gerufen, der an anaphylaktisch bedingter Urticaria litt, die nach einem Antitetanus-Serum aufgetreten war. Er war fast außer sich vor Angst und so unruhig, daß er sich ständig bewegen mußte; er war überzeugt, daß er sterben werde. Er hatte Durst, und ihm war heiß; große Angst, allein zu sein. Sehr furchtsam. Alles mußte sofort erledigt werden. Unerträgliche rheumatische Schmerzen; meinte, sie würden ihn noch verrückt machen.

Aconitum in der 30. Potenz brachte ihm fast augenblicklich Erleichterung, und innerhalb 15 Minuten war er wieder völlig normal. Dies war eine der dramatischsten Situationen, die ich je erlebt habe.«

So könnte ich endlos mit Beispielen von Aconitum-Wirkungen fortfahren, wie mit dem wunderbar beruhigenden Effekt bei akut exazerbierten *Herzleiden* mit Palpitationen, qualvoller Angst und starken Schmerzen. Ein Beispiel hierfür war ein belgischer Flüchtling in den ersten Tagen des Weltkrieges: Der Zustand seiner schweren Herzkrankheit hatte sich gefährlich, ja lebensbedrohlich verschlechtert, während er tagelang auf seine

---

* In der englischen Übersetzung der *Reinen Arzneimittellehre* von R.E.Dudgeon wiedergegeben mit »tension of the blood vessels«. Dieser alte Ausdruck wurde also als *Tonus der Blutgefäße* verstanden. — d.Ü.

Einschiffung warten mußte und am Kai neben der Kälte auch noch mit Erschöpfung und Angstgefühlen zu kämpfen hatte. ... Ein Junge in unserem Hospital wiederum litt an einer Nierenerkrankung mit generalisierten Ödemen. Nach Aconitum kam es jeweils zu kurzfristigen Besserungen, eine anhaltende Genesung konnte aber erst durch SULFUR erreicht werden, das ›chronische Mittel‹ von Aconitum. Man sollte stets daran denken: Wenn Aconitum für etwas, das schon chronifiziert ist, zu oberflächlich wirkt, ist im allgemeinen SULFUR das passende Heilmittel, ähnlich wie CALCAREA als das chronische Mittel von BELLADONNA angesehen werden kann. Weiterhin kann Aconitum indiziert sein bei Blasenentzündungen, bei unterdrückter Harnsekretion oder Menstruation — bei unzähligen anderen Beschwerden, die als Folge von *Verkühlung*, *Schock*, *Schreck* oder *Angst* auftreten oder mit diesen einhergehen.

Wie Sie sicher wissen, ist Aconitum auch ein großartiges Mittel bei ***Fieber*** — doch heilt es dieses nur, wenn es sich um ein Aconitum-Fieber handelt. Kent sagt: »Geben Sie niemals Aconitum bei ›Blutvergiftung‹, wie wir sie beim Scharlach, bei Typhus etc. sehen. Bei diesen Fiebererkrankungen finden wir nämlich keines der heftigen Symptome von Aconitum. Die nervöse Reizbarkeit des Mittels ist hier nie vorhanden, eher das Gegenteil: Stupor, Trägheit, die purpurne Hautverfärbung; Aconitum dagegen ist leuchtend rot. Es hat nicht die Symptome, wie sie sich in langsamen und anhaltenden Fieberverläufen zeigen. Das Aconitum-Fieber besteht zumeist aus einer einzigen, kurzen und heftigen Fieberattacke. Einige Arzneien weisen Periodizität oder einen wellenförmigen Verlauf auf — Aconitum hat nichts dergleichen. Der heftigste Fieberanfall klingt innerhalb einer Nacht ab, wenn Aconitum das Heilmittel ist.«

Die Empfindungen der verschiedenen Mittel weisen oft bereits auf diese hin und stellen so eine große Hilfe dar; Aconitum z.B. kribbelt, LACHESIS hämmert, ARSENICUM kann wie mit heißen Nadeln stechen, BRYONIA, KALIUM CARBONICUM und SPIGELIA stechen (ersteres und letzteres vor allem bei Bewegung, KALIUM CARBONICUM auch *unabhängig von Bewegung*), usw.

Wir wollen schließen mit Auszügen aus den Prüfungen von Aconitum, mit jenen Symptomen, die bei Hahnemann gesperrt gedruckt sind, in Allens *Encyclopedia* in Fettdruck erscheinen oder bei Hering *(Guiding Symptoms)* mit zwei fetten Balken versehen sind; d.h. es handelt sich um Symptome, die bei gesunden Prüfern wiederholt hervorgebracht und bei den *an einer ähnlichen Erkrankung* Leidenden immer wieder geheilt worden sind.

*Hauptsymptome**

Geist und Gemüt. Nächtliches, wüthendes Delirium ...[1]
Sehr veränderliche Gemüthsstimmung.[2]
Gemüth zwischen Exaltation und Depression wechselnd.[2]
Uebereilt verrichtet er allerlei und läuft im Hause umher.[1]
Höchst widrige Unruhe; ohne von der Zeit gedrängt zu sein, hatte er die grösste Eile.[2] — Hastigkeit in allen Bewegungen.[2]
Ärgerlichkeit über ganz unbedeutende Dinge.[2]
Ärgerlich über die kleinsten Veranlassungen.[2]
Grosse Ängstlichkeit.[2]
Er fühlte sich ... von innerer Angst beunruhiget ...[3]
Untröstliche Angst und jämmerliches Heulen mit Klagen und Vorwürfen über (oft unbedeutende) üble Ereignisse.[1]
Sie ist äußerst zur Aergerniß aufgelegt.[1]
Befürchtung eines nahe bevor stehenden Todes.[1]
Klagende Befürchtungen eines nahen Todes.[1]
Bangigkeit.[2]
Traurige Gemüthsstimmung.[2]
Kummer, Gram.[1]
Befürchtung, es möchte ihm ein Unglück begegnen.[1]
Äußerste Unruhe; wälzt sich stundenlang hin und her.
Herzklopfen und Aengstlichkeit und vermehrte Körperwärme, besonders im Gesichte.[1]
Es wird ihr wie betäubt von fliegender Gesichts-Röthe.[1]
Unstätigkeit der Ideen; will sie einen Gedanken festhalten, so verdrängt ihn sogleich ein zweiter, diesen wieder ein dritter, und so fort und fort, bis sie ganz konfus wird.[1]
Mangel an Gedächtniß; es ist ihm, wie ein Traum, was er nur eben erst gethan hat und er kann sich dessen kaum entsinnen.[1]
Gedächtniß-Schwäche.[1]

Der *Kopf* ist ihm vorn wie vernagelt, in der warmen Stube.[1]
Unerträgliche Kopfschmerzen, die ihn zum Wahnsinn treiben.
Vollheits- und Schwerheits-Gefühl in der Stirne, als läge daselbst eine herausdrängende Last und als wollte alles zur Stirne heraus.[1]

---

* Die mit [1] bezeichneten Symptome sind aus Hahnemanns *Reiner Arzneimittellehre* zitiert; eine [2] steht für Symptome aus der 1844 unter Gerstel durchgeführten umfangreichen Nachprüfung durch die österreichische Prüfergesellschaft, veröffentlicht in Band 1, Heft 2 der *Oesterreichischen Zeitschrift für Homoeopathie;* mit [3] sind einige Symptome versehen, die von Hencke in *Stapfs Archiv* (Band 20, Heft 1) beigetragen wurden. — d.Ü.

Hitze im Kopfe ...[1] — Brennender Kopfschmerz, als wenn das Gehirn von siedendem Wasser bewegt würde.[1]
Gefühl von Vollheit im Kopfe.[2]
Halbseitiges Ziehen im Kopfe.[1]
Kopfweh; ein Klopfen an der linken Seite der Stirne, während anfallsweise in der rechten Stirn-Seite starke Stöße entstehen.[1]

Schwindel, vorzüglich beim Bücken; sie torkelte hin und her, vorzüglich auf die rechte Seite.[1]
Wie trunken; ... mit Uebligkeit, ... am schlimmsten beim Aufstehen vom Sitzen.[1]
Sehr vermehrter Schwindel beim Schütteln des Kopfs, wobei ihr ganz schwarz vor den Augen wird.[1]

Augen. Erweiterte Pupillen.[1]
Lichtscheu.[1]
Triefende Augenentzündung, die ihm so schmerzhaft und erschrecklich ist, daß er sich lieber den Tod wünscht.[1]
Sehr schmerzhafte Augen-Entzündung (chemosis).[1]

Ohren. Das mindeste Geräusch ist ihm unerträglich.[1]

Nase. Nasenbluten.[1]
Aeußerste Empfindlichkeit der Geruchsnerven ...[1]

Gesicht. Kriebelnder Schmerz an den Wangen.[1]
Hitze im Gesichte, mit Röthe beider Wangen und dem Gefühle von Grösserwerden des Gesichtes.[2]

Mund. Durchdringende, feine Stiche in der Zungenspitze.[1]
Gefühl von Anschwellung der Zunge.[2]
Trockenheit des innern Mundes.[1]

Hals. Brennen im Schlunde.[2]

Magen. Sehr starker Durst.[2]
Leeres Aufstoßen.[1] — Häufiges Luftaufstossen.[2]
Brecherlichkeit.[2] — Brecherlichkeit, gleich als ob er etwas ekelig Süßlichtes oder Fettiges gegessen hätte.[1]
Sie bricht Spuhlwürmer aus.[1]
Heftiges Erbrechen.

Drückender Schmerz im Magen, wie eine Schwere.[1]
Spannend drückender Schmerz, wie von Vollheit oder einer drückenden Last im Magen und den Hypochondern.[1]

Abdomen. Blähungskolik im Unterbauche, als wenn man eine, Blähungen erregende Purganz eingenommen hätte.[1]
Angeschwollener, aufgetriebner Unterleib, wie Bauch-Wassersucht.[1]
Starke Auftreibung des empfindlichen Unterleibes.[2]
Unterleib bei Berührung empfindlich, als wenn das Bauchfell leicht entzündet gewesen wäre.[2]
Schneiden in den Gedärmen …[2]
Brennen im Bauche.[2]
Ein Brennen in der Nabel-Gegend.[1]

Rektum und Stuhl. Weißer Stuhlgang.[1]
Mastdarm-Schmerz.[1]
Stechen und Drücken im After.[1]

Harnorgane. Aengstlicher Harndrang.[1]
Abgang eines heissen dunklen Harns.[2]

Atemwege, Brust. Stinkender Athem.[1]
Empfindlichkeit des Kehlkopfs auf Berührung.
Heiserkeit.[2]
Heiserer, trockener, schallender Husten.[2]
Bluthusten.[1] — Öfterer, trockner Husten, zuweilen mit etwas Auswurf hellrothen Blutes.[3]
Mühsamer Athem.[2]
Klemmender Schmerz in der Brust.[1]
Ein kriebelnder Schmerz in der Brust.[1]
Stiche in der Brust, mit Husten.[2]

Herz. Beängstigung in der Herzgegend.[2]
Herzklopfen und Aengstlichkeit …[1]
Puls zusammengezogen, voll, kräftig, fieberhaft, bei Erwachsenen bis über 100 Schläge in der Minute steigend.[2]

Äußerer Hals und Rücken. Rheumatischer Schmerz im Nacken, bloß bei Bewegung des Halses merkbar.[1]
Heftig stechend wühlender Schmerz links am ganzen Rückgrate herunter …[1]

Schmerz, wie zerschlagen, im Gelenke des mit dem heiligen Beine [= Sakrum] verbundenen untersten Lendenwirbels; das Kreutz ist ihm wie abgeschlagen.[1]

Extremitäten. Kühler Schweiß der innern Handflächen.[1]
Kriebelnder Schmerz in den Fingern.[1]
Kälte in den Füßen ...[1]

Schwäche und Unfestigkeit der Bänder aller Gelenke.[1]

Schlaf. Gähnt oft, ohne schläfrig zu seyn.[1]
Leiser Schlaf.[1]
Sehr unruhige Nächte.[2]
Unruhe und Umherwerfen im Bette.[2]
Nachts, ängstliche Träume und mehrmaliges Erwachen mit Schreck.[1]

Fieber: Frost des ganzen Körpers, mit heißer Stirne, heißen Ohrläppchen und innerer trockner Hitze.[1]
Gelinder Schweiß über den ganzen Körper.[1]
Wie in der Haut sitzende, sehr fein stechende oder stechend brennende Schmerzen, an mehreren Körperstellen ...[2]
Fieber: ... Röthe und Hitze der einen und Kälte und Blässe der andern Wange ...[1]
Gegen Abend brennende Hitze im Kopfe und Gesichte, mit Backen-Röthe und herausdrückendem Kopfweh ...[1]
Gegen Abend, trockne Hitze im Gesichte, mit Aengstlichkeit.[1]

Bemerkenswerte oder sonderbare Symptome und Indikationen

Zusammenziehendes Gefühl hinten im Halse ...[1]
Kratzen und Zusammenziehen am Zäpfchen und weichen Gaumen ...[2]
Gefühl von Trockenheit, als stäcke etwas im Halse.[2]
Er zog sich oft am Halse.
Brenngefühl vom Magen durch die ganze Speiseröhre bis in den Mund.[2]
Der Unterleib war wie von Wasser aufgetrieben.[2*]
Weiße Stuhlgänge und rother Harn.[1]

---

[*] Ein von Matthiolus überliefertes Vergiftungssymptom; entspricht dem Symptom Nr. 194 in der *Reinen Arzneimittellehre.* — d.Ü.

Beim Urinlassen ein leises Gefühl (von Schwappern) in der Blasen-Gegend.[1]

Taubheitsgefühl im Kreuze bis in die Unterglieder.[2]

Der ganze Körper ist bei der Berührung schmerzhaft; das Kind läßt sich nicht anfassen, es wimmert.[1]

Die meisten Symptome sind von Frösteln, Schauer und Ängstlichkeit begleitet.[2]

Feine Nadelstiche hie und da am Körper.[1]

Krämpfe bei zahnenden Kindern; Hitze, Aufschrecken, Zucken einzelner Muskeln; das Kind kaut an seinen Fäustchen, jammert und schreit.

Bei Fieber heftige Frostschauer und trockene Hitze.

Nach heftigem Frost trockene Hitze mit schwierigem Atmen und lanzinierenden Schmerzen durch die Brust.

Entzündungsfieber und Entzündungen, mit viel Hitze, trockener, brennender Haut, heftigem Durst, rotem oder abwechselnd rotem und blassem Gesicht; Stöhnen und gequältes Umherwälzen; Kurzatmigkeit; Kopfkongestion.

Üble Folgen von Schweißunterdrückung.

Unerträgliche Schmerzen; Taubheit; Kribbeln, Prickeln; Ameisenlaufen.

Masern: trockener, bellender Husten; schmerzhafte Heiserkeit; kann kein Licht ertragen; Zunge rot …

Lokale Kongestionen und Entzündungen.

Neuritis, mit Kribbeln.

Magenkatarrh durch Verkühlen des Magens mit eiskaltem Wasser bei Erhitzung. (ARSENICUM)

Aesculus hippocastanum

ROSSKASTANIE

Wie Nash sagt, ist Aesculus »eines jener Mittel, die sich weniger durch ein breites Wirkungsspektrum als vielmehr durch ihre Zuverlässigkeit innerhalb eines begrenzten Bereichs auszeichnen«.

Seine Empfindungen sind *Schwere und Lahmheit*, besonders in der Sakroiliakalgegend. *Vollheitsgefühl wie zum Bersten* in Schlund, Magen, Darm, Rektum und Brust; Vollheitsgefühl in verschiedenen Körperteilen, als ob diese übergroße Blutmengen enthielten — Herz, Lungen, Magen, Gehirn, Haut. Und, wie Kent betont, *bläulichrote Verfärbung* der kongestionierten Teile. Er sagt: »Aesculus ist ein venöses Mittel, ›angeschwollen‹ und ›voll‹, manchmal bis zum Platzen. Es gibt aber noch ein weiteres Merkmal, das ich hervorheben möchte: Sie werden feststellen, daß seine Kongestionen blau oder *purpurfarben* erscheinen. ... Aesculus zeigt in seinem entzündlichen Zustand keine Aktivität, sondern ist träge und passiv; ... das Herz müht sich ab, und die Venen sind gestaut. ... Es ist eines der am häufigsten indizierten Heilmittel bei der *hämorrhoidalen Konstitution*, wie man sie zu nennen pflegte.«

Guernsey *(Keynotes)* bringt die Sache wie gewohnt gleich auf den Punkt, wenn er konstatiert: *»Der Hauptanwendungsbereich dieses Mittels umfaßt das Rektum, die Hämorrhoidalgefäße, das Kreuzbein und den Rücken.«*

Wie so oft, liefern auch bei Aesculus der Gebrauch als Hausmittel sowie Beobachtungen aus dem Alltagsleben bereits Hinweise auf seinen arzneilichen Nutzen; so, wenn Hering berichtet, »daß es Analprolaps beim Vieh verursacht, das damit gefüttert wird«, oder wenn wir erfahren, daß »die Kastanien in der Hosentasche getragen werden, um Hämorrhoiden zu verhindern bzw. zu kurieren«.

Die (fettgedruckten) *Hauptsymptome* eines Mittels, also die Symptome, die es auffallend oft hervorgerufen und geheilt hat, geben recht gute Aufschlüsse darüber, in welchen Arten von Fällen die häufigsten und brillantesten Heilungen erzielt werden konnten. Gehen wir diese Symptome von Aesculus einmal durch! — »Rektum fühlt sich voll an ... Wundheitsgefühl mit Brennen und Jucken ... wie voller kleiner Holzstückchen« (ein starkes Charakteristikum der Arznei). Dann die zumeist ›blinden‹ [= nicht blutenden] Hämorrhoiden: hervortretend, drückend schmerzhaft, brennend, bläulichrot, mit in Richtung Sakrum und Rücken schießenden Schmerzen. Und schließlich die dumpfen Rückenschmerzen, die das Gehen fast unmöglich machen und die besonders zur Qual werden, wenn man sich nach vorn beugt, sich aufrichtet oder vom Sitzen erhebt; auch das Kreuzbein und die Hüften können dabei mit betroffen sein, und die Schmerzen dort werden ebenfalls durch Gehen und Bücken verschlimmert.*

Ein weiteres Mittel, das bei derartigen Rückenschmerzen u.a. in Frage kommt, ist AGARICUS. Beide erscheinen im Repertorium bei Schmerzen im Kreuzbein dreiwertig; doch bei AGARICUS treten sie *im Sitzen* auf, bei Aesculus hingegen *beim Erheben vom Sitzen*, beim Bücken und Gehen, und sie können sich bis in die Hüften erstrecken. Aesculus zieht darüber hinaus auch die Sakroiliakalgelenke in Mitleidenschaft [einziges dreiwertiges Mittel im Repertorium; d.Ü.]. Aber: Verwechseln Sie dies nicht mit einer Subluxation in diesem Bereich, wie sie nach einem Sturz entstehen kann, nach einer heftigen Drehbewegung oder schwerem Heben, nach einer Entbindung oder Operation. Hier vermag Aesculus — oder welches Mittel sonst auf die Symptome passend erscheinen mag — allenfalls palliativ zu wirken, doch *es wird nicht heilen*. Verlieren Sie deswegen nicht den Glauben an das ähnliche Mittel, nur weil es die Blockierung nicht aufheben und das Gelenk nicht zurückschnappen lassen kann. Hahnemann hat schon vor über hundert Jahren die Warnung ausgesprochen, daß mechanische Läsionen mit arzneilichen Mitteln nicht zu beheben sind, sondern eben auch mechanisch behandelt werden müssen. Durch mechanische Wiedereinrenkung des Beckens kann eine so große Zahl von Ischiasfällen geheilt werden, daß man leicht geneigt ist zu meinen, *alle* Fälle seien so zu kurieren. Doch dann kommt ein Fall, bei dem manuelle Repositionsversuche ohne Erfolg geblieben sind und ein operatives Vorgehen angezeigt ist — oder ein einfaches Arzneimittel wirkt plötzlich ganz vorzüglich, an das Sie schon den Glauben verloren hatten, weil es einmal etwas nicht heilen konnte, was außerhalb seines ›Zuständigkeitsbereichs‹ lag. Ischias kann viele Gründe haben! Ich erinnere mich gut an einen Fall in unserem Hospital, bei dem eine Anschwellung im oberen Drittel des Femur entdeckt worden war, die röntgenologisch als wahrscheinliches Sarkom diagnostiziert wurde; doch — ausgerechnet! — unter FERRUM verschwand sie praktisch vollständig. Das Mittel wurde nicht aufgrund des Knochenbefundes verordnet, nicht aufgrund der Verdachtsdiagnose, sondern wegen einiger kleiner, sonderlicher Symptome, die — was immer sonst mit ihm los sein mochte — *diesem* Patienten eigentümlich waren! Die Krankenhausunterlagen enthalten noch die Aufnahmen, die offenbar ziemlich signifikant waren; denn obwohl der Mann sich so weit erholte, daß er zum Kriegsdienst

---

* Bei Tyler heißt es fälschlich: »Even the *headache* appears to affect the sacrum and hips ...« Richtig ist (Hering, Allen): »Constant *backache*, affecting sacrum and hips ...« — d.Ü.

einberufen wurde, wurde er schließlich allein aufgrund der hohen Beweiskraft jener Röntgenbilder davon befreit; aber auch Jahre später noch ging es ihm, soweit ich weiß, unverändert gut.

Doch wir müssen zu Aesculus zurückkehren; und da entsinne ich mich — es war noch während des Krieges — einer sehr leidenden Krankenschwester, die bei feuchtkaltem Wetter einem Begräbnis beigewohnt hatte; die Folge war, daß sie wegen schrecklicher Kreuzschmerzen nicht mehr wußte, wie sie ihren Pflichten nachkommen sollte. Die Schmerzen machten es ihr unmöglich, sich zu bücken oder sich vom Bücken aufzurichten. Das Repertorium wurde zu Rate gezogen ... Aesculus! Sie erhielt eine Dosis, und dann schickte ich sie nach Hause, damit sie sich hinlegen konnte. Nur wenige Stunden später erschien sie glücklich wieder zum Dienst, und seitdem habe ich sie nie wieder über Rückenschmerzen klagen hören. Es gibt ja Leute, die meinen, Homöopathie wirke langsam. Das Gegenteil ist der Fall: Nichts könnte, bei einfachen akuten Erkrankungen, schneller wirken! — nur muß es eben *Homöopathie* sein, d.h. die Symptome von Patient und Arznei müssen übereinstimmen. Wie es mit Gesetzen nun einmal so ist ... *sie funktionieren nur, wenn sie auch erfüllt sind!* Geben Sie dem Ähnlichkeitsgesetz daher eine faire Chance, wenn Sie es erfolgreich anwenden wollen. Doch ich muß zugeben: Es *ist* manchmal nicht leicht. Letztlich werden Sie aber sehen: Je mehr Sie in die Sache investieren, desto mehr holen Sie heraus.

Übrigens, wir sollten Aesculus einmal mit ACIDUM NITRICUM vergleichen. Beide Mittel suchen in leidvoller Weise Rektum und Anus heim, und entsprechend großartig ist ihre lindernde Wirkung in diesem Bereich. Bei Aesculus besteht die Empfindung, als wäre der Mastdarm *voller spitzer Holzstückchen* (ebenso wie bei COLLINSONIA*); ACIDUM NITRICUM hat dort ein Splittergefühl, welches sich während des Stuhlgangs heftig stechend verstärkt. ACIDUM NITRICUM hat während und noch Stunden nach der Defäkation quälende Schmerzen zu ertragen; bei Aesculus scheinen sie dagegen erst einige Stunden nach dem Stuhl langsam zu entstehen. ACIDUM NITRICUM hat Fissuren und blutende Hämorrhoiden; Aesculus hat große, blaurote, hervortretende Aderknoten, die mit sägenden Schmerzen wie von einem Messer einhergehen können und dann weder Stehen noch Sitzen noch Liegen zulassen, sondern ausschließlich *Knien*. Es sind schon wunderliche ›Persönlichkeiten‹, unsere Arzneimittel! mit ihren wohldefinierten und eigentümlichen Charakteristika. Keines kann das andere erset-

---

* Eine Gegenüberstellung der Rektumsymptome von Aesculus und COLLINSONIA findet sich am Schluß des COLLINSONIA-Kapitels. — d.Ü.

zen: ein höchst kompliziertes Schloß, zu dem nur *ein* Schlüssel paßt — mit entsprechend zahlreichen und feinen Barteinschnitten. Sie machen die Homöopathie zugleich leicht und schwierig, allemal aber sehr interessant.

Bei Aesculus ist nicht nur die Sakralregion, sondern die ganze Wirbelsäule schwach; sie schmerzt dumpf und wird durch Bewegung verschlimmert.

Und nicht nur der Mastdarm, sondern der gesamte Verdauungstrakt mitsamt der Leber (bis hin zur Gelbsucht) wird von brennenden Schmerzen geplagt, mit Vollheitsgefühl, Flatulenz und kolikartigen Schmerzen; und verbunden sind diese Beschwerden sehr wahrscheinlich mit rektalen und hämorrhoidalen Symptomen.

Gleichzeitig mit dem charakteristischen Rückenschmerz kann dunkelgelber, dickflüssiger und klebriger Fluor bestehen. Aesculus hat auch Verlagerung, Vergrößerung und Verhärtung der Gebärmutter hervorgerufen und geheilt, mit großer Empfindlichkeit derselben und mit Hitzegefühl und Pulsieren darin. Doch all dies ist verbunden mit *›Lähmigkeit‹ der unteren Rückenpartie, deren Kraft beim Gehen rasch nachläßt.*

◊

Hale *(New Remedies)* schreibt über Aesculus: »Ein veritables Polychrest mit einem weiten Wirkungskreis, das aber, wie einige andere Polychreste, einen zentralen Angriffspunkt hat, von dem eine Reihe von Reflexsymptomen ausgeht.

Diesen zentralen Angriffspunkt stellen *die Leber und das Pfortadersystem* dar, und neun von zehn seiner Symptome sind auf diese Wirkung zurückzuführen. Ich fand es in seinen Wirkungen vergleichbar mit ALOE, COLLINSONIA, NUX VOMICA, SULFUR und PODOPHYLLUM. …

Ich war mit Aesculus sehr erfolgreich bei folgenden Beschwerden:

Stauungsleber, wenn diese mit *Hämorrhoiden* verbunden ist. Wahlanzeigend sind hier die Symptome: drückende, kneifende Schmerzen im rechten Hypochondrium, schlimmer beim Gehen; der Schmerz zieht hoch bis zwischen die Schulterblätter.

Obstipation, mit harten, trockenen, knotigen Stühlen von *weißer* Farbe.

Hämorrhoiden werden durch Aesculus prompt zum Verschwinden gebracht, wenn folgende Symptome vorhanden sind: … die Knoten prolabieren oder verbleiben innerlich; sie sind gewöhnlich bläulichrot, hart und sehr empfindlich (nicht *wie roh* schmerzend wie bei ALOE, sondern *wie gequetscht*), mit drückendem Schmerz und Brennen, selten aber blutend. … Besonders charakteristisch sind die Rektumsymptome: Sie bestehen in sehr lästigen Empfindungen von Trockenheit, Wundheit, Zusammenziehen und Vollheit, mit einem Gefühl, als ob dort Holzstückchen, Splitter,

Kies oder andere Fremdkörper abgelagert wären. ... Das Vollheitsgefühl kann auch mit Mastdarmvorfall und Tenesmus einhergehen. Gewöhnlich *fehlt* jedoch bei den Hämorrhoiden von Aesculus, im Gegensatz zu den meisten anderen ›Hämorrhoidenmitteln‹, *jegliche Verstopfung*. ...

Die *Rückenschmerzen*, die die rektalen Symptome begleiten, sind recht bemerkenswert; manchmal sind sie schießend oder schneidend, doch zumeist bestehen sie in einer Lahmheit wie nach Überanstrengung, die sich bis in die Hüften oder Beine erstreckt; es können auch dumpfe Schmerzen und Schwäche vorhanden sein, welche durch Gehen, Bücken oder jede andere Bewegung verstärkt werden.« Dr. Hale ergänzt: »Wie bei RHUS verschwinden Schmerz und Steifheit jedoch oft nach fortgesetztem Bewegen.«

Und er sagt: »Dr. Hart behauptet, mit folgendem Symptom ein Schlüsselsymptom entdeckt zu haben, das in der Pathogenese der Arznei nicht vorkommt — *Pochen in der Bauch- und Beckenhöhle*, besonders in letzterer.«

◊

Bei Aesculus sind nicht nur die Hämorrhoiden, sondern auch die Varizen und Ulcera (oder vielmehr deren Umgebung) blau verfärbt — düsterrot bis purpurfarben.

Selbst Herz und Lungen sind der Einflußnahme von Aesculus nicht entzogen, und wahrscheinlich ist sein tatsächlicher Einflußbereich größer, als wir gemeinhin erkennen. Hering führt es z. B. hochwertig auf bei *»Brustbeschwerden von Pferden«* — daher vermutlich sein englischer Name *horse-chest-nut;* auch die Prüfungen zeigen seine Wirkung auf die Lungen. Nash wiederum hält es bei Schnupfen für ein zweites ARSENICUM; er schreibt:

»Ich habe Aesculus mit gutem Erfolg bei Schnupfen und Halsschmerzen gegeben. Der Schnupfen ist dem von ARSENICUM sehr ähnlich: dünn, wäßrig und brennend; was hier aber Aesculus charakterisiert, ist die Empfindung von Rauheit sowie eine *Empfindlichkeit auf eingeatmete kalte** *Luft*. Im Rachen besteht das gleiche Rauheitsgefühl, sowohl bei akuten Zuständen als auch bei der chronisch hypertrophischen Pharyngitis [›Predigerhals‹], für die es oft ein gutes Heilmittel ist.« [Der englische Ausdruck »follicular pharyngitis« bezeichnet die hypertrophische Form der chroni-

---

* Der Prüfung von Buchmann zufolge (in: *Homöopathische Vierteljahrschrift*, Bd. 10, 1859) muß es sich dabei nicht um *kalte* Luft handeln. Es heißt dort: »Gefühl, als wenn die eingeathmete Luft kälter sei«, oder auch (bei einem anderen Prüfer): »Empfindlichkeit der Nasenschleimhaut gegen das Einathmen der Luft, die das *Gefühl von Kälte* in der Nase verursacht.« — Anm. d. Ü.

schen Pharyngitis, die mit hirsekorngroßen Lymphfollikelschwellungen in der Schleimhaut der Rachenhinterwand und dementsprechend mit Fremdkörpergefühl, ›Rauheit‹ etc. einhergeht. — Anm.d.Ü.]

Auch hierauf weisen bereits die Prüfungen hin: Trockenheit der hinteren Nasenöffnungen und des Rachens, mit Niesen, gefolgt von starkem Schnupfen. Stechen und Brennen im Bereich der hinteren Nasenöffnungen und des weichen Gaumens. Prickeln, Kribbeln, Brennen und Beißen im Schlund; linksseitige Stiche. Heftiges Brennen im Hals, mit rauhem Gefühl darin. Trockenheit und Rauheit des Rachens wie von einer Erkältung. Trockenheits- und Zusammenschnürungsgefühl des Schlundes. *Dunkel kongestionierter Schlund*, der sich geschwollen und gereizt anfühlt. Katarrhalische Laryngitis; Kehlkopf fühlt sich trocken und steif an.

Doch bei all diesen Beschwerden werden die eigentümlichen Charakteristika von Aesculus zugegen sein: Vollheit zum Bersten — dumpfe Schmerzen im Rücken usw., die an der Bewegung hindern — und überall Blutandrang mit *blauroter Verfärbung*, Trockenheit und Brennen.

Kent verrät uns übrigens, daß Aesculus auch »ein wunderbares Augenmittel ist, vor allem wenn die Augen ›Hämorrhoiden‹, also erweiterte Blutgefäße aufweisen; starke Rötung der Augen, mit Tränenfluß, Brennen der Augäpfel und vaskularisiertem Aussehen; gesteigerter Blutandrang zu den Augen.« Und Kent legt dar, daß der Aesculus-Patient, wie all die Arzneitypen mit venöser Plethora (PULSATILLA etc.), sich besser fühlt, wenn er sich in kühler Luft aufhalten kann.

*Hauptsymptome**

Rektum fühlt sich voll an; Trockenheit und Jucken im Rektum.

Wundheitsgefühl im Rektum, mit Brennen und Jucken.

Trockenes, unangenehmes Gefühl im Rektum, als wäre es voller kleiner Holzstückchen. (Charakteristisch!) (COLLINSONIA)

Harter, trockener, schwieriger Stuhl, mit Trockenheit des Mastdarms und Hitzegefühl.

Nach dem Stuhl Vollheitsgefühl im Rektum.

Hämorrhoiden schmerzhaft, blind — selten blutend.

* Hering, *Guiding Symptoms*. Bei der Übersetzung habe ich z.T. auf die zeitgenössische deutsche Bearbeitung von Hales *New Remedies* zurückgegriffen, die 1873 unter dem Titel *Edwin M. Hale's Neue Amerikanische Heilmittel* von Willmar Schwabe herausgegeben wurde; sie stammt von Dr. Oehme, einem deutschen Arzt, der damals im Staat New York lebte. — d.Ü.

Hämorrhoiden schmerzhaft, brennend, bläulichrot; im allgemeinen ›blind‹.
Schmerzen in den Hämorrhoiden wie von einem hin und her sägenden Messer; er konnte nicht sitzen, stehen oder liegen, nur knien.
»Einige tragen die Kastanien in ihren Hosentaschen als Präventivmittel.«

Genitalien. Leukorrhoe, mit Lähmigkeitsgefühl im Rücken quer über den Sakroiliakalgelenken und großer Ermüdung vom Gehen, denn schon beim Gehen kleiner Wegstrecken verlassen sie die Kräfte in dieser Rükkenpartie.

»Brustbeschwerden von Pferden.«

Rücken. Beständiger dumpfer Rückenschmerz; Gehen fast unmöglich; er ist kaum in der Lage, sich vorzubeugen, aufzurichten oder sich vom Sitzen zu erheben.
Beständiger Schmerz im Rücken* einschließlich Kreuzbein und Hüften, sehr verschlimmert durch Gehen oder Bücken.

Lähmungsartiges Gefühl in Armen, Beinen und Rückgrat.

Schwere- und Lähmigkeitsgefühl.
Vollheitsgefühl in verschiedenen Körperteilen, als ob diese eine übergroße Blutmenge enthielten.
Schleimhäute trocken und geschwollen; sie brennen und fühlen sich rauh an.
Glanduläre Schwellungen der Knochen. (Was auch immer das bedeuten mag!)

Übrigens führen manche Leute in ihrer Kleidung auch Roßkastanien mit sich, »um das Rheuma zu kurieren«.

---

* Siehe Fußnote S. 84. — d. Ü.

Aethusa cynapium

HUNDSPETERSILIE, ›HUNDSDILLGLEISS‹

Eines unserer kleineren, aber sehr wertvollen Mittel. Gewöhnlich wird es als ein Heilmittel für Kinder angesehen: für Säuglinge, die ihre Milch nicht vertragen, mit plötzlichem Erbrechen großer Flüssigkeitsmengen oder grünlichen Schleims sowie mit Schwäche und Schläfrigkeit nach dem Erbrechen — »entsetzlichem Brechen« —, das zudem von Durchfall und heftigen Bauchschmerzen begleitet sein kann. Darüber hinaus kann Aethusa bei manchen »schwachsinnigen Kindern« [Hering] eine große Hilfe sein.

Doch die Heilkräfte von Aethusa beziehen sich durchaus nicht nur auf die Zeit der Kindheit. So war es z.B. Dr. Clarkes großes Mittel bei einer bestimmten Form von Examensangst, wie wir später anhand eines Zitats aus seinem *Dictionary* sehen werden. Der Zustand, den Aethusa zu beheben vermag, wird in den Arzneiprüfungen wie folgt geschildert: »Unfähig zu lesen, nach Überanstrengung der Geisteskräfte.« »Unfähig zu denken; benommen, verwirrt.« »Kann sich nichts merken.« »Große Bangigkeit.« »Kopf eingenommen, Hirn wie gebunden.« »Idiotie ...« »Etwas dummlich im Kopfe, wie Rausch.« ... Mit anderen Worten, es ist ein Zustand — wir haben ihn alle schon einmal durchlebt —, wo wir, nachdem wir bis an unsere Leistungsgrenze für ein Examen gebüffelt haben, feststellen müssen, daß es keinen Sinn hat, zu versuchen, noch weiter zu lernen: ein Zustand geistiger Übersättigung, in dem wir nichts mehr aufnehmen können* und auch die größten Bemühungen, mit Dingen zu ringen, die *vielleicht* noch ›drankommen‹ könnten, reine Zeitverschwendung sind — sie wollen einfach nicht mehr in den Kopf hinein. Dann besteht nur noch die Mög-

* Auch von Hahnemann sind einige Mitteilungen über Aethusa cynapium überliefert, was wenig bekannt zu sein scheint, so daß ich sie an dieser Stelle vollständig wiedergebe. Er schreibt in seinem *Versuch über ein neues Princip zur Auffindung der Heilkräfte der Arzneisubstanzen ...* (*Kleine medizinische Schriften,* Bd. 1, S. 161):
»Den Wink, daß der *Hundsdillgleiß* ... außer andern Zufällen, Erbrechen, Durchlauf, Kolikschmerzen, Cholera und einigen, deren Wahrheit ich nicht verbürgen kann, (allgemeiner Geschwulst etc.) so specifisch Blödsinnigkeit, auch mit Raserei abwechselnde Blödsinnigkeit erregt, sollten die behutsamen Aerzte in dieser sonst so wenig heilbaren Krankheit nutzen. Ich hatte ein selbst bereitetes gutes Extrakt (Dicksaft) davon vorräthig, und da ich mich einstmals, durch vielerlei schnell auf einander folgende Kopfarbeiten zerstreut und unfähig fand, etwas zu lesen, so nahm ich einen einzigen Gran davon ein. Der Erfolg war eine *ungemeine* Aufgelegtheit zu Geistesarbeiten, mehrere Stunden bis zur Zeit des Schlafengehens. Den andern Tag aber war ich weniger aufgelegt.« — Anm. d. Ü.

lichkeit, die Bücher zur Seite zu legen und es darauf ankommen zu lassen — oder Aethusa zu versuchen.

Eine andere Form der Prüfungsangst verlangt nach ARGENTUM NITRICUM. Hier ist der Zustand nicht der einer ›Pattsituation‹, einer völligen geistigen Unbeweglichkeit, sondern der von akuter Angst und Sorge, verbunden mit der Vorahnung, daß man versagen werde. Der Leidtragende wirkt dabei gehetzt, fahrig, von Angst gequält, mit den Nerven am Ende. Große Befürchtungen, oft auch mit Durchfall, selbst vor harmlosen Bewährungsproben (GELSEMIUM). ARGENTUM NITRICUM ist ein Heilmittel bei starker seelischer Anspannung und großer Besorgnis, Aethusa hat einfach nur ein Gefühl völligen Unvermögens ... so zumindest sehe ich den Unterschied zwischen den beiden Mitteln. Aethusa schlägt heftiger auf den Magen und bringt extremes Erbrechen hervor, ARGENTUM NITRICUM hingegen erzeugt Blähungsdyspepsie und treibt den Magen auf, als sollte er vor Luft platzen. Beide haben Durchfall mit grünem Schleim. ARGENTUM NITRICUM ist ein Mittel mit starkem Verlangen nach Zucker und Süßigkeiten, die ihm aber nicht bekommen. Kent erzählt von einem Fall, wo ein Säugling grünlichen Durchfall bekam, weil die Mutter ständig Süßigkeiten aß. Er hatte bereits CHAMOMILLA, MERCURIUS und ARSENICUM gegeben, ohne Erfolg — bis er von den Süßigkeiten erfuhr. Gefragt, ob sie denn süße Dinge, Zucker o.ä. esse, sagte sie nein. »Aber natürlich tust du das«, warf ihr Mann ein. »Jeden Tag bringe ich doch ein Pfund Naschereien mit nach Hause. Was machst du denn damit?« »Ach das, das ist doch nichts!« meinte sie. »Aber«, so Kent, »das Baby wurde erst gesund, als es ARGENTUM NITRICUM bekommen und die Mutter aufgehört hatte, Süßes zu essen.« Er sagt, zwar habe eine ganze Reihe von Arzneien Verlangen nach Süßem, die meisten jedoch könnten Süßes straflos genießen. Der Aethusa-Patient erfährt eine Verschlimmerung durch Kaffee; er trinkt gern Wein, allerdings verstärken sich die Geistessymptome danach.*

An Aethusa sollte man auch als Epilepsiemittel denken. Bei epileptischen Krämpfen werden die *Augäpfel nach unten gewendet,* die Daumen einwärts geschlagen; das Gesicht ist gerötet, die Pupillen sind unbeweglich und dilatiert; milchiger Schaum vor dem Mund; geschlossene Zähne (Trismus), etc.

Eine Sache, an die man sich bei Aethusa-Kindern erinnern sollte, ist deren große Schwäche sowie die Unfähigkeit, den Kopf gerade zu halten (AB-

* *Wein verschlimmert* ist eine Ergänzung im Repertorium; außerdem besteht (nach Vithoulkas) Verlangen nach Käse, Mehlspeisen und Salz sowie eine Abneigung gegen Obst, ferner (nach Morrison) gegen Fett und natürlich gegen Milch. — Anm.d.Ü.

ROTANUM). Alle Symptome von Aethusa neigen zur Verschlimmerung von 3 bis 4 Uhr früh.

»Aethusa cynapium bei Säuglingen, die immer gleich gefüttert werden, wenn sie schreien. Das Kind zieht die Knie an, wenn es getragen wird; es ist die gleiche Haltung, die MEDORRHINUM üblicherweise einnimmt, aber soweit ich weiß, schlafen Aethusa-Patienten nicht in der Knie-Brust-Lage. Ich kannte eine 18jährige, die immer noch in dieser Lage schlief und für die MEDORRHINUM das indizierte Mittel war. Es ist das einzige Mal, daß ich diesem Symptom bei Erwachsenen begegnet bin. Das fand ich so interessant, daß ich sie fragte, warum sie denn in dieser Position schlafe. Sie sagte, sie hätte zuzeiten ein Gefühl im Bauch, als würden sich zehntausend Würmer darin herumwinden, und wenn sie die Knie-Brust-Lage einnehme, höre dieses Gefühl sofort auf.« — Dr. Underhill in einer Diskussion, die in einem alten Heft des *Homœopathic Recorder* (USA) wiedergegeben wurde.

H. C. Allen lenkt in seinen *Keynotes* die Aufmerksamkeit ferner auf das völlige *Fehlen von Durst* und, neben der Milchintoleranz und der Geistesschwäche, auf die große Mattigkeit und Erschöpfung der Kinder.

◊

Nash schreibt: »Aethusa ist eines unserer besten Mittel bei Erbrechen von Kindern. Die Milch wird gleich nach dem Trinken mit einer großen Anstrengung wieder nach oben befördert, wonach das Kind sehr schlaff und schläfrig wird; oder die Milch kommt, falls sie länger im Magen bleibt, schließlich als *sehr saure, geronnene Masse wieder hoch, die so dick ist, daß es fast unmöglich scheint, daß das Kind sie ausgebrochen haben könnte.*

Wenn dieses Magenleiden nicht geheilt wird, geht der Fall in Cholera infantum über, mit grünlichen wäßrigen oder schleimigen Durchfällen, Koliken und Konvulsionen. Die epileptischen Krämpfe dieser Arznei sind insofern eigentümlich, als dabei die Augen nach unten gerichtet sind, anstatt nach oben oder zur Seite. Wenn der Fall weiter ungünstig voranschreitet, sieht das Gesicht bald eingefallen aus und es entsteht die *Linea nasalis*, eine deutliche Falte von den Außenrändern der Nasenflügel zu den Mundwinkeln [Nasolabialfalte; d. Ü.], die eine perlweiße Verfärbung der Oberlippe begrenzt. *Dieses Symptom ist für Aethusa charakteristischer als für irgendein anderes Mittel.* … Die Erschöpfung und die Angst sind sehr ausgeprägt, doch wenn es außerdem noch an Durst fehlt, spricht dies mehr für Aethusa als für ARSENICUM.«

◊

Clarke *(Dictionary)* berichtet von zwei Fällen, die die Wirkung von Aethusa veranschaulichen; er schreibt: »Die ›Narren-Petersilie‹ [Fool's Parsley] hat ihren Namen nicht umsonst erhalten — sie ist fürwahr eine Arznei für ›Dummköpfe‹. Es besteht große Schwäche des Geistes oder des Körpers. Ein sehr charakteristisches Symptom ist *Unfähigkeit, zu denken oder sich zu konzentrieren.* Geleitet durch dieses Symptom, gab ich das Mittel einmal einem Studenten, der sich auf eine Prüfung vorbereitete. Er hatte sich schon gezwungen gesehen, sein Studium aufzugeben; nach diesem Mittel aber war er in der Lage, es wieder aufzunehmen, und er legte ein glänzendes Examen ab. Für einen kleinen Jungen in einem Waisenhaus, der an heftigen Kopfschmerzen litt und nicht in der Lage war, sich auf seine Hausaufgaben zu konzentrieren, verschickte ich in größeren Abständen Einzeldosen von Aethusa, welche ihm stets große Erleichterung verschafften. Später bat der Kleine dann immer selbständig um die Medizin, wenn die alten Symptome wiederkehrten.«

Clarke sagt: »Aethusa hat besonders klar umrissene Symptome, wobei *Heftigkeit* eines der Merkmale seiner Wirkung ist — heftiges Erbrechen, heftige Krämpfe, heftige Schmerzen, heftiges Delirium. ... *Schwachsinn,* der in manchen Fällen auch mit Raserei abwechselt.« Als weitere Charakteristika erwähnt er die Milchunverträglichkeit sowie die große Schwäche und Erschöpfung nach dem Erbrechen. »Das Kind ist davon so mitgenommen, daß es anschließend *sofort einschläft.* Es wacht hungrig wieder auf, ißt etwas, und sogleich erbricht es erneut. ›Hungrig nach Erbrechen‹ ist hier das Schlüsselsymptom.* ... Erwachsene klagen über ein Gefühl, als drehe sich im Magen etwas um, mit Brennen danach bis in die Brust.** ... Ausschlag auf der Nasenspitze.«

◊

Ein paar eigentümliche Symptome habe ich noch ausgelassen:

Zunge fühlt sich zu lang an.
Perlenschnurartige Schwellung der Lymphknoten um den Hals.
Bei Fieber völlige Durstlosigkeit, trotz großer Fieberhitze.

* Aethusa sollte im Repertorium in der Rubrik »Appetit vermehrt, nach Erbrechen« ergänzt werden. — d.Ü.

** Clarke gibt das Symptom (es stammt von Nenning) nicht korrekt wieder, ich habe daher die Formulierung von Jahr *(Symptomencodex)* gewählt. Eigentlich heißt es bei Nenning: »Gefühl im Magen, als wenn sich etwas umgewendet hätte, dann aufsteigendes, brennendes Gefühl bis in die Brust.« — Anm.d.Ü.

*Hauptsymptome**

Blödsinnigkeit, auch mit Raserei abwechselnd ...°,[1]

Ein Zug, der an dem Nasenflügel anfing und sich nach den Mundwinkeln hinzog, und dem Gesichte den Ausdruck von hoher Angst und Schmerzen gab.[2]**

Herpesartiger Ausschlag auf der Nasenspitze.°

Unverträglichkeit von Milch; die Kinder brechen ihre Milch, geronnen oder nicht, fast sobald sie geschluckt ist — innerhalb von zehn bis fünfzehn Minuten —, wieder aus, und das plötzlich und sehr heftig; danach werden sie vor Schwäche einige Minuten lang schläfrig.

Erbrechen geronnener Milch ...[2]

Weitere wichtige, beachtenswerte oder seltsame Symptome

Wahnsinn.[2] — Wuth.[2] — Bekommt leicht Wutausbrüche.

Sie bildete sich ein, Ratten durchs Zimmer laufen zu sehen.

Närrische Delirien; eingebildetes Erblicken von Hunden und Katzen.[3]

Grosse Angst und Unruhe ...[2]

Aergerlich und misslaunig, im Freien. Nach Eintritt ins Zimmer ist ihr wieder besser.[2]

Ungeschicklichkeit; unzufrieden bis hin zu Verärgerung.

Fehlendes Begriffsvermögen; eine Art Betäubung, als ob sich eine Barriere zwischen seinen Sinnesorganen und der Außenwelt befände.

Er liegt ausgestreckt da, ohne Bewußtsein.

Schwindel mit Schläfrigkeit.[2]

Er kann sich nicht aufrecht halten.

Gefühl von Trockenheit in der Mundhöhle bei feuchter und von der Milch weiss belegter Zunge.[2]

Oder: Zunge fühlt sich zu trocken an. Oder: Reichlicher Speichelfluß.

---

* Tyler gibt bei den ›Hauptsymptomen‹ nur die fettgedruckten Symptome aus Allens *Encyclopedia* an; zwei weitere wichtige Symptome, die in Herings *Guiding Symptoms* besonders hervorgehoben sind, habe ich ergänzt. Sie sind an einer ° zu erkennen.
Das mit [1] versehene Symptom stammt von Hahnemann (vgl. Fußnote S. 90); [2] steht für Symptome aus der im 4. Band der *Annalen der homöopathischen Klinik* von Hartlaub und Trinks veröffentlichten Prüfung, die größtenteils von Nenning durchgeführt wurde; und [3] bezeichnet eine Angabe aus dem *Handbuch der homöopathischen Arzneimittellehre* von Noack/Trinks/Müller. — Anm. d. Ü.

** Im *Handbuch der homöopathischen Arzneimittellehre* von Noack/Trinks/Müller findet sich zu diesem Symptom die Anmerkung »(*Linea nasalis*, charakteristisches Symptom von Unterleibsleiden)«. — d. Ü.

Aphthen im Mund.
Gefühl beißender Hitze in Mund und Rachen, welche das Schlucken erschwert.
Geschmack: süßlich; fade; bitter; salzig; nach Zwiebeln; nach Käse.
Langsames Sprechen. — Sprechen fast unmöglich.*
Entzündete Aphthen und Pusteln im Hals, so daß der Patient seinen Zustand als fast unerträglich empfindet.
Jucken und Kratzen in der Speiseröhre.
Unfähigkeit zu schlucken.
Entsetzliches Brechen.[2]
Massenhaftes grünliches Erbrechen.
Erbricht blutigen Schleim.
Reissende Schmerzen in der Herzgrube, die sich von da bis in die Speiseröhre hinauf erstreckten.[2]
Kälte des Abdomens, subjektiv wie auch objektiv, ... begleitet von Kälte der unteren Extremitäten.

Druckgefühl wie von einem Reifen [engl.: band] um den Brustkorb.
Anschwellung der Brustdrüsen.
Heftiges Herzklopfen; hallt im Kopf wider.
Quälender Schmerz in Hinterkopf und Nacken, bis ins Rückgrat hinunterziehend. ... Gefühl, als würde der Schmerz im Rücken gebessert durch Ausstrecken und steifes Rückwartsbeugen, wie bei Opisthotonus.
Taubheit der Arme.
Schwere- oder Schwächegefühl des Unterarms.
Schmerzhafte Verkrampfung der Hand.
Kontraktion der Finger.
Ameisenlaufen, das in den Knochen der unteren Gliedmaßen empfunden wird.

Aufschwellen des ganzen Leibes, zuweilen mit schwarzblauer Farbe.[2]
Aufgedunsenheit.

---

* Bei Allen heißt es »speech almost prevented«, bei Clarke »speech embarrassed«. Letzteres findet sich als Rubrik in Kents Repertorium, wo Aethusa nachgetragen werden sollte, außerdem (laut *Synthetischem Repertorium*) Morph., Nat-m. und Tab. — Die (falsche) Einordnung dieser Rubrik in das Gemüts-Kapitel durch Kent hat offenbar dazu geführt, daß in deutschen Übersetzungen des Repertoriums der Ausdruck *embarrassed* naheliegenderweise mit *verlegen* wiedergegeben wurde, was aber, wenn man die Quellen betrachtet, eindeutig für keines der dort genannten Mittel richtig ist. Gemeint ist stets eine *Behinderung oder Erschwerung des Sprechens,* z.B. durch Trockenheit des Mundes, Schwere, Schwellung oder Steifheit der Zunge etc. Man sollte daher diese Rubrik aus dem Gemüts-Kapitel streichen und sie in das Kapitel »Mund« übertragen. — Anm.d.Ü.

Heftige epileptische Krämpfe mit eingeschlagenem Daumen, rothem Gesichte, nach unten gewendeten Augäpfeln, unbeweglich erweiterten Pupillen, milchigem Schaum vor dem Munde, geschlossenen Zähnen, unterdrücktem, kleinem, hartem und frequentem Pulse …[2]
Krämpfe, Irrereden und Betäubung.[2]
Steifheit des ganzen Körpers.
Unfähigkeit, den Kopf gerade zu halten und aufrecht zu sitzen.
Er kann es nicht ertragen, während des [Fieber-] Schweißes aufgedeckt zu werden.

Anmerkung des Übersetzers: Eine Darstellung von Aethusa wäre unvollständig ohne wenigstens einen Hinweis auf die *abgöttische Tierliebe* des ›chronischen‹ Aethusa-Patienten, wie er von Vithoulkas erstmals beschrieben worden ist (zur dahinterstehenden ›Psychodynamik‹ dieses Phänomens siehe die Schilderung Vithoulkas' in seiner *Materia Medica Viva*). Eine Patientin (*Small Remedies Seminar,* Hechtel 1990) erklärte die große Liebe zu ihrem Hund mit den Worten: »Von ihm habe ich mehr Freundschaft und Liebe erfahren als je von einem Menschen. *Und je mehr ich die Menschen kennenlernte, desto mehr begann ich, Tiere zu lieben!*«

Ein sehr charakteristisches Merkmal des Aethusa-Patienten ist für Vithoulkas auch die Furcht vor dem Schlafengehen; Aethusa erscheint als einziges Mittel in der Rubrik *Furcht vor dem Schlaf — Furcht, die Augen zu schließen, er könnte vielleicht nie wieder aufwachen.*

Agaricus muscarius

FLIEGENPILZ

Agaricus muscarius (oder *Amanita muscaria*, unter welchem Namen das Mittel in Herings *Guiding Symptoms* erscheint), der Fliegenpilz (engl. ›fly agaric‹ oder ›bug agaric‹), der ›champignon fou‹* der Franzosen, hat ganz unverwechselbare Symptome und seinen ureigenen Platz in der homöopathischen Materia Medica. Seine Prüfung durch Hahnemann erschien zunächst in *Stapfs Archiv*, einem zeitgenössischen Periodikum, in dem auch noch einige andere Prüfungen Hahnemanns, vor allem die von PSORINUM, veröffentlicht wurden; diejenige von Agaricus hat er dann aber später in seine *Chronischen Krankheiten* aufgenommen.

Hahnemann beschreibt hier Agaricus als einen »stinkenden Pilz mit scharlachrothem, mit weißlichten Warzen besetzten Hute und weißen Blättchen«. Er wird zunächst auf gewöhnliche Weise verrieben und dann, wie er empfiehlt, bis zur 30. Potenz flüssig weiterpotenziert.

Bei Agaricus denke ich hauptsächlich an Chorea, doch sein auffallendes Zucken und Rucken ist nur ein kleiner Teil seines Arzneibildes. Ich erinnere mich, wie Dr. Blackley früher im London Homœopathic Hospital Agaricus für Dinge einsetzte, wofür es meiner profunden Unkenntnis seltsam ungeeignet schien; aber wahrscheinlich kannte er seinen Nutzen besser als die meisten von uns! — Zum Beispiel erschien es mir merkwürdig, das Mittel bei Pneumonie zu verordnen! — und doch sagt Kent darüber:

»Agaricus ist ein großes Mittel bei *Lungenleiden*, wenngleich selten daran gedacht wird. Offenbar hat es auch schon Schwindsucht geheilt. Katarrhalische Brustbeschwerden, mit Nachtschweißen und einer Vorgeschichte neurologischer Symptome. Vereinzelt auftretende, heftige Hustenanfälle, die mit Niesen enden. Krampfhafter Husten, mit abendlichem Schwitzen, beschleunigtem Puls und Expektoration eines eiterähnlichen Schleims; schlimmer jeweils morgens und beim Liegen auf dem Rücken. Kommen dann noch die beschriebenen Symptome hinzu, wird Agaricus dem Prozeß Einhalt gebieten. Fälle von beginnender Phthisis. Das Mittel hat einen starken Bezug zur tuberkulinischen Diathese.

Ich [Kent] erinnere mich, wie ich begann, TUBERCULINUM bei einem Mann zu prüfen, von dem ich annahm, daß er in Anbetracht seiner Anamnese und Symptome empfindlich darauf reagieren würde. Schon die er-

* Wörtlich ›Verrückten-Pilz‹; geläufiger ist allerdings der Ausdruck *fausse oronge*, der ›falsche Blätterpilz‹ (bei Allen u.a. heißt es fälschlich ›fausse orange‹). — d.Ü.

ste Gabe brachte ihn fast um; dafür, daß die Substanz sonst lediglich zur Diagnose der Krankheit bei Rindern verwendet wird, schien sie ihn doch mächtig aufzuwühlen! Er magerte rapide ab und sah aus, als ob er bald sterben würde. Ich ließ das Mittel aber weiter wirken und beobachtete und wartete geduldig ab; schließlich kamen die Symptome von Agaricus zum Vorschein und stellten so die Verwandtschaft zwischen diesen beiden Arzneien aufs neue unter Beweis; zugleich bestätigten sie Herings Beobachtung, daß Agaricus enge Beziehungen zur tuberkulinischen Diathese aufweist. Agaricus war sein Heilmittel und gab ihm bald sein altes Gewicht zurück.«

Unter Herings Symptomen finden sich: »Brust fühlt sich zu eng an. — Engbrüstigkeit, Zusammenschnürungsgefühl in der Brust. — Krampfhusten mit Angstschweiß. — Nach jedem Hustenstoß heftiges Niesen, manchmal so schnell aufeinanderfolgend, daß er nicht weiß, ob er gerade hustet oder niest. — Lungenentzündung. — Tuberkulöse Schwindsucht.«

Dieser Giftpilz zieht auch die Verdauungsorgane in Mitleidenschaft; so heißt es bei Kent: »Aufruhr im Abdomen. — Viel Bauchschmerzen. — Alles geht in Gärung über. — Entsetzlich stinkende Flatus. — Tympanitisches Abdomen. — Heftiger Stuhldrang. — Gefühl, als ob das Rektum platzen würde, selbst nach Stuhlgang. — Fortbestehen des Drangs nach dem Stuhlgang« (MERCURIUS CORROSIVUS).

Agaricus hat schlimme, für das Mittel typische Rückenschmerzen, welche vorwiegend im Sakralbereich und verstärkt beim Sitzen auftreten. (Hier denke man aber auch an eine mechanische Ursache, etwa eine sakroiliakale Subluxation.) Ich habe Agaricus wirksam gesehen bei einem schwierigen Fall von Rheumatismus, wo die Indikation war »*Diagonale Schmerzen:* z.B. linker Unterarm und rechter Oberschenkel — oder rechtes Knie und linke Hand«; und bei Rheumatismus hat Agaricus Verschlimmerung nicht nur im Sitzen, sondern allgemein in Ruhe sowie Besserung durch Umherbewegen.

Ein Großteil der Gift- und Heilwirkungen von Agaricus hat aber mit dem Rückenmark und dem Nervensystem zu tun. Bei Kent heißt es dazu: »Das Auffallendste — etwas, das sich durch das ganze Mittelbild zieht — sind Zuckungen und Zittern: Zucken der Muskeln und Zittern der Glieder. Die Muskelzuckungen können ein solches Ausmaß annehmen, daß ein vollentwickeltes Choreabild entsteht. ... Schwierigkeiten, die Muskelbewegungen zu koordinieren. Inkoordination des Gehirns und des Rükkenmarks. Unbeholfene Bewegungen. Läßt Gegenstände fallen; beim Festhalten von Gegenständen öffnen sich plötzlich unwillkürlich die Finger.« Er sagt, manchmal könne man das Küchenmädchen, das ständig Geschirr zerbricht, weil es ihm aus der Hand fällt, mit Agaricus oder APIS heilen.* Und als Unterscheidungskriterium zwischen den beiden Mitteln führt er an, daß sich Agaricus gern so nah wie möglich am Herd aufhält, während APIS am liebsten der warmen Küche entfliehen würde!

In diesem Zusammenhang muß ich an die klassische Beschreibung des Beginns einer Chorea denken. »Das Kind wird ausgeschimpft, weil es Grimassen schneidet; dann fängt es sich eine Ohrfeige, weil es Tasse und Untertasse zerbrochen hat.« Schließlich dämmert es auch dem Unaufmerksamsten, daß es sich nicht um Böswilligkeit handelt, sondern um den Veitstanz. So bringt man das arme Ding schleunigst zum Doktor, und der mißt die Temperatur, horcht das Herz ab — um am Ende »Bettruhe!« zu verordnen. Handelt es sich aber um einen Homöopathen, so wird er Agaricus oder auch ein anderes unserer ›Zuckungsmittel‹ verabreichen, je nachdem, welches die größte Ähnlichkeit mit den individuellen Symptomen des Kindes hat.

Wie Kent sagt: *»All unsere Arzneien sind voller ›Verrücktheiten‹, und diese Eigentümlichkeiten müssen wir herausfinden, um zu guten Verordnungen in der Lage zu sein.«*

Es gibt jedoch einige andere Mittel — HYOSCYAMUS, STRAMONIUM, MYGALE, IGNATIA u.a. —, die eher noch stärkere (choreatische) Verzerrungen des Gesichts hervorrufen.

Agaricus greift außerdem das Herz an, mit stechenden Schmerzen, Herzbeklemmungen und Engbrüstigkeit, ferner mit Schock und Palpitationen.

◊

Guernsey *(Keynotes)* schreibt über Agaricus: »Diese Arznei ist überaus reich an Symptomen an nahezu jedem Organ und jeder Körperfunktion. ... Durch das Studium des Mittels und seine Anwendung sehe ich mich immer wieder belohnt, wenn *Juckreiz, Röte und Brennen wie von einer Erfrierung an irgendeinem Körperteil* zutage treten — oder auch *Brennen und Jucken innerer Teile.*«

Nash erwähnt die Berührungsempfindlichkeit der Wirbelsäule, wobei sich die Schmerzen bis in die unteren Gliedmaßen erstrecken, und das Zucken von Augenlidern, Gesicht und Extremitäten, das im Schlaf aufhört. Ansonsten hat er, abgesehen von den Hautsymptomen, über Agaricus nicht viel mitzuteilen. »Ohren, Gesicht, Nase und übrige Haut sind gerötet und jucken wie von Frostbeulen.« Er sagt, dieses Symptom »Jukken, Brennen und Röte, wie nach Erfrierung« sei sehr wertvoll und könne bei den verschiedensten Krankheiten zur Wahl dieser Arznei führen.

* Ein weiteres wichtiges Mittel hierfür ist BOVISTA. — d.Ü.

Natürlich kennen die meisten von uns Agaricus zumindest als Heilmittel bei Frostbeulen. Agaricus leidet zutiefst unter der Kälte*, und seine Frostbeulen schmerzen fürchterlich, wenn Hände oder Füße kalt werden. Im Gegensatz dazu werde sie bei PULSATILLA zur Plage, wenn sie warm werden. Agaricus-Frostbeulen sind äußerst kälteempfindlich, die von PULSATILLA jucken und brennen bei Erwärmung so, daß es zum Verrücktwerden ist. Dies sind die Mittel, die bei Frostbeulen vor allem in Frage kommen ... und RUTA! Ich erinnere mich noch gut an die Zeit, als ich einem Neffen regelmäßig Rautensalbe zuschickte, der so schlimme Frostbeulen hatte, daß er wiederholt nicht zur Schule gehen konnte und im Bett bleiben mußte. Seine Mutter fand, daß ihm nichts anderes als Rautensalbe half, und so bat sie mich jedes Jahr um frischen Nachschub.

Aber Rautensalbe ist nicht gleich Rautensalbe. Einer unserer Gärtner kümmerte sich immer um die Zubereitung der Salbe; er baute die Pflanze im Garten an, um für die Kühe eine Salbe herstellen zu können, wenn deren Euter wund geworden waren. Auch heute noch ziehe ich die Raute, jenen Hauptbestandteil der altertümlichen ›Mithridate‹**, in meinem Garten; nur bin ich meist zu faul, die Salbe anzufertigen, so daß sie mir oft gerade ausgegangen ist, wenn ich sie brauchen könnte. Die Rautensalbe sollte stets aus der frischen Pflanze zubereitet werden. Und dies ist das Rezept: Man erhitze Schweineschmalz, bis es flüssig ist (ein hoher Suppentopf eignet sich sehr gut für diesen Zweck), und tauche darein einen nicht zu kleinen Strauß der frischen und in voller Blüte stehenden Gartenraute. Dann lasse man, um die Stoffe zu extrahieren, den Topf für einige Stunden an einem warmen Ort stehen, bis die Pflanze blaß und das Schmalz grün geworden ist und deren Geruch angenommen hat; man nehme die Zweige heraus und lasse sie abtropfen. Wenn die so gewonnene Masse erkaltet und fest geworden ist, decke man den Topf gut ab. Die Salbe ist nützlich bei geschwollenen Zehenballen, bei Knieschleimbeutelentzündungen — doch hier wirkt RUTA in Potenz ebensogut, und es ist keine so schmierige Angelegenheit —, bei lokalen Entzündungen und bei Frostbeulen, auch wenn sie schon aufgebrochen sind. Doch zu jener Zeit hatte ich noch nicht die Wirkung von Agaricus und PULSATILLA in dieser Hinsicht kennengelernt, welche länger anhält und weitaus kurativer ist.

Der ›Verrückten-Pilz‹ wirkt natürlich stark auf das Gehirn und die Sinnesorgane ein — in seinen milderen Stadien mit übler Laune, Gleichgültigkeit, Unlust, zu arbeiten oder auch nur Fragen zu beantworten. Beim Voll-

---

* Laut Vassilis Ghegas ist Agaricus, obwohl es in der gesamten Materia Medica als kalt beschrieben werde, in den meisten Fällen ein *warmblütiges* Mittel (*Englische Seminare*, Sylvia Faust Verlag). — Anm. d. Ü.

** Siehe Fußnote im Kapitel über RUTA GRAVEOLENS, S. 1035. — d. Ü.

bild der Vergiftung kommt es zum Delirium: Das Opfer erkennt niemanden mehr — wirft mit Gegenständen nach Menschen — singt und spricht, antwortet aber nicht. Agaricus gehört somit auch zu den Heilmitteln des Deliriums, selbst des tobsüchtigen, ›wütenden‹ Deliriums.* »Von wilden asiatischen Volksstämmen wird der Pilz in Form eines äußerst berauschenden Getränks verwendet.« Der Zustand ähnelt dem bei Alkoholismus so stark, daß Agaricus einen festen Platz als eines unserer Heilmittel bei *Delirium tremens* einnimmt. Und sicherlich läßt Bogers prägnante Beschreibung der Arznei nicht nur an Chorea, sondern auch an einen Alkoholrausch denken: *»Agaricus hat ungeordnete, unsichere und übers Ziel hinausschießende Bewegungen; der Kranke greift zu weit — hebt den Fuß beim Treppensteigen zu hoch — läßt Dinge fallen ...; undeutliches und ruckartiges Sprechen.«*

*Hauptsymptome***

Geist und Gemüt. Delirium tremens.
Delirium mit beständigem Wüten.

Kopf. Dumpfer, ziehender Kopfschmerz am Morgen, sich bis zur Nasenwurzel erstreckend, mit Nasenbluten oder dicker, schleimiger Absonderung aus der Nase.
Ziehen von beiden Seiten des Stirnbeins, bis zur Nasen-Wurzel.°,[1]
Kopfschmerzen bei Choreakranken oder solchen Patienten, die bei Fieber oder vor Schmerz schnell delirant werden; Zuckungen oder Grimassen.

Augen entzündet, mit Tränenfluß durch Gerüche oder Husten.°

Ohren. Jücken, Röthe und Brennen an den Ohren, als wären sie erfroren gewesen.[1]

Gesicht. Zuckungen der Gesichtsmuskeln.°

* In den Prüfungen kam es mehrfach auch zu heiterer Gemütsstimmung. So heißt es u.a. bei Hahnemann: »Heitere Laune, doch kein Trieb zum Sprechen.« »Unaufgelegt zum Sprechen, ohne mißlaunig zu seyn.« — Anm.d.Ü.

** M.Tyler führt hier nur Symptome aus den *Guiding Symptoms* an. Ich habe sie um einige weitere »Black Letter Symptoms« aus derselben Quelle, die sie möglicherweise übersehen hat, ergänzt und außerdem die wenigen fettgedruckten Symptome aus Allens *Encyclopedia* hinzugefügt; sie sind mit einer ° gekennzeichnet. Eine [1] bezeichnet Symptome aus Hahnemanns *Chronischen Krankheiten*, die mit [2] versehenen Symptome entstammen der österreichischen Nachprüfung, die 1863 von Zlatarovich in der *Zeitschrift des Vereins der homöopathischen Aerzte Oesterreichs* veröffentlicht wurde. — Anm.d.Ü.

Zunge trocken.

Rektum. Häufig Abgang von geruchlosen Blähungen.°,²

Genitalien. Beschwerden nach Geschlechtsverkehr.°
Furchtbare, fast unerträgliche Schmerzen durch Herabdrängen des Uterus.°

Husten. Plötzliche konvulsivische Hustenanfälle, < vormittags oder während des Tages.

Rücken. Schmerz in der Lendengegend und im Kreuzbein, besonders im Sitzen.
Beim Bücken eine eigene Schmerzhaftigkeit längs der Wirbelsäule.°,²
Heftige, stechend brennende Schmerzen in der Tiefe des Rückgrathes.°,²
Drückender Schmerz entlang der Wirbelsäule und den Gliedern.°
Die Wirbelsäule für die Berührung empfindlich.°,²

Extremitäten. Jücken, Röthe und Brennen an den Händen [ebenso an den Fingern und Zehen], wie nach Erfrierung.¹
Teile heiß, geschwollen, rot.
Zittern der Hände.¹
Steifheit in den Fingern infolge Gicht.
Muskelzucken in beiden Hinterbacken.²
Schmerzen in den Knochen der Unterschenkel, zuweilen so, als säßen sie im Periost.
Schmerz und Entzündung in erfrorenen Zehen.
Frostbeulen.
Reißen in den Gliedern, < in Ruhe und im Sitzen, > bei Bewegung.
Schmerzen in den Gliedern, mit Lahmheit und Taubheit derselben.
Unsicherheit beim Gehen; stolpert über alles, was im Wege liegt.

Nerven. Zuckungen: der Augenlider und Augäpfel; der Wangen; im hinteren Brustkorb; im Abdomen.
Unwillkürliche Bewegungen (besonders bei Kindern) im Wachzustand; hören während des Schlafs auf (Chorea).
Krampfartige Bewegungen, von einfachen unwillkürlichen Bewegungen und Zuckungen einzelner Muskeln bis hin zum ›Tanzen‹ des ganzen Körpers (Chorea, Hysterie).
Lähmung der oberen und unteren Gliedmaßen (beginnende Rückenmarkserweichung).

Schlaf. Im Schlaf sind nicht die geringsten Augenbewegungen zu erkennen (klonische Augenmuskelkrämpfe).

Nach dem Mittagsmahle ungewöhnlich grosse Schläfrigkeit[2]; erwachte aus sehr festem Schlafe mit Schmerzhaftigkeit und Lähmigkeit der Glieder.

Frostbeulen, Erfrierungen und sonstige Folgen von Kälteexposition, besonders im Gesicht.

Schauder ziehen von oben nach unten durch den Körper (Fieber).

Schweiß beim Gehen; nach mäßiger Körper-Anstrengung.[1]

Profuser Schweiß.

Jücken, Brennen und Röthe ..., wie nach Erfrierung.[1]

Bei Trinkern indiziert, besonders für deren Kopfschmerzen.

Einige eigentümliche oder wichtige Symptome

Agaricus ist eines der wenigen Mittel mit kreuzweise auftretenden Symptomen; sie können zur selben Zeit an beiden Seiten des Körpers auftreten — aber diagonal.

Lokale Kälteempfindungen. — An einer kleinen unscheinbaren, etwa kreuzergrossen Stelle der linken Rippenseite, vor dem Schulterblatte ein kurzes eiskaltes Gefühl.[2]

Ameisenlaufen in den Gesässmuskeln ...[2] — Brennen in den Gesässmuskeln.[2]

Neuralgische Schmerzen, als würden Körperteile durch scharfe Eisstückchen berührt oder als würden kalte Nadeln durch Nerven stechen (ARSENICUM: heiße Nadeln).

Es schien, als ob der Körper zu einem Nichts zusammenschrumpfen würde.

Jucken und Brennen am ganzen Körper, sehr quälend.

Ailanthus glandulosa

GÖTTERBAUM

In unserem alten Garten in Wyvenhoe standen vor vielen Jahren zwei prächtige Ailanthusbäume, deren Andenken wohl dazu beigetragen hat, daß ich dieser wenig bekannten, aber unschätzbaren Arznei besondere Aufmerksamkeit geschenkt habe.

Die dramatische Geschichte dieser Pflanze als Arznei ist, soweit ich in Erfahrung bringen konnte, nur von Dr. Hughes überliefert worden. Es lohnt sich, sie an dieser Stelle noch einmal zu erzählen, kann es doch helfen, sich den Nutzen von Ailanthus besser einzuprägen. Wir lernen auf diese Weise gut die Besonderheiten seiner krankmachenden Wirkungen kennen und damit eben auch seine großartigen Heilkräfte in manch verzweifelten akuten Krankheitsfällen.

Hughes berichtet in seinen *Pharmacodynamics:* »Die Geschichte von Ailanthus ist sehr interessant; und einer unserer besten amerikanischen Ärzte, Dr. Wells aus Brooklyn, schrieb dazu das erste Kapitel. Seine eigene Tochter wurde nämlich plötzlich von sämtlichen Symptomen des Frühstadiums eines malignen Scharlachs befallen; es bestanden: ›heftiges Erbrechen; starke Kopfschmerzen; Lichtintoleranz; Schwindel; heißes, rotes Gesicht; Unfähigkeit, aufrecht zu sitzen; schneller, kleiner Puls; Schläfrigkeit bei gleichzeitiger Unruhe; große Angst. Zwei Stunden später war die Schläfrigkeit zur Unbesinnlichkeit* geworden, zu einem Delirium, in dem sie fortwährend vor sich hin murmelte und ihre eigenen Familienangehörigen nicht mehr erkannte. Stellenweise war sie von einem miliaren Ausschlag bedeckt, mit einzelnen Effloreszenzen auch zwischen dessen Punkten — all dies von dunkler, fast livider Farbe. Der Ausschlag trat an Stirn und Gesicht stärker auf als anderenorts.‹ Der Vater hielt das Kind schon für verloren, doch nach einigen Stunden trat eine Veränderung ein, die den Fall in einem günstigeren Licht erscheinen ließ. Weiteres Nachforschen ergab dann, daß sie beim Spielen mit Zweigen des Ailanthusbaums eine gewisse Menge Saft aus der Rinde zu sich genommen haben mußte. Dr. Wells schließt seinen Bericht mit dem Hinweis, daß wir von dieser Pflanze mög-

* Mit diesem Ausdruck übersetzte Oehme hier den Begriff *insensibility* (in seiner Übersetzung von Hales *New Remedies*, vgl. Fußnote S. 88). Gemeint ist wahrscheinlich eine Art *Apathie* oder *Stumpfsinnigkeit*. Zwei Symptome aus den Prüfungen weisen ebenfalls auf diese Bedeutung hin: »Sorglosigkeit bezüglich der Gegenwart und Zukunft« und *»Stoischer Gleichmuth gegen Alles«*, letzteres das einzige von Oehme (in der Übersetzung) hervorgehobene Gemütssymptom. — Anm. d. Ü.

licherweise bei jenen schlimmen Scharlachfällen Hilfe erwarten können, welche bereits im ersten Stadium die lebensbedrohlichen Symptome einer zerebralen Intoxikation aufweisen.

Dies wurde im Jahre 1864 geschrieben; da es aber in einem wenig bekannten Journal veröffentlicht wurde, scheint es zunächst keinen bleibenden Eindruck hinterlassen zu haben. 1867 machte Dr. Pope die englische Leserschaft auf die Bedeutung und den Wert dieser Fakten aufmerksam, und seine Anmerkungen sollten bald Früchte tragen. Schon 1868 nämlich sah sich Dr. Chalmers einer malignen Scharlachepidemie gegenüber; zu jener Zeit mit der Anwendung homöopathischer Arzneien noch nicht sehr vertraut, war er (wie wohl wir alle) von deren Wirkung in dieser Situation sehr enttäuscht. Dann las er den Artikel Dr. Popes. Er beschaffte sich etwas Ailanthus, und schnell fand er heraus, daß er damit das Agens gefunden hatte, das er benötigte. Das Scharlachfieber war allgemein durch einen dunkelfarbenen und auf einzelne Stellen begrenzten Ausschlag charakterisiert, und konstant zeigte sich dabei die Wirkung der Arznei in einem Wechsel zu einem hellergetönten und mehr generalisierten Exanthem; zugleich verringerte sich die Pulsfrequenz, der Puls wurde regelmäßiger und kräftiger, und die Patienten kamen rasch wieder zu Bewußtsein.«

Andere Ärzte, die mit Ailanthus umfangreiche Erfahrungen bei Scharlach gesammelt hatten, erhärteten später die vorteilhaften Berichte über die Anwendung dieses Mittels. Ein australischer Arzt teilte Hughes allerdings mit, er habe es für nötig befunden, es abzusetzen, sobald der Ausschlag zu verblassen beginne; anderenfalls könne es während oder nach der Abschuppung zu pemphigusartigen Hautveränderungen kommen.

Ailanthus ist, wie Hughes weiter schreibt, in Fällen von zerebraler und spinaler Kongestion empfohlen worden. Sein Effekt auf den Kopf und die geistigen Fähigkeiten ähnelt dabei stark der Dumpfheit und Schwere — mit Verwirrtheit und Unfähigkeit zu arbeiten —, wie sie nach geistiger Erschöpfung und übermäßiger Sorge entstehen; Symptome der spinalen Kongestion sind hingegen Schmerzen im Rücken, die die ganze Wirbelsäule hochziehen, Einschnürungsgefühl in Brust und Abdomen sowie Taubheitsgefühl und Kribbeln in den oberen und unteren Extremitäten (GELSEMIUM).

Das Mittel wird ferner, so Hughes, bei schlimmen Masernfällen empfohlen, wenn der Ausschlag nicht richtig herauskommt, plötzlich wieder zurücktritt oder sich livide verfärbt; darüber hinaus bei diphtherischen oder anderen schweren Halsentzündungen sowie bei epidemischer Zerebrospinalmeningitis.

Wenn ich auch im allgemeinen um Kürze bemüht bin, so habe ich doch in diesem Fall recht ausführlich zitiert, wegen der Bedeutung der Arznei und weil in bezug auf ihre faszinierende Geschichte anderenorts nur wenig zu erfahren ist.

In Allens *Encyclopedia* werden auch einige Prüfungen wiedergegeben, neben den Symptomen jenes dramatischen Vergiftungsfalls, der nachdrücklich auf den Rang des Mittels bei akuten, bösartigen, lebensbedrohlichen und rasanten Krankheitsverläufen hinweist: die Lividität des spärlichen Hautausschlags, der nicht so, wie er sollte, an die Oberfläche tritt; die Schläfrigkeit und das bald folgende murmelnde Delirium, mit Erbrechen, Kopfschmerz, Lichtintoleranz, heißem und rotem Gesicht, raschem und kleinem Puls; die große Unruhe und Angst. ... Lassen Sie uns sehen, inwiefern die Prüfungen bestätigen, was wir andeutungsweise schon durch diesen Vergiftungsfall erfahren haben.[*]

Große Angst.[V] Unfähigkeit, sich zu konzentrieren. Fand es fast unmöglich, eine Zahlenkolonne korrekt zu addieren. Gedächtnisverlust. Irrsinn.[**] Stupor, Delirium und Unbesinnlichkeit [vgl. Fußnote S. 104], nach unterdrücktem Scharlachausschlag.[K]

Stoischer Gleichmuth gegen Alles.[***]

Schwankender Gang, mit Neigung zu taumeln. Schwindelgefühl, mit Übelkeit, Würgen und etwas Erbrechen. Die Zahlen im Hauptbuch schienen in den Kolonnen auf und ab zu tanzen. Apoplektische Blutfülle des Kopfes. Empfindung eines elektrischen Stromschlags, vom Gehirn bis in die Extremitäten ziehend. Kribbeln im linken Arm und in der linken Hand, mit dumpfen Kopfschmerzen.

Pupillen stark erweitert.[K] Photophobie.

Gesicht und Stirn dunkel-mahagonifarben, bei unterdrücktem Scharlachausschlag.[K]

Zunge trocken, ausgedörrt, aufgesprungen; oder feucht und mit einem weißen Pelz belegt; Zungenspitze und Ränder livide (Scharlach).[K] Zunge von einem dicken, weißlichen Belag bedeckt, in der Mitte braun.

Im Halse Gefühl von Anschwellung und Trockenheit wie zum Ersticken, nur kurze Zeit in der akuten Form auftretend, dann chronisch werdend.

---

[*] Unter den im folgenden aus der *Encyclopedia* wiedergegebenen Symptomen befinden sich auch einige gut bestätigte klinische Symptome; diese sind von mir (entsprechend den Angaben bei Allen) mit [K] versehen worden. Die mit [V] bezeichneten Symptome sind ebenfalls keine Prüfungssymptome, sondern stammen aus dem bereits erwähnten Vergiftungsfall. — Anm. d. Ü.

[**] *Mental alienation;* wie Hughes in seiner *Cyclopaedia* zu diesem Symptom anmerkt, muß es sich dabei wohl um eine eher flüchtige und oberflächliche Störung gehandelt haben. — Anm. d. Ü.

[***] Dieses Symptom stammt von Hale und ist hier in der Formulierung des deutschen Übersetzers Oehme wiedergegeben. — d. Ü.

Beständiges Räuspern und Bemühungen, weißliche Eiterklumpen hochzubringen. Rachen empfindlich und schmerzhaft beim Schlucken oder bei Luftzutritt. Parotiden und Schilddrüse empfindlich und vergrößert.

Hals livide und geschwollen, Tonsillen von zahllosen tiefen, entzündeten kleinen Ulzerationen übersät (Scharlach).[K]

Übelkeit, mit jener bei Schwangerschaft vergleichbar.

Empfindlichkeit der Lebergegend. Bauchauftreibung. Brennen im Magen und in den Därmen. Ein Gefühl von ›Unsicherheit‹, als könne er jeden Augenblick Durchfall bekommen.

Häufige wäßrige Stühle, die mit großer Kraft ausgetrieben werden. Dysenterie[K]; häufige schmerzhafte Stühle, mit wenig kotigen Bestandteilen, aber viel blutigem Schleim.

Tiefer, erschöpfender Husten, mit asthmatischer Aufblähung der Lungen. Äußerste Schmerzhaftigkeit der Lungen, mit Wundheitsgefühl.

Hautausschlag (wie oben bereits beschrieben) dunkel, fast livide; verstärkt an der Stirn und im Gesicht.[V]

Unerträgliche Schmerzen im Nacken, in der oberen Rückenpartie und im rechten Hüftgelenk (Fieber).[V]

»Wenn eine Patientin auf den Geruch des blühenden Baumes reagiert, müßte sich Ailanthus bei ihr als gutes Mittel bei malignem Puerperalfieber erweisen« (Hering).

◊

Boger hebt folgende Punkte besonders hervor:

Rasche Prostration. *Malignität und Stupor* nehmen immer mehr zu. Foetor und *Lividität*. Gesicht und Rachen dunkelrot und geschwollen. Tonsillen von tiefen Ulcera übersät. Ausschläge in Form von vereinzelten dunklen Flecken. Maligner Scharlach; unterdrückt. Affiziert besonders *Blut*, *Rachen*, Haut und Psyche.

◊

Kent sagt: »Diese Arznei ist vor allem bei fieberhaften Infektionskrankheiten geeignet, die bösartig verlaufen, wie etwa bei bestimmten Formen von Diphtherie und Scharlach; bei Blutvergiftung (Sepsis); bei typhösen Fiebern, insbesondere jenen Fällen, die durch fleckenweise kapillare Kongestion, durch rote Sprenkel gekennzeichnet sind. Wohl die auffälligste Manifestation eines solchen Krankheitstyps ist der maligne Scharlach, bei dem der reguläre Ausschlag nicht herauskommt, sondern stattdessen roseolaähnliche, rote Flecken erscheinen; ... hinzu treten Zahnfleisch- und Nasenbluten sowie starke Anschwellung des Halses. Das Gesicht ist dunkelrot und wie berauscht; die Augen sind so kongestioniert, daß sogar Blut aus ihnen austreten kann. ... Betäubung; der Patient erscheint benommen und stumpfsinnig, wie abwesend. Der Rachen zeigt kleine purpurne Flekken und sieht ödematös geschwollen aus. ... Rasche Blutzersetzung. ... Manchmal bilden sich Blasen an den Fingerspitzen oder auch an anderen Stellen des Körpers. Fötider Geruch aus Mund und Nase. ... Wenn ein Fall in einen solchen Zustand großer Erschöpfung gerät, mit schnellem Puls, üblem Geruch, purpurnen oder blauen Flecken, haben wir es mit einem septischen Verlauf zu tun. Wechselfieber oder Diphtherien können plötzlich diese Form annehmen. ...

Der Kranke kann sich nicht konzentrieren, kann Fragen nicht korrekt beantworten; er ist wie in einem halbbewußten Zustand. In den ersten Stadien besteht noch große Angst und Unruhe, später nur noch Stupor und Gleichgültigkeit gegenüber allem; schließlich kommt es zu völliger Bewußtlosigkeit. ... Bei einer Scharlachepidemie in Brooklyn wurde eine ganze Reihe von Fällen mit Ailanthus behandelt, und viele Patienten konnten so gerettet werden. Das Mittel schien den bösartigen Charakter der Krankheit in einen milden Scharlachtyp umwandeln zu können.

In Ergänzung zu den Symptomen des Textes* hat man beobachtet, daß das Haar ausfallen kann und daß abends beim Schließen der Augen Lichtblitze aufleuchten können. ... ›Das Gesicht deutet auf großes Leiden hin; es ist so dunkel wie Mahagoni.‹ ... Gesicht purpurfarben, aufgedunsen, wie berauscht. ... Diese Arznei paßt auf die bösartigsten Scharlachformen. ... Bei diesen septischen Zuständen bestehen Schmerzen im Nacken und im Kopf, egal welchen Namen die Krankheit trägt. ...

›Gefühl, als würde eine Ratte das Bein hochlaufen‹ — dieses Symptom kam bei einem meiner Prüfer vor.«

Kent empfiehlt uns: »Wenn Sie an das Krankenbett eines Scharlachpatienten treten, sollten Sie sich nicht die Namen der Arzneien ins Gedächtnis rufen, die Ihnen vielleicht als Scharlachmittel bekannt sind. Lassen Sie sich stattdessen durch die Erscheinung des Patienten an jene Mittel erinnern, die mit diesem Patienten Ähnlichkeit haben — ohne Rücksicht darauf, ob sie schon einmal mit Scharlach in Verbindung gebracht worden sind oder nicht.

Wenn Sie das Scharlachexanthem sehen, meinen Sie vielleicht, daß es wie ein ACONITUM-Ausschlag aussieht; doch bei ACONITUM ist die Sepsisneigung [engl.: zymosis] so gering, daß es außer Betracht bleibt. BELLADONNA paßt nicht, denn bei diesem ist das Exanthem leuchtendrot und glatt. PULSATILLA wiederum hat ein masernartiges Exanthem, und es geht oft mit einem schleichenden Fieberverlauf einher; doch ist dieser nicht so bösartig

* Gemeint sind Herings *Guiding Symptoms.* — d.Ü.

wie beim typhösen Typ, und so können Sie auch PULSATILLA wieder vergessen. Schließlich erkennen Sie in der Prostration, der Verschlimmerung nach Schlaf, dem allgemeinen Stupor und dem Delirium fast auf einen Blick das vollkommene Bild von LACHESIS, das bei solchen Krankheitsformen typisch ist.

Sie sehen einen anderen Scharlachfall mit nur geringfügigem Ausschlag; das Kind zupft ständig die Haut von Lippen und Nase ab, liegt blaß und erschöpft in seinem Bett; der Ausschlag ist minimal, kaum der Rede wert; die Harnsekretion liegt fast völlig darnieder: fast augenblicklich denken Sie an ARUM TRIPHYLLUM. Oft ist es allein der äußere Aspekt, der Sie auf ein bestimmtes Mittel bringt. Bei wieder einem anderen Fall haben Sie all die bläuliche oder purpurne Röte, von der ich bei Ailanthus gesprochen habe; Sie bemerken den entsetzlichen Mundgeruch, und die Halsentzündung ist auch recht massiv. Das Wasser, wonach das Kind verlangt, kann aber gar nicht kalt genug sein, und am liebsten hätte es, wenn ständig etwas Wasser den Hals herunterlaufen würde — jetzt können Sie fest auf PHOSPHORUS vertrauen. Bei diesen schweren Krankheitszuständen gibt es immer irgend etwas, was Ihnen das Mittel verraten wird — Sie müssen nur zuhören, beobachten und die Geduld haben, lange genug zu warten.«

(Ich entschuldige mich nicht für die Wiederholungen, dienen sie doch dazu, ungewöhnliche Fakten und Symptome dem Gedächtnis einzuprägen und so das Verschreiben wesentlich zu erleichtern!)

Allium cepa

CEPA; KÜCHENZWIEBEL

Wir alle wissen, was geschieht, wenn wir rohe Zwiebeln schneiden und mit deren Ausdünstungen Bekanntschaft machen — oder wenn wir uns zufällig ein Auge mit der Hand reiben, die mit der Schnittfläche der Zwiebel in Berührung gekommen ist: die Nase kribbelt, die Augen tränen reichlich, und umgehend haben wir all die Symptome eines akuten Katarrhs.

Daher ist Allium cepa eines unserer besten und am häufigsten indizierten Heilmittel im Frühstadium einer mehr oder weniger oberflächlichen Erkältung.* Sehen Sie zu, daß Sie das Mittel einnehmen, solange die Symptome noch übereinstimmen, und Sie werden sich vor weiteren Folgen bewahren.

◊

Kent vermittelt uns die ***Besonderheiten des Allium-cepa-Schnupfens*** …
»Niesen, das mit zunehmender Häufigkeit auftritt. Ein wäßriges Sekret tropft ständig aus der Nase; es brennt wie Feuer und macht die Oberlippe und die Nasenflügel wund, bis diese ganz rot und empfindlich sind. Man merke sich, daß die Flüssigkeit aus der Nase wundmachend, die aus den Augen aber mild ist. Wenn wir EUPHRASIA studieren, finden wir nämlich genau das Gegenteil: eine gleichermaßen wäßrige Absonderung aus der Nase und ebenso reichlichen Tränenfluß — doch hier sind die Tränen scharf, und das Nasensekret ist mild. Das Nasensekret bei Cepa frißt geradezu die Haare von der Oberlippe. Zudem besteht Blutandrang zur Nase, so daß der Patient das Gefühl hat, sie wäre voll; dabei kommt es zu Pochen und Brennen in der Nase und manchmal auch zu Nasenbluten. Schmerzen im Oberkiefer, im Gesicht; in den Kopf hineinziehende Schmerzen. Dumpfe Stirn- und Hinterkopfschmerzen, so heftig, daß die Augen kein Licht vertragen.«

Kent führt noch einen weiteren Aspekt dieser Arznei an: »Warum Cepa auf der linken Seite beginnt und dann auf die rechte hinüberwechselt, weiß ich nicht, aber gewöhnlich ist es so. Verstopfung der linken Nasenhöhle,

* Laut Vithoulkas *(Materia Medica Viva)* wird Allium cepa bei Erkältungen öfter angewandt, als es angezeigt ist. Er sagt, wenn man sich nur auf die Modalitäten der katarrhalischen Lokalsymptome stütze, bestehe die Gefahr der Unterdrückung. »Wenn es wirklich angezeigt ist, wird sich der Patient *richtig scheußlich* fühlen, mit *Benommenheit, Stumpfheit, Schwierigkeiten beim Denken* und großer *Schläfrigkeit.*« Diese Symptome haben sich bereits in den Prüfungen Herings deutlich gezeigt. — Anm. d. Ü.

mit wäßriger, beißender Absonderung daraus — und nach 24 Stunden wird die rechte Seite befallen. Profuse Nasensekretion. Erkältungen nach feuchten, kalten Winden. Fließschnupfen mit Kopfschmerzen; tränende Augen; Appetitmangel, Husten und Zittern der Hände; fühlt sich heiß und durstig; schlimmer abends und im Haus; besser im Freien. ›Jedes Jahr im August morgens Schnupfen mit heftigem Niesen; sehr empfindlich auf den Duft von Blumen und auf die Haut von Pfirsichen.‹ Dies ist eine Form von Heuschnupfen, die von Allium cepa geheilt wird. Es bringt den Heuschnupfenanfall, wenn die Symptome passen, innerhalb weniger Tage zum Stillstand.«

Über Heuschnupfen im allgemeinen sagt er weiter: »In Wirklichkeit ist er die ›Explosion‹ einer chronischen Krankheit, eine Manifestation der Psora, und so kann er nur durch antipsorische Behandlung endgültig ausgelöscht werden. Er mag vielleicht einmal durch ein kurzwirkendes Mittel zum Verschwinden gebracht werden, doch im nächsten Jahr kehrt er genauso stark zurück, und dann ist möglicherweise ein anderes Mittel an der Reihe. Sobald der Heuschnupfen aufgehört hat, müssen Sie mit der konstitutionellen Behandlung beginnen. Es werden Symptome vorhanden sein — wenn Sie wissen, wie Sie danach suchen müssen —, die sich ganz und gar von dem akuten Anfall unterscheiden. ... Es ist schwierig, ein Konstitutionsmittel zu finden, wenn sich die Pollinosis auf ihrem Höhepunkt befindet, denn dann ist sie mit einer akuten Krankheit vergleichbar.«

»Beim Cepa-Schnupfen breitet sich die Entzündung bald auf die Ohren, den Rachen und den Kehlkopf aus. Die Mütter pflegten früher Zwiebeln auf das Ohr des Babys zu legen, wenn es Ohrenschmerzen hatte. ... In Haushalten mit einem homöopathischen Arzneikästchen ist PULSATILLA das Standardmittel bei Ohrenschmerzen, und nur gelegentlich braucht nach einem Doktor geschickt zu werden. Fast bei allen empfindlichen Kindern, die mitleiderregend weinen, wird PULSATILLA die Ohrenschmerzen heilen. Diejenigen aber, die gleich aufbrausen und denen man nichts recht machen kann, die wegwerfen, wonach sie eben noch verlangt haben, und die dem Kindermädchen ins Gesicht schlagen — diese Kinder benötigen CHAMOMILLA. Mit PULSATILLA, CHAMOMILLA und Allium cepa können Sie einen Großteil der Ohrenschmerzen von Kindern erfolgreich behandeln.«

Kent fährt fort: »Wir wissen alle, was für ein blähendes Gemüse die Küchenzwiebel ist, und so ist sie auch eine wunderbare Arznei für Babys mit Koliken. Schneidende, reißende Schmerzen lassen das arme kleine Ding sich zusammenkrümmen. Das Kind schreit vor heftig schneidenden Schmerzen im Unterbauch. ... Allium cepa ist auch ein wundervolles Mittel bei Keuchhusten, der, wenn es angezeigt ist, oft mit Verdauungsstörungen, Erbrechen und Flatulenz einhergeht; es gehen übelriechende Winde ab, und das Kind krümmt sich vor Bauchschmerzen. Allium cepa kann auch Analbeschwerden bei Säuglingen heilen, wenn der After eingerissen und empfindlich ist und blutet. ...

Heftige Kehlkopfentzündungen, die sich sehr rasch entwickeln; typisch ist dabei ein reißendes Gefühl im Kehlkopf, als ob dort etwas losgerissen würde oder als ob bei jedem Hustenstoß ein Haken nach oben zerren würde. Bei Keuchhusten zittert und schaudert das Kind, und Sie können sehen, daß es wegen der reißenden Schmerzen im Kehlkopf regelrecht Angst hat, zu husten. ... Cepa hat einen Ruf bei kruppösem Husten. Die Mütter pflegten früher eine Zwiebel am Hals des Kindes festzubinden, wenn es an Krupphusten litt. ... Ein anderes Leiden, über das dieses Mittel großartige Macht besitzt, ist die traumatische Stumpfneuritis nach Amputation [Phantomschmerz]; die Schmerzen sind dabei fast unerträglich, und sie erschöpfen schnell die Kräfte des Patienten.«

◊

H.C.Allen gibt in seinen unschätzbaren *Keynotes* weitere wertvolle Hinweise zur wissenschaftlichen Verwendung von Allium cepa, der homöopathisch zubereiteten und potenzierten Küchenzwiebel.*

»Es ist ein wichtiges Augenmittel, wo diese brennen und beißen wie von Rauch; die Augen wässern und sind gerötet bis blutunterlaufen; kapillare Gefäßinjektion der Konjunktiva und exzessiver Tränenfluß.« Er hält es für nützlich bei Nasenpolypen; bei katarrhalischer Laryngitis, wobei »der Husten den Patienten nötigt, *sich an den Kehlkopf zu fassen;* es ist so, *als würde der Husten den Kehlkopf zerreißen.* Neuralgische, ›*fadenartige*‹ Schmerzen [Hering erläutert: ›wie in einem Nerven‹; d.Ü.] — in Gesicht, Kopf, Hals, Brust etc.

Panaritien (im Wochenbett), mit den Arm hinaufziehenden roten Streifen; ›mit solchen Schmerzen, daß sie glaubt, rasend zu werden‹.

Schmerzhafte, wunde Stellen an den Füßen, besonders den Fersen, infolge *Reibung.*« Und er zitiert Dioscorides: *»Wirksam, wenn die Füße wund gescheuert sind.«*

Clarke pflegte zu sagen: »Wenn Sie je ein Buch von Henry N. Guernsey in die Finger bekommen, kaufen Sie es!« Er hatte die größte Achtung vor

---

* Hier wie auch im übrigen Text habe ich bei der Übersetzung weitgehend auf die (deutschsprachig veröffentlichte) Prüfung Herings zurückgegriffen (*Amerikanische Arzneiprüfungen*, Leipzig 1857). — Anm.d.Ü.

dessen Wissen und Scharfsinn hinsichtlich unserer Materia Medica. Wenden wir uns also Guernsey zu, um von ihm eventuell weitere wertvolle Tips zu erhalten, wo wir die Zwiebel noch als Heilmittel einsetzen können. Wiederholungen will ich, so gut es geht, vermeiden, lediglich versuchen, den sonderbaren und charakteristischen Symptomen des Mittels ein paar weitere hinzuzufügen.

Er beginnt: »*Katarrhalische Beschwerden* stehen bei der sinnvollen Verwendung dieser Arznei eindeutig im Vordergrund. Alle katarrhalischen Symptome und Schmerzen sind in der Regel abends schlimmer. Das Tränen der Augen und Laufen der Nase verstärkt sich in der warmen Stube, Husten aber wird schlimmer an der kalten Luft. ...

Der Patient hat die Befürchtung, daß die Schmerzen bis zur Unerträglichkeit schlimmer werden könnten. ... Schmerz in den Schläfen, verschlimmert beim Blinken mit den Augenlidern.

Sehr starkes Tränen der Augen beim Schnupfen. ... Lähmung der linken Gesichtshälfte, auch etwas bemerkbar in den Gliedern derselben Seite, mit allzu reichlichem Harnabgang.

Räuspern von Schleimklumpen aus Rachen und Choanen, manchmal zäh und schwer zu lösen. Schmerz im Hals unterhalb des Kehlkopfes, wie nach dem Verschlucken eines zu großen Bissens; die Schmerzen ziehen einigemal bis ins rechte Ohr. ...

Starkes Verlangen nach rohen Zwiebeln; kann nichts anderes essen. Übelkeit, die vom Magen in den Hals aufsteigt. Häufiges Luftaufstoßen, mit Poltern im Bauch und Auftreibung desselben. ...

Druckschmerz in der Lebergegend, der sich durch den ganzen Bauch zieht. Heftige Schmerzen in der linken Seite des Unterbauches, mit Harndrang und tropfenweisem, brennendem Abgang desselben. ...

Er atmet tief ein, erhebt sich und *niest herzhaft.*

Kalte Schauer den Rücken hinunter, besonders nachts, mit vermehrtem Harnlassen.«

◊

Der alte Culpeper [vgl. S. 32] schrieb vor mehr als 300 Jahren über die Küchenzwiebeln: »Sie blähen den Bauch auf und machen Winde, befördern den Appetit und steigern den Durst; sie führen ab und treiben das Monatliche; sie helfen, zusammen mit Honig und Raute, bei Bissen tollwütiger Hunde und anderer giftiger Tiere. ... Sie töten die Würmer der Kinder. ... Geröstet unter glühender Asche und mit Honig oder Zucker und Öl gegessen, helfen sie sehr bei hartnäckigem Husten und tragen dazu bei, zähen Schleim herauszubringen.« (Und nun ein wenig Homöopathie:) »Der Saft, durch die Nase eingezogen, reinigt den Kopf und nützt bei Lethargie;

doch zuviel davon gegessen, soll er Kopfschmerzen herbeiführen.« Er berichtet, der Zwiebelsaft sei auch gut bei Verbrühungen und Verbrennungen. »Mit Essig vermischt, nimmt er alle Makel, Flecken und Male auf der Haut hinweg; und in die Ohren getropft, vermindert er Schmerzen und Geräusche darin. Mit Feigen zusammengerührt und äußerlich aufgetragen, hilft er, Furunkel, Abszesse und sonstige Geschwüre reifen und aufbrechen zu lassen. ... Unter Zusatz von etwas Salz zerstoßene Zwiebeln, auf frische Brandwunden gelegt, ziehen das Feuer aus diesen und verhindern Blasenbildung.«

Alumina

ALUMINIUMOXID; TONERDE

Man hat mich um ein Arzneibild von Alumina gebeten. Die Leute sind an diesem Metall und seinen Verbindungen anscheinend sehr interessiert, wird es doch jetzt, da es billig produziert werden kann, als stabiles, leichtes und hitzebeständiges Material für die häuslichen Kochtöpfe weitverbreitet eingesetzt; ja, es soll heute schon fast unmöglich sein, irgendein anderes Material für diesen Zweck zu bekommen. Zwischenzeitlich sind jedoch wiederholt heftige Kontroversen um diese nützlichen Kochutensilien aufgeflammt. Der Öffentlichkeit ist sogar von offizieller Seite deren Harmlosigkeit versichert worden, von Leuten also, die gar nicht unser exaktes Wissen über die Vergiftungssymptome oder über die Kleinheit der Dosen besitzen, die bei Empfindlichen bereits zu Symptomen führen können. Die gelegentliche Aufnahme einer schädlichen Substanz mit der Nahrung mag ja durchaus ungefährlich sein, der Organismus mag leicht damit fertig werden oder darüber hinwegkommen — konstante geringfügige Vergiftungen aber müssen sich letztlich negativ auf die Gesundheit auswirken, in der Art, wie etwa geringste Bleimengen im Trinkwasser zu einer ausgeprägten Anämie führen können. Wenn wirklich keine Gefahr beim Gebrauch von Aluminiumtöpfen für Kochzwecke bestünde, warum müssen dann potentielle Käufer gewarnt werden, daß zur Reinigung kein Soda verwendet werden darf? Und warum sollte man uns dann versichern, daß weit weniger Gefahren bei der Anwendung der teureren Schmortöpfe aus Aluminium bestünden, da diese aus einem reineren Material hergestellt würden? Wenn überhaupt *keine* Gefahr besteht, wie kann dann etwas *weniger* gefährlich sein?*

Wie dem auch sei, Aluminium wird nun, da es die meisten von uns Tag für Tag in sich aufnehmen, für uns alle interessant. Es wird für den Aufbau unseres Körpers nicht benötigt, bestenfalls ist es ein Fremdkörper. Selbst wenn wir gescheit gewesen sind und sämtliches Aluminiumkochgeschirr aus unseren Küchen verbannt haben — wer, wie all die Millionen Londoner, in Gaststätten oder Kantinen zur Mittags- und Teezeit zumindest leichte Mahlzeiten und Kaffee zu sich nimmt, bleibt doch der Gefahr aus-

* Auch in Deutschland scheint das Thema damals die Gemüter erregt zu haben: In der *A.H.Z.* von 1931 (Band 179, S.130–146) diskutierte Dr. Bastanier in einem Artikel *(Zur Frage der Schädlichkeit des Aluminiumkochgeschirrs vom Standpunkt der Homöopathie)* dessen mögliche toxische Einflüsse. — Anm.d.Ü.

gesetzt, daß dort die Milch in Aluminiumtöpfen gekocht wird und auch die Eier in gleicher Weise ›kontaminiert‹ sind. Merkwürdigerweise ist bereits von Fällen berichtet worden, wo Menschen erklärten, sie könnten keine Eier essen — diese seien eindeutig Gift für sie; wenn man sie aber dazu gebracht hatte, es mal mit einem Ei zu versuchen, das in einem emaillierten oder Eisentopf gekocht worden war, so erwies sich dieses stets als gut verdaulich.

Ursprünglich war ich der Ansicht gewesen, die ›Aluminiumphobie‹ sei lediglich ein momentaner Fimmel von Leuten, die nichts Besseres zu tun hätten, als ständig darüber zu schreiben und viel Wirbel darum zu machen. Meine Skepsis wurde aber vor einigen Jahren erstmals erschüttert, als mir eine sehr vernünftige Ärztin den eigenartigen Zustand ihres geliebten Hündchens beschrieb, das mit dreieinhalb Monaten an etwas einzugehen drohte, was niemand, nicht einmal ein sehr angesehener Veterinär, zu diagnostizieren vermochte. Sie hatte seine Mahlzeiten stets selbst gekocht — in dem besten Aluminiumtopf, der erhältlich war —, und nach wenigen Tagen begann er jeweils nach dem Fressen zu kotzen. Nach einem Monat unablässigen Erbrechens war er ganz ausgemergelt, und nach sechs Wochen konnte er sich nicht mal mehr auf den Beinen halten. Er bot »einen schrecklichen Anblick« und erbrach jetzt sogar schon nach wenigen Schlucken Wasser. Sie stand kurz davor, ihn einschläfern zu lassen, als mit der Post ein Rundschreiben über Aluminiumvergiftungen bei Hunden ins Haus kam. Sogleich besorgte sie sich einen Emailletopf, und von da an besserte sich der Zustand des Hundes, und es ging stetig mit ihm bergauf. Der Hund einer Freundin litt in gleicher Weise, und die Gesundheit des Hundes — wie auch des Ehemanns — besserte sich schlagartig, nachdem alles Aluminiumkochgeschirr ausrangiert worden war.

Aber nicht alle Individuen scheinen unter Aluminium gleichermaßen zu leiden. Warum? Zweifellos, weil hier das ins Spiel kommt, was wir — aus Mangel an breiterem oder auch speziellerem Wissen — *Idiosynkrasie* zu nennen pflegen. Einer bekommt von Erdbeeren Vergiftungssymptome, von Champignons oder Datteln — tausend andere vertragen sie. *»Des einen Tod ist des andern Brot«** ... sind es nicht die Sprichwörter, in denen der kollektiven Erfahrung der Menschheit Ausdruck verliehen wird? Wahrscheinlich ist es die individuelle Beschaffenheit des Blutes, der Sekrete und wohl auch der aufgenommenen Nahrung und Flüssigkeiten, welche bei bestimmten Personen zur Giftigkeit von Aluminiumverbindungen beiträgt.

---

* »One man's meat is another man's poison.«

In einem amerikanischen Medizinjournal wurde jüngst über einen Fall von mutmaßlicher Aluminiumvergiftung berichtet, den ich deshalb besonders interessant finde, weil ich zur Zeit einen ganz ähnlichen Fall in meiner Privatpraxis habe. Es handelte sich in dem Artikel um eine bösartige Ösophaguserkrankung, die vollständig verschwand, nachdem das Kochgeschirr aus Aluminium abgeschafft worden war! Gibt es in den Prüfungen von Alumina irgendwelche entsprechenden Hinweise? Lassen Sie uns in Allens *Encyclopedia of Pure Materia Medica* nachschlagen [zitiert nach Hahnemann; d.Ü.]: *»Klemmendes Gefühl im Schlingen jeden Bissens vom Schlunde bis in den Magen. — Verengerung des Schlundes, wie Mangel an Thätigkeit desselben. — Heftig drückender Schmerz, als ob eine Stelle der Speiseröhre verengert oder zusammengedrückt wäre, in der Mitte der Brust, vorzüglich beim Schlingen, doch auch außer demselben mit abwechselnder Brustbeengung und Herzklopfen ... — Krampfhaft drückender Schmerz in der Mitte der Brust beim Niederschlingen der Speisen und Getränke.«* Ich möchte anmerken, daß bei all diesen Symptomen das *untere* Ende der Speiseröhre (die »Mitte der Brust«) Sitz der Störung und somit des Zusammenschnürungsgefühls ist.

Um noch einmal Allen zu zitieren: Eine Aluminiumverbindung, der *Alaun* (unser ALUMEN, ein Doppelsulfat von Aluminium und Kalium), ist verantwortlich für das Folgende (ein Zitat Hufelands bei Allen):

»Alaun führt zu Induration und Szirrhus des Uterus, wenn er ständig wegen starker Menstruations- und anderer Blutungen angewandt wird.«

Offensichtlich ist Alaun ein Reizstoff, der bestimmte Gewebe so alterieren kann, daß sich dadurch Krebsgeschwülste auf diese aufpfropfen.

Alumina ist natürlich eines unserer wichtigsten Heilmittel bei Stuhlverstopfung, d.h. jener besonderen Form von Obstipation, die es induziert: *»Kein Stuhldrang; und — keine Kraft, sich beim Stuhlgang anzustrengen, selbst wenn der Stuhl ganz weich ist.«* Hierbei habe ich es von Zeit zu Zeit mit großem Erfolg eingesetzt. Und danach zu urteilen, was ich bisher an Wirkungen von Alumina gesehen habe, meine ich, daß der fast universelle Gebrauch von Aluminiumkochgeschirr den Apothekern, die den Leuten Laxanzien und Purganzien ja in Hülle und Fülle verkaufen, Tausende pro Jahr wert sein muß. Wie gesagt, Idiosynkrasien spielen zweifellos auch eine Rolle; doch was immer sonst die Aluminiumsalze an Beeinträchtigung der Gesundheit anrichten mögen — die Störung der normalen Darmtätigkeit gehört sicherlich dazu. Selbst bei weichem Stuhl besteht nicht die Kraft, diesen auszutreiben; und kein Stuhldrang über ein, manchmal sogar zwei Wochen! Wie ich beobachtet habe, scheint der Stillstand dabei in der Nähe der linken Colonflexur oder im oberen Abschnitt des Colon descendens lokalisiert zu sein.

Aber nicht nur hier, sondern auch in vielen anderen Bereichen des Körpers ist Alumina eine Arznei der *Parese* und *Paralyse*. Seine Ptosis der Oberlider läßt an CAUSTICUM denken, und bei seiner lähmenden Wirkung aufs Intestinum kommt einem PLUMBUM in den Sinn, zu dem es aufgrund der Symptomenähnlichkeit in antidotischer Beziehung steht. Doch in erster Linie ist es sein bedauernswerter, ständig zunehmender chronischer Zustand von Schwäche und Schwere, vor allem der unteren Extremitäten, der Alumina zu einem interessanten Mittel werden läßt. Alumina schwächt im übrigen neben der körperlichen auch die geistige Ebene in gleichem Maße. Heutzutage, wo nationale Fitneß das große Ideal der Stunde ist, scheint mir daher eine beständige potentielle Quelle psychischen und physischen Verfalls, wie sie das Aluminiumkochgeschirr darstellt, nicht gerade besonders hilfreich zu sein.

◊

Anscheinend wird auch hier, beim Aluminium, das rohe Gift durch seine Potenzen (C200 etc.) antidotiert.

◊

Was den Appetit betrifft: Der Alumina-Patient ist bekannt dafür, daß es ihn nach unverdaulichen Dingen verlangt … Griffel, Erde, Kreide, Lehm, saubere Lumpen, Kohle, Gewürznelken, saure Dinge, Tee- und Kaffeesatz, trockener Reis. Neben seiner Aversion gegen Kartoffeln, die er schlecht verträgt, besteht auch Abneigung gegen Fleisch, da es für ihn keinen Geschmack hat; ferner gegen Bier, das bitter schmeckt. Verlangen nach Obst und Gemüse (abgesehen von Kartoffeln). Alumina wird verschlimmert durch alle Reizstoffe, wie Salz, Essig oder Pfeffer; Halsschmerzen durch das Essen von Zwiebeln; wird von den schwächsten alkoholischen Getränken schnell berauscht; Tabakrauchen macht Beschwerden. — Wenn man die Trockenheit und den Reizzustand der Schleimhäute bei Alumina bedenkt, werden einige dieser Symptome durchaus verständlich.

Hauptsymptome[*]

Augen entzündet; Jucken in den inneren Augenwinkeln; Augen verkleben über Nacht, tränen am Tage; gelber Hof um das Kerzenlicht. Brennen; Trockenheitsgefühl; Beißen.
Augenlider verdickt, trocken und brennend.

Röthe der ***Nase.***[1]
Nasenspitze aufgesprungen.

Gesicht. Unwillkürliches, krampfhaftes Zucken des Unterkiefers, mit Blutung aus dem Darm und dunklen, übelriechenden Stühlen.

Hals. Abends, Trockenheit im Halse, die zu öfterem Rachsen nöthigt.[1]

Magen. Schlimmer durch Genuß von Kartoffeln.

Abdomen. Bleikolik.

Rektum. Untätigkeit des Mastdarms; selbst weicher Stuhl kann nur durch große Anstrengung der Bauchmuskeln ausgeleert werden.
Der Mastdarm ist wie gelähmt.[1]
Kein Verlangen und auch keine Fähigkeit zum Stuhlgang, ehe sich nicht eine große Menge angesammelt hat.
Stühle: hart und knotig oder schleimbedeckt; wie Schafskot, mit Schneiden im After, gefolgt von Blut; wie Pfeifenstiele.
Weicher und dünner Stuhl, nur schwer abgehend.
Starke Blutung aus dem Darm beim Harnabgang.
Es geht sehr wenig harter Koth ab, mit Drängen und Schrammen im Mastdarme.[1]
Durchfälliger Stuhl, jedesmal beim Harnlassen.
Beim Pressen zum Stuhl geht Urin ab; oder er kann nicht urinieren ohne solches Pressen.
Verstopfung von Säuglingen.

Atemwege, Brust. Anhaltender, trockner Kotzhusten mit Athemversetzung ...[1]
Trockener Reizhusten, mit häufigem Niesen.

---

[*] Eine [1] verweist auf Symptome aus Hahnemanns *Chronischen Krankheiten.* — d.Ü.

Jeden Morgen ein langer Anfall von trockenem Husten, der mit schwierigem Auswerfen von etwas weißem Schleim endet.

Extremitäten. Große Schwere in den Untergliedern, daß er sie kaum fortziehen kann; im Gehen torkelt er und muß sich niedersetzen.[I]

Große Mattigkeit der Beine, im Sitzen.[I]

Schwach und müde; muß sich hinsetzen.

Einige wichtige oder seltsame Symptome

Sie kann kein Blut sehen, kein Messer liegen sehen, ohne daß sich ihr dabei gräßliche Gedanken in die Seele drängen, als sollte sie z.B. einen Selbstmord begehen; obgleich sie den größten Abscheu vor demselben hat.[I] (Vgl. ARSENICUM, NATRIUM SULFURICUM, THUJA)

Furcht vor dem Tod, mit Selbstmordgedanken.

Besorgniß, daß ihm die Gedanken, der Verstand vergehen könne.[I]

Unruhe, Abends, als wenn ihm Böses bevorstände.[I]

Der Knabe geräth wider Willen in stetes Weinen.[I]

Er lacht verächtlich über Alles.[I]

Mißmuthig und verdrießlich; sie brummt in einem fort.[I]

Unaufgelegtheit zu jeder Beschäftigung ...[I]

Unausstehliche Langeweile, eine Stunde deuchtet ihm wie ein halber Tag.[I]

Kopfschmerz, starke Stiche im Gehirne ...[I]

Messerstiche, die von Zeit zu Zeit durch den Kopf fahren.[I]

Schmerz an der linken Scheitelgegend, als wenn sie Jemand bei einem Büschel Haare zöge.[I]

Schwindel ...[I]

Unfähigkeit zu gehen, außer tagsüber und mit offenen Augen.

Kopf, wie benebelt und berauscht ...; dieß wechselte mit einem Schmerz in den Nieren ab ...[I]

Selbst das schwächste geistige Getränk berauscht ihn.[I]

Sieht feurige Flecken. — Weiße Sternchen vor den Augen.

Was sie ansieht, kommt ihr gelb vor.[I]

Trübsichtigkeit, wie durch Nebel.[I] — Das rechte Auge trübsichtig, als wenn eine Feder oder ein Haar davor wäre ...[I]

Jücken in den Augenwinkeln und an den Lidern.[I]

Die Oberlider scheinen wie gelähmt herabzuhängen, besonders das linke. (CAUSTICUM, SEPIA etc.)

Viele Abende ein heißes, rothes Ohr.[I]
Es dünkt ihm ... im rechten Ohre, als habe er eine ganz andere Stimme.[I]

Die Gesichtshaut ist, selbst um die Augen herum, gespannt, als wenn Eiweiß darauf trocknete.[I]

Stechen im Halse beim (leeren) Schlingen.[I]
Flüchtige im Halse hin und her fahrende Stiche, und zuweilen, beim Schlingen, ein Gefühl, als ob etwas Spitzes darin stäke.[I]
Klemmendes Gefühl im Schlingen jeden Bissens vom Schlunde bis in den Magen.[I]
Heftig drückender Schmerz, als ob eine Stelle der Speiseröhre verengert oder zusammengedrückt wäre, in der Mitte der Brust ...[I]

Heißhunger ...[I]
Oder: Er hat keinen Appetit und ißt mit Widerwillen.[I]
Kein Verlangen zu essen ...; die Speisen haben zwar keinen übeln Geschmack, vielmehr gar keinen; es schmeckt Alles wie Stroh oder Sägespäne.[I]
Ranziges Aufstoßen ...[I]
Soodbrennen mit starkem Ausflusse von Wasser aus dem Munde.[I]
Schlimmer durch Kartoffeln: Nach Genuß von Erdäpfeln, Wehthun im Magen, übel, brecherlich und dann Bauchschmerzen.[I] — Bittres Aufstoßen nach Genuß von Erdäpfeln, daß es ihn vor Ekel schüttelte.[I]
Drückendes Kriebeln in der Herzgrube, wie von einem Wurme.[I]

Kriebeln im Mastdarme, wie von Würmern.[I]
Tröpfelnder Blutabgang beim Stuhle.[I] — Nach schwierigem Abgange harten, lorberartigen Stuhles ... Blutabgang in einem Strahle ...[I]
(Die charakteristische Verstopfung von Alumina ist oben bereits geschildert worden.)
Und: »Kann nur urinieren, wenn er sich zum Stuhle anstrengt« oder »Kann nur im Stehen Stuhl entleeren« — zwei recht merkwürdige Symptome!

Brust-Beengung.[I] — Wie zusammengeschnürt um die Brust ...[I]
Unwillkürliche Zuckungen hier und da, und Bewegungen eines Fußes, der Finger u.s.w.[I]

Schwere der Beine, daß sie sie kaum heben kann.[I]
Schwere der Füße, mit großer Mattigkeit in den Beinen.[I]
Schmerz in der Fußsohle, beim Auftreten, als wäre sie zu weich und geschwollen.[I]

Große Abspannung des Körpers ...[I]
Langsamer, schwankender Gang ...[I]
Ungemein matt und müde.[I]
Vorzüglich vom Sprechen sehr ermüdet.[I]

◊

Verschiedene Lehrer heben den einen oder anderen Punkt bei einer Arznei unterschiedlich stark hervor, je nach der Erfahrung, die sie persönlich mit deren Nutzen gemacht haben; im folgenden will ich mich bemühen, die Erfahrungen mehrerer Autoren zusammenzutragen.

Hughes sagt: »An den Schleimhäuten scheint das charakteristische Merkmal von Alumina *Trockenheit* zu sein, bei mehr oder weniger ausgeprägtem Reizzustand derselben. So hat es sich als heilsam erwiesen: bei krankhafter Empfindlichkeit der Nasenschleimhaut auf Kälte; bei chronischem trockenem Bindehautkatarrh, selbst wenn er granulös ist*; bei chronischer Pharyngitis, wenn die Schleimhaut trocken, rot und wie glasiert aussieht; bei trockenem Reizhusten aufgrund pharyngealer oder laryngealer Reizung; bei Dyspepsie durch ungenügende Magensaftsekretion; bei Obstipation durch mangelnde Sekretion der Darmschleimhaut. Alumina hat auch häufigen nächtlichen Harndrang geheilt. Chronische Leiden bei alten Leuten oder trockenen, mageren Personen.« Er erwähnt, daß Dunham es empfiehlt bei heftigem Reizhusten, der durch eine verlängerte Uvula hervorgerufen wird.

◊

Guernsey: »Besonderheiten bezüglich Rektum und Stuhlgang liefern Hinweise zum Gebrauch dieser Arznei; zum Beispiel, wenn die *Trägheit* des Rektums so groß ist, daß es größter Anstrengung bedarf, um selbst weichen Stuhl hinauszubefördern. Über Tage, manchmal auch eine Woche besteht kein Stuhldrang, bis sich schließlich eine große Menge Kot angehäuft hat, und selbst dann geht die Entleerung nur sehr mühsam vonstatten. Auch wenn der angesammelte Stuhl ganz weich ist, ist die gleiche Anstren-

* Gemeint ist wahrscheinlich das Trachom: Conjunctivitis (granulosa) trachomatosa. — d.Ü.

gung erforderlich, um ihn herauszupressen. Um Wasser lassen zu können, muß der Patient wie zum Stuhlgang drücken. Wir beobachten dies bei Dysenterie, Typhus und vielen anderen Störungen; in einem solchen Fall wird Alumina mit großer Wahrscheinlichkeit das passende Mittel sein.«

◊

Farrington sagt: »Alumina ist bei schwersten *neurologischen Erkrankungen* eingesetzt worden. Bönninghausen benutzte das metallische ALUMINIUM bei der gefürchteten lokomotorischen Ataxie, und zwar aufgrund folgender Symptome*: häufige Schwindelanfälle; Gegenstände drehen sich im Kreise (63); Lidptosis (192); Diplopie oder Strabismus (212); Unfähigkeit, im Dunkeln oder mit geschlossenen Augen zu gehen, ohne zu taumeln; hat das Gefühl, auf Kissen zu laufen; Gefühl von Ameisenlaufen an Rücken und Beinen (825, 964); die Gesäßbacken schlafen beim Sitzen ein (913); die Fersen werden taub beim Gehen (974); Gefühl, als wäre das Gesicht von Spinnweben bedeckt oder als wäre Eiweiß darauf eingetrocknet (268); Schmerz im Rücken, als ob ein heißes Eisen in die Wirbelsäule getrieben würde (831). Dies sind Alumina indizierende Symptome, und es sind die Symptome, die Bönninghausen veranlaßten, ALUMINIUM zu verordnen, und ihn in die Lage versetzten, vier Fälle dieser Krankheit zu heilen. ...

Hypochondrische Menschen mit großer Mattigkeit und Gleichgültigkeit gegenüber Arbeit oder sonstiger Beschäftigung. Eine Stunde erscheint ihnen wie ein halber Tag. Sie sind äußerst verdrießlich und gereizt; hier rivalisiert Alumina mit NUX VOMICA und BRYONIA. ...

Alumina wirkt auf die *Haut* in gleicher Weise wie auf die Schleimhäute, indem es nämlich Trockenheit und Rauheit hervorruft; wir finden es folglich angezeigt bei rauhen, trockenen Ausschlägen, die aufspringen und bluten *können* — wenn auch nicht oft —, die unerträglich jucken und brennen und die sich in der Bettwärme verschlimmern. ...

Zusammenschnürungsgefühl entlang der Speiseröhre beim Schlingen von Speisen. Dem Patienten geht es durch das Essen von Kartoffeln stets schlechter: dies ist eine gute Indikation für Alumina. Es besteht Abneigung gegen Fleisch und ein starkes Verlangen nach unverdaulichen Dingen. ...

Es gibt Erkrankungen des Blutes, für die es geeignet sein kann: ... Anämie bzw. Bleichsucht, vor allem bei jungen Mädchen in der Pubertät, wenn die Menses blaß und spärlich sind und ein abnormes Verlangen nach

* In Klammern habe ich die Nummern der vergleichbaren Prüfungssymptome aus den *Chronischen Krankheiten* angegeben. — d.Ü.

bestimmten unverdaulichen Sachen besteht, wie Griffel, Kreide, Tünche etc. Sie neigen zu Ausfluß, ... der so reichlich sein kann, daß er bis zu den Füßen herunterrinnt.« (SYPHILINUM)

Farrington stellt weiter fest: »Alumina wirkt am besten bei älteren Menschen von hagerem Habitus, die ziemlich runzlig sind und ausgetrocknet aussehen, aber auch bei jungen Mädchen in der Pubertät, besonders wenn sie chlorotisch sind. Es kann auch bei zarten Kindern angezeigt sein, vor allem jenen, die künstlich ernährt worden sind, d.h. gefüttert mit der vielfältigen Babynahrung, mit der der Markt heute überschwemmt wird. Diese Kinder sind schwach und sehen verschrumpelt aus; die Ernährung ist entschieden mangelhaft. Der Darm ist träge bis untätig ...« (Es folgt die Beschreibung der bereits erwähnten typischen Verstopfung.) »Beim Zahnen kann es bei den Kindern aufgrund einer Schwäche des inneren Musculus rectus des betroffenen Auges zu Strabismus kommen.«

◊

Wie so oft müssen wir uns auch hier wieder an Kent wenden, um uns von ihm in seiner anschaulichen Art ein lebendiges Bild von Alumina vor Augen führen zu lassen. Von ihm bekommen wir die psychischen Symptome am besten dargestellt: »Alumina greift besonders den Verstand an und bringt die Intelligenz so durcheinander, daß der Patient unfähig ist, Entscheidungen zu treffen. Das Urteilsvermögen wird nachhaltig beeinträchtigt; er ist nicht in der Lage, sich über irgend etwas ein klares Urteil zu bilden. Dinge, die er bisher als wirklich angesehen hat, erscheinen ihm plötzlich unwirklich.« (Zu diesem Gefühl der Unwirklichkeit siehe auch MEDORRHINUM.) Kent zitiert Hahnemann, der in seinen *Chronischen Krankheiten* diese geistige Verfassung von Alumina von allen am klarsten zum Ausdruck bringt. ... »›Wenn er etwas spricht, ist es ihm, als habe es ein Anderer gesagt, und wenn er etwas sieht, als wenn es ein Anderer sähe, oder, als wenn er sich in einen Andern versetzen könnte, und es dann erst sähe.‹ ... Das Bewußtsein der eigenen Identität ist getrübt. Sein Geist ist stumpf, wie benommen; er macht Fehler beim Schreiben und Sprechen: ›Er verspricht sich stets und wählt andere Worte, als er will.‹ ... ›Unvermögen, zusammenhängend zu denken.‹

Dann kommt ein anderes Stadium, in dem er allzuleicht in Eile gerät: Nichts bewegt sich schnell genug; die Zeit scheint zu langsam zu vergehen; alles kommt ihm verlangsamt vor. Daneben hat er mit bestimmten *Impulsen* zu kämpfen: wenn er spitze Gegenstände oder Blut sieht, kommen Impulse in ihm hoch, und es schaudert ihn deswegen. Ein Werkzeug, das auch zum Töten oder Morden benutzt werden könnte, ruft in ihm derartige Impulse wach. Impuls, sich umzubringen. ...

Er glaubt, er sei drauf und dran, seinen Verstand zu verlieren. Er denkt über seine Hektik, seine Eile, seine geistige Verwirrung nach — daß er kaum seinen eigenen Namen weiß, wie gereizt und verdrießlich er ist —, und schließlich ist er fest überzeugt, verrückt zu werden.

Auswirkungen von Aluminium-Ausströmungen auf Empfindliche

Praktisch war er ja, dieser Wärmestrahler! — hell leuchtend gab er eine wohlige Wärme ab. ... Jedoch, nach einer Weile fühlte ich mich nicht mehr so recht wohl in dem Raum, und ich war immer froh, ihn abschalten zu können. ***Warum?*** Aluminiumtöpfe waren ja mittlerweile tabu, aber der Aluminium- oder aluminiumbeschichtete Radiator erschien mir unverdächtig.

Und was geschah weiter? Ein seltsamer Schwindel trat auf: Die Augen sahen plötzlich nur noch unscharf, so daß ich manchmal haltmachen mußte, um nicht zu stürzen; oder ich mußte, wenn ich gerade maschineschrieb, innehalten und warten, bis ich wieder normal sehen konnte und das zu Ende ging, was ich meinen *›visuellen Schwindel‹* zu nennen pflegte. Oft sah ich auch eine gelbgraue Wolke vor meinem rechten Auge und fühlte mich dabei ziemlich unsicher auf den Beinen; ein Regenschirm als Stütze war mir dann höchst willkommen, und schon die bloße Berührung eines Gegenstands im Zimmer gab mir eine gewisse Sicherheit.

Schließlich dämmerte es mir! ... Vielleicht waren es Aluminiumsymptome? Die Antwort der Materia Medica war ein eindeutiges Ja — was bald durch die Tatsache bestätigt wurde, daß die Beschwerden rasch verschwanden, nachdem ich das Heizgerät wütend zertrümmert hatte. Und als eine ehemalige Krankenschwester mich um Hilfe bat, weil sie allmählich gelähmt werde, waren die Symptome, die sie schilderte, seltsamerweise exakt die gleichen, die ich als Symptome von Aluminium-Ausströmungen herausgefunden hatte. *Benutzte sie womöglich auch einen dieser Radiatoren? Nun, die Hausangestellte der Leute, bei denen sie sich um die Kinder kümmerte, hatte, weil es draußen so bitter kalt war, tagsüber ständig einen solchen Heizapparat im Schlafzimmer der Krankenschwester angelassen!* ... Und so machte sich die Leidgeprüfte erleichtert und glücklich wieder auf den Weg nach Hause.

Seither würde ich die vielen Menschen, die ich auf der Straße vorsichtig mit Hilfe eines Regenschirms spazierengehen sehe, am liebsten fragen: »Entschuldigen Sie, haben Sie auch einen dieser großartigen Aluminium-Radiatoren?«

Ammonium carbonicum

HIRSCHHORNSALZ

Es war ein Tip Dr. Younans, der mich auf dieses Mittel aufmerksam machte und der besonders unter den heutigen, einigermaßen schwierigen Verhältnissen*, in denen wir leben, von Nutzen sein mag; gemeint ist dessen Hinweis, daß Ammonium carbonicum bei dem Husten, wie er nicht selten nach einer Influenza zurückbleibt, hilfreich sein kann, wenn das scheinbar angezeigte BRYONIA nicht geholfen hat.

Er sagt: »Seit meinen ersten persönlichen Erfahrungen mit Ammonium carbonicum habe ich das Mittel in vielen Fällen, vor allem bei Kindern, mit großem Erfolg zur Anwendung gebracht. Es hat Grippehusten geheilt, nachdem alles andere zuvor versagt hatte, und mehr als einmal habe ich eine zweite Gabe nicht mehr für notwendig befunden.«

Ammonium carbonicum ist ein wertvolles Heilmittel bei ernsten, ja desperaten Zuständen. Leider habe ich keine eigenen Erfahrungen damit sammeln können, so daß ich mich an einige unserer großen Meister wenden will, um durch sie das Bild dieser Arznei lebendig werden zu lassen. Als ich erstmals versuchte, Ammonium carbonicum zu verstehen, schien es mir etwas vage und farblos zu sein, doch mit zunehmender Beschäftigung damit gewann es mehr und mehr an Leuchtkraft, bis es schließlich deutliche und unverkennbare Konturen bekam; nichtsdestoweniger scheinen aber gerade seine Vagheit und sein Mangel an klarer Symptomatik zuweilen zu seiner erfolgreichen Verschreibung geführt zu haben. Seine hervorstechenden Eigenschaften sind: Mangel an Energie, an Kraft, an Stärke, an Tonus. Der typische Ammonium-carbonicum-Patient ist schwach, müde und verbraucht — körperlich wie geistig —, manchmal ohne irgendeine offensichtliche Beschwerde oder Erkrankung, auf die man seinen Zustand zurückführen könnte; ebenso kann das Mittel aber auch am Ende einer schweren und (ohne seinen Stimulus) tödlichen Krankheit erforderlich werden.

Wenn man ein bisher wenig berücksichtigtes Mittel näher studiert, ist es immer wieder erstaunlich, wie häufig gerade dann der Patient die Szene betritt, der es benötigt — oder wie man sich dann plötzlich an Patienten erinnert, denen dieses Mittel vor langer Zeit wahrscheinlich geholfen hätte. Zum Beispiel hatte ich gerade eine Patientin zu behandeln, die die letzten Monate krank im Bett verbracht hatte und bei der (laut Angaben ihrer An-

* Gemeint ist wahrscheinlich der Erste Weltkrieg bzw. dessen Folgen. — d. Ü.

gehörigen) eine »Herzinsuffizienz« oder »Herzmuskelschwäche« diagnostiziert worden war. Sie ist eine Frau in den mittleren Jahren, die zuvor immer gesund und energiegeladen war und jetzt unvermittelt in diesen Zustand geraten ist, aus dem ihr Ammonium carbonicum schnell wieder heraushelfen müßte. Sie ist »völlig verzweifelt und kann einfach nicht mehr!« Wie es so häufig der Fall ist, möchte sie nun herausfinden, ob die Homöopathie nicht auch bei ihr erfolgreich sein kann. — Sie sollte es!

◊

Ammonium carbonicum ist eine von Hahnemanns Arzneien (siehe seine *Chronischen Krankheiten*). Er fand es dienlich »vorzüglich in Fällen, wo folgende Symptome hervorragen oder mit zugegen sind«:

»Furchtsamkeit; Ungehorsam; Unlenksamkeit; Lebens-Ueberdruß; Abend-Unruhe; Beängstigungen; Aengstlichkeit bei Schwäche;
Langwieriger Kopfschmerz; Kopfschmerz, als wollte es zur Stirn heraus; Hämmernder Kopfschmerz;
Brennen und Kälte-Gefühl in den Augen; *Grauer Staar;*
Jücken des Ohres;
Jücken der Nase; Eiterblüthen in der Nase; ***Nasenbluten, früh, beim Waschen*** (alle Autoritäten betonen diesen Punkt);
Langwierige Lockerheit der Zähne;
Halsweh, wie kratzig; Wundheits-Schmerz im Halse;
Kratzen und Brennen den Schlund herauf, nach dem Essen;
Kopfschmerzen nach dem Essen; Uebelkeit nach dem Essen;
Beim Essen schwindelige Düseligkeit;
Unbändige Neigung zum Zucker-Genuß.«
Viele Magensymptome, einschließlich »Soodbrennen; Magenschmerz; Zusammenzieh-Schmerz in der Herzgrube, beim Dehnen;
Kurzäthmigkeit; *Engbrüstigkeit;*
Husten; Husten mit Heiserkeit, bei Körper-Wärme; Husten von Kitzel im Halse, mit Auswurf; Tag Husten; Nacht Husten; Stechen im Kreuze, beim Husten;
Brennen in der Brust heran; Stiche in der Fleisch-Brust;
Hals-Kropf;
Schmerz des vorlängst verstauchten Hand-Gelenkes;
Warzen;
Brennend stechende und reißende Schmerzen in den Hühneraugen;
Tages-Schläfrigkeit; Schlaflosigkeit, Nachts;
Fieber-Hitze im Kopfe, bei kalten Füßen.«

Dies sind lediglich Auszüge aus Hahnemanns eigener Zusammenfassung, die bis zu einem gewissen Grad den Umfang der Arzneiwirkung von Ammonium carbonicum aufzeigen.

Bei Noack/Trinks* ist zu lesen:

»Ammonium carbonicum passt vorzüglich für *adynamische, schwächliche, nervöse, venöse* oder *lymphatische Constitutionen*, für das *torpide, phlegmatische, melancholische Temperament*, für Leute, welche eine *sitzende Lebensweise* führen, und für den *weiblichen Organismus*, bei leichter Erregbarkeit mit wenig Energie und Stetigkeit der Reaction, Zartheit, Schlaffheit der Faser, Geneigtheit zu lymphatischen Schleim- und Fettanhäufungen und zu Nervenkrankheiten. ...

Significant ist die Erfahrung, dass Ammonium carbonicum sich gegen Gangränescenz hilfreich erweist, und dass gerade bei krebsigen und brandigen Geschwüren eine reichliche Ausströmung von Ammonium Statt findet; ferner, dass Ammonium carbonicum ganz besonders in der vegetativen Sexualsphäre des weiblichen Organismus eine grosse Rolle spielt, und gerade bei der Menstruation die reichliche Ausströmung des Ammonium in der Hautausdünstung sich ankündigt; eben so, dass Ammonium carbonicum gegen Vergiftungen durch Schwämme heilsam befunden ward, und gerade die Schwämme sich durch ihren vorwiegenden Ammoniumgehalt auszeichnen. Es ist allbekannt, dass eine analoge Beziehung zwischen Krätze und Schwefel Statt findet, dass das Krätzexanthem einen auffallenden Schwefelgeruch darbietet, und gerade Schwefel ein Specificum in der Krätze ist.«

◊

Es fällt auf, daß viele Symptome von Ammonium carbonicum während oder nach dem Essen verschlimmert werden; »Gefühl, wie von Ueberladung des Magens, bis 3 Stunden nach Tische« (Hahnemann). Weitere Verschlimmerungen: durch naßkaltes Wetter; durch Waschen (SULFUR); während der Menstruation. Besserung: bei trockenem Wetter; beim Liegen auf der schmerzhaften Seite oder auf dem Bauch.

Neben weiteren Unannehmlichkeiten bestehen Juckreiz des Anus sowie blutende und prolabierende Hämorrhoiden.

Ammonium carbonicum befällt vor allem die rechte Seite, und seine schlimmste Zeit ist um 3 Uhr früh.

* Noack/Trinks/Müller: *Handbuch der homöopathischen Arzneimittellehre;* ein unveränderter Nachdruck ist im Burgdorf Verlag erschienen. Tyler nennt irrtümlich Hahnemann als Autor des Zitats. — d. Ü.

Alles übrige sei durch folgende Auszüge und Zitate hervorgehoben.

*Hauptsymptome**

Kopf. Drückende Vollheits-Empfindung in der Stirne ...[I]
Pucken in der Stirn, als wolle sie zerplatzen.[I]

Nase. Nasenbluten: beim morgendlichen Waschen des Gesichts oder der Hände blutet die Nase aus dem linken Nasenloch.
Nachts ist die Nase so verstopft, daß sie immer nur durch den Mund athmen konnte.[I]

Magen. Sehr starker Hunger und Appetit.[I] — Heißhunger.[I]
Mittags vermehrter Hunger, und doch ist sie nach wenigem Essen gleich satt.[I]
Beim Mittag-Essen, Hitze im Gesichte, auch nach demselben.[I]
Nach dem Essen, Uebelkeit im Magen.[I]

Choleraähnliche Symptome zu Beginn der ***Menstruation***.

Atemwege, Brust. Eines der besten Mittel bei Emphysem.
Nachthusten; alle Morgen um 3 Uhr trockener Husten durch Kitzel im Hals, wie von Staub.
Arge Beängstigung auf der Brust.[I] — Angina pectoris.

Extremitäten. Der rechte Arm schien zentnerschwer und kraftlos zu seyn.[I]
Krampf im rechten Arme, der den Arm hinterwärts zog ...[I]
Panaritium: Finger entzündet; tiefsitzender periostaler Schmerz.

Durch äußeren Druck werden gebessert: Kopfschmerz; zusammenziehender Schmerz im Magen; Schmerz in den Gedärmen.

Der ganze Oberleib ist roth, wie mit Scharlach überzogen.[I]
Maligner Scharlach, mit Somnolenz etc.

Zerschlagenheit des ganzen Körpers ...[I]

---

* Symptome mit [I] sind Hahnemanns *Chronischen Krankheiten* entnommen. — d.Ü.

Nash schreibt: »Guernsey zufolge scheint das Mittel besonders bei zarten Frauen geeignet zu sein, die leicht ohnmächtig werden und deshalb gern immer irgendein Riechsalz zur Hand haben. Sie sind schwach, von ungenügender Reaktionskraft und gewöhnlich von lymphatischem Temperament. Diese Patientinnen brauchen Stimulantien, besonders solche, die über die Geruchsnerven einwirken, wie Salmiakgeist, Kampfer, Moschus, Alkohol etc. Zu Beginn einer so plötzlich zum Zusammenbruch führenden Krankheit wie zerebrospinaler Meningitis ist es ein gutes Mittel, um das Reaktionsvermögen des Kranken anzufachen und ihn in einen Zustand zu versetzen, wo die Wahl des nächsten Mittels durch den Kampf der nun wiedererweckten Lebenskraft mit der (sogenannten) Krankheit erst möglich wird.

Eine Sache, wo Ammonium carbonicum heilsam sein kann, ist der akute oder chronische Stockschnupfen. Dem Patienten geht es nachts schlechter, er muß mit offenem Mund atmen. ... Sehr nützlich habe ich es gelegentlich auch bei Scharlach gefunden. Der Körper ist dabei hochrot, fast bläulichrot, das Zentrum der Pathologie aber scheint der Hals zu sein, wo sich die ganze Gewalt der Krankheit in bösartiger Heftigkeit austobt. Das Exanthem hingegen ist nur schwach entwickelt oder scheint wieder zu verschwinden, aus schierem Unvermögen der geschwächten Lebenskraft, dieses an der Oberfläche zu halten. (ZINCUM hat Konvulsionen aus demselben Grunde.) ... AILANTHUS ist hier eine weitere Differentialdiagnose.«

◊

Lassen Sie mich skizzenhaft einige Dinge aus Farringtons *Clinical Materia Medica* zusammentragen.

»Die Lebenskraft ist geschwächt. Hämorrhagien von dunklem, dünnflüssigem Blut treten in Erscheinung. Die Blutzellen sind degeneriert. Die Muskeln werden weich und schlaff. Die Zähne lockern sich und zerfallen, das Zahnfleisch ulzeriert und tritt zurück. ...

Die Symptome von Ammonium carbonicum bei Urämie sind sehr wichtig; doch sind sie nicht nur bei Urämie für das Mittel charakteristisch, sondern auch bei jeder anderen Erkrankung, bei der es angezeigt ist. Wir können sie bei Scharlach finden und ebenso bei Herzkrankheiten. Diese Symptome sind: Somnolenz oder Schläfrigkeit, mit grobblasigen Rasselgeräuschen in den Lungen; Flockenlesen; bläuliche oder purpurne Verfärbung der Lippen aufgrund Sauerstoffmangels im Blut; bräunliche Farbe der Zunge. ... Die nächsten Mittel, an die hier zu denken ist, sind ANTIMONIUM TARTARICUM, CARBO VEGETABILIS und ARSENICUM, ferner ARNICA bei typhösen Zuständen ...

Denken Sie an Ammonium carbonicum auch bei Lungenödem oder Lungenemphysem, wenn derartige Symptome bestehen.

Es ist auch von Nutzen bei Vergiftung durch Holzkohlenrauch.

Einen weiteren Anwendungsbereich stellt die beginnende Zerebrospinalmeningitis dar, wenn der Patient durch die Heftigkeit des Gifts niedergestreckt wird und in einen betäubten, reaktionslosen Zustand verfällt. Er ist kalt, die Körperoberfläche zyanotisch. Der Puls ist sehr schwach. In solchen Fällen wird Ammonium carbonicum die Reaktionsfähigkeit wiederherstellen ...

Nützlich ist es ferner bei Herzdilatation. Der Patient leidet vor allem, wenn er Treppen steigen oder einen Hügel hinaufgehen muß. Unerträglich ist für ihn auch ein warmer Raum. Oft besteht Husten mit blutigem Auswurf. Herzklopfen mit Dyspnoe und Einziehung des Epigastriums. Zyanosesymptome können ebenfalls vorhanden sein.

Ammonium carbonicum kann auch bei Pneumonie indiziert sein, wenn große Schwäche und Symptome für ein Blutgerinnsel im Herzen vorliegen.

Die chronische Bronchitis mit Erschlaffung der Bronchialäste und demzufolge Neigung zu Emphysembildung stellt eine weitere Indikation für Ammonium carbonicum dar. Massenhafte Ansammlung von Schleim in den Lungen, Erweiterung der Bronchien und Lungenödem. Der Kranke ist in solchen Fällen schwach und in seinen Bewegungen träge, er hustet unentwegt, bringt aber nichts oder nur mit Schwierigkeiten etwas heraus. Er kann schläfrig oder sogar delirant sein und vor sich hin murmeln.«

Sodann — Scharlach (alle Autoren sprechen davon): »Hier ist es zweifellos ein hilfreiches Mittel, selbst wenn die Krankheit einen eher bösartigen Verlauf nimmt. ... Der Hals ist innerlich und äußerlich geschwollen; die Lymphknoten sind vergrößert, die Tonsillen bläulich oder dunkelrot angeschwollen. Zusätzlich zur Schwellung der Halslymphknoten ist auch das umgebende Gewebe entzündet, so daß der Hals insgesamt an Umfang zunimmt. Die Nase ist typischerweise verstopft, besonders nachts, so daß das Kind aus dem Schlaf hochschreckt, als müßte es ersticken. Meistens muß es mit weit geöffnetem Mund liegen, um atmen zu können. ... Oft finden wir auch die rechte Parotis vergrößert. ... Einige Ähnlichkeiten bestehen beim Scharlach mit APIS; doch APIS hat mehr ödematöse Symptome, vor allem ist die Uvula ödematös geschwollen.«

◊

Zum Schluß ein Auszug aus Kents *Lectures* ...

»Wenn wir noch in der altmodischen Art und Weise praktizieren würden, so würden wir Ammoniumcarbonat in Anbetracht der flüchtigen Natur mancher seiner Existenzformen nur als ein Mittel ansehen, um Schwächezuständen, Ohnmachten und dergleichen entgegenzuwirken, und es beispielsweise als Hirschhornsalz verwenden, um alten Jungfern und manchen anderen Frauen Beistand zu leisten. Es ist aber ein tiefwirkendes Konstitutionsmittel, ein Antipsorikum. Es bewirkt eine rasche Veränderung des Blutes, beeinträchtigt den gesamten Organismus und etabliert eine skorbutische Konstitution. All seine Absonderungen nehmen einen scharfen Charakter an. Der Speichel wird bitter und macht die Lippen wund, so daß sie in der Mitte und in den Mundwinkeln aufspringen und rauh, trocken und schorfig werden.

Die Augenlider schwären und werden trocken und schrundig durch die wundmachende Tränenflüssigkeit. Der Stuhl ist scharf und wundmachend. Wundheit auch der weiblichen Genitalien aufgrund scharfer Regelblutungen und brennenden Ausflusses. Wo immer sich ein Geschwür auf der Haut bildet, macht die austretende Flüssigkeit die Umgebung wund.

Blutungen von schwarzem, oft dünnflüssigem Blut, das nicht gerinnen will. ... Die Haut hat ein fleckiges Aussehen, mit einigen sehr blassen Stellen dazwischen.

Ammonium carbonicum hat eine heftige Wirkung auf das Herz, mit hörbarem Herzklopfen, welches durch jede Bewegung verstärkt wird. Interessanterweise war bereits im Altertum bekannt, daß Ammoniumcarbonat Schweratmigkeit nach Herzanfällen überwinden hilft ... (wenn es indiziert ist, ist natürlich die Einzeldosis, hoch gegeben, völlig ausreichend). Die Alten wußten offenbar auch genug, um Hirschhornsalz bei fortgeschrittenen Lungenentzündungen einzusetzen; das ist eine alte allopathische Praxis, in Wirklichkeit aber stand das Mittel zu einigen dieser Fälle in homöopathischer Beziehung. Hin und wieder kurierten sie damit das schreckliche Stadium völliger Entkräftung mit Herzinsuffizienz am Ende einer Pneumonie, und weil sie dies vermochten, etablierten sie es gleich auch als Heilmittel für alle zukünftigen Fälle dieser Art.

Ammonium carbonicum hat auch sepsisähnliche Zustände, wie wir sie beim Erysipel und bei den bösartigsten Scharlachverläufen antreffen, mit Prostration und starker Dyspnoe, als ob das Herz versagen würde; dabei wird die Haut fleckig, ... das Gesicht düsterrot und aufgedunsen. ...

Herzschwäche, weitgehendes Fehlen von Symptomen und mangelhafte Reaktion auf Arzneien. Der Patient kann wegen des Herzklopfens und schweren Atmens bei Bewegung nur noch im Bett liegen und nichts tun.«

»Ein solcher Fall«, erzählt Kent, »bereitete mir eineinhalb Jahre lang viel Freude. Es handelte sich um eine Frau, die genau dieser Beschreibung entsprach — ihr Zustand war von der typischen Herzschwäche mit Atemnot und Herzklopfen bei Bewegung gekennzeichnet. Ich hatte sie behandelt, doch ihren Fall nicht ausreichend studiert, so daß sie keinerlei Fortschritte machte. Schließlich brachte man sie zu einem unserer fähigsten Neurologen, der ihr eine ›Liegekur‹ verordnete und versprach, sie werde in sechs Wochen völlig wiederhergestellt sein. Am Ende dieser Kur aber ging es ihr schlechter als je zuvor, und so wurde ein Herzspezialist hinzugezogen, um sie zu untersuchen. Er sagte, das Herz sei zwar nicht besonders kräftig, es liege aber kein organisches Leiden vor, weswegen dieser Fall nicht in sein Fachgebiet falle. Danach kamen ein Lungenfacharzt und alle möglichen anderen Spezialisten an die Reihe, die ihre übrigen Organe vollständig untersuchten, doch auch sie fanden nichts — die arme Frau konnte wegen ihres Leidens auch weiterhin nicht laufen.«

Nachdem sich ihr Zustand während dieser Monate stetig verschlechtert hatte, wurde erneut Dr. Kent gerufen. Der Fall war äußerst vage, und außer den bekannten Symptomen hatte er nichts, worauf er sich stützen konnte. »Schließlich entschied ich mich für Ammonium carbonicum, welches in den nächsten achtzehn Monaten ihr Heilmittel blieb; die Wirkung einer Einzeldosis hielt bei ihr jeweils sechs bis acht Wochen an, wobei es jedesmal zu einer weiteren Besserung kam. Sie kann jetzt Berge ersteigen und auch sonst alles tun, wonach ihr der Sinn steht. ... Dies zeigt, wie tief diese Arznei bei ihr gewirkt hat.«

Folgen wir weiter Kents Arzneimittelbild: »Erschöpfung, die bei jeder Menstruation auftritt. Choleraähnlicher Durchfall jeweils am ersten Tag der Periode. Zeitweise geht die Erschöpfung mit Erbrechen einher, zeitweise mit Kälte, Zyanose, Schwächegefühl im Magen und Dyspnoe (VERATRUM).

Neben der kardialen Dyspnoe, von der bisher die Rede war, kann aber auch asthmatische Dyspnoe bestehen, die folgende Besonderheit aufweist: in einem warmen Raum steigert sich die Atemnot, bis der Patient zu ersticken droht. ... Andererseits verschlimmern sich aber Kopfschmerzen und andere körperliche Beschwerden durch Kälte.

Wehtun der Knochen; die Knochen schmerzen, als würden sie brechen. Die Zähne schmerzen bei jeder Änderung des Wetters oder auch der Temperatur im Mund. ... Ein hervorstechendes Merkmal ist das Ausfallen der Haare; die Nägel werden gelblich, das Zahnfleisch tritt zurück und blutet leicht — eine skorbutische oder skrofulöse Konstitution.

Das Mittel beinhaltet auch hysterische Zustände, und so ist es nicht überraschend, wenn nervöse Frauen oft ein Fläschchen Hirschhornsalz an ihrer Halskette tragen. ...

Eine starke Ähnlichkeit besteht zwischen den Symptomen dieser Arznei und dem Vergiftungsbild nach Schlangenbissen, wo Ammonium carbonicum einen guten Ruf hat. ...

Viele Beschwerden vom Baden ...

Bei Diphtherie und Atemwegsbeschwerden Verschlimmerung nach Schlaf. ...« (Auch sonst große Ähnlichkeit mit LACHESIS bei vielen Symptomen.)

»Wichtig ist auch ein Wundheitsgefühl in den Beckeneingeweiden; zuweilen besteht die Empfindung, als ob all ihre inneren Organe wund wären, besonders während der Menstruation. ...

Ammonium carbonicum hat viele katarrhalische Symptome und Husten, mit Schleimrasseln überall in der Brust. Atembeengung — eine katarrhalische Dyspnoe. Hypostatische Lungenanschoppung. Anfüllung der Brust mit Schleim, der nur schwer zu expektorieren ist. ... Große Kälte, Prostration, Schwäche in der Brust. ...

Die Beschwerden dieser Arznei kommen vor allem um 3 Uhr nachts auf, ... die Patienten erwachen mit kaltem Schweiß und Atemnot; fast pulslos; schwaches Herz. Blasses und kaltes Gesicht. ...

Wenn in der Literatur der alten Schule von ›Herzversagen‹ die Rede ist, heißt es oft, der Patient habe gute Fortschritte gemacht, sei dann aber schließlich an Herzversagen gestorben. In vielen dieser Fälle würde Ammonium carbonicum, rechtzeitig gegeben, Leben gerettet haben.«

Anacardium orientale

MALAKKANUSS, ›TINTENNUSS‹

Die Indikationen für Anacardium sind so auffallend und so eindeutig, daß es kaum noch nötig erscheint, von ihm ein Arzneibild zu zeichnen.

Erlauben Sie mir zunächst ein warnendes Wort: Ich habe mich einmal bei einem sehr klugen und gelehrten homöopathischen Apotheker darüber beklagt, daß Anacardium in einigen Fällen von Verdauungsstörungen fehlgeschlagen hatte. Natürlich konnte es zwei Gründe dafür geben: das Mittel konnte falsch verschrieben worden sein, oder die Zubereitung war nicht in Ordnung. Der alte Mann war zu höflich, um etwas anderes als die zweite Alternative zu unterstellen; und dann erklärte er, daß sich der dunkle Saft, von dem sich der Name [›Tintennuß‹; engl. ›marking nut‹] herleitet, nicht in der Nuß selbst, sondern unter der Schale befindet. Ignoranten hingegen brächten Tinkturen auf den Markt, die aus der Nuß hergestellt würden und für medizinische Zwecke völlig unbrauchbar seien. Der Nachfolger dieses Apothekers, mit dem ich kürzlich über dieses Thema sprach, sandte mir daraufhin zwei Proben der Urtinktur zu, die jetzt beim Schreiben vor mir liegen — die wirksame Zubereitung nahezu schwarz, das angebliche Anacardium von blaß-bräunlicher Farbe. Daher noch einmal die Warnung: Beziehen Sie Ihre homöopathischen Arzneien von homöopathischen Apothekern, die auch wissen, was sie verkaufen, und besorgen Sie sich keine billigen, schlecht zubereiteten und womöglich unwirksamen Mittel! Um Erfolge zu erzielen, müssen die Mittel aus den arzneilichen Teilen einer Pflanze hergestellt werden, die Arzneipflanzen müssen an ihrem ursprünglichen Standort gewachsen sein, zur besten Zeit gesammelt und ohne Verunreinigungen zubereitet und konserviert werden. Wir sind unseren Apothekern darin praktisch auf Gedeih und Verderb ausgeliefert — und wir schulden ihnen großen Dank für ihre Mühen.

◊

Anacardium ist am besten wegen seiner eigentümlichen und extremen psychischen Symptome bekannt, von denen besonders auffallen: seine große Gedächtnisschwäche; sein Gefühl von Dualität und Unwirklichkeit (letzteres läßt einen auch an MEDORRHINUM denken); seine blasphemischen und grausamen Anwandlungen; seine Phantasien, Sinnestäuschungen und Ängste; seine seltsamen Empfindungen — von Zerspringen oder Einschnüren, von Drücken »wie von einem Pflocke«. Wir wollen uns an verschiedene hervorragende Homöopathen wenden, um von ihnen zu erfahren, wann sie das Mittel hilfreich fanden und auf welche Indikationen sie sich dabei stützten.

Zunächst wollen wir jedoch, da Anacardium eine von Hahnemanns Arzneien ist, im zweiten Band seiner *Chronischen Krankheiten* nachlesen, was er darüber zu sagen hat.

Er berichtet, daß Anacardium zu den Arzneimitteln gehört, welche über die Araber zu uns gekommen sind. Er schreibt: »Die letzten tausend Jahre war dieser so kräftige und heilsame Arzneistoff in gänzliche Vergessenheit gerathen, so wie mehre andre, deren das aufmerksamere Alterthum sich mit Nutzen bedient hatte.« Und er kennzeichnet und beschreibt die »Malacka-Nuß« oder »Anakardien-Herznuß« wie folgt: »Die Frucht ... enthält zwischen der äußern, schwarzglänzenden, *herzförmigen*, harten Schale und dem mit einem dünnen braunröthlichen Häutchen bekleideten, süßen Kerne, in einem Zell-Gewebe einen dicklichen schwärzlichten Saft, womit die Indianer [= Inder; d.Ü.] ihre Wäsche unauslöschlich bezeichnen, und von einer Schärfe, daß Muttermäler damit weggebeizt werden können.« Und: »Diese Frucht, so wie der Baum, der sie trägt, ist wohl von einem, der einen ähnlichen Namen, ANACARDIUM OCCIDENTALE, führt, zu unterscheiden, dessen Frucht *nierenförmig* ist, und den Arabern unbekannt war, die uns auf die Arzneikräfte jener herzförmig gestalteten Frucht zuerst aufmerksam machten.«

Bei Noack/Trinks* lesen wir: »Berühmt als ein vorzügliches Heilmittel bei Verstandes-, Gedächtniss- und Sinnenschwäche war die *Confectio anacardina seu sapientium.*« Gleichwohl habe Caspar Hoffmann sie eine *Latwerge der Schwachsinnigen* genannt, da viele aufgrund ihres *zu häufigen und unüberlegten* Gebrauchs ihr Gedächtnis verloren hätten und rasend geworden seien. »Also nur der unangemessene und zu häufige Gebrauch bedingte die Schädlichkeit des Anacardiums; richtig angewendet, wurde es heilsam.« Mit anderen Worten, auch hier haben wir wieder ein Beispiel für Hahnemanns Entdeckung: Das, was Krankheit erregen kann, kann auch heilen; und um zu heilen, wähle man »in jedem Krankheitsfalle eine Arznei, welche ein ähnliches Leiden für sich erregen kann«.

* M. Tyler schreibt das Zitat irrtümlich Hahnemann zu; zu finden ist es jedoch bei Noack/Trinks/Müller, *Handbuch der homöopathischen Arzneimittellehre*, unveränderte Neuauflage im Burgdorf Verlag. — d.Ü.

*Hauptsymptome**

Geist und Gemüt. Große Gedächtniss-Schwäche.[1] — Gedächtnisverlust.

Unwiderstehliches Bedürfnis, zu fluchen und zu schwören.

Hypochondrie.

Beim Spazierengehen, im Stehen, Aengstlichkeit, als wenn Jemand hinter ihm käme; alles um ihn her kam ihm verdächtig vor.[1]

Er ist mit der ganzen Welt entzweit und hat so wenig Vertrauen zu sich, daß er verzweifelt, das leisten zu können, was man von ihm verlangt.[1]

Schwäche aller Sinne.

Kopf. Kopfschmerzen, während des Essens völlig verschwindend; schlimmer bei Bewegung und Arbeit.

Gastrische und nervöse Kopfschmerzen.

Stumpfer Druck, wie von einem Pflocke, auf der linken Seite des Scheitels.[1]

Augen. Undeutliches Sehen.

Stumpfer Druck, wie mit einem Pflocke, auf dem Rande der rechten obern Augenhöhle ...[1]

Mund. Fader, fauler Geschmack der Speisen, auch im Munde für sich.[1]

Magen, Abdomen, Rektum. Während des Mittag-Essens verschwinden fast alle Beschwerden; 2 Stunden nachher beginnen sie von neuem.[1]

Um den Nabel, Schmerz, als würde ein stumpfer Pflock in die Eingeweide eingedrückt.[1]

Anregung zum Stuhle ...; es that ihm Noth, und wenn er sich dazu setzte, war stets der Trieb weg; der Mastdarm that seine Schuldigkeit nicht ...[1]

Nöthigung zum Stuhle, ohne daß er etwas verrichten kann; es ist ihm, als wäre im Mastdarm alles eingepfropft.[1]

Brust. Dumpfes Drücken, wie von einem Pflocke, in der rechten Brustseite.[1]

Extremitäten. Waden-Klamm, beim Gehen.[1]

Gefühl wie von einem Reifen oder Band um Körperteile.

---

* Mit [1] versehene Symptome stammen aus Hahnemanns *Chronischen Krankheiten*. — d.Ü.

Einige wichtige oder eigenartige Symptome von Anacardium

Nachmittags ist das Gedächtniß besser, als Vormittags, obschon es erst später giebt, was es sogleich geben sollte ...[1]

Er hat ein kleines Teufelchen im Ohr, das ihm gotteslästerliche Dinge einflüstert.

Alles Wahrgenommene erscheint ihm unwirklich, wie ein Traum.

Fixe Ideen: er glaubt, doppelt zu sein; Gefühl, als sei der Geist ohne Zusammenhang mit dem Körper; ein Fremder sei ständig an seiner Seite; fremde Gestalten würden ihn begleiten, die eine links, die andere rechts.

Ihr Ehemann ist nicht ihr Ehemann, ihr Kind nicht ihr Kind.

Schreit laut, als würde er jemanden rufen.

Flucht gotteslästerlich, schwört, hält sich für einen Dämon.

Widerstreit zwischen der Vernunft und dem Willen.

Zustand, als habe er zwei Willen, von denen der eine rückgängig macht, wozu ihn der andere treibt.[1]

Im einen Ohr ein Teufel, im anderen ein Engel, die ihn dazu bewegen wollen, einen Mord zu begehen bzw. Gutes zu tun.

Feigheit.

Er nimmt Alles übel und wird heftig.[1]

Verstopftheitsgefühl im Ohr wie von Baumwolle oder einem Pfropfen.

Gefühl ... beim Husten, als wollte der Bauch zerspringen.[1]

Durch und durch fahrende Stiche am Herzen, jedes Mal zwei kurz auf einander folgende.[1]

Schläfrigkeit nach Husten.

Steifheitsgefühl in den Unterschenkeln, als wären sie umwickelt.

Spann-Schmerz in der Wade ..., als wären die Muskeln zu kurz.[1]

Wellenförmiges Zucken hie und da in den Unterschenkeln.[1]

Drückender oder durchdringender Schmerz wie von einem Pflocke in verschiedenen Körperteilen.

Stuhl-Drang, öfters des Tages, ohne daß er etwas los werden kann, viele Tage.[1]

Jeder Theil, den er unbewegt liegen läßt, schläft ihm ein.[1]

◊

Guernsey schreibt: »Es gibt nur wenige Mittel in der ganzen Materia Medica, die *Gedächtnisschwäche* als so ausgeprägtes Charakteristikum aufweisen wie Anacardium; und indem es das Gedächtnis wiederherstellt, heilt es den Patienten oft auch von allen anderen Leiden. ...

Vergißt alles; das Bewußtsein davon nimmt ihm jeglichen Appetit.

Er hat den Eindruck, als würden ihm ständig blasphemische Worte eingeflüstert, mit Bedürfnis, zu fluchen und zu schwören.

Fixe Ideen: doppelt zu sein; die Dinge sind nicht wirklich, alles erscheint wie ein Traum; Geist und Körper ohne Zusammenhang; ständig zwei Fremde an seiner Seite, einer links, der andere rechts; ihr Mann ist nicht ihr Mann, ihr Kind nicht ihr Kind; ... er wird verfolgt; alles kommt ihm verdächtig vor; erwartet immer nur Ärger von allem. ...

Er scheint gleichzeitig zwei verschiedenen Einflüssen unterworfen; der eine drängt ihn zum Töten, der andere, Gutes zu tun. ...

Oftmals schreit er laut, wie um jemanden zu rufen. ...

Gegenstände erscheinen zu weit entfernt. ...

Alle Symptome verschwinden beim Essen, um anschließend wiederzukehren.«

(Dann die überall anzutreffenden Empfindungen ›wie von einem Pflocke‹ und die eines Reifens oder Bandes um Körperteile.)

◊

Kent betont folgende Punkte: — Voller merkwürdiger Ideen und Vorstellungen. Geistesschwäche bis hin zu völligem Schwachsinn. — Fühlt sich von allem und jedem belästigt; flucht viel. — Liegt in ständigem Widerstreit mit sich selbst; Kontroverse zwischen zwei Willen, zwei Impulsen. — Halluzinationen: ein Dämon sitzt auf einer Schulter, ein Engel auf der anderen. — Wille und Vernunft sind einander entgegengesetzt.

»Von Anacardium, AURUM und ARGENTUM NITRICUM habe ich viel über die seltsamen Auswirkungen von Arzneien auf den menschlichen Geist gelernt. Die Psychologie kann am besten durch diese Arzneiwirkungen auf Geist und Gemüt verstanden werden; hier haben wir es nämlich mit Fakten zu tun, so daß wir viele Hypothesen beiseite legen können.

Nichts ist wirklich; alles erscheint ihm wie in einem Traum. Fixe Ideen, daß er doppelt vorhanden sei ... daß ein Fremder an seiner Seite sei. Einmal sieht er etwas und versteht es, ein andermal nicht mehr. Einmal sieht er, daß es sein Kind ist, und dann wieder nicht. ... Einen Moment glaubt er, daß etwas so ist, doch im nächsten Augenblick findet er genügend Gründe, daß es nicht so ist. Wahnideen sind ein fortgeschrittenes Stadium der Sinnestäuschungen. Im Repertorium haben wir für beide Stadien oft dieselben Mittel: es ist eine Frage des Grades. ... Er sieht Dämonen, und zunächst sagt ihm sein Verstand, daß dort keine sind; später aber möchte er, daß Sie sie vertreiben. ...

Fürchtet alles und jedes, hat Angst vor jedermann; Ängstlichkeit, als ob er verfolgt würde; glaubt, von Feinden umgeben zu sein; voll innerlicher Angst, die ihn nicht ruhen läßt. ... Jegliches Moralgefühl ist ihm abhanden gekommen. Ihm ist nach Grausamkeiten zumute; er kann jemanden körperlich verletzen, ohne etwas dabei zu empfinden. Unbarmherzig, gehässig, bösartig.* ... Geeignet bei religiösem Wahnsinn, wobei ein Konflikt zwischen dem äußeren und dem inneren Wollen besteht. ...

Hauterkrankungen gleichen in vielerlei Hinsicht denen von RHUS. ... Tetanus; Epilepsie.«

◊

Nash meint: »Anacardium orientale ist ein sehr wertvolles Mittel, doch weiß man es meines Erachtens in unserer Schule im allgemeinen nicht genügend zu schätzen. So müßte es z.B. häufiger bei jener hydraköpfigen Beschwerde namens Dyspepsie zum Einsatz kommen, für die man so unterschiedslos NUX VOMICA verwendet.« Und er hebt hervor, daß Anacardium *nur dann* Magenschmerzen hat, wenn der Magen leer ist, und daß diese *durch Essen gelindert* werden; NUX VOMICA dagegen geht es erst besser, nachdem der Verdauungsvorgang vorüber ist. Die Schmerzen von NUX VOMICA sind zwei oder drei Stunden nach den Mahlzeiten am schlimmsten, doch halten sie nur so lange an, bis die Verdauung beendet ist, und dann kommt Erleichterung, während dies bei Anacardium genau die Zeit ist, wo das Leiden am größten ist. Nash fand fast ebenso viele Anacardium- wie NUX-VOMICA-Fälle, und bei diesem Krankheitsbild hielt er die 200. Potenz für wirksamer als die niedrigeren. »Die Potenzwahl hat hier wie auch in anderen Fällen und wie bei allen Arzneien mehr mit dem Heilerfolg zu tun, als sich manche vorstellen.«

Und bezüglich des Stuhlgangs stellt er fest: »NUX VOMICA hat Stuhldrang, aber mit irregulärer oder übermäßiger Darmtätigkeit. Anacardium hat Stuhldrang, aber nicht mit genügender Aktivität, um den Stuhl auszutreiben. Außerdem hat Anacardium das Gefühl eines Klumpens oder Pfropfens im After, der abgehen soll; bei NUX tritt dies nicht auf.«

* Hahnemann nennt in seinem Vorwort als bestätigendes Symptom: »Mangel an moralischem Gefühle (Verruchtheit, Gottlosigkeit, Unmenschlichkeit, Hartherzigkeit).« Und eines der wenigen von Hahnemann hervorgehobenen Gemütssymptome, welches gewissermaßen die Voraussetzung für diesen Zustand darstellt, lautet: »*Sehr gleichgültig und gefühllos;* weder angenehme noch unangenehme Gegenstände erregen seine Theilnahme.« — Anm. d. Ü.

Anacardium orientale

Anacardium, die Tintennuß,
Hat Pflockgefühle — von Kopf bis Fuß.
Lassen Sie sich hiervon leiten:
Innen Pflöcke, außen Reifen.
Unter zwei Willen muß er leiden,
Kann sich aber nicht entscheiden.
Das Simile ist nicht lang zu suchen,
Wo Patienten schwören und fluchen;
Wo sie aber beten unaufhörlich,
Bleibt STRAMONIUM unentbehrlich.

Anacardium ist auch näher zu studieren,
Will man große Gedächtnisschwäche kurieren.
Das Mittel wetteifert zuweilen mit NUX
Bei Dyspepsie — doch da liegt auch die Crux:
Bei Schmerzen, bis die Speisen sind verdaut,
Man auf die Brechnuß nicht umsonst vertraut;
Macht aber der leere Magen mehr Verdruß,
Heilen Sie den Kranken mit der Tintennuß!

Antimonium crudum

›STIBIUM SULPHURATUM NIGRUM‹; SCHWEFELSPIESSGLANZ

Hahnemann schreibt in seinen *Chronischen Krankheiten*, der »gegrabene Schwefel-Spießglanz, diese aus fast metallisch glänzenden, parallelen, schwarzen Nadeln, von der Natur zusammengefügte Verbindung von etwa 28 Theilen Schwefel mit 100 Theilen Spießglanz-Metall« werde in gleicher Weise wie die übrigen trockenen Arzneistoffe für den homöopathischen Gebrauch zubereitet. Aus den Wirkungen desselben im gesunden menschlichen Körper werde man »dessen kleinster Gabe öftere Dienlichkeit in den geeigneten Fällen chronischer Krankheiten leicht wahrnehmen«.

Und weiter: »Wo der rohe Schwefel-Spießglanz nach seinen reinen Wirkungen homöopathisch befunden wird, da ist er desto dienlicher, wenn folgende Symptome mit zugegen sind:

Unleidlichkeit des Angreifens und Ansehens bei einem Kinde;
Blutdrang nach dem Kopfe;
Lästiges Jücken auf dem Kopfe, mit Ausfallen der Haare;
Röthe und Entzündung der Augenlider;
Böse Nasenlöcher;
Hitze und Jücken am Backen;
Schmerzen in hohlen Zähnen;
Langwieriger Appetit-Verlust;
Aufstoßen mit Geschmack des Genossenen;
Ekel, Uebelkeit und Brecherlichkeit von Magen-Verderbniß« etc.

Mir ist leider nur eine begrenzte Zahl von Arzneien derartig zu Freunden geworden, daß sie stets zur Hand sind, um mir ihre Dienste anzubieten, während auf der anderen Seite Unmengen von ihnen bloße Namen geblieben sind und jeweils mühsam nachgeschlagen werden müssen. Antimonium crudum gehört dabei für mich mehr oder weniger in letztere Kategorie; genauer gesagt reduziert sich meine Vorstellung von der Antimonium-crudum-Persönlichkeit im wesentlichen auf folgende Punkte: *gefräßig, fett, sentimental, mit wunden Mundwinkeln und ›kaputten‹ Füßen.*

Doch das Mittel sollte auch in Erwägung gezogen werden in Fällen von »rheumatischen Entzündungen der Muskeln; gichtischen Leiden, auch mit Geschwulst und selbst mit Gichtknoten; ... rheumatischen Muskelverkürzungen, mit Krümmung des Gliedes« (Jahr, *Symptomencodex der homöo-*

pathischen Arzneimittellehre). Sodann hat es, in Zusammenhang mit seiner Sentimentalität, das unwiderstehliche Bedürfnis, in Reimen zu reden oder ständig Verse aufzusagen; und angesichts seiner ›schwärmerischen Liebe‹ soll es auch bei Folgen von enttäuschter Zuneigung von Nutzen sein (NATRIUM MURIATICUM, CALCAREA PHOSPHORICA). Laut H.C.Allens *Keynotes* wechseln bei Antimonium crudum die Symptome häufig den Ort oder ziehen von der einen Körperseite zur anderen. (Vgl. hierzu LACHESIS — von links nach rechts; LYCOPODIUM — von rechts nach links; oder LAC CANINUM — wenn die Symptome die Seite wechseln und wieder zurückkehren. Ich habe dies bei einer Diphtherie in bezug auf LYCOPODIUM und bei einem Fall von Ovarialschmerzen in bezug auf LAC CANINUM bestätigt gefunden.)

Hauptsymptome[*]

Geist und Gemüt. Verdrießlich, ärgerlich, ohne Ursache.[1]
Mürrisch, will mit Niemand reden.[1]
Lebensüberdruß.
Das Kind ist gereizt und quengelig, wendet sich ab und schreit, wenn es berührt wird.
Unleidlichkeit des Angreifens und Ansehens bei einem Kinde.[°,1]
Sentimentale Stimmung bei Mondschein, besonders in Form von schwärmerischer, ekstatischer Liebe.[°]

Kopf. Kopfschmerzen: nach Baden in einem Fluß; von einer Magenverstimmung; von alkoholischen Getränken; nach Unterkühlung; nach Unterdrückung von Hautausschlägen; durch Erkältung.

Augen, Nase, Gesicht. Wundheit der äußeren Augenwinkel.
Röthe und Entzündung der Augenlider.[1]
Chronische Blepharo-Ophthalmie bei Kindern.

---

[*] Die Zusammenstellung ist von mir um einige von Hahnemann, Allen oder Hering hervorgehobene Symptome ergänzt worden, die von M.Tyler wohl übersehen wurden (ich habe sie mit einer ° markiert).
Die [1] steht für Symptome aus den *Chronischen Krankheiten* Hahnemanns. Der Großteil der dort aufgeführten Symptome stammt aus der Prüfung von Caspari und Hartlaub, die erstmals 1828 im 1. Band der *Reinen Arzneimittellehre* von Hartlaub/Trinks veröffentlicht wurde, wo sie mit einer lesenswerten, ausführlichen Einleitung versehen ist. Hahnemann hat die Symptome wie üblich etwas gestrafft wiedergegeben; dabei sind in einigen wenigen Fällen auch einmal wichtige Informationen unter den Tisch gefallen (vgl. etwa die Fußnote S. 146 dieses Bandes). In solchen Fällen habe ich den originalen Wortlaut bevorzugt und die entsprechenden Symptome mit einer [2] versehen. — Anm. d. Ü.

Wunde, aufgesprungene, schorfige Nasenlöcher.
Stockschnupfen.°,[1]
Eiternder und langwieriger Ausschlag auf den Wangen.

Zähne. Zahnschmerz in einem hohlen Zahn, welcher manchmal in den Kopf zieht; < nachts, nach dem Essen, durch kaltes Wasser; das Berühren mit der Zunge tut weh, als wenn der Nerv geritzt würde; > in freier Luft.
Nagender Schmerz in kariösen Zähnen; nach jeder Mahlzeit.

Mund. Zunge belegt: dick weiß; milchig weiß; gelb.
Weiße Zunge (Magenkatarrh).
Die Lippen sind trocken.[1]
Wund schmerzende Risse in den Mundwinkeln ...[1]

Magen. Heftiger Durst mit Trockenheit der Lippen.[1]
Abends Durst, und Neigung zum Trinken.[1]
Aufschwulken von Feuchtigkeit, mit Geschmack der genossenen Speise.[1]
Brot und besonders Gebäck verursachen Übelkeit und Leibschneiden.°
Erbrechen nach Genuß von saurem Wein.
Nach Genuß von Essig oder saurem Wein sehr dünner Stuhl.
Ständiger Abgang von Winden, nach oben und unten, sich sofort wiedererzeugend, jahrelang (geheilter Fall).
Aufstoßen mit Geschmack des Genossenen.[1]
Ekel, Uebelkeit und Brecherlichkeit ...[1]
Magensymptome vorherrschend; Widerwille gegen Speisen und Getränke; Bitterkeit des Mundes, bitteres Erbrechen.
Erbrechen.
Schwacher Magen, leicht zu störende Verdauung.
Magenkatarrh: weiße Zunge, Übelkeit und Erbrechen; ... verursacht durch Überessen, sauren Wein, heißes Wetter oder Baden; während Masern; als Metastase von Gicht oder Rheumatismus.

Rektum und Stuhl. Sehr dünner Stuhlgang.[1]
Durchfall: wäßrig, mit unverdauten Speisen; wäßrig, mit kleinen harten Klumpen; < durch Essig und andere Säuren, durch sauren Wein, durch Überhitzung, nach kaltem Baden, nachts und früh.
Diarrhoe bei älteren Leuten.
Abwechselnde Diarrhöe und Verstopfung älterer Personen.[1]
Sehr schwerer, harter Stuhl.[1]
Ältere Leute mit Durchfall, die auf einmal verstopft werden.

Hämorrhoiden: mit Kriebeln und Brennen darin; mit beständiger geringer Absonderung gelbliche Flecken hinterlassenden Schleims; manchmal Blutwasser ausschwitzend.

Atmung, Husten, Brust. Verlust der Stimme, so oft er heiß ward …[°,1]
Husten …; der erste Hustenstoß ist jedesmal der stärkste, die folgenden werden immer schwächer, so daß der letzte nur einem kleinen Kächzen gleicht.[1]
Schmerz in der Brust, bei Fieberhitze.
Blennorrhoea pulmonum oder Phthisis mucosa.
Starkes, anhaltendes Jücken auf der Brust, den ganzen Tag über.[1]

Heftiges Jücken auf dem ***Rücken.***[1]

Extremitäten. Arthritische Schmerzen in den Fingern.
Zieh-Schmerzen in den Fingern und ihren Gelenken.[1]
Gequetschte Fingernägel wachsen gespalten, wie Warzen, mit hornigen Tupfen.[°]
Zieh-Schmerz im linken Hüftgelenke …[1]
Große hornartige Stellen in der Fußsohle, nah an den Zehen.[1]
Große Empfindlichkeit der Fußsohlen gegen das Gehen …[1]

Schlaf. Große Schläfrigkeit am Tage und früh nach dem Erwachen …[1]
Erschöpft bei warmem Wetter.

Hitze und Kälte. Kann die Sonnenhitze nicht vertragen.
Schlimmer durch Überhitzung in der Nähe eines Feuers.
Nach Überhitzung: Diarrhoe.
Empfindlichkeit gegen Kälte; gegen das Einatmen kalter Luft; nach Erkältung.
Kaltes Waschen verschlimmert den Keuchhusten.
Kaltes Baden verursacht: heftige Kopfschmerzen; Kälte im Kopf; Magenkatarrh; Durchfall; Unterdrückung der Menses.

Fieber, Frost. Fieberhitze geht mit Schweiß einher.
Heftiger Frost ohne Durst; Hitze mit Durst, gefolgt von Schweiß.
Nachdem der Schweiß vorüber ist, kehren Hitze und Durst zurück.
Gastrische Fieber.

Schleimhäute allgemein affiziert.

Beulen und Blasen, wie von Insekten-Stichen ..., besonders im Gesichte und in den Gelenken der Gliedmaßen ...°,[1]

Hornartige Gewächse.

Masernähnliche Ausschläge; verzögerte Masern; Erbrechen während der Masern.

Wichtige, bemerkenswerte oder sonderbare Symptome

(Hahnemann, Chronische Krankheiten)

Entschiedene Neigung, sich zu erschießen, Nachts, nicht zu einer andern Art des Selbstmordes; es nöthigte ihn, aus dem Bette zu steigen, weil er den Gedanken gar nicht los werden konnte.

Anhaltender Zustand schwärmerischer Liebe und ekstatischer Sehnsucht zu einem idealen weiblichen Wesen, das seine Phantasie ganz erfüllte; mehr beim Gehen in freier, reiner Luft, als in der Stube; nach einigen Tagen, unter scheinbarer Verminderung des Geschlechtstriebes verschwindend.*

Größte Niedergeschlagenheit und traurige Stimmung.°

Wehmüthige, gereizte Stimmung ...; der Ton der Glocken, wie der Anblick seiner ganzen Umgebung rührt ihn bis zu Thränen ...

Wüstheits-Gefühl im Kopfe ...

Kopfschmerz, als wollte es die Stirn zersprengen; dabei war sie wie betrunken, saß allein und wollte nicht reden.

---

* Antimonium crudum ist, orientiert man sich am *Synthetischen Repertorium,* das sentimentalste von allen Mitteln (Vithoulkas hat in der entsprechenden Rubrik **Nux-v.** in den 3. Grad und *Staph.* in den 2. Grad erhoben und *Nat-m.* zweiwertig ergänzt). In der Kent-Rubrik »Sentimentale Stimmung bei Mondschein« erscheint **Ant-c.** als einziges Mittel und dreiwertig. Diese Einstufung beruht ursprünglich wohl darauf, daß Hering das hier angeführte Symptom in seinen *Guiding Symptoms* wie folgt wiedergegeben und besonders hervorgehoben hat: »Sentimental mood in the moonlight, particularly ecstatic love.« Das Element des Mondscheins wird von Hahnemann nirgends erwähnt, weil es ihm offenbar nicht wichtig erschien. Das originale Symptom von Caspari lautet jedoch in seiner vollen — und zur Kürzung einladenden — Länge:

»Nach einigen Tagen, während des Mondscheines, entstand ein mehre Tage anhaltender Zustand von ekstatischer, wiewohl nicht ganz rein geistiger Liebe zu einem ihm ganz unbekannten, blos idealen weiblichen Wesen, dessen Besitz er sehr sehnlich wünschte und sich sehr lebhaft vorstellte, deren Bild auch bisweilen seiner Phantasie äusserst lebhaft selbst geschaffen vorschwebte und sie ganz erfüllte. Beim Gehen in freier, reiner Luft war dieser Zustand am deutlichsten, weniger in der Stube, und machte ihn da äusserst heiter und schwärmerisch sanft. Einmal trat auch seiner Phantasie der Gedanke entgegen, dass er dieses Wesen vielleicht nicht erlangen könnte, und versetzte ihn in eine düstere, wilde Stimmung, oder dass er es durch den Tod verloren habe, und stimmte ihn höchst wehmüthig. Nach einigen Tagen verlor er sich allmählig und schien eine Verminderung des Geschlechtstriebes zurückzulassen.« — Anm. d. Ü.

Kleine, Linsen große, platte Knötchen hie und da auf dem Haarkopfe, die beim Drücken schmerzen und im Umkreise kriebeln.

Brausen in den Ohren.

Arges Getöse in den Ohren, als wenn Jemand an das Hausthor klopfte.

Eine Art Taubheit des rechten Ohres, als wenn sich ein Blättchen vor das Trommelfell legte ...

Schnupfen mit bösen, krustigen Nasenlöchern.

Aufgesprungenheit beider Nasenlöcher, mit Krusten.

Bluten der Nase ...

Die Nase schmerzt beim Athmen, wie von Einathmen kalter Luft, oder von Einziehen scharfer Dämpfe.

Brennendes Stechen, wie von einem Feuerfünkchen, am Kinne und auf der Oberlippe.

An dem Kinne und unter demselben, beim Befühlen, Empfindung, als streiche man über viele kleine wunde Stellen weg ...

Mund-Trockenheit.

Kratzen am Gaumen ...

Das Zahnfleisch klafft von den Zähnen ab und blutet leicht.

Viel salziger Speichel im Munde.

Schlucksen.

Uebelkeit mit Schwindel.

Heftiges Erbrechen mit Bangigkeiten.

Furchtbares, durch nichts zu stillendes Erbrechen.

Furchtbares Erbrechen mit Zuckungen.

Heftiges Erbrechen und Durchfall mit der größten Angst.

Gefühl im Magen, als hätte man zu viel gegessen, ohne Vollheit und bei Appetit.[2]

Schmerz im Magen, wie nach zu vielem Essen, bei aufgetriebenem, doch nicht hartem Leibe.

Brennen in der Herzgrube, wie Sood, bei gutem Appetite.

Brennend krampfhafter Schmerz in der Herzgrube ..., der ihn zur Verzweiflung trieb und zum Entschluß, sich zu ersäufen.

Lautes Knurren im Unterbauche.

Sehr aufgetriebener Unterleib ...

Vorfall des Mastdarmes beim Stuhlgange ...

Ausleerung schwarzen Blutes durch den Mastdarm.

Stuhl erst natürlich, dann mehre kleine weiche, darauf eben so kleine harte Abgänge, mit heftigem Pressen ...

Heftiger Kehl-Krampf in der Luftröhre und dem Schlunde, als wenn ein bald dicker, bald dünner werdender Pflock die Kehle ausfüllte, mit Wundheits-Gefühl.

Tod, durch Steckfluß [Erstickungskatarrh] ... von einigen Granen Spießglanz.

Gefühl, als ob die Gliedmaßen vergrößert wären.*

Die Fingernägel wuchsen nicht so stark als sonst, und als beim Abschneiden die Scheere unter sie gedrückt ward, so war die Haut daselbst sehr empfindlich ...[2]

Bläuliche Flecke auf den Schenkeln und Schienbeinen ...[2]

Brand des Fußes, welcher ganz schwarz ist.

Unerträgliche brennende, stechende und reißende Schmerzen in einem brandig gewordenen Fuße, bei Unempfindlichkeit desselben gegen äußere Berührung und Stiche mit der Nadel hinein.

Hornartiger Auswuchs vorn unter dem Nagel der großen Zehe.°

Der Fuß ist so schwer, daß sie ihn nicht heben kann.

Stets kalte Füße, wie Eis.

Beide Fusssohlen bleiben sehr lange gegen das Steinpflaster empfindlich, und es bildeten sich nahe am Anfange der Zehen grosse, hornartige Stellen, die wie Hühneraugen schmerzten, und nach dem Ausschneiden immer von Neuem entstanden.[2]

Ungeheure Geschwulst des ganzen Leibes.

Wassersüchtige Geschwulst des Leibes.

Fettwerden. — Oder: Abmagerung und Entkräftung.

Schlagfluß mit so gewaltigem Speichelflusse, daß er durch Nase und Mund wohl ein Maß schäumendes Wasser von sich gab.

Große Schläfrigkeit am Tage ...

Abends 7 Uhr befällt sie ein fast unüberwindlicher Schlaf ...

◊

Nash macht uns besonders auf die folgenden Charakteristika aufmerksam:

- — auf den dicken, milchig-weißen Belag auf der Zunge, der bei vielen Beschwerden vorkommen kann;
- — auf die Störungen aufgrund von Überfüllung des Magens, besonders mit fetten Speisen; Übelkeit;
- — auf die Fingernägel, die, wenn sie verletzt worden sind, wie Warzen gespalten herauswachsen und hornige Tupfen aufweisen;
- — auf die Hühneraugen und Schwielen an den Fußsohlen, die höchst empfindlich sind, so daß er nur unter Schmerzen gehen kann;
- — auf das Abwechseln von Verstopfung und Durchfall bei älteren Leuten, besonders wenn sie die typische (weiße) Zunge zeigen.

---

* Dieses Symptom ist Allens *Encyclopedia* entnommen. — d.Ü.

Kinder mögen nicht angefaßt oder angesehen werden, sind schnell ärgerlich und gereizt.

Er sagt, viele Mittel haben eine weiße Zunge, doch dieses führt sie alle an; es ist eine dick belegte, weiße Zunge, so weiß wie Milch. (Einmal habe ich eine nicht belegte, aber ganz weiße Zunge gesehen; soweit ich mich erinnere, war auch in diesem Fall Antimonium crudum das Mittel, das rasche Heilung brachte.)

»Antimonium crudum ist ein großes Magenmittel — bei Störungen, die durch Überessen entstehen. ... Vor allem ist es in Betracht zu ziehen, wenn die Magenverstimmung noch nicht lange zurückliegt. Der Verdauungsprozeß ist noch nicht recht in Gang gekommen, und das Aufstoßen schmeckt noch nach den Speisen, die er zu sich genommen hat. Der Leidende hat das Gefühl, sich unbedingt übergeben zu müssen, bevor er sich erleichtert fühlen könne. Ein paar Kügelchen Antimonium crudum auf die Zunge werden diesem Vorgang oft einen Riegel vorschieben; sie werden verhindern, daß er die Mahlzeit wieder von sich geben muß, und ihm weiteres Leid ersparen.«

Dann die eigentümlichen Stühle, die (z.B. bei Sommerdiarrhoe) teils fest und teils flüssig sind. Eine weitere Form der Diarrhoe alterniert mit Obstipation; diese findet sich zumeist bei alten Menschen, und hier ist Antimonium crudum das einzige Mittel.

»Auch einige Gemütssymptome sind sehr typisch: die große Niedergeschlagenheit und traurige Stimmung; die sentimentale Stimmung bei Mondschein, besonders ekstatische Liebe; *›das Kind erträgt es nicht, berührt oder angesehen zu werden‹*. ... Das letztere Symptom ist ein wahres Juwel.«

Durch ebendiesen Gemütszustand, so Nash, sei er nämlich oft in Fällen von Wechselfiebern oder gastrischen Fiebern zu Antimonium crudum geführt worden. »Das Kind ist quengelig, doch möchte es nicht, wie CHAMOMILLA, umhergetragen und beruhigt werden, im Gegenteil: bei der geringsten Aufmerksamkeit, die man ihm schenkt, schreit und heult es und wird wütend. In vielen dieser Fälle wird das Fieber nachts höher und ist mit Durst verbunden; und fast immer ist auch die weiße Zunge vorhanden.«

Er erwähnt die gespaltenen Fingernägel mit hornigen Tupfen und die Fußnägel, die sich verformen oder zusammenschrumpfen und überhaupt nicht mehr wachsen; ferner die sehr empfindlichen Hühneraugen und Schwielen. (Hier erinnere ich mich an einen mit Antimonium crudum geheilten Fall.) Einige der schlimmsten Fälle von chronischem Rheumatismus sind, wie er weiter schreibt, durch dieses Mittel geheilt worden, wobei die große Empfindlichkeit der Fußsohlen das Leitsymptom war. »Hornartige Gewächse, wo immer sie auf der Haut entstehen, lassen einen an Antimonium crudum denken.

Das Mittel wird sehr häufig am Anfang und Ende des Lebens, bei Kindern und bei alten Leuten, benötigt.«

Bezüglich der Modalitäten weist er besonders auf die Entstehung oder Verschlimmerung von Beschwerden durch Sonnenhitze oder die Strahlungswärme eines Feuers hin. Auch kaltes Baden kann zu Beschwerden führen oder sie verschlimmern. Nash sagt: »Wenn wir ein bereits lange bestehendes Leiden zu behandeln haben und der Patient dieses darauf zurückführt, daß er schwimmen gegangen oder ins Wasser gefallen ist, müssen wir an Antimonium crudum denken und nach weiteren Hinweisen forschen.« (NB — Burnetts großes Mittel hierfür war BELLIS PERENNIS.)

◊

Hughes bringt in seinen *Pharmacodynamics* nur eine sehr knappe Darstellung dieses Mittels; doch er zitiert Dr. Clotar Müller hinsichtlich seiner außerordentlichen Wirksamkeit bei Hauterkrankungen: »Ich habe Grund zu der Annahme, daß Antimonium crudum ein unschätzbares Heilmittel ist, wo papulöse, pustulöse, blatternartige oder furunkulöse Ausschläge primär oder sekundär entstehen, besonders wenn zur gleichen Zeit starkes und anhaltendes stechendes Jucken der Haut besteht und nach Reiben Empfindlichkeit und Wundheitsgefühl derselben zurückbleibt; vor allem ist es von Nutzen, wenn diese Erscheinungen im Gesicht oder an den Genitalien auftreten.«

In bezug auf die hornigen Stellen auf den Fußsohlen zitiert Hughes einen Fall aus der Literatur, bei dem eine solche Verhornung, die seit zwanzig Jahren bestanden hatte und sehr empfindlich war und sich über die ganze Sohle erstreckte, innerhalb kurzer Zeit durch dieses Mittel behoben wurde.

◊

Kent betont, daß im Mittelpunkt all der Symptome von Antimonium crudum der Magen steht. An welchen Beschwerden die Patienten auch leiden mögen, der Magen ist immer mit beteiligt.

»Es ruft eine gravierende Gemütsstörung hervor, nämlich ein Fehlen des Wunsches zu leben. Wenn ich einen Patienten klagen höre: ›Ach, Herr Doktor, wenn ich doch nur sterben könnte‹, dann mag ich einen solchen Fall nicht — dann gibt es irgendeine tiefsitzende Störung im Organismus, die nur schwer zu beheben ist. … Der Erschöpfungszustand ist mit dem von ARSENICUM vergleichbar, doch ARSENICUM hat überwältigende Angst vor dem Tod, während diese Arznei von Lebensüberdruß gekennzeichnet ist. ... Diese übererregbaren, ernsten, nervösen, hysterischen Mädchen und Frauen sind zutiefst ergriffen von dem warmen Licht, das durch ein farbiges Glasfenster fällt, oder von dem sanften Licht des Mondes. Das ist es, was mit ›Sentimentale Stimmung bei Mondschein‹ gemeint ist; es ist ein hysterischer Zustand, ein wirrer Ausbruch der Gefühle, von Gefühlen, wie sie nur bei jemandem zu erwecken sind, der krank ist oder dessen Nervensystem allgemein aus dem Gleichgewicht geraten ist. ...

Schlimmer durch feuchtkaltes Wetter, durch kaltes Baden. ... Dennoch treten viele Symptome im Sonnenschein oder am offenen Kaminfeuer auf. Ein Kind mit Keuchhusten hustet mehr, wenn es vor einem Kaminfeuer gesessen hat. ...

Anhaltende Übelkeit, ein ständiges Gefühl von Überladung des Magens, als hätte er zuviel gegessen, selbst dann, wenn er gar nichts zu sich genommen hat. Er fühlt sich aufgebläht, obwohl der Bauch ganz flach ist. ... Gichtkranke, bei denen die Knoten an Fingern und Gelenken plötzlich nicht mehr weh tun, dafür aber Magen und Därme aufgetrieben werden und schmerzen. ...

Die Haut ulzeriert leicht und neigt zu Warzen- und Schwielenbildung, zu minderwertigen Nägeln und Haaren. ... Die dicke Hornhaut an den Fußsohlen ist beim Gehen sehr empfindlich, weil sie an vielen Stellen kleine Hühneraugen aufweist. ... Warzen an den Händen. ... Nägel spröde, mißfarbig oder schwarz, können kaum geschnitten werden.«

Antimonium tartaricum

TARTARUS EMETICUS (STIBIATUS); BRECHWEINSTEIN

Hering sagt von dieser Arznei: »Eine Erfindung der Alchemisten; bei diesen sehr beliebt, wurde es bald von der französischen Akademie der Wissenschaften verboten, um schließlich doch von der alten Schule eingeführt zu werden, welche dann häufig Gebrauch davon machte — und ebensohäufig Mißbrauch damit trieb.«

Heutzutage, schreibt Farrington, macht die alte Schule nicht mehr viel Aufhebens von Tartarus emeticus. Auch die gegenwärtige Lehrmeinung in der Schulmedizin geht in diese Richtung, heißt es doch bei Hale White*: »Tartarus emeticus wurde vor vielen Jahren in Form einer Salbe als Gegenreizmittel angewandt; es verursacht jedoch zuviel Schmerzen und wird jetzt nur noch selten gebraucht.« Auch als Brechmittel könne Tartarus emeticus »nicht empfohlen werden; seine Wirkung ist langsam, um so größer aber seine allgemein depressorische Wirkung. Niemals sollte es als Abführmittel benutzt werden.« Ebenso hält man es für ein »nicht wünschenswertes Expektorans«. All diese Warnungen sind durchaus berechtigt! ... »Die einzigen Fälle, wo es erlaubt ist, sind die, bei denen ein Emetikum benötigt wird wegen Laryngitis, Bronchitis oder anderer akut entzündlicher Zustände der Atemwege, denn dann ist eine depressorische Wirkung auf den Kreislauf möglicherweise von Vorteil; gewöhnlich ist in diesen Fällen aber IPECACUANHA vorzuziehen.«

Von seiner Verwendung für das Muskel- und Nervensystem habe man »inzwischen wieder Abstand genommen«, und insgesamt werde es »heute in der Medizin viel seltener gebraucht als in früheren Zeiten«.

Wie wir sehen, ist die alte Schule mit ihren primitiven Methoden und groben Dosierungen nicht in der Lage zu erkennen, welch wertvolle Lebensretter ihr zu Gebote stehen, und so überläßt sie die nützlichsten Heilmittel ganz den Jüngern Hahnemanns.

◊

Antimonium tartaricum, »weinsteinsaures Spießglanz«, wurde von Hahnemann und einigen seiner Schüler geprüft, doch wurden diese Prüfungen nur in Stapfs Archiv [*Archiv für die homöopathische Heilkunst,* Band 3,

* Sir William Hale White: *Materia Medica, Pharmacy, Pharmacology and Therapeutics;* vielbenutztes schulmedizinisches Lehrbuch, das von 1892 bis 1963 32 Auflagen erlebte. — d.Ü.

Heft 2, Leipzig 1824; d.Ü.] veröffentlicht. Auch in unserer Krankenhausbibliothek ist dieses Archiv vorhanden, nur stöbere ich nicht gern in den alten deutschen Büchern, wenn ich das gewünschte Material ebenso in späteren englischen Werken nachschlagen kann — denn natürlich erscheint Hahnemanns [bzw. Stapfs; d.Ü.] Prüfung auch bei Allen, Hering usw.

Hering *(Guiding Symptoms)* macht zudem »von der meisterlichen Monographie von Dr. K. Hencke aus dem Jahre 1874 Gebrauch, der darin alle Vergiftungen, Prüfungen und Heilungen zusammengetragen hat«.*

In den Händen von Homöopathen ist Antimonium tartaricum ein sehr wertvolles und unverzichtbares Heilmittel. Es hat unzählige Menschenleben gerettet, vor allem Säuglinge und Kleinkinder, die wegen Bronchitis und Bronchopneumonie zyanotisch waren und dem Tode nahe schienen; und — am anderen Ende des Lebens — alte Menschen, mit Rasseln und Giemen auf der Brust, die Lungen voller Schleim und ohne die Kraft, diesen herauszubefördern. Eine meiner frühesten Kindheitserinnerungen ist die an einen kleinen Bruder: wie er nach Luft schnappte und wie blau seine Lippen und Nägel waren — das Sorgenkind unserer Mutter! Und ich erinnere mich, wie sie unserem Hausarzt das Heft aus der Hand nahm und dem Baby ein paar von den süßen kleinen Kügelchen in den Mund schob — so machtlos scheinbar! — und doch so mächtig, wenn sie dem Krankheitsbild entsprechen. Und dann die Überraschung des allopathischen Doktors bei seiner nächsten Visite ... wonach er nur noch zusah, während unsere Mutter die Verordnungen traf!

Mit dem Wissen um das Ähnlichkeitsgesetz könnte man mit einer allopathischen Materia Medica, wenn man auf eine solche angewiesen wäre, recht gute und sogar heilende Dienste leisten, sofern man nur die *Contraria*-Regel, was deren Deduktionen und Lehren betrifft, außer acht läßt und sich hütet vor den allopathischen Hinweisen und Dosierungsempfehlungen. Sie sind für uns nicht maßgebend!

Die alte Schule bezeichnet Tartarus emeticus als *starkes Hautreizungsmittel* ... Gerade diese Wirkung nutzen wir und geben das Mittel innerlich bei eben jenen heftigen Reizzuständen der Haut, die es hervorrufen kann. So habe ich beispielsweise wiederholt beobachtet, wie ein oder zwei Gaben Antimonium tartaricum CM eine Impetigo contagiosa innerhalb weniger Tage zur Abheilung brachten, ohne irgendwelche äußerlichen Anwendungen, abgesehen von ein wenig einfachem Stärkemehl, um die Absonderungen aufzusaugen. Ich erinnere mich, wie einmal ein junger Mann mit seinen zwei kleinen Schwestern zu uns in die Ambulanz kam;

---

* Henckes Zusammenstellung wurde im 88. Band der *A.H.Z.* veröffentlicht; sie erscheint teilweise auch in Allens *Encyclopedia.* — d.Ü.

alle drei hatten ausgedehnte Herde dieser infektiösen Pyodermie im Gesicht, und bei einem der Mädchen war sogar schon der Hals befallen. Wie gewöhnlich reichte bei ihnen Antimonium tartaricum CM völlig aus. *Pustulöse Ausschläge* — wie z.B. die Pocken, wo Antimonium tartaricum zu unseren nützlichsten Arzneien gehört. Zu unseren großen Heilmitteln bei pustulösen Ausschlägen zählen daneben CICUTA, RHUS, THUJA und vor allem VARIOLINUM — Burnetts großes Herpesmittel, nebenbei bemerkt! —, je nachdem, inwieweit sie jeweils mit den übrigen Symptomen übereinstimmen. Darüber hinaus werden wir, wie ja auch immer wieder in der Literatur hervorgehoben wird, Antimonium tartaricum bei Magen-Darm-Erkrankungen angezeigt finden, ganz zu schweigen von seinem großartigen Nutzen bei Atemwegs- und Lungenleiden und hier besonders bei den Pneumonien und Bronchopneumonien der Kleinkinder. Die hohe Mortalität der alten Schule bei diesen Erkrankungen ist unter homöopathischer Behandlung praktisch kein Thema mehr.

◊

Hughes schreibt (in seinen *Pharmacodynamics*): »Die am besten bekannte Wirkung von Tartarus emeticus — die, welcher es seinen Namen verdankt — ist seine Fähigkeit, Übelkeit und Erbrechen zu erzeugen. Die Übelkeit, die es erregt, ist sehr intensiv und lang anhaltend«; und er zitiert ein hilfreiches kleines Arzneibild:

»›Das Gesicht ist blaß, die Haut kühl, feucht und schlaff, der Puls schwach, beschleunigt, oft unregelmäßig. Der Speichel fließt reichlich, und gewöhnlich werden Empfindungen von Unbehagen im Magen, von Trägheit und ungewohnter Mattigkeit wahrgenommen, die zuweilen höchst quälend sind; das kann so weit gehen, daß sie, wenn sie lange fortbestehen, den Patienten körperlich und seelisch aufs äußerste erschöpfen und allen Dingen, ja selbst dem Leben gegenüber gleichgültig werden lassen.‹ Zu diesen Symptomen sollte ergänzt werden: allgemeine Muskelerschlaffung.«

Hughes zitiert Vergiftungsfälle bei Hunden: »Die Lungen waren stets mehr oder weniger in Mitleidenschaft gezogen: durch und durch orangerot oder violett verfärbt, ohne Crepitatio, blutgefüllt und in einigen Bereichen hepatisiert. ... Lepelletier bestätigte unabhängig davon diese Beobachtungen und bemerkte naiv: ›Man sollte meinen — unterstellt, seine Wirkung auf den Menschen ist ähnlich —, daß die Verabreichung des Mittels bei Lungenentzündungen alles andere als nützlich, vielmehr unbedingt schädlich sein müsse; aber dem ist keineswegs so, denn anstatt die Anschoppung der Lungen zu begünstigen, treibt es deren Lösung voran.‹«

Farrington nennt die Charakteristika dieses Mittels und gibt wertvolle Hinweise. ...

»Benommenheit des Kopfes; Hitze der Stirn; der Kopf ist wie betäubt, mit einem Gefühl, als solle er schlafen (ein häufiges Symptom passiver Hirnkongestion). ... Handelt es sich um ein Kind, bemerken wir, daß es nicht angesehen oder angefaßt werden will. Beharren Sie auf Ihrer unwillkommenen Zuwendung, können Sie damit durchaus einen Krampfanfall auslösen.

Beim Erwachen aus dem Schlaf scheint das Kind ganz benommen zu sein; gleichzeitig ist es so überaus reizbar, daß es zu heulen anfängt, wenn man es nur ansieht.

Antimonium tartaricum ist oft indiziert bei unterdrückten Hautausschlägen, wenn daraus die oben angegebenen Kopfsymptome ... und/oder Atembeschwerden resultieren. Das Gesicht ist bläulich oder hochrot, das Kind wird immer schläfriger, und Zuckungen treten auf. Es besteht rasselnde Atmung. ... Diese Symptome begleiten zwei große Gruppen von Phänomenen, wo Antimonium tartaricum sich als nützlich erweisen kann, nämlich Lungen- und Magen-Darm-Affektionen.

Bei Kindern ist es ein unschätzbares Mittel bei Lungenerkrankungen, ... wenn, was sehr oft der Fall ist, das Kind husten muß, sobald es zornig wird. Auch nach jedem Essen kann Husten auftreten, der mit Erbrechen des Genossenen und von Schleim endet. ...

Ein Säugling läßt plötzlich von der Brust ab und schreit wie außer Atem; es scheint ihm besser zu gehen, wenn er aufrecht gehalten und umhergetragen wird. Nun, dies ist möglicherweise der Beginn einer Bronchiolitis. Bei der Auskultation finden Sie wahrscheinlich über der ganzen Brust einzelnes Knisterrasseln. Hier kupiert Antimonium tartaricum den gesamten Krankheitsprozeß und erspart so dem Kind viel Leid. Es gibt noch eine andere Hustenform ..., nämlich Husten, der mit ausgeprägtem Pfeifen beim Atmen einhergeht. Der Husten hört sich locker an, und doch bringt das Kind keinen Schleim heraus. Dies verstärkt sich immer mehr, bis das Kind schließlich schläfrig wird. Sein Kopf ist heiß und schweißgebadet. Dann kommt der Husten immer seltener, der Puls wird schwach und Zyanosezeichen erscheinen. Je schneller Sie in solchen Fällen Antimonium tartaricum verabreichen, desto besser ist es für Ihren Patienten.

Das Mittel ist auch bei Erkrankungen alter Leute häufig angezeigt, insbesondere bei Orthopnoe oder drohender Lungenlähmung. Sie hören laute Rasselgeräusche in der Brust, und doch kann der Kranke den Schleim nicht herausbringen. Hier ist BARYTA CARBONICA komplementär zu Antimonium tartaricum und folgt oft, wenn letzteres nur teilweise geholfen hat. ...

Bei drohender Lungenlähmung muß Antimonium tartaricum mit mehreren anderen Arzneien verglichen werden: mit LACHESIS, das Verschlimmerung beim Erwachen aus dem Schlaf hat; mit KALIUM JODATUM, vor allem wenn Lungenödem und viel Schleimrasseln in der Brust besteht und das bißchen Auswurf, das herauskommt, grünlich ist und schaumig wie Seifenwasser.

CARBO VEGETABILIS kann ebenfalls in solchen Fällen geeignet sein, aber hier ist das Rasseln verbunden mit kaltem Atem und Kälte der unteren Extremitäten, von den Füßen bis zu den Knien.

MOSCHUS kommt in Frage, wenn lautes Schleimrasseln besteht und der Patient unruhig ist. Es ist besonders nach Typhus indiziert. Der Puls wird immer kraftloser, und schließlich wird der Kranke ohnmächtig (AMMONIUM CARBONICUM). …

Antimonium tartaricum produziert ein vollkommenes Bild der Pleuropneumonie. Bestimmte Bereiche der Lunge sind paralysiert. Feine Rasselgeräusche sind selbst über den hepatisierten Teilen zu hören. Starke Atembeklemmung, besonders gegen Morgen. Der Kranke muß aufsitzen, um atmen zu können. …

Es erzeugt Pusteln, die nahezu identisch sind mit jenen der Pocken. …

Bei Erkrankungen des Darmtrakts … hat es große Ähnlichkeit mit VERATRUM ALBUM; der Unterschied ist: VERATRUM hat mehr kalten Schweiß auf der Stirn, Antimonium tartaricum hat mehr Schläfrigkeit.«

◊

Nash faßt wie gewöhnlich die Wirkung von Antimonium tartaricum in wenigen wichtigen Sätzen zusammen:

»Starke Schleimansammlung in den Atemwegen, mit groben Rasselgeräuschen und Unfähigkeit zu expektorieren; drohende Lungenlähmung.

Gesicht sehr blaß oder zyanotisch infolge ungenügend oxidierten Blutes.

Große Schläfrigkeit bei den meisten Beschwerden, bis hin zu tiefem Koma.

Erbrechen, größte Übelkeit, mit Prostration; allgemeine Kälte, kalte Schweiße und Schläfrigkeit.

Zittern: innerlich; Kopf und Hände.

Dicke, pockenähnliche, oft pustulöse Ausschläge, so groß wie Erbsen.

Linderung durch Expektoration.

Ein Mittel für Lebensanfang und Lebensende — Kindheit und Alter.

Das Kind klammert sich an die Umstehenden; will ständig getragen werden; läßt sich nicht anfassen, ohne jämmerlich zu schreien; will Sie nicht den Puls fühlen lassen. …

So starke Übelkeit wie bei IPECACUANHA, aber nicht so beständig, und es besteht Erleichterung nach dem Erbrechen.«

Und Nash sagt: »Wenn Antimonium tartaricum nur die eine Heilkraft besäße, die es auf die Atmungsorgane ausübt, so wäre es für uns bereits unentbehrlich. Wie auch immer der Name der Krankheit ist, ob Bronchitis, Pneumonie, Keuchhusten oder Asthma: wenn starke Schleimansammlung mit *grobem Rasseln* besteht oder langsames Anfüllen mit Schleim, dieser aber anscheinend nicht abgehustet werden kann, dann ist Tartarus emeticus das erste Mittel, an das wir denken müssen. Dies gilt für jedes Lebensalter und für jede Konstitution, vor allem aber gilt es für Kinder und für alte Menschen.

Es gibt ein Symptom, das in solchen Fällen sehr wahrscheinlich anzutreffen ist, und das ist *große Schläfrigkeit* oder Schlafsucht, die manchmal bis zum Koma gehen kann. ...

Bei Pneumonie können sowohl Tartarus emeticus als auch OPIUM sehr schläfrig sein; doch um die richtige Mittelwahl braucht man nicht verlegen zu sein, denn bei OPIUM ist das Gesicht dunkelrot oder purpurfarben, und möglicherweise ist auch stertoröse oder Seufzeratmung vorhanden. Bei Tartarus emeticus hingegen ist das Gesicht stets blaß oder zyanotisch, ohne Röte*, und die Atmung ist nicht stertorös.«

Er sagt ferner: »Antimonium tartaricum ist auch eines unserer besten Mittel bei Hepatisation der Lunge, die nach einer Pneumonie bestehen bleibt. Bei der Perkussion findet sich gedämpfter Klopfschall, die Atemgeräusche sind schwach oder fehlen ganz; der Kranke ist kurzatmig und weiterhin blaß, schwach und schläfrig.«

◊

Kents Arzneibild von Antimonium tartaricum ist wundervoll; lassen Sie mich daraus in geraffter Form zitieren. Er schreibt: »So ziemlich das erste, was wir bei einem Antimonium-tartaricum-Patienten ***sehen***, drückt sich *in seinem Gesicht* aus. Es ist bleich und kränklich — die Nase spitz und zusammengezogen — die Augen eingefallen und mit dunklen Ringen darum — die Lippen blaß und schrumpelig — die Nasenlöcher weit geöffnet, flatternd und innen dunkel und rußig aussehend. Es ist ein leidender Ge-

---

* Dies steht in scheinbarem Widerspruch zu den Angaben Farringtons. Wenn man sich aber die Fallbeschreibungen bei Hencke ansieht, scheint ein rotes oder *hochrotes* Gesicht nur bei kruppösem oder katarrhalischem Husten (wohl durch die Anstrengung) aufgetreten zu sein. In einem Fall von Pneumonie war das Gesicht allerdings von *livider Röte*. In allen anderen Fällen, bei Durchfall, Cholera, fieberhaftem Bronchialkatarrh sowie bei allen Vergiftungen war das Gesicht dagegen *bleich, bläulich, erdfahl, leichenfarbig* etc. — Anm.d.Ü.

sichtsausdruck! Die Luft im Krankenzimmer ist mehr stechend als übelriechend und läßt Sie die Anwesenheit des Todes spüren. ...

Wir finden diesen Zustand, dieses Aussehen bei katarrhalischen Patienten, bei völlig zerrütteter Gesundheit, bei schwächlichen Kindern, bei alten Leuten. Katarrhalische Zustände der Luftröhre und der Bronchien. Und wir ***hören*** *grobes Rasseln* oder Blubbern in der Brust — grob wie das ›Todesröcheln‹ eines Sterbenden. Die Lunge füllt sich ständig wieder mit Schleim; anfangs ist der Kranke vielleicht noch in der Lage, diesen auszuwerfen, schließlich aber erstickt er daran aufgrund der zunehmenden Schwäche von Brust und Lungen. Es ist ein paralytischer Zustand der Lungen, wie er bei schweren Grippeverläufen eintreten kann. ... Die ersten Tage der Krankheit weisen noch nicht auf Antimonium tartaricum hin. Solange die Reaktionsfähigkeit gut ist und die Kräfte des Patienten vorhalten, werden Sie dieses hippokratische Gesicht nicht sehen, ebensowenig die Entkräftung, die Kälte, den kalten Schweiß. Sie werden auch das Rasseln in der Brust nicht hören, denn all dies sind Symptome, die eine Passivität der Lebenskraft anzeigen. Antimonium tartaricum aber beinhaltet Schwäche und Reaktionsmangel!«

Kent vergleicht Antimonium tartaricum mit IPECACUANHA, das (wie auch BRYONIA) nur im ersten Stadium der Erkrankung in Frage kommt. Er sagt: »IPECACUANHA hat auch etwas von diesen groben Rasselgeräuschen, doch gehen sie mit großer Expulsivkraft der Lungen einher. Antimonium tartaricum hat grobes Rasseln, das erst nach vielen Tagen entsteht, IPECACUANHA hat es in den ersten Krankheitstagen. Wie dieses hat auch Antimonium tartaricum Husten, Würgereiz, das würgende Erbrechen, jedoch erst später, im Stadium der großen Erschlaffung, Erschöpfung und Kälte. Wenn Sie einen solchen Patienten husten hören, drängt sich Ihnen unmittelbar der Eindruck auf, daß bei ihm eine tiefgehende Schwäche der Lungen bestehen muß. Die Lungen haben die Kraft verloren, mit Hilfe tiefen Einatmens eine austreibende Hustenaktion herbeizuführen. So ist die Brust voller Schleim und es rasselt darin; der Husten ist ein röchelnder Husten, aber der Schleim kommt nicht oder nur in so geringen Mengen heraus, daß es keine Erleichterung bringt. Langsam geht es mit dem Patienten zu Ende, er erstickt durch Kohlendioxidvergiftung als Folge der ungenügenden Kraft zur Expektoration. ...

Ungleich ACONITUM, BELLADONNA, IPECACUANHA und BRYONIA, bei denen die Krankheit mit Gewalt hereinbricht, ist bei Antimonium tartaricum das genaue Gegenteil zu beobachten: geringes Fieber, kalter Schweiß, Kälte, Erschlaffung, hippokratisches Antlitz. ... Die meisten schweren Fälle von Bronchitis oder Pneumonie sterben in einem Antimonium-tartaricum-Zustand. ... Diese Schwäche finden wir oft bei sehr alten Leuten, die seit Jahren an Bronchialkatarrhen zu leiden hatten. Jeder stärkere Kälteeinbruch im Winter läßt diesen exazerbieren, mit dickem, weißem Schleim sowie mit Dyspnoe; der Kranke muß aufrecht sitzen und will angefächelt werden; er kann nicht liegen, weil er dann nur schwer atmen kann und sich noch mehr Schleim in der Brust ansammelt. Antimonium tartaricum wird ihm, bevor ihn endgültig der Tod ereilt, noch über viele Zustände dieser Art hinweghelfen. ... Ist der Auswurf gelb und eitrig, so wird AMMONIACUM den Patienten viele Winter überstehen lassen; und Antimonium tartaricum, wenn er weiß ist und verbunden mit Erschöpfung, Schweiß, Kälte und blaß-zyanotischem Gesicht.« Merke: Bei Antimonium tartaricum ist das Sputum ***weiß***.

Weiter schreibt Kent: »Der Patient mag es nicht, wenn man sich mit ihm beschäftigt oder ihn belästigt. Alles fällt ihm schnell zur Last. Das kranke Kind will nicht, daß man es anfaßt, anspricht oder auch nur ansieht. Es möchte in Ruhe gelassen werden. Der Säugling jammert und wimmert unaufhörlich. ... Der Antimonium-tartaricum-Patient ist immer schlechter Laune, soll heißen, er ist extrem reizbar, wenn er gestört wird. ...

Bei den meisten Beschwerden dieser Arznei besteht kein Durst. Im allgemeinen stehen die Angehörigen bei solchen Atemnotanfällen um den Kranken herum und haben das Bedürfnis, irgend etwas zu tun, und sei es nur, ihm ein Glas Wasser zu reichen. Dieser Patient aber reagiert gereizt, wenn man ihm einen Schluck Wasser anbietet. Er fühlt sich belästigt und macht aus seiner Verärgerung kein Hehl. Das Kind knurrt beleidigt, wenn man ihm etwas zu trinken geben will. *Durstlosigkeit* bei all diesen Bronchialbeschwerden mit starker Schleimabsonderung und Rasseln auf der Brust. ...

Verlangen nach sauren Dingen, saurem Obst, doch es wird ihm nur übel davon. Magenbeschwerden von Essig, von Saurem — saurem Wein, saurem Obst. Abscheu gegen Milch und jede andere Art von Nahrung; vor allem aber von Milch wird ihm elend, sie verursacht Übelkeit und Erbrechen, Magen und Bauch werden von Blähungen aufgetrieben. ...

Mit den Magen-Darm-Symptomen geht diese *beständige Übelkeit* einher, doch es ist mehr als bloße Übelkeit, es ist ein ungeheurer Ekel vor jeglichen Speisen und Nahrungsmitteln: Nausea mit einem Gefühl, sterben zu müssen, wenn nur irgend etwas in seinen Magen gelangt; keine bloße Abneigung gegen Speisen, keine gewöhnliche Übelkeit, wie sie Erbrechen vorangeht, sondern regelrechter Ekel, etwas zu sich zu nehmen. Wohlmeinende Angehörige möchten oft, daß er etwas ißt, denn möglicherweise hat er den ganzen Tag noch nichts gegessen; doch allein beim Gedanken daran bekommt er bereits schlechter Luft. Der bloße Gedanke ans Essen verstärkt seine Dyspnoe, seine Übelkeit, seinen Widerwillen: sein gesamtes Leiden.«

In gleicher Weise, wie Schleimexpektoration für Antimonium tartaricum eine schwierige Angelegenheit ist, so ist auch Erbrechen für dieses Mittel nicht leicht; es ist nicht einfach eine Sache von Mund-Öffnen, kurzem Würgen und Entleeren des Magens: »Das Erbrechen geht mehr oder weniger krampfhaft vor sich. ›Heftiges Würgen. Brechreiz, Würgen und starke Anstrengungen zu erbrechen. Erstickungsgefühl und Würgen unter großen Qualen.‹ Der Magen scheint krampfartige Bewegungen zu vollführen, und nur unter größten Schwierigkeiten und nach vielen Anstrengungen dieser Art gibt er hin und wieder etwas von sich, mal mehr, mal weniger, und dieser Zustand hält eine ganze Weile so an. ›Erbrechen von allem, was in den Magen gelangt, mit Massen von Schleim.‹ Dicker, zäher, weißer Schleim, zuweilen mit Blut vermischt. ... Alte, gichtische Patienten; alte Säufer; Zustände zerrütteter Gesundheit, die schon längere Zeit bestehen. Auch Kinder mit angegriffener Gesundheit — als wären sie plötzlich sehr alt geworden. Bei all diesen Konstitutionen schlagen sich Erkältungen sogleich auf die Brust, und es ist starkes Schleimrasseln vorhanden. Hier ist Antimonium tartaricum das Mittel der Wahl. ... Alle Antimonverbindungen haben die Tendenz zu Wassersucht, Erschlaffung und Schwäche, und besonders Antimonium tartaricum ist voll davon.«

Eigentümliche und charakteristische Symptome

(aus Guernseys Keynotes u. a.)[*]

Jämmerliches Schreien und Heulen vor und bei den Anfällen oder Paroxysmen, welcher Art diese auch immer sein mögen. Verzweiflung an der Genesung.

Wenn das Kind böse wird, bekommt es Husten.[1] (Wichtiges Symptom bei Keuchhusten etc.)

Bei Pneumonie, wenn die Lidränder mit Schleim überzogen sind, wenn die Augen entzündet, stier, glanzlos, nur halb geöffnet oder einseitig geschlossen sind. Kann nur wie durch einen dichten Schleier sehen.

Nasenflügelatmung. (LYCOPODIUM)

---

[*] Die mit [1] markierten Symptome sind aus der bereits erwähnten, in *Stapfs Archiv* veröffentlichten Prüfung entnommen (vgl. oben, S. 152). Viele der »eigentümlichen und charakteristischen Symptome« habe ich bei Hencke (vgl. Fußnote S. 153) gefunden, aber nicht eigens kenntlich gemacht. — d. Ü.

Das Gesicht bietet ein einziges Bild von Angst und Verzweiflung: kalt, entstellt, bleich, bläulich gefleckt; in kaltem Schweiß gebadet; von livider Farbe. Zuckungen der Gesichtsmuskeln.

Kränkliches, eingefallenes, blaß-bläuliches oder auch zuckendes Gesicht, von kaltem Schweiß bedeckt.

Zunge von einem dicken, weißen, pappigen Überzug bedeckt. Mund ausgetrocknet, offen, die Oberlippe weit heraufgezogen. Oder: Zunge hochrot und in der Mitte trocken; rotgestreift; gelbbraun belegt und trocken.

Verlangt nach Äpfeln, Früchten, sauren Dingen, kalten Getränken und anderen kühlen, erfrischenden Sachen. Aversion gegen Milch. Durstlosigkeit oder heftiger Durst. Anhaltende, beängstigende Übelkeit, mit großen Anstrengungen zu erbrechen, dabei Schwitzen auf der Stirn. Die kleinste Menge eines Getränks wird erbrochen, gleich danach aber begieriges Verlangen nach mehr. Übelkeit mit großem Schwächegefühl.

Wellen von Übelkeit, mit Schwäche und kaltem Schweiß.

Heftiges Drücken im Unterleibe ...[1] — Der Leib ist wie mit Steinen vollgestopft, ... ohne daß er hart anzufühlen ist.[1]

Kind bei der Geburt blaß, ohne Atem oder nach Atem ringend, obwohl die Nabelschnur noch schwach pulsiert.

Beschleunigtes, kurzes, schweres und ängstliches Atmen. Es scheint ihm, als müßte er ersticken, würde er nicht die ganze Nacht aufrecht sitzen; manchmal kommt der Anfall gegen 3 (oder 4) Uhr, und er muß sich aufsetzen, um Luft zu bekommen. *Starkes Schleimrasseln in den Bronchien, vor allem direkt unterhalb des Kehlkopfes — wie eine kleine volle Tasse, die dabei ist, überzulaufen; aber nur wenig wird ausgeworfen.*

Sehr schläfrig; starke Kurzatmigkeit; Bronchialäste verschleimt.

Atem sehr ungleich, bald kürzer, bald länger; schlimmer im Liegen, besser, wenn das Kind aufrecht getragen wird. ... Es ringt zu Beginn eines jeden Hustenanfalls nach Atem. Geräuschvolles, pfeifendes, schnurrendes, bellendes oder sägendes Atmen; mit starkem Schleimrasseln, als müßte das Kind ersticken, stets gebessert durch Ausspucken oder Ausbrechen des Schleims. Husten stellt sich oft nach dem Essen ein.

Beim Schweratmen kann das Gesicht blaß oder dunkelrot* sein, die Lippen blau, der Kopf heiß und schweißig; Gesichtsmuskeln können zukken.

---

* In diesem Fall vermutlich eher blaß (siehe Fußnote S. 157). — Anm. d. Ü.

Husten nötigt zum Aufsitzen; klingt feucht und rasselnd, ohne daß etwas expektoriert wird; mit großen Schmerzen in Brust oder Kehlkopf, Patient ruft um Hilfe und faßt sich an die Kehle.

Hustet und gähnt abwechselnd.

Bei Krupp finden wir den Hals oft ausgestreckt, den Kopf nach hinten gebogen.

Viel Herzklopfen und ein unangenehm warmes oder heißes Gefühl, das vom Herzen herkommt.

Somnolenz; beim Schließen der Augen schwindet das Bewußtsein.

Schwach, schläfrig; es mangelt an Reaktionskraft.

Ein Hauptcharakteristikum dieser Arznei an der Haut ist die Erzeugung pustulöser Ausschläge.

*Hauptsymptome**

Geist und Gemüt. Üble Laune.

Das Kind möchte getragen werden (CHAMOMILLA); schreit, wenn es jemand anrührt; will Sie nicht den Puls fühlen lassen.

Schwimmende, trübe ***Augen*** …[1]

Blasses, eingefallenes ***Gesicht*** …[1]

Auffallend blasse Gesichtsfarbe.[1]

Zähne, Zunge, Hals. Rheumatische Zahnschmerzen mit intermittirendem Typus.[2]

Affection der Bronchialschleimhaut, welche unter der Form katarrhalischer Hyperämie in der Zahnperiode bei Kindern bis zum zweiten Jahre vorzukommen pflegt.[2]

Die Zunge ist hochroth und in der Mitte trocken.[†,2]

Zunge rot gestreift.[†]

Zunge mit einem dicken, weissen, pappigen Ueberzug bedeckt.[†,2]

Viel Schleim im Halse und kurzes Athmen.[2]

---

* Im folgenden sind die Symptome aus Henckes Monographie mit [2] gekennzeichnet; [3] bezeichnet ein Symptom aus dem *Handbuch der homöopathischen Arzneimittellehre* von Noack/Trinks/Müller. Die mit einem [†] versehenen Symptome sind, anders als es bei den Tylerschen »Hauptsymptomen« sonst der Fall ist, weder bei Allen noch bei Hering im höchsten Grad hervorgehoben. — d. Ü.

Magen. Durstlosigkeit.[1] — Den ganzen Tag Durstlosigkeit.[1]

Ekel vor Speisen, bei häufigen Uebelkeiten und Erleichterung durch Erbrechen.[2] — Aufstoßen, welches erleichtert.

Beängstigende Übelkeit.[2] — Anhaltende, beängstigende Übelkeit; Anstrengungen zu erbrechen, mit Ausbruch von Schweiß auf der Stirn.

Übelkeit, Erbrechen und Appetitlosigkeit.

Erbricht unter großer Anstrengung.

Nach dem Erbrechen große Mattigkeit, Müdigkeit und Schläfrigkeit, Ekel vor allen gewöhnlichen Speisen, blasses, eingefallenes Gesicht, schwimmende, trübe Augen, doch Appetit auf Kühlendes, z.B. Aepfelmuß.[1]

Grosse Präcordialangst, zweimaliges Erbrechen von vielem Schleim und Galle.[2]

Abdomen. Heftiges Leibschneiden vor der Stuhlentleerung.

Atemwege, Brust. Kind bei der Geburt blaß, ohne Atem oder nach Atem ringend, obwohl die Nabelschnur noch pulsiert (Asphyxia neonatorum).

Der Schleim röchelt so in der Brust ...[1]

Atmung von starkem Schleimrasseln begleitet.

Schleimrasseln beim Husten oder Atmen.

Das Schleimrasseln ist schon in weiterer Entfernung hörbar und geht von den oberen Bronchialverzweigungen aus.[2]

Schleimrasseln ..., das beim Aufrechttragen geringer ist, als beim Liegen, wo auch die Oppression vermehrt erscheint.[2]

Viel Schleimrasseln in der Luftröhre; kann den Schleim aber nicht heraufbringen.

Kurzatmigkeit aufgrund verhinderter Expektoration, besonders wenn er schläfrig ist.

Beim Liegen geht der ungleiche, bald kürzere, bald längere Athem viel rascher, als beim Aufrechttragen.[2]

Früh um 3 Uhr stöckte es ihr und benahm ihr den Odem, sie mußte sich aufsetzen, um Luft zu bekommen: erst da Husten und Auswurf kam, ward es ihr besser.[1]

Husten, der zum Aufsitzen nöthigt, feucht und rasselnd, ohne dass etwas expectorirt wird.[2]

Wenn das Kind hustet, scheint eine große Menge Schleim in den Bronchien zu sein, und es scheint, als könnte viel ausgeworfen werden — aber nichts kommt heraus.

Husten und Gähnen nacheinander, besonders bei Kindern; mit Schreien oder Dösen und mit Zuckungen im Gesicht.

Reichlicher Schleim, mit wenig Kraft zur Expektoration (Bronchitis bei Kindern und alten Leuten).
Profuser, schleimiger Auswurf; wird leicht expektoriert.
Husten wird immer seltener; Patient zeigt Anzeichen von ›karbonisiertem Blut‹.
Sputa blutgestreift, rostfarben, wie Leim am Glase anhaftend (Pleuropneumonie).
Entzündung der Atemwegsschleimhäute.
Atelektase, mit den dem Mittel eigenen Erstickungszeichen; mit Ödem der nicht-hepatisierten Lungenbereiche; erschwertes Atmen, Orthopnoe; schleimige Rasselgeräusche (Pneumonie).
Lungenödem. Lungenemphysem. Drohende Lungenlähmung.
Grippe. Akute Pneumonie. Bronchopneumonie. Pleuropneumonie.

Puls hart, voll und kräftig; manchmal zitternd; von jeder Bewegung stark beschleunigt.
Geschwinder, schwacher, zitternder Puls.[1]

Rücken, Extremitäten. Heftiger Schmerz in der Lumbosakralgegend; die geringste Bemühung, sich zu bewegen, verursacht Würgen und kalten, klebrigen Schweiß.
Zittern der Hände.[2]

Ängstliche Unruhe und Umherwerfen.[2] — Große Unruhe.
Prostration und Kollaps.

Große Schläfrigkeit; unüberwindliche Neigung zum ***Schlaf*** (bei fast allen Beschwerden).
Koma.
Oder: Schlaflosigkeit.[2]
Nachts schlimmer, und schlaflos (Bronchialkatarrh).

[Rheumatische Zahnschmerzen] durch alles Warme, sowie durch das Erwärmen im Bette verschlimmert, durch kaltes Wasser gelindert.[2]

Haut mit oft fliessendem und klebrigem Schweiss bedeckt.[2]

Gewebe: Ansammlung von Synovia in Gelenken.
Schleimhäute: katarrhalische Entzündungen; Konjunktivitis; Gastritis, Enteritis; Laryngitis, Tracheitis; Bronchitis, die sich sogar bis in die Lungenalveolen erstreckt; Zystitis.

Pustulöse Ausschläge: auf der Konjunktiva; im Gesicht; in Mund und Rachen; in Ösophagus, Magen und Jejunum; an den Genitalien.

Haut. Variola: Rückenschmerzen, Kopfschmerzen; vor oder zu Beginn des Ausschlagstadiums Husten und Gefühl eines erdrückenden Gewichts auf der Brust; Diarrhoe etc.; auch angezeigt, wenn der Ausschlag nicht richtig herauskommt.

Die Brust und die vordere Fläche der Oberarme, die Handgelenke, der Unterleib und die innere Seite der Schenkel waren dicht mit einem Ausschlag von hellrothen, kleinen, konischen, harten Pusteln bedeckt, die eine entzündete, flechtenartige Basis hatten und unausstehlich juckten.[†,2]

Der pustulöse Ausschlag hinterläßt bläulichrote Stellen im Gesicht (und anderenorts); schmerzhaft.

Ausschlag erscheint nicht und Konvulsionen setzen ein; bei Windpocken etc.

Ein reichlicher, den Pocken gleicher Ausschlag, oft erbsengroßer mit Eiter gefüllter Pusteln.[1]

Einige bemerkenswerte oder eigentümliche Symptome

(Allen, Encyclopedia)[*]

Tobsüchtiges Delirium.
Das Kind läßt sich nicht angreifen, ohne jämmerlich zu schreien.[1]
Wenn man ihn ansah, fing er an zu heulen.[1]

Es flirrt ihr vor den Augen ...[1]
Funken vor den Augen.[**]
Konvulsivisches Zucken in fast jedem Muskel des Gesichts.[1]
Grosse Schlingbeschwerde, unmögliches Schlingen ...[3]
Außerordentlicher Appetit auf Aepfel ...[1]
Erbrechen bis zum Ohnmächtigwerden.[2]

---

* Es handelt sich um die bei Allen kursiv gedruckten Symptome — bis auf die beiden letzten Angaben, die aus Herings *Guiding Symptoms* stammen. — d.Ü.

** *Eine Dame, die schwer an Bronchitis erkrankt war (ich erinnere mich sehr gut an den lange zurückliegenden Fall), erhielt Antimonium tartaricum in mehreren niedrigen Gaben und begann das Mittel daraufhin mit seltsamen und sehr quälenden Lichtblitzen zu prüfen. »Was ist das? Was ist das? Da, schon wieder!« In ihrem geschwächten und leidvollen Zustand versetzten sie sie jedesmal in Angst und Schrecken. Die Arznei wurde abgesetzt, und von den Blitzen war nie wieder die Rede.*

Uebelkeit, darauf Gähnen mit starkem Wässern beider Augen, hierauf Erbrechen.[1]

Der Leib ist wie mit Steinen vollgestopft, ohne daß er etwas gegessen hat, und ohne daß er hart anzufühlen ist.[1]

Heftiges Drücken im Unterleibe — wie von Steinen, wie voll, beim Sitzen, besonders beim gebückten, viel schlimmer.[1] (COLOCYNTHIS ist > durch gebücktes Sitzen, Zusammenkrümmen und Druck.)

Abends im Bette will er ganz ersticken, es will ihn zuknüpfen, er kann keinen Odem bekommen, er muß die ganze Nacht aufsitzen.[1]

Schweräthmigkeit, sie mußte im Bette in die Höhe gelehnt sitzen.[1]

Kalte Hände und eiskalte Fingerspitzen.[1]

Die Füße schlafen unmittelbar nach jedem Niedersitzen ein.[1]

Kaum eingeschlafen, bekam er wie elektrische Stöße und Rucke, die alle vom Unterleib ausgingen ...[1]

Kalter Schweiß am ganzen Körper.

Folgen von Pockenimpfung, wenn THUJA versagt und SILICEA nicht angezeigt ist.

Wenn die Anwendung von Antimonium tartaricum fortgesetzt wurde, nachdem es bereits einen pockenähnlichen Ausschlag hervorgerufen hatte, vergrößerten sich die Pusteln; sie füllten sich noch mehr mit Eiter an, vertieften sich im Zentrum und konfluierten; unter großem Schmerz bildeten sich Krusten, die tiefe Narben hinterließen.

◊

Halten Sie also bei der Verschreibung von Antimonium tartaricum Ausschau nach *Schläfrigkeit — Übelkeit — Reizbarkeit*. Der Patient ist so reizbar, daß er sich nicht anfassen oder ansehen lassen mag. Gewöhnlich werden Sie auch *Durstlosigkeit* finden — und bei Atemwegserkrankungen sind *Atmen und Expektoration im Liegen fast unmöglich*.

Sie haben gesehen, wie unschätzbar das Mittel bei verzweifelten Zuständen ist und wie es, neben CARBO VEGETABILIS, eines der Mittel ›für die letzten Atemzüge‹ sein kann.[*]

---

[*] »... one of the ›last gasp‹ remedies.« — d. Ü.

Apis

APIS MELLIFICA; DAS GIFT DER HONIGBIENE

(Zu diesem Arzneibild hat mich der folgende Artikel veranlaßt, auf den ich zufällig gestoßen bin.)*

»Es war im Jahre 1847, als die Aufmerksamkeit des Autors erstmals auf Apis mellifica als Heilmittel gelenkt wurde, und zwar durch folgende einzigartige Heilung.

Ein zwölfjähriger Knabe litt seit mehreren Monaten an Aszites und Hydrothorax. Er war zuvor wegen Ruhr drei Monate lang allopathisch behandelt worden, und daraufhin hatte sich die Wassersucht eingestellt; danach war er in homöopathische Behandlung gekommen. Keine der beiden Behandlungsmethoden hatte jedoch eine bleibende Besserung bei dem Jungen bewirkt. Schließlich wurden die Symptome so bedrohlich, daß ich zu Rate gezogen wurde, und ich nahm umgehend eine Punktion vor, um ihn aus der kritischen Situation zu befreien. Wieder wurden geeignet erscheinende Homöopathika [ARSENICUM und DIGITALIS; d.Ü.] verordnet, ohne jedoch das Fortschreiten des Krankheitsprozesses aufhalten zu können. In kürzester Zeit sammelte sich die Flüssigkeit wieder an. Die Urinsekretion war nahezu aufgehoben, die Haut trocken und heiß; Puls beschleunigt und schwach; kurze und schwierige Atmung; große Empfindlichkeit des Abdomens; Trockenheit von Mund und Rachen; Durst; größte Unruhe und Angst; kurzer, quälender Husten; der Junge bekam fast überhaupt keinen Schlaf mehr.

In diesem Krankheitsstadium empfahl eine umherziehende Indianerin, eine der wenigen Überlebenden des Narragansett-Stammes, der Familie die Anwendung der Honigbiene. Sie sperrte mehrere Bienen in einen zugedeckten Blecheimer und stellte diesen solange in einen Backofen, bis sie abgetötet waren. Dann pulverisierte sie die Bienen und gab dem Knaben jeden Abend und Morgen von dem in etwas Saft aufgelösten Pulver. Bereits nach 24 Stunden wurde die Haut weicher und weniger heiß, die Atmung freier und weniger schwer; der Puls verlangsamte sich und wurde kräftiger, und es kam zu einem deutlichen Anstieg der Urinmenge. Von dieser Zeit an besserten sich die Symptome zusehends, der Erguß verringerte sich Tag um Tag, und nach Ablauf weniger Wochen war der Patient völlig geheilt.

---

* Eine etwas abgewandelte Darstellung dieses Falls mit einigen Kommentaren Herings findet sich in dessen *Amerikanischen Arzneiprüfungen* (S.283). — Anm.d.Ü.

Dies war die erste bekanntgewordene Heilung einer Wassersucht mit Apis. Aufgrund dieser empirischen Tatsache — dieses *usus in morbis* — erkannte ich, daß unserem Berufsstand bis dahin ein machtvolles Heilmittel verborgen geblieben war, und entsprechend begann ich, eine Reihe von Prüfungen und klinischen Versuchen damit anzustellen.« (Dr. E. E. Marcy und andere, in *Elements of a New Materia Medica*, S. 442.)

Und Kent sagt: »Es ist schon eigenartig, woher alte Frauen wußten — lange bevor Apis geprüft wurde —, daß sie einem Neugeborenen, das kein Wasser ließ, helfen konnten, indem sie nach draußen zum Bienenstock gingen, ein paar Bienen einfingen, heißes Wasser darüber gossen und dann dem Baby einen Teelöffel davon eingaben. Dieses Hausmittel ist, wie manches andere, vielen Familien und Ammen stets bekannt gewesen, und sein Einsatz ist auch völlig gerechtfertigt, entspricht er doch genau dem, wofür auch wir Apis verwenden.«

Einige unserer wertvollsten Arzneien entstammen dieser Hausmittelpraxis, darüber hinaus der Pflanzenheilkunde, versehentlichen Vergiftungen, der Beobachtung von Biß- und Stichwirkungen giftiger Reptilien und Insekten, schließlich Überlieferungen der Landbevölkerung und wilder Volksstämme.

Die Homöopathie greift jedes Wissen dieser Art dankbar auf, und durch das Testen oder ›Prüfen‹ der giftigen Substanzen (vergessen wir nicht: alle Arzneien sind Gifte, und alle Gifte können arzneilich verwendet werden) schafft sie eine wissenschaftliche Grundlage, indem sie deren wahren Nutzen und genaue Symptome enthüllt, aufgrund derer sie erst mit einiger Gewißheit verordnet werden können.

Von Apis gibt es höchst unterschiedliche Zubereitungen. »Jedoch«, so Hering, »es gibt nur eine richtige Art. Es ist das reine Bienengift, das gewonnen wird, indem man die Biene mit einer kleinen Zange ergreift und den winzigen Gifttropfen, der an der Spitze des Stachels hängt, in einem kleinen Gefäß oder Uhrglas auffängt. Nachdem man eine genügende Menge gesammelt hat, kann es potenziert werden ...« Hering hält es für töricht, die ganze Biene mit allen Fremdsubstanzen und Verunreinigungen zu verwenden.

◊

Guernsey, Kent und Nash liefern uns wertvolle Arzneibilder von Apis.

Guernsey schreibt: »***Schmerzen*** wie ***Bienenstiche*** — mit dem *Einstichschmerz* samt dem nachfolgenden *Brennen;* Durstlosigkeit; spärlicher

Urin; plötzliche, schrille, durchdringende Schreie im Schlaf oder beim Erwachen: dies sind unschätzbare Leitsymptome für das Mittel.«

Herings Beschreibung ist: »Rötung und Schwellung, mit stechenden und brennenden Schmerzen in Augen — Lidern — Ohren — Gesicht — Lippen — Zunge — Hals — Anus — Hoden«, mit Besserung durch Kälte und Verschlimmerung durch Wärme.

Apis hat klar umrissene Symptome, und ebenso eindeutig ist es hinsichtlich der Gewebe, die es befällt, sowie in der Art und Weise, wie es sie befällt.

Es affiziert, wie Kent darlegt, die Umhüllungen des Körpers: nicht nur die Haut und die Schleimhäute, sondern auch die äußeren Häute der Organe — die Meningen des Gehirns — das Perikard — das Peritoneum etc.; und dies stets in der gleichen Weise, mit Schwellung, Ödem- bzw. Ergußbildung und dem charakteristischen stechenden und brennenden Schmerz. Dieser scharf stechende Schmerz nötigt dem Kranken oft einen schrillen Schrei ab — wie der *Cri encéphalique* bei Meningitis. Und bei jeder Apis-Schwellung, jedem Apis-Ödem, jedem Stech- und Brennschmerz von Apis besteht auch die typische Apis-*Verschlimmerung durch Wärme bzw. Hitze:* schlimmer in einem warmen Raum, schlimmer durch Feuerhitze, schlimmer durch ein heißes Bad. Kent erläutert: »Wenn Sie einen Apis-Patienten mit Gehirnkongestion in ein heißes Bad legen, wird er in Krämpfe verfallen. Sie sehen also, heißes Baden ist nicht immer ›gut für epileptische Anfälle‹. Dies wird in den Lehrbüchern der alten Schule so durchgängig vertreten, daß schon die alten Kinderfrauen und Ammen ›wissen‹: ein heißes Bad hilft bei Anfällen — doch in diesem Fall ist es durchaus möglich, daß das Baby noch vor Ihrem Eintreffen stirbt. Der Blutandrang zum Gehirn, begleitet von kleinen Zuckungen als Vorboten von Konvulsionen, veranlaßt die Frauen, das Baby heiß zu baden, und wenn Sie an Ort und Stelle sind, befindet sich das Kind, wenn es nicht bereits zu spät ist, in einem schrecklichen Zustand. Wird bei Gehirnkongestion OPIUM oder Apis benötigt, so werden die Anfälle durch heißes Baden schlimmer; hat sich die Amme so verhalten, kennen Sie das Mittel, sobald Sie das Haus betreten, denn sie wird Ihnen berichten, daß es dem Kind seit dem heißen Bad schlechter geht, daß es leichenblaß geworden ist und daß sie schon fürchtete, es würde sterben. Konvulsionen, die durch Wärme deutlich verschlimmert werden, weisen also besonders auf OPIUM und Apis hin.«

Weiter sagt Kent: »Im Bereich der äußeren Körperoberfläche ist das Apis-Bild durch Ödeme, rote Exantheme, Ausschläge, Urticaria oder auch durch ein Erysipel gekennzeichnet, ... und bei all diesen entzündlichen

Veränderungen besteht Stechen und Brennen; zuweilen ist es ein Brennen wie von glühenden Kohlen und ein Stechen, als würden Nadeln oder kleine Splitter eindringen.«

»Die Beschwerden von Apis gehen mit (mehr oder weniger großer) Heftigkeit und Schnelligkeit einher.« Kent beschreibt die Wirkungen eines Bienenstichs auf empfindliche Menschen: Die meisten Leute reagieren nur mit lokalen Entzündungserscheinungen; ein Empfindlicher aber »liegt mit Übelkeit und Angstzuständen darnieder, die ihm das Gefühl vermitteln, sterben zu müssen, und innerhalb von zehn Minuten ist er von Kopf bis Fuß mit Quaddeln übersät. Überall sticht es und brennt es, er möchte in kaltem Wasser baden. Er fürchtet zu sterben, wenn nichts zur Linderung seines Leidens geschieht; er wälzt sich umher, als wollte er sich in Stücke reißen. All diese Symptome habe ich nach einem Bienenstich selbst beobachtet. Das Antidot dafür heißt ACIDUM CARBOLICUM — gleich, in welcher Potenz. Ich habe einmal erlebt, wie in einem solchen Zustand die Arznei verabreicht wurde und der Patient daraufhin von einem Gefühl sprach, als würde die Karbolsäure wie ein kühlendes Labsal seinen Rachen herunterrinnen. Er sagte: ›Herr Doktor, ich kann regelrecht spüren, wie das Mittel bis in meine Fingerspitzen zieht.‹« (Natürlich spricht Kent hier von *potenziertem* ACIDUM CARBOLICUM! Die unverdünnte Säure wäre »eine Arznei, schlimmer als die Krankheit«.)

Apis ist ***durstlos***, vor allem bei Wassersucht und *Fieber*.

Hier ein Beispiel, wie Apis bei Hautleiden wirken kann:

W.S., ein Patient, der vor einiger Zeit als arbeitsunfähig nach Hause geschickt worden war, nachdem er sich 13 Jahre in den Tropen aufgehalten und dort oft Malaria gehabt hatte, die mit hohen Chinindosen (4g pro Tag) behandelt worden war. Er suchte mich zuletzt im September auf, wegen eines seit drei Wochen bestehenden Ausschlags am ganzen Körper. Exzessiver Juckreiz; schlimmer nachts, schlimmer durch Wärme. »Es juckt und sticht, als würde ich in einem Bett aus Brennesseln liegen.« Er erhielt Apis CM.

Später schrieb er mir: »Die äußere Hautschicht blätterte überall, wo sie befallen war, wie weißes Pulver ab. Die neue Haut darunter ist ganz rein, die Heilung so gut wie abgeschlossen. Die entscheidende Wende kam, nachdem Sie mir das Apis gegeben hatten!«

Apis ist ein wichtiges Mittel bei Halsentzündungen, z.B. auch bei Diphtherie. Stets aber müssen die typischen Apis-Symptome vorhanden sein: Schwellung, Ödem, Wärmeverschlimmerung und brennende, stechende Schmerzen (laut Nash kann allerdings auch *Schmerzlosigkeit* bestehen).

Nash beschreibt den ›Apis-Hals‹ so: »Kein Mittel kommt Apis gleich bei jenen äußerst heftigen und rasant verlaufenden Diphtheriefällen, wo der ganze Rachen von einer ödematösen Schwellung regelrecht ausgefüllt wird; die Uvula hängt wie ein durchscheinender Wassersack herunter, und der Patient befindet sich in akuter Gefahr, an einem vollständigen Verschluß von Hals und Kehlkopf zu ersticken.« Und er berichtet von einer Diphtherieepidemie:

»Vor einer Reihe von Jahren wurde ich nach Watkins Glen, N.Y., gerufen, wo ich wegen einer schweren Diphtherie konsultiert wurde. Ein Kind war in der Familie schon daran gestorben, und im ganzen Ort waren es an jenem Tag bereits vier. Über vierzig Todesfälle hatte es bisher in diesem Ort gegeben, und aus Angst hatte schon ein Exodus aus der Gegend eingesetzt. Der behandelnde Arzt des Mädchens, ein nobler, weißhaariger alter Herr und zugleich ein tüchtiger und fähiger Mann, sagte zu mir, als ich zu ihm aufschaute und meinte, ich sei doch vielleicht noch ein wenig zu jung, um ihm Ratschläge erteilen zu können: ›Doktor, ich falle vor jedem auf die Knie, der hier helfen kann, denn bisher ist noch jeder, der von der Krankheit befallen wurde, daran zugrunde gegangen.‹ Die Patientin befand sich zwei Zimmer von uns entfernt, aber selbst so konnte ich schon ihr schweres Atmen hören. Apis war zu jener Zeit für diese Krankheit ein relativ neues Mittel, aber als ich mir den Hals des Mädchens anschaute, erkannte ich Apis auf den ersten Blick, und ein paar zusätzliche Fragen bestätigten es. Ich sagte dem Doktor, was ich dachte, und fragte ihn, ob er es schon damit versucht habe. Nein, war die Antwort, daran habe er noch nicht gedacht; doch sei es ein *starkes Blutgift* — ich solle es probieren. Apis heilte den Fall, und fortan starb keiner mehr, der diese Arznei von Beginn an und konsequent bis zum Ende einnahm. Apis war das Heilmittel für den *Genius epidemicus.*«

Apis wirkt auch auf den Gemütszustand ein. Der Apis-Patient ist traurig und weint viel. Niedergeschlagenheit mit ständigem Weinen. Findet keinen Schlaf, weil er sich Sorgen macht. Sehr reizbar und (wie LACHESIS und NUX VOMICA) argwöhnisch und eifersüchtig. Gänzlich freudlos und gleichgültig. (Bei alldem aber stets: *schlimmer durch Hitze — warme Räume — heißes Baden.*) Furcht vor dem Tod, vor einem Schlaganfall.

Zu den Besonderheiten der Arznei gehört weiterhin eine Hyperästhesie. »Schlimmer durch Berührung; selbst das Haar scheint empfindlich zu sein«, sagt Nash.

Und hier ein Tip Nashs: »Bei allen Entzündungen und fieberhaften Erkrankungen denken Sie an Apis, wenn bei dem Patienten abwechselnd trockene Hitze und dann wieder Schwitzen besteht!«

Homöopathie wirke »langsam«, sagen Leute, die nicht viel von der Sache verstehen. Langsam? — dies ist sicher nur in einigen chronischen Fällen zu erwarten, die jahrelang unwirksam oder falsch behandelt wurden. In solchen Fällen bedarf es, selbst in den Augen Hahnemanns, möglicherweise einiger Jahre, um sie ganz zu heilen. Sie können aber auch unheilbar geworden sein, und dann ist, zumindest nach unserem heutigen Wissensstand, das Höchste, was man sich erhoffen darf, eine Linderung der Beschwerden. Wie aber sieht es mit akuten Erkrankungen aus? Nehmen wir folgenden Fall, der sich kürzlich zugetragen hat: Wir alle wissen, daß eine der Plagen von Ägypten heute das Trachom ist. Fahren Sie einmal dorthin, wenn Sie studieren wollen, wie Augen zerstört werden können und welche Ursachen daran beteiligt sind. Nun, vor einem Jahr besuchte eine ehemalige Missionarin (die jetzt im dritten Jahr Medizin studiert) im Spätsommer während der Semesterferien ihre frühere Wirkungsstätte Ägypten. Sie infizierte sich an einem Auge, und zum Schrecken der Missionsärzte entwickelte sich ein Trachom. Sie kratzten die Innenflächen der Lider aus und ›behandelten‹ die Krankheit mit Hilfe eines kompetenten Ophthalmologen; langsam bildete sich das Leiden zurück, und das Auge blieb unversehrt. Man sagte ihr jedoch, daß sie mit Rückfällen rechnen müsse — und diese stellten sich auch prompt ein. Als Anfall Nr. 3 begann, hielt sie sich zufällig im Hause eines Homöopathen auf, dem es nicht um Behandlung, sondern um Heilung zu tun war; entsprechend wurde das Repertorium nach dem Arzneimittel befragt, das ihre Symptome abdeckte. Es lief auf Apis hinaus, und sie erhielt es noch am selben Abend in der CM-Potenz. Am nächsten Morgen war sie überglücklich — der Schrecken war praktisch überstanden, das Auge über Nacht gesund geworden. Da sie gerade wieder im Begriff war, nach Ägypten zu reisen, versorgte man sie reichlich mit Apis CM für die Augenentzündungen, die sie dort antreffen mochte. Der Erfolg? — einfach verblüffend! Und sie, die ja noch gar nicht approbiert war, durfte in einer Armenapotheke sämtliche Konjunktivitiden — und es waren schlimme darunter! — behandeln, denn *nach Einzelgaben von Apis heilten diese innerhalb 24 Stunden wieder und wieder völlig aus!*

Ein seltsames Symptom, das zu Apis gehört, ist: »After weit offen, mit unwillkürlichem, durchfälligem Stuhlabgang.« (Auch PHOSPHORUS hat offenen Anus, aus dem dünner Stuhl heraussickert.) Bei Apis *»kommen die Stühle bei jeder Bewegung des Körpers, als ob der After stets offen stünde«.*

Schließlich die sonderbare Empfindung von Spannung oder Enge:

— Fürchtet zu husten, weil etwas platzen oder weggerissen werden könnte.
— Mag sich beim Stuhlgang nicht anstrengen, aus Angst, es könnte etwas zerreißen.

◊

Hier sind Allens (fettgedruckte) ***Hauptsymptome****:
Schwindel.[1] — Kopfweh mit Schwindel.[1]
Augenlider stark geschwollen, gerötet und ödematös.
Durstlos, bei [Fieber-] Hitze.[1]
Rohheitsgefühl im After, beim Durchfall.[1]
Die Stühle kommen bei jeder Bewegung des Körpers, als ob der After stets offen stünde.[1]
In den Zehen und den ganzen Füssen ein Gefühl, als wären dieselben zu gross, geschwollen und steif.[1]
Allgemeine Lassheit [= Mattigkeit] mit Zittern.[1]
Grosses Verlangen nach Schlaf bis zur äussersten Schläfrigkeit.[1]
Geschlossene Zimmer, besonders wenn sie überheizt waren, sind ihm völlig unerträglich ...[1]
Im warmen Zimmer Kopfweh.[1]

◊

Sicherlich sind hiermit genügend Anregungen gegeben, um Sie an Apis denken zu lassen, wann und wo immer Sie *Schwellung — Ödem — Kältebesserung — Wärmeverschlimmerung — brennende und stechende Schmerzen* vorfinden!

---

* Die mit [1] bezeichneten Symptome sind der großen Monographie *Das Bienengift* von C. Hering entnommen, veröffentlicht in den *Amerikanischen Arzneiprüfungen*, Leipzig 1857. — d.Ü.

Apis

Von Apis, der Biene, die Tugend wir schätzen,
Zu lindern das *Brennen* und *Stechen* von Schmerzen.
Bei Schwellungen wie auch bei Ödemen — immer
Wird's durch jede Art von Wärme schlimmer.
Zur Wiederholung: die Biene macht das Rennen
Bei allen Schmerzen, die ***stechen*** und ***brennen***.

Die Biene ist auch führend bei Ergüssen! —
Wobei man aber wird drauf achten müssen,
Daß stets *es fehlt an Durst* — bei Wassersucht und Fieber,
Bei Ödem des Rachens, Rumpfes und der Glieder.
Auch der Niereneffekt ist groß, was man bemerkt,
Wenn durch Apis der Harnfluß sich deutlich verstärkt.

Wenn Sie einmal den ›Cri encéphalique‹ erleben,
Sie rasch sich auf die Suche nach Apis begeben;
Desgleichen, wo Spannung, Schwellung oder Steifheit regiert —
Meint *›zu platzen‹:* beim Husten oder wo's zum Stuhl pressiert.
Das Bienengift wirkt schließlich auch ganz wunderbar
Bei Schmerzen wie von Stichen und bei Brennen im Ovar.

Argentum nitricum

SILBERNITRAT; ›HÖLLENSTEIN‹

Arzneien entlocken ihren Prüfern oft sonderbare und charakteristische Symptome, körperlich wie seelisch-geistig; und stimmen diese Symptome mit den sonderbaren und charakteristischen Symptomen von Kranken überein, so können die Arzneien heilen. Dabei ist der Heilerfolg um so gewisser, je größer die Übereinstimmung zwischen den Symptomen ist.

Argentum nitricum, das salpetersaure Silber, ist der ›Lapis infernalis‹ oder ›Höllenstein‹ der alten Schule, die aber nicht viel Verwendung dafür hat, außer als Mittel zur Kauterisation. In allopathischen Dosen nämlich, oder wenn es beim Kauterisieren im Rachenbereich versehentlich verschluckt wird, führt es bei den bedauernswerten Opfern zu irreversiblen, blauen bis schiefergrauen Verfärbungen der Haut, der Schleimhäute und anderer Organe — ein Zustand, der als *Argyrie* bekannt ist. Für uns jedoch ist es ein höchst wertvolles Heilmittel, und kein anderes vermag es zu ersetzen.

Die frühen Prüfungen von Argentum nitricum, die in Allens *Encyclopedia* erscheinen, enthalten, wie wir sehen werden, im wesentlichen dessen körperliche Symptome; diese sind z.T. sehr markant und von besonderer Eigenart, und so haben sie bereits bei Magenleiden u.v.a.m. zu glänzenden Heilungen geführt. Doch erst späteren Prüfungen und Erfahrungen, wie sie von Hering in den *Guiding Symptoms* mitgeteilt werden, blieb es vorbehalten, die interessanten und einzigartigen psychischen Aspekte der Arznei ans Licht zu bringen; und diese sind es, die schließlich unsere wertvollsten Indikationen zur Verwendung von Argentum nitricum wurden.

Arzneien, wie wir Homöopathen sie wahrzunehmen lernen, treten uns als *Persönlichkeiten* entgegen. Wir begegnen ihnen in Bus und Straßenbahn, und sie stehen uns als Patienten gegenüber. Sie werden zu lebendigen Wesen, mit jeweils unterschiedlicher Veranlagung und unterschiedlichem Temperament. Sie haben Neigungen und Abneigungen, Verlangen und Widerwillen; sie sind empfindlich auf bestimmte Wetterlagen, und ebenso empfindlich können sie auf bestimmte Menschen reagieren, die sie umgeben, mit denen sie verkehren. Wir lernen ihre — realen oder eingebildeten — Ängste kennen, ihre seltsamen Obsessionen und Leidenschaften. Und in dem Maße, wie wir all dies erkennen, sind wir imstande, unsere Arzneien erfolgreich einzusetzen und Menschen mit ähnlichen Idiosynkrasien, Sorgen oder Leiden beizustehen.

Argentum nitricum ist nun, ganz im Gegensatz zu den meisten anderen, eine Arznei von sehr impulsiver Persönlichkeit. Wie merkwürdig sind doch seine Schwächen — seine Selbstquälereien! Und da ich es sehr gut kenne und seine großartigen Heilkräfte vielfach erfahren habe, betrachte ich es, so seltsam es klingen mag, mit so etwas wie Liebe oder Zuneigung.

Die alte Schule hat keinen Begriff von der wunderbaren Fähigkeit des ›Höllensteins‹, jene ungeheuren emotionalen Nöte und intellektuellen Schwierigkeiten zu besänftigen und zu erleichtern, von denen der Argentum-nitricum-Mensch geplagt wird.

Lassen wir uns von Kent in seiner anschaulichen Art einige Einzelheiten schildern, die den psychischen Hintergrund, die innere Natur dieser Seelenqualen erhellen können!

Kent spricht von »Gedächtnisstörungen«, von »Störungen des Verstandes, des logischen Denkens«. Er sagt: »Argentum nitricum ist irrational; der Patient tut seltsame Dinge und kommt zu seltsamen Schlußfolgerungen; zuweilen sind seine Handlungen regelrecht töricht. …

Er wird von sich ihm aufdrängenden, lästigen Gedanken gequält, … welche ihn in Angst und Schrecken versetzen und hastig, nervös und ruhelos werden lassen; so geht er nach draußen und macht einen Spaziergang, und je schneller er geht, desto schneller meint er gehen zu müssen; immer weiter geht er, bis er müde und völlig erschöpft ist. Eigenartige Vorstellungen, Ideen oder Ängste bemächtigen sich seiner; z.B. kann er urplötzlich befürchten, er könnte von einer schlimmen Krankheit befallen werden oder einen Anfall bekommen. Der seltsame Gedanke kommt ihm in den Sinn, daß er, wenn er um eine bestimmte Straßenecke biegt, Aufsehen erregen werde, indem er einen Anfall bekommt und zu Boden stürzt. So macht er, um dies zu vermeiden, einen großen Bogen um den ganzen Block; er meidet diese Straßenecke — aus Furcht, er könnte etwas Verrücktes anstellen.

Sein Geist ist so schwach, daß alle möglichen Impulse in ihm hochkommen können. … Wenn er eine Brücke überquert oder sonst einen hochgelegenen Ort passiert, wird er von der Vorstellung heimgesucht, er könnte sich das Leben nehmen, indem er von dort herunterspringt; oder er stellt sich vor, was wohl wäre, wenn er wirklich springen würde; und gelegentlich kommt sogar der Impuls in ihm auf, sich von der Brücke ins Wasser zu stürzen. Wenn er aus einem hohen Fenster nach unten schaut, überkommt ihn der Gedanke, wie schrecklich es wohl wäre, aus dem Fenster zu springen, und zuweilen verspürt er den Impuls, es tatsächlich zu tun.

Es besteht Furcht vor dem Tod — eine übertriebene Ängstlichkeit, daß sein Tod kurz bevorstünde (ACONITUM). … Wenn er an etwas denkt, was er sich vorgenommen oder zu tun versprochen hat, oder wenn er etwas Bestimmtes erwartet, so ist er ängstlich besorgt. Ist er mit jemandem verabredet, sorgt er sich bis zum letzten Augenblick. ... Oft bricht ihm vor Angst der Schweiß aus ... Wenn er irgendwo hingeht — zu einer Hochzeit, in die Oper oder zu einem sonstigen ungewohnten Ereignis —, wird dies von Besorgnissen und Befürchtungen begleitet, die nicht selten so groß sind, daß er wegen Durchfall mehrfach die Toilette aufsuchen muß (GELSEMIUM).

So haben wir es bei Argentum nitricum mit einer ebenso wunderbaren wie wunderlichen Arznei zu tun. ...

Das Mittel kann — mit seiner geistigen Erschöpfung und nervösen Erregung, seinem Kopfschmerz und Zittern, seinen organischen Herz- und Leberleiden — besonders angezeigt sein bei Geschäftsleuten, Studenten und Kopfarbeitern, bei Menschen, die vielen und langanhaltenden Aufregungen ausgesetzt sind, bei Schauspielern, die ihr Lampenfieber vor öffentlichen Auftritten über lange Zeit hinweg nicht ablegen konnten. ...

Wie PULSATILLA verlangt es Argentum nitricum nach kühler Luft, nach kalten Getränken, kalten Speisen; ... in warmen Räumen ›erstickt‹ er, ebenso bei Zusammenkünften vieler Menschen; kann keine Kirche, keine Oper besuchen; ... er fürchtet Menschenmassen, hat Angst vor bestimmten Orten.«

Nun zur *körperlichen* Seite ... Überall finden wir Ulzerationen, besonders an den Schleimhäuten. Kent wundert sich über diese Neigung zur Geschwürbildung: »Eigenartig, daß es in seiner Pathogenese eine solche Tendenz aufweist, wo doch die alte Schule Silbernitrat zur Kauterisation von Geschwüren benutzt und sie damit zur Abheilung bringt.* ... Argentum nitricum hat die hartnäckigsten Magengeschwüre geheilt, wenn diese geblutet haben und Bluterbrechen aufgetreten ist. ...

Vergessen Sie nicht, daß Argentum nitricum zu den Mitteln mit der größten Flatulenz in der ganzen Materia Medica gehört. Der Patient ist aufgetrieben bis zum Platzen; durch Windabgang oder Aufstoßen bekommt er kaum Erleichterung. ...

Starkes Verlangen nach Zucker. Er hat das Gefühl, daß er den Zucker unbedingt braucht, dabei macht er ihn nur krank, ruft Aufstoßen hervor, vermehrte Blähungen und Magenübersäuerung. Er kann Zucker nicht richtig

---

* Die Verwunderung Kents rührt, wenn ich es recht verstehe, von der Tatsache her, daß auch Allopathen zuweilen homöopathisch handeln, ohne daß es ihnen bewußt wird. Normalerweise wird ja die Kauterisation allopathisch eingesetzt, um z.B. überschießendes Granulationsgewebe wegzuätzen. Gelegentlich aber wird, wie ich es selber in einer Hautklinik erlebt und praktiziert habe, ›Höllenstein‹ verwendet, um z.B. Wundränder von Ulcera crurum zur Granulation *anzuregen* — und dies häufig mit Erfolg! Daß diese Methode in gewisser Weise eine homöopathische ist, ahnte ich damals noch nicht. — Anm. d. Ü.

verdauen; dieser wirkt wie ein Abführmittel und verursacht Durchfall. So stark ist die Verschlimmerung durch Zucker, daß ein Säugling grünen Durchfall bekommt, wenn die Mutter Süßigkeiten ißt.« Kent erzählt von einem Fall, wo einem Baby durch nichts zu helfen war, bis er schließlich herausfand, daß die Mutter Süßigkeiten aß — ihr Mann brachte ihr jeden Tag ein Pfund davon mit nach Hause. »Das Baby wurde erst gesund, als es Argentum nitricum bekommen und die Mutter aufgehört hatte, Süßes zu essen.«*

Argentum nitricum hat massive Augensymptome, angefangen bei katarrhalischen Beschwerden über Ulzerationen bis hin zu Hornhauttrübungen. All diese Augensymptome werden durch Wärme verschlimmert und durch Kälte gebessert. Reichliche eitrige Absonderungen von den Lidern.

Nash zitiert Allen und Norton in bezug auf Augenerkrankungen: »Größte Dienste leistet Argentum nitricum bei eitrigen Augenentzündungen. Bei reicher Erfahrung aus Krankenhaus- wie Privatpraxis haben wir kein einziges Auge aufgrund dieser Erkrankung verloren, und jeder Fall ist mit *innerlichen Mitteln,* die meisten mit Argentum nitricum in höheren Potenzen, der 30. oder 200., behandelt worden. Wir sind Zeuge geworden, wie heftige Chemosis, mit eingeschnürten Gefäßen, profuser Eiterung und sogar mit beginnender Eintrübung der Hornhaut, welche aussah, als ob sie sich ablösen wollte, unter Argentum nitricum innerlich sehr schnell abklang. Subjektive Symptome sind dabei fast nicht vorhanden, und gerade ihr Ausbleiben — trotz der *starken Eiterabsonderung*, der durch Eiteransammlung im Auge vorgetriebenen Lider oder der Schwellung des subkonjunktivalen Gewebes der Lider selbst — stellt eine Indikation für dieses Mittel dar.« (Ich möchte noch einen solchen Fall erwähnen, aus der Zeit des Krieges 1914–18. Es handelte sich um ein Kind, das ich lediglich mit Argentum nitricum 200 sowie Augenbädern mit physiologischer Kochsalzlösung behandelt hatte; bereits am nächsten Tag war eine erstaunliche Besserung festzustellen, und bald war das Auge ganz wiederhergestellt. Dieser Fall hat sich mir besonders eingeprägt, da ich sonst mit Augenerkrankungen nur selten zu tun habe.)

Argentum nitricum hat einige eigentümliche körperliche Symptome, so vor allem das typische *Gräten- oder Splittergefühl im Hals* (HEPAR etc.); oder auch gleichzeitiges Erbrechen und Abführen — das ›Herausschießen in beide Richtungen‹, wie bei ARSENICUM.

All diese Dinge hat Argentum nitricum in Prüfungen hervorgerufen, und all dies vermag es zu heilen und hat es wieder und wieder geheilt.

---

* Vgl. dazu die etwas ausführlichere Beschreibung dieses Falles im AETHUSA-Kapitel, S. 91. — d.Ü.

Nun zu weiteren [überwiegend] ***körperlichen Symptomen***, zusammengetragen aus Allens *Encyclopedia.*[*]

Aengstlichkeit, die zum Geschwindgehen zwingt.[1]
Schwindel.[2]
Schwindel und Ohrensausen, *bei allgemeiner Abgeschlagenheit der Glieder und Zittern.*[2]
Festes Zusammenbinden erleichtert die Kopfbeschwerden.[2]
Augenentzündung im Kühlen und in freier Luft gebessert, in der warmen Stube unerträglich.[2]
Augenentzündung mit lebhaften Schmerzen.[2]
Vor der Sehaxe bewegten sich geschlängelte Körper und graue Puncte.[2]
Blutrothe Augenwinkel, Geschwulst der Thränenkarunkel: sie ragt wie ein rothes Fleischklümpchen aus dem Augenwinkel hervor; lebhaft rothe Gefässbündel ziehen sich aus dem inneren Winkel gegen die Cornea hin; Auflockerung und Aufwulstung der Bindehaut; vermehrte Schleim- und Thränensecretion.[2]
Vergehen des Gesichts: er muss stetig den vor die Sehaxe tretenden Schleim abwischen.[2]
Sehr kränkliches Aussehen.[2]
Altes Aussehen: die Gesichtshaut spannt sich straffer auf die Gesichtsknochen ...[2]
Zahnbeschwerden, die sich besonders beim Kauen, bei Genuss von Saurem oder bei Contact mit Kaltem deutlich kund geben ...[2]
Rothe, schmerzhafte Zungenspitze; aufgetretene [= angeschwollene] Zungenwärzchen.[2]
Rauhheit und Wundheit im Halse.[3]
Dicker, zäher Schleim im Halse nöthigt zum unaufhörlichen Raksen.[2]
Halsweh ...; beim Schlucken, Aufstossen, Athmen, Dehnen und Bewegen des Halses *war es, als stecke ein Splitter im Halse.*[2]
Dunkle Röthe des Zäpfchens und Racheneingangs.[2]

Unwiderstehlicher Appetit auf Zucker.[2]
Arges Luftaufstossen.[2]

---

[*] Das mit einer [1] versehene Symptom gehört zu den wenigen von Hahnemann beobachteten Prüfungssymptomen der »salpetersauren Silberauflösung« *(Reine Arzneimittellehre);* eine [2] steht für Symptome aus der Prüfung von J.O. Müller (laut Hering »eine der gelehrtesten Abhandlungen in der Medizinliteratur«), veröffentlicht 1845 im 2. Band der *Oesterreichischen Zeitschrift für Homöopathie;* die [3] bezeichnet Symptome aus einer kurzen Prüfung Herings (*Homöopathische Vierteljahrschrift,* 10. Band, 1859), und [4] steht für ein Symptom aus einem Prüfungsfragment Müllers, veröffentlicht 1857 in der *Zeitschrift des Vereins der homöopathischen Aerzte Oesterreichs* (Band 1, S. 45). — d.Ü.

Uebelkeit nach jedem Essen ...[3]

Beständiger Ekel und häufige, höchst beschwerliche Brechanstrengungen.[2]

Erbrechen und Durchfall unter heftigen Colikschmerzen.[2]

Brechreiz, zitterige Mattigkeit und *Zusammenschrauben des Kopfes.*[2]

Heftige Cardialgie [= Magenschmerz].[2]

Anfall von Speiseröhrenkrampf: Nach vorgängigem Gähnen entsteht ein Gefühl in dem aufgeblähten Magen, als drohe er zu platzen; Ructus streben nach oben, die Speiseröhre aber ist bei ihrem Eingange wie spastisch geschlossen ...[2]

Schmerzhafte Geschwulst der Herzgrube mit grosser Ängstlichkeit.[4]

Der Unterleib ist geschwollen und aufgetrieben.[3]

Abgang vieler Blähungen ...[2]

Leichtes Bauchgrimmen weckt ihn aus dem unruhigen Schlummer, und er musste die Nacht hindurch 16 Male grünlichen, sehr stinkenden Schleim entleeren, der unter vielem Blähungsgetöse abging.[2]

Diarrhoische, grünschleimige Stuhlentleerungen mit Würgen, Schleimerbrechen, Magen- und ziehendem Bauchweh, *bei Unleidlichkeit der Bindbänder um die Hypochonder.*[2]

Nachdem er abends mit grosser Begierde Zucker genossen hatte, *trat um Mitternacht Durchfall wässerigen Stuhls in geringer Menge mit Blähungskolik vorher und vielem Blähungsgetöse während Entleerens ein.*[2]

Durchfall mit grünem Schleim, *wie Brocken von zerhacktem Spinat.*

Herzklopfen.[2]

Unregelmäßiger Herzschlag.

Im Freien Wanken und schwankender Gang.[2]

Lähmige Schwere und Mattigkeit der Beine, dass sie nicht wusste, wohin damit.[2]

Sie ist so abgeschlagen und hinfällig, dass sie kaum über das Zimmer schreiten kann, bei vielem Geklage über Strammen in den Waden.[2]

Grosse Abgeschlagenheit und Müdigkeit in den Waden, wie nach weiter Fussreise.[2]

Zitterige Schwäche, bei allgemeiner Abgeschlagenheit ...[2]

Zitterigkeit und Zittern.[2]

Convulsionen.[2]

Eigenthümliche Hautdiscoloration (Argyria), die, nach dem Sättigungsgrade, von den blasseren, blaugrauen, violetten oder bronzefarbigen Tinten sich bis zum tiefdunkelsten Schwarz ... steigert.[2]

Haut braun, gespannt und hart.

Argentum nitricum ist, wie erwähnt, eines der großen Mittel für jene schrecklichen Zustände von *Erwartungsspannung*. Prüfungsangst: die Nervosität in Erwartung einer bevorstehenden Prüfung ist so groß, daß es zu Durchfällen kommt (GELSEMIUM). Einer unserer Ärzte macht immer viel Aufhebens von seinen ›Schißpillen‹ — es handelt sich um Argentum nitricum! Die Erwartungsangst-Mittel sind in Kents Repertorium ziemlich verstreut, daher habe ich einmal die folgenden zusammengestellt; sie sollten als Rubrik eingefügt werden*:

Arg-n., *Ars.*, *Carb-v.*, **Gels.**, Lyc., Med., Plb., *Ph-ac.*, **Sil.**

Argentum nitricum hat auch stark an *Klaustrophobie* zu leiden.** In einer Sitzreihe wird er sich stets an den Rand setzen, in der Kirche oder im Theater möglichst nah zum Ausgang, denn er braucht einen schnellen Fluchtweg. Selbst auf der Straße »läßt ihn der Anblick hoher Häuser schwindelig werden und ins Wanken geraten; die Häuserreihen scheinen sich ihm von beiden Seiten zu nähern und ihn zu erdrücken« [Hering, *Guiding Symptoms*]. Argentum nitricum kann nicht in die Tiefe sehen — und ebensowenig in die Höhe.

Hier einige geheilte Symptome [Hering]: »Beim Gehen wird ihm vor Angst ganz elend, was ihn immer schneller gehen läßt.« ... »Weckt oft seine Frau oder sein Kind auf, um jemanden zu haben, mit dem er reden kann.« ... »Fürchtet das Alleinsein, weil er denkt, er werde dann sterben.« ... »Beim Gehen wird er nervös, glaubt, er werde einen Anfall bekommen oder plötzlich tot umfallen, und so geht er immer schneller.« ... »Er ist von der quälenden Vorstellung besessen, daß all seine Unternehmungen fehlschlagen würden und fehlschlagen müßten.« ... »Arbeitet nicht, weil er meint, es würde ihm schaden oder er könnte es nicht aushalten.« ... »Fürchtet, daß er beim Passieren einer bestimmten Straßenecke oder eines bestimmten Gebäudes zu Boden stürzen und großes Aufsehen erregen werde; ist erleichtert, wenn er dann eine andere Richtung einschlägt.«

◊

Ein bedauernswertes Schulmädchen von sechs Jahren hatte solch panische Erwartungsängste, daß sie, wenn die Schulglocke läutete, den Kopf zwi-

---

* Nähere Einzelheiten siehe im SILICEA-Kapitel. — d.Ü.

** Zu dieser bei Kent sehr kleinen Rubrik (»Furcht im engen Raum«) gibt es im *Synthetischen Repertorium* viele wichtige Ergänzungen.
Weitere Nachträge sind (Vithoulkas): Ambr., *Calc.*, *Ign.*, **Nat-m.**
Kokelenberg *(Comparative Repertory)* nennt darüber hinaus: Ars., Bry., Carb-an., Carc., Caust., Kali-c., Lach., Med., Merc-j-f., Nat-s., Sep., M-b. (MORGAN BACH), Dys-co. — Anm.d.Ü.

schen die Hände nahm und sich übergeben mußte. Argentum nitricum setzte ihrem Leid ein Ende, rasch und vollständig, so daß sie wieder gern zur Schule ging und dort bestens zurechtkam.

Ein kleiner Junge, 4 3/4 Jahre alt, war auf eine seltsame Art geistig krank. Die Vorgeschichte war folgende: Masern, bevor er zwei Jahre alt war; dann beidseitige Pneumonie und (fraglich) Meningitis. Er hatte damals »seinen Kopf hin und her gerollt« und hatte offenbar einen ausgesprochenen Opisthotonus (»er war von Kopf bis Fuß wie ein Bogen nach hinten gespannt«). »Als er anfing zu gehen, ging er rückwärts.« Jetzt hatte er »schreckliche Nächte, wo er viel schreit«, und »verrückte Anfälle« am Tage. Er hatte nachts oft panische Angst vor seinem Vater — »Daddy könnte mich ansehen!« Von anderen Leuten sagte er: »Sie machen, daß ich blute, und darum mache ich, daß sie bluten.« Er bildete sich ein, das Nachbarhaus würde auf ihn stürzen oder die Wolken würden auf ihn herunterfallen. Er hatte große Angst vor Geräuschen.

Die erste Arznei half nicht viel; aber nach einigen Gaben Argentum nitricum lautete der nächste Bericht: »Sehr viel besser. Er hat nicht mehr dieses Gefühl, daß Dinge auf ihn herunterfallen. Die Ängste sind alle verschwunden.« Später benötigte er noch einige Gaben BELLADONNA, dann dessen ›chronisches Mittel‹, CALCAREA; und innerhalb weniger Monate war er ein gesundes und normales Kind. Daß aber ein kleiner Junge durch so eigentümliche und charakteristische Symptome einen solchen ›Hilferuf‹ nach Argentum nitricum aussenden konnte, das war schon recht ungewöhnlich!

Die Homöopathie kann wunderbare Dinge bewirken, indem sie Kindern wieder zu einem glücklichen und normalen Leben verhilft.

Einer Jugendlichen, die an Verdauungsstörungen mit fast täglichen starken Blähungen und einem Gefühl des Platzens litt — schlimmer jeweils durch den Nachmittagstee, bis spät in die Nacht hinein —, konnte eine Zeitlang mit PULSATILLA oder CARBO VEGETABILIS geholfen werden, doch kehrten die Beschwerden immer wieder zurück. Daraufhin erhielt sie Argentum nitricum, mit dem Ergebnis, daß die Magen-Darm-Symptome aufhörten und sie nie mehr in diesem Maß belästigten. Während PULSATILLA und CARBO VEGETABILIS lediglich palliativ gewirkt hatten, erwies sich Argentum nitricum als ihr Heilmittel.

Da ihr das Mittel aber so gut getan hatte, nahm sie es noch einige Zeit weiter ein, bis schließlich ein neues, sehr lästiges Symptom auftauchte: *Taubheitsgefühl in den Unterarmen nachts*. Die Ärmelbündchen ihres Nachthemds mußten durchtrennt und beide Ärmel ganz nach oben gekrempelt werden; nichts durfte die Unterarme berühren oder darauf drükken. Sie hatte offenbar begonnen, Argentum nitricum zu prüfen, und nach

Absetzen des Mittels war die Beschwerde bald vergessen und kam nie wieder. ... Seit dieser Zeit habe ich, wenn Patienten über derartige nächtliche Taubheitsempfindungen in den Armen klagten, wiederholt Argentum nitricum mit Erfolg verordnet.

Das Symptom findet sich übrigens in Clarkes *Dictionary*. Er schreibt dort: »Bei einer Prüfung an mir selbst war eines der ausgeprägtesten Symptome eine Art tauber Empfindlichkeit der Haut an den Armen — ein hyperästhetisch-anästhetischer Zustand; gesteigerte Berührungsempfindlichkeit, dabei aber eine verminderte Fähigkeit, Empfindungen zu unterscheiden.«

◊

Oft deuten bestimmte Symptomengruppen auf das richtige Mittel hin. *Verlangen nach Süßem, Verlangen nach Salzigem* und *Wärmeunverträglichkeit* — diese Kombination muß einen sofort an Argentum nitricum denken lassen. Wenn man dann noch herausfindet, daß der Patient *nicht von einem hochgelegenen Ort hinabschauen kann*, kann man so gut wie sicher sein. Keine andere Arznei hat genau diesen Symptomenkomplex.

◊

Ich möchte an dieser Stelle anmerken, daß für Dr. Clarke ein wichtiges Mittel bei Prüfungsangst AETHUSA CYNAPIUM war, ›Fool's parsley‹ [›Narren-Petersilie‹] — welch trefflicher Name! Eines der charakteristischen Symptome des Mittels ist die »Unfähigkeit, zu denken oder sich zu konzentrieren«. Clarke erzählt: »Geleitet durch dieses Symptom, gab ich das Mittel einmal einem Studenten, der sich auf eine Prüfung vorbereitete. Er hatte sich schon gezwungen gesehen, sein Studium aufzugeben; nach diesem Mittel aber war er in der Lage, es wieder aufzunehmen, und er legte ein glänzendes Examen ab. Für einen kleinen Jungen in einem Waisenhaus, der an heftigen Kopfschmerzen litt und nicht in der Lage war, sich auf seine Hausaufgaben zu konzentrieren, verschickte ich in größeren Abständen Einzeldosen von AETHUSA, welche ihm stets große Erleichterung verschafften. Später bat der Kleine dann immer selbständig um die Medizin, wenn die alten Symptome wiederkehrten.«

Bei Argentum nitricum ist der Zustand der einer vorwegnehmenden Befürchtung: der Patient ist krank vor Angst in bezug auf das, was ihm bevorsteht; es ist eine Furcht zu versagen. Bei AETHUSA hingegen handelt es sich einfach um eine Unfähigkeit, zu denken oder sich über längere Zeit auf etwas zu konzentrieren.

In der Homöopathie muß man sehr genau sein, und so kann man nicht einfach ein Mittel durch ein anderes ersetzen — auch dann nicht, wenn beide als ›Prüfungsangst-Mittel‹ gelten!

Arnica montana

BERGWOHLVERLEIH

Der ›Wohlverleih‹ — das ›Fallkraut‹ — ›Panacea lapsorum‹ — gehört in jeden Haushalt, und jeder sollte über seine Anwendungsmöglichkeiten Bescheid wissen.

Arnica wächst in gebirgigen Gegenden auf der ganzen Welt. Ich erinnere mich noch gut an einen Urenkel Nelsons, der in den Anden lebte und den ich vor Jahren einmal getroffen habe. Er erzählte mir Geschichten über Arnica: von den schrecklichen Stürzen in diesen Bergen — und wie die Indios dort Arnica sammeln, die Pflanze mit kochendem Wasser übergießen und den Verletzten diesen Aufguß einflößen — mit erstaunlichem Erfolg.

Im Plan des Allmächtigen ist Hilfe zu finden, wo immer sie benötigt werden mag, sei es als Pflanze oder als tierisches Gift — stets ist sie zur Hand.

Wir verdanken dieses wundervolle Arzneimittel der uralten Tradition seines Gebrauchs als Hausmittel. Erst Hahnemann jedoch hat seine Anwendung zur Wissenschaft erhoben und gezeigt, daß es sich mit seiner Fähigkeit, auch *hervorzurufen,* was es zu heilen vermag, von den übrigen Arzneien nicht unterscheidet. Das heißt, er ›prüfte‹ Arnica, indem er es außer sich selbst noch sieben* weiteren Personen (zumeist Ärzten) verabreichte und dann getreu aufzeichnete, inwiefern es bei diesen gesunden Prüfern das Befinden veränderte und welche ungewohnten Beschwerden und Empfindungen es bei ihnen entstehen ließ.

Lassen Sie uns einen Blick auf die ***Prüfungssymptome***** von Arnica werfen und sehen, welche Hinweise sie uns auf seine Nutzanwendung geben können — stets dessen eingedenk, daß *eine Arznei das, was sie hervorrufen kann, auch zu heilen imstande ist.*

Er fühlte sich am ganzen Körper wie *zerschlagen.*
Mattigkeit, Müdigkeit, *Zerschlagenheit ...*[1]
Schmerz im Rücken, *wie nach einem schweren Sturz.*
In der Gegend des Herzens, Schmerz, als würde es zusammengedrückt, oder *als bekäme es einen Stoß.*[1]

* In die 3. Auflage von Band 1 der *Reinen Arzneimittellehre* hat Hahnemann darüber hinaus (neben den Zitaten zahlreicher älterer Autoren) auch die Prüfungen von Stapf (aus Band 5 des *Archivs*) und Baehr mit aufgenommen. — d. Ü.

** Die mit [1] bezeichneten Symptome sind der *Reinen Arzneimittellehre* entnommen. — d. Ü.

Alle Gelenke und Zusammenfügungen der zur Brust gehörigen Knochen und Knorpel schmerzen bei Bewegung und Athmen wie *zerschlagen.*[1]
Stiche in der Brust.
Kurzer, keuchender Atem. — Brustbeengung.
Bluthusten.[1]
Husten, welcher *Zerschlagenheit* aller Ribben erzeugt.[1]
Das Kreutz schmerzt wie *abgeschlagen.*[1]
Ein gleichsam lähmiger Schmerz in allen Gelenken und wie von *Zerschlagenheit* ...[1] — Schmerz in allen Gliedern, wie *Zerschlagenheit* ...[1]
An der Vorder-Seite der Arme, Schmerz wie *zerschlagen.*[1]
Die Arme sind laß [= matt, müde], wie *zerprügelt* ...[1]
Schmerz wie von *Verrenkung* der Handwurzel.[1]
Schmerz in beiden Daumenballen, als hätte man sie *auf etwas Hartes geschlagen.*[1]
Schmerz wie von *Verrenkung* in den Hüften.[1]

Es finden sich auch Symptome, die uns an *Typhus* denken lassen, wie unwillkürlicher Stuhlabgang im Schlaf, fauliger Geschmack im Mund, faul riechender Atem, Auftreibung des Unterleibs, etc., und dabei stets der typische Gemütszustand des Mittels.

Einige *eigentümliche* Symptome:

Kalte Nase.
Brennen im Gehirne ..., bei übrigens kühlem ... Körper.[1]
Gedächtnißmangel ...[1] — Zerstreutheit des Geistes.[1]
Grausen vor sofortigem Tod.
Furcht, berührt zu werden.

Hahnemann sagt über Arnica, es sei nicht nur bei Verletzungen von »starken Quetschungen und Zerreißungen der Faser«, sondern »selbst in den größten Verwundungen durch Kugeln und *stumpfe Werkzeuge* sehr heilsam — so wie in den Schmerzen und andern Uebelbefinden nach *Ausziehn der Zähne,* und nach andern *chirurgischen Verrichtungen,* wobei empfindliche Theile heftig ausgedehnt worden waren, wie *nach Einrenkungen* der Gelenke, *Einrichtungen von Knochen-Brüchen,* u.s.w.« ... Weiterhin sei es hilfreich »gegen einige Arten *unächten Seitenstichs** ..., in denen nämlich, deren Symptome den Symptomen dieser Wurzel in Aehnlichkeit entsprechen«.

* »Seitenstich« ist ein alter Ausdruck für Brustfellentzündung. — d.Ü.

Bei großen Quetschungsverletzungen empfiehlt er, neben der innerlichen Einnahme »einer kleinen Gabe ... Arnica (wo nöthig, alle 3 Tage eine)«, auch äußerlich die verletzten Teile in den ersten 24 Stunden zu befeuchten, und zwar »mit Wein oder mit gleichem Wasser verdünntem Branntwein«, nachdem dieser »mit 5 bis 10 Tropfen der hundertfachen potenzirten Wohlverleih-Verdünnung gemischt und etwa 10 Mal stark zusammengeschüttelt« wurde. (Also nicht mit der Urtinktur, sondern der C 1, und die Tropfenzahl pro halben Liter gerechnet.)

Natürlich sind etwa nach Zahnextraktionen ein paar innerliche Gaben Arnica gängige Praxis bei uns allen.

◊

Kent bringt einige eindrucksvolle Schilderungen des Arnica-Zustandes. »Nach einem Eisenbahnunglück« (oder Autounfall), bei dem er sich Verletzungen zugezogen hat, »wacht der Patient nachts auf, greift sich ans Herz und hat entsetzliche Angst zu sterben. Immer wieder zieht das schreckliche Erlebnis, das er gehabt hat, an ihm vorüber. Er fällt in einen Schlaf voller Angstträume zurück, doch bald schreckt er wieder in plötzlicher Todesfurcht auf und sagt: ›Der Doktor muß sofort kommen.‹ Obwohl es ihm tagsüber recht gut geht, kann sich dieser Zustand Nacht für Nacht wiederholen.«

Andererseits sagen Arnica-Patienten, die schwerkrank und mit Fieber im Bett liegen, auch oft: »Ich bin nicht krank. Ich brauche keinen Arzt.«

(Ich hatte während des Krieges 1914–18 einen solchen Fall in unserem Krankenhaus; es handelte sich um eine Französin mit einem schweren Unterleibstyphus, den sie sich in Frankreich während einer Epidemie zugezogen hatte. Sie bekam einen Rückfall nach dem anderen. Der Fall war sehr besorgniserregend; doch als es der Patientin am schlechtesten ging, begann sie zu versichern, es gehe ihr bestens ... »Ça va si bien, Mademoiselle! si bien.« So erhielt sie Arnica, und rasch war ihre Gesundheit wiederhergestellt.)

Ein anderes Bild Kents ist das des Arnica-Zustandes bei alten Gichtfällen: Der alte Großvater sitzt in der hintersten Ecke des Zimmers, in steter Sorge, daß man sich ihm nähern oder ihn gar berühren könnte; er hat das Gefühl, daß jeder, der auf ihn zukommt, ihm wehtun könnte, so empfindlich sind seine Gelenke. Wenn er den kleinen Johnny auf sich zurennen sieht, ruft er: »Junge, bleib mir ja vom Leibe weg!« »Geben Sie ihm eine Dosis Arnica«, sagt Kent, »und er wird Johnny auf sich herumturnen lassen.«

Typisch ist auch das *Gefühl, als ob das Bett zu hart sei.* Bei allen möglichen Krankheiten entspricht dieses Symptom gewissermaßen einem

Schrei nach Arnica. Der Patient ist unruhig, aber nur deshalb, weil sich das Bett so hart und klumpig anfühlt, daß er ständig gezwungen ist, neue Lagen auszuprobieren. (Dies ist nicht die *ängstliche* Unruhe von ACONITUM oder ARSENICUM und auch nicht das *schmerzhafte Unbehagen* von RHUS, welches den Eindruck vermittelt, daß es durch Bewegung gemildert würde — was übrigens nicht unbedingt der Fall sein muß.)

Von großem Nutzen ist Arnica des weiteren bei zerebralen Blutungen, wo es gewöhnlich als erstes Mittel zur Anwendung kommt. Dies wird bereits in den Prüfungen angedeutet: »Drückender und *ausdehnender* Kopfschmerz ...« »Kopfschmerz ..., als wäre das Gehirn zu einem Klumpen zusammengeballt.« »Im linken Stirnhügel, ein schnelles Stechen, mit dem Gefühle, als wäre die Stirne *blutrünstig**.«

◊

Einige aufschlußreiche Fälle:

(1) Sie bekam eines Nachts *stechende Schmerzen in der Brust*, die das Atmen erschwerten. Ihr Mann versuchte, ihr mit verschiedenen Arzneien zu helfen, wahrscheinlich mit ACONITUM, sicher aber mit BRYONIA — doch vergeblich. Dann entdeckte er in einem Heft der *Domestic Homœopathy* die Indikation »Unechte Pleuritis« mit ihrem Heilmittel Arnica, und er gab ihr davon ein paar Globuli. Sie hatte sie kaum im Mund, als sie mit einem tiefen Seufzer und den Worten »Das ist der erste richtige Atemzug, den ich diese Nacht getan habe!« fast augenblicklich einschlief.

(2) Er war Arzt und schrieb, daß er seit mehr als einem Monat *große Schwierigkeiten mit der Atmung* habe, und zwar *seit einem* 80-*Yards-Lauf*. Nachts wache er stets »mit beängstigender Brustbeengung« auf. Wegen einer Herzschwäche rechne er mit seinem baldigen Ende, doch sei er »ruhig und gefaßt und auch nicht sonderlich besorgt«. »Beine schwer; nicht ganz klar im Kopf; schnelles Treppensteigen unmöglich. Das Herz klingt schwach, aber keine manifeste Herzerkrankung.« Ich empfahl ihm, Arnica einzunehmen, und er schrieb zurück: »Arnica hatte den gewünschten Effekt! Alle Symptome verschwanden innerhalb 48 Stunden. Es geht mir jetzt sehr gut.«

(3) Sie hatte sperrige Gegenstände die Treppe hinuntergetragen, war ausgerutscht und hatte sich den *Knöchel schwer verstaucht*. Nach Auflegen einer Kompresse, getränkt mit einer offenbar ziemlich konzentrierten

---

* Alter Ausdruck für ›blutunterlaufen‹; in den englischen Übersetzungen dieses von Hahnemann angegebenen Symptoms lautet die Passage: »... as if beaten bloody« (korrigierte Version bei Allen) bzw. »as if an extravasation of blood had taken place« (bei Hering). Tatsächlich gilt der *Austritt von Blut ins Gewebe* als die wichtigste Indikation für Arnica. — Anm.d.Ü.

Arnica-Lösung, war der Knöchel am nächsten Tag wieder in Ordnung, doch am ganzen Fuß bestand nun ein glänzender Ausschlag, der nach Absetzen von Arnica langsam abklang.

Dazu eine Anmerkung: Arnica kann eine scheußliche Dermatitis bewirken, wenn es äußerlich zu lange oder zu konzentriert angewandt wird, bis hin zu einer Zellulitis, wenn es auf offene Wunden appliziert wird; in solchen Fällen ist es immer besser, HYPERICUM zu nehmen. Sicher wäre aber auch die erste Centesimalpotenz Hahnemanns (die ›C 1‹) eine Verbesserung gegenüber der Urtinktur, die gewöhnlich in Gebrauch ist.

(4) Ein anderer Arzt war *geistig und körperlich überanstrengt* und verlor alles Interesse an seiner Arbeit. Sein gewohntes Selbstvertrauen schwand dahin, so daß er begann, seine Verordnungen anzuzweifeln und sich zu fragen, ob er nicht zuviel oder gar die falschen Arzneien gegeben haben könnte. Er war sich nie sicher, ob er die Haustür verschlossen oder das Licht ausgemacht hatte: er mußte zurückgehen und sich vergewissern. Von seinem Naturell her war er eigentlich sehr achtsam, und so registrierte er diese Veränderung seines Wesens mit einiger Besorgnis. Arnica 1000 brachte ihn innerhalb weniger Tage ins Gleichgewicht und stellte sein Gedächtnis und sein Selbstvertrauen vollkommen wieder her.

(5) Eine Frau, die sehr leicht ermüdete und z. B. nach einem Tag Einkaufen in London völlig ›geschafft‹ war. Überanstrengung bedeutete für sie stets eine schlimme Nacht — es sei denn, sie nahm Arnica. Einmal schwoll *nach einer Pockenimpfung* ihr Arm an; er war sehr empfindlich, und die Lymphknoten in der Achselhöhle schmerzten; zu alledem hatte sie auch noch einen mühsamen Tag in der Stadt gehabt, und so nahm sie abends wieder einmal Arnica. Zu ihrer Überraschung hatte sie danach keine Impfbeschwerden mehr! (Arnica ist in der Lage, Zellulitis und sepsisähnliche Zustände hervorzurufen, und so linderte es hier prompt.) Einige Kollegen verschreiben es nach jeder Pockenimpfung, doch im Gegensatz zu THUJA, das den Prozeß vollständig aufhebt, vermag Arnica lediglich die Beschwerden abzumildern, während es die Pustelbildung ihren normalen Verlauf nehmen läßt.

(6) Zwei kleine Mädchen von neun und fünf Jahren wurden von der Polizei ins Hospital gebracht, nachdem sie *von einem Taxi angefahren* worden waren. Beide waren komatös und schlaff. In beiden Fällen hatten Chirurgen die Verletzungsopfer kurz nach der Einlieferung gesehen — und als hoffnungslos beurteilt. Beide erhielten Arnica innerlich, und beide saßen am nächsten Morgen zu einem herzhaften Frühstück aufrecht in ihren Betten.

(7) Ein Patient schreibt aus dem Ausland: »Meine Frau ist hier in Straßburg sehr krank geworden, ... aber ich bin glücklich, sagen zu können, daß

alles höchst zufriedenstellend verlaufen ist. Daß die tausendste Potenz von Arnica — eingenommen sechs Stunden nach einer *mit Komplikationen verbundenen beidseitigen Ovariotomie* — so großartig gewirkt hat, hat hier viele Leute ziemlich verblüfft. PHOSPHORUS verhinderte Übelkeit und Schock, durch das Arnica wurden Morphiumgaben vollkommen überflüssig gemacht. All das grenzt an ein Wunder!«

(8) Eine Frau vertrat sich eines späten Abends auf der Treppe schlimm den Fuß. Glücklicherweise war sie so klug und versuchte nicht, damit zu laufen: sie setzte sich hin und bewegte den Fuß in alle Richtungen; dann schleppte sie sich irgendwie zu ihrem Bett und nahm Arnica. Am nächsten Tag noch einmal Arnica — und beim Wackeln mit dem Fuß spürte sie, wie ein Gelenkknochen nach dem anderen an seinen Platz zurück schlüpfte. Nach etwa 24 Stunden war der Fuß wieder in Ordnung.

Und hier ein Tip! Versuchen Sie nicht, auf einem Fuß zu gehen, dessen ›Gelenkpuzzle‹ am vorderen Sprunggelenk auch nur geringfügig verschoben sein könnte. Es würden dadurch Nerven gequetscht, Sie hätten Schmerzen, Schwellung und Entzündung zu ertragen und wären unter Umständen wochenlang ans Bett gefesselt. *Schütteln* oder *wackeln* Sie stattdessen die Puzzleteile wieder an ihren Platz! Beugen Sie Ihr Knie, halten Sie sich an etwas fest und rollen Sie Ihren Fuß mit den Zehen am Boden nach hinten und vorne und nach allen Seiten: dadurch kommen die Fußwurzelknochen am besten wieder in die richtige Position! Arnica wird dann den Rest erledigen.

Arnica ist ein nur kurzzeitig, aber *prompt* wirkendes Mittel.

Insektenstiche

Ich habe vergessen, die Rolle von Arnica bei Insektenstichen zu erwähnen. Die starke Tinktur [wohl die oben beschriebene C 1-Auflösung; d.Ü.], bei einem *Wespenstich* äußerlich angewandt, verhindert Schmerz und Schwellung, und innerhalb weniger Stunden ist der Stich vergessen.

URTICA soll ähnliches bei Bienenstichen bewirken.

(Und CANTHARIS C 200 innerlich heilt rasch die starken, entzündlichen Schwellungen, die nach Mückenstichen entstehen können. — Ed.)

*Hauptsymptome**

Geist und Gemüt. Stupor, mit unwillkürlichem Stuhlabgang.

Vergeßlich; was er liest, entschwindet rasch seinem Gedächtnis; vergißt sogar das Wort im Munde.

Sagt, mit ihm sei alles in Ordnung, es fehle ihm nichts.

Delirium tremens.

Hoffnungslosigkeit; Gleichgültigkeit (nach Gehirnerschütterung).

Gleichgültigkeit gegen Geschäfte; es ist ihm alles gleichgültig.[1]

Fürchtet, von denen, die auf ihn zukommen, gestoßen zu werden; fürchtet sogar, daß man ihn berühren könnte (bei Gicht).

Starke Aengstlichkeiten.[1] — Heftige Angstanfälle (Angina pectoris).

Kopf. Schwindel beim Schließen der Augen.

Drückender und ausdehnender Kopfschmerz, wie von etwas Weichem im Scheitel, mit Ziehen im Hinterhaupte und Rissen nach den Schläfen.[1]

Mechanische Kopfverletzungen; besonders bei Stupor infolge Gehirnerschütterung; Schädelfrakturen oder auch Gehirnkontusionen. (Man wende äußerlich warme Tücher an, die mit der verdünnten Tinktur aus der Wurzel getränkt sind; gleichzeitig verabreiche man Arnica innerlich.)

Meningitis nach mechanischen Verletzungen oder traumatischen Schädigungen wie Stößen, Schlägen, Stürzen, Gehirnerschütterungen etc., wenn der Verdacht besteht, daß es zu Exsudation von Blut, Fibrin oder Leukozyten gekommen ist. In solchen Fällen finden wir starken Sopor und partielle Lähmungen der Zunge, des Oculomotorius, der Iris oder der Gliedmaßen.

Meningitis nach Läsion oder Commotio des Gehirns, vorausgesetzt, es besteht keine vollkommene Reaktionslosigkeit.

Apoplexia sanguinea.

Kopf fühlt sich zu groß an.

Entzündungen der ***Augen*** mit Blutunterlaufen nach mechanischen Verletzungen.[2,3]

Retinale Blutungen; beschleunigt die Resorption von Blutgerinnseln.

Diverse Augenbeschwerden, die von Schlägen oder anderen Verletzungen herrühren; manchmal lokal angewandt (mit Wasser verdünnte Tinktur), manchmal innerlich gegeben.

---

* Herings *Guiding Symptoms;* die mit einer ° versehenen Symptome sind in Allens *Encyclopedia* fett gedruckt und wurden vom Übersetzer ergänzt; [2] markiert Symptome aus Jahrs *Symptomencodex*, [3] aus Bönninghausens *Uebersicht der Eigenthümlichkeiten* ... — d.Ü.

Ohren, Nase, Mund. Schwerhörigkeit als Folge einer Gehirnerschütterung.

Nasenbluten: davor Kribbeln in der Nase; infolge mechanischer Ursachen; bei Keuchhusten; bei Typhus.

Zahnschmerzen nach Zahnoperationen, Zahnfüllungen etc.

Faul riechender Athem geht aus dem Munde.[1]

Magen, Abdomen. Aufstoßen: häufig; leer; bitter.

Aufstoßen wie nach faulen Eiern.[1]

Erbrechen dunkeln, geronnenen Blutes[3]; bitterer Mundgeschmack; allgemeines Wundheitsgefühl (nach Verletzungen).

Dyspepsie (Prolapsus ani).

Blähungen, die wie faule Eier riechen.[1]

Rektum. Unwillkürlicher [Urin- und] Stuhlabgang die Nacht im Schlafe[1] (bei fieberhaften Erkrankungen, Apoplexie etc.).

Dysenterie mit Harnverhaltung oder mit Tenesmus des Blasenhalses und vergeblichem Harndrängen.

Eine sehr starke Indikation sind lange Intervalle (4–6 Stunden) zwischen den Stühlen (bei Dysenterie).

Harnorgane. Blasenaffektionen nach mechanischen Verletzungen.

Tenesmus infolge Spasmen des Blasenhalses.

Harndrängen, mit unwillkürlichem Harntröpfeln.[1]

Häufige Versuche zu urinieren.

Muß beim Urinlassen lange stehen, bevor etwas abgeht.[1]

Harnverhaltung infolge körperlicher Anstrengung.

Ischurie bei Dysenterie.

Brauner Harn mit ziegelrothem Satze.[1]

Hämaturie aufgrund mechanischer Ursachen.

Urin trübe, mit viel Eiter und einigen Erythrozyten, aber ohne Zylinder (Nephritis).

Urin sehr sauer, mit Anstieg des spezifischen Gewichts.

Genitalien. Rothblaue Geschwulst der Ruthe und des Hodensackes, entzündliche der Hoden, nach mechanischen Verletzungen.[2]

Phimose durch Reibung; Teile gequetscht und stark geschwollen.

Drohender Abort durch Sturz, Schock etc.; nervös, aufgeregt; fühlt sich wie zerschlagen.

Angegriffenheit und Verletzung der Theile nach schwerer Niederkunft[2]; [Arnica] verhindert Blutungen.

Wundheit der Brustwarzen.[2]

Atmung, Brust, Herz. Asthma [cardiale] infolge fettiger Herzdegeneration.

Keuchhusten: das Kind schreit vor dem Hustenanfall, als hätte es Angst vor den damit verbundenen Schmerzen; vom Husten blutunterlaufene Augen und Nasenbluten; Expektoration von schaumigem Blut oder von Blutklumpen.

Bluthusten[1], nach mechanischen Verletzungen; auch mit Auswurf hellrothen, schäumigen Blutes, untermischt mit geronnenen Klumpen und Schleim[2]; selbst ohne Husten, Auswurf schwarzer Blutklumpen, bei jeder Körper-Anstrengung.[2]

Nach Weinen und Wimmern, Husten bei Kindern.[○,1]

Pleuritis nach mechanischen Verletzungen; muß beständig die Lage wechseln, weil sich das Bett so hart anfühlt.

Pneumothorax nach äußeren Verletzungen.

›Überanstrengung des Herzens‹ von heftigem Rennen.

Fettige Herzdegeneration.

Puls in Ruhe unter 60, nach Bewegung über 120 (Nephritis).

Alle Gelenke und Zusammenfügungen der zur Brust gehörigen Knochen und Knorpel schmerzen bei Bewegung und Athmen [und Husten] wie zerschlagen.[1]

Extremitäten. Hygroma patellae.

Ein Splitter, den er sich vor Monaten in die Fußsohle getreten hatte und der schon eine Menge ›wildes Fleisch‹ hervorgerufen hatte, kam nach innerlicher und äußerlicher Anwendung von Arnica heraus.

Es liegt ihm in allen Gliedern; ein gleichsam lähmiger Schmerz in allen Gelenken und wie von Zerschlagenheit, bei der Bewegung.[1]

Beschwerden nach Überanstrengung: Heiserkeit von Überbeanspruchung der Stimme; Herzklopfen; Ameisenlaufen, Lahmheit; Lähmung; Zerschlagenheitsgefühl; Ischias; Mattigkeit, Schwäche; Harnverhaltung; Nasenbluten.

Allgemeines Sinken der Kräfte; er glaubt kaum ein Glied regen zu können.[1]

Während der Antwort fällt er, ohne sie zu Ende zu bringen, in tiefen Schlaf (Typhus).

Fieber; Schauder über den ganzen Körper, zugleich Hitze im Kopfe und Röthe und Hitze im Gesichte, bei kühlen Händen und Zerschlagenheits-

Gefühle in den Hüften, dem Rücken und an der vordern Seite der Arme.[°,1]

Der Kopf ist ihm zu heiß, und am Körper fröstelt's ihn; < zwischen häufigen Krampfanfällen.

Häufige, heftige Anfälle von Frostschauern (Nephritis).

Frostig, mit Hitze und Röte einer Wange.

Malaria.

Traumatische Fieber.

Typhöse Fieber.[2]

Faulfieber.

Hitze in oft wiederkehrenden, kurzen Anfällen.

Gewebe. Erschütterungen, Quetschungen.

Unterhöhlende, nicht schmerzhafte Eiterung.

Verhindert Eiterung.

Hyperinose [= Hyperfibrinogenämie] ist eher eine Kontraindikation für Arnica.

Septikämie; Neigung zu typhösen Verläufen.

Myalgien, vor allem nach Überanstrengung.

Rheumatische und gichtische Beschwerden.[2]

Entzündung von Haut und Zellgewebe; empfindlich auf Druck.

Alles, worauf er liegt, scheint zu hart zu sein.

Verrenkungen, mit starker Schwellung, bläulicher Röte und großer Schmerzhaftigkeit.

Verwundungen, vorzüglich durch stumpfe Werkzeuge, mit mehr oder weniger Quetschung.[2]

Erschütterungen; Stürze; mechanische Verletzungen.

Kontusionen ohne Zerreißung der Haut.

Bienen- oder Wespenstiche; Splitterverletzungen.

Komplizierte Frakturen und deren profuse Eiterung.

Mechanische Verletzungen: Gehirnerschütterung mit Bewußtlosigkeit, Blässe oder Schläfrigkeit; schwacher, intermittierender Puls; kalte Körperoberfläche und andere Hinweise auf schockbedingte Vitalitätsminderung; drohender Abort; Ovarialbeschwerden; Orchitis; Mastitis; etc.

Viele kleine, schmerzhafte Furunkel, einer nach dem anderen erscheinend; höchst empfindlich.

Arnica folgt gut auf: ACONITUM, IPECACUANHA, VERATRUM; nach APIS bei Hydrozephalus.

Komplementär zu ACONITUM.

Arsenicum

ARSENICUM ALBUM; WEISSES ARSENIK, ARSENIGE SÄURE

Arsenicum ist eines der wichtigsten homöopathischen Arzneimittel; doch wie jedes andere Mittel muß es, wenn es erfolgreich sein soll, auf der Basis der ihm eigenen auffälligen und charakteristischen Symptome verschrieben werden, die zuvor in den Prüfungen und Vergiftungsfällen beobachtet wurden.

Ich erinnere mich an einen Mann, der vergiftet worden war und sterbend in unser Krankenhaus eingeliefert wurde. Nach den Symptomen zu urteilen, mußte es sich bei dem Gift entweder um *Arsenik* oder *Phosphor* handeln. Als Dr. (inzwischen Sir) Bernhard Spilsbury einige Stunden später Organe zur Untersuchung fortbrachte, vermutete er: »Wahrscheinlich Arsenik, weil es weiter verbreitet ist«, und er sollte recht behalten.

Der Mann war bewußtlos und stark ikterisch; von Zeit zu Zeit traten Konvulsionen auf, und einige Male würgte er mundvollweise dunkles Blut heraus. Arsen (Arsenik) ist ein schreckliches Gift. Es ist kaum zu glauben, daß Menschen sich selbst oder andere zu einem solchen Tod verurteilen können — aber sie tun es! Giftmischer und Selbstmörder sind da anscheinend nicht wählerisch. Auch bei langsamen Arsenvergiftungen sind die Symptome unglaublich quälend: enorme Übelkeit, Erbrechen und Durchfälle, unbeschreiblich große Angst und Unruhe, verbunden mit Schwäche und Hinfälligkeit ...; und eben jene schrecklichen Fälle ähnlichen Leidens, ähnlicher Entkräftung sind es, wo Arsenicum album die schnellsten und überzeugendsten Heilungen bewirkt. Vor Jahren gab mir ein homöopathischer Arzt dieses Mittel wegen einer Leichenvergiftung, und seither habe ich seine geradezu magischen Kräfte auch bei anderen Intoxikationen mit Ptomainen erleben können.

◊

Die leidvollen Zustände und Symptome, bei denen wir Homöopathen Arsenicum mit einiger Aussicht auf Erfolg verschreiben, sind ... Ruhelosigkeit — Verzweiflung — unerträgliche, qualvolle Angst. Die Unruhe ist so groß, daß der Patient es nicht erträgt, in seinem Zimmer oder Bett zu bleiben. Hinzu kommt ein Maß an Erschöpfung, das in keinem Verhältnis zu dem äußerlich erkennbaren Zustand des Patienten steht. Bei jeder Krankheit haben solche Fälle, wenn kein homöopathisches Arsen verabreicht wird, eine schlechte Prognose.

Zu dem Symptom »Er kann auf keiner Stelle Ruhe finden, verändert beständig die Lage im Bette, will aus einem Bette in das andere und bald hier, bald dort liegen« merkt Hahnemann in einer Fußnote an: *»Fast bei keinem andern Arzneimittel so bedeutend anzutreffen.«* [*Reine Arzneimittellehre*, Band 2, S. 113]

In diesem Zusammenhang muß ich an die Wirkung denken, die ein Zeppelin-Angriff in den ersten Tagen des Weltkrieges auf eine unserer Krankenhauspatientinnen hatte. Stundenlang war sie vollkommen außer sich und nicht zu beruhigen: Hier könne sie auf keinen Fall bleiben! Doch wohin? Wenn sie aufs Land ginge, kämen sie ja vielleicht dorthin! Und so weiter ... bis sie eine Gabe Arsenicum erhielt; danach war sie ruhig und gefaßt und, was die Zeppeline anging, nicht aufgeregter als die anderen Patienten auch.

»Heftiger Schwindel, gänzliche Mattigkeit, anhaltendes Erbrechen, Blutharnen und schnelles Auslöschen des Lebens ...« — hier ergänzt Hahnemann: »So starb Gehlen von eingeathmetem Arsenikwasserstoffgas.« [ebd., S. 104]

Zu den eher trivialen Symptomen »Er muß sich Uebelkeit und Brecherlichkeit wegen niederlegen, Vormittags ...« — »Ziehender Schmerz zwischen den Schulterblättern, welcher zum Niederlegen nöthigt« — »Der Schweiß mattet ihn, im Bette liegend, bis zur Ohnmacht ab« etc. macht Hahnemann die wichtige Anmerkung ... *»Daß nicht sehr bedeutende Symptome und sonst geringfügige Umstände ein jählinges und gänzliches Sinken der Kräfte nach sich ziehen, ist eine sehr bedeutende, charakteristische Eigenschaft des Arseniks.«* [ebd., S. 71]

Zu dem Symptom »Nächtlicher, plötzliche Erstickung drohender Katarrh« erwähnt er in einer Fußnote: »Von einem ähnlichen, alle Abende nach dem Niederlegen immer stärker erscheinenden Erstickungskatarrh, welcher mich dem Tode ganz nahe brachte, habe ich mich selbst mit Arsenik schnell geheilt, und zwar mit einer Gabe desselben, deren Kleinheit allen Glauben übersteigt. Die übrigen Symptome meines Uebels waren freilich ebenfalls unter den Arseniksymptomen anzutreffen.« [ebd., S. 88]

Arsenicum ist eines unserer großen Asthmamittel, und auch in den Prüfungen sind asthmatische Symptome deutlich herausgekommen: »Zusammenschnürende Empfindung in der Brust« — »Schmerzhaftes Athemholen« — »Brustbeklemmung« — »Schwieriges Athmen« — »Jämmerliche Weheklage, daß ihm eine unerträgliche Angst und eine sehr beschwerliche Empfindung im Unterleibe, den Athem hemme« — »Oefters wiederkehrende Engbrüstigkeit« etc. Hierzu Hahnemann: »Da die genannten Symptome in der Masse von keinem andern bekannten Arzneimittel wahrgenommen werden, so ist es einleuchtend, wie Arsenik die sogenannte

Brustbräune homöopathisch und, so zu sagen specifisch heilen kann und heilet.« [ebd., S. 88]*

Hinsichtlich des Symptoms »Traurigkeit und Unruhe und Umherwerfen im Bette, mit unersättlichem Durste« merkt er an: »Von äußerlicher Anwendung [des Arseniks] auf den Kopf bei zwei Kindern. Nach dem, zwei Tage darauf erfolgten Tode, *Entzündung der Lunge* und *starke Entzündung am Magen und in den dünnen Därmen.*« [ebd., S. 113]

Und wenn er die — nicht selten tödlichen — Leiden von Menschen beschreibt, denen gegen ihre Geschwüre Arsenik verordnet wurde, prangert er damit zugleich die »Quacksalberei« an, die zu seiner Zeit allenthalben üblich war.

Von einem Patienten berichtet Hahnemann: »Beängstigung, daß er mehrmals in Ohnmacht fiel, nebst einem heftigen Schmerz an dem Orte, und schwarzen Blattern an der Stelle, da Arsenik in einem Säckchen auf bloßer Brust 4 Tage lang getragen worden war.« [ebd., S. 113]

Arsenicum wirkt nicht nur ›ätzend‹ auf das Gemüt ein, indem es Ruhe, Hoffnung und Sicherheit untergräbt, auch all seine Sekrete und Absonderungen sind scharf und ätzend: scharfe Tränen und Absonderungen aus den Augen; beißender Nasenschleim; wundmachende Leukorrhoe; ätzende, brennende, zerfressende Sekrete aus Geschwüren, die sich ständig ausdehnen — mehr in die Breite als in die Tiefe.

Dann seine charakteristischen ***brennenden*** Schmerzen, die durch Wärme (!) gelindert werden: brennende Schmerzen in Kopf — Augen — Nasenlöchern — Mund — Hals — Magen — Darm — Hämorrhoiden — Blase — Urethra — Ovarien — Genitalien — Brüsten — Thorax — Herzgegend — Wirbelsäule — Rücken — Blutgefäßen — Geschwüren — Haut; bei Krebs — Milzbrand — Karbunkeln usw. Adern brennen wie Feuer, besonders nachts.

* Diese Fußnote Hahnemanns bezieht sich, wie es scheint, lediglich auf das ›Symptom‹ Nr. 583, wo es heißt: »Bei Bewegung (im Gehen) jählinge Engbrüstigkeit und Athemmangel, Schwäche und äußerste Ermattung.« »Die genannten Symptome« wären demnach nur die innerhalb von Nr. 583 aufgeführten Einzelsymptome! Dies ist insofern wichtig, als mit der »sogenannten Brustbräune« sehr wahrscheinlich nicht Asthma bronchiale, sondern *Angina pectoris* gemeint ist (in der englischen Übersetzung der *Reinen Arzneimittellehre* durch Dudgeon, die von Tyler zitiert wird, ist der Begriff — noch abwegiger — mit »inflammation of the chest« wiedergegeben worden). In der Tat sprechen die o.g. Beschwerden, einmal abgesehen von der fehlenden Schmerzsymptomatik, mehr für die letztere ›Diagnose‹! Unterstützt wird diese Deutung dadurch, daß Arsenicum in den verschiedenen Repertorien als eines der wichtigsten Mittel bei Angina pectoris herausgestellt wird; umgekehrt gilt die Arsenvergiftung als eine der möglichen Ursachen, an die man bei Angina pectoris denken muß (siehe dazu das Kapitel »Brustbräune« [sic!] in Stauffers *Homöotherapie*). — Anm. d. Ü.

Das Mittel zeigt ausgeprägte zeitliche Verschlimmerungen — Periodizität. Verschiedene Symptome und Leiden treten zu verschiedenen Stunden oder Zeiten auf, am stärksten jedoch um und *nach Mitternacht*. Sie können auch die ganze Nacht hindurch bestehen, aber nach Mitternacht — und hier besonders gegen 1 Uhr — wird der Höhepunkt des Leidens erreicht.

Arsenicum hat ein sehr breites Anwendungsspektrum, von mehr oder weniger trivialen, gewöhnlichen Beschwerden bis hin, wie wir gesehen haben, zu den schrecklichsten Leiden. Es kommt bei Kinderkrankheiten ebenso in Betracht wie bei schwersten Erkrankungen, und auch in der Linderung der körperlichen wie seelischen Schmerzen und Leiden bei unheilbaren Krankheiten hat es seinen festen Platz. Arsenicum ist eines unserer großen Heilmittel der Gürtelrose. Und wie es Ödeme und Aszites hervorgerufen hat, so ist es auch bei deren Behandlung von so großem Wert, daß es sich den Namen »homöopathischer Trokar« verdient hat. Nur müssen stets seine Hauptsymptome vorhanden sein: *die quälende Angst — die Unruhe — die große Erschöpfung — die brennenden, durch Wärme gebesserten Schmerzen.*

Hahnemann schreibt: »Ein verständiger, homöopathischer Arzt wird dieses Mittel, auch in dieser so verkleinten Gabe, nicht eher reichen, als bis er überzeugt ist, daß dessen eigenthümliche Symptome mit denen der zu heilenden Krankheit die möglichste Aehnlichkeit haben. Hat es sie aber, so hilft es auch gewiß. …

Ein solcher Gebrauch des Arseniks hat sich in unzähligen Krankheits-Zuständen hülfreich erwiesen, und unter andern: bei mehren eintägigen Fiebern und Wechselfiebern besondrer Art; bei Krampf- und Weh-Adern (varices), bei Stichen im Brustbeine, Erbrechen nach fast jeder Speise, allzugroßem Blutverluste bei der Regel und andern Beschwerden beim Monatlichen, bei Leibverstopfung, bei Schärfe des Scheide-Flusses und dem Wundwerden davon, bei Leber-Verhärtungen, Beklemmung der Brust beim Steigen, Uebelriechen aus dem Munde, Bluten des Zahnfleisches, Bluthusten, Drücken im Brustbeine, Magen-Drücken, ziehendem Stechen hie und da im Gesichte, abendlicher Schlafsucht, Abend-Schauder und Glieder-Renken mit bänglicher Unruhe, schwerem Einschlafen nach nächtlichem Erwachen, Müdigkeit in den Füßen, Zerschlagenheits-Schmerze im Knie-Gelenke, jückenden Flechten in der Kniekehle, beim Gehen wie wund aufgerieben schmerzenden Zehballen, alten Schenkel-Geschwüren (brennenden und) stechenden Schmerzes, reißendem Stechen in der Hüfte, im Schooße und dem Oberschenkel, nächtlichem ziehendem Reißen vom Ellbogen bis in die Achsel, schmerzhafter Geschwulst der Leisten-Drüsen, u.s.w.« [*Reine Arzneimittellehre*, Band 2, S. 54–55]

Ich selbst kann mich an eindrucksvolle Fälle mit typischen Arsenicum-Symptomen erinnern, die durch dieses Mittel geheilt wurden: ständig rezidivierende Wechselfieberanfälle; Erbrechen nach jeglichen Speisen; Leichenvergiftungen; Asthmaleiden; Gastralgien; Fazialisneuritis nach Herpes zoster und eine weitere Neuritis gleicher Genese, u.v.a.m. *Wenn die Symptome deutlich auf das Mittel hinweisen,* wirkt Arsen in homöopathischer Zubereitung bei allen Arten von Krankheit und Leiden rasch und heilend; selbst in manchen inoperablen Karzinomfällen lindert es die Schmerzen und verlängert — auf unerklärliche und erstaunliche Weise — das Leben der Patienten.

◊

Guernsey schreibt über Arsenicum: »Wir finden sehr viel Angst bei dem Patienten, und je größer das Leiden, desto größer ist die Angst. Sehr große Unruhe, die sich darin zeigt, daß sich der Kranke ängstlich und ruckartig hin und her wirft, wobei jeder Bewegung eine Phase der Erschöpfung folgt. Die Erschöpfung wird vom Patienten nicht empfunden, solange er ruhig liegen bleibt, doch sobald er sich bewegt, bemerkt er verwundert seine große Schwäche. Intensiv brennende Empfindungen, wie von glühenden Kohlen — letzteres zumeist in der Bauchhöhle. Furcht vor dem Tod; dies ist nicht die ACONITUM-Furcht [vor dem nahen Tod], sondern eher eine allgemeine Angst, verbunden mit dem Gefühl, daß es *sinnlos* sei, *noch irgendeine Medizin einzunehmen,* da er ohnehin bald sterben werde.«

Wie man sieht, behandelt die Homöopathie eher krankhafte Zustände als mit irgendwelchen Namen versehene Krankheiten. Und ob leichter oder schwerer Natur, es gibt keine Krankheit, die Arsenicum nicht heilen könnte, vorausgesetzt, die Krankheitssymptome stimmen mit den Arzneisymptomen überein.

◊

Kent sagt: »Seit der Zeit Hahnemanns ist Arsenicum eines der Polychreste, eines der am häufigsten indizierten und am meisten verwendeten Arzneimittel. In der alten Schule ist es — in Form der Fowlerschen Lösung — ausgiebigst mißbraucht worden [als ›Roborans‹; d.Ü.].

Arsen wirkt auf den ganzen Menschen ein; fast all seine Kräfte scheint es zu stärken oder niederzudrücken, fast alle körperlichen Funktionen anzuregen oder zu beeinträchtigen. ... Es hat jedoch bestimmte vorherrschende und auffallende Merkmale, von denen *Angst, Unruhe, Prostration, Brennen* und *aashafter Geruch* besonders hervorstechen. Die Oberfläche des Körpers ist blaß, kalt, klamm und schweißig, das Aussehen leichenhaft. ...

Der Arsenicum-Patient, der sich in diesem Gemütszustand befindet, *friert ständig,* hält sich dauernd in der Nähe des Ofens auf und kann sich nicht warm genug anziehen; Kälte ist es, worunter er besonders zu leiden hat. …

Arsen ruft eine Neigung zu *Blutungen* hervor. Der Patient blutet leicht, an jeder Körperstelle kann es zu Blutungen kommen. … An allen Schleimhäuten können Hämorrhagien auftreten (PHOSPHORUS). …

Viele psychische, aber auch physische Beschwerden entstehen zu bestimmten Zeiten oder treten dann verstärkt auf. … Die meisten Arsenicum-Leiden sind schlimmer von 13 bis 14 Uhr mittags und *von 1 bis 2 Uhr nachts;* nach Mitternacht, manchmal schon sehr bald danach, beginnen sie, und von 1–2 Uhr sind sie am heftigsten. …

Empfindlichkeit ist ein weiteres Charakteristikum des Arsenicum-Menschen. Empfindlichkeit gegenüber Gerüchen und Berührung — auf alles und jedes. Es ist eine Überempfindlichkeit aller Sinne; besonders empfindlich jedoch reagiert er auf jedwede Unordnung in seiner häuslichen Umgebung. Er ist ein extrem pingeliger Mensch und nur äußerst schwer zufriedenzustellen. Hering beschrieb ihn einmal als ›den Patienten mit dem Goldknauf am Spazierstock‹. Wenn es sich um eine kranke und bettlägerige Frau handelt, bedeutet es für sie die größten Seelenqualen, wenn nicht jedes Bild vollkommen gerade an der Wand hängt. … Eine krankhafte Ordnungsliebe findet ihr Simillimum häufig in Arsenicum album.« (NUX VOMICA)

Arsenicum hat »Schüttelfrost und Kälteschauer heftigster Art, und in solchen Phasen schildert der Kranke die Empfindung, als ob das Blut, das durch seine Adern rinnt, Eiswasser wäre; oder er fühlt eiskalte Wellen durch seinen Körper ziehen. Wenn aber das Fieber kommt und er von Kopf bis Fuß erhitzt ist, hat er, bevor der Schweiß ausbricht, das Gefühl, als würde kochendes Wasser durch die Blutgefäße strömen.«

Kent weist auf eine Eigentümlichkeit des Arsenicum-Durstes hin: »Während des Froststadiums besteht kein Durst, allenfalls auf heiße Getränke; während der Fieberhitze möchte er zwar häufiger etwas Wasser haben, doch gerade so viel, um den Mund damit anzufeuchten — was man kaum als Durst bezeichnen kann; während des Schweißes dagegen ist der Durst so groß, daß er kaum genug bekommen kann. Dann hört man von dem Patienten: ›Bringen Sie mir einen Eimer Wasser!‹ oder: ›Ich könnte einen ganzen Brunnen leertrinken.‹«

◊

Nash faßt die typischen Symptome von Arsenicum so zusammen:

»Große Angst und Unruhe, die ihn von einem Ort zum andern treibt.
Große und plötzliche Erschöpfung; Schwinden der Lebenskraft.
Heftige, brennende Schmerzen.
Großer Durst; trinkt oft, aber wenig; verträgt kein kaltes Wasser.
Erbrechen und Stuhlgang gleichzeitig; < nach Essen oder Trinken.
Atemnot < bei Bewegung, besonders beim Steigen.
Schlimmer an der kalten Luft (außer Kopfschmerzen), durch Kaltes, durch kalte Anwendungen; von 1–3 Uhr; durch Bewegung.
Besser durch warme Luft, im warmen Zimmer, durch heiße Anwendungen; Schwitzen lindert.«

Arsenicum ist führend unter den Mitteln, die heilen, indem sie alte, unterdrückte Hautleiden zurückbringen. Sogar Asthma kann man *unter Rückkehr eines früheren Ausschlags* durch Arsenicum ausheilen sehen. Nash berichtet von einem solchen Fall …

Es handelte sich um eine Patientin mit heftigen Magenschmerzen, der er Arsenicum verordnet hatte, weil die Schmerzen regelmäßig um Mitternacht begannen und bis 3 Uhr anhielten; während dieser Zeit mußte sie vor Qualen ständig auf und ab gehen. Für das Mittel sprach ferner das *starke Brennen,* das die Patientin im Magen empfand. Nach der Einnahme von Arsenicum hatte sie nur noch einmal eine leichte Schmerzattacke. Als Nash sie aber das nächste Mal sah, fragte sie ihn, ob die Medizin vielleicht ihren alten »Salzfluß« [ein Hautausschlag] wieder herausgebracht haben könnte — und so erfuhr Nash, daß sie früher an den Händen ein Ekzem gehabt hatte, das mit einer Salbe unterdrückt worden war. Er erklärte ihr, sie könne ihre Magenschmerzen jederzeit wiederhaben, sie brauche nur den Ausschlag noch einmal zu unterdrücken. »Sie wollte es nicht.«

Weiter schreibt Nash: »Die Magenschmerzen sind schrecklich und verschlimmern sich durch geringste Mengen Essen oder Trinken, vor allem wenn dieses *kalt* ist. Auch die Bauchschmerzen sind heftig und nötigen den Patienten, sich in alle möglichen Stellungen und Richtungen zu drehen und zu winden. Durchfälle aller Art treten auf, von einfachen wäßrigen bis hin zu schwarzen, blutigen und gräßlich stinkenden Stühlen; und am Ende des Darmkanals schließlich finden wir Hämorrhoiden. Bei all diesen Erkrankungen im Bereich des Verdauungstrakts werden wir jedoch wahrscheinlich das charakteristische *Brennen* des Mittels antreffen … sowie die nicht weniger charakteristische *Besserung durch Wärme* und — wenn auch nicht ganz so durchgängig — die *Verschlimmerung nach Mitternacht.* …

Arsenicum ist besonders wirksam bei Lungenaffektionen, die mit starken Atembeklemmungen einhergehen, mit giemender Atmung, Husten und schaumigem Auswurf. Der Patient kann nicht liegen, er muß aufrecht sitzen, um atmen zu können; er ist nicht in der Lage, sich zu bewegen, ohne gleich außer Atem zu kommen. Die Atemwege scheinen stark verengt zu sein. Von besonderem Nutzen ist Arsenicum bei asthmatischen Beschwerden, die durch Unterdrückung eines Hautausschlags verursacht oder verschlimmert wurden, bei Pneumonien infolge nach innen geschlagener Masern und selbst bei chronischen Lungenleiden aufgrund eines unterdrückten Ekzems.«

Das Symptom *»Heftiger, scharfer, festsitzender oder schießender Schmerz in der Spitze und durch das obere Drittel der rechten Lunge«* ist für Nash »ein Juwel«. (Auch Burnett weist auf diesen Punkt besonders hin!)

Und hinsichtlich der ***Schwäche*** von Arsenicum erläutert Nash: »Sie mögen vielleicht sagen, daß es für kranke Menschen normal ist, schwach zu sein. Richtig, aber die Schwäche des Arsenicum-Patienten steht *in keinerlei Verhältnis* zu seinen übrigen Beschwerden — oder zumindest scheint es so zu sein. Hinzu kommt, daß es sich dabei um eine *allgemeine Erschöpfung* handelt und nicht um ein lokales Schwächegefühl …«

Arsenicum affiziert, wie er im folgenden aufzählt, nahezu sämtliche Gewebe …

»Es greift das Blut an, indem es sepsisähnliche Veränderungen, Exantheme, Ekchymosen, Petechien u.ä. hervorruft.

Es greift die Blutgefäße an; Krampfadern brennen wie Feuer, besonders nachts.

Es greift die serösen Häute an, erzeugt reichliche seröse Ergüsse.

Es greift die Drüsen an, welche verhärten oder eitern.

Es greift das Periost an.

Es greift die Gelenke an, mit blassen Schwellungen, brennenden Schmerzen etc.

Es ruft entzündliche Schwellungen hervor, mit brennenden, lanzinierenden Schmerzen.

Es verursacht allgemeine Hautwassersucht; Haut blaß, wächsern oder erdfahl; großer Durst (APIS: durstlos).

Es bewirkt rasche Auszehrung; Atrophie bei Kindern.

Es ruft Ulzerationen hervor, die sich immer weiter ausbreiten. Die Geschwüre *brennen* wie Feuer und schmerzen selbst im Schlaf; Sekrete können reichlich oder spärlich sein, der Geschwürsgrund blau, schwarz oder speckig.

(Milzbrand-) Karbunkel, die wie Feuer brennen (ANTHRACINUM); kalte, blaue Haut, trocken wie Pergament, schält sich in großen Schuppen ab.

Gangrän, besser durch Wärme (schlimmer: SECALE).«
(In der Tat — eines von Hahnemanns »Polychresten«!)

Nash fügt hinzu: »Gleichwohl ist Arsenicum natürlich kein Allheilmittel. Wie jedes andere Mittel muß es durch ihm ähnliche Symptome indiziert sein, anderenfalls ist der Mißerfolg vorprogrammiert.

Seine großen Leitsymptome sind ***Unruhe — Brennen — Erschöpfung — mitternächtliche Verschlimmerung.***«

*Hauptsymptome**

Geist und Gemüt. Sehr starke Delirien, besonders des Nachts, mit sehr grosser Unruhe verbunden.[2]

Ihr Verlangen ist grösser, als ihr Bedürfnis; sie isst und trinkt mehr, als ihr gut ist; sie geht weiter, als sie braucht und vertragen kann.[1]**

Verzweifelt und weinend, glaubt er, es könne ihm Nichts helfen, und er müsse doch sterben; dabei ist er kalt und friert, mit nachfolgender allgemeiner Mattigkeit.[1]

Aengstlichkeiten, Angst.[1] — Grosse Angst ...[1]

Angst und Verzweiflung treiben ihn von einem Ort zum andern, auf der Suche nach Erleichterung.

Unter grosser Angst wälzt und wirft er sich im Bette hin und her.[1]

Aengstlichkeit, Abends, nach dem Niederlegen, und nach Mitternacht, um 3 Uhr, nach dem Erwachen.[1]

Arge Aengstlichkeit, Nachts um 3 Uhr, und es ward ihr bald heiss, bald wie zum Erbrechen.[1]

Furcht zu sterben, die plötzlich in ihm aufkam, als er allein war.

Die grösste Furcht und Angst; er sieht Tag und Nacht Gespenster.[1]

Kopf, Augen, Nase. Grosse Schwere im Kopfe ...; sie vergeht im Freien, kommt aber beim Eintritt in die Stube sogleich wieder.[1]

---

* Allens *Encyclopedia*. Die mit [1] bezeichneten Symptome sind den *Chronischen Krankheiten* Hahnemanns entnommen; mit [2] versehene Symptome stammen aus der umfangreichen Sammlung von Vergiftungssymptomen (insgesamt 1053 Symptome bei 95 Vergiftungsfällen), die Roth 1861 im 12. Band der *Homöopathischen Vierteljahrschrift* veröffentlicht hat. Im 10. Band derselben Zeitschrift berichtet Buchmann über eine versehentliche Arsenikprüfung, deren Symptome hier mit [3] gekennzeichnet wurden, und eine [4] markiert ein Symptom aus einem Bericht Bürkners über eine chronische Vergiftung durch arsenikhaltige Tapeten, erschienen in der *Zeitschrift für homöopathische Klinik* (Band 3, S. 137). — d.Ü.

** Dieses Symptom erinnert an einen Aphorismus, mit dem Catherine Coulter das zentrale Thema der Arsenicum-Persönlichkeit zu erfassen sucht: *Alles, was es wert ist, getan zu werden, ist es auch wert, übertrieben zu werden.* — Anm. d. Ü.

Brennen in den Augen.[1]

Augenlider ödematös geschwollen, oft die Augen völlig verschließend.

Scharfe Thränen, welche die Backen wund machen.[1]

Thränen, welche die Augenlider anfrassen.[2]

Wundmachende, scharfe Absonderung aus der Nase.

Starke Nasensekretion, stets < morgens; im Freien vergehend.

Der ausfliessende wässrige Nasen-Schleim beisst und brennt an den Nasenlöchern, als wenn sie davon wund würden.[1]

Im ***Gesicht*** Ausdruck einer wahren Seelenangst.[2]

Todten-Farbe des Gesichtes.[1]

Blasses, gelbes, cachektisches Ansehen.[1]

Geschwulst des Gesichtes.[1] — Das Gesicht ist eingefallen.[1]

Mund. Trockenheit der Zunge.[1]

Trockne und braun belegte Zunge.[2]

Zunge belegt, mit rotem Streifen in der Mitte und Röte der Zungenspitze.

Grosses Trockenheits-Gefühl im Munde, mit heftigem Durste; er trinkt jedoch nur wenig auf einmal.[1]

Brennen im Munde, längs dem Schlunde und in der Herzgrube.[2]

Magen. Ekel vor Speisen.[1]

Aeusserst heftiger Durst, und Trinken, ohne dass es Erquickung und Labung gewährte.[1]

Er trinkt, bei grossem Durste, oft, aber immer wenig auf einmal.[1]

Langdauerndes Schlucksen, in der Stunde, wo das Fieber kommen sollte.[1]

Uebelkeit.[1]

Heftiges und unaufhörliches Erbrechen; wird von allem hervorgerufen, was in den Magen gelangt.

Selbst Wasser wurde fast im Augenblick, wo es den Magen berührte, wieder weggebrochen.[4]

Erbrechen jedesmal nach dem Trinken.[2]

Das Erbrechen bringt keine Erleichterung.

Oefteres Erbrechen mit Todes-Befürchtung.[1]

Beängstigung in der Herzgrube ...[1]

Brennen im Magen.[2] — Heftige brennende Schmerzen im Magen.[2] — Im Magen fürchterliche brennende Schmerzen.[2]

Abdomen. Geschwollener Unterleib.[1]

Auftreibung und Schmerzen im Unterleibe.[1]

Leibschmerzen und eine unerträgliche Angst.[2]

Jämmerliches Wehklagen, daß ihm die unerträglichste Angst, bei höchst widriger Empfindung im ganzen Unterleibe, den Odem benehme ...[1]
Brennende Leibschmerzen.[2]

Rektum. Die Stuhlentleerungen machten die Haut um den After wund.
Schwarze, im After wie Feuer brennende Flüssigkeit geht ... durch den Stuhl ab.[1]
Starkes Abführen und äußerste Kälte der Extremitäten.
Stuhl-Verstopfung.[1]

Harnorgane. Beim Harnen, Brennen in der Harnröhre.[1]
Unwillkürlicher Harn-Abgang.[1]
Es geht wenig Wasser fort, und beim Abgange brennt es.[1]

Atmung, Brust, Herz. Oft beängstigende, drückende Kurzäthmigkeit in allen Lagen.[1]
Engbrüstigkeit, Atemnot; ein nächtlicher Asthmaanfall läßt ihn um Mitternacht hochfahren.
Erschwertes Athmen, mit grosser Angst.[1]
Beklemmung der Brust beim schnell Gehen ...[1]
Der Herz-Schlag ist gereizt.[1] — Herz-Klopfen.[1]
Unregelmässiges, aber so starkes Herzklopfen, Nachts um 3 Uhr, dass er es zu hören glaubt, mit Angst verbunden.[1]
Nach dem Stuhlgange, Herzklopfen und zittrige Schwäche; er muss sich legen.[1]
Schneller, schwacher und aussetzender Puls.[1]

Rücken und Extremitäten. Im Kreuze, Kraftlosigkeit.[1]
Ungemeine Schwäche und Abgeschlagenheit der Glieder, welche zum Liegen nöthigt.[1]
Unruhe in den Beinen, dass er Nachts nicht liegen kann, er muss die Füße bald da, bald dorthin legen, oder herum gehen, um sich zu lindern.[1]

Sehr grosse Unruhe, dass sie keine Minute ruhig liegen konnte.[2]
Unruhe und Angst.[3]
Unruhe, Werfen von einer Seite zur andern.[2]
Auch bei geringfügigen Beschwerden, ein ungeheures Sinken der Kräfte, und Niederliegen.[1]
Vor Schwäche fällt ihm das Gehen ausserordentlich schwer; er glaubt hinstürzen zu müssen.[1]

Schwäche, dass er, ohne niederzusinken, kaum über die Stube gehen kann.[1]

Andauernde Schwäche und Abspannung.[2]

Grosse Müdigkeit nach dem Essen.[1]

Sinken der Kräfte.[1] — Ermattung.[1]

Tiefe Ohnmacht.[1] — Ohnmächtig, früh, und ängstlich und schwach.[1]

Brennen, wie Feuer, rings um das Geschwür …[1]

Brennen im Geschwüre, wie von einer glühenden Kohle.[1]

Brennendes Jücken am Körper.[1]

Brennende Schmerzen, besonders in innern Organen, in der Haut und in Geschwüren.[1]

Ausschlag am Munde, brennenden Schmerzes.[1]

Jucken, durch Kratzen verschlimmert.

Zuckungen verschiedner Art, beim Einschlafen, Abends.[1]

Nach Mitternacht, von 3 Uhr an, wirft sie sich umher und schläft nur abwechselnd.[1]

Fieber, Nachts 2 Uhr …[1]

Typhusähnliches Fieber mit extremer Unruhe.

Innerlich brennende Gluth.[3]

Glaubt innerlich zu verbrennen.[3]

Nach Mitternacht, Gefühl von ängstlicher Hitze …[1]

Beim Gehen in freier Luft entstehen Schauder.[1]

Schauder, ohne Durst.[1]

Kalter, klebriger Schweiss.[1]

Seltsame Arsenicum-Symptome

Er sieht Tag und Nacht Gespenster.[1]

Aengstlich und zitternd fürchtet er von sich selbst, er möchte sich nicht enthalten können, Jemanden mit einem Messer ums Leben zu bringen.[1]

In der Nacht läuft er im ganzen Hause herum und sucht die Diebe.[1]

Er sieht lauter Spitzbuben in seiner Stube und kriecht desshalb immer unter das Bett.[1]

Vor Furcht springt er aus dem Bette und verkriecht sich in den Kleider-Schrank, wo man ihn nur mit grosser Mühe wieder herausbekommen kann.[1]

Er sieht lauter Gewürme und Käfer auf seinem Bette herumlaufen, vor denen er ausreissen will, und von denen er immer ganze Hände voll herausschmeisst.[1]

Heftiger Schwindel: »Das Bett kippt um — ich werde auf den Boden fallen.«

Bei Bewegung des Kopfes scheint das Gehirn zu schwappern ..., beim Gehen.[1] — Bei Bewegung, Gefühl, als wenn das Gehirn sich bewegte und an den Schädel anschlüge.[1]

Asa foetida

FERULA ASSA-FOETIDA; STINKASANT

»Ein Gummiharz, das durch Inzision der lebenden Wurzel verschiedener *Ferula*-Arten gewonnen wird.« Fam. nat.: Umbelliferae. Die von uns verwendete Art ist Ferula assa-foetida.

Das im frischen Milchsaft enthaltene ätherische Öl soll »nicht unangenehm riechen; doch wenn es sich zersetzt, wird Schwefelwasserstoff freigesetzt« — der bezaubernde und durchdringende Geruch zuweilen Wahlhilfe leistender fauler Eier. Es war früher nicht ungewöhnlich, daß politische Wahlveranstaltungen abgebrochen werden mußten, weil ein paar Rowdys, die zur Anhängerschaft des Gegenkandidaten gehörten, den Saal mit Asa foetida verpestet hatten. Hale White [vgl. Fußnote S.S. 152] berichtet von einer anderen drastischen Verwendung der Arznei: »Gelegentlich können Simulanten geheilt werden, wenn man sie dreimal täglich einen Schluck eines sprudelnden Getränks zu sich nehmen läßt, das jeweils einige Tropfen Baldrian- und Asa-foetida-Tinktur enthält. Das Moussieren bewirkt, daß der widerliche Geschmack dieser Medizin auch noch geraume Zeit nach der Einnahme im Mund bestehen bleibt.« In der alten Schule gibt es Pillen, die aus Asa foetida, Aloe, harter Seife und einer Rosenmixtur bestehen; dazu habe ich mit Bleistift an den Rand meines Exemplars des ›Hale White‹ gekritzelt:

»Stinkt und führt ab, nehm ich mal an,
Doch wozu die Seife — und wozu die Rosen?«*

Diese kleinen Albernheiten pflegten die Examina sehr zu erleichtern!

Kent erzählt noch von einem weiteren beliebten Verwendungszweck, und zwar als mutmaßlicher Schutz vor Krankheit, weswegen es noch von unseren Großvätern in den Pferdeställen eingesetzt worden sei. »Kleine Stückchen ›Foety‹, wie sie es nannten, wurden unter den Hafer gemischt, um die Druse** von den Pferden fernzuhalten.« Und er sagt: »Es ist auch von Laien gebraucht worden, als Mittel gegen Ohnmacht, Hysterie und alle möglichen anderen nervösen Symptome und Beschwerden — eine Anwendung, die durch die Prüfungen gedeckt wird.«

* »Stinks and aloes, one supposes;
But why hard soap, and why the roses?«

** Katarrhalische Pferdekrankheit. — d.Ü.

In der *Cyclopaedia of Drug Pathogenesy* finden wir neben den Prüfungssymptomen auch ein paar Vergiftungsfälle mit Asa foetida aufgeführt.* In einem Fall verursachte es »drückenden Schmerz in der Herzgegend, wie von Ueberfüllung und Ausdehnung des Herzens«, in einem anderen Kopfschmerzen mit dem Gefühl, »als wäre ein Tuch über das Gehirn hingezogen, und als würde dieses mit jenem zusammengepresst«. »Krampfhafte Beengung der Brusthöhle ..., als könnten sich die Lungen nicht gehörig ausdehnen«, bei normaler Respiration. Oder auch: Drükkender Kopfschmerz, »als wäre eine Schnur über das Gehirn gezogen ...« »Beengung der Brust, als würde dieselbe durch einen schweren, auf dem Brustknochen aufliegenden Körper zusammengepresst.« Und — immer wieder — Auftreibung des Bauches, mit »Kollern und Poltern im Unterleibe«.

*Hauptsymptome***

Kopf, Augen. Drückender Schmerz in der Stirne von innen nach außen.[1]

Nervöse Kopfschmerzen hysterischer oder skrofulöser Personen.

Nächtliche pochende Schmerzen in den Augen, um die Augen sowie im Kopf.

Ausgedehnte oberflächliche Ulzerationen der Hornhaut, mit brennenden, stechenden oder drückenden Schmerzen von innen nach außen; > durch Ruhe, Druck, im Freien; Taubheitsgefühl um das Auge.

Gesicht. Ausfluß sehr übelriechenden Eiters aus der Nase; mit Karies der Nasenknochen (Ozäna).

Anschwellung der Unterlippe ...[2]

Hals, Magen, Abdomen. Scheinbares Aufsteigen eines Körpers aus der Speiseröhre, sogar bis in den Schlund ...; es nöthigte dieses Gefühl zum öfteren Hinterschlucken ...[2]

Empfindung einer im Schlund aufsteigenden Kugel, was Schwierigkeiten beim Atmen verursacht (Globus hystericus).

---

* Die hier von Tyler angeführten Symptome stammen aus der 1825 von Jörg in den *Materialien zu einer künftigen Arzneimittellehre* veröffentlichten Prüfung (zitiert nach der *Reinen Arzneimittellehre* von Hartlaub und Trinks, Band 2). — d.Ü.

** Die mit [1] bezeichneten Symptome sind der Prüfung von Franz entnommen, erschienen 1822 im *Archiv für die homöopathische Heilkunst,* Band 1, Heft 3; Jörgs Symptome (vgl. vorige Fußnote) sind mit einer [2] versehen, und eine [3] markiert ein Symptom von Lembke, dessen Prüfung 1868 in Band 13 der *Neuen Zeitschrift für homöopathische Klinik* veröffentlicht wurde. — d.Ü.

Oefteres Aufstossen einer nach Knoblauch [oder auch kothartig] riechenden und ekelhaft schmeckenden Luft.[2]

Aufstossen von scharfem, ranzigem Geschmacke.[2]

Flatus gehen nach oben, keine nach unten ab.

Wärme bzw. Brennen in der Milz oder im Unterleib.

Stuhl, Urin. Wäßrige oder flüssige Stuhlausleerungen höchst ekelhaften Geruchs; Bauchschmerzen und Abgang vieler übelriechender Winde.

Profuse wäßrige und grünliche Entleerungen von widerwärtigem Gestank.

Urin brennend; von ammoniakalischem oder scharf stechendem Geruch.

Atmung, Brust, Herz. Krampfhafte Beengung der Brusthöhle, der zu Folge es schien, als könnten sich die Lungen nicht gehörig ausdehnen ...[2]

Asthmatisches Gefühl in der Luftröhre, mit trockenem Reizhusten.

Nervöses Herzklopfen, bei kleinem Puls; durch Überanstrengung oder durch Unterdrückung von Absonderungen.

Extremitäten. Schmerz und Empfindlichkeit der Tibia, fast unerträglich in der Nacht.

Hysterie, mit viel Beschwerden im Bereich des Halses oder der Speiseröhre; stark ausgeprägtes Globusgefühl; Spasmen der Lunge, etc.

Nervöse Affektionen nach unterdrückten Absonderungen.

Nervöse Menschen.

Weitere wichtige oder seltsame Symptome

Empfindung im Gehirn unter dem obern Theile des Stirnbeins, wie Schwappen und Gluckern.[1]

Schmerz, als ob ein Nagel oder Pflock ins Gehirn getrieben würde

Im rechten Scheitelbeine ein Schmerz, wie von einem tief eingedrückten Pflocke.[1]

In der linken Schläfe plötzlich ein Schmerz wie von einem eingedrückten spitzen Pflocke.[1]

Drücken in der Nase, als wenn sie platzen sollte ...[1]

Bei fortbestehender Hitze des Gesichtes und der Ohren und bei noch warmen Händen, Frösteln im Rücken ...[3]

Ranzig-fettiger Geschmack ... [im Munde].[2]

Abscheu vor Bier, es schmeckt ihm schleimig.[1]

Krämpfe der Speiseröhre, wie bei Hysterie.

Winden und Drehen in den Därmen, wie von umgekehrter Peristaltik.

Gefühl, als sei die peristaltische Bewegung des Darmkanales umgekehrt, und als wirke die Speiseröhre gleich einem dünnen Darme vom Magen aus nach der Mundhöhle herauf.[2]

Gefühl, als ob das Herz zerspringen wollte.

Gefühl von Zusammenziehen oder Beengung der Brusthöhle; des Halses; in der Herzgegend.

In der Augenbraungegend klammartiges Queerüberziehn.[1]

Pochen (Pulsieren): im Kopf; in den Augen und um die Augen; in der Magengrube; im großen Zeh.

Taubheitsgefühl: Nasenbein; Gesichtsknochen; Kinn.

◊

Dr. Clarke entwirft ein ausgezeichnetes kleines Portrait der Arznei: »Die Symptome von Asa foetida bieten ein fast vollkommenes Bild von Hysterie und Flatulenz. Umgekehrte Peristaltik des Magens und Darms. Stärkste Auftreibung des Abdomens, mit dem Gefühl, als wollte alles im Bauch durch den Mund herausbrechen. Nach Aufstoßen von Luft ein scharfer, ranziger Geschmack im Mund. ... Viele Absonderungen von Asa foetida sind übelriechend: wäßrige Stühle von höchst widerwärtigem Gestank; profus und grünlich; stinkende Blähungen. ... *Den fötiden Geruch der Arznei könnte man als eine ihrer ›Signaturen‹ ansehen.* ... Knochenhautaffektionen gehen in Geschwüre über, die so empfindlich sind, daß keine Kleidung darüber toleriert wird.« (HEPAR)

◊

Guernsey schreibt: »Eine ungemeine *Überempfindlichkeit,* besonders in den Fällen, wo das venöse System gegenüber dem arteriellen vorherrscht. ... Es affiziert das linke Hypochondrium, das linke Abdomen, die linke Seite von Hals und Nacken, die linken Gliedmaßen, das linke Ohr; allgemein mehr linksseitige Symptome.

Stete Selbstunzufriedenheit mit Klagen über seine Beschwerden [Jahr, *Symptomencodex*]. ...

Fötide oder purulente Absonderungen aus den Ohren.

Ozäna, mit grünlichem, stinkendem Eiterausfluß aus der Nase.

Fettiger Geschmack im Mund. Empfindungen von Aufsteigen in den Schlund. Ekel und Brechreiz. ... Pulsieren in der Herzgrube, auch sicht- und fühlbares.«

Asa foetida ist also eine Arznei mit klar umrissenen Lokalisationen und Modalitäten. Es affiziert das *Gemüt,* die *Nerven,* die *speziellen Sinnesorgane,* den *Verdauungstrakt,* das *Periost* — und besonders die *linke Seite.* Es ist eigenartig, daß sich manche Arzneien die rechte, andere dagegen die linke Seite aussuchen. ***Warum?*** Aber bei den Patienten ist es doch genauso: Der eine kommt und klagt nur über linksseitige Beschwerden, der andere nur über rechtsseitige. Ein Studium dieser Mittel ist daher für die Praxis oft sehr hilfreich.

Die dreiwertigen Mittel, die vorzugsweise die *linke* Seite befallen, sind **Arg-n., Asaf., Asar., Caps., Cina, Clem., Croc., Euph., Graph., Kreos., Lach., Olnd., Phos., Scil., Sel., Sep., Stann., Sulf.**

Von den mehr *›rechtsseitigen‹* Mitteln werden in Fettdruck angegeben: **Apis, Arg-m., Ars., Aur., Bapt., Bell., Bor.,Bry., Calc., Canth., Chel., Coloc., Con., Crot-c., Crot-h., Lyc., Lyss., Nux-v., Puls., Ran-s., Rat., Sars., Sec., Sulf-ac.**

Dann gibt es wieder andere, die vorzugsweise *rechts- oder linksseitig* sind, wie **Apis, Arg-m., Bry., Calc., Chel., Coloc., Ran-s., Sulf.***

Einige hingegen (jeder kennt sie natürlich) beginnen auf der rechten Seite und gehen später auf die linke über — wie LYCOPODIUM; oder umgekehrt, von links nach rechts — wie LACHESIS; oder sie ziehen — wie LAC CANINUM — von einer Seite zur anderen und wieder zurück. Ich habe dies bei Halsentzündungen beobachtet, bei Diphtherie und, in bezug auf LAC CANINUM, bei Ovarialschmerzen. ... Es gibt so viele interessante und faszinierende Dinge in der Homöopathie, die uns beim Verschreiben eine Hilfe sein können!

Der Asa-foetida-Patient (d.h. der Patient, der am stärksten durch Asa foetida beeinflußt wird und daher auch am meisten für dessen Heilwirkung zugänglich ist) wird als von *plethorischem* Aussehen beschrieben: das Gesicht aufgedunsen, verquollen bis ödematös — »geschwollen, venös, düsterrot«. Kent nennt es »ein sehr bedenklich stimmendes Gesicht, das an eine Herzstörung und an venöse Stase denken läßt«. (Diese Patienten haben auch die extreme Empfindlichkeit, die einen an Mittel wie HEPAR erinnert.) »Dick, schlaff, purpurfarben; dabei höchst schmerzempfindlich, voller Hysterie.« Solche Menschen können *Ulcera* haben, die sehr empfindlich und äußerst übelriechend sind. *Periostitis,* besonders der Tibia

* Tylers Liste der »rechts- oder linksseitigen« Mittel ist offensichtlich aus jenen Arzneien zusammengestellt, die in einer der beiden oben genannten Rubriken dreiwertig und in der anderen wenigstens zweiwertig erscheinen; nach diesen Kriterien müßte allerdings auch **Mez.** mit genannt werden. Die beiden anderen Rubriken habe ich um einige Mittel ergänzt, die möglicherweise in früheren Kent-Auflagen noch nicht dreiwertig aufgeführt wurden. — Anm. d. Ü.

(Asa foetida gehört zu den auf die Tibia wirkenden Mitteln, wobei es konkurriert mit AGARICUS, LACHESIS, RHUS etc. — *und* mit DROSERA). Ich erinnere mich an einen schlimmen Fall von Osteodystrophia deformans (Morbus Paget) des Schienbeins; der Patient hatte gräßliche Schmerzen, und keines dieser Mittel half — außer DROSERA, mit seinen *Schmerzen in den langen Röhrenknochen;* es wirkte großartig und verhalf dem Leidgeprüften wieder zu Schmerzlosigkeit und Schlaf. Außer Hahnemann scheint niemand mehr die Heilkraft von DROSERA bei Knochenerkrankungen erkannt zu haben! Jetzt, da sie in einer Faksimileausgabe zu einem moderaten Preis wieder erhältlich ist, lohnt es sich sehr, Hahnemanns *Reine Arzneimittellehre* zu erstehen; es ist ein Werk, auf das ich *unter keinen Umständen* verzichten möchte!

Asa foetida ist eines der Heilmittel von »alten Narben, wenn diese sich bläulich verfärben und zu eitern drohen« oder »ein venöses Aussehen annehmen, zu schmerzen anfangen und schwarz werden«.

◊

Wir wollen die meisterliche Schilderung Kents weiter durchforsten; hier einige Zitate und Zusammenfassungen ...

»*Absonderungen* sind ein weiteres Merkmal des Mittels; katarrhalische oder wäßrige Absonderungen an den verschiedensten Orten, bis hin zu wäßrigen Stühlen, und *all diese Absonderungen sind jauchig und stinken entsetzlich.* Blutige, übelst riechende Sekrete aus Nase, Augen, Ohren, Bronchien, Darm, Fistelöffnungen und Geschwüren. ... Der Phlegmatiker mit dunkelrotem Gesicht, der, wenn er krank ist, durch sein wohlgenährtes Aussehen nur wenig Mitgefühl erfährt und der wegen seiner schrecklich stinkenden Absonderungen der Verzweiflung nahe ist. Selbst die Sekretionen aus den Augen können blutig und fötide sein.«

Die meisten Schmerzen scheinen *bohrenden* [oder stechenden] Charakters zu sein, »als würden sie von den Knochen zur Oberfläche, von innen nach außen ziehen. ...

Dann *Taubheit,* ein häufiges Merkmal dieser Arznei: Taubheit der Kopfhaut oder tief im Schädel; ... Empfindungen von Taubheit und Abgestorbensein begleiten die Schmerzen (CHAMOMILLA, PLATINUM); oft ein taubes Gefühl nach Schlaf.« Taubheit der Nase.

Hysterie: »Empfindung eines in den Hals aufsteigenden (runden) Körpers, wie beim *Globus hystericus.* ... Hysterische und choreatische Störungen von Ösophagus und Trachea. ... Dieser ›Klumpen im Hals‹ mit dem damit einhergehenden Erstickungsgefühl wird durch eine Art hysterischen Spasmus der Speiseröhre hervorgerufen.

Magen. — Wenn Sie je einen typischen Asa foetida-Fall gesehen haben, werden Sie sich gefragt haben, wo bei diesem wohl die ganze Luft herkommen mag; sie kommt in Massen heraus. ... Choreatische Zuckungen des Zwerchfells, mit Austreibung von Winden wie das Knallen einer Spielzeugpistole, die fast jede Sekunde losgeht. ... Lautes Rülpsen, lautes Aufstoßen von Luft aus dem Magen. ... Flatus gehen nicht nach unten, sondern nach oben ab; ... stets äußerst übelriechend. ›Meteorismus des Magens.‹ ... ›Flüssige Stuhlausleerungen höchst ekelhaften Geruchs.‹«

Asa foetida gehört zu den Mitteln mit nächtlicher Verschlimmerung [Kent rechnet es zu den ›syphilitischen‹ Mitteln; d. Ü.].

◊

Die Richtung [von Schmerzen etc.] geht bei Asa foetida *von innen nach außen:* das Herz fühlt sich übervoll an, wie zum Zerspringen; in der Nase ein Drücken, als wenn sie platzen sollte; Auftreibung des Abdomens, als ob alles im Bauch zum Mund herausbrechen wollte.

Asa foetida hat ein Symptom, das ich woanders noch nicht gefunden habe, das aber unter den Vergiftungssymptomen* in der *Cyclopaedia of Drug Pathogenesy* aufgelistet ist: *wellenförmiges Zucken in Muskeln.* Ich habe dieses Symptom kürzlich bei einer Patientin beobachtet, als ich gerade dabei war, das Mittel durchzuarbeiten; besonders im Oberarm traten bei ihr undulierende Zuckungen auf: ein Wogen von kleinen Wellen in den vorderen und hinteren Armmuskeln. Die Patientin schien sie anfangs eher gesehen als gefühlt zu haben. Ich gab ihr Asa foetida, und es wird interessant sein, das Ergebnis zu erfahren. Nervenspezialisten in London und Belgien hatten erklärt, daß sie dieses Phänomen nie zuvor gesehen hätten, und sie stellten ihr eine ziemlich schreckliche Diagnose, die sich jedoch bisher nicht durch weitere Symptome zu bestätigen scheint.

Asa foetida gehört zu den Mitteln, die sich auf die Milchsekretion auswirken; es kann diese zum Versiegen bringen (ALUMINA PHOSPHORICA), der Milchfluß kann aber auch gesteigert werden. Selbst bei nicht-schwangeren oder älteren Frauen kann die Milchproduktion wieder in Gang kommen, wie das Beispiel einer Fünfzigjährigen zeigt, bei der »die Brüste so stark anschwollen und eine milchige Feuchtigkeit absonderten, als wäre es der neunte Monat der Schwangerschaft«.**

---

* Es handelt sich um ein Symptom, das in der Prüfung von Franz aufgetreten ist. — d. Ü.

** Tyler zitiert hier aus einem Vergiftungsfall, der in *Franks Magazin* (Band 1, S. 201) wiedergegeben wird. — d. Ü.

Aurum

AURUM METALLICUM; GOLD

Wenn wir Hahnemanns Vorwort zum Gold (»Das bekannte Metall«) in seiner *Reinen Arzneimittellehre* aufschlagen, finden wir dort eine Darstellung von dessen bewegter medizinischer Geschichte: wie es von den arabischen Ärzten und anderen Autoren des Altertums geschätzt wurde; wie es von der Schulmedizin*, die auf »theoretische Muthmaßungen« größeren Wert lege als auf die Erfahrung, »die einzig mögliche Offenbarerin in der bloß auf Erfahrung beruhenden Heilkunst«, wegen seiner Unlöslichkeit und Unzerstörbarkeit als nicht heilkräftig und nutzlos abgetan wurde. Und wir erfahren, daß Hahnemann seine ersten Versuche mit der *salzsauren Goldauflösung* machte und davon bereits sehr heilkräftige Wirkungen erfuhr**, daß er aber schließlich, arabischen Überlieferungen folgend, mit niedrigen Verreibungen des reinen Goldpulvers zu behandeln begann und später seine besten Erfolge mit den höheren Potenzen erzielte.

Einige von uns könnten in diesen Tagen weltweiter Wirtschaftskrise so manche Geschichte erzählen von Patienten, die wegen finanzieller Not und ängstlicher Besorgnis verzweifelt und selbstmordgefährdet waren und die dennoch durch einige Gaben homöopathischen Goldes rasch wiederhergestellt wurden — zum Leben, zur Hoffnung und zu neuen Anstrengungen. Ich sage »homöopathisches Gold«, weil Aurum, als es an normalen, gesunden Personen geprüft wurde, ebensolche Zustände suizidaler Verzweiflung und Hoffnungslosigkeit hervorgebracht hat und weil sich andererseits dieses Edelmetall — *edel* erst recht zu diesem seinem höheren

* *In unserer Zeit benutzt die Medizin alter Schule das Gold, nachdem sie es in seiner kolloidalen Form entdeckt hat, für einen Bluttest bei Syphilis; ferner in Form des Sanocrysin, eines Thiosulfats von Gold und Natrium, welches »angewandt werden kann bei Patienten« (mit Lungentuberkulose), »die auf andere Behandlungsformen nicht gut angesprochen haben«. Es wird intravenös verabfolgt, die Dosis »entsprechend dem Gewicht des Patienten und der Art der Läsionen«* (Taylor's Practice of Medicine, 1930; Ed.). *In den älteren Lehrbüchern wird Gold überhaupt nicht erwähnt!*
Aber auch bei dieser Verwendungsweise wird das Gold nicht mit Hahnemanns Genauigkeit und Vorherwissen verabreicht — als Antwort auf den Ruf der Symptome, um die Widerstandskraft des Patienten zu erhöhen und eine Heilreaktion herbeizuführen —, sondern lediglich mit der Absicht, die Tuberkelbazillen zu zerstören, und nur unter Berücksichtigung des Gewichts des Patienten und der Art der Gewebeschädigung! … Die Medizin muß noch einen weiten Weg gehen, um Hahnemann einzuholen!

** Die Einleitung ist von mir entsprechend den Angaben Hahnemanns etwas abgewandelt und um diese Information ergänzt worden; Hahnemann stellt seiner Prüfung des Blattgoldes in der *Reinen Arzneimittellehre* eine kurze Prüfung von AURUM MURIATICUM (das er dort nur »Gold-Auflösung« nennt) voran. — Anm.d.Ü.

Zweck! — durch seine Reduktion zum Infinitesimalen über Masse, Gewicht, Sichtbarkeit und Reaktionsträgheit erhebt und in eine mächtige Energie verwandelt, welche den Willen stärkt und die natürlichen emotionalen Neigungen und Zuneigungen wiederbelebt, selbst die tiefste und fundamentalste von allen — die ***Liebe zum Leben***.

◊

Hier nun einige ***Gemütssymptome***, wie sie von Hahnemann ans Licht gebracht wurden, als er die Fähigkeiten des Goldes, zu *schaden* und zu *heilen*, prüfte [*Chronische Krankheiten*, Band 2]:

Niedergeschlagen und wehmütig; ... sucht die Einsamkeit.

Er glaubt der Liebe Anderer verlustig zu seyn, und dieß kränkt ihn bis zu Thränen.

Unzufriedenheit mit allen Verhältnissen; er glaubt überall etwas Hinderndes im Wege zu finden, und dieß bald von einem widrigen Schicksale, bald durch ihn selbst veranlaßt, welches letztere ihn sehr kränkend niederschlägt.

Melancholie; er glaubt nicht in die Welt zu passen, und sehnt sich daher nach dem Tode, an den er mit inniger Wonne denkt.

Große, bis zur Selbst-Entleibung steigende Angst ...

Gall- und zanksüchtig. — Widerwärtige Gemüthsstimmung. — Aergerlich und auffahrend; der geringste Widerspruch kann ihn zum größten Zorne reizen. — Jähzorn und Heftigkeit. (Und so fort ...)

Große Bangigkeit, die aus der Gegend des Herzens entspringt ...

◊

Als Burnett, wie es seine Art war, eine kurze Prüfung des Goldes an sich selbst vornahm — »denn um eine konkrete Vorstellung zu bekommen, was ein bestimmtes Arzneimittel vermag, gibt es nichts Besseres, als *dieses am eigenen Leibe zu erproben*« —, waren dessen erste Wirkungen auf ihn »anregend und belebend« (Hahnemann: »Gute Laune den ganzen Tag, mit Gesprächigkeit und Selbstzufriedenheit. — Wechselwirkung.«). Aber nach einigen Tagen fühlte sich Burnett »nicht mehr auf dem Posten; sehr deprimiert und mutlos; nichts scheint der Mühe wert zu sein!« Er schlief auch schlecht, träumte vom Tod, von Verstorbenen, von Leichen. ... »Ich sehe krank aus, fühle mich auch krank und müde; dennoch keine Neigung, zu ruhen oder zu schlafen.« Als schließlich auch noch sein sonst so gutes Gedächtnis ihn im Stich zu lassen begann, brach er die Prüfung ab — »in der Befürchtung, daß sonst die Nebenwirkungen in dieser Richtung gravierend sein könnten.« Es dauerte mehr als zehn Wochen, bis sich sein Gedächtnis wieder normalisiert hatte. Doch nachdem er bis zum 12. Tag des Versuchs insgesamt 1,6 Gran verriebenes Gold zu sich genommen hatte, stellte er fest: »Ich bin zutiefst befriedigt, daß es *mich* krank machen kann. Meine allopathischen Brüder behaupten ja, daß Gold *inert* sei! Nun, dies ist ein sicherer Beweis, daß sie es niemals in korrekt durchgeführter Verreibung am *eigenen* Leibe erprobt haben.«

Im folgenden einige Dinge, die Burnett uns in seiner ausgezeichneten kleinen Monographie *Gold as a Remedy in Disease* über Aurum zu sagen hat.

»Bei der Behandlung mancher Herz- und Knochenerkrankungen sowie der Sarkozele macht die Kenntnis oder Unkenntnis vom arzneilichen Wert des Goldes den Unterschied zwischen Heilung und Mißlingen aus. Selbstredend muß das Metall zunächst verrieben worden sein, damit sich seine Heilkräfte entfalten können.«

»Drüsen und Lymphknoten, Knochen, Haut und Nase werden gleichermaßen von Skrofeln und Syphilis befallen — und von Gold.«

»Gold hat eine bedeutende Stellung in der Behandlung schwerster Herzkrankheiten.«

»Gold bei *Angina pectoris.* ... Bei mir ist es neben ARNICA (ein großes Herzmittel!) das am häufigsten verordnete Mittel, und es hat mir dabei bedeutende Dienste geleistet ...«

»Kein Wunder, daß Hahnemann betont: ›Das Gold hat große, unersetzliche Arzneikräfte.‹«

»Gold stört nicht bloß Funktionen, sondern es verursacht auch organische Veränderungen; daher ist es ausgezeichnet wirksam bei organischen Läsionen. Die vaskuläre Turgeszenz von BELLADONNA und jene von Aurum sind zwei ganz verschiedene Dinge.«

Er zitiert Hahnemann: »Von Melancholien, welche der von Gold erregten sich näherten, habe ich seitdem mehre Personen, die mit Selbsttödtung sehr ernstlich umgingen, bald und dauerhaft befreit.«

Burnett benutzte Gold unter anderem bei »siechen Zuständen von Knaben, die nicht recht gedeihen wollen; sie sind niedergeschlagen, teilnahmslos und haben ein schlechtes Gedächtnis, es fehlt der jungenhafte Schwung.«

◊

Nash berichtet: »Ich heilte einst eine junge Frau (mit Aurum), die sich durch Ertränken das Leben nehmen wollte. Nachdem sie geheilt war, lachte sie über den Vorfall und sagte, sie habe sich nicht anders zu helfen gewußt. Es sei ihr so vorgekommen, als ob sie zu nichts nütze wäre in der Welt: so hatte sie es *empfunden.*«

(Ich erinnere mich an einen Mann, der vor Jahren zutiefst deprimiert und hoffnungslos in unsere Ambulanz kam und dem ich Aurum verschrieb. Als er hinausging, sagte ich: »Kommen Sie bitte in einem Monat wieder zu mir!« Seine Antwort: »Dann werde ich nicht mehr am Leben sein!« Aber er *kam* wieder, und er meinte: »All diesen Unsinn habe ich längst vergessen!«)

Gold ist auch ein großartiges Mittel bei Überdosierungen des Quecksilbers in der Behandlung venerischer Krankheiten. Hierzu Nash: »Die Ärzte hätten deutlich weniger zu tun, wenn die alte Schule lernen könnte, ihre Patienten zu heilen, anstatt sie mit ihren Medikamenten zu vergiften.«

Er sagt: »Aurum ist eins unserer besten Heilmittel bei *Knochenschmerzen*. Vergessen Sie das nie.«

◊

Und nun wollen wir Kent, den großen Meister der Verordnung und der lebendigen Schilderung, weitererzählen lassen ...

»Bei Aurum sind all jene Gefühle von Zuneigung, die für einen gesunden Menschen natürlich sind, pervertiert. Das geht so weit, daß selbst eine so fundamentale Liebe wie die Liebe zum Leben, das Bestreben zur Selbsterhaltung in ihr Gegenteil verkehrt wird. Der Aurum-Mensch verabscheut das Leben, ist des Lebens überdrüssig; er sehnt sich nach dem Tod und sucht nach einer Methode, Selbstmord zu begehen. ... Gänzlicher Verlust der Freude — an allem und jedem. Selbstverdammung, fortgesetzte Selbstvorwürfe und Selbsttadel, ein beständiges In-sich-Hineinschauen. Er glaubt, alles verkehrt zu machen, es gerate ihm nichts, es könne ihm nichts gelingen. Hoffnungslosigkeit. ... Er glaubt, immer etwas zu versäumen — seine Freunde zu vernachlässigen; ... er sei im Unrecht oder durch und durch böse; er habe das ewige Leben durch zu viele Sünden verspielt, sei der Erlösung nicht würdig: dies sind die Gedanken, die ihm ständig durch den Kopf gehen. ... Brütet vor sich hin ...; meint, er passe nicht in diese Welt, sehnt sich danach zu sterben. ...

Nun, was sind die Ursachen für diesen Zustand von Geistesgestörtheit, Gram und Hoffnungslosigkeit? Es sind z.B. anhaltende Besorgnis oder ungewohnte Verantwortung. Auch Syphilis ist eine häufige Ursache, Vermögensverlust eine andere. Menschen, die in jungen Jahren wiederholt mit Quecksilber behandelt worden sind oder im Frühjahr immer Quecksilberpillen eingenommen haben, weil es gut für die Leber sein soll, haben sich damit oft ein Merkurialleiden mit Vergrößerung der Leber zugezogen, und dieses Leiden ist fast stets mit mehr oder minder tiefer Schwermut, Traurigkeit und eben jener Hoffnungslosigkeit verbunden, wie wir sie bei Aurum finden. Aurum ruft Erkrankungen der Leber hervor, die mit Herzleiden wie Endokarditis oder Herzwassersucht einhergehen oder mit rheumatischen Erkrankungen, die ›aufs Herz geschlagen‹ sind. ...

Beachten Sie die eigentümliche Beziehung zwischen den Lungen und dem Verstand einerseits und zwischen dem Herzen und dem Willen andererseits. Jede kleine Herzbeschwerde geht mit Hoffnungslosigkeit einher; manifestiert sich die Krankheit jedoch an den Lungen, ist der Kranke hoffnungsvoll. ... Herz- und Leberaffektionen sind mit Hoffnungslosigkeit und Verzweiflung verbunden. ...

Bei Aurum wandern die Schmerzen von Gelenk zu Gelenk und lokalisieren sich schließlich am Herzen. *Angina pectoris* ist oft das Endergebnis eines alten Rheumatismus, der von einem Gelenk zum anderen gewandert ist.

Die Arznei ist voller rheumatischer Beschwerden: Rheumatismus mit Anschwellung der Gelenke, Affektionen der Knorpel und Knochen, Entzündungen des Periosts, Verdickung und Verhärtung des Periosts. ... Wie bei Syphilis und Quecksilbervergiftung werden die Beschwerden nachts schlimmer ...«

Aurum beeinflußt und heilt Erkrankungen der Knochen, insbesondere des Nasenbeins und der Schädelknochen; krankhafte Veränderungen im Bereich der Augen und der Nase. Ich erinnere mich an die verblüffende Wirkung von Aurum bei einem kleinen Kind mit Geschwüren an den Nasenlöchern und scheußlichen Absonderungen aus der Nase, wo SULFUR versagt hatte. Wie Kent sagt: »Aurum hat viele Nasenbeschwerden, die mit übelriechenden Sekreten einhergehen. Das Nasenbein nekrotisiert (wie bei Syphilis und Quecksilberintoxikation). ... Aber bei all diesen Beschwerden ist der Patient von Kummer gebeugt, voller Gram; schwarze Wolken hängen über ihm, und er würde am liebsten sterben.«

Kent faßt Aurum wie folgt zusammen: *»Wir sehen hier die vollständige Perversion all jener Gefühle von Liebe, die die Menschheit kennt, und letztendlich ihre völlige Zerstörung.«*

Ist es nicht ein seltsames Phänomen, daß potenziertes Gold homöopathisch sein kann beim Verlust von materiellem Gold? Möglicherweise ist Aurum hier das einzige Mittel, das in der Lage ist, die geistige Gesundheit wiederherzustellen — mit der Erkenntnis, daß *»das Leben mehr bedeutet, als nur zu essen, und der Körper mehr als das Gewand, das man trägt«*.

Dr. H. A. Roberts faßt in seinen *Rheumatic Remedies* die Herzsymptome und den Wirkungsbereich von Aurum bei akutem Gelenkrheumatismus so zusammen:

»Heftige Herzschmerzen. Muß sich aufsetzen. Gefühl, als ob das Herz stillstehen würde; dann tut es plötzlich einen kräftigen Schlag. Herzstolpern. Laute endokardiale Geräusche. Puls unregelmäßig. Bei entzündlichem Rheumatismus ist Aurum metallicum nützlich, wenn hohes Fieber besteht, extreme Empfindlichkeit gegen Berührung, profuser Schweiß und Beteiligung des Endokards mit den charakteristischen Herzsymptomen.«

Hauptsymptome[*]

Geist und Gemüt. Abscheu vor dem Leben; Selbstmordneigung.

Muthloser Mißmuth ...[1] — Hoffnungslosigkeit.

Große, bis zur Selbst-Entleibung steigende Angst ...[1]

Ängstliches Herzklopfen und Wunsch, Selbstmord zu begehen.

Aergerlich und auffahrend; der geringste Widerspruch kann ihn zum größten Zorne reizen.[1]

Verdrießlichkeit: er ist nicht zum Sprechen aufgelegt.[1]

Den ganzen Tag über gute Laune: er war gesprächig und mit sich selbst zufrieden (Wechselwirkung?).[1]

Hitze und Zorn, wo er sich ganz vergißt, Anfangs mit Streit [und vielem Gerede, später mit wenigen, abgebrochenen Worten].[1]

Stete, mürrische Ernsthaftigkeit und Verschlossenheit.[1]

Kopf. Blut-Andrang nach dem Kopfe.[1]

Reißender Druck [bzw. Schmerz] im Kopfe, hie und da ... [linke Stirn, linker oder rechter Scheitel], bei Bewegung heftiger.[1]

Augen. Drückender Schmerz auf dem rechten [linken] Augapfel, von außen nach innen, bei Berührung heftiger.[1]

Ungeheures Spannen in den Augen mit Verminderung der Sehkraft; er kann nichts genau unterscheiden, weil er alles doppelt sieht und sich ihm ein Gegenstand mit dem andern vermischt darstellt; der Spannschmerz ist heftiger, wenn er die Augen auf etwas heftet, und weniger heftig, wenn er sie zuschließt.[1]

Halbsichtigkeit, als ob die obere Hälfte des Auges mit einem schwarzen Körper bedeckt wäre, so daß er nur mit der niederen Hälfte die unteren Gegenstände sehen kann, die oberen hingegen unsichtbar bleiben.[1]

Nase, Mund, Hals. Er hat keine Luft durch die Nase; die Nasenlöcher sind geschwürig und zugebacken und thun weh.[1]

Wundheitsschmerz in beiden Nasenlöchern [besonders beim Anfassen].[1]

---

[*] Mit [1] bezeichnete Symptome stammen aus Hahnemann, *Chronische Krankheiten*. Ein mit [2] versehenes Symptom ist Jahrs *Symptomencodex* entnommen. — d. Ü.

Das Nasen-Bein rechter Seite und der angrenzende Theil des Oberkiefers ist schmerzhaft bei Berührung ...[1]

Ein kitzelndes Kriebeln inwendig in den Nasenflügeln, was zum Kratzen zwang.[1]

Syphilitische Geschwüre am Gaumen und im Rachen.

Abdomen. Spannender Druck im Unterbauche und den Lenden-Gegenden, mit Noththun zum Stuhle.[1]

Spannender Druck im Unterbauche, gerade unter dem Nabel und zu beiden Seiten in den Lenden-Gegenden, mit Gefühl von Vollheit.[1]

Kneipender Schmerz im Unterbauche, bald hie, bald da.[1]

Knurren und Kollern im Unterbauche.[1]

Abgang vieler und sehr übelriechender Blähungen.[1]

Unbehaglichkeit im Unterbauche und Empfindung, als sollte er zu Stuhle gehen, besonders nach Tische.[1]

Genitalien. Vorfall und Verhärtung des Uterus.[2]

Atmung, Brust, Herz. Ungeheure Beengung der Brust, mit Erschwerung des Athmens, Nachts.[1]

Engbrüstigkeit, auch im Sitzen und ohne Bewegung, und durch keine Lage erleichtert; er holt immer tief Athem und kann nicht genug Luft schöpfen.[1]

Gefühl einer großen Last auf der Brust, vor allem auf dem Brustbein.

Heftiges Herzklopfen.[1]

Knochen. Aufgeweckt durch Knochenschmerzen, leidet er so stark, daß er verzweifelt und nicht mehr leben will.

(Im einzelnen werden vielfältige Schmerzen in Knochen und Gliedern aufgeführt.)

Schmerz in den Knieen, als wären sie stark unterbunden ...[1]

Auffallende Wallung im Blute [als kochte es in allen Adern].[1]

Schreckhafte Träume, Nachts.[1]

Baptisia tinctoria

WILDER INDIGO

Dieses wertvolle Arzneimittel ist relativ neu, und so sucht man gerade seine besonders charakteristischen Symptome in Allens *Encyclopedia* vergebens, findet sie aber in Herings *Guiding Symptoms* und in Hales *New Remedies* beschrieben. Die Anwendungsmöglichkeiten von Baptisia wurden dann von Kent, Nash u.a. weiterentwickelt und ausführlich erläutert.

In manchen Fällen scheint Baptisia das natürliche Folgemittel von GELSEMIUM zu sein. Sie sind einander in mancher Hinsicht sehr ähnlich, andererseits aber doch so grundverschieden, daß niemand das eine fälschlich für das andere halten könnte. Beide Mittel können sehr nützlich bei *Grippe* sein, dieser lästigen Krankheit, von der wir fast ständig umgeben sind.

Natürlich assoziiert man Baptisia vor allem mit ***Typhus:*** mit Typhus abdominalis — mit typhoiden Zuständen bei jeder Art Fieber — mit Grippefällen, die typhusähnliche Beschwerden aufweisen.

Arzneien haben jeweils ihre eigene Geschwindigkeit. Kent sagt, daß die Krankheit bei GELSEMIUM langsam beginnt, bei Baptisia aber plötzlich einsetzt: der Patient sinkt rasch in einen benommenen, typhoiden Zustand — teilnahmslos — betäubt — wie berauscht. Er hält Baptisia für hilfreicher in Typhusfällen, die durch einen ungewöhnlich raschen Beginn gekennzeichnet sind.

Dr. C. E. Wheeler berichtet in seinem *Case for Homœopathy* höchst Interessantes und Anregendes in bezug auf die neueren Prüfungen von Baptisia. Er schreibt: »Es besteht kein Zweifel hinsichtlich des folgenden Experiments: Bei Typhus abdominalis entwickelt das Blut eine Substanz, die normalerweise nicht in ihm vorhanden ist, Agglutinin genannt. Dieses Agglutinin bewirkt, daß sich die Typhusbakterien zusammenklumpen; es stellt eine Phase im Abwehrmechanismus gegen die Krankheit dar. Wenn nun gesunde Menschen die Arznei Baptisia fortwährend einnehmen, entwickeln sie (mehr oder weniger — entsprechend ihrer individuellen Empfänglichkeit) ebenfalls dieses Agglutinin in ihrem Blut.« Und ganz gewiß hat Baptisia seine größten Lorbeeren in der Behandlung des Typhus geerntet. Es wird stets rasch und sicher wirken, wo seine charakteristischen Symptome vorhanden sind: *Schläfrigkeit, teilnahmsloses, rotes Gesicht und ein benommener Zustand,* nicht nur bei Typhus, sondern bei jedem beliebigen Fieber.

Ich habe erstaunliche Beispiele für die prompte Heilwirkung von Baptisia bei Grippe gesehen, in leichten wie in schweren Fällen. Im ersten Jahr nach dem Weltkrieg (1914–18) kam es häufig zu tödlich verlaufenden ›typhösen Grippen‹, und ich erinnere mich, wie ich von einem ortsansässigen Arzt dringend herbeigerufen wurde, um ihm bei einem Fall von Influenza bei einer Jüdin zu helfen. Es war sein bisher schwerster Grippefall, und er dachte, sie würde sterben. Sie war dunkel-, fast bläulichrot im Gesicht, und sie hatte die typische Baptisia-Schläfrigkeit. ... »Das sieht nach Baptisia aus!« »Aber ich habe es nur in der Urtinktur.« »Warum nicht? — Geben Sie es!« Und innerhalb weniger Stunden war sie über den Berg und erholte sich, wie mir berichtet wurde, sehr rasch.

Ein anderer, weniger schwerer Fall: Der Patient war (plötzlich, eines Morgens) rot im Gesicht, träge und schläfrig, nicht in der Lage, sich aufzuraffen oder für irgend etwas Interesse zu zeigen; seine Worte erstarben ihm vor Schläfrigkeit auf den Lippen; hohe Temperatur ... kurz, er zeigte das klassische Bild einer plötzlichen Baptisia-Grippe. Er erhielt sein Simile, und noch am Nachmittag desselben Tages war er wieder wohlauf.

In Fällen von ›Magen-Darm-Grippe‹ scheint mir Baptisia fast ein spezifisches Heilmittel zu sein; wie z.B. hier: Plötzliches Auftreten von heftigem Durchfall und Erbrechen — plötzlich furchtbar krank — und es stand eine Reise bevor! Baptisia — und den Beschwerden wurde ein abruptes Ende gesetzt; am Nachmittag konnte die Reise ohne Schwierigkeiten angetreten werden ...

Dies ist das klinische Bild: Plötzlicher Ausbruch der Krankheit; plötzliche, ungeheure Entkräftung; der Patient macht einen elenden und schwerkranken Eindruck — dazu die typischen Baptisia-Symptome. Nach Gabe des Mittels rascheste Genesung.

Jedes Mittel hat seinen ureigenen ›Job‹, und nur diesen Job kann es erledigen, keinen anderen. Als Freund in der Not sollte man Baptisia unbedingt kennen!

Kent hebt die Plötzlichkeit von Baptisia besonders hervor. Er sagt:

»Baptisia eignet sich für akute Krankheiten. Es ist in erster Linie ein kurzwirkendes Mittel. ... Es ruft heftige, zersetzungsbedingte Veränderungen im Organismus hervor; all seine akuten Krankheiten und Beschwerden erwecken den Anschein von Zymosis* — wie bei Scharlach, Diphtherie, Typhus oder gangränösen Zuständen. Ungewöhnlich ist da-

* Laut *Webster's Dictionary* ist *Zymosis* ein gärungsähnlicher Prozeß, durch den sich, wie man früher glaubte, Infektionskrankheiten entwickeln (d.h. im Individuum ausbreiten). — Anm.d.Ü.

bei, daß es diesen sepsisähnlichen Zustand schneller hervorbringt als die meisten anderen Arzneien (d.h. seine ›Geschwindigkeit‹ ist größer). ... Baptisia ist geeignet bei jenen hochakuten septischen Verläufen, wie sie z.B. beim Kindbettfieber oder bei Scharlach auftreten können. ...

Jedes Arzneimittel hat seine eigene Geschwindigkeit; sie stellt ein wichtiges Merkmal desselben dar. Jedes Mittel muß auf seine zeitlichen Verläufe hin beobachtet werden — seine Geschwindigkeit, seine Periodizität, seine wellenförmige Bewegung. Und wir erfahren dies, indem wir genau auf die Symptome achten.

Nehmen Sie einen Menschen, der sich in einem Bergwerk, einem Sumpf oder Morast oder in der Kanalisation aufgehalten und dort Fäulnisgase eingeatmet hat. Er geht bereits mit einer Art Stupor ins Bett; von Anfang an fühlt er sich benommen: nicht allmählich, sondern ganz plötzlich wird er krank, ist benommen und vollkommen kraftlos.

Sein Gesicht ist fleckig. Sordes beginnen viel früher auf den Zähnen zu erscheinen, als man es bei einem regulären Typhus erwarten würde; auch der Bauch ist deutlich früher aufgetrieben; ... der Mund blutet und riecht faulig. Seine Gerüche sind entsetzlich, und er befindet sich in einem ausgesprochen deliranten Zustand. ... Rasch fortschreitender Krankheitsverlauf; der Kranke geht einem schnellen Ende entgegen.

Dabei spielt es keine große Rolle, ob es sich um Scharlachfieber, typhöses Fieber, septisches Wundfieber, Puerperalfieber oder was immer sonst handelt. Wenn Sie ... versuchen, ihn wachzurütteln, gewinnen Sie den Eindruck, als befände er sich im Zustand der Volltrunkenheit. ... Sein Gesicht wirkt wie berauscht, es ist aufgedunsen, dunkelrot und scheckig ... wie das eines alten Säufers.

Sein Verstand scheint ihn verlassen zu haben ..., er ist konfus. Rüttelt man ihn wach, versucht er etwas zu sagen und gibt ein paar Worte von sich; doch schon huscht alles wieder vorbei, und er sinkt in seinen stuporösen Zustand zurück. Gleichgültig, bei welcher Krankheit dies auftritt, welche Entzündung vorliegt, welches Organ entzündet ist: wenn ein Zustand des Blutes, der solche Symptome hervorrufen kann, wenn eine solche Sepsis besteht und dieser Geisteszustand vorherrscht, dann ist es ein Baptisia-Fall.

Alle Absonderungen des Kranken sind faulig, von aashaftem, stechendem und penetrantem Geruch. ... Der Gestank des Stuhls ist widerlich und so durchdringend, daß man ihn beim Betreten des Hauses sofort bemerkt.«

Dann beschreibt Kent anschaulich die Fieberphantasien und das Delirium von Baptisia. »Es zieht sich eine eigentümliche Art geistiger Verwirrung durch die Arznei, in der sich der Kranke in einer ständigen Auseinandersetzung mit seinen Körperteilen befindet. Er scheint das Gefühl zu haben, doppelt vorhanden zu sein, und fängt an, über den anderen, der mit ihm im Bett liegt, zu reden. Klinische Beobachtungen sind: ›Sein großer Zeh liegt im Streit mit seinem Daumen‹, oder: ›Das eine Bein unterhält sich mit dem anderen Bein.‹ ... Oder seine Körperteile liegen verstreut im Bett; er wühlt darin herum, und fragt man ihn, was er da mache, bekommt man zur Antwort: ›Na, ich will diese Teile zusammensuchen.‹« Immer finden wir diese Idee von Dualität*, diesen Versuch, etwas zu vereinigen, was getrennt ist. »Sie sehen seine Lippen sich bewegen und wecken ihn, um zu erfahren, was mit ihm los ist — und er versucht seine Körperteile zusammenzubringen.«

»Sobald wir das Gesicht betrachten, erkennen wir die Baptisia-Symptome, diesen wie betrunkenen Ausdruck: die Augen zeigen es, das ganze Gesicht weist darauf hin. Und dies sind die Symptome: ›Gesicht dunkelrot, mit berauschtem Aussehen; heiß und merklich gerötet; dunkel verfärbt.‹«

Selbst der Kopf »fühlt sich an, als liege er in Stücken umher, und sie wälzt sich im Bett herum, um sie zusammenzulesen« (Hale).

In schlimmen Fällen sind Mund und Zunge geschwollen, wund, erodiert, steif und trocken, geschwürig, faulig — so habe ich es nach dem Krieg in einigen Fällen von Grippepneumonie gesehen.

»Je dunkler der Rachen, desto eher würde ich an Baptisia denken, nie aber bei einem hellen Rot. Ich habe niemals den geistigen Zustand von Baptisia in Verbindung mit einem hellroten Aussehen angetroffen. Dieser Geisteszustand geht mit Blutzersetzung einher, mit düsterer Verfärbung und dunklem Aussehen von Haut und Schleimhäuten.« (Kent)

»Ein eigentümliches Symptom indiziert Baptisia bei einigen Halsentzündungen. Der Rachen kann dunkelrot bis livide aussehen, *als ob* er sehr schmerzhaft wäre, aber er ist es *nicht*. Dr. Miner heilte aufgrund dieses Symptoms eine hartnäckige Halsentzündung, die *nicht schmerzhaft* war (mit der C30).« (Hale)

◊

Hale nennt als Indikationen für Baptisia:

Wehtun des ganzen Körpers; Mund und Zunge sehr trocken.

Fiebrigkeit, mit Zerschlagenheitsgefühl am ganzen Körper; die Teile, auf denen er liegt, tun bald weh und fühlen sich wund und zerschlagen an (ARNICA).

---

* *Ein ähnlich gespaltenes Bewußtsein sehen wir (auf der körperlichen Ebene) bei* PYROGENIUM *und* PETROLEUM, *auf der geistigen Ebene bei* ANACARDIUM.

Typhöse Fieber; im Frühstadium (biliösen, gastrischen oder katarrhalischen Ursprungs — oder infolge unreiner Ausdünstungen) wird es oft den *Ausbruch* des Fiebers verhindern.

Typhus abdominalis in den ersten Stadien; es wird die Krankheit oft zum Stillstand bringen und eine rasche Rekonvaleszenz herbeiführen.

Typhus exanthematicus, mit tiefem Schlaf, Bewußtlosigkeit, deliriösem Gemurmel, etc.

Fieberzustände mit Schläfrigkeit; Puls 120 und fadenförmig; Lippen ausgetrocknet und aufgesprungen; klebrige, dick belegte Zunge; großer Durst; wirre Gedanken; kann auf keine Frage eine direkte Antwort geben; schläft mitten im Satz ein; nächtliches Delirium, mit leisem Murmeln.

*Gastrische Fieber**, mit Übelkeit, Erbrechen, trockener, ausgedörrter Zunge, schnellem Puls, Empfindlichkeit des Abdomens, Diarrhoe.

Scharlachfieber, mit dunkelrotem Ausschlag; trockene, braune Zunge mit tendenzieller Rotfärbung in der Mitte; fötider Atem; Stupor; Fieber; ruhrartige Stühle.

Katarrhalisches Fieber oder Influenza, wenn die Prostration ungemein groß ist und wenn Schmerzen und Empfindungen wie wund und zerschlagen vorherrschen.

Biliöse Fieber**; gastrische Fieber; enterale Fieber [Salmonellenenteritis]; septische Fieber.

Puerperale Fieber, durch Resorption von Eiter oder durch Infektion.

Zerebrospinale oder sog. ›Fleckfieber‹.***

Fieber, die sich während Dysenterie oder anderer Darmerkrankungen einstellen und einen schleichend-bösartigen Verlauf nehmen (ARNICA).

Bei Unterleibstyphus und anderen typhoiden Erkrankungen wetteifert Baptisia mit PYROGENIUM und ARNICA.

◊

Ich erinnere mich an einen schlimmen Typhusfall. Die Patientin hatte sich während des Krieges 1914–18 in Frankreich angesteckt, an einem Ort, wo eine sehr schwere Form von Bauchtyphus wütete. Sie bereitete mir ernstliche Sorge, bis sie plötzlich sagte: »Ça va si bien, Mademoiselle! si bien.« Und dieses Symptom »Sagt, es geht ihr gut, obschon sie schwerstkrank ist« veranlaßte mich, ihr ARNICA zu verabreichen, welches den Fall bereinigte.

---

* Laut *Roche Lexikon Medizin* eine leichte Verlaufsform des Bauchtyphus. — d. Ü.

** Mit Gelbsucht einhergehende Fieberzustände. — d. Ü.

*** Gemeint sind wahrscheinlich all jene Rickettsiosen, die mit Meningitis cerebrospinalis einhergehen. — d. Ü.

ARNICA hat nicht die Schläfrigkeit, die Röte oder den wie betrunkenen Zustand von Baptisia, wenngleich beide ausgeprägt das Gefühl des zu harten Bettes haben (PYROGENIUM).

Baptisia hat auch die ARNICA-Empfindung »wie zerschlagen oder gequetscht«. Bei einem Prüfer trat folgendes Symptom auf: »Wenn ich mehrere Minuten auf dem Rücken lag, wurde die Sakralregion unerträglich schmerzhaft, als hätte ich die ganze Nacht auf dem bloßen Fußboden gelegen; ich war überzeugt, ich würde mich wundliegen, wenn ich diese Lage noch etwas länger beibehielte. Drehte ich mich auf die Seite, so wurde die gleiche Empfindung an den Hüften hervorgerufen.« (Baptisia müßte daher bei Dekubitus hilfreich sein.)

Zusammenfassung der Hauptsymptome und der charakteristischen Symptome

Stupor; schläft ein, während man zu ihm spricht oder während er antwortet; tiefer Schlaf, bis er wachgerüttelt wird; wacht auf, nur um mitten in seiner Antwort, die zu beenden er sich vergeblich bemüht, wieder einzuschlafen.

Gedankenverwirrung. Verwirrt, als wäre er betrunken.

Kann nicht einschlafen, da er sich nicht ›zusammenfinden‹ kann.

Hat das Gefühl, im Bett verstreut zu sein, und wälzt sich umher, um die Teile zusammenzusuchen.

Abneigung gegen geistige Anstrengung.

Unvermögen zu denken; der Geist scheint zu schwach zu sein.

Dumpfes Zerschlagenheitsgefühl im Hinterkopf.

Gesicht: fahl; dunkelrot, mit berauschtem Aussehen; heiß und merklich gerötet; dunkel verfärbt.

Sordes auf Zähnen und Lippen; Zunge geschwürig.

Übler Mundgeruch. (MERCURIUS)

Rachen dunkelrot; dunkle, faulige Geschwüre; ... unerwarteterweise schmerzlos.

Tonsillen und weicher Gaumen stark gerötet [und geschwollen], jedoch nicht schmerzhaft.

Kann nur Flüssiges schlucken; die geringste Menge an fester Speise läßt ihn würgen.

Die Speiseröhre fühlt sich von oben bis zum Magen herab wie zusammengeschnürt an.

Lähmung der Schlingorgane. (GELSEMIUM)

Die rechte Iliakalregion ist empfindlich.

Bauchmuskeln druckschmerzhaft, mit heftigen, intermittierenden Schmerzen.

Stinkende, erschöpfende Durchfälle, wundmachend.

Schläfrig; benommen; deliriöser Stupor.

Typhöse und zerebrospinale Fieberformen, vor allem bei ausgesprochener Schläfrigkeit; Delirium, Verwirrtheit; ... Gefühl, als ob Kopf oder Glieder umherverstreut seien; ... unwillkürlicher, spärlicher Stuhlabgang; schwieriges Atmen ...

Prostration mit Zersetzungstendenz der Körpersäfte.

Absonderungen und Ausdünstungen übelriechend: Atem, Stühle, Urin, Schweiß, Geschwüre.

Ulzerationen, besonders des Mundes; auch mit Neigung zu fauligen Nekrosen.

Belladonna

ATROPA BELLADONNA; TOLLKIRSCHE

Dies ist ein weiteres der »vielnützigen Mittel« oder Polychreste Hahnemanns, das (wegen seines außerordentlichen Nutzens bei akuten und heftigen Erkrankungen) seinen Platz in jedem noch so kleinen homöopathischen Arzneikästchen hat — eines jener Mittel, »ohne die wir wohl unseren Laden dichtmachen könnten«, wie Dudgeon sagt.

Heftigkeit zieht sich durch das gesamte Arzneimittelbild von Belladonna, Heftigkeit und *Plötzlichkeit*. Wir assoziieren mit Belladonna die Vorstellung von plötzlicher Heftigkeit: heftiger Schmerz, heftiger Kopfschmerz, heftiges Pochen, heftiges Delirium, heftige Manie, heftiges Auffahren, heftiges Zucken, heftige Konvulsionen.

Belladonna ist wie ACONITUM ein Heilmittel plötzlich einsetzender akuter Krankheiten, jedoch in seinen Symptomen von diesem sehr verschieden. Grob gesagt bedeutet ACONITUM *Aufruhr im Kreislauf* und Belladonna *Aufruhr im Gehirn*, so wie CHAMOMILLA Beschwerden hervorruft und heilt, die mit *Aufruhr im Gemüt* einhergehen.

Die Kardinalsymptome einer Entzündung sind, wie uns gelehrt wird, Hitze, Röte, Schwellung und Schmerz. All diese Symptome nun zeigt Belladonna in großer Heftigkeit, weswegen es allgemein bei Entzündungen *palliativ* wirkt: es mildert, wo es nicht mehr vollbringt, die Symptome zumindest ab. *Heilen* jedoch wird es nur dort, wo auch die übrigen Symptome passen. Zum Beispiel ist bei Entzündungen der Lunge und der Pleura sein Krankheitsbild, wie ich an anderer Stelle [vgl. z.B. die Darstellung im BRYONIA-Kapitel] gezeigt habe, leicht zu unterscheiden von dem von BRYONIA, PHOSPHORUS und anderen Mitteln. Es ist der »Inbegriff der charakteristischen Zeichen und Symptome«, der ins Auge gefaßt werden muß, wenn schnelle und eindrucksvolle Heilungen erzielt werden sollen. Schnelle Heilungen bei Pneumonie? — bei Herpes? Wie kann man eine hepatisierte Pneumonie schnell heilen? — einen Herpes mit ausgedehntem Bläschenausschlag? Frühzeitig verabreicht müßte das richtige Mittel die Pneumonie aufgehalten haben, sie dürfte nicht bis zur Hepatisation fortgeschritten sein; doch selbst wenn diese bereits eingetreten ist, kündigen der unmittelbare Rückgang von Temperatur und Puls, das Wiederfinden von Ruhe und Schlaf, das plötzliche Wohlbefinden des Patienten — wenn er zu essen verlangt, nach der Zeitung fragt und wieder redet und lächelt — die Heilung an, auch wenn die Lunge noch Tage brauchen mag, um sich wieder zu lösen. Ähnlich beim Herpes: Schmerz und Rötung, die Entzündungszeichen, verschwinden plötzlich, die Bläschen trocknen aus, bis nur noch Schorfe vorhanden sind; die Sache ist ausgestanden und wird keine Probleme mehr bereiten. Bei akuten Krankheiten tut sich die benötigte homöopathische Arznei von selbst kund, unmißverständlich und oft nahezu augenblicklich; und wenn man das richtige Mittel getroffen hat, ist die Tatsache seiner Wirkung nicht zu verkennen.

Es hat sich gezeigt, daß Belladonna Nagelbettentzündungen in den frühen Stadien und Appendizitiden kupieren kann, und zweifellos hat es auch unzählige Pneumonien abortiv verlaufen lassen. Das typische Belladonna-Bild ist nicht zu verwechseln, wenn man es antrifft: das leuchtendrote Gesicht, die erweiterten Pupillen, die brennende Haut, die klopfenden Schmerzen, die Unverträglichkeit von Druck und *Erschütterung*. Diese Symptome verlangen nach Belladonna, um welche Krankheit es sich auch immer handeln mag. Belladonna kann sie zum Stillstand bringen und heilen, sofern Arzneibild und Krankheitsbild übereinstimmen. Natürlich gibt es Medikamente wie Aspirin etc., die *nur das Schmerzempfinden* beseitigen und gar nichts heilen. Solche Mittel können bei akuter Appendizitis oder akuter Otitis media regelrecht gefährlich werden, da sie lediglich die Symptome verschleiern, während die Krankheit weiter fortschreitet; es kann zu einer Gangrän des Appendix und allgemeiner Peritonitis kommen — oder zu einem ›akuten Mastoid‹, welches dann rasches Operieren erforderlich macht, um einen Gehirnabszeß zu verhindern. Seien Sie daher vorsichtig mit Analgetika, sie sind nicht sicher! Homöopathische Mittel dagegen, die auf die Symptome passen, beseitigen nur dadurch die Schmerzen, daß sie den Zustand heilen, der die Ursache für sie gewesen ist.

Vor langer Zeit machte ich draußen auf dem Land eine unvergeßliche Erfahrung mit der raschen Heilwirkung von Belladonna. Ein Junge, der sich der heißen Sonne ausgesetzt hatte, bekam plötzlich heftige Kopfschmerzen, ein rotes Gesicht und sehr hohes Fieber, so hoch, wie ich es bis dahin noch nicht erlebt hatte (40,5–41 °C), so daß ich mir einige Sorgen machte. Ich gab ihm etwas Belladonna, und am nächsten Tag war er wieder wohlauf. — Solche frühen, eindrucksvollen Erfahrungen vergißt man nicht so leicht.

Bei Sonnenstich und heftigen, kongestiven Kopfschmerzen liegen Belladonna und GLONOINUM anscheinend immer Kopf an Kopf im Rennen. GLONOINUM (potenziertes Nitroglycerin) hat ebenfalls klopfenden, berstenden Kopfschmerz — Wellen von hämmerndem, berstendem Kopfschmerz, Wellen von intensivem Schmerz. Es hat auch das gerötete, heiße Gesicht, und wie Belladonna kann es nicht die geringste Erschütterung ertragen. Der große Unterschied zwischen ihnen scheint jedoch zu sein, daß GLONOINUM deutlich verschlechtert wird durch Wärme: der Kranke erträgt absolut keine Wärme im Bereich des Kopfes und kann sogar durch kalte Anwendungen gebessert werden. Belladonna dagegen ist sehr empfindlich gegen Kälte, insbesondere im Kopfbereich; Beschwerden treten auf vom Kaltwerden oder Naßwerden des Kopfes, ja selbst vom Haareschneiden.

Ich habe einmal die außerordentliche Wirkung von GLONOINUM bei den schrecklichen Schmerzen nach einer Schädelfraktur beobachten können. Der Junge hatte tagelang unter Morphium gestanden; wie sollte er die Schmerzen nur ohne Analgetika aushalten? Nach GLONOINUM war diese Frage bald zufriedenstellend geklärt.

Belladonna ist überempfindlich gegen ***Licht*** — was bei den gewaltig erweiterten Pupillen nicht verwundert! —, gegen Geräusche, Bewegung, ***Druck*** und ***Erschütterung***, gegen Kälte und Waschen des Kopfes und, wie schon erwähnt, nach Kurzschneiden der Haare.

◊

Guernsey sagt über Belladonna: »Dieses Mittel zeigt eine außerordentliche Schnelligkeit in seinen Bewegungen oder auch beim Auftreten von Empfindungen: die Augen zwinkern und bewegen sich sehr schnell; *Schmerzen kommen und gehen mit großer Geschwindigkeit.* Ein Schmerz mag eine Zeitlang angehalten haben, und dann vergeht er plötzlich — innerhalb einer Sekunde; er kann plötzlich beginnen, langsam an Heftigkeit zunehmen, bis der Höhepunkt erreicht ist, und dann in Sekundenschnelle wieder verschwunden sein. Viel Zucken und Rucken der Muskeln. Benommen und schläfrig, halb wach, halb schlafend.«

Bezüglich des plötzlichen Kommens und Gehens der Belladonna-Schmerzen muß ich an ein tüchtiges und von mir sehr geschätztes Hausmädchen denken, das eines Tages anfing, an plötzlichen, sehr heftigen Kopfschmerzen zu leiden. Bald danach traten von Zeit zu Zeit auch Krampfanfälle auf, für die man keine Ursache finden konnte. Was die Kopfschmerzen betrifft, so ging sie in der Regel ohne Beschwerden zu Bett; in manchen Nächten aber kam sie, wenn ich gerade schläfrig zu Bett gehen wollte, in mein Zimmer herunter, stand dann schwankend da, bewegte ihre zitternden Hände vor dem Kopf hin und her und stammelte: »Oh, mein Kopf! Mein Kopf! Geben Sie mir etwas für meinen Kopf!« Eine Gabe Belladonna — einige Minuten Warten — dann plötzlich: »Jetzt ist es weg!«, und erleichtert ging sie wieder zu Bett. Leider nahm die ganze Geschichte ein tragisches Ende — sie bekam einen Anfall, während sie frühmorgens das Kamingitter im Salon säuberte. Ein anderes Hausmädchen fand sie, wie sie mit dem Kopf voran in dem großen Kamin lag; ein schwarzer Abdruck der oberen Stange quer über ihrem Hals offenbarte die Ursache ihres Todes: sie war erstickt. Das Mädchen, das sie gefunden hatte, machte keinen Versuch, sie herauszuziehen, sondern lief im Schreck davon, um es jemandem zu berichten; so wurde viel Zeit vergeudet, bevor die ersten Versuche unternommen werden konnten, sie wiederzubeleben. Eine Obduktion brachte schließlich ein Gliom des Gehirns zutage, einen kleinen Tumor, der für den ganzen Zustand verantwortlich gewesen war. Um so erstaunlicher erschien es mir nun, wie rasch und unmittelbar Belladonna diese schweren Kopfschmerzen immer wieder gebessert hatte, obwohl sie doch durch ein solches Leiden bedingt waren.

Glauben Sie nicht, daß die Homöopathie alles heilen kann — sie kann es nicht! Aber sie *ist* imstande, selbst Unheilbares in einem Maße zu lindern, daß es manchmal schwierig werden kann, überhaupt noch die Unheilbarkeit des betreffenden Zustandes zu erkennen.

◊

Kent bringt eine wunderbare Vorlesung über Belladonna, aus der ich im weiteren einiges entnehmen will …

Belladonna steht für *Hitze — Röte — intensives Brennen.*

Der Belladonna-Rachen brennt wie glühende Kohlen; die entzündeten Tonsillen brennen wie Feuer. Der Patient fühlt seine Haut wie Feuer brennen, und auch objektiv ist sie von intensiver Hitze. Legen Sie einem Belladonna-Patienten die Hand auf, und Sie werden den Impuls haben, sie schnell wieder zurückziehen — so groß ist die Hitze! Noch einige Zeit danach kann, wie Kent sagt, ein Gefühl von Wärme in der Hand davon zurückbleiben.

Die Hitze ist *heftig.* »Intensive Hitze. Heftige Hitze.«

Die Schmerzen von Belladonna, seine Entzündungen, seine Leiden, seine nächtlichen Delirien, seine heftigen Attacken entzündlichen Charakters: all dies wird von einer außergewöhnlichen Hitze begleitet.

Mit der Belladonna-Hitze geht *Rötung* einher: eine leuchtende Röte, die möglicherweise später ein dunkleres oder fleckiges Aussehen annimmt; doch am Anfang ist die Haut hellrot und leuchtend.

Belladonna hat rasches *Anschwellen* der entzündeten Teile, »als ob diese platzen wollten«.

Sodann *Klopfen* — heftiges Pulsieren. »Ein wahrer Aufruhr findet statt, ein Erdbeben; alles wird durchgeschüttelt, wenn der Patient Belladonna benötigt.«

»Es ist eines der schmerzvollsten Mittel«; und die *Schmerzen kommen und gehen plötzlich.*

Bewegung bedeutet für Belladonna heftiges Leiden: mit einem Gefühl, als ob der Kopf platzen wollte; als ob die Augen herausgepreßt würden; mit hämmernden Schmerzen.

Schlimmer durch Berührung, welche heftiges Pochen hervorruft.

Schlimmer durch ***Erschütterung***. Ein Patient, dem es schlechter geht, wenn man das Bett erschüttert oder berührt, »wird Ihnen damit sein Heilmittel verraten — Belladonna!«

Alle Schmerzen verschlimmern sich durch *Licht* — durch *Erschütterung* — durch *Bewegung* — durch *Kälte*. Besser durch Wärme, durch warmes Einhüllen. Schlimmer durch Zugluft.

Entzündungen vor allem des *Gehirns*, der *Lungen* und der *Leber*.

Krämpfe: von den Zuckungen zahnender Kinder im Schlaf bis zu den heftigsten Konvulsionen.

Konvulsionen bei Kleinkindern, mit heißer Haut und zerebraler Kongestion; die Krampfanfälle können durch Licht oder Zugluft oder auch dadurch ausgelöst werden, daß das Kind friert.

Spasmen der zirkulären Muskelfasern von Hohlorganen; beispielsweise können die Ringmuskeln des Gallengangs verkrampft sein und einen kleinen Stein umschließen. Nach einer Dosis Belladonna, so Kent, läßt der Spasmus nach, und der Stein geht ab: die Qualen der Gallensteinkolik sind vorüber.

Heftigkeit kennzeichnet auch all die Gemütssymptome von Belladonna. »Ein wilder Zustand«, sagt Kent, »der oft durch etwas Essen abgemildert werden kann.«

Auch bei dem aktiven, heftigen, ›wilden‹ Delirium von Belladonna sind seine *Hitze*, seine *Röte*, sein *Brennen* zugegen. Das Gehirn ›brennt‹; der Kopf ›brennt‹; die Haut ›brennt‹.

Typisch für BRYONIA sind die geschäftigen Fieberphantasien über alltägliche, gewöhnliche Dinge, mit der Sorge um geschäftliche Dinge und dem Bestreben, damit voranzukommen.

Belladonna dagegen hat das wütende Delirium, das den Kranken dazu treibt, die Wände hochzulaufen und zu entfliehen; oder zu beißen, zu spucken, Gegenstände zu zerreißen. Auch Ängste können auftreten: vor imaginären schwarzen Hunden, vor dem Galgen, etc.

Kent sagt, Belladonna sei nicht bei kontinuierlichen Fiebern wie z.B. Typhus angezeigt; dabei richte es eher Schaden an. Hier sei vor allem an STRAMONIUM* zu denken. Und Nash bezeichnet HYOSCYAMUS als das beste ihm bekannte Heilmittel bei Typhus oder typhöser Pneumonie, mit einem

* M. Tyler nennt (als Zitat Kents) irrtümlich HYOSCYAMUS. — d. Ü.

Delirium, bei dem der Patient in Stupor, Flockenlesen, Schweigen oder Gemurmel verfällt.

Belladonna, STRAMONIUM und HYOSCYAMUS sind botanisch miteinander verwandt, und sie alle sind Mittel für »hochgradiges Delirium« — in der angegebenen Reihenfolge, mit Belladonna als dem heftigsten. Sie haben viele Züge gemeinsam, aber auch vieles, was sie voneinander unterscheidet.

Belladonna und STRAMONIUM haben beide Röte des Gesichts, aber STRAMONIUM fehlt die intensive, brennende Hitze. Das Gesicht von HYOSCYAMUS ist blaß und eingefallen. Belladonna kann kein Licht vertragen; STRAMONIUM erträgt die Dunkelheit nicht, hat schreckliche Angst davor und braucht das Licht. STRAMONIUM will beten; HYOSCYAMUS hat in seinem Delirium oder Wahn jedes Gefühl für Anstand verloren und will sich entblößen ... und so fort. Nash nennt diese drei Arzneien die »Trias der Deliriummittel«; doch selbstverständlich bedarf es keines Deliriums oder Wahnsinns, keiner Konvulsionen, um eines von ihnen bei einer Krankheit anzuzeigen. Es sind dies Extreme ihrer Wirkung.

◊

Hahnemann schreibt, das Studium der Symptome von Belladonna zeige, »daß sie einer Menge nicht selten im Leben vorkommender Krankheitszustände in Aehnlichkeit entspricht und sie daher auch eine öftere homöopathische Anwendung beim Heilen findet, wie ein Polychrest«. Und er konstatiert: »Die ihre Giftigkeit verschreienden kleinlichen Seelen müssen eine Menge Kranke ohne die Belladonne hinsterben lassen, und ihre abgedroschene Phrase, daß man erprobte, gelinde Mittel dafür habe, dient bloß zum Beweise ihrer Unwissenheit, *indem kein Arzneimittel die Stelle des andern ersetzen kann.*«

Und er lehrt, daß die heftigsten Gifte zu den mildesten Arzneien werden »durch hinreichende Verkleinerung der Gabe«. Durch hundertfache Versuche bei Kranken belehrt, habe er sich »in den letzten acht bis zehn Jahren zur decillionfachen Verdünnung« (der C30) »herabzustimmen nicht unterlassen können«. Neben der Schutzkraft von Belladonna gegen das Scharlachfieber hält er es auch für »die gewisseste Vorbauung der Hundswuth ..., Anfangs den dritten, vierten Tag und dann in immer längern Zeiträumen wiederholt«. Und in der Tat hat Belladonna viele Symptome der Tollwut: die Furcht vor Wasser; die Versuche zu beißen; den Schlundkrampf, der am Schlingen hindert; den Wahnsinn bzw. das Delirium, worin er sich vor Hunden fürchtet, von Hunden schwatzt, die ihn umschwärmen, usw.

◊

Allen führt in seiner *Encyclopedia* 2545 Symptome auf, die von Belladonna verursacht wurden. Darunter sind die fettgedruckten, also die häufig hervorgerufenen und geheilten Symptome so zahlreich, daß ich nur einige von ihnen wiedergeben möchte; sie sollen dazu dienen, den Genius der Arznei und ihre markantesten Wirkungsbereiche aufzuzeigen.[*]

Geist und Gemüt. Neigung, die Umstehenden zu beißen.[1]

Sie biss und schlug nach den Wärtern. Die Wuthanfälle wurden zeitweise durch lautes Lachen und Zähneknirschen unterbrochen, ihr Kopf war heiss, das Gesicht geröthet, der Blick wild und stier ...[2]

Neigung, alles umher zu zerreißen.[1]

Rasende, gewaltthätige Wuth.[1] — Wuth; sie rauft die Umstehenden bei den Haaren.[1] — Delirium furibundum.[2]

Unter brennender Hitze des Körpers, bei offenen, starren und unbeweglichen Augen eine solche Wuth, daß sie beständig fest gehalten werden mußte, um nicht von ihr angefallen zu werden, und wenn sie so gehalten ward, daß sie sich nicht rühren konnte, spie sie beständig nach den Umstehenden.[1]

Tobend, rasend; Gesicht blauroth; Augen hervorragend, von stark eingespritzten Gefässen geröthet, Pupillen sehr gross; Arterien am Kopfe und Halse sichtlich pulsierend; Pat. konnte nicht schlucken; Puls voll, hart und sehr frequent.[2]

Große Unverträglichkeit von Licht und Geräuschen.

Versucht aus dem Bette zu springen.[1]

Der Knabe sprang aus dem Bette und fing an zu deliriren; er sprach beständig, war heiter und lachte oft, das Bewusstsein fehlte ganz, so dass er seine Eltern nicht erkannte.[2]

Kopf. Andrang des Blutes nach dem Kopfe mit Pulsiren der Kopfschlagadern und Gefühl des Herzschlages im Innern des Kopfes.[2]

Sehr heftiger Kopfschmerz.

Die Schmerzen im Kopf werden verschlimmert durch Geräusche, Bewegung, Bewegen der Augen, Erschütterung und Berührung.

[Im Freien ist die Empfindung von Zersprengen im Kopfe sehr heftig,] und er fürchtet sich zu husten, wegen Erhöhung des Schmerzes.[1]

Drückendes Kopfweh, besonders in der Stirne.[1]

---

[*] Aus der *Reinen Arzneimittellehre* Hahnemanns stammende Symptome sind mit einer [1] versehen. Karl Hencke hat 1865 im 16. Band der *Homöopathischen Vierteljahrschrift* eine ausgezeichnete Monographie samt Symptomenverzeichnis über Belladonna vorgelegt, welcher viele der bei Allen zitierten Symptome entnommen sind; den entsprechenden Symptomen ist eine [2] zugeordnet. — Anm. d. Ü.

Schmerzlich drückendes Gefühl im Kopfe, besonders am untern Theile der Stirne, gleich über der Nase, beim Auftreten unleidlich.[1]

Drei heftige, starke Stiche durch den Kopf von der Stirne bis ins Hinterhaupt, worauf plötzlich alles frühere Kopfweh verschwindet.[1]

Heftiges Klopfen im Gehirne von vorne nach hinten* und nach beiden Seiten; äußerlich endigt es sich in schmerzhafte Stiche.[1]

Ruckendes Kopfweh, das beim schnellen Gehen und schnellen Treppen-Steigen äußerst heftig wird und bei jedem Auftreten wie eine Last im Hinterhaupte herabzuckt.[1]

Für Kopfschmerz in der Stirne muß er im Gehen oft stehen bleiben, bei jedem Schritte ist's, als senke und hebe sich das Gehirn in der Stirne; durch starkes darauf Drücken minderte es sich.[1] (Die einzige Besserung durch Druck bei Belladonna?)

Stiche wie mit einem Messer von einer Schläfe zur andern.[1]

Der äußere Kopf ist so empfindlich, daß die geringste Berührung, ja schon der Druck des Haares ihr Schmerzen verursacht.[1]

Die ***Augen*** sind stier und funkeln.[1]

Die Augen sind hervorgetrieben, die Pupillen erweitert, der Blick stier.[2]

Pupillen sehr gross; Arterien am Kopfe und Halse sichtlich pulsierend.[2]**

Die Augen sind verdreht, bei Röthe und Geschwulst des Gesichts.[1]

Augen trocken; das Bewegen der Augen geht mit einem Gefühl von Trokkenheit und Steifheit derselben einher.

Brennende Hitze in den Augen.

Erweiterte Pupillen.[1] — Erweiterte, unbewegliche Pupillen.[1]

Alles, was er ansieht, sieht rot aus.

Große Empfindlichkeit des Geruchssinns.

Gesicht, Mund, Hals. Glühende Gesichts-Röthe bei heftigen, unnennbaren Kopfschmerzen.[1]

Glühend heisses, rothes Gesicht; ... Gesicht, Hals und Brust stark angeschwollen ...[2]

Geschwulst und Röte des Gesichts und der Lippen.

Krampfhaftes Spiel der Gesichtsmuskeln ...[2]

---

* Bei Allen (und Tyler) heißt es fälschlich »from behind forwards« (Symptom Nr. 411); richtig muß es heißen »from the front backwards«. — d.Ü.

** Dieses Symptom ist bei Allen Bestandteil des Symptoms Nr. 32. Allen hat hier allerdings irrtümlich zwei Symptome aus unterschiedlichen Quellen zusammengezogen, so daß das Symptom vor »pupils dilated ...« abgetrennt werden muß; der vordere Teil gehört zu seinem Symptom Nr. 9. In Henckes Symptomenverzeichnis gehört das zitierte Symptom zu Nr. 129, der vordere Teil von Allens Nr. 32 zu Nr. 120. — Anm.d.Ü.

Krampfartige Bewegungen der Gesichtsmuskeln, mit Verzerrung des Mundes.

Die Zunge und der Gaumen sind dunkelroth, daher klagt sie über Trokkenheit im Halse und über erschwertes Schlingen.[2]

Die Trockenheit von Zunge und Hals ist so groß, daß sie das Sprechen behindert. — Äußerst quälendes Trockenheitsgefühl im Rachen.

Beim Schlingen, im Halse Gefühl, als wäre da alles zu enge, wie zusammengezogen, als wollte nichts recht hinter.[1]

Ein kratzender Schmerz in der Gegend des Kehldeckels wie in etwas Rohem und Wundem.[1]

Magen und Abdomen. Uebelkeit im Magen.[1]

Schmerzhaftigkeit des ganzen Unterleibes, als wäre alles wund und roh, langdauernd.[1]

Größte Empfindlichkeit des Abdomens, welches die geringste Berührung nicht erträgt.

Heftig schneidender Druck im Unterbauche, bald hie, bald da.[1]

Harn- und Geschlechtsorgane. Zurückhaltung des Harns, der nur tropfenweise abgeht.[1]

Uebelriechender Mutterblutfluß.[1]

Ein heftiges Zwängen und Drängen nach den Geschlechts-Theilen, als sollte da alles herausfallen.[1]

Menses zu früh und sehr stark, von dickem, zersetztem, dunkelrotem Blut.

Atmung, Brust, Herz. Katarrh, oder Husten mit Schnupfen.[1]

Schmerzhafte Trockenheit im Kehlkopf.

Gefühl, als wäre der Kehlkopf entzündet und geschwollen.

Heiserkeit.[1] — Rauhe, heisere Stimme.[1]

Hohlklingender, heiserer Husten.

Voller, schneller Puls.

(Dann viele fettgedruckte Symptome der ***Extremitäten***.)

Schmerz der Ober- und Unterschenkel wie zerschlagen überhaupt und wie morsch, nach den Knochenröhren zu fein stechend und nagend, nebst starkem Reißen in den Gelenken ...[1]

Epileptische Konvulsionen.[1]

Unruhe, er wollte jeden Augenblick aus dem Bette ...[2]

Grosse Unruhe, er wollte entfliehen [und musste mit Gewalt auf seinem Lager zurückgehalten werden, dabei entwickelte der Knabe eine Kraft und Stärke, die bei Weitem sein Alter überschritt].[2]

Große Reitzbarkeit und Empfindlichkeit der Sinne; er schmeckt und riecht alles stärker; das Tast-Gefühl*, das Gesicht und Gehör ist feiner und das Gemüth ist beweglicher und die Gedanken regsamer.[1]

Größte nervöse Erregbarkeit, mit erhöhter Empfindlichkeit aller Sinne; das leiseste Geräusch, das geringste Licht stört ihn.

Haut. Röthe des ganzen Körpers mit geschwindem Pulse.[1]

Scharlachröthe der Haut des Körpers …[1]

Blüthen brechen auf den Backen und an der Nase aus, füllen sich schnell mit Eiter und bedecken sich mit einer Kruste.[1]

Schlaf. Er schreckt auf und erwacht, wenn er eben einschlafen will.[1]

Sie erschrack in übrigens ruhigem Schlafe, als wenn sie tief fiele (THUJA), wobei sie heftig zusammenfuhr.[1]

Schlaf ist sehr unruhig.[2]

Nachts wurden die Knaben unruhig, sprachen irre, sprangen auf und konnten nur mit Mühe im Bette erhalten werden.[2]

Vor Mitternacht unruhiger Schlaf; das Kind wirft sich herum, strampelt und redet zänkisch im Schlafe.[1]

Erhöhte Kopftemperatur, die Temperatur des übrigen Körpers eher vermindert.[2]

Die Haut war heiss, trocken und scharlachroth, besonders intensiv roth im Gesicht und den Ohren.[2]

Brennende Hitze äußerlich oder innerlich.[1]

◊

Was immer die Beschwerden sein mögen — Kopfschmerzen, Fieber, Entzündungen: wenn brennende Hitze und Röte bestehen und Schmerzen, die keinen Druck, keine Erschütterung oder Bewegung vertragen, dann denken Sie an Belladonna!

◊

---

* Bei Allen (und Tyler) muß es (in Allens Symptom Nr. 2208) richtig heißen »sense of touch« statt »sense of taste«. — d. Ü.

Wer würde nach alledem auch nur im Traum daran denken, daß Belladonna eine der am häufigsten gebrauchten Arzneien im Kindesalter sein könnte? — und doch ist es so.

Wie Farrington es ausdrückt: »Der Charakter der (Belladonna-) Krankheit ist akut, plötzlich und heftig. Und eben diese Plötzlichkeit des Krankheitsbeginns sollte uns sofort an Belladonna denken lassen.« (Oder an ACONITUM, könnte man hinzufügen, aber dessen Symptome sind, wie wir dort gesehen haben, sehr verschieden.) »Zum Beispiel«, sagt er, »ein Kind ist beim Zubettgehen noch völlig gesund. Ein paar Stunden später schreit es im Schlaf auf, und bald darauf wird es von heftigen Symptomen aufgeweckt: die Glieder zucken, das Gehirn befindet sich in einem Reizzustand; Ruhelosigkeit ... All diese Symptome sprechen stark für Belladonna.« (Um das Bild zu vervollständigen, könnte man noch anführen, daß in diesen Fällen das Gesicht rot, der Kopf heiß und die Pupillen erweitert sind.)

Ich ziehe es in der Regel vor, mehrere unserer alten Meister zu zitieren und zu Rate zu ziehen, hat doch der eine mit dieser, der andere mit jener Arznei mehr Erfahrungen gesammelt und sie vollständiger in ihrem Wesen erfaßt. Aus demselben Grunde sollte man eine Arznei auch immer in mehreren Büchern nachlesen und studieren, um sicherzugehen, daß man den bestmöglichen Einblick durch den hierzu am meisten befähigten Lehrer gewinnt. Suchen Sie sich viele ›Köpfe‹ zusammen, wenn Sie für Ihren eigenen Nahrung und Anregung finden wollen.

Noch einige weitere Zitate aus Farringtons *Clinical Materia Medica* ...

»Bei Tollkirschvergiftungen ... sind Mund und Rachen von quälender Trockenheit, was zu häufigem Schlucken nötigt, verbunden mit erstickenden Spasmen des Schlundes und der Glottis; der Durst ist heftig, aber Wasser verschlechtert. Es kommt zu Schwindel, Verwirrung, Halluzinationen und schließlich zu Stupor. Die Pupillen sind so stark dilatiert, daß die Iris kaum noch zu erkennen ist. Starker Kaffee ist das beste Antidot — natürlich erst nach entsprechenden Bemühungen, das Gift bzw. die gegessenen Beeren auf dem üblichen Wege wieder loszuwerden. ...

Unsere aus Prüfungen und Vergiftungsfällen gewonnene Symptomatologie befähigt uns, das Mittel mit nahezu mathematischer Sicherheit zu bestimmen und anzuwenden.

Belladonna scheint am besten auf eher dicke und phlegmatische Menschen von plethorischem Habitus zu passen, die zu Kongestionen vor allem im Bereich des Kopfes neigen. ... Ferner paßt es auf frühreife Kinder mit großem Kopf und schmächtigem Körper ...; sie lernen schnell; der Schlaf ist gestört; der Kopf ist heiß, die Wangen rot; sie schreien im Schlaf. ...

Belladonna wird sehr oft in der Behandlung von Konvulsionen benötigt; Epilepsien können rasch durch das Mittel gemildert und manchmal auch geheilt werden, und Krämpfe zahnender Kinder, die durch unterdrückte Ausschläge o.ä. hervorgerufen wurden, machen es fast täglich erforderlich. In all diesen Fällen sind die zerebralen Symptome deutlich zu erkennen. Ferner sind zu erwarten: heißer Kopf, gerötetes Gesicht, klopfende Karotiden, Aufschrecken aus dem Schlaf etc.; Schaum vor dem Mund, der nach faulen Eiern riecht. ...

Die Konvulsionen sind vor allem bei Kindern sehr heftig und verdrehen den Körper in jeder erdenklichen Art, wobei Opisthotonus vorherrschend ist. ...

Wenn der Patient die Augen schließt, neigt er zu abnormen Visionen, die beim Öffnen der Augen gewöhnlich wieder verschwinden; oder er hat das Gefühl zu fallen: ein Kind wacht beispielsweise plötzlich aus dem Schlaf auf und greift in die Luft, wobei es wie vor Angst zittert. ...

Eine Besonderheit von Belladonna ist die Fähigkeit, Konstriktionen der zirkulären Muskelfasern von Blutgefäßen, Kontraktionen von Schließmuskeln etc. herbeizuführen, ... z.B. Zusammenschnüren des Halses, welches durch Flüssigkeiten verschlimmert wird; Konstriktion des Anus ...; die Qualen der Gallensteinkolik, wo ein kleiner Stein auf seinem Weg zum Darm krampfbedingt im engen Gallengang festgehalten wird; Verkrampfung des Muttermundes, die die Eröffnungsperiode verzögert; erfolgloser oder auch häufiger Harndrang mit nur spärlicher Entleerung. ...

Belladonna kommt auch in Betracht bei Entzündungen, die plötzlich auftreten und von heftiger, beinahe überwältigender Intensität sind. Auch bei Abszessen, bei denen sich der Eiter mit blitzartiger Geschwindigkeit entwickelt, müssen wir an Belladonna denken, sei es ein Tonsillarabszeß, ein Furunkel oder irgendeine andere Art von Abszeß. Daher finden wir es angezeigt bei phlegmonösem Erysipel, welches schnell in Eiterung übergeht. ... Die große Plötzlichkeit des Prozesses ist es, die auf Belladonna hindeutet. ...

Bei Mastitis kann es indiziert sein durch die Heftigkeit der Symptome, die Wärme abstrahlende Rötung, das Klopfen und durch die Eiterungstendenz. ...

Deutlichen Einfluß hat Belladonna auf die weiblichen Geschlechtsorgane. Es verursacht und heilt anhaltendes und heftiges Herabdrängen des Uterus [»bearing down«] — mit der ungewöhnlichen Modalität *Schlimmer im Liegen und besser im Stehen.*« (Die Kenntnis solcher Besonderheiten von Arzneiwirkungen ist außerordentlich wichtig, da sie das Verschreiben vergleichsweise einfach und sicher macht! PULSATILLA hat etwas ähnliches: »Herabdrängen, *schlimmer im Liegen.*« Geleitet durch dieses

Symptom, habe ich einen bösen Fall von Schmerz und Fieber nach einer Fehlgeburt unter PULSATILLA rasch ausheilen sehen. Die häufiger nützlichen Heilmittel des *›Bearing-down-Syndroms‹*, SEPIA, LILIUM TIGRINUM u.a., werden dagegen durch Stehen verschlimmert: die Patientinnen müssen sich setzen und die Beine übereinanderschlagen, um den Uterusbereich abzustützen.)

»Belladonna ist eines unserer besten Heilmittel bei akutem und chronischem Rheumatismus, wobei die Schmerzen schneidend und reißend sind und wie Blitze durch die Glieder fahren ...; es ist eines der besten Mittel bei rheumatischer Nackensteifigkeit, verursacht durch Haareschneiden, Naßwerden des Kopfes oder dadurch, daß Kopf und Nacken beim Sitzen Zugluft ausgesetzt waren. ...

Belladonna ist ***heiß***. Der Schweiß kann heiß sein; bei Uterusblutungen fühlt sich das austretende Blut heiß an. ... Es kann bei rheumatischem Fieber angezeigt sein; dabei scheint der gesamte Organismus betroffen zu sein, mit ständig den Ort wechselnden Gelenkschmerzen und fast stets mit profusem, saurem Schweiß, der aber nicht die geringste Erleichterung verschafft. Der Patient durchnäßt alles mit seinem Schweiß, und je mehr er schwitzt, desto schlechter scheint es ihm zu gehen.« (THUJA hat das merkwürdige Symptom *Schweiß nur an unbedeckten Teilen!* Nicht selten hat dieses Symptom schon zu glänzenden Heilungen geführt, indem es auf ein Mittel aufmerksam machte, an das man sonst nicht so schnell gedacht hätte. Belladonna hat das Gegenteil, Schweiß *nur an bedeckten Teilen.*) »Beim Anheben der Bettdecke scheint heißer Dampf zu entweichen.«

◊

Kent stellt Belladonna bei rheumatischem Fieber so dar: »Akuter Gelenkrheumatismus, bei dem alle Gelenke oder eine große Zahl von ihnen geschwollen sind; sie sind heiß, rot und brennend. Auch beim Rheumatismus treffen wir durchgängig die Hitze, die Röte und das Brennen an; wir sehen die gleiche Empfindlichkeit des ganzen Patienten, besonders eine Empfindlichkeit der Gelenke gegen Erschütterung des Bettes. Er will vollkommen still liegen, wird durch Bewegung außerordentlich verschlechtert und hat beträchtliches Fieber. ... Belladonna paßt besonders für Patienten, die sehr kälteempfindlich sind, die nicht das geringste Aufdecken, die geringste Zugluft vertragen, die sehr empfindlich sind gegen das Bewegen der Bettdecke und denen Wärme guttut. Wie bei allen anderen Beschwerden von Belladonna zeigt sich auch in dessen rheumatischem Zustand ganz das Gepräge, der Charakter dieses Mittels. Doch es ist der *Patient,* der Belladonna in den Prüfungen diesen Charakter gegeben hat, und ebenso ist es der *Patient,* der, wenn er krank ist, der Krankheit ihren Charakter verleiht;

und es ist nur die Erfüllung des Ähnlichkeitsgesetzes, wenn diese beiden Dinge zusammenkommen und die Arznei die Krankheit auslöscht.«

Belladonna — »fast spezifisch bei Scharlach«

Im März 1933 habe ich, zusammen mit diesem Belladonna-Arzneibild, die Erfahrungen eines Arztes veröffentlicht, welche dieser während einer Scharlachepidemie in seinem Distrikt gesammelt hatte. Der Kollege hatte unsere Ärztekurse besucht und wollte nun das, was er über Belladonna und seine heilenden und prophylaktischen Wirkungen bei Scharlach gehört hatte, auf die Probe stellen.

Seine Erfolge entsprachen dem, was wir erwarten würden; für den Inspektor des Gesundheitsamtes jedoch waren sie sehr verblüffend. So befragte er den Arzt, als er ihn einmal auf der Straße traf, wie er denn seine Scharlachfälle behandelt habe, und erwähnte dabei, daß diese Patienten, wenn er bei ihnen vorbeigeschaut habe, alle sehr gut ausgesehen hätten; meist habe er nur noch geringe Spuren des Ausschlags vorgefunden, und auch spätere Besuche hätten gezeigt, wie schnell sie sich erholten. Der Doktor erkundigte sich, wie es denn den anderen Kranken im Vergleich dazu ergangen sei. »Nun ja, sie schleppen sich so dahin, wie gewöhnlich!« Der Inspektor sagte auch, daß er bei den Patienten des Arztes nie irgendwelche Komplikationen und in keinem Haushalt mehr als einen Krankheitsfall gesehen hätte. Es war ihm alles ein einziges Rätsel.

Über einige seiner Patienten im Alter zwischen 18 Monaten und 12 Jahren macht der Kollege in seinem Bericht nähere Angaben … »Es gab keine Todesfälle, nicht einmal Komplikationen seitens der Nieren, der Ohren, des Rachens usw.; stets war der Krankheitsverlauf bemerkenswert kurz, wobei es praktisch zu keinem Rekonvaleszenzstadium kam. In 80% der Fälle war Belladonna die einzige benötigte Arznei.« Und er schließt mit der Feststellung: »Niemals zuvor habe ich so angenehme und so vergnügte Scharlachpatienten zu behandeln gehabt.« Er berichtet ferner, wie er Belladonna mit Erfolg auch als Vorbeugemittel eingesetzt hat (was ja von dem Inspektor bemerkt worden war). Nur in einem Fall sei eine zweite Erkrankung in ein und demselben Haushalt aufgetreten — *vier Wochen später!* (Die Inkubationszeit von Scharlach beträgt ein bis acht Tage.)

Bellis perennis

GÄNSEBLÜMCHEN, MASSLIEBCHEN

Unser eigenes, hübsches, heimisches Prellungs- und Wundkraut; unser eigenes ARNICA, bis hin zur Erzeugung und Heilung von Furunkeln! Es ist eines der von Burnett eingeführten Mittel, von dem dieser, verstreut in seinen aufschlußreichen kleinen Monographien, sehr viel zu erzählen weiß. Clarke, sein Freund, Bewunderer und Chronist, schreibt: »Das Gänseblümchen ist eine Blume, auf der ständig herumgetreten wird und die sich doch immer wieder lächelnd aufrichtet; und wenn wir es als das ›Auge des Tages‹* bezeichnen, mögen wir dies vielleicht auch als Hinweis auf die Neigung von Bellis perennis verstehen, zu früh aus dem Schlaf zu erwachen.« Und er zitiert Burnett, der gesagt hat: »Es wirkt ganz ähnlich wie ARNICA, und selbst die Fähigkeit, Erysipel hervorzurufen, haben beide Mittel gemeinsam.«

Clarke nennt als Vergleichsmittel von Bellis perennis, was uns bereits wichtige Hinweise auf seine Anwendungsmöglichkeiten gibt, ARNICA, CALENDULA, HYPERICUM, CONIUM, ARSENICUM, HAMAMELIS und VANADIUM. Dies bedeutet, daß wir in Ermangelung des einen oder anderen dieser Verletzungsmittel hinaus auf die Wiesen gehen und während seiner — sehr langen! — Blütezeit vielleicht von diesem Blümchen, aus dem wir als Kinder einst Blumenkränze flochten, Hilfe erlangen können. Um CHELIDONIUM zu finden, müssen Sie vielleicht erst den Leith Hill besteigen; oder Sie müssen Ihre Füße aus matschigen Sümpfen ziehen, wenn Sie sich für Harnwegsbeschwerden EQUISETUM beschaffen wollen; während viele wertvolle Kräuter also nur schwer zu entdecken oder zu erkennen sind, kann niemand die ›unfreundliche‹ Brennessel oder das allgegenwärtige Gänseblümchen, das überall die Wiesen zum Lächeln bringt, verkennen oder übersehen.

Dichter haben diese Blume geliebt. Shakespeare spricht von »Daisies pied«, also »Gänseblümchen, weißgescheckt« (wie eine Elster, engl. »pie« oder »magpie«), während Tennyson den unglücklichen Liebhaber von *Maud* singen läßt:

---

* Der englische Name des Gänseblümchens ist »Daisy« — von »Day's eye« —, »weil es mit dem Untergang der Sonne seine ›rosafarbenen Wimpern‹ schließt und schlafen geht, aber schon am frühen Morgen seine Blütenblätter wieder dem Sonnenlicht entgegenstreckt« *(Brewer's Dictionary of Phrase and Fable)*. — Anm. d. Ü.

Ich weiß den Weg, den sie gegangen
Heim mit ihrem Jungfernstrauß;
Denn ihre Füße haben Wiesen berührt
Und Gänseblümchen rosarot zurückgelassen.

Culpeper (1616-54) schreibt von dem »kleinen, gewöhnlichen Gänseblümchen«: »Man rechnet es zu den Pflanzen für Traumen und Wunden und benutzt die Blätter und manchmal auch die Wurzeln. Es wird in Wundtränken verwendet und für gut erachtet, geronnenes Blut aufzulösen; auch bei Lungen- und Rippenfellentzündungen soll es hilfreich sein. Bei Skrofulose wird es als außerordentliches Heilmittel geschätzt, wobei innerlich der Absud gegeben und äußerlich ein Kataplasma aus den Blättern angewandt wird. Dies ist eine weitere Pflanze, die die Natur, weil sie so nützlich sein kann, weit verbreitet hat.« Er hält Gänseblümchen auch für »sehr wirksam bei Lungenschwindsucht, wenn sie kurz in Eselsmilch aufgekocht werden«.

Burnett jedoch ist es, der in unseren Tagen die Verwendung von Bellis perennis wiederaufleben ließ und sie auf einen wissenschaftlichen Boden stellte. In seinen *Diseases of the Skin* hat er uns eine Menge über Bellis zu berichten, und so möchte ich ausführlich daraus zitieren. Er schreibt dort:

»In diesem kleinen Band versuche ich vor allen Dingen zu zeigen, daß Hauterkrankungen ihren Ursprung zumeist nicht in der Haut selbst haben, sondern daß sie im wesentlichen kutane Manifestationen von mehr oder weniger entfernt liegenden organischen oder organismischen Störungen sind.

So erwähnt Fletcher z.B. *Akne infolge kalter Getränke;* darauf Bezug nehmend möchte ich hier eine interessante und lehrreiche eigene Erfahrung mitteilen, und zwar hinsichtlich der heilenden Wirkungen des *Gemeinen Gänseblümchens* bei Beschwerden (Ausschlag des Gesichts), die durch *nasse Kälte* bedingt waren.

Da ich aber meine, daß diese Beobachtung von größerer praktischer Bedeutung ist, will ich zunächst die Quellen meines Wissens benennen.

Bellis perennis gegen die bösen Folgen von nasser Kälte bei Erhitzten

Ich [Burnett] beziehe mich auf D. Johann Schröders *Pharmacopoea Universalis* (mit Hoffmanns Anmerkungen), Nürnberg, 1748. Das Gänseblümchen wird hier bei Hämorrhagien und Dysenterien als ein —

innerlich wie äußerlich — ›*herrliches Wundkraut*‹ empfohlen, also als ein Verletzungsmittel für die Folgen von Stürzen, Schlägen, Prellungen und ähnlichem. Weitere Empfehlung findet es bei Schmerzen in den Gelenken und bei Rheumatismus (daher auch ›*Gichtkraut*‹ genannt); bei nächtlichen Krämpfen; bei *Angina pectoris*, bei Fieberzuständen und Entzündungen sowie bei Lahmheit. Und er sagt, daß deutsche Mütter die Gewohnheit hatten, es als Abführmittel bei ihren Kindern zu gebrauchen.

Die üblichen Empfehlungen von ARNICA lesen sich fast gleichlautend; doch worauf ich speziell Ihre Aufmerksamkeit lenken möchte, ist die folgende Passage: ›Dieses Kraut ist nützlich für jene, die einen Schluck von etwas zu Kaltem zu sich genommen haben, denn es besitzt, wie die Erfahrung gezeigt hat, die besondere Eigenschaft, hilfreich zu sein bei all jenen schrecklichen und gefährlichen Zufällen, die daraus entstehen, daß man etwas sehr Kaltes trinkt, während der Körper in einem erhitzten Zustand ist.‹ Diesen wichtigen Punkt habe ich, wie man später sehen wird, bestätigen können.

Auch Mindererus scheint (in seiner *Kriegs-Artzeney*) das Gänseblümchen für solche Fälle nicht genug loben zu können, denn er schreibt, daß ein Hinweis auf diese Wirkung der Pflanze *über alle Türen und Tore geschrieben werden sollte, zum Wohle der armen Schnitter, die in der heißen Erntezeit durch das Trinken von kalten Getränken krank werden*. Seine Wirkung in solchen Fällen ist, wie er versichert, ganz ausgezeichnet und so prompt, daß augenblicklich Besserung einsetzt.

Christoph Schorer gibt in seiner *Medicina peregrinantium* ähnliches Zeugnis, wenn er sagt, daß er damit zwei Männer von einem mit starker Abmagerung einhergehenden Husten geheilt habe, der darauf zurückzuführen war, daß sie etwas Kaltes getrunken hatten, als sie erhitzt waren. Und Schröder versichert, es heile Wassersucht, verursacht durch zu vieles Trinken an ›Hundstagen‹ (also bei heißem Wetter).

Wir kennen aus Erfahrung den enormen Wert gewisser Verallgemeinerungen bei der Behandlung von Krankheiten, wie z.B.: ARNICA bei Stürzen und Prellungen; HYPERICUM bei verletztem Nervengewebe; DULCAMARA bei üblen Folgen von Feuchtigkeit, und so fort.

Jetzt können wir noch eine weitere hinzufügen: Bellis perennis als Heilmittel von Beschwerden, die bedingt sind durch Trinken kalter Getränke, wenn der Körper erhitzt ist; oder — allgemeiner — bei *Folgen von plötzlicher Abkühlung durch nasse Kälte, wenn man erhitzt ist.*«

Unter der Überschrift *Habituelle, periodische Gesichtsdermatitis* bringt Burnett dann folgenden (eigenen) Fall: Frau von 30 Jahren; seit dem zwölften Lebensjahr akneähnlicher Ausschlag mit großen Beulen im Gesicht, etwa alle drei Wochen wiederkehrend, zeitweise kaum sichtbar, zeitweise aussehend wie ein phlegmonöses Erysipel. Der Ausschlag flammte jeweils beim Beginn der Menstruation wieder auf. Bei der Suche nach dem Ursprung der Erkrankung konnte Burnett folgenden kuriosen Vorfall eruieren.

Kurz vor ihrem zwölften Lebensjahr war die Patientin bei schwülem Wetter zur Heuernte auf dem Feld gewesen; solcherart stark erhitzt, fiel sie kopfüber in einen Bach. Einige Tage später brach überall an Kopf und Gesicht ein »pockenähnlicher« Ausschlag aus. Gesicht und Ohren waren ganz und gar davon bedeckt, und sie mußte ständig ein Taschentuch um den Hals tragen, damit die Absonderungen nicht auf ihre Kleidung tropften. Acht Wochen ging sie deswegen nicht aus dem Hause, und danach habe sie »jede Menge Medizin und Schmiersalben und alles Mögliche bekommen«, aber all das habe nicht das geringste bei ihr bewirkt.

Burnett diskutiert dann die Gründe für seine Verschreibung — Bellis perennis D 3, drei Tropfen in Wasser aufgelöst, dreimal täglich; und er fährt fort:

»Nach vier Wochen war das Gesicht wieder völlig in Ordnung; nicht ein Fleckchen darin in den letzten 14 Tagen. Zur Zeit menstruiert sie, und zum erstenmal seit der Menarche vor 18 Jahren ist ihr Gesicht zu Beginn der Regelblutung vollkommen frei!« Mittlerweile hatte die Patientin andere Symptome entwickelt: Verstopfung und ein seltsames Zittern nach dem Essen, das in der Magengrube begann und bis in den Hals hinaufzog — so als wäre sie zu schnell gelaufen. (Dosisreduktion auf einmal zwei Tropfen täglich.)

»Nach fünf weiteren Wochen immer noch frei von Ausschlag. Während der letzten unpäßlichen Tage nicht ein Fleck im Gesicht!

In den folgenden zwei, drei Monaten kam sie gelegentlich vorbei, um zu berichten, aber bisher hat die Heilung angehalten.«

Burnett fügt hinzu: »Meine Überlegung mag falsch sein, aber ich denke, dieser Fall zeigt, daß Bellis perennis eine beachtenswerte Arznei ist und daß die Heilkraft dieses gewöhnlichen ›Unkrauts‹, das überall zu unseren Füßen wächst, es verdient, weiten Kreisen bekannt gemacht zu werden. Menschen mit etwas Erfahrung braucht man nicht zu sagen, daß die nachteiligen Auswirkungen von kalten Getränken auf einen erhitzten Körper zuweilen sehr ernst, stets aber recht beschwerlich sind. Natürlich sind diese üblen Folgen nicht auf das Trinken begrenzt, ist doch die Idee: *Plötzliche nasse Abkühlung eines erhitzten Magens oder einer erhitzten Körperoberfläche*. Diese Eigenschaft des Gänseblümchens ist um so wertvoller, als wir von keiner anderen Arznei in unserer riesigen Pharmakopoe wissen, daß sie diesen Zug besitzt; und außer mir, glaube ich, ist niemand damit vertraut. Das meiste von dem, was ich hier schreibe, hat jahrelang in einer Schublade meines Schreibtisches gelegen, und dieser kleine klinische Tip hätte schon längst veröffentlicht werden sollen — mag es doch eine ganze Weile dauern, bevor ein anderer Liebhaber dieses lieblichen Blümchens in einer demütigen, aufnahmebereiten Stimmung über des alten Schröder verallgemeinernde Feststellungen stolpert. Ich halte dieses eigentümliche Charakteristikum von Bellis perennis für höchst bedeutsam und bitte alle, die dies lesen, es bekannt zu machen, damit es z.B. für Reisende, Touristen, Erntearbeiter oder marschierende Soldaten verfügbar ist, wenn sie erhitzt einen kalten Guß abbekommen oder kalte Flüssigkeiten getrunken haben.

Ich würde Bellis auch bei der akuten und chronischen Dyspepsie infolge Eisessens empfehlen, da die Bedingungen hier vergleichbar sind; in solchen Fällen habe ich es als ein ausgezeichnetes Heilmittel gefunden. ... Die hier geschilderte Gesichtsdermatitis wäre gewiß als ›Hautkrankheit‹ klassifiziert worden, doch allein innerliche Behandlung war in der Lage, sie zur Abheilung zu bringen.«

Fünf Jahre später, in seinem *Change of Life in Women*, greift Burnett das Thema erneut auf und erzählt uns mehr über sein geliebtes Gänseblümchen. ... »Heute morgen erhielt ich einen Brief von einem Kollegen aus Amerika, der mich fragte, welches meine Indikationen für die Anwendung von Bellis perennis seien.« Sein Antwortschreiben lautete:

»Lieber Kollege! — Bellis perennis ist unser gewöhnliches Gänseblümchen; es wirkt ganz ähnlich wie ARNICA, und selbst die Fähigkeit, Erysipel hervorzurufen, haben beide Mittel gemeinsam. Es verursacht Schmerzen in der Milz, im allgemeinen auch Schnupfensymptome und ein Gefühl sehr großer Müdigkeit, so daß man (wie einst der Schreiber dieser Zeilen) sich hinzulegen wünscht. Es wirkt bei Exsudaten, Schwellungen und Stase, und daher ist seine Wirkung bei einem strapazierten Uterus sehr zufriedenstellend; in der Tat sind die Patienten bei Beschwerden infolge Schwangerschaft und variköser Venen oft voll seines Lobes. Bei *Schwindelgefühl* älterer Leute (zerebrale Stase) wirkt es gut und anhaltend, gleichermaßen und besonders bei Erschöpfung durch Masturbation; bei alten Handwerkern und Arbeitern, allgemein bei überarbeiteten und erschöpften Menschen ist es ein königliches Mittel. Bei Kopfleiden älterer, noch berufstätiger Gärtner zeigt es sehr schöne Wirkungen. Sein Effekt bei den schlimmen Folgen von kalten Getränken, wenn man erhitzt ist, ist mittlerweile allgemein bekannt. Es ist eine großartige Hilfe für Handlungsreisende, und beim nicht allzuweit fortgeschrittenen ›Eisenbahn-Rücken‹ gibt es, soweit ich weiß, nichts Gleichwertiges. Ich glaube, es ist *Stase*, welche all diesen Beschwerden zugrunde liegt. ... PS — Wenn es abends gegeben wird, bewirkt Bellis häufig, daß der Patient sehr früh am Morgen aufwacht; daher ordne ich gerne an, daß es nicht zu spät am Tag eingenommen wird. Oft habe ich damit das Symptom ›Wacht zu früh am Morgen auf und kann nicht wieder einschlafen‹ geheilt; übrigens wirken hierbei die höheren Dilutionen in der Regel viel entschiedener, anhaltender und ohne irgendwelche Nebenwirkungen, denn die Wirkung ist in diesem Fall rein homöopathisch — es wird nicht einfach nur eine Störung beseitigt.«

In einem anderen seiner Büchlein, *Organ Diseases of Women,* spricht Burnett über Bellis perennis bei den *Beschwerlichkeiten der Schwangerschaft:*

»Bei manchen *schwangeren* Frauen kommt es vor, daß sie es sehr unangenehm finden, sich zu bewegen; vor allem das Gehen ist sehr beschwerlich und fast unmöglich. In solchen Fällen bringt das Gänseblümchen die Dinge bald wieder in Ordnung; ich meine natürlich: wenn die Ursache des Problems in den mechanischen Umständen liegt und diese einer Heilung zugänglich sind. Einen schweren Fall von Schwangerschaftsbeschwerden behandelte ich einmal mit vielen Arzneien einschließlich Bellis — und war mächtig enttäuscht; jedoch zeigte sich bald — bei der Geburt — die Ursache meines Scheiterns: die gesamten Beschwerden rührten von den *langen Beinen* des Fötus her, welche bei der Geburt sehr stark verkrümmt waren.« Dann führt er den Fall einer hochschwangeren Frau an, der es sehr schwerfiel, sich fortzubewegen; vierzehn Tage nach Einnahme des Mittels erhielt er von ihr diesen Bericht: »›Das Bellis hat mir sehr gut getan. Ich kann jetzt wieder recht gut laufen und werde auch nicht müde oder steif.‹ — Hier war seine Wirkung rasch und zufriedenstellend, ohne lästige Nebenwirkungen oder Nachwirkungen, d.h. wirklich spezifisch. Warum habe ich bei einem Fall wie diesem Bellis perennis gegeben? Einfach, weil die Beschwerden, über die sie klagte, durch mechanischen Druck bedingt waren: auf die Gewebe wurde Druck ausgeübt, und folglich waren sie genau in dem Zustand, wie er auch bei einer Quetschung oder Prellung besteht. Dies also ist der Grund, warum ich die Patientin meinem alten Freund, dem Gänseblümchen anvertraute — dem Prellungskraut; es wirkt auf die Muskelfasern der Blutgefäße und auf die Gewebe und beseitigt so die Folgen dieser mechanischen Behinderung. ARNICA D 1 und C 1 habe ich oft in ähnlicher Weise eingesetzt — praktisch mit den gleichen Ergebnissen.« An anderer Stelle schreibt er: »Bei bloßen Organerkrankungen ist eine konstitutionelle Behandlung nicht indiziert und daher ohne Nutzen; ein strapazierter, gequetschter Uterus bessert sich jedoch rasch unter der Wirkung antitraumatischer Arzneien wie Bellis perennis und ARNICA MONTANA. Und die ›Uterusmittel‹ HELONIAS DIOICA und FRAXINUS AMERICANUS bewirkten rasche Heilungen bei Uterushypertrophie. Bei diesen

Organmitteln wirken kleine materielle Dosen am besten, ja sogar ausgezeichnet, und sie müssen in kurzen Abständen wiederholt werden. Im Gegensatz dazu sind Organhypertrophien aufgrund konstitutioneller Ursachen solchen Organmitteln in keiner Weise zugänglich, zumindest solange nicht zuvor die konstitutionelle Krankheit durch selten wiederholte Hochpotenzen einer Arznei, die dazu in enger homöopathischer Beziehung steht, geheilt worden ist.«

Ich entschuldige mich nicht dafür, daß ich recht großzügig aus den einzigartigen Lehren und Erfahrungen eines unserer großen Meister zitiert habe. Erst wenn unser Wissen vollkommen ist und unsere Methoden bei der Mittelfindung genau die Resultate zeitigen, die wir in allen Fällen anstreben, erst dann werden wir es uns leisten können, zu ignorieren, was außerhalb unserer Erfahrung liegt.

Borax

BORAX VENETA; NATRIUM BORACICUM

Hahnemann bespricht Borax in den *Chronischen Krankheiten*. Dort sagt er: »In der Hausmittel-Praxis ward der Borax schon seit langer Zeit in Auflösung gegen Mund-Schwämmchen der Kinder und zur Beförderung der Wehen bei Kreißenden empirisch angewendet.«

Borax ist eines jener kleineren, unschätzbaren Mittel mit sehr charakteristischen Symptomen und selektiver Gewebewirkung. Man kann es sich gut einprägen, wenn man sich seine Besonderheiten einmal klar gemacht hat. Sein großes Leitsymptom, das bei einer ganzen Reihe von Leiden zu seiner Anwendung führt, ist die *ungeheure Furcht vor Abwärtsbewegung jeglicher Art*. Es wirkt auf den *Kopf* ein, indem es Schwindel durch Abwärtsbewegung* erregt. Eine seltsame Wirkung zeigt sich am *Haar*, das sich an den Spitzen verheddert und dort zusammenklebt; dieser Zustand stellt sich immer wieder ein, auch wenn die Büschel abgeschnitten werden. Seine auffallendste Wirkung auf die *Augen* ist, daß sich die Wimpern nach innen kehren (Entropium) und so natürlich das Auge entzünden, vor allem am äußeren Canthus. Die Unterlider können vollständig nach innen gewendet sein.

Auffällig ist auch die »rote Nase bei jungen Frauen«, ebenso der blasse, »erdfahle« Teint und der leidende Gesichtsausdruck — vor allem bei kleinen Kindern; schließlich die herpetischen Ausschläge um den Mund, die an NATRIUM MURIATICUM und SEPIA erinnern. Im gesamten Verdauungstrakt, vom Mund bis hinunter zum Anus, können bei Borax quälende Aphthen bestehen, die so empfindlich sind, daß sie das Baby vom Saugen oder das ältere ›Opfer‹ vom Essen abhalten. Im Magen verhindern sie die ungestörte Verdauung, indem sie Erbrechen von Schleim herbeiführen; den Unterleib greifen sie mit Kneifen und Durchfall an. Rektum und After können durch die Aphthen so stark entzündet sein, daß dort ein Brennen empfunden wird und sogar Strikturen entstehen können. Aber Borax peinigt nicht nur Kleinkinder, sondern auch Schwangere und stillende Mütter — mit aphthösen Brustwarzen, die das Saugen nicht tolerieren; gleichzeitig kann die Milch zu reichlich sein, zu dickflüssig oder auch abstoßend für das Kind aufgrund ihres schlechten Geschmacks.

---

* Bei Hahnemann heißt es »Schwindel ... beim *Ersteigen* ...«. Siehe hierzu die Anmerkung bei den Prüfungssymptomen, S. 254. — d. Ü.

Borax ist eines der Heilmittel bei Pleuritis, wenn der Patient (wie bei BRYONIA) »sich nicht bewegen oder atmen kann, ohne stechende Schmerzen zu empfinden«.

Doch wollen wir nun einige unserer alten Meister zu Wort kommen lassen.

Guernsey. »Das stärkste Charakteristikum dieser Arznei ist die große Furcht vor Abwärtsbewegung jeglicher Art. Der Patient fürchtet sich, die Treppe hinunterzugehen; er kann nicht schaukeln oder reiten, nicht einmal einen Schaukelstuhl benutzen. Kinder fahren plötzlich hoch, wenn sie ins Bett gelegt werden; oder sie schlafen friedlich, und ganz plötzlich wachen sie schreiend auf — ohne ersichtlichen Grund — und halten sich an den Seiten ihrer Wiege fest.

Das Haar ist struppig und wirkt ungepflegt; ... die Augenlider wenden sich nach innen auf das Auge; ... Auftreibung des Bauches durch Blähungen nach jeder Mahlzeit; ... Stuhlgang vor dem Wasserlassen; ... schmutzige, unheilsame Haut, die leicht eitert, wenn sie verletzt wird. ... Rauchen kann zu Durchfall führen.«

Farrington sagt:

»Borax hat als Medikament seine ersten Lorbeeren auf Säuglingsstationen geerntet, wo es lange zur Behandlung wunder Brustwarzen und von Wundsein des Mundes bei Säuglingen eingesetzt wurde. Doch wie mit allen Mitteln, die gerade in Mode sind, so ist auch mit Borax viel Mißbrauch getrieben worden. Erst die Homöopathie hat es aus dem Wochenzimmer befreit und bietet es nun der Ärzteschaft als wertvolle Arznei dar, indem sie genau angibt, wann es verwendet werden kann und wann nicht. Diesem wunden Mund, der das Schlüsselsymptom für die Verwendung von Borax zu sein scheint, liegt eine Konstitution zugrunde, welche erst die Voraussetzungen für das Wundsein des Mundes schafft — nämlich eine Fehlernährung des Organismus. So bekommt der Säugling eine blasse oder ›erdfahle‹ Gesichtsfarbe, sein Fleisch wird ›welk und schlaff‹; er jammert viel, wenn er gestillt wird, schreit oft aus dem Schlaf auf und klammert sich beim Erwachen an die Mutter, wie durch einen bösen Traum erschreckt. Das Kind ist äußerst leicht erregbar, so sehr, daß die leisesten Geräusche, das bloße Rascheln von Papier oder auch weit entfernter Lärm, es aufwekken und verängstigen. Diese nervöse Erregbarkeit modifiziert auch die Schmerzen von Borax; zum Beispiel sehen Sie bei Ohrenschmerzen, wie jeder Schmerzanfall das Kind nervös hochschrecken läßt.

Borax unterscheidet sich von anderen Arzneien wie BELLADONNA, PULSATILLA oder CHAMOMILLA durch dieses Auffahren bei Schmerz oder geringfügigen Geräuschen, ferner durch die Blässe des Gesichts, vor allem aber durch ein anderes gut geprüftes Symptom: die Furcht vor Abwärtsbewegung. ... Es ist nicht die Bewegung als solche, die das Kind aufweckt, denn es erwacht nicht, wenn es ohne irgendeine Abwärtsbewegung bewegt wird. Der Grund hierfür liegt darin, daß das Kind an zerebraler Anämie leidet und daß die Abwärtsbewegung dem Kind ein Gefühl vermittelt, als würde es fallen. ... Sie werden auch finden, daß Frauen nach einer erschöpfenden Krankheit keinen Schaukelstuhl mehr benutzen können, weil sie, wenn sie nach hinten schaukeln, das Gefühl haben, zu fallen.

Die aphthöse Entzündung des Mundes tritt oft als Begleitsymptom von Durchfall auf. ... Der Mund ist heiß, was die Mutter bemerkt, wenn sie das Kind zur Brust nimmt. ... Das Kleine läßt die Brustwarze entweder sehr bald wieder los und weint vor Schmerz und Verdruß, oder es lehnt sie von vornherein ab.

BRYONIA hat ebenfalls Wundheit des Mundes bei Kindern hervorgerufen und geheilt, doch typisch ist für dieses Mittel: Das Baby lehnt es ab zu saugen oder stellt sich furchtbar dabei an; sobald sein Mund aber *angefeuchtet* wird, nimmt es die Brustwarze und saugt kräftig daran.

MERCURIUS hat mit dem wunden Mund zugleich profusen Speichelfluß.

ARUM TRIPHYLLUM ist von Borax leicht durch die Heftigkeit der Symptome zu unterscheiden. Die Entzündung des Mundes ist bei diesem Mittel sehr heftig und geht einher mit Wundheit und Schorfbildung um Mund und Nasenlöcher. ...

Ein Ratschlag: Sie sollten Ihre Kinderschwestern davor warnen, jedesmal, wenn ein Kind einen wunden Mund hat, Boraxpulver anzuwenden. Es kann nämlich durchaus Schaden anrichten, wenn es nicht angezeigt ist. Ich meine nach solch kritikloser Anwendung des Medikaments beobachtet zu haben, daß der Darm eines Säuglings in Mitleidenschaft gezogen wurde; das Kind wurde immer blasser und verfiel rapide, was vor der Einmischung durch die Schwester keineswegs der Fall gewesen war.«

Aus Kents *Lectures* ... (einige Auszüge):

»Borax ist ein Hausmittel, das lange Zeit gegen alle möglichen lokalen Leiden als schmerzlindernde Substanz und zu Heilzwecken eingesetzt wurde. Beim ›Wundsein durch Stillen‹ von Mutter oder Kind wurde es in Form von Boraxpulver und Honig äußerlich angewandt. ... Es ist eine Tatsache, daß Borax einen wunden Mund schnell zur Abheilung bringen *kann;* und dies ist auch nicht weiter verwunderlich, denn Borax ruft in seinen Prüfungen aphthöse Veränderungen des Mundes hervor, die sich bis zum Rachen und sogar bis in den Magen ausdehnen. Auch wo Genitalien und Anus von diesen Aphthen befallen sind, kann es heilend wirken.

Angst, Nervosität, ›Zappeligkeit‹ und Empfindlichkeit stechen bei Borax hervor. ... Dieses unbeschreibliche Gefühl von Angst oder innerlichem Aufruhr wird durch Auf- oder Abwärtsbewegungen deutlich verstärkt. Aufwärtsfahren in einem Fahrstuhl macht ihn schon halb verrückt, aber bei der Abwärtsfahrt ergeht's ihm noch viel schlechter. Alle Beschwerden werden durch Abwärtsbewegung schlimmer. Bei Wundheit des Mundes soll Borax das Heilmittel sein, wenn das Kind es nicht verträgt, ins Bett gelegt zu werden; schläft es bereits, so wacht es oft durch diese Bewegung auf und schreit vor Schreck. ... Der ganze Organismus befindet sich bei Borax in einem Zustand erhöhter Aktivität — alle Sinne sind geschärft: der Gehörsinn ist gesteigert, der Kranke reagiert überempfindlich auf alles, was ihn umgibt, ist überängstlich.« Verschlimmerung der Angst bis 23 Uhr — diese Angabe Hahnemanns wird von Kent als charakteristische Zeitmodalität von Borax angesehen: »Geisteskranke erwecken manchmal den Anschein, als ob sie vom Teufel besessen wären; auf einmal aber haben sie einen lichten Moment, wo sie reden, als wäre nichts gewesen. So ist es auch bei Borax: um 23 Uhr kann eine große Veränderung eintreten; der Zustand von Angst und nervöser Erregung kann um diese Zeit plötzlich ein Ende finden.«

»Eine weitere Besonderheit ist: ›Aufkommen starker Übelkeit, während er bei der Arbeit in Gedanken vertieft ist.‹ ... Mit der Verschlimmerung durch geistige Anstrengung, durch Geräusche, durch Aufregung und durch Abwärtsbewegung haben wir die wichtigsten psychischen Aspekte von Borax erfaßt. ...

Der Borax-Patient mit Aphthen im Magen hat Brechreiz mit Würgen und Husten; die Mütter sagen: ›Es ist ein Magenhusten‹, weil das Kind dabei würgt und erbrechen will. ...

Erkrankungen des Rektums, die zu Verdickung der Schleimhaut führen und Strikturen entstehen lassen, die sich im Laufe der Zeit immer mehr verengen, bis nur noch ein langer, bleistiftdünner Stuhl entleert werden kann. Solche entzündlichen Strikturen sind durch Borax geheilt worden.

Der Urin brennt so, daß das Kind schon bei Harndrang zu schreien beginnt (weil es weiß, daß es wehtun wird). Der heiße Urin brennt wie Feuer.

Borax kann die schlimmsten Formen von membranöser Dysmenorrhoe heilen, mit heftigen, wehenartigen Schmerzen vor und während der Blutung, als ob die Gebärmutter sich selbst durch die Vagina heraustreiben wollte. ... Ich habe Borax einmal heilen sehen, als die ausgeschiedene Membran geradezu einen Abguß der Uterushöhle darstellte. Solche Patientinnen werden leicht durch Abwärtsbewegungen erschreckt; denken Sie daher bei membranöser Dysmenorrhoe mit diesem Symptom immer an Borax. ...

Die Mutter kann ihr Kind nicht stillen, denn ›die Milch ist zu dickflüssig und schmeckt schlecht‹. Wenn einer Borax-Patientin zu Beginn der Schwangerschaft Borax gegeben wird, wird es die Milch wie auch die übrige Konstitution so verändern, daß die Mutter das Kind wird stillen können. ... Wenn bei diesem Mittel Säuglinge die Brust ablehnen, liegt dies nicht unbedingt daran, daß mit dem Kind etwas nicht in Ordnung ist, sondern oft auch daran, daß die Milch schlecht schmeckt; die Mutter ist es, die eine Dosis Borax benötigt.«

*Hauptsymptome**

Geist und Gemüt. Dem Kinde wird es beim Tänzeln ängstlich; wenn man es in den Armen wiegt, macht es beim Herabbewegen ein sehr ängstliches Gesicht.[I]

Ängstliches Gefühl bei Abwärtsbewegung oder beim Schaukeln (Diarrhoe). — Furcht vor Abwärtsbewegung.

Sehr ängstlich beim schnellen Herabfahren von einem Berge, ganz wider seine Gewohnheit; es ist, als sollte es ihm den Athem benehmen.[I]

Schwindel und Vollheit im Kopfe, beim Ersteigen** eines Berges oder der Treppe.[I]

Mund. *Aphthen* mit Speichelfluß; mit großer Hitze und Trockenheit des Mundes; mit rissiger Zunge.

Schwämmchen im Munde.[I] — Schwämmchen auf der Zunge.[I] — Ein Schwämmchen im Innern der Backe, welches beim Essen blutet.[I]

Der Mund des Säuglings ist ganz heiß.[I]

So empfindliche Aphthen, daß sie das Kind vom Saugen abhalten.

Rektum. Weicher, lichtgelber, schleimiger Stuhl ...[I]

Harnorgane. Schlimmer vor dem Urinieren.

---

* Mit [I] versehene Symptome stammen aus Hahnemanns *Chronischen Krankheiten*. — d.Ü.

** Bei Tyler, Kent *(Lectures)* und Hering *(Guiding Symptoms)* heißt es fälschlich »descending«; in Allens *Encyclopedia* und auch in Herings *Condensed Materia Medica* wird dieses Symptom richtig mit »ascending« wiedergegeben. Es stammt, wie die meisten Borax-Symptome, nicht von Hahnemann selbst, sondern von Schréter. Ein Teil von ihnen, so auch dieses, wurde erstmals im 3. Band der *Annalen der homöopathischen Klinik* veröffentlicht. Dort lautet dieses Symptom ähnlich: »Beim Treppen- oder Bergaufsteigen Vollheit im Kopfe und Schwindel.« Die Einstufung als »Hauptsymptom« ist sehr in Frage zu stellen, denn Allen, der es richtig übersetzt hat, hebt es nicht einmal durch Kursivdruck hervor. — Anm.d.Ü.

[Der Säugling harnt beinahe alle 10, 12 Minuten, und] oft weint und schreit er, ehe der Harn kömmt ...[1]

Genitalien. Weißfluß, wie Eiweiß, mit Empfindung, als flösse warmes Wasser herab ...[1]

Leukorrhoe: weiß; eiweißartig oder wie Stärkekleister.

Ätzender Ausfluß, der zwischen den Menses für zwei Wochen erscheint, mit Schwellung der Labien und entzündeten, sezernierenden Bartholin-Drüsen.

Brust. Pleuritischer Schmerz in der rechten Brustgegend; der Patient kann sich nicht bewegen oder atmen ohne stechende Schmerzen.

Bei jedem Husten und Tiefathmen, Stechen in der Brust.[1]

Schlaf. Kinder mögen ruhig schlafen, doch plötzlich wachen sie schreiend auf — ohne ersichtlichen Grund — und halten sich an den Seiten der Wiege fest.

Der Säugling schreit oft aus dem Schlafe auf und umklammert die Mutter mit Aengstlichkeit, als habe er schreckhaft geträumt.[1]

[Ungewöhnlich zeitiges Erwachen, früh um 3 Uhr;] sie konnte dann wegen Hitze im ganzen Körper, besonders im Kopfe, und Schweiß an den Schenkeln unter 2 Stunden nicht wieder einschlafen.[1]

Zahnungs- und Säuglingsperiode (Aphthen; Diarrhoe).

Weitere wichtige oder sonderliche Symptome

Vor dem Stuhle, der Nachmittags sehr leicht erfolgte, verdrießlich, mißmuthig, träge, unzufrieden; nach demselben heiter, zufrieden mit sich und der Welt, und froh in die Zukunft blickend.[1]

Leicht erschreckt durch ungewohnte Geräusche.

Schreckhaft, ein ängstliches Schreien macht, daß ihm der Schreck in alle Glieder fährt.[1]

Starke Übelkeit, wenn er bei seiner Arbeit in Gedanken vertieft ist, mit Zittern am ganzen Körper und Schwäche in den Knien.

Schwindel und Vollheit im Kopfe, beim Ersteigen* eines Berges oder der Treppe.[1] — Schwindel beim Bergabfahren.

Heißer Kopf und Frösteligkeit.

---

* Siehe Fußnote S. 254. — d. Ü.

Wie bei einem Weichselzopfe verwickeln sich die Haare des Kindes an den Spitzen und kleben da zusammen, daß man sie nicht auseinander bringen kann, und schneidet man diese Büschel ab, so verwickeln sie sich doch wieder auf's neue.[1]

Das Haar ist struppig und unordentlich, kann nicht glattgekämmt werden.

Die Wimpern kehren sich in das Auge hinein und entzünden es, besonders im äußern Winkel, wo die Lid-Ränder ganz wund sind.[1]

Die Wimpern sind voll von trockenen, klebrigen Absonderungen; kleben morgens zusammen.

Die unteren Augenlider sind vollständig nach innen gewendet. — Schwieriges Öffnen der Lider.

Nasenspitze glänzend und rot. — Viel trockne Krusten in der Nase, die nach Entfernung mit dem Finger sich immer wieder erzeugen.[1]

Schmerzhaftes Drücken von oben nach unten durch das rechte Nasenloch, als ob das Gehirn herausgepreßt würde.

Gefühl auf der rechten Seite des Gesichtes, am Munde, als ob sich Spinnweben angelegt hätten.[1]

Auf den Lippen, Kriechen, wie von Käfern.[1]

Röte des Zahnfleischs über den Zahnwurzeln, vorne am Oberkiefer.

Krampf in der Zunge, wie Steifigkeit und Eingeschlafenheit, daß der Athem dadurch gehemmt wurde.[1]

Die Schleimhaut des Gaumens ist vorn wie verbrannt zusammengeschrumpft, und schmerzt vorzüglich beim Kauen.[1]

Heitere, zufriedene Laune nach dem Stuhlgang.

Unangenehme Leerheitsempfindung in den Brüsten nach dem Stillen.

Die Milch ist zu dick und schmeckt schlecht; oft gerinnt sie schon bald nach dem Absaugen. — Säuglinge verschmähen die Brust.

Kolik bei Säuglingen; sie schreien auf, wenn sie hingelegt werden, oder zeigen Zeichen von Schwindel, wenn sie die Treppe hinuntergetragen werden.

Das Kind wirft die Hände in die Höhe, wenn man versucht, es hinzulegen.

Athem-Versetzung, beim Liegen im Bette; er muß aufspringen und nach Luft schnappen ...[1]

Stiche in der Brust, beim Gähnen, Husten und tief Athmen.[1]

Hüsteln und heftiger Husten, mit geringem Auswurfe von schimmlichtem Geschmacke und eben solchem Geruche aus der Brust, bei jedem Hustenstoße.[1]

Gefühl, als wenn das Herz auf der rechten Seite wäre und abgequetscht werden sollte.[1]

Phagedänische Geschwüre an den Gelenken von Fingern und Zehen.

Etwas zieht von der Milz in den Brustkorb hinein.

Bromum

BROM

Zu den Arzneimitteln, mit denen ich mich schon lange eingehender befassen wollte, gehört Bromum. So will ich also ein Portrait davon versuchen, zum Nutzen von uns allen.

Der einzige Fall, bei dem die Wirkung des Mittels so eindrucksvoll war, daß ich ihn im Gedächtnis behalten habe, war der eines ›Seemanns an Land‹ mit Asthma. Im Repertorium findet man es so beschrieben: »Asthma bei Seeleuten, sobald sie an Land gehen: **Brom.**« — Bromum dreiwertig und als einziges Mittel. Es wirkte jedenfalls prompt. In einer zweiten Rubrik, »Seeluft an der Küste bessert: Med.«, habe ich es als zweites Mittel ergänzt*; dieses Symptom halten übrigens einige meiner Kollegen für einen klaren Hinweis auf einen erfolgversprechenden Einsatz von MEDORRHINUM. Wenn ein Fall zum Stillstand gekommen ist, führen Nosoden wie diese den Fall ja oft in wunderbarer Weise weiter — oder sie führen möglicherweise einen Zustand herbei, in dem die scheinbar schon zu Beginn angezeigte Arznei erst wirksam gegeben werden kann.

Bei Bromum ist von Zeit zu Zeit tiefes, kräftiges Einatmen vonnöten; der Patient ist nicht in der Lage, ausreichend *einzuatmen,* denn die Glottis kann sich bei ihm krampfartig zusammengezogen haben.

Bromum verträgt darüber hinaus keinen Staub und keine [kühle] Zugluft. Die beiden ›Schlimmer durch Staub‹-Mittel sind, wie ich herausfinden konnte, Bromum und LYSSINUM.**

Asthma ist eine sehr interessante Krankheit, die viele Ärzte für schwer heilbar halten; und die Apotheker werden wohl das Einkommen zu schätzen wissen, das ihnen seine palliative Behandlung garantiert. — Ein zweites Halogen, CHLORUM, hat Asthma mit der Indikation *Dyspnoe, kann nicht ausatmen.* Und ein weiteres auf CHLORUM hinweisendes Symptom

* Med. ist in der englischen Ausgabe des Kent als einziges Mittel angeführt, in der deutschen Übersetzung von Keller werden bereits zusätzlich Brom. und Nat-m. genannt. Das *Synthetische Repertorium* gibt *Carc., Med., Nat-m.* und *Tub.* zweiwertig an, Brom. und Lyc. einwertig. — Anm. d. Ü.

** Es gibt im Kent-Repertorium eine Rubrik, die diese beiden Mittel nennt, nämlich »Niesen durch Staub«. Vithoulkas ergänzt eine entsprechende Rubrik bei den allgemeinen Modalitäten, in der er beide Mittel zweiwertig aufführt.
Bromum ist (was wohl nicht korrekt ist) in der Rubrik »Husten, Empfindungen, wie durch Staub« erwähnt; laut *Guiding Symptoms* wird der Husten *durch* Staub hervorgerufen. Ähnliches gilt wahrscheinlich auch für die Rubrik »Atemnot, wie durch Staub«. — Anm. d. Ü.

ist: »Starke Dyspnoe; Inspiration durch die Nase und Exspiration durch die Lippen, wie bei Apoplexie.« Zu seinen Modalitäten gehören: »Schlimmer im Liegen; besser durch Bewegung und im Freien.«

Beim Asthma von JODUM, dem dritten der vier Halogene, ist, wie bei Bromum, die *Einatmung erschwert.* JODUM hat ferner eine ausgeprägte Besserung durch Kälte in jeder Form und Verschlimmerung durch Wärme; außerdem »Abmagerung bei gleichzeitigem Heißhunger«.

Fluor, das wir in Form von ACIDUM FLUORICUM bzw. HYDROFLUORICUM (Flußsäure) benutzen, scheint die Atemwegsorgane — zumindest in dieser Verbindung — in geringerem Grade zu befallen; um so mehr ›tobt‹ es sich an der Kopfhaut, den Drüsen, Venen, Knochen und Nerven aus. Bezüglich der Schmerzen dieses Mittels hat einst ein ausgezeichneter homöopathischer Apotheker eine seltsame Modalität an sich beobachtet: *Schmerz besser durch Schütteln des Körperteils.* Wie er sich später dunkel erinnerte, bestanden die Schmerzen seit einer Verbrennung beim Ätzen von Glas [das bekanntlich nur von Flußsäure angegriffen wird; d.Ü.]. Es handelte sich um Ischiasbeschwerden, die allen klugen und gelehrten Verschreibungen getrotzt hatten; erst aufgrund dieser dunklen Erinnerung, vielleicht auch Intuition kam er auf ACIDUM FLUORICUM, das nach wenigen Gaben der 30. Potenz die Heilung herbeiführte.

◊

Wenn über längere Zeit Bromide eingesetzt werden, um bei chronischer Schlaflosigkeit Schlaf herbeizuführen oder um epileptische Anfälle zu unterdrücken, wird der Patient in einen, wie ich es nenne, ›pickligen Idioten‹ verwandelt. Beim *Bromismus** ist die Haut als erstes betroffen — mit akneähnlichen Papeln. Dann kommt es zu einer Herabsetzung der Empfindlichkeit der Haut sowie des Pharynx, verbunden mit allgemeinem und sexuellem Kräfteverlust. Der Verstand ist getrübt; der Patient ist niedergeschlagen, leicht ermüdbar und unfähig zu arbeiten. Die höheren Gehirnfunktionen werden vor den niederen beeinträchtigt — »in umgekehrter Reihenfolge der physiologischen Entwicklung der Funktionen (Gesetz der Dissolution)«.

Verwenden Sie bei einem solchen Patienten potenziertes Brom, und Sie werden in der Lage sein, das Mittel auf heilsame Weise zu gebrauchen.

◊

* Ausführlicher geht M. Tyler auf diesen Zustand im Kapitel über KALIUM BROMATUM ein. — d.Ü.

Es heißt, daß, »wenn Bromum in eine Schnittwunde appliziert wird, diese bald so aussieht, als würde sie nicht mehr heilen wollen; es bildet sich grünliches, sich zersetzendes Gewebe von üblem Geruch«. Wenn Sie es mit einem solchen Zustand zu tun haben, verwenden Sie wiederum Bromum in Potenz, und die Wunde wird rasch verheilen; es packt das Übel an der Wurzel.

Bromum hat Pickel auf der Nase, auf der Zunge, an den Fingern, am After; Furunkel an den Armen etc. Es hat »immerwährendes Gähnen den ganzen Tag, und Atembeschwerden« sowie lebhafte Träume von »Reisen, Steigen, Mord und Streit«.

Doch ich will nun andere — weisere und erfahrenere — Autoren fortfahren lassen.

◊

Guernsey schreibt: »Dieses Mittel befällt besonders die linke Seite des inneren Kopfes. Es ist wichtig bei Diphtherie und Krupp, vor allem bei Kindern mit dünner, weißer, zarter Haut, sehr hellem Haar und hellen Augenbrauen.

›Heitere Gemütsstimmung‹ und ›Drang zu geistigen Arbeiten‹ (Erstwirkung).

Diphtherie beginnt im Kehlkopf und zieht dann hoch.

Krupp — wenn neben dem kruppartigen Klang beim Atmen und Husten auch viel lockeres Rasseln im Kehlkopf besteht, aber kein Würgen beim Husten vorkommt, wie es bei HEPAR der Fall ist.

Es affiziert hauptsächlich Augen, Brust und Herz. Bei Frauen kommt es zu einem seltsamen Symptom, nämlich ›Lauter Windabgang aus der Scheide‹.« (In unserer Gynäkologie-Abteilung habe ich dieses Symptom bei der Verschreibung von Bromum öfter verwerten können.)

◊

Kent widmet Bromum mehrere Seiten. Daraus nun in Auszügen eine längere Zusammenfassung:

»Bromum ist so selten indiziert, daß die meisten Homöopathen es als für sie vollkommen wertlos abgeschrieben haben. ... Anfänger geben Bromum gern für Diphtherie, und wenn es nicht wirkt, geben sie MERCURIUS CYANATUS, und wenn auch das nicht hilft, irgend etwas anderes ›für Diphtherie‹, immer *für Diphtherie.* Sie nehmen nicht die Symptome des ganzen Falls auf und verordnen nicht auf individualisierende Weise — sie verordnen nicht für den *Patienten*, sondern für die Krankheit. In den nächsten zwanzig Jahren werden Sie vielleicht nicht mehr als ein halbes Dutzend Bromum-Diphtheriefälle sehen, aber wenn der Fall eintritt, müssen Sie das

Mittel kennen. Es gibt ein grundlegendes Merkmal der Bromum-Zustände: Man trifft sie besonders bei Individuen an, die krank werden durch Erhitzung bzw. Überhitzung. ... So kann es angezeigt sein bei Beschwerden, die nachts nach einem sehr heißen Sommertag auftreten. ... Sind die Beschwerden jedoch, wo immer sie bestehen mögen, erst einmal da, ist der Patient so furchtbar kälteempfindlich, daß schon ein kühler Luftzug ihn bis auf die Knochen frösteln läßt; ohne Beschwerden geht es allerdings nie bei ihm ab, wenn er sich überhitzt hat.

Die Drüsen werden hart, sie indurieren, doch selten eitern sie; und im allgemeinen bleiben sie auch hart. Entzündung mit Härte — dies ist die Idee. ... Bromum hat Vergrößerung und starke Verhärtung der Schilddrüse geheilt. Für manche ist es ein Routinemittel bei Kropf, und wenn das nichts nutzt, versuchen sie es mit Eierschalen oder was ihnen sonst noch einfällt — anstatt die Symptome des ganzen Patienten zu berücksichtigen.

Des weiteren finden wir Abmagerung, und wenn wir dies zusammen mit der Neigung zur Drüseninfiltration betrachten, ist es nicht verwunderlich, daß sich Bromum als Heilmittel bei Krebs und Tuberkulose erwiesen hat. Schwäche: die Beine werden schwach und müde; zunehmende Prostration und Zittern der Glieder. ... Membranöse Exsudatbildungen bei Schleimhauterkrankungen sind die Regel. Die Schleimhäute infiltrieren, so daß gräulichweiße Beläge erscheinen, unter denen das Gewebe verhärtet ist. Dies gilt ebenso bei Ulcera anderenorts. Ein Ulcus auf der Schleimhaut frißt sich immer tiefer hinein und bildet darunter eine verhärtete Gewebsschicht. Damit einher gehen Fieber, starke nervöse Erregtheit; ›eisige Kälte der Glieder‹; ›Hitze des Kopfes‹; ›Atemnot mit starkem Schwitzen‹; kruppartige Erscheinungen.

Bei den meisten Beschwerden kommt es zu Herzklopfen: Herzklopfen bei Übelkeit, bei Kopfschmerz, bei Nervosität. Der Patient wird allmählich so schwach, daß er zu keinerlei Arbeit aufgelegt ist, nicht einmal zum Lesen; die häuslichen Pflichten interessieren ihn nicht mehr. Er wird gleichgültig. Sehr müde. ›Traurig und entmutigt.‹ ... Ohrenleiden mit Vergrößerung und Verhärtung der Ohrspeicheldrüse. ›Geschwulst und Härte der linken Parotis.‹ ... Gesichtsröte; der Patient ist warmblütig und schnell erhitzt. Dies ist das Gegenteil des chronischen, konstitutionellen Bromum-Zustandes: der chronische Bromum-Typ hat ein ältliches Aussehen, ein kränkliches, graues, aschfahles Gesicht. Kinder wiederum sind eher plethorisch, rot im Gesicht und schnell überhitzt. Natürlich, wenn bei akuten Krankheiten schon stunden- oder tagelang Atemnot besteht, dann werden auch diese Kinder blaß-zyanotisch aussehen, nach Luft schnappen und nach Atem ringen, wie z.B. bei Diphtherie, Krupp oder anderen Kehlkopfleiden. ...

Bromum kann bei den bösartigsten Formen der Diphtherie das passende Mittel sein. Die Pseudomembran wuchert wie Unkraut; sie schneidet den Atem ab und verschließt den Kehlkopf. Die Erkrankung beginnt im Rachen und zieht dann zum Larynx hinunter [oder umgekehrt; d.Ü.]; sie ist von großer Heftigkeit, und nachfolgend besteht größte Erschöpfung. Sehr viele Heilungen mit Bromum sind bei linksseitiger Diphtherie erzielt worden; doch es hat auf beiden Seiten Heilungen bewirkt. Sie werden es sehr selten erleben, daß sich ein Bromum-Zustand bei kaltem, trockenem Wetter entwickelt, meist tritt er bei schwülwarmem Wetter auf.

Chronische Magengeschwüre. ... Erbrechen mit Ulcuszeichen. Verschlechterung nach dem Essen — entweder Erbrechen oder Durchfall. ... Schlimmer durch Saures, durch Austern, durch den geringsten Tabakrauch; durch warme Dinge, heißen Tee, heiße Getränke. ›Magenschmerzen durch warme Speisen.‹ ... Membranöse Stühle. ›Durchfall schwarzen Kotes‹; Stuhldrang nach jedem Essen.

Erweiterte Venen. Vortretende Hämorrhoiden, die Tag und Nacht brennen und beißen. ›Mit einem Durchfall schwarzen Kotes blinde, heftig schmerzende Afterknoten.‹ ...

Springt auf aus Mangel an Atemluft. Das Atmen wird sehr kurz, muß nach Luft schnappen; Keuchen und Rasseln im Kehlkopf. Atemwege wie voll von Rauch, von Schwefel- oder Teerdämpfen. ... Kitzeln oder Kältegefühl im Kehlkopf. Bei Laryngitis Empfindung, als wäre der Kehlkopf mit Flaum oder Samt belegt, gleichwohl Kältegefühl darin. Kühles Gefühl beim Einatmen, als wäre es Luft, die von Schnee oder Eis herüberwehen würde. ... Niesen, Heiserkeit, Reizung der Atemwege durch das Hantieren mit staubigen Dingen.«

*Hauptsymptome**

Geist und Gemüt. Sie fühlt sich anders als gewöhnlich, kann aber nicht sagen, warum.**

Nase, Gesicht. Lang anhaltender, hartnäckiger Schnupfen mit Wundheit unter der Nase und an den Nasenrändern.[1]

Graue, erdfahle Farbe des Gesichts; ältliches Aussehen.

---

* Die mit [1] bezeichneten Symptome sind der Prüfung Herings entnommen, die 1845 im *Neuen Archiv* (Band 2, Heft 3), neben der von CHLORUM, veröffentlicht wurde. Mit [2] markierte Symptome wurden von Lembke beobachtet (*A.H.Z.* 44, 369). — d.Ü.

** Dieses Symptom ist nicht gerade sehr aussagekräftig; möglicherweise handelt es sich daher um ein Versehen, daß es in den *Guiding Symptoms* als das höchstrangige erscheint. — Anm.d.Ü.

Parotiden zumeist links affiziert.

Warm anzufühlende Geschwulst und Härte der linken Parotis ...[1]

Eiterung der linken Parotis; Absonderung wäßrig und wundmachend; Schwellung bleibt hart und gibt nicht nach (besonders nach Scharlach).

Hals. Steinharte Schwellung der *Drüsen*, besonders des Unterkiefers und Halses.

Diphtherie des Larynx; oder Krupp.

Abdomen. Periodisch viele Schmerzen im linken Hypochondrium und in der linken Iliakalgegend; der Schmerz ist heftig, als ob innerlich wunde Stellen wären.

Rektum. Durchfall schwarzen Kothes ...[1]

Blinde, heftig schmerzende Afterknoten; ... kaltes und warmes Waschen verschlimmerte.[1]

Geschlechtsorgane. Lauter Windabgang aus der Scheide.[1]

Atemwege, Kehlkopf, Brust. Kältegefühl am Kehlkopfe und kühles Gefühl beim Einathmen.[1]

Heiserkeit; Verlieren der Stimme, er kann nicht rein durchsprechen; [die Stimme ist schwach und leise und im Halse wie geschabt so rauh].[1]

Chronische Heiserkeit.

Kratzen und Rauhigkeit im Kehlkopf, reizt zum Räuspern.[2]

Kratzen im Kehlkopf, Hustenreiz und trockener Husten, ... Abends.[2]

[Zusammenziehgefühl innen in der Luftröhre, oder] als würde im Halsgrübchen auf die Luftröhre gedrückt.[1]

Husten mit Erstickungszufällen ...[1]

Schleimrasseln im Kehlkopf beim Husten; der Husten hat einen kruppartigen Klang.

Diphtherie; wenn die Krankheit im Kehlkopf beginnt und dann in den Rachen wandert (in manchen Fällen auch umgekehrt) und wenn sie einen kruppartigen Husten mit viel Schleimrasseln erzeugt.

Kein Würgen beim Husten wie bei HEPAR.

Viel Rasseln im Kehlkopf beim Atmen, noch mehr beim Husten; Erstickungsgefahr durch zuviel Schleim im Kehlkopf (ANTIMONIUM TARTARICUM hat Rasseln tiefer unten in der Brust).

Kruppöse Entzündung des Kehlkopfs, die sich durch wucherndes Pilzwachstum entwickelt.

Kruppsymptome bei Keuchhusten.

Asthma bei Seeleuten, sobald sie an Land gehen.
Zusammenschnüren der Brust, mit beschwerlichem Atmen; kein Husten.

Extremitäten. Eiskalte Unterarme.

Zurückbleiben von großer Schwäche und Mattigkeit, nachdem alle lokalen Diphtheriesymptome verschwunden sind.

Blonde, rotwangige, skrofulöse Mädchen.
Skrofulöse Schwellung der Drüsen, davon mehrere bereits in Eiterung übergehend.
Schwellung und Verhärtung der Drüsen (Schilddrüse, Hoden, Unterkieferdrüsen, Parotis).

◊

Hier noch einmal einige wichtige Beobachtungen von Kent: Die Beschwerden kommen nachts auf, nach einem sehr heißen Tag; sind sie aber erst einmal eingetreten, ist der Patient so furchtbar kälteempfindlich, daß schon ein kühler Luftzug ihn bis auf die Knochen frösteln läßt.

Bromum führt zu Drüseninfiltration; sie indurieren, eitern aber selten. Entzündung mit Härte — das ist die Idee.

Bromum kann bei den bösartigsten Formen der Diphtherie das passende Mittel sein. Die Pseudomembran wuchert wie Unkraut; sie schneidet den Atem ab und verschließt den Kehlkopf.

Bryonia

BRYONIA ALBA BZW. DIOICA; ZAUNRÜBE

Bryonia ist für die Homöopathie ein unschätzbares Mittel, das in erster Linie bei akuten Krankheiten von Nutzen ist. Es hat klare und eindeutige Symptome, die man kaum verfehlen kann, und deshalb gehört es zu jenen Mitteln, die wir am leichtesten mit Gewißheit verschreiben können. Es war eines der ersten von Hahnemann geprüften Mittel — eines von denen, »ohne die wir«, wie Dudgeon sagt, »unseren Laden so gut wie dichtmachen könnten«.

Mit Recht findet sich Bryonia daher in jedem Handbuch der Homöopathie und in jeder Hausapotheke wieder. Aber — wir sollten wissen, wann und wie es zu gebrauchen ist, wenn wir seine wunderbaren Wirkungen erleben wollen.

◊

Guernsey sagt von Bryonia: »Das große Charakteristikum dieser Arznei ist *Verschlimmerung durch jegliche Bewegung*. Der Patient erträgt keinerlei Störung, sei sie seelischer oder körperlicher Natur. Im Bett kann er sich nicht aufsetzen, da ihm ganz schwach und übel davon wird, selbst wenn er sich nur leicht aufrichtet, um einen Schluck Wasser zu trinken. Es ist nicht so schlimm, wenn er sich von einer Bettseite zur anderen bewegt — aber *er kann sich nicht aufsetzen!*«

Lassen Sie uns dies einmal anhand der Prüfungssymptome verfolgen. Dieses ***Schlimmer durch Bewegung*** ist bei Bryonia ein so konstantes Symptom — bei Leiden in sämtlichen Bereichen des Körpers —, daß es zu einem *Allgemeinsymptom* wird.

Bewegung verschlimmert

den Schwindel und den Kopfschmerz;
das Vollheitsgefühl in der Stirn;
(schlimmer sogar durch Bewegen der Augen!)
das starke Pochen im Kopf;
den stechenden Schmerz in Kopf und Augen;
den Ausdehnungsschmerz im Kopf etc.;
die Schmerzen überall.

Schlimmer durch Bewegung sind ferner

das Erbrechen;
das Völlegefühl und Drücken im Magen;
die schneidenden und zusammenziehenden Magenschmerzen;
das Brennen und Stechen im Magen;
die äußerst heftigen Magenschmerzen;
das Kneifen und Schneiden in den Därmen;
die Koliken;
die stechenden Schmerzen im Unterleib;
der unwillkürliche Urinabgang;
die Nachwehen;
die Schmerzen einer entzündeten Brustdrüse;
die Schmerzen im Lumbalbereich;
die Steifheit und Empfindlichkeit und das Reißen dort;
die Schmerzen eines verstauchten Handgelenks;
die Schmerzen und Schwellungen der Fingergelenke;
die stechenden Schmerzen darin;
der Ischiasschmerz;
die Steifigkeit und das Stechen in den Knien;
die Schmerzen in Waden, Knöcheln und Fußgelenken;
das Schwitzen — die drückenden Schmerzen — die ohnmächtige Schwäche — die Frostschauer;
die Schmerzhaftigkeit von Periost, Ligamenten etc.

Wir fügen der *Bewegungsverschlimmerung* der wahrhaft allgegenwärtigen Bryonia-Schmerzen nun noch deren Charakter hinzu — ***stechend***.

Stiche: tief im Gehirn; im Kopf;
in den Augen; tief im Ohr;
in den Zähnen; im Hals; im Magen; im Abdomen;
in der Leber; in der Milz; in den Drüsen;
im Thorax; in den Interkostalräumen und im Sternum; in der Herzgegend;
zwischen den Schulterblättern; unter dem linken Schulterblatt, zum Herzen ziehend;
in Armen, Ellbogen, Handgelenken, Fingern;
in Knien, Fußsohlen, Großzehen;
in ***allen serösen Häuten*** — Perikard, Pleura, Meningen, Gelenkauskleidungen.

Und all dies wird ebenfalls durch Bewegung schlimmer.

Haben wir diese beiden Charakteristika, ***Bewegungsverschlimmerung*** und den ***stechenden*** Charakter der Schmerzen, so fehlt uns zur Vervollständigung des Bryonia-Bildes noch die ***Besserung durch Druck***. Letzteres ist natürlich, zumindest teilweise, eine logische Folge der Bewegungsverschlimmerung, denn Druck stellt gewöhnlich die leidenden Teile ruhig.

In diesem Punkt unterscheidet sich Bryonia grundlegend von BELLADONNA (beides Entzündungsarzneien). BELLADONNA kann nicht den geringsten Druck oder das geringste Zunehmen von Druck ertragen. Die pochenden Schmerzen von BELLADONNA, z.B. bei einer Nagelbettentzündung, werden sogar durch den zusätzlichen Blutdruck im Finger während jeder Systole verstärkt. ... Und doch mußte ich als Studentin entsetzt mit ansehen, wie eine Kommilitonin eines höheren Semesters bei einem Panaritium einen feuchtwarmen Umschlag in Form eines Druckverbandes machte, mit einer warmen, harten Kompresse auf der Oberseite des Fingers! Studenten und Ärzte leisten meist dann die beste Arbeit, wenn sie die Leiden, die sie behandeln, selbst einmal durchlebt haben. Kunstgerechtes Bandagieren ist die größte Grausamkeit, die man einem BELLADONNA-Patienten antun kann, denn es ist schwierig, einen einigermaßen gut sitzenden Verband anders als fest anzulegen. Während des Krieges wurde mir verschiedentlich erzählt, daß in La Panne die Verwundeten fürchteten, von einer bestimmten Pflegehelferin verbunden zu werden: sie machte die Verbände zu stramm.

Bei einer BELLADONNA-Pneumonie wird man den Patienten niemals auf der ›wunden Seite‹ liegen sehen. Bei einer Bryonia-Pneumonie liegt er dagegen gerade auf der entzündeten Seite, um sie ruhigzustellen, oder auch auf dem Rücken — niemals aber auf der gesunden Seite, denn dadurch würde diese komprimiert und immobilisiert, und der schmerzhaften Brusthälfte würden mehr aktive Atembewegungen aufgebürdet.

Ein weiteres führendes Charakteristikum von Bryonia ist ***Trockenheit***. Die trockene Form der Pleuritis, bei der die entzündeten Oberflächen bei jedem Atemzug aneinander reiben, ruft die typischen stechenden Schmerzen hervor. Trockenheit entzündeter seröser Häute: von Perikard — Pleura — Gehirnhaut — Gelenkauskleidungen; Trockenheit auch der Lippen und der Zunge; Trockenheit der Därme, was zu Verstopfung mit trockenen, harten und dunklen Stühlen führt. Schmerzhafter, trockener, krampfhafter Husten, mit Schmerzen, als würde der Kopf in Stücke springen; mit berstenden Schmerzen in Kopf und Brust, bei denen Unterstützung und Gegendruck nötig sind, um ihre Intensität in Grenzen zu halten.

Auch KALIUM CARBONICUM hat bei Pneumonie und Pleuritis diese heftig stechenden Schmerzen in der Brust; jedoch treten die Schmerzen von

Bryonia nur bei Bewegung auf, *beim Atmen*, während die von KALIUM CARBONICUM atemunabhängig sind.

Ich erinnere mich an einen bemerkenswerten KALIUM-CARBONICUM-Fall, einen schweren Fall von rechtsseitiger Pleuropneumonie; es war im Dezember 1917, als Lungenentzündungen häufig waren und meist einen schweren Verlauf nahmen.

65jähriger Mann; während seiner Arbeit plötzlich erkrankt. Vier Tage später wurde er in unser Krankenhaus eingewiesen; hatte in den vorangegangenen drei Nächten wegen der Schmerzen weder ruhen noch schlafen können.

Bei Aufnahme: Temperatur 40°C, Atmung 39/min., ›Pflaumensaft-Sputum‹. Er hatte starke Schmerzen, die ihm immer wieder Schreie abpreßten; es stellte sich heraus, daß das Stechen unabhängig von der Atmung auftrat, und die Pneumonie war, wie gesagt, auf der rechten Seite. So erhielt er KALIUM CARBONICUM C30 zweistündlich; nach gut zwei Stunden hörten die Schmerzen auf, und er verbrachte eine ruhige Nacht. Am nächsten Tag war das Fieber um mehr als 1 Grad gesunken, und am dritten Tag betrug die Temperatur nur noch maximal 37,4°. Dann war alles vorüber, und die Genesung machte gute und rasche Fortschritte.

Und hier ein Bryonia-Fall aus etwa derselben Zeit. Ein 41jähriger Marinesoldat wurde von der Admiralität wegen Pleuropneumonie zu uns geschickt. Wieder war die rechte Lungenbasis betroffen; Temperatur 39,7°C, Atmung 44/min., blutig tingiertes Sputum. *Seine* Symptome legten Bryonia nahe, das in der 200. und dann in 1M-Potenzen verabreicht wurde. Am zweiten Tag war die Temperatur um 1 Grad gefallen, am dritten Tag (dem vierten seiner Erkrankung) war sie bereits subnormal, mit einem leichten Anstieg zum Abend hin; dann war die Sache ausgestanden. Rascher und ungestörter Heilungsverlauf.

Bei solcher, d.h. wahrer Homöopathie sieht man, wenn der Fall frühzeitig behandelt wird, immer wieder, daß es durchaus möglich ist, eine Pneumonie abortiv verlaufen zu lassen. Ich glaube, weit mehr Fälle von Pleuropneumonie verlangen nach Bryonia als nach irgendeinem anderen Mittel (PHOSPHORUS eingeschlossen). Ich könnte eine ganze Reihe von ihnen aus den Krankenhausakten anführen, deutlich mehr als z.B. Fälle, die KALIUM CARBONICUM erforderten ... bzw. *deren Symptome* KALIUM CARBONICUM erforderten. In der Homöopathie kann bekanntlich eine Arznei die andere nicht ersetzen; Homöopathie bedeutet strenges Individualisieren. Es genügt nicht, die Diagnose Pneumonie zu stellen und dagegen ein ›Pneumonie-Mittel‹ zu geben. Mit Hahnemann [*Organon*, Fußnote zu § 81] müssen wir hier *eine Art von* Pneumonie, *eine Art von* Pleuritis diagnostizieren. Was für eine Art? Nun, eine PHOSPHORUS-Art von Pneumonie — eine

Bryonia-Art — eine KALIUM-CARBONICUM-Art — eine NATRIUM-SULFURICUM-Art — eine MERCURIUS-Art. Stets sind es die Symptome, die entscheiden, wenn wir *kurativ* tätig werden wollen. Man kann lindern, so daß es dem Patienten besser geht und er vielleicht weniger leidet, aber das ist noch keine *Heilung*.

Wo ich gerade in den Unterlagen blättere, bin ich versucht, noch von einem anderen interessanten Fall aus dieser Zeit zu berichten; es handelte sich um eine abortiv verlaufene Bronchopneumonie bei einem dreijährigen Kind.

Das Mädchen wurde am 14. März 1918 in unserer Ambulanz vorgestellt. Temperatur mittags 38 °C, Atmung 40/min. Die Mutter hatte die ganze Nacht bei ihr gewacht; das Mädchen war glühendheiß gewesen, hatte gejammert und gehustet. Essen verweigerte sie. »Seit acht Tagen ist sie jetzt schon nachts so glühendheiß.« Crepitatio an der rechten Basis, fraglich auch links. Sie erhielt sechsstündlich Bryonia 1 M. Das Ergebnis war: »Sehr gut geschlafen die Nacht.« Da aber (am nächsten Tag) weiterhin krepitierende Geräusche an beiden Lungenbasen bestanden und die Atemfrequenz erhöht war (48/min.), wurde sie stationär aufgenommen und erhielt Bryonia 10M (drei Gaben). Am nächsten Tag war die Temperatur subnormal, Atmung 29–36. Die Temperatur stieg nicht wieder an, und sie erholte sich ohne weitere Vorkommnisse.

Bronchopneumonie bei Kleinkindern wird allgemein als eine gefährliche und langwierige Krankheit angesehen; die Statistiken der Homöopathie dagegen sind bei dieser Erkrankung exzellent.

Verschiedene Arzneien greifen die Organe und Gewebe unterschiedlich an. Bryonia sucht sich besonders die serösen Häute aus, um dort Entzündungen und Reizungen hervorzurufen, in potenzierter Form aber zu stimulieren und zu heilen. Es hat eine ungeheure Wirkung auf das Rippenfell und die Lungen, und es gehört zu den Mitteln, die Pneumonien zu erzeugen vermochten.*

Bryonias Verschlimmerungszeiten sind: 3 Uhr, wo sein Delirium, sein profuser Nachtschweiß und seine Zahnschmerzen zunehmen; 21 Uhr ist ebenfalls eine schlechte Zeit für Bryonia, und von 18–19 Uhr tritt oft reichliches Harnen auf. Viele Bryonia-Symptome verschlimmern sich morgens, viele verschlimmern sich abends.

Ein seltsames Bryonia-Symptom wird von Hahnemann mitgeteilt: »Auf eine kleine Gemüthserregung (auf Lachen) entsteht jähling ein stechendes

* Richtiger müßte es heißen: pneumonieähnliche Zustände. Siehe zu dieser Problematik das Vorwort des Übersetzers. — d.Ü.

(jückendes) Brennen über den ganzen Körper, als wenn er mit Nesseln gepeitscht worden wäre, oder einen Nesselausschlag hätte, wiewohl nichts auf der Haut zu sehen war; dieß Brennen kam hiernach schon auf den bloßen Gedanken davon, oder wenn er sich erhitzte.«

Bryonia ist ein wichtiges Mittel bei *Ostwind*. Die ›Ätiologie‹ bestimmter Mittel ist von großer Bedeutung. So entstehen die Beschwerden von DULCAMARA z.B. bei kaltem, *feuchtem* Wetter — infolge der Unterkühlung von Durchnässung — durch Naßwerden bei Hitze — oder durch plötzliche Abkühlung, wenn man erhitzt ist.* Bryonia leidet akut nach Exposition gegenüber kaltem, ***trockenem Ostwind***, wie u.a. ACONITUM, ASARUM, CAUSTICUM, HEPAR, KALIUM CARBONICUM, NUX VOMICA, SEPIA und SPONGIA.

Bryonia ist auch ein Heilmittel bei *Nasenbluten* (meiner Erfahrung nach ist hier jedoch VIPERA besonders wirksam**, selbst wenn es sich um ein bis dahin lebenslanges Leiden gehandelt hat); vor allem aber ist Bryonia *das* große Mittel bei vikariierender Menstruation — in Form von Nasenbluten oder Bluterbrechen.

Und hier ein Tip von einem meiner Lehrer aus dessen persönlicher Erfahrung: Geben Sie einem NATRIUM-MURIATICUM-Patienten mit starken Kopfschmerzen für diesen akuten Zustand nicht NATRIUM MURIATICUM, sonst werden Sie sein Leiden fürchterlich verschlimmern. Geben Sie sein ›Akutmittel‹ Bryonia, und heben Sie sich das Konstitutionsmittel für eine ruhigere Periode auf.

Gemeinplätzen kommt es fast gleich, etwas über das Gemüt und das Verhalten von Bryonia im Delirium zu sagen. Sein Hauptmerkmal ist ***Ängstlichkeit*** — ängstliche Besorgtheit um die Zukunft, um die alltäglichen Dinge des Lebens. Träumt und spricht im Delirium von den Tagesgeschäften. Irrereden von Geschäften; Schwatzen von zu verrichtenden Geschäften. *Möchte dem Bett entfliehen und nach Hause eilen.* Reizbar und mürrisch.

Es ist ein wichtiges Mittel bei Erkrankungen der weiblichen Brust. »Brüste schwer, von steinerner Härte; blaß, aber hart; heiß und schmerzhaft.« BELLADONNA-Entzündungen sind dagegen leuchtend rot, die Haut brennt, und es pocht heftig darin. In einem Fall von Brustkrebs, bei dem wegen eines großen Pleuraergusses Bryonia verabreicht worden war, brachte dieses nicht nur den Erguß zum Verschwinden (den ich schon

---

* Letzteres ist auch eine wichtige Ursache bei BELLIS PERENNIS; vgl. dort. — d.Ü.

** Nur aufgrund der Information ›Nasenbluten‹ wird man VIPERA nicht geben dürfen — die Gefahr der Unterdrückung ist, wenn es so wirksam ist, sicher sehr groß. Dies geht schon aus dem Umfang der entsprechenden Rubrik im Repertorium hervor: es sind an die 200 Mittel! Laut Kokelenberg sind die beiden wichtigsten Mittel bei Nasenbluten TUBERCULINUM und MEDORRHINUM. — Anm.d.Ü.

fürchtete punktieren zu müssen), sondern besserte erstaunlicherweise auch die Brusterkrankung.

◊

Im folgenden einige fett bzw. gesperrt gedruckte ***Hauptsymptome***[*] von Allen und Hahnemann, die für Bryonia besonders charakteristisch sind und die Bryonia wiederholt hervorgerufen und geheilt hat.

Geist und Gemüt. *Aengstlichkeit;* es ist ihm bange vor der Zukunft.[1]

Irrereden von Geschäften ...[1]

Sehr üble Laune, Reizbarkeit, grundlose Besorgnisse.[2]

Mürrisch, alles mit Verdruß ansehend.[1]

Träume voll Zänkerei und ärgerlicher Dinge.[1]

Träumt die ganze Nacht sehr lebhaft von ängstlicher und genauer Besorgung der Tagesgeschäfte.[1]

Er beschäftigt sich im Traume mit der Hauswirthschaft.[1]

[Die Nacht ... sehr unruhig; er konnte fast keine halbe Stunde schlafen und war] während dieses Schlummers unausgesetzt mit dem am Vorabende Gelesenen beschäftiget.[2]

Früh, bei Tagesanbruch, delirirendes Schwatzen von zu verrichtenden Geschäften ...[1]

Kopfeingenommenheit.[2] — Kopf ist wüste.[1]

Kopf. Schwindel, sobald er vom Stuhle aufstand ...[1]

Früh, beim Aufstehen aus dem Bette, so taumelig und drehend, als wenn's im Kopfe in einem Kreise herumginge.[1]

Früh fängt das Kopfweh nicht beim Erwachen, sondern beim ersten Oeffnen und Bewegen der Augen an.[1]

Pressender Stirnkopfschmerz, beim Vorwärtsbeugen bedeutend vermehrt.[2]

Im Hinterhaupte stumpfer Schmerz.[1]

Im Hinterhaupte ein pressender Schmerz mit Ziehen bis ins Genick; gegen Mittag mindert sich der Kopfschmerz ...[2]

Wühlender Druck im vordern Theile des Gehirns mit Pressen nach der Stirne, besonders heftig beim Bücken und Schnellgehen; ein Spaziergang ermüdete ihn sehr.[1]

---

[*] Eine [1] verweist auf Symptome aus Hahnemanns *Reiner Arzneimittellehre;* mit [2] versehene Symptome stammen aus der umfangreichen Prüfung, die 1847 von Zlatarovich in der *Oesterreichischen Zeitschrift für Homoeopathie* (Band 3, Heft 1) veröffentlicht wurde. — Anm.d.Ü.

Kopfweh beim Bücken, als wenn alles zur Stirne herausfallen wollte.[1] — Kopfweh, als wollte alles zur Stirne heraus.[1]

Druckschmerz über dem linken Augenbraunbogen ..., worauf sich ein dumpfer, drückend-pressender Schmerz in der Gegend der Hinterhauptshöcker einstellte, der sich von da über den ganzen Kopf* verbreitete und mehr oder minder heftig den Tag über währte. Bei schneller Bewegung und nach dem Essen steigerte sich der Schmerz so sehr, dass ein deutliches Pulsiren im Innern des Kopfes wahrgenommen wurde.[2]

Ein herauspressender Schmerz in beiden Schläfen.[1]

Augen, Nase, Gesicht. Druckschmerz ... im linken Augapfel, besonders heftig bei Bewegung des Augapfels [mit dem Gefühle, als würde das Auge kleiner und ziehe sich in seine Höhle zurück].[2]

Oefteres Thränen der Augen.[1]

Früh sind die Augenbedeckungen geschwollen und wie mit Eiter zugeklebt.[1]

Früh, nach dem Aufstehen, ein viertelstündiges Nasenbluten.[1]

Rothe, heiße, weiche Aufgedunsenheit des Gesichts.[1]

Mund. Ziehendes, zuweilen zuckendes Zahnweh in den Backenzähnen des linken Oberkiefers, nur bei und nach dem Essen, wobei die Zähne zu lang schienen und als wackelten sie hin und her.[1]

Schmerz, als wenn der Zahn eingeschraubt, und dann herausgehoben würde (welcher durch kaltes Wasser nur auf Augenblicke gelindert, beim Gehen im Freien aber besser wird) ...[1]**

Zahnweh nach Mitternacht (um 3 Uhr), ... welches vom Liegen auf der unschmerzhaften Seite sich unerträglich verschlimmert und blos dann vergeht, wenn man sich auf den schmerzhaften Backen legt.[1]

Sehr weiß belegte Zunge.[1] — Die Zunge dick weiss belegt.[2]

Trockenheit im Munde, daß die Zunge am Gaumen klebt.[1]

Der Mund trocken; [durch Trinken wird er nur für Augenblicke feucht und bald kehrt die frühere Trockenheit in noch höherem Grade zurück.][2]

Zusammenfluß vielen seifenartig schäumigen Speichels im Munde.[1]

Fader, lätschiger Geschmack im Munde; er hat fast gar keinen Geschmack.[1]

Sehr bitterer Geschmack ...[2]

---

* Bei Allen (Symptom Nr. 181) und auch bei Hering heißt es irrtümlich »over the whole body«. — d.Ü.

** Allen hebt hier besonders die *Linderung durch kaltes Wasser* hervor (die Klammern sind von Hahnemann gesetzt). — d.Ü.

[Nach einem Trunke Bier,] widerlich bitterer Geschmack ...[2]

Durch öfteres Trinken von kaltem Wasser verschwand der bittere Geschmack im Munde und verminderte sich der Brechreiz.[2]

Magen. Heftiger Durst.[1]

Starker Durst (er mußte viel Kaltes trinken) ...[1]

Starker Durst, sie kann und muß viel auf einmal trinken ...[1]

Allzu starke Eßlust ...[1]

Er hat keinen Appetit zu Milch; wenn er sie aber genießt, so kommt der Appetit dazu und sie fängt an zu schmecken.[1]

Starkes Verlangen auf Kaffee.[1]

Nach dem Essen bitteres Aufstoßen.[1]

Oefteres, zuweilen säuerliches Aufstoßen nach dem Essen.[1]

Nach dem Essen Drücken im Magen; es lag wie ein Stein darin und machte ihn verdrießlich.[1]

Es liegt im Magen wie ein Stein; die Magengegend bei Berührung schmerzhaft.[2]

Die Magengegend beim Drucke schmerzhaft.[2] (NB: Nur hier, an Magen und Bauch, wird Bryonia nicht durch Druck gebessert.)

Stuhl und Urin. Nachmittags zwei breiartige, sehr übelriechende Stuhlentleerungen; darauf Brennen am After.[2]

Durchfall und Leibschneiden vorher.[1]

Fortdauernde Stuhlverhaltung.[2]

Trockener, wie ausgedörrter, mühsamer Stuhl.

Der Urin zeigte eine dunklere, fast bräunliche Färbung.[2]

Atemwege, Brust. Fließschnupfen, acht Tage lang.[1]

Starker Schnupfen ohne Husten.[1]

Zäher Schleim im Rachen, der sich durch Kotzen [= Räuspern] lösete.[1]

Trockner Husten.[1]

Reiz zum Kotzen, es ist, als ob etwas Schleimiges in der Luftröhre wäre; hat er einige Zeit gekotzt, so empfindet er da einen Schmerz, aus Wundseyn und Druck gemischt; beim Reden und Tabakrauchen wird der Schmerz heftiger.[1]

Wenn er aus der freien Luft in die warme Stube kommt, Empfindung, als sey Dampf in der Luftröhre, der ihn zum Husten nöthigt; es ist ihm, als könne er nicht Luft genug einathmen.[1]

Zäher Schleim in der Luftröhre, der sich nur nach öfterm Kotzen löset.[1]

Beim Husten fährt's allemal in den Kopf, wie ein Druck.[1]

Es sticht beim Husten im Brustbeine; er muß die Brust mit der Hand halten ...[1]
Innere Hitze in der Brust.[1]
Spitzig stechender Schmerz unter der rechten Brustwarze nach außen, in der Brusthöhle nur beim Ausathmen.[1]

(An dieser Stelle drei kursiv gedruckte Symptome von Allen, die sehr wichtig sind:)

Kurze, aber so heftige Stiche in der rechten Brustseite, dass er den Athem anhalten musste, um nicht laut aufzuschreien.[2]
Im Sitzen ein Stich in der rechten Brust zwischen der 3. und 4. Rippe.[2]
Reissende Stiche in der linken Brusthälfte, welche sich von hinten nach vorn verbreiteten, in der Ruhe sich minderten, bei Bewegung aber und tiefem Athemholen verschlimmerten ...[2]

(Vielleicht ist es ja falsch, nur die fettgedruckten Symptome wiederzugeben; jene in Kursivdruck sind ebenfalls ungeheuer wichtig!)

Extremitäten. Schwere und Müdigkeit in allen Gliedern ...[1]
Geschwulst am Ellbogengelenke und etwas darüber und darunter bis zur Mitte des Ober- und Unterarms, und an den Unterfüßen [= Füßen].[1]
Im Handgelenke Schmerz wie verstaucht, oder verrenkt, bei jeder Bewegung.[1]
In den Fingern stechende Schmerzen beim Schreiben.[1]
Große Mattigkeit in den Oberschenkeln; er kann kaum die Treppe hinaufsteigen; weniger beim Niedersteigen.[1]
Spannende, schmerzhafte Steifigkeit der Kniee.[1]
Stiche in den Knieen beim Gehen.[1]
Die Kniee wanken und knicken zusammen im Gehen.[1]
Die Unterschenkel sind so matt, daß sie ihn kaum zu halten vermögen, beim Anfange des Gehens und schon beim Stehen.[1]
Heiße Geschwulst des Fußes.[1]
Heiße Geschwulst des Fußspannes, mit Zerschlagenheitsschmerz, wenn der Fuß ausgestreckt wird; der Fuß spannt, wenn man auftritt, und beim Befühlen thut's wie unterköthig weh und wie Eitergeschwür.[1]

Sehr aufgelegt zum Gähnen ...; öfteres Gähnen den ganzen Tag.[1]
Beim Aufstehen eine grosse Abspannung und Mattigkeit, welche im Laufe des Vormittags beim Herumgehen so zunahm, dass er sich förmlich schleppen musste ...[2]
Beim Aufstehen, aus dem Bette, wandelt ihn eine Ohnmacht an ...[1]

Nach dem Mittagsschlafe ist er frostig und wüste im Kopfe.[1]

Starker Durst (er mußte viel Kaltes trinken) mit innerer Hitze, ohne daß er äußerlich heiß anzufühlen war.[1]

Gefühl von Hitze im Gesichte, mit Röthe und Durst.[1]

Er schwitzt beim Gehen in kalter Luft über und über.[1]

Heftiger Nachtschweiß von Nachmitternachts 3 Uhr an ...[1]

Sauere Schweisse.[2]

◊

Bevor Dr. Haehl aus Stuttgart vor einigen Jahren nach langer Suche die umfangreichen Krankenjournale Hahnemanns wiederentdeckte — sie verstaubten bis dahin auf einem Dachboden! — und sie seinem Hahnemann-Museum in Stuttgart hinzufügte, zeichnete sich Bryonia dadurch aus, daß es in einem der ganz wenigen Fallbeispiele aus dem gewaltigen Lebenswerk Hahnemanns vorkam, die bis zu dieser Zeit zugänglich waren (jedenfalls in seinen besser bekannten Publikationen). Es lohnt sich, diesen Fall hier noch einmal nachzuerzählen. Hahnemann führt ihn an, um seine Methode zu veranschaulichen, *einen Fall aufzunehmen* und *das Heilmittel zu finden*. Es dürfte von Interesse sein, ihn einmal vollständig wiederzuveröffentlichen.*

Eine Waschfrau war aus einem Nachbardorf gekommen, um Hahnemann um Hilfe zu bitten. Sie hatte vor Schmerzen [Stiche in der Herzgrube bei jeder Bewegung; d. Ü.] wochenlang nicht arbeiten können. Hahnemann nahm ihre Symptome auf, mit jener Sorgfalt, zu der er auch uns eindringlich mahnt; dann ging er sie der Reihe nach durch und notierte sich die Mittel, die diese Symptome hervorgerufen hatten; es stellte sich heraus, daß Bryonia als einziges das vollständige Symptomenbild abdeckte.

Es war noch die Frühzeit der Homöopathie, und so verabreichte er der Patientin einen Tropfen Bryonia in der Urtinktur und bestellte sie nach 48 Stunden wieder ein.

»Meinem Freunde E., der zugegen war, deutete ich an, daß die Frau binnen dieser Zeit durchaus gesund werden müsse, welcher aber (nur erst noch auf halbem Wege zur Homöopathie begriffen) dies in Zweifel zog. Nach zwei Tagen stellte er sich wieder ein, um den Erfolg zu vernehmen,

---

* Eine schon recht ausführliche Beschreibung dieses Falls findet sich in der *Vorerinnerung* zum 2. Band der *Reinen Arzneimittellehre* (S. 31), was M. Tyler vielleicht entfallen ist. Jedenfalls berichtet sie darüber, wie es scheint, nur aus der Erinnerung — sehr verkürzt und mit einigen ›dichterischen‹ Freiheiten. Aus diesem Grund habe ich den letzten Teil ihrer Erzählung durch die entsprechende Passage aus der *Reinen Arzneimittellehre* ersetzt. — Anm. d. Ü.

aber das Weib kam nicht, kam auch überhaupt nicht wieder. Meinen ungeduldigen Freund konnte ich nun bloß dadurch besänftigen, daß ich ihm das eine halbe Stunde weit entfernte Dorf, wo sie wohnte, und ihren Namen nannte und ihm rieth, sie aufzusuchen und sich selbst nach ihrem Befinden zu erkundigen. Er that es und ihre Antwort war: ›*Was sollte ich denn dort? Ich war ja schon den Tag drauf gesund und konnte wieder auf die Wäsche gehen, und den andern Tag war mir so völlig wohl, wie mir noch jetzt ist. Ich danke es dem Doctor tausendmal, aber unser Eins kann keine Zeit von seiner Arbeit abbrechen; ich hatte ja auch drei ganze Wochen lang vorher bei meiner Krankheit nichts verdienen können.*‹«

Burnett erwähnt Bryonia als einen der *Fünfzig Gründe, ein Homöopath zu sein*. Lassen wir ihn die Geschichte erzählen!

»Als ich noch ein junger Mann war, hatte ich eine linksseitige Pleuritis, und mit Hilfe eines Dorfapothekers und etlicher Liter einer obskuren Mixtur wäre ich fast ins Jenseits befördert worden. Seit dieser Zeit litt ich an einer dumpfen, unangenehmen Empfindung in meiner Brustseite, wegen der ich viele berühmte Ärzte in verschiedenen Teilen Europas konsultierte — aber *helfen* konnte mir keiner. Alle stimmten darin überein, daß es sich um irgendeine alte Adhäsion zwischen der viszeralen und parietalen Pleura handeln müßte, *aber keiner meiner hochangesehenen Ratgeber konnte sie zum Verschwinden bringen*. Und doch war mein Glaube an sie so groß gewesen, daß er hätte Berge versetzen können; somit hatte also auch der Glaube als Heilmittel bei mir versagt.

Nachdem sich die orthodoxe Medizin als nicht hilfreich erwiesen hatte, ging ich zu den Hydropathen (sie wurden damals ›Quacksalber‹ genannt!) und bekam lange Zeit heiße und kalte Anwendungen; aber auch diese bewirkten nichts. Kalte Packungen, heiße Packungen — monatelang getragene kalte Kompressen — Schlafen in nassen Bettlaken — Schwitzbäder ohne Ende, türkisch und russisch: all dies hinterließ mein altes pleuritisches Leiden im *Status quo ante*.

Die Traubenkur, die Brot-und-Wein-Kur: auch sie waren vergebens. Ebensowenig halfen Diät und Ernährungsumstellung.

Als ich aber studierte, was diese sonderbaren Leute, Homöopathen genannt, über ihr Bryonia alba und seine Affinität zu den serösen Häuten zu sagen hatten, beschimpfte ich sie da etwa? nannte sie Quacksalber? Nein! — ich kaufte etwas Bryonia und nahm es so ein, wie sie es empfahlen, und — siehe da! — innerhalb zwei Wochen war meine Brustseite gesund, und sie hat mir seither nie wieder Beschwerden gemacht.

Dies, lieber Kollege, ist mein zweiter Grund, Homöopath zu sein; und wenn ich jemals aufhören sollte, dem verehrten alten Hahnemann für sein

Bryonia dankbar zu sein, so möge mein altes Pleuraleiden wiederkehren, um mich an die Wahrheit seiner Lehre zu erinnern.

Was Sie und der Rest der Welt davon halten mögen, interessiert mich herzlich wenig: über die Brücke, die *mich* hinübertrug, vermag ich nur Gutes zu sagen.

Was mich betrifft, so habe ich nur eine Forderung an die Medizin, eine einzige Forderung: sie soll heilen! Die ›Pathie‹, die heilt, ist ›die Pathie‹ für mich. Von Ihrer famosen Allopathie kann ich nur sagen —

›Wie großartig sie auch immer sei,
Hilft sie *mir* nicht, ist's mir einerlei!‹«

Aus Obengesagtem ersehen wir, daß Bryonia nicht nur ein wichtiges Mittel bei akuter Pleuritis ist, sondern daß es auch die chronischen Zustände heilen kann, die gelegentlich nach einer Pleuritis zurückbleiben.

Nash sagt: »Gleichgültig, welchen Namen die Krankheit trägt: Wenn sich der Patient durch Stilliegen deutlich besser fühlt und sehr leidet durch die geringste Bewegung — und dies um so stärker, je mehr und je länger er sich bewegt —, dann ist Bryonia das erste Mittel, an das wir denken müssen, und es müssen schon sehr starke Gegenindikationen in anderer Hinsicht vorhanden sein, um Bryonia auszuschließen.«

Und er konstatiert zum Schluß: »Die vorherrschende Schule weiß nicht, was sie dadurch versäumt, daß sie mit den Heilkräften dieser Arznei nicht vertraut ist, wie sie sich in unseren Prüfungen und klinischen Anwendungen herausgestellt haben; aber wir wissen, was wir gewonnen haben!«

◊

Um zusammenzufassen ... Wenn Sie jemals einen Patienten haben mit heftig stechenden Schmerzen, die durch die geringste Bewegung, besonders durch Aufsetzen verschlimmert, durch Druck aber gebessert werden, mit weißer Zunge und großem Durst nach kaltem Wasser, sehr reizbar, ärgerlich und zornig, wobei sich sein Leiden noch verstärkt, wenn er (seelisch oder körperlich) gestört wird, einen Patienten, der im Delirium »nach Hause gehen« möchte (auch wenn er schon zu Hause ist), dessen Träume oder Delirien sich um die Erledigung seiner Tagesgeschäfte drehen, dann können Sie Bryonia verabreichen — und auf den Erfolg Wetten abschließen!

Calcarea carbonica

CALCIUM CARBONICUM HAHNEMANNI; AUSTERNSCHALENKALK, ›KALKERDE‹

Diese Arznei, chemisch gesehen kein reines Calciumcarbonat, ist eine Verreibung der mittleren Schicht der Austernschale. Sie wurde von Hahnemann geprüft, und Clarke nennt sie »eines der größten Monumente des Hahnemannschen Genius. ... Seine Methode der Zubereitung unlöslicher Substanzen« (durch Trituration) »brachte in diesem Fall eine ganze Welt therapeutischer Kräfte ans Tageslicht, die zuvor völlig unbekannt war.«

◊

Einige Mittel sind schwierig zu erkennen, bei Calcarea carbonica [im folgenden einfach Calcarea genannt; d. Ü.] aber scheint es, wenn das Bild typisch ist, eher schwierig zu sein, es *nicht* zu erkennen.

Calcarea zeigt in den Prüfungen wenigstens fünf verschiedene Bilder, die aber fließend ineinander übergehen.

Da ist das Bild des Zahnens.
Das Bild der Rachitis.
Das Bild der Anämie.
Das Bild der Tuberkulose.
Das Bild geistig-emotionaler Schwäche bis hin zum Schwachsinn.

Aus Calcarea-Kindern werden Calcarea-Erwachsene; und wenn Sie das Calcarea-Kind kennen, werden Sie Calcarea auch später im Leben leicht wiedererkennen.

1.) Zunächst also das Bild des ***Zahnens:*** das dicke, schlaffe Baby mit blondem Haar und großem (oft sauer riechendem) Kopf, der nachts im Schlaf heftig schwitzt und das Kopfkissen in großem Umkreis naß macht. Die Zahnung ist verzögert, die Zähne brechen nicht rechtzeitig durch. Das Zahnfleisch ist geschwollen und empfindlich, und es pocht darin. Man berichtet Ihnen, daß das Kind »die Milch nicht verträgt«, sie wird als saures Wasser und saure, geronnene Milch wieder erbrochen; saure Flüssigkeit rinnt aus dem Mund. Calcarea ist sehr sauer; die Stühle riechen sauer — sauer und stechend — und sind wundmachend. (Bei LYCOPODIUM ist es der Urin, der brennt und wund macht, bei Calcarea, SULFUR und anderen der Stuhl.) Bei Calcarea kann der Stuhl (bei Durchfall wie bei Verstopfung) weiß wie Kreide sein. Handgelenke und Fußknöchel sind von ›Speckringen‹ umgeben; möglicherweise ist auch der rachitische Rosenkranz zu tasten. Die Fontanellen schließen sich nur langsam, die Zähne kommen nur langsam heraus. Die ganze Knochenentwicklung ist verzögert; erst spät können die Knochen das Gewicht des Körpers tragen, sie sind von geringer Festigkeit und verbiegen leicht.

Der Husten dieser Kinder ist oft eine Art ›Zahnungshusten‹. (Früher pflegte ich immer etwas für die Bronchitis zu geben und zusätzlich Calcarea, um den Zähnen zum Durchbruch zu verhelfen, bis ich herausfand, daß das Mittel — bei einem Calcarea-Kind — beides abdeckte.)

2.) All dies geht schließlich in das Bild des ***rachitischen Kindes*** über. Das Calcarea-Kind der Prüfungen und der Materia Medica ist das typische Rachitis-Kind.

Das dicke, blonde, blasse Kind, das ins Sprechzimmer gebracht und auf einen Stuhl abgeladen wird, *bleibt dort sitzen*. Kein Herunterwinden, um herumzulaufen und alles im Zimmer anzufassen. Es sitzt einfach nur da, träge und lethargisch. Allenfalls spielt es mit seinen Fingern und zupft an ihnen herum.

Mit der kreidebleichen Gesichtsfarbe gehen einher:

— Fettleibigkeit ohne Ausdauer.

— Schwitzen ohne Hitze.

— Knochen ohne Festigkeit.

— Gewebe von zuviel Quantität und zuwenig Qualität.

— Eine schlaffe, massige Gestalt, voller Schwäche und Müdigkeit.

Auf Nachfragen erfahren Sie, daß das Kind am Kopf außerordentlich stark schwitzt. Kopfschweiß bei Kälte, in einem kalten Raum; Kopfschweiß nachts, der das Kissen durchnäßt. (Calcarea und SILICEA schwitzen nachts und im Schlaf das Kopfkissen naß; doch sind ihre Arzneibilder ganz verschieden.)

Bei Calcarea ist alles langsam und verzögert, schwerfällig und schwach.

Die nächtlichen Angstzustände werden Sie sicherlich kennen — wie das Kind aus dem Schlaf hochschreckt und vor Entsetzen schreit; es erkennt niemanden, kann kaum beruhigt werden und zittert vor Angst. Calcarea-Kinder »erleben in ihren Träumen schreckliche Dinge«, sagt Kent. Und das Mittel ist bekannt dafür, daß es solche nächtlichen Angstzustände sehr oft beheben konnte.

Calcarea hat Verlangen nach Eiern; nach unverdaulichen Dingen wie Kalk, Griffeln, Erde, Kreide oder Lehm (ALUMINA); nach rohen Kartoffeln, Süßigkeiten, Eiscreme usw.

Später entwickelt sich eine Abneigung gegen Kaffee, Fleisch und Milch (oder Milch wird gemocht, aber nicht vertragen), ferner gegen Tabak.

Die Magengegend ist angeschwollen — »wie eine umgedrehte Untertasse«.

3.) Ein drittes Bild, das sich im späteren Leben zeigt, ist der »leukophlegmatische Patient«, wie er genannt worden ist — fett, hellhäutig, schlaff. Schnaufend und keuchend betritt er das Zimmer und reicht Ihnen seine froschähnliche Hand, so daß Sie sich schütteln und am liebsten gleich die Hände waschen würden; sie ist feucht und kalt und so kraftlos und weich, als hätte sie keine Knochen. Allein an diesem Händedruck können Sie Calcarea erkennen!

Der Patient wird Ihnen ***Anämie***-Symptome berichten: seine Müdigkeit und Mattigkeit; sein Herzklopfen; seine Kurzatmigkeit bei geringsten Steigungen; seine Empfindung, als wäre die Brust oder der Kopf zu sehr mit Blut gefüllt.

Er wird Ihnen von seiner Fröstеligkeit erzählen; von seiner Schweißneigung, besonders an Kopf und Füßen; wie er schwitzt, wenn ihm kalt ist, in einem kalten Raum, im Schlaf; wie die Kälte in bestimmten Bereichen oder auch nur an einzelnen Stellen auftritt — kalter Kopf, kalte Füße, kalter Bauch, kalte Oberschenkel, kalte Kopfhaut; eisige Kälte. (SULFUR hat stellenweise Hitze, Calcarea stellenweise Kälte und, wie Kent sagt, stellenweises Schwitzen.)

Oder Sie sehen eine überaus korpulente Frau, außer Atem, ohne Kraft, Energie, Festigkeit, Farbe — keine Vitalität. Diese Schwäche! diese Müdigkeit! diese Kurzatmigkeit! dieses Herzklopfen!

Sie wird Ihnen berichten, daß ihre Regel zu früh einsetzt, zu stark ist und zu lange anhält; bei jeder Anstrengung oder Aufregung kann die Blutung wiederkommen.

Und dann ihre Krämpfe! Sie kann sich nicht ins kalte Bett legen, ohne irgendwelche Krämpfe zu bekommen. Sie streckt ein Bein im Bett aus, und schon hat sie einen Krampf darin. Waden, Finger, Zehen — sie alle sind ständig schmerzhaften Krämpfen unterworfen (CUPRUM).

Wie leicht zieht sie sich Verrenkungen zu! Sie hat Schmerzen im Kreuz, wie verrenkt; kann nichts Schweres heben. Und sie neigt zu plötzlichen Schweißausbrüchen, morgens oder zwischendurch im Laufe des Tages.

Und dann hat sie noch dieses merkwürdige Gefühl, als wäre die Taille zu fest zusammengeschnürt. Das Blut drängt ihr zum Kopf. Wenn sie den Kopf dreht, wird ihr schwindelig. …

Ich habe einmal gesehen, wie Calcarea einen schlimmen Fall von perniziöser Anämie über viele Jahre hinweg enorm gebessert hat. Auf verschiedene Indikationen hin hatte ich es zuvor mit anderen Mitteln probiert, schließlich aber Calcarea gegeben, weil ihr kreidebleiches Gesicht daran erinnerte. Sie lebte noch viele Jahre, doch als sie schließlich die Behandlung abbrach, bekam sie einen Rückfall und starb. Bis dahin aber war sie regelrecht aufgeblüht und wieder zu Kräften gekommen.

4.) Dann der ***Tb-Typ,*** der sich andeutungsweise auch schon in den Prüfungen zeigt. Darin wird von harten, bis hühnereigroßen Schwellungen der Unterkieferdrüsen berichtet (DROSERA), ferner von Geschwüren mit indurierter Umgebung.

Nachtschweiße.

Unterleib stark aufgetrieben; harte, geschwollene Lymphknoten in beiden Leisten.

All dies sehen wir auch bei Calcarea, bei Erwachsenen gleichermaßen wie bei Kindern.

Kent beschreibt es so: »Kinder mit kalten Füßen, abgemagerten Gliedmaßen und vergrößertem Abdomen; die Magengegend ist aufgetrieben wie eine umgedrehte Untertasse, der Unterleib gebläht. Kalt und empfindlich auf Kälte. Blasse Haut. Bleiches, wächsernes Gesicht.«

Die ganze Brust ist schmerzhaft empfindlich — empfindlich auf Berührung und beim Einatmen. Beengung der Brust. Gefühl, als wäre die Brust mit Blut gefüllt.

Und dann der Husten; Kitzelhusten, mit süßlichem Auswurf und Blutspucken. ... Ja, die Prüfungen lassen sehr wohl an Rachitis, Anämie und eben auch an Tuberkulose denken.

5.) Schließlich das ***psychische Bild*** von Calcarea.

So verängstigt — so furchtsam!

Panische Ängste nachts, nach dem Einschlafen und beim Erwachen aus dem Schlaf.

Befürchtungen über Befürchtungen.

»Befürchtende, bange Ahnung, als ob ihm oder einem Andern ein Unglück begegnen würde ...«

Furcht, sie werde den Verstand verlieren und die Leute könnten es bemerken.

»Sie fürchtet, die Leute sehen ihr ihre Verwirrtheit im Kopfe an.«

Ängstlichkeit, mit Unruhe und vagen Befürchtungen.

Furcht vor dem Tod; vor Krankheit und Elend.

Während sie dasitzt, kann sie nicht anders, als ständig an irgendwelchen Gegenständen herumzunesteln oder Nadeln krummzubiegen.

Brütet lange über Kleinigkeiten, die ganz ohne Belang sind.

»Zu aller Arbeit unaufgelegt. — Scheu und Ekel vor der Arbeit ...«

Furcht vor Schwindsucht.

Verdrießlich; gereizt; eigensinnig.

Die Gedanken schwinden ihm. Das Gehirn fühlt sich gelähmt an; er kann nicht denken, sich nicht besinnen, bei Eingenommenheit des Kopfes.

Verzweifelt an ihrem Leben und ihrem Verstand.

Die Calcarea-Epilepsie hat als Aura ein ›Maus-Gefühl‹ — das Gefühl, als würde eine Maus den Arm oder das Bein hinaufkrabbeln (BELLADONNA hat dies ebenfalls, ferner SILICEA).

◊

Nash sagt: »Wenn Calcarea *ein* Symptom hat, das nicht nur im Vergleich zu seinen übrigen Symptomen, sondern auch im Vergleich mit allen anderen Arzneien führend ist, so ist es dies: ***starkes Schwitzen am Kopf bei großköpfigen Kindern mit offenen Fontanellen***. Der Schweiß ist so reichlich, daß er während des Schlafs den Kopf und das Gesicht herunterrinnt und das Kissen rundherum naß macht. So manches Kleinkind konnte davor bewahrt werden, an Hydrozephalus, Zahnungsleiden, Rachitis, Marasmus, Eklampsiefolgen, Cholera infantum etc. zu sterben, wo diese Art von Schwitzen als Leitsymptom für die Anwendung von Calcarea erkannt wurde.«

Nash weist ferner auf die Mangelernährung als eine der Störungen hin, die nach Calcarea verlangen. Er zitiert aus Herings *Guiding Symptoms:*

»Verzögerte Entwicklung der Knochengewebe mit Vergrößerung der lymphatischen Organe.«

»Verkrümmungen der Knochen, besonders der Wirbelsäule und der langen Röhrenknochen.«

»Extremitäten deformiert, verkrümmt.«

»Knochenerweichung; die Fontanellen bleiben zu lange offen, bei sehr großem Schädel.«

Und er fügt hinzu: »Diese Symptome zeigen eine mangelhafte oder unvollständige Ernährung der Knochen an. Sie werden nur unregelmäßig oder ungleich versorgt. Ein Teil des Knochengerüsts, z.B. die Wirbelsäule, erhält ausreichend Nährstoffe, während ein anderer ›hungern‹ muß. Doch diese ungleichmäßige Knochenentwicklung geht einher mit einer Überernährung der Weichteile. Daher finden wir in der Pathogenese der Arznei eine Neigung zu Fettleibigkeit verzeichnet, vor allem bei Kindern und Jugendlichen.«

◊

Nebenbei bemerkt ist Calcarea das chronische Mittel von BELLADONNA; d.h., wenn BELLADONNA wiederholt bei akuten Beschwerden geholfen hat, wird Calcarea eine tiefgreifende Heilung herbeiführen und so Rezidiven vorbeugen.

◊

Lassen Sie uns zum Schluß einige Punkte von Kent durchgehen:

»Calcarea schwitzt an einzelnen Stellen. ... Wenn die Füße von Calcarea kalt werden, fangen sie an zu schwitzen. ...

Kinder, die eine schwierige Zahnungsphase durchmachen, erleben in ihren Träumen schreckliche Dinge; sie schreien nachts auf, und das Kissen ist um den ganzen Kopf herum naß. ...

Calcarea ruft jene Art von Anämie hervor, die als *Chlorose* [Bleichsucht] bekannt ist. Ferner erzeugt es eine ausgeprägte perniziöse Anämie. ...

Kälteempfindlichkeit und Schwäche sind zwei Merkmale, die sich durch das ganze Arzneimittelbild ziehen. ... Dicke, schlaffe, blutarme Menschen. ... Der Calcarea-Patient ist ein sehr müder Patient. ...

Er kommt in einen Zustand, wo die Lymphknoten vergrößert sind und Hals und Glieder abmagern, während das Fett und die Lymphknoten im Bereich des Abdomens zunehmen. ... Bei Calcarea können die Patienten sowohl fett, schlaff und blaß als auch insgesamt sehr abgemagert sein. ...

Calcarea-Kinder verlangen nach Eiern, und es geht ihnen besser, wenn sie Eier essen.

Sie haben saure, stechend riechende Stühle, die unverdaute Milch enthalten.

Kitzelhusten.*

Erschlaffung der Gewebe überall — Muskeln, Venen —, besonders im Bereich der Beine und des Afters, d.h. Unterschenkelvarizen bzw. Hämorrhoiden. ...

Calcarea läßt Polypen wachsen und heilt diese (bei einem Calcarea-Patienten). ... Und Calcarea-Babys sind fast stets mehr oder weniger von Würmern befallen.

Es ist hilfreich bei Verhärtungen von Geschwüren — am Geschwürsgrund sowie in der Ulcusumgebung —, woraus sein wunderbarer Nutzen bei der Linderung und Eindämmung maligner Ulcera resultiert, denn diese weisen stets eine indurierte Basis auf. Alte Krebsgeschwüre werden in ihrem Wachstum stark eingeschränkt, weil der konstitutionelle Zustand des Patienten verbessert und seine Widerstandskraft deutlich gesteigert wird; die Geschwüre beginnen abzuheilen. Bei einer Krebserkrankung, die in

* *Diesbezüglich erinnere ich mich an eine alte, dicke Frau, eine typische Calcarea-Patientin. Sie hatte seit Jahren nachts einen Kitzelhusten, der ihre Nachbarn störte und ihre Angehörigen nötigte, aufzustehen und ihr heißes Wasser zu trinken zu bringen. Eine Gabe Calcarea in Hochpotenz brachte den Husten für ein ganzes Jahr zum Schweigen.*

sechzehn Monaten zum Tode führen würde, wird der Patient unter Calcarea noch fünf Jahre weiterleben, wenn Calcarea das indizierte Mittel ist.«

Kent sagt, daß Kleinkinder, die mit Kalkwasserzusatz in der Milch gefüttert werden, nach kurzer Zeit zu ›Kalkopfern‹ werden, die nicht mehr in der Lage sind, den Kalk aus der natürlichen Nahrung herauszuziehen; sie werden allmählich zu dicken und schlaffen Calcarea-Kindern. Die natürlichen ›Kalkfälle‹ jedoch werden als solche geboren, mit der Unfähigkeit, Kalk aus der Nahrung zu resorbieren; sie nehmen an Gewicht zu und produzieren nur unzulängliches Knochengewebe und minderwertige oder überhaupt keine Zähne. Und er meint: »Welch törichte Idee, diese Kinder zusätzlich mit Kalk füttern zu wollen, wenn sie diesen gar nicht verdauen können. ... Um so erstaunlicher ist es, daß eine einzige Dosis desselben Stoffs in Potenz bewirkt, daß das Kind seine Nahrung wieder vollständig verdauen und sich allen Kalk daraus zu eigen machen kann, den es für die Knochen und sonstigen Gewebe braucht. Auf einmal fangen die Zähne zu wachsen an, die Knochen wachsen, und die Beine des kleinen Kerlchens werden fest genug, um gehen zu können, und sie werden ihn tragen. ...

Es ist ein besonderes Kennzeichen von Calcarea, daß die Körperoberfläche um so kälter wird, je ausgeprägter die Kongestion im Bereich der inneren Organe ist. Bei Brust-, Magen- oder Darmbeschwerden werden Hände und Füße eiskalt und schweißbedeckt. Ebenso kann Calcarea mit Fieber im Bett liegen und am ganzen Körper heiß anzufühlen sein, und nur die Kopfhaut ist von kaltem Schweiß bedeckt. Das ist seltsam! Man kann es von der Pathologie her logisch nicht ableiten; und wenn ein Sachverhalt so seltsam ist, daß er nicht zu erklären ist, wird er ein sehr wertvolles Kennzeichen für die Arznei und darf bei der Verschreibung für einen Patienten nicht außer acht gelassen werden.«

◊

Hahnemann prüfte vor Calcarea carbonica, dessen Symptome in Band 2 seiner *Chronischen Krankheiten* verzeichnet sind, die essigsaure Kalkerde (CALCAREA ACETICA) [deren Symptome er aus der *Reinen Arzneimittellehre* übernahm und jenen von Calcarea carbonica zum Vergleich und unter besonderer Kennzeichnung beifügte; d. Ü.]. Zur Zubereitung von Calcarea carbonica schreibt er:

»Man zerbricht eine reine, etwas dicke Austerschale [und] nimmt von der, zwischen der äußern und innern, harten Schale derselben befindlichen, mürbern, schneeweißen Kalk-Substanz einen Gran«, der dann in der bekannten Weise zu verreiben und zu dynamisieren sei.

Und er gibt u.a. folgende Hinweise: »Kommt die weibliche Regel gewöhnlich mehre Tage vor dem vierwöchentlichen Termine und im Uebermaße, so ist die Kalkerde oft unentbehrlich hülfreich, und um so mehr, je mehr Blut abfließt. Kommt die Regel aber stets zum richtigen Termine oder später, so ist, wenn dieselbe dann auch nicht schwach geht, Calcarea doch fast nie wohlthätig.

Selten nur läßt sich bei älteren Personen, selbst nach Zwischenmitteln, die Kalkerde mit Vortheil wiederholen, und höchst selten und fast nie ohne Nachtheil in Gaben unmittelbar nach einander; bei Kindern jedoch kann man sie, wenn sie den Symptomen zu Folge angezeigt ist, mehrmals, und, je jünger die Kinder sind, desto öfterer wiederholen.«

*Hauptsymptome**

Geist und Gemüt. Schweres Denken.[1]

Sieht Gesichter und Personen, wenn die Augen geschlossen sind.

Sie befürchtet, den Verstand zu verlieren.[1]

Sie fürchtet, die Leute sehen ihr ihre Verwirrtheit im Kopfe an.[1]

Aengstlichkeit, Schauder und Grausen, wenn der Abend naht.[1]

Große Angst und Herzklopfen.[1] — Unruhe im Gemüthe ...[1]

Verzweifelt und ohne Hoffnung, jemals wieder gesund zu werden, mit Furcht vor dem Tode; geht damit Tag und Nacht den anderen auf die Nerven.

Kinder sind eigensinnig und neigen dazu, fett zu werden.

Nach geistiger Anstrengung: Hyperämie des Kopfes; Chorea; Zitteranfälle.

Aufregung verursacht Dysmenorrhoe; nach geringster Aufregung droht die Regel wiederzukehren, oder Metrorrhagie setzt ein.

Schwindel: beim Erklimmen von hochgelegenen Orten; beim Treppen- oder Bergansteigen; bei schnellem Heben oder Drehen des Kopfes, und auch in der Ruhe; beim Gehen im Freien, als sollte er taumeln, besonders bei schnellem Wenden des Kopfes; mit Benommenheit und dem Gefühl zu fallen (Herzneurose); mit Neigung, nach hinten oder zur Seite zu fallen; mit Kopfschmerz; mit Übelkeit und Erbrechen bei eingeklemmten Blähungen; begleitet von Übelkeit und dem Gefühl, als sollte er in Ohn-

* Eine [1] verweist auf Symptome aus Hahnemanns *Chronischen Krankheiten.* Eins der im folgenden wiedergegebenen Symptome ist ein Prüfungssymptom von CALCAREA ACETICA; es ist mit [1A] bezeichnet. [2] steht für Symptome von Bönninghausen *(Uebersicht der Eigenthümlichkeiten ...)*, [3] für Symptome aus Jahrs *Symptomencodex.* — d.Ü.

macht fallen; mit Unsicherheit in den Beinen beim schnellen Gehen; bei Morbus Addison; während der Intervalle von epileptischen Krämpfen.

Kopf. Betäubender, drückender Schmerz in der Stirne, mit Unbesinnlichkeit und Benebelung des ganzen Kopfes, während des Lesens; er mußte im Lesen still halten, und wußte nicht, wo er war.[1A]

Reißender Kopfschmerz über den Augen bis hinunter zur Nase, mit Übelkeit.

Kopfschmerzen beginnen im Hinterkopf und ziehen zum Scheitel; sie sind so heftig, daß sie glaubt, ihr Kopf werde platzen und sie werde noch verrückt werden (Migräne).

Bei jedem Hustenstoße wird der Kopf schmerzhaft erschüttert, als wolle er zerspringen.[1] — Beim Husten entstehen Stiche im Kopf.[1]

Klopfender Kopfschmerz ...[1]

Innere und äußere Kälteempfindung an verschiedenen Stellen des Kopfes, als würde ein Stück Eis dagegen drücken, bei blassem, gedunsenem Gesicht.

Blutandrang zum Kopf: mit Hitze und betäubendem Kopfschmerz; mit rotem und geschwollenem Gesicht; mit Zahnschmerzen; während der Nacht; < morgens beim Erwachen und durch alkoholische Getränke.

Chronischer Hydrozephalus.

Brennen am Scheitel; auch nach Kummer.

Eiseskälte im Kopf und an der (rechten) Kopfseite, als würde ein Stück Eis dort liegen; < durch Wetterwechsel, am frühen Morgen, durch Bewegung im Freien; > im Liegen.

Profuses Schwitzen des Kopfes; Schweiß rollt in großen, perlenden Tropfen das Gesicht herunter; das Kissen ist in einiger Entfernung um den Kopf des Kindes naß (Tinea; kreideähnliche Stühle).

Nächtliche Kopfschweiße.

Kopf zu groß, Fontanellen schließen sich nicht (Rachitis etc.).

Offene Fontanellen, mit großem Kopf und starkem Schwitzen desselben; leukophlegmatische Kinder, sehr dick und von bleiernem Gewicht; Bauch hart und aufgetrieben, mit sauer riechendem Durchfall.

Kratzt beim Erwachen, oder wenn er im Schlaf gestört wird, unwillig den Kopf.

Tinea capitis favosa: dicke Schorfe, mit dickem Eiter bedeckt.

Crusta serpiginosa; Herpes circinatus (bei Zahnung).

Augen. Große Lichtempfindlichkeit, < abends; Augenlider sind morgens verklebt.

Katarakt.

Beim Schließen der Augen [abends] erscheinen fatale Gesichter.[1]
Erweiterung der Pupillen. (»Oefterer ist der Gebrauch der Kalkerde nach Anwendung des Schwefels dienlich, und wenn die Pupillen sehr zur Erweiterung geneigt sind.«)[1]
Fungus haematodes oculi, mit Lichtundurchlässigkeit der Cornea.
Trübheit der Cornea; Lichtundurchlässigkeit; Maculae.
Pusteln auf der Hornhaut, mit viel Tränenfluß und ausgeprägter Photophobie; < durch Gaslicht, morgens, bei Wetterwechsel.
Ophthalmie: durch Erkältung; durch Fremdkörper; bei Neugeborenen; skrofulös; arthritisch.

Ohren. Entzündung und Schwellung des äußeren und inneren Ohres.
Mukopurulente Otorrhoe, hauptsächlich das rechte Ohr befallend; mit Lymphknotenvergrößerung.
Ulzeration, dann Granulation, dann Polypenbildung; großer Gestank.

Nase. Nasenpolypen, mit Verlust des Geruchssinns.
Schwellung von Nase und Oberlippe bei Kindern.

Das ***Gesicht*** sieht alt und runzlig aus (Cholera infantum u.ä.).
Aufgedunsenes Gesicht bei Kindern.
Lippen rissig und aufgesprungen; geschwürige Mundwinkel.
Kaubewegungen der Kiefer im Schlaf.
Schmerzhafte Geschwulst der *Unterkieferdrüsen.*[2]
Harte Geschwulst einer Unterkiefer-Drüse, Hühnerei groß, mit schmerzhaftem Spannen beim Kauen und stechendem Schmerze beim Befühlen.[1]

Die ***Zähne*** können keine Luft und keine Kälte vertragen.[1]
Schwieriges Zahnen der Kinder (Rachitis; Cholera infantum; Hydrozephalus; Milchschorf; Säuglingskatarrh; Laryngotracheitis; Bronchitis; Bronchialkatarrh; Marasmus; Urticaria; Chorea).

Zunge trocken, mag nicht sprechen. (Vgl. ACIDUM PHOSPHORICUM und BELLADONNA)

Hals. Starke Halsschmerzen; Zellgewebe um die zervikalen Lymphknoten angeschwollen; Nase wund, verstopft.

Magen. Viel Heißhunger, bei schwachem Magen.[1]
Geringer Appetit, mit Abneigung gegen Fleisch und Verlangen nach gekochten Eiern.

Gänzliche Appetitlosigkeit.[1]
Verlangen nach gekochten Eiern.
Langwieriger Abscheu vor Fleischspeisen.[1]
Saures Erbrechen, besonders während des Zahnens.
Erbrechen und Durchfall zahnender Kinder.
Magengrube aufgetrieben wie eine umgedrehte Untertasse; druckschmerzhaft.
Aufblähung der Magengegend, dazu nötigend, die Kleidung zu lockern.

Abdomen. Die fest anliegende Bekleidung um die Hypochondern ist ihr unerträglich.[1]
Schmerzen mehr auf der linken Seite, vor allem unter dem linken Hypochondrium; reißende, stechende Schmerzen im linken Thorax, zum Hypochondrium ziehend.
Flatulenz mit Gluckern im rechten Abdomen.
Stark aufgetriebner, ... harter Unterleib.[1]
Geschwollene, harte Gekrösdrüsen bei Kindern[2]; Bauch fühlt sich an wie mit Steinen oder eiförmigen Körpern gefüllt.
Atrophie des Mesenteriums.
Bis auf die Bauchgegend überall abgemagert.
Wundheit des Nabels; eine feuchte Wucherung aus dem Nabel, wie wildes Fleisch, bei Säuglingen. (KALIUM CARBONICUM, NATRIUM MURIATICUM)

Stuhl. Sauer riechender Durchfall ...[2] — Wäßrige Stühle.
Bandwürmer und Askariden im Stuhl. — Bandwurm (nach GRAPHITES).

Harnorgane. Polypen und Varizen der Blase.

Geschlechtsorgane. Geschlechtstrieb sehr erhöht.[1]
Pollutionen in den ersten Tagen vielmehr ...[1]
Häufige unwillkürliche Samenergießungen im Schlaf.
Beim Beischlafe sehr später Samen-Erguß.[1]
Nach dem Beischlafe, einige Tage lang sehr matt und angegriffen.[1]
Impotenz.
Folgen von Onanie oder zu häufigem Koitus: drückender Schmerz in Kopf und Rücken; Mattigkeit und Schwäche in den Beinen, die Knie scheinen nachgeben zu wollen; leichtes Schwitzen, Schwäche, Zittern der Hände.
Jucken und Brennen der Genitalien, bei beiden Geschlechtern.
Regelblutung will nicht erscheinen, bei plethorischen Individuen.
Menses: zu früh; zu lange anhaltend; zu stark.

Die geringste Aufregung führt zum Wiederauftreten einer starken Blutung.

Metrorrhagie.

Leukorrhoe: wie Milch, mit Jucken und Brennen; vor oder nach der Regel; während des Harnens; zuweilen profus; stoßweise; stärker nach körperlicher Anstrengung; mit großer Schwäche; mit Stechen in der Vaginalöffnung und Wehtun in der Vagina; mit Brennen im Zervikalkanal; mit Ansammlung von Schleim zwischen den Schamlippen und den Oberschenkeln; mit Chlorose; bei skrofulösen Frauen.

Leukorrhoe mit Pruritus; Ausfluß weiß, milchig, aber nicht dickflüssig; mit Hitze des Genitalbereichs.

Dicker und gelber Ausfluß; < tagsüber, beim Urinieren.

Häufiger Ausfluß zwischen den Menses, die zu früh und zu stark auftreten.

Vaginale Polypen und Fisteln.

Während der Schwangerschaft: ungeschickt, unbeholfen, fällt leicht hin; schon nach kurzem Spaziergang ermüdet aufgrund eines Gefühls allgemeiner Lahmheit im Becken; Krämpfe in Zehen oder Fußsohlen.

Falsche Wehen, nach oben ziehend.

Milchsekretion. Übermäßige Sekretion von Milch; Galaktorrhoe.

Exzessive Milchabsonderung; Auszehrung und Schweiße; Schwäche als Folge.

Brüste gedehnt, Milch spärlich; sie friert und spürt kalte Luft sehr schnell; es ist nicht genügend Vitalität vorhanden, um die Milch zu sezernieren.

Ungenügende Milchproduktion; Mammae nicht angeschwollen.

Brüste hart, aber nicht gerötet.

Der Säugling verträgt die Milch nicht.

Atmung und Brust. Schmerzlose Heiserkeit, daß sie vorzüglich früh gar nicht sprechen kann.[1]

Heisere, kaum hörbare Stimme.

Mühsames, lautes Athmen durch die Nase ...[1]

Verkürzung des Athems beim geringsten Steigen.[1]

Kurzatmigkeit nach Spaziergang.

Schleimrasseln auf der Brust beim Ausatmen, < im Liegen und abends.

Nacht-Husten.[1]

Husten, < morgens beim Erwachen und am frühen Abend.

Wirkt auf das obere und mittlere Drittel der rechten Lunge.

Wundheitsschmerz in der Brust, wie zerschlagen, besonders beim Einatmen.

Tuberkulöse Auszehrung.
Die ganze Brust ist bei Berührung und beim Einathmen schmerzhaft empfindlich.[I]

Äußerer Hals, Rücken, Extremitäten. Halsdrüsen-Geschwülste.[I]
Lymphknoten im Nacken geschwollen, bei Ausschlag auf dem Kopf.
Leichtes Verheben, wovon das Genick dick und starr wird, mit Kopfschmerz.[I]
Drücken zwischen und unter den Schulterblättern.
[Nach dem Beischlafe,] Schwäche und Zittern in den Beinen, besonders über und unter den Knieen.[I]
Geschwulst der Kniee.[I]
Kalte, feuchte Füße.
Gefühl an den Füßen und Unterschenkeln, als hätte sie kalte, feuchte Strümpfe an.

Epilepsie: vor dem Anfall Gefühl, als würde etwas in den Armen laufen oder von der Magengrube durch den Bauch in die Füße ziehen; plötzliche Schwindelanfälle; Bewußtseinsverlust ohne Konvulsionen; pharyngeale Spasmen, gefolgt von einem Bedürfnis zu schlucken. Ursachen: Ärger, Schreck; Onanie; langwieriges Wechselfieber; Unterdrückung eines chronischen Hautausschlags. Schlimmer nachts, während der Sonnenwende und bei Vollmond; mit Schreien und Rufen.

Große ***Schwäche***.
Rückfallneigung; die Genesung kommt nicht voran.
Beim Spazieren, große Kraftlosigkeit, besonders in den Beinen, mit mattem Schweiße.[I]
Sie konnte die Treppe nicht steigen und ward davon ganz erschöpft.[I]

Schlaf. Jedesmal wenn die Kranken in einen leichten Schlummer sinken, werden sie von immer wieder demselben unangenehmen Gedanken geweckt.
Beim Schließen der Augen erscheinen fatale Gesichter.[I]
Das Kind kaut und schluckt im Schlaf.

Hektisches ***Fieber:*** Frost und Hitze abwechselnd; häufige Anfälle fliegender Hitze, mit Angst und Herzklopfen; oder ständiges Schaudern am Abend, mit roten Wangen; Haut trocken, welk; schwitzt leicht; große Schwäche; nach anhaltender oder starker Laktation, nach Flüssigkeitsverlust, nach Tuberkulose, etc.

Partielle Schweiße: Kopf; Nacken; Brust; Hände; Füße.

Wechselfieber nach Chinin-Mißbrauch[3]; chronische Formen mit Skrofeln; Fieberfrost beginnt im Magen mit quälender Schwere, die mit dem Frost zunimmt und mit ihm wieder verschwindet; bei Leuten, die viel in kaltem Wasser arbeiten; bei kachektischen Zuständen; bei unterdrückten Ausschlägen; mit Verlangen nach Eiern.

Typhus: während der Verschlimmerung, die dem Exanthem (am 14. Tag) vorangeht, Herzklopfen, zittriger Puls, Angst, rotes Gesicht, Delirium, Zuckungen; kurzer, trockener Husten; exzessive Diarrhoe.

Früh-Schweiß alle Morgen.[1]

Abends im Bett kalte Füße.

Abneigung gegen freie Luft; die geringste Kälte geht ihr durch und durch.

Schlimmer bei Vollmond.

Chlorose.

Variköse Venen; Brennen in den Venen.

Entzündung, schmerzhafte Schwellung und Verhärtung von Drüsen und Lymphknoten.

Zystische Schwellungen.

Knochen. Verzögerte Entwicklung der Knochengewebe mit Vergrößerung der lymphatischen Organe.

Knochenerweichung; die Fontanellen bleiben zu lange offen, bei sehr großem Schädel; Gelenkschwellungen.

Verkrümmungen der Knochen, besonders der Wirbelsäule und der langen Röhrenknochen.

Extremitäten deformiert, verkrümmt (Rachitis).

Hüftgelenkentzündung: zweites Stadium; kratzt den Kopf beim Erwachen; Verlangen nach gekochten Eiern; geschwollene Lymphknoten; Durchfall; etc.

Muskeln weich und schlaff.

Störung der Nährstoffversorgung, mit Neigung zu Drüsenvergrößerungen.

Haut. Hautschrunden, besonders bei Leuten, die im Wasser arbeiten (Töpfern, Lehmtretern etc.).[3]

Ekzem, mit dünnen, feuchten Schorfen auf dem Kopf, mit geschwollenen Halslymphknoten; Ekzem hinter den Ohren (GRAPHITES).

Kinder. Erkrankungen bei Kindern, vor allem während der *Dentition*.
Leukophlegmatisches Temperament in der Kindheit.
Konstitution der Kinder: eigensinnig; hellhaarig, blaß, pummelig; *dick*, schlaff, rotes Gesicht, schwitzen und erkälten sich leicht; großer Kopf und dicker Bauch, offene Fontanellen und Suturen, krumme Beine.
Jugendliche, die zu dick und schwer werden.
Schorfe auf dem Kopf bei Säuglingen.
Entzündung der Augen bei Neugeborenen.
Schwieriges und zögerndes Zahnen der Kinder.[2]
Retardation. Spätes Laufenlernen der Kinder[3], oder sie scheinen es wieder zu verlernen.

Nervöse, hämorrhoidale, plethorische und lymphatische Konstitutionen; Neigung zum Fettansetzen.
Leukophlegmatische Menschen: heller Teint, blaue Augen, blondes Haar, helle Haut.

Kompatibel: vor LYC., NUX-V., PHOS., PLAT., SIL.; nach CHAM., NIT-AC, NUX-V., PULS., SULF. (nach SULFUR besonders, wenn die Pupillen erweitert sind).
Inkompatibel: vor NIT-AC. und SULF., Hahnemann zufolge.

Calcarea phosphorica

CALCIUMHYDROGENPHOSPHAT; PHOSPHORSAURE KALKERDE

Dieses mächtige Arzneimittel betrachte ich immer noch als eines der Gewebesalze Schüßlers, obwohl es von diesem nur ›adoptiert‹ worden ist, wie Clarke sich ausdrückt, denn es war schon vor Schüßler von verschiedenen homöopathischen Ärzten, unter ihnen Constantin Hering, potenziert und geprüft worden.

Einem 1934 von mir separat veröffentlichten Arzneibild von CALCAREA CARBONICA habe ich damals einen kurzen Artikel von Dr. E. P. Cuthbert, USA, über Calcarea phosphorica beigefügt; ich selbst habe mich aber bisher noch nicht an einer Darstellung dieses Mittels versucht, was ich nun hiermit unternehmen möchte.

◊

Wenn wir Babys und Kinder behandeln, die offensichtlich jenen ›vitalen Stimulus‹ nötig haben, der eine bessere Assimilation von Kalk für Zahnaufbau, Knochenbildung usw. ermöglichen würde, müssen wir uns fragen: Soll es das durch Hahnemann berühmt gemachte CALCAREA CARBONICA sein oder das oft Schüßler zugeschriebene Calcarea phosphorica? Zwar haben die beiden Mittel eine Reihe von Symptomen gemeinsam, doch zeigen sich in den Prüfungen und im Wirkungsspektrum auch zahlreiche auffallende Unterschiede, die vor allem auf das PHOSPHOR-Element des letzteren zurückzuführen sind; und da bekanntlich, wenn wir von *Heilung* sprechen wollen, ein Mittel das andere nicht ersetzen kann, sind wir stets auf die tatsächlichen Prüfungssymptome als unseren einzig sicheren Führer angewiesen.

Nur wenn wir uns nach Hahnemanns Lehren richten, sind wir in der Lage, uns in jedem Fall für das richtige Mittel zu entscheiden und jedesmal ins Schwarze zu treffen!

Beide Mittel zielen auf dieselben Organe und Gewebe, auf Knochen, Drüsen, Lungen usw. — und doch unterscheiden sich die Individuen deutlich voneinander.

Lassen Sie mich, um für mich selbst wie für andere eine kleine Hilfestellung zu leisten, einmal kurz die beiden Arzneien miteinander vergleichen, indem ich Nash, den sorgfältigen Beobachter und hervorragenden Arzt, und daneben H. C. Allens *Keynotes* zu Rate ziehe.

Calcarea carbonica	Calcarea phosphorica
Unzureichende oder ungleichmäßige Knochenentwicklung (offene Fontanellen, verkrümmte Wirbelsäule, deformierte Extremitäten).	Verzögerte Schließung oder erneute Öffnung der Fontanellen bei schlanken, abgemagerten Kindern mit schweißigen Köpfen.
Sehr starker Kopfschweiß im Schlaf, der das Kissen in großem Umkreis naß macht (SILICEA).	(Laut Nash ist das Schwitzen am Kopf hier kein so hervorstechendes Symptom wie bei CALCAREA CARBONICA und SILICEA.)
Blond und hellhäutig, schlaff, fettleibig.	Typischerweise anämisch, dunklerer Teint, Haare und Augen eher dunkel, Körperbau dünn und hager. Kinder sind abgemagert, können nicht stehen, lernen erst spät laufen und haben einen eingefallenen, schlaffen Bauch.
Unschätzbar bei Rachitis und verzögerter oder komplizierter Zahnung.	

*Hauptsymptome**

Geist und Gemüt. Sie möchte zu Hause sein, und wenn sie zu Hause ist, möchte sie nach draußen; geht von einem Ort zum anderen. (Vgl. ARSENICUM)

Kopf. Die Fontanellen bleiben zu lange offen[3], oder sie schließen sich und öffnen sich dann wieder.

Kopfschmerz bei Schulmädchen, mit Durchfall.

Empfindung im ***Auge***, als ob etwas darin wäre; tritt selbst nach Tagen erneut auf, wenn nur davon gesprochen wird.

* Hauptsächlich aus Herings *Guiding Symptoms.* Herings Prüfung aus dem Jahre 1837 findet sich im *Handbuch* von Noack/Trinks, die entsprechenden Symptome sind mit [1] markiert. Im 97. Band der *A.H.Z.* (S. 102) ist eine Zusammenstellung der Schüßlerschen Symptome und Indikationen veröffentlicht worden, neben denen einiger weniger anderer Autoren, u.a. ebenfalls Hering; die von Hering stammenden sind mit einer [2], die von Schüßler stammenden mit einer [3] gekennzeichnet. Die meisten anderen der hier wiedergegebenen Symptome entstammen einem in Amerika erschienenen Resümee Herings, das aber meines Wissens nicht in deutscher Sprache existiert. — Anm. d. Ü.

Langsames ***Zahnen;*** ebenso langsames Schließen der Fontanellen.
Beschwerden während des Zahnens.[3]

Erschlaffter, wunder ***Hals.***
Chronische Vergrößerung der Tonsillen.

Magen. Verlangt nach Speck, Schinken, gesalzenem oder geräuchertem Fleisch.

Abdomen. Bei jedem Versuch zu essen Bauchschmerzen.
Schlaffer, eingefallener Bauch.
Viel Blähungen.
Cholera infantum.

Rektum. Analfistel: im Wechsel mit Brustsymptomen; oder bei Personen, die bei jedem Wetterumschwung oder bei kaltem, stürmischem Wetter Schmerzen in allen Gelenken bekommen.

Geschlechtsorgane. Chronische Gonorrhöe bei anämischen Subjecten.[3]
Uterusverlagerung in Verbindung mit rheumatischen Schmerzen.

Nach langem Stillen.

Brust. Brustbeschwerden in Verbindung mit Analfistel.

Steifer Nacken schon von einem geringfügigen Luftzug.
Gelenkrheumatismus mit Kälte- oder Taubheitsgefühl.

Mattigkeit beim Treppensteigen.

Schmerzen mit Gefühl von Kriechen, Kälte und Betäubung.[3]

Starke Nachtschweiße bei Phthisis.

Rheumatismus, vor allem im Zusammenhang mit kaltem Wetter; wird besser zum Frühjahr hin und kehrt im Herbst zurück.[*]

Kann am frühen Morgen nicht wach werden.

---

[*] Nash spricht von Verschlimmerung im Frühjahr und Herbst, insbesondere während der Schneeschmelze (»... wenn die Luft von schmelzendem Schnee erfüllt ist«). — Anm.d.Ü.

Anämische Subjecte; … Chlorosis.[3]
Knochenbrüche, die nicht verheilen wollen.
Bei Knochenbrüchen befördert es die Bildung von Callus.[3]
Knochenaffektionen entlang den Suturen oder an den Symphysen.
Rachitis[3]; Fontanellen weit offen; Diarrhoe, Auszehrung.
Akute Lungenerkrankungen.
Große, gestielte Nasenpolypen; Rektum- und Uteruspolypen.
Schlaffe, ausgezehrte, abgemagerte Kinder.
Phosphatdiathese.
Das Kind lehnt die Brust ab; die Milch hat einen salzigen Geschmack.
Unwillkürliches Seufzen.

◊

Guernsey: *»Ein Kandidat für diese Arznei zeigt keinen so reinen und weißen Teint, wie wir ihn von* CALCAREA CARBONICA *erwarten. Der Patient hat eher ein schmutzig-weißes oder bräunlich getöntes Aussehen.«*

Schlimmer: Kälte; Wetterwechsel.

Weitere wichtige und beachtenswerte Symptome

Ist gern allein.
Das Kind schreit heftig und greift mit seinen Händen nach der Mutter; kalter Schweiß, besonders im Gesicht; ganzer Körper kalt (bei einem Kind mit großem Kopf und offenen Fontanellen).
Ängstlichkeit bei Kindern: in der Magengrube; mit Bauchschmerzen; mit Brustbeschwerden; mit Herzklopfen.
Fühlt sich, als wäre sie erschreckt worden.
Empfindet Beschwerden stärker, wenn sie daran denkt.
Alte Leute taumeln beim Aufstehen vom Sitze.[2]
Hitze im Kopf; Brennen oben auf dem Kopf, das bis zu den Zehen hinunterläuft.
Hydrocephalus; akutes und chronisches Hydrocephaloid.[3]
Schmerzhaftes Gefühl von Vollheit im Kopfe, Empfindung, als würde das Gehirn gegen den Schädel gedrückt …[1]
Wunder Schmerz, Gefühl von Ziehen, Reißen, Zerreißen in den Schädelknochen, am meisten entlang den Suturen …
Gefühl von Kribbeln, das über den Scheitel kriecht; Gefühl, als läge Eis auf dem oberen Teil des Hinterkopfes.
Der Kopf ist heiß, die Haarwurzeln schmerzen.

Schädel sehr weich und dünn; knistert wie Papier, wenn man darauf drückt.
Kein Zusammenwachsen der Knochen nach Schädelfrakturen, besonders bei alten Leuten.
Kann den Kopf nicht aufrecht halten; bewegt ihn von einer Stellung in die andere; Kopf wackelt.
Verschwommenes Sehen, wie ein Schleier vor den Augen.
Sieht schimmernde, glitzernde, feurige Kreise; Träume von Feuer.
Die Augäpfel tun weh; schmerzen wie zerschlagen.
Kältegefühl hinter den Augen.
Schielen; Verdrehung der Augäpfel, wie durch Druck hervorgerufen; sie scheinen aufgequollen zu sein, treten etwas hervor.
Schweiß an Augenbrauen und Lidern.
Flecken auf der Cornea ... Krampf der Augenlider.[3]
Große, gestielte Nasenpolypen.
Geschwollene Nase mit wunden Nasenlöchern ...
Nasenspitze: eiskalt; juckend.
Gesicht: blaß; bleich; gelblich; erdfahl; voller Pickel.
Kupferfarbenes Gesicht, voller Pickel.
Lascher, süßlicher Geschmack im Mund.
Ekliger Geschmack beim Erwachen. — Bitterer Geschmack morgens.
Zunge geschwollen, taub, steif; picklig; an der Wurzel weiß belegt.
Zungenspitze wund, brennend, mit kleinen Bläschen darauf.
Saftiges Obst oder Apfelwein verursachen Durchfall.
Essen von Eiscreme führt zu Bauchschmerzen.
Übelkeit durch Rauchen oder nach Kaffeegenuß.
Bewegung im Bauch wie von einem Lebewesen (vgl. CROCUS, THUJA).
Äußere Bauchwand: Kribbeln, wie eingeschlafen, taub; Zittern oder Wehtun.
Diarrhoe: nach Ärger; mit Kopfschmerzen, bei Schulmädchen; stinkender Eiter mit den Stühlen.
Wäßrige, sehr heiße Stühle.
Stühle: grün und locker, manchmal schleimig; weich, aber schwierig abgehend; weiß und breiig.
Morgens reichlicher weicher Stuhl; erneuter Stuhldrang direkt beim Abwischen, wonach noch einmal etwas abgeht.
Sehr stinkende, durchfällige Stühle.[1]
Zwei Prüfer bekamen einen sehr schmerzhaften kleinen Furunkel rechts neben dem After. Sitzen war nicht möglich; sie mußten stehen oder auf der linken Seite liegen; nach Absonderung von blutigem Eiter blieb eine schmerzlose Fistel zurück.

Analfissuren bei großen, hageren Kindern mit langsamer Zahn- und Knochenbildung.

Heftiger Schmerz in der Nierengegend beim Heben oder Naseschnauben.

Häufiger Abgang vielen Urins bei Abgespanntheit und Mattigkeit des Körpers.[1]

Nützlich bei Diabetes mellitus, wenn die Lungen mitbetroffen sind; nicht nur hilfreich für die Lungen, sondern auch zur Verringerung von Menge und spezifischem Gewicht des Urins.

Drücken im Unterleib; sie kann nur schwer verhindern, daß Urin abgeht.

Bettnässen und allgemeine Schwäche.[3]

Uteruspolypen.

Milchbeschaffenheit veränderlich, alkalisch bis neutral oder sauer; wäßrig und dünnflüssig.

Mammae berührungsempfindlich, fühlen sich größer an.

Hering meint, daß Buttermilch und Kumyß [alkoholhaltiges Getränk aus vergorener Stutenmilch; d.Ü.] wertvolle Nahrungsmittel für ältere Menschen seien, weil die in ihnen enthaltene Milchsäure Calciumphosphat auflöse und dadurch Kalkeinlagerungen in Sehnen, Arterien und anderenorts verhindert würden.

◊

Boericke & Dewey [nicht Schüßler*!] schildern, wie diese Arznei von Dr. Hering zubereitet wurde. Weiter berichten sie: »Der phosphorsaure Kalk ist absolut unentbehrlich für das reguläre Wachstum und die richtige Ernährung des Körpers. Er findet sich im Blutplasma, in den Blutzellen, in Speichel, Magensaft, Knochen, Bindegewebe, Zähnen etc.; er hat eine besondere chemische Affinität zum Albumin, das die organische Basis für dieses Salz in den Gewebszellen bildet, und wird benötigt, wo immer Albumin oder sonstige Eiweiße in den Sekreten anzutreffen sind. Er spielt bei der Neubildung der Blutzellen die Hauptrolle und ist daher das erste Heilmittel bei Anämie und Chlorosis. Er ist von größter Wichtigkeit für die weichen und wachsenden Gewebe, indem er für die erste Grundlage der neuen Gewebe sorgt, und somit notwendig, um Wachstum anzuregen. ... Er dient als Heilmittel bei Krankheiten, die ihre Ursache in einer gestörten Molekularbewegung des phosphorsauren Kalks im Körper haben,

* Wie bei anderen ›biochemischen‹ Mitteln, die in diesem Buch abgehandelt werden, ist Tyler auch hier eine Verwechslung unterlaufen. Sie zitiert nicht aus dem Originalwerk Schüßlers, *Eine Abgekürzte Therapie*, sondern aus dem wesentlich umfangreicheren Werk von Boericke & Dewey, *The Twelve Tissue Remedies of Schüssler*. Immerhin ist mir Schüßlers Buch bei der Übersetzung einiger Ausdrücke dienlich gewesen. — Anm.d.Ü.

wie es bei der verzögerten Kallusbildung um frakturierte Knochenenden vorkommt oder wie es bei Rachitis und ähnlichen Zuständen der Fall ist, wo Knochen und andere Gewebe unnatürlich wachsen und mangelhaft ernährt werden. Wird aus irgendeinem Grund nicht genügend phosphorsaurer Kalk assimiliert, führt dies zu Mangelernährung, zu unvollkommenem Zellwachstum und nachfolgend zu Verfall und Zerstörung von Geweben, besonders des Knochen- und Drüsenapparats; daher ist er, indem er die Nährstoffversorgung verbessert, u.a. von Nutzen während der Dentition, ferner bei Konvulsionen und Krämpfen von schwachen, skrofulösen Personen.«

Wenn es auch nicht die modernsten Lehren sind, so mag das Obengesagte doch dazu dienen, uns einige Hinweise auf die praktischen Anwendungsmöglichkeiten von Calcarea phosphorica zu geben.

Schüßler hat keine Verwendung für Hahnemanns größtes Polychrest — CALCAREA CARBONICA. Er beschränkt seine ›Calcareas‹ auf Calcarea phosphorica und CALCAREA FLUORICA, weil Calcium letztlich nur in diesen Verbindungen im Körper vorkommt. Aber das Leben hat keinen Bedarf an vorgefertigten Stoffen, und noch viel weniger zieht es diese vor. Es hat sein eigenes biochemisches Labor, das seiner Doppelfunktion, ab- und wieder aufzubauen, vollauf gewachsen ist. In welcher Form die Baustoffe auch angeliefert werden — es sucht sich zusammen, was es benötigt: es zerlegt die Stoffe in ihre Bestandteile, zieht das heraus, was es brauchen kann, und scheidet den nutzlosen oder schädlichen Abfall wieder aus. Doch auch in schlechten Zeiten hat das Leben seinen eigenen Weg, nach dem Stimulus zu verlangen, den es zur Regeneration braucht — indem es Symptome hervorbringt; und mit Hilfe des Ähnlichkeitsgesetzes sind wir in der Lage, diesen Symptomen angemessen zu begegnen!

Wie gesagt, ein Mittel kann niemals an die Stelle eines anderen treten; und so wird bei der Behandlung von Kindern und Jugendlichen — und auch von alten Leuten! — in den verschiedenen Fällen des Nicht-Gedeihens, betreffe dies Wachstum und Entwicklung oder die Ernährung, immer nur dieses oder jenes Mittel ganz spezifisch angezeigt sein, je nach den tatsächlich vorhandenen individuellen Symptomen. Keine zwei Arzneien sind einander gleich, und so stellt sich, wenn wir gute Arbeit leisten wollen, immer nur die Frage nach diesem *oder* jenem Mittel.

Schüßler verwarf später wieder eines seiner ursprünglich zwölf Gewebemittel, nämlich CALCAREA SULFURICA, da es, wie Clarke schreibt, »kein eigentlicher Bestandteil der Gewebe ist, und er teilte seine Funktionen zwischen SILICEA und NATRIUM PHOSPHORICUM auf. Homöopathen jedoch unterliegen nicht dem Zwang, eine ›biochemische‹ Theorie aufrechtzuerhalten, und so mögen sie das Mittel guten Gewissens weiter verwenden, zumal es von Hering und anderen geprüft worden ist.«

◊

Nash faßt Calcarea phosphorica in wenigen Worten zusammen:

»Verzögert sich schließende oder wieder öffnende Fontanellen bei schlanken, abgemagerten Kindern (mit schweißigen Köpfen).

Rheumatische Beschwerden, < während der Schneeschmelze. ...

Calcarea phosphorica hat ein eigenartiges Verlangen: der kleine Patient verlangt anstatt nach Eiern (CALCAREA CARBONICA) nach ›Schinkenschwarte‹, ein höchst sonderbares, aber echtes Symptom. (MAGNESIA-CARBONICA-Kinder essen gerne Fleisch.)

Durchfall ist sehr bezeichnend; die Stühle sind grün und spritzen regelrecht heraus. ... Ich habe in solchen Fällen einige sehr schöne Heilungen erzielt, wo nur wenig Hoffnung für das Kind bestand und Hydrozephaloid [= Encephaloenteritis acuta, Säuglingstoxikose; d. Ü.] zu drohen schien.

Ein ausgezeichnetes Mittel bei Knochenbrüchen, wo die Knochen nicht zusammenwachsen wollen. ...

Empfindet Beschwerden stärker beim Darandenken.«

◊

Ein befreundeter Kollege erläutert in bezug auf ***Rachitis:*** »Die orthodoxe Behandlung basiert auf der Tatsache, daß zur Absorption von Calcium Vitamin D erforderlich ist. Daher verabreicht man Lebertran und behandelt mit Sonnenlicht, um die Bildung von Vitamin D zu fördern.

Aber wie kommt es, daß von zwei Kindern in derselben Umgebung und mit derselben Ernährung eines Rachitis entwickelt und das andere nicht?

Die Antwort ist natürlich: *konstitutioneller Defekt*, und der kann leicht durch passende Mittel wie Calcarea phosphorica oder auch CALCAREA CARBONICA in hoher Potenz geheilt werden.«

Ich erinnere mich noch gut an meinen bisher wohl schlimmsten Fall von Rachitis, den ich vor Jahren mit einer einzigen Gabe CALCAREA CARBONICA CM heilen konnte. Ich habe das Mittel glücklicherweise nicht wiederholt, denn das Kind, das weit entfernt wohnte, erschien viele Monate lang nicht mehr in unserer Ambulanz. Manchmal haben ja unsere besten Verschreibungen nur dadurch Bestand, daß die Patienten *nicht* wiederkommen! Die sichere Regel zur Frage der Wiederholung ist: Wo es eine eindeutige und kontinuierliche Besserung gibt, hat die Natur die Sache in ihre Hände genommen, und wir können die unsrigen getrost in den Schoß legen — so lange, bis das Wiederkehren von Symptomen uns zu erneuter Beschäftigung mit dem Fall veranlaßt.

Calcarea sulfurica

CALCIUMSULFAT; GIPS, ALABASTER

Ein nützliches Heilmittel oft recht schwerer Leiden, das aber nicht besonders gründlich geprüft und auch nicht sehr bekannt ist.* Ich habe es mit Erfolg u.a. in Fällen verschrieben, die fast gleichermaßen auf SULFUR und CALCAREA hinauslaufen: Einige wichtige Symptome scheinen nach der einen, andere nach der anderen Arznei zu verlangen — bis man plötzlich erkennt, daß es ein Mittel gibt, das das ganze Bild abdeckt: Calcarea sulfurica.

Calcarea sulfurica gehörte ursprünglich zu den zwölf Gewebemitteln Schüßlers; doch in der letzten Ausgabe seines Buches** schreibt er: »Der schwefelsaure Kalk ist zwar gegen manche Krankheiten (Eiterungsprozesse, Haut- und Schleimhaut-Affektionen) mit Erfolg angewendet worden; da er aber ... nicht in die konstante Zusammensetzung des Organismus eingeht, so muß er von der *biochemischen* Bildfläche verschwinden. Statt seiner kommt NATRUM PHOSPHORICUM resp. SILICEA in Betracht.«

Unser unentbehrliches CALCAREA CARBONICA ereilte das gleiche Schicksal der Verbannung, wahrscheinlich ebenfalls aus dem Grund, daß man es in dieser Form nicht in den Geweben des Körpers antrifft ... gerade als ob der Körper nicht das, was er benötigt, auch aus anderen Verbindungen herausholen könnte, indem er diese aufspaltet und wieder zusammensetzt — in einer Weise, mit der auch ein Biochemiker nicht zu konkurrieren vermöchte.

Schüßlers Calciumsalze sind: Calcarea sulfurica, CALCAREA PHOSPHORICA und CALCAREA FLUORICA. Interessanterweise affizieren all diese Salze die Zunge, wenngleich auf unterschiedliche Weise: Bei CALCAREA FLUORICA ist die Zunge typischerweise rissig und verhärtet, bei CALCAREA PHOSPHORICA geschwollen, steif, picklig und weiß belegt, während sie bei unserem Calcarea sulfurica schlaff ist und den für das Mittel charakteristischen [engl.: essential] gelben Belag an der Basis aufweist, »einer Lage halbgetrockneten gelblichen Lehms gleichend«. Sie kann aber auch entzündet sein und zu eitern beginnen; der Geschmack ist fade, seifig, sauerscharf oder bitter.

---

* Die umfassendste Zusammenstellung der Prüfungssymptome und Indikationen von Hering, Schüßler, Conant u.a. findet sich, neben jenen von CALCAREA PHOSPHORICA und CALCAREA FLUORICA, im 97. Band der *A.H.Z.* — Anm.d.Ü.

** *Eine Abgekürzte Therapie, Anleitung zur biochemischen Behandlung der Krankheiten*, 43. Auflage, Oldenburg und Leipzig 1919. — d.Ü.

Als allgemeine Indikation für Calcarea sulfurica gilt das ***Vorhandensein einer Eiterung, die bereits einen Abfluß gefunden hat.***

Das Mittel ähnelt stark HEPAR SULFURIS, auf das es gut folgt, »indem es den Fall weiterführt, wo letzteres aufgehört hat zu wirken«. Freilich sollte man in der Lage sein, zwischen ihnen zu unterscheiden, um gleich von Beginn an ›richtig zu liegen‹ und so Zeit zu sparen.

Die zwei Mittel gleichen sich auch darin, daß sie Verbindungen von Calcium und Schwefel sind; die Besonderheit von ›HEPAR SULPHURIS CALCAREUM‹ [›Kalk-Schwefelleber‹] besteht allerdings darin, daß es zum Teil gewissermaßen ein Tierprodukt ist, da es gemäß Hahnemanns genauen Anweisungen ein Gemisch darstellt von »gleichen Theilen feingepülverter, reiner Austerschalen und ganz reiner Schwefelblumen«, das »zehn Minuten ... weissglühend erhalten und dann in einem wohlverstopften Glase aufbewahrt« worden ist.

Farrington nennt HEPAR »ein unreines Calciumsulfid«; es ist, so sagt er weiter, »eine wertvolle Ergänzung zu den Heilkräften von Kalk und Schwefel als Einzelmitteln. Dabei bestehen viele Ähnlichkeiten, aber auch deutliche Unterschiede zu seinen Einzelbestandteilen.«

Lassen Sie uns nun versuchen, Calcarea sulfurica und HEPAR SULFURIS miteinander zu vergleichen und zwischen ihnen zu differenzieren.

Beide sind überaus empfindlich auf Zugluft und Berührung; ein großer Unterschied liegt jedoch darin, daß HEPAR sehr empfindlich ist auf ***trockene*** Kälte — besser bei feuchtem Wetter —, wohingegen Calcarea sulfurica durch ***feucht***-kaltes Wetter verschlimmert wird. HEPAR ist darüber hinaus auch auf der psychischen Ebene äußerst empfindlich — zornig über die geringste Kleinigkeit und fast mörderisch in seiner Wut.

Beide haben unheilsame Haut, die ›nicht verheilen will‹; für HEPAR ist jedoch typisch, daß kleinste Verletzungen gleich zu eitern anfangen.

Kalte, faulig riechende Fußschweiße sind eher für HEPAR kennzeichnend, während Calcarea sulfurica typischerweise die brennenden Fußsohlen von SULFUR aufweist. Calcarea sulfurica hat auch die Unverträglichkeit von Kleidung mit SULFUR gemeinsam; wie bei CAMPHORA besteht selbst in kalter Umgebung die Neigung, diese abzulegen. Demgegenüber muß der HEPAR-Patient, obwohl er es wegen seiner ausgeprägten Überempfindlichkeit auf Druck und Berührung kaum aushalten kann, wenn man etwa seine Wunden verbindet, die ganze Zeit warm eingehüllt sein; er kann nicht einmal das geringste Aufdecken oder Entblößen ertragen.

Auch die Schmerzen von HEPAR zeichnet eine Besonderheit aus: sie sind von stechendem, splitterartigem Charakter (ACIDUM NITRICUM).

In *heilendem* Sinne kann eine Arznei niemals die andere ersetzen — während es durchaus mehrere geben mag, die mehr oder weniger *palliativ* wirken, was aber etwas völlig anderes ist.

Dr. Oscar Hansen (Kopenhagen) hat zu Calcarea sulfurica einiges Interessante zu sagen. ... »Es ist von großem Wert bei Eiterungen; so kann es angezeigt sein, wenn bei einem perforierten oder inzidierten Abszeß der *Eiter gelb und dick* ist. Tonsillenvereiterungen. Abszesse der Cornea. Eiternde Wunden. Eiterprozesse in der Lunge. Oft wirkt es tiefgreifender als HEPAR SULFURIS und entfaltet noch eine Wirkung, wenn die von HEPAR sich bereits erschöpft hat. ... Von Dr. H. Siemsen aus Kopenhagen wird es bei Uterusmyomen und -fibromen, die inoperabel sind und mit übelriechenden Blutungen einhergehen, sehr empfohlen; ferner bei impetiginösen Ekzemen (Milchschorf) und torpiden Drüsenschwellungen. Ich selbst«, so Hansen, »habe es bei trockenen Ekzemen von Kindern sehr dienlich gefunden.«

Nash schreibt: »Wir verstehen die Wirkung dieses Mittels bisher noch nicht besonders gut; so viel läßt sich jedoch bereits sagen, daß es in der Wirkungsrichtung HEPAR sehr ähnlich ist.« Er erzählt von einem Fall, bei dem einen Tag und eine Nacht lang heftige Nierenschmerzen bestanden hatten; danach kam es zu einer starken Ausscheidung von Eiter mit dem Urin, welche mehrere Tage anhielt und die Patientin sehr schwächte. Kurze Zeit zuvor hatte ein Spezialist aus Chicago den Harn untersucht und den Fall zur Brightschen Krankheit* erklärt. Nash gab schließlich Calcarea sulfurica C 12; unter dessen Wirkung besserte sich ihr Zustand unmittelbar, und es kam zu einer raschen und anhaltenden Genesung. Seither, so Nash, habe er Calcarea sulfurica in verschiedenen Fällen als gutes Mittel bei profusen Eiterungen schätzen gelernt.

---

* In *Taber's Cyclopedic Medical Dictionary* findet sich folgende Erläuterung zu dieser vor allem im alten angelsächsischen Schrifttum verbreiteten Diagnose: *»Bright's disease.* [Richard Bright, britischer Arzt, 1789–1858]. Ein vager und obsoleter Terminus für eine Krankheit der Nieren. Gewöhnlich bezieht er sich auf nichteitrige, entzündliche oder degenerative Nierenerkrankungen, die charakterisiert sind durch Proteinurie und Hämaturie und gelegentlich durch Ödeme, Hypertension und Stickstoffretention.« Und im *Medical and Pharmaceutical Dictionary* von Bunjes heißt es unter dem Stichwort *Morbus brightii:* »Glomerulonephritis [*nota: früher gleich* Schrumpfniere].« — Anm. d. Ü.

Camphora

KAMPFER

Camphora gehört zu den Arzneimitteln, die man für Notfälle stets im Hause haben sollte, aber — man bewahre es im Badezimmer auf! Lassen Sie es nicht in die Nähe irgendeines Ihrer homöopathischen Mittel kommen, denn die meisten von ihnen werden durch Camphora antidotiert.

So ist es zum Beispiel völlig sinnlos, ein Kind, das Keuchhusten hat, mit DROSERA behandeln zu wollen, wenn es gleichzeitig mit kampferhaltigen Salben eingerieben wird. Ich habe es selbst versucht! Camphora antidotiert DROSERA, und so werden Sie das Kind bald »nicht besser« wiedersehen.

In meiner Kindheit gab es bei uns zu Hause immer ein Fläschchen Whisky mit einem Klumpen Kampfer am Boden, das für plötzliche, heftige Erkältungen und für Durchfallerkrankungen bereit stand. Der Whisky löst jeweils nur so viel Kampfer, wie er aufnehmen kann, und der Klumpen am Flaschengrund sorgt stets für eine ›gesättigte Lösung‹. Ein Tropfen dieser Arznei, auf ein Stückchen Zucker gegeben und bei Bedarf häufiger wiederholt, gibt denen, die sich so verkühlt haben, daß sie sich nicht spontan davon erholen, die nötige Wärme zurück und kann so ein Krankwerden verhindern. Solch rasche Veränderungen des Befindens habe ich viele Male beobachten können.

Ein zehnjähriges Kind mußte sich, nachdem es viele glückliche Stunden mit dem Pflücken — und Futtern — von Brombeeren zugebracht hatte, anschließend tagelang übergeben, bis endlich ein Tropfen Kampfer auf Zucker seinen Beschwerden ein Ende setzte.

Geben Sie Kampfer immer auf Zucker! In Wasser eingenommen, kann es Übelkeit verursachen. Mit Zucker schmeckt es köstlich, und zudem hat der Zucker ebenfalls einen stimulierenden und wärmenden Effekt.

Kampfervergiftungen führen zu plötzlicher, intensiver Kälte [vgl. hierzu die Ausführungen Hahnemanns, die im Vorwort, S. 27ff dieses Bandes, zitiert werden]. Daher ist es oft homöopathisch bei Unterkühlungen und beugt daraus resultierenden Infekten vor.

Doch macht der Kampfer, wie Hahnemann sagt*, »auf den menschlichen Körper einen obschon mächtigen, doch nur gleichsam oberflächlichen

* In seinem *Sendschreiben über die Heilung der Cholera und die Sicherung vor Ansteckung am Krankenbette;* zitiert nach Richard Haehls *Hahnemann*-Biographie, Bd. 1, S. 193. — d. Ü.

Eindruck, welcher zugleich so vorübergehend ist, wie von keiner andern [Arzneisubstanz], so daß man bei seiner homöopathischen Anwendung die kleine Gabe fast augenblicklich wiederholen muß« — so lange, bis eine Reaktion eintritt: bei Cholera wenigstens alle 5 Minuten, bis die Wärme zurückkehrt, bei Influenza in wiederholten Gaben oder ständigen Inhalationen.

Die Wirkung von Camphora tritt äußerst rasch ein; es hat ungemein depressorische Eigenschaften, psychisch wie physisch, ruft Eiseskälte und Lividität hervor und kann schreckliche Leidenszustände herbeiführen.

Gleichermaßen rasch ist aber auch seine wiederherstellende, belebende Wirkung, wenn es in kleinen Dosen so lange wiederholt wird, bis die Körperwärme zurückgekehrt ist. Und natürlich wirkt Camphora in kleinen Gaben gerade deswegen stimulierend und erwärmend, *weil* es in giftigen Dosen die Temperatur und die Funktionen des Körpers so stark herabsetzt.

Leider kann ich von keinen konkreten Erinnerungen an die Heilkräfte des Kampfers berichten, da diese stets so prompt zu Diensten waren, daß sie ebenso prompt wieder vergessen wurden.

Die Triumphe dieser Arznei bei der Bekämpfung der ***Cholera*** habe ich ja bereits in der Einleitung [vgl. S. 27ff] geschildert. Sie dürfen in einem Arzneibild von Camphora natürlich nicht fehlen, und so habe ich sie am Ende dieses Kapitels noch einmal kurz zusammengefaßt.

Die ***psychischen Symptome*** von Camphora sind höchst ungewöhnlich. Sie belaufen sich in Allens *Encyclopedia* auf mehrere Seiten*, während andere Arzneimittellehren nur einen schwachen Eindruck von den immensen seelischen Qualen vermitteln, die von Camphora ausgelöst werden können. Vor vielen Jahren hat ein Fall, der mir allerhand Kopfzerbrechen bereitete, meine Aufmerksamkeit auf diese Symptome gelenkt — und diese sind so eigentümlich, daß man sie nicht so leicht vergißt, wenn man sie einmal als Camphora-Symptome erkannt hat.

Es handelte sich um eine 49jährige Frau, die seit fünf Monaten krank gewesen war ... Gebärmutterblutungen. Dann »kam die Herzgeschichte dazu«, wie sie sich ausdrückte. Dann Grippe — dreimal in fünf Monaten. *»Mit den Nerven schrecklich herunter!«* Gefühl, als ob das Herz zerspringen wollte, als ob sie jede Minute sterben müßte. Sehr frostig. Keine Ener-

---

* Genaugenommen auf drei Seiten, von denen allein zwei der sehr lesenswerten Schilderung einer Kampfervergiftung gewidmet sind, die in der gesamten Literatur ihresgleichen sucht (Mezger und Leeser erwähnen sie in ihren Literaturverzeichnissen nicht). Sie findet sich im Original in der *Homöopathischen Vierteljahrschrift*, Band 1, S. 231–239. — Anm. d. Ü.

gie. Leben nicht mehr lebenswert. Jede Anstrengung erschöpft. Schlimmer durch Baden; muß sich »stückchenweise waschen«. Bei ihrem letzten Bad wurde sie ohnmächtig angetroffen. *Qualvolle Nächte, mit dem Gefühl, daß sie jeden Augenblick sterben werde; große Erleichterung, wenn sie erkannte: »Nanu, ich lebe ja noch!«*

Ihre Herzaktion war schwach, doch gab es keine Anzeichen für eine manifeste Herzerkrankung, wenngleich sie früher, erstmals mit 18 Jahren, mehrfach Anfälle rheumatischen Fiebers gehabt hatte.

Glücklicherweise fragte ich sie: »Was nehmen Sie denn bei diesen Herzattacken ein?«

Sie nahm Kampfer: acht Tropfen Kampferspiritus in Wasser, und das bis zu sieben-, achtmal täglich! — seit fünf oder sechs Jahren! Sie nahm es immer dann, wenn sie einen Herzanfall hatte. Ihr Doktor wußte davon, und er hatte gesagt, es würde ihr nicht schaden.

Die Gesamtheit ihrer Symptome lief auf LYCOPODIUM oder PHOSPHORUS hinaus. Doch obwohl die Wirkung von Camphora durch PHOSPHORUS antidotiert werden kann, gab ich ihr (ich war damals noch ein ziemlicher Neuling in der Homöopathie) zunächst LYCOPODIUM 30, drei Dosen; und natürlich sollte sie keinen Kampfer mehr einnehmen.

Nach 14 Tagen kam ihr Mann in großer Besorgnis zu mir. Sie war anscheinend nach LYCOPODIUM ein paar Tage lang etwas heiterer gewesen, doch die Nächte blieben weiterhin sehr schlimm für sie. »Sie hat immer noch das Gefühl zu sterben!« Sie schluchzt sehr viel. Was er nur tun solle? Wenn sie nun wirklich im Sterben liegen sollte — sie hätten doch die Behandlung bei ihrem Hausarzt abgebrochen! Er selbst glaube zwar nicht, daß sie sterben werde, doch spielten sich nachts immer wieder fürchterliche Szenen ab. Tagsüber gehe es ihr ja leidlich, doch die Nächte seien eben geradezu entsetzlich.

Unter den Camphora-Symptomen in Allens *Encyclopedia* fanden sich die folgenden: *»Präkordialangst.«* — *»Große Angst und Unruhe.«* — »Stickflußartige Brustbeengung.« — »Ich bin todt, nein, ich bin nicht todt, ja ich bin es doch! … Am Tage bin ich ziemlich ruhig, nur die Nacht und die Einsamkeit schrecken mich. … Seit dieser Zeit bin ich Abends, wenn ich allein bin, derartigen Schrecknissen [»Gefühl ewiger Verdammniss« etc.; d. Ü.] unterworfen. … Ich habe Furcht vor dem Schlafengehen. … Ich litt … so grässliche Qual, wie sie keine Phantasie begreifen kann.« … Ich las dem Ehemann einige der Camphora-Phantasien vor, und er meinte, das hätte ebensogut seine Frau sagen können. Dieses Mal gab ich ihm PHOSPHORUS C12 mit, an drei aufeinanderfolgenden Tagen einzunehmen.

Eine Woche später kam sie selbst — so viel besser aussehend, daß ich sie zuerst kaum wiedererkannte. Die letzten vier Nächte seien deutlich besser gewesen, die nervösen Empfindungen weitgehend verschwunden. (Sie erzählte, daß sie es nach dem Tod ihres ersten Mannes »mit den Nerven bekommen« habe; überall im Bett habe sie Mäuse gesehen. Damals habe sie erstmals Kampfer bekommen und, als sie fand, daß es ihr half, seither immer weiter eingenommen.) Entschiedene Besserung; wirkt wieder ganz normal!

Nach Ablauf einer weiteren Woche kam sie noch einmal vorbei. »Es geht mir bestens. Schlafe sehr gut. Fühle mich prima!« Vom Aussehen her eine kräftige und gesunde Frau — vollkommen verändert. Bringt eine andere Patientin mit.

Auch im weiteren Verlauf Wohlbefinden …

◊

Es gibt bestimmte Symptome, die nur für eine einzige Arznei typisch sind und die zur Erwägung dieser Arznei führen sollten, wenn sie sich bei einem Patienten häufen.

So ruft Camphora u.a. folgende seltsame Zustände hervor:

Große Kälte der Körperoberfläche, gleichzeitig ein Bedürfnis, sich aufzudecken.
Hitze oder Schweiß mit Scheu vor Entblößung; ihm wird nicht warm.

Oder, in der Darstellung Kents: »Der Camphora-Patient möchte bei akuten (entzündlichen) Erkrankungen während der Hitze und während der Schmerzen zugedeckt sein. Die Kälte des Körpers und der Frost finden auf der anderen Seite durch zusätzliche äußere Kälte Linderung. …

Frost, Hitze und Wahnsinn vermischen sich bei diesem Mittel sehr häufig. Wenn dem Camphora-Patienten kalt wird, überlaufen ihn anfallsweise Hitzewellen; reißende, brennende Schmerzen in dem entzündeten Organ oder entlang der Nerven gehen mit plötzlichen Hitzeanwandlungen einher. Der Camphora-Kranke ist in der Pflege ein höchst schwieriger Patient: nichts und niemand kann es ihm recht machen. Wenn sich etwa eine Blasenentzündung entwickelt, ist dieser Bereich ungemein schmerzhaft und empfindlich, und durch das Übermaß an Leiden verliert er fast den Verstand. Dann kommt der Frost, und der Kranke möchte die Bettdecken fort haben; es verlangt ihn nach kalter Luft, die Fenster sollen geöffnet werden; doch bevor man diese Wünsche erfüllen kann, überkommt ihn schon wieder eine Hitzewelle: auf einmal möchte er zugedeckt sein, die Heizung soll aufgedreht werden, er verlangt Wärmflaschen im Bett. Bald geht auch dieses Stadium vorüber, und wenn die Schwester gerade die Wärmflaschen bringt, soll sie schon wieder die Fenster öffnen, und alles muß kalt sein. …

Je heftiger der Kranke leidet, desto eher friert er und ist auch objektiv kalt, und wenn ihm kalt ist, muß er sich entblößen, selbst in einem kühlen Raum.«

In Krankheitsfällen mit solch seltsamen alternierenden und widersprüchlichen Symptomen wird Camphora in kleinen Dosen oder in Potenz heilsam sein.

Kein anderes Mittel hat genau diese Symptomatik. Das ihm am nächsten stehende ist SECALE: Hier kann der Patient, obwohl kalt anzufühlen, nicht ertragen, zugedeckt zu sein, weil er heftiges Brennen empfindet, als wenn ständig Funken auf ihn fallen würden; dies kann z.B. bei Gangrän beobachtet werden. Das Brennen von ARSENICUM wird dagegen durch *Wärme* gelindert.

Ein weiteres Beispiel für derart sonderbare und unerklärliche Symptome ist das *starke Schwitzen nur an unbedeckten Körperteilen* von THUJA, das schon zu wundersamen Heilungen geführt hat.

Kampfer kann zur Antidotierung vieler Gifte verwendet werden.

Hahnemann schreibt: »Seine schnell entweichende Wirkung und der schnelle Wechsel seiner Symptome macht ihn zur Heilung der meisten langwierigen Krankheiten unfähig.«

Kent jedoch, der auf spätere Erfahrungen und vervollständigte Kenntnisse zurückgreifen kann, stellt fest: »Kampfer *in potenzierter Form* kann sehr viele Beschwerden heilen.« Und auch andere Autoren berichten von den großen Heilkräften des potenzierten Kampfers.

*Hauptsymptome**

Besserung, wenn er an die bestehenden Beschwerden denkt.**

Klopfen, wie Schläge mit einem Hammer, im Cerebellum, synchron mit dem Puls; Kopf heiß, Gesicht rot, Gliedmaßen kalt, > im Stehen; zumeist bei solchen, die auf den gewohnten Geschlechtsverkehr verzichten mußten.

* Die mit [1] bezeichneten Symptome sind Hahnemanns *Reiner Arzneimittellehre* entnommen. Ein mit [2] versehenes Symptom stammt aus der *Homöopathischen Vierteljahrschrift* 8, 107; eine [3] markiert Symptome von Bönninghausen *(Uebersicht der Eigenthümlichkeiten ...)*. — d.Ü.

** Diese Angabe aus den *Guiding Symptoms* findet sich bei Hahnemann *(Reine Arzneimittellehre)* angedeutet im Symptom Nr.(175): »Die meisten Schmerzen ... verschwanden, ... sobald er sich bewußt ward, daß er Schmerzen habe und darauf genau Acht gab ...« Am nächsten Tag trat jedoch genau der entgegengesetzte Zustand ein, der Prüfer »befand sich daher am wohlsten, wenn er nicht an sich dachte«. — Anm.d.Ü.

Gefühl von Zusammenschnüren im Cerebellum und in der Glabella, mit Kälte des ganzen Körpers.

Nase kalt und spitz (Diarrhoe, Cholera).
Kalter Schweiß, mit Erbrechen.
Die Zunge kalt, breit, zitternd ...[2]

Angst und Unruhe; Fehlen von Stuhlentleerungen; häufig frostig oder Gefühl, als wehe kalte Luft auf bedeckte Körperteile; großes Schwächegefühl und Kollaps (Cholera).
Harnbrennen.[1]
Gesteigertes sexuelles Verlangen.

Neugeborene: Asphyxie; harte Stellen in der Haut des Abdomens und der Oberschenkel, rasch sich vergrößernd und härter werdend, gelegentlich mit einer tiefen Rötung, die sich fast über das ganze Abdomen und die Oberschenkel ausdehnt; heftiges Fieber, mit Zusammenfahren und tetanischen Krämpfen, mit Rückwärtsbeugen; lassen kein Wasser.

Influenza.

Kühler Atem wie aus einem Grabe, der die vor den Mund gehaltene Hand bestreicht. (CARBO VEGETABILIS)

Kongestion der Brust.

Puls: schwach; nicht tastbar; extrem klein.

Kälte der Gliedmaßen.
Er ist allzu empfindlich gegen kalte Luft.[1]
Eiskälte des ganzen Körpers, mit Todtenblässe des Gesichts.[3]
Verminderter Zufluß des Bluts nach den vom Herzen entfernten Theilen.[3]
Kalter, klebriger, ermattender Schweiß.

Sämtliche Folgezustände der Masern.
Folgen von Verletzungsschocks: Körperoberfläche kalt, Gesicht blaß und bläulich, Lippen livide; Durchfall; Puls schwach; nervöse Angst und Benommenheit; Seufzeratmung; große Erschöpfung.

◊

Bei der Choleraepidemie von 1831 sah sich Hahnemann dem Problem gegenüber, wie man dieser erfolgreich begegnen könne; er verfaßte daher Flugschriften über deren Behandlung, die eine weite Verbreitung fanden. (Selbst in jenen Tagen hatte er bereits Anhänger in der ganzen Welt.) Als ein ›idiotischer‹ Zensor die Verbreitung seiner Lehren verbot, schrieb er: *»Sie scheinen lieber die ganze Menschheit dem Todtengräber in die Hände spielen zu wollen, als dem treuen Rathe der neuen, geläuterten Heilkunst Gehör zu geben.«*[*]

Die Kampfervergiftung zeigt all die Symptome des Frühstadiums der Cholera, und so schreibt Hahnemann vom Kampfer[**]: »... nur allein gebraucht und gleich beim Anfang der Krankheit ist er so unglaublich hülfreich.« Daher dürften die Angehörigen des Patienten nicht auf ärztliche Hilfe warten, sondern müßten »den Kranken selbst besorgen, weil dieser Zeitraum schnell vorübergeht, entweder zum Tode oder in den zweiten Zustand, welcher dann weit schwieriger und nicht durch Campher zu heilen ist«. Hahnemann empfahl, »einen oder zwei Tropfen Campherspiritus ... auf einem Stückchen Zucker« (oder in Wasser) wenigstens alle 5 Minuten einzugeben. »Wenn schon der Mund durch Kinnbackenkrampf verschlossen ist, und er nichts mehr einnehmen könnte«, solle man den Spiritus in die Haut einreiben, auch könne man dem Kranken ein Klistier davon »in den Mastdarm einspritzen und von Zeit zu Zeit etwas Campher auf einem heissen Bleche verdampfen lassen, damit ... er dennoch Campherdunst genug zur Hülfe mit dem Odem einziehe. Je schneller man dieß alles ... ausführt, desto schneller und gewisser geneset der Kranke, oft in einem Paar Stunden. Er bekömmt wieder Wärme, Kräfte, Besinnung, Ruhe, Schlaf und ist gerettet. — [Fußnote:] Es gab Fälle, wo der, aus Mangel des Campher-Gebrauchs im ersten Stadium Verschiedene, und als todt bei Seite geschafft, zuweilen noch die Finger bewegte, da soll etwas Campherspiritus, mit Oel gemischt, in den Mund gegeben, noch den Scheintodten wieder ins Leben gebracht haben.«

Einige Erfolge, kurzgefaßt ... Der russische Generalkonsul berichtete, daß von 70 Fällen an zwei Orten alle geheilt wurden; anderenorts starben von 1270 Cholerakranken lediglich 108. Im Homöopathischen Krankenhaus Wiens genasen zwei Drittel der dort Behandelten, während in den anderen Spitälern zwei Drittel verstarben. In Südfrankreich, wo die ›allopathische

[*] Aus seinem *Aufruf an denkende Menschenfreunde über die Ansteckungsart der asiatischen Cholera;* zitiert nach Richard Haehls *Hahnemann*-Biographie (Band 1, S. 190). — d.Ü.

[**] In seiner Flugschrift *Heilung der asiatischen Cholera und Schützung vor derselben* vom 29. August 1831. — d.Ü.

Mortalität‹ bei 90 Prozent lag, betrug die homöopathische nur 5–7 Prozent. Ein Missionar in Guatemala wurde gar ins Gefängnis gesteckt, weil er viele Cholerakranke kostenlos behandelt (und geheilt) hatte, während durch die Behandlung im Krankenhaus kein einziger gerettet werden konnte. Und selbst in diesem Land [England] wurden unsere Resultate zunächst von der ärztlichen Standesorganisation unterschlagen, so daß das Parlament ihre Nachreichung anmahnen mußte. Als Ausrede hieß es seitens der Ärztekammer, daß sie durch die Bekanntmachung derselben *»eine nicht zu rechtfertigende Zustimmung zum Ausdruck bringen würde für eine bloß empirische Praxis, welche gleichermaßen der Aufrechterhaltung der Wahrheit wie dem Fortschritt der Wissenschaft entgegengerichtet ist«.*

Cannabis indica

INDISCHER HANF, HASCHISCH

Es heißt, diese Arzneipflanze sei botanisch identisch mit CANNABIS SATIVA; verantwortlich für deren unterschiedliche arzneiliche Eigenschaften sei »die Verschiedenheit des Bodens und des Klimas«. Und viele Autoren werfen sie sogar in einen Topf, als ob es keine Unterschiede zwischen ihnen gäbe! Doch nur Cannabis indica ruft einen so außerordentlichen Reichtum an psychischen Symptomen hervor, und nur Cannabis indica erweist sich als so erstaunlich heilsam, wo immer diese psychischen Symptome die Indikation für das Mittel liefern.

Viele unserer Autoren scheinen vor Cannabis indica kapituliert zu haben — vermutlich aus Verzweiflung angesichts der Überfülle seiner geistigen ›Aberrationen‹, widmet doch Allen in seiner *Encyclopedia* den 275 Geistes- und Gemütssymptomen des Mittels siebenundzwanzig lange, dichtbedruckte Seiten. Von den übrigen Autoren ist Hughes *(Pharmacodynamics)* der aufschlußreichste; bevor wir zu diesen und zu Allen übergehen, wollen wir zunächst ihm das Wort erteilen.

Hughes schreibt: »Einige Prüfungen des Indischen Hanfs, die an sieben Personen mit der Urtinktur und niedrigen Verdünnungen durchgeführt wurden, wurden 1839 von der *American Provers Union* veröffentlicht. Seither hat eine große Zahl von Prüfern die seltsamen Effekte dieses Mittels an sich selbst getestet; auch die Erfahrungen des Haschischessens sind schriftlich festgehalten worden, und zwar durch einen Autor, dessen deskriptive Fähigkeiten und großartige sprachliche Begabung denen des ›englischen Opiumessers‹* kaum nachstehen. Aus den Ergebnissen, die so erzielt wurden, hat Dr. Allen eine erschöpfende Sammlung zusammengetragen; so erscheinen in seiner *Encyclopedia* 918 Symptome der Arznei, inklusive der psychischen Phänomene, die in voller Länge beschrieben werden.

Um den Charakter der Haschischintoxikation ganz zu verstehen, ist es erforderlich, daß Sie deren Symptome bis ins Detail studieren. Keine Skizze kann sie adäquat wiedergeben. Es ist ein Zustand großer *Exaltiertheit*, in dem alle Wahrnehmungen und Vorstellungen, alle Empfindungen und Gefühle in höchstem Maße verstärkt bzw. übertrieben werden. Entfernungen scheinen riesengroß, die Zeit unendlich zu sein; eine kleine Freude

* Gemeint sind De Quinceys *Confessions of an English Opium-Eater* (siehe die Zitate im OPIUM-Kapitel). — d. Ü.

gewinnt gleich paradiesische Züge, und jeder schmerzliche Gedanke, jede schmerzhafte Empfindung gerät unmittelbar zu schlimmsten Höllenqualen. Halluzinationen aller Sinnesorgane treten häufig auf; die kleinste Idee setzt sogleich eine ganze Kette lebhafter geistiger Trugbilder in Gang. Die ganze Zeit über ist dabei ein gespaltenes Bewußtsein vorhanden: die Versuchsperson spürt immer wieder, daß sie mit dem Subjekt des Haschischtraums nicht identisch ist, und sie ist durchaus in der Lage, rational zu denken. Die körperlichen Empfindungen, die mit diesen Phänomenen einhergehen, sind nicht sehr zahlreich. Kopfschmerzen, ein Trockenheitsgefühl im Mund und im Hals sowie Unempfindlichkeit der Körperoberfläche sind nicht selten. Recht häufig beinhaltet der Kopfschmerz das Gefühl, als würde das Gehirn überkochen und das Schädelgewölbe wie den Deckel eines Teekessels abheben. Der Anästhesie können Empfindungen am ganzen Körper wie von kleinen elektrischen Funken vorangehen. Auf der motorischen Ebene wird zuweilen jener eigenartige Zustand erlebt, den man als kataleptisch bezeichnet. Dr. O'Shaughnessy beschreibt diese Wirkung des Cannabis-Harzes auf einen Inder folgendermaßen: ›Um 20 Uhr fanden wir ihn ohne Bewußtsein vor; er atmete aber vollkommen regelmäßig, Puls und Hautfarbe waren normal, ebenso die Pupillenreaktion auf Licht. Zufällig ergab es sich, daß ich den rechten Arm des Patienten anhob, und der fachkundige Leser wird sich meine Überraschung vorstellen können, als ich sah, daß der Arm in der Stellung verharrte, in die ich ihn bewegt hatte. Es bedurfte nur einer sehr kurzen Überprüfung der anderen Extremitäten, um zu erkennen, daß der Patient durch den Einfluß dieses Rauschgifts in jenes seltsamste und ungewöhnlichste aller Nervenleiden versetzt worden war — jenen Zustand, den erst so wenige beobachten konnten und dessen Existenz immer noch von vielen Kollegen angezweifelt wird: die echte *Katalepsie* des Nosologen.‹ …

Dr. Ringer und andere empfehlen das Mittel bei Kopfschmerzen, wobei ersterer es als das nützlichste ansieht, das wir haben, um die Häufigkeit von Migräneanfällen zu verringern.* …

Wir sollten an Cannabis indica denken, wenn wir jemals auf einen Fall von Katalepsie stoßen. Ich selbst [Hughes] hatte eine Patientin, bei der es, vermutlich auf der Grundlage einer hysterischen Störung, immer wieder zu Anfällen von kataleptiformem Charakter kam und wo sich das Mittel als rasch heilend erwies. …

Es wird vielleicht von Nutzen sein, einmal die Wirkungen von Cannabis indica auf das Gehirn mit denen von AGARICUS, BELLADONNA, CAMPHORA, CROCUS, HYOSCYAMUS, OPIUM und STRAMONIUM zu vergleichen. In seiner

* Zweifel dürften angebracht sein. — Anm. d. Ü.

Fähigkeit, Katalepsie hervorzurufen, ist allerdings sein einziger Rivale STANNUM MURIATICUM.*«

◊

Kent bringt in seinen *Lectures on Homœopathic Materia Medica* eine kurze, lebendige Beschreibung der Wirkung von Cannabis indica. Einige Zitate daraus:

»Ein eigenartiges ekstatisches Gefühl durchdringt den Körper und die Sinne. Gliedmaßen und andere Körperteile erscheinen vergrößert. Ein Schauder der Glückseligkeit durchläuft die Glieder; sie zittern. Der ganze Körper wird von großer Schwäche befallen. Die Symptome gleichen einer Katalepsie. Unempfindlichkeit und Ausfall der Tiefensensibilität. Die Beschwerden werden durch Ruhe gebessert. Exaltierte Stimmung mit Fröhlichkeit. Wunderschöne Phantasien und Halluzinationen. Ungemeine Ausdehnung von Raum und Zeit. Der Patient hat das Gefühl, als würde er durch den Weltraum fliegen. Es kommt ihm vor, als hätte er zwei verschiedene Existenzen oder als lebte er in zwei Sphären; in seinem Bewußtsein existieren zwei verschiedene Zustände. Wahnvorstellungen. Zusammenhangloses Reden. Lacht über ernst gemeinte Bemerkungen. Lacht und weint. ... Furcht vor dem Tod, vor Dunkelheit; hat die Befürchtung, verrückt zu werden. Qualvolle Angst und Traurigkeit. Die psychischen Symptome bessern sich beim Gehen im Freien. Schwächezustände werden dagegen zumeist durch Gehen im Freien verschlimmert: ihm schwinden die Sinne, und er fällt hin. In raschem Wechsel schwankt er zwischen Vernunft und Unvernunft hin und her. Vergißt Worte und Gedanken und ist unfähig, seine Sätze zu beenden. Die Gedanken stürmen so verwirrend auf ihn ein, daß er nicht vernünftig reden kann. Sein Kopf ist voller unfertiger Ideen und Phantasiegebilde. Ständig produziert sein Gehirn neue, großartige Theorien. Redseligkeit. Er hat seinen Geist nicht so weit unter Kontrolle, daß er rational über eine Sache nachdenken kann. Jede gedankliche Anstrengung wird sofort von abenteuerlichen Theorien und geistigen Höhenflügen abgelöst. Vor seinem inneren Auge jagt eine Vision die andere. In seiner verzückten Verwirrtheit hört er Stimmen, Glockenläuten oder Musik.«

◊

---

* Wie Hughes zu dieser Ansicht kommt, ist nicht erfindlich. Immerhin sind im Kentschen Repertorium (das freilich erst später erschienen ist) unter der Rubrik *Katalepsie* insgesamt 31 (!) Mittel aufgeführt, darunter als einziges dreiwertiges **Graph.**, und Cann-i. erscheint einwertig. STANNUM MURIATICUM wird auch im *Synthetischen Repertorium* in dieser Rubrik nicht erwähnt. — Anm.d.Ü.

»Bei Epilepsie: Exaltation aller Kräfte des Geistes und des Körpers vor dem Anfall.«

◊

Farrington gibt einige wertvolle klinische Hinweise, die in seiner *Comparative Materia Medica* verstreut zu finden sind. Er hält Cannabis indica für eines der besten Mittel bei Delirium tremens, mit *Wahrnehmungsstörungen hinsichtlich Raum und Zeit;* bei Sinnestäuschungen, was das Einschätzen von Entfernungen und Zeitspannen betrifft. »Ein Patient erzählt Ihnen beispielsweise, er sei hungrig und habe seit sechs Monaten nichts mehr zu sich genommen, während die Teller, von denen er gerade gegessen hat, noch auf dem Nachttisch stehen; oder er meint, wenn er aus dem Fenster schaut, gleich dahinter befindliche Dinge lägen viele Meter weit entfernt.«

Sodann die *Harnwegssymptome:* »Brennen, Stechen und drückender Schmerz in den Nieren; sie tun weh, wenn er lacht. Urämie, mit der Empfindung, als ob sich der Scheitel öffnen und schließen würde.« Und schließlich: »Lähmungen, mit Kribbeln in dem betroffenen Körperteil.«

◊

Nash hat mit Cannabis indica nicht viel Erfahrungen gemacht. Doch berichtet er über einen Fall, der ein Merkmal der Arznei veranschaulicht, nämlich: *»Vergeßlichkeit; er beginnt einen Satz und kann ihn dann nicht zu Ende bringen, weil er vergessen hat, was er sagen oder schreiben wollte.«*

Der Fall war folgender: »Eine Dame mit Ödemen infolge einer Herzklappenaffektion war, nachdem man sie von der Wasseransammlung befreit hatte, plötzlich nicht mehr in der Lage, sich zu unterhalten. Wenn sie eine Frage beantworten wollte und zu sprechen begann, konnte sie den Satz nicht beenden, weil sie sich nicht mehr entsinnen konnte, was sie sagen wollte. Darüber wurde sie dann meist sehr ungehalten und mußte weinen, aber sie konnte den Satz einfach nicht zu Ende bringen; immerhin konnte sie ihre Zustimmung zum Ausdruck bringen, wenn jemand anders den Satz für sie vollendete. Dieser Zustand hielt mehrere Tage an, bis sie schließlich Cannabis indica erhielt, was ihre Fähigkeit, sich auszudrücken, rasch wiederherstellte.«

◊

Ich selbst erinnere mich an zwei eindrucksvolle Erlebnisse mit Cannabis indica; das eine betrifft eine Heilung, bei dem anderen handelte es sich offensichtlich um eine unfreiwillige Prüfung von Haschisch.

Ein hübsches, rundliches und gesund aussehendes Mädchen mit blonden Haaren und rosigen Wangen (es war noch vor dieser verrückten ›Make-up‹-Zeit) kam völlig verzweifelt in unsere Ambulanz.

Sie war Stenotypistin und hatte für eine große Eisenbahngesellschaft gearbeitet. Sie berichtete: »Ich weiß gar nicht, wie ich es Ihnen sagen soll, aber ich habe in letzter Zeit wie in einem Traum gelebt und habe deswegen auch schon meinen Job verloren. Jeden Abend habe ich nach der Arbeit zu Hause erzählt: ›Ich bin fix und fertig; den ganzen Tag bin ich mit den Zügen herumgefahren und habe dabei an der Schreibmaschine gesessen.‹ Es bedurfte dann der stärksten Beweise, um mich davon zu überzeugen, daß dies nicht wahr war. Ich glaubte es wirklich. Manchmal verfolgte mich auch ein Rhinozeros überall hin, bis in die Geschäfte, und ich habe es den Leuten erzählt. Es war für mich Wirklichkeit. Was soll ich nur tun? Wenn ich auf der Straße an einem parkenden Auto vorbeikomme, muß ich immer an mich halten, um nicht jemanden einzuladen: ›Kommen Sie, ich nehme Sie ein Stückchen in meinem Wagen mit!‹ Natürlich besitze ich gar keinen Wagen und kann auch nicht Auto fahren. *Was soll ich nur machen?*« ... Ich stand vor einem Rätsel, und so ging ich hinüber zu dem Kollegen, mit dem ich zusammenarbeitete. Er empfahl Cannabis indica; ich gab ihr eine Dosis davon, und danach kam sie nur noch ein- oder zweimal vorbei. Sie hatte »all den Unsinn längst vergessen« und war wieder völlig in Ordnung.

Der andere Fall betrifft einen glücklosen Landpfarrer, der einen schlauen, skrupellosen und entschlossenen Feind hatte, welcher sich geschworen hatte, ihn aus seiner Gemeinde zu vertreiben (es hatte mit irgendwelchen Streitigkeiten über religiöse Bräuche zu tun). Die Streiche, die diesem armen Mann gespielt wurden, waren unglaublich und erinnern eher an eine Schauergeschichte oder ein Melodram. Uns interessiert in diesem Zusammenhang allerdings nur einer dieser Streiche:

Eines Tages führte ihn sein Küster (der in den Diensten seines Feindes stand) mit einem wundervollen Tabak in Versuchung, der ihm von seinem Herrn als Geschenk für den Pfarrer mitgegeben worden war. Der Pfarrer sagte, er habe gar keine Pfeife, doch der Küster konnte auch damit dienen. So verstaute er den Tabakklumpen in seiner Manteltasche, und da er einige Meilen entfernt zu tun hatte, machte er sich zu Fuß auf den Weg dorthin. Oben auf einem steilen Hügel angekommen, rastete er und erinnerte sich an das Geschenk; er mußte es von ganz unten aus dem Mantelfutter hervorkramen, wohin es durch ein Loch in der Tasche gewandert war. Er konnte den Klumpen nur mit Schwierigkeiten auf einem Gatterpfosten zerschneiden, denn er war recht hart, ganz anders als die Tabaksorten, die er bis dahin kennengelernt hatte. Dann stopfte er damit seine Pfeife, zündete sie an und begann zu rauchen.

Es dauerte nicht lange, und er fing an, sich ›irgendwie komisch‹ zu fühlen. Fast unvermittelt trat bald ein heftiger Schwindel ein; besonders grauenhaft war es, wenn er sich zu bewegen versuchte ...

Mehrere Stunden muß er dort wohl hilflos gesessen haben, bevor sich Vorbeifahrende seiner annahmen, ihn in ihrem Wagen nach Hause brachten und den Arzt am Orte zu ihm bestellten. Auch in der folgenden Nacht war er noch delirant und in einem sehr beunruhigenden Zustand. »Die ganze Nacht habe ich in einem fort Elefanten gezählt«, wie er es hinterher beschrieb.

Später kam es noch einmal zu zwei kleineren Attacken, nachdem er bestimmte Zigaretten geraucht hatte. Unterdessen war in dem Dorf das Gerücht umgegangen, daß der Pfarrer sehr krank sei und sein Amt aufgeben und fortziehen müsse. Doch als er die Zigaretten aus dem Dorfladen mied und sie woanders kaufte — außerhalb der Reichweite irgendwelcher üblen Streiche —, hörten die Anfälle auf.

Seltsam! — diese Einbildungen von Elefanten und Nashörnern. Wie um alles in der Welt bringt eine Droge es fertig, solche Ideen in jemandem hervorzurufen? Sie erinnern an die Ängste, Phantasien und Träume von Schlangen, wie sie von HYOSCYAMUS, LAC CANINUM und wenigen anderen Mitteln bekannt sind.

*Hauptsymptome**

Geist und Gemüt. Er vermeint, Musik zu hören; schließt seine Augen und ist für einige Zeit in den schönsten Gedanken und Träumen versunken.

Unzusammenhängendes Reden.

Fixe Ideen.

Überschwengliche Stimmung und größte Schwatzhaftigkeit.

Übertriebenes, unmäßiges Lachen.

Unbezähmbares Lachen, bis das Gesicht hochrot wird und der Rücken und die Lenden wehtun.

Qualvolle Angst, begleitet von starkem Beklemmungsgefühl; besser im Freien.

Beständige Furcht, verrückt zu werden.

Alle Augenblicke verfiel er in seine Träumereien und kam dann wieder zu sich (wie es den ihn Umgebenden vorkam).

---

* Aus Allens *Encyclopedia;* bei der Übersetzung habe ich mich teilweise auf Oehmes deutsche Bearbeitung von Hales *New Remedies* (vgl. dazu S. 88) gestützt. — d. Ü.

Sehr zerstreut, geistesabwesend.

Kopf. Schwindel.
Häufiges unwillkürliches Schütteln des Kopfes.
Wenn er wieder zu sich kommt, gehen ihm heftige Schläge durch den Kopf.

Augen. Stierer Blick.
Konjunktivale Gefäßinjektion an beiden Augen.
Beim Lesen laufen die Buchstaben zusammen.

Klopfen und Vollheitsgefühl in beiden ***Ohren.***
Klingen und Summen in den Ohren.

Gesicht, Mund. Er sieht schläfrig und benommen aus.
Die Lippen kleben zusammen.
Trockenheit von Mund und Lippen.
Weißer, dicker, schaumiger und klebriger Speichel.

Der ***Hals*** ist ausgetrocknet, einhergehend mit großem Durst auf kaltes Wasser.

Magen. Vermehrter Appetit.
Heißhunger.
Schmerz im Bereich der Kardia.

Harn- und Geschlechtsorgane. Brennender Schmerz — wie verbrüht — vor, während und nach dem Harnen.
Stechender Schmerz vor, während und nach dem Harnen.
Profuse Mengen farblosen Urins.
Nachtröpfeln von Urin nach Beendigung des Wasserlassens.
Beim Drücken auf die Eichel kommt weißer, eiweißartiger Schleim heraus.
Satyriasis.

Rauher ***Husten***, mit kratzendem Gefühl direkt unter dem Brustbein.

Puls niedriger als normal, nur 46.

Rücken, Extremitäten. Schmerz quer über Schultern und Wirbelsäule, zum Bücken nötigend und am aufrechten Gehen hindernd.
Lähmung der unteren Extremitäten und des rechten Arms.

Angenehmes Schaudern durch Arme und Hände.
Völlige Lähmung der unteren Extremitäten.
Angenehmes Schaudern in beiden Beinen von den Knien abwärts, mit einer Empfindung, als würden die Klauen eines Vogels die Knie umklammern.
Zutiefst erschöpft von einem kurzen Spaziergang.

Tiefer, fester ***Schlaf***.
Außerordentliche Schläfrigkeit.

Reichlicher, klebriger ***Schweiß***, der ihm in Tropfen auf der Stirn steht.

◊

Lassen Sie mich nun, da ein adäquates Verständnis der Wirkung von Cannabis indica nur aus Allens *Encyclopedia* gewonnen werden kann, daraus die 27 langen Seiten der Geistes- und Gemütssymptome zusammenfassen. Es sei noch darauf hingewiesen, daß diese Prüfungssymptome oder Vergiftungswirkungen aus etwas mehr als vierzig verschiedenen Quellen stammen, die Allen im einzelnen anführt, wobei die gleichen Erfahrungen und selbst ganze Reihen von Empfindungen von verschiedenen Personen fast in denselben Worten beschrieben wurden. [Die Gedankenstriche zwischen einzelnen Symptomen eines Absatzes trennen jeweils verschiedene Quellen voneinander; d. Ü.]

Sehr erregt; tanzte im Zimmer umher; lachte viel; redete Unsinn und wußte es, konnte aber nicht ohne Willensanstrengung damit aufhören, was ihn auch nicht weiter kümmerte. — Er ruft, springt in die Luft und klatscht vor Freude in die Hände. — Singt, wobei er Worte und Musik improvisiert. — Als er zur Besinnung kommt, findet er sich tanzend, lachend und singend vor einem Spiegel wieder.

Unzusammenhängendes Reden. — Neigung zu Gotteslästerung.

Während der Visite bei Patienten kann er es sich nur mit großer Mühe verkneifen, ungewöhnliche Dinge zu sagen oder zu tun. — Hatte das bestimmte Gefühl, sich bis zum Schlafengehen zur Vernunft zwingen zu müssen, weil er sonst vielleicht etwas Törichtes tun würde.

Betont bei allen Wörtern die letzte Silbe und lacht übertrieben.

Rasche Ideenfolge und angenehme Empfindungen. — Ständige Aufeinanderfolge neuer Ideen, deren jede er fast sofort wieder vergißt.

Sein Kopf ist voll von lächerlichen theoretischen Ideen. — *Fixe Ideen.*

Lebhafte Gedanken in rascher Folge, die gleich bei ihrem Aufkommen wieder vergessen wurden.

Ständiges Theoretisieren. — Träumereien. — Wunderschöne Träume überkamen ihn.

Hatte nur die eine Vorstellung, daß er bald sterben und seziert werden würde.

Wußte nicht, ob er selbst wirklich existiert oder ob überhaupt Menschen existieren, oder zu welchem Zweck er lebt.

Er war besessen von der Vorstellung, daß er im Begriff sei zu sterben.

Bildet sich ein, fremde Geräusche zu hören, Diebe seien im Haus; schaut unter Betten und Tischen nach, schließt Türen auf und wieder zu.

Meint, es wären Leute bestochen worden, um ihn zu töten; — er könnte fliegen wie ein Vogel; — er sei in den Himmel aufgefahren, und seine sonst alltägliche Ausdrucksweise wurde ganz enthusiastisch.

Alles um ihn her und in ihm erschien ihm wie ein großes und furchterregendes Geheimnis.

Verzweiflung und Furcht, auf ewig verloren zu sein. Als er den Namen Gottes vernahm, schrie er: »Aufhören! dieser Name ist mir ein Schrecken, ich kann ihn nicht ertragen. Ich sterbe.« Dann schnappten dämonische Gestalten, in tintenschwarze Sargtücher gehüllt, aus der Dunkelheit nach ihm und starrten ihn mit glühenden Augen unter ihren Kapuzen hervor wütend an. Er schien sich in einer riesigen Arena zu befinden, die von gewaltigen Mauern umgeben war; die Sterne sahen mit einem mitleidigen, menschlichen Antlitz auf ihn herab. ... Die Sonne drehte sich und die Wolken hüpften wie eine Tanzgruppe um ihn herum.

»Ich konnte die Blutzirkulation jeden Zentimeter ihres Fortschreitens verfolgen. Ich bemerkte von jeder Herzklappe, wann sie sich öffnete und wann sie sich wieder schloß. Das Schlagen meines Herzens war so deutlich zu hören, daß ich mich wunderte, warum es nicht auch von anderen gehört wurde.«

Er schien von *zwei verschiedenen Personen* besessen zu sein, von denen die eine von einer Anhöhe herab die andere beobachtete, wie diese durch die einzelnen Phasen des Haschischdeliriums hindurchging. — Er hatte ein Gefühl von Dualität; wenn der eine Teil von ihm an etwas dachte, lachte der andere darüber. — Er fühlte sich wie eine dritte Person, die ihn selbst und seinen Freund beobachtete.

Die Seele schien vom Körper getrennt zu sein, auf diesen herunterzusehen und dabei sämtliche Regungen der Lebensvorgänge zu betrachten; auch schien sie durch die Wände des Zimmers hin und her wandern zu können.

Extreme Ausdehnung von Zeit und Raum: ein paar Sekunden scheinen Ewigkeiten zu dauern, das Aussprechen eines Wortes so lang wie ein Drama zu sein; wenige Meter sind wie eine riesige Strecke, die man niemals hinter sich bringen kann. Das Zimmer expandiert, die Decke ist nach hoch oben verlagert; er befindet sich in einer riesigen Halle. — Das Wohnzimmer schien sich ungeheuer tief unterhalb seines Standortes zu befinden (in Wirklichkeit lag es auf derselben Etage). — Die Zeit schien sich unendlich hinzuziehen. — Minuten scheinen Tage zu dauern. — Ein Freund im selben Zimmer war sehr weit von ihm entfernt. — Ein seltsames Gefühl der Isolation und großer *Einsamkeit,* obwohl er von Freunden umgeben war.

Bildet sich ein, *über unbegrenztes Wissen zu verfügen, alles sehen zu können;* dann, Christus zu sein, um der Welt vollkommenen Frieden zu bringen. — Er glaubt, in seinen Worten liege eine Schöpferkraft: er brauche nur zu sprechen, und es werde geschehen. — Er besitzt alle Reichtümer der Welt und überhäuft damit die Bedürftigen um ihn herum.

Hat das Gefühl, *durchsichtig* zu sein: »Das Feuer im Kamin schien durch mich hindurchzuleuchten und mein Knochenmark zu erwärmen. Ich spürte das Blut in meinen Adern strömen.« — Meint, er schwelle allmählich an, sein Körper werde immer größer. — Halluzinationen: er sitzt auf einem Pferd; ist auf der Jagd; sieht blaues Wasser; schwimmt; ist Kapitän eines Schiffes; ist auf Reisen; hat kein Gewicht.

Einbildungen: Er wäre die Spritzdüse einer Pumpe, durch die ein Strahl heißes Wasser rauscht, das seine Freunde naß zu machen droht. — Er wäre ein Tintenfaß und die Tinte könnte, da er auf dem Bett liegt, sich über die weiße Tagesdecke ergießen. Als Tintenfaß öffnete und schloß er seinen Messingdeckel, der mit einem Scharnier befestigt war; er schüttelte sich und sah und fühlte, wie die Tinte gegen seine Glaswände platschte. — Er ist das Subjekt seltsamster Transformationen: bald ist er eine riesige Säge, die hin und her schnellt, während beiderseits von ihm die Bretter fix und fertig herunterfallen; dann wieder ist er eine umherwandelnde Sodawasserflasche; ein riesiges Nilpferd; eine Giraffe. Er ist ein riesiges Farnkraut, das von Duftschwaden umgeben ist. Er lacht unbändig über den Eindruck, sein Bein wäre ein Zinnbehälter voller Teppichstangen, die er beim Gehen klappern hört; dann verlängert sich plötzlich sein anderes Bein, er wird Hunderte von Metern in die Luft gehoben und muß nun auf diesem Bein neben seinen Freunden herhüpfen.

Alle Sinneseindrücke sind extrem gesteigert.

Die Zimmerwände sind plötzlich voll von tanzenden Satyrn und nickenden Mandarinen. — Er sieht zahllose diabolische Kobolde mit blutigen Gesichtern und ungeheuer schwarzen Augen, die ihn so erschrecken, daß ihm der kalte Schweiß ausbricht und er zu ersticken meint.

Alle *Begebenheiten seines bisherigen Lebens,* selbst die längst vergessenen und die trivialsten, wurden in Symbolen von einem sich schnell drehenden Rad geschleudert; jedes von diesen Symbolen erkannte er als eine frühere Lebenssituation wieder, und es traten auch alle in der richtigen Reihenfolge heraus.

Groteske Visionen von alten, runzligen Frauen, die bei näherem Hinsehen aus Strickgarn bestehen.

Sinnestäuschungen: Er hört Stimmen und die schönste Musik; hat *Visionen von Pracht und Herrlichkeit,* wie sie nur noch im Paradies zu finden ist, von Landschaften erhabenster Schönheit, mit einer verschwenderischen Fülle von Blumen in den leuchtendsten Farben; Architektur von prachtvoller Schönheit und Großartigkeit. All dies versetzt ihn in einen Zustand von Glück und Zufriedenheit.

Eine schweigende Armee marschierte an ihm auf der Straße vorbei. — Beim Gehen im Freien dehnte sich plötzlich die Ebene aus und war mit einer Horde von Tataren überzogen, die in wilder Hast an ihm vorbeistürmten, wobei ihre Kopfbedeckungen mit den Federn und Pferdehaaren im Winde flatterten. — Häuser fangen auf einmal an zu nicken, sich zu verbeugen und zu tanzen.

Als er die Straße entlanggeht, sieht er plötzlich, wie eine eingehüllte Männergestalt sich von einer Mauer löst. Diese Erscheinung versetzt ihn in Angst und Schrecken: »Jeder seiner Gesichtszüge war gezeichnet von den Spuren eines Lebens, das reich an scheußlichen Verbrechen war. Er starrte mich mit grimmiger Bösartigkeit und versteinerter Verzweiflung an. Es schien mir wie eine Gotteslästerung, ihn anzusehen ...« — Er wachte auf und erblickte auf einer Bahre einen furchterregenden Leichnam, dessen livides Gesicht noch verzerrt war von dem plötzlichen Schmerz eines Mordanschlages. Jeder Muskel des Toten war angespannt, und die Fingernägel hatten sich beim Faustballen im Todeskampf in die Handflächen gebohrt. Zwei Kerzen am Kopfende und zwei an den Füßen tauchten die ganze Grausigkeit der Bahre in ein noch schaurigeres Licht, und ein unterdrücktes Hohngelächter von einem unsichtbaren Beobachter machte sich über den Toten lustig. »Dann begannen die Wände des Raumes langsam aufeinander zu zu gleiten, die Decke senkte sich, der Boden hob sich: näher und näher wurde ich an den Leichnam herangeschoben. Ich versuchte zu schreien, doch meine Stimme war wie gelähmt. Die Wände kamen immer näher, bis meine Hand auf der Stirn des Toten zu liegen kam. Ich meinte in dem engen Zwischenraum ersticken zu müssen ..., auf allen Seiten spürte ich die Wände der entsetzlichen Presse. Dann gab es einen großen Krach, und ich fühlte, wie all meine Sinne in Dunkelheit entschwanden. Ich erwachte, und die Leiche war verschwunden, doch nun hatte ich ihren Platz auf der Bahre eingenommen. Der Raum war zu einer gigantischen Halle angewachsen, mit einem von eisernen Bögen gestützten Dach. ... (Sodann dämonische Gestalten und Gesichter ...) Plötzlich stieß der nächststehende Teufel eine Mistgabel aus weißglühendem Eisen in meine Seite und schleuderte mich in eine feurige Wiege. ›Laßt uns für ihn‹, sagte einer der Teufel, ›das Schlaflied der Hölle singen‹, als ich, vom Feuer unverzehrt, durch das Wiegen des feurigen Gestells von einer Seite auf die andere geworfen wurde. … Bald darauf fand ich mich auf einem kolossalen Platz wieder, der von hundertstöckigen Hochhäusern umgeben war. Heftigen Durst leidend, lief ich zu einem Brunnen aus Eisen, bei dem ein jeder Strahl als Blendwerk von Wasser geformt war, so trocken wie die Asche eines Ofens. Ich rief nach Wasser, und sogleich flogen sämtliche Fenster der Hochhäuser jenes Platzes auf, und in jedem dieser Fenster stand ein Wahnsinniger. Sie fletschten die Zähne, starrten mich wütend an, brabbelten, heulten, kicherten, zischten und fluchten fürchterlich. Bei diesem Anblick wurde ich selbst verrückt, und auf und ab hüpfend äffte ich sie alle nach. …«

Dann wurde die Szene theatralisch, und als Schauspieler improvisierte er seine Tragödie und versetzte sein riesiges Publikum in Verzückung. Auf einmal kam über jedes Gesicht ein argwöhnischer Zug. … »Oh! Jetzt haben sie mein Geheimnis entdeckt; und ein unerträglicher Chor brach im ganzen Theater aus: ›Haschisch! Haschisch! Er hat Haschisch gegessen!‹ Ich kroch von der Bühne mit einem unbeschreiblichen Gefühl von Scham und kauerte mich in einem Versteck zusammen. Ich sah mir meine Kleider an, und siehe da! sie waren schmutzig und zerlumpt wie die eines Bettlers; von Kopf bis Fuß bot ich ein einziges Bild der Verwahrlosung. … Kinder zeigten mit den Fingern auf mich, Müßiggänger standen herum und musterten mich mit neugieriger Verachtung. Die meisten Menschen und Tiere schauten auf mich herab, selbst die Pflastersteine mokierten sich über mich mit menschlicher Stichelei, wie ich dort in meinen verschmierten Lumpen hockte.«

Er bildet sich ein, jemand rufe nach ihm. — Hört Musik mit süßesten und anmutigsten Melodien und Harmonien und sieht ehrwürdige Barden mit ihren Harfen, die spielen, als wäre es die Musik des Himmels. — Ein einzelner Ton erschien wie die göttlichste Harmonie. — *Er vermeint, Musik zu hören; schließt seine Augen und ist für einige Zeit in den schönsten Gedanken und Träumen versunken.* — Er hört das liebreizendste Geläut zahlloser Glocken. — Noch gute zwei Wochen später hörte er, als er in seinem Büro saß, großartige Harmonien, wie von Meisterhand auf einer Orgel und nur in den weicheren Registern gespielt. Mit dem Hören dieser Musik hatte es eine besondere Bewandtnis: man mußte in einem Zustand des Halbträumens sein; dann folgten die göttlichen, weichen und wunderbar lieblichen Klänge einander in einem vollkommeneren Legato, als es menschliche Fingerfertigkeit jemals zustande bringen könnte. Wenn man sich aber darauf zu konzentrieren versuchte und das Ohr anstrengte, um auch ja jeden Akkord mitzubekommen, *verstummte die Musik sofort.*

Hörte die Klänge der Farben: grüne, rote, blaue und gelbe Töne, die in ganz verschiedenen Wellen zu ihm drangen.

Nach dieser Erfahrung von Ekstase hörte er, als er aus einem dichten Wald heraustrat, ein zischendes Flüstern: »Töte dich! Töte dich!« Und bald wiederholten es unsichtbare Zungen von überall her und in der Luft über ihm: »Der Allerhöchste befiehlt dir, dich zu töten.« Als er aber ein Messer an seine Kehle setzte, schlug ihm eine unsichtbare Hand gegen den Arm, und das Messer flog wirbelnd in die Büsche.

Körperliche Empfindungen von außerordentlicher Leichtigkeit und Luftigkeit; *geistig* eine wundersam *scharfe Wahrnehmung des Grotesken* bei einfachen und vertrauten Gegenständen. Dinge, von denen er umgeben war, nahmen einen so seltsamen und wunderlichen Ausdruck an und wurden so unsagbar komisch und absurd, daß er in einen langanhaltenden Lachanfall ausbrach.

Es schien ihm, als existiere er gestaltlos in der unermeßlichen Weite des Raums. *Sein Körper schien sich auszudehnen,* die Krümmung seines Schädels breiter zu sein als das Himmelsgewölbe.

Seine Freude an den Visionen war vollkommen, nicht von den geringsten Zweifeln an ihrer Realität getrübt. Unterdessen saß in einem anderen Winkel seines Gehirns die Vernunft, beobachtete die Visionen kühl und überhäufte deren phantastische Übertreibungen mit lebhaftestem Spott. Eine Gruppe von Nervenzellen war durchdrungen von allem Glück des Himmels, während eine andere sich über eben dieses Glück schüttelte vor Lachen. Seine schönsten Verzückungen konnten die Wucht seines Spotts nicht niederhalten und zum Schweigen bringen, welcher seinerseits aber auch machtlos dagegen war, daß er in immer andere und noch groteskere Absurditäten verfiel.

Er *lachte*, bis seine Augen tränten; jede Träne, die herunterkullerte, wurde sogleich zu einem großen Laib Brot, der auf die Theke eines Bäckers fiel. Je mehr er lachte, desto schneller fielen die Brote herab, bis sich schließlich ein solcher Haufen um den Bäcker aufgetürmt hatte, daß kaum noch dessen Scheitel zu sehen war. — Sein Rachen war so hart wie Messing, seine Zunge wie eine rostige Eisenstange. Doch obwohl er einen Krug Wasser nahm und lange und viel daraus trank, signalisierten sein Gaumen und Hals nicht, daß er überhaupt getrunken hatte. — … Er riß seine Weste auf, legte seine Hand aufs Herz und versuchte, die Herzschläge zu zählen; es gab aber zwei Herzen: das eine schlug mit einer Frequenz von tausend Schlägen pro Minute, das andere mit langsamer und träger Bewegung. Sein Hals war angefüllt mit Blut, und Blutströme ergossen sich aus seinen Ohren. (Bei der Genesung, mehrere Tage später, fand er keinen Geschmack an allem, was er aß, und keine Erfrischung an allem, was er trank; auch mußte er sich sehr bemühen, um zu begreifen, was man ihm gesagt hatte, und um halbwegs zusammenhängende Antworten zu geben.)

»*Mein Gang war unsicher, und zwar so wie bei jemandem, der diesen zu bremsen oder niederzuhalten versucht;* denn ich hatte das Gefühl, als befänden sich Sprungfedern in meinen Knien, und ich mußte an die Geschichte des Mannes mit dem mechanischen Bein denken, das mit diesem davonmarschierte.«

»Es waren die ganze Zeit reale wie auch imaginäre Gegenstände vorhanden; aber zuweilen zweifelte ich, welche was waren, und dann befand ich mich in einer seltsamen Unsicherheit.«

Eine Schwäche des ganzen Körpers stellte sich ein, seine Beine wollten ihn nicht mehr tragen, und die Arme wurden schwer. Er mußte sich aufs Sofa legen; seine Gliedmaßen wurden steif, er verlor sämtliche Empfindungen und geriet in einen *kataleptischen Zustand.* ... Diese Empfindungslosigkeit dehnte sich noch ein zweites Mal auf den ganzen Körper aus, diesmal begleitet von automatenhaften, raschen Bewegungen der Hände, wobei eine Hand auf die Brust gedrückt wurde und die andere mit der Innenfläche auf dieser Hand rieb. Wechselweise schienen mal der rechte Arm oder das rechte Bein, mal die rechte Gesichtshälfte und dann wieder all diese Teile zusammen wie versteinert zu sein, so daß er sie nicht bewegen konnte, und dann erschlafften sie wieder. Plötzlich schien seine Gehirnmasse bis auf einen kleinen Rest in Marmor verwandelt zu sein; (in seinem rechten Auge erhielt sich dieses Gefühl von marmorner Härte noch über längere Zeit.)

Er verfiel in *extreme Geschwätzigkeit und Ideenflucht;* sorgte sich um das Schicksal seiner Kameraden, von denen er befürchtete, ihre Haschischdosis könnte zu groß gewesen sein und sich als giftig erweisen.

Er wurde von einer Art gestikulierenden Konvulsionen in Armen und Beinen erfaßt, und seine Symptome glichen allmählich jenen, die für *Tollwut* charakteristisch sind: Angstanfälle beim Anblick glänzender Gegenstände, bei der Empfindung eines jeden kleinen Lufthauchs oder beim Herannahen von irgend jemandem. Er bat um Wasser, doch nur um es, ohne zu trinken, gleich wieder wegzuschütten, weil er auch mit der größten Anstrengung keinen einzigen Schluck herunterbekommen konnte. Danach hatte er das Gefühl, als wären Zunge und Hals von einer trockenen, weichen Masse bedeckt.

Ein drängendes Verlangen, festgehalten, geführt und umsorgt zu werden, damit er nicht aus dem Bett steige und irgendwelche törichten Dinge anstelle.

Druckgefühl am Hinterkopf, so daß er automatisch die Hände dahin führte und dort liegenließ, als hätte er Schwierigkeiten, sie wieder von der Stelle loszulösen.

Krämpfe in den Waden, die das Bewegen der Beine unmöglich machten oder diese anschwellen oder ruckartig hochschnellen ließen.

Seltsame, beunruhigende Schauder. ... Beim Treppensteigen schien er die Stufen nicht zu berühren. »Ich trat in die Luft, wie ein Schwimmer gegen das Wasser tritt; meine Füße kamen in die Nähe der Stufen, hatten aber keinen Kontakt mit ihnen.«

»Dachte an *Katalepsie;* nein, ich muß mit Willenskraft meine Seele im Körper halten, sonst kehrt sie vielleicht nie wieder zurück; und ich spürte, daß sie versuchte, sich davonzuschwingen. ... Bald wurde ich von einem Gefühl der *Einsamkeit* übermannt. Ich warf meinen Körper durch eine scheinbar undurchdringliche, unsichtbare Barriere, bahnte meinen Weg durch eine widerstrebende Atmosphäre; ein ätherisches Fluidum schien es zu sein, nicht so dicht wie Wasser, aber auch nicht so dünn wie Luft; dennoch leistete es großen Widerstand. *Die beiden Seiten meines Seins agierten getrennt;* mein Wille oder meine spirituelle Existenz war von meinem körperlichen Dasein getrennt, spornte es an und trieb es vorwärts, wobei sie den Körper benutzte wie ein Handwerker sein Werkzeug; sie drängte ihn voran und schien dabei über ihre Vormachtstellung zu frohlocken. ...

Alles war unwirklich; ich selbst kam mir nicht real vor, selbst meine Stimme schien nicht meine eigene zu sein. ...

Da man mich überredete, aß ich ein Stück Fleisch; um dies zu bewerkstelligen, mußte ich mir zunächst die verschiedenen Prozesse und den *Modus operandi* des ›Nahrungzuführens‹ ins Gedächtnis rufen. ›Zuerst‹, überlegte ich, ›legt man die Substanz in den Mund, und man kaut sie, indem man den Unterkiefer auf und ab bewegt und unter Bewegung der Zunge den Speichel damit vermischt.‹ Dies war leicht getan. Die Spucke schien Beine und Arme zu haben, und ich konnte spüren, wie sie sich durch das Fleisch drängte; doch als es genügend gekaut war, entsann ich mich nicht mehr bzw. konnte den Zeitpunkt nicht mehr zurückdatieren, da ich das Fleischstück in den Mund gesteckt hatte. Das Kauen, so hatte ich den Eindruck, war seit ewigen Zeiten meine einzige Beschäftigung gewesen. Nun war es Zeit, den Schluckakt zu vollziehen, aber die Herrschaft über meine Schlingmuskulatur zu gewinnen widerstand gänzlich all meinen Bemühungen.«

»Wenn die von ihrer körperlichen Hülle Befreiten jemals zurückkehren, um über ihrem Zuhause zu schweben, das sie einst beherbergte, werden sie ihre Angehörigen wohl so anschauen, wie ich nun die meinen betrachtete: eine Nähe des Ortes bei einer unendlichen Distanz des inneren Zustandes, eine Isolation, die nichtsdestoweniger bestens geeignet ist für scheinbare Gesellschaft.«

»Ein böiger Wind war den ganzen Abend durch den Schornstein gesäuselt; jetzt wuchs er zu einem beständigen Summen an wie dem eines riesigen Rades in sich beschleunigender Umdrehung. ... Allmählich wurde dieses monotone Geräusch abgelöst von dem nachhallenden Dröhnen einer großen Kathedralenorgel. Das An- und Abschwellen ihres unvorstellbar feierlichen Klangs erfüllte mich mit übermenschlichem Schmerz.«

»Endlich war ich auf der Straße. Vor mir erstreckte sich die Perspektive ins Unendliche — es war ein nicht konvergierender Blick, bei dem die nächsten Laternen Wegstunden von mir entfernt zu sein schienen. Eine gerade befreite Seele, die zu ihrem Flug hinter die weitesten sichtbaren Gestirne aufbricht, könnte von ihrer neu gewonnenen Vorstellung von der Erhabenheit der Entfernung nicht mehr überwältigt sein, als ich es in diesem Augenblick war. Feierlich trat ich meine unendliche Reise an. ... Ich befand mich in einer phantastischen inneren Welt, existierte abwechselnd an verschiedenen Orten und in verschiedenen Zuständen meines Seins. Mal glitt ich in einer Gondel durch die mondhellen Lagunen von Venedig, mal türmten sich die Alpen vor meinen Augen, und die Pracht der aufgehenden Sonne warf purpurnes Licht auf die höchsten eisigen Gipfel. Dann wieder breitete ich, ein gigantischer Farn, im urzeitlichen Schweigen eines unerforschten tropischen Urwaldes meine gefiederten Blätter aus und schwankte und nickte in den würzigen Schwaden über einem Fluß, dessen Wellen Wolken der Musik und des Wohlgeruchs zu mir heraufsandten. Meine Seele verwandelte sich, von einer fremdartigen und ungeahnten Ekstase ergriffen, in ein pflanzliches Wesen.«

»Meine Stimme schien wie Donner aus jedem Winkel des Gebäudes widerzuhallen. Ich war erschrocken über den Lärm, den ich gemacht hatte. (Später erfuhr ich, daß dieser Eindruck nur eines von vielen Resultaten der *ungeheuren Empfindlichkeit des Sensoriums ist, wie sie vom Haschisch hervorgerufen wird.*)«

»Ich stand in einer abgelegenen Kammer auf der Spitze eines kolossalen Gebäudes, und das ganze Bauwerk unter mir wuchs beständig gen Himmel. Höher, höher, weiter, immer weiter in die einsame Kuppel von Gottes unendlichem Universum türmten wir uns ohne Unterlaß. Die Jahre flogen vorbei. Ich hörte das melodische Brausen ihrer Flügel in dem Abgrund, der mich umgab, und durchraste einen Lebenszyklus nach dem anderen, ein Staubkorn in der Ewigkeit und im Weltall.«

»Nun zog eine bewaffnete Heerschar durch die Straße gemessenen Schrittes an mir vorbei. Allein der schwere Takt ihres Schrittes und das Schleifen ihrer ehernen Harnische durchbrach die Stille, denn bei ihr gab es so wenig Reden oder Musik wie bei einem Todesbataillon. Es war die Armee der Zeitalter, die vorüberging in die Ewigkeit. Eine gottähnliche Erhabenheit verschlang meine Seele. Ich war in den abgrundtiefen Hades der Zeit geworfen, doch verließ ich mich auf Gott und war so durch all die Verwandlungen hindurch unsterblich.« ... Als er auf seine Uhr schaute, erkannte er, daß er durch die ganze lange Kette von Träumen in dreißig Sekunden gegangen war. »›Großer Gott‹, rief ich, ›ich bin in der Ewigkeit!‹ Angesichts dieser ersten erhabenen Offenbarung der eigenen Zeit der Seele und ihrer Fähigkeit, unendlich zu leben, stand ich zitternd da, von tiefer Ehrfurcht erfüllt. Bis ich sterbe, wird dieser Moment der Enthüllung sich deutlich von meinem restlichen Leben abheben. Ich halte ihn noch heute in ungetrübtem Angedenken als ein unbeschreibliches Heiligtum meines Daseins.«

(Es folgen weitere Schilderungen ekstatischer Zustände, u.a. mit himmlischer Musik, »wie ich sie in Abwesenheit des Allmächtigen nie wieder hören werde«.)

Unter vergleichbaren äußeren wie inneren Umständen wird die gleiche Dosis Haschisch zu unterschiedlichen Zeiten nicht selten diametral entgegengesetzte Wirkungen hervorrufen. Es ist auch möglich, daß eine relativ große Dosis Haschisch einmal kaum wahrnehmbare Phänomene zeitigt, während zu einem anderen Zeitpunkt die Hälfte dieser Dosis genügt, um ein Martyrium von Qualen oder auch einen wahren Freudentaumel zu bewirken. Wird aber während des Haschischdeliriums eine auch noch so kleine zweite Dosis eingenommen, um den Zustand zu verlängern, wird daraus unweigerlich solches Leid erwachsen, daß es die Seele erschaudern und verzagen läßt an ihrer Fähigkeit, diese Qualen durchzustehen, ohne zugrunde zu gehen. Der Gebrauch von Haschisch direkt nach jeder anderen Art von Stimulus hat gleichermaßen entsetzliche Folgen.

»Ich wurde wieder in jene ungeheure Höhe gehoben, wie sie oft so typisch ist für die Haschischphantasien. Meine Fähigkeiten wurden übermenschlich: mein Wissen umfaßte das ganze Universum, mein Gesichtskreis dehnte sich ins Unendliche. ...

Wiederholt bin ich an Türen und Häusern vorbeigelaufen, die ich im Normalzustand so gut kannte wie mein eigenes Haus, und habe schließlich die Suche nach ihnen völlig verzweifelt aufgegeben, da ich auch nicht das geringste vertraute Merkmal an ihrem Aussehen wiedererkennen konnte. Zweifellos sollte ein Haschischesser niemals allein auf sich gestellt sein!«

Dann wird ein außergewöhnlicher Fall von *Hellsichtigkeit* geschildert ...

Er ließ sich auf ein Sofa fallen und bat den Pianisten, ihm ein Musikstück vorzuspielen, ohne ein bestimmtes zu nennen. Das Vorspiel begann, und sogleich wurde der Träumende auf die Empore einer gewaltigen Kathedrale versetzt. Die Fenster des Mittel- und Querschiffs waren in den prächtigsten Farben mit Episoden aus dem Leben von Heiligen ausgemalt. Weit vorn im Altarraum schwängerten Mönche die Luft mit Essenzen, die aus ihren goldenen Weihrauchfässern strömten; auf dem Boden, der aus einem unnachahmlichen Mosaik bestand, knieten viele Andächtige in stillem Gebet. Plötzlich begann die große Orgel hinter ihm in elegischem Moll zu spielen, wie das Murmeln eines Barden, der sein Herz in einem Klagegesang erleichtert. Zu dem Spiel der Orgel gesellte sich alsbald ein sanfter Knabensopran aus der Mitte eines Chores heraus. Das leise Klagen schwoll an und ab, mit einem Ausdruck wie von zutiefst menschlichem Gefühl. Einer nach dem anderen stimmten auch die übrigen Chorsänger ein, und nun hörte er ein wunderbares Miserere, welches noch das letzte Gewölbe der Kathedrale erzittern ließ. ... Am anderen Ende des Mittelschiffs wurde langsam das große Kirchenportal geöffnet und eine Bahre hereingetragen, gestützt von feierlich gekleideten Trägern. Darauf befand sich ein Sarg, bedeckt von einem schweren Sargtuch, das man, als die Bahre vor dem Altar abgesetzt wurde, herunternahm. Jetzt war das Antlitz des Verblichenen enthüllt: es war der tote Mendelssohn! Der Schlußakkord des Totengesangs war verhallt; die Träger trugen den Sarg mit schwerem Schritt durch eine Eisentür zu seinem Platz in einer Gruft. Einzeln verließen die Menschen langsam den Dom, bis der Träumende schließlich allein zurückblieb. So wandte auch er sich zum Gehen, und, zu vollständigem Bewußtsein wiedererwacht, sah er, wie der Pianist gerade seine Hände von den Tasten nahm. »Was für ein Stück haben Sie gespielt?« fragte er. Die Antwort war: »Mendelssohns Trauermarsch!« Dieses Stück hatte er niemals zuvor gehört. ... »Dies ist mit Sicherheit eines der bemerkenswertesten Beispiele für empathische Hellsichtigkeit, die ich je erlebt habe.«

»Eine gewaltige Musik erfüllte die gesamte Hemisphäre über mir, und ich durchflog ihre Umhüllung aufwärts auf unsichtbaren Flügeln. Es war kein Gesang, es waren keine Instrumente: es war der unbeschreibliche Geist sublimen Klangs, mit nichts zu vergleichen, was ich jemals gehört habe; intensiv, aber nicht laut; das Ideal einer Harmonie, jedoch deutlich unterscheidbar in eine Vielzahl erlesener Töne. ... Wie eine Landkarte lag das Mysterium des Universums unverhüllt vor mir. Ich sah, wie eine jede Kreatur, jedes erschaffene Ding nicht nur ein mächtiges geistiges Gesetz versinnbildlicht, sondern diesem auch tatsächlich entspringt: als sein Abkömmling, seine notwendige äußere Entfaltung; nicht als die bloße Hülle der Essenz, sondern als die Fleisch oder Gestalt gewordene Essenz.«

»Von den himmlischen Höhen des Olymp wurde ich mitten in die Nebel des Acheron* gestürzt. ... Ich erwartete, jeden Augenblick ausgelöscht zu werden. Die Gestalten, die sich um mich her in der äußeren Welt bewegten, schienen mir kurzfristig zum Leben erweckte Leichen zu sein. Die lebendige Seele der Natur, mit der ich so lange verkehrt hatte, war verloschen wie die Flamme einer Kerze. ... Die ganze Existenz der Außenwelt erschien mir als eine einzige Farce, als die gemeine Vortäuschung einer erinnerten Möglichkeit, die einst in stummer Schönheit großartige Realität gewesen war. Ich haßte Blumen, denn ich hatte die wie mit Emaille überzogenen Wiesen im Paradies gesehen; ich verfluchte die Felsen, denn sie waren sprachloses Gestein, den Himmel, weil er nicht voller Glocken hing; und Himmel und Erde schienen meine Verwünschungen zurückzuschleudern.«

◊

Ganz gewiß ist Cannabis indica ein wichtiges Arzneimittel — für diejenigen, die es anzuwenden verstehen, zur Heilung dessen, was es auch zu erzeugen vermag.

Unter seinen Empfindungen fällt die Unwirklichkeit auf, die Einsamkeit, das gespaltene Bewußtsein, die Levitation, und man erkennt seinen Wert bei Delirium oder Delirium tremens, bei den grandiosen Wahnvorstellungen der progressiven Paralyse, bei Tollwut, bei Katalepsie. Aus dem »Stoff, aus dem die Träume sind«, bestehend, müßte es auch hilfreich sein bei Menschen, die jahrein, jahraus unter schrecklichen Angstträumen zu leiden haben. ... Ein solcher Patient kam erst gestern in unsere Ambulanz!

* In der griechischen Sage der Fluß der Unterwelt, »Fluß des Jammers«. — d.Ü.

Cantharis

CANTHARIS (LYTTA) VESICATORIA; »SPANISCHE FLIEGE« (EIN KÄFER)

Eine weitere heftige ›Sturm-und-Drang‹-Arznei, die von Hahnemann* gebändigt wurde, bis sie fürwahr als glättendes Öl auf den Wogen wirken konnte.

Cantharis hat in mancher Hinsicht sehr viel Ähnlichkeit mit LILIUM TIGRINUM, in anderer freilich ist es völlig verschieden. So ist das entzündliche Element bei Cantharis weit stärker ausgeprägt, und es hat eine sehr rasche und zerstörerische Wirkung. *Es ist daher heilsam bei stark entzündlichen, plötzlich auftretenden und destruktiven Erkrankungen* (hier ist es mit MERCURIUS CORROSIVUS und ARSENICUM vergleichbar).

Betrachten wir zunächst die fettgedruckten** Symptome in Allens *Encyclopedia*, d.h. jene Symptome, die wiederholt von Cantharis hervorgerufen und geheilt worden sind.

Obwohl Cantharis heftige Entzündungen und Brennen allgemein an Haut und Schleimhäuten verursacht, kann man an diesen Symptomen doch deutlich erkennen, daß es seine größte Wirkung im Urogenitalsystem und dort vor allem an Nieren und Blase entfaltet:

Rektum. Diarrhoe, aus Blut und Schleim bestehend.

* Hahnemanns Prüfung erschien erstmals 1805 in seinen *Fragmenta de viribus medicamentorum;* in deutscher Sprache hat er sie dann etwas erweitert 1833 im *Archiv für die homöopathische Heilkunst* (Band 13, Heft 1) veröffentlicht. Die wichtigste und mit 1098 Symptomen (inclusive jener Hahnemanns aus den *Fragmenta*) umfangreichste Darstellung von Cantharis verdanken wir jedoch Hartlaub und Trinks; sie findet sich im 1. und 2. Band ihrer *Reinen Arzneimittellehre* von 1828/1829 (ein 3. Band erschien 1831). — Viele der dort erstmals veröffentlichten Arzneimittelprüfungen und Nachträge zu schon bekannten Mitteln hat Hahnemann in die *Chronischen Krankheiten* und die 3. Auflage von Band 1 und 2 der *Reinen Arzneimittellehre* übernommen. Für die Nachträge zu den Mitteln im 3. bis 6. Band der *Reinen Arzneimittellehre* Hahnemanns (die keine dritte Auflage mehr erlebten) bleibt das Werk von Hartlaub/Trinks jedoch die einzige Quelle; ferner für folgende Originalprüfungen: BOVISTA, Cantharis, GRATIOLA, KALIUM JODATUM, LAUROCERASUS, OLEUM ANIMALE, PHELLANDRIUM, PLUMBUM, RATANHIA, STRONTIUM CARBONICUM und TABACUM. — Anm.d.Ü.

** Es sind auch einige kursiv gesetzte Symptome darunter. — Ein mit [1] bezeichnetes Symptom stammt aus der im *Archiv* veröffentlichten Prüfung Hahnemanns (s.o.); die mit [2] versehenen Symptome sind der *Reinen Arzneimittellehre* von Hartlaub/Trinks entnommen; eine [3] kennzeichnet Symptome aus einem Vergiftungsfall, der 1857 von Huber in der *Zeitschrift des Vereins der homöopathischen Ärzte Oesterreichs* (Band 1, S.561) mitgeteilt wurde; eine [4] schließlich verweist auf ein Vergiftungssymptom aus einem Fall, über den Kurtz in der *Oesterreichischen Zeitschrift für Homoeopathie* (Band 3, S.629) berichtet. — d.Ü.

Heftiger Durchfall mit unerträglichem Brennen im After.[2]

Harn- und Geschlechtsorgane. Heftige Schmerzen in der Blase, öfteres Drängen zum Harnen, unerträglicher Harnzwang.[4]

Entsetzliche Blasenschmerzen.[2]

Tenesmus und Strangurie; der Urin kann nur tropfenweise herausgepreßt werden.

Heftige brennend-schneidende Schmerzen im Blasenhalse ...[3]

Vor, während und nach dem Harnen grausam schneidende Schmerzen in der Harnröhre.[2]

Gefühl, als verbrühe ihn der Urin; er geht nur tropfenweise ab.

Harndrang, mit Brennen in der Harnröhre.

Beständiger Harndrang; konnte nur tropfenweise Wasser lassen, verbunden mit größtem Schmerz.

Priapismus.[2]

Dies sind nur die wichtigsten von insgesamt 1651 Cantharis-Symptomen, die Allen aufführt; es gibt darunter noch zahlreiche kursiv hervorgehobene. Lassen Sie mich nun durch Zitate von Nash und Kent die Wirkung des Mittels zusammenfassen; diese beiden Autoren stellen Wirkung und Heilkräfte dieser großartigen Arznei in anschaulichen Bildern dar, die man so schnell nicht vergißt.

◊

Nash schreibt: »Wenn ich ein Mittel zu wählen hätte, um damit die Wahrheit des Satzes *Similia similibus curentur* zu beweisen, ich glaube, es wäre dieses. Es gibt kein anderes Mittel, das so gewiß und so heftig die Harnwegsorgane reizt und entzündet, und keines, das solche Reizzustände so prompt heilt, wenn diese — wie sie es häufig tun — den Typus oder die Form von Cantharis annehmen.«

Es ist amüsant (oder auch zum Weinen!), daran zu denken, daß man uns als Studenten beibrachte: *»Cantharis wird kaum innerlich angewandt, da es ein äußerst starkes Reizmittel ist.*

Es erzeugt schwere gastrointestinale Reizungen; der Patient leidet an Bauchschmerzen, Durchfall und Erbrechen. ... Der aktive Wirkstoff wird in die Blutbahn aufgenommen, und innerhalb weniger Stunden klagt der Patient über starke *Schmerzen in der Lendengegend und über Strangurie* — d.h., es besteht ein imperatives Verlangen zur Miktion, wobei das Bemühen aufgrund von Blasentenesmen mit großen Schmerzen einhergeht, die ausgeschiedene Harnmenge aber sehr gering ist; dabei können *Eiweiß und Blut* im Urin vorhanden sein.

In schweren Vergiftungsfällen können bestehen ... Post mortem: *Ausgeprägte gastrointestinale Entzündung* und in deren Gefolge Schwellung, Ekchymosen und Hyperämie der Schleimhäute des Verdauungstrakts. *Die Nieren sind stark kongestioniert und befinden sich in den ersten Stadien einer akuten Nephritis.* Die Schleimhäute der Harnwege und Genitalorgane weisen ebenfalls starke Entzündungszeichen auf.«

Die alte Schule benutzt Cantharis heute hauptsächlich *äußerlich*, um — als Gegenreiz — Blasen zu ziehen [Kanthariden-Pflaster]. Aber auch so muß es vorsichtig eingesetzt werden, damit es nicht von der Haut resorbiert wird. »Es ist die Basis vieler Präparate mit dem Zweck, das Haarwachstum anzuregen.« (Zitate von Hale White; vgl. Fußnote S. 152)

Wie arm ist doch die alte Schule an wirklich heilenden Arzneien!

Kents Beschreibung von Cantharis gehört zu seinen lebendigsten Arzneibildern ... »Das wichtigste Merkmal dieses Mittels ist die Entzündung, und deren wichtigstes Charakteristikum ist die erstaunliche Geschwindigkeit, mit der sie in Gangrän übergeht. ...

Innerlich eingenommen, greift es fast unmittelbar den Harntrakt an und führt einen urämischen Zustand herbei, der für die psychischen Symptome verantwortlich ist; die lokale Entzündung läßt den Patienten umgehend heftig erkranken. ...

Zu den führenden Geistes- und Gemütssymptomen gehören: Plötzlicher Bewußtseinsverlust, dabei Röte des Gesichts. ... Seine Gedanken gehen mit ihm durch, er hat keinen Einfluß mehr auf sie — als wären sie von außen gesteuert. Wahnsinn, Delirium, mit starker Erregung und Wutanfällen, die jeweils durch blendende oder glänzende Gegenstände ausgelöst werden können ... Oft gehen die Gedanken in eine Richtung, die von den entzündeten Geschlechtsteilen nahegelegt wird. Blase und Genitalien sind entzündet, und die Erregung und Kongestion dieses Bereichs wecken häufig den Sexualtrieb, was zu sexuellen Gedanken bis hin zu sexuell bestimmtem Wahnsinn führt. ...

Brennen ist ein Kennzeichen, das sich durch das gesamte Mittelbild zieht. Brennen im Kopf, Klopfen und Stechen. ... *Hautausschläge brennen bei der leisesten Berührung.* ... Erysipel des Gesichts mit großen Blasen; Erysipel der Augen, mit Neigung zu Gangränbildung. Auch RHUS hat bei diesem Leiden Blasen und Brennen, bei Cantharis jedoch ist das Erysipel in der Zeit bis zu Ihrer nächsten Visite fast schwarz geworden; es sieht jetzt dunkel aus, ein rascher Wandel hat stattgefunden, und es hat den Anschein, als würde der Bereich gangränös. ... Cantharis entspricht Krankheiten, wie sie bei völlig darniederliegender Abwehrkraft entstehen, bis hin zu heftiger Entzündung und Gangränbildung von Darm, Blase, Gehirn, Wirbelsäule und Lungen, mit großer Prostration und hippokratischem Antlitz. Lungengangrän; die befallene Lunge *brennt* dabei, als wäre sie mit kochendem Wasser gefüllt, oder sie *brennt* wie Feuer.« Kent erzählt: »Ich erinnere mich an einen Patienten, der gerade aus einem längeren Alkoholrausch erwacht war; ich verließ ihn abends in einem Zustand, wie ich ihn eben beschrieben habe. Die Harnproduktion war zum Erliegen gekommen. Blutiger Speichel lief aus seinem Mund — er lag im Sterben. Der Zustand hatte sich innerhalb einer Nacht entwickelt, weil er in seinem trunkenen Zustand beinahe erfroren wäre. Es konnte nur heißen: Cantharis — oder Tod noch vor dem Morgengrauen. Dank Cantharis wachte er am nächsten Morgen wieder auf, hustete ein rostfarbenes Sputum ab und machte gute Fortschritte in Richtung Genesung. ... Heftige Arzneien wie Cantharis oder ARSENICUM werden in Fällen benötigt, die sonst sterben würden.

Heftigkeit und ***Plötzlichkeit*** sind weitere Merkmale dieses Mittels. Es bringt solche Schmerz- und Erregungszustände hervor, wie man sie bei keiner anderen Arznei findet. ...

Wann immer eine rasche Entzündung des Darms auftritt, kommt es zu Durchfall von blutigem Schleim oder Serum; ähnliche wäßrig-blutige Flüssigkeiten werden u.a. von den Augen abgesondert. Und wo immer diese Flüssigkeit mit der Haut in Kontakt kommt, führt dies zu Brennen und zu Exkoriationen. ... Die gesamten Harnwegsorgane und die Genitalien befinden sich in einem entzündlichen Reizzustand, bei dem es jederzeit zu Gangränbildung kommen kann.«

Dies also sind die Dinge, die Cantharis hervorrufen kann und die einzig und allein Cantharis zu heilen vermag.

Nash zitiert H.N.Guernsey: *»Es ist eine eigenartige, wenn auch den meisten Praktikern bekannte Tatsache, daß bei häufigem oder auch weniger häufigem Urinieren, das mit brennenden, schneidenden Schmerzen verbunden ist, Cantharis fast stets das Heilmittel ist*[*] *— welche Leiden auch*

[*] Leider ist dies wohl nicht so einfach (zumindest heute nicht mehr). Es sei daher auf die sehr aufschlußreichen Informationen verwiesen, die V.Ghegas in seinen *»Englischen* bzw. *Augsburger Seminaren«* (Sylvia Faust Verlag) zur Differentialdiagnose der Zystitiden gegeben hat. Danach ist das Brennen kein sonderlich charakteristisches Symptom für irgendeines der in Frage kommenden Mittel. Typisch für Cantharis sind vor allem der Priapismus, das — während der Zystitis verstärkte! — sexuelle Verlangen und die Besserung durch Kälte. Nach Ghegas ist Cantharis in weniger als 10% der Fälle indiziert; das weitaus häufigste ist mit ca. 50% SARSAPARILLA (was ich aus eigener, seither gemachter Erfahrung bestätigen kann), das zweithäufigste NUX VOMICA. — Anm.d.Ü.

sonst noch bestehen mögen, und sei es eine Gehirn- oder Lungenentzündung.« Und Nash ergänzt: »Er hätte hinzufügen können: Entzündungen des Rachens, der Schleimhäute des gesamten Verdauungstrakts bis hin zu Rektum und Anus, Pleuritis oder auch Hautentzündungen.«

Guernsey schrieb ferner: »An Cantharis sollte stets auch bei der Behandlung von Atemwegserkrankungen gedacht werden, wenn der Schleim zäh ist.«

Hierzu führt Nash als Beispiel den Fall einer Dame an, die seit langer Zeit an Bronchitis gelitten hatte. Der Auswurf war so reichlich, zäh und fadenziehend, daß er an KALIUM BICHROMICUM dachte, welches aber nicht die geringste Besserung bewirkte. Es ging ihr immer schlechter, bis sie eines Tages erwähnte, daß sie *beim Wasserlassen ein starkes Schneiden und Brennen verspüre und daß sie sehr häufig zur Toilette müsse.* »Aufgrund der Intensität und Deutlichkeit dieser Symptome gab ich ihr Cantharis, wobei ich zu der Zeit noch nichts von dessen heilsamen Wirkungen auf die Atemwege wußte. Das Ergebnis war ein wahres Wunder.«

Die psychischen Symptome von Cantharis sind von ebenso heftiger Art wie die physischen:

»Wütendes Delirium, mit Schreien, Bellen und Beißen …«

»Wutanfälle, erneuert jeweils beim Anblick von blendenden, glänzenden Gegenständen (BELLADONNA, HYOSCYAMUS), beim Versuch zu trinken oder bei Berührung der Kehle.« (Dies sind Indikationen für das Mittel bei Tollwut.)

»Furchtbare Satyriasis.«

◊

Cantharis gehört zu den Mitteln, an die man bei *Pruritus vulvae* als erstes denken muß. Es hat all das Brennen und Jucken, und es entzündet Vulva und Vagina; entsprechend hat es sich hierbei, neben einigen anderen Arzneien, als heilsam erwiesen.

Cantharis ›brennt‹ und bildet Blasen, die schmerzhaft sind. Daher wetteifert es — in unserer Ambulanz — mit URTICA in der Behandlung von ***Verbrennungen.*** Und wie URTICA URENS lindert es fast augenblicklich die Schmerzen bei Verbrennungen. Nash erzählt, Hering habe Skeptiker [um das Ähnlichkeitsgesetz zu demonstrieren] oft dazu aufgefordert, sich einmal die Finger zu verbrennen und sie dann in mit Cantharis behandeltes Wasser zu tauchen — so stark war sein Vertrauen in das Mittel.

Ein Medizinstudent in Chicago war einmal tief beeindruckt von einem Fall schmerzhafter Verbrennungen, bei dem die Schmerzen nach ein paar Globuli von hochpotenziertem Cantharis schnell verschwanden; der Arzt, der sie dem Patienten auf die Zunge legte, hieß Dr. Kent. Cantharis, innerlich in ›homöopathischer‹ Potenz verabreicht, ist ein alter Tip, um Verbrennungsschmerzen ›wegzuzaubern‹.

In unserer Ambulanz-Abteilung bekommen Zystitispatienten, die unter quälendem Harndrang mit häufigem, tropfenweisem Abgang ›brennenden‹ Urins leiden, einige Gaben Cantharis 200, was den Beschwerden bald ein Ende bereitet.

»Die Homöopathie kennt keine Spezifika« — außer dem spezifischen Mittel für das *Individuum*. Doch wie schon Hahnemann feststellte: manche Arzneien ahmen so exakt bestimmte Krankheitsbilder nach, daß sie für diese zu Spezifika werden. So ist es mit Cantharis bei Zystitis [siehe jedoch Fußnote S. 334], BELLADONNA bei Scharlach, MERCURIUS CORROSIVUS bei Ruhr und LATRODECTUS bei Angina pectoris.

Doch sollte man immer daran denken, daß *auch andere Arzneien ähnliche Zustände hervorgerufen haben — und stets sind dabei unterscheidende Merkmale vorhanden, die den Ausschlag für das eine oder andere Mittel geben.*

Cantharis kann auch bei vergleichsweise kleinen Übeln wie ***Mückenstichen*** indiziert sein. ... Ich gebe zu diesem Thema (mit der freundlichen Erlaubnis des Betreffenden) die persönlichen Erfahrungen eines ›Mückenopfers‹ wieder, die seinerzeit von ihm aufgezeichnet worden waren. Solche Dinge sind es ja gerade, die im Gedächtnis haften bleiben und einem beim Verschreiben mehr Sicherheit geben.

Dies ist der Bericht ... »Es geschah am letzten Dienstag, abends um zehn Uhr: ein feiner, spitzer Stich genau oberhalb meines rechten Handgelenks — und ein zarter, kleiner Teufel flog fröhlich davon. Fast unmittelbar darauf erschien ein harter Pickel an der Stelle, beißend und sich vergrößernd. In der folgenden Nacht wurde ich von einem Stich in einen Finger der linken Hand geweckt, und noch ein zweiter Finger kam an die Reihe. Den ganzen Mittwoch — *diese verdammten Mückenstiche!* Am Donnerstag konnte ich schon an nichts anderes mehr denken und für nichts mehr Interesse aufbringen, so besessen war ich von dem unaufhörlichen, hartnäckigen Zwang, die peinigenden Stellen anzufassen und irgendwie zu besänftigen, gleichzeitig immer gegen den Impuls ankämpfend, an ihnen zu kratzen und zu reiben. Am Handgelenk, um das Handgelenk, den Arm hinauf, immer weiter ums Handgelenk herum, immer höher den Arm hinauf, an den Fingern, über dem Handrücken: überall ein Brennen, Jucken und Anschwellen, das sich immer weiter ausbreitete! Mittlerweile war es Donnerstagnachmittag — die Sache hatte ihren Höhepunkt erreicht —, als beim Aufbruch nach Wembley ein Freund in der Not ein paar Kügelchen

Cantharis C30 hervorholte, die ich folgsam lutschte; eine zweite Dosis steckte ich für später ein. Die Erleichterung trat mit unglaublicher Geschwindigkeit ein; bald war mein Leiden nicht mehr von Bedeutung, und dann vergaß ich es vollständig. Konnte mich endlich wieder auf etwas konzentrieren! — konnte das Erlebnis der Musikparade von Wembley richtig genießen. Und an diesem (Freitag-) Morgen sind der Arm und die Finger wieder normal, abgesehen von einigen Kratzspuren. Aber warum all dies aufschreiben? Weil diese Ungeheuer der Lüfte nicht die letzten ihrer Art sein werden, und weil vielleicht eines Tages irgend jemand froh sein wird, die Vorzüge von potenziertem Cantharis bei ***Mückenstichen*** an sich selbst erproben zu können.«

Ein Privatdetektiv hatte sich für einen Beobachtungsauftrag stundenlang an einer höchst ungemütlichen Stelle postieren müssen, die Füße durchnäßt von feuchtem Salpeter. Er kam mit großen Schmerzen zu uns und führte sie uns vor: rot, geschwollen, sehr schmerzhaft — schwere Zellulitis bis hinauf zu den Knien. Ich wollte den Patienten stationär aufnehmen, doch dies war »absolut unmöglich!« So erhielt er Cantharis 200, nur wenige Gaben, und erstaunlicherweise verschwand die Entzündung sehr schnell, ohne weitere Probleme — zur großen Erleichterung der Frau Doktor!

Cantharis, dessen üble Effekte — d.h. die Verursachung zerstörerischer Entzündungen — so erschreckend plötzlich auftreten, ist also auch genauso rasch in seiner Heilwirkung, wenn es entsprechend eingesetzt wird.

Man sollte immer daran denken: *auch bei der Wirkungsgeschwindigkeit müssen Krankheit und Arznei übereinstimmen.*

Hauptsymptome

Geist und Gemüt. Große Sinnlichkeit; Liebestollheit [Erotomanie].

Entzündung der ***Augen***, besonders wenn durch Verbrennung verursacht.

Hals. Brennende Empfindung im Schlund, als stehe dieser in Flammen.

Heftiges Brennen im ***Magen.***[2]

Rektum. Abgang durch den Stuhl von weißem festem Schleime, wie Abschabsel von Gedärmen mit Blutstreifen.[1]

Harnorgane. Anfallsweise heftig schneidende und brennende Schmerzen in beiden Nieren, wobei die Gegend sehr empfindlich auf geringste Berührung war; dies wechselte mit gleichermaßen starken Schmerzen und Brennen in der Penisspitze ab, mit Harndrang und sehr schmerzhaftem, tropfenweisem Abgang von blutigem Harn, zuweilen auch reinem Blut.

Tenesmus der Harnblase.[2] — Gewaltige Strangurie.[2]

Schmerzhafte Absonderung weniger Tropfen blutigen Urins, was sehr starke, scharfe Schmerzen bereitete, als würde ein rotglühendes Eisen durch die Harnröhre gezogen; der Schmerz wurde am heftigsten in der Pars membranacea der Urethra und an der Harnröhrenmündung empfunden.

Heftige brennend-schneidende Schmerzen im Blasenhalse, bis in die nachenförmige Grube der Harnröhre reichend, vorzugsweise vor und nach dem Uriniren auftretend.[3]

Heftige Schmerzen in der Blase, öfteres Drängen zum Harnen, unerträglicher Harnzwang.[4]

Harndrang von der geringsten Urinmenge in der Blase.

Beständiger schmerzhafter Harndrang mit tropfenweisem Abgang wenigen röthlichen, zuweilen mit etwas Blut untermengten Harns.[3]

Ardor urinae.[2] — Harnbrennen.[2]

Vor, während und nach Harnen grausam schneidende Schmerzen in der Harnröhre; sie musste sich zusammenbeugen und schreien vor Schmerzen.[2]

Brennen beim Harnen und auch ausser demselben.[2]

Schmerzmachende Harnverhaltung[2] (Unterdrückte Gonorrhoe).

Genitalien. Sexuelles Verlangen gesteigert; stört den Nachtschlaf.

Furchtbare Satyriasis.[2] — Heftigster Priapismus mit grausamen Schmerzen.[2]

Retention der Plazenta oder von Membranen, gewöhnlich mit schmerzhaftem Wasserlassen.

Brennen in der ***Brust.***[2]

Rücken. Schmerz in den Lenden, Nieren und im ganzen Bauche, mit so schmerzhaftem Harnen, dass er ohne Heulen und Schreien nicht einen Tropfen Harn lassen konnte.[2]

Schmerz in den Lenden, mit unaufhörlichem Bedürfnis zu urinieren.

Gelbfieber: Im dritten Stadium, wenn völlige Bewußtlosigkeit [insensibility] besteht; Krämpfe in Bauchmuskeln und Beinen; Versiegen der

Harnsekretion; Blutungen aus Magen und Intestinum; kalter Schweiß an Händen und Füßen.

Verbrühungen und ***Verbrennungen***.
Verbrennungen, bevor oder auch nachdem sich Blasen gebildet haben.

Capsicum

C. ANNUUM; SPANISCHER O. ROTER PFEFFER (KLEINSCHOTIGE, SCHARFE PAPRIKAART)

Hahnemann schreibt, daß »der *spanische Pfeffer*, wie man ihn nennt, ... als Gewürz zu Tütsch-Brühen (Saucen) für den Hochgeschmack leckerer Tafeln eingeführt ward (wofür man auch oft den gepülverten Samen des noch schärfern Capsicum baccatum, *Cayennepepper* nahm), um den Gaumen zu widernatürlich starker Eßlust zu reizen und so — die Gesundheit zu untergraben.

Vom arzneilichen Gebrauche dieser heftigen Substanz hörte man indeß wenig. Bloß Bergius ... versichert, mehre alte Wechselfieber mit drei zweigranigen Gaben Kapsikum geheilt zu haben, doch auch nicht mit ihm allein; denn die alte Erbsünde des bisherigen Arztthums, die *Mischgierde* verleitete auch ihn, Lorbeeren dazu zu setzen ... Auch beschreibt er die damit geheilten Wechselfieber nach der Gesamtheit ihrer Symptome nicht, sondern läßt es bei dem Namen ›alte Wechselfieber‹ bewenden, wie die übrige Zunft seiner Kollegen, so daß die virtus ab usu des Gemisches zu dieser Absicht im Dunkeln bleibt.

Unendlich zweifelloser und sichrer schreitet dagegen der homöopathische Arzt zu Heilungen mit Kapsikum, indem er nach dem Vorgange der eigenthümlichen, reinen Krankheits-Zustände, welche von dieser kräftigen Arzneisubstanz in gesunden Körpern erregt wird ..., nur solche natürliche Krankheiten damit zu heben unternimmt, deren Symptomen-Inbegriff in den Symptomen des Kapsikums in möglichster Aehnlichkeit enthalten ist.

Man findet solche durch Kapsikum heilbare Krankheiten bei Personen von straffer Faser seltener.«

◊

Die brennenden Schmerzen von Capsicum, die vornehmlich an den Schleimhäuten auftreten, werden nicht selten empfunden als »ein Brennen wie von Cayennepfeffer, der auf die Stelle gestreut wird«. Sie kommen vor allem im Mund vor, auf der Zunge, im Magen, Abdomen, Darm, Rektum und in der Blase; doch auch Brustkorb, Lungen und Haut können in dieser Weise betroffen sein.

Des weiteren werden oft drückende Schmerzen in den Augen wahrgenommen, bis hin zum Hervortreten der Augen, mit Brennen, Rötung und Tränen derselben.

Und bei Otitis kommt es nicht nur zu Taubheit und Ohrenschmerzen, sondern es wird auch speziell der *Processus mastoideus* in Mitleidenschaft gezogen — mit Schwellung hinter dem Ohr, Periostitis und Knochenkaries. Dies scheint mir besonders erwähnenswert zu sein, wird doch in Kents Repertorium hierfür als einziges Mittel Capsicum aufgeführt.* Ferner treten bei dieser Arznei berstende Schmerzen auf: im Kopf, im Bauch usw. Ein Ex-Marinearzt unseres Hospitals erzählte mir von einem Patienten mit beginnenden Mastoidbeschwerden (und ausgeprägtem Heimweh), dem er Capsicum verabreichte. Es wirkte sehr gut.

Capsicum ist auch eines jener Mittel, die bei Seekrankheit in Frage kommen; vor allem aber ist es ein einzigartiges Mittel bei ***Heimweh***. Einer unserer jungen Assistenzärzte kam zu einem erst kürzlich aufgenommenen Kind, das sich untröstlich schluchzend die Seele aus dem Leib weinte; er gab ihm Capsicum, und als er bald darauf zurückkam, spielte es glücklich mit seinem Spielzeug.

Es gibt noch ein sonderbares Symptom, das ich ebenfalls bestätigt gefunden habe: *Husten verursacht Schmerz in irgendeinem entfernten Körperteil.*

Solche Arzneien mit einem begrenzten Wirkungskreis, aber seltsamen und einzigartigen Symptomen sind äußerst nützlich — wo sie passen; man mag sie selten benötigen, und doch kann nichts auf der Welt sie ersetzen, wenn die Symptome danach verlangen. Glücklicherweise kann man sie gut im Gedächtnis behalten.

*Hauptsymptome***

Geist und Gemüt. Heimweh mit Backenröthe.***

---

* Dies ist so nicht richtig; als einziges Mittel rangiert Capsicum in den Rubriken »Entzündung, Felsenbein« (einwertig) und »Knochen, Caries, Felsenbein« (dreiwertig). In der Rubrik »Schwellung hinter dem Ohr« ist es das einzige dreiwertige von insgesamt 27 Mitteln. Die Rubrik »Knochen, Caries, Processus mastoideus« besteht aus acht Mitteln, mit **Aur.**, **Caps.**, **Sil.** in Fettdruck; Kokelenberg *(Comparative Repertory)* nennt hier als Ergänzungen Stram. und Syph., und Capsicum sollte in den vierten Grad erhoben werden. — Eine interessante Klarstellung Kokelenbergs möchte ich an dieser Stelle, da der von Kent benutzte Begriff sicherlich häufig mißverstanden wird, nicht unerwähnt lassen: »Entzündung, innen im Ohr« (inflammation, inside) bedeutet nicht Innenohrentzündung, sondern Gehörgangsentzündung, *Otitis externa*. — Anm. d. Ü.

** Mit [1] bezeichnete Symptome sind Hahnemanns *Reiner Arzneimittellehre* entnommen. — d. Ü.

*** Dieses klassische Leitsymptom von Capsicum, das von Hering in den *Guiding Symptoms* hervorgehoben wird, geht ebenfalls auf Hahnemann zurück. Allerdings steht es nicht in der *Reinen Arzneimittellehre*, sondern im acht Jahre später erschienenen ersten (!) Band der *Chronischen Krankheiten*, S. 164. — Anm. d. Ü.

Er ist zufriedenen Gemüths, ist spaßhaft und trällert und ist dennoch, bei der mindesten Veranlassung, geneigt, böse zu werden.[1]

Schreckhaftigkeit.[1] — Berauschung.[1]

Nach Gemütserregungen Fieber mit roten Wangen.

Kopf. Eingenommenheit des Kopfs.[1]

(Oder, als Heilwirkung:) Alle Sinne sind schärfer.[1]

Bei Bewegung des Kopfs und beim Gehen, Kopfweh, als wenn die Hirnschale zerspringen sollte.[1]

Klopfendes, pochendes Kopfweh in einer der beiden Schläfen.[1] — Pochendes Kopfweh in der Stirne.[1]

Drückender Kopfschmerz in der Stirne ...[1]

Ziehend reißender Schmerz in der linken Kopfseite.[1]

Ein mehr stechender, als reißender Kopfschmerz, welcher in der Ruhe schlimmer, bei Bewegung aber gemäßigter ist.[1]

Ein ausdehnender Kopfschmerz, oder als wenn das Gehirn zu voll wäre.[1]

Ziehend reißende Schmerzen im Stirnbeine, mehr rechter Seite.[1]

Ein drückender Schmerz in den ***Augen***, wie von einem fremden Körper.[1]

Ohren. Periostitis und Karies des *Mastoids.*

Am Felsenbeine hinter dem Ohre, eine bei Berührung schmerzhafte Geschwulst.[1]

Reißen in der Ohrmuschel.[1]

Ein jückender ... [oder] drückender Schmerz ganz tief im Ohre.[1]

Nase. Nasenbluten ...[1]

Kriebeln und Kitzeln in der Nase, wie bei Stockschnupfen.[1]

Brennende Blasen im ***Mund.***

Zäher Schleim im Munde.[1] — Trockenheit im Munde.[1]

Geschmack im Munde, wie von verdorbnem (faulen) Wasser.[1]

Schrunden in der Lippe, aufgesprungene Lippen.[1]

Hals. Zäher Schleim in den Choanen, morgens beim Aufstehen, nur schwer durch Räuspern zu lösen.

Tonsillitis, mit brennenden, beißenden Schmerzen.

Starke Schmerzen im Hals, mit Beißen (Scharlach).

Schmerz im Schlucken ...[1] — Brennende und andere Schmerzen im Rachen, schlimmer zwischen den Schluckakten.

Hals entzündet, dunkelrot, mit brennendem, drückendem Schmerz.

Magen. Soodbrennen.[I]
Brecherlichkeit.[I]
Dyspepsie aufgrund träger Verdauung, besonders bei alten Leuten.
Eisige Kälte im Magen, oder Brennen darin.

Brennende oder schneidende Schmerzen im ***Abdomen.***
Nach jedem Stuhlgange, Durst und nach jedem Trunke, Schauder.[I]
Eine drückende Spannung im Unterleibe, besonders der epigastrischen Gegend ..., welche vorzüglich durch Bewegung sich vermehrt, zugleich mit einer drückenden Spannung im Untertheile des Rückens.[I]
Ein spannender Schmerz von dem Unterleibe nach der Brust zu, wie von Auftreibung des Unterleibes.[I]
Gefühl, als wenn der Unterleib bis zum Zerplatzen aufgetrieben wäre, wodurch der Athem bis zum Ersticken gehemmt wird.[I]
Ein Ziehen und Umwenden im Unterleibe ...[I]

Rektum und Stuhl. Nach einiger Blähungskolik im Unterbauche, kleine, öftere Stuhlgänge, welche aus Schleime, zuweilen mit Blut untermischt bestehen und Stuhlzwang erregen.[I]
Stuhlzwang.[I] — Heftiger Tenesmus.
Brennender Schmerz im After.[I]
Dysenterie: Tenesmus und Strangurie; Schmerz < selbst durch einen warmen Luftzug.
Beißender und brennender Schmerz in Anus und Rektum (Diarrhoe).
Tenesmus des Rektums und der Blase gleichzeitig.
Hämorrhoiden: brennend, als würde Pfeffer darauf gestreut, geschwollen, juckend, klopfend; mit Wundheitsgefühl im After; blutend oder blind; mit Schleimabsonderung; mit blutigen, schleimigen Stühlen; mit ziehendem Schmerz im Kreuz und schneidendem Bauchschmerz.

Harnorgane. Brennen in der Harnblase.
Nach dem Harnen, ein brennend beißender Schmerz in der Harnröhre.[I]
Harnzwang, Tenesmus des Blasenhalses; es treibet ihn zu öfterm, fast vergeblichem Harnen.[I]
Harnbrennen.[I]
Gonorrhoe: zweites Stadium; weißliche Absonderung; äußerste Empfindlichkeit der Genitalien auf Berührung; schmerzhafte Abwärtskrümmung des erigierten Penis, nur durch kaltes Wasser abzumildern.

Atmung und Brust. Heiserkeit durch Überanstrengung der Stimme, bei Sängern, Predigern etc.

Beim Husten, Kopfweh, als wenn die Hirnschale zerspringen sollte.[1]
Der Husten stößt einen übelriechenden Athem aus der Lunge.[1]
Nervöser, krampfartiger Husten.
Engbrüstigkeit, welche aus dem Magen zu kommen scheint.[1]
Schmerz, als wenn die Brust zusammengeschnürt wäre, welcher den Odem beengt und sich, selbst bei geringer Bewegung, vermehrt.[1]
Ein klopfender Schmerz in der Brust.[1]

Rücken und Extremitäten. Frost beginnt im Rücken.
Ziehend reißender Schmerz in und neben dem Rückgrate.[1]
Spannender Schmerz im Knie.[1]

Schlaf. Er ist in der Nacht munter und kann nicht schlafen.[1]
Traumvoller Schlaf.[1]
Gähnen ...[1]
Großes Verlangen, sich hinzulegen und zu schlafen.

Mangelndes Reaktionsvermögen, besonders bei dicken Personen.
Ungeschicklichkeit, so daß sie überall anstieß.[1]
Seekrankheit.
Träge, dicke, unsaubere Menschen, die frische Luft scheuen.
Kinder, die immer fröstelig sind, eigensinnig und unbeholfen.
Nach jedesmaligem Trinken, Schauder und Frostschütteln.[1]
Er zittert vor Schauder.[1]
Empfindung, als würde Cayennepfeffer auf die schmerzenden Stellen gestreut.
›Schlaffe Faser‹; Fettleibigkeit.
Er scheut alle Bewegung.[1]
Brennen in der Haut.
Hämorrhoidale Konstitution.

Einige wichtige sowie ›sonderliche, ungewöhnliche und eigenheitliche‹ Symptome

Kinder werden plump und ungeschickt.
Heimweh, mit roten Wangen und Schlaflosigkeit; mit Hitzegefühl im Hals.
Erwacht mit Schrecken und schreit; bleibt nach dem Erwachen weiter voller Angst.
Alle Sinne sind abgestumpft.

Kopfschmerz: als wenn das Gehirn zu voll wäre; als wenn die Hirnschale zerspringen sollte; Schädel fühlt sich wie zerschlagen an.

Drückender Kopfschmerz in der Stirne, als wenn es vom Hinterhaupte vor zur Stirne heraus drückte ...[1]

Heftiges, tief eindringendes Stechen im Scheitel.[1]

Der Kopf scheint zu groß zu sein.

Es affiziert besonders den Warzenfortsatz.

Flackern vor den Augen, bei Kopfschmerzen.

Alle Gegenstände erscheinen schwarz vor den Augen.[1]

Zum Kopfe herausgetretene Augen mit Gesichtsblässe.[1]

Augen treten aus den Höhlen hervor.

Bei jedem Mal Husten, ein drückender Schmerz im Ohre, als wenn da ein Geschwür aufgehn wollte.[1]

Heiße Ohren und heiße, rothe Nasenspitze, gegen Abend.[1]

An der linken Gesichtsseite, Blüthen mit salzbeißiger Empfindung.[1]

Vorne auf der Zunge, ein Trockenheits-Gefühl, ohne Durst.[1]

Ein Heilmittel bei Cancrum oris.

Weißliche Flecken im Rachen, mit rotem Hof.

Maligne oder gangränöse Pharyngitis.

Nach jedem Stuhlgange, Durst und nach jedem Trunke, Schauder.[1]

Nach Trinken muß er, bei aller Hartleibigkeit, zu Stuhle ...[1]

Hämorrhoiden brennen, als würde Pfeffer darauf gestreut.

Außer dem Uriniren, Stechen wie mit Nadeln im vordern Theile der Harnröhre.[1]

Während der Schwangerschaft: Ohrenaffektionen etc.

Kitzelnde Empfindung in der Luftröhre, so daß er einige Male heftig nießen muß.[1]

Es scheint, als könnte sie die Luft nicht tief genug in die Lungen bekommen.

Husten in plötzlichen Anfällen, welche den ganzen Körper erschüttern.

Husten mit Kopfschmerz, als würde der Kopf entzwei springen.

Bei jedem heftigen Hustenstoß (und sonst nicht) entweicht fötide Luft von durchdringendem Geruch.

Vom Husten und Nießen fährt ein Schmerz in dieses oder jenes Glied.[1]

Beim Husten Stiche in den leidenden Teilen.

Beim Husten: berstender Schmerz in Kopf, Brust oder Blase; Stiche im Rücken; drückender Schmerz im Ohr oder im Hals; Schmerz in den Knien oder Beinen; Husten erregt ›Brecherlichkeit‹.

Husten <: nach Zorn; nach warmen Getränken; abends, nachts; im Liegen; bei trockenem, kaltem Wetter; durch jeglichen Luftzug, warm oder kalt.

Ein Schmerz in der Brust beim Sitzen, als wenn die Brust zu voll und nicht Raum genug darin wäre.[1]

Fettige Herzdegeneration bei fettleibigen Personen.

Ungewöhnlich starkes Pulsiren der Blutgefäße des Unterleibes.[1]

Glucksendes Schnell-Klopfen in einigen großen Adern.[1]

Frösteln zwischen den Schulterblättern.

Empfindung, als würde kaltes Wasser den Rücken heruntertröpfeln.

◊

Nash faßt die Besonderheiten von Capsicum so zusammen:

»Brennende Schmerzen, vor allem der Schleimhäute, oder *Beißen* wie von rotem Pfeffer auf den betroffenen Stellen.

Husten mit Schmerzen in entfernten Körperteilen, wie Kopf, Blase, Knie, Beine etc.

Frost oder Schauder *nach jedem Trinken;* beginnt zwischen den Schulterblättern und breitet sich von dort über den ganzen Körper aus.«

Bei den obengenannten Symptomen ist es ein gutes Mittel bei Ruhr, in späteren Stadien der Gonorrhoe oder bei Halsbeschwerden. Man muß an das Mittel denken bei allen Leiden, die mit Brennen der Schleimhäute einhergehen. Dieses Brennen wird typischerweise so beschrieben, als würde roter Pfeffer darauf gestreut.

Nash schildert einen Fall: »Ich habe einen schlimmen Fall von berstendem Kopfschmerz geheilt, der schon jahrelang bestanden hatte; der Patient schrie bei jedem Husten auf und hielt sich dabei mit beiden Händen den Kopf fest. Schließlich wurde es so schlimm, daß er im Bett liegen mußte, weil der Schmerz im Sitzen so viel stärker wurde. Capsicum heilte ihn umgehend.«

◊

Guernsey:

»Capsicum greift in ganz besonderem Maße die Schleimhäute an.

Der Kopf schmerzt, als ob er platzen wollte; oder es schlägt, pocht darin; stechender Kopfschmerz, besser durch Bewegung. Fressendes, brennendes, fein stechendes Jucken der Kopfhaut, als wenn sie mit Cayennepfeffer eingerieben worden wäre. …

Sodbrennen und Aufstoßen mit der Empfindung und dem Geschmack von rotem Pfeffer. Gefühl von kaltem Wasser im Magen. …

Abdomen wie zum Zerplatzen aufgetrieben. …

Gähnen bei Tage und Schlaflosigkeit nachts. Gefühl im Schlaf, als falle er von einer Höhe herab (dies ist für THUJA besonders typisch). …

Die Symptome erscheinen gewöhnlich auf der linken Seite.

Capsicum paßt vor allem auf hellhaarige Menschen mit einer Neigung, dick zu werden, mit schlaffen Muskeln und aufgedunsener Haut.«

◊

Farrington spricht von der ausgeprägten Neigung des Nachtschattengewächses Capsicum, die Gewebe zu reizen; nur wenig von der Substanz werde benötigt, um diesen Reizzustand herbeizuführen. »Es wird durch die Nieren eliminiert, wodurch es Strangurie mit Brennen beim Wasserlassen hervorruft. Diese Arznei wirkt am besten bei Personen von ›schlaffer Faser‹ und eher korpulentem Körperbau … Der Capsicum-Patient hat eine schwache Verdauung oder einen schwachen Magen, daher ist auch der ganze Mensch schwach. Erwachsene und Kinder sind gleichermaßen reizbar und werden schnell zornig. Durch die geringste Zugluft geht es ihnen schlechter, selbst wenn diese warm ist. Sie sind unbeholfen und ungeschickt in ihren Bewegungen. …

Obwohl der Patient durstig ist, verursacht Trinken Schaudern. …

Capsicum hat ein Symptom, dem man in der Praxis nicht oft begegnet, und zwar: Sehr übelriechender Atem nur beim Husten. …

Bei Diphtherie ist es indiziert, wenn brennende Blasen am Gaumen und ein aashafter Geruch aus dem Mund bestehen. Der Schlund fühlt sich wie krampfhaft zusammengezogen an, besonders wenn er nicht schluckt.«

◊

Zum Schluß einige Passagen aus Kents *Lectures*. Er sagt:

»Die meisten Substanzen, die bei Tisch als Gewürze für die Speisen dienen, werden im Laufe von ein oder zwei Generationen sehr nützliche Arzneimittel sein; denn die Eltern vergiften sich mit diesen Dingen, sei es Tee, Kaffee oder Pfeffer*, und diese giftigen Wirkungen auf die Eltern führen bei den Kindern zu Anfälligkeit für Erkrankungen, die den durch diese Stoffe ausgelösten Krankheiten ähneln.

Bei den fetten, schlaffen und rotwangigen Kindern von Biertrinkern und Pfefferessern mit schwacher Reaktionsfähigkeit und von schlaffer Konstitution, mit rotem Gesicht und Neigung zu Venenerweiterung, bei Kindern von überstimulierten Vätern also sehen wir das Bild von Capsicum sehr häufig. Das Gesicht sieht rosig aus, aber es ist nicht warm, sondern kalt,

* Kent nennt hier in der älteren Auflage (die von M. Tyler offensichtlich zitiert wird) auch noch den Tabak, doch scheint er diese Passage später gestrichen zu haben. — Anm. d. Ü.

und bei näherer Betrachtung erkennt man, daß es von einem feinen System erweiterter Kapillaren durchzogen ist. Diese Kinder haben keine Ausdauer, das rundliche und pausbäckige Gesicht entspricht einer Pseudoplethora — wie bei CALCAREA. Die Nasenspitze und die Backen sind rot; Rötung über den Wangenknochen; rote Augen. Solche Konstitutionstypen erholen sich nach Krankheiten nur langsam und reagieren nicht auf scheinbar angezeigte Arzneien, sie sind schlaff, matt und träge. Schulmädchen können nicht lernen, bekommen schnell Heimweh und wollen nach Hause. Gichtneigung mit Ablagerungen in den Gelenken, die steif sind, unförmig und schwach. ... Es sind frostige Patienten, mit großer Empfindlichkeit gegen frische Luft, gegen Kälte und Baden.

Hinsichtlich ihres Gemütszustandes tritt kein Symptom so deutlich hervor wie dieses: *Heimweh*. ... Sie sind überempfindlich, leicht beleidigt, übelnehmerisch, mißtrauisch. Hartnäckigkeit und Eigensinn bis ins Extrem. Ihr Verhalten kann abscheulich sein; selbst wenn sie etwas Bestimmtes wollen, sind sie dagegen, wenn der Vorschlag von jemand anderem kommt.

Ihr Geist wird ständig von Selbstmordgedanken gepeinigt. ...

Kopfschmerzen: als würde der Schädel zerspringen, wenn er den Kopf bewegt; als würde er in Stücke fliegen; hält den Kopf mit beiden Händen fest. Kopf fühlt sich zu groß an. ... Beim Bücken ein Gefühl, als würde das Gehirn oder die Augen herausgepreßt. ...

Capsicum hat eine besondere Wirkung auf die Knochen des inneren Ohres und auf den Processus mastoideus.* Abszesse im Bereich der Ohren und unterhalb davon; Knochenkaries. Nekrosen des Felsenbeins. Es ist ein häufig angezeigtes Mittel bei Mastoidabszeß und Mastoiditis, welche die Ärzte der alten Schule aus Furcht vor den Komplikationen (wie Meningitis usw.) gerne operativ angehen, um die pneumatischen Zellen auszuräumen — eine furchtbare Praxis, denn sie können den Patienten leicht damit umbringen, und wenn nicht, trägt er nicht selten ein Krampfleiden davon! Aber auch dann heißt die indizierte Arznei immer noch Capsicum: es wird den Kranken heilen, samt den Krämpfen und den Ohrenbeschwerden.

Alte, chronische Katarrhe ..., die auf sorgfältig gewählte Mittel nicht ansprechen; auf einmal wird dem Doktor bewußt, daß der Patient ein rotes, aber dennoch kaltes Gesicht hat, und ebenso ist es mit der Nasenspitze; auch ist er dick und schlaff und hat nur wenig Ausdauer; in der Schule konnte er schlecht lernen; wenn er sich anstrengt, bricht er gleich in

* *Kürzlich hatte ich ein Mädchen im Krankenhaus zu behandeln, das seit einer Mastoid-Operation vor einigen Jahren eine konstante Temperatur um 37,8° aufwies. Ich hatte gerade an diesem Arzneimittelbild gearbeitet und kam daher gleich auf Capsicum; seit sie das Mittel bekommen hat, also seit jetzt drei Monaten, ist die Temperatur normal.*

Schweiß aus, und in kalter Luft friert er schnell. ... Wenn er dem Patienten jetzt Capsicum verabreicht, wird es ihn ›aufwecken‹; es mag ihn vielleicht nicht vollständig heilen, doch danach wird sich SILICEA, KALIUM BICHROMICUM oder eine andere tiefgreifende Arznei, die möglicherweise bereits zuvor erfolglos gegeben worden war, seiner annehmen und die endgültige Heilung herbeiführen. ...

Alle Körperteile, die Sie berühren, sind schlaff, rot, fett und kalt. ...

Dysenterie; nach dem Stuhlgang Tenesmus und Durst, und Trinken ruft Schaudern hervor. ... Hämorrhoiden beißen und brennen, als ob Pfeffer darauf gestreut worden wäre. ... Alte, reaktionslose Fälle von Gonorrhoe: Die Absonderung ist cremefarben; Sie bemerken die Plethora des Patienten und ebenso, daß er keine Ausdauer hat, wohlgenährt ist und schlaff; kälteempfindlich, rotes Gesicht. ... Hier wird Capsicum nicht selten dem Prozeß ein rasches Ende setzen. ...

Chronische Heiserkeit; ist der Patient rundlich, fröstelig und rotwangig, dann verschwindet die Heiserkeit oft unter Capsicum. ...

Husten in plötzlichen Anfällen, die den ganzen Körper durchschütteln. Jeder Hustenstoß erschüttert die leidenden Teile. Stiche in den leidenden Teilen beim Husten.«

Carbo vegetabilis

CARBO LIGNI; HOLZKOHLE

Von jeher, so erzählt Hahnemann [*Reine Arzneimittellehre,* Band 6], hielten die Ärzte die Kohle für unarzneilich und kraftlos.

»Erst in den neuern Zeiten, als Lowitz in Petersburg die chemischen Eigenschaften der Holzkohle, besonders ihre Kraft, den fauligen und moderigen Substanzen den übeln Geruch zu benehmen und die Flüssigkeiten davor zu bewahren, gefunden hatte, fingen die Aerzte an, sie äußerlich anzuwenden. Sie ließen den übelriechenden Mund mit Kohlenpulver ausspühlen und die alten faulen Geschwüre damit belegen und der Gestank ließ in beiden Fällen fast augenblicklich nach. Auch innerlich zu einigen Quentchen auf die Gabe eingenommen nahm es den Gestank der Stühle in der Herbstruhr weg.«

Doch dies, so schreibt er weiter, »war nur ein chemischer Gebrauch der Holzkohle, welche dem faulen Wasser schon ungepülvert und in ganzen Stücken beigemischt, ihm den stinkenden Geruch benimmt und zwar in groben Stücken am besten.

Diese medicinische Anwendung war, wie gesagt, bloß eine chemische, keine dynamische, in die innere Lebens-Sphäre eindringende. Der damit ausgespühlte Mund blieb nur einige Stunden geruchlos — der Mundgestank kam täglich wieder. Das alte Geschwür ward davon nicht besser und der chemisch vor der Hand ihm benommene Gestank erneuerte sich immer wieder. Das in Herbstruhr eingenommene Pulver nahm nur auf kurze Zeit den Gestank der Stühle chemisch hinweg; die Krankheit blieb und der ekelhafte Geruch der Stühle kam schnell wieder.

In solcher gröblichen Pulvergestalt kann auch die Kohle fast keine andre, als eine chemische Wirkung äußern. Man kann eine ziemliche Menge Holzkohle in gewöhnlicher, rohen Gestalt verschlucken, ohne die mindeste Aenderung im Befinden.«

Und doch ist Carbo vegetabilis eines unserer machtvollsten und kostbarsten Arzneimittel und, wie ich selbst erlebt habe, zuweilen ein wahrer ›Totenerwecker‹! Zugleich stellt es einen weiteren schlagenden Beweis für den Wert von Hahnemanns großer Entdeckung dar: die Befreiung der Arzneikräfte inerter Substanzen durch Dynamisation, d.h. die immer weitere Zerteilung der Partikel durch Reiben und Verschütteln.

Er beschreibt es so: »Einzig durch anhaltendes Reiben der Kohle (so wie vieler andern, todt und kraftlos scheinenden Substanzen) mit einer unarzneilichen Substanz, wie der Milchzucker ist, wird seine, innen verborgne und im rohen Zustande gebundene (latente) und gleichsam schlummernde und schlafende, dynamische Arzneikraft zum Erwachen und zum Leben gebracht.« Er fand, daß bereits die Einnahme eines sehr kleinen Teils eines Grans der »millionfachen Pulververdünnung ... große arzneiliche Wirkungen und Umstimmung des menschlichen Befindens hervorbringt.« Einer stärkeren Potenzierung der Holzkohle zum homöopathischen arzneilichen Gebrauch bedürfe es »auf keine Weise«*; auch die Prüfungen wurden mit dieser 3. Centesimalpotenz vorgenommen.

◊

Kent sagt über Carbo vegetabilis: »Es ist eine vergleichsweise inerte Substanz, die erst arzneilich und kraftvoll und in ein großartiges Heilmittel verwandelt wird, wenn man sie fein genug verreibt. Erst durch ausreichende Zerteilung kann sie für die Natur mancher Krankheiten zum Simile werden und dementsprechend Menschen heilen. ... Es ist ein Monument für Hahnemann! Ziemlich wirkungslos im rohen Zustand, werden seine wahren Heilkräfte erst durch genügende Potenzierung herausgebracht. Es ist ein tief und lange wirkendes Antipsorikum. ... Carbo vegetabilis beeinflußt vor allem das Gefäßsystem und dort besonders den venösen Teil des Kreislaufs: das rechte Herz und das gesamte Venensystem. ***Trägheit*** ist ein guter Ausdruck für das, was sich bei Carbo vegetabilis abspielt; an dieses Wort sollte man denken, wenn man die Pathogenese des Mittels studiert. *Trägheit, Schwerfälligkeit, Turgeszenz* ... Alles am Organismus ist träge, schwerfällig, blutüberfüllt, erweitert, angeschwollen, gedunsen. Die Hände sind geschwollen, die Venen gestaut; der ganze Körper fühlt sich voll und aufgedunsen an; im Kopf ein Gefühl von Blutfülle, ebenso in den Beinen, so daß der Patient das Bedürfnis hat, die Füße hochzulagern, um das Blut besser abfließen zu lassen. Der Venentonus reagiert nur träge, ist schlaff oder gelähmt. Vasomotorische Paralyse; ... variköse Venen an den Extremitäten.

Die geistige Verfassung ist, wie die körperliche, von *Langsamkeit* geprägt. Der Patient denkt langsam, ist geistig träge, schwerfällig und ›dummlich im Kopfe‹. ... Die Glieder sind ihm schwer, fühlen sich vergrößert an. Die Hautfarbe ist dunkel, der kapillare Kreislauf gestaut, das Gesicht düster bis purpurfarben.«

Carbo vegetabilis hat ***Brennen*** — und ***Kälte***. »Brennen in den Venen, in den Kapillaren, im Kopf; Jucken und Brennen der Haut; Brennen von ent-

* In seinem Vorwort zu Carbo vegetabilis in den *Chronischen Krankheiten* ändert Hahnemann diesbezüglich seine Meinung; dort schreibt er: »Man bedient sich der verschiednen Potenz-Grade, je nach der verschiednen Absicht im Heilen von der Decillion-Potenz [= C30] an bis zur Million-Pulver-Verreibung ...« — Anm. d. Ü.

zündeten Körperteilen. Inneres Brennen und äußere Kälte. Kälte mit schwacher Blutzirkulation, schwachem Herz. Eiseskälte. Hände und Füße kalt, Knie kalt, Nase kalt, Ohren kalt, Zunge kalt. Kälte im Magen mit Brennen. Überall mit kaltem Schweiß bedeckt. Kollaps mit kaltem Atem, kalter Zunge, kaltem Gesicht (CAMPHORA). Sieht aus wie eine Leiche, dennoch möchte der Patient bei all diesen Zuständen *angefächelt* werden.«

Oder wie Nash es ausdrückt ... »Lebenskraft nahezu erschöpft; völliger Kollaps. Das Blut stagniert in den Kapillaren; venöse Stauung; Körperoberfläche kalt und blau.

In letzten Krankheitsstadien — mit profusem kaltem Schweiß, kaltem Atem, kalter Zunge und Stimmlosigkeit — wird diese Arznei Leben retten.«

Ich habe solche Fälle gesehen; insbesondere erinnere ich mich an einen extremen Fall — einer von denen, die man nie wieder vergißt! —, den ich hier wiedergeben will, um zu zeigen, was Carbo vegetabilis auch in hoffnungslosesten Fällen noch ausrichten kann, *wenn die Symptome übereinstimmen*. Es handelte sich um ein kleines Mädchen mit einer Herzerkrankung, die akut exazerbiert war und das junge Leben der Patientin abrupt zu beenden drohte; es bestand eine Pneumonie mit Pleuraerguß sowie eine Endo- und Perikarditis mit Perikarderguß. Eines Morgens, als der Stationsarzt in Begleitung mehrerer Kollegen seine Runde machte, traf er sie über ihren Kissen liegend an (sie hatte mehrere Stützkissen bekommen, weil sie sonst nicht liegen konnte) — kalt, weiß, bewußtlos. Sie lebte noch, denn von Zeit zu Zeit konnte man die gepreßten, tiefen Atemzüge hören, wie sie bei Sterbenden auftreten. Rasch wurde ihr Carbo vegetabilis (ich glaube, in der C200) verabreicht, wobei ein Kollege, der große Erfahrung besaß, meinte: »Ich fresse einen Besen, wenn das Kind durchkommt!« Aber noch bevor die Stationsrunde beendet war, war sie wieder warm geworden und hatte das Bewußtsein wiedererlangt — der Tod war an ihr vorübergegangen! Und unter KALIUM CARBONICUM (einem Komplementärmittel übrigens!) machte sie, soweit ihr geschädigtes Herz dies zuließ, weitere Fortschritte. Erlebnisse wie dieses sind es, die Carbo vegetabilis den Namen ›*Totenerwecker*‹ verschafft haben.

Es ist eigentümlich und daher wichtig festzuhalten, daß solche Carbo-vegetabilis-Patienten noch in den extremsten Situationen, bei schon bestehender Todeskälte, lufthungrig sind und angefächelt werden wollen.

◊

Abgesehen von derart verzweifelten Zuständen gehört Carbo vegetabilis aber auch zu den nützlichen Arzneien unseres alltäglichen Lebens.

Zum Beispiel ist es eines unserer großen ***Flatulenz***-Mittel* (LYCOPODIUM, CHINA). Die Magengegend fühlt sich durch starke Luftansammlung voll und gespannt an, was sich vor allem nachts und im Liegen verschlimmert. Meiner eigenen Erfahrung nach kann es dabei auch zu stundenlangem, quälendem Luftaufstoßen kommen; nach einer Gabe Carbo vegetabilis verschwindet dies ein für allemal. Wir wissen, daß pflanzliche Kohle im Rohzustand eine außergewöhnliche Fähigkeit besitzt, Gase zu binden — wobei die Mengen, die sie adsorbieren kann, phänomenal sind; doch würden wir nicht erwarten, daß sich diese seltsame Kraft auch auf das Reich der Potenzen überträgt! Es mag schwierig sein, das zu erklären; schließlich aber sind es immer nur die Fakten, die zählen. In gleicher Weise vermag Carbo vegetabilis in Potenz auch den üblen Geruch weit effektiver zu bannen als die rohe Holzkohle. Ich möchte allerdings zu bedenken geben: Carbo vegetabilis mag das Wunder an den Blähungen Nacht für Nacht bewirken, doch wird es, *wenn es kein Carbo-vegetabilis-Fall ist,* dieses Wunder jede Nacht *aufs neue* vollbringen müssen. Wohingegen ein anderes Mittel — vielleicht ARGENTUM NITRICUM —, dessen Symptome mit jenen des Patienten wirklich in Deckung zu bringen sind, *heilen* wird: die Beschwerden werden nicht wiederkehren, zumindest nicht vor Ablauf etwa eines Monats und auch dann nicht mit derselben Intensität. Bei einer korrekt gewählten Arznei ist die Wirkung kurativ, nicht bloß palliativ.

Guernsey erwähnt auch »Beschwerden infolge von *eingeklemmten* Blähungen (es können Schmerzen im Kopf sein, in der Herzgegend oder wo immer, erleichtert durch Windabgang). Die Flatus haben einen fauligen und sehr stinkenden Geruch.«

Bezüglich der Magensymptome des Mittels ist der entsprechende Abschnitt in Kents Vorlesung sehr aufschlußreich — wie diese überhaupt ein wundervolles Bild der Arznei und ihrer Anwendungen vermittelt! Er sagt: »Der Carbo-vegetabilis-Typ hat ein Verlangen nach Kaffee, nach sauren, süßen und salzigen Dingen. Widerwille gegen die bekömmlichsten und am leichtesten verdaulichen Speisen ..., z.B. gegen Fleisch oder gegen Milch, welche Blähungen hervorruft. Wenn ich jemanden in einen Carbo-vegetabilis-Zustand bringen wollte, würde ich mit dem Magen anfangen. Wenn ich die varikösen Venen und das schwache rechte Herz hervorrufen wollte, die Blutfülle und Kongestion, die Flatulenz, die Magen- und Darmstörungen, die Kopfschmerzen und die geistigen Ausfälle, kurz: Trägheit des gesamten Organismus, dann würde ich damit beginnen, ihm den Magen voll-

* *Bei exzessiven Blähungen scheint* CARBO ANIMALIS *gleichwertig mit Carbo vegetabilis zu sein, wenn nicht noch wirksamer. Nichts könnte beeindruckender sein als die prompte Linderung flatulenter Auftreibung durch* CARBO ANIMALIS *nach Bauchoperationen. Ich habe dies mehrfach beobachtet.*

zustopfen. Ich würde ihn mit fetten Speisen füttern, mit Süßigkeiten, mit Puddings und Kuchen, mit dicken Soßen und all diesem schwerverdaulichen Zeug, und ich würde ihm große Mengen Wein zu trinken geben: dann hätte ich über kurz oder lang einen Carbo-vegetabilis-Kranken vor mir. Kommen solche Menschen denn überhaupt in unsere Praxis? Sobald sie anfangen, ihre Geschichte zu erzählen, wissen Sie genug über ihre Lebensweise, um voraussagen zu können, daß sie Fans von süßen Pasteten sind; zwanzig Jahre haben sie davon gelebt, und nun kommen sie und klagen: ›Ach, Herr Doktor, ich hab's mit dem Magen, nur mit dem Magen; wenn Sie bloß meinen Magen wieder in Ordnung bringen könnten.‹ ... Brennen im Magen, Auftreibung des Magens mit ständigem Aufstoßen, Blähungen und Abgang fürchterlich stinkender Winde.«

Nash und andere zitieren H.N.Guernsey, »einen unserer besten Praktiker«, hinsichtlich der chronischen Beschwerden, welche Carbo vegetabilis erforderlich machen können ... »Nie wurde ein richtigerer Satz geschrieben als der, daß Carbo vegetabilis vorzüglich geeignet ist ›für herabgekommene, kachektische Individuen‹ [Noack/Trinks]. Diese Bemerkung wird besonders verständlich im Lichte jener Fälle, wo der Keim der Krankheit durch den schwächenden Einfluß einer früheren Störung in den Organismus eingepflanzt worden ist. So erzählt uns der Patient beispielsweise, daß er seit seinem Keuchhusten in der Kindheit ständig an Asthma zu leiden habe; oder er habe Verdauungsprobleme seit einem Trinkgelage vor etlichen Jahren; seit einer starken Überanstrengung fühle er sich nicht mehr recht wohl (RHUS TOXICODENDRON, CALCAREA) — körperliche Anstrengung stelle im Augenblick kein Problem für ihn dar, doch rührten all seine jetzigen Beschwerden von dieser früheren Belastung her; oder auch: er habe vor einigen Jahren eine Verletzung erlitten, von der jetzt keine Spuren mehr vorhanden seien, doch all seine gegenwärtigen Beschwerden datierten aus der Zeit jenes Unfalls. ... Der Arzt wird gut daran tun, in ähnlichen Fällen — sie sind zahlreich und können die unterschiedlichsten Erscheinungen darbieten — an Carbo vegetabilis zu denken, da solche Umstände auf das Mittel hinweisen und dieses sich daher aller Wahrscheinlichkeit nach als das passende erweisen wird, *was durch die Übereinstimmung der übrigen Symptome des Falles mit denen des Mittels zu untermauern sein wird.*«

Der Kursivdruck der letzten Passage stammt von mir, und dies aus gutem Grund: Ich habe früher Carbo vegetabilis ›versucht‹, wenn die gegenwärtige Beschwerde seit einer vorangegangenen Krankheit oder einem Unfall bestand oder diesem Umstand zugeschrieben wurde; doch die Resultate waren sehr bescheiden, und so ließ ich die Idee wieder fallen. Wo aber eine solche Vorgeschichte Sie an Carbo vegetabilis denken läßt und Sie anhand der Materia Medica feststellen, daß *auch die Symptome übereinstimmen,* werden Sie unweigerlich Ihre Erfolge haben; das aber ist etwas völlig anderes — und das ist es auch, worauf Guernsey in seinem letzten Satz abhebt! Es ist ja oft so, daß irgendein seltsames Symptom oder ein Hinweis wie der obige ein bestimmtes Mittel in den Vordergrund rückt, das Ihnen sonst nie in den Sinn gekommen wäre; wenn Sie dann die Materia Medica konsultieren und herausfinden, daß sich die übrigen Symptome ebenfalls decken, werden Sie auch erfolgreich sein. Es gibt mehr als einen Weg, die heilende Arznei zu finden, die letzte Instanz aber ist stets die *Materia Medica.* Kein Repertorium wird je an die Stelle der tatsächlichen Prüfungssymptome treten können; nicht selten jedoch wird es uns mit Hilfe eines eigentümlichen Symptoms zum richtigen Mittel führen.

Ich habe einmal die erstaunliche Wirkung einer Einzelgabe Carbo vegetabilis bei einem Fall von ***Gangrän*** erlebt, die einen entsetzlichen Gestank verbreitete. Kent sagt zu diesem Thema: »Bei Ulzerationen brauchen Sie angesichts der Gewebsschwäche und der völligen Erschlaffung der Blutgefäße nicht überrascht zu sein, wenn die Heilungsvorgänge und die Bildung neuen Gewebes nicht in Gang kommen. Eine Stelle, die verletzt worden ist, neigt daher zu nekrotischem Zerfall; und hat sich erst ein Geschwür gebildet, so wird dieses nicht mehr ausheilen. Die Gewebe sind indolent. ... Nur mäßige oder überhaupt keine Bildung von Granulationsgewebe. ›Das Blut stagniert in den Kapillaren.‹ Sie sehen, wie leicht diese geschwächten Teile gangränös werden können. Jede kleine Entzündung oder Kongestion wird schwarz oder purpurn und geht bald in Nekrose über — das ist alles, was zur Ausbildung einer Gangrän erforderlich ist.«

Doch abgesehen von solchen Endprozessen wie Gangrän findet man Carbo vegetabilis auch in manchen Fällen ***variköser Ulcera*** oder ***Varizen*** außerordentlich hilfreich. Man erkennt in solchen Fällen schwärzliche Flecken oder Areale, die durch Stauung in den Venulae und Kapillaren bedingt sind. Gerade hier ist Carbo vegetabilis besonders angezeigt (auch THUJA hat etwas in dieser Art); die schwarze Verfärbung geht zurück, und das Ulcus heilt ab.

◊

Im folgenden nun einige Indikationen und Symptome von Carbo vegetabilis, wie sie von den Prüfungen nahegelegt werden bzw. in diesen herausgebracht worden sind.

Kopfschmerzen; alle Prüfer klagten über Kopfschmerzen, zumeist im Hinterkopf; manche konnten keine Kopfbedeckungen ertragen.

Haare fallen handvollweise aus.

Gesicht blaß, kalt; kalter Schweiß im Gesicht (VERATRUM).

Zunge kalt und zusammengezogen; weiß belegt; bläulich; ausgedörrt; klebrig; schwarz (ARSENICUM).

Lockere Zähne und blutendes Zahnfleisch.

Fauliger Mundgeruch und Mundgeschmack.

Eines der Mittel bei Mumps. (PILOCARPINUM)

Viele katarrhalische Beschwerden.

Kälte: »Kalte Glieder, kalte Knie, kalte Nase, kalte Füße, kalter Schweiß. Gesicht blaß, kalt, mit Schweiß bedeckt.«

Bei Lungenerkrankungen mit viel Atemnot, großen Mengen Auswurf, erschöpfendem Schweiß, großer Kälte — und der Patient muß Luft zugefächelt bekommen.

Kalter Atem; auch Kältegefühl in Hals, Mund und Zähnen; Patient möchte dennoch angefächelt werden: er braucht mehr Luft.

Kalte Knie nachts. Geschwüre brennen nachts. Geschwüre mit übelriechenden Absonderungen.

Blutungen: indolentes Heraussickern von Blut ... »Auf der Zunge sammelt sich schwärzliches Exsudat, aus den Venen ausgetretenes dunkles Blut an.« »Erbrechen von Blut, bei eiskaltem Körper und Atem.«

Wie Kent sagt, verschlimmert die exzessive Gasbildung im Bauch sämtliche körperlichen Beschwerden. Zuweilen kann es auch zu »Gasbildung in den Geweben kommen, unter der Haut, so daß es krepitiert«.

»Äußerst faulig riechende Winde; inkarzerierte Flatus; sie können sich hier und da sammeln, so daß sie sich wie ein Knoten anfühlen.«

»Ekelhaft stinkende Durchfälle, verbunden mit putridem Blähungsabgang.«

»Eine der wichtigsten Arzneien, die wir für das Anfangsstadium von Keuchhusten haben.«

»Häufige, langanhaltende, heftige Attacken von krampfhaftem Husten, mit kaltem Schweiß und kaltem, erschöpftem Gesicht.«

»Drittes Stadium der Pneumonie, mit fötider Expektoration, kaltem Atem, kaltem Schweiß sowie Verlangen, Luft zugefächelt zu bekommen.«

»Empfindungen von innerer Hitze und innerem Brennen bei äußerer Kälte — ein häufiges Merkmal von Carbo vegetabilis.«

Brennen im Magen. Große Ansammlung von Winden; Auftreibung von Magen und Unterleib.

Asthma. Kent schildert das typische Carbo-vegetabilis-Bild eines Asthmaanfalls ... »Wir sehen den Patienten, auf einen Stuhl gestützt, am offenen Fenster sitzen, oder ein Familienmitglied fächelt ihm so schnell wie möglich Luft zu. Das Gesicht ist kalt, die Nase spitz; die Extremitäten sind kalt, und er ist totenblaß. Halten Sie die Hand vor seinen Mund, und Sie werden feststellen: auch der Atem ist kalt; er ist faulig, übelriechend.«

Hauptsymptome[*]

Geist und Gemüt. Gleichgültig hört er Alles, ohne Wohl- oder Missbehagen mit an, und ohne dabei Etwas zu denken.[I]

Ängstlichkeit: wie beklommen; mit Hitze im Gesicht; mit Zittern am ganzen Leibe; beim Schließen der Augen; abends, nach dem Niederlegen; beim Erwachen.

Ohnmacht, ohnmächtige Schwäche: nach Schlaf; beim oder nach dem Aufstehen oder auch schon im Bett; morgens; durch Aufstoßen; aufgrund von schwächendem Säfteverlust oder nach Quecksilbermißbrauch.

Kopf. Dumpfer Kopfschmerz am Hinterhaupte.[I]

Heftig drückender Schmerz an und in dem Hinterhaupte, ganz unten.[I]

Schwere im Kopfe.[I]

Der Kopf ist ihm so schwer, wie Blei.[I]

Der Hut drückt auf dem Kopfe, wie eine schwere Last, und wenn er ihn abnimmt, behält er doch das Gefühl, als sei der Kopf mit einem Tuche zusammen gebunden.[I]

Schweiß auf der Stirn, oft kalt.

Brennen in den ***Augen.***[I]

Parotitis.

Mund. Lockerheit der Zähne, mit Bluten des Zahnfleisches, das sehr empfindlich ist.

Die Zunge wird schwarz. — Zunge kalt.

Mundfäule.[I]

Große Ansammlung von Luft im ***Magen***.

Der Magen ist wie gespannt und voll[I]; Blähungen.

---

[*] Mit [I] versehene Symptome stammen aus Hahnemanns *Chronischen Krankheiten.* — d.Ü.

Auftreibung von Magen und Unterleib.

Brennen im ***Rektum***.
Afterjücken.[1]
Wundscheuern und Wundheit von Kindern bei heißem Wetter.
Cholera asiatica, Kollapsstadium.

Genitalien. Nach sexuellen Exzessen und Onanie.
Wundheit, Jucken, Brennen und Schwellung der Schamgegend.

Schwäche durch Stillen (Gastralgie).

Atemwege, Brust. Starke Rauhheit der Kehle mit tiefer Rauhheit der Stimme, die ihm versagt, wenn er sie anstrengt; doch ohne Schmerz im Halse.[1]
Kurzatmig, mit kalten Händen und Füßen.
Möchte angefächelt werden: er braucht mehr Luft.
Gefühl von Schwäche und Angegriffenheit der Brust.[1]
Beim Erwachen fühlt er die Brust wie ermüdet.[1]
Pneumonie: drittes Stadium, fötides Sputum; kalter Atem und kalter Schweiß; möchte angefächelt werden; drohende Paralyse der Lunge.

Extremitäten. Feiner, jückender Ausschlag an den Händen.[1]
Kalte Knie, besonders in der Nacht.
Geschwür am Unterschenkel: brennt nachts; mit übelriechenden Absonderungen; gefleckt, dunkelrot.
Nachts erwacht sie oft mit Kälte in den Beinen und Knien.[1]

Adynamische und gastrische ***Fieber***, die bei heißem Wetter durch zu häufigen Genuß von Eiswasser oder anderen Sommererfrischungen auftreten.
Typhus- und Gelbfieberpatienten: zyanotisch, Kälte der Gliedmaßen, fast in Agonie; drohendes Herzversagen und Kollaps.
Gelbfieber: drittes Stadium, Hämorrhagien, mit starker Gesichtsblässe, heftigen Kopfschmerzen, großer Schwere in den Gliedern und Zittern des ganzen Körpers.

Schwellung der ***Drüsen*** bei skrofulösen oder syphilitischen Personen.

Sepsis: eingefallene Gesichtszüge, fahle Gesichtsfarbe, Schwindsucht- und Typhussymptome.

Blaue Verfärbung des Körpers, mit schrecklicher Herzangst und eisiger Kälte der gesamten Körperoberfläche (Zyanose).

Geschwüre mit brennenden Schmerzen.

Die Lebenskraft liegt darnieder; Vorherrschen der venösen Tätigkeit des Blutes [Noack/Trinks].

Caulophyllum

CAULOPHYLLUM THALICTROIDES; FRAUENWURZEL

Wenn es den konventionellen Praktiker, vollgestopft mit schulmedizinischem Wissen, unter ›Eingeborene‹ oder ähnliche ›Wilde‹, wie er sie nennt, verschlägt, ist er nur allzu geneigt, die überlieferte Heilkunde, die er dort vorfindet, unduldsam abzutun, unabhängig davon, wie nützlich oder schädlich diese ist. Oft mag sie ja vielleicht tatsächlich eher nachteilige Folgen haben — aber keineswegs immer! Nur weil er seine vergleichsweise leichten, bequemen — und von den medizinischen Autoritäten sanktionierten! — Behandlungsmethoden sicher beherrscht, neigt er dazu, von oben herab vieles von dem verächtlich zu machen und mit Füßen zu treten, was zu erforschen und zu studieren für ihn von großem Vorteil wäre.

Seine geliebten *Antiseptika* zum Beispiel stellen für ihn die wertvollen ›Wundkräuter‹ der Gegend selbstverständlich weit in den Schatten. Dabei würden gerade diese (statt seiner plumpen und ängstlichen Bemühungen, die gefürchteten Mikroben abzutöten oder zumindest fernzuhalten — mehr oder weniger auf Kosten der dem Organismus innewohnenden Heilkräfte) ihm viel Arbeit abnehmen, auf die sanfte und wirkungsvolle Art, wie sie diesen Kräutern eigen ist, nämlich einfach dadurch, daß sie die normalen Heilprozesse in beschädigten Geweben anregen und so den Feind in die Flucht schlagen. Weil darüber hinaus auch noch Chinin (ein Mittel übrigens, das er Beobachtungen aus der Volksmedizin verdankt) und einige andere gängige Medikamente zu seinem Arsenal gehören, die im wesentlichen von palliativer Wirkung sind, glaubt er nur zu gern, alles nötige Wissen bereits zu besitzen. Das, was er nicht über Medizin weiß, lohnt sich auch nicht zu wissen oder ist für ihn kein Gegenstand ernsthafter Betrachtung. Dabei vergißt er

Wissen ist stolz, weil es so viel weiß;
Weisheit ist bescheiden, weil sie nicht mehr weiß.

Ganz anders, Gott sei Dank! die Haltung des Homöopathen. Stets ist er auf der Suche nach dem, was heilt. Sein unstillbarer Durst nach *Kraft* hat ihn gelehrt, nichts zu verachten und alles Erreichbare aufzunehmen und zu prüfen. Daher wurden aus aller Welt, von den nordamerikanischen Indianern, aus Südamerika, besonders Brasilien, von Martinique und den Westindischen Inseln — von überall her — nicht nur wertvolle Heilkräuter, sondern auch jene großartigen Spinnen- und Reptiliengifte (von Schlangen, Kröten, Echsen) in die Materia Medica aufgenommen, welche in ihrer

Gesamtheit der Homöopathie eine Breite des Heilungsspektrums ermöglichen, von der die alte Schule nur träumen kann. Einige Mittel aus der Volksmedizin sind nur langsam als Nachzügler in die Materia Medica eingesickert, wie z.B. HAMAMELIS (der *Virginische Zauberstrauch* oder die ›Hexenhasel‹), das 1850 von Constantin Hering eingeführt wurde und mittlerweile zum Gemeingut geworden ist. ... Beim Durchsehen der Arzneimittelliste im ›Hale White‹, jenem allopathischen Lehrbuch, anhand dessen sich die Medizinstudenten ›Mat. Med.‹ einpauken, kann man diese importierten homöopathischen Arzneien übrigens immer schnell daran erkennen, daß sie als einfache Tinkturen angegeben werden und nicht in jene zusammengesetzten Rezepte ›eingearbeitet‹ sind, wie sie längst der Vergangenheit angehören sollten. Um so amüsanter ist es, gelegentlich mitzuerleben, wie man ausgerechnet uns vor der Giftigkeit dieser Mittel warnen will, mit denen wir tagtäglich umgehen. Gerade aus diesem triftigen Grund unterliegen ja, wie Clarke betont, unsere Arzneimittel, wenn sie *heilsam* sein sollen, einem doppelten Gesetz: dem Ähnlichkeitsgesetz *und* dem der Dynamisation — um nicht nur effektiv, sondern auch sicher zu sein. Es versteht sich von selbst, daß es eines sorgfältigen Umgangs und Verschreibens bedarf, wenn man Arzneien, die großes Unheil anrichten *können*, einsetzt, um etwas Ähnliches zu *heilen; wir* füttern unsere Patienten nicht damit!

Jetzt hat die alte Schule endlich auch die Schlangengifte für ihre Zwecke entdeckt und ergeht sich in Bewunderung für die gewaltigen Möglichkeiten, die sie sich von ihnen verspricht. Aber auch hier hat die Sache wieder einen Haken! — *denn diese potentesten aller potenten homöopathischen Mittel müssen entsprechend den Methoden Hahnemanns angewandt werden, wenn sie ein Maximum an Nutzen und ein Minimum an Schaden bewirken sollen.* Und einmal mehr ist zu sagen, daß nur durch die ›Prüfungen‹ derselben herausgefunden werden kann, wozu sie wirklich fähig sind, und ebenso, welches von ihnen für *diesen* Fall — für diesen Zweck — geeignet ist und welches für *jenen!*

◊

Doch um endlich auf unser Thema zu kommen ... Die *Frauenwurzel* (›Squaw-root‹) aus Nordamerika ist eine wunderbare Hilfe bei der Behandlung von Schmerzen und Erkrankungen, »denen das (weibliche) Fleisch unterworfen ist«. Es fällt auf, daß Caulophyllum, wie die anderen Mittel aus diesen späteren Quellen, oft — zumindest anfänglich — in niedrigen Potenzen und materiellen Dosen verwendet worden ist. Doch es kann, wie ein Fall von Nash am Ende des Kapitels zeigen wird, in den höheren Potenzen wahrscheinlich viel bessere Dienste leisten.

Dr. Borland *(Homœopathy for Mother and Infant)* schreibt:

»Es ist eine Erfahrung, die homöopathische Ärzte mit einer Allgemeinpraxis allenthalben häufig machen, daß ihre Patientinnen nicht unter schwierigen Wehen zu leiden haben. Dies beweist noch nichts, ist aber für die Patientinnen eine angenehme Tatsache. Zwei Faktoren tragen zu dieser glücklichen Erfahrung bei: Eine schwangere Frau, die durch die ganze Schwangerschaft hindurch homöopathisch betreut wird, wird ihrer Entbindung befreit von körperlichen und seelischen Beschwerden entgegengehen können, von Umständen also, die sonst durchaus nicht selten dazu führen, daß die Geburt selbst zu einem wenig erfüllenden Erlebnis wird. Zum zweiten gibt es eine Arznei — Caulophyllum —, die die Fähigkeit besitzt, regulierenden Einfluß auf die Wehentätigkeit zu nehmen. Dies ist eine Tatsache, die den Homöopathen schon vor vielen Jahren bekannt war und von ihnen genutzt wurde, und sie ist heute nicht weniger real als früher.

Eine Patientin von mir wurde kürzlich von ihrem ersten Kind entbunden. Schon ihre Mutter hatte Caulophyllum bekommen, bevor sie sie auf die Welt brachte. Nun erhielt die Patientin selbst vor der Geburt ihres Kindes dieses Mittel. Während der Entbindung wurde sie von einer sehr erfahrenen Geburtshelferin betreut. Der Fötus war recht groß, und es war ihre erste Geburt. Als die Wehen einsetzten, wurde sie untersucht; die zuständige Gynäkologin meinte, es verlaufe alles sehr gut, doch würden noch einige Stunden vergehen, bevor Hilfe nötig werden könnte, und so ging sie erst einmal nach Hause. Sie hatte gerade ihre Wohnung betreten, als das Telefon klingelte: sie möge bitte sofort zurückkommen … Sie kam gerade noch rechtzeitig in die Entbindungsklinik, um zu sehen, wie das Kind geboren wurde. Der Mutter waren alle Komplikationen erspart geblieben — Zangengeburt, Stunden des Leidens und langanhaltende Wehen samt den damit einhergehenden zunehmenden Gefahren für das Kind. Sie hatte vorher einen Monat lang täglich kleine Dosen Caulophyllum eingenommen. Zufall? vielleicht — aber ein Zufall, den man mittlerweile erwartet.*

(Und weiter:)

Als Vorbereitung für komplikationslose Wehen

Caulophyllum (die ›*Squaw-root*‹ der nordamerikanischen Indianer).

Besorgt — ängstlich.
Uterus fühlt sich kongestioniert an; Spannungs- und Vollheitsgefühl.

---

* *NB: Auf unserer Farm hilft es auch den Kühen beim Kalben. — Ed.*

Krampfschmerzen im Uterus (auch sonst während der Menses).
Leukorrhoe; ›Bearing-down‹-Schmerzen.
Drohender Abort (VIBURNUM OPULUS).
Krampfartige Rigidität des Muttermundes, die Wehen hinauszögernd.
Wehen kurz, unregelmäßig, spasmodisch; machen keine Fortschritte.

Caulophyllum ist noch nicht ausreichend geprüft; doch hat sich herausgestellt, daß es die Wehen erleichtert, wenn es in den letzten zwei, drei Wochen der Schwangerschaft einmal täglich eingenommen wird. 12. oder 30. Potenz.«

◊

Es war Edwin M. Hale, der in seinen *New Remedies* erstmals auf diese unschätzbare Arznei aufmerksam machte. Er schreibt:

»Dies ist eines aus einer ganzen Gruppe von Arzneimitteln, deren Heilkräfte den Ureinwohnern dieses Landes offenbar wohlbekannt waren. Sie nannten die Pflanze ›Squaw-root‹, unter welchem Namen sie auch einer breiten Bevölkerung geläufig ist. Die frühen Pioniere, Laien wie Ärzte, legen sämtlich Zeugnis ab von der hohen Wertschätzung, die sie bei den Indianern zur Linderung von Leiden und Gebrechen der Frauen dieser Rasse genoß. Sie hat noch einen anderen Namen, ›Blue Cohosh‹, dessen Ursprung ich aber nicht ermitteln konnte.*

Der Wirkungsbereich von Caulophyllum, soweit er gegenwärtig bestimmt werden kann, ist nicht sehr umfangreich und beschränkt sich im wesentlichen auf die *kleinen Muskeln und Gelenke sowie die Muskelgewebe der Fortpflanzungsorgane;* eventuell sind auch die motorischen Nerven und die Schleimhäute mit einbezogen.

Die Prüfungen, die durchgeführt wurden, werfen nicht viel Licht auf die allgemeinen Wirkungen des Mittels. Fast sämtliche Daten, auf denen unser Wissen basiert, haben wir aus seiner klinischen Anwendung gewonnen.

Sein am meisten hervorstechender Nutzen scheint darin zu liegen, daß es *intermittierende Kontraktionen des graviden Uterus* hervorzurufen vermag, möglicherweise auch des nicht-graviden Uterus. Hierin unterscheidet es sich von ERGOTINUM, das persistierende Kontraktionen verursacht bzw. dazu neigt. Die Arzneimittel, die ihm in dieser Hinsicht am ähnlichsten sind, sind VIBURNUM, CANNABIS INDICA und CIMICIFUGA. …

---

* Laut *Webster's Dictionary* ist der Name »Cohosh« indianischen Ursprungs. Er bezeichnet zum einen Caulophyllum, zum anderen aber auch noch mehrere andere Arten aus der Familie der Hahnenfußgewächse. *Leesers Lehrbuch der Homöopathie* nennt Caulophyllum auch den »Blauen Hahnenfuß«. — d. Ü.

Es ist ein mächtiges Mittel zur *Verhinderung vorzeitiger Wehen und von Fehlgeburten*, vorausgesetzt, die Vorzeichen sind Schmerzen von spasmodischem Charakter.

Die Ureinwohner und frühen Siedler schrieben ihm die Fähigkeit zu, langwierige und schmerzvolle Wehen zu verhüten. Dieses Zeugnis ist von vielen hervorragenden und vertrauenswürdigen Ärzten sowohl der eklektischen als auch der homöopathischen Schule bekräftigt worden. …

Meine eigenen diesbezüglichen Erfahrungen mit dem Mittel sind in einem Maße gleichbleibend gut und überzeugend, daß ich nicht zögere zu behaupten, daß es nicht nur zu starke Wehen, sondern auch jene vorzeitigen Wehen verhindert, wie sie unter den schwächlichen Frauen unserer Zeit so weit verbreitet sind. …

Caulophyllum scheint homöopathisch zu sein zum *Rheumatismus der kurzen Muskeln und kleinen Gelenke der Extremitäten*, und es sind einige Fälle dieser Art überliefert.«

◊

Bei Farrington *(Clinical Materia Medica)* heißt es: »Eine weitere Arznei, die man mit PULSATILLA vergleichen muß, ist Caulophyllum. Es ist ein Mittel, das wir noch nicht lange besitzen, und doch hat es sich bereits als so hilfreich erwiesen, daß wir jetzt ohne es nicht mehr auskommen könnten.

Sein Hauptcharakteristikum ist das *Intermittieren der Schmerzen*. Sind die Schmerzen neuralgischer Art und Reflex einer uterinen Störung, so treten sie intermittierend auf. Gewöhnlich sind sie scharf und krampfartig und beziehen die Blase, die Leisten und die unteren Extremitäten ein.

Während der Wehen ist Caulophyllum indiziert bei extremer Uterusatonie. Die Schmerzen können noch so stark sein, und doch ist keinerlei Austreibungseffekt festzustellen. Es ist oft angezeigt bei nervösen Frauen, denen die Schmerzen unerträglich erscheinen. Sie sind krampfartiger Natur und wechseln ständig den Ort; mal treten sie in den Leisten auf, dann im Abdomen, dann wieder in der Brust, doch nie haben sie die Richtung der normalen Wehen. Die Patientin macht einen sehr erschöpften Eindruck; es besteht eine starke Erschöpfung des ganzen Organismus. Zuweilen kann sie kaum sprechen, so schwach ist ihre Stimme. Dies sind die Symptome, die nach Caulophyllum verlangen. Von den meisten Ärzten ist das Mittel in solchen Fällen in niedrigen Potenzen angewandt worden, doch kann es in allen Potenzen gegeben werden. Darüber hinaus ist Caulophyllum häufig in den letzten Wochen der Schwangerschaft indiziert, wenn die Patientin an falschen Wehen leidet, die durch schmerzhafte Empfindungen des Herabdrängens im Hypogastrium gekennzeichnet sind.

Mir ist ein Fall bekannt, wo eine einzige Dosis diese Beschwerden beseitigte, nachdem sie bereits stundenlang angehalten hatten. ...

Ein anderes Mittel, das ich bei *Leukorrhoe junger Mädchen* sehr wertvoll gefunden habe, ist Caulophyllum, und zwar wenn die Absonderung profus ist und das Kind sehr schwächt. ...

Wir sehen, daß bei Uterusspasmen Caulophyllum und ACTAEA RACEMOSA [CIMICIFUGA] wie MAGNESIA MURIATICA wirken. Meiner Meinung nach ist hier aber Caulophyllum das führende Mittel. Ich kenne keine andere Arznei, die so langanhaltende Krämpfe der Gebärmutter hervorruft, allenfalls noch SECALE. ...

Caulophyllum paßt besonders bei Rheumatismus der phalangealen und metakarpalen Gelenke, vor allem bei Frauen.«

◊

Auch Guernsey *(Keynotes)* würdigt Caulophyllum in einem kurzen Kapitel: »Rheumatismus der kleinen Gelenke. Bei Gebärenden finden wir aufgrund der Erschöpfung der Patientin nur eine unzureichende Wehentätigkeit; Caulophyllum wird ihre Kräfte umgehend wiederherstellen und zu effizienten Wehen führen.« — Guernseys Zusammenfassung der Anwendungsmöglichkeiten des Mittels bei Frauenkrankheiten ist es wert, an dieser Stelle wiedergegeben zu werden.

»Außerordentliche Rigidität des Muttermundes.

Krampfartige, heftige Wehen — ohne Fortschritte.

Die Wehen werden sehr schwach, weil die Patientin von deren langer Dauer erschöpft ist.

Durst und Fieberhaftigkeit.

Falsche Wehen: krampfartige Schmerzen, die in verschiedenen Bauchpartien auftreten.

Patientin stark erschöpft, die Wehen sehr ineffizient.

Menorrhagien; oder Blutungen nach den Wehen, insbesondere nach vorzeitigen Wehen. Sehr starkes Bluten infolge von fehlendem Muskeltonus der Gebärmutter, die relaxiert und nur zu schwachen Kontraktionen fähig ist.

Krämpfe mit sehr schwachen und unregelmäßigen Wehen; Patientin fühlt sich sehr geschwächt.

Plazentaretention, mit dem charakteristischen Schwäche- oder Erschöpfungsgefühl und mit schwachen Wehen.

Nachwehen nach langwierigen und erschöpfenden Wehen; krampfartige Schmerzen quer durch den Unterleib, können sich auch in die Leisten erstrecken.

Blutige Lochien, halten zu lange an; passives Heraussickern aus dem relaxierten Uterus, dabei große Erschöpfung.
Drohender Abort, bei fehlendem Uterustonus; Uteruskontraktionen schwach.
Neuralgie der Vagina; dabei ist die Vagina äußerst empfindlich, die Schmerzen und Spasmen heftig und anhaltend.
Hysterie und Uterusverlagerungen — mit den o.g. Charakteristika.
Brennender Ausfluß, zu der typischen Schwäche führend.«

»Extremitäten: Sehr starke rheumatische Schmerzen, von drückendem, ziehendem Charakter; umherwandernd — mal hier, mal dort.
Rheumatismus besonders in den *kleinen* Gelenken, in den Fingern, Handgelenken, Zehen, Knöcheln. Sehr schmerzhafte Steifigkeit der befallenen Gelenke.
Schlimmer: im Freien; durch Kaffee.«

◊

Schwäche, *Erschöpfung*, *Tonusmangel* sind, wie man sieht, die Keynotes dieses Mittels. Auch Kent arbeitet dies (in seinen *New Remedies*) heraus:

»Schwäche in den weiblichen Fortpflanzungsorganen.
Sterilität infolge dieser Schwäche oder Abort in den ersten Monaten der Schwangerschaft.
Bei der Geburt sind die Uteruskontraktionen zu schwach, um den Fötus auszutreiben, und sie quälen die Patientin nur.
Wehenartige Schmerzen während der Menstruation mit ziehenden Schmerzen in die Ober- und Unterschenkel, selbst in Füße und Zehen.
Uterusblutungen aufgrund der Inaktivität dieses Organs.
Erschlaffung von Muskeln und Bändern.
Schwere bis hin zum Prolaps des Uterus.
Subinvolution.
Wundmachender Ausfluß.
Menses zu früh oder zu spät.
Die Patientin ist kälteempfindlich und braucht warme Kleidung, ganz im Gegensatz zu PULSATILLA.
Sie ist hysterisch wie IGNATIA.
Besorgt und ängstlich.
Sie hat rheumatische Beschwerden wie CIMICIFUGA, allerdings werden bevorzugt die kleinen Gelenke befallen.
Nach der Geburt leidet sie sehr unter Nachwehen, die in den Leisten verspürt werden.

Rheumatische Steifheit des Rückens und große Empfindlichkeit der Wirbelsäule.

Sie kann nicht schlafen, ist unruhig, obendrein sehr leicht erregbar.

Caulophyllum hat Chorea in der Pubertät geheilt, wenn sie in Verbindung mit verspäteter Menstruation auftrat.«

◊

Es kommt immer zu Wiederholungen, wenn man von mehreren Autoren zitiert, doch von jedem kann man etwas lernen, und jeder setzt die Akzente etwas anders. — »Lerne von vielen, wenn Du mehr als nur ein bißchen wissen willst.«

Nash schließlich spricht von Caulophyllum als »einem weiteren, sehr wertvollen ›Frauenmittel‹ — wegen seiner spezifischen Wirkung auf den Uterus«; es verdiene eine gründliche Prüfung. Und zu seiner eigentümlichen Wirkung auf *Uterus und kleine Fingergelenke* bringt er einen lehrreichen und interessanten Fall, den ich hier kurz wiedergeben will.

»Eine verheiratete 40jährige Frau mit einem seit langem bestehenden Schiefhals war im siebten Monat schwanger, als sie von *starken Schmerzen und Schwellungen in sämtlichen Fingergelenken* befallen wurde. Die einzige Weise, wie sie sich Linderung verschaffen konnte, um überhaupt ruhen oder schlafen zu können, war eine Senfpackung um ihre Finger. Ich verschrieb Caulophyllum D 3, was die Fingerschmerzen besserte, aber zu so heftigen Wehen führte, daß ich es aus Furcht vor einer Frühgeburt wieder absetzen mußte. Die herabdrängenden Schmerzen hörten auf, die Fingerschmerzen kehrten zurück und blieben, wie sie waren, bis sie von ihrem Kind entbunden wurde; danach ließen sie für ein oder zwei Tage nach.

Daraufhin wurde der Wochenfluß, statt allmählich abzunehmen, immer stärker, bis er sich schließlich zu einer Metrorrhagie entwickelte. *Die Blutung war passiv, dunkel und dünnflüssig*. Es bestand ein großes Schwächegefühl und *innerliches Zittern*, und nun stellten sich auch die Schmerzen in den Fingern wieder ein.

Ich scheute mich, obgleich es angezeigt schien, ihr noch einmal Caulophyllum zu geben, da es zuvor die wehenartigen Schmerzen hervorgerufen hatte. Aber nachdem ich ohne die geringste Besserung ARNICA, SABINA, SECALE und SULFUR verabreicht hatte, beschloß ich, es noch einmal mit Caulophyllum in hoher Potenz zu versuchen. Ich gab es ihr in der 200. Potenz und heilte so sämtliche Beschwerden prompt und dauerhaft. Nun, dies war demnach ein perfekter Caulophyllum-Fall, und hätte ich es gleich von Anfang an in der richtigen Potenz gegeben, so wären dieser Frau zweifellos all die unnötigen Leiden erspart geblieben.«

Nash fügt hinzu: »Ich habe dieses Mittel bei langanhaltenden, passiven Uterusblutungen nach Fehlgeburten eingesetzt, wenn die charakteristische Schwäche und ein Gefühl von *innerlichem Zittern* vorhanden waren. Es hat oft unregelmäßige, krampfartige Wehen normalisiert und häufig auch gleichartige Schmerzen bei Dysmenorrhoe gelindert.«

◊

Viele Fälle rheumatoider Arthritis bei Frauen beginnen in der Menopause. Wann immer dies der Fall ist und die kleinen Gelenke von Händen und Füßen betroffen sind, sollte Caulophyllum eines der Mittel sein, die man in Betracht zieht; desgleichen bei allen Fällen außerhalb der Menopause, wo *der Uterus und die kleinen Gelenke* gleichzeitig in Mitleidenschaft gezogen werden.

Hier nun ein *kleiner Fall*, mit dem ich erst neulich wieder in unserer Ambulanz zu tun hatte; und weil er mich an Caulophyllum erinnerte, dachte ich, dieses Mittel müßte eigentlich einmal in einem Arzneibild dargestellt werden, ist es doch nur wenig bekannt und könnte doch so nützlich sein. Daher also dieser Versuch!

Mrs. X, 52, kam im April 1936 in die Ambulanz und klagte über rheumatoide Arthritis. Hände und Füße waren deformiert. Die Symptome ließen an CAUSTICUM oder MEDORRHINUM denken, und so erhielt sie beides nacheinander — ohne Besserung. Später bekam sie aufgrund der ausgeprägten *Verschlimmerung durch Gewitter* über einige Monate RHODODENDRON in verschiedenen Potenzen, was eine deutliche Besserung brachte.

Im Februar 1937 waren die Hände »weniger gut«, wieder mehr Schmerzen. RHODODENDRON half nicht mehr; erneut CAUSTICUM.

März 1937. Ich fand heraus, daß ihre Hände »schlimmer während der Periode und drei Tage vorher« waren und »gut hinterher«, und ich gab ihr Caulophyllum, eine Dosis in der C30.

April. »*Viel* besser, Fingerknöchel weniger geschwollen.«

Mai. Viel besser.

20. Juli. »Weiter deutlich gebessert.« Und innerlich ebenfalls: »Nicht mehr so niedergeschlagen; kann meine Hände wieder gebrauchen.«

17. August. Sagt, nachdem sie erstmals hier gewesen war, »wurden die Hände viel besser, dann wieder schlecht. Nun sind sie sehr gut.« Sie fühlt sich wohl, sieht gut aus; und die Beweglichkeit ihrer Hände ist wieder normal, mit nur noch geringen Anzeichen ihres früheren Zustandes.

Causticum

CAUSTICUM HAHNEMANNI; ›ÄTZSTOFF‹

Einer der Geniestreiche Hahnemanns! Ein Produkt des Chemikers und des Arztes Hahnemann.

Farrington sagt: »Causticum ist offenbar ein Kalipräparat, doch seine genaue Zusammensetzung ist mir nicht bekannt. Hahnemann selbst war nicht in der Lage, sie anzugeben, und auch die Chemiker nach ihm konnten nicht exakt feststellen, woraus es besteht.* Nichtsdestoweniger ist es ein einzigartiges Mittel, ohne das wir in der Praxis nicht auskommen könnten.«

Hahnemann nennt das für die homöopathische Zubereitung verwendete Destillat *wässeriges* Causticum; was aber wichtiger ist, er gibt uns eine ausführliche Anleitung zur Herstellung *»dieses mächtigen Antipsorikums«:*

»Man nimmt ein Stück frisch gebrannten Kalk von etwa zwei Pfunden, taucht dieses Stück in ein Gefäss voll destillirten Wassers, eine Minute lang, legt es dann in einen trocknen Napf, wo es bald, unter Entwickelung vieler Hitze und dem eignen Geruche, Kalk-Dunst genannt, in Pulver zerfällt. Von diesem feinen Pulver nimmt man zwei Unzen, mischt damit in der (erwärmten) porcellänenen Reibeschale eine Auflösung von zwei Unzen bis zum Glühen erhitztem und geschmolzenem, dann, wieder erkühlt, gepülvertem, doppelsaurem schwefelsaurem Kali *(bisulphas kalicus)* in zwei Unzen siedend heissem Wasser, trägt diess dickliche Magma in einen kleinen gläsernen Kolben, klebt mit nasser Blase den Helm auf, und an die Röhre des letztern die halb in Wasser liegende Vorlage, und destillirt unter allmäliger Annäherung eines Kohlenfeuers von unten, das ist, bei gehörig starker Hitze, alle Flüssigkeit bis zur Trockenheit ab. Dieses etwas über anderthalb Unzen betragende Destillat, von Wasser-Helle, enthält in konzentrirter Gestalt jene erwähnte Substanz, das Causticum, riecht wie Aetz-Kali-Lauge und schmeckt hinten auf der Zunge schrumpfend und ungemein brennend im Halse, gefriert nur bei tiefern Kälte-Graden als das

---

* Eine jüngste Untersuchung von Dr. Wagner (Basel) ergab neben Spuren von *Kalium* eine Mischung von *Ammoniumhydrat* und *Ammoniumsulfit* (das Vorhandensein dieser Ammoniumsalze wird mit tierischen Einschlüssen in dem für die Zubereitung verwendeten Marmorkalk erklärt). Wie Mezger schreibt, weist Causticum dementsprechend in seinem Arzneibild Ähnlichkeiten mit KALIUM CARBONICUM und AMMONIUM CARBONICUM auf. Letzteres könne nach seinen Erfahrungen bei manchen Indikationen sogar ersatzweise für Causticum gegeben werden, während er dies für KALIUM CARBONICUM nicht habe feststellen können. — Anm. d. Ü.

Wasser und befördert sehr die Fäulniss hinein gelegter thierischer Substanzen; auf Zusatz von salzsaurem Baryt lässt es keine Spur Schwefelsäure, und auf Zusatz von Oxal-Ammonium, keine Spur von Kalkerde wahrnehmen. ...

Ein, höchstens zwei feinste Streukügelchen ... (der 30. Potenz) ist die Gabe ..., deren Wirkungs-Dauer oft weit über 50 Tage reicht.«

In Herings *Guiding Symptoms* heißt es: »Welche Meinungsverschiedenheiten hinsichtlich der chemischen Natur dieser Substanz theoretisch auch bestehen mögen ..., die unzweifelhaft guten Erfolge, die von der Mehrzahl unserer besten Praktiker bei ihrer Anwendung in potenzierter Form erzielt wurden, machen sie zu einem Polychrest höchsten Ranges.«

Und Nash nennt Causticum »ein ganz einzigartiges Mittel, das von Hahnemann geprüft und unter die Antipsorika eingereiht wurde. Seine genaue chemische Zusammensetzung ist nicht bekannt, doch nimmt man an, daß es sich um eine Art Kalipräparat handelt. Es hat eine stattliche Anzahl eigentümlicher Symptome, die gleichwohl sehr verläßlich sind.«

◊

Vom Gemüt her ist Causticum ein unglücklicher Typ: leicht zum Weinen aufgelegt, melancholisch und ohne Hoffnung; er sieht alles schwarz, hat dunkle Vorahnungen und Befürchtungen. Er ist verdrießlich, reizbar und tadelsüchtig; sehr argwöhnisch und mißtrauisch. Causticum ist ein Mittel bei Geistesstörungen nach Unterdrückung von Hautausschlägen.

Es wirkt besonders auf dunkelhaarige und dunkeläugige Menschen von gleichermaßen düsterer Stimmung und finsterem Naturell — keine Spur von Heiterkeit oder Fröhlichkeit.

Kent sagt: »Causticum hat Geisteskrankheiten geheilt; nicht die akuten Formen mit heftigem Delirium, sondern Geistesverwirrung von eher passiver Art, bei der das Gehirn müde geworden ist. Die Konstitution ist von langem Leiden und vielem Kummer zermürbt worden, und schließlich ist auch der Geist in Unordnung geraten: er ist verwirrt.«

Noch einmal Farrington: »Causticum ist besonders für furchtsame, nervöse und ängstliche Patienten geeignet, die voller furchterregender Einbildungen sind, besonders am Abend in der Dämmerung, wenn die Schatten länger werden und die Phantasien überhandnehmen. Das Kind beispielsweise fürchtet sich, im Dunkeln ins Bett zu gehen.«

Weiter entnehmen wir Farringtons Vorlesung: »Der Patient hat eine recht seltsame Empfindung, der man nicht oft begegnet: das Gefühl, als befände sich ein Hohlraum zwischen Gehirn und Schädelknochen. Dieses Empfinden wird durch Wärmeanwendung gemildert. So wunderlich Ihnen dieses Symptom erscheinen mag, es ist doch immerhin nicht so selten, daß Sie es sich nicht merken sollten. ...

Sehr charakteristisch für das Mittel sind *Lähmungen* einzelner Körperteile oder einzelner Nerven. Sie benötigen es daher möglicherweise bei einer Fazialisparese, wenn diese auftritt, nachdem man *trockenen, kalten Winden* ausgesetzt gewesen ist. ... Diese Lähmungen können verursacht sein durch tiefsitzende Nervenleiden oder, was sehr typisch ist, durch Kälteexposition, vor allem gegenüber großer Winterkälte, wenn der Patient rheumatisch veranlagt ist.« (ACONITUM hat dieselbe Causa: bitterkalte, trockene Winde; bei Lähmung des N. facialis wird daher oft ACONITUM heilen, wenn diese aber chronisch zu werden droht, Causticum.)

»Causticum kann auch bei Kindern indiziert sein. Obwohl diese allgemein und besonders an den Füßen abgemagert sind, ist der Bauch dick und aufgetrieben. Sie lernen langsam sprechen. ... Ausschlag auf der Kopfhaut, besonders hinter den Ohren; Augenentzündungen; oft besteht eitrige Otorrhoe. Das Kind stolpert beim Versuch zu gehen. ...

Aphonie oder Versagen der Stimme. ... NB: Heiserkeit tritt bei PHOSPHORUS zumeist abends verstärkt auf, bei Causticum ist sie typischerweise morgens schlimmer. ...

Die paralytische Tendenz zeigt sich auch beim Husten. Der Patient kann nicht tief genug husten, um den Schleim herauszubefördern; oder der Schleim schlüpft, halb herausgebracht, wieder in den Rachen zurück. ... Sehr charakteristisch für Causticum ist ferner das Herausspritzen von Urin bei den Hustenstößen.« (»Diese Unfähigkeit zu expektorieren findet man bei jeder Art von Husten, bei Keuchhusten etc.«)

Farrington erwähnt, daß er einmal auch einen Fall von Morbus Menière mit Causticum geheilt habe (ACIDUM SALICYLICUM).

Und weiter: »Epilepsie, insbesondere Petit mal; Urinabgang während der Bewußtlosigkeit. Causticum kommt aber auch in Betracht, wenn die Anfälle konvulsiver Natur sind, vor allem wenn diese zur Neumondzeit* wiederkehren (SILICEA). ...

Rheumatismus, rheumatoide Arthritis, vor allem wenn die Gelenke steif und die Sehnen verkürzt sind, so daß die Glieder deformiert werden.« (Dabei fällt mir eine alte Patientin ein, der Causticum sehr gut getan hatte; zum Schluß benötigte sie noch DROSERA, wonach fast all die Gelenke rasch ihre Beweglichkeit wiedererlangten, welche jahrelang ›eingerostet‹ gewesen waren. Sie hatte zusätzlich Schmerzen in der Tibia entwickelt, was den

---

* Bei Tyler heißt es *Vollmond,* Farrington spricht jedoch von *Neumond.* Das *Synthetische Repertorium* führt Causticum in *beiden* Rubriken auf:
Konvulsionen bei Vollmond: **Calc.**, Caust., *Nat-m.*; Konvulsionen bei Neumond: *Bufo, Caust., Cupr., Kali-br., Sil.* — Anm.d.Ü.

entscheidenden Hinweis auf DROSERA lieferte: DROSERA hat vorzugsweise »Schmerzen in den langen Röhrenknochen«.)

Rheumatoide Beschwerden also, mit Kontrakturen und Deformierungen[*]; < kalte, trockene Winde, > warmes, feuchtes Wetter.

◊

Nun zu Kent: »Causticum ist ein sehr tiefwirkendes Mittel, das auch in Fällen, wo die Gesundheit schon längere Zeit zerrüttet ist und sich bereits chronische Krankheiten entwickelt haben, noch helfen kann. ... Seine Beschwerden nehmen langsam, aber stetig zu und gehen mit allgemeinem Verfall der körperlichen und seelischen Verfassung einher. Allmähliche Abnahme der Muskelkraft. Alles tendiert in Richtung ***Paralyse***.

Lähmung des Ösophagus; Lähmung des Schlundes, wie sie nach Diphtherie auftreten kann« (GELSEMIUM); »Lähmung der oberen Augenlider; Lähmung der Blase; Lähmung der Gliedmaßen, der unteren Extremitäten. Große Mattigkeit; Muskelerschlaffung; unbeschreibliche Müdigkeit und Schwere des Körpers« (GELSEMIUM). »Es besteht Zittrigkeit, ein Beben, Rucken und Zucken der Muskeln; Zuckungen im Schlaf.«

Sodann: »*Kontrakturen von Sehnen und Muskeln,* die Glieder an den Körper heranziehend. ...

Nahe damit verwandt ist ein rheumatischer Zustand der Sehnen und Bänder im Bereich der Gelenkkapseln, was zuweilen mit Schwellung, stets aber mit Schmerzen verbunden ist; der Prozeß endet mit Schrumpfung und Versteifung der Gelenke, welche schließlich ankylosieren. Große Steifigkeit der Gelenke; der Patient wird dabei immer schwächer und gerät in einen Zustand von Schwermut, Hoffnungslosigkeit und Ängstlichkeit. Er hat das Gefühl, daß bald etwas Schlimmes passieren wird. ...

Bei rheumatischen Zuständen verträgt er weder Wärme noch Kälte; und stets geht es ihm schlechter bei trockenem Wetter, ebenso bei kalten, trokkenen Winden« (ACONITUM). »Fazialisparese auf der Gesichtsseite, die kalten, trockenen Winden ausgesetzt gewesen ist« (ACONITUM). »Eine solche Lähmung wird sich unter Causticum fast immer rasch erholen. ...

Allmählich zunehmende Hysterie; sehr schreckhaft; hysterische Krämpfe. ... Konvulsionen nach Schreck. Epilepsie durch Schreck, durch Unterkühlung, bei größeren Wetterumschwüngen oder nach Baden in kaltem Wasser. ... ›Befürchtende Ängstlichkeit‹; fürchtet ständig, daß etwas

* Laut Vithoulkas *(Esalen-Seminare)* gehört Causticum neben CALCAREA PHOSPHORICA, GUAJACUM und VIOLA ODORATA zu den Mitteln bei der Dupuytrenschen Kontraktur und beim Karpaltunnel-Syndrom. — d.Ü.

passieren könnte; es mangelt dem Patienten an Gelassenheit, alles regt ihn zu sehr auf. …

Die Unterdrückung von Hautausschlägen führt leicht zu psychischen Symptomen. … Es ging ihm zufriedenstellend, solange er den Ausschlag hatte, sobald dieser aber verschwunden war, ließ ihn sein Geist im Stich. … Das Zurücktreiben eines Gesichtsausschlags resultiert häufig in einer Gesichtslähmung. Ähnlich können heftige Kopfschmerzen entstehen, die gewöhnlich mit rheumatischen und gichtigen Beschwerden vergesellschaftet sind, welche auch die Kopfhaut betreffen: die Kopfhaut zieht sich stellenweise zusammen und wird straff gespannt, vergleichbar mit den Kontrakturen an anderen Körperteilen.

Torticollis. … Causticum ist oft die heilende Arznei bei dieser Sehnen- und Muskelverkürzung.

Lähmung des Sehnervs. … Taubheit durch Lähmung des Gehörnervs. …

Fissuren scheinen schon bei geringsten Anlässen zu entstehen. Fissuren im Bereich der Lippen, der Nasenflügel, der Augenwinkel. Fissuren des Anus; an den Gelenken. Alte Ekzemfälle mit Fissuren in den Gelenkbeugen. …

Stottern infolge Lähmung der Zunge. Vollständige Lähmung von Pharynx und Ösophagus, z.B. nach Diphtherie. Speisen gehen den falschen Weg, sie geraten in den Kehlkopf oder in die hinteren Nasengänge. Paralyse der Sprachorgane; unbeholfen beim Sprechen, ungeschickt beim Kauen; beißt sich beim Kauen auf die Zunge und die Wangen. …

Der Causticum-Patient setzt sich hungrig an den Tisch, doch beim Anblick oder Geruch der Speisen oder auch nur beim Denken daran verliert er jeglichen Appetit (ARSENICUM, SEPIA, COCCULUS). Dies ist ein häufiges Symptom bei Schwangeren. …

Im Magen kann die seltsame Empfindung bestehen, als ob dort Kalk gelöscht würde. …

Bei dieser Arznei werden viele Symptome durch einen Schluck kaltes Wasser gelindert. Der heftige, krampfartige Husten kann dadurch sofort gestoppt werden. Kaltes Wasser scheint den paralytischen Zustand teilweise zu beheben. …

Paralytische Schwäche auch des Rektums; es ist inaktiv und füllt sich mit hartem Kot, der unwillkürlich und unbemerkt abgehen kann (ALOE). Als Folge dieser Schwäche ist der Stuhl leichter im Stehen abzusetzen. Harnverhaltung, außer wenn der Patient steht (vgl. SARSAPARILLA). …

Causticum hat zwei Arten von Blasenlähmung; die eine betrifft die austreibenden Muskeln, was zu Harnverhaltung führt, die andere in erster Linie den Schließmuskel, mit unwillkürlichem Harnabgang. …

Es ist ein tiefwirkendes Mittel; es heilt Phthisis, besonders die rasch fortschreitende Auszehrung. ›Husten mit der Empfindung, als ob er nicht tief genug husten könnte, um den Schleim herauszubringen.‹ ... Der Husten wird durch einen Schluck kaltes Wasser gebessert, durch Vornüberbeugen verschlimmert. Fortwährender Husten; bei jedem Hustenstoß Herausspritzen von Urin.«

So viel aus der Vorlesung Kents, bei der es mir wirklich schwerfällt, mit dem Zitieren ein Ende zu finden!

◊

Als nächstes das Thema ***Warzen***. Causticum ist eines der großen Heilmittel für Warzen (THUJA, DULCAMARA etc.). Man überfliege nur einmal die Prüfungssymptome: Warzen — Warzen — Warzen. Alte Warzen auf den Augenlidern, den Augenbrauen, der Nase ... Warzen im Gesicht ... Ich erinnere mich an ein Erlebnis auf unserer Farm in Surrey, wo eines Tages eine Reihe von Kälbern Warzen zu entwickeln begannen, an Gesicht, Nase, Ohren und Hals. Als mein Vater wie üblich samstags zu ihnen hinaus auf die Weide ging, verrührte er zuvor in einem Becher etwas Causticum in niedriger Potenz und gab es zu der Kleie, die als besonderer Genuß für das Vieh gedacht war: Es brachte die Warzen bald zum Verschwinden, und von gleicher Wirkung war die Prozedur seitdem auch bei anderen Tieren.

Ich habe bestätigt gefunden, daß sowohl Causticum als auch THUJA Warzen hervorzurufen und zu heilen vermögen. Eines unserer Pferde, das eine unbeabsichtigte ›Prüfung‹ von THUJA in Urtinktur durchmachte*, entwickelte verblüffenderweise Warzen im Bereich des Afters und der Genitalien, den Prädilektionsstellen für diese Gewächse bei THUJA. Und ein Mädchen, dem ich in meiner Anfängerzeit — mehr aus Eifer als aus Klugheit — Causticum verabreicht hatte, produzierte zusätzlich zu ihren ein, zwei Warzen auf der Hand gleich dutzendweise solche an Händen und Armen; als ich daraufhin das Mittel absetzte, verschwanden sie alle miteinander, einschließlich der ursprünglichen, derentwegen sie zur Behandlung gekommen war.

Farrington berichtet von einer ähnlichen Erfahrung: »Causticum wirkt auf die Haut, wobei Warzen zu den typischsten Symptomen des Mittels gehören; ... insbesondere ist es von Nutzen, wenn diese an den Händen und im Gesicht auftreten. Ich entsinne mich, daß ich einmal einem Kind Causticum gab, das zwei Warzen auf einem unteren Augenlid hatte. Am Ende der dritten Woche nach Einnahme des Mittels erschien eine ganze Warzenkette über dem inneren Canthus des anderen Auges. Ich hielt dies

---

* Vgl. die Beschreibung dieses Vorfalls im THUJA-Kapitel, S. 1170. — d.Ü.

für eine Folge von Causticum und setzte es natürlich sofort ab. Nach einigen weiteren Wochen waren sämtliche Warzen verschwunden, und seither hat das Kind keine mehr gehabt. Dies zeigt Ihnen, daß Causticum wirklich Warzen hervorbringt und heilt.«

Nash meint: »*Wenn Hahnemann der Homöopathie kein anderes Mittel hinterlassen hätte als Causticum, so wäre ihm die Nachwelt dennoch zu bleibendem Dank verpflichtet.*«

Vermischtes — und einige Charakteristika[*]

Außergewöhnlich mitfühlend mit dem Leid anderer. (H.C.Allen)

Dunkle Ahnungen von drohender Gefahr, mit Stuhldrang. (Hering) (Vgl. ARGENTUM NITRICUM, GELSEMIUM)

Alte Narben, besonders von Verbrennungen (URTICA URENS) und Verbrühungen, brechen wieder auf und entzünden sich; oder die Patienten sagen, sie hätten sich seit jener Verbrennung nie mehr richtig wohl gefühlt. (Hering, H.C.Allen)

Causticum kann bei Koliken vonnöten sein, nachdem COLOCYNTHIS versagt hat. Die Schmerzen sind dabei kneifend und schneidend und werden durch Zusammenkrümmen gebessert. Alle Beschwerden hören nachts völlig auf. (Farrington)

Menses: zu früh; zu schwach; *nur während des Tages;* kommen im Liegen zum Stillstand. (H.C.Allen)

Besser bei feuchtem, nassem Wetter; bei warmer Luft. (H.C.Allen)

Kaffee scheint alle Zufälle vom Aetzstoff zu erhöhen.[2]

Causticum darf nicht vor oder nach PHOSPHORUS gegeben werden — stets unverträglich. (H.C.Allen)

Hahnemann führt ein kurioses Geistessymptom an, das wir als ›lustigen Versprecher‹ bezeichnen würden:

»Er spricht oft Worte verkehrt aus und verwechselt die Silben und Buchstaben, (wie z.B. Schnaufender Lupfen, statt: laufender Schnupfen), mehrere Tage lang.«

Nash schreibt: »Causticum ist eines unserer besten Mittel bei Analbeschwerden, wo es sehr charakteristische Symptome hat:

---

* Mit [1] versehene Symptome sind Hahnemanns *Chronischen Krankheiten* entnommen; eine [2] bezeichnet ein Symptom von Nenning, das in der *Reinen Arzneimittellehre* von Hartlaub/Trinks erscheint; auf Symptome aus Jahrs *Symptomencodex* wird mit [3] verwiesen. — d.Ü.

›Stuhlverstopfung mit häufigem, aber vergeblichem Stuhldrang.‹ …
›Hämorrhoiden: brennend; *wundschmerzhaft — wie roh;* < beim *Gehen,* beim Darandenken[*], durch Predigen oder sonstiges Anstrengen der Stimme.‹

Diese Symptome sind, so Nash, immer und immer wieder bestätigt worden.

Hauptsymptome

Geist und Gemüt. Hysterisches Weinen nach Krämpfen.
Das Kind ist weinerlich über jede Kleinigkeit.[I]
Uebertrieben mitleidig; bei Erzählungen Anderer und ihnen angethaner Grausamkeiten ist sie ausser sich vor Weinen und Schluchzen und kann sich nicht zufrieden geben.[I**]
Schwermüthige Stimmung.[I] — Hoffnungslosigkeit.[I] — Traurigkeit.
Melancholie aufgrund von Sorge, Gram oder Kummer.
Aergerliche, gereizte Stimmung.[I] — Sehr ärgerlich.[I] — Tadelsüchtig.
Seelische und andere Beschwerden infolge von lange bestehendem Gram und Kummer.
Die grösste Angst …[I] — Voll furchtsamer Ideen, Abends.[I]
Unaufgelegt zur Arbeit.[I]
Gedächtniss-Schwäche.[I] — Zerstreutheit …[I]
Er ist unaufmerksam und zerstreut.[I]

Kopf. Rheumatische Kopfschmerzen, so schlimm, daß sie Übelkeit erregen.
Tinea capitis in der Okzipitalregion.

Hang zum Schliessen der ***Augen;*** sie fielen ihm unwillkührlich zu.[I]
Schwere-Gefühl im obern[***] Augenlide, als wenn er es nicht gut aufheben könnte, oder es angeklebt wäre an das untere Lid und nicht gut los zu machen.[I]
Lähmung der Augenmuskeln, vor allem als Folge von Kälteexposition.

---

[*] Bei Hahnemann heißt es *Nachdenken;* die meisten Autoren haben diesen Begriff mit *reflecting* übersetzt, Hering in den *Guiding Symptoms* jedoch mit *thinking of them*, also *Darandenken*, was wahrscheinlich von Hahnemann gemeint war. — Anm. d. Ü.

[**] Dieses Symptom aus den *Chronischen Krankheiten* wird weder von Allen noch von Hering besonders hervorgehoben. Ich habe es an dieser Stelle ergänzt, da das *mitfühlende* Element bei Causticum sehr bedeutsam ist und das Symptom sehr schön dessen Empfindlichkeit auf »soziale Ungerechtigkeit« (Vithoulkas) erahnen läßt. — Anm. d. Ü.

[***] Bei Hahnemann heißt es *untern*, was offensichtlich ein Versehen ist. — d. Ü.

Brennen in den Augen ...[1] — Sichtbares Zucken der Augenlider ...[1]
Trübsichtigkeit, wie von einem dicken Nebel vor den Augen ...[1]
Anfangender schwarzer Staar.[1]
Drücken in den Augen, als wenn Sand darin wäre.[1]
Trockenheit [der Augen] ... nebst Lichtscheu.[1]

Wiederhall in den ***Ohren*** von ihren Worten und Tritten.[1]
Taubheit.
Ansammlung von Ohrenschmalz, gelegentlich übelriechend.

Stock-Schnupfen, mit starker Verstopfung der ***Nase*** ...[1]
Arger Fliessschnupfen ...[1] — Arger Schnupfen und Husten, mit Schmerzen in der Brust, Ziehen in den Gliedern ...[1]
Jücken an der Nasenspitze und den Nasenflügeln.[1] — Jücken an den Nasenlöchern.[1] — Jücken in der Nase.[1]
Ausschlags-Blüthen[1], Geschwüre oder Krusten auf der Nasenspitze; entzündet, geschwollen und schorfig.
Alte Warzen an der Nase ...[1]
Starkes Nasenbluten.[1]

Warzen im ***Gesicht***.
Rosacea auf Wangen und Stirn, in verstreuten Gruppen.
Halbseitige Lähmung des Gesichtes, von der Stirn bis zum Kinne.[3]
Prosopalgie und Rheumatismus des Gesichts.
Sehr gelbe Gesichtsfarbe.[1]
Gefühl von Spannung und Schmerz in den Kinnbacken, dass sie den Mund nur schwierig aufthun konnte und nicht gut essen, weil ein Zahn zugleich so hoch stand.[1]
Gichtische Schmerzen in der Unterkinnlade.[1]

Mund. Bohrender Schmerz in einem untern Backzahne, bis in die Nase und das Auge.[1]
Schmerzhafte Lockerheit und Verlängerung der Zähne.
Stechender Zahnschmerz.[1] — Reissender Zahnschmerz ...[1] — Klopfender Zahnschmerz ...[1]
Schmerz in einem gesunden Zahne, beim Eindringen kalter Luft.[1]
Zahn-Fistel.[1] — Geschwulst des Zahnfleisches[1], leicht blutend und mit langwieriger Eiterung.
Häufig rezidivierende Zahnfleischabszesse.
Oben am Gaumen eine wundschmerzende Stelle.[1]
Zunge weiß belegt, mit rotem Mittelstreifen.

Lähmung der Zunge; Sprache stammelnd, schwierig, zischend und sehr undeutlich.[3]

Unvermögen zu sprechen aufgrund einer Lähmung der Sprachorgane.

Brennender Schmerz im ***Hals;*** nicht durch Schlucken bedingt; auf beiden Seiten, schien aus der Brust emporzusteigen.

Rauheit und Kitzeln im Hals, mit trockenem Husten und etwas Auswurf nach längerem Husten.

Halsschmerzen, schlimmer durch Bücken.

Sie muss immer schlingen; es ist ihr, als wäre der Hals nicht gehörig weit ...[1]

Schleim kommt ihr in den Hals, den sie durch Rachsen nicht herausbringen kann, sondern hinunter schlucken muss.[1]

Schleim-Räuspern, mit Schmerz im Halsgrübchen.[1]

Trockenheit des Halses[1], muß ständig schlucken.

Drücken im ***Magen***, nach Brod-Essen.[1]

Heftiger Durst, viele Tage lang.[1]

Ein Schluck kaltes Wasser lindert die Spastik (Keuchhusten).

Saures Erbrechen und darauf oft noch saures Aufstossen.[1]

Magen-Krampf.[1]

Ein kneipendes Raffen in der Herzgrube [= Magengrube], bei tief Athmen.[1]

Rektum, Stuhl. Hämorrhoiden: behindern den Stuhlgang; ... stechend, brennend, schmerzhaft, besonders bei Berührung, beim Gehen, beim Darandenken, durch Predigen oder sonstiges Anstrengen der Stimme.

Wundschmerzhaftigkeit der After-Aderknoten, durch Gehen und Nachdenken* unerträglich erhöht.[1]

Der Stuhl geht besser im Stehen ab.[1]

Vergeblicher Stuhldrang, öfters, mit vielen Schmerzen, Aengstlichkeit und Röthe im Gesichte.[1]

Schmerz im Mittelfleische [= Perineum].[1] — Im Mittelfleische starkes Pulsiren.[1]

Harnorgane. Oefteres, sehr vermehrtes Harnen ...[1]

So leichtes Harnen, dass er den Strahl fast gar nicht empfindet und im Finstern nicht weiss, dass er harnt.[1]

---

* Siehe Fußnote S. 377; *Caust.* ist das einzige Mittel in der Rubrik »Hämorrhoiden, Denken daran verschlechtert«! — Anm. d. Ü.

Unwillkührlicher Abgang des Harns beim Husten und Schnauben[1]; beim Niesen; nachts, im Schlaf.

Harnverhaltung, mit häufigem und starkem Harndrang; gelegentlich können ein paar Tropfen oder geringe Mengen abgehen.

Genitalien. Jücken an der Mündung der Harnröhre.[1]

In den Hoden, drückender Schmerz.[1]

Brustwarzen wund, rissig und mit Flechten umgeben.[3]

Atemwege, Brust. Die Stimme hallt im Kopf wider.

Plötzliche Stimmlosigkeit.[3]

Starke Heiserkeit, besonders früh und Abends, mit Kratzen im Halse.[1]

Die Kehl-Muskeln versagen ihre Dienste; er kann trotz aller Anstrengung die Worte nicht laut hervorbringen.[1]

Trockner, hohler Husten, ... mit Wundheits-Gefühl auf einem Streifen im Innern der Luftröhre ..., wo es bei jedem Husten-Stosse schmerzt ...[1]

Husten mit einem Gefühl, als könne er nicht tief genug husten, um den Schleim zu lösen, von Kitzel im Halse erregt und mit Rauheit daselbst verbunden.

Hohler, angreifender Husten.

Husten wird durch einen Schluck kaltes Wasser gelindert.

Husten von Kriebeln erregt, oder wenn er sich bückt, um Etwas aufzuheben.[1]

Anhaltender, lästiger Husten; bei jedem Hustenstoß entweicht etwas Urin.

Influenza, mit Müdigkeitsgefühl, Glieder wie zerschlagen; rheumatische Schmerzen.

Beengung der Brust; er muss öfter tief athmen.[1]

Kurzathmigkeit.[1]

Wundheitsgefühl in der Brust.

Stechen im Brustbeine, beim tief Athmen und Heben.[1]

Schmerzhaftes Zusammendrücken der Brust von beiden Seiten, nach dem Brustbeine zu, mit Beengung des Athems und Schwäche der Stimme.[1]

Empfindung auf der Brust, als wären die Kleider zu enge.[1]

Puls zum Abend hin beschleunigt, mit Blutwallungen.

Äußerer Hals und Rücken. Steifheit des Nackens und Halses, mit Schmerz am Hinterkopfe; die Muskeln waren wie gebunden, so dass sie den Kopf fast gar nicht bewegen konnte.[1]

Schmerzhafte Steifheit im Rücken [und im Kreuzbein], besonders bei Aufstehen vom Sitze.[3]
Ein drückender Klamm-Schmerz im Kreuze und der Nieren-Gegend ...[1]
Zuckender Schmerz im Steissbeine.[1] — Zerschlagenheits-Schmerz im Steissbeine.[1] — In der Steissbein-Gegend, dumpfziehender Schmerz.[1]

Extremitäten. Dumpfes Reissen [und Ziehen] in Armen und Händen.[1]
Lähmung des rechten Arms, verbunden mit Glossoplegie.
Lähmung der oberen Extremitäten.
Lähmiges Gefühl in der rechten Hand.[1]
Zittern der Hände.[1]
Vollheits-Empfindung in der Hand, beim Zugreifen.[1]
Ziehende Schmerzen in den Finger-Gelenken.[1]
Kontrakturen und Indurationen der Fingersehnen.
Warzen an den Fingerspitzen; fleischige Warzen nahe den Fingernägeln.
Wundheit oben, zwischen den Beinen.[1]
Ziehen und Reißen in Ober- und Unterschenkeln, Knien und Füßen; < im Freien, > in der Bettwärme.
Zerschlagenheits-Schmerz in den Ober- und Unterschenkeln, früh im Bette.[1]
Marmorirte Haut, voll dunkelrother Aederchen, auf den Ober- und Unterschenkeln.[1]
Knacken in den Knien beim Gehen oder Abwärtsgehen.
Die Sehnen an den Knien scheinen zu kurz zu sein.
Gonagra (Kniegicht).
Klamm in der Wade, früh im Bette.[1] — Klamm in den Füssen.[1] — Klamm in der ... Fusssohle.[1]
Gichtiges Reißen im Bereich der Knöchel, besonders in den kleinen Fußgelenken, mit Schwellung der Teile.
Abmagerung der Füße.
Kinder lernen langsam laufen, mit unsicheren, tapsenden Schritten.
Unsicherheit des Gehens eines Kindes und leichtes Fallen desselben.[1]
Lähmige Schwäche der Gliedmassen.[1]
Schwäche und Zittern in allen Gliedern.[1]
Unerträgliche Unruhe in den Gliedern Abends.[1]

Nerven. Chorea, selbst nachts; die rechte Seite von Gesicht und Zunge kann gelähmt sein.
Schwäche und Zittern ...[1] — Ohnmachtsartiges Sinken der Kräfte.[1]
Paralyse: der Stimmbänder; halbseitig; der Zunge; der Augenlider; des Gesichts; der Extremitäten; der Blase.

Allmählich zunehmende Paralyse.

Gestörte Funktion des Gehirns und der Spinalnerven, führt schließlich zu Lähmung.

Reißende Schmerzen.

Anfallsweise auftretende, schreckliche Empfindung von Reißen; zieht oft nach vorn, läßt dann nach und beginnt wieder von derselben Stelle; neuralgische Schmerzen, die vom Hinterkopf nach oben und vorn ziehen, über den Scheitel.

Kontrakturen von Beugesehnen; Spannen und Kürzerwerden von Muskeln.

Schlaf. Bettnässen während des ersten Schlafs.

Grosse Schläfrigkeit, dass er ... kaum widerstehen kann und sich legen muss.[I]

Gähnen, Dehnen und Renken der Glieder, öfters.[I]

Schlaflosigkeit, Nachts, wegen trockner Hitze.[I]

Nachts kann er keine ruhige Lage bekommen und keine Minute still liegen.[I]

Üble Folgen von Nachtwachen. (COCCULUS)

Haut. Subakute und chronische Ausschläge, ähnlich den Blasen nach Verbrennungen.

Verbrennungen und Verbrühungen.

Große, gezackte, oft gestielte Warzen, die nässen und leicht bluten.

Warzen und skrofulöse Hautaffektionen.

Variköse und fistelnde Geschwüre.

Dunkelhaarige Menschen mit straffer Faser sind am meisten betroffen.

Kinder mit schwarzem Haar und dunklen Augen.

Es antidotiert:

— Bleivergiftungen (Lähmung); Zungenlähmung bei Schriftsetzern, vom Halten der Lettern zwischen den Lippen.

— Mißbrauch von Quecksilber und Schwefel bei Skabies.

◊

Denken Sie aber auch an Causticum bei jenen ›rheumatoiden‹ Arthritisfällen, wo Deformationen und Kontrakturen bestehen und der Patient mehr bei kalten, trockenen Winden zu leiden hat und weniger an warmen und feuchten Tagen.

Ceanothus americanus

SECKELBLUME; ›THEESECKELBLUME‹ (HAHNEMANN)

Dies ist eine von Dr. James Compton Burnetts ganz speziellen Arzneien. Burnett war nicht nur ein besonderes Genie, was die Behandlung von Kranken betraf, sondern auch im Verfassen eindrucksvoller kleiner Monographien. Seiner Intuition, seiner Initiative und seinem unermüdlichen Fleiß haben wir viel zu verdanken. Ebenso wie in Brighton, seinem Zuhause, übte er auch in London, wo er sich an bestimmten Tagen aufhielt, eine umfangreiche Praxis aus. Es heißt, daß er dort in den frühen Morgenstunden regelrecht belagert wurde; als man ihn dann eines Tages in seinem Hotelzimmer tot auffand, muß dies ein furchtbarer Schlag war für die vielen Patienten gewesen sein, denen er geholfen und in schwierigen und scheinbar hoffnungslosen Fällen Heilung gebracht hatte.

In Hales *New Remedies* finden wir in der Ausgabe von 1880 aus Dr. Burnetts Feder ein ausführliches Zitat von fünf langen, dicht bedruckten Seiten aus einem homöopathischen Journal des vorangegangenen Jahres. Hale schreibt dazu: »Es blieb einem englischen Arzt, Dr. J.C. Burnett, vorbehalten, die Affinität von Ceanothus zu Milzerkrankungen zu entdekken.« Und in Burnetts Büchlein *Diseases of the Spleen and their Remedies* (1900) spielt Ceanothus die größte Rolle, mit einer Anzahl detaillierter Fallbeschreibungen, nicht nur von Milzvergrößerung, sondern auch von Schmerzen tief im linken Hypochondrium; einige dieser Fälle waren gar als Herzkrankheiten diagnostiziert worden, heilten aber rasch und vollständig unter Ceanothus aus. Das Ganze ist ein Zeugnis der Erfolge eines Arztes, der einfach ein wenig mehr wußte als seine Kollegen und sein Wissen mit Freuden in die Praxis umsetzte, zur Linderung von Leiden und zur Beseitigung selbst schwerer Gebrechen.

Burnett erwies stets demjenigen die Ehre, dem sie gebührte — wie der Putzfrau, die sein Wissen bereicherte, indem sie eine seiner Malariapatientinnen mit Brennesseltee kurierte. So war ihm von Zeit zu Zeit auch die ›Organtherapie‹ (oder ›Organopathie‹) eine große Hilfe, und darüber schreibt er: »Der eigentliche Vater der Organopathie ist Hohenheim gewesen, ein bedeutender und gelehrter Arzt, der Paracelsus genannt wurde; zum Beweis dessen schlage man in seinen Werken nach und lese auch das, was mir der knappe Raum in diesem kleinen Band über die *Milzerkrankungen* unterzubringen erlaubt hat.« Burnett vertritt den Standpunkt, daß die Organopathie Teil dessen ist, was in verallgemeinerter und ausgebauter Form als Homöopathie bekannt ist; denn während die Organopathie lediglich die These aufstellt, daß bestimmte Arzneien heilend auf bestimmte Organe bzw. Körperteile einwirken, vorzugsweise oder spezifisch — wie z.B. DIGITALIS auf das Herz —, lehrt die Homöopathie, daß es für den Gebrauch zu Heilzwecken nicht ausreicht zu wissen, daß DIGITALIS das Herz beeinflußt; soll eine Heilwirkung erzielt werden, so muß die natürliche Organkrankheit in ihren Äußerungen *ähnlich* sein zu dem therapeutischen Organmittel, d.h. zu dessen Arzneiwirkung. »Von der Homöopathie könnte man sagen«, so fügt er hinzu, »daß sie auf der Organopathie gründet; denn eine Arznei muß, um das Herz spezifisch von seiner Krankheit heilen zu können, dieses notwendigerweise auch *in der gleichen Art* zu affizieren in der Lage sein.«

Burnett schreibt, daß er, bevor er in einer früheren Ausgabe des ›Hale‹ einen kurzen Bericht über Ceanothus gelesen habe, er häufig Schwierigkeiten mit der Behandlung von Schmerzen in der linken Rumpfseite gehabt habe, die ihren Sitz offenbar in der Milz hatten. »MYRTUS COMMUNIS hat einen linksseitigen Schmerz, aber der ist hoch oben unterhalb des Schlüsselbeins angesiedelt; der Schmerz, der etwas darunter liegt, gehört zu SUMBULUS; noch weiter unten ist der von ACIDUM FLUORICUM und etwas nach links der von ACIDUM OXALICUM lokalisiert; mehr nach rechts sitzt der Schmerz von AURUM, direkt unter der linken Mamma der von CIMICIFUGA. All diese Mittel können prompte Wirkungen zeigen, wenn linksseitige Schmerzen ein Teil des Krankheitsbildes sind; an dem Schmerz tief hinter den Rippen der linken Seite werden sie jedoch nichts ändern; ... wirkliches Stechen in der Milz benötigt CHINA, CHELIDONIUM, BERBERIS, CHININUM SULFURICUM oder CONIUM — oder eben Ceanothus americanus.«

In den niedrigen Potenzen, in denen er es anwandte, fand Burnett, »daß es häufig den Stuhlgang fördert, und ich habe gesehen, daß das bis hin zu Durchfall gehen konnte.«

Eine Patientin hatte Ceanothus etwa zwei Wochen lang eingenommen, als sie eines Tages eine starke nervöse Erregung zu verspüren begann. Diese verlor sich, als sie mit dem Mittel aussetzte; die Erregung kam zurück, als sie es wieder einnahm, und hörte nach erneutem Absetzen prompt wieder auf. Sie hatte auch häufigeren Stuhlgang, und ihre Menses kamen zwei Tage zu früh und sehr stark — etwas, was ihr nie zuvor passiert war.

Lassen Sie uns nun zu Ceanothus einige Informationen und Schlußfolgerungen aus Burnetts kleinem ›*Milzbuch*‹ zusammentragen.

»Der Tod«, so sagt er, »findet zu Beginn oft in einem einzelnen Organ, d.h. *lokal* statt, und wenn dieser Teil rechtzeitig vor diesem Schicksal bewahrt werden kann, kann auch das Leben des Patienten gerettet werden.

Bei akuten Prozessen wird einem der Wert bestimmter Organe oft sehr nachdrücklich bewußt, und es mag dabei durchaus kein Bedarf für irgendeine konstitutionelle Therapie bestehen: der *eine* leidende Teil kann schon der ganze Fall sein. Und auch in vielen chronischen Fällen kommt es vor, daß bestimmte Organe ganz besondere Aufmerksamkeit beanspruchen und benötigen. ...

Um irgendwelchen Mißverständnissen in dem einen oder anderen Punkt vorzubeugen ... Erstens: Was ich unter einem Organmittel verstehe, ist *nicht* eine Arznei, die aufgrund ihrer physikalischen oder chemischen Wirkungen topisch auf ein erkranktes Organ angewandt wird, sondern eine Arznei, die eine selektive Affinität zu einem solchen Organ hat, wodurch sie dieses auf dem Blutwege* selbständig ausfindig zu machen vermag. ... Zum zweiten halte ich die Organopathie nicht für etwas außerhalb der Homöopathie Stehendes, sondern sie wird von dieser umschlossen, ist darin inbegriffen, wenngleich sie mit dieser nicht identisch oder deckungsgleich ist. Ich würde sagen — *Organopathie ist Homöopathie auf der ersten Stufe.* Drittens aber möchte ich nachdrücklich betonen: Wo das homöopathische Simillimum gefunden werden kann, das die Totalität der Symptome abdeckt — *und zugleich den darunterliegenden pathologischen Prozeß, der solche Symptome hervorruft* —, da hat die Organopathie entweder überhaupt keine Daseinsberechtigung, oder sie ist bestenfalls von zeitlich begrenztem Nutzen, um einem schmerzenden Organ Erleichterung zu verschaffen. ...

Ich bin sehr beeindruckt von der Lehre Rademachers**, daß ein großer Prozentsatz der Ödemerkrankungen durch Milzarzneien heilbar sei.«

»Seitdem ich das Vorangegangene*** im Jahre 1879 schrieb, habe ich eine ganze Reihe chronischer Fälle von Milzaffektionen angetroffen, die zum größten Teil zuvor unerkannt geblieben waren.«

In einem dieser Fälle »hörte die Milz nicht auf, zu gewissen Zeiten anzuschwellen, bis ich die zugrundeliegende Vakzinose [vgl. zu diesem Begriff und Thema das THUJA-Kapitel des vorliegenden Bandes; d.Ü] zur Aushei-

---

* Die Tatsache, daß die sog. Organmittel, *wenn sie indiziert sind,* auch in hohen Potenzen ihre Selektivität nicht verlieren, legt den Schluß nahe, daß der Blutweg nicht die primäre Art und Weise ihrer Wirkungsentfaltung ist. — Anm. d. Ü.

** *Die Schüler von Rademacher, dem Exponenten der Organopathie, bildeten eine Schule und riefen* 1847 *eine Zeitschrift ins Leben* [die *Zeitschrift für Erfahrungsheilkunst;* d.Ü.]. *Burnett sagt, sie seien allerdings bald in das Feld der experimentellen Pharmakologie abgewandert, hätten dieses jedoch bereits besetzt gefunden — von wem? von den Homöopathen! Die Wanderer seien danach nie wieder zurückgekehrt, sondern hätten ihre neue Heimat im Reich der Prüfungen gefunden, Seite an Seite mit den Nachfolgern Hahnemanns.*

*** Bezieht sich nicht auf die obigen Zitate, sondern auf einen früher geschriebenen Artikel über Ceanothus, mit dem Burnett sein Buch einleitet. — d.Ü.

lung gebracht hatte. Der König der Milzmittel, Ceanothus americanus, beseitigte zwar jeweils prompt die Milzvergrößerung, hatte aber keinen Einfluß auf die Bluterkrankung, die die Ursache dafür war. Dies ist der der Organopathie inhärente Defekt, daß sie nämlich die Wurzel eines Übels nicht genügend berücksichtigt; aber Ähnliches gilt — mehr oder weniger — für jede andere ›Pathie‹ auch, denn die ursprüngliche Ursache eines Leidens ist ja zumeist nur schwer faßbar und im allgemeinen ganz jenseits positiver Wissenschaft. Bekanntlich läßt diese nur gelten, was sie weiß, und trachtet nicht danach, durch Denkprozesse und Schlußfolgerungen das Unbekannte in sich aufzunehmen. Weil in früheren Zeiten die Philosophie der Wissenschaft das Leben schwer gemacht hat, schmähen die Jünger der Wissenschaft heute die Philosophie und drängen sie höhnisch lächelnd an den Rand. Versuche, an der Oberfläche liegende Wirkungen auf entfernte Ursachen zurückzuverfolgen, werden heutzutage in der Medizin verlacht, denn *bloße* Wissenschaft führt zu einer groben Gesinnung, die unfähig ist, den feinen Fäden höherer Wahrnehmung zu folgen.«

In einem anderen Fall Burnetts bestand ein linksseitiger Schmerz, der seit ganzen 25 Jahren angehalten hatte. Er trat immer plötzlich auf, besonders wenn die Patientin etwas Kaltes trank. Dann pflegte sie unbeschreibliche Schmerzen hinter dem linken Rippenbogen zu bekommen, und sie mußte nach Atem ringen; zuweilen war die Atemnot so schwer, daß es im Nachbarzimmer zu hören war und allen einen Schrecken einjagte. Dreißig Jahre zuvor hatte sie eine Malaria durchgemacht. ... Bevor sie Ceanothus bekam, war sie viele Jahre lang gezwungen gewesen, morgens beim Anziehen immer wieder Pausen einzulegen und sich auszuruhen, weil sie keine Luft bekam und das Herz so klopfte, daß sie nicht selten eine Dreiviertelstunde dafür benötigte. Es handelte sich um einen Fall massiver Milzvergrößerung; der ganze Bereich war so empfindlich, daß sie nicht den geringsten Druck ertrug, selbst den der Kleider nicht. Ceanothus heilte sie; und Burnett berichtet von »einem der rührendsten Augenblicke in meinem beruflichen Leben — die alte Dame (und *welch eine Dame!*) legte ein winziges Päckchen auf meinen Schreibtisch und versuchte etwas zu sagen; dann brach sie in Tränen aus und eilte hinaus! Ich habe sie nie wiedergesehen, und oft habe ich mir seither gewünscht, ich hätte diesen besonderen Sovereign [20-Shilling-Münze] aufgehoben und in Diamanten fassen lassen.« (Die Patientin war eine Putzfrau, und Burnett war gebeten worden, ihr zu helfen, da sie angeblich an einer unheilbaren Herzkrankheit litt. Nach einer Untersuchung versprach er, sie zu heilen, doch die Dame, die ihn um seine Hilfe für die arme Frau gebeten hatte, bezichtigte ihn der Grausamkeit, daß er Hoffnungen in ihr geweckt hätte, wo er »doch hätte wissen müssen, daß eine Heilung unmöglich sei«. Seiner Erklärung, daß es sich um eine Vergrößerung der Milz handele und das Herz überhaupt nicht erkrankt sei, schenkte sie keinen Glauben. »Sie ist bei verschiedenen Doktoren gewesen, und alle haben es als unheilbare Herzkrankheit diagnostiziert.« Sie wurde geheilt — trotz alledem!)

In bezug auf Herzbeschwerden verrät uns Burnett: »Wenn Herzstörungen gleichzeitig mit einem Milzleiden bestehen, ist die Linderung, die durch die Gabe von Ceanothus (oder anderer Milzmittel) zu erzielen ist, oft höchst bemerkenswert.«

Und: »Was die Wassersucht betrifft — sofern sie nicht auf eine Infektionskrankheit zurückzuführen ist —, so schreibe ich, grob geschätzt, etwa ein Drittel aller Fälle einer Milzaffektion zu.«

Weitere nützliche Empfehlungen:

»Manche Fälle von Varikose werden nicht in Ordnung kommen, solange Sie nicht die Milz von ihrer — vielleicht nur geringfügigen — Vergrößerung heilen.«

Bei einem Fall von chronischem Erbrechen, wo die Patientin von einem tüchtigen Homöopathen lediglich symptomatisch behandelt worden war, »schlug dies fehl, weil die behandelten Symptome Sekundärsymptome einer Splenomegalie waren ... Es sollte einleuchten, daß Erbrechen als Folge einer Milzvergrößerung niemals durch Arzneien geheilt werden kann, die auf physiologischem Wege Erbrechen hervorrufen, sondern nur durch solche, die die zu große Milz auf ihr normales Maß zurückführen.«

Hale zitiert den Bericht eines amerikanischen Arztes: »Im vergangenen Bürgerkrieg habe ich diese Pflanze bei Splenitis benutzt, und von den Erfolgen dieser Behandlung war ich so angetan, daß ich mich nicht entsinnen kann, in den vergangenen sechs Jahren bei vergrößerter Milz etwas anderes angewandt zu haben. Ich habe sie in den schlimmsten Fällen eingesetzt, die ich je gesehen habe, von Kleinkindern bis hin zu alten Leuten. Und ich warte immer noch auf den Fall — wie hartnäckig er auch sein mag —, bei dem das Mittel versagt.«

Dazu Hale: »Dies ist ein recht eindeutiges und gewichtiges Zeugnis; und zudem bestätigt der Autor voll meine Überzeugung, daß eine Arznei, die heilt, stets homöopathisch ist, denn weiter berichtet er:

›In chronischen Fällen, wo das Organ nicht mehr empfindlich ist, wird die Milz unter der Anwendung der Tinktur, auch wenn diese nicht zusätzlich lokal eingerieben wird, bald wieder schmerzhaft und empfindlich; dann geht sie rasch auf ihre normale Größe zurück und verbleibt so, und der Patient spürt sie überhaupt nicht mehr.‹

Wir sehen hierin eine regelrechte homöopathische Erstverschlimmerung, die anzeigt, daß die Arznei eine spezifische Affinität zu diesem Organ hat. Ich rate Ihnen, Ceanothus zu verwenden, wenn Ihnen Fälle von Vergrößerung und Verhärtung der Milz begegnen, wie sie in Malariagegenden ja nicht selten sind. …

Dr. Carroll Dunham teilte mir mit, daß ein Arzt aus seiner Bekanntschaft eine enorme Splenomegalie mit Hilfe dieses Mittels geheilt habe.«

Dr. Oscar Hansen nennt folgende therapeutische Hinweise für Ceanothus: »Chronische Entzündung und Hypertrophie der Milz; Schmerz in der ganzen linken Seite, mit starker Dyspnoe. Persistierende Schmerzen im Hypochondrium, profuse Menses und gelber Ausfluß.«

Boger *(Synoptic Key)* fügt noch etwas hinzu: »Periodische Neuralgien. Linksseitiger Schmerz, mit Dyspnoe, Diarrhoe oder Leukorrhoe. Geschwollene Milz oder Leber. Grüner Urin. Schlimmer bei kaltem Wetter, beim Liegen auf der linken Seite. Komplementär zu NATRIUM MURIATICUM.«

Clarke *(Dictionary)* schließt dieses wertvolle Mittel ebenfalls in seine umfangreiche Arzneisammlung ein.

Sie mögen vielleicht sagen — »Naja! aber wer bekommt schon mal einen Ceanothus-Fall zu sehen?« In den letzten zehn Tagen mußte ich es gleich zweimal verschreiben! Offenbar sind Milzschmerzen doch nicht ganz so selten, wie man meinen könnte.

Chamomilla

MATRICARIA CHAMOMILLA; ECHTE KAMILLE

Ein bescheidenes, genügsames Kraut, das besonders auf Mietenhöfen inmitten der Streu vom Dreschen blüht und gedeiht. Es hat einen durchdringenden, aromatischen Geruch und weiße Blütenblätter, die sich zurückbiegen, als wollten sie ihre Händchen hinter sich verstecken; dies unterscheidet die Echte Kamille von jenen anderen ›Kamille‹-Arten, deren Blüten ansonsten recht ähnlich sind. Wie mein ›Kräuterweib‹ zu sagen pflegte: »Es gibt meist zwei von jeder Art« — das Kraut von großer Nützlichkeit und das ›unechte‹ Kraut, das diesem so ähnlich sieht, aber ohne arzneilichen Nutzen ist. In der Regel kann man sie jedoch an ihrem Geruch oder Duft bzw. an dessen Fehlen leicht unterscheiden.

Ein vortrefflicher Name für Chamomilla wäre *›Kann-es-einfach-nicht-ertragen‹ ...*

> Kann sich selbst nicht ertragen.
> Kann andere Leute nicht ertragen.
> Kann Schmerzen nicht ertragen (COFFEA, ACONITUM).
> Kann Dinge ›nicht ertragen‹: möchte sie erst, doch schleudert sie dann in die Ecke.
> Alles ist schlicht ***unerträglich***.

Wenn Sie sich das Chamomilla-Baby ansehen, fällt Ihnen oft sogleich ins Auge, daß eine Wange leuchtendrot ist; Sie berühren seinen Kopf und finden ihn warm und feucht.

Chamomilla ist eines von Clarkes »ABC-Mitteln fürs Kinderzimmer« — ACONITUM, BELLADONNA, CHAMOMILLA. ACONITUM ›ist‹ Aufruhr im Blutkreislauf, BELLADONNA Aufruhr im Gehirn und Chamomilla Aufruhr der Gemütsverfassung, der Stimmung.*

Ein krankes Chamomilla-Baby ist sehr leicht zu erkennen: es plärrt und heult und möchte unbedingt getragen werden. Sobald die erschöpfte Mutter oder der abgespannte Vater versucht, sich einmal hinzusetzen oder das Baby abzusetzen, geht das Theater von neuem los; und nachts ist alles noch schlimmer!

---

* ACONITUM *und Chamomilla haben viele charakteristische Symptome gemeinsam; was sie unterscheidet, ist vor allem ihre Gemütsart.*

Oder (abgesehen davon): Es streckt sein Händchen aus und will dies haben und das haben, und gibt man es ihm endlich, so stößt es das Gewünschte angewidert von sich. »Das Kind weiß nicht, was es will«, sagt Nash, »aber der Doktor weiß es — *Chamomilla.*«

Wenn es etwas älter ist, schickt das kranke Chamomilla-Kind das Kindermädchen oder die Mutter aus dem Zimmer. Ich habe miterlebt, wie eine Mutter vor einer geschlossenen Tür hockte, hinter der ihr kleiner, kranker Sohn sogleich zu toben begann, wenn sie es wagte, einmal die Nase hereinzustecken.

Ist das Kind noch etwas älter, weigert es sich sogar, den Doktor zu empfangen. Ich glaube, es ist Nash, der gesagt hat: »Wenn Sie wissen, Sie haben einen höchst übelgelaunten Patienten zu besuchen, der Sie nicht sehen will oder grob und unhöflich zu Ihnen sein wird, schicken Sie als erstes eine Dosis Chamomilla, und Sie werden Ihre Ruhe haben.« Chamomilla ist ausgesprochen unhöflich!

Die Chamomilla-Schmerzen sind ganz einfach unerträglich. Ich habe gesehen, wie jemand nach einer Zahnextraktion vor Schmerzen dauernd auf den Fußboden stampfte; eine kleine Dosis Chamomilla brachte ihm fast augenblicklich und vollständig Erleichterung.

Ich hatte einen Grippepatienten, der nicht so schnell gesund wurde, wie er es sich gedacht hatte, und nun plötzlich ungeduldig und höchst reizbar wurde; eine Gabe Chamomilla, und das Fieber ging prompt herunter.

Vor einiger Zeit veröffentlichte ich den Fall eines Asthmapatienten, der so reizbar war, daß Chamomilla einem förmlich in die Augen sprang. Es wurde verabreicht — und das Asthma geheilt.

Hahnemann sagt, man solle ACONITUM nicht verabreichen, wo eine Krankheit mit Gelassenheit und Geduld ertragen werde, und ähnlich schreibt er auch von Chamomilla, es scheine »bei im Schmerze gelassenen und geduldigen Personen nicht anwendbar zu seyn«.

In akuten Fällen, wo der Gemütszustand dringend nach Chamomilla verlangt, können Sie auf die Uhr schauen und die wenigen Minuten zählen, die bis zur vollständigen Behebung der Beschwerden vergehen. Die Art des Leidens tut dabei nicht viel zur Sache, es ist die spezifische Gemütsverfassung, die nach Chamomilla gleichsam schreit.

Chamomilla ist nicht nur übellaunig, es hat auch *üble Folgen von übler Laune.*

Eine Chamomilla-Frau bekommt einen Wutanfall — und schon kommt es zu einer Blutung aus der Gebärmutter. Oder eine Chamomilla-Frau gerät in Rage — und der Lohn ist eine Gelbsuchtattacke. Ich habe solche Fälle selbst gesehen. Oder eine stillende Mutter hat einen Zornesausbruch — und ihre Milch vergiftet das Baby.

Und Hahnemann schreibt in einer Fußnote der *Reinen Arzneimittellehre* [Band 3, S. 94]: »Die oft einem acuten Gallenfieber gleichende, zuweilen lebensgefährliche Krankheit, die auf eine heftige, zornmüthige Aergerniß unmittelbar zu folgen pflegt, mit Gesichtshitze, unauslöschlichem Durste, Gallengeschmacke, Brecherlichkeit, Angst, Unruhe u.s.w. hat so viel homöopathische Aehnlichkeit mit den Chamillensymptomen, daß es gar nicht anders sein kann, die Chamille muß ganz schnell und specifisch das ganze Uebel heben, was auch ein Tropfen von oben erwähntem, verdünntem Safte wie durch Wunder leistet.«

Chamomilla ist eine der ›unverhältnismäßigen‹ Arzneien. ARSENICUM hat *Entkräftung*, die, wie es scheint, in keinem Verhältnis steht zur Krankheit, und bei Chamomilla sind es in erster Linie die *Schmerzen* (Wehenschmerzen — Zahnschmerzen — Rheumatismus etc.), welche *unverhältnismäßig* stark empfunden werden.

Ein weiterer Hinweis auf Chamomilla ist *Taubheit mit Schmerz* (PLATINUM, COCCULUS).

Hahnemann schreibt dazu [ebd., S. 86, Fußnote]: »Die lähmige Empfindung von Chamille in irgend einem Theile ist wohl nie ohne gleichzeitigen ziehenden oder reißenden Schmerz, und der ziehende oder reißende [Schmerz] von Chamille ist fast nie ohne eine gleichzeitige lähmige oder taube Empfindung in dem Theile.«

Etwas anderes, was Chamomilla ›nicht ertragen‹ kann, ist das ***Bett*** ...

Es streckt (wie SULFUR, PULSATILLA und MEDORRHINUM) die Füße aus dem Bett.

Der Patient wird durch den Schmerz oder durch großes Unbehagen und intensives Leiden aus dem Bett getrieben.

»Ueberhaupt haben die Chamille-Schmerzen das Eigne, daß sie in der Nacht am wüthendsten sind, und dann oft bis zu einem Grade von Verzweiflung treiben, nicht selten mit unablässigem Durste, Hitze und Röthe der einen Backe: auch wohl heißem Kopfschweiße selbst in den Haaren.« [Hahnemann, ebd., S. 75]

Zweimal hat Chamomilla meines Wissens Schützengrabenfieber [Wolhynisches Fieber] vortrefflich geheilt. In dem einen Fall war ein Offizier ein Jahr lang krank gewesen; sein Fieber kam jeweils gegen 9 Uhr morgens (die Hauptverschlimmerungszeit von Chamomilla), und der ›Aufruhr in seiner Stimmung‹ war so groß, daß er getrennt von seiner Familie im Hotel leben mußte. Er wollte nur noch Tische und Stühle zertrümmern.

Kürzlich klagte eine Ambulanzpatientin über rheumatische Beschwerden; sie konnte deswegen oft nicht schlafen und pflegte dann aufzustehen und im Zimmer umherzulaufen; außerdem war sie fürchterlich reizbar. Sie erhielt Chamomilla 200. Bei ihrem nächsten Besuch: »Viel besser; fühle mich besser als seit Monaten«; und nun gestand sie ein, daß sie häufig so außer sich gewesen sei, daß sie »am liebsten irgendwas kaputtgeschlagen hätte«. Wenn Schmerzen oder Fieber dazu führen, daß jemand Gegenstände zertrümmern möchte, denken Sie an Chamomilla!

Hauptsymptome[*]

Geist und Gemüt. Stumpfsinnigkeit, verminderte Fassungskraft.[1]

Freudenlose Stumpfsinnigkeit mit Schläfrigkeit, ohne jedoch schlafen zu können.[1]

Er versteht und begreift nichts recht, gleich als wenn ihn eine Art Taubhörigkeit, oder ein wachender Traum daran hinderte.[1]

Weinen und Heulen.[1]

Nur wenn man es auf dem Arme trägt, kann das Kind zur Ruhe kommen.[1]

Das Kind möchte nicht angefaßt werden.

Sehr reizbar und quengelig; das Kind muß getragen werden.

Jämmerliches Heulen des Kindes, weil man ihm das Verlangte abschlug.[1]

Weinerliche Unruhe; das Kind verlangt dieß und jenes, und wenn man's ihm giebt, so will es dasselbe nicht, oder stößt es von sich.[1]

Redet mit Widerwillen, abgebrochen, kurz.[1]

Er kann es nicht ausstehen, wenn man ihn anredet, ihn im Reden unterbricht, vorzüglich nach dem Aufstehen vom Schlafe ...[1]

Patient kann niemanden in seiner Nähe haben und antwortet schnippisch.

Mürrische Verdrießlichkeit; alles, was Andre machen ist ihm nicht recht; Niemand macht ihm etwas zu Dank.[1]

Zank-Aergerlichkeit; sie sucht alles Aergerliche auf.[1]

Kann keine höfliche Antwort geben.

Das Gemüth gereizt und leicht ungeduldig.[2]

Heulen wegen geringer, auch wohl eingebildeter Beleidigung, die wohl gar von alten Zeiten her ist.[1] (STAPHISAGRIA)

Schnell verärgert oder zornig erregt.

Ungeheuere Unruhe, ängstliches, agonisirendes Umherwerfen, mit reißenden Schmerzen im Unterleibe ...[1]

Das Gemüth ... wurde durch die Schmerzen zuweilen ganz ärgerlich gestimmt ...[2]

---

[*] Die mit [1] bezeichneten Symptome entstammen Hahnemanns *Reiner Arzneimittellehre.* Mit [2] versehene Symptome sind der umfangreichen Prüfung entnommen, die von Hoppe 1862–1864 in der *Homöopathischen Vierteljahrschrift* veröffentlicht wurde. [3] kennzeichnet Symptome aus Bönninghausens *Uebersicht der Eigenthümlichkeiten und Hauptwirkungen der homöopathischen Arzneien* (Verlag B. von der Lieth, Hamburg), [4] Symptome aus Jahrs *Symptomencodex.* — d.Ü.

Ueberempfindlichkeit für Schmerz, welcher unerträglich scheint und zur Verzweiflung bringt.[3]

Kopf. Halbseitiger, ziehender Kopfschmerz.[1]
Klopfendes Kopfweh.[1]
Ueberhingehende Anfälle von Klopfen in der einen Gehirnhälfte.[1]
Blutandrang zum Kopf: nach Zorn; mit Drücken im Kopf im Liegen; mit Drücken auf dem Scheitel; mit Stichen im Kopf.
Blutwallungen gegen den Kopf mit Gefühl von Hitze im Gesicht, und Brustbeklemmung und öfters Stechen in der Brust.[2]
[Das Drücken und Pressen im Kopf] verstärkte sich jedoch ..., sobald die Aufmerksamkeit darauf gerichtet wurde ...[2]
Warmer Schweiß am Kopf, der das Haar naß macht.

Das ***Auge*** ist früh geschwollen und mit eiterartigem Schleime zugeklebt.[1]
Starkes Pressen in der Orbitalgegend, mit dem Gefühl im Bulbus, als würde er von allen Seiten fest zusammengepresst, und mit momentaner Verdunkelung des Gesichts.[2]

Sausen in den ***Ohren***, wie von Wasserrauschen.[1]
Einzelne große Stiche im Ohr, besonders im Bücken, bei Uebelnehmigkeit und Aergerlichkeit über Kleinigkeiten.[1]
Anfallsweise drückender Ohrenschmerz, mit Reißen in den Ohren, das ihn aufschreien läßt.
Besonders an den Ohren empfindlich auf freie Luft.

Gesicht. Nach Essen und Trinken, Hitze und Schweiß des Gesichts.[1]
Rotes Gesicht; oder Röte und Hitze der einen *Wange*, während die andere blaß ist.
Anfallsweise wiederkehrende Röthe in dem einen Backen, ohne Schauder und ohne innere Hitze[1] (Hemikranie).
Eine Backe rot und heiß, die andere blaß und kalt.
Die Unterlippe theilt sich in der Mitte in eine Schrunde.[1] (NATRIUM MURIATICUM, SEPIA, GRAPHITES)

Mund. Früh, bitterer Geschmack im Munde.[1]
Zusammenfluss eines metallisch süsslich schmeckenden Speichels im Munde.[2]
Es riecht ihm faul aus dem Munde ...[1]
Auf und unter der Zunge Bläschen mit stechendem Schmerze.[1]
Zahnweh, wenn man etwas Warmes in den Mund bringt.[1]

Zahnweh, nach warmen Getränken vorzüglich arg, besonders nach Kaffeetrinken.[1]

Zahnweh erneuert sich in der warmen Stube.[1]

[Schwaches Wühlen in einigen Backzähnen ...] diese Empfindungen erschienen unausstehlich und stimmten ganz ärgerlich.[2]

Ziehender Zahnschmerz ..., welcher ... vorzüglich die Nacht tobt, wobei die Zähne wie zu lang sind.[1]

Zahnfleisch gerötet und empfindlich (Dentition).

Zahnende Kinder: mit wäßrigem, grünlichem Durchfall, auch wie zerhackt aussehend [wie zerhackte Eier oder Spinat] und nach faulen Eiern stinkend; Zucken der Glieder oder Zusammenfahren; Krämpfe; das Kind krümmt sich zusammen und zieht die Beine auf den Bauch; Stöhnen; möchte getragen werden; trockener Husten; unruhig in der Nacht; möchte trinken; rasche, rasselnde Atmung.

Hals. Krampfhaftes Zusammenschnüren im Schlunde.[2]

Brennende Hitze im Schlunde, bis in Mund und Magen.[4]

Halsweh mit Geschwulst der Ohrdrüse[1], der Unterkieferdrüsen oder der Mandeln.[4]

Essen und Trinken. Mangel an Appetit.[1]

Großer Durst auf kaltes Wasser und Verlangen nach sauren Getränken.

Behält beim Trinken gern lange kaltes Wasser im Mund (Dentition).

Nach Essen und Trinken, Hitze und Schweiß des Gesichts.[1]

Durstig und heiß bei den Schmerzen.

Vergebliche Bemühungen zu erbrechen.

Magen. Magendrücken, wie wenn ein Stein herabdrückte.[1]

Magenkrämpfe, besonders bei Kaffeetrinkern.[4]

Abdomen. Gluckern in der Seite bis in den Unterleib.[1]

Nach dem Essen treibt's ihm den Unterleib auf.[1]

Von Zeit zu Zeit wiederkehrende Kolik; in den Hypochondern häufen sich die Blähungen und es fahren Stiche durch die Brust.[1]

Blähungskolik; Abdomen aufgetrieben wie eine Trommel, es gehen nur wenige Winde ab, ohne Erleichterung; > durch Anwendung warmer Tücher.

Abdomen tympanitisch und berührungsempfindlich.

Rektum und Stuhl. Blos weißschleimiger Durchfall mit Leibweh.[1]

Stühle: grün, wäßrig; wundmachend; mit Kolik, Durst, bitterem Mundgeschmack und bitterem Aufstoßen; wie gehackte oder verrührte Eier; sauer riechend; heiß, durchfällig, von Fauleiergestank; veränderlich; mit unverdauten Speiseresten; schleimig und blutig.

Ein Drängen nach dem Bauchringe, als wenn jetzt dieser Theil zu schwach wäre, zu widerstehen, wie wenn ein Darmbruch entstehen will.[1]

Leibesverstopfung von Unthätigkeit des Mastdarms ...[1]

Geschwürige Schrunden am After.[4]

Menstruation. Menstruationskolik als Folge von Zorn.

Membranöse Dysmenorrhoe.

Unter starken Schmerzen wie zum Kinde und wie Geburtswehen in der Bärmutter, häufiger Abgang geronnenen Geblütes ...[1]

Es zieht vom Kreuze vor, packt und greift ihr in die Bärmutter ein, und dann gehen allemal große Stücken Blut ab.[1]

Gelber; beißender Mutterscheidenfluß.[1]

Schwangerschaft. Die Wehen pressen nach oben; sie ist heiß und durstig, mürrisch und zum Zanken geneigt.

Rigidität des Os uteri; sie kann die Wehen kaum aushalten.

Nachwehen sehr heftig und quälend.

Puerperalkrämpfe: nach Zorn; eine Wange rot, die andere blaß.

Brüste hart und berührungsempfindlich, mit ziehenden Schmerzen; sie ist gereizt und verdrießlich und kann nicht schlafen.

Säuglinge bekommen Krämpfe, weil sie mit Milch gestillt wurden, die durch einen Wutanfall der Mutter verdorben war.

Atemwege und Brust. Heiserkeit von zähem, im Kehlkopfe sitzendem Schleime, der nur durch starkes Räuspern wegzubringen ist.[1]

Steckflußartige* Engbrüstigkeit (es will ihm die Kehle zuschnüren) in der Gegend des Halsgrübchens, mit beständigem Reize zum Husten.[1]

Fast ununterbrochener, kitzelnder Reiz zum Husten unter dem obern Theile des Brustbeins, ohne daß es jedoch allemal zum Husten käme.[1]

Gefühl von Rauhigkeit und Kratzen im Kehlkopfe.[2]

Kitzel in der Halsgrube, ruft trockenen, kratzenden Husten hervor.

Kratzender, trockener Husten von Kitzel im Halsgrübchen; < nachts, selbst im Schlaf; besonders bei Kindern nach Erkältung im Winter.

Erstickungsanfälle infolge Zurücktretens eines Masernausschlags durch eine Erkältung.

---

* Steckfluß bedeutet *erstickender Katarrh.* — d. Ü.

Asthma nach einem Zornesausbruch.
Stechen in der Brust, wie Nadelstiche.[1]
Zu Zeiten einzelne, starke Stiche in der Brust.[1]

Ziehender Schmerz im ***Rücken***.[1]
Schmerz im Kreuze, vorzüglich in der Nacht.[1]

Extremitäten. Die Arme schlafen ihr gleich ein, wenn sie derb zufaßt; sie muß sie gleich sinken lassen.[1]
Knacken in den Gelenken, vorzüglich der Untergliedmaßen, und Schmerzen darin, wie zerschlagen ...[1]
Klamm in den Waden.[1] — Vorzügliche Neigung zu Wadenklamm.[1]
In der Nacht brennen die Fußsohlen und er steckt die Füße zum Bette heraus.[1]
Heftige rheumatische Schmerzen treiben ihn nachts aus dem Bett und zwingen ihn umherzugehen.

Schlaf. Schlaflos und unruhig die Nacht.
Wimmern im Schlafe.[1] — Weinen und Heulen im Schlafe.[1]
Auffahren, Aufschreien, Umherwerfen und Reden im Schlafe.[1]
Schläfrig, kann aber nicht schlafen.

Frost, Fieber, Schweiß. Kälte des ganzen Körpers, mit brennender Gesichtshitze, welche zu den Augen herausfeuert.[1]
Kalte Gliedmaßen, mit brennender Gesichtshitze, brennender Hitze in den Augen und brennendem Athem.[1]
Ungemeine Empfindlichkeit gegen frische Luft und großer Abscheu vor Wind[3]; besonders empfindlich im Bereich der Ohren.
Gefühl von äusserer Hitze, ohne äussere Hitze.[1]
Schmerzen werden durch Wärme verschlimmert (doch warme Tücher bessern Bauchkoliken).
Innere Hitze mit Schauder.[1]
Hitze und Schauder vermischt, zumeist mit einer roten und einer blassen Wange.
Abends Brennen in den Backen, mit fliegenden Frostschaudern.[1]
Lang währende Fieberhitze, mit heftigem Durst und häufigem Auffahren im Schlaf.
Heiß und durstig bei den Schmerzen.
Fieber ...[1]
Heftiger Schweiß der bedeckten Theile[1] (der unbedeckten Teile: THUJA).
Schweiß im Schlaf, besonders am Kopf, gewöhnlich sauer riechend.

Schmerzen kehren am Abend wieder und sind schlimmer vor Mitternacht.
Ueberempfindlichkeit der Sinnes-Organe (besonders auch von Kaffeetrinken oder von narkotischen Palliativen).[3]
Die lähmige Empfindung ... ist wohl nie ohne gleichzeitigen ziehenden oder reißenden Schmerz, und der ziehende oder reißende [Schmerz] ... ist fast nie ohne eine gleichzeitige lähmige oder taube Empfindung in dem Theile.[1]
Besonders häufig angezeigt bei Kindern, Neugeborenen und während der Zahnungsperiode.
Kinder empfinden Erleichterung, wenn sie umhergetragen werden.
Das Kind macht sich steif und biegt sich zurück, strampelt mit den Füßen auf dem Arme, schreit unbändig und wirft alles von sich[1] (bei Zahnung).
Erwachsene und auch alte Menschen mit arthritischer oder rheumatischer Diathese.

◊

Boericke charakterisiert Chamomilla so:

»Chamomilla ist empfindlich, reizbar, durstig, heiß und taub.«
»Ein mildes, sanftes und gelassenes Gemüt kontraindiziert Chamomilla.«

◊

Der folgende Beitrag stammt aus Amerika (*Homœopathic Recorder,* USA, Nr.4, 1934), und ich möchte ihn gern unserem ›Arzneibild‹ von Chamomilla hinzufügen.

In der Diskussion über eine interessante Abhandlung über Chamomilla kam es zu folgenden unterhaltsamen und aufschlußreichen Anmerkungen der einzelnen Gesprächsteilnehmer:

Dr. Farrington: Vor vielen Jahren las ich eine Geschichte über Wesselhöft und Lippe ... Als die beiden alten Herrschaften einmal zusammentrafen, führten sie ein paar sehr gute Gespräche über die Materia Medica. Zu schade, daß man diese nicht aufzeichnen konnte oder daß wir sie nicht dabei belauschen konnten. Hin und wieder wetteiferten die beiden miteinander, wer von ihnen sich besser in der Materia Medica auskannte.

Der alte Wesselhöft sah Lippe schon im Hintertreffen, als er ihn fragte: »Dr. Lippe, ich hatte eine Patientin mit folgendem merkwürdigen Symptom: Hat das Gefühl, als ob sie auf den Enden ihrer Unterschenkelknochen laufen würde und keine Füße mehr hätte — als ob diese fort wären. Welches Mittel habe ich ihr gegeben?«

Darauf Lippe: »You gave her de Chamomilla, by Gott.«

Nun, vor ungefähr einem Jahr machte ich einen Hausbesuch bei einer 80jährigen Frau. Sie klagte über ihre Füße, daß sie ihr wehtäten — ihre Hühneraugen »zwickten immer bei feuchtem Wetter«. Und dann sagte sie: »Das Komische ist, daß ich das Gefühl habe, als würde ich auf den Enden meiner Unterschenkelknochen laufen!«

Ich gab ihr Chamomilla, und das beseitigte nicht nur diese Empfindung — von der ja vielleicht jemand sagen könnte, sie sei Einbildung —, sondern kurierte auch ihre Hühneraugen.

Dr. Grimmer: Ich möchte Ihnen einen Fall von Strychninvergiftung erzählen. Kurz nach meinem Abschlußexamen wurde ich in den frühen Morgenstunden zu einer jungen Dame gerufen, die gerade heftigste Strychninkrämpfe durchmachte. Ich hatte kein Antidot bei mir und konnte auch keines bekommen, da die Apotheken noch geschlossen hatten. Ich hatte nicht einmal eine Magenpumpe dabei, und wenn, hätte ich damit wohl auch nichts ausrichten können: sie war nämlich in diesen Zustand geraten, weil sie das Strychnin über einen längeren Zeitraum — ich glaube, in 1/12-Gran-Dosen — eingenommen hatte. Sie hatte von ihrem Hausarzt ein Fläschchen bekommen und sollte zwei oder drei Pillen daraus beim Auftreten von Kopfschmerzen einnehmen; sie aber nahm sie regelmäßig weiter, bis sich eine große Dosis im Körper angehäuft hatte.

Ihre Zähne waren zusammengebissen, ihr Kopf nach hinten gezogen, und sie war blaß, nicht rot. Ich begann ein paar Fragen zu stellen, doch sie fauchte durch die Zähne: »Warum tun Sie nichts? Ich halte das nicht länger aus ... Tun Sie was!«

Nun, ich hatte Chamomilla in der tausendsten Potenz bei mir, und so gab ich ihr davon ein Pülverchen in den Mund. Ich sage Ihnen — kein chemisches Antidot könnte mit einem solchen Erfolg aufwarten, wie ihn diese Chamomilla-Dosis bewirkte: Sie entspannte sich bald; nach etwa fünf Minuten erbrach sie, und wenige Minuten später hatte sie den Drang, sich auch in der anderen Richtung zu entleeren. Bei Tagesanbruch war sie, bis auf einen ungeheuren Muskelkater infolge der Krämpfe, wiederhergestellt; doch dann traten eine Menge Herpesbläschen um den Mund herum auf, derer sich RHUS TOXICODENDRON annahm, ebenso wie des Wundheitsgefühls in den Muskeln.

Dr. Edwards: Dr. Tyrell sagte mir einmal: »Wenn sich ein Ehemann beklagt, daß seine Frau so verdrießlich und reizbar ist und er mit ihr nicht mehr auskommt, geben Sie ihm [!] eine Dosis Chamomilla.« — Und das klappt! Ich habe es viele Male so gemacht.

Chelidonium majus

SCHÖLLKRAUT

»Eine perennierende Pflanze von scharfem, bitterem und brennendem Geschmack, aus der beim Pressen ein gelborangefarbener, ätzender, milchiger Saft austritt. Sie wächst an Hecken und Zäunen, in verwilderten Gärten, inmitten von Steinen und Schutt.«

Einer unserer guten alten Apotheker (viele von ihnen bereiteten ihre homöopathischen Arzneien noch selber zu) pflegte immer zum Box Hill in Surrey zu pilgern, wo das Schöllkraut prächtig gedieh, um die besten Tinkturen der Pflanze an deren bevorzugtem Standort zu erhalten. Die Tinktur wird aus der Wurzel oder aus der ganzen Pflanze gewonnen.

Hering schreibt: »Diese schon im Altertum berühmte Arzneipflanze konnte sich auch durch das Mittelalter hindurch ihren Ruf erhalten. Die Arznei wurde bei ernsten Beschwerden, insbesondere Leberstörungen verabreicht, entsprechend der Signaturenlehre: der gelbe Saft der Pflanze gegen die gelbe Galle und ein gelbsüchtiges Aussehen. Sie wurde von Hahnemann und später noch umfassender von Otto Buchmann geprüft. Ihr Platz in der Materia Medica ist gut abgesichert durch zahlreiche klinische Berichte, die die Prüfungen bestätigen.«

Culpeper, 1616–1654, *The Herbal*, erzählt: »Das Kraut wird Chelidonium genannt, nach dem griechischen Wort ›chelidon‹ für ›Schwalbe‹, weil man sagt, daß, wenn man jungen Schwalben im Nest die Augen aussticht, die Alten sie mit diesem Kraut wiederherstellen …« (Chelidonium hatte auch einen guten Ruf bei *Augenerkrankungen* und *Katarakt*.) Culpeper sagt, es sei »eines der besten Heilmittel für die Augen«. — »In einer Salbe, um wunde Augen damit zu bestreichen. … Nach meiner und der Erfahrung jener, die ich es gelehrt habe, sind die schlimmsten Augenentzündungen mit dieser Medizin geheilt worden«, und er meint, dies sei »weit empfehlenswerter, als die Augen durch die Kunst der Nadel* zu gefährden«. Und in der Tat ist Chelidonium ein großartiges Augenmittel: durch die Prüfungen sind etwa 130 Augensymptome herausgebracht worden.

Hahnemann sagt in seiner Einleitung zu den Prüfungen des Schöllkrauts:

»Die Alten wähnten, die Gelbheit des Saftes dieser Pflanze sey ein Zeichen (Signatur) ihrer Dienlichkeit in Gallenkrankheiten. Die Neuern

* Gemeint sind wohl operative Eingriffe am Auge und hier vor allem die übliche Praxis des Starstechens. — d.Ü.

dehnten daher ihren Gebrauch auf Leberkrankheiten aus, und ob es gleich Fälle gab, wo der Nutzen dieses Gewächses bei Beschwerden in dieser Gegend des Unterleibes sichtbar ward, so sind doch die Krankheiten dieses Theils, ihr Ursprung und das dabei gegenwärtige Uebelbefinden des übrigen Lebens unter sich so verschieden, die Fälle auch, wo es geholfen haben soll, von den Aerzten so wenig genau beschrieben worden, daß sich Krankheitsfälle, worin diese Arznei fortan mit Gewißheit dienlich seyn müßte, unmöglich aus ihren Angaben im voraus bestimmen lassen — wie doch so unumgänglich bei Behandlung der so wichtigen Menschenkrankheiten geschehen sollte. Eine solche Lobpreisung (ab usu in morbis) bleibt also nur allgemein, unbestimmt und zweideutig, zumal da dieses Kraut von den Aerzten so selten einfach, sondern fast immer in Vermischung mit andersartigen, wirksamen Dingen (Löwenzahn, Erdrauch, Brunnkresse) und unter Beigebrauche von den sogenannten (höchst abweichend wirkenden) bittern Dingen angewendet worden ist.

Die Wichtigkeit der menschlichen Gesundheit verstattet keine so ungewisse Bestimmung der Arzneien. Nur der leichtsinnige Frevler kann sich mit solcher Vermuthlichkeit am Krankenbette begnügen. Es kann also nur das, was die Arzneien von ihrer eigenthümlichen Wirkungsfähigkeit unzweideutig bei ihrer Einwirkung auf gesunde Körper *selbst* offenbaren, das ist, nur ihre reinen Symptome können uns laut und deutlich lehren, wo sie mit Gewißheit heilbringend seyn müssen, wenn sie in sehr ähnlichen Krankheitszuständen eingegeben werden, als sie selbst eigenthümlich im gesunden Körper erzeugen können.

Man wird aus folgenden Symptomen des Schöllkrauts, deren Vervollständigung noch von andern redlichen, genauen Beobachtern zu erwarten ist, eine viel mehr erweiterte Aussicht auf bestimmte Hülfskräfte dieses Gewächses bekommen, als man bisher geahnet hatte; aber bloß der in die homöopathische Lehre eingeweihete Arzt wird diesen gesegneten Gebrauch von ihm zu machen verstehen. Der Schlendrianist mag sich mit den ungewissen Nutzanwendungen des Schöllkrautes begnügen, wozu ihn seine, im Finstern tappende Materia medica anleitet.«

◊

Gehen wir einmal einige der von Culpeper niedergelegten Dikta und Erfahrungen durch und vergleichen wir sie mit den Prüfungssymptomen von Chelidonium, insbesondere mit den vielfach bestätigten »Hauptsymptomen« am Ende dieses kurzen Resümees!

Er sagt: »Das Kraut oder der Wurzelstock, mit ein paar Anissamen in Weißwein gekocht, eröffnet Obstruktionen im Bereich der Leber und der Gallengänge und hilft so bei Gelbsucht; öftere Anwendung hilft bei Wassersucht und Juckreiz, ferner denen, die alte Geschwüre an den Unterschenkeln oder anderen Körperteilen haben. ... Der Saft, in die Augen getropft, reinigt diese von Schleiern und Trübungen, die das Gesicht verdunkeln, aber am besten mildert man zuvor die Schärfe des Saftes mit ein wenig Brustmilch (!). Es ist gut für alte, schmutzige und fressende Geschwüre, wo sie auch sitzen mögen, um ihrem bösen Nagen und Eitern Einhalt zu gebieten und sie zu schnellerer Ausheilung zu bringen. Der Saft, auf Flechten und Ringelflechten oder andere krebsartig sich ausbreitende Ausschläge gebracht, wird diese rasch heilen; und oft auf Warzen getupft, nimmt es diese hinweg.« Er beschreibt seinen Gebrauch bei Zahnschmerzen und meint: »Das Pulver der getrockneten Wurzel, auf jedweden schmerzenden, hohlen oder losen Zahn gebracht, wird diesen zum Ausfallen (!) bringen.«

Augen — Leber — Gelbsucht — Geschwüre ... Culpeper hatte recht damit, wie die Prüfungen zeigen!

Burnett *(Diseases of the Liver)* macht viel Aufhebens um Chelidonium. Hahnemann rät uns bekanntlich ab, Lieblingsmittel zu haben — doch zweifellos ist Chelidonium einer der Favoriten Burnetts gewesen. Er meint: »Es ist wohl die größte Lebermedizin, die wir in diesem Lande haben, und es besteht wahrhaftig kein Mangel an Lebererkrankungen! Einige meiner ersten Erfolge in der Praxis waren auf die Verwendung von Chelidonium zurückzuführen. ... Meine Auffassung über den eigentlichen Ort seiner Wirkung ist, daß es die Leberzellen angreift. ... Es darf allerdings nicht als Universalheilmittel der Leber angesehen werden — das ist es keinesfalls. ...

Von seinem Ursprung, der Signaturenlehre, zieht sich der Gebrauch des Schöllkrauts durch die Jahrhunderte hindurch bis in unsere Tage. ... *Seine Wirkung ist sanft und mild, und bereits kleinste Gaben genügen, um die volle Wirkung zu erzielen.*«

Burnett berichtet, daß es eines der *Organmittel* von Paracelsus und Rademacher gewesen ist; und von letzterem zitiert er folgenden Ausspruch:

»Unwäg- und unmessbare Arzeneigaben können, wenn das durch Krankheit veränderte Verhältniss des Körpers zur Aussenwelt sich dazu eigene, wundervolle Heilwirkungen äussern«, welche Wahrheit aber »mit der sogenannten homöopathischen Theorie gar nicht in Berührung« komme.*

Rademacher scheint auf Hahnemann eifersüchtig gewesen zu sein und angenommen zu haben, sich mit ihm messen zu können. Doch armer Ra-

* Zitiert nach Burnett, der diese Passage im Original wiedergibt. — d.Ü.

demacher! — jetzt überlebt er für uns fast nur noch in den Schriften Dr. Compton Burnetts.

Nashs Beitrag zu Chelidonium ist nicht sehr umfangreich, doch, wie gewohnt, sehr prägnant und auf den Punkt gebracht.

»Das Wirkungszentrum dieses bemerkenswerten Mittels liegt in der ***Leber***, und sein charakteristischstes Symptom ist ein *festsitzender Schmerz* (dumpf drückend bis heftig stechend) *unter dem unteren inneren Winkel des rechten Schulterblattes.* Dieses sehr charakteristische Symptom kann im Zusammenhang mit Gelbsucht, Husten, Diarrhoe, Pneumonie, Menstruation, Agalaktie, Erschöpfung usw. auftreten; gleichgültig aber, wie der Name der Krankheit ist: wenn dieses Symptom vorhanden ist, sollte man immer an Chelidonium denken, und gewöhnlich wird eine nähere Untersuchung ein Leberleiden oder eine Leberkomplikation erkennen lassen — wie man es bei einer solchen Arznei natürlich auch erwarten würde. ... Finden wir drückenden Schmerz in der Lebergegend, sei die Leber angeschwollen und druckempfindlich oder nicht — bitteren Geschmack im Mund — *die Zunge dick gelb belegt, mit rotem Rand, der die Eindrücke der Zähne zeigt* — gelbliche Skleren, Gelbfärbung von Gesicht, Händen, Haut — graue, lehmfarbene oder *goldgelbe* Stühle — Urin ebenfalls goldgelb, zitronengelb oder dunkelbraun, eine gelbe Farbschicht im entleerten Gefäß hinterlassend* — Appetitlosigkeit, Ekel und Übelkeit oder Erbrechen galliger Flüssigkeit, so haben wir es, besonders wenn der Patient außer heißen Getränken nichts im Magen behalten kann, mit einem klaren Chelidonium-Fall zu tun, selbst wenn der Schmerz am unteren Schulterblatt fehlen sollte.«

Gelbsucht. Ich entsinne mich, einmal von einem Mann gehört zu haben, der seit langem an Gelbsucht erkrankt war und für den der Arzt am Orte nichts tun konnte. Schließlich wurde er prompt durch wenige Gaben Chelidonium geheilt, und zwar durch einen jugendlichen Neuling ohne Qualifikation, der dadurch um so mehr in seiner Ansicht bestärkt wurde, daß es ein leichtes wäre und eine feine Sache, diesem Doktor ›eins auszuwischen‹. Oder ... der Manager einer Eisenhütte erkrankte, was sehr ungelegen kam, an einer Gelbsucht, die keine Besserungstendenz zeigte. »Was soll ich ihm schicken?«, fragte mich der Chef der Hütte, selbst ein guter und erfahrener Laienhomöopath. »Chelidonium!« — und einmal mehr wurde das Mittel seinem Ruf gerecht.

* Bei Buchmann heißt es: »Die innere Fläche des Geschirrs ist mit rothgelben Krystallen von Harnsäure bedeckt ...« — d.Ü.

Was Gallensteinkoliken betrifft, so habe ich Fälle gehabt (ein Patient von vor einigen Jahren erschien kürzlich wieder in unserer Ambulanz), bei denen Chelidonium zunächst in der C6 (für eine gewisse Zeit) und danach in gelegentlichen Gaben der CM-Potenz die Beschwerden beseitigte; und zumindest bei diesem Patienten kamen die Koliken auch niemals wieder.

Hughes erwähnt die Prüfungen, Experimente und Beobachtungen von Dr. Buchmann, die viel zu unserem Wissen über die Wirkung dieses Mittels beigetragen haben ... »und zeigen, daß auch diese arzneiliche Kraft dem Ähnlichkeitsgesetz gehorcht. Die Wirkung auf die Leber ist in den Prüfungen stark ausgeprägt. Scharfe oder auch dumpf-drückende Schmerzen und große Empfindlichkeit des Organs, Schmerzen in der rechten Schulter [bzw. am rechten Schulterblatt], Stühle entweder weich und hellgelb oder hart und weißlich sowie dunkel verfärbter Urin: diese Symptome tauchten fast bei jedem Prüfer auf. Bei dreien wurde die Haut gelb oder dunkel, und bei einem Prüfer entwickelte sich eine regelrechte Gelbsucht. ... Mittlerweile ist Chelidonium eines meiner Hauptmittel bei Gelbsucht geworden.

Dann brachten die Untersuchungen, die Teste durchführte, diesen darauf, Chelidonium eine spezifische Affinität zu den *Atemwegsorganen* zuzuschreiben. Die beiden Erkrankungen, auf welche die Symptome des Mittels seiner Ansicht nach besonders hinweisen, sind der Keuchhusten und die Pneumonie, und die seither gemachten Erfahrungen haben seine Voraussage über den diesbezüglichen Wert der Arznei vollauf bestätigt. ... Dr. Buchmann zeigte, daß bei Tieren, die mit Chelidonium vergiftet wurden, die Lungen gewöhnlich angeschoppt und gelegentlich auch hepatisiert waren. Bei mehreren seiner Prüfer traten all die Symptome einer beginnenden Lungenentzündung in Erscheinung, und auch aus seiner eigenen Praxis konnte er Pneumonie-Fälle beisteuern, bei denen die vorteilhafte Wirkung von Chelidonium offenkundig war.«

In einem alten Homöopathie-Lehrbuch über Kinderkrankheiten — ich habe es verschenkt und seinen Autor leider vergessen — stand geschrieben, daß die meisten Pneumoniefälle bei Kindern gut auf Chelidonium ansprechen, womit der Autor die Behandlung seiner Fälle stets begann. Es ist eines der großen ***Pneumonie***-Mittel, besonders bei Affektion des rechten Unterlappens. Man wird feststellen, daß es fast ausschließlich *ein rechtsseitiges Mittel* ist. Es erscheint mir sinnvoll, an dieser Stelle einmal Dr. Kents anschauliche Schilderung einer Chelidonium-Pneumonie wiederzugeben.

»Was Lungenentzündungen angeht, so befallen diese im allgemeinen die rechte Seite, oder sie beginnen dort und gehen dann auf die linke über. Die

Rechtsseitigkeit ist ausgeprägt, und meist sind nur kleine Bereiche der linken Lunge mitbeteiligt. Gewöhnlich ist auch die Pleura betroffen, so daß stechend-reißende Schmerzen vorhanden sind. Man wird wahrscheinlich nicht lange praktizieren müssen, um einem Chelidonium-Patienten zu begegnen, wie er mit hohem Fieber aufrecht in seinem Bett sitzt und sich vornüber auf die Ellbogen stützt, jede Bewegung tunlichst meidend, denn dieses Mittel hat eine ebenso starke Verschlimmerung durch Bewegung wie BRYONIA. All seine Schmerzen und Leiden werden durch Bewegung extrem verstärkt. Der Patient hat Schmerzen, die ihn wie angewurzelt sitzen lassen; er kann sich nicht rühren, sich nicht bewegen, ohne daß ihn sofort Schmerzen wie Messerstiche durchfahren. Am nächsten Tag werden Sie sehen, daß seine Haut gelb geworden ist. Wenn Sie ihn gleich zu Beginn behandeln können, wird ihm Chelidonium helfen und die Pneumonie verhindern. Bei Kindern ist das Mittel nicht selten angezeigt, bei Erwachsenen sogar außerordentlich häufig.«

Er fügt hinzu: »Bringen Sie das Mittel aber nicht mit BRYONIA durcheinander. Beide werden durch Bewegung heftig verschlimmert. BRYONIA möchte auf der schmerzhaften Seite liegen — oder auf dem Rücken, wenn die Entzündung hauptsächlich den hinteren Teil der rechten Lunge befallen hat. Chelidonium hat nicht nur Verschlimmerung durch Bewegung, sondern auch durch Berührung. ... Bei BELLADONNA darf man die rechte Seite, auf der die Pleuritis sitzt, nicht berühren oder gar drücken; der Patient muß auf der anderen Seite liegen und kann keinen Muskel bewegen. Er erträgt aufgrund der extremen Empfindlichkeit auf Bewegung nicht die geringste Erschütterung des Bettes.«

Burnett sagt zum Thema Lungenerkrankungen: »Ich möchte aber noch einmal die Tatsache betonen, daß Chelidonium sehr häufig Anschoppung der rechten Lunge heilt, selbst wenn diese eine Begleiterscheinung von Lungentuberkulose ist; doch hat die Arznei keinen Einfluß auf den allgemeinen phthisischen Zustand, nur auf das, was zur unteren Hälfte der rechten Lunge und zur Leber gehört bzw. sich daraus ergibt. Als interkurrentes Mittel bei hepatischen Komplikationen einer Tuberkulose ist es jedoch durchaus in der Lage, bedeutsame Dienste zu leisten.«

Chelidonium hat auch einen sehr heftigen, krampfhaften Husten, und so wird es, wenn die Symptome übereinstimmen, bei Keuchhusten für nützlich befunden.

Bei Rheumatismus ebenfalls ... — doch es fehlt hier an Platz dafür!

Hughes erwähnt seinen »bisher unbekannten Einfluß auf die Nieren: renale Reizung, Zylinder, erhöhte Harnsäure, verminderte NaCl-Ausscheidung, ödematöse Schwellungen der Extremitäten.«

Die Kopfschmerzen, die durch Chelidonium geheilt werden, können sehr heftig sein. Ich erinnere mich an eine Cottagebewohnerin auf dem Lande — es ist viele Jahre her — mit solch rasenden Kopfschmerzen, daß sie den Drang verspürte (weiß der Himmel, warum!), sich die Hand abzuhacken. Die Indikationen, weshalb ich ihr Chelidonium gab, weiß ich nicht mehr, aber es befreite sie schnell von ihrem Leiden.

Ein kleiner Symptomenkomplex, der auf Chelidonium hinweist und bei eher vagen und unbestimmten Fällen, wie sie gelegentlich in unserer Ambulanz auftauchen, sehr von Nutzen sein kann:

Schmerz am rechten unteren Schulterblattwinkel;
Zahneindrücke an der Zunge;
Große Schläfrigkeit am Tage.

(Man könnte noch hinzufügen:)

> durch Milch und heiße Getränke, vor allem durch heiße Milch.

◊

Wir wollen schließen mit einem Zitat aus Guernseys *Keynotes:*

»Das stärkste Charakteristikum, das nach dieser Arznei verlangt, ist ein ***heftiger Schmerz am unteren inneren Winkel des rechten Schulterblattes***, der in die Brust zieht. Dieses Zeichen liefert den Schlüssel zur Heilung einer fast endlosen Vielfalt von Beschwerden. Chelidonium hat eine sehr spezifische Wirkung auf die Leber und den Pfortaderkreislauf.«

Hauptsymptome[*]

Geist und Gemüt. Unlust zu geistiger Beschäftigung[2] und Konversation.

Allgemeines. Große Trägheit und Schläfrigkeit, ohne Gähnen.[1]
Große Schwäche und Mattigkeit.

---

[*] Die mit [1] bezeichneten Symptome sind Hahnemanns *Reiner Arzneimittellehre* entnommen, die mit [2] gekennzeichneten Symptome stammen aus der umfangreichen Prüfung von Dr. Otto Buchmann, die 1865–66 in der *A.H.Z.* veröffentlicht wurde (zitiert nach dem Symptomenregister im Monatsblatt zum 71. Band, S. 21). Ein mit [3] markiertes Symptom stammt von Nenning, der zu Chelidonium ebenfalls viele Symptome beigetragen hat (abgedruckt in der *Reinen Arzneimittellehre* von Hartlaub/Trinks); [4] steht für ein Symptom aus Bönninghausens *Uebersicht der Eigenthümlichkeiten und Hauptwirkungen der homöopathischen Arzneien.*
Die nicht markierten Symptome stammen aus Herings *Guiding Symptoms;* wo sie teilweise auf Hahnemann oder Buchmann zurückgehen, habe ich den Originalwortlaut berücksichtigt. — Anm. d. Ü.

Lethargie.

Große Unbehaglichkeit: es ist ihm gar nicht wohl, ohne daß er weiß, was ihm eigentlich fehlt.[1]

Müdigkeit und Trägheit der Glieder ...[1]

Kopf. Schwindel: mit Gallenerbrechen und Schmerz in der Leber; mit Stolpern, als müßte er vorwärts fallen; beim Schließen der Augen; etc.

Drückender Schmerz über dem linken Auge, der das obere Augenlid herabzudrücken schien.[1]

Drückender Schmerz in der rechten Stirn.[2]

Schwere im Hinterkopf.[2]

(Kopfschmerzen, Migräne, Neuralgien.)

(Ein seltsames Symptom:) Ein Drängen im großen Gehirn, als wenn es im Schädel nicht Raum hätte und sich durchs Ohr drängen wollte, worin ein Geräusch, wie von einem entfernten Wasserwehre, gespürt wird.[1]

Rechtsseitige Supraorbitalneuralgie.

Augen. Das Weisse im Auge ist schmutzig-gelb gefärbt.[2]

Stiche im Knochen über dem linken Auge.[2]

Vermehrte Sekretion der Meibom-Drüsen.

Ohren. Ein lang anhaltender Stich im äußern rechten Ohre, der allmälig verschwindet.[1]

Unleidliches Gefühl in beiden Ohren, als strömte aus ihnen Wind aus ...[1]

In beiden Ohren, Getön, wie sehr weit entfernter Kanonendonner.[1]

Gesicht. Auffallend gelbe Färbung des Gesichts wie bei Gelbsucht[2], besonders der Stirn, der Nase und der Wangen.

Das Wangenroth ist durch die Mischung mit Gelb dunkeler gefärbt.[2]

Graugelbes ... blasses ... eingefallenes Gesicht.[2]

Mund. Zunge dick gelb belegt, mit rotem Rand, der die Eindrücke der Zähne zeigt.

Schleim im Munde.[2] — Zäher schleimiger Speichel.[2]

Bittrer Geschmack im Munde ...[1]

Hals. Empfindung, als würde der Kehlkopf von außen auf die Speiseröhre gedrückt, wodurch nicht das Athmen, sondern das Schlingen erschwert wird.[1]

Starke Spannung an und in dem Halse, über der Kehlkopfgegend, als wenn er zugeschnürt wäre, wodurch jedoch nur der Schlund verengert ward.[1]

Ein Würgen im Halse, als wenn man einen zu großen Bissen allzuschnell hinter schlingt.[1]

Magen. Verlust des Appetits, mit Ekel und Übelkeit.
Schlucksen [= Singultus, ›Schluckauf‹].[1]
Alle Beschwerden werden nach dem Essen geringer.
Übelkeit bei Hepatitis; Erbrechen in der Schwangerschaft.
Gallenerbrechen.
Heftiger Schmerz in der Herzgrube [= Magengrube], als werde der Magen zusammengeschnürt.[2]
Empfindlichkeit der Magengegend und des rechten Hypochondriums.

Abdomen. Ein Spannen über die Oberbauchsgegend.[1]
Ein spitziger, schmerzhafter Stich in die Herzgrube hinein, der durch den Körper bis in den Rücken geht.[3]
(Gefühl von Drehen und Bewegen oberhalb des Nabels, als schlängele sich ein Thier durch die Gedärme.)[2]
Stiche in der Leber.[2]
Drückender Schmerz in der Lebergegend, am Rande der Rippen.[2]
Schmerzen, die von der Lebergegend in Richtung Rücken und Schulter schießen.
Ziehender Schmerz über dem Nabel.[2]
Zusammenschnürungsgefühl quer über den Nabel weg, als werde der Leib durch einen Strick zusammengeschnürt.[2]
Abdominalplethora (Hämorrhoiden, Leberaffektionen).
Anhaltendes Schneiden in den Gedärmen, unmittelbar nach dem Essen, welches doch gut geschmeckt hatte.[1]

Rektum. Abwechselnd Diarrhoe und Obstipation.
Dünner oder breiiger, hellgelber Stuhlgang.[2]

Harn dunkelgelb, klar.[2] — Von dem Urin röthlich braun, nach dem Trocknen noch dunkler gefärbte Windeln.[2]
Dunkelbrauner, trüber, am Rande Blasen bildender Urin, wie Braunbier.[2]

Atmung und Brust. Engbrüstigkeit.[1]
Er kann nicht mit jedem Athemzuge so viel Luft einathmen, als er braucht, athmet deshalb schnell aus, um bald wieder einathmen zu können. Einige recht tiefe Athemzüge bessern diese Beschwerde.[2]
Nächtliche Asthmaanfälle, mit Zusammenschnürungsgefühl auf der Brust — in der Zwerchfellgegend.

(Behinderung der Atmung wie durch einen zu festen Gürtel.)

Die Kleidungsstücke verursachen ihr Beklemmung auf der Brust, so dass sie dieselben lösen muss.[2]

Stiche in der rechten (unteren) Brustseite — unter (oder hinter) den rechten Rippen.

Dumpfer, tiefsitzender Schmerz in der ganzen rechten Brust.

Wundheitsschmerz in den unteren rechten Rippen.

Hepatisation; Hämoptysis (bei Pneumonie).

Rücken. Steifigkeit des Nackens.[2]

Stiche unter dem rechten Schulterblatte.[2] — [Sie erwacht mit] Schmerzen im rechten Schulterblatt …[2]

Kneipend krampfartiger Schmerz am innern Rande des rechten Schulterblattes …[1]

Reißender Druck an den untersten Lendenwirbeln bis vor in die Nähe der Schaufelbeine; es ist, als ob die Wirbelbeine von einander gebrochen würden, bloß beim Vorwärtsbiegen und wenn er sich dann wieder zurückbeugt …[1]

Extremitäten. Schmerz … Stiche in der rechten Schulter.[2]

Die vordern Glieder der Finger der rechten Hand wurden gelb, kalt und wie abgestorben, die Nägel blau.[1]

Ziehende Schmerzen in den Hüften, Oberschenkeln, Knien, Waden und Füßen, mehr auf der rechten Seite.

Eine Art Lähmung und Unvermögen im linken Oberschenkel und Knie beim Auftreten.[1]

Harter Druck, zwei Finger breit, unter der rechten Kniescheibe.[1] — Harter Druck, zwei Finger breit, unter der linken Kniescheibe …[1]

Schmerz im rechten Kniegelenk, durch Bewegung verschlimmert.[2]

Steifheitsgefühl (im linken Knie) mit Brennen im Gelenk.[2]

Neuralgie in den Gliedmaßen. — Rheumatismus, die geringste Berührung ist äußerst schmerzhaft; Schwitzen ohne Erleichterung.

Die Glieder fühlen sich schwer, steif und lahm an. — Glieder schlaff.

Zittern der Glieder.[2] — Zucken in den Muskeln hier und dort.[2]

Brennende ***Hitze*** der Hände, die sich von dort über den Körper ausbreitet.

Schweiße im Schlaf, nach Mitternacht und früh; bald nach dem Erwachen vergehend.

Gewebe. Chronische gastrische und intestinale Katarrhe, mit verminderter Gallensekretion …

Hepatitis; Gelbsucht; Fettleber; schmerzhafte Lebervergrößerung; Gallensteine; biliöse Zustände im allgemeinen

Aufgetriebenheit der Hautvenen beider Hände.[2] — Disposition zu Abdominalplethora.[2] —Hämorrhoiden.

Gelbe Färbung der Haut ...[2] — Haut gelblichgrau, welk.

Jucken in der Haut bald hier, bald dort ...[2]

Rote und schmerzhafte[*] ›Blüthen‹ und Pusteln an verschiedenen Stellen.

Alte, faule, um sich fressende Geschwüre.[4]

[*] Häufiger ist in den Prüfungen von *unschmerzhaften* Ausschlägen die Rede; so heißt es etwa bei Buchmann: »Zerstreute, *indolente,* rothe Knötchen.« — Anm. d. Ü.

China

RINDE DES CHINARINDENBAUMS (CINCHONA SUCCIRUBRA)

Obwohl Hahnemann in seinem wunderbaren Vorwort zu den Prüfungen von China — Cinchona officinalis — Chinarinde — schreibt: »Nächst dem Mohnsafte kenne ich keine Arznei, welche in Krankheiten mehr und häufiger gemißbraucht und zum Schaden der Menschen angewendet worden wäre, als die Chinarinde«, *so war es doch das Chinin, das ihm die Homöopathie offenbarte.*

Er beschreibt diese epochemachende Entdeckung wie folgt [*Reine Arzneimittellehre*, Band 3, S. 99]:

»Schon im Jahre 1790 (s. W. Cullen's *Materia medica*, Leipzig ...) machte ich mit der Chinarinde den ersten reinen Versuch an mir selbst in Absicht ihrer Wechselfieber erregenden Wirkung, und mit diesem ersten Versuche ging mir zuerst die Morgenröthe zu der bis zum hellsten Tage sich aufklärenden Heillehre auf: daß Arzneien nur mittels ihrer den gesunden Menschen krankmachenden Kräfte Krankheitszustände und zwar nur solche heilen können, die aus Symptomen zusammengesetzt sind, welche das für sie zu wählende Arzneimittel ähnlich selbst erzeugen kann im gesunden Menschen, — eine so unumstößliche, so über alle Ausnahme erhabene, wohlthätige Wahrheit, daß aller von den mit tausendjährigen Vorurtheilen geblendeten ärztlichen Zunftgenossen darüber ergossene Geifer sie auszulöschen unvermögend ist, eben so unvermögend, als weiland Riolan's und seiner Consorten über Harvey's unsterbliche Entdeckung des großen Blutumlaufs im menschlichen Körper ergossene Schmähungen Harvey's Wahrheitsfund vernichten konnten. Auch diese Gegner einer unauslöschlichen Wahrheit fochten mit denselben elenden Waffen, wie die heutigen gegen die homöopathische Heillehre. *Sie vermieden ebenfalls wie die heutigen, treue, genaue Nachversuche* (aus Furcht durch sie factisch widerlegt zu werden) und verließen sich bloß auf Schmähworte und auf das hohe Alter ihres Irrthums (denn Galens Vorfahren, und Galen vorzüglich, hatten nach willkührlicher Meinung festgesetzt, daß nur geistige Luft, *pneuma*, in den Arterien wehe, und das Blut seine Quelle nicht im Herzen, sondern in der Leber habe) und schrieen: *malo cum Galeno errare, quam cum Harveyo esse circulator.** Diese Verblendung ... war damals nicht thörichter, als die jetzige Verblendung und der jetzige, eben so zwecklose Groll gegen die *Homöopathie, welche auf den schädlichen Tand alter und*

* Lieber mit Galen irren als mit Harvey ein Anhänger des Blutkreislaufs sein. — d.Ü.

neuer willkührlicher Satzungen und unhaltbarer Observanzen aufmerksam macht und lehret, wie man bloß nach deutlichen Antworten der befragten Natur, mit voraus zu bestimmender Gewißheit, Krankheiten schnell, sanft und dauerhaft in Gesundheit umwandeln könne.« [Hervorhebung M.Tyler]

»Durchgängig ging man hier«, so schreibt er, »von einem falschen Grundsatze aus, und bestätigte damit die schon oft von mir beim vernünftigern Theile des Publicums angebrachte Rüge, daß die gewöhnlichen Aerzte bisher fast bloß in hergebrachten Meinungen, vom Trugscheine geleiteten Vermuthungen, theoretischen Satzungen und ungefähren Einfällen suchten, was sie *in einer reinen Erfahrungswissenschaft, wie die Heilkunst ihrer Natur nach einzig seyn darf, bloß durch unbefangene Beobachtungen, lautere Erfahrungen und reine Versuche* hätte finden können und sollen.« [Hervorhebung M.Tyler]

Er berichtet, daß zu seiner Zeit die Chinarinde »nicht nur als eine ganz unschädliche, sondern auch fast in allen Krankheitszuständen, vorzüglich wo man Schwäche sah, als eine heilsame und allgemein heilsamste Arznei angesehen« wurde; er hingegen ging, »unter Vermeidung aller Vermuthungen und aller traditionellen, ungeprüften Meinungen«, den Weg des Experiments (wie bei allen anderen Arzneien) und fand, »daß sie, so gewiß sie in einigen Fällen von Krankheit äußerst heilsam ist, eben so gewiß auch die krankhaftesten Symptome eigner Art im gesunden menschlichen Körper hervorbringe, Symptome oft von großer Heftigkeit und langer Dauer«, wie es die Prüfungen zeigten. Dadurch sei »zuvörderst der bisherige Wahn von der Unschädlichkeit, kindlichen Milde und Allheilsamkeit der Chinarinde widerlegt«.

Und er schreibt weiter ...

»1) Die Chinarinde ist eine der stärksten vegetabilischen Arzneien. Ist sie genau als Heilmittel angezeigt, und ist der Kranke von seiner durch China zu hebenden Krankheit stark und innig ergriffen, so finde ich einen Tropfen so verdünnter Chinarinden-Tinctur, der ein Quadrilliontel (1/1000000,000000,000000,000000) eines Grans Chinakraft enthält, als eine (oft noch allzu-) starke Gabe, welche allein alles ausrichten und heilen kann, was im vorliegenden Falle überhaupt durch China bewirkt werden konnte, ... so daß selten, sehr selten eine zweite nöthig ist. — Zu dieser Kleinheit von Gabe bestimmte mich weder hier, noch bei andern Arzneien eine vorgefaßte Meinung oder ein wunderlicher Einfall; nein, vielfältige Erfahrungen und treue Beobachtungen stimmten nur allmählig die zu gebrauchende Gabe so weit herunter; ... so entstanden die noch kleinern und kleinsten [Gaben], die mir nun zur vollen Hülfe gnüglich sich beweisen, ohne die, Heilung verzögernde, Heftigkeit größerer Gaben äussern zu können.

2) Eine ganz kleine Chinagabe wirkt nur auf kurze Zeit, kaum ein Paar Tage; eine große, in alltäglicher Praxis gewöhnliche aber oft mehre Wochen lang, wenn sie nicht durch Erbrechen oder Durchlauf ausgespült und so vom Organism ausgespuckt wird. ...

3) Ist das homöopathische Gesetz richtig — wie es denn ohne Ausnahme und unumstößlich richtig und rein aus der Natur geschöpft ist —: daß Arzneien nur nach den von ihnen im gesunden Menschen wahrzunehmenden Arzneisymptomen Krankheitsfälle, aus ähnlichen Symptomen bestehend, leicht, schnell, dauerhaft und ohne Nachwehen heilen können, so finden wir bei Ueberdenkung der Chinarinde-Symptome, daß diese Arznei nur in *wenigen* Krankheiten richtig paßt, wo sie aber genau indicirt ist, der ungeheuern Größe ihrer Wirkung wegen, oft durch eine einzige, sehr kleine Gabe Wunder von Heilung verrichtet.«

Dann definiert Hahnemann *Heilung*.

»Ich sage *Heilung*, und verstehe darunter eine *›nicht von Nachwehen getrübte Genesung.‹* Oder haben die gewöhnlichen Praktiker einen andern, mir unbekannten Begriff von *Heilung*? Will man z.B. die nicht für Chinarinde geeigneten Wechselfieber, mit dieser Arznei unterdrückt, für Heilungen ausgeben? Ich weiß gar wohl, daß fast alle typische Krankheiten und fast alle, auch nicht für China geeigneten, Wechselfieber vor der übermächtigen Rinde in, wie gewöhnlich, so ungeheuern, und so oft wiederholten Gaben gereicht, verstummen und ihren Typus verlieren müssen; aber sind dann die armen Leidenden nun auch wirklich gesund? Ist nicht eine Umwandlung ihrer vorigen Krankheit in eine andre, schlimmere ... bewirkt worden? Wahr ist's, sie können nicht mehr klagen, daß der Paroxysm ihrer vorigen Krankheit zu gewissen Tagen und Stunden wieder erscheine; aber seht, wie erdfahl sind ihre gedunsenen Gesichter, wie matt sind ihre Augen! Seht, wie engbrüstig sie athmen, wie hart und aufgetrieben ihr Oberbauch, wie hart geschwollen ihre Lenden, wie verdorben ihr Appetit, wie häßlich ihr Geschmack, wie belastend und hart drückend in ihrem Magen jede Speise, wie unverdauet und unnatürlich ihr Stuhlgang, wie angstlich, traumvoll und unerquickend ihre Nächte! Seht, wie matt, wie freudenlos, wie niedergeschlagen, wie ärgerlich empfindlich oder stupid sie umherschleichen, von einer weit größern Menge Beschwerden gequält, als bei ihrem Wechselfieber! Und wie lange dauert oft nicht dergleichen China-Siechthum, wogegen nicht selten der Tod ein Labsal wäre!

Ist das Gesundheit? Wechselfieber ist's nicht, das gebe ich gern zu, sage aber — und Niemand kann widersprechen — Gesundheit ist's warlich nicht, vielmehr eine andere, aber schlimmere Krankheit, als Wechselfieber, eine Chinakrankheit ist's ...« Und er stellt fest: »Erholt sich der Organism dann auch zuweilen von dieser Chinakrankheit nach mehren Wochen, so kommt das, von der stärkern, unähnlichen Chinakrankheit bis dahin suspendirt gebliebene Wechselfieber leibhaftig wieder — in etwas verschlimmerter Gestalt — da der Organism durch die unrechte Cur so viel gelitten hatte. Wird dann mit Chinarinde noch stärker wieder hinein gestürmt, und sie noch länger fortgesetzt, um, wie man sagt, die Anfälle zu verhüten, dann entsteht ein chronisches China-Siechthum ...«

Es fällt mir schwer, hier eine Pause zu machen; am liebsten würde ich dieses herrliche und aufschlußreiche Vorwort Satz für Satz wiedergeben! Doch zunächst möchte ich resümieren: Das oben beschriebene Bild dessen, was China an Untergrabung der Gesundheit anrichten kann, ist zugleich das exakte Bild dessen, was es zu heilen vermag, vorausgesetzt, es wird nach der Art und Weise Hahnemanns verabreicht.

Und warum sollten wir hier schon abbrechen? Warum nicht weiter exzerpieren? Schließlich handelt es sich um *Hahnemanns Arzneibild* von China! Wie so oft bei Hahnemann wirkt der Stil aufgrund der unbedingten Präzision des Meisters zuweilen etwas schwierig und verschachtelt; daher will ich mich bemühen, den Sinn des Folgenden möglichst klar herauszuarbeiten, indem ich einige Kürzungen vornehme — ohne aber die Idee zu opfern.

In bezug auf die ***Schwäche***, wo Hahnemann China so nützlich fand und wo auch die Praktiker der alten Schule es hochschätzten, sagt er:

»Wie mögen sie [besagte »Praktiker«; d.Ü.] wohl glauben, einen kranken Menschen stärken zu können, während er noch an seiner Krankheit, der Quelle seiner Schwäche leidet? Haben sie je einen Kranken durch *passende* Hülfe von seiner Krankheit schnell heilen sehen, der nicht schon während der Entfernung seiner Krankheit von selbst wieder zu Kräften gekommen wäre? ... Krankheiten *heilen* können diese Praktiker nicht, aber die ungeheilten Kranken mit Chinarinde *stärken* wollen sie. Wie können sie sich so etwas Thörichtes auch nur einfallen lassen? Die Rinde müßte ja, um alle Kranke kräftig, munter und heiter zu machen, auch das Universal-Heilungsmittel seyn, was zugleich alle Kranke frei von allen Beschwerden ... machen könnte! Denn so lange die Plage der Krankheit noch den ganzen Menschen verstimmt, seine Kräfte verzehrt und ihm jedes Gefühl von Wohlseyn raubt, ist es ja ein kindisches, thörichtes, sich selbst widersprechendes Unternehmen, einem solchen ungeheilten Menschen Kräfte und Munterkeit geben zu wollen.«

Die wirkliche *China-Schwäche* definiert er so:

»Es giebt allerdings Fälle, wo in der Schwäche die Krankheit selbst liegt, und hier ist die Rinde das passendste Heil- und Stärkungsmittel zugleich.

Dieser Fall ist, wo die Leiden des Kranken allein oder hauptsächlich aus ***Schwäche von Säfteverlust*** entstehen, durch großen Blutverlust (auch vieles Blutlassen aus der Ader), starken Milchverlust der Säugenden, Speichelverlust, häufigen Saamenverlust, große Eiterung, (heftige Schweiße) und Schwächung durch öftere Laxanzen, wo dann fast alle übrige Beschwerden des Kranken mit den Chinasymptomen in Aehnlichkeit überein zu stimmen pflegen.« (Aus der Anmerkung zum Symptom Nr. 299, auf die er hier verweist: »In den anders gearteten Krankheitsschwächen, wo die Krankheit selbst ihr Heilmittel nicht in dieser Arznei findet, ist die Chinarinde stets von den nachtheiligsten ... Folgen, ob sie gleich auch in diesen ungeeigneten Fällen eine Aufreizung der Kräfte in den ersten Paar Stunden hervorbringt ...«) Er fährt fort: »Ist dann hier keine andere, den Säfteverlust dynamisch erzeugende oder unterhaltende Krankheit im Hintergrunde, dann sind zur Heilung dieser besondern Schwäche (aus Säfteverlust), die hier zur Krankheit geworden ist, ebenfalls nur eine oder ein Paar eben so kleine Gaben, als die obenerwähnten, bei übrigens zweckmäßigem Verhalten, durch nahrhafte Diät, freie Luft, Aufheiterung u. s. w. zur Genesung so hinreichend, als größere und öftere Gaben Neben- und Nachtheile erzeugen müssen ...«

Zu diesem Punkt scheint mir eine Stelle aus Hughes' *Pharmacodynamics* von Interesse zu sein: »Hahnemann fand die Chinarinde in Gebrauch für zwei große Zwecke vor: als Tonikum und als Malariamittel. Er prüfte sie, um herauszufinden, aufgrund welcher Prinzipien sie so wirkte. Daß sie fieberhafte Anfälle hervorrief, war schließlich der Newtonsche Apfel, der ihn dazu führte, sein *Similia similibus curentur* zu formulieren — als *das* Gesetz für unsere spezifische Heilweise. ... Doch er entdeckte ebenfalls, daß sie bei Gesunden eine eigentümliche Art von Schwäche erzeugte [»als wäre ein großer Säfteverlust vorgegangen«] und daß ihren ›tonisierenden‹ Eigenschaften bei Krankheiten genaugenommen nur bei Schwächezuständen dieser besonderen Art Geltung zukam. ... Wo die Schwäche selbst die Krankheit ist, ist China das heilende Mittel, weil es zu dieser homöopathisch ist. ... Scharfsinnig legte er dar, daß die besten Erfolge mit der Chinarinde bei der Genesung von akuten Krankheiten zu beobachten waren und genau mit der zusätzlichen Schwächung korrelierten, die durch die damals übliche entkräftende Behandlung verursacht wurde. Bezüglich all dieser Dinge sollten Sie unbedingt seine Einführung zu dieser Prüfung lesen, die eine Meisterleistung der Beobachtungsgabe und des logischen Denkens darstellt.

Dieser Gedanke Hahnemanns war so originell wie brillant und fruchtbar. Er beruhte auf reiner Induktion aus seinen Prüfungen. Der einzige frühere Versuch, die tonisierende Wirkung der Chinarinde präziser zu erfassen, war die Lehre, daß sie am besten bei Erschlaffung der festen Teile des Körpers wirke. ... Hahnemanns Lehre war sehr viel klarer, und zugleich legte sie exakt den genuinen Wirkungsbereich des Mittels fest. Es heilt keine anämische Schwäche wie FERRUM, keine nervöse Schwäche wie ACIDUM PHOSPHORICUM; doch bei der durch Blutverlust, Diarrhoe, übermäßige Diurese, Transpiration oder Laktation etc. verursachten Schwäche ist es ein höchst wirksames Mittel. ... In diesen Fällen pflegen, wie Hahnemann sagt, fast alle übrigen Beschwerden des Kranken mit den Symptomen von China übereinzustimmen. Und besonders in einem Punkt tun sie dies, nämlich in ihrer Neigung, in ein *hektisches Fieber* überzugehen. Wir sehen dabei die für dieses Mittel charakteristische Abfolge von Frost, Hitze und Schweiß, welche ihm ja auch bei der Behandlung der Malaria seinen festen Platz einräumt. Man kann es sich nicht fest genug einprägen, daß China ein außerordentlich wichtiges Mittel bei Schwindsucht und hektischem Fieber ist. ... Doch mit oder ohne hektisches Fieber, stets denke man daran, daß Schwäche infolge von Säfteverlust die Sphäre, gewissermaßen die Basis seiner tonisierenden Wirkung ist; und innerhalb dieser Sphäre vermag es Heilkräfte zu entfalten, die zu den wunderbarsten der ganzen medizinischen Kunst zählen. Wir sehen sie gleichermaßen bei den akutesten wie chronischsten Formen dieser besonderen Art von Schwäche am Werk.«

Was die ***Schwäche*** von China betrifft, so habe ich den Wert der Arznei immer wieder bei Patienten bestätigt gefunden, die nach einer Grippe ›frostig‹ und schwach blieben und nicht mehr recht auf die Beine kamen; sie hatten das Gefühl, nie wieder Sommerkleidung tragen zu können oder nie mehr ganz in Ordnung zu kommen. Potenziertes China stellte ihren Normalzustand umgehend wieder her, und die Beschwerden waren rasch vergessen. In anders gelagerten Fällen, wo sich die Patienten nach einer Influenza einfach nur »irgendwie unwohl« fühlen, noch leicht erhöhte Temperatur haben (bei mir selbst waren es mal 37,2 °C) und ein Gefühl von Schwere sowie eine gewisse Zittrigkeit bestehen bleibt, wird GELSEMIUM für baldige Genesung sorgen. Wo nervöse Unruhe oder nervöse Schwäche fortbesteht, ist SCUTELLARIA in Betracht zu ziehen. Oder auch INFLUENZINUM! Ich habe es stets in der 200. Potenz gebraucht und beobachten können, wie es solche Überbleibsel wie unerträgliche Wutanfälle — dem Patienten bis dahin gänzlich fremd — beseitigt hat, ferner epileptische Anfälle. INFLUENZINUM hat mir nach durchgemachten Grippen manch gute Dienste geleistet, wenngleich ich seine Möglichkeiten keineswegs genau benennen könnte — außer daß diese Dinge eben »alle nach dieser Grippe aufgetreten« sind. *Chacun a son métier*[*] — und dies gilt auch für unsere Arzneien. Man kann von einem Klempner nicht erwarten, daß er die Feinarbeit eines Kunsttischlers übernimmt, und von einer Stenotypistin nicht, ein Paderewski[**] zu sein.

Unter den Patienten, die in unsere Ambulanz kommen, gibt es immer eine Reihe von Menschen, die nicht nachweisbar krank sind, aber doch müde und »irgendwie nicht auf der Höhe«; für sie wirkt China in Potenz oft wie ein wahrer ›Muntermacher‹. »Also diese letzte Medizin von Ihnen hat mir unheimlich gut getan! Kann ich die nicht noch mal haben?« Wenn die Probleme allerdings nach Besorgnis und Nachtwachen entstanden sind, als Folge von Schlafmangel oder häufig unterbrochenem Schlaf, denke ich eher an COCCULUS; oder handelt es sich um einen ›Umzugsfall‹ — um Beschwerden von Überanstrengung und Muskelermüdung nach einem Wohnungswechsel —, so wird ARNICA wieder auf die Beine helfen; dies sind keine Indikationen für China.

Es ist wundervoll, was ARNICA bei Überlastungen aller Art bewirken kann: bei körperlicher Überanstrengung, selbst des Herzens; ebenso aber auch bei seelischer Belastung durch Überarbeitung und große Sorge um andere! Ein Beispiel hierfür ist der überlastete Arzt, der sich zu fragen beginnt, ob er dieses oder jenes getan oder gelassen hat — er muß umkehren und nachschauen; hier gebe man stets als erstes ARNICA. Es sind nicht nur die schweren und gefährlichen Krankheiten, wo die Homöopathie gefragt ist; sie ist gleichermaßen von enormem Nutzen bei der Wiederherstellung der Erschöpften, der *»Müden und Beladenen, die ihr Kreuz zu tragen haben — zu schwer für einen einzelnen Menschen«*. Es lohnt sich, an einem echten Verständnis für das Wesen unserer Arzneien zu arbeiten! Und denken Sie daran: Das, was *Sie* nicht heilen können, wird ein anderer vielleicht mit Leichtigkeit zuwege bringen, weil er — im Gegensatz zu Ihnen — die benötigte Arznei wirklich verstanden hat; ein anderer Fall hingegen, der diesem unzugänglich bleibt, mag für Sie aus demselben Grund ein Kinderspiel sein. Einige unserer Arzneimittel sind für uns lediglich Grußbekanntschaften: wir kennen ihren Namen und sind ihnen ein-, zweimal begegnet. Andere hingegen — Freunde — sind fest in unserem Herzen verankert, weil sie uns in verzweifelten Situationen zur Seite gestanden haben; wir haben ihre Fähigkeiten schätzen gelernt und können ihnen blind vertrauen. Doch all dies ist nur eine Frage der Übung und der Erfahrung.

---

[*] Abwandlung von *chacun à son goût* — jeder nach seinem Geschmack; also etwa: Jeder hat sein eigenes Metier. — d.Ü.

[**] Berühmter polnischer Klaviervirtuose. — d.Ü.

In bezug auf ***Diarrhoe***, wo wir einige der herausragendsten Heilwirkungen von China beobachten können, schreibt Hahnemann:

»Man wird die Chinarinde, als in erster Wirkung ungemein leiberöffnend (m. s. die unter 178. angeführten Symptome), deßhalb auch in einigen Fällen von Durchfall sehr hülfreich finden, wo dem übrigen Befinden die andern Chinasymptome nicht unangemessen sind.«

Die Prüfungssymptome, auf die er sich bezieht, sind folgende:

Durchfall unverdauten Kothes, auf Art einer Lienterie.
Dreimaliger weicher Stuhlgang mit beißend brennendem Schmerze im After, und mit Leibweh vor und nach jedem Stuhlgange.
Dünnleibigkeit, wie Durchfall.
Stuhl dünner, als gewöhnlich.
Bauchflüsse.
Oeftere, durchfällige, schwärzliche Stühle.
Starkes Purgiren.
Durchfall: es ist, als ob der Koth unverdaute Speisen enthielte; er geht in einzelnen Stückchen ab; und wenn er fertig ist, reizt es ihn noch zum Stuhle, es geht aber nichts ab.

Hinsichtlich der extremen ***Hyperästhesie*** von China weiß er zu berichten:

»Ich habe zuweilen Schmerzanfälle, die bloß durch Berührung (oder geringe Bewegung) des Theils erregt werden konnten, und dann allmählig zu der fürchterlichsten Höhe stiegen, und nach den Ausdrücken des Kranken denen sehr ähnlich waren, die China erzeugen kann, durch eine einzige kleine Gabe dieser verdünnten Tinctur auf immer gehoben, wenn der Anfall auch schon sehr oft wiedergekommen war; das Uebel war homöopathisch (s. Anm. zu [426.]) wie weggezaubert und Gesundheit an seiner Stelle. Kein bekanntes Mittel in der Welt würde dieß vermocht haben, da keins dieses Symptom ähnlich, in erster Wirkung, zu erzeugen fähig ist.« (Die Fußnote, auf die er verweist, lautet: »Der Chinarinde ist es charakteristisch eigenthümlich, daß nicht nur durch Bewegung, und vorzüglich durch Berührung des Theils ihre Schmerzen sich verschlimmern« [er verweist auf einige Prüfungssymptome], »sondern auch, wenn sie eben nicht vorhanden sind, durch blose Berührung der Stelle sich erneuern ... und dann oft zu einer fürchterlichen Höhe steigen, daher diese Rinde oft das einzige Hülfsmittel in so geeigneten Fällen ist.«)

Alle Autoren seit Hahnemann legen besonderen Nachdruck auf diese äußerste Empfindlichkeit auf Berührung, die Schmerzen verschlimmert oder erst erzeugt; gleichzeitig besteht aber oft Linderung durch festen

Druck. Wie Guernsey es ausdrückt … »Verschlimmerung durch sanftes Berühren der Teile.«

Zur günstigen Wirkung von China bei ***Malaria*** gibt Hahnemann in seinem Vorwort auch praktische Hinweise:

»Ein Wechselfieber muß demjenigen sehr ähnlich seyn, was China bei Gesunden erregen kann, wenn diese das geeignete, wahre *Heilmittel* dafür seyn soll, und dann hilft eine einzige Gabe in obgedachter Kleinheit« (d.h. in der C 12) »— doch am besten gleich nach Vollendung des Anfalls eingegeben, ehe sich die Veranstaltungen der Natur zum nächsten Paroxysm im Körper anhäufen.« Hahnemann konnte noch nicht den Malaria-Parasiten und dessen natürliches Habitat kennen; dennoch trifft die folgende Beobachtung wie gewohnt den Kern der Sache: »Chinarinde kann einen Wechselfieberkranken in Sumpfgegenden nur dann von seiner mit Chinasymptomen in Aehnlichkeit übereinkommenden Krankheit dauerhaft heilen, wenn der Kranke während seiner Cur und seiner gänzlichen Erholung bis zu vollen Kräften außer der Fieber erzeugenden Atmosphäre sich aufhalten kann. Denn in dieser bleibt er der Wiedererzeugung seiner Krankheit aus derselben Quelle immerdar ausgesetzt …«

Ein weiteres kleines Hahnemann-Zitat …

»Daß die gewöhnlichen Aerzte oft durch einen Zusatz von Eisen in demselben Recepte dem Kranken eine sehr widrig aussehende und schmeckende Dinte auftischen, möchte noch hingehen, aber daß daraus eine Substanz wird, die weder die Kräfte der Chinarinde, noch die des Eisens besitzt, das muß ihnen gesagt werden.«

Dieses Vorwort Hahnemanns, aus dem ich zitiert habe, ist wirklich eine ergötzliche Lektüre, und es sollte »in seiner Gesamtheit« gelesen werden — so wie die Theater sich immer ausdrücken, wenn sie ausnahmsweise einmal den ungekürzten Hamlet — »in seiner Gesamtheit« — auf die Bühne bringen.

Guernsey schreibt: »Die Hauptindikation für den Einsatz von China stellen die Leiden dar, die aufgrund von Flüssigkeitsverlust entstanden sind, durch Blutungen, Galaktorrhoe, Samenergüsse, Durchfall etc.; Schwäche, ob nun viel Körpersäfte verloren gingen oder nur wenig. Weiter kann es bei jeder Krankheit oder Beschwerde angezeigt sein, die periodisch auftritt, in bestimmten, festen Zeitabständen. … Übergroße Empfindlichkeit und Überreiztheit der Nerven oder Erschlaffung der festen Teile.* «

* So heißt es bei Noack/Trinks, worauf sich Guernsey stellenweise bezieht; Jahr spricht von Erschlaffung des Körpers. — d.Ü.

Besondere Merkmale der Durchfälle von China: »mit großer Schwäche einhergehend; scharf; unverdaut; wäßrig; gallig; schwärzlich; unwillkürlich; schmerzlos; faulig; profus.«

Bei Diarrhoe dieser Art habe ich China hervorragend wirksam gefunden; ich erinnere mich an einen sehr heißen Sommer mit vielen epidemischen Durchfällen bei kleinen Kindern. Die schmerzlosen, unverdauten Stühle, die sehr reichlich und erschöpfend waren, verschwanden unter wenigen Gaben China sehr rasch. Ich konnte ohne Probleme ambulant damit fertig werden.

◊

Und Kent ...

»Menschen, die infolge von Malaria-Einflüssen viel an Neuralgien gelitten haben oder die durch wiederholte Blutungen anämisch und kränklich geworden sind, werden wahrscheinlich Symptome entwickeln, die nach China verlangen. China ruft allmählich zunehmende Anämie mit großer Blässe und Schwäche hervor. ... Die Symptome tendieren in Richtung Kachexie, welche durch die prompte Wirkung der Arznei vermieden werden kann. ... Die Nerven befinden sich stets in einem großen Erregungszustand. ›Was ist nur los mit mir, Herr Doktor, ich bin so fürchterlich nervös?‹ ... Der China-Patient wird zunehmend empfindlich auf Berührung, Bewegung und auf Kälte; er schaudert, wenn er kalter Luft ausgesetzt ist, ... bis er schließlich dauernd Erkältungen bekommt, an Leberbeschwerden, Magenverstimmungen, Darmstörungen leidet und fast von allem, was er tut, krank und elend wird. ... Schwach, schlapp, abgemagert, blaß; Herz- und Kreislaufschwäche mit Ödemneigung. ... Typisch für China ist das Auftreten von Wassersucht nach Blutungen; in dem anämischen Zustand, der direkt auf den Blutverlust folgt, erscheint die Wassersucht. Dies ist der typische China-Patient. ...

China hat Periodizität, aber nicht in größerem Maße als viele andere Mittel auch ...; dennoch ist Periodizität ein starker Zug dieses Mittels. Schmerzen treten regelmäßig zu einer bestimmten Tageszeit auf. Wechselfieber erscheinen und verlaufen mit großer Regelmäßigkeit. Teil dieser Periodizität ist eine Verschlimmerung in der Nacht, manchmal genau um Mitternacht.« (Kent berichtet von einer Patientin mit Koliken und Bauchauftreibung jede Nacht um 24 Uhr. »Nach vielen durchlittenen Nächten verhütete schließlich eine Einzelgabe China alle weiteren Beschwerden.«)

»Vergessen Sie nicht, daß es sich um leicht frierende Patienten handelt; sie sind empfindlich auf kalte Luft und Zugluft, auf Berührung und Bewegung.« (Ich erinnere mich an einen Malariafall, wo die geringste Abkühlung durch Zugluft einen Anfall provozierte; immer wieder nahm er Chinin ein, bis er schließlich Schwarzwasserfieber bekam.*)

Bei Fiebererkrankungen hebt Kent hervor: »Durst vor und nach dem Frost und Durst während des Schweißes. Im Hitzestadium hört der Durst auf, doch während der ganzen Schweißphase kann er gar nicht genug Wasser bekommen.«

»Flatulente Bauchauftreibung — fast bis zum Platzen (COLCHICUM, CARBO VEGETABILIS, LYCOPODIUM); schlimmer durch Fisch, Obst und Wein.«

◊

Wir wollen nun Nash bitten, für uns zusammenzufassen:

»Schwäche und andere Beschwerden nach großen Flüssigkeitsverlusten.

Starke Blutungen, mit ohnmächtiger Schwäche, Verlust des Sehvermögens und Klingen in den Ohren.

Starke Blähungen, als ob der ganze Bauch voll davon wäre; nicht > durch Aufstoßen oder Windabgang.

Schmerzloser Durchfall (gelb, wäßrig, bräunlich, unverdaut).

Periodische Affektionen, besonders *jeden zweiten Tag.*

Übergroße Empfindlichkeit, vor allem auf leise Berührung und Zugluft; fester Druck lindert.

Wassersucht im Gefolge von großem Säfteverlust; große Schwäche ...

Gesicht blaß, hippokratisch; Augen eingefallen und von blauen Ringen umgeben; bleich, kränklich aussehend ...

Hämorrhagien: aus allen Körperöffnungen (CROTALUS HORRIDUS, ACIDUM SULFURICUM, FERRUM); Blut dunkel, zuweilen geronnen; mit Ohrensausen, Sehschwäche, allgemeiner Kälte und manchmal mit Konvulsionen.

Schüttelfrost am ganzen Körper.

Schweiß mit großem Durst; Schwitzen im Schlaf und wenn er zugedeckt ist.«

---

* Siehe die ausführliche Schilderung dieses Falles im Kapitel über CROTALUS HORRIDUS. — d.Ü.

Cicuta virosa

WASSERSCHIERLING, »WÜTHERICH«

Hahnemann gibt für den ›Wütherich‹, wie er Cicuta auch nennt, Symptome an, die »nur als ein Anfang der Ausprüfung der eigenthümlichen Wirkungen dieses mächtigen Gewächses in Umänderung des menschlichen Befindens angesehen werden« können.

Er sagt: »Weitere und vollständigere Prüfungen werden zeigen, daß es in seltnen Fällen hülfreich ist, wo kein andres Mittel homöopathisch paßt und zwar in chronischen Fällen ...

Die bisherige Arzneikunst hat nie innerlichen Gebrauch von der Cicuta virosa gemacht; denn wenn sie Cicuta verordnete, was vor mehren Jahren sehr häufig geschah, so verstand man nie etwas anderes unter diesem Namen, als CONIUM MACULATUM. ...

Der Saft der frischen Wurzel (denn getrocknet, hat sie wenig Wirkung) ist so kräftig, daß die bisherige Praxis sie in ihren gewohnten, stets sehr gewichtigen Gaben innerlich zu gebrauchen, gar nicht wagen konnte, also sie und ihre Hülfskraft ganz entbehren mußte.

Einzig die Homöopathie weiß sich dieses heilkräftigen Saftes in decillionfacher Verdünnung (Verdünnung 30) mit Nutzen zu bedienen.«

◊

Guernsey schreibt: »Man denke an dieses Mittel bei Krämpfen, die außerordentlich heftig verlaufen — seien sie epileptisch oder kataleptisch, klonisch oder tonisch; Eklampsie.«

◊

Nash: »Eine weitere Arznei, die durch *äußerst heftige* Krämpfe charakterisiert ist. Der Patient wird in alle möglichen seltsamen Stellungen und gewaltsamen Verdrehungen geworfen; eine der konstantesten Erscheinungen ist jedoch das Rückwärtsbeugen von Kopf, Hals und Wirbelsäule, der Opisthotonus. Dies ist der Grund, warum es bei zerebrospinaler Meningitis versucht wurde. Dr. Baker aus Moravia, N. Y., heilte während einer Epidemie dieser furchtbaren Krankheit 60 Fälle aller Schweregrade, ohne einen einzigen Patienten zu verlieren. ... Er hält es nahezu für ein Spezifikum bei dieser Krankheit. ...

Es ist ferner ein wertvolles Mittel bei den Folgen von Gehirn- und Rükkenmarkserschütterung, wenn sich im Verlauf der Nachwirkungen Krämpfe einstellen und ARNICA nicht bessert. Bei den Leiden, in denen Cicuta dienlich ist, sind die Äußerungen des Patienten ebenso heftig wie seine Krämpfe — er wimmert und heult, gestikuliert und macht absonderliche Bewegungen; große Agitiertheit etc.

Cicuta ist auch ein vortreffliches Mittel bei Hautleiden; ›Pusteln, die zusammenfließen und dicke, gelbe Schorfe bilden, im Gesicht, am Kopf und an anderen Körperteilen.‹ Ich hatte einst einen langwierigen Fall von Eczema capitis bei einer jungen Frau zu behandeln, welches die ganze Kopfhaut wie eine feste Kappe bedeckte. Ich gab ihr Cicuta 200 und heilte sie in kürzester Zeit vollständig.«

Hauptsymptome[*]

Geist und Gemüt. Gedankenlosigkeit, Unbesinnlichkeit, Sinnen-Beraubung.[1]

Gemüths-Ruhe: er war mit seiner Lage und mit sich selbst höchst zufrieden und sehr heiter (Heil-Nachwirkung).[1]

Spielt mit Kinderspielzeug; springt aus dem Bett und benimmt sich wie ein Kind, lacht und treibt allerlei Narrheiten.[**]

Sehr heftig in all seinen Handlungen.

Er dachte mit Aengstlichkeit an die Zukunft und war immer traurig.[1]

Aengstlichkeit; er wird von traurigen Erzählungen heftig angegriffen.[1]

Wimmern, Winseln und Heulen.[1]

Mangel an Zutrauen zu den Menschen und Menschen-Scheu ...[1] — Geringschätzung und Verachtung der Menschheit ...[1]

Kopf. Schwindel, Taumel.[1]

Drückend betäubendes Kopfweh äußerlich an der Stirne, mehr in der Ruhe.[1]

Gehirnerschütterungen und chronische Folgen davon, insbesondere Krämpfe.

Rückwärtsbiegung des Kopfes; mit Krämpfen.[5]

Öftere Rucke, wie elektrische Schläge, durch Kopf, Arme und Beine[5]; heißer Kopf (Tetanus).

---

[*] Die mit [1] bezeichneten Symptome stammen aus Hahnemanns *Reiner Arzneimittellehre*, [2] markiert ein Vergiftungssymptom aus Franks *Magazin für physiologische und klinische Arzneimittellehre und Toxikologie*, Band 1, Leipzig 1845–1854, ein mit [3] versehenes Symptom ist der *Reinen Arzneimittellehre* von Hartlaub/Trinks entnommen, eine [4] steht für ein Symptom aus der Prüfung von Lembke (*A.H.Z.*, Band 51, S. 109), und [5] zeigt Symptome aus Jahrs *Symptomencodex* an. — d. Ü.

[**] Zu dieser Angabe aus den *Guiding Symptoms* vgl. die Symptome 36 und (202) in Hahnemanns *Reiner Arzneimittellehre*. — d. Ü.

Augen. Erst verengerte, dann sehr erweiterte Pupillen.[1]
Sehr erweiterte und unbewegliche Pupillen.[2]
Strabismus convergens bei Kindern, wenn dieser periodisch auftritt und von krampfartigem Charakter ist oder wenn er von Krämpfen hervorgerufen wird. — Strabismus nach einem Schlag oder Fall.

Gesicht. Krämpfe der Gesichtsmuskeln; das Gesicht ist furchterregend oder lächerlich verzerrt.
Kinnbacken-Zwang.[1]

Hals. Nach Verschlucken eines scharfen Knochenstückchens oder anderen Verletzungen der Speiseröhre verschließt sich der Hals, und es besteht Erstickungsgefahr.
Unvermögen zu schlingen.[1]

Magen und Abdomen. Schlucksen.[1]
Brennender Druck im Magen[1] und im Unterleib.
Klopfen in der Herzgrube, welche eine Faust hoch aufgelaufen war.[1]
Ein plötzlicher Stoß tief in der Magengrube, der Opisthotonus verursacht.
Auftreibung und Schmerzhaftigkeit des Unterleibes.[3]
Bauchweh mit Konvulsionen[5] und Erbrechen.

Harnorgane. Oefterer Harndrang.[1]

Herz. Zitterndes Herzklopfen.
Beim Gehen plötzlich eigenes Gefühl, als bleibe der Herzschlag aus[4]; dabei manchmal Empfindung von großer Schwäche.

Äußerer Hals und Rücken. Eine Art Klamm in den Hals-Muskeln: wenn er sich umsieht, kann er mit dem Kopfe nicht gleich wieder zurück …[1]
Schmerz im Nacken, krampfhaftes Ziehen des Kopfes nach hinten, mit Tremor der Hände.
Rückwärts beugende Rückenstarre (Opisthotonus).[1]
Wie ein Bogen gekrümmter Rücken.[1]
Schmerzhafte Empfindung auf der innern Fläche der Schulterblätter.[1]
Ein rothes Bläschen auf dem rechten Schulterblatte, was beim Anfühlen sehr schmerzt.[1]

Allgemeine Convulsionen.[1] — Ungeheure Convulsionen.[1]
Fallsucht.[1] — Entsetzliche Fallsucht …[1]
Schreckliche Verdrehungen der Gliedmaßen und des ganzen Körpers.

Krämpfe mit wunderlichen Verdrehungen der Glieder; Kopf nach hinten gebeugt, Rücken gebogen wie bei Opisthotonus.

(Epileptische Anfälle, mit Anschwellen des Magens, wie von einem heftigen Zwerchfellkrampf); Schluckauf; Schreien; Gesichtsröte; Trismus; Besinnungslosigkeit und Verdrehungen der Glieder.

Tonische Krämpfe, durch die leiseste Berührung erneuert, durch Öffnen der Tür, durch lautes Reden.

Völlige Kraftlosigkeit in den Gliedern, nach krampfartigen Zuckungen.

Oefteres, unwillkürliches Zucken und Rucken in den Armen und Fingern.[1]

Haut. Linsen große Ausschlags-Erhöhungen im ganzen Gesichte (und an beiden Händen), welche bei ihrem Entstehen* einen brennenden Schmerz verursachten, dann in Eins zusammenflossen, von dunkelrother Farbe …[1]**

Schlaf. Nachts, lebhafte Träume, welche die Begebenheiten des vergangnen Tags enthalten.[1]

Lebhafte, aber unerinnerliche Träume.[1]

Oefteres Aufwachen aus dem Schlafe, wo er jedesmal über und über schwitzte, wovon er sich aber gestärkt fühlte.[1]

Sie verlangen alle nach dem warmen Ofen.[1]

Weitere wichtige oder sonderbare Symptome

Geistesverwirrung; singt, vollführt höchst groteske Tanzschritte, schreit.

Alles, was ihm begegnen könnte, stellte er sich gefährlich vor.[1]

Hat das Gefühl, als ob er sich an einem fremden Ort befände. (OPIUM; vgl. BRYONIA)

Er glaubte nicht, in den gewöhnlichen Verhältnissen zu leben; es deuchtete ihm alles fremd und fast furchtbar …[1]

Geringschätzung und Verachtung der Menschheit; er floh die Menschen, verabscheute ihre Thorheiten …[1]

---

* Bei Allen, Hering und Tyler heißt es irrtümlich »… when touched«. — Anm.d.Ü.

** *Hahnemann sagt dazu in einer Anmerkung: »Ich habe langdauernde, eiterig zusammenfließende Gesichts-Ausschläge, bloß brennenden Schmerzes mit Beihülfe einer bis zwei Gaben von einem kleinen Theile eines Tropfens Saft geheilt, aber unter 3 bis 4 Wochen durfte ich die zweite Gabe nicht reichen, wenn die erstere nicht hinlänglich war.«*

Mangel an Zutrauen zu den Menschen und Menschen-Scheu; er floh sie, blieb einsam und dachte über die Irrthümer derselben und über sich selbst ernsthaft nach.[1]

Er deuchtete sich wie ein Kind von 7, 8 Jahren, als wären ihm die Gegenstände sehr lieb und anziehend, wie einem Kinde das Spielzeug.[1]

Starrsehen: sie sieht unverwandten Blicks auf eine und dieselbe Stelle hin und kann nicht anders, so gern sie auch wollte — sie ist dabei ihrer Sinne nicht ganz mächtig ...; zwingt sie sich mit Gewalt, durch Wegdrehen des Kopfs, den Gegenstand mit den Augen zu verlassen, so verliert sie ihre Besinnung, und es wird ihr Alles finster vor den Augen.[1]

Stierer Blick.[1] — Starres Hinblicken nach einer und derselben Stelle ...[1]

Kommt plötzlich wieder zur Besinnung und erinnert sich an nichts, was vorgefallen war (periodische Ekstase).

Schwindel.[1] — Alle Gegenstände scheinen ihm, sich in einem Kreise zu bewegen ...[1] — Es bewegen sich ihm alle Gegenstände herüber und hinüber, ... obgleich Alles die gehörige Gestalt hat.[1]

Sie glaubt sich fester stellen oder setzen zu müssen, weil sie nichts Stetes oder Festes vor sich sieht und sie also wähnt, sie selbst wanke ...[1] — Es kömmt ihr vor, ... Alles werde, wie ein Perpendikel, hin und her gewiegt.[1]

Wenn sie stehen soll, wünscht sie sich anhalten zu können, weil ihr die Gegenstände bald nahe zu kommen, bald sich wieder von ihr zu entfernen scheinen.[1]

[Schwindel ...] Er fällt zur Erde und wälzt sich umher.[1]

Der Hals fühlt sich steif an und die Muskeln zu kurz.[1]

Die heftigsten (tonischen) Krämpfe, so daß weder die gekrümmten Finger aufgebogen, noch die Gliedmaßen weder gebogen, noch ausgedehnt werden konnten.[1]

Kopf zurückgezogen; oder nach vorne gebeugt und steif.

Gefühl, als bleibe der Herzschlag aus.[4]

Zucken und Rucken des Kopfs.[1]

Der Hals scheint innerlich wie zugewachsen zu seyn ...[1]

Geht mit einwärts gedrehten Füßen und schwingt diese bei jedem Schritt nach außen, einen Kreisbogen beschreibend.

Daumen während des epileptischen Anfalls einwärts geschlagen.

Epilepsie: Krämpfe kehren bei der leichtesten Berührung oder Erschütterung wieder. (NUX VOMICA, STRYCHNINUM, BELLADONNA)

Früh, beim Erwachen, Kopfweh, gleich als wäre das Gehirn locker und würde erschüttert beim Gehen.[1]

Hilfreich nach Gehirnerschütterungen; nach Verletzungen des Ösophagus, wenn Krämpfe bestehen, die am Schlucken hindern.

(Obwohl die epileptischen und andere Krämpfe sehr heftig sind, weisen doch viele Symptome auf *Petit mal* hin.)

»Cicuta wirkt insbesondere auf das Nervensystem; es ist ein zerebrospinales Reizmittel, das Tetanus, epileptische und epileptiforme Krämpfe, Trismus sowie allgemein lokale tonische und klonische Krämpfe hervorruft.«

◊

Kent schreibt: »Dieses Arzneimittel ist von allergrößtem Interesse wegen seiner Krampfneigung. Es versetzt das gesamte Nervensystem in einen solchen Zustand gesteigerter Erregbarkeit, daß bereits Druck auf einen Körperteil Krämpfe auslöst.

Die Konvulsionen breiten sich vom Zentrum zur Peripherie ... und von oben nach unten aus, und dies ist das genaue Gegenteil von CUPRUM; dort beginnen sie in den Extremitäten und ziehen dann zum Zentrum, d.h., es werden zunächst auf die Finger begrenzte Krämpfe — einfache Crampi — verspürt, die dann auf die Hände übergehen, und später erst kommt es zu Konvulsionen in der Brust und im ganzen Körper. Bei Cicuta hingegen beginnen die Krämpfe im Bereich von Kopf, Augen oder Hals und dehnen sich von dort über den Rücken zu den Extremitäten hin aus, mit gewaltsamen Verdrehungen derselben.«

Zu den Geistes- und Gemütssymptomen: »Zuweilen erkennt der Patient niemanden, doch wenn man ihn berührt und anspricht, antwortet er korrekt. Das Bewußtsein kehrt plötzlich zurück, wobei er sich an nichts mehr von dem erinnert, was vorgefallen ist. ... Er bildet sich ein, ein kleines Kind zu sein. Alles kommt ihm verwirrend und fremdartig vor. ... Vertraute Orte erscheinen ihm fremd, Stimmen klingen anders. ... Nach einem kataleptischen Zustand fühlt er sich wie ein Kind und benimmt sich auch so, spielt mit Kinderspielzeug ... Gedächtnislücken, die Stunden oder gar Tage umfassen können, ob mit oder ohne Konvulsionen. ... Ähnlich kann die NATRIUM-MURIATICUM-Patientin geschäftig herumlaufen und die ganze Hausarbeit erledigen, ohne am nächsten Tag noch etwas davon zu wissen. NUX MOSCHATA ist ein weiteres Mittel, das derartige Gedächtnislücken haben kann. ...

Möchte Kohlen essen und rohe Kartoffeln. ...

Zwischen den Krampfanfällen ist der Patient mild und sanft, friedfertig und nachgiebig, ganz im Gegensatz zu NUX VOMICA und STRYCHNINUM. NUX VOMICA hat Konvulsionen über den ganzen Körper, schlimmer durch Berührung und Zugluft, mit bläulich- bis dunkelroter Verfärbung des Körpers, und zwischen den Anfällen ist der Kranke äußerst reizbar. ...

Beschwerden, die nach Verletzungen des Schädels aufkommen, nach einem Schlag auf den Kopf. ... Gemüts- und Kopfsymptome nach Verletzungen. ... Zerebrospinalmeningitis. ... Cicuta hat Epitheliom der Lippen geheilt. ... Nach Verschlucken von Gräten o.ä. verkrampft sich der Hals. Nach Cicuta hört der Spasmus auf und die Gräte kann entfernt werden. ...

Bartflechten; Hautprobleme vom Rasieren.«

◊

Ich frage mich, warum ich Cicuta eigentlich nicht häufiger angewandt habe — nachdem ich doch mit diesem Mittel eine der erstaunlichsten Erfahrungen meines Lebens gemacht habe. Ich habe sie kürzlich im *Correspondence Course for Doctors* veröffentlicht.

Cicuta bei Epilepsie und Geistesschwäche seit zwanzig Jahren

Es liegt viele Jahre zurück ... Charlotte E., eine epileptische Schwachsinnige von 23 Jahren. Ich sah die Patientin erstmals 1909.

Vorgeschichte. — Mit 3 1/2 Jahren auf den Kopf gefallen. Vier Monate bettlägerig, »bewußtlos und blind«. Bei der Genesung pustulöser Ausschlag am ganzen Kopf, mit Salben ›geheilt‹.

Seither epileptische Anfälle mit Einnässen, wobei der ganze Körper *heftig* geschüttelt wird. Schläft nach den Anfällen, manchmal den ganzen Tag.

Kann 20–30 Anfälle pro Nacht haben. Manchmal 14 Tage anfallsfrei, dann wieder eine Woche lang jede Nacht Anfälle.

Vor dem Sturz (mit 3 1/2 Jahren) *war sie sehr intelligent;* jetzt ist sie wie ein Baby — mit 23 Jahren.

Kann sich nicht alleine waschen oder anziehen, kann aber mittlerweile selbständig essen. Wenn sie gefragt wird, ob sie etwas zu essen möchte, sagt sie »Nein« — wenn man ihr dann etwas vorsetzt, ißt sie es.

Kann nie allein gelassen werden.

Wegen *a) der Heftigkeit der Konvulsionen —*
b) der pustulösen Hautveränderung —
c) der »Folgen von Schlag auf den Kopf«
erhielt sie Cicuta 200, eine Gabe.

Die Wirkung war verblüffend, fast unglaublich!

Drei Wochen später lautete der Bericht ...

Viel besser. Weniger Anfälle und weniger heftig, nicht mehr diese Quälerei.

Viel intelligenter. Kann sich jetzt an manches erinnern!

Gedächtnis so gut wie seit der Babyzeit nicht mehr.

Hat sich heute selbständig gewaschen und angezogen — zum ersten Mal in ihrem Leben. — Keine Wiederholung der Arznei.

Nach fünf Wochen ...

Besser. Geht die Treppe hinauf, um etwas für ihre Mutter zu holen.

Anfälle? »Nicht im entferntesten so schlimm wie vorher. Erst sechs Anfälle, seitdem sie hier ist« ... früher manchmal 20–30 pro Nacht!

Vor dem Gang zum Krankenhaus hat sie sich selbständig angezogen. Sie versteht mehr und erinnert sich besser.

Kann wirklich von etwas reden.

Die Mutter sagt: »Es ist kaum zu glauben, aber sie redet jetzt mit uns und sagt ganz vernünftige Sachen.«

Im Gesicht haben sich jetzt ein paar eitrige Stellen gebildet.

Das Mädchen spricht mit mir. Sie erzählt, daß sie gern den anderen Mädchen beim Handarbeiten zusieht. Sie zeigt mir die Pennies, die diese ihr gegeben haben. Die Mutter berichtet: »Sie hat sich nie zugetraut, selber etwas zu tun; das hat sich jetzt auch geändert!« — *Keine Arznei.*

Nach zwei Monaten ...

Sehr viel besser. Nur zwei leichte Anfälle.

Gedächtnis macht weiter Fortschritte. Sie freut sich, hierher zu kommen. Hat tatsächlich ihre Mutter daran erinnert, daß sie den Krankenschein nicht vergessen soll!

Bedient sich bei Mahlzeiten jetzt selbst; schneidet Brot.

Wieder eitrige Stellen im Gesicht. — *Keine Arznei.*

Nach drei Monaten ...

Weiterhin rasche Verbesserung der Intelligenz.

Erinnert sich daran, daß sie vergessen hat, mir Blumen mitzubringen.

Zwei leichte Anfälle gehabt. — *Keine Arznei.*

Nach fünf Monaten ...

Überhaupt keine Anfälle mehr.

Kann Betten machen und saubermachen. Näht Knöpfe an. — *Keine Arznei.*

Nach sechs Monaten ...

Hat eine schlimme Erkältung gehabt; der Hausarzt habe es Pleuritis genannt; ein schwerer epileptischer Anfall. — Cicuta 200, eine Gabe (die zweite in sechs Monaten).

Nach sieben Monaten ...

Das Mittel hat, wie ich höre, eine Verschlimmerung hervorgerufen (wie beim erstenmal). Zwei schreckliche Tage, an denen sie von niemandem Notiz nahm.

Seither wesentlich besser. Verrichtet Hausarbeit. Liebt Handarbeiten. — *Keine Arznei.*

Nach acht Monaten ...

Kein Anfall, bis sie sich einmal die Hand verbrannte. Sie hatte einen Kessel vom Feuer genommen und dabei ein Stück Papier benutzt, um den heißen Griff anzufassen. Dieses fing Feuer und verbrannte ihre Hand. Sie schrie vor Schmerzen. Am nächsten Tag dann drei leichte Anfälle.

Sie macht sich im Haushalt sehr nützlich. Hat mir heute eine Menge erzählt. — *Keine Arznei.*

Nach elf Monaten ...

»Macht ungeheure Fortschritte.«

Handarbeiten.

Geht außer Haus und kauft Gemüse ein.

Eine leichte Attacke. — Cicuta 200 zum drittenmal, eine Gabe.

Nach zwölf Monaten ...

Ein leichter Anfall. — *Keine Arznei.*

Nach vierzehn Monaten ...

Besser als je zuvor. Überhaupt keine Anfälle.

Erzählt mir eine lange Geschichte über ihre Schwester.

Fängt Unterhaltungen an.

Nachdem sie Wäsche ausgewrungen und sie zum Trocknen aufgehängt hatte, sagte sie: »Ich bin fix und fertig, ich muß mich ins Bett legen. Mutter will das zwar nicht, aber meine Nerven brauchen das; bin todmüde.« — *Keine Arznei.*

Nach siebzehn Monaten ...

Sie versteht, daß ihre Sonntagsschullehrerin gestorben ist. Meinte, »sie ist nicht mehr da, und wir werden sie nie wiedersehen«. Seitdem hat sie sie nie wieder erwähnt. — *Keine Arznei.*

Nach neunzehn Monaten ...

Ich bekam einen Brief von ihrer Mutter: »Sie ist krank; hat zehn Anfälle gehabt.« — Schickte ihr Cicuta 200, eine Dosis.

Nach zwei Jahren ...

Mehrere ziemlich schwere Anfälle. — Cicuta 200, eine Gabe.

Nach drei Jahren ...

Hatte mit Grippe im Bett gelegen; in einer Nacht zehn schlimme Anfälle. Ansonsten geht es ihr gut. Spült das Geschirr. Fegt die Treppe. Geht einkaufen. — Cicuta 200, eine Gabe.

Danach für sechs Monate keine Anfälle.

Nach vier Jahren ...

Die Mutter erzählt, daß sie jetzt manchmal Sprichwörter oder Redensarten benutzt; so habe sie sie neulich gefragt: »Was bedeutet es, Mutter, wenn man sagt: ›Das hab ich im Urin‹* ?« — *Keine Arznei.*

Nach fünf Jahren ...

Sie flickt ihre Kleider selbst. Mangelt die Wäsche für die ganze Familie und hängt sie draußen auf der Leine auf. Erinnert sich gut, wo sie Gegenstände hingelegt hat.

Ich habe die Patientin seither in großen Abständen wiedergesehen. Es war ein sehr beglückender und aufschlußreicher Fall. Aufregungen oder Krankheiten können immer mal wieder zu epileptischen Anfällen führen. Vor Beginn der Behandlung war sie — mit 23 Jahren — auf der psychischen Entwicklungsstufe eines Babys stehengeblieben: sie war nicht in der Lage zu sagen, ob sie etwas zu essen wollte, konnte sich nicht allein waschen und anziehen; wenige Einzelgaben Cicuta in der 200. Potenz verwandelten sie in relativ kurzer Zeit in ein nützliches und recht intelligentes Mitglied der Gesellschaft.

◊

Ich denke an Cicuta bei extremer Heftigkeit der Konvulsionen, doch hat es, wie gesagt, auch all die Symptome von *Petit mal;* und wenn ich bei diesem Leiden von Cicuta mehr Gebrauch gemacht hätte, hätte ich mir wahrscheinlich eine Menge Probleme ersparen können. In der Regel sind diese Petit-mal-Fälle nämlich schwieriger zu behandeln als die größeren Attakken.

Als ich vor kurzem noch einmal meine Aufzeichnungen über diesen alten, wirklich wunderbaren Fall durchging, brachte mich das auf die Idee,

* Im Englischen: »... [my] nose itches like this.« Redewendung; wenn einem ›die Nase juckt‹, bedeutet es, daß man unerwarteten Besuch vermutet. — Anm. d. Ü.

Cicuta in einem anderen, ähnlich schwierigen und scheinbar hoffnungslosen Fall zu verschreiben.

Der Fall war der folgende: Ein schmächtiges, zierliches ›Mädchen‹, beinahe 40 Jahre alt. Praktisch schwachsinnig wegen Epilepsie, und zwar seit einem Sturz im Alter von 12 Jahren, nach dem sie bewußtlos liegengeblieben war. Bereits als Baby war sie einmal gefallen, was bei ihr »eine Delle oben auf dem Kopf« hinterlassen hatte. (Sie hat einen seltsam geformten Schädel, mit einer tiefen, breiten Delle, die vom Scheitel aus nach hinten verläuft.) Vor manchen Anfällen gibt sie ungewöhnliche Laute von sich, oder sie stürzt ohne einen Laut zu Boden; während der Anfälle Einnässen.

Sie hatte sehr häufig größere Attacken, ebenso auch kleinere (Absencen); ferner bestanden Hautveränderungen.

Ihre Symptome wiesen auf SULFUR hin, das eine schreckliche Erstverschlimmerung bewirkte; dann besserte sich ihr Zustand bis zu einem gewissen Grad.

Immer noch viele Anfälle, teilweise mit Schreikrämpfen verbunden. Mal besser, mal schlechter, ohne einschneidende Veränderung — *bis* zum 29. Januar 1937, als sie Cicuta 30 erhielt.

Einen Monat später: »Wesentlich besser; zwei Wochen sind es jetzt her seit dem letzten Anfall — ihre bisher längste beschwerdefreie Zeit. Sie ist ein ganz anderer Mensch geworden, zeigt nun an allem Interesse. Sie achtet mehr auf ihre Kleidung, sieht besser aus. Hat auch an Gewicht zugenommen.«

Warum hat sie bloß Cicuta nicht früher bekommen?

◊

In der *Cyclopaedia of Drug Pathogenesy* werden einige Vergiftungsfälle durch den Wasserschierling angeführt. Hier ist einer von ihnen: Ein gesunder Mann von 20 Jahren aß von der Wurzel der Pflanze und erkrankte kurz darauf. Er ging nach draußen, und etwas später wurde er gefunden, ausgestreckt auf dem Boden liegend, als ob er sterben würde; das Gesicht war kongestioniert, die Augen hervorgetreten; er hatte Schaum vor dem Mund und atmete kaum noch. Dann kam es zu einem heftigen epileptischen Anfall, bei dem sich die Gliedmaßen nacheinander schrecklich verdrehten und die Atmung aussetzte. Er erlangte das Bewußtsein nicht wieder und starb bald danach.

Ein weiterer Fall: Ein 6jähriger Knabe klagte kurz nach der Vergiftung über Schmerzen in der Herzgegend; kaum hatte er das ausgesprochen, fiel er auf die Erde und urinierte heftig. Er sah schrecklich krank aus, und bald verlor er das Bewußtsein; biß den Mund so fest zusammen, daß er nicht geöffnet werden konnte; knirschte mit den Zähnen. Die Augen waren stark verdreht, Blut quoll aus den Ohren, und in der Herzgegend bildete sich eine große Schwellung. Häufiger Schluckauf; erfolglose Versuche zu erbrechen. Er warf die Gliedmaßen umher und verdrehte sie; der Kopf wurde häufig nach hinten geschleudert, und der ganze Rücken war wie ein Bogen gespannt. Als die Krämpfe aufhörten, schrie das Kind nach seiner Mutter um Hilfe; bald aber kehrten sie mit um so größerer Macht zurück. Der Junge konnte auch durch lautes Anrufen nicht mehr erweckt werden, und nach einer halben Stunde starb er. ... Die anderen Fälle verliefen ähnlich.

Bei einem Prüfer des Mittels [Lembke; d.Ü.], hatten — neben einer Unmenge anderer Symptome — die Stühle die Eigentümlichkeit, »dass sie sich ohne Vorboten plötzlich mit einem Drang meldeten, den zurückzuhalten kaum die Kraft hinreichte, zugleich Zerschlagenheitsschmerz im Kreuz und allgemeines Kraftlosigkeitsgefühl. ... Fast stündlich Stuhl von schwarzem, aashaft riechendem Schleim in kleiner Menge, mit Drängen. ... Beim Gehen plötzlich eigenes Gefühl, als bleibe der Herzschlag aus.« (Und so weiter.)

Cimicifuga

CIMICIFUGA ODER ACTAEA RACEMOSA; WANZENKRAUT

Diese Arznei erscheint in unseren Arzneimittellehren unter zwei verschiedenen Namen und daher auch an verschiedenen Stellen im Alphabet, was gelegentlich zu Verwirrung führen kann. Hughes sagt, er ziehe den Linnéschen Namen vor — *Actaea racemosa.* Hering führt sie in den *Guiding Symptoms* unter ›Actea‹ auf; er meint: »Sie hat so viele ungeeignete Namen bekommen, daß der älteste von ihnen vorzuziehen ist.« Clarke, H.C. Allen, Kent und Guernsey nennen sie ›Actaea‹, Nash, Boericke und Boger Cimicifuga; letzteres ist heute geläufiger. Auch T.F. Allen führt sie in seiner *Encyclopedia* unter Cimicifuga.

Seltsam mutet mich an, daß ich nicht schon früher versucht habe, ein Arzneibild von Cimicifuga zu Papier zu bringen, wo es doch ein so nützliches Mittel ist, ganz besonders in der Praxis jener, die eher mit Hughes als mit der reinen Lehre Hahnemanns groß geworden sind. Hahnemann war ein gewissenhafter Experimentator und Chronist, dessen geniales Werk in meinen Augen durch Modifikationen nicht zu verbessern ist und keiner Rechtfertigung bedarf. Hughes' *Manual of Pharmacodynamics,* auf seine Art ein ausgezeichnetes Werk, erhielt den Spitznamen *Homöopathische Milch für allopathische Babys,* denn sein großes Anliegen war offensichtlich, die seinerzeitigen Praktiker der alten Schule mit der Homöopathie zu versöhnen oder sie ihnen zumindest akzeptabel zu machen. Doch hat die alte Schule in letzter Zeit bereits selbst einige Fortschritte in ihren Grundanschauungen gemacht; inzwischen gelten die Lehren Hahnemanns vielen schon eher als erklärender Beitrag zum gegenwärtigen Denken denn als unversöhnliche Gegenkraft, und die jüngst approbierten Ärzte ›schlukken‹ sie schon recht bereitwillig; ja, wie ich gehört habe, soll unter den naturwissenschaftlichen Dozenten einer medizinischen Schule von der Homöopathie bereits als der »Medizin der Zukunft« gesprochen werden. Doch sowohl das harte Brot als auch die ›Milch‹ der Homöopathie wird für die meisten älteren Herrschaften, von denen manche schon »angesichts ihres fortgeschrittenen Alters« davor zurückschrecken, sich noch einmal auf etwas ganz Neues einzulassen, auch weiterhin nicht leicht zu verdauen sein. Und in der Tat bedeutet es ja sehr viel Umlernen und Neulernen, nicht nur hinsichtlich der Art des Verordnens, sondern auch was das Vertiefen in die riesige, unbekannte Materia Medica Homöopathica betrifft. ... »Wäre ich doch nur vierzig Jahre früher darauf gestoßen!« Aber die ernsthafteren Sucher nach der Wahrheit, die Rebellen gegen das Unvermögen finden in der Homöopathie die Erklärung für viele ihrer Schwierigkeiten, Zweifel und Bedenken — etwas, das tiefer geht als bloße Palliation, etwas, das zeigt, daß abseits von den gewagten und oft gefährlichen Experimenten in den Laboratorien viel Gutes bewirkt werden kann. Darüber hinaus befreit sie die Homöopathie von den Versuchungen und Diktaten der pharmazeutischen Industrie, deren Musterpräparate täglich massenweise mit der Post ins Haus kommen, um ausprobiert und im Erfolgsfalle für weitere Experimente ausersehen oder bei Mißerfolg eben als nutzlos ausrangiert zu werden. Hat das etwas mit *gesetzmäßiger Heilung*, mit *wissenschaftlicher* Medizin zu tun, jener Idee, der Hahnemann sein ganzes Leben gewidmet und um die er lange, beschwerliche Jahre mit Gott und Natur gerungen hat? Ist es nicht vielmehr ein Akt der Verzweiflung — ein Eingeständnis des Nichtwissens und Versagens?

Um aber auf Cimicifuga zurückzukommen …

Die Nerven bzw. das neuromuskuläre System — und hier vor allem Myalgien — scheinen die ganz spezielle Sphäre von Cimicifuga zu sein, wie ein interessanter Fall, der von Dr. Hughes zitiert wird, beispielhaft zeigt [s.u.]. Es befällt auch in starkem Maße die Augen, dies offenbar jedoch in erster Linie über die Augenmuskeln. Boger nennt als Hauptangriffspunkte »***Nerven und Muskeln***, das *Zentralnervensystem*, die Augäpfel, Ovar und Uterus, das *Herz*«, ferner — »bei ***Frauen***« — die Gelenke (wie CAULOPHYLLUM). Und überall zeigt sich Besserung durch *Wärme* in jeder Form; besser auch *im Freien*, durch *Druck* und durch *fortgesetzte Bewegung*.

Cimicifuga ist ein Heilmittel bei dem »Gefühl, verrückt zu werden«, sowie bei Chorea; außerdem gehört es zu jenen Mitteln, die besonders auf die Gebärmutter wirken, samt all den Beschwerden, die durch Fehlfunktionen derselben bedingt sind. … Es ist ein Rheuma-, Chorea-, Krampf-, Hysterie- und Uterusmittel. Studiert man seine Pathogenese, so erinnert es mal an IGNATIA, mal an GELSEMIUM, mal, wie gesagt, an CAULOPHYLLUM, mal an LACHESIS. Es ist ein hilfreiches Mittel bei mehr oder weniger oberflächlichen Störungen — wenngleich es einen gewissen Ruf selbst bei Tuberkulose hat.

Zu seinen widersprüchlichen Symptomen gehört es, daß einerseits »Besserung durch Ausscheidungen [flow]« — aus Darm, Uterus etc. — eintritt, andererseits aber auch viele Beschwerden während der Regelblutung schlimmer werden können. Seine Besserung durch Absonderungen aller Art erinnert u.a. an SEPIA, LACHESIS und ZINCUM.

Ich denke an Cimicifuga vor allem bei steifem Hals und bei Ischias (vorausgesetzt, sie sind nicht die Folge kleiner Dislokationen und somit nur der Chirotherapie zugänglich); bei Chorea; bei Hysterie; auch bei so obskuren Zuständen wie Myalgien des Zwerchfells, auf die Hughes aufmerksam macht.

Hering zeigt am Beispiel von Cimicifuga, wie wichtig es ist, daß die Prüfungen der verschiedenen Arzneien an Männern *und* Frauen durchgeführt werden. Bei den sechs Frauen einer Prüfung, so schreibt er, rief das Mittel Übelkeit, Erbrechen und starke Magenreizung hervor, während vierzig Männer kaum einen Einfluß auf den Magen bemerkten. Er folgert: »Da es ein wichtiges Heilmittel der Morgenübelkeit von Schwangeren ist, können wir schließen, daß all die gastrischen Symptome, die von den Prüferinnen beobachtet wurden, im Zusammenhang mit der Gebärmutter stehen.« So habe man etwa auch feststellen können, daß CUPRUM mehr auf die weiblichen und FERRUM mehr auf die männlichen Geschlechtsorgane einwirkt.

Hauptsymptome

Geist und Gemüt. Glaubt, sie würde verrückt werden.
Wahnsinn, der nach Verschwinden einer Neuralgie auftritt.
Wochenbettpsychosen.
Unaufhörliches Reden, dabei von einem Thema zum nächsten springend.
Fühlt sich bekümmert und betrübt, mit Seufzen; am nächsten Tag zittert er vor Freude, ist heiter, ausgelassen und bei klarem Verstand.
Furcht vor dem Tode.

Kopf. [Schwindel, mit] Vollheitsgefühl und dumpfem Schmerz am Scheitel.
Starke Schmerzen in der rechten Seite des Kopfes, hinter der Augenhöhle.
Gehirn wie zu groß für den Schädel. Von innen nach außen drückende Kopfschmerzen.
Beständiger dumpfer Kopfschmerz, besonders im Hinterkopf; erstreckt sich bis zum Scheitel.
Ein Drücken nach außen und oben, als ob für den oberen Teil des Gehirns nicht genügend Raum da wäre — ein grausamer Schmerz, fast unerträglich.
Ausgesprochenes Wundheitsgefühl im Hinterkopfbereich, schlimmer durch Bewegung.

Augen. Dumpfer Schmerz in beiden Augäpfeln.

Magen und Abdomen. Nausea, Würgen, erweiterte Pupillen, Zittern der Glieder (Delirium tremens).

Beim tiefen Einatmen tun die Bauchmuskeln weh.
Scharfer Schmerz quer durch den Unterbauch.

Weibliche Genitalien. Schmerzen in der Uterusgegend, von einer Seite zur anderen schießend.
Menses unregelmäßig, verzögert oder unterdrückt, Chorea, Hysterie, Migräne, Geisteskrankheit etc. veranlassend.*
Schauder im ersten Stadium der Wehen.
Schmerzen unterhalb der Brüste, schlimmer links.

Nächtlicher ***Husten***, trocken, unaufhörlich, kurz.

Äußerer Hals und Rücken. Kopf und Hals nach hinten gezogen.
Rheumatische Schmerzen in den Muskeln von Hals und Rücken, mit Steifigkeits- und Verkrampfungsgefühl.
[Beim Vorbeugen des Kopfes] ein heftiger, ziehend-spannender Schmerz an den Enden der Dornfortsätze der ersten drei Brustwirbel.

Außerordentliche Schmerzhaftigkeit der Muskeln.
Rheumatiker.

Andere wichtige, sonderbare oder unterscheidende Symptome

Gefühl, als ob eine schwere, schwarze Wolke sich über sie gesenkt und ihren Kopf eingehüllt hätte, so daß ihr alles finster und verwirrend vorkam, während es ihr gleichzeitig wie Blei auf dem Kopf lag.
Oft aufgeschreckt durch die Einbildung, eine Maus krabble unter ihrem Stuhl hervor.
Sieht seltsame Dinge um das Bett herum, wie Ratten, Schafe etc. (Delirium tremens).
Furcht vor dem Tod; befürchtet, daß die anderen Hausbewohner ihn umbringen werden (Delirium tremens).
Wollte nicht antworten; zu anderen Zeiten aber sehr geschwätzig.
Niedergeschlagenheit mit suizidaler Stimmung; auch nach unterdrückter Neuralgie.
Argwöhnisch gegenüber allem, wollte keine Medizin nehmen.
Geistesverwirrung durch enttäuschte Liebe, geschäftliche Fehlschläge etc.
Flauheit in der Magengegend, wenn sie einen Freund trifft.

---

* Modifiziert nach Angaben in *Hale's Neue Amerikanische Heilmittel* (siehe dazu S. 88 im vorliegenden Band). — d.Ü.

Blutandrang zum Kopf; das Gehirn fühlt sich zu groß für den Schädel an.
Wogende Empfindung im Gehirn.
Gefühl von Öffnen und Schließen des Schädels beim Bewegen des Kopfes oder der Augen.
Gefühl im Kopf, als ob die Schädeldecke wegfliegen wollte.
Empfindung, als öffnete sich der Scheitel und ließe kalte Luft herein.
Gefühl von Vergrößerung der Augäpfel, als ob diese herausgepreßt würden.
Gefühl, als würden Nadeln durch die Hornhaut in den linken Augapfel gestochen.
Kupferiger Geschmack im Munde.
Sie kann keine Silbe sprechen, obwohl sie sich bemüht.
Eine trockene Stelle im Hals, die zum Husten reizt.
Abwechselnd Diarrhoe und Obstipation.
Schauder während der ersten Wehen; während der Menses.
Wochenbettpsychose: weiß nicht, was mit ihrem Kopf los ist, so seltsam fühlt er sich an; spricht unzusammenhängend; schreit; greift sich an die Brüste, als hätte sie dort Schmerzen; versucht, sich zu verletzen.
Stechender [engl.: acute] Schmerz in der rechten Lunge, von der Spitze bis zur Basis, verstärkt bei jeder Einatmung.
Angina pectoris: Schmerz in der Herzgegend, über die ganze Brust und den linken Arm hinunter ziehend; Herzklopfen; Bewußtlosigkeit; Gehirnkongestion; Dyspnoe; livides Gesicht; kalter Schweiß auf den Händen; Taubheit des Körpers; linker Arm taub und wie an der Seite festgebunden (geheilter Fall von Hering).
Das Herz bleibt plötzlich stehen; drohendes Ersticken.
Gefühl, als hätte sich eine schwere, schwarze Wolke über sie gelegt und lastete nun wie Blei auf ihrem Herzen.
Steifer Nacken infolge kalter Luft; schmerzt selbst vom Bewegen der Hände.
Gefühl einer Last sowie Schmerzen im Lumbal- und Sakralbereich, die sich manchmal auf den ganzen Körper ausdehnen.
Heftiger Schmerz im Rücken, durch die Hüften und die Oberschenkel hinunter, mit schwerem Herabdrücken.
Starker Schmerz die Arme hinab, mit Taubheit, als wäre ein Nerv gequetscht.
Der linke Arm fühlt sich an, als wäre er an die Seite gefesselt.
Kalter Schweiß an den Händen.
Muß im Bett die Lage wechseln, um das Rucken der Glieder zu besänftigen.
Kann kaum gehen, weil die Beine so zittern.

Muß umhergehen, wenn sie unruhig und ungeduldig ist.

Treppensteigen verstärkt das Gefühl, als ob die Schädeldecke wegfliegen wollte.

Bewegen des Kopfes bewirkt die Empfindung von Öffnen und Schließen des Schädels sowie schmerzhafte Verkrampfungen in den Halsmuskeln.

Augenbewegungen führen zu dem Gefühl von Öffnen und Schließen des Schädels.

Unwillkürliche Bewegungen der Gliedmaßen, < links; unsicher auf den Beinen (Chorea).

Epilepsie. Hysterische Krämpfe.

Komatöser Zustand.

Affiziert die Nerven, besonders die motorischen Nerven. Myalgien.

Ähnlichkeit mit CAULOPHYLLUM, was die Uterus- und die rheumatischen Beschwerden betrifft.

◊

Hughes *(Pharmacodynamics)* weiß über Actaea, wie er Cimicifuga lieber nennt, vieles von großem Interesse zu berichten. Er schreibt: »Es ruft keine Fiebersymptome hervor« (dies müssen wir allerdings in Frage stellen, nach den Prüfungssymptomen zu urteilen und nach den Fällen der Besserung von Fieber unter seiner Anwendung!), »... doch ist es ein wertvolles Mittel bei einigen Rheumatismusformen, besonders wo Nervenzentren und Muskeln der Sitz der Störung sind. ... Beim akuten und lokalen Muskelrheumatismus, etwa bei Pleurodynie, Lumbago und Torticollis, wird Actaea allseits empfohlen. ... Bei rheumatoider Arthritis, vor allem, wenn diese uterinen Ursprungs ist und wenn die Schmerzen nachts und bei nassem oder stürmischem Wetter schlimmer sind ... Eine andere Form ahmt gonorrhoischen Rheumatismus nach, doch ohne die entsprechende Vorgeschichte. Hier können nicht nur die Schmerzen fast augenblicklich gelindert, sondern auch die Gelenke wieder beweglich und brauchbar werden. ...

Es kommt ferner in Betracht, wenn Herz und Uterus durch das rheumatische Gift in Mitleidenschaft gezogen werden. Die Prüfungen ... zeigen deutlich, daß Actaea einen mächtigen Einfluß auf das Herz ausübt. Wenn der Rheumatismus dieses Organ befällt — nicht in Form einer Entzündung, sondern in der gleichen Weise, wie er auch andere Muskeln affiziert —, haben wir in dieser Arznei ein wertvolles Heilmittel. Bei einem geheilten Fall ähnelten die Symptome denen bei *Angina pectoris*, wobei die Schmerzattacken mehrmals täglich wiederkehrten.« Ferner erwähnt Hughes den Einfluß des Mittels auf Chorea; dabei zitiert er die Ansicht

Dr.Ringers, es wirke bei dieser Krankheit nur in den Fällen heilend, die rheumatischen Ursprung sind.

Sodann »Fälle, bei denen die Gebärmutter den Ausgangspunkt der Pathologie bildet. Actaea hat eine unbestrittene Wirkung auf dieses Organ — als ein Abort herbeiführendes und Wehen beförderndes Mittel. ... Seine therapeutischen Kräfte in diesem Bereich sind vielfältig und gut dokumentiert. Besonders wenn der Uterus rheumatisch affiziert zu sein scheint, hat es positve Wirkungen; es lindert Dysmenorrhoe und Nachwehen, beseitigt Abortneigung und erleichtert die Entbindung. ... Wenn sich uterin bedingte Krankheitszustände woanders als in dem Organ selbst manifestieren — durch die für diese Arznei charakteristischen Schmerzen und Erregungszustände —, kommt es rasch zu einer durchschlagenden Besserung derselben. Actaea heilt uterusbedingte Epilepsie und Hysterie; puerperale Melancholie; Nervosität bei Schwangeren sowie die Unruhe und den unglücklichen Gemütszustand, die so häufig bei ›Uteruspatientinnen‹ zu beobachten sind, insbesondere aber auch deren Schlaflosigkeit. Darüber hinaus vermag es die inframammären Schmerzen unverheirateter Frauen zu beheben, deren Beziehung zum Uterus vergleichbar ist mit der Beziehung der Schmerzen am rechten Schulterblatt zur Leber [vgl. dazu das CHELIDONIUM-Kapitel]; auch Schmerzen in den Brüsten selbst, die auf diese Weise entstehen. Klimakterische Beschwerden gehören ebenfalls zum Wirkungskreis des Mittels; es bessert das flaue Gefühl im Magen (eines seiner markanten Prüfungssymptome), den Schmerz am Scheitel und das reizbare Wesen der Patientin mehr als irgendein anderes Mittel.«

Bezüglich Actaea bei Zwerchfellschmerzen zitiert Hughes einen interessanten und aufschlußreichen Artikel von Dr.Madden aus dem *British Journal of Homœopathy*, Band 25. »Hier war der Doktor nicht nur Arzt, sondern zugleich Patient.« ... Der Schmerz hatte sein Zentrum im Brustkorb*; »es war, als ob jemand seine Faust fest auf das Brustbein pressen und nach innen zur Wirbelsäule drücken würde.« Gehen förderte gewöhnlich solche Anfälle. Waren diese heftig, so dehnte sich der Schmerz auf den Ösophagus bis hinauf in den Pharynx aus, wo er an der Rachenhinterwand ein eigenartiges Prickeln auslöste, das wiederum in den oberen Brustraum und die Schultern und dann die Arme hinunter bis in die Fingerspitzen zog. Ein paar Augenblicke völliger Ruhe brachten den Schmerz in der Regel wieder zum Verschwinden. In Ruhe traten die Beschwerden nie auf, außer bei zwei Anlässen starker Gemütserregung; und stets waren sie nach dem Essen schlimmer.

* Die folgende Schilderung dieses Falls stammt nicht mehr von Hughes, sondern wohl aus dem *British Journal of Homœopathy*. — d.Ü.

Das Leiden hielt jahrelang an, ungeklärt und allen Behandlungsversuchen trotzend — bis er etwas las, was ihn auf die Idee brachte, daß es sich dabei um eine Myalgie des Zwerchfells handeln könnte; und diese Erklärung schien einleuchtend zu sein. ARNICA wurde verworfen; schließlich entschied er sich für Actaea, da es sowohl auf das Nervensystem als auch auf die Muskulatur einwirkt.

Actaea in der Urtinktur, 3 oder 4 Minims*, linderte — ohne die Diurese, die gewöhnlich nach Aufhören der Schmerzen einsetzte; doch es mußte wieder abgesetzt werden, da es den Actaea-Kopfschmerz und den schmerzhaften Druck auf die Augäpfel zu erzeugen begann.

Actaea C12 blieb ohne Effekt, wohingegen die 1. Centesimalpotenz ohne Beschwerden eingenommen werden konnte und bald zur Heilung führte.

(Offensichtlich war Dr. Madden ein Anhänger der niedrigen Potenzen. Wahrscheinlich wäre es ihm mit einer höheren Potenz — *und diese nur bei Bedarf wiederholt* — besser ergangen!? Wie dem auch sei — er wurde geheilt!)

◊

Unter den Dingen, die Guernsey in bezug auf Actaea besonders vermerkt, finden wir: Geistesgestörtheit und die Angst, verrückt zu werden; bildet sich alle möglichen seltsamen Erscheinungen ein, — daß jemand sie ermorden wird; unaufhörliches Schwatzen, wobei sie ständig von einem Gegenstand zum nächsten springt; Niedergedrücktheit und das Gefühl, eine schwere, schwarze Wolke liege auf ihr.

Viel Kopfschmerzen; hat das Gefühl, als wollte die Schädeldecke wegfliegen; Schmerz, als wäre ein Bolzen vom Nacken zum Scheitel getrieben worden; oder auch Schmerzen, die vom Hinterkopf den Nacken herunterschießen; Kopfschmerz bis zur Nase herab.

Schmerzen in den Augäpfeln; in die Augen schießender Schmerz, so heftig, daß es schien, sie würde verrückt werden; Empfindung, als würden Nadeln ins linke Auge gestochen.

[Bei Schnupfen] Gefühl, als ob jeder Atemzug die kalte Luft mit dem Gehirn in Berührung bringen würde.

Gesicht bläulich. Wilder, furchterfüllter Gesichtsausdruck. Stirn kalt, Gesicht leichenblaß. Plötzliche, große Schwäche; Gesicht wird kreidebleich.

Schmerzen in der Uterusgegend, von einer Seite zur anderen schießend. Gefühl des Herabdrängens, auch im Kreuz — als würde etwas nach drau-

---

* Das kleinste Flüssigkeitsmaß, einem Gran (= 64,8 mg) entsprechend. — d.Ü.

ßen pressen. ... Wehen mit Ohnmachtsanfällen und schmerzhaften Krämpfen. Krämpfe während der Wehen durch nervöse Erregung. Wochenbettpsychose; fühlt sich fremd, redet wirr, schreit, versucht, sich zu verletzen. ... Ähnlichkeit mit CAULOPHYLLUM hinsichtlich der uterinen und rheumatischen Affektionen.

◊

Clarke *(Dictionary)* schreibt: »Vor dem Geburtstermin gegeben, macht es die Wehen leichter erträglich; es kuriert Schwangerschaftsübelkeit und bewahrt vor Nachwehen und Überempfindlichkeit. Lippe zufolge«, so schreibt er weiter, »ist eine charakteristische Indikation: ›Der Uterus wird kurz nach der Entbindung im Becken eingeklemmt, was mit großen Schmerzen verbunden ist.‹ ... Es hat bei Frauen Lebendgeburten sichergestellt, die zuvor ohne erkennbare Ursache nur tote Kinder geboren hatten; eingenommen wurde es zwei Monate lang vor dem Termin in täglichen Dosen der D 1.«

◊

Wie gewohnt wollen wir Kent für uns zusammenfassen lassen; es ist ja häufig sinnvoll, ihm das letzte Wort zu geben.

»Dieses Mittel ist noch wenig geprüft, ... doch erkennen wir bereits, daß es besonders zu jenen Krankheitszuständen von Frauen Ähnlichkeiten aufweist, die *hysterischer und rheumatischer Natur* sind.

Die Patientin fröstelt immer und bekommt leicht Beschwerden durch Kälte und Feuchtigkeit, welche nicht nur rheumatische Veränderungen in den Muskeln und Gelenken, sondern auch entlang den Nerven hervorbringen.

Die willentliche Steuerung von Körperfunktionen ist aus dem Gleichgewicht geraten, das willkürliche Nervensystem empfindlich gestört (das zugrunde liegende Merkmal der Hysterie); die Symptome sind mit solchen rheumatischer Art vermischt. Schmerzhafte Empfindlichkeit des ganzen Körpers; Zittern, Taubheit, Muskelzuckungen. Die Kontrolle über die dem Willen unterworfene Muskulatur ist verlorengegangen, es herrscht Aufruhr im willkürlichen Nervensystem, verbunden mit Muskelverspannungen und Steifheit. ...

Die Patientin ist allgemein kälteempfindlich, außer am Kopf. ...

Eine schreckliche Gemütsverfassung wechselt ab mit körperlichen Beschwerden. Es besteht überwältigende Traurigkeit, eine düstere Stimmung; die Patientin ist von Gram gebeugt. Dieser Zustand kann plötzlich vorübergehen oder auch hervorgebracht und verschlimmert werden durch Bewegung, Furcht, Aufregung oder Erkältung. ... Der Rheumatismus kann sich innerhalb eines Tages in Chorea verwandeln; die Symptome der körperlichen und geistig-seelischen Ebene sind einem dauernden Wandel unterworfen. Zuckungen, Schmerzhaftigkeit und Taubheit bestehen oft gemeinsam fort.«

Kent erläutert bezüglich der *Chorea:* »Zuckungen der Muskeln, wenn sie aufgeregt ist oder sich unterkühlt hat. Durch Pressen auf irgendeinen Körperteil kommt es zum Zucken der Muskeln in diesem Bereich. Die ganze Seite, auf der sie liegt, fängt an zu zucken und hindert sie am Einschlafen. Sie dreht sich auf die andere Seite oder auf den Rücken, und bald beginnen auch dort die gedrückten Muskeln zu zucken. Allmählich wird sie dadurch so ruhelos und nervös, daß es sie zur Raserei bringt. Der Geist wird von allen möglichen Einbildungen gequält, der Körper von allen denkbaren Formen von Unbehagen, weil sie keine Stellung findet, in der sie zur Ruhe kommen kann. Manchmal ist es das Wehtun der Muskeln, manchmal die Taubheit, manchmal das Muskelzucken, was ihr den Schlaf raubt. ...

Die Patientin ist voller Angst, leidet Seelenqualen und ist sehr unruhig. Sie fürchtet den Tod, ist erregt und mißtrauisch. ›Will die Medizin nicht einnehmen, weil damit etwas nicht in Ordnung sei.‹ ... Actaea ist in erster Linie ein Frauenmittel, denn seine Symptome sind sehr häufig mit Frauenleiden verbunden. Psychische Störungen, die nach dem Verschwinden von rheumatischen Beschwerden auftreten, sind ein typisches Merkmal des Mittels; der Rheumatismus bessert sich, der psychische Zustand aber wird schlechter. ... Linderung des Rheumatismus durch Diarrhoe, durch Blutungen aus der Gebärmutter: irgendein ›Ausfluß‹ muß geschaffen werden, anderenfalls entstehen Probleme auf der psychischen Ebene. ...

Ein Routinesatz bezüglich Actaea besagt, daß es Entbindungen erleichtert, ... doch trifft dies nur zu, wenn das Mittel in Übereinstimmung mit den Symptomen gegeben wird.« ... Wiederholen Sie dies im Geiste immer und immer wieder: wenn die Symptome übereinstimmen — wenn die Symptome übereinstimmen — wenn die Symptome übereinstimmen! Es heilt, es erleichtert die Geburt — *wenn die Symptome übereinstimmen;* dies gilt natürlich entsprechend für alle Arzneien.

»Sodann zeigen die ›Bearing down‹-Empfindungen des Mittels, daß es sehr hilfreich bei Uterusprolaps sein kann. Actaea hat diese Erschlaffung der Geschlechtsorgane. ... Doch werden homöopathische Arzneien Gebärmuttervorfall nur heilen, wenn die Symptome passen — und niemals sonst. Nur wenn das Mittel allgemein zu der Patientin paßt, wird dieses Senkungsgefühl verschwinden; die Patientin wird sich allgemein wohler fühlen, und schließlich wird auch die lokale Untersuchung zeigen, daß sich der Uterus wieder in der normalen Position befindet. Sie können nicht für den Prolaps verschreiben — Sie müssen für den ganzen Menschen verschreiben. Sie können nicht aufgrund eines einzelnen Symptoms Ihre Wahl treffen, da es wahrscheinlich fünfzig Mittel gibt, die dieses Symptom haben.«

In bezug auf die Menstruation gilt: »Je stärker der Blutfluß, desto stärker die Schmerzen. ... Viele Beschwerden bei Actaea verschlimmern sich während der Regel: das Rheuma, die Zuckungen, die schmerzhaften Krämpfe, die Schlaflosigkeit; es kann während der Menses zu epileptischen Konvulsionen kommen, zu dem typischen Wundheits- oder Zerschlagenheitsgefühl in den Muskeln und Gelenken. ... Jemand hat diese schmerzhafte Menstruation einmal ›rheumatische Dysmenorrhoe‹ genannt — kein schlechter Name! ...

›Schauder während der ersten Wehen. Hysterische Manifestationen infolge der Wehen.‹ Wehen hören zu früh auf oder werden unregelmäßig. ... Auch bei regulären Wehen zeigen sich einige wichtige Symptome. Eine Wehe setzt ein und scheint auch zufriedenstellend zu verlaufen, dann schreit die Patientin urplötzlich auf und greift sich an die Hüfte: der Schmerz hat den Uterus verlassen und sich auf die Hüfte verlagert, welche jetzt schmerzhaft verkrampft ist. ... Sie ist während der Entbindung so empfänglich für emotionale Regungen, daß ihre Wehen sofort aufhören, wenn sie eine bewegende Geschichte mitbekommt, die jemand im Kreißsaal erzählt, oder wenn sonst etwas Aufregendes geschieht; aus demselben Grund können nach der Entbindung die Lochien zum Stillstand kommen, der Milchfluß kann versiegen, und sie wird sich wie zerschlagen fühlen und Fieber bekommen.«

Kent sagt, die besten Erfolge hätten sich bei Actaea mit der 30., 200., 1000. oder noch höheren Potenzen und bei Verabreichung von Einzeldosen gezeigt.

Cina

ARTEMISIA CINA; KNOSPEN DES ZITWERBEIFUSS, SOG. ›WURMSAMEN‹

Hahnemann schreibt im Vorwort zu seiner Prüfung der ›Cinasamen‹ [*Reine Arzneimittellehre,* Band 1]: »Man hat von dieser so viel bedeutenden Gewächssubstanz seit Jahrhunderten keinen andern Gebrauch gekannt, als zur Austreibung der Spulwürmer bei Kindern, in Gaben von 10, 20, 30, 60 und mehr Granen. Ich übergehe die nicht selten lebensgefährlichen, auch wohl tödtlichen Erfolge solcher Gaben, auch bringe ich nicht in Erwähnung, daß ein paar Spulwürmer bei muntern Kindern noch nicht als bedeutende Krankheit anzunehmen und dem Kindesalter (bei noch schlummernder Psora) gewöhnlich fast ohne Beschwerde, eigen sind; dagegen ist so viel wahr, daß wo sie in Menge vorhanden waren, der Grund davon stets in einer krankhaften Beschaffenheit des Körpers, nämlich in der sich dann entwickelnden Psora lag, ohne deren Heilung die, auch in Menge mit Cina ausgetriebenen Spulwürmer, sich bald wieder zu erzeugen pflegen, daher durch solche Wurm-Austreibungen nicht nur nichts gewonnen wird, sondern solche fortgesetzte, zweckwidrige Curen sich oft mit dem Tode der gequälten Kinder zu endigen pflegen.*

Diese Gewächssubstanz hat noch weit schätzbarere Heilkräfte, welche aus folgenden, eigenthümlichen Krankheitssymptomen, die sie bei Gesunden erzeugt, leicht abgenommen werden können.

Wie viel sie nur, z.B. im Keuchhusten auszurichten vermag, und in gewissen mit Erbrechen und Heißhunger vergesellschafteten Wechselfiebern, wird man mit Verwunderung in der Erfahrung wahrnehmen. …

Ehedem bediente ich mich einer trillionfachen potenzirten Verdünnung der Tinktur, finde aber daß letztere gleichfalls bis zur decillionfachen Kraft-Entwickelung [C30] erhöhet, ihre Arznei-Kräfte desto vollständiger zeigt.«

---

* *Und Clarke sagt über* SANTONIN *(den aktiven Wirkstoff von Cina): »Das bevorzugte Anthelmintikum der alten Schule, hauptsächlich gegen Spulwürmer gegeben. 2–5 Gran sind die üblichen Dosen, doch haben diese schwere und in ein oder zwei Fällen sogar tödliche Vergiftungserscheinungen hervorgerufen — Konvulsionen, linksseitige Paralyse, Delirium, Erbrechen, Laxation.« In den Materia-Medica-Vorlesungen während des Studiums wurden wir vor dieser Dosierung von 2–5 Gran gewarnt, wie sie im ›Hale White‹ [vgl. Fußnote S. 152] für* SANTONIN *angegeben wird. »Sie hat«, so hieß es, »zum Tod von Kindern geführt, und wir sollten sie daher reduzieren.«*
Kürzlich hatten wir ein Kind bei uns, das nach Verabreichung von SANTONIN *taub geworden war. Die Prüfungen zeigen sehr wohl Wirkungen auf die Ohren, verständlicherweise aber keine Taubheit.*

Cina und SANTONIN scheinen hauptsächlich zur Austreibung von Spulwürmern verwendet worden zu sein. Diesbezüglich hatte ich einmal ein eindrucksvolles Erlebnis, allerdings nicht mit Cina, sondern mit NATRIUM PHOSPHORICUM, verabreicht in wenigen Gaben der D6. NATRIUM PHOSPHORICUM ist Schüßlers großes Mittel bei Gicht und *Gelenkrheumatismus* — und bei *Spulwürmern.** Einem Hausmädchen mit einem akut geschwollenen und entzündeten Knie gab ich eines Abends NATRIUM PHOSPHORICUM; am nächsten Morgen war das Knie praktisch beschwerdefrei, und *sie hatte einige Spulwürmer ausgeschieden.* Daraufhin ging ich das Mittel natürlich auf Wurmsymptome hin durch — und es fiel mir wieder ein. Bei *Madenwürmern* jedoch mit den Cina-Symptomen *unruhige Nächte, erweiterte Pupillen, Zähneknirschen, Bohren in der Nase und Juckreiz am After* habe ich immer wieder Cina 200 verschrieben, und soweit ich mich entsinne, sind in den späteren Berichten der Patienten ›Würmer‹ nicht wieder aufgetaucht.

Es gibt aber noch einen anderen Trick, der helfen kann, Madenwürmer loszuwerden: Man schmiere den After innen und außen mit Olivenöl oder (besser?) Vaseline ein, wobei man darauf achte, gut in die Falten zu kommen. Es heißt — ob es wahr ist, weiß ich nicht [es ist wahr; d.Ü.] —, daß die Würmer dorthin zur Eiablage kriechen, und dabei sollen sie sich festbeißen, was den Juckreiz erklären könnte; ist der After nun mit einem Gleitmittel versehen, finden die Weibchen dort keinen Halt; sie werden allmählich ausgeschieden, und das Leiden hat ein Ende. Vielen Müttern habe ich bereits zu dieser einfachen Maßnahme geraten, und soviel ich weiß, ist noch stets entweder das Cina oder die Vaseline oder beides zusammen erfolgreich gewesen. Ich weiß von keinem Problemfall, der wegen der Würmer ein zweites Mal zur Behandlung kommen mußte; beim ersten Besuch wurde darüber geklagt, doch dann wurden sie nicht mehr erwähnt, oder es hieß: »Keine Würmer mehr gesehen.«

Wo wir gerade beim Thema Würmer sind: Nicht jeder dürfte den Trick kennen, wie man einen Bandwurm fängt! Es ist die einfachste Sache der Welt — und der Trick funktioniert. Der Bandwurm scheint nämlich großes Gefallen an Kürbiskernen zu finden! — man nehme daher eine Unze [etwa 30g] frische Kürbiskerne, entferne die Schale, zerstoße sie und vermische sie mit zwei Unzen Honig. Diese Mixtur wird nun morgens auf nüchternen Magen in drei Gaben (mit jeweils einer Stunde Abstand) ein-

---

* Schüßler spricht in seiner *Abgekürzten Therapie* neben den Spulwürmern (*Ascaris lumbricoides hominis*; engl.: ›round-worm‹) auch noch von Madenwürmern (*Enterobius vermicularis*; engl.: ›thread-worm‹). Beide gehören zur Klasse der Fadenwürmer im eigentlichen Sinne *(Nematoden)*, diese wiederum zum Stamm der Rund-, Faden- oder Schlauchwürmer *(Nemathelminthes)*. — Anm.d.Ü.

genommen. Wenn der Wurm nicht bereits dadurch abgeht, bedarf es einer Dosis Rizinusöl. Hier noch eine Warnung: Wenn der Wurm ausgeschieden wird, soll man sich keinesfalls an ihm zu schaffen machen, solange er nicht ganz — *samt Kopf* — herausgekommen ist; anderenfalls wird er vom Kopf her wieder nachwachsen. Ich habe mir solche Bandwürmer immer in einer Flasche bringen lassen, um sie auf das Vorhandensein des winzigen Kopfes zu überprüfen. Die Erklärung der Wirkung der Kürbiskerne soll sein, daß der Bandwurm diese gierig verspeist, bis er benommen oder betäubt ist; dann erschlaffen seine Häkchen am Kopf, und er wird mit dem Darminhalt hinausbefördert.

Es ist, gelinde gesagt, immer ein Fehler, »zu schaden, damit es nützen möge« — und schädliche Methoden anzuwenden, wo auch einfache und harmlose zum Erfolg führen. Geben Sie Kindern mit den lästigen Cina-Symptomen Cina 200, und die Kleinen werden nicht nur ihre Madenwürmer los, sondern auch all die nervösen Symptome, die mit den Würmern zusammenhängen, sie begleiten oder ihr Fortbestehen erst möglich machen. Gesunde Kinder machen vermutlich mit Würmern ›kurzen Prozeß‹: eine gesunde Schleimhaut würde diesen keine geeignete ›Behausung‹ bieten. Wie Kent sagt: »Die alte Routine, Cina gegen Würmer zu verabreichen, brauchen Sie sich nicht zu merken, denn wenn Sie sich von den Symptomen leiten lassen, wird der Patient geheilt werden — und dann verschwinden auch die Würmer.«

◊

Hughes sagt in seinen *Pharmacodynamics:* »Hahnemann bezieht sich auf diesen Gebrauch von Cina« (Würmer auszutreiben), »und sehr zu Recht warnt er vor dessen Gefahren, wurde es doch zu seiner Zeit in Dosen von zehn bis sechzig Gran gegeben. ... Er sagt nichts über den dynamischen Gebrauch der Arznei bei Helminthiasis. Aber seine Prüfungen und Zitate bringen die merkwürdige Tatsache ans Licht, daß Cina am Gesunden nahezu, wenn nicht sogar vollständig, all jene Symptome hervorruft, deren Vorhandensein uns die Existenz von Würmern vermuten läßt. Da sind die dilatierten Pupillen, das Trübsehen, das Kribbeln* [und Jucken] der Augenlider, der Heißhunger, das Bauchkneifen, das Jucken an Nase und Anus, das häufige Wasserlassen, der krampfhafte Husten mit Erbrechen, der unruhige Schlaf, das Fieber und das Zucken an verschiedenen Stellen

---

* Hughes schreibt, wahrscheinlich irrtümlich, *twitching*, also Zucken (der Augenlider); dies geht aus den Prüfungen nicht hervor und steht auch so nicht im Repertorium. Wohl hat es »kitzelndes *(tickling)* Jücken« in den Augenwinkeln und »Kriebeln (*tingling*, crawling) in den Augenlidern, daß er daran reiben muß«. Daneben beschreibt Hahnemann jedoch »eine Art Konvulsionen des Augenbrau-Muskels«. — Anm. d. Ü.

des Körpers. Generalisierte Krämpfe waren ebenfalls häufig Folge von starken Wurmkuren mit Cina oder SANTONIN. So kamen auch homöopathische Ärzte dazu, das Mittel in geringsten Dosen Kindern zu verabreichen, die an Wurmbeschwerden litten. Sie nahmen an, daß es auf der Basis des Similia similibus zumindest die Symptome lindern müßte, die durch die Anwesenheit der Parasiten verursacht wurden, auch wenn diese selbst an Ort und Stelle verblieben. Es erfüllte voll ihre Erwartungen, doch nicht nur das ... die seltsame Folge war: durch irgendeinen unerklärlichen Einfluß linderten diese infinitesimalen Gaben von Cina nicht nur die Wurmsymptome, sondern beförderten sogar das Absterben und die Austreibung der Würmer selbst. Dies geschah so häufig, daß es schließlich anerkannte homöopathische Praxis wurde, auf wurmtreibende Mittel ganz zu verzichten und sich allein auf dynamische Arzneien zu verlassen. ...

Cina scheint bei allen Arten dieses Leidens von Nutzen zu sein, da Dr. Bayes sagt, daß er auch wiederholt *Bandwürmer* damit abgetötet habe, ebenso wie *Spul- und Madenwürmer*, für die es gewöhnlich gegeben wird; und es wirkt in jeder Dosierung, von der 12. Dilution von Cina (wie bei Bayes) bis zum Zwanzigstel eines Grans SANTONIN, wie von Dr. Dyce Brown empfohlen wird.«

◊

Nash schreibt über Cina sehr amüsant: »Hier haben wir es mit einem in seiner Art wahrhaft einzigartigen Mittel zu tun, das nur der Homöopath richtig anzuwenden versteht. Die alte Schule, ärgerlich über unsere Erfolge damit, aber nicht willens, zu unseren kleinen Dosen Zuflucht zu nehmen, hat mit seinem Alkaloid* herumgepfuscht und dabei mehr Schaden angerichtet als Gutes bewirkt, und zuletzt sind sie darauf verfallen, über die Idee zu spötteln, daß Kinder überhaupt von Würmern befallen sein könnten. Ich habe tatsächlich von mehreren Vorkommnissen dieser Art erfahren, und in der Gegend, wo ich praktiziere, ist diese Meinung mittlerweile so weit verbreitet, daß die Leute mich oft fragen: ›Doktor, glauben Sie an Würmer? Die anderen Ärzte tun es nämlich nicht! Nun habe ich aber mehrere Würmer im Stuhl meines Kindes gefunden und wollte Sie fragen, ob Sie was dagegen tun können.‹ Es ist für uns Homöopathen von großem Vorteil, *diese kleinen Patienten zu heilen*, ob wir nun an Würmer glauben oder nicht.« Und er sagt: »Etwas anderes habe ich zu meiner vollen Genugtuung nachweisen können, und zwar, daß Cina in diesen Fällen in der

---

* Gemeint ist wohl das Santonin; allerdings handelt es sich dabei nicht um ein Alkaloid, sondern, wie in den modernen Lehrbüchern zu lesen ist, um ein Anhydrid der Santoninsäure, eines Naphthalinderivats. — Anm. d. Ü.

C200 oder noch höheren Potenzen wirksamer ist als das Alkaloid oder Tiefpotenzen.« Hier folgt Nash Hahnemann; wenn man nur im Sinn hätte, die Würmer zu vergiften, würde man natürlich die größte Dosis geben, die man riskieren zu können meint; will man dagegen den Patienten lediglich mit dem vitalen Stimulus versehen — mit dem seinen Symptomen ähnlichsten Mittel — und ihn so in die Lage versetzen, mit den Symptomen selber fertigzuwerden und damit zugleich den lästigen Parasiten den günstigen Nährboden zu entziehen, dann muß man das bezüglich Zubereitung und Dosierung à la Hahnemann tun. Und es reicht dazu meiner Erfahrung nach eine Einzeldosis in der unglaublich verfeinerten Gabe, wie sie die 200. Potenz darstellt, im allgemeinen völlig aus.

Wir wollen Nash die Leitsymptome von Cina beschreiben lassen. Er sagt: »Das Wurmkind ist in der Regel nachts sehr unruhig, *›schreit im Schlaf schrill auf‹*, so daß man schon an APIS denkt; doch es tauchen andere Symptome auf, die APIS wieder ausschließen. *Das Kind ist verdrießlich und garstig wie* CHAMOMILLA. *Es tritt und schlägt nach dem Kindermädchen, möchte umhergetragen* (CHAMOMILLA) *oder gewiegt werden, oder es möchte nicht angefaßt oder angesehen werden* (ANTIMONIUM CRUDUM), *begehrt Dinge, die es aber verschmäht, sobald man sie ihm anbietet* (BRYONIA, STAPHISAGRIA); oder auch, ungleich CHAMOMILLA: es schreit, wenn jemand versucht, es hochzunehmen oder umherzutragen. Ist das nicht ein vollkommenes Bild des Gemütszustands eines Wurmkindes?« Dann geht er näher auf den Unterschied zwischen CHAMOMILLA und Cina ein ... Das CHAMOMILLA-Gesicht ist oft auf einer Seite rot und heiß — und blaß und kalt auf der anderen. Bei Cina ist das Gesicht rot-heiß, wobei beide Wangen leuchtendrot glühen, oder es sieht blaß und kränklich aus, mit dunklen Ringen um die Augen; diese beiden Aspekte können einander abwechseln. Es ist auch möglich, daß das Kind rot im Gesicht und zugleich sehr blaß um Mund und Nase ist. Es bohrt viel in der Nase, knirscht nachts mit den Zähnen und zuckt im Schlaf zusammen; es schluckt andauernd, als ob ihm etwas in den Hals ›hochkäme‹, bis hin zu Würgen und Husten aus diesem Grund. Eine solche Kombination von Symptomen findet man bei keinem anderen Mittel. Außerdem hat Cina noch abwechselnd Heißhunger und völlige Appetitlosigkeit.

◊

Clarke schreibt: »*Cina ist in erster Linie ein Wurmmittel, da es all die Symptome hervorruft, welche Wurmerkrankungen charakterisieren, seelisch-nervlich wie körperlich.* ... Es besteht eine Reizung der Nase, mit dem ständigen Bedürfnis, diese zu reiben, darin zu bohren oder den Finger hineinzupressen. Kinder sind extrem übellaunig und ungezogen; nichts vermag sie auch nur kurzfristig zufriedenzustellen. Zähneknirschen während des Schlafs; Bettnässen (wenn mit Nasebohren, großem Hunger und unruhigem Schlaf einhergehend); Herumwerfen im Bett im Schlaf; Aufschreien wie im Delirium. Sherbino fand als starke Indikation für Cina ›Hocken auf Händen und Knien im Schlaf‹. … Das Kind liegt im Schlaf auf dem Bauch oder ›auf allen vieren‹ …« (MEDORRHINUM hat das ebenfalls.)

◊

H. C. Allen *[Keynotes]* hebt unter den Cina-Symptomen besonders hervor: *»Heißhunger; schon bald wieder hungrig nach einer reichlichen Mahlzeit;* Verlangen nach Süßigkeiten; verweigert die Muttermilch.«

Des weiteren führt er an …

»Husten: trocken, mit Niesen; krampfhaft …; periodisch im Frühjahr und Herbst wiederkehrend. Das Kind mag aus Angst, einen Hustenanfall auszulösen, nicht sprechen oder sich bewegen.«

(Hughes ergänzt: »Hahnemann hält es für ein mögliches Heilmittel bei Keuchhusten — wo Dr. Jousset es als Hauptmittel ansieht — sowie ›in gewissen mit Erbrechen und Heißhunger vergesellschafteten Wechselfiebern‹. … Dr. Bayes empfiehlt es bei Gastralgie des leeren Magens.«)

Bei Reizbarkeit von Kindern vergleicht Allen Cina mit ANTIMONIUM CRUDUM, ANTIMONIUM TARTARICUM, BRYONIA, CHAMOMILLA, KREOSOTUM, SILICEA und STAPHISAGRIA.

»Bei Keuchhusten kann es angezeigt sein, nachdem DROSERA die schwere Symptomatik gebessert hat.

Es hat witterungsbedingte Aphonie geheilt, wenn ACONITUM, PHOSPHORUS und SPONGIA versagt hatten.

Muß oft bei Kindern als epidemisches Mittel in Betracht gezogen werden, auch wenn die Erwachsenen andere Mittel benötigen.«

Und Guernsey fügt hinzu: *»Beschwerden, die jedesmal auftreten, wenn man gähnt.* … Beschwerden, die ein ständiges Bedürfnis hervorrufen, die Nase zu reiben oder in ihr zu bohren« (ARUM TRIPHYLLUM).

Hauptsymptome *

Geist und Gemüt. Das Kind ist äußerst *verdrießlich*, schreit und schlägt nach jedem, der in seiner Nähe ist.

Erwacht unter jämmerlichem Weinen, Stöhnen und Schluchzen …[I]

Läßt sich durch kein Zureden beruhigen, taub gegen Liebkosungen.[I]

---

* Die mit [I] versehenen Symptome sind Hahnemanns *Reiner Arzneimittellehre* entnommen. — d. Ü.

Kinder erwachen abends oder vor Mitternacht vor Furcht oder Schreck, springen auf, sehen Gesichte, schreien, zittern und sprechen mit großer Angst darüber.

Kopf. Beim Gehen im Freien betäubendes, inneres Kopfweh, besonders des Vorderhaupts, dann auch des Hinterhaupts.[1]

Dumpfer Kopfschmerz mit Angegriffenheit der Augen, früh.[1]

Augen. Optische Täuschungen in leuchtenden Farben: blau, violett, gelb oder grün.

Palpitiren des Augenbrau-Muskels; eine Art Konvulsionen[1]

Ohren. Im äußern Ohre, klammartiges Zucken ...[1]

Unterm Warzenfortsatze, stumpfes Stechen, wie ein klemmendes Drükken; beim darauf Drücken, wie von einem Schlage oder Stoße.[1]

Das Kind bohrt oft so lange in der ***Nase***, bis Blut heraus kömmt.[1]

Jucken der Nase. Das Kind faßt sich viel an die Nase, ist sehr unruhig, schreit und ist höchst unliebenswürdig.

Blasses, kaltes ***Gesicht***.[1]

Er sieht krank [aus] um die Augen und blaß im Gesichte.[1]

Weiß und blaulicht um den Mund.[1]

Brennende Hitze übers ganze Gesicht ...

Nach dem Schlafe übersteigende Hitze und glühende Röthe der Wangen, ohne Durst.[1]

Magen. Starker Hunger kurz nach der Mahlzeit[1]; mit Leeregefühl im Magen.

Begehrt viel und mancherlei.[1]*

Nagendes Gefühl im Magen, wie von Hunger.

Atemwege und Brust. Morgens, nach dem Aufstehen hängt in dem Luftröhrkopfe Schleim, daß er öfters räuspern muß, wonach er sich aber bald wieder erzeugt.[1]

Sehr kurzer Athem, zuweilen mit Unterbrechungen, so daß einzelne Odemzüge fehlten.[1]

---

* Allen und Hering führen dieses Symptom unter »Appetit« auf, während Hahnemann es bei den Gemütssymptomen einordnet. — d.Ü.

Eine Art von Brust-Beklemmung; das Brustbein scheint zu nahe anzuliegen und der Athem wird etwas beklemmt.[1]

Heiserer Kotz-Husten von wenigen Stössen, der seinen Erregungs-Reitz nur durch eine längere Pause erhält; Abends.[1]

Vor dem Husten richtet sich das Kind jähling auf, sieht sich starr um; der ganze Körper hat etwas starres; sie ist bewußtlos, gleich als wenn sie die Fallsucht bekommen sollte und so kömmt darauf der Husten.[1]

Nach dem Husten wimmert das Kind: Au, au! man hört ein herabglucksendes Geräusch ...[1]

Rücken und Extremitäten. Zerschlagenheits-Schmerz im Kreuze, durch Bewegung nicht vermehrt.[1]

Ziehend reißender Schmerz im ganzen Rückgrate hinunter.[1]

Bohrend klammartiger Schmerz im linken Oberarme ...[1]

Einzelne, kleine, zuckende Stiche bald in der rechten, bald linken Hand.[1]

Lähmiger Schmerz im linken Oberschenkel, unweit dem Kniee.[1]

Stumpfe Stiche hie und da am Körper.[1]

Hie und da am Körper, bald an den Gliedmaßen, Armen, Füßen, Zehen, bald in der Seite, oder am Rücken, bald am Nasenbeine, besonders aber am hintern Kamme des Beckens (an der Hüfte) stumpfe Stiche, bisweilen wie ein Klemmen, bisweilen wie Drücken, bisweilen wie Stöße oder Rucke, bisweilen wie ein Jücken geartet; beim darauf Drücken schmerzt die Stelle wie wund oder zerschlagen.[1]

Krämpfe der Streckmuskeln; das Kind wird plötzlich steif; ein glucksendes Geräusch ist zu hören, wie wenn Wasser aus einer Flasche gegossen wird, vom Hals bis hinunter zum Unterleib.

Wurmkrämpfe; der Körper des Kindes streckt sich und wird ganz steif.

Beim Gähnen, Zittern des Körpers mit Schauder-Empfindung.[1]

Einige eigenartige oder charakteristische Symptome

Das Kind möchte umhergetragen werden.

Kann nicht die geringste Berührung ertragen; kann es nicht haben, wenn der Kopf berührt wird; Choreaanfälle, die jeweils durch Berührung auszulösen sind.

Weint jämmerlich, wenn man ihn anfassen oder führen will.[1]

Muß gewiegt, umhergetragen oder ständig auf dem Knie geschaukelt werden, Tag und Nacht. Das Kind schläft nicht, wenn es nicht gewiegt oder ständig in Bewegung gehalten wird.
Oder: Will ganz still im Dunkeln liegen.
Das Kind scheidet Würmer aus; bohrt in der Nase oder am After; hat einen Räusperhusten; macht ständig Bewegungen, wie um etwas zu schlucken; ist nur sehr schwer zufriedenzustellen.

◊

SANTONINUM, ein Derivat von Cina, hat bei Kindern nächtliche Enuresis hervorgerufen und geheilt — »nicht notwendigerweise mit Würmern einhergehend«.

Wie Cina beeinträchtigt es das Sehvermögen. Sieht Farben, besonders gelb und grün. Es hat auch einiges Ansehen als Heilmittel bei Katarakt. Vor einigen Tagen sagte eine Kataraktpatientin, als ihr eine grüne Farbkarte gezeigt wurde, ungehalten: »Ja, grün — das kann ich immer sehen!« Es bleibt abzuwarten, ob SANTONINUM ihr helfen kann. Sie hatte nach einer Kataraktoperation die Sehkraft auf dem operierten Auge völlig verloren, und auf dem anderen war sie nahezu blind.

Hughes (*Pharmacodynamics*, S. 392) berichtet von einigen interessanten Experimenten mit SANTONINUM als ›Augenmittel‹: Dr. Dyce Brown behandelte in Zusammenarbeit mit einem Augenarzt 42 Fälle, von denen 31 geheilt oder gebessert wurden. Es waren Erkrankungen darunter wie Chorioiditis, Retinitis, Sehnervenatrophie, echte Amblyopie sowie ›retinale Anästhesie‹. Und in einem Fall von unzweifelhaftem beidseitigem Katarakt konnte das Sehvermögen stark verbessert werden.

Cistus canadensis

HELIANTHEMUM CANADENSE; FELSRÖSCHEN, FROSTKRAUT

Das erste, was einem an Cistus, dem ›Frostkraut‹, auffällt, ist, daß es seinen volkstümlichen Namen nicht ohne Grund trägt. Clarke sagt, es habe die seltsame Eigenschaft, im frühen Winter die Bildung von Eiskristallen um seine Wurzeln herum zu begünstigen. Und Hering erläutert: »Es heißt, daß die Wurzeln dieser Pflanze an frostigen Morgen der Monate November und Dezember von dünnen, gebogenen Eiskristallen von etwa 2,5 cm Breite besetzt sind, während an anderen Pflanzen bereits Tautropfen hängen; sie schmelzen im Laufe des Tages, um sich dann über Nacht jeweils neu auszubilden.«[*]

Hering verweist auf diverse Veröffentlichungen über das Frostkraut[**], die dessen Einsatzmöglichkeiten aufzeigen: bei Halsschmerzen — bei Koliken nach saurem Obst — bei chronischer Dysenterie — bei Mastitis — bei Husten mit Geschwülsten und Geschwüren am äußeren Hals — bei Kropf und Erysipel — bei weißer Kniegeschwulst[***] — bei Wechselfieber — bei Skrofeln — bei Flechten.

Cistus ist ein wirklich erstaunliches Heilmittel bei Katarrh der nasalen und postnasalen Atemwege, des Rachens und des Kehlkopfes. Ich selbst habe es erst in letzter Zeit kennengelernt und gleich Freundschaft mit ihm geschlossen, ist es doch, *wo die Symptome übereinstimmen*, ein schnell und tief wirkendes Mittel.

Meine erste Erfahrung mit dieser Arznei sah so aus: Ein kleines Mädchen wurde im Sommer (August 1931) in unsere Ambulanz gebracht, weil sie sich ständig erkältete und diese Erkältungen immer sehr lange anhielten; waren sie um diese Jahreszeit schon schlimm, so erging es ihr im Winter noch viel schlechter. Sie hatte also: Verschlimmerung bei kaltem Wetter;

[*] Dieses Zitat aus den *Guiding Symptoms* ist von mir nach den Angaben Herings in seiner Cistus-Monographie (siehe Fußnote S. 454) etwas abgeändert worden. — d. Ü.

[**] In erster Linie auf seine Monographie, wo die meisten dieser Indikationen im einzelnen nachzulesen sind. — d. Ü.

[***] Im Englischen »white swelling of knee joint«; unter dem oben benutzten Begriff ist dieses Symptom im Repertorium zu finden — allerdings fehlt Cistus in der Rubrik. Gemeint ist damit eine tuberkulös oder skrofulös bedingte Gelenkschwellung, die zumeist das Knie befällt. Im *Roche Lexikon Medizin* ist diese Erscheinung unter dem Stichwort *Gelenkfungus* wie folgt beschrieben:
»Fungus articuli, Synovialitis fungosa: die trocken-granulierende Form der Gelenktuberkulose mit überschießender Bildung schwammiger, grauroter Granulationen. Klinisch durch Blässe des geschwollenen Gelenkes (›Tumor albus‹) imponierend.« — Anm. d. Ü.

ferner Abneigung gegen Fett, Fleisch und Salz und nur ein einziges starkes Verlangen — *nach Käse*.

Dies war so ausgeprägt, daß ich im Repertorium nach den Mitteln suchte, die Verlangen nach Käse haben, und fand: Arg-n., Aster., *Cist.*, Ign., Mosch., Puls.[*] — Cistus war also offenbar das Mittel mit dem stärksten Verlangen.

So schlug ich Cistus in der Materia Medica nach und stellte fest, daß es den Fall rundum abdeckte.

Es hat »häufiges heftiges Niesen — chronischen Schnupfen; Verschlimmerung durch Kälte, durch Einatmen kalter Luft« usw. Sie erhielt also mehrere Tage lang Cistus 6, dreimal täglich; danach trat umgehend Besserung ein, und das Mädchen wuchs schnell. Im Winter hieß es: »Sie erkältet sich nicht mehr.« Sieben Monate später kam sie noch einmal vorbei — »wieder erkältet« —, und das Mittel wurde wiederholt. ... So lernen wir aus diesem Fall unter anderem, daß selbst Tiefpotenzen eine anhaltende Wirkung haben können — wenn wir das richtige Mittel treffen; oder besser: die *Reaktion* auf Tiefpotenzen kann auch einmal anhaltend sein.

Solche Fälle von chronischem Schnupfen und ewigen Erkältungen sind manchmal nicht leicht zu behandeln.

Seither hatte ich noch mehrere Fälle dieser Art: Ein kleines, ›ewig erkältetes‹ Schulmädchen erhielt ebenfalls Cistus — auch sie hatte eine große Vorliebe für Käse! —, und ihre Mutter berichtete später, daß sie jetzt ihre Beschwerden los sei und daß sie auch in der Schule besser mitkomme, weil sie nicht immer wieder durch die Erkältungen zurückgeworfen werde. Und noch später: »Alle anderen Kinder hatten fürchterlichen Schnupfen, aber sie ist davon völlig verschont geblieben.« Auch hier mußte das Mittel nach vielen Monaten wiederholt werden.

In unserer Zeitschrift *Homœopathy* habe ich weitere bemerkenswerte Fälle aufgeführt; doch eine Arznei wie diese lohnt eine eingehendere Betrachtung, und ihr Nutzen erschöpft sich durchaus nicht in der Anwendung bei chronischen Nasen-Rachen-Katarrhen, wie wir sehen werden.

◊

Als hervorstechende Empfindung von Cistus fällt seine ***Kühle*** auf:[**]

---

[*] Nachträge im *Synthetischen Repertorium:* Calc-p., Coll., Mand., Sep. Vithoulkas' Ergänzungen: Aeth., Calc., Caust., *Chel., Nit-ac., Phos.* — d.Ü.

[**] Die beiden einzigen Prüfungen von Cistus sind in den Jahren 1835–1837 (unter der Supervision Herings) von Bute und Gosewisch durchgeführt worden. Die umfangreichste und wohl auch verläßlichste Symptomensammlung findet sich, angereichert mit klinischen Erfahrungen, in der Monographie, die 1866 im 72. Band der *A.H.Z.* als ›Originalmitteilung‹ Herings veröffentlicht wurde. Die daraus entnommenen Symptome sind mit [1] bezeichnet. — Anm.d.Ü.

Stirn nicht nur äusserlich kühl, sondern auch innerlich ist ein Gefühl von Kühle.[1]
In der Nase kühles Gefühl.[1]
Gleich nach dem Einnehmen [der C30] ... wird die Zunge kühl, dann der Athem durch den Mund, nachher durch die Nase, dann deutliches Kühlheitsgefühl am Kehlkopfe und am Schildknorpel und in der Luftröhre (PHOSPHORUS, RUMEX); viel Speichel im Munde, der auch kühl ist ...[1]
Die Kühle hält besonders im Halse den ganzen Tag an.[1]
Jedes kalte Lüftchen macht beim Einathmen Halsweh, in der warmen Stube nicht.[1]
Vor und nach dem Essen, Kältegefühl, auch im Magen, kühles Aufstossen.[1]
Kältegefühl im ganzen Unterleibe.[1]
Empfindlichkeit auf kalte Luft.*
Die Fingerspitzen waren sehr empfindlich gegen Kälte, und der Schmerz wurde schärfer beim Kaltwerden derselben.[1]
Kalte Füsse.[1]

Cistus hat aber auch brennende Empfindungen. (Bei den meisten Arzneien gibt es diese entgegengesetzten Zustände.)

◊

Als nächstes die ***katarrhalischen*** Symptome:

Drücken über den Augen und in der Stirne.[1]
Abends und Morgens häufiges heftiges Niesen.[1]
Chronischer Schnupfen.
Die linke Nasenseite wurde schmerzhaft, entzündet und geschwollen.[1]
Brennen im linken Nasenloche.[1]
Im Halse ein Gefühl von Weichheit.[1]
Gefühl als wäre Sand im Halse.[1]
Anhaltendes Trockenheitsgefühl und Hitze im Halse.[1]**
Eine trockenes Fleckchen im Munde ..., dann allgemeine Trockenheit im Halse, besser nach Essen, schlimmer nach Schlafen ...; sie muss aufstehen und ... trinken. Das innere Ansehen des Halses hat etwas Glasiges, hinten sieht man Streifen zähen Schleims.[1]
Zeitweise Jucken im Halse.[1] — Juckendes Kratzen am Kehlkopfe.[1]
Rohheitsgefühl in der obern Brust bis zum Halse herauf sich erstreckend.[1]

---

* Bezieht sich in der *Condensed Materia Medica* Herings wahrscheinlich auf die Mammae während der Schwangerschaft. — d.Ü.

** In den *Guiding Symptoms* wird irrtümlich ergänzt »< Essen u. Trinken«, wodurch es im Gegenteil gebessert wird. — d.Ü.

Stiche im Halse, welche Husten erregen, bei jeder Gemüthsaufregung.[1]

Kitzeln im Halse und Wundheit darin.[1]

Einathmen kalter Luft macht Schmerz im Halse.[1]

Rachen entzündet und trocken ohne Trockenheitsgefühl, mit zähem, Gummi ähnlichem Auswurfe, dick, geschmacklos, durch Räuspern herausgebracht, mehr Morgens.[1]

Bittrer Schleimauswurf.[1]

Nach Auswurf fühlt er stets viel erleichtert.[1]

Husten mit schmerzhaftem Reissen im Halse.[1]

Skrophulöse Drüsenschwellungen im Halse und Eiterung derselben.[1]

Chronisches Jucken in Larynx und Trachea.

Abends nach dem Niederlegen und Nachts im Bette ... Anfall, wo er mit lautem Giemen athmet ... Er hat das Gefühl, als wäre nicht genug Raum in der Luftröhre.[1]

(Ein seltsames Gefühl:) Abends ... nach dem Niederlegen, Ameisenkriebeln durch den ganzen Körper mit *ängstlicher Schwerathmigkeit.* Er musste aufstehen und das Fenster aufmachen, um Luft zu schöpfen, was besserte. Sobald er sich aber wieder ins Bett legte, kamen dieselben Gefühle wieder.[1]

Drücken auf der Brust.[1] Brustkorb schmerzt bei Berührung.

(Husten — mit den oben geschilderten Symptomen.)

◊

Außer dem Verlangen nach *Käse* hat Cistus Verlangen nach sauren Speisen; ferner nach (saurem) Obst, wonach aber Schmerzen und Durchfall auftreten. Durchfall auch nach Kaffeetrinken und bei feuchtem Wetter.

Drüsenaffektionen; Kropf. Cistus hat sogar einen Ruf bei Krebs.

Böse Folgen von Aerger.[1]

Jede Gemüthsaufregung verschlimmert das Leiden ungemein[1], den Husten eingeschlossen.

◊

Kent fügt in seiner kurzen Vorlesung über Cistus canadensis noch ein paar interessante Punkte hinzu ... Er nennt es ein tiefwirkendes Mittel, das CALCAREA sehr nahekommt, aber milder in der Wirkung ist. Es hat die Erschöpfung durch Anstrengung — die Atemnot — das Schwitzen — die Kälte von CALCAREA.

Er berichtet von seiner ersten Erfahrung mit Cistus: »Häufig ist es die Heilung eines schlimmen und typischen Falls, welche die Aufmerksamkeit nachdrücklich auf ein bestimmtes Arzneimittel lenkt. So war es auch in diesem Fall: Ich hatte das nähere Studium von Cistus immer wieder aufgeschoben ..., bis ich schließlich ein neunzehnjähriges Mädchen zu behandeln hatte. Sie litt an vergrößerten und harten Halslymphdrüsen, unter besonderer Beteiligung der Parotiden; hinzu kamen ein fötider Ohrenausfluß sowie entzündete und eiternde Konjunktiven mit Fissuren in den Augenwinkeln; ihre Lippen waren aufgesprungen und bluteten leicht, und an den Fingerkuppen bestand ein nässendes Ekzem. Ich konnte das Bild nicht mit CALCAREA zur Deckung bringen; daraufhin studierte ich eingehend die Materia Medica und kam zu dem Schluß, daß das kleine Mittel Cistus genau das zu sein schien, was sie benötigte. Die Patientin hatte schon eine Unmenge homöopathische Mittel bekommen, aber erst Cistus brachte die erhoffte Heilung.« Kent erzählt, er habe sich seither näher mit diesem Mittel beschäftigt und es auch ein- oder zweimal zu prüfen versucht — jedoch ohne Erfolg. »Es sollte weiter geprüft werden.«

Er beschreibt das Cistus-Bild folgendermaßen: »Die Lymphdrüsen entzünden sich, schwellen an und eitern. Es verursacht Knochenkaries und heilt alte Geschwüre. ... Sämtliche Schleimhäute sondern einen dicken, gelblichen, übelriechenden Schleim ab, weswegen es bei lange bestehenden und lästigen katarrhalischen Beschwerden mit Vorteil eingesetzt werden kann. Die Brust füllt sich mit Schleim; nach Expektoration desselben geht es dem Kranken deutlich besser, doch bleibt danach *ein rohes und wundes Gefühl in der Brust* zurück. ... Kältegefühl oder Brennen in der Nase — was nicht leicht auseinanderzuhalten ist: Bei akutem Schnupfen füllt sich die Nase mit dickem, gelbem Schleim, und wenn dieser ausgeschneuzt wird, befindet sich die entleerte Nasenhöhle in einem gereizten Zustand, der mal als Wundheits-, mal als Kältegefühl, mal als Brennen beschrieben wird. Dieser Zustand bessert sich, wenn sich wieder Schleim in der Nase angesammelt hat. Die genannten unterschiedlichen Empfindungen bei leerer Nase werden durch das Einziehen der Atemluft ausgelöst. ...

›Scharf stechende, unerträglich juckende, dicke Krusten auf dem rechten Jochbein, mit Brennen in diesem Bereich.‹ Cistus hat Lupus des Gesichts geheilt, Karies (Knochenfraß) des Unterkiefers und blutende Krebsgeschwüre an der Unterlippe. Es heilt alte, tiefreichende, fressende Geschwüre der Knöchel- und Schienbeingegend, mit reichlichen, ätzenden Absonderungen; schlimmer durch Baden; größte Empfindlichkeit gegenüber freier Luft; nur beschwerdefrei, wenn es sehr warm ist. ...

Jede Erkältung setzt sich im Halse fest. Warme Luft wird überall als angenehm empfunden; ... der Patient geht zum Ofen und dreht ihn auf, er möchte die Wärme in Nase, Hals und Lungen spüren. ...

›Chronische Verhärtungen und Entzündungen der Mammae.‹ ... Wucherungen mit Vergrößerung der umgebenden Lymphknoten. Die Halslymphdrüsen sind vergrößert und wie Knoten eines Seils aneinandergereiht, wie z.B. beim Morbus Hodgkin. Nur bei einer begrenzten Zahl von Mitteln findet sich diese Art von ›Knotenbildung‹.« ... Und so weiter.

◊

Cistus canadensis bedarf noch weiterer Prüfungen; doch das, was bereits als gesichert gelten kann und was das markanteste an dieser Arznei ist, habe ich herauszustellen versucht, denn offensichtlich ist Cistus innerhalb seines Wirkungskreises ein geradezu heroisches Heilmittel.

Übrigens ist Cistus auch ein ›*Rheumamittel*‹. Ein Patient (und Kollege), der »bei jeder Mahlzeit Käse« aß, war durch Cistus von einem chronischen Schnupfen mit plötzlichen, unkontrollierbaren Niesanfällen geheilt worden (die Anfälle pflegten jeweils zehn bis zwanzig Minuten anzuhalten, wenn sie nicht durch Schnupfen von Kokain oder Schnüffeln an Chloroform gestoppt wurden). Geraume Zeit später entwickelte er Schmerzen in der rechten Schulter, »die auch durch wochenlange elektrische u.ä. Behandlungen unbeeinflußt blieben, ja stattdessen immer schlimmer und quälender wurden.« Ich fand heraus, daß Cistus genau solche Schmerzen hervorgerufen hatte, und nach einer neuerlichen Gabe dieses Mittels »waren sie innerhalb einer Stunde verschwunden«.

Clarke sagt: »Cistus ist ein uraltes Heilmittel bei skrofulösen Erkrankungen, ebenso bei skorbutischen Zuständen und gangränösen Geschwürbildungen.«

◊

Nachtrag des Übersetzers: Da die deutsche Fassung der Heringschen Monographie (siehe Fußnote S.454) nicht so leicht zugänglich ist, möchte ich an dieser Stelle noch einige Symptome nachtragen, die im Text nicht erwähnt wurden, aber von Hering, Allen oder Hale hervorgehoben wurden.

Die meisten Kopfschmerzen *erhöhen sich Abends und dauern die Nacht hindurch fort.*

Niesen; — ohne Schnupfen oder irgendeine andere Ursache.

Im höchsten Grade skorbutisches Zahnfleisch ... [Parodontose!].

Wehe Zunge, wie roh auf der Oberfläche.

Chronischer Durchfall.

Bis Tagesanbruch sehr dünner Stuhl, es spritzt ab, graulich gelb; bis Mittag noch 3 Stühle.

Knieschmerzen, Abends.

Skrofeln; extrem empfindlich auf kalte Luft.

Grosse Empfindlichkeit gegen jede Zugluft.

Drüsen geschwollen, entzündet, verhärtet oder eiternd; Skrofeln; Knochenkaries; alte Geschwüre.

Starker Frost, darauf *Fieberhitze* mit *Zittern;* dabei schnelle Geschwulst der Ohr- und Halsdrüsen mit hoher Röthe derselben.

Morgens Alles ärger.

Abschließend zwei Fallbeschreibungen aus Herings Monographie:

Ein von den Aerzten aufgegebener siebenjähriger Knabe hatte seit 3 Jahren die sog. Luxatio spontanea ... In der Hüftgegend fanden sich drei Geschwüre, das eine bis auf den Knochen gehend, so gross, dass es mit den Fingern untersucht werden konnte. Nach einer Abkochung der *Cistrose* hörten binnen zwei Tagen seine Nachtschweisse auf. Er bekam drei Mal täglich einen Theelöffel voll und war nach 39 Tagen vollständig geheilt.

Herr C. hatte seit den Kinderjahren Skrofeln: Drüsengeschwulst am Halse, in seinem 16. Jahre am Schlimmsten, acht Abscesse am Halse und Nakken, drei offene Geschwüre an der Schulter und drei in der Hüftgegend. In seinem 40. Jahre war sein Kopf auf eine Seite gezogen, so dass er nicht arbeiten konnte. Als er eine Woche hindurch Cistus gebraucht hatte, waren alle Geschwülste aufgegangen, hatten sich entleert und heilten, die Verhärtungen waren kleiner, er konnte den Kopf wieder bewegen und arbeiten. ...

Cocculus

COCCULUS INDICUS (FRÜCHTE VON ANAMIRTA COCCULUS); KOCKELSKÖRNER

Hahnemann sagt von Cocculus indicus: »Diese bisher bloß zur Vertilgung einiger schädlichen Thiere und zur Betäubung der Fische, um sie mit Händen fangen zu können, gebräuchliche Gewächssubstanz ward (so wie die Stephanskörner) zuerst von mir als Arznei angewendet, nachdem ich vorher ihre dynamischen Wirkungen am gesunden menschlichen Körper ausgeforscht hatte. Es liegen viele Heilkräfte in ihr, wie schon folgende von derselben erfahrne Symptome lehren, und die Tinktur, in hoher Verdünnung und Potenzirung nach der Wirkungs-Aehnlichkeit angewendet, ist in nicht wenigen Fällen gewöhnlicher Menschenkrankheiten zur Hülfe unentbehrlich, besonders in einigen Arten schleichender Nervenfieber, in mehrern sogenannten Krämpfen im Unterleibe und sogenannten krampfhaften Schmerzen andrer Theile, wovon das Gemüth ungemein zur Traurigkeit verstimmt wird, insonderheit beim weiblichen Geschlechte, in nicht wenigen Anfällen von Lähmung der Glieder und in Gemüthsverstimmungen, dergleichen Kockel in Aehnlichkeit selbst erregen kann.«

Hering *(Guiding Symptoms)* schreibt: »Es wird die Tinktur aus den pulverisierten Früchten verwendet, die einen kristallisierbaren Stoff enthalten: PICROTOXIN, ein starkes Gift.

Cocculus wurde vor Jahrhunderten als Gift für Fische eingesetzt; es betäubte diese, so daß sie leicht zu fangen waren.

Es wurde und wird noch immer«, so fügt er hinzu, »in großem Umfang zum Panschen alkoholischer Malzgetränke benutzt.«

Welch angenehme Vorstellung! Falls dieser Brauch noch fortbesteht, erklärt das ja vielleicht das eine oder andere Symptom der Biertrunkenheit. Die Verhaltensweisen und die Mentalität dieser torkelnden und krakeelenden Ungeheuer, die ich — jedenfalls vor dem Krieg, durch den das Bier dann glücklicherweise teurer wurde und schwieriger zu bekommen war — auf der Straße anzutreffen pflegte, erinnern doch sehr stark an die Symptome einer Cocculus-Vergiftung: der mühsame, unsichere Gang; die schwerfällige Sprache und Artikulation; die lärmende, streitsüchtige Laune der taumelnden, brüllenden Sänger — kein Wunder, daß Cocculus »eines der Heilmittel für die typischen Säuferkrankheiten« ist.

Aber, wie Tennyson sagt, »Vergangenheit kann wieder auferstehen«, und vielleicht werden wir die guten alten Zeiten noch einmal aufs neue erleben, nun, da Bier von allen großen Plakatwänden marktschreierisch angepriesen wird: *»Bier ist gut für Dich!«*, und wie die Brauerei-Slogans sonst noch lauten. Wie eine amerikanische Zeitschrift zum Thema patentierte Arzneimittel schrieb, werden diese ja nicht aus Liebe zu den Mitmenschen oder zu deren Wohl und Heil auf den Markt gebracht und beworben, sondern einzig und allein zu dem betrügerischen Zweck, ihnen das Geld aus der Tasche zu ziehen. ... Nun ja, es dreht sich halt alles um ›Industrie‹ und ›Dividenden‹ — und die Steuereinnahmen durch Bier steigen, was dem Schatzkanzler sicher nicht ungelegen kommt. Nur, es gibt eben auch noch die andere Seite der Medaille: der Appetit wird angeregt; das Trinken kann zur Gewohnheit werden, welche, einmal entwickelt, nur schwer wieder auszurotten ist; und natürlich stellt es eine ständige Versuchung dar für die Schwachen und Wankelmütigen, die es an jeder Straßenecke gibt. Aber dies ist ein freies Land — zumindest wurde es dafür gehalten, bis *»DORA«* [*»Defence of Realm Act«*, Erlaß zum Schutz des Königreichs; d.Ü.] kam — und blieb; und solange der ausgelassene Brite sich nur betrinkt und sich auf der Straße nicht zu ungebührlich oder störend aufführt, solange er außerdem nur bis zu einer bestimmten nächtlichen ›Geisterstunde‹ trinkt, wird ihm die freundliche Polizei keine übermäßigen Unannehmlichkeiten bereiten. Und in der Zwischenzeit können wir Homöopathen Cocculus studieren: in der Spastizität des Betrunkenen, im Kontrollverlust über seine Gliedmaßen, in seinen ungelenken Fortbewegungsversuchen; und wir haben hinreichend Gelegenheit, uns die Eigentümlichkeiten des Mittels einzuprägen und sie zur Heilung anzuwenden.

◊

Einige ***Geistes- und Gemütssymptome***, die stark auf Cocculus hinweisen:*

Mühsames Sprechen; Schwierigkeiten beim Lesen und beim Denken.

Denkt folgerichtig, antwortet korrekt, braucht aber lange Zeit zum Überlegen.

Langsames Begriffsvermögen: kann das richtige Wort nicht finden, ist in Gedanken versunken, kann sich nicht klar ausdrücken.

Oder: Ist reizbar, spricht hastig, kann nicht das leiseste Geräusch, den geringsten Widerspruch ertragen.

Er wird witzig und macht Spaß.[1] — Unwiderstehliche Neigung zu trällern und zu singen; wie eine Art Wahnsinn.[1] — Sehr gesprächig.

Melancholisch und traurig; empfindlich auf Vorhaltungen, Kränkungen, Enttäuschungen; schnell beleidigt; ärgert sich über Kleinigkeiten.

---

* Die mit [1] markierten Symptome sind Hahnemanns *Reiner Arzneimittellehre* entnommen; mit [2] versehene Symptome stammen aus Jahrs *Symptomencodex*. Ein mit [3] bezeichnetes Symptom findet sich bei Rückert, *Kurze Uebersicht der Wirkungen homöopathischer Arzneien* (zitiert nach Kellers *Cocculus*-Monographie, Haug Verlag). — d.Ü.

Sie ist trödelig, kann in Geschäften nichts zu Stande bringen und mit nichts fertig werden ...[1]

Ängstliches, erschrockenes Aussehen.

Über seine Gesundheit wenig besorgt ist er sehr ängstlich über Unpäßlichkeiten Andrer.[1] (ARSENICUM, PHOSPHORUS, SULFUR)

Furcht vor dem Tod und unbekannten Gefahren.

◊

Clarke *(Dictionary)* berichtet von PICROTOXIN, dem Alkaloid von Cocculus, und seiner Wirkung auf Fische: »Wenn PICROTOXIN Wasser zugesetzt wird, in dem Fische schwimmen, machen diese sich windende und bohrende Bewegungen, die mit ruhigem Schwimmen abwechseln, öffnen häufig das Maul und die Kiemenhöhlen, fallen zur Seite und sterben rasch an Sauerstoffmangel.« Er erzählt von einem Arzt, der PICROTOXIN an sich selbst prüfte und so beängstigende Symptome bekam, daß er Zuflucht zu Opium, Chloroform und Kampfer nehmen mußte, um sie zu antidotieren. Er litt an »Brechübelkeit, Ohnmachtsneigung, heftigen Darmschmerzen, ruhrartigen Durchfällen, exzessiver Harnsekretion sowie Krämpfen (Crampi) und Lähmungsempfindungen in den Beinen. Während der Leibschmerzen hatte er das Gefühl, als wolle am linken Leistenring der Darm hervortreten.« (Cocculus bzw. PICROTOXINUM haben sich bei linksseitiger Leistenhernie als nützlich erwiesen!)

Cocculus hat, laut Clarke, einen Fall von Delirium bei Einsetzen der Regel geheilt; die Patientin schilderte: »Ständig sehe ich etwas Lebendiges an den Wänden, am Boden, auf Stühlen oder sonstwo; immer ist es in Bewegung und will sich auf mich wälzen.« (Cocculus ist, wenn die übrigen Symptome passen, ein Heilmittel bei Menstruationsbeschwerden und Unregelmäßigkeiten der Menses.)

Clarke berichtet von der Heilung einer postpartal aufgetretenen Lebervergrößerung durch Lippe, dessen Indikation die *»größere Schmerzhaftigkeit der Leber nach Zorn oder Ärger«* war. Ein wichtiges Charakteristikum von Cocculus ist ferner die große Berührungsempfindlichkeit — und: *die geringste Erschütterung ist unerträglich* (BELLADONNA).

◊

Hughes *(Pharmacodynamics)* zitiert einen Vergiftungsfall durch Cocculus, den Hahnemann in *Hufelands Journal* veröffentlichte.* Ein Apothe-

---

* Die ausführliche Schilderung dieses Falls findet sich auch in den *Kleinen Medizinischen Schriften* Hahnemanns (1. Band, S. 208), in dem Artikel »Gegenmittel einiger heroischen Gewächssubstanzen«. — d. Ü.

ker wollte den Geschmack der Kockelskörner probieren »und wog, da er sie für eine heftige Substanz hielt, einen einzigen Gran ab, nahm aber davon nicht völlig die Hälfte, spühlte diese Kleinigkeit über den Gaumen hin mit der Zunge, und eben da er es hinterschlang, also kaum nach zwei Sekunden, fieng schon die fürchterlichste Bangigkeit an, ihn zu überfallen. Mit jeder Sekunde nahm diese Aengstlichkeit zu; er ward über und über kalt, seine Glieder wurden gleichsam paralytisch steif, mit ziehenden Knochenschmerzen darin und im Rücken. Die Zufälle stiegen von Stunde zu Stunde, bis nach sechs Stunden die Angst, die Betäubung, die sinnlose Dummheit und Unbeweglichkeit auf den äußersten Grad gestiegen waren, mit starrem, mürrischem Blicke, eiskaltem Schweiße an der Stirne und den Händen und größter Abneigung gegen alles Getränk oder Nahrung.« (Letzteres ist ein häufiges und für Cocculus charakteristisches Symptom.) »Jedes laute Wort empörte ihn. Was er zu dieser Zeit noch sagen konnte, war, daß ihm das Gehirn wie mit einem Bande zusammengeschnürt sey und er seiner Auflösung entgegen sehe. ... Er wollte schlummern ..., aber, während er die Augen zuthat, mußte er sich auch sogleich wieder in die Höhe richten lassen, so fürchterlich, versicherte er, sey die Empfindung gewesen, die er vom Einschlummern in seinem Gehirn gefühlt habe, dem schreckhaftesten Traume ähnlich.« [Hahnemann kurierte ihn durch Einflößung einer starken Kampferemulsion; d.Ü.]

Hughes schreibt: »Die in letzter Zeit an Tieren vorgenommenen Versuche mit dem in Cocculus enthaltenen Alkaloid PICROTOXIN machen deutlich, daß Krämpfe, tonische wie klonische, besonders typisch für dessen Wirkung sind. Letztere weisen viele jener sonderbaren Merkmale auf, die man als Verletzungsfolge der Crura cerebri beobachtet hat, wie etwa halbkreisförmige und rückwärtsgerichtete Bewegungen oder Herumrollen um die Körperlängsachse. Gleichzeitig damit tritt eine starke Verlangsamung von Puls und Atmung auf, was auf eine Störung am Ursprung des Vagusnervs hindeutet.«

Und weiter: »Cocculus scheint die motorischen Nervenbahnen entlang der gesamten kraniospinalen Achse zu beeinflussen. Ich denke, die ganze Bandbreite seiner heilenden Wirkung ist auf diesen Einfluß zurückzuführen. Es leistet große Dienste bei bestimmten Formen des Erbrechens, welches bei näherer Untersuchung eher zerebralen als gastrischen Ursprungs zu sein scheint, so wie es bei Seekrankheit und bei manchen Leuten auch durch Fahren im Wagen oder ähnliche Fortbewegungsarten auftreten kann. Auch Erbrechen bei Migräne oder zerebralen Tumoren gehört hierher; ... bei ersterem ist Cocculus wohl allen anderen Mitteln überlegen. Bei dem häufig mit der Übelkeit einhergehenden, aber auch unabhängig davon auftretenden Schwindel gehört Cocculus zu den Hauptmitteln.« Die abdominellen Krämpfe des Mittels, so Hughes, werden gewöhnlich von Flatulenz begleitet, die nicht Folge von Gärungsprozessen ist, sondern anscheinend von den Darmwänden erzeugt wird.

◊

Farrington *(Clinical Materia Medica)* sagt in bezug auf unser Mittel, »das seine Eigenschaften dem Wirkstoff PICROTOXIN (wörtlich: ›Bittergift‹) verdankt«:

»Wir finden bei Cocculus Symptome, wie wir sie auch bei vielen anderen Mitteln antreffen, doch nirgends stehen sie in dem gleichen Zusammenhang wie hier.

Der allgemeine Effekt von Cocculus ist seine wohlbekannte Einwirkung auf das zerebrospinale Nervensystem, ... wo es zu großer Schwäche führt. Es verursacht paralytische Schwäche des Rückenmarks und ganz besonders seiner motorischen Nervenbahnen, und daher ist es ein zuverlässiges und häufiges Heilmittel bei Lähmungen, die von einer Erkrankung des Rückenmarks herrühren. Indiziert ist es hier vor allem zu Beginn des Leidens, ob dieses nun aus einer funktionellen oder aus einer schweren organischen Erkrankung der Medulla resultiert — sei es eine Spinalirritation, Rückenmarkserweichung oder auch lokomotorische Ataxie. Cocculus ist in solchen Fällen besonders angezeigt, wenn die Lumbalregion betroffen ist, mit Schwäche im Kreuz, als wäre es gelähmt; das Kreuz versagt beim Gehen. Es besteht Schwäche der Beine, beim Gehen geben die Knie nach; die Oberschenkel schmerzen wie zerschlagen; die Fußsohlen fühlen sich an, als wären sie eingeschlafen. ... Erst schläft die eine Hand ein, dann die andere; manchmal schläft auch der ganze Arm ein, wobei sich die Hand wie geschwollen anfühlen kann.

Es gibt ein Begleitsymptom, das fast immer in Verbindung mit den eben erwähnten Beschwerden auftritt, und zwar ein Gefühl von *Hohlheit* in einer der Körperhöhlen — in Kopf, Brust oder Bauch. Dies ist mehr als ein Flauheits- oder Schwächegefühl, es ist wirklich das Gefühl, als ob diese Teile leer und hohl wären.

Die Schwäche von Cocculus ist spinalen Ursprungs. Sie tritt vorzugsweise infolge Schlafmangels auf; der Patient kann abends nicht einmal ein oder zwei Stunden länger als gewöhnlich aufbleiben, ohne sich den ganzen nächsten Tag müde und erschöpft zu fühlen. ...

Der Bauch ist [beim Cocculus-Unterleibstyphus] stark aufgetrieben und tympanitisch; dieser Meteorismus von Cocculus ist nicht der gleiche wie bei CHINA, CARBO VEGETABILIS, COLCHICUM, SULFUR oder auch LYCOPODIUM.

Es gibt verschiedene Ursachen des Meteorismus: sie kann von den Blutgefäßen herrühren, von der mit der Nahrung verschluckten Luft, von Veränderungen der Nahrung selbst oder auch von Retention der Flatus. Letzteres ist die Ursache der Blähsucht von Cocculus indicus. Es kommt als Heilmittel nicht in Betracht, wenn die Blähungen durch Nahrungszersetzung entstehen; dies würde nach CARBO VEGETABILIS verlangen.«

Bezüglich der okzipitalen Kopfschmerzen von Cocculus steuert Farrington interessante Informationen bei: »Vor ein paar Jahren gab es eine Fleckfieberepidemie in dieser Stadt. Viele Kinder starben daran, vor allem in den ersten Tagen. Nach einer Weile entdeckte man ein für diese Epidemie typisches Symptom, nämlich ›heftiger Schmerz in der unteren Gegend des Hinterkopfs und im Nacken‹. Bei stuporösen Kindern zeigte sich dies dadurch, daß sie den Kopf nach hinten streckten, um so die Spannung an den Hirnhäuten zu verringern; andere, die bei Bewußtsein waren, legten ihre Hände hinten an den Kopf, und wieder andere klagten über Schmerzen am Hinterkopf, als ob dieser *sich abwechselnd öffnen und schließen würde!* Dieses Symptom nun hatte sich auch unter Cocculus gezeigt, und so gab es nach dessen Einsatz nur noch sehr wenige Todesfälle. Hinterkopfschmerzen sind nicht leicht zu heilen — Cocculus ist hier ein wichtiges Mittel … (weitere sind GELSEMIUM und JUGLANS CINEREA).«

◊

Hier nun Nashs kurzer Abriß von Cocculus:

Schwäche der Halsmuskeln; kann kaum den Kopf aufrecht halten.

Schwäche im Kreuz, wie gelähmt; es versagt beim Gehen; kann kaum stehen, gehen oder sprechen.

Hände und Füße werden taub, schlafen ein.

Allgemeines Schwächegefühl; oder flaues, hohles, leeres Gefühl in Kopf, Magen, Bauch und anderen Organen; schlimmer durch Schlafmangel oder nächtliches Wachen.

Starke Bauchauftreibung mit Blähungs- oder Menstruationskoliken; krampfartige Schmerzen; Neigung zu Hernienbildung.

Modalitäten: < Aufsetzen im Bett*, Fortbewegung, Fahren im Wagen oder Boot, Rauchen, Reden, Essen, Trinken, Nachtwachen; > bei ruhigem Liegen.

* Bezieht sich vor allem auf den Schwindel. Es gibt im Repertorium die Rubrik *Vertigo, (worse) sitting up in bed*, wo **Cocc.** neben **Chel.** als einziges Mittel dreiwertig erscheint. Diese Rubrik ist in der deutschen Übersetzung irrtümlich mit »*Aufsitzen* im Bett verschlechtert« wiedergegeben; richtig muß es heißen »*Aufsetzen* …« — im Sinne der Bewegung des Hinsetzens oder Aufrichtens *(rising up)* im Bett (vgl. auch Fußnote S. 505). — Anm. d. Ü.

Kents *Lectures*, wie gewohnt die aufschlußreichste Darstellung des Mittels:

»Cocculus verlangsamt alle körperlichen und geistigen Aktivitäten, indem es eine Art paralytischer Schwäche hervorruft. In all seinen Wirkungen zeigt sich diese verzögernde Tendenz. Alle Sinneseindrücke erreichen nur langsam die Zentren. Zwickt man den Patienten zum Beispiel in den großen Zeh, vergeht eine ganze Minute, bis er endlich ›au‹ sagt. Antwortet nur langsam auf Fragen, scheint vorher lange nachzudenken; in Wirklichkeit macht er wohl nur den Versuch dazu. ...

Er ist schwach und müde. Zuerst kommt diese Langsamkeit, dann ein Zustand, in dem sich die Paralyse bereits andeutet, und schließlich vollkommene Lähmung, lokal oder allgemein.Ein solcher Zustand kann ausgelöst werden durch das Pflegen von Angehörigen; Angst, Sorge und Schlafmangel führen dann zu völliger Erschöpfung.«*

Seit der Zeit Hahnemanns bis in unsere Tage ist Cocculus, so Kent, ein Heilmittel für Beschwerden durch Krankenpflege gewesen — aber nicht so sehr durch professionelle, sondern eher durch familiäre Krankenpflege, denn um in einen Cocculus-Zustand zu geraten, bedarf es eines Zusammenwirkens von Bedrückung, Besorgnis und länger bestehendem Schlafdefizit. ... »Am Ende stehen dann geistige und körperliche Erschöpfung, Schlaflosigkeit, kongestive Kopfschmerzen, Übelkeit, Erbrechen und Schwindel. Dies ist der typische Gang der Dinge in einem Cocculus-Fall.«

»Der Cocculus-Patient steigt in einen Wagen, und kurz nach der Abfahrt treten Übelkeit, Erbrechen und Migräne oder auch Schwindel auf.

Cocculus kann Bewegung nicht vertragen; schlimmer durch Fahren und andere Fortbewegungsarten; schlimmer vom Bewegen der Augen; schlimmer durch Sprechen. Will er etwas ansehen, so braucht er viel Zeit, um den Kopf vorsichtig zu drehen; braucht viel Zeit, sich zu bewegen, viel Zeit zum Denken; zu allem braucht er viel Zeit. Der ganze Organismus arbeitet langsam und träge.«

Sodann *Inkoordination;* Kent sagt, daß es erfolgreich bei lokomotorischer Ataxie angewandt wurde; ferner *Taubheit* von Körperteilen.

Steifigkeit der Gelenke ist ein häufiges und starkes Charakteristikum von Cocculus — eine paralytische Rigidität, wie sie bei einigen Nerven-

---

* Ich behandelte einmal einen spastisch gelähmten Jungen, der in aufopferungsvoller Hingabe von seiner Mutter umsorgt wurde. Tagsüber wurde er zumeist von einer Krankengymnastin betreut, *nachts* aber mußte sich die Mutter häufig um ihn kümmern. Sie klagte über einige Beschwerden, darunter ein drückender Schmerz unterhalb des rechten lateralen Rippenbogens. Fast all ihre Beschwerden einschließlich der obengenannten fand ich bei Hahnemann beschrieben, und so waren nach einer Gabe Cocculus M bereits am nächsten Tag sämtliche Beschwerden verschwunden. — Anm.d.Ü.

krankheiten auftritt. Kent beschreibt dies klar und einprägsam: »Werden Gliedmaßen ausgestreckt und einige Zeit in dieser Position belassen, so können sie nur unter Schmerzen wieder gebeugt werden. Wenn eine von Angst und Sorge bedrückte Patientin sich erschöpft hinlegt und die Glieder von sich streckt, kommt sie danach kaum mehr auf die Beine. Der Doktor kommt und sieht, was los ist; er beugt Arme und Beine, so daß sie vor Schmerzen schreit, danach aber geht es ihr besser — sie kann aufstehen und umhergehen.« Kent sagt: »Sie können das nirgendwo sonst finden. Es ist völlig nicht-entzündlicher Natur: eine Art paralytischer Steifheit, eine Lähmung des ermüdeten Körpers und Geistes. ... Ein Mann streckt seine Beine aus und legt sie auf einen Stuhl, und bald kann er sie nicht mehr beugen; es geht nur, wenn er mit den Händen nachhilft. ... Bei aller Verlangsamung der Gedanken und Handlungen bleibt der Patient dennoch höchst empfindlich gegenüber Leiden und Schmerzen.«

Krämpfe, die wie elektrische Schläge durch den Körper jagen; Konvulsionen nach zu wenig Schlaf. Tetanus, Chorea, Anfälle von lähmungsartiger Schwäche mit Schmerzen. Lähmungen des Gesichts, der Augen — alle Muskeln, sämtliche Extremitäten können von Lähmungen betroffen sein. Kent schildert einen Fall von Lähmung beider Beine nach Diphtherie bei einem kleinen Mädchen, welcher als hoffnungslos betrachtet wurde. Dr. Moore aber (ein damals bereits 80jähriger Kollege Kents und Schüler Lippes und Herings) studierte den Fall sorgfältig und verabreichte schließlich Cocculus CM. »Nur wenige Tage später begann das Kind die Beine zu bewegen; das Leiden wurde vollkommen behoben — und ich habe niemals aufgehört, mich darüber zu wundern«, sagt Kent.

(Hier wie auch bei anderen Aspekten von Cocculus muß ich immer wieder an GELSEMIUM denken. Beide lähmen die Augenlider und den Hals, indem sie Lidptose bzw. Schlucklähmung hervorrufen; Parese der Gliedmaßen; und beide Mittel können bei Lähmungen nach Diphtherie hilfreich sein und heilen. Man kann Cocculus auch mit PLUMBUM vergleichen, bei dem, worauf Nash aufmerksam gemacht hat, *mit dem Verlust der Muskelkraft* zugleich eine *Hyperästhesie der Haut* besteht; dies ist ein ausgezeichneter und sehr ›fruchtbarer‹ Hinweis, wie ich selbst erleben konnte, namentlich in einem Fall von Landry-Paralyse (»aufsteigender Paralyse«), wo uns der Zustand der Patientin große Sorge bereitete, da die Lähmung rasch fortschritt. Die Hyperästhesie war so ausgeprägt, daß die Schwestern es sogar aufgeben mußten, ihren Puls zu fühlen. Wenige Gaben PLUMBUM in Hochpotenz, und die Patientin konnte wieder an ihren Arbeitsplatz zurückkehren. — Es war einer jener Fälle, die ich nie vergessen werde ... Bei Cocculus hingegen kommt es *in Verbindung mit der Lähmung* zu *Spasti-*

zität; von daher dürfte es beispielsweise bei spastischer Paraplegie von Nutzen sein.)

Kent fährt fort: »Im fortgeschrittenen Cocculus-Zustand scheint der Geist sich der Imbezillität zu nähern, ... der Kopf fast völlig leer zu sein. Der Patient starrt ins Leere, und stellt man ihm eine Frage, so wendet er einem ganz langsam die Augen zu und antwortet mit großer Mühe. ... Prostration und nervöse Erschöpfung begleiten die meisten Cocculus-Beschwerden.«

Nun zu Schwindel und Übelkeit: »Ein Cocculus-Patient kann nicht aus dem Wagenfenster schauen oder vom Schiff hinunter auf das sich bewegende Wasser blicken, ohne daß ihm gleich schlecht wird. Hat er Kopfschmerzen, so gehen diese mit Schwindelgefühl, extremer Übelkeit und Magenbeschwerden einher. ... Unfähig, die Augen an bewegte Gegenstände zu akkommodieren. ... Kopfschmerz, als ob der Schädel zerspringen sollte oder als ob eine große Klappe sich öffnen und schließen würde« (oder, wie wir gehört haben, ein eigenartiges Gefühl von Hohlheit und Leere im Kopf). ... »Sie treten an das Bett des Patienten und fragen die Krankenschwester: ›Was haben Sie ihm zu essen gegeben?‹, und sofort fängt der Patient zu würgen an. Die Schwester sagt, selbst wenn sie Essen nur erwähne, bekomme er gleich Brechreiz. Allein von dem Gedanken an Essen oder auch durch Essensgerüche aus dem Nebenzimmer oder der Küche wird ihm übel (COLCHICUM).« (Außerdem auch ARSENICUM und SEPIA.)

Kent erwähnt u.a. noch das Symptom »Im Magen ein Gefühl, als ob ein Wurm sich darin bewegte«, was an die »Bewegung im Bauche wie von etwas Lebendigem« erinnert (THUJA und CROCUS). Und er schließt mit einem Symptom aus den *Guiding Symptoms: »Das geringste Schlafdefizit nimmt ihn sichtlich mit.«*

◊

Cocculus durchzuarbeiten, wie es sich in den Erfahrungen verschiedener alter Meister spiegelt, ist außerordentlich interessant und lehrreich, und mit Bedauern erinnere ich mich jetzt an Fälle, wo Cocculus hätte nützlich sein können. Tatsächlich aber waren meine häufigsten Erfahrungen mit dieser Arznei, daß ich damit Menschen geholfen habe, die durch lange Nachtwachen bei der Krankenpflege und den damit verbundenen Schlafmangel am Ende ihrer Kräfte waren; ... da, wo

»›Glamis mordet den Schlaf!‹ Und drum wird Cawdor
Nicht schlafen mehr, Macbeth nicht schlafen mehr.«

Hauptsymptome

Geist und Gemüt. Auf einen einzigen unangenehmen Gegenstand gerichtete Gedanken; sie ist in sich vertieft und bemerkt nichts um sich her.[1]
Sie sitzt in tiefen Gedanken.[1]
Üble Folgen von Ärger und Kummer.
Plötzliche, heftigste Angst.[1]
Er erschrickt leicht.[1]
Die Zeit vergeht ihm zu schnell ...[1]

Kopf. Dumm im Kopfe.[1]
Kopf-Benebelung, am meisten durch Essen und Trinken vermehrt.[1]
Trunkenheits-Schwindel und dumm in der Stirne, als hätte er ein Bret vor dem Kopfe.[1]
Wenn er sich im Bette aufrichtet, entsteht drehender Schwindel und Brecherlichkeit, die ihn nöthigt, sich wieder niederzulegen.[1]
Schwindel: wie berauscht; mit Benommenheit; mit Übelkeit; Dinge wirbeln von rechts nach links; mit Röte des Gesichts und Hitze des Kopfes; nach Herzklopfen.
Kopfweh, als wenn die Augen herausgerissen würden.[1]
Brecherlichkeits-Kopfschmerz ..., mit Übelkeit.[1]
Migräne durch Fahren in Kutsche, Boot, Zug, Wagen etc.
Seekrankheit.[2]

Augen. Trübsichtigkeit.[1]

Mund, Hals. Metallischer Geschmack im Munde, mit Appetitlosigkeit.[1]
Trockenheit im Schlunde.[1]

Magen. Beim Fahren im Wagen ungemeine Uebelkeit und Brecherlichkeit.[1]
Höchster Ekel vor dem Essen, schon der Geruch der Speisen erregt ihn, und dennoch Hunger dabei.[1]
Häufiges leeres Aufstoßen.[1]
Wenn er kalt wird, oder sich erkältet, entsteht eine Brecherlichkeit, welche einen häufigen Zufluß des Speichels erregt.[1]
Brecherlichkeit im Zusammenhange mit Kopfweh und einem Schmerze in den Eingeweiden wie von Zerschlagenheit.[1]
Heftiger Magenkrampf, Magenraffen.[1]
Magenkrampf, Magenklemmen.[1]
Ein Zusammenkneipen im Oberbauche, was den Odem benimmt.[1]

Durst auf Kaltes, besonders Bier.[I]

Abdomen. Starke Auftreibung des Unterleibes.[I]

Blähungskolik um Mitternacht; er erwacht und unaufhörlich erzeugen sich Blähungen, die den Leib auftreiben, bald hie, bald da drückenden Schmerz verursachen und ohne sonderliche Erleichterung einzeln abgehen, während sich immer wieder neue erzeugen mehrere Stunden lang; er muß sich im Bette von einer Seite auf die andre legen, um sich zu erleichtern.[I]

Schmerzhafte Neigung zu einem Leistenbruche, besonders nach Aufstehen vom Sitze.[I]

Harnorgane, Genitalien. Wässeriger Harn.[I]

Jücken im Hodensacke.[I]

Monatzeit sieben Tage zu zeitig mit Auftreibung des Unterleibes und schneidend zusammenziehendem Schmerze im Bauche bei jeder Bewegung und jedem Athemzuge; zugleich ein Zusammenziehen im Mastdarme.[I]

Spannende Zusammenschnürung der rechten ***Brust***-Seite, welche das Athemholen beklemmt.[I]

Paralytische Symptome:

Schwäche der Halsmuskeln mit Schwere des Kopfs ...[I]

Anfälle von lähmiger Schwäche mit Rückenschmerz.[I]

Neigung zum Zittern.[I]

Zittern infolge Erregung, Überanstrengung oder Schmerzen.

Große Mattigkeit des Körpers, so daß es ihm Mühe machte, fest zu stehen.[I]

Eingeschlafenheit bald der Füße, bald der Hände, wechselweise, in bald vorübergehenden Anfällen.[I]

Hie und da in den Gliedmaßen ein empfindliches lähmiges Ziehen anhaltend und ruckweise, gleichsam wie im Knochen.[I]

(Schwäche in den Gliedern, als ob sie gelähmt wären.)

Beschwerden im Arme, wie von Eingeschlafenheit und Lähmung.[I]

Bald die eine, bald die andre Hand ist wie gefühllos und eingeschlafen.[I]

Die Hand zittert ihr beim Essen, und zwar desto mehr, je höher sie sie hebt.[I]

Er möchte für Müdigkeit in den Knieen zusammensinken; beim Gehen wankt er, und will auf die Seite fallen.[I]

Im Sitzen schlafen ihm beide Unterfüße* ein.[I]

Extremitäten. Schmerzhafte Steifigkeit der Gelenke.[I]
Knacken und Knarren in den Gelenken.[I]
Im Achsel-Gelenke und in den Muskeln des Oberarms einzelne Stiche, in der Ruhe.[I]
Stiche im rechten Oberarme.[I]
Bald die eine, bald die andere Hand ist abwechselnd heiß oder kalt.[I]
Knacken des Kniees bei der Bewegung.[I]

Gefühl von Seekrankheit.
Hysterische Beschwerden, mit Traurigkeit.
Konvulsionen nach zu wenig Schlaf.

Ausdünstung und matter Schweiß über den ganzen Körper bei der mindesten Bewegung.[I]

Erregt in kalten Drüsen-Geschwülsten stechende Schmerzen und Hitze, wenigstens wenn sie berührt werden.[I]

Alle Symptome und Beschwerden, vorzüglich im Kopfe, erhöhen sich durch Trinken, Essen, Schlafen und Sprechen.[I]

Unerträglichkeit der kalten und der warmen Luft**.[I]

Schlaf gestört durch übermäßige Sorge und Unruhe.
Schlaflosigkeit durch lange Krankenpflege; durch Nachtwachen.
Ängstliche, furchterregende Träume.
Schlimme Folgen von Schlafentzug und Nachtwachen.
Die mindeste Abbrechung vom Schlafe erzeugt Kräfteverlust; er vermißt jede Stunde Schlaf.[I]***

Fiebersymptome: Schneller Wechsel von Hitze und Frost ...[I]

---

* Symptom Nr. 382 (381) in der *Reinen Arzneimittellehre*, Band 1; »Unterfuß« ist laut G. v. Keller ein Dialektausdruck für »Fuß«, er wurde bei Allen wie Hering fälschlich mit »Fußsohle« wiedergegeben. Ähnlich soll in Hahnemanns Symptomen 361–363 »Füße« Dialektausdruck für »Beine« sein; demnach wären bei Allen die Symptome 452–454 zu korrigieren. — d. Ü.

** Jahr gibt dieses Symptom folgendermaßen wieder: »Unerträglichkeit der *freien* Luft, der kalten, wie der warmen; [die freie Luft scheint ihm zu kalt; kalte Luft erhöht alle Beschwerden ...].« — d. Ü.

*** Vom Übersetzer ergänzt.

Fliegende Hitze ...[1]
Brennende Hitze in den Backen, bei ganz kalten Füßen.[1]
Heimtückische Nervenfieber, besonders Fälle, die durch häufige Zornesausbrüche hervorgerufen wurden oder bei denen die Patienten eine ausgeprägte Neigung zeigen, sich zu ärgern.

Eigentümliche, charakteristische Symptome[*]

Schmerz im Hinterkopf, als würde sich dieser wie eine Tür öffnen und schließen (Scheitel öffnet und schließt sich: CANNABIS INDICA).
Alle Beschwerden, vorzüglich im Kopfe, erhöhen sich durch Schlafen.[3]
Die Augen geschlossen, die Augäpfel in steter Rotation begriffen.[**]
Kältegefühl durch die Zähne hindurch.
Übelkeit, die im Kopf empfunden wird.
Nach jedem Trinken Nachmittags Uebelkeit, die meist im Munde zu seyn scheint.[1]
Gefühl von Leere oder Hohlheit in Kopf, Brust, Magen etc.
Es ist ihr im Unterleibe so leer und hohl, als ob sie kein Eingeweide hätte.[1]
Krampfartiges inneres Heben im Epigastrium.
Schmerzhaftigkeit der Leber nach Zorn oder Ärger.
Schmerz, als würden bei jeder Bewegung im Bauch scharfe Steine aneinanderreiben.
Schauder über die Brüste.[1]
Die Zeit vergeht ihm zu schnell und mehre Stunden däuchten ihm so kurz wie nur eine Stunde.[1]

◊

Was die Orte angeht, wo Patienten Übelkeit empfinden können, so bin ich ständig dabei, neue hinzuzufügen:

Übelkeit wird im Kopf und im Mund empfunden: Cocculus;
im Rektum: RUTA GRAVEOLENS;
in den Ohren: DIOSCOREA.

(Abgesehen von den gewöhnlicheren Lokalisationen — Magen, Brust, Abdomen.)

---

[*] Etwa die Hälfte der hier von M. Tyler genannten Symptome gehören nicht zu Cocculus, sondern zu COCCUS CACTI; sie sind im folgenden natürlich nicht mit aufgeführt. Aus demselben Grund habe ich auch bei den »Hauptsymptomen« zwei Auswurfsymptome weggelassen. — d. Ü.

[**] In einem durch Cocculus geheilten Fall von Apoplexie; veröffentlicht 1832 in den *Annalen* 4, 47 (zitiert nach Keller). — d. Ü.

Coffea cruda

COFFEA ARABICA; DIE UNGERÖSTETE KAFFEEBOHNE

Eins unserer nützlichsten Hausmittel! Kaffee bewirkt ja bei vielen Menschen Schlaflosigkeit — nicht durch ängstliche Unruhe, nicht durch körperliches Unbehagen, nicht durch Schmerzen. Nein, es ist die Schlaflosigkeit eines zu wachen und munteren Geistes, bedingt durch Freude, Erregung oder durch geistige Anspannung und Aktivität. In solchen Fällen verhilft Coffea, der potenzierte Kaffee, zu einem Schlaf, der natürlich, erholsam und erfrischend ist, und — das Mittel hinterläßt keine Nachwirkungen! Es ist das wunderbarste Sedativum, das wir kennen, und zugleich haben wir es hier mit der vollkommensten homöopathischen Reaktion zu tun, die man sich vorstellen kann.

Dazu ein einschlägiger Fall: Eine unserer Patientinnen war schwerkrank und so mitgenommen und schwach, daß der sie behandelnde Arzt sagte, man solle ihr eine Tasse starken Kaffee geben. So geschah es; anschließend war ich die halbe Nacht damit beschäftigt, immer wieder nach ihr zu sehen — und jedesmal traf ich sie munter und fröhlich in ihrem Zimmer an. Es schien ihr nicht das geringste auszumachen, sie konnte nur einfach nicht schlafen. Schließlich gab ich ihr aus lauter Verzweiflung eine Dosis Coffea 200, und innerhalb weniger Minuten war die Patientin fest eingeschlafen. Dieser Fall birgt drei Lektionen in sich: die rasche Wirkung von Coffea — in einem Coffea-Fall; die Macht, die eine potenzierte Arznei entfalten kann; und die Eigenschaft eines potenzierten Mittels, sich als das beste Antidot gegen jene Symptome zu erweisen, die es in seinem Rohzustand selbst hervorgerufen hat.

◊

(Anmerkung des Übersetzers: Nach Noack/Trinks *(Handbuch)* paßt Coffea »vorzüglich bei krankhafter Aufgeregtheit des Nervensystems, Ueberempfindlichkeit aller Nerven und Sinnesorgane, bei allzugrosser Empfindlichkeit und Schmerzhaftigkeit der kranken Theile, innerer Aengstlichkeit und Schlaflosigkeit, bei Zuständen einer sehr exaltirten Geistes- und Gemüthsstimmung, bei üblen Folgen einer unerwarteten und übermässigen Freude ...«)

◊

Hauptsymptome[*]

Ungemeine Munterkeit des Geistes und Körpers ...[1]

Er ist voller Ideen; will alles schnell in die Tat umsetzen und findet daher keinen Schlaf.

Aufregung der Geistes- und Gemüthsthätigkeit.[2]

Schlaflosigkeit wegen einer übermäßigen Aufregung des Geistes und Körpers.[1]

Nachtheile von zu großer Freude.[2] — Beschwerden nach plötzlichen Gemütserregungen, besonders nach angenehmen Überraschungen.

Schreck durch plötzliche angenehme Überraschungen.

Alle Sinne sind schärfer; liest Kleingedrucktes leichter; ... im besonderen auch eine überstarke Wahrnehmung leichter passiver Bewegungen (Schaukeln etc.), die als gewaltig erlebt werden.

Schmerzen scheinen unerträglich, treiben zur Verzweiflung.

Drohende Apoplexie; übererregt, redselig, voller Angst, Gewissensangst, Abneigung gegen freie Luft, schlaflos, krampfhaftes Zähneknirschen.

Halbseitiger Kopfschmerz, als wenn ein Nagel in das Seitenbein eingeschlagen wäre[1] (THUJA); schlimmer im Freien.

Neuralgischer Zahnschmerz, der völlig ausbleibt, solange kaltes Wasser im Mund ist, aber wiederkehrt, sobald dieses warm wird.

Während der Geburts- oder Nachwehen äußerste Todesangst.

Große Agitiertheit und Unrast.

Würde eine Körperstelle gerne reiben oder kratzen, aber sie ist zu empfindlich.

Üble Folgen nach Trinken von Wein oder Spirituosen.

Nachtdurst; er erwacht oft, um zu trinken.[1]

Durst während der Fieberhitze eher selten, fast ständiger Durst nach der Hitze und während des Schweißes.

◊

Das eigenartige Symptom »Zahnschmerz besser, solange kaltes Wasser im Mund ist; kommt wieder, sobald dieses warm wird« habe ich mehr als einmal beobachtet, und Coffea hat jedesmal prompt geheilt.

---

[*] Die mit [1] markierten Symptome der Prüfung Stapfs bzw. Hahnemanns finden sich im *Archiv für die homöopathische Heilkunst,* 2. Band, 3. Heft, S. 150. (Eine um 57 Symptome erweiterte Fassung hat Stapf später in seinen *Beiträgen zur reinen Arzneimittellehre* veröffentlicht.) Einige mit [2] versehene Symptome habe ich aus Jahrs *Symptomencodex* ergänzt. — d. Ü.

Colchicum

COLCHICUM AUTUMNALE; HERBSTZEITLOSE

Im Plan der Schöpfung scheinen die Heilpflanzen an dem Ort und zu der Zeit zu wachsen, wo sie gebraucht werden. So rankt sich DULCAMARA zu einer Zeit an den Gebüschen empor, da die Tage noch heiß, die Nächte aber schon kalt sind. ARNICA wächst in den Alpen, den Anden und anderen Gebirgsregionen, am rechten Ort, um die Folgen von starker Ermüdung oder von Stürzen und Prellungen zu lindern und zu deren Heilung beizutragen; ›Fallkraut‹ nennt man es in Deutschland deshalb auch. Die Schlangengifte sind von besonderer Bedeutung bei Schlangenbissen und bei den heftigen und rasanten Verläufen von Tropenkrankheiten. Und nicht ohne Grund treibt Colchicum autumnale im Herbst seine Blüten aus, ist es doch ein großartiges Heilmittel für die Diarrhoen und Dysenterien, die im Herbst auftreten, und ebenso für den akuten Rheumatismus dieser Jahreszeit.

Hering *(Guiding Symptoms)* schreibt, daß es von Hahnemann, Stapf und vielen anderen geprüft worden ist, doch ist diese Prüfung weder in die *Reine Arzneimittellehre* noch in die *Chronischen Krankheiten* eingegangen. Zweifellos wird sie in *Stapfs Archiv* zu finden sein, aber sie ist wahrscheinlich nie ins Englische übersetzt worden, da Allen *(Encyclopedia)* von Hahnemann keine Symptome zitiert.*

◊

Die alte Schule hat diese Arznei in großem Umfang eingesetzt — und nicht weniger Mißbrauch damit getrieben. Im folgenden nun einige Passagen aus dem, was Hale White in seiner [allopathischen] *Materia Medica* [vgl. Fußnote S. 152] Studenten und Ärzten über Colchicum beibringt ...

Er beginnt sein kurzes Kapitel mit der Behauptung: *»Der einzige Wert dieses Mittels ist, daß es ein Spezifikum für Gicht ist.«* Und er nennt als *Wirkung* des Mittels (von der *wir* wissen, daß sie zugleich seine Heilwirkung ist, wenn es in geringer Dosierung gegeben wird und die Symptome von Patient und Arznei übereinstimmen): ... Appetitlosigkeit; Übelkeit; Erbrechen; Koliken und starke Leibschmerzen; profuse Durchfälle mit

* Das ist nicht richtig; die Quellenangaben zu dieser Prüfung sind allerdings von Allen nicht an erster Stelle aufgeführt worden, sie finden sich unter den Nummern 51-64. Die von Stapf durchgeführte Prüfung erschien 1826 im *Archiv für die homöopathische Heilkunst*, Band 6, Heft 1, S. 136; Hahnemann ist darin übrigens nur mit wenigen Symptomen vertreten. — Anm. d. Ü.

Abgang von Blut; großer Kräfteverfall; Haut kalt und mit Schweiß bedeckt; langsame Atmung; Tod infolge Kreislaufversagens. (Genau dies sind, wie wir sehen werden, auch seine homöopathischen Anwendungsbereiche.)

Hinsichtlich seiner *therapeutischen Verwendung* sagt er: »Colchicum wird kaum je für etwas anderes als für Gicht eingesetzt. ... Es ist oft sehr nützlich bei Dyspepsie, Ekzem, Kopfschmerz, Neuritis, Konjunktivitis, Bronchitis und anderen Beschwerden, die bei Gichtkranken auftreten und wahrscheinlich mit der Gicht in Zusammenhang stehen.

Es ist ein echtes Spezifikum; doch wie es wirkt, ist nicht bekannt.«

◊

Heute begegnet man der echten, ›altmodischen‹ Gicht unserer Großeltern allerdings nur noch selten. Ich erinnere mich, wie ich sie einmal bei einer Frau vorfand, die mich eines Sonntags, als sie ihren Hausarzt nicht erreichen konnte, um Hilfe bat. Sie hatte einen geschwollenen, rot glänzenden Fuß, wobei der Großzehenbereich deutlich stärker betroffen und sehr schmerzhaft und empfindlich war. Einen Moment lang dachte ich schon an einen bakteriellen Prozeß, war aber bald aufgeklärt und erleichtert, als sie sagte, daß sie »diese Gichtanfälle immer habe«. Das Mittel, das sie dann wieder in Ordnung brachte (bereits am nächsten Tag, wie ich später erfuhr), war allerdings nicht Colchicum, sondern Burnetts geliebtes URTICA URENS — als Brennesseltinktur. Die erfolgreiche Anwendung dieses einfachen Krauts bei Gicht ist es gewesen, so wurde mir erzählt, die Burnett damals in den Londoner Clubs den Namen »Dr. Urtica« eingetragen hatte. Er pflegte etwa fünf Tropfen der Urtinktur mehrmals täglich einnehmen zu lassen, und zwar in *heißem Wasser* aufgelöst.

Wenn man die fettgedruckten Symptome der Prüfungen durchsieht, erkennt man schnell, daß die wichtigsten Wirkungsbereiche von Colchicum neben den *Gelenken* (die es, oft eines nach dem anderen, entzündet und steif werden läßt) der *Magen* und der *Darm* sind.

Es hat heftigste Übelkeit, die durch den Anblick oder Geruch von Speisen, ja selbst durch den bloßen Gedanken daran erregt werden kann (ARSENICUM, SEPIA, COCCULUS). Dieses charakteristische Symptom hat nicht selten zu seiner erfolgreichen Anwendung geführt. Ein Beispiel hierfür ist jener klassische Fall von Dr. Nash, wo eine alte Dame durch eine extreme Diarrhoe schnell verfiel und dem Tode nahe war. Zuletzt hatte sie 65 Stühle innerhalb von 24 Stunden, die sie direkt ins Bett entleerte. Sie war so schwach, daß sie nicht den Kopf vom Kissen heben konnte (auch ein Colchicum-Symptom), und von Essensgerüchen wurde ihr so übel, daß sämtliche Türen zwischen ihrem Zimmer und der Küche ständig geschlossen sein mußten. Nach zwei Dosen Colchicum 200 (weitere Gaben waren nicht erforderlich) hörten die Durchfälle auf — und Nash lernte, wie er schreibt, bei der Gelegenheit erstmals den Wert hoher Potenzen schätzen.

Neben Durchfällen und Ruhrerkrankungen, besonders solchen, die im Herbst auftreten, ist Colchicum oft auch bei Kolitis, vor allem bei *muko-membranöser* Kolitis von Nutzen.

Colchicum ist ein Mittel, an das bei dem Phänomen der *Metastasis* zu denken ist, so z.B., wenn die Gicht die Gelenke verläßt und auf das Herz oder den Magen schlägt. Von solchen Fällen hören wir heutzutage allerdings nur noch selten; doch müßte es bei Rheumatismus, Herz- oder Nierenleiden von Kindern gichtkranker Eltern oder Großeltern hilfreich sein — wenn die Symptome passen.

Zusammen mit DULCAMARA, einem weiteren ›Herbstmittel‹, ist es nützlich bei Beschwerden infolge feuchtkalten Wetters oder Schweißsuppression.

Wie BRYONIA wagt Colchicum nicht, sich zu bewegen; und wie dieses ist es von höchst reizbarem Gemüt.

Bei Pleurodynie läßt es sich mit ARNICA vergleichen, ebenso in seinen Empfindungen von Zerschlagenheit.

◊

Lassen wir Nash zu Wort kommen:

»Dieses Mittel hat eins der verläßlichsten Charakteristika der ganzen Materia Medica, das, soviel ich weiß, vom pathologischen Standpunkt aus nicht zufriedenstellend erklärt werden kann … ›*Der Geruch von Speisen erregt Übelkeit bis zur Ohnmacht.*‹ Ich erwähne dies hier, da bei manchen anscheinend ein Bedürfnis besteht, all ihre Verschreibungen auf pathologische Indikationen zu gründen. Ich habe durchaus nichts dagegen einzuwenden, wenn sie es denn können und es ihnen gelingt, ihre Patienten zu heilen. Aber ich fordere volle Anerkennung für den Wert jener subjektiven Empfindungssymptome und Modalitäten, die sich nicht erklären lassen. Ich bin mir sogar sicher, daß man sich auf die vielfach bestätigten subjektiven Symptome bei der Heilung unserer Patienten häufiger verlassen kann als auf sämtliche pathologischen Zustände, die wir kennen.« Und es folgt der bereits erwähnte Fall der alten Dame.

Nash weist darauf hin, daß Colchicum zwei einander entgegengesetzte Symptome hat, nämlich heftiges *Brennen* und eisige *Kälte im Magen.*

Wie Kent betont er den Wert von Colchicum bei meteoristischer Auftreibung des Bauches. »In der 200. Potenz ist es ein gutes Mittel gegen Blähsucht bei Rindern, die zuviel jungen Klee gefressen haben.«

Was seinen Nutzen bei wanderndem und gichtigem Gelenkrheumatismus angeht, so hat Nash, wie er sagt, es oft mit Colchicum versucht, nie aber mit auch nur annähernd vergleichbarem Erfolg wie bei den anderen Rheumamitteln.* Allerdings … »sollte ich bei diesem oder anderen Leiden sein Hauptcharakteristikum vorfinden« (Übelkeit durch Essensgerüche), »dann würde ich nicht zögern, es zu geben, und zuversichtlich gute Resultate erwarten.«

◊

Farrington *(Clinical Materia Medica)* meint dagegen: »Ich bin davon überzeugt, daß Colchicum in der Praxis nicht die Stelle einnimmt, die ihm zukommt. Sicher, es ist aus der allopathischen Schule zu uns gekommen, als ein Mittel, das wärmstens für Gichtzustände empfohlen wird; doch sollten wir wegen der maßlosen Anwendung von Colchicum durch jene Schule nicht in das andere Extrem verfallen und es als Heilmittel völlig vernachlässigen.«

Er spricht von seinem Nutzen bei *Schwäche*, insbesondere bei Schwäche infolge von Schlafmangel. »Kann morgens kaum einen Fuß vor den anderen setzen, kein Appetit, schlechter Geschmack im Mund, Übelkeit. Die Schwäche hängt demnach mit der Verdauung zusammen oder bezieht diese mit ein, als Folge von zu wenig Schlaf. … Zuweilen finden wir Colchicum auch bei *Typhus* (in seiner Eigenart als schwächendes Fieber) indiziert; … die Pupillen sind weit und nur wenig lichtempfindlich; kalter Schweiß auf der Stirn. Wenn der Patient versucht, den Kopf vom Kissen zu erheben, fällt er gleich wieder zurück, wobei sich der Mund weit öffnet. Leichenhaftes Gesicht, mit scharfen und spitzen Gesichtszügen; die Nase sieht aus, als wäre sie zusammengedrückt worden; die Zunge ist schwer und steif, kann kaum herausgestreckt werden (LACHESIS) und ist im Extremfall bläulich verfärbt, besonders an der Wurzel. Fast vollständiger Verlust der Sprache; der Atem ist kalt. Diese Symptome gehen einher mit Unruhe und schmerzhaften Krämpfen in den Beinen. … Wir sehen bei Colchicum jedoch nicht die Furchtsamkeit und Todesangst, wie sie für einige andere Typhusmittel so charakteristisch ist.

Colchicum ist mit CARBO VEGETABILIS vergleichbar, was den kalten Atem, die Tympanie und die große Kraftlosigkeit betrifft. …

Meteorismus; die Stühle sind wäßrig, häufig und gehen unwillkürlich ab. Bei *Dysenterie* können sie auch blutig sein und Schleimfetzen enthalten; ist

---

* *Andere Ärzte schätzen es sehr bei akutem Gelenkrheumatismus: mit Rötung des befallenen Gelenks; mit Tendenz, von Gelenk zu Gelenk zu wandern; mit Überempfindlichkeit und Schmerzen, die durch Kälte und Feuchtigkeit verschlimmert werden.*

dann auch noch Tympanie vorhanden, so ist Colchicum um so mehr indiziert und CANTHARIS, MERCURIUS und jedem anderen Mittel bei weitem vorzuziehen.«

Bei *Gelenkrheumatismus* und *Gicht* ist Colchicum, so Farrington, äußerst empfindlich gegen die geringste Berührung und Bewegung. Der Patient ist außerordentlich reizbar; der geringste äußere Sinneseindruck ärgert ihn: Licht — Geräusche — starke Gerüche, und die Schmerzen scheinen ihm ganz unerträglich (CHAMOMILLA).

Auch bei der *Metastasierung* der Gicht oder des Rheumatismus zur Brust kann Colchicum heilend wirken. Bei *Herzklappenaffektionen* oder Perikarditis im Gefolge einer rheumatischen Erkrankung ist es indiziert durch die heftig schneidenden und stechenden Schmerzen in der Brust und besonders in der Herzgegend; dabei kommt es zu starker Atembeklemmung und Dyspnoe, die Brust kann sich wie fest bandagiert anfühlen. ...

◊

Guernsey *(Keynotes)* sagt, daß wir an dieses Mittel denken müssen, wenn wir einen Patienten haben, der an den Folgen von Nachtwachen (COCCULUS ist hier das klassische Mittel — Ed.) oder angestrengtem Lernen leidet. ... »Arthritische Gelenkschmerzen, besonders wenn der Patient, hat er sich ein Gelenk gestoßen, vor Schmerz laut aufschreit oder wenn es *übermäßig* schmerzhaft ist, mit dem Zeh gegen etwas zu stoßen. Colchicum greift in hohem Maße das Periost und die Synovialis der großen und kleinen Gelenke an. Röte, Hitze und Schwellung der betroffenen Teile. ...

Erleichterung nach Darmentleerung; aber manchmal kommt es nach dem Stuhlgang zu entsetzlich krampfenden Schmerzen im Sphincter ani.«

◊

Kent — ein kurzer Auszug:

»Es ist recht sonderbar, daß die traditionelle Medizin Colchicum so viel bei Gicht eingesetzt worden ist. In allen alten Büchern wurde es gegen diese Krankheit empfohlen, und auch die Prüfungen untermauern die Tatsache, daß Colchicum auf viele Gichtzustände paßt. ... Aber die traditionelle Medizin sagt uns nicht, bei welcher Art von Gicht oder Rheumatismus wir es geben sollen. Tatsächlich ist es die reinste ›Erfahrungsheilkunde‹: ›*Wenn es Gicht ist, versuchen Sie es mit Colchicum.*‹ Was man mit dem *Patienten* machen soll, falls das Mittel versagt, diese Frage stellte sich nie. Stets hieß es: ›Treffen Sie Ihre Verordnung und bleiben Sie dabei‹, und die Medikamente wurden immer weiter verabreicht, bis der Patient schließlich, da es ihm ständig schlechter ging, von einem Doktor zum anderen weitergereicht wurde. ...

Colchicum erfährt Verschlimmerungen bei kaltem, feuchtem Wetter, an den kalten Regentagen im Herbst, ebenso aber auch in der heißen Jahreszeit. Es hat einen ›Sommerrheumatismus‹: die Hitze vermindert die Harnsekretion oder auch die Menge der festen Bestandteile, die mit dem Urin ausgeschieden werden.

Ein auffälliges Merkmal, das sich durch das ganze Mittelbild zieht, ist, daß die Beschwerden gern von einem Gelenk zum anderen wandern, von einer Seite zur anderen, von unten nach oben oder von oben nach unten. Rheumatische Beschwerden mit oder ohne Schwellung; erst hier, dann dort.

Auffallend und typisch ist auch die allgemeine Wassersucht des Patienten. Hände und Füße schwellen an, auf Fingerdruck bleibt eine Delle zurück; Hydrops der Bauchhöhle, des Perikards, der Pleura, der serösen Beutel ... *mit hellem Urin.* Ob reichlich oder spärlich, der Urin ist immer blaß.

Rheumatische Leiden, die schon einige Zeit bestehen, gehen schließlich aufs Herz über; ... das Herzleiden ist lediglich eine Fortsetzung des rheumatischen Zustandes. ...

Colchicum hat Wassersucht nach Scharlach geheilt.

Alle Beschwerden — Kopf, Leber, Magen, Darm — werden durch Bewegung so stark verschlimmert, daß der Kranke Angst hat, sich zu bewegen; dies ist fast so ausgeprägt wie bei BRYONIA. Er ist fröstelig und kälteempfindlich, und seine Schmerzen werden gebessert, wenn ihm warm ist, durch äußere Wärme, durch warmes Einpacken (umgekehrt wie bei LEDUM).«

Ein eigenartiges Symptom: »Berührung und Bewegung rufen *ein schmerzhaftes Gefühl wie von elektrischen Schwingungen im Körper* hervor.«

»Der Colchicum-Patient schwitzt fast ständig, selbst bei Fieber, und manchmal ist der Schweiß kalt. ...

Übelkeit, Brechreiz und Würgen bei der bloßen Erwähnung von Essen. ... Gerüchen gegenüber ist er so empfindlich, daß er Dinge riecht, die andere nicht riechen (ähnlich wie COFFEA, das Geräusche hört, die andere nicht hören). Er nimmt Gerüche wahr, von denen ihm übel wird. ... Bei Typhus ist die Erschöpfung noch stärker, als sie es ohnehin bei einer solchen Krankheit ist; er kann keine Milch, keine rohen Eier, keine Suppe zu sich nehmen, weil er schon bei dem Gedanken daran Brechreiz bekommt. Tagelang geht dies mit ihm so weiter, und seine Familie muß befürchten, daß er sich zu Tode hungern wird. ... Diese Verschlimmerung durch Gerüche wirkt sich auf sein innerstes Wesen, auf das Leben selbst aus, weil sie nämlich schließlich auch Haß auf Gerüche mit sich bringt, und damit wird dies zu einem Allgemeinsymptom. ... Erwähnen Sie niemals das Wort ›Essen‹ in Gegenwart eines Colchicum-Patienten; geben Sie ihm erst Colchicum, und schon bald wird er etwas zu essen haben wollen. Colchicum beseitigt diesen Haß auf das Essen. Wie lebensbedrohlich muß es sein, wenn jemand gerade das haßt, was ihn am Leben erhält! ...

Colchicum kann viel oder keinen Durst haben, oder beides kann miteinander abwechseln. ... ›Übelkeit und Brecherlichkeit durch das Verschlukken von Speichel.‹«

Kent beschreibt die Blähsucht von Colchicum, wie sie z. B. bei Rindern auftreten kann, die in ein Kleefeld geraten sind und sich am jungen Klee vollgefressen haben: »Sie werden davon so stark aufgetrieben, daß man fürchtet, sie könnten platzen. Manche Farmer sollen in solchen Fällen schon zum Messer gegriffen und es in die Bauchhaut zwischen den letzten kurzen Rippen des Tieres gestoßen haben, um die Luft abzulassen. Geben Sie stattdessen jedem Rind ein paar Kügelchen Colchicum auf die Zunge, und in nur wenigen Minuten werden die Winde auf natürliche Weise abgehen — zu Ihrem und des Bauern Erstaunen. Wenn der Leib gewaltig aufgetrieben und tympanitisch ist, ist Colchicum oft das passende Heilmittel.«

»Dann die durchfälligen, schleimigen Stühle von Colchicum — sie bilden in der Bettpfanne eine feste Gallertmasse. ... Fauliger, dunkler, blutiger Schleim. ... Wäßriger, gelatinöser Schleim geht in dünnem Fluß ab, doch sobald er abkühlt, erstarrt er zu einer gallertartigen Masse.«

◊

Junge Ärzte, die über den Prüfungssymptomen der Materia Medica brüten, haben oft den Eindruck, daß sie bei jeder Arznei jedes Symptom finden können. Die Mittel sind sich so ähnlich — wie soll man zwischen ihnen unterscheiden? Finden Sie das Charakteristische an ihren Wirkungen heraus, ihre besonderen Merkmale! Dann werden Sie bald sehen, wie sich jedes von ihnen deutlich von den anderen abhebt, als eigenständige Wesenheit, ja fast wie eine Persönlichkeit. Und haben Sie diese Persönlichkeit erst einmal verstanden, haben Sie sich gewissermaßen mit dem Arzneimittel angefreundet, werden Sie es — wie Ihre Freunde im Leben — nicht nur an seiner äußeren Erscheinung erkennen, sondern auch an seinen kleinen Eigenheiten in Verhalten und Sprache, daran, wie es bei welchen Anlässen reagiert, in bezug auf Geräusche — Essen — freundliche Annäherungen — Grobheiten — Mitgefühl; Sie werden es erkennen an seiner Unruhe oder Gelassenheit — an seiner peniblen Sauberkeit und Ordnung oder auch am Gegenteil davon — an der leichten Erregbarkeit seiner Gefühle — an seiner Frösteligkeit — an seinen plötzlichen Reaktionen —

kurz: an seinem Verhältnis zur ganzen physischen und psychischen Umwelt. Sie werden es in Freunden und Patienten wiedererkennen, und dann wird die Verschreibung vergleichsweise einfach sein — und erfolgreich.

*Hauptsymptome**

Geist und Gemüt. Sehr vergessen und zerstreuet.[1]

Gedächtnißschwäche; er vergißt die Worte, indem er sie aussprechen will und kann nur mühsam ... den früheren Ideengang wiederfinden ...[1]

Aeußere Veranlassungen, z.B. helles Licht, *starke Gerüche,* Berührungen, Ungezogenheiten anderer, bringen ihn ganz außer sich.[1]

Magen. Appetitlosigkeit.[1]

Hat zu diesem und jenem Appetit, so wie er es aber sieht oder noch mehr riecht, schüttelt ihn Ekel und er kann nichts genießen.[1]

Kein Durst. — [Unlöschbarer Durst.**]

Gerüche kochender Speisen erregen Übelkeit und bringen ihn der Ohnmacht nahe.

Übelkeit, Aufstoßen und reichliches Erbrechen von Schleim und Galle.

Heftiges Brechwürgen, gefolgt von reichlichem und gewaltsamem Erbrechen, erst von Speisen, dann von Galle.

Lebhaftes Brennen im Epigastrium.[2]

Tenesmus im ***Rektum.*** Sehr schmerzhafter Stuhlzwang; anfangs nur geringer Kotabgang, dann Stühle durchsichtigen, gallertartigen und mit Häutchen gemischten Schleims, gehen mit Erleichterung des Leibwehs ab.

Höchst schmerzhafter Stuhlgang.[1]

Gallertartige Absonderung aus dem Darm.

Wäßriger, gallertartiger Schleim tritt unter heftigen Sphinkterkrämpfen aus dem After aus.

Blutige Stühle mit Gedärm-Abschabsel gemischt ... (und mit) Vorfall des Afters.[1]

Stuhlentleerungen, die eine große Menge kleiner, weißer Fetzen enthalten.

---

* Die mit [1] gekennzeichneten Symptome entstammen der Prüfung von Stapf (*Archiv*, Band 6, Heft 1, S. 136). Mit [2] ist ein Vergiftungssymptom aus der *Zeitschrift des Vereins der homöopathischen Ärzte Oesterreichs* (1857) gekennzeichnet; mit [3] zwei Symptome aus dem *Symptomencodex* von Jahr. — d.Ü.

** Die Angabe ›Kein Durst‹ stammt aus den *Guiding Symptoms.* In Allens *Encyclopedia* findet sich nichts darüber, im Gegenteil: mehr als 13 Prüfer berichten über großen Durst. — Anm. d. Ü.

Herbstruhren, mit Ausleerungen bloßen weißen Schleimes und heftigem Zwängen[3]; blutige Stühle, mit einer schleimigen Substanz vermischt.
Blutige Darmentleerungen, mit tödlicher Übelkeit durch Kochgerüche.

Harnorgane. Schmerzen in der Nierengegend.
Urin wie Tinte.

Stechen und Reißen in den Muskeln der ***Brust.*** — Pleurodynie.
Brustbeklemmung, Schweratmigkeit; Gefühl von Spannen auf der Brust, manchmal oben, machmal tief unten.
Brustbeklemmung mit heftigem Herzklopfen.
Hydrothorax mit Ödemen an Händen und Füßen.
Puls fadenförmig, kaum tastbar.
Perikarderguß nach entzündlichen Herzerkrankungen.

Extremitäten. In den Armen so heftiger Lähmungsschmerz, daß er selbst leichte Dinge nicht recht halten kann.[1]
Lahmheit nach plötzlicher Unterdrückung von Schweiß, besonders Fußschweiß, durch Naßwerden am ganzen Körper.
Im Anfangsstadium von *akutem Gelenkrheumatismus,* bevor dieser voll entwickelt ist.
Schmerzen in Schulter- und Hüftgelenken sowie in allen Knochen, dabei Bewegen von Kopf und Zunge schwierig.

Große Schwäche und Erschöpfung, wie nach körperlicher Anstrengung; kann den Kopf nicht ohne Hilfe vom Kissen heben.
Ständiges Frostgefühl, sogar in der Nähe des Ofens; mit Hitzewallungen.
Schmerz wandert bei Gicht von links nach rechts.
Rheumatische Schmerzen, die durch kaltes oder feuchtes Wetter entstehen oder schlimmer werden.
Akute Wassersucht bei Nierenleiden.
Harnsaure Diathese.
Gicht bei Menschen von kräftiger Konstitution.

Wichtige oder ›eigenheitliche‹ Symptome

Er kann zwar lesen, aber nicht einmal einen kurzen Satz verstehen; kann die Worte nicht verstehen. Übermäßige Schärfe der Sehkraft bei gleichzeitiger Schwäche der intellektuellen Fähigkeiten.
Seine Leiden scheinen ihm unerträglich zu seyn.[1]

Der Geruch ist so krankhaft gesteigert, daß ihm schon etwas, sonst ganz indifferentes, z.B. Fleischbrühe, bis zum Uebelseyn angreift.[1]

Der Geruch eines frisch aufgeschlagenen Eies brachte ihn der Ohnmacht nahe.[1]

Zunge: hellrot; kalt und blaß; kann nur schwer bewegt und herausgestreckt werden.

Erst schwere, dann steife, endlich ... empfindungslose Zunge.[1]

Er muß ganz zusammengekrümmt und ohne die mindeste Bewegung den ganzen Tag still liegen, indem sonst das, ohne dieß heftige, Erbrechen noch heftiger wird ...[1]

Schmerz im Epigastrium, wie von einem Messer durchbohrt.

Magenverstimmung nach Essen von zuviel Eiern.

Koliken: schlimmer durch Essen; nach blähenden Speisen; mit starker Bauchauftreibung; besser durch Zusammenkrümmen.

Ausdehnung eines Gases unter den kurzen Rippen, wie nach Überessen.

Bei entzündlicher Reizung der Bauchhöhlenorgane durch Metastasis der Gicht.

Profuse, wäßrige Stühle bei feuchtheißem Wetter oder im Herbst.

Langanhaltender, quälender Schmerz im Mastdarm und im After nach dem Stuhlgang, der ihn zum Schreien und Weinen bringt.

Blutung aus dem After bei *herbstlichem*, feuchtkaltem Wetter.

Kind schläft auf dem Töpfchen ein, sobald der Tenesmus aufhört.

Nephritis; blutiger, tintenfarbiger, eiweißhaltiger Urin.

Harndrang; Abgang von heißem, stark gefärbtem Urin; Brennen und Strangurie.

Nachthusten, mit unwillkührlichem Fortspritzen des Harnes.[3]

Stechender Schmerz oder Schmerz wie von einem Messer in der Herzgegend.

Seröser Pleuraerguß bei Rheumatikern oder Gichtkranken.

Hydroperikard.

Herzkrankheit nach Gicht oder akutem Rheumatismus.

Heftig windender Schmerz in der Gegend der Lenden und Harnwege.

Die Knie schlagen zusammen, er kann kaum gehen.

Die Füße fühlen sich schwer an; es fällt ihm schwer, die Füße zu heben oder Treppen zu steigen.

Sehr schmerzhafte Krämpfe in den Füßen, besonders in den Sohlen; Sehnenkontraktur an den Fersen.

Schmerz im Ballen der linken Großzehe.

Heftige Schmerzen in Armen und Beinen; kann die Glieder nicht benutzen.

Ziehende, reißende Gliederschmerzen, wechseln den Ort.

Steifheit der Gelenke und Schwellung von Händen und Füßen.

Rheumaanfälle treten plötzlich auf und verschwinden plötzlich; wandernde Schmerzen; akute Anfälle gehen in die chronische Form über, oder während des chronischen Zustands setzen akute Anfälle ein.

Schmerzen in den Gelenken, besonders wenn sie irgendwo dagegenstoßen; Anstoßen der Zehen ist übermäßig schmerzhaft.

Große Reizbarkeit während der Schmerzen; sehr berührungsempfindlich; die geringste Erschütterung läßt die Schmerzen unerträglich werden.

Metastasis zu den inneren Organen.

Wassersucht innerer Organe und Höhlen: Hydroperikard — Hydrothorax — Aszites — Hydrometra.

Steht in enger Beziehung zum fibrösen Bindegewebe; Rötung, Wärme, Schwellung etc., ohne Eiterungstendenz; rasch wechselnde Lokalisation.

Gelenkentzündungen mit extremer *Hyperästhesie;* die leiseste Erschütterung von Luft, Fußboden oder Bett läßt die Schmerzen unerträglich werden; ... große Gelenke hochrot und heiß. ... Wirkt mehr auf die kleinen als auf die großen Gelenke.

Bei Mißbrauch beschleunigt es Gichtrückfälle.

Collinsonia canadensis

GRIESSWURZEL

Ich kann mich noch gut an meine erste Bekanntschaft mit Collinsonia erinnern. Ein Gynäkologe, in dessen Klinik ich viele Jahre gearbeitet habe und dem ich eine gute Ausbildung verdanke, führte mich in den Gebrauch der Arznei ein. Er hatte eine sehr hohe Meinung vom Wert dieses Mittels *in ›Gyn‹-Fällen mit Hämorrhoiden,* wo es sich anscheinend stets als nützlich erwiesen hat. Es scheint jedoch niemals angemessen geprüft worden zu sein.

Im Anhang zu Band 10 von Allens *Encyclopedia* findet sich eine Einzelprüfung von Collinsonia in Rohsubstanz, die von einem amerikanischen Arzt mit eineinhalb Teelöffeln der pulverisierten Wurzel vorgenommen wurde. Clarke *(Dictionary)* führt eine weitere Prüfung auf, diesmal der Tinktur.* Darüber hinaus hat eine Reihe von Autoren seinen Wert bei *Obstipation während der Schwangerschaft* beschrieben, bei *Prolapsus ani* sowie *Prolapsus uteri mit Pruritus und Dysmenorrhoe,* ferner bei Dysmenorrhoe mit mensuellen Krämpfen; selbst bei *sympathetischer Aphonie* und bei *Lungenblutungen* soll es hilfreich gewesen sein. In Herings *Guiding Symptoms,* aus denen ich unten die wichtigsten und auch einige sonderbare Symptome zitiere, scheint die Prüfung der pulverisierten Wurzel nicht berücksichtigt zu sein. Ich möchte sie jedoch ausführlicher wiedergeben, denn sie vermittelt ein eigentümliches Bild der Arzneiwirkung, das an die (zuweilen) recht unangenehmen Zustände erinnert, wie sie unter den Begriffen ›Urticaria‹ und ›angioneurotisches Ödem‹ zusammengefaßt werden.

Im folgenden also ein längeres Zitat aus diesem Prüfungsbericht, dessen eigenartige Symptome weder bei Clarke noch bei Hering zu finden sind.

»Etwa eine halbe Stunde nach Einnahme des Pulvers wurde ein Wärmegefühl in den Lippen empfunden, zugleich ein spannend-drückender Kopfschmerz an der Austrittsstelle des linken Supraorbitalnervs. ... Ungefähr zehn Minuten später hatte der Schmerz aufgehört, doch das Wärmegefühl nahm zu und breitete sich entlang der inneren Oberfläche der Lippen aus; es verstärkte sich rapide und nahm schließlich die Form eines

* Hierbei handelt es sich um die erste (!) Prüfung von Collinsonia. Sie wurde von Burt durchgeführt, und zwar mit der 3. Dezimalpotenz und mit der Urtinktur. Sie ist in Band 3 von Allens *Encyclopedia* wiedergegeben, allerdings nicht an der alphabetisch richtigen Stelle: sie erscheint *nach* COLOCYNTHIS auf S. 507! Erstmals wurde sie jedoch bereits in Hales *New Remedies* veröffentlicht. — Anm. d. Ü.

Vergrößerungsgefühls der Teile an, verbunden mit der Empfindung, als wären die Lippen mit unzähligen vor- und zurückschnellenden Nadeln besetzt.

Dieses durch nadelartiges Stechen charakterisierte Taubheitsgefühl befiel nun auch das Gesicht, besonders die Wangen, die Stirn und die behaarten Bereiche unter dem Kinn von einem Ohr zum anderen, und erstreckte sich bis fast zum Brustbein hinunter. Die Zunge war davon seltsamerweise nicht betroffen. (Beim Schlucken des Pulvers hatte sich eine ›kaustische‹, ätzende Empfindung im Rachen eingestellt, aber zu keinem Zeitpunkt der Prüfung war allgemeines Brennen in der Halsgrube oder im Schlund zu verzeichnen.) Während die Innenseite der Lippen und die gesamte Wangenschleimhaut eine intensive Reizung erfuhren, schien das Gesicht breiter und breiter zu werden, wobei der Geist angenehm erregt war.

Nun wurde der gesamte rechte Unterarm taub und schwer, vom Ellbogen bis zu den Fingerspitzen, dann der linke Arm und die linken Finger, wobei auf beiden Seiten die Daumenballen stärker betroffen waren als die Finger. Ein Übelkeitsgefühl kam hinzu, so daß ich meinte, mich übergeben zu müssen; frische Luft besserte nicht. Die Lippen schienen währenddessen immer weiter an Größe zuzunehmen und der Mund wie der eines großen Welses offenzustehen. Lippen trocken; kein Speichelfluß während der gesamten Prüfung. …

Im Liegen pflegte der Puls unter dem Finger fadenförmig zu werden, um dann mit um so größerem Volumen wiederzukehren. Heiße Speisen und Getränke verstärkten offenbar die Wirkung der Arznei. Es war, als ob ACONITUM oder ARUM TRIPHYLLUM eingenommen worden wäre. NUX VOMICA erwies sich schließlich als Antidot; die Auswirkungen von Collinsonia schienen sich darunter wie Nebel oder Dunst von oben nach unten aufzulösen. Man konnte diesen Auflösungsprozeß richtig spüren: Zuerst wurde die Besserung an der Stirn verspürt, dann verloren die Wangen ihre groteske Größe, die Lippen ihr stechendes Glühen, und schließlich wurden die Arme nacheinander bis hinunter zu den Fingerspitzen besser. Die Taubheit in den Daumenballen jedoch blieb zunächst bestehen, der rechte Ballen fühlte sich sogar am nächsten Tag noch unnatürlich an. …

Beim Gehen an der kühlen, frischen Luft fühlten sich die Gliedmaßen, besonders die Füße seltsam leicht an, so als könnte ich rennen wie ein Reh. Ich hatte das Gefühl, die unteren Extremitäten gehörten nicht mehr zu meinem Körper bzw. zu mir als Person. … Dann Vergrößerungs- und Taubheitsgefühl von Hüfte zu Hüfte, ebenso am rechten Oberschenkel, während der linke ›übersprungen‹ wurde; Empfindung von Vergrößerung und ›Einschlafen‹ der Waden. NUX VOMICA C 1, in Wasserauflösung schlückchenweise getrunken, rief das Gefühl hervor, als ob eine Windel entfernt würde, die durch ihre Enge und ihr Gewicht die Nervenfunktionen behindert hatte.«

Hauptsymptome[*]

Schleimige oder aus schwarzen und kotigen Stoffen bestehende Durchfälle, mit Kolik und Tenesmus (nach der Entbindung).

Ruhr mit Hämorrhoiden, dabei Tenesmus.

Hartnäckige Verstopfung mit Hämorrhoiden; Stühle sehr träge und hart, begleitet von Schmerzen und Flatulenz.

Hämorrhoiden bei Obstipation oder selbst bei Diarrhoe: blutend oder blind und hervortretend; Gefühl von Holzstückchen, Steinchen oder Sand im Rektum; < gegen Abend bis spät nachts, > früh.

Abwechselnd Durchfall und Verstopfung, dabei beständig, wenn auch nur mäßig blutende Hämorrhoiden.

Chronische, schmerzhafte, blutende Hämorrhoiden.

Kardiale Ödeme.

Weitere wichtige oder sonderbare Symptome

Gastrische oder hämorrhoidale Kopfschmerzen, mit Schwindelgefühl.

Die Zunge entlang der Mitte und an der Wurzel gelb belegt, mit bitterem Mundgeschmack.

Übelkeit: mit krampfartigen Schmerzen im Magen; bei hartnäckiger Verstopfung während der Schwangerschaft.

Dyspepsie mit Sodbrennen und Hämorrhoiden.

Blutstauung im Pfortadersystem und in den Beckenorganen, mit Blähungskollern in Magen und Därmen; träger Stuhl mit aufgetriebenem Abdomen; Hämorrhoiden.

Chronische Diarrhoe bei Kindern.

Hellfarbiger, klumpiger Stuhl, der mit großer Anstrengung entleert wird, danach dumpfe Schmerzen im After und im Hypogastrium, die ungefähr eine halbe Stunde anhalten.

Durch Kongestion bedingte Untätigkeit des unteren Teils des Darmkanals.

Schweregefühl oder Drücken im Rektum, mit heftigem Reizzustand oder Jucken dieses Bereiches.

---

[*] Hering, *Guiding Symptoms*. Bei der Übersetzung habe ich z.T. auf Oehmes deutsche Bearbeitung von Hales *New Remedies* zurückgegriffen (siehe dazu S. 88). — Anm. d. Ü.

Starkes Jucken oder Brennen im After; Schwellung von Rektum und Anus.

Varikozele mit äußerster Stuhlverstopfung.

Fürchterliche Dysmenorrhoe mit Hämorrhoiden, beständigem Durchfall und Appetitverlust.

Heftige Krämpfe in der Uterusgegend, denen starke Schmerzen vorangehen.

Pruritus vulvae, begleitet von Hämorrhoiden.

Hartnäckige Obstipation während der Schwangerschaft.

Kann weder gehen, liegen noch sitzen (außer auf einer Stuhlkante), so geschwollen und entzündet sind die Geschlechtsteile (im 8. Schwangerschaftsmonat).

Schwere Atemnotanfälle mit großer Schwäche. Reizung der Herznerven. Herzaktion anhaltend schnell, aber schwach.

Nach Besserung der Herzbeschwerden treten alte Hämorrhoiden wieder auf, oder unterdrückte Menses kehren zurück.

Herzklopfen bei Leuten, die zu Hämorrhoiden, Dyspepsie und Flatulenz neigen.

Die geringste Aufregung verschlimmert die Herzsymptome.

Periodische Anfälle von Schwäche und Oppression; Ohnmachtsanfälle mit Vollheit in der Brust und erschwerter Atmung (infolge Reizung der Herznerven).

Gefühl, als steckten Holzstückchen, Steinchen oder Sand im unteren Teil des Rektums und im After. Rektum extrem empfindlich.

Brennen im After. Hitzegefühl im Magen, im After.

◊

Bei diesen ›Indikationen‹ fällt auf, daß es sich hauptsächlich um geheilte Zustände handelt; sie wurden nicht *›hervorgerufen und geheilt‹*. Diesbezüglich gab es einmal eine große Kontroverse. Es wurde die umstrittene Auffassung vertreten, daß ein Mittel vom wissenschaftlich-homöopathischen Standpunkt her nicht akzeptiert werden sollte, wenn von ihm nicht bekannt war, daß es die Symptome, die es geheilt hatte, auch hervorgerufen hatte. Grimmig betrat Dr. Clarke die Arena und meinte, dieses Mittel sei dann eben verkehrt herum, sozusagen in Steißlage auf die (homöopathische) Welt gekommen — und später konnte er zeigen, daß das betreffende Mittel bei der Prüfung genau die Symptome hervorrief, für die es als heilsam erkannt worden war. Begreifen wir es doch endlich: *Was ein Mittel heilen kann, das kann es auch hervorrufen; und was ein Mittel hervorrufen kann, das — und nur das — vermag es auch zu heilen!* Dies ist das eigentliche Wesen der Homöopathie.

Unzweifelhaft aber ist: *Collinsonia hat einen enormen Einfluß auf die Beckenorgane und einen großen Wirkungskreis bei Erkrankungen des Rektums.* Außerdem wirkt es auf den Blutkreislauf, indem es Kongestionen und Blutungen unter Kontrolle bringt.

◊

Dr. W. J. Guernsey[*] beschreibt in *Homœopathic Therapeutics of Haemorrhoids* die Collinsonia-Hämorrhoiden als mit wunden, dumpfen Schmerzen einhergehend, die verstärkt nach hartem Stuhl auftreten.

Gefühl von Brennen, Hitze, Schwere; Jucken.

Stechendes Gefühl im Rektum, als wäre es mit Holzstückchen, Steinchen oder Sand gefüllt.

Unablässiges, wenn auch nicht starkes Bluten.

Blind; chronisch; hartnäckig; äußerlich; vortretend.

Mit Paralyse und kongestiver Trägheit des Rektums.

Schlimmer: abends, nachts; während der Schwangerschaft; nach hartem Stuhl.

Begleiterscheinungen: Obstipation, Schmerzen im Epigastrium, Appetitlosigkeit.

Viel Flatulenz. Blutandrang in den Beckenorganen, verbunden mit Hämorrhoiden, besonders in den letzten Schwangerschaftsmonaten.

Blasenkatarrh mit Hämorrhoiden.

Stühle meist nur abends.

Heftige, kolikartige Schmerzen im Hypogastrium, alle paar Minuten, mit Ohnmacht; muß sich setzen, um sich Erleichterung zu verschaffen.

◊

Farrington erwähnt Collinsonia nur kurz. Es ist, wie er sagt, bei Hämorrhoiden indiziert, wenn ein Gefühl wie von Holzsplittern im Rektum vorhanden ist. Zumeist besteht Stuhlverstopfung. Die Darmsymptome sind abends und nachts schlimmer.

Collinsonia ist auch bei Prolapsus uteri, der durch Hämorrhoiden kompliziert wird, hilfreich. Für diesen Zustand ist es ebenso häufig angezeigt wie PODOPHYLLUM bei Prolapsus uteri mit Diarrhoe und Prolapsus recti.

Wir finden bei Collinsonia auch eines der OPIUM-Symptome: aus dem Rektum werden trockene Kotballen ausgeschieden; doch unterscheiden sich diese von jenen bei OPIUM dadurch, daß sie hell gefärbt sind.

◊

[*] Nicht H. N. Guernsey, der Autor der *Keynotes.* — d. Ü.

Nash schreibt: »Collinsonia ist noch nicht gründlich geprüft worden, doch reicht das, was wir bis heute darüber wissen, neben unserer klinischen Erfahrung allemal aus, um es als ein Mittel von großem Wert zu erkennen. Als Heilmittel bei Hämorrhoiden oder Mastdarmbeschwerden kann es mit AESCULUS HIPPOCASTANUM verglichen werden, denn beide haben ein *Gefühl, als ob das Rektum mit Holzstückchen angefüllt wäre.*« Es folgen einige Unterschiede:

Aesculus	Collinsonia
Ausgeprägtes *Vollheitsgefühl* im Rektum.	(so nicht vorhanden)
Hämorrhoiden bluten in der Regel nicht.	Hämorrhoiden bluten oft anhaltend.
Wundheitsgefühl und starke, *dumpfe Schmerzen im Rücken.*	(hat sich — bisher — noch nicht gezeigt)
Manchmal Verstopfung, manchmal nicht.	Stark verstopft, leidet deswegen an Bauchschmerzen.

Nash berichtet über zwei von ihm geheilte Fälle:

Jahrelang häufige, sehr heftige Koliken, die die Ärzte alter Schule vor ein Rätsel stellten. Er entschied sich für das Mittel aufgrund der hartnäckigen Obstipation, der starken Flatulenz und der bestehenden Hämorrhoiden.

Der zweite Fall, den er mit Collinsonia heilte, war einer seiner hartnäckigsten Obstipationsfälle. In den letzten zwei Jahren hatte der Patient im Schnitt nur alle zwei Wochen eine Darmentleerung gehabt — und auch das nur unter Zuhilfenahme stärkster Abführmittel; danach mußte er regelmäßig zwei oder drei Tage krank im Bett bleiben. Collinsonia heilte ihn innerhalb eines Monats vollkommen; danach hatte er täglich normalen Stuhlgang, und die Beschwerden »sind während der langen Jahre seither niemals wiedergekehrt«.

◊

Wahrlich ein Mittel, das es verdient hätte, bekannter zu sein. Sie haben seine Bekanntschaft gemacht — lassen Sie nun Ihrerseits andere daran teilhaben!

Colocynthis

CITRULLUS COLOCYNTHIS; KOLOQUINTE

Ich nehme an, wir alle sind schon einmal Zeuge der erstaunlich prompten Wirkung von Colocynthis bei Krämpfen und Koliken gewesen, die durch Vornüberbeugen und festes Pressen in den Bauch gelindert werden; das könnte auch der Grund sein, warum viele von uns Colocynthis nur noch mit diesem einen Symptom in Verbindung bringen.

Doch Colocynthis steht für sehr viel mehr als für dieses »Klemmen im Bauche, als würden die Därme zwischen Steinen eingeklemmt ...«, wobei »nur ein Druck auf den Bauch mit der Hand, und die Einbiegung desselben den Schmerz minderten« [Hahnemann].

Es hat schreckliche Nervenschmerzen — in der Wirbelsäule, in den Gliedmaßen, im Kopf, in den Ovarien; *besonders typisch für Colocynthis ist es, wenn diese durch Zorn und Entrüstung ausgelöst werden.*

Nash sagt: »Kein Mittel erzeugt heftigere Leibschmerzen als dieses, und kein Mittel heilt sie geschwinder. Dr. T. L. Brown sagte einmal sinngemäß zu mir: ›Wenn ich der Heilkraft kleiner Gaben noch skeptisch gegenüberstünde, so würde mich Colocynthis endgültig überzeugen; denn in vielen Fällen (von Kindern wie Erwachsenen, ja sogar von Pferden) habe ich schwere Koliken sehr rasch mit diesem Mittel heilen können.‹ — Natürlich wird jeder wahre Homöopath darauf nur mit einem Amen antworten können.

Die Colocynthis-Koliken sind furchtbar und nur zu ertragen, *indem man sich zusammenkrümmt und etwas Hartes fest gegen den Leib preßt:* der Kranke beugt sich über die Stuhllehne, die Tischkante oder den Bettpfosten, um sich Erleichterung zu verschaffen. Diese Bauchschmerzen sind von neuralgischem Charakter und werden oft von Erbrechen und Durchfall begleitet, *was allerdings eher eine Folge der großen Schmerzen zu sein scheint als irgendeine spezielle Störung des Magens oder Darms.*« Wie wir später sehen werden, hebt auch Kent diesen Punkt besonders hervor.

Nash vergleicht Colocynthis mit CHAMOMILLA: »Sowohl CHAMOMILLA als auch Colocynthis haben Koliken oder andere neuralgische Beschwerden nach Wutausbrüchen. CHAMOMILLA schlägt bei Bauchschmerzen von Kindern an, wenn der Leib von Blähungen aufgetrieben ist; das CHAMOMILLA-Kind wirft sich vor Schmerzen hin und her, *krümmt sich aber nicht wie Colocynthis zusammen.*«

Guernseys besondere Gabe ist es, mit wenigen Worten das Wesen einer Arznei zu erfassen; bei Colocynthis sieht das so aus:

»Das stärkste Charakteristikum, das nach diesem Mittel verlangt, ist ein quälender Bauchschmerz, der den Patienten zwingt, sich zusammenzukrümmen. Erleichterung wird durch Bewegung erreicht, etwa indem er sich hin und her windet und dreht, und solange die Schmerzen anhalten, behält er diese Bewegungen bei. Durch geringste Mengen von Speisen oder Getränken werden die Schmerzen verstärkt. Sie können für sich allein bestehen oder auch in Verbindung mit Ruhr, akuter Gastroenteritis etc. auftreten; das Zusammenkrümmen und Pressen auf den Bauch ist hierbei das Hauptcharakteristikum. ... Gefühl, als ob im Bauch Steine aneinanderreiben und dabei die Weichteile bearbeiten würden; — als wären die Muskeln zu kurz; — von Spannen in den äußeren Körperregionen ... Schlimmer: durch ärgerliche Erlebnisse; durch Zorn mit Entrüstung; nach Demütigung oder Kränkung.«

Doch einmal mehr ist es Kent, der uns das klarste Bild von Colocynthis vermittelt; dabei arbeitet er bestimmte Züge des Mittels heraus, die anderenorts kaum zu finden und auch aus dem Repertorium nur schwer abzuleiten sind (ich habe es erst kürzlich versucht!).

Er sagt: »Das Hauptmerkmal von Colocynthis sind seine heftigen, reißenden, neuralgischen Schmerzen; so heftig sind diese, daß der Patient außerstande ist, sich still zu verhalten. Bisweilen werden sie durch Bewegung auch gemildert — zumindest scheint Ruhe das Leiden eher zu verstärken; besser durch Druck und gelegentlich auch durch Wärme. Die Schmerzen treten im Gesicht auf, im Abdomen, entlang den Nervenbahnen.

Schmerzen dieser Art sind oft auf eine ganz spezifische Ursache zurückzuführen, nämlich *Zorn oder Ärger in Verbindung mit Entrüstung.* Deshalb haben Menschen, die hochmütig und leicht beleidigt oder verärgert sind, nicht selten Colocynthis-Beschwerden. Auf Zorn kann eine heftige Neuralgie folgen: im Kopf, in den Augen, das Rückgrat hinunter oder im Intestinum.

Der Kranke schreit vor Schmerzen, geht im Zimmer auf und ab und wird zunehmend ängstlicher, je länger diese anhalten. ... Seine Freunde gehen ihm auf die Nerven, er möchte nur allein sein. Er unternimmt alles mögliche, nur um diese schrecklichen Qualen erträglich zu machen. ...

Häufig kommt es auch zu Erbrechen und Durchfall, besonders wenn die Schmerzen im Bauch lokalisiert sind. ...

Die Koliken treten in Anfällen auf, die an Intensität immer mehr zunehmen. Schließlich wird dem Patienten übel, und er muß sich übergeben; dabei kann das Würgen auch nach Entleerung des Magens noch anhalten. ...

Der Arzt fragt: ›Was ist denn passiert, daß Sie solche Schmerzen haben?‹ Und nicht selten wird er eine Antwort bekommen wie diese: ›Ach, mein Diener hatte schmutziges Wasser auf einen hübschen Teppich verschüttet, ich habe ihn darauf angesprochen, und es kam zu einem Wortwechsel — und dies ist nun das Ergebnis!‹ ...

Das Erbrechen von Colocynthis ist anders als bei den meisten anderen Mitteln: Es kommt nicht zuerst zu Übelkeit, sondern Übelkeit und Erbrechen treten, wenn der Schmerz eine bestimmte Intensität erreicht hat, gleichzeitig auf; der Mageninhalt wird ausgestoßen, dennoch würgt der Patient immer weiter, bis endlich die Heftigkeit der Schmerzen nachläßt.«

Während ich mit dem Schreiben dieses Artikels beschäftigt war, begegnete mir ein Fall, der das perfekte Colocynthis-Bild bot, wie es von Kent so eindrücklich dargestellt wird.

Man hatte die sich vor Schmerzen krümmende Patientin aus ihrem Bett geholt und zu mir gebracht. Auf der Fahrt hatte sie eine bittere, gelbe Flüssigkeit erbrochen, und ihr Gesicht war von schwerem Leiden gezeichnet. »Sie hat schon viele solcher Anfälle gehabt, und alle beginnen und verlaufen in der gleichen Art und Weise: Zuerst bekommt sie Schmerzen im Rücken, zwischen den Schultern; dann breiten sie sich zum Kopf und über den ganzen Rücken aus, und schließlich fängt sie an zu erbrechen. Dieser Anfall jetzt hat vor neun Tagen angefangen. *Wenn sie sich aufregt, bekommt sie einen Anfall.* Ist sie dann krank, wälzt sie sich im Bett umher; sie steht auf, legt sich wieder hin; sie möchte ständig aus dem Bett und umhergehen, aber wenn sie dann auf ist, muß sie für gewöhnlich erbrechen.«

Auch Kent weist darauf hin, daß das Gesicht des Colocynthis-Patienten Angst ausdrückt, weil die Qualen so groß sind. »Wo die Schmerzen auch sind, das Gesicht ist stets verzerrt. ...

Alle Schmerzen werden durch Druck gebessert, aber dies ist nur zu Anfang so; haben sie erst einmal über mehrere Tage mit zunehmender Heftigkeit fortbestanden, wird der betroffene Bereich so empfindlich, daß auch Druck nicht mehr vertragen wird. ...

Die Magenschmerzen sind krampfend, grabend und umklammernd — wie von den Fingern einer kräftigen Hand gepackt.

Ähnliche Schmerzen können im Unterleib auftreten; hier ist die Besserung durch starken Druck und durch Zusammenkrümmen (was ja ebenfalls auf Druck hinausläuft) noch ausgeprägter. Sie kommen anfallsweise, mit zunehmender Heftigkeit, bis dem Patienten übel wird und er erbricht. ... Der Gepeinigte beugt sich über eine Stuhllehne oder, wenn er nicht aufstehen kann, über das Fußende des Bettes, oder er krümmt sich über seinen Fäusten zusammen. ...

Koliken durch Zorn mit Entrüstung; besser durch Zusammenkrümmen und schlimmer bei aufrechter Haltung, im Stehen oder beim Rückwärtsbeugen.

Bei den heftigen Ovarialneuralgien von Colocynthis zieht die Frau das Bein auf der schmerzenden Seite fest gegen den Unterleib und hält es mit den Händen in dieser Stellung.

Koliken bei Säuglingen, wobei es ihnen besser geht, wenn sie auf dem Bauch liegen; sobald ihre Lage verändert wird, fangen sie wieder an zu schreien. …

Colocynthis versetzt das Nervensystem in einen Zustand, wie er bei Menschen zu finden ist, die seit Jahren unter ständigem Ärger und Verdruß zu leiden hatten. Ein Mann, dessen Geschäfte immer wieder schiefgelaufen sind, wird allmählich reizbar und gerät schließlich in einen Zustand nervöser Erschöpfung. Eine Frau, die Tag und Nacht auf ihren untreuen Gatten hat aufpassen müssen, um ihn von anderen Frauen fernzuhalten, entwickelt nach und nach einen empfindlichen, reizbaren Gemütszustand, und dann reicht schon der geringste Anlaß, um sie aus der Fassung zu bringen. Und genau in einem solchen Zustand befindet sich auch der Colocynthis-Prüfer.

Dagegen werden Sie diese Arznei selten angezeigt finden bei kräftigen, vitalen und gesunden Personen, die plötzlich krank geworden sind.«

◊

Hahnemann schreibt: »Die Alten hatten die Koloquinte, durch Anwendung großer, gefährlicher Gaben zum Purgiren, sehr verdächtig gemacht. Ihre Nachfolger, durch diese fürchterlichen Beispiele abgeschreckt, verwarfen dieselbe entweder ganz, wodurch die in ihr liegende Hülfe für die Menschen verloren ging, oder wagten sich nur äußerst selten, sie zu gebrauchen, wenigstens nie anders, als nach vorgängiger Aenderung und Schwächung ihrer Eigenschaften durch alberne Vorrichtungen, die sie *Korrektion* nannten, wodurch das eingebildete Giftige derselben gezähmt und gebändigt werden sollte. Man knetete mittels Gummi-Schleims andre purgirende Arzneien darunter, oder man zerstörte zum Theil ihre Kraft durch Gährung oder durch langwieriges Abkochen mit Wasser, Wein, ja selbst Urine, so wie die Alten schon thörichter Weise gethan hatten. Aber auch nach aller solcher Verstümmelung (sogenannter *Korrektion*) blieb die Koloquinte stets noch in den großen Gaben der Aerzte ein gefährliches Mittel.

Ueberhaupt ist es zu verwundern, daß man in der Arzneischule von jeher das Nachdenken mied und auch bei solchen Gegenständen, wie dieser, nie auf den kinderleichten, einfachen Gedanken kam, daß, wenn die heroischen Arzneisubstanzen in einer gewissen Gabe durchaus allzu heftig wirkten, dieß weniger an der Arzneisubstanz selbst, als vielmehr an der übertriebnen Größe der Gabe liege, die sich doch vermindern läßt, so viel es nöthig ist, und daß eine solche Minderung der Gabe, während sie die Arzneisubstanz unverändert in ihren Eigenschaften läßt, bloß ihre Stärke bis zur unschädlichen und zweckmäßigen Brauchbarkeit herabstimme, und so das natürlichste und zweckmäßigste *Korrigens* aller heroischen Arzneimittel abgeben müsse.

Es ist einleuchtend, daß wenn ein Pfund Weingeist, auf einmal getrunken, einen Menschen tödten kann, dieß nicht an der absoluten Giftigkeit des Weingeistes, sondern der allzu großen Gabe liege, und daß ein Paar Tropfen Weingeist dem Menschen unschädlich gewesen seyn würden — es ist einleuchtend, daß, während ein Tropfen starker Schwefelsäure sogleich die Stelle der Zunge, auf die er gebracht wird, zu einer Blase aufzieht und aufätzt, er dagegen, mit 20, oder 100,000 Tropfen Wasser verdünnt, eine milde, bloß säuerliche Flüssigkeit darbiete und daß so überhaupt das natürlichste, einfachste Korrigens aller heroischen Substanzen einzig in der Verdünnung und Verkleinerung der Gabe bis zur unschädlichen Brauchbarkeit zu finden seyn müsse.

Auf diese, und bloß auf diese einzige Weise lassen sich die für die unheilbarsten Krankheiten vorzüglich in den heroischen — weit weniger in den schwachen — Arzneisubstanzen (von den Armen an Geiste *Gifte* genannt) bisher verborgen gelegenen, unschätzbaren Heilkräfte auf ganz sicherm, mildem Wege zum Wohle der leidenden Menschheit zu Tage fördern und damit in akuten und chronischen Krankheiten ausrichten, was die ganze Arzneischule bisher auszurichten nicht vermogte, da ihr die kinderleichte Weise, die überkräftigen Arznei-Substanzen gelind und brauchbar zu machen, nicht in den Sinn kam und sie folglich die größten und hülfreichsten Heilmittel entbehren mußte.

Nach Anleitung folgender, von Koloquinte eigenthümlich bei Gesunden erzeugter Krankheits-Zufälle habe ich mit ihr ungemeine Heilungen homöopathisch verrichten können durch Anwendung von einem kleinen Theile eines Tropfens oktillion- oder decillionfacher Verdünnung obiger Tinktur zur Gabe.

So werden, um nur einer Einzelheit zu gedenken, manche der heftigsten Koliken … oft sehr schnell geheilt, wenn zugleich auch die übrigen charakteristischen Krankheitszustände unter den Symptomen der Koloquinte in Aehnlichkeit, wenigstens zum Theil, anzutreffen sind.«

Colocynthis

Hauptsymptome *

(Hahnemann und Allen)

Geist und Gemüt. Grosse Angst.[2]

Beschwerden mannichfacher Art von Indignation und Erbitterung [und Aergerniss], oder innerer, nagender Kränkung über unwürdige Behandlung seiner selbst oder anderer, sein Mitleid erregender Personen.[2]

Kopf. Pressend drückender Kopfschmerz im Vorderhaupte, am heftigsten beim Bücken und im Liegen auf dem Rücken ...[1]

Reißender Kopfschmerz im ganzen Gehirne, was in der Stirne zu einem Drücken wird, als wenn es die Stirne herauspreßte, — heftiger bei Bewegung der Augenlider.[1]

Brennender Schmerz in der Stirnhaut, über den Augenbrauen.[1]

Augen. Scharf schneidender Schmerz im rechten Augapfel.[1]

Nase. Pochender und wühlender Schmerz von der Mitte der linken Nasenseite bis in die Nasenwurzel.[1]

Schmerz in der untern Reihe der ***Zähne***, als würde der Nerve gezerrt und angespannt.[1]

Magen. Heftiger Durst.[2]

Leeres Aufstoßen.[1]

Abdomen. Zusammenziehender Schmerz in der Nabelgegend, gleich nach dem Mittagsessen.[3]

Sie wird von fürchterlichen zusammenziehenden oder drehenden Schmerzen in den Gedärmen gepackt, direkt am Nabel ...

Grimmen um den Nabel.[3]

Kneipen um den Nabel, durch Obstgenuss vermehrt.[3]

Grimmen und Schneiden in der Nabelgegend ...[3]

Heftiges Bauchkneipen in der Nabelgegend.[3]

---

* Mit [1] bezeichnete Symptome sind Hahnemanns *Reiner Arzneimittellehre* entnommen. Die in den *Chronischen Krankheiten* gesperrt gedruckten Symptome hat M. Tyler nicht berücksichtigt; ich habe sie hinzugefügt und mit [2] versehen. Eine [3] markiert Symptome aus der zweiten großen Colocynthis-Prüfung, die von Watzke durchgeführt und 1844 im 1. Band der *Oesterreichischen Zeitschrift für Homoeopathie* veröffentlicht wurde. Eine mit [4] bezeichnete Beobachtung stammt aus einem Prüfungsfragment J. O. Müllers, veröffentlicht 1857 in der *Zeitschrift des Vereins der homöopathischen Aerzte Oesterreichs* (Band 1, S. 43) — d. Ü.

Heftige, vom Nabel ausgehende kolikartige Bauchschmerzen mit häufigem erleichterndem Blähungsabgange.[3]
Grimmen im Bauche, besonders um den Nabel ...[3]
Heftige, kneipende Schmerzen im Bauche, am ärgsten drei Finger unter dem Nabel, zum Vorbeugen nöthigend ...[3]
Deutlich auf die Ovarien zu beziehende einzelne tiefgehende Stiche, wie von einer Nadel, bald in der linken, bald in der rechten Weiche.[3]
Bauch stark aufgetrieben und schmerzhaft.
Kneipende und raffende Schmerzen im Unterleibe.[1]
Das Bauchkneipen ist zuweilen sehr heftig und nöthigt zum Vorwärtsbeugen.[3]
Leibschmerz ..., der ihn nöthigt, sich zusammen zu krümmen ...[2]
Empfindliche Schmerzen, als würde im ganzen Unterleibe mit Gewalt eingegriffen — ein Raffen in die Eingeweide ...[1]
Schmerzen, als würden die Gedärme eingeklemmt und gepreßt; dabei schneidender Schmerz gegen die Schamgegend hin; unter dem Nabel waren die Schmerzen so heftig, daß es ihm die Gesichtsmuskeln gewaltig verzog und die Augen zuzog; bloß ein Druck mit der Hand auf den Unterleib und die Einbiegung des Unterleibes minderte diesen Schmerz.[1]
Empfindung im ganzen Unterleibe, als würden die Gedärme zwischen Steinen eingeklemmt ...[1]
Kolik.[2] — Klammartiges Bauchweh ...[2]
Leibschneiden [gleich nach dem Essen].[3]
Leibschmerzen der heftigsten Art.[1] — Schneidende* Bauchschmerzen.[1]
In der Leiste, Schmerz, als drücke sich da ein Bruch heraus, und beim Aufdrücken, Schmerz, als gehe ein Bruch hinein ...[2]
Zurückbleibende, versetzte Blähungen.[2]

Rektum. Nach dem Essen flüssiger Stuhl [mit Blähungsabgang, und den ganzen Nachmittag schmerzhaftes Gefühl im Unterleibe, das erst Abends in der Bettwärme vergeht].[3]

Harnorgane. Öfterer Drang zum Harnen [bei wenig Abgange].[3]

Atemwege. Hüsteln beim Tabakrauchen.[1]

Rücken und Extremitäten. Stark ziehender, strenger Schmerz in den linken Halsmuskeln, stärker noch bei Bewegung.[1]
Wundheits-Schmerz im linken Schulterblatt, in der Ruhe.[1]

* Bei Allen heißt es fälschlich »griping« statt »cutting« (Symptom-Nr. 517). — Anm. d. Ü.

In der Gegend des rechten Schulterblattes, eine innere ziehende Empfindung, als würden die Nerven und Gefäße angespannt.[1]

Stumpfe Stiche in der Hüftgegend rechter Seite [beim Gehen]; ... im Sitzen besser, aber stattdessen ... eine schwere Last in der Lumbodorsalgegend. ... Dabei schien mir ... die Wärmeentwickelung in dem leidenden Theile gesteigert, das Betasten empfindlich. ... Nachts in der Bettwärme beruhigte sich der Schmerz, weckte mich aber ... etwa um vier Uhr aus dem Schlafe. Nun hatte er seinen Charakter insoferne geändert, als er sich nicht mehr stechend oder drückend, sondern klopfend, fast bohrend äusserte. ... Der Ausgangspunkt des Leidens lag in der Sacralgegend, entsprechend der Bildungsstätte des Plexus ischiadicus, zog sich von da durch die Incisura ischiadica major gegen das Hüftgelenk, von welchem der Schmerz an der hinteren Seite des Schenkels gegen das Kniegelenk, die Fossa poplitea, hin ausstrahlte.[4]

Spannend stechender Schmerz in der rechten Lende, fühlbar bloß beim Einathmen, und am heftigsten beim Liegen auf dem Rücken.[1]

Heftig ziehende Schmerzen im Daumen der rechten Hand ...[1]

Bloß beim Gehen, Schmerz im rechten Oberschenkel, als wenn der ihn hebende Psoas-Muskel zu kurz wäre; beim Stehen ließ er nach, beim Gehen aber kam er wieder.[1]

Klamm in den Unterschenkeln.[2]

Reißender Schmerz in der rechten Fußsohle, in der Ruhe am heftigsten.[1]

Einschlafen des linken Fusses ...[2]

Ungemeine Neigung der Muskeln aller Körpertheile, sich schmerzhaft zu Klamm zusammen zu ziehen.[2] — [Der Haupt-Charakter der Koloquinte ist, Klamm-Schmerzen zu erregen, in innern und äussern Theilen, d.i. tonische Krämpfe, mit klemmend drückenden Schmerzen ...][2]

◊

Dr. George Royal (Iowa) schreibt über Colocynthis: »Nur wenige Mittel sind so gründlich geprüft worden wie Colocynthis. Hahnemann prüfte es und hielt die Wirkungen auf sich selbst, sechs Mitprüfer und fünfzehn weitere Autoren fest. ... Wir können wahrhaftig sagen, daß Colocynthis einen größeren Prozentsatz an bestätigten Symptomen aufweist als irgendein anderes Mittel unserer Materia Medica.«

Conium maculatum

GEFLECKTER SCHIERLING

In der *Reinen Arzneimittellehre* hat Hahnemann bereits eine erste Prüfung von Conium veröffentlicht, die er für die *Chronischen Krankheiten* noch einmal erheblich erweitert hat. Aus den einführenden Bemerkungen zu dieser zweiten Fassung möchte ich zitieren.

Nachdem Hahnemann die Zubereitung des Schierlings nach Art der ›Homöopathik‹ beschrieben hat, fährt er fort:

»Aus dem, was in den sechsziger und siebenziger Jahren des vorigen Jahrhunderts von Störck und seinen vielen Nachahmern in zahlreichen Büchern von den grossen Erfolgen des conium maculatum geschrieben worden ist, ersieht man gar leicht die nicht geringe Arzneikräftigkeit dieser Pflanze. Allein, so oft auch wunderbare Hülfe durch ihren Gebrauch bei den scheusslichsten Krankheiten, wenigstens anfänglich, zuwege gebracht ward, so oft, ja noch weit öfter, stiftete auch ihre Anwendung in den beliebten grossen, oft wiederholten Gaben Schaden, nicht selten unersetzlichen Schaden, und tödtete Menschen in nicht geringer Zahl.

Das Räthsel, so viel Aufsehn erregende, so freudige als traurige Erfahrungen meist redlicher Beobachter sich dergestalt in's Angesicht einander widersprechen zu sehen, konnte bloss in den neuern Zeiten die Homöopathie lösen, welche zuerst zeigte, dass, um mit heroischen Arzneien wohlthätig zu verfahren und wirklich zu heilen, nicht (wie leider bisher) jede *unerkannte* Krankheit so geradezu mit öftern, möglichst grossen Gaben des heftigen, ungekannten Mittels bestürmt werden dürfe, sondern: ›dass nach vorgängiger Ausprüfung und Erforschung der eigenthümlichen Wirkungen desselben an gesunden Menschen das Arzneimittel nur in solchen Krankheits-Zuständen, deren Symptome mit denen der Arznei grosse Aehnlichkeit haben, anzuwenden sei mittels kleinster Gaben der höhern und höchsten Verdünnungen mit angemessener Kraft-Entwickelung bereitet.‹

So Etwas kontrastirt freilich ungemein mit jenen halsbrechenden, bis zu 140 Granen des Dicksaftes (Extraktes) oder bis zu einem Weinglase voll frisch ausgepressten Schierlings-Saftes gesteigerten, und wohl sechs Mal täglich wiederholten Gaben jener Zeit; dafür wird aber auch vom ächten Homöopatiker keine Fehl-Cur mehr damit gemacht — werden nicht ferner Kranke zu Hunderten, wie damals, mit dieser Arznei zu Tode gemartert.

Jene vielen, abschreckenden Beispiele liessen mich nicht eher, als seit einigen Jahren, diese Pflanze als eine der wichtigsten antipsorischen Arzneien erkennen, und ich gebe ihr seitdem hier die rechte Stelle.

Oft müssen ihrer Anwendung erst einige andre antipsorische Mittel vorangegangen sein, wenn sie ihre Wohlthätigkeit zeigen soll. Man giebt sie in den kleinsten Gaben.«

◊

Ich erinnere mich noch gut, wie ich vor Jahren das Gefängnis des Sokrates in Athen besichtigt habe, in dem der alte Philosoph ruhig seinem Tode entgegengesehen hatte. Ich habe das Bild noch vor mir: eine Aushöhlung im massiven Fels, ein Stück den Hang hinauf gelegen, lang und flach (so habe ich es — nach all den Jahren — zumindest in Erinnerung), ein Ort, der für uns Homöopathen von ganz besonderem Interesse ist — wegen der Todesart des Sokrates. Bekanntlich war er zum Tode verurteilt worden, und zwar durch Trinken eines Glases ausgepreßten Schierlingssaftes. Die Vorbereitungen brauchten einige Zeit, und so fragte er seinen Henker, was er zu tun habe. »Gehen Sie umher«, war die Antwort, »und wenn Sie eine Schwere in den Beinen verspüren, legen Sie sich hin.« Er nahm den Todestrank zu sich, während seine treuen Freunde zusahen und um ihn trauerten; und er ging auf und ab, bis ihm schließlich die Beine versagten und er das Gefühl darin verlor; dann legte er sich nieder. Sein Henker untersuchte ihn und stellte fest, daß seine Beine kalt und empfindungslos waren; bald war auch der Bauch betroffen — die Taubheit stieg immer höher — und am Ende verlor er mit einem konvulsiven Zucken das Bewußtsein und verschied. Genau dies ist das Typische beim Schierling: er tötet sozusagen von den Extremitäten an aufwärts, wobei der Kopf bis zum Schluß klar bleibt.

Wer war es doch gleich, der seine Verfolger verspottete: »Ihr könnt meinen Körper töten, und ihr könnt auch meine Seele töten — *wenn ihr sie fangen könnt!*«? Etwas ähnliches sagte auch Sokrates, als er gefragt wurde: »Wie sollen wir dich begraben?« »Wie ihr wollt — wenn ich euch nicht entkomme; denn wenn ich das Gift getrunken habe, werde ich nicht mehr bei euch sein. ... Keiner möge bei der Beerdigung sagen, er bestatte Sokrates; er sage, daß er meinen Körper begrabe, und den begrabe er, wie er will.«

Wenn ich an Conium denke, fällt mir immer sogleich Sokrates ein, und damit dann auch, wie dieses Gift lähmt — nach Art einer aufsteigenden Paralyse.

◊

Der psychische Zustand von Conium ist träge und wenig anregend — das genaue Gegenteil von CANNABIS INDICA:

»Gedächtnisschwäche. Vergeßlichkeit. Unfähigkeit zu jeder längeren geistigen Anstrengung. Er mag nicht in Gesellschaft sein und scheut doch das Alleinsein. Unlust zur Arbeit. Stumpfheit aller Sinne. Dummheit. Gleichgültigkeit. Hypochondrie und Hysterie infolge Unterdrückung oder zu ungehemmter Befriedigung des Geschlechtstriebes, mit Niedergeschlagenheit, Ängstlichkeit und Traurigkeit.«

Wir sehen also: auch der Geist ist ›paralysiert‹ — das Denken verlangsamt, die geistigen Energien abgestumpft und gelähmt. Zwischenzeitlich kann es aber auch zu Zuständen kommen wie diesem:

»Zehn Tage hindurch ist er sehr aufgeregt, heftig, gebieterisch ..., zankt mit den Dienstleuten und mit seinen Eltern, zieht gerne seine beste Kleidung an, hat keine Lust zur Arbeit, geht aber gern ins Wirtshaus, spielt und führt darin das erste Wort, wobei es auch wohl zu Schimpfreden kommt; er kauft unnötige Sachen ein, die er dann nicht weiter achtet, selbst wieder verschenkt oder bei einem kleinen Anlasse ruiniert. Widerspruch kann er nicht vertragen und ist durch denselben wohl zu Schlägereien geführt worden.«*

◊

Lassen Sie uns sehen, was Kent zu Conium zu sagen hat! Ich werde das Wichtigste herauspicken und zusammenfassend zitieren.

»Diese Arznei ist ein tief und lang wirkendes Antipsorikum. ... Beschwerden aufgrund von Erkältungen, wobei die Lymphdrüsen des ganzen Körpers in Mitleidenschaft gezogen werden. ... Infiltration in der Umgebung von Geschwüren und entzündeten Körperteilen sowie in den Lymphknoten entlang der Lymphgefäße, so daß eine Kette wie eine Perlenschnur entsteht. ...

Conium ist häufig bei malignen, kanzerösen Erkrankungen der *Drüsen* verwendet worden, was nicht verwundert, denn von Beginn an werden diese mit affiziert und infiltriert; so werden sie allmählich steinhart, wie beim Szirrhus.

(Zur Wirkung auf das *Nervensystem:*) Die Nerven befinden sich in einem Zustand großer Schwäche, wodurch es zu Zittern und Muskelzukkungen kommt. ... Allmählich zunehmende lähmungsartige Schwäche,

---

* Es handelt sich hier um den geheilten Fall eines 16jährigen Jungen aus dem Jahre 1836 (veröffentlicht in der *A.H.Z.* 9, 196; zitiert aus der *Conium*-Monographie von Georg von Keller, Haug Verlag, Fall 1098, Seite XI). Dieser Zustand wechselte jahrelang mit einer stillen Periode ab, deren Symptome den zuvor beschriebenen ähnlich waren. — Anm.d.Ü.

etwa in der Art von COCCULUS. ... Die Leber ist verhärtet und vergrößert und arbeitet träge. Die Blase kann wegen der Schwäche nur einen Teil des Harns austreiben, oder die Expulsivkraft ist durch Lähmung der Blase völlig verlorengegangen. ...

Conium ist von so tiefgreifender Wirkung, daß es allmählich einen Zustand von Imbezillität herbeiführt. Die *Geisteskräfte* lassen immer mehr nach, sie sind ermüdet wie die Muskeln des Körpers. ... Die Unfähigkeit, irgendeine geistige Anstrengung durchzuhalten oder sich auf etwas zu konzentrieren, gehört zu den wichtigsten Symptomen dieser Arznei. ... Passive Formen von Geisteskrankheit. Verlangsamung der Denktätigkeit. Der Conium-Patient kann wochen- und monatelang in einem solchen Stadium verbleiben — wenn er sich überhaupt je erholt. Gemütszustände, welche mit (mehr oder weniger) Aktivität und Gewalttätigkeit einhergehen, passen eher zu BELLADONNA, HYOSCYAMUS, STRAMONIUM oder ARSENICUM; bei diesem Mittel werden Sie nichts davon sehen*. ... Voller psychischer Eigenheiten und Seltsamkeiten, die sich ganz allmählich entwickelt haben, so langsam, daß die Angehörigen es gar nicht bemerkt haben. ... *Conium ist von langsamem, passivem Charakter.* Vollkommene Teilnahmslosigkeit.

›Große Niedergeschlagenheit, alle vierzehn Tage wiederkehrend‹ — dies zeigt eine *zweiwöchentliche Periodizität* an.«

An dieser Stelle wiederholt Kent eine grundsätzliche Regel: »Wann immer sich unter einer homöopathischen Behandlung die körperlichen Symptome bessern und die psychischen verschlimmern, wird der Patient nicht geheilt werden. ... Das ist nicht die Art Erstverschlimmerung, wie sie von der richtigen Arznei hervorgerufen wird. Wenn die psychische Ebene nicht gebessert wird, bedeutet dies, daß es dem Patienten schlechter geht. *Es gibt keinen besseren Beweis für die gute Wirkung eines Arzneimittels als eine Besserung auf der geistig-seelischen Ebene.*

Conium-Patienten vertragen überhaupt keinen Alkohol. Wenn sie Wein oder irgendein anderes ›geistiges Getränk‹ zu sich nehmen, sei es auch in noch so geringer Menge, kommt es zu Zittern, Erregung, Geistesschwäche und Erschöpfung. ...

Taubheit, Empfindungslosigkeit — dies ist ein Allgemeinsymptom. Wo immer sich Beschwerden zeigen, kann sich auch Taubheit einstellen; Taubheit mit Schmerzen (PLATINUM, CHAMOMILLA); sehr oft bringt auch die beschriebene Schwäche Taubheit mit sich.

Schwindel beim Drehen des Kopfes; Schwindel, als würde man sich im Kreise drehen; Schwindel beim Erheben vom Sitzen. Schlimmer im Lie-

* Siehe allerdings den auf der vorigen Seite zitierten Fall. — d. Ü.

gen*, *als ginge das Bett im Kreise herum;* beim Umdrehen im Bett oder beim Umhersehen. Am häufigsten tritt bei Conium Schwindel auf, wenn man im Bett liegt und die Augen rollt oder verdreht (vgl. COCCULUS). ... Schwäche der Augenmuskeln, so daß der Patient nicht in der Lage ist, sich bewegende Objekte zu beobachten, ohne einen Migräneanfall, Sehstörungen oder psychische Störungen zu bekommen (z.B. beim Fahren im Wagen); Ursache ist die langsame Akkommodation — die Unfähigkeit, rasch zu fokussieren.

Visus. ›Gegenstände sehen rot aus, regenbogenfarben, gestreift; ... Doppeltsehen; Sehschwäche.‹ ... ›Lichtscheu, ohne Entzündung der Augen‹ [Conium hat aber auch schwerste Augenentzündungen geheilt, die Betonung liegt auf der *Photophobie;* d.Ü.]. ... Die Lider indurieren, schwellen an, fühlen sich schwer an und fallen leicht zu. ... Conium hat Epitheliome der Lider, der Nase und der Wangen geheilt. Ulcera der Lippen oder um die Lippen, mit Induration. Tief unter dem Geschwür wird man eine Ver-

---

* Dieses Hahnemannsche Symptom lautet im Englischen (bei Allen): »Vertigo, worse when lying down ...« Zieht man die modernen Wörterbücher zu Rate, würde man dies rückübersetzen mit »Schlimmer *beim Hinlegen*«, was natürlich etwas vollkommen anderes ist. Tatsächlich kann *to lie down* aber auch *liegen, ruhen, niederliegen* bedeuten. DieserFehler ist bei Übersetzungen homöopathischer Bücher aus dem Englischen häufig gemacht worden; man sollte daher bei solchen Formulierungen immer vorsichtig sein. (Ähnliche Probleme gibt es nicht selten mit »Sitzen, Hinsetzen, Aufsetzen, Aufsitzen« etc.) Manchmal läßt sich die Bedeutung aus der Präposition erschließen: »on lying down« steht meist (aber nicht immer!) für den Vorgang des Hinlegens, »while lying down« eher für den Zustand des Liegens.

Im Kent-Repertorium, das in dieser Frage meistens glücklicherweise klar ist (was nicht ausschließt, daß es im Vorfeld bereits zu Verwechslungen gekommen ist), findet sich Conium nun als einziges Mittel dreiwertig in der Rubrik »Schwindel, im Liegen schlechter«, in der Rubrik »Schwindel beim Hinlegen« ist es dagegen überhaupt nicht vertreten — und dies ist m.E. eine Fehlbewertung, aus folgenden Gründen:

1. Schon Nash relativiert die Bedeutung des *Liegens im Bett* für den Schwindel von Conium und hebt vor allem die seitliche Bewegung des Kopfes als das auslösende Moment hervor (s.u. das Zitat von Nash).
2. Georg von Keller bringt in seiner *Conium*-Monographie auf den Seiten XXIII–XXIV mehr als 20 eigene Fälle von Schwindel, die mit Conium geheilt wurden. In den allermeisten dieser Fälle ging der Schwindel mit *Bewegung* (des Körpers, des Kopfes, der Augen) einher, nur jeweils einmal wird u.a. auch von Schwindel bei Kopftieflage, bei Rückenlage (aber: besser im Liegen auf der Seite), bei Föhnwetter sowie bei Aufregung gesprochen. Fast durchgängig trat er aber auf beim *Aufstehen* und *Hinlegen*, beim *Umdrehen im Bett*, beim Gehen und *Treppensteigen*, beim *Bücken* und Aufrichten vom Bücken, gelegentlich auch beim Aufwärtssehen; einmal heißt es: »Schwindel besser beim ganz ruhig Sitzen, ich darf den Kopf nicht bewegen.«

Versucht man, aus all diesen Angaben (einschließlich der Vergiftungsfälle am Ende dieses Kapitels) eine allgemeine Tendenz zu destillieren, so scheint der Conium-Schwindel in erster Linie dann aufzutreten, *wenn die Augenmuskeln, insbesondere jene der Akkommodation, tätig sind.* Dies kann ja auch bei geschlossenen Augen (etwa, wenn man sich im Bett umdreht) unwillkürlich der Fall sein. — Anm.d.Ü.

härtung und entlang der Lymphgefäße im Abflußbereich desselben eine Lymphknotenkette ertasten können.

Parese des *Ösophagus,* bis hin zur Paralyse: Schluckbeschwerden; Speisen gehen beim Schlingen nur einen Teil der Strecke hinunter und bleiben dann stecken. Durchtritt durch die Kardia nur unter großen Schwierigkeiten. ... ›Drücken von der Herzgrube herauf bis in den Schlund, als wollte ein runder Körper heraufsteigen‹ (Globus hystericus). ...

Unfähigkeit, beim *Stuhlgang* zu pressen, den Darminhalt zu entleeren, infolge paralytischer Schwäche all jener Muskeln, die an der Austreibung des Stuhls beteiligt sind. ... Der *Harnfluß* ist intermittierend — er stoppt plötzlich und kommt dann wieder in Gang, ohne daß irgendwelcher Druck ausgeübt worden wäre; dies geschieht zwei- oder dreimal während des Harnens.«

Kent berichtet, daß Conium Uterusfibrome geheilt hat. »Es hat kanzeröse Wucherungen der Zervix zum Stillstand gebracht. ... Und in der Tat hat es auch Induration und Infiltration der Zervix verursacht.

Trockener, fast steter *Husten,* schlimmer beim Liegen im Bett. ›Husten, fast nur zu Beginn des Liegens; er muß sich aufsetzen, um abzuhusten, dann hat er Ruhe.‹ Husten vom tiefen Durchatmen. ...

›Üble Folgen von Erschütterung der Wirbelsäule oder von Schlägen dagegen.‹ Conium kann auch nach Verletzung der Wirbelsäule, besonders im Lumbalbereich, indiziert sein.

Bei den Beschwerden der Beine unterscheidet sich Conium in seinen Modalitäten von den meisten anderen Arzneien. Üblicherweise werden Schmerzzustände in den Beinen gelindert, indem die Füße auf einem Stuhl oder im Bett hochgelagert werden. Bei Conium hingegen werden die Beschwerden *gebessert durch Herunterhängenlassen der Gliedmaßen.* Der an Rheumatismus, Unterschenkelgeschwüren oder sonstigen Beinleiden Erkrankte legt sich hin und läßt seine Beine bis zu den Knien aus dem Bett baumeln. ... Bis heute haben wir keine rechte Erklärung dafür.

Ein anderes wichtiges Merkmal des Mittels ist: *Der Patient schwitzt im Schlaf übermäßig.* Manchmal sagt er auch, daß er schon anfange zu schwitzen, wenn er bloß die Augen schließe. Und tatsächlich: Schließt er die Augen, weil er schlafen will, so bricht ihm der Schweiß aus!

Es bilden sich leicht Stenosen und Strikturen an Stellen, die entzündet gewesen sind.«

◊

Burnett erzählt eine drollige kleine Geschichte: Er hatte für die Frau eines Bischofs, die ein Malignom auf der Zunge entwickelt hatte, Conium verordnet. Als er sie das nächste Mal besuchte, war die Dame fürchterlich wütend. »Ich erkundigte mich nach dem Grund ihrer Erregung, und sie schrie mich an: ›Ich habe Ihre Medizin nicht genommen, keinen einzigen Tropfen.‹ ›Warum nicht?‹ ›Warum nicht! Es ist Conium, und Sie haben es verschrieben, weil ich eine alte Frau bin!‹ — Meine Proteste waren vergeblich.« Burnett fügt in einer Fußnote an: »Dem Uneingeweihten darf ich erklären, daß in den homöopathischen Büchlein, die so erhältlich sind, verschiedentlich angegeben wird, daß Conium gut sei für Beschwerden alter Frauen.« Und ich darf ergänzen, daß es auch mit dem Stempel versehen worden ist, ein gutes Mittel für alte Junggesellen und alte Jungfern zu sein!

So veranschaulicht der obige Fall sehr gut einen der Gründe, Patienten nicht zu sagen, was man ihnen gibt. Die ›Wissenden‹ unter ihnen, d.h. die Besitzer jener kleinen homöopathischen ›Ratgeber‹, schlagen die Arzneien darin nach und kritisieren Ihre Verschreibung, wobei sich Billigung oder Mißbilligung auf etwas so Gefährliches stützen wie eben — das Halbwissen; oder sie kommen zu falschen, zuweilen gar katastrophalen Schlußfolgerungen aus dem, was sie dort über die diversen Nutzanwendungen der Arznei nachlesen können; oder auch: sie treiben, wenn ihnen das Mittel gutgetan hat, Mißbrauch damit und erkennen nicht, daß eine Arznei nicht nur heilen kann, was sie hervorruft, sondern auch hervorrufen kann, was sie zu heilen imstande ist. Die Arznei ist in der Homöopathie nicht alles, man muß auch wissen, wie sie zu verordnen ist.

◊

Nun ein Resümee des Beitrags von Nash zu unserem klinischen Wissen über Conium. Seine Zusammenfassung des Mittels kann hier stellvertretend für die anderer Autoren wiedergegeben werden, weil die Unterschiede recht gering sind. Er schreibt:

»*Schwindel:* < durch Drehen des Kopfes, durch Seitwärtssehen oder durch Umdrehen im Bett [s. Fußnote S. 505].
Schwellung und Verhärtung von *Drüsen* nach Quetschungen und Blutergüssen.
›Kanzeröse‹ und skrofulöse Menschen mit vergrößerten Drüsen.
Aussetzender Harnfluß; Prostata- und Uterusleiden.
Brüste empfindlich, hart und schmerzhaft während der Menses.«

Nash nennt Conium »eines der sog. *Rückenmarksmittel*« (COCCULUS). Man sei sich offenbar einig, daß es von unten nach oben paralysiert (wie bei Sokrates). Er sagt: »Conium müßte ein Heilmittel der lokomotorischen Ataxie* sein. Das stärkste Charakteristikum, das ich kenne, ist sein

* Entspricht der Hinterstrangataxie, z.B. bei Tabes dorsalis. — d.Ü.

eigentümlicher Schwindel, welcher durch *Seitwärtsdrehen des Kopfes* am meisten verschlimmert wird. Umdrehen im Bett ist ja letztlich auch eine seitliche Bewegung des Kopfes. Einige sagen, es sei *das Liegen im Bett und das Umdrehen.* Ich habe jedoch herausgefunden, daß es nicht so sehr das *Liegen* ist, sondern vielmehr das *Drehen des Kopfes zur Seite*, welches Probleme bereitet, geschehe dies in aufrechter oder horizontaler Position.

Ich behandelte einmal einen Fall von, wie es schien, lokomotorischer Ataxie mit diesem Mittel. Der Patient hatte allmählich die Fähigkeit verloren, seine Beine zu gebrauchen. Er konnte nicht stehen, wenn es dunkel war. Auf der Straße ließ er seine Frau entweder vor oder hinter sich gehen, denn wenn er sie seitwärts ansah oder auch nur geringfügig den Kopf oder die Augen zu Seite drehte, bewirkte dies, daß er zu taumeln begann und hinfiel. Conium heilte ihn binnen eines Jahres; zunächst verschlimmerte das Mittel, das er in ein- bis vierwöchigen Abständen einnahm, stets seinen Zustand, doch danach, also jeweils in dem ›mittellosen‹ Intervall, kam es jedesmal zu einer erheblichen Besserung.«

Bezüglich der *Augen*-Symptome von Conium betont Nash als eigentümliches, hervorstechendes und ungewöhnliches Symptom: *Intensive Photophobie, unverhältnismäßig viel stärker, als etwaige objektive Entzündungszeichen an den Augen erwarten ließen.*

Bei allen *Szirrhus*-Erkrankungen sind, wie er schreibt, die Schmerzen bei Conium von brennendem und stechendem Charakter (APIS).

»*Schweiß, sobald man schläft oder auch nur die Augen schließt, ob tags oder nachts* ist ein Charakteristikum, das man meines Wissens bei keinem anderen Mittel so findet (SAMBUCUS hat das Gegenteil [reichlicher Schweiß nur im Wachzustand, aber trockene Hitze im Schlaf]).« Er berichtet von Dr. Lippe, der mit Conium einmal bei einem 80jährigen Mann mit vollständiger Hemiplegie eine glänzende Heilung erzielte, wobei er sich durch dieses Symptom hatte leiten lassen. »Es dürfte schwierig sein, für ein solches Symptom eine korrekte pathologische Erklärung zu geben. Irgendeinen Grund wird es natürlich schon haben, doch ob wir ihn nun benennen können oder nicht, jedenfalls können wir, sofern eine Heilung überhaupt möglich ist, den Fall heilen, wenn wir ein entsprechendes Symptom in der Pathogenese wiederfinden.«

◊

Conium und PHOSPHORUS sind die Arzneien, die mir als Heilmittel bei einfachem *Schwindel* sofort in den Sinn kommen (wenn dieser nicht auf eine Subluxation des Atlas, also auf eine winzige, aber folgenreiche Verdrehung desselben zurückzuführen ist). Sehr oft habe ich Fälle von Schwindel im Repertorium ausgearbeitet, wo eines dieser beiden Mittel

›durchging‹; doch es gibt natürlich viele andere, die in vergleichbar starkem Maße Vertigo hervorrufen und heilen können.

Von diesen beiden hat PHOSPHORUS Schwindel beim Aufwärtssehen, beim Abwärtssehen [kann Conium beides auch haben; d. Ü.], im Freien*, nach dem Essen sowie am Abend [aber auch zu jeder anderen Tageszeit, besonders morgens *nach* dem Aufstehen; d. Ü.].

Conium wird schwindlig beim Drehen oder Wenden, beim Drehen des Kopfes oder der Augen, beim Seitwärtsblicken, im Liegen [siehe Fußnote S. 505]. Besser, wenn er sich nicht bewegt und die Augen geschlossen sind. Conium kann, wie wir gesehen haben, keine sich bewegenden Gegenstände beobachten — *infolge einer Parese der Akkommodation.*

Apropos Schwindel, es gibt ein Heilmittel für das, was man vielleicht als *›transparenten Schwindel‹* bezeichnen könnte; diese Form habe ich einst am eigenen Leibe erfahren — und seine Heilung durch CYCLAMEN: Beim Erwachen, wenn man nach vorn sieht, oder auch beim morgendlichen Aufsetzen oder Aufstehen sieht man die Objekte, auf die man die Augen richtet, unstet herumwirbeln und zu einer Seite (der rechten) wegdriften, und *durch diesen Wirbel hindurch* kann man die ganze Zeit die Gegenstände im Hintergrund unerschüttert und unbeweglich dastehen sehen (etwa einen großen Kleiderschrank). Zweimal hatte ich bisher in meinem Leben solche Anfälle, und jedesmal beendete eine Dosis CYCLAMEN prompt diese unangenehme Erfahrung.

Ein weiteres mißliches persönliches Erlebnis mit Schwindel hatte ich während einer Prüfung von CEANOTHUS, nachdem ich einige Dosen der Urtinktur eingenommen hatte. Beim Liegen auf der linken Seite geschah gar nichts, wenn ich mich aber auf die rechte Seite drehte, wurde ich von einem furchterregenden Schwindel erfaßt: Alles drehte sich und stürzte immer wieder nach rechts, während ich mich in dem Bemühen, meine Lage beizubehalten, krampfhaft an der Bettkante festhielt. Dieser Zustand kehrte noch einmal in geringerem Maße in der nächsten Nacht wieder, und danach habe ich nie mehr etwas davon bemerkt. Es war eine höchst unangenehme, regelrecht beängstigende Erfahrung, und sie lehrte mich, daß Schwindel wirklich etwas *Entsetzliches* sein kann. Ich nehme nicht an, daß Vertigo als Symptom von CEANOTHUS besonders beachtet wird — aber man *sollte* das tun! Persönliche Erfahrungen sind das, was einen am meisten beeindruckt und was am besten im Gedächtnis bleibt. Daher rät Hahnemann ja auch, der Arzt solle sich in der für ihn so wichtigen Beobach-

* Diese Angabe findet sich nur in den *Guiding Symptoms* (in Verbindung mit *abends*), nicht bei Allen und auch nicht im Repertorium; bekannt ist dagegen eine *Besserung im Freien* (die bei Conium fehlt). — Anm. d. Ü.

tungskunst üben, indem er an sich selbst Prüfungen anstellt und dabei »sich selbst, als das Gewissere, ihn nicht Täuschende, zu beobachten fortfährt« [*Organon*, Fußnote zu § 141].

Was den *Schweiß* betrifft — selbst dieses so alltägliche Symptom kann, wenn es näher bestimmt ist, ein sehr hilfreicher Hinweis auf ein Arzneimittel sein; dabei mag sich dann durchaus herausstellen, daß dieses Mittel auch die übrigen charakteristischen Symptome des Patienten aufweist und somit zur Heilung führen muß.

Schweiß, sobald man schläft oder auch nur die Augen schließt, ob tags oder nachts. Wie wir gesehen haben, hat Conium dieses Symptom in hohem Maße*, doch Kent nennt in der Rubrik »Schweiß beim Augenschließen« in geringerem Grad auch noch *Bry.* und *Lach.* (und einwertig Calc., Carb-an. und Thuj.).

*Schweiß an unbedeckten, kein Schweiß an bedeckten Körperteilen**:* ein höchst merkwürdiges und unerklärliches Symptom, das schon oft zur erfolgreichen Verwendung von THUJA geführt hat — wie ich selbst beobachtet habe und wie auch in Fallberichten überliefert ist.

Reichlicher Schweiß an den erkrankten Körperteilen: **Ant-t.** (Vgl. die Rubrik »Schweiß, erkrankte Körperteile«, mit mehreren weiteren Mitteln, unter denen **Ambr.**, **Merc.** und **Rhus-t.** ebenfalls dreiwertig sind.)

Schweiß an schmerzenden Körperteilen: Kali-c.

*Reichlicher Schweiß, nur im Wachen: Samb.**** Der einzige Rivale hier ist Sep., das aber nur einwertig erscheint. (SEPIA gehört ja zu den ›schwitzenden Mitteln‹, und besonders ist es ein Heilmittel bei übelriechenden Schweißen bzw. Achselschweißen.)

Lach. schwitzt *bei Herzklopfen* [Agar., Ars.].

Kalter Schweiß beim Essen; Angst und kalter Schweiß beim Essen: jeweils nur **Merc.**

Reichlicher Schweiß durch *Musik: Tarant.*

Bei jeder Bewegung verschwindet der Schweiß, und Hitze tritt auf: Lyc.

Schweiß, der die Fliegen anzieht: Calad. [Puls., Sumb., Thuj.]. Mit Schaudern habe ich dies bei einigen alten Bewohnern von Armenhäusern

* In der Rubrik »Schweiß beim Einschlafen, sogar beim bloßen Schließen der Augen« ist **Con.** dreiwertig; einziges anderes Mittel: Carb-an. (einwertig). — d. Ü.

** Dieses Symptom findet sich so nicht im Kent-Repertorium (und könnte daher nachgetragen werden). Es gibt aber die Rubrik »Reichlicher Schweiß, entblößte Körperteile, nur nicht am Kopf«, mit *Thuj.* als einzigem Mittel. — d. Ü.

*** *Samb.* erscheint in dieser Rubrik nur zweiwertig; es gibt aber noch eine zweite Rubrik, wo es als einziges Mittel und dreiwertig angeführt ist, nämlich »Schweiß, tagsüber, im Wachen«. — d. Ü.

beobachtet, denen es unmöglich war, die Fliegen von ihrem Gesicht fernzuhalten!

Dann gibt es die einseitigen Schweiße; — die Schweiße einzelner Bereiche: Vorderseite des Körpers, Ober- oder Unterkörper, der Teile, auf denen man liegt oder nicht liegt.

Ferner gibt es Schweiße, die die Wäsche unterschiedlich färben — z.B. *blutig* (vor allem **Lach.** und **Nux-m.**).

Doch vielleicht am nützlichsten von all diesen ›Schweiß-Besonderheiten‹ ist der *Kopfschweiß im Schlaf, der das Kissen durchnäßt*, von CALCAREA und SILICEA; bei der Behandlung von Babys und kleinen Kindern ist dieses Symptom oft von unschätzbarem Wert.

◊

Eine der paralytischen Wirkungen von Conium ist: »Kann nicht expektorieren; verschluckt das Sputum.«

*Hauptsymptome**

Geist und Gemüt. Unfähigkeit zu jeder längeren geistigen Anstrengung.

Gedächtniss-Mangel.[1]

Ausserordentliche Unbesinnlichkeit[1] — Dummheit; schweres Begreifen dessen, was man liest, mit Kopf-Eingenommenheit.[1]

Hypochondrische oder hysterische Beschwerden infolge Unterdrückung oder zu ungehemmter Befriedigung des Geschlechtstriebes, mit Niedergeschlagenheit, Ängstlichkeit und Traurigkeit.

Kopf, Schwindel. Kopfweh, wie zu voll, als wollte der Kopf platzen ...[1]

Migräne, mit Unfähigkeit zu urinieren; starkes Schwindelgefühl, schlimmer im Liegen, wobei sich alles im Kreise zu drehen scheint.

Schwindel im Kreise herum ...[1]

Das mindeste Geistige berauscht ihn.[1]

Augen. Gesichts-Schwäche.[1] — Blindheit ...[1]

---

* Die Angaben sind größtenteils Herings *Guiding Symptoms* entnommen, aus denen ich noch einige weitere wichtige angeführt und mit einer ° markiert habe. Die mit [1] gekennzeichneten Symptome stammen aus Hahnemanns *Chronischen Krankheiten*, die mit [2] versehenen aus einer Prüfung von Lembke, veröffentlicht in der *A.H.Z.* 47, 177, eine [3] markiert Symptome aus Jahrs *Symptomencodex*. Die eingeklammerten Zahlen hinter einigen Symptomen bezeichnen geheilte Fälle aus der deutschsprachigen Literatur (*A.H.Z.* etc.), die G.v.Keller zu Beginn seiner *Conium*-Monographie zusammengestellt hat. Sie sind dort im Zusammenhang nachzulesen. — d.Ü.

Gegenstände sehen rot aus; regenbogenfarben; mit gestreiften, undeutlichen Stellen.

Schwäche der Augen, wie geblendet, mit Schwindel und Kraftlosigkeit des ganzen Körpers, besonders der Muskeln von Armen und Beinen, so daß ich, als ich zu gehen versuchte, geneigt war zu schwanken, wie jemand, der zuviel Alkohol getrunken hat.

Scrophulöse *Lichtscheu*. Mir ist öfters die bedeutendste Lichtscheu mit Augenliderkrampf vorgekommen, wo nach mühsamen Versuchen, die Augenlider von einander zu ziehen, dieses endlich unter Hervorstürzen eines Stromes heißer Tränen gelang, aber sowohl Hornhaut als Sclerotica frei von Entzündung sich zeigten. (1091)

Brennen in den Augen.[1] — Brennen auf der innern Fläche der Augenlider.[1]

Hornhautulcera, erst am rechten, dann auch am linken Auge.

Er konnte kaum die Lider heben; sie schienen von einem schweren Gewicht niedergedrückt zu werden.

Ohren. Viel Ohrenschmalz von Aussehen wie zerfaultes Papier, mit eiterähnlichem Schleim vermischt ... (1085)

Anhäufung von Ohrschmalz.[1] — Blutrothes Ohrschmalz.[1]

Rektum. Nach jedem Stuhle, zittrige Schwäche ... Herzklopfen ...[○, 1]

Harnorgane. Intermittierender Harnfluß, mit Schneiden nach der Miktion.

Der Harn-Abgang stockt plötzlich beim Uriniren und fliesst nur erst nach einer Weile wieder.[1] — Beim Wasserlassen, Schneiden in der Harnröhre.[1]

Genitalien. Üble Folgen von Unterdrückung des sexuellen Verlangens oder übermäßigem Ausleben desselben.

Hypochondrie von Enthaltsamkeit bei ehelosen Manns-Personen.[○,1]

Reger Geschlechtstrieb, ohne Erektion.[○,1]

Schon beim Tändeln mit Frauenzimmern entgeht ihm der Samen.[○,1]

Bei jeder Gemüths-Bewegung entgeht ihm Vorsteherdrüsen-Saft, ohne wohllüstige Gedanken ...[○,1]

Induration und Vergrößerung der Ovarien oder des Uterus, mit lanzinierenden Schmerzen.[○] — Brennende, stechende, schießende Schmerzen im Gebärmutterhals, bei Indurationen und szirrhösen Geschwülsten.[○]

Verlust des sexuellen Verlangens, mit Schrumpfen der Brüste.

Mammae. Stechen wie mit Nadeln in der linken Brustdrüse.[2]

Härte ihrer rechten Brust, mit Schmerz beim Befühlen und nächtlichen Stichen darin.[1]
Wehtun der weiblichen Brüste, welche oft anschwellen und hart werden.
Skirrhöse Verhärtung der Brustdrüsen[3] [besonders nach Stoß].

Husten. Im Kehlkopfe ein trocknes Fleckchen, wo es kriebelt und zu trocknem, fast stetem Husten reizt.[1]
Husten, fast bloss zu Anfange des Liegens, am Tage oder Abends; er muss sich aufsetzen um abzuhusten, dann hat er Ruhe.[1]
Mächtige, krampfartige Hustenanfälle, die durch Jucken und Kitzeln in Brust und Hals oder durch eine trockene Stelle im Kehlkopf erregt werden; < nachts und im Liegen; stark erschöpfend.
Liegen und tiefes Atmen verursachen Husten.

Indurierte und geschwollene ***zervikale Lymphknoten*** bei skrofulösen Kindern.

Nach jedem Stuhle, zittrige Schwäche, die sich im Freien legt.[1]
Hysterische und hypochondrische Paroxysmen[1], infolge sexueller Enthaltsamkeit.

Große innere und äußere ***Hitze***, mit starker Nervosität.
Schweiß, sobald man schläft oder auch nur die Augen schließt, ob tags oder nachts.

Geschwulst und Verhärtung von ***Drüsen***, mit Kribbeln und Stechen darin, nach Stoß, Quetschung oder Prellung.

Schlaf. Schlafsucht, Nachmittags; er musste trotz aller Gegenwehr sich legen und schlafen.[1]
(Oder:) Spätes Einschlafen, erst nach Mitternacht.[1]

Seltsame, hinweisende oder geheilte Symptome

Zieht gerne seine beste Kleidung an, hat keine Lust zur Arbeit, geht aber gern ins Wirtshaus, spielt ...; er kauft unnötige Sachen ein, die er dann nicht weiter achtet, selbst wieder verschenkt oder bei einem kleinen Anlasse ruiniert. (1098)
Scheu vor Menschen ..., und dennoch Scheu vor Alleinsein.[1]
Abergläubisch und voller Furcht, mit häufigen Gedanken an den Tod.

Gefühl in der rechten Gehirnhälfte, als wenn ein grosser fremder Körper darin wäre.[1]

Zuweilen ein Gefühl wie von einem Fremdkörper unter dem Schädel, im Scheitel.

Kopfschmerzen mit Unfähigkeit zu urinieren.

Zitternder Blick, als wenn das Auge zitterte.[1]

Gefühl, als würden die Augen von der Nase weg nach außen gezogen.

Die Lider können nur mühsam auseinandergezogen werden, und wenn es gelingt, quillt ein Strom heißer Tränen heraus.

Eine Art Theer-Geruch* hinten in der Nase, den er auch zu schmecken wähnt.[1]

Ulcera an Gesicht und Lippen; Wangenkrebs; kanzeröse Tumoren der Lippen und des Gesichts; Lippenkrebs vom Druck der Pfeife (1079).

Krampfhaftes Zusammenziehen des Halses.

Gefühl eines Klumpens im Hals, mit unwillkürlichen Versuchen zu schlucken.

Großes Verlangen auf Kaffee, auf Saures, oder auf salzige Speisen.[3]

Brod will nicht hinunter, es schmeckt nicht.[1]

Erbrechen: heftig; von Schleim; schwarzer Massen, wie Kaffeesatz; schokoladenfarbener Massen.

Schmerzen in der Leber, mit Anhäufung von Ohrenschmalz.

Akute Pankreatitis.

Schmerzen im Hypogastrium, bis in die Beine ziehend.

Ein eigentümliches Leiden, das darin bestand, daß man in seiner Nähe ein im Kehlkopf sich befindendes, klappendes Geräusch vernahm ... Nebenbei gerieten die Muskeln der rechten Gesichtshälfte in auffällige, krampfhafte Zuckungen, die meist dem anomalen Exspirationsgeräusche vorausgingen. (1143)

Lockerer Husten, ohne dass sie etwas auswerfen kann.[1]

Husten, muß schlucken, was heraufkommt.

Die Kleider liegen wie eine Last auf Brust und Achseln.[1]

Kitzeln hinter dem Brustbein.

Scharfer Stoß, mitten durch die Brust, vom Brustbein gegen die Wirbelsäule, im Sitzen.[2]

---

* Von Allens *Encyclopedia* über Herings *Guiding Symptoms* bis in das Kentsche Repertorium hat sich hier ein Übersetzungsfehler fortgepflanzt, indem Hahnemanns »Theer-Geruch« als *Tiergeruch* (»animal smell«) mißverstanden wurde; richtig müßte es *smell of tar* heißen, wie auch in der späteren Hahnemann-Übersetzung von 1896 durch Prof. Tafel zu lesen ist. Im englischen wie auch im deutschen Kent finden sich übrigens beide Versionen. — Anm. d. Ü.

Kopfschmerz und Herzklopfen im höchsten Grade; bei jedem Schlage des Pulses schien es ihm, als würde der Hinterkopf mit einem Messer durchbohrt ...[1]

Jücken der Brüste und Brustwarzen.[3]

Mastitis mit Stechen über den Brustwarzen.

Brustverhärtung nach Abszeß der rechten Brustdrüse, welche zwei Jahre unverändert bestehen blieb.

Harte und schmerzhafte Knoten in den Mammae.

Eine 30jährige Frau stieß sich an die rechte Brust. Nach einem halben Jahre bildete sich daselbst eine steinharte, unebene Geschwulst, worin öfter stechende Schmerzen, und auf ihr eine rauhe, warzenähnliche, etwas nässende Erhabenheit; Geschwulst der Achseldrüsen, Abendfieber (nach Conium alles verschwunden). (1123)

Hypertrophie der Mamma, gefolgt von Atrophie.

Völlige Atrophie der Brustdrüse, einen schlaffen, beutelähnlichen Hautlappen hinterlassend.

Ein eigenartiger, kirschgroßer Tumor mitten auf dem Rücken, auf einem etwa einen Zentimeter langen Stiel wachsend; Tumor und Stiel von bläulicher Farbe.

Nach einem Sturz aus der Höhe auf den Rücken heftiger Schmerz im unteren Rückenbereich bzw. im Kreuz, besonders beim Lachen, Niesen und schnellen Einatmen.

Axilläre Lymphknoten geschwollen.

Die Arme fallen, wenn sie angehoben werden, wie eine träge Masse herunter, der Patient kann sie nicht aktiv bewegen.

Unschmerzhafter Kraftverlust der unteren Extremitäten; zögerlicher, schwankender Gang; taumelt wie betrunken, die Beine hinter sich her ziehend.

Schmerzhafte röthliche Flecke an den Waden, die später grün oder gelb werden, wie nach Contusionen, und die Bewegung des wie von Flechsenverkürzung gekrümmten Fußes hindern.[3]

Schwere, Mattigkeit und Zerschlagenheitsgefühl in allen Gliedern.

Lähmungsgefühl in allen Gliedern. Schmerzlose Lahmheit der Glieder.

Schwierigkeiten, die Gliedmaßen zu gebrauchen; unfähig zu gehen.

Zittern aller Glieder.[1]

Lähmung der unteren, dann der oberen Extremitäten (oder umgekehrt).

Taubheit der Finger und Zehen, erstere wie abgestorben aussehend.

Herunterhängenlassen der Glieder lindert die Schmerzen.

Liegen im Bett verschlimmert Migränekopfschmerz.

Patient < nach dem Zubettgehen; er muß sich aufsetzen oder umhergehen, um sich Erleichterung zu verschaffen.
Knie-Ellbogenlage bessert die Magenschmerzen. (1136)
Abwärtsbewegung verschlimmert Schwindel.
Lähmungen alter Leute, besonders alter Frauen.
Paraplegie nach Erschütterung der Wirbelsäule.
Fünf Minuten nach dem Einschlafen wacht er schweißgebadet auf; am stärksten ist das Schwitzen an Kopf und Oberkörper.
Bläue des ganzen Körpers.[1]
Bluten der Geschwüre.[1]
Schwarzwerden der Ränder des Geschwüres, mit Ergiessung stinkender Jauche[1], besonders nach Kontusionen.

Im Repertorium finden wir: »Kältegefühl im Anus bei Blähungen und Stuhlgang: *Con.*« [*Con.* ist auch das einzige Mittel in der Rubrik »Flatus kalt«; d.Ü.]. Und Clarke berichtet von der Heilung einer Diarrhoe mit Conium, wo die Stühle kalt waren [unter diesem Symptom hat das Repertorium nur Lyc.]. (ACIDUM NITRICUM hat kalten Urin.)

◊

Hale White bespricht in seinem allopathischen Lehrbuch für Medizinstudenten *(Materia Medica, Pharmacy, Pharmacology and Therapeutics)* auch Conium und seine Bestandteile. Dessen therapeutische Anwendungen, innerliche wie äußerliche, werden auf gerade einer halben Seite abgehandelt; das Hauptanliegen des Autors scheint darin zu bestehen, die Nutzlosigkeit und Unzuverlässigkeit der Schierlingsderivate darzustellen. Er schließt seinen kleinen Abschnitt über Sinn und Unsinn dieses Mittels mit den Worten: »Conium ist bei spasmodischen Erkrankungen verabreicht worden, wie Keuchhusten, Chorea, Tetanus, Asthma und Epilepsie, doch bei all diesen bewirkt es nur wenig oder gar nichts.« ... Kein Wunder, daß die Verordnungen der Schulmediziner so sehr zu wünschen übrig lassen! Was ihnen alles über Materia Medica *nicht* beigebracht wird, würde ein ganzes Bücherbord mit dicken Wälzern füllen.

Natürlich hatte die Wirkung von Conium dennoch stets seinen Reiz für das uneingeweihte Medizinerhirn — als *Krampfmittel* aufgrund seiner lähmenden Eigenschaften; uns dagegen spricht es gerade als *›Lähmungsmittel‹* an. Offensichtlich ist es bei Krämpfen auch nur ein dürftiges Palliativum; *wo aber die Symptome von Arznei und Patient übereinstimmen,* ist es ein großartiges Heilmittel! — Im dunkeln zu tappen ist, verglichen mit dem Wandeln im Licht, ein recht armseliges Vergnügen, zumindest für diejenigen, die vorankommen wollen. Jene *geistige* Finsternis aber, die überhaupt das Licht scheut und sich weigert, zu diesem vorzudringen, ist von aller Finsternis die hoffnungsloseste; die Dunkelheit der Nacht wird immerhin von der aufgehenden Sonne vertrieben und weicht dem heiteren Licht des Tages.

◊

Die *Cyclopaedia of Drug Pathogenesy* (Hughes) bringt neben einigen Prüfungen auch eine Reihe von Vergiftungsfällen mit dem Schierling, von denen manche tödlich endeten. Sie alle bestätigen zugleich auch die Erfahrung von Sokrates ... Im folgenden einige (leicht gekürzte) Beispiele:

»Nach Einnahme von drei Drachmen [11,7g] ›*succus conii*‹ brach ich zu einem Spaziergang auf. Nach einer Dreiviertelstunde verspürte ich ein hinderliches Schweregefühl in den Fersen, das mit einer deutlichen Abnahme der Muskelkraft einherhing. Jeglicher Schwung war mir abhanden gekommen; ich hatte das Gefühl, als hätte ich einen Klotz am Bein und als könnte ich unmöglich schneller gehen. ... Als ich einen Fuß auf den Fußabstreifer des Krankenhausportals stellte, war das andere Bein wackelig und beinahe zu schwach, um mich zu tragen. All meine Bewegungen schienen mir schwerfällig und unbeholfen, und es bedurfte ungewöhnlicher Anstrengungen, um sie unter Kontrolle zu halten. Gleichzeitig bemerkte ich eine Trägheit der Adaptation meiner Augen; unbewegte Gegenstände konnte ich gut sehen, wenn ich aber auf sich bewegende Dinge blickte, konnte ich sie nur schwach und verschwommen erkennen, was mir einiges Schwindelgefühl bereitete. Die Akkommodation war mehr oder weniger paralysiert, auf jeden Fall verlangsamt. Nach einer weiteren Stunde waren sämtliche Beschwerden verschwunden, und ich fühlte mich so wohl wie immer.«

Das nächste Experiment wurde eine Woche später mit fünfeinhalb Drachmen des Saftes durchgeführt. — »Beim Aufblicken von einem nahen zu einem entfernteren Gegenstand wurde das Sehen unscharf, und mich überkam plötzlich ein Schwindelgefühl. Solange meine Augen auf einen bestimmten Gegenstand fixiert waren, verschwand der Schwindel, und die Sehschärfe und das Sehvermögen für die winzigsten Dinge waren ungemindert; alles war dagegen verschwommen, wie hinter einem Schleier, wenn der Blick zu einem anderen Gegenstand wechselte, was so lange anhielt, bis die Augen wieder sicher auf dem Objekt ruhten. ... Zehn Minuten später kam es zu einer allgemeinen Muskelträgheit, mit schweren Lidern und erweiterten Pupillen, nach weiteren 20 Minuten zu einer ausgesprochenen Schwäche in den Beinen. ... Ich wurde kalt und blaß und begann zu schwanken. ... Die Beine fühlten sich an, als würden sie bald zu schwach sein, um mich zu tragen. Am ganzen Körper war die Muskelkraft vermindert, und die an den Knien ansetzenden Muskeln sowie die Hebemuskeln der Augenlider waren nahezu gelähmt. Es bedurfte bereits beträchtlicher Anstrengungen, die Lider zu öffnen. Ich war bei klarem und ruhigem Verstand, das Gehirn arbeitete die ganze Zeit über ›einwandfrei‹ — nur der Körper war schwer und fast eingeschlafen.« (Danach gingen die Symptome rasch zurück, und nach insgesamt 2 1/2 Stunden waren sie gänzlich verschwunden.)

Eine junge Frau war (nach Einnahme von 2 Drachmen des Schierlingssaftes) nach anfänglicher, emotional bedingter Erregung vollkommen ruhig, doch fehlte ihr jegliche Kraft, Arme oder Beine zu bewegen.

So oder ähnlich sehen die Auswirkungen großer Dosen des Schierlingssaftes immer wieder aus: rasche Ausdehnung der Lähmungserscheinungen — nach oben; diese betreffen nicht nur die Muskeln der Extremitäten, sondern ebenso sämtliche Augenmuskeln einschließlich jener der Lider. Der Puls beschleunigt sich gewöhnlich und sinkt dann rasch wieder auf die normale Frequenz; und der Geist bleibt bei alledem gelassen, der Verstand klar!

Bei einem anderen Prüfer hatte sich die Parese eine Zeitlang auf die Augenmuskeln beschränkt; er war völlig beschwerdefrei gewesen, solange die Augen geschlossen waren. Dann aber stellte er fest, daß auch mit geschlossenen Augen jede Bewegung, die das Gleichgewicht des Körpers veränderte, mit einer eigenartigen Unsicherheit verbunden war und nicht den gewünschten Effekt hatte, und jedesmal gingen solche Bewegungen unweigerlich mit einem neuen Ansturm von Seekrankheitsgefühlen einher. So ließ er sich schließlich in einen Sessel nieder und verhielt sich zehn Minuten vollkommen still und entspannt: das seekranke Gefühl verschwand, und bald verspürte er nicht mehr den geringsten Einfluß des Giftes. »Schließlich mußte ich schon die Augen öffnen und versuchsweise umherschauen, um zu erfahren, ob der Feind überhaupt noch da war oder nicht.«

Bei einigen der von Hughes zitierten Vergiftungsfälle kam es zu Delirien, bei manchen sogar zu Konvulsionen. Ein Arzt, der mit Conium experimentierte, stellte fest, daß er, sofern seine Augen geschlossen waren, aufrecht und sicher gehen konnte; wenn er aber versuchte, mit offenen Augen zu gehen, überkamen ihn Schwindel und Übelkeit, und der Gang wurde schwankend (umgekehrt wie bei der lokomotorischen Ataxie).

◊

Abgesehen von seiner Wirkung auf die Muskeln (einschließlich der Augenmuskeln und hier besonders jener der Akkommodation) sollten wir

Conium aber auch nicht vergessen als Heilmittel bei Indurationen, Infiltrationen, Stenosen und Strikturen.

Nebenbei bemerkt: Der Conium-Tod tritt ein infolge einer Lähmung des Zwerchfells und der Atemmuskulatur; das Mittel müßte demnach bei einigen Formen der Asphyxie von Nutzen sein.

Crotalus cascavella

CROTALUS TERRIFICUS TERRIFICUS; SÜDAMERIKANISCHE KLAPPERSCHLANGE

Diese Klapperschlange stammt aus Brasilien. Ihr Gift ist ebenso tödlich wie das der nordamerikanischen Klapperschlange — was nichts anderes bedeutet, als daß es potenziert ein ebenso mächtiges Heilmittel für die Krankheitszustände ist, die den von ihm hervorgerufenen gleichen, wie CROTALUS HORRIDUS. Gleichwohl gibt es auffallende Unterschiede in der Pathogenese dieser beiden Arzneien.

Mures *Materia Medica of the Brazilian Empire** mit den Prüfungen der wichtigsten in Brasilien heimischen Tier- und Pflanzengifte ist die Originalquelle für den Gebrauch dieses Schlangengifts. Clarkes *Dictionary* bringt viele Symptome von Crotalus cascavella**, und da die meisten von ihnen einzigartig und nur diesem Schlangenbiß und der Prüfung dieses Gifts eigen sind, will ich an dieser Stelle die wichtigsten wiedergeben.

Crotalus cascavella unterscheidet sich von der bekannteren nordamerikanischen Klapperschlange darin, daß ihr Gift in geringerem Maße die Gewebe angreift, dafür aber weit stärker die Psyche und die Empfindungen beeinflußt. Es bringt offenbar eine weniger starke Blutungsneigung hervor als andere Schlangengifte; die Empfindlichkeit und Intoleranz gegenüber Kleiderdruck ist dagegen genauso groß wie bei CROTALUS HORRIDUS und LACHESIS. Lebersymptome und Ikterus gehören ebenfalls zu seinen Wirkungen, jedoch nicht so ausgeprägt; blutiges Serum tropft aus der Nase, deren Spitze sich hochgezogen anfühlt, wie wenn sie mit einem straff gespannten Faden an der Stirnmitte befestigt wäre.

Es induziert Hellsichtigkeit und ›magnetische‹ Zustände:

Sieht die Erscheinung des Todes — in Gestalt eines riesengroßen, schwarzen Skeletts.
Hört eine seltsame Stimme hinter und links von ihr.
Wirft sich gegen geschlossene Türen.
Versucht, aus dem Fenster zu springen.

---

* Im Original *Doctrine de l'école de Rio de Janeiro et pathogénésie brésilienne,* Paris 1847. — d.Ü.

** Ausführlich ist Crotalus cascavella in Allens *Encyclopedia* vertreten, allerdings *hinter* der Prüfung von CROTALUS HORRIDUS. Im Anhang, Band 10, findet sich eine weitere Prüfung von S.B. Higgins (Bißfolge). Leeser hält die Prüfung Mures für fragwürdig, da es sich großenteils um »Schilderungen von offenbar hysterischen Zuständen bei einer Prüferin« handele. — Anm.d.Ü.

Selbst im Wachzustand hat er das Gefühl, als fiele er aus dem Bett.
Hört gar nichts; oder glaubt, er höre Stöhnen.
Empfindung, als stäke ein rotglühendes Eisen im Scheitel.
Das Schädeldach drückt wie ein Eisenhelm das Gehirn zusammen.
Gefühl, als ginge etwas Lebendiges im Kopf im Kreise herum.
Bildet sich ein, die Augen fielen ihr aus den Höhlen.
Gefühl, als würde ein Augapfel von einem Faden zur Schläfe gezogen.
Drückendes Zusammenziehen des rechten Augapfels, mit einem Gefühl, als würde dieser herausgezogen.
Blendendes blaues Licht erscheint vor den Augen.
Gesicht rot; oder gelb.
Lähmung der Zunge, kann nicht sprechen.
Brennen und Prickeln an der Zungenspitze. — Jucken der Zunge. (Bei CROTALUS HORRIDUS ist die Zunge enorm vergrößert.)
Ausspeien von schwarzem Blut.
Geschmack: salzig; faulig; nach Zwiebeln.
Durst: großes Verlangen nach Schnee, will weder Wasser noch Wein.
Gefühl wie von einer Öffnung in der Magengrube, durch die Luft hindurchzieht.
Jeder Speisebissen fällt plötzlich wie ein Stein in den Magen.
Kältegefühl im Magen nach dem Essen.
Empfindung, als stäke ein Pflock in der Mitte der Leber.
Brust und Kopf wie von einem Eisenpanzer eingezwängt.
Stiche wie von Nadeln in der Brustwirbelsäule.
Zusammenschnürender Schmerz um die Schilddrüse.
Schmerzen in den Jugularisvenen.
Mehrmals ein Gefühl, als stiege Blut in den Karotiden auf; dann Ohnmachtsanwandlung; schließlich Empfindung, als öffnete sich plötzlich ein Ventil oder eine Klappe.
Gefühl von Wasser in den Lungen; Schwächegefühl, als wäre das Herz in eine Flüssigkeit getaucht.
Gefühl, als ob das rechte Bein zu kurz wäre, was ihn zum Hinken veranlaßt.
Und so weiter …

Crotalus horridus

GIFT DER NORDAMERIKANISCHEN KLAPPERSCHLANGE

Es gibt Arzneimittel, deren maligne Wirkungen auf den menschlichen Körper fast perfekt das Bild einer bestimmten Krankheit nachahmen. Einige hervorstechende Beispiele:

BELLADONNA und *Scharlach;*
ARSENICUM und *Ptomainvergiftung;*
MERCURIUS CORROSIVUS und *Dysenterie;*
LATRODECTUS MACTANS und *Angina pectoris;*
Crotalus horridus und *Schwarzwasserfieber* [bei Malaria tropica] —

wer könnte schon ohne zusätzliche Hinweise aus der Vorgeschichte zwischen ihnen unterscheiden?

Wo es solche Übereinstimmungen gibt, haben wir es, wie Hahnemann sagt, mit *spezifischen Mitteln* zu tun. Andererseits wird es aber unweigerlich zu Enttäuschungen führen, wenn wir uns damit begnügen, bloßen Krankheitsnamen bestimmte Mittel zuzuordnen, die sich bei diesen Krankheiten des öfteren als nützlich erwiesen haben bzw. den Ruf haben, dabei nützlich zu sein. Nur wo Krankheitsbild und Arzneibild in ihren Symptomen zur Deckung zu bringen sind, können wir zuversichtlich positive Resultate erwarten.

Natürlich kann jedes einzelne dieser Arzneimittel auch in Teilbereichen seiner Symptomatologie, die man vollständig in der normalen Praxis ja nur selten zu sehen bekommt, hilfreich sein. Man wartet nicht auf das komplette Scharlachbild, bevor man BELLADONNA verschreibt, denn diese Arznei ist bekanntlich auch bei einer Vielzahl von alltäglichen Beschwerden von Nutzen. Nur: die Besonderheiten, die ›Modalitäten‹ von BELLADONNA müssen vorhanden sein, um das Mittel zu indizieren. So ist es beispielsweise eines unserer wichtigsten Mittel bei Kopfschmerzen; deren Charakteristika jedoch müssen die von BELLADONNA sein, nämlich berstende, klopfende Schmerzen, die gewöhnlich mit einem heißen und glühendroten Gesicht einhergehen. Hier wird BELLADONNA heilen, auch wenn keine Halsschmerzen, kein Fieber, kein roter Ausschlag bestehen. Andererseits weist ein sehr trockener, roter, glatter, sich steif anfühlender und geschwollener Rachen auf BELLADONNA hin — auch ohne den berstenden Kopfschmerz oder die glänzenden Augen mit den geweiteten Pupillen. Doch Kopf- oder Halsbeschwerden (oder was immer es sein mag) müssen vom

BELLADONNA-Typ sein, wenn eine Reaktion eintreten soll. Eine septische Angina mit Membranbildung und übermäßigem, gegebenenfalls übelriechendem Speichelfluß wird durch BELLADONNA nicht zu beeinflussen sein: sie liegt außerhalb seines Arzneibildes und somit seines Wirkungsbereichs.

Arzneien bleiben einem besonders gut in Erinnerung, wenn man einmal erlebt hat, wie sie einen Menschen, der einem sehr nahesteht, mit unglaublicher Schnelligkeit aus einem bedrohlichen Zustand errettet haben. Eine solche Erfahrung habe ich mit Crotalus horridus gemacht*.

Einer meiner Brüder, Offizier bei den Royal Engineers [=Pioniere], war aus Afrika von seinem Grenzposten am Fluß Gambia zurückgekehrt, an dessen Ufern er sich die Malaria zugezogen hatte. Von der leichtesten Verkühlung bekam er immer wieder Malariaanfälle, die er jedesmal mit großen Dosen Chinin behandelte. Er war bereits einige Zeit wieder zu Hause gewesen, als es ihn wie ein Schlag traf — nie werde ich vergessen, mit welch ungeheurer Geschwindigkeit das nun folgende Leiden einsetzte. Er war eines Abends ungewöhnlich reizbar, und am nächsten Morgen bekamen wir seinen Hilferuf: *»Ich habe Schwarzwasserfieber«!* ... Überall kam es zu Blutungen; der Urin bildete eine schwarze, fast gallertartige Masse; er hatte Teerstühle. Der ganze Körper war gelb, die Brust grünlich verfärbt. Bald konnte er nicht einmal mehr den Kopf vom Kissen heben. Abends begann dann das gefürchtete schwarze Erbrechen, das so oft zum Tode führt, verbunden mit ganz eigentümlichen, unbeschreiblichen Würgegeräuschen. In unserer Nachbarschaft lebte ein Enkel Hahnemanns, ein alter Mann. Mitten in der Nacht sandten wir einen Boten zu ihm, um etwas Crotalus von ihm zu erbitten. Wenige Gaben Crotalus, im Wechsel mit PHOSPHORUS — auf Anraten eines homöopathischen Arztes, den wir hinzugezogen hatten und der mit diesem Mittel bei hämorrhagischen Zuständen mehr Erfahrung hatte —, und auf wundersame Weise klangen nun all die schrecklichen Symptome rasch ab, so daß die nächsten Stunden — diese so kurze schicksalhafte Spanne — dem Patienten das Leben wiedergaben, statt ihm den Tod zu bringen.

Natürlich spielt in solchen Fällen die *›Geschwindigkeit‹* einer Arznei eine bedeutsame Rolle, und die Geschwindigkeit von PHOSPHORUS wäre bei einer solchen Krankheit wohl bei weitem nicht zureichend gewesen. ... Ein paar Wochen später trat ein großer Palmarabszeß auf, sehr heftig und schmerzhaft und von hohem Fieber begleitet, und erneut kam Crotalus zu Hilfe und setzte der Not rasch ein Ende, nachdem der Chirurg, wie er sag-

* M. Tyler schildert den folgenden dramatischen Fall in ihren *Homœopathy Introductory Lectures* etwas ausführlicher. Zum besseren Verständnis habe ich diese frühere Version bei der Übersetzung mit berücksichtigt. — Anm. d. Ü.

te, »eine ganze Schüssel voll Eiter« abgelassen hatte. Nie zuvor habe ich einen Abszeß so schnell und vollständig abheilen sehen. So dürfte es nicht verwundern, daß ich dieses Schlangengift fortan mit besonderer Ehrfurcht betrachtete und es bei septischen Prozessen immer wieder erwartungsfroh einsetzte: bei Sepsisherden, selbst im Zahnfleisch; bei Nagelbettentzündungen und Abszessen, vor allem wo viel ›verdorbenes‹, dunkles, ungerinnbares Blut anzutreffen war. Sein Rivale hier könnte LACHESIS sein, doch habe ich den Eindruck, daß Crotalus einen rascheren und noch lebensbedrohlicheren Verlauf zeigt und auch die *Gelbfärbung* ausgeprägter ist.

Ein anderer, Jahre zurückliegender Fall: Ein junges Mädchen lag mit einer malignen Erkrankung bei uns im Sterben, mitleiderregend ausgezehrt, mit dunkelgelb, fast braun verfärber Haut. Crotalus besserte ihr Aussehen und ihren Zustand in wahrhaft erstaunlichem Maße — wenn auch nur vorübergehend.

Und ein weiterer ›Triumph der Klapperschlange‹, an den ich mich lebhaft erinnere: In meinen Studententagen geriet ein Chirurgiedozent einmal mitten in einer Vorlesung plötzlich ins Stocken und mußte sich setzen; sein Gesicht wurde ganz gelb, und er vergrub den Kopf zwischen den Knien, um nicht das Bewußtsein zu verlieren. Er erklärte, er habe den Nachmittag zuvor eine schlimme septische Peritonitis operiert und sich dabei in den Finger gestochen und in die andere Hand geschnitten; in beiden Achselhöhlen seien bereits Lymphknoten zu tasten. Da erzählten wir ihm von der wunderbaren Wirkung von Crotalus, »einem von diesen homöopathischen Mitteln«, — und dann schnell nach Hause gerannt, das versprochene Mittel besorgt und ihm ins Haus gebracht! Am nächsten Morgen drang die frohe Botschaft zu uns: »Sagen Sie den Studenten, daß es mir viel besser geht.« Vierzehn Tage später hielt er wieder seine Vorlesung — und sprach uns etwas zögerlich seine Anerkennung aus: »Ich habe Ihre Medizin eingenommen; Chinin habe ich auch genommen; *aber der Mann, der im Charing Cross Hospital nur Chinin bekommen hat, der ist gestorben.*«

So habe ich zu Crotalus in gewisser Weise ein besonders inniges Verhältnis gewonnen, und wenn ich über diese Arznei schreibe, wünsche ich mir, daß auch andere erkennen mögen, welche Macht dem Gift der Klapperschlange innewohnt, einem der stärksten und am schnellsten zum Tode führenden Schlangengifte überhaupt; die *Cyclopaedia of Drug Pathogenesy* gibt in reichem Maße Zeugnis davon. *Je stärker aber das Gift, desto größer auch seine Heilkraft,* vorausgesetzt, man weiß, wie das Mittel zubereitet werden muß und wie es anzuwenden ist. An dieser Stelle mag es hilfreich sein, daran zu erinnern, daß, wie wir seit Hahnemann wissen, *ab der dritten Centesimalpotenz kein Gift mehr gefährlich ist* (d.h. ein Teil auf

100³ bzw. eine Million). Doch es darf nicht, wie sorgfältig auch immer, einfach nur *vermischt* werden! Die bloße Vermischung einer Substanz könnte ungleichmäßig, unvollkommen sein — mithin nicht sicher; sie muß daher gleichzeitig, nach der Methode Hahnemanns, ›potenziert‹ werden, d.h., ein Tropfen Arznei wird in 99 Tropfen Wasser oder Alkohol (je nach Löslichkeit) mit mehreren Schüttelschlägen kräftig verschüttelt; hiervon (von der ersten Centesimalpotenz — C 1) wird wiederum ein Tropfen in 99 Tropfen des Lösungsmittels verschüttelt, um die zweite C-Potenz herzustellen; die Wiederholung des gleichen Vorgangs ergibt schließlich die C 3 — 1:1 000 000. Jetzt können Sie beruhigt die giftigsten Arzneien verordnen; ihre Fähigkeit, Schaden zuzufügen, ist ihnen genommen, und zurück bleibt nur ihre Kraft zu heilen.

Unsere ›Sepsismittel‹ sind so zahlreich und von so überzeugender Wirkung, daß viele es schwierig finden, zwischen ihnen zu unterscheiden. Die am häufigsten in Betracht kommenden sind LACHESIS, Crotalus horridus, TARANTULA CUBENSIS, ANTHRACINUM, PYROGENIUM und SEPTICAEMINUM, während die Fälle mit weniger lebensbedrohlichem oder jedenfalls weniger rasantem Verlauf hervorragend durch HEPAR, SILICEA, MERCURIUS etc. beherrscht werden. Jedoch muß, wie schon erwähnt, die Geschwindigkeit der Krankheit berücksichtigt werden; die am schnellsten zum Tode führenden Krankheiten sind die Tropenkrankheiten, und die am schnellsten wirkenden Arzneien, die wir haben, sind die tropischen Schlangen- und Spinnengifte.

Lassen Sie mich einige Kriterien anführen, anhand derer Sie zwischen den obengenannten Sepsismitteln differenzieren können. Bei PYROGENIUM findet sich in der Regel unaufhörliche Bewegung; Puls und Temperatur klaffen deutlich auseinander: meist besteht hohes Fieber bei niedrigem Puls, weniger häufig ist das Gegenteil der Fall. Bei Axillarabszessen denke ich — nach einigen sehr erfreulichen Erfahrungen — zunächst immer an TARANTULA CUBENSIS, ebenso bei bösartigen Insektenstichen in heißen Sommern. Da TARANTULA CUBENSIS, wie es heißt, aus einer *verwesten* kubanischen Tarantel* zubereitet wurde, gehört es wahrscheinlich in die Nähe von PYROGENIUM und SEPTICAEMINUM. Letzteres hat sich seine Sporen im Burenkrieg verdient, wo es sich als außerordentlich heilsam erwies bei der Dysenterie, die im dortigen Lagerleben an der Tagesordnung war (siehe Clarkes *Dictionary*). Aber auch ANTHRACINUM darf nicht vergessen werden, mit seinem großartigen Ruf nicht nur bei Milzbrand, sondern

* Die ›kubanische Tarantel‹ ist keine eigentliche Tarantel. Dazu und zur Präparation vgl. Fußnoten S. 1143. — d.Ü.

auch allgemein bei septischen Krankheitsbildern und vor allem bei Furunkeln und Karbunkeln mit *brennenden Schmerzen* (ARSENICUM).

Ich will nun versuchen, anhand der Darstellungen verschiedener Autoren die wesentlichen Unterschiede und Gemeinsamkeiten unserer beiden gebräuchlichsten Schlangengifte herauszuarbeiten: Crotalus und LACHESIS.

H.C. Allen *(Keynotes)* sagt: »Bei LACHESIS ist die Haut kalt und feucht, bei Crotalus kalt und trocken. ... Bei Crotalus besteht größte Blutungsneigung; Blut dunkel, flüssig bleibend, übelriechend. ... Hämorrhagische Diathese; Blut fließt aus Augen, Ohren, Nase, allen Körperöffnungen; *blutiger Schweiß*. ... Purpura hämorrhagica; tritt plötzlich an allen Körperöffnungen auf, ferner an Haut und Zahnfleisch sowie unter den Nägeln.«

Beides sind jedoch ›Blutungsmittel‹, nur daß bei Crotalus diese Tendenz eher noch stärker ausgeprägt ist. Es sind ihnen auch noch viele weitere Symptome gemeinsam: beide haben Geschwätzigkeit; beide werden durch Schlaf verschlimmert und schlafen sich in die Verschlimmerung hinein; beide vertragen keinen Druck und keine enge Kleidung um den Bauch — LACHESIS aufgrund seiner allgemeinen großen Empfindlichkeit gegenüber Berührung, Druck und Zusammenschnürung, Crotalus wohl mehr wegen seiner spezifischen Beeinträchtigung der Leber. Beide haben Blaufärbung betroffener Teile, vorzugsweise aber LACHESIS; beide haben gelbe Verfärbungen, [hämatogenen] Ikterus, ganz besonders aber Crotalus. *Crotalus befällt mehr die rechte Seite**, LACHESIS *mehr die linke*.

◊

Für Nash scheint der größte Nutzen von Crotalus horridus sich bei Krankheiten zu zeigen, »in deren Gefolge es zu einer Zersetzung des Blutes kommt, welche sich dadurch äußert, daß Blutungen *aus allen Körperöffnungen* auftreten können; selbst der Schweiß kann blutig sein. ... Es ist auch das Hauptmittel bei Diphtherie, wenn das profuse Nasenbluten einsetzt, das so viele Fälle des malignen Typs kennzeichnet.

Bei den Nasenblutungen eines alten Mannes von elender körperlicher Verfassung, wo keines der üblichen Mittel auch nur das geringste ausrichtete, wirkte Crotalus prompt und rettete ihm zweifellos das Leben. Diesen Mann habe ich selbst behandelt, und obwohl er zuvor viele solcher Blutungen gehabt hatte, trat nach Crotalus keine einzige mehr auf. Wie bei ei-

* Leeser (*Lehrbuch der Homöopathie*, Haug Verlag) schreibt dazu: »Die Behauptung, die seit Hering ständig wiederholt wird, daß Crotalus im Gegensatz zu LACHESIS vorzugsweise auf die rechte Körperseite wirke, ist weder durch die Prüfungen gestützt noch durch die Erfahrung bestätigt.« — d.Ü.

nem solchen Mittel nicht anders zu erwarten, ist bei Hämorrhagien dieser Art *starke Erschöpfung* vorhanden.«

*Hauptsymptome**

Gelbe Farbe der Augen.[1]
Blut aus den Ohren.[1]
Bluten aus der Nase, und allen Oeffnungen des Körpers.[1]
Hervortreten der Zunge.
Schwarzes Erbrechen.
Gelbsucht; akute gelbe Leberdystrophie; dunkle Blutungen aus Nase, Mund etc.; dunkler, spärlicher Urin.
Schnell ermüdet durch die geringste Anstrengung.
Mattigkeit und geschwindes Abnehmen der Lebenskräfte.[1]
Gelbfieber; Blutungsneigung, Blut tritt aus allen Körperöffnungen hervor, selbst aus den Poren der Haut; Haut gelb; Erbrechen von Galle oder Blut; fötide, gallige oder blutige Stühle; Leber empfindlich; Herz schwach; Ohnmacht.
Fieber als Folge septischer Resorption und bei Infektionskrankheiten, die mit Purpura einhergehen; Wochenbettfieber.
Gelbe Farbe des ganzen Körpers.[1]
Zerrüttete Gesundheit, darniederliegende Lebenskraft [engl.: broken down constitutions].

Weitere wichtige oder eigentümliche Symptome

Sinnestäuschungen: macht z.B. Fehler in der Buchführung oder beim Briefeschreiben; Vergeßlichkeit für Zahlen, Namen und Orte; wacht nachts auf und kämpft mit eingebildeten Feinden; wähnt sich von Feinden oder scheußlichen Tieren umgeben.
Geschwätziges Delirium, mit Bedürfnis, dem Bett zu entfliehen.
Argwöhnisch und auffahrend.
Schrecklicher Kopfschmerz.
Blutandrang zum Kopf.

---

* Die Symptome sind den *Guiding Symptoms* Herings entnommen, dem wir bekanntlich die wichtigsten Schlangengiftprüfungen verdanken. Ca. 50 Jahre vor dem Erscheinen dieses Werks, im Jahre 1837, war Herings berühmte Monographie *Wirkungen des Schlangengiftes* (wiederveröffentlicht im Burgdorf Verlag) gleichzeitig in Deutsch und Englisch herausgekommen. Diejenigen Symptome, die bereits in dieser Schrift aufgeführt sind, habe ich unverändert übernommen und mit [1] gekennzeichnet. — Anm. d. Ü.

Nasenbluten: bei zerrütteter Gesundheit; oder bei schlechtem Zustand des Blutes und wo das Blut dünn, ungerinnbar, dunkel erscheint; bei Erröten des Gesichts, Schwindel oder Ohnmacht.

Gelbes Gesicht[I]; oder livide und aufgedunsen; rothes aufgetriebenes Gesicht[I]; Bläue um die Augen bei weißem Gesichte[I]; kreideweißes Gesicht[I]; todtblasses Angesicht[I]; Bleifarbe des Angesichts[I].

Kann nicht sprechen, es ist als ob Zunge und ganzer Schlund fest zugeschnürt wäre.[I]

Zunge fast bis zur doppelten Größe angeschwollen.

Zungengeschwulst, hat nicht mehr Platz im Munde, bei Entzündung desselben.[I]

Zungenkarzinom, mit starker Blutungstendenz.

Empfindung engen Zusammenschnürens im Halse.

Das Herunterschlingen jeglicher fester Speisepartikel ist unmöglich (Krampf der Speiseröhre).

Maligne Diphtherie; lebensbedrohlich durch Blutvergiftung; starkes Ödem oder Gangrän des Schlundes oder der Tonsillen; starke Schwellung am Unterkieferwinkel.

Unlöschbarer, brennender Durst.[I]

Übelkeit bei Bewegung; galliges Erbrechen.

Kann nicht auf der rechten Seite oder auf dem Rücken liegen, ohne sogleich dunkelgrünes Erbrechen zu produzieren. ... Licht tut den Augen weh, und alles sieht gelb aus (zuerst hatte alles blau ausgesehen).

Pylorus zusammengezogen.

Quälende Schmerzen ... oder heftige Krämpfe im Magen.

Unerträglichkeit der Kleidung um die Magengegend und unter den Hypochondern (in der Taille).[I]

Unangenehmes Schwächegefühl in der Magengegend, Verlangen nach Stimulantien.

Hämatemesis; das Blut zeigt wenig oder keine Gerinnungsneigung.

Schmerzen in der Lebergegend und oben auf der Schulter.

[Leberschmerzen und galliges Erbrechen;] Haut dunkelbraun.

Stiche in der Lebergegend ... mit gallertartigem, blutrotem Urin.

Gelbsucht [wohl in erster Linie hämolytisch bedingt; d.Ü.].

Typhlitis ... mit roter Zungenspitze.

Dysenterie: septischen Ursprungs; starker Fluß von dunklem, flüssig bleibendem Blut; unwillkürliche Entleerungen; große Mattigkeit und Schwächegefühl.

Harn: äußerst spärlich, dunkelrot von Blut; gallertartig; grüngelb von viel Galle.

Dumpfer, beständig drückender Schmerz in der Herzgegend, den linken Arm hinunter und durch den Brustkorb zum linken Schulterblatt ziehend.

Während und nach dem Gehen ein Gefühl, als zöge sich eine Sehne von der rechten Fußsohle durch den Unterschenkelknochen.

◊

Hering vergleicht in den *Guiding Symptoms* Crotalus mit den verwandten Schlangengiften.

»Antidotiert durch LACHESIS. — Vergleiche: LACHESIS, NAJA und ELAPS. Crotalus ist vorzuziehen bei Blutungen, die flüssig bleiben, bei gelber Haut (daher bei Gelbfieber mit schwarzem Erbrechen etc.), bei Nasenbluten in Verbindung mit Diphtherie. NAJA TRIPUDIANS hat mehr Störungen im Bereich des Nervensystems. Bei LACHESIS ist die Haut eher kalt und feucht als kalt und trocken [wie es bei Crotalus der Fall ist]; es hat Blutungen mit Sediment, das wie verkohltes Stroh aussieht; seine Beschwerden sind ausgeprägter auf der linken Seite. ELAPS ist bei Otorrhoe und Affektionen der rechten Lunge vorzuziehen. Das Kobragift [NAJA] läßt das Blut in langen Fäden gerinnen. Das Crotalus-Gift ist sauer, das der Viper [VIPERA] neutral. Die ›Rotten-Snake‹[*] verursacht mehr Gewebszerfall mit Abstoßung des toten Gewebes[**] als jeder andere Schlangenbiß.«

◊

Kent hat über Crotalus horridus eine Menge zu sagen, und er erkennt klar die einzigartige Bedeutung dieser Arznei …

»Die Krankheiten, die nach der Verwendung von Arzneien wie Crotalus verlangen, sind ernst und schwerwiegend. … Crotalus zeigt Symptome ganz eigener Art. Es ist durch nichts zu ersetzen, da es kein anderes Mittel gibt, das, als Ganzes gesehen, ihm ähnlich ist. Am nächsten stehen ihm noch die anderen Schlangengifte, doch dies ist das schrecklichste von allen …

Bei Schlangenbissen wurde früher in großen Mengen Alkohol getrunken, und in vielen Fällen hat dies das Leben verlängert oder sogar gerettet.

---

[*] Damit dürfte Crotalus gemeint sein; ›Rotten-Snake‹ (›verfaulte, verdorbene Schlange‹) ist wohl ein Wortspiel mit ›Rattlesnake‹ (Klapperschlange), das sich sowohl auf die Neigung zur raschen Nekrotisierung an den Bißwunden als auch auf die Affektion der Leber beziehen könnte (»the rot« ist die »Leberfäule« bei Schafen). — Anm.d.Ü.

[**] Engl. »sloughing«; der Begriff ist, wo er im Repertorium auftaucht, von Keller mit *Demarkation* übersetzt worden; gemeint ist damit die (laut *Roche Lexikon Medizin*) »im Rahmen einer eitrigen Entzündung erfolgende Abgrenzung intakten bzw. erholungsfähigen Gewebes gegen gangränös-nekrotische Bereiche«. Allerdings ist Crotalus in keiner dieser Rubriken zu finden, wohl aber u.a. LACHESIS. — Anm.d.Ü.

Überlebt der Gebissene allerdings den akuten Zustand, so manifestieren sich oft für immer chronische Folgen dieses Bisses, ... darunter [an von einer Klapperschlange gebissenen Hunden] eine seltsame Periodizität der Beschwerden an der Bißstelle, welche jedes Frühjahr wieder auftreten, wenn die Winterkälte vergeht und die warmen Tage beginnen. ... Die Periodizität bei den Schlangengiften steht in Verbindung mit dem Frühling, mit dem Aufkommen wärmeren Wetters.

Ein weiteres markantes Merkmal von Crotalus wie auch der meisten anderen Schlangen ist, daß *der Patient sich in eine Verschlimmerung seiner Symptome hineinschläft*.

In ihren ersten Manifestationen ähnelt die Crotalusvergiftung den septisch-toxischen Veränderungen, wie sie bei Scharlach, Diphtherie, Typhus und schweren Verlaufsformen von Blutvergiftungen vorkommen. Es sind Fälle, die mit großer Geschwindigkeit einsetzen und mit Blutzersetzung und Erschlaffung der Blutgefäße einhergehen, so daß die Patienten aus allen Körperöffnungen bluten; gleichzeitig geraten sie in einen Zustand schnell zunehmender Bewußtlosigkeit und wirken wie berauscht und betrunken. ... Scharlach, wenn er putride wird; Typhus, wenn er putride wird; Diphtherie mit viel Bluten und Putreszenz. Blaue und gelbe Flecken vermischt am ganzen Körper. Ikterus tritt mit erstaunlicher Schnelligkeit ein, ... blaue und grüne Flecken, wie nach einer Prellung, zeigen sich auf der gelben Haut. Nach den Blutungen wird die Haut extrem anämisch, blaßgelb bis wächsern. ... Crotalus ist indiziert bei schwersten Krankheitsverläufen, welche in ungewöhnlich kurzer Zeit das Fäulnisstadium erreichen. ... Sobald das Blut heraussickert, wird es schwarz. ...

Es herrscht ein Zustand schrecklicher Nervosität vor. Zittern der Glieder, zittrige Schwäche. ... Plötzliches und ungeheures Sinken der Lebenskräfte. ... Formen des Gelbfiebers, die mit großer Prostration einhergehen. ...

Die Geschwätzigkeit von Crotalus unterscheidet sich etwas von der bei LACHESIS. Die Geschwätzigkeit eines LACHESIS-Patienten ist so ungehemmt, daß er, wenn jemand etwas zu erzählen beginnt, sogleich den Faden aufnimmt und die Geschichte zu Ende erzählt, obwohl er von der Sache überhaupt nichts versteht. Niemand kommt in Gegenwart eines LACHESIS-Menschen dazu, eine Geschichte zu Ende erzählen. ... Der Crotalus-Patient macht das zwar auch, aber wenn er sich in eine solche Geschichte stürzt, nuschelt er vor sich hin, bringt alles durcheinander und stolpert unbeholfen über seine eigenen Worte. Es ist ein ›herabgesetzter‹, ein passiver Zustand, wie der eines stark Betrunkenen; bei LACHESIS dagegen ist der Geist aktiv und wild erregt. ...

Crotalus schläft sich in seine Beschwerden hinein, wie mehr oder weniger alle Schlangengifte. Kopfschmerzen treten nach Schlaf auf. ... ›Dumpfe, schwere, klopfende Schmerzen im Hinterkopf‹, oder der ganze Kopf ist in kongestioniertem Zustand ... Der Kopf fühlt sich voll an, als ob er platzen sollte. Kopfschmerzen in Wellen, als stiegen sie vom Rücken auf — ein Aufwärtsdrängen des Blutes, das durch jede Lageänderung hervorgerufen oder verschlimmert wird. ...

Crotalus ist ein wunderbares Gallenmittel; Migräne mit Erbrechen großer Mengen Galle; kann nicht auf der rechten Seite oder auf dem Rücken liegen, ohne daß es sogleich zu schwarzem, galligem Erbrechen kommt. ...

Kälte wie von einem Stück Eis im Magen oder Abdomen. Crotalus hat Magenulcera geheilt; es hat das Wachstum von Magenkrebs deutlich gehemmt, wenn viel Erbrechen von Galle und Blut bestand. ... Uteruskarzinome mit starken Blutungen, etc. ...

Furunkel, Karbunkel und andere Ausschläge, die von einer blaurot verfärbten, gesprenkelten, fleckigen oder marmorierten Haut umgeben sind. ... Das besondere Kennzeichen ist jedoch das teigige Zentrum dieser Entzündungsstellen. In großem Umkreis um einen solchen Furunkel oder Karbunkel ist die Haut ödematös, auf Fingerdruck bleiben Dellen zurück. Aus dem Abszeß oder Karbunkel kommt dickes, schwarzes Blut, das nicht gerinnt. ... Auch beim Puerperalfieber sickert beständig dickes, stinkendes, nicht gerinnendes Blut aus dem Uterus; ebenso aus anderen Körperöffnungen. Nach einem Abort kann eine ähnliche Blutung mit vergleichbaren Begleitsymptomen auftreten; das Blut fließt immer weiter und gerinnt nicht, ›als wollte sie sich zu Tode bluten‹. Auch die Menstruationsblutung bei einer an Typhus erkrankten Frau kann ähnlichen Charakter haben. ...

In den mehr chronischen Fällen befinden sich die Kranken während des Schlafs oft in einem schrecklichen Zustand. Der Kranke wacht wie durch einen Schreck auf; er hat scheußliche Träume von Mord, Tod und Leichen ...; selbst der Geruch des Leichnams wird geträumt. ...

Mißtrauisch gegenüber seinen Freunden; auf einer rationalen Basis ist mit ihm nicht zu reden. Unwiderstehliches Verlangen nach berauschenden Getränken. Diese wundervolle Ähnlichkeit mit alten Säufern hat zur Verwendung von Crotalus bei Delirium tremens geführt.«

Kent meint, daß Crotalus, richtig angewandt, das Verlangen nach starken alkoholischen Getränken beseitigen kann.

Cuprum

METALLISCHES KUPFER

Hahnemann, der das Problem gelöst hat, unlösliche Stoffe in reiner Form in Lösung zu bringen, nämlich mittels seines Potenzierungsverfahrens, beschreibt die Zubereitung des metallischen Kupfers zu Heilungszwecken so:

»Ein Stück reines Kupfer-Metall wird auf einem harten, feinen Abzieh-Steine unter destillirtem Wasser in einem porzelänenen Napfe gerieben und das feine zu Boden sinkende Pulver getrocknet und wie andre metallische Pulver erst durch dreistündiges Reiben mit Milchzucker zur Million-Potenz gebracht*, dann durch Verdünnung und potenzirendes Schütteln der Auflösung eines Grans dieses Pulvers bis zur decillionfachen Kraft-Entwickelung gebracht. Man bedient sich zur Gabe eines oder zweier, feiner Streukügelchen befeuchtet mit der Arznei-Flüssigkeit eines dieser Potenz-Grade, je nach den Umständen des Kranken.

Nicht seltene zufällige Vergiftungen mit diesem Metalle und seinen Auflösungen schreckten durch die davon entstandnen, grausamen, meist tödlichen Zufälle die Aerzte von jeher ab von seinem innern Gebrauche in Krankheiten.«

Er zitiert aus einer Arzneimittellehre einige Vergiftungssymptome des Kupfers, die auch für uns von Bedeutung sind, denn — *was ein Gift zu erzeugen vermag, das vermag es auch zu heilen …*

»Ekel, Uebelkeiten, Beängstigungen und Erbrechen schon nach wenigen Minuten, lästiges Brennen im Munde, fruchtloses Würgen, heftige Schmerzen im Magen nach einigen Stunden, Verschlossenheit der Darm-Ausleerungen, oder allzuheftige Ausleerungen, wohl auch blutige Durchfälle, stete Unruhe, Schlaflosigkeit, Ermattung, schwacher und kleiner Puls, kalter Schweiss, Gesichts-Blässe, Schmerzen im ganzen Körper oder in einzelnen Theilen, Schmerz im Schildknorpel, schmerzhafte Hypo-

* *Hahnemann geht hier nicht näher auf die Details ein. Seine Methode zur Herstellung der »Million-Potenz« bei unlöslichen Stoffen* [wesentlich ausführlicher erläutert in Band 1 der *Chronischen Krankheiten*, S. 182ff] *ist die folgende:*
Ein Gran des Pulvers wird eine Stunde lang kräftig mit 99 Gran Milchzucker verrieben; das Ergebnis ist die erste Centesimal-Potenz — eins zu 100. Von dieser C 1 wird wiederum ein Gran eine Stunde mit 99 Gran Milchzucker verrieben, um die zweite Centesimal-Potenz zu erhalten — eins zu 10000. Und eine dritte Trituration, ein Gran der C 2 auf 99 Gran Milchzucker, ergibt die dritte Centesimal-Potenz — eins zu eine Million. Hahnemann hat festgestellt, »daß alle Arzneistoffe, durch Reiben in Pulver [zu dieser] Potenz gebracht, sich in Wasser und Weingeist auflösen« [ebd., S. 185].

chondrien, kriebelndes Gefühl im Scheitel, Herzklopfen, Schwindel, schmerzhaftes Schnüren der Brust, Husten mit unterbrochenem, fast unterdrücktem Athemholen, schnellestes Athmen, Blutspeien, Schlucksen, Bewusstlosigkeit, umher irrende Augen — auch wohl Zuckungen, Raserei, Schlagfluss, Lähmung, Tod.«

(Hier sind die wichtigsten Heilanwendungen von Cuprum bereits angedeutet — bei Krankheiten oft sehr ernster Natur und bei schweren Leidenszuständen. Die Aufzählung legt nahe, daß es eines der großen Heilmittel bei *Cholera,* bei *Keuchhusten,* bei *Crampi* und *Spasmen,* bei *Konvulsionen* und *Epilepsie* sein müßte — und genau das ist es ja auch geworden.)

Hahnemann fährt fort: »Nur die Homöopathik vermag durch die ihr eigne Bereitungs-Art der Arzneien und die hochgeminderte Gaben-Grösse derselben selbst die, auch in geringer Menge fast unbezwinglich schädlich sich erwiesenen Natur-Körper zum Heile anzuwenden.

Die meisten jener heftigen Beschwerden bei mit Kupfer Vergifteten pflegen in Gruppen zusammen zu erscheinen, die eine halbe bis ganze Stunde dauern und als erneuerte Anfälle von Zeit zu Zeit wieder zu kommen pflegen in fast gleicher Zusammensetzung der Symptome, z.B. Herzklopfen, Schwindel, Husten, Blutspeien, schmerzhafte Brust-Zusammenziehung, ausbleibender Athem — oder: drückender Brustschmerz, Müdigkeit, Wanken der Augen, Verschliessung derselben, Bewusstlosigkeit, schnelles, wimmerndes Athmen, Umherwerfen, kalte Füsse, Schlucksen, Athem hemmendes Hüsteln, u.s.w. Das Kupfer ist daher in Krankheiten desto homöopathischer angezeigt, wenn sie *in solchen unregelmässigen Anfällen von ähnlichen Symptomen-Gruppen* [Hervorhebung M.Tyler], wie Kupfer thut, sich äussern:

Mehre Arten theilweiser oder allgemeiner, klonischer Krämpfe, Arten Veitstanz, Epilepsieen, Keichhusten, Haut-Ausschläge, alte Geschwüre, vorzüglich auch krampfhafte Beschwerden bei allzu feinen und allzu empfindlichen Sinnen scheinen die Haupt-Sphäre seiner passenden Anwendung zu seyn, wie es denn auch in der mörderischen Cholera theils zur Verhütung, theils zur Heilung derselben, wenn sie sich schon entwickelt hatte, nicht zu entbehren war.«

Er sagt: »Die Wirkungsdauer der Kupfer-Arzneien beträgt, wie es scheint, nur wenige Tage.« Spätere Erfahrungen jedoch, die vielleicht bei *chronischen* Krankheiten, vielleicht auch mit den *höheren Potenzen* gewonnen wurden, haben gezeigt, daß die Wirkung durchaus vierzig bis fünfzig Tage anhalten kann.

Im *Handbuch* von Noack/Trinks heißt es: »Das Kupfer entspricht vorzüglich schlaffen, reizbaren und nervösen Constitutionen, mit Schwäche und Ueberempfindlichkeit des Nervensystems, mit Neigung zu krampfhaften Affectionen, Convulsionen und typischen, vorzüglich chronischen Krankheiten, deren Anfälle *in unregelmässigen Paroxismen* erscheinen.«

◊

Guernsey, *Keynotes*, sagt: »Eine der stärksten Indikationen für dieses Mittel ist ein starker metallischer Geschmack im Mund. RHUS TOXICODENDRON ist das einzige andere Mittel, das dieses Symptom in ähnlich ausgeprägter Form zeigt.« (Das Repertorium nennt an dreiwertigen Mitteln: **Cocc., Merc., Nat-c., Rhus-t., Seneg.** [*Cupr.* erscheint, neben vielen anderen Mitteln, nur zweiwertig; d. Ü.].)

»Krämpfe. — Krampfhafte Affektionen im allgemeinen; Keuchhusten, wo die Anfälle in katalepsieähnliche Zustände übergehen; ... Epilepsie; Krämpfe, besonders solche, die in den Fingern und Zehen beginnen und sich dann über den ganzen Körper ausbreiten. ...

Wo Hautausschläge nach innen schlagen, wie bei Scharlach etc., und dann starkes Erbrechen, Stupor, Konvulsionen etc. resultieren, ist Cuprum eines der hochrangigen Mittel, um den Ausschlag wieder nach außen zu bringen.«

◊

Nash: »*Krämpfe* ist das Wort, das diese Arznei am besten charakterisiert. Crampi oder Konvulsionen — bei Meningitis, Cholera [asiatica], Cholera nostras*, Keuchhusten, Scharlach etc.

Krämpfe, die in den Fingern und Zehen beginnen und von dort ausgehend generalisieren. ...

Bei der asiatischen Cholera, bei Cholera nostras oder Cholera infantum sind die Krampfschmerzen zuweilen *schrecklich*. Dunham sagt (in bezug auf Cholera): ›Bei CAMPHORA steht der Kollaps ganz im Vordergrund, bei VERATRUM ALBUM sind es die Ausleerungen und das Erbrechen, bei Cuprum die Krämpfe.‹«

◊

Kent: »Cuprum ist in erster Linie eine ***konvulsive*** Arznei. Die Krampfneigung zeigt sich bei fast jeder Beschwerde, die Cuprum hervorruft und heilt. Es hat Krampferscheinungen in allen Heftigkeitsgraden, vom bloßen

---

* Engl. *cholera morbus;* hauptsächlich im Sommer und Herbst auftretende akute Gastroenteritis, laut *Roche Lexikon Medizin* »die ›Brechruhr‹: eine meist durch Salmonellen oder deren Toxine hervorgerufene Krankheit, mit Erbrechen, Durchfällen, Exsikkation, Wadenkrämpfen und Kräfteverfall.« Auch ›Sommerdiarrhoe‹ oder ›Sommercholera‹ genannt. Vgl. dazu die Repertoriumsrubrik »Rectum, Cholera nostras«. — Anm. d. Ü.

Zucken einzelner Muskeln bis hin zu Konvulsionen des ganzen Körpers. Wenn sich letztere entwickeln, sind die ersten Anzeichen ein Ziehen in den Fingern, Einschlagen der Daumen oder Muskelzuckungen. ...

Bei tonischen Krämpfen sind die Daumen zuerst betroffen; sie werden in die Handteller gezogen, und erst danach schließen sich die Finger mit großer Kraft über ihnen zusammen. ... *Nach diesen Krämpfen können die Patienten wie tot aussehen.*«

Kent beschreibt den ***Keuchhusten***, der nach Cuprum verlangt, mit den Worten der Mutter. »Sie sagt: ›Wenn das Kleine von einem dieser heftigen Hustenanfälle gepackt wird, wird das Gesicht ganz blau, die Fingernägel verfärben sich, und es verdreht die Augen nach oben; es hustet, bis es keine Luft mehr bekommt, und dann liegt es so lange bewußtlos da, daß ich schon Angst bekomme, es könnte für immer zu atmen aufhören. Dann aber kommt es unter gewaltigen, krampfartigen, ganz kurzen Atemzügen zu sich, so als würde es wieder zum Leben erweckt.‹ Hier finden Sie alle Merkmale eines konvulsiven Keuchhustens in heftiger Form ... Wenn die Mutter schnell genug mit etwas kaltem Wasser zur Stelle ist, kann sie den Husten noch zum Stillstand bringen, denn gerade Trinken von kaltem Wasser lindert die Spastik.

Wann immer die Atmungsorgane in Mitleidenschaft gezogen sind, besteht eine furchtbare ***spastische Atmung***, eine Dyspnoe, die außerdem mit starkem Rasseln in der Brust einhergeht. Und: Je größer die Atemnot, desto wahrscheinlicher, daß die Daumen eingeschlagen werden und die Finger verkrampfen. ...

Cuprum ist alles andere als ein passives Mittel. ***Heftigkeit*** manifestiert sich überall: in seinem Durchfall, im Erbrechen; Heftigkeit seiner krampferzeugenden Wirkung; merkwürdige, heftige Dinge in Wahnsinn und Delirium. ...

Bei der ***Epilepsie***, die nach Cuprum verlangt, finden wir Kontraktionen und Zuckungen an Fingern und Zehen. Der Patient stürzt mit einem Schrei zu Boden, und während des Anfalls gehen Urin und Faeces ab. Es ist angezeigt bei Epilepsien, die mit heftiger Konstriktion des unteren Thorax beginnen oder mit Kontraktionen der Finger, die sich von dort auf den ganzen Körper, auf alle Muskeln ausbreiten.

Cuprum wird gelegentlich *vor oder nach der Niederkunft* benötigt. Die Patientin kann dabei urämisch sein ...; der Urin ist spärlich und eiweißhaltig. Im fortgeschrittenen Stadium der Wehen wird die Gebärende plötzlich blind: es kommt ihr vor, als würde sich der Raum verdunkeln; die Wehentätigkeit hört auf und Krämpfe stellen sich ein, beginnend an Fingern und Zehen. Wenn Sie solche Fälle sehen, denken Sie sofort an Cuprum. Sie werden Schwierigkeiten haben, einen Fall wie diesen ohne Cuprum in den Griff zu bekommen.«

Kent bespricht auch die ***Cholera****. Er sagt: »Ohne selbst je einen Cholerafall zu Gesicht bekommen zu haben, erkannte Hahnemann aus den Beschreibungen dieser Krankheit, daß sie Erscheinungen hervorrief, welche den Symptomen von Cuprum**, CAMPHORA und VERATRUM ALBUM ähnlich waren ...; dies sind die drei typischen Choleramittel. ... Mehr als bei den anderen Arzneien steht hier bei Cuprum die spasmodische Symptomatik im Vordergrund; es hat von allen die heftigsten Krämpfe. ... Alle drei Mittel tendieren zu Kollaps und schließlich zum Tod. Eine Zusammenfassung der Unterschiede: Cuprum für Fälle von *konvulsivem* Charakter; CAMPHORA in Fällen, die durch *extreme Kälte* und (mehr oder weniger) durch Trockenheit gekennzeichnet sind; und VERATRUM, wo *starke Schweiße*, Erbrechen und Durchfälle die Hauptmerkmale sind. Das ist leicht zu merken, erlaubt aber schon, einer Choleraepidemie zuversichtlich entgegenzutreten.«

Kent vergleicht diesbezüglich auch PODOPHYLLUM und PHOSPHORUS mit Cuprum. Die profusen Stühle von PODOPHYLLUM (das ebenfalls Krämpfe hat) sind entsetzlich stinkend; und bei PHOSPHORUS macht sich, wie bei Cuprum, ein Gluckern von aufgenommenen Flüssigkeiten bemerkbar. »Bei PHOSPHORUS beginnen alle Getränke zu gluckern, sobald sie in den Magen gelangt sind, und das geht auf dem ganzen Weg durch die Därme weiter. Dieses Gluckern fängt bei Cuprum schon im Hals an: das Schlucken ist bereits damit verbunden, und es tritt auch auf der ganzen Länge der Speiseröhre auf. ...

Absonderungen hören auf oder werden unterdrückt, und plötzlich treten Krämpfe auf; in solchen Fällen stellt Cuprum die Absonderung wieder her und setzt den Krämpfen ein Ende. ... Entzündungen klingen plötzlich ab, und Sie fragen sich schon, was geschehen ist. Doch auf einmal kommt es zu Wahnsinn, Delirium, Konvulsionen, Blindheit ...; hier haben wir es mit dem Phänomen der Metastasierung zu tun, dem ›Szenenwechsel‹ von einem Bereich des Körpers zu einem anderen. Dasselbe kann als Folge eines unterdrückten Hautausschlags auftreten, einer unterdrückten Abson-

---

* *Zur Cholera und ihren Heilmitteln und zu den großartigen Erfolgen ihrer homöopathischen Behandlung verweise ich auf meinen Artikel in der* Homœopathy *vom April* 1932 [im vorliegenden Band kurz am Ende der Einleitung referiert, vgl. S. 27ff].

** *Was das Kupfer bei Cholera betrifft: Von Arbeitern in Kupferminen heißt es, daß sie immun gegen diese Krankheit sind. Oft werden als Schutzmaßnahme auch kleine Kupferplättchen direkt auf der Haut getragen. Andererseits sollen einige der sporadischen ›Cholera‹-Erkrankungen in Indien, wo ganze Gesellschaften wenige Stunden nach einem Picknick mit choleraähnlichen Symptomen darniederlagen, auf schlecht gereinigte Kupferkannen zurückzuführen sein, in denen die einheimischen Diener den Tee kochten.*

derung, eines unterdrückten Durchfalls; es schlägt auf das Gehirn, auf die Psyche und führt Geisteskrankheit herbei — ein wildes, aktives, manisches Delirium. ...

Konvulsionen, bei denen Gliedmaßen abwechselnd gebeugt und gestreckt werden. Bei Kindern sehen Sie, wie ein Bein blitzschnell und mit großer Heftigkeit ausgestreckt, dann ebenso heftig an den Bauch herangezogen, darauf wieder gewaltsam ausgestreckt wird. Man findet kaum ein anderes Mittel, das dieses Symptom aufweist (TABACUM). Konvulsionen mit Flexion und Extension sind bei Cuprum häufig anzutreffen. ...

Krampfhafte Augenbewegungen, Zucken oder Zwinkern der Lider. ... Gesicht und Lippen blau; bei Konvulsionen und Keuchhusten ist das Gesicht purpurn verfärbt. ... Lähmung der Zunge (nach Konvulsionen). ...

Viele Beschwerden werden durch kaltes Wasser gelindert. Der Husten wird manchmal durch das Einatmen von kalter Luft hervorgebracht, jedoch durch Trinken von kaltem Wasser gestoppt, wie bei COCCUS CACTI. ... Cuprum ist auch, was nicht allgemein bekannt ist, ein wundervolles Mittel bei Anämie.«

◊

Es fällt mir, wie so häufig, wenn ich Kent zitiere, schwer, ein Ende zu finden! Je mehr ich im ›Kent‹ lese, desto mehr staune ich über sein Erkennen von *Charakteristika* einer Arzneiwirkung und über seine Fähigkeit, die Dinge anschaulich darzustellen. Einer unserer besten Verordner trug während des ganzen Krieges Kents *Materia Medica* mit sich herum, und seine Fähigkeit, das darin enthaltene Wissen ›aufzusaugen‹, muß enorm gewesen sein, nach der Schnelligkeit zu urteilen, mit der er die homöopathischen Mittel bestimmen konnte.

Für Anfänger jedoch ist es wahrscheinlich besser, mit Nashs Buch *Leaders in Homœopathic Therapeutics* zu beginnen; es ist nicht so umfangreich, und der Anfänger wird nicht gleich von der Fülle des Materials erschlagen. Es lehrt, homöopathisch zu denken, und ist voll von unschätzbaren Arzneimittelvergleichen. — Aber unser einzigartiger *Kent!* ... Er hat einmal versichert: »Nichts von alledem stammt originär von mir. Es ist ganz und gar Hahnemanns Lehre.« Sicher aber ist der Mantel Hahnemanns auf ihn gefallen — und eine doppelte Portion seines Geistes dazu!

Um aber auf den Boden der alltäglichen Erfahrungen zurückzukommen: Patienten, die zu uns kommen und über heftige Krämpfe klagen, besonders in den Waden, brauchen sehr oft entweder Cuprum oder CALCAREA. CALCAREA-Krämpfe verschlimmern sich vor allem nachts im Bett, beim Ausstrecken der Beine im Bett. Ich erinnere mich an einen Fall, wo ich bei einer malignen Erkrankung (ich glaube, des Uterus) Cuprum gegeben habe, und zwar wegen der heftigen Krämpfe, unter denen die Patientin litt. Danach verschwanden nicht nur ihre Krämpfe, sondern es besserten sich — für eine gewisse Zeit — auch die Symptome ihrer eigentlichen Krankheit.

Ich entsinne mich eines kleinen Jungen, der mit einer schweren Pneumonie bei uns im Hospital lag; sie wurde kompliziert durch Diarrhoen und heftige Krampfschmerzen. Cuprum brachte sehr schnell die Temperatur herunter und beseitigte die Lungensymptomatik ebenso wie die Durchfälle und die Krämpfe.

Eigentümliche und unterscheidende Symptome

Das Kind gerät bei jedem Keuchhustenanfall in eine vollständige kataleptische Starre.

Husten schlimmer durch Einatmen von kalter Luft; besser durch Trinken von kaltem Wasser.

Husten bei Kindern, der sie zu ersticken droht.

Bei Asthma: greift mit den Händen in die Luft; unfähig, zu sprechen oder zu schlucken.

Spasmen und schmerzhafte Krämpfe (Crampi) in den Waden.

Wadenmuskeln knotenförmig verkrampft.

Krämpfe mit blauem Gesicht und in die Handteller eingeschlagenen Daumen.

Krämpfe nach Ärger oder Schreck.

Kind liegt auf dem Bauch und streckt krampfartig das Gesäß in die Höhe.

Konvulsionen mit Beißen.

Cuprum aceticum und Pocken

(Nachdruck eines Briefes an The Homœopathic World*)*

Als ich kürzlich in Gloucester war, während in der südlichen Hälfte der Stadt eine Pockenepidemie herrschte, interessierte ich mich sehr für die Behandlungsmethoden, die dort praktiziert wurden. Vielleicht würden Ihre Leser gern die Eindrücke erfahren (da es in dieser Stadt keinen homöopathischen Arzt gibt), die ich dort als Laie mit einigen geringen Kenntnissen über Hahnemanns Ähnlichkeitsgesetz gesammelt habe.

Die tödlichen Verläufe unter den verschiedenen Behandlungen variierten beträchtlich, wie die folgende ungefähre Übersicht zeigt:

Im Isolierten-Krankenhaus unter der alten Leitung	4%
unter Dr. Brooke	8%
Mit Hydropathie, unter Mr. Pickering	10%
Mit ›Crimson Cross‹-Salbe unter Captain Feilden	2%

Ich stellte bei meinen Besuchen fest, daß die anfängliche Skepsis gegenüber der ›Crimson Cross‹-Salbe allmählich einem zunehmenden Vertrauen in diese Behandlung wich, was im Hinblick auf den o.g. groben Erfolgsmaßstab ja auch durchaus gerechtfertigt erscheint. Da ich das sichere Gefühl hatte, daß, wenn von dieser Salbe irgendwelche heilenden Wirkungen ausgingen, diese auf unser *Gesetz* zurückzuführen sein müßten, bat ich Captain Feilden, mir zu verraten, welches die Bestandteile seiner Salbe seien. Er entsprach meiner Bitte bereitwillig, und ich erfuhr, daß die grüne Salbe, mit der seine Patienten von Kopf bis Fuß eingeschmiert wurden, ihre Heilkräfte dem darin enthaltenen *Kupferacetat* verdanke. Als ich dann letzten Montag von Dr. Hadwen die oben aufgeführten ungefähren Erfolgsquoten in Erfahrung brachte, war mir klar, daß es wünschenswert wäre, einmal die Symptome der Pocken mit jenen aus den Prüfungen von Cuprum aceticum zu vergleichen. Im folgenden nun die Ergebnisse:

Symptome der Pocken aus H. v. Ziemssens *Cyclopedia*	Prüfungen von Cuprum aceticum aus Allens *Encyclopedia*
Fieber und Störung des Allgemeinbefindens.	Haut warm und trocken — oder mit Schweiß bedeckt.
Puls beschleunigt.	Puls beschleunigt: 120-140.
Atemfrequenz erhöht.	Beschleunigte Respiration.
Dyspnoe.	Krampfartige Spastik in der Brust. (Erstickende Atemversetzung. — *Jahr*)
Initiales (prodromales), flüchtiges Exanthem.	(Fraglich.)
Mattigkeit.	Außerordentliche Schwäche. Prostration.
Schwindel und Synkope.	Erschöpfung und ohnmächtige Schwäche.

Symptome der Pocken aus H. v. Ziemssens *Cyclopedia*	Prüfungen von Cuprum aceticum aus Allens *Encyclopedia*
Foetor ex ore. Heiserkeit. Aphonie.	Fleckige Röte des Rachens. (Sprechen entweder behindert oder ganz unmöglich. — *Jahr*)
Übelkeit, Würgen, Erbrechen.	Gelbsucht, mit Erbrechen und Aufstoßen. Übelkeit und Erbrechen.
Anorexie.	Appetitlosigkeit. Abneigung gegen Speisen.
Verstopfung, gelegentlich Durchfall.	Durchfall, gelegentlich Verstopfung.
Schwerer Kopfschmerz.	Quälender Kopfschmerz.
Gesicht rot und aufgedunsen; heftiges Pulsieren in den Karotiden.	Gesicht sehr rot und geschwollen. Gesicht aufgedunsen, rot, heiß.
Delirium, Schlaflosigkeit, Unruhe.	Delirium. Sopor. Koma.
Rückenschmerz (weniger konstant als die gastrischen Symptome und der Kopfschmerz).	Schmerzen in den Lenden und im Kreuzbein, am Nabel und in der Iliakalregion.
Ziehende, reißende Schmerzen in den Extremitäten.	Schmerzhafte Krämpfe in den Waden. Tetanische Krämpfe in den großen Zehen, dabei sehr heftige Schmerzen in den Fußsohlen.
Bronchitis, weniger konstant.	(Fraglich.)
Hautausschlag, fast stets schlimmer im Gesicht und auf der Kopfhaut.	Ausschlag scheinbar lepröser Art, aus unterschiedlich großen Stellen bestehend, von denen die größten weiß und schuppig waren, mit feuchter Basis, als ob eine scharfe Flüssigkeit unter dem Häutchen sezerniert worden wäre; mehr oder weniger am ganzen Körper und sehr stark zwischen den Kopfhaaren.

Die obigen Symptome und Prüfungen sind einander zu ähnlich, als daß es, alles zusammengenommen, Zufall sein könnte; und der erstaunliche Erfolg der ›Crimson Cross‹-Salbe zeigt einmal mehr die Richtigkeit des Gesetzes *Similia similibus curentur.* Die homöopathische Ärzteschaft hat eine große Chance vertan, als sie nicht einmütig die Pockenschutzimpfung für irrelevant erklärte; um diese verpaßte Gelegenheit wiedergutzumachen, steht ihr nun wahrscheinlich mit Cuprum aceticum ein Heilmittel für Variola zu Gebote, das möglicherweise auf einer Stufe steht mit ACONITUM bei Fieber oder mit CAMPHORA in den frühen Stadien der Cholera.

Hochachtungsvoll, A. Phelps

Edgbaston, 11. September 1896

Cyclamen

CYCLAMEN EUROPAEUM; ALPENVEILCHEN, »ERDSCHEIBE«

Dieses ziemlich vernachlässigte, aber bei *Sehstörungen* sehr nützliche Mittel hat bei mir einen unauslöschlichen Eindruck hinterlassen, als es mich vor Jahren rasch von einer solchen geheilt hat. Cyclamen ist, wie Vergiftungsfälle, Prüfungen und Heilungen belegen, innerhalb seines speziellen Wirkungskreises eine Arznei von großer Heilkraft und prompter Wirkung. Meine persönliche Erfahrung damit sah, soweit ich mich nach all den Jahren noch daran erinnern kann, folgendermaßen aus:

Als ich eines Morgens erwachte und im Zimmer umherschaute, schien sich alles, was ich ansah, zu bewegen; alles drehte sich (nach rechts, wenn ich mich recht entsinne), während ich *durch all die Bewegung hindurch* große Möbel im Hintergrund, wie z.B. den Kleiderschrank, ganz normal und unbewegt dastehen sah.* Es war ein ebenso eigenartiger wie quälender Zustand; doch Cyclamen ›nahm die Sache in die Hand‹ und setzte ihr umgehend ein Ende.

Ich möchte daher die funktionellen Augensymptome von Cyclamen besonders hervorheben; fast alle sind sie von ›flimmerndem‹ Charakter: »Flimmern vor den Augen wie von verschiedenfarbigen, glänzenden Nadeln, Sehen wie durch Rauch oder Nebel.« »Brennen der Augen und Flimmern vor denselben« (als er abends im Bett zu lesen versuchte). »Leichtes Flimmern vor den Augen und Eingenommenheit des Kopfes.« Trübsichtigkeit. Doppeltsehen.

In der *Cyclopaedia of Drug Pathogenesy* werden viele Fälle detailliert geschildert**, bei denen Schwindel, visuelle Eigentümlichkeiten, Kopfschmerzen und gelegentlich auch (bitteres, schwarzes, gelbes oder grünes) Erbrechen auftraten, was auf eine Wirkung der Arznei auf die Leber schließen läßt. Ein Teil dieser Fälle geht auf »Versuche mit Cyclamen-Urtinktur in der Heilanstalt für Syphilitische an Mädchen« zurück, »die sich grösstentheils bereits in der Rekonvaleszenz nach Blennorrhöe, Kondylomen oder Exkoriationen der Scheide befanden«; bei den meisten von ihnen war die Regel zuvor entweder ausgeblieben oder verlängert und verstärkt aufgetreten. Neben Farben-, Nebel- oder Doppeltsehen brachte der

* Vgl. dazu Tylers Schilderung des Cyclamen-Schwindels im CONIUM-Kapitel, wo sie ihn als »transparenten Schwindel« bezeichnet. — Anm.d.Ü.

** Hughes gibt dort die wichtigsten Ergebnisse der österreichischen Prüfung wieder (vgl. die Fußnote auf der folgenden Seite). — d.Ü.

Schwindel u.a. mit sich, daß Gegenstände wie im Kreise herumflogen oder schaukelnde Bewegungen vollführten, und in einem Fall bestand das Gefühl, als drehe sich der Kopf im Bett herum.

Es heißt in der Literatur, daß Cyclamen auf das zentrale Nervensystem einwirkt und außerdem Sensorium, Augen, Gastrointestinaltrakt und ganz besonders die weiblichen Geschlechtsorgane in Mitleidenschaft zieht.

Es ruft drückende, ziehende oder reißende Schmerzen in jenen Bereichen hervor, wo Knochen direkt unter der Körperoberfläche liegen.

Die Prüfungen legen ferner nahe, daß es bei Schreibkrämpfen hilfreich sein könnte.

*Hauptsymptome**

Kopf. Morgens beim Aufstehen starke Kopfschmerzen und Flimmern vor beiden Augen.[2]

Schwindel und Trübsichtigkeit.[2]
Gefühl, als wenn sich die Gegenstände um ihn her im Kreise drehten; ... nimmt bei der Bewegung im Freien zu, im Zimmer und im Sitzen ab.[1]
Die Gegenstände drehten sich wie im Kreise herum ... [oder] schienen eine mehr schaukelnde Bewegung zu machen.[2]

Sie sieht trübe ...; hat wieder zeitweise Flecke vor den ***Augen*** und ist schwindelig, besonders beim Gehen**.[2]
Trübsichtigkeit bei Kopfschmerzen.
Flimmern vor den Augen wie von verschiedenfarbigen, glänzenden Nadeln, Sehen wie durch Rauch oder Nebel.[2]
Strabismus convergens.

---

* Hahnemanns *Reiner Arzneimittellehre* sind (neben den »sperrgedruckten Symptomen«) die mit [1] markierten Symptome entnommen. Mit [2] versehene Symptome stammen aus der Nachprüfung, die 1857 von Hampe im 2. Band der *Zeitschrift des Vereins der homöopathischen Ärzte Oesterreichs* veröffentlicht wurde. [3] steht für zwei Symptome aus einer Prüfung Lembkes, veröffentlicht in der *Neuen Zeitschrift für homöopathische Klinik,* Band 7, Nr. 9. — d.Ü.

** Allen und Hering haben dieses Symptom in zweifacher Hinsicht falsch wiedergegeben: »Dimness of vision and spots before the eyes, especially on *waking.*« Nicht nur muß es »Gehen« statt »Erwachen« heißen, es fehlt auch die Angabe des *Schwindels,* auf den sich die Verschlimmerung wohl hauptsächlich bezieht. Entsprechend müssen die dreiwertigen Eintragungen von **Cycl.** in den Repertoriumsrubriken »Sehen, Illusionen, Flecke, beim Erwachen« bzw. »Schwachsichtigkeit, Trübsehen, beim Erwachen« zumindest angezweifelt werden. — Anm. d. Ü.

Mund, Magen. Salziger Geschmack alles Genossenen.[3]

Der Speichel von salzigem Geschmack, welcher sich jedem Genossenen mittheilt.[3]

Den ganzen Tag hatte er keinen Durst, aber Abends, als Gesicht und Hände warm wurden, stellte er sich ein.[1]

Schweinefleisch wird nicht vertragen.

Es trat die ***Menstruation*** ... vier Tage früher ein, worauf die melancholische Stimmung und die Schwere in den Füssen etwas nachliessen.[2]

Spärliche oder unterdrückte Menstruation, mit Kopfschmerz und Schwindel.

[Periode unter heftigen, wehenartigen Schmerzen ...;] das Blut ging in grosser Menge, schwarz und in Klumpen ab ...[2]

Hahnemanns sperrgedruckte Symptome

Feines, scharfes, jückendes Stechen auf dem Haarkopfe, welches, wenn er kratzt, immer wieder an einer andern Stelle anfängt.

Erweiterung der Pupillen.

Verdunkelung des Gesichts.

Anschwellen der obern Augenlider.

Ziehender Schmerz im rechten, innern Gehörgange.

Wenig Hunger und wenig Appetit.

Keine Neigung zum Frühstücke.

Genießt er von einer Speise auch nur wenig, so widersteht ihm das Uebrige und ekelt ihm an, und er empfindet Uebelkeit im Gaumen und Halse.

Völlige Appetitlosigkeit; vorzüglich will ihm das Frühstück und Abendessen nicht schmecken; sobald er zu diesen Zeiten zu essen anfängt, so ist er auch sogleich gesättigt.

Gegen Butterbrod hat er Widerwillen ...

Die Speisen haben ihm einen faden und fast gar keinen Geschmack.

Schlucksen nach dem Essen.

Sogleich nach Tische Knurren im Unterbauche und dieß kehrte täglich wieder.

Unbehaglichkeit im Unterbauche mit einiger Uebelkeit darin.

Eine Art lähmiger, harter Druck am rechten Ober- und Unterarme, dem Gefühle nach in der Beinhaut und ganz innerlich in den Muskeln; er zieht sich von da bis in die Finger und hindert ihn am Schreiben.

Schmerzhaftes Ziehen in der innern Fläche der Ellbogenröhre und im Handgelenke.

Eine Art lähmigen, harten Drucks, der sich im Vorderarme nur schwach anfängt, sich dann aber bis in die Finger zieht, wo er so heftig wird, daß er nur mit der größten Anstrengung schreiben kann.
Klammartiger Schmerz hinten am Oberschenkel, über der rechten Kniekehle.
Verrenkungsschmerz im rechten Unterfuße [= Fuß] ...

◊

Neben diesen seinen Hauptsymptomen und neben seinen Sehstörungen zeigt Cyclamen auch manch

Seltsame, beachtenswerte oder einzigartige Symptome

Vom Gemüt her erinnert Cyclamen an DROSERA — mit seinen »Einbildungen, allein gelassen oder von jedermann verfolgt zu werden«; oder auch an STAPHISAGRIA — mit seinen »Beschwerden durch inneren Gram und Gewissensangst«.

Höchste Traurigkeit, als wenn er eine böse Handlung begangen und seine Pflicht nicht erfüllt hätte.[1]
Gefühl, als ob der Raum zu klein wäre, doch widerstrebt es ihr, ins Freie zu gehen.
Plötzliche Stimmungswechsel, z.B. Heiterkeit abwechselnd mit Reizbarkeit und Verdrießlichkeit.
Verdrießliches, mürrisches Wesen; er konnte leicht jede Kleinigkeit übel nehmen und darüber sehr ergrimmen.[1]
Druck im Scheitel, als wenn das Gehirn mit einem Tuche umzogen ... würde.[1]
Schwindel: beim Stillstehen, wenn er sich angelehnt hat, ist es ihm, als wenn sich das Gehirn im Kopfe bewegte, oder als ob er mit verschlossenen Augen in einem Wagen führe.[1]
Gefühl, als ob das Gehirn im Gehen hin und her schlackern würde.
Bewegungen im Unterleib, als ob sie schwanger sei. (Vgl. CROCUS, THUJA)
Ein Laufen und Krabbeln in den Gedärmen, als sei etwas Lebendes darin.[2]
Gefühl, als wenn ein Thier in das Herz herauflaufen möchte.[2]
Aufgeregte Herzthätigkeit; Schwirren in der Gegend des Herzens.[2]
Im rechten Ohre ist es, als ob es mit Baumwolle verstopft wäre ...[1]
Brausen, Summen oder Klingen in den Ohren.
Neben dem salzigen Geschmack des Speichels oder der Speisen ist auch bitterer oder »übler, fauler Geschmack im Munde«[1] möglich; Speisen können fade schmecken.

Verlangen nach Limonade. Abneigung gegen Butterbrot, Bier, fette Speisen; gegen normales Essen, bei gleichzeitigen Gelüsten nach ungenießbaren Dingen.

Anhaltender Widerwille gegen Fleisch; starkes Verlangen nach Sardinen.

Brennender Wundheitsschmerz an den Fersen ...[1] (PETROLEUM)

Drosera

DROSERA ROTUNDIFOLIA; SONNENTAU

(Größtenteils die Wiedergabe eines von der Autorin 1927 vor der *British Homœopathic Society* vorgetragenen Manuskripts.)*

Vor einigen Jahren mußte ich zu meiner Überraschung feststellen, daß ich neben Samuel Hahnemann der einzige Mensch bin, der von Drosera wirklich etwas versteht. Seitdem habe ich immer den Wunsch verspürt, das, was ich an Wissen über dieses Mittel habe, an meine Kollegen in aller Welt weiterzugeben. Ich hoffe, daß ich damit etwas Wesentliches zur Bekämpfung wenigstens einer schrecklichen Krankheit beitragen kann — der ***Tuberkulose***.

Natürlich, jeder von uns kennt sich mit Drosera bestens aus! Ist es nicht in jedem »Homöopathischen Ratgeber« vertreten? Und hat es nicht in der kleinsten Hausapotheke seinen angestammten Platz? Drosera ist nämlich, und das seit über hundert Jahren, *ein klassisches ›Kehlkopfmittel‹* — und *unser wichtigstes Heilmittel bei Keuchhusten.*

Als ich aber durch einen glücklichen Zufall anfing zu begreifen, was Drosera bei tuberkulösen Erkrankungen der ***Knochen, Gelenke*** und ***Lymphknoten*** auszurichten vermag, war ich zunächst sehr angenehm überrascht und begann daraufhin, die homöopathische Literatur nach Bestätigungen dafür zu durchforsten. Kent wußte nichts darüber, ebensowenig Clarke. Schließlich fand ich, im Hinblick auf Knochen und Gelenke, meine Rechtfertigung sperrgedruckt in den Prüfungen Hahnemanns. — Warum geben wir uns nur damit zufrieden, die meisten Dinge aus zweiter oder dritter Hand zu erfahren? Warum gehen wir so selten zu den Quellen zurück? Wieviele Homöopathen lesen beispielsweise heute noch Hahnemanns *Reine Arzneimittellehre?* Doch ich darf Ihnen sagen, daß Hahnemann nicht nur die Kehlkopfsymptome hervorhebt, für die Drosera bei uns so berühmt ist, sondern ebenso die Beschwerden an den *Gelenken* — an *Schulter-*, *Hüft-* und gleich mehrfach an den *Fußgelenken;* daneben *Schmerzen in den Röhrenknochen*, *Schmerzen in den Gliedmaßen* und *in den Muskeln* derselben. Und in einer Fußnote weist er bereits auf den einzigartigen Nutzen des Mittels bei *Kehlkopftuberkulose* [»Luftröhr-Schwindsucht«] hin.

---

* Dieses vor allem in den Fallbeschreibungen ausführlichere Manuskript ist heute als gesonderte Publikation aus Indien erhältlich. Ich habe bei der Übersetzung gelegentlich darauf zurückgegriffen, um einzelne Passagen besser verständlich zu machen. — d.Ü.

Erst nachdem ich 1920 der *Society* einige meiner mit Drosera geheilten Lymphknoten- und Knochen-Tb-Fälle vorgestellt hatte, begann mir allmählich das vollständige Bild dieser Arznei klarzuwerden. Irgendwie hatte ich damals, wie ich mich noch gut entsinne, das Gefühl, mich für meine Verwendung von Drosera in solchen Fällen entschuldigen zu müssen; ja, ich glaube, es wurden mir sogar meine »genauen Indikationen« abverlangt. Nach dem Treffen jedoch verwies mich jemand auf die *Cyclopaedia of Drug Pathogenesy,* und dort fand ich den Schlüssel zu dem ganzen Problem: in den Tierversuchen Dr. Curies. Dr. Curie erbrachte den Nachweis, daß Drosera zur Tuberkulose in homöopathischer Beziehung steht, und zwar im umfassendsten und wesentlichen Sinne des Wortes. Er zeigte, anders gesagt, daß *Drosera bei Katzen wiederholt die Resistenz gegenüber Tuberkelbakterien zum Erliegen brachte — bei Tieren mithin, die man bis dahin für absolut immun gegen diese Krankheit gehalten hatte;* und indem er Tuberkulose im Frühstadium mit Drosera heilte, konnte er zu seiner Freude nachweisen, daß es umgekehrt die Widerstandskraft gegenüber diesen Erregern zu steigern vermochte. Mit Genugtuung sah ich auch, daß in Curies Experimenten die ***Lymphknoten***, vor allem die mesenterialen und zervikalen Lymphknoten, sehr stark befallen waren.

Wie Hahnemann in einer Fußnote [*Reine Arzneimittellehre* 6, 243] bemerkt, weist bereits die ältere, nichthomöopathische medizinische Literatur auf dieselbe Tatsache, d.h. auf die entgegengesetzte, sprich homöopathische Wirkung von Drosera hin. Diese Anmerkung Hahnemanns hatte Curie, zusammen mit seinen eigenen weiteren Nachforschungen in der Literatur, auf die Idee gebracht, »die exakte physiologische Wirkung der Pflanze« zu ermitteln und zu sehen, »inwieweit diese dem Ähnlichkeitsgesetz unterworfen ist«. Schon von den ›Alten‹ nämlich war Drosera wechselweise als Heilmittel der Schwindsucht gerühmt und als die Krankheit beschleunigend wieder aufgegeben worden. Hahnemann liefert uns die Erklärung hierfür: »Schon haben zwar mehre, ältere Aerzte dieses Kraut in einigen bösartigen Husten und in eiterigen Schwindsuchten heilsam gefunden und so ihre (homöopathische) Heilkraft in diesen Uebeln bestätigt; aber die Neuern widerriethen sie nach ihren antipathischen Theorien, wegen ihrer angeblichen Schärfe«; denn »die Neuern, welche hergebrachter Maßen keine andern, als ihre großen Gaben kannten, wußten, wenn sie nicht tödten wollten, mit dieser ungemein heroischen Pflanze zu innerlichem Gebrauche nichts anzufangen, und verwarfen sie daher.«

Und nun ein paar Worte über den Rundblättrigen Sonnentau, den Hahnemann als *»eins der kräftigsten Arznei-Gewächse unsers Erdstrichs«* bezeichnet.

Drosera ist, soviel ich weiß, die einzige insektenfressende Pflanze in unserer Materia Medica. Sie wächst auf sumpfigen oder Moorböden; ihre langgestielten, runden Blätter sind rosettenförmig angeordnet und an den Rändern dicht mit Drüsenhaaren besetzt, an deren Ende glitzernde Tröpfchen eines klebrigen, scharfen Saftes abgesondert werden; diese beweglichen Tentakel krümmen sich über jedem unglücklichen Insekt zusammen, das es wagt, sich auf dem Blatt niederzulassen, und verdauen es.

Der Sonnentau hat einen üblen Ruf im Hinblick auf Schafe, die auf Weiden grasen, auf denen dieses Kraut zahlreich vertreten ist. Es soll bei den Schafen *einen sehr heftigen Husten erregen,* so daß diese allmählich *dahinsiechen.*

In einer Fußnote zu einem sperrgedruckten Kehlkopfsymptom [Nr. (87)] vermerkt Hahnemann: »Diesem sehr ähnlich muß der Zustand seyn, wo in einigen Arten der sogenannten Luftröhr-Schwindsucht (vorausgesetzt, daß kein specifisches Siechthum von Lustseuche, Krätze, u.s.w. zum Grunde liegt) *der Sonnenthau so einzig hülfreich ist«* [Hervorhebung M. Tyler].

Im 16. Jahrhundert wurde der Sonnentau als ausgezeichnetes Mittel geschätzt, »um die Lebenssäfte jener wiederherzustellen, welche an Schwindsucht leiden«. Gerarde (1545–1612) jedoch konstatiert, daß »diejenigen, die den flüssigen Extrakt der Pflanze zu sich nahmen, eher zugrunde gingen als jene, die sich dessen enthielten«.

Sonnentau hatte auch einen Ruf zur Heilung von Wahnsinn; und in den homöopathischen Prüfungen finden wir: [Gemüts-] *Unruhe*, Mißtrauen, *Verfolgungs-Wahnideen* [»Anfeindungen«] sowie eine Neigung, »sich durch Ersäufen das Leben zu nehmen«. Drosera wurde auch bei Husten und Lungenerkrankungen gebraucht — eine rein homöopathische Verwendungsweise —, desgleichen bei chronischem Asthma und bei Herzklopfen.

Nun einige Erläuterungen zu *Curies Experimenten.*

Curie wählte für seine Versuche Katzen, da diese von allen Haustieren am wenigsten empfänglich für Tuberkulose seien. Er sagt: »Es ist durchaus ungewiß, ob überhaupt jemals tuberkulöse Veränderungen bei Katzen gefunden wurden.«

Er stellte nur drei Versuche an, »wegen der Schwierigkeit, *für die lange Zeit, welche diese Experimente erfordern*, genügend von dieser kleinen Pflanze aufzutreiben. Es ist nicht das Problem«, so sagt er, »irgendwelche funktionellen Symptome hervorzurufen, die vom Nervensystem abhängen. Die Ausbildung von Tuberkeln aber braucht Zeit, und einer Arznei, die in ihrer Wirkung auf den Organismus fähig ist, diese entstehen zu lassen, muß genügend Zeit dazu gewährt werden.«*

Die Ergebnisse seiner drei Experimente waren so eindeutig, daß Curie sich verpflichtet fühlte, sie zu veröffentlichen. Er hatte herausgefunden, daß *die fortgesetzte Verfütterung von Sonnentau an Tiere bei diesen die Bildung von tuberkulösen Granulomen induziert;* und er erklärt, daß die Fähigkeit dieser Arznei, Tuberkulose zu heilen, ihn niemals im Stich gelassen habe.

Drosera bei Krampfhusten und Keuchhusten

Hughes *[Pharmacodynamics]* spricht von dem ***krampfartigen Husten*** von Drosera und fügt hinzu, daß »Hahnemanns gewohnter Scharfsinn ihn dies erkennen und die Arznei bei *Pertussis* empfehlen ließ«.

Wir alle jedoch versuchen, es noch besser zu machen als Hahnemann — mit nicht selten gegenteiligen Folgen. Hahnemann erklärt, daß eine einzige Gabe Drosera in der 30. Potenz »zur homöopathischen, völligen Heilung des epidemischen Keichhustens« hinreichend sei (nach Anleitung der von ihm aufgeführten Symptome). »Die Heilung«, sagt er, »erfolgt sicher binnen 7 oder 9 Tagen, bei unarzneilicher Diät. Man hüte sich, unmittelbar nach der ersten eine zweite Gabe davon zu reichen (und eben so wenig, irgend ein andres Mittel), denn sie würde unfehlbar nicht nur den guten Erfolg hindern, sondern auch beträchtlichen Schaden anrichten, wie ich aus Erfahrung weiß.«

Hughes, der es besonders gerne besser weiß als Hahnemann, empfiehlt »wiederholte Gaben der C 1 oder D 1« (statt Hahnemanns decillionfacher Verdünnung oder C 30), »um die meisten der unkomplizierten Keuchhustenfälle innerhalb von zwei, drei oder vier Wochen zu beenden« (statt in 7–9 Tagen bei Hahnemann), »wobei die Heftigkeit der Anfälle in der Zwischenzeit bedeutend abgemildert wird«.

---

* *Während Prüfungen an Tieren aus der Sicht Hahnemanns nutzlos sind in Hinsicht auf die geistigen oder die feinen subjektiven Symptome, die so wesentlich für die wissenschaftliche Anwendung der Arzneien sind, können doch experimentelle oder zufällige Arzneiwirkungen auf Tiere über einen längeren Zeitraum wertvolle und aufschlußreiche Informationen liefern bezüglich jener Organe und Gewebe, die von diesen Arzneien besonders affiziert werden. Es wäre nicht legitim, die Prüfungen an Menschen so weit zu treiben, daß größere Gewebsläsionen entstehen. Doch ist ja bereits aus anderer Quelle überliefert, daß Drosera bei Schafen sehr heftigen Husten erregt (wenn sie auf Weiden mit reichlich Sonnentau gegrast haben), und Curies Katzen beweisen, daß Drosera nicht nur die Resistenz gegenüber Tuberkelbazillen in verschiedenen Körperregionen herabsetzt, sondern auch enorme Schwellungen der zervikalen und anderer Lymphdrüsen herbeiführt.*

Er mußte hierfür allerdings einige Rüffel einstecken und in einer späteren Auflage eine Fußnote abdrucken des Inhalts, daß von anderen Homöopathen (die Hahnemann treuer geblieben waren als er) »kürzlich die Richtigkeit von Hahnemanns Beobachtung bestätigt worden ist (*British Journal* 36, 268).«

Ich darf sagen, daß ich Keuchhusten in der Regel mit Einzelgaben Drosera C 30 oder 200 geheilt habe — und ich habe in unserer Kinderambulanz während des Krieges (1914–18) eine Menge Keuchhustenfälle gesehen. Nur wenige Male habe ich, wenn nach 14 Tagen noch ein Rest Husten vorhanden war, das Mittel wiederholt. Überhaupt kann ich mich nur an einen Fehlschlag erinnern, wo ich ein anderes Mittel geben mußte, und das war bei einem vierjährigen Mädchen, das nach einer Woche wieder in die Ambulanz gebracht wurde: nicht besser, eher schlimmer, und — nach Kampfer riechend, den es in einem Beutel um den Hals trug. Dies war gerade das, was Hahnemann mit seiner Warnung vor anderen Mitteln vermeiden wollte; und überdies ist ausgerechnet Kampfer das »Milderungs- und *Gegenmittel*« von Drosera. Der Kampfer wurde abgesetzt, und nach einer Gabe CARBO VEGETABILIS, dem jetzt indizierten Mittel, war die Krankheit innerhalb einer Woche so gut wie überstanden.

Hier ein typischer Fall: David S., ein Säugling (seine Eltern gehörten vor Jahren zu unseren Missionsstudenten).

1. Nov. — Krank. Fieber 38,9 °C. Husten und Erbrechen. BRYONIA 1M.
2. Nov. — Deutlich besser, besonders nachts. Weniger Erbrechen.
3. Nov. — Weniger gut, Hustenanfälle mit (?) Keuchen. Drosera 1M, eine Gabe.

Es *war* Keuchhusten, und nach 14 Tagen war das Baby wieder wohlauf.

Dr. Jousset hält, wie Hughes schreibt, die Heilkraft von Drosera bei *krampfartigem Husten* für eines der besten Beispiele für die Wirksamkeit infinitesimaler Dosen. Sein Wirkungsbereich sei hierbei wie folgt zu definieren: »Husten durch Kitzelreiz im Kehlkopf, mit Erbrechen von Speisen.« Jousset berichtet von 107 Fällen mit dieser Indikation, von denen 101 geheilt oder gelindert wurden.

Hahnemanns Keuchhustensymptome sind u. a. folgende:

Ganz tief aus der Brust kommender Husten.
Husten, dessen Stöße so heftig auf einander folgen, daß er kaum zu Athem kommen kann.
Kriebeln im Kehlkopfe, was ihn zum Hüsteln reizt …
Unter dem Husten will er sich erbrechen. — etc.

Hughes, der Hahnemanns Einzelgaben der C30 in Frage stellt, hat andererseits aber auch an Curies starken Dosierungen etwas auszusetzen. Als er einmal versuchte, Curie zu folgen, und einem schwindsüchtigen Patienten viermal täglich einige Tropfen Drosera-Urtinktur verabreichte, gelang es ihm damit lediglich, »einen äußerst heftigen Krampfhusten zu erzeugen, der nach Absetzen der Arznei wieder bis zum gewöhnlichen phthisischen Husten zurückging«. Jousset habe ähnliche Erfahrungen gemacht, sagt er.

Nein, Hahnemanns Verwendungsart »dieser ungemein heroischen Pflanze« ist ohne jeden Zweifel die sicherste und wirksamste!

Doch möge man stets eingedenk sein, daß die Homöopathie keine spezifischen Mittel kennt und nicht einfach auf irgendwelche Krankheitsnamen hin behandelt. Wenn Sie glauben, Drosera werde jeden Keuchhustenfall heilen, der Ihnen begegnet, werden Sie früher oder später entdecken, daß dem keineswegs so ist. So ist von einer Keuchhustenepidemie überliefert, daß KALIUM CARBONICUM das Heilmittel war, und sobald es gefunden war, heilte es jeden Fall.*

◊

Einfügung des Übersetzers. — C.v.Bönninghausen hat ein Buch über *Die homöopathische Behandlung des Keuchhustens* geschrieben, worin er 64 (!) Arzneien detailliert in bezug auf ihre Hustensymptomatik beschreibt; der zweite Teil des Buches bringt auf über fünfzig Seiten ein ausführliches Repertorium zu diesem Thema. Die Keuchhusten-Rubrik in Kents Repertorium umfaßt noch weit mehr Mittel, doch sind dort folgende von Bönninghausen genannte Mittel nicht vertreten: JOD., LACH., MAG-C., PHOS-AC., SABAD., STAPH., VERB. Eine wichtige Ergänzung ist ferner CARCINOSINUM; als Hinweis auf diese sehr häufig (nach meiner Erfahrung häufiger als TUBERCULINUM und MEDORRHINUM) indizierte, aber weit unterschätzte Nosode wird ein *monatelang anhaltender Keuchhusten* in der *frühen Kindheit* angesehen, besonders wenn *Beschwerden danach* zurückbleiben (die hervorgehobenen Symptome sind als Ergänzungen zum Repertorium zu verstehen; vgl. Clinical Training Center for Classical Homœopathy, *Carcinosin*, Hechtel 1989).

An dieser Stelle möchte ich Bönninghausens Darstellung des Drosera-Keuchhustens wiedergeben, da sie sonst derzeit nur schwer zugänglich ist.

»Heftiger Keuchhusten, in periodischen, alle 1 bis 3 Stunden wiederkehrenden Anfällen, mit schnell auf einander folgenden, bellenden oder

* Bönninghausen berichtet darüber am Ende der Vorrede zu seinem *Therapeutischen Taschenbuch*. — d.Ü.

klanglosen Stössen, die nicht zu Athem kommen lassen, von Kitzel und Trockenheitsgefühl, oder wie von weichen Federn im Kehlkopfe erregt, Abends ohne, Morgens mit etwas gelbem, meistens bitterem Auswurfe, den er niederschlingen muss.

Verschlimmerung: Abends nach dem Niederlegen und noch mehr nach Mitternacht. — Ruhe. Liegen im Bette. Wärme. Trinken. Tabacksrauch. Lachen. Singen. Weinen. Erkältung. Nach Masern.

Begleitung: Aengstlichkeit. Gespenster-Furcht. Scheu vor Alleinsein. Eigensinn. Aussersichsein nach Aerger. Augenhervortreten. Blauschwarze Augenlider. Trockenheit der Nase. Bluten aus Nase und Mund. Blutiger Speichel. Blauschwarzes, gedunsenes Gesicht. Gesichtshitze. Kalter Stirnschweiss. Trockenheit im Schlunde, bei Durstlosigkeit. Schwieriges Schlingen fester Speisen. Ekel gegen Schweinefleisch. Bittergeschmack der Speisen, besonders des Brodes. Uebelkeit und Brechwürgen. Erbrechen erst der Speisen und dann Schleim, (zu Ende des Anfalles). Blutbrechen. Erbrechen nach Trinken. Schmerzhaftes Zusammenschnüren des Oberbauches und der Hypochondern, zum Aufdrücken mit der Hand nöthigend. Einziehen des Bauches (beim Erbrechen). Zusammenziehen im Unterleibe. Blutigschleimige Durchfälle. Athem übelriechend. Kurzäthmigkeit. Engbrüstigkeit. Erstickungsanfälle. Kann nicht zu Athem kommen. Schnappen nach Luft. Brustbeklemmung, wie von Zurückhaltung des Athems. Trockenheit und Rauhheit im Kehlkopfe und in der Luftröhre. Schleim in der Luftröhre. Zusammenziehen des Kehlkopfes beim Sprechen. Heiserkeit. Zusammenschnüren der Brust. Stechen in der Brust. Kälte der Hände. Zerschlagenheit der Glieder. Schläfrigkeit gleich nach Sonnenuntergang. Frostschauder in der Ruhe, selbst im Bette. Allgemeiner Schweiss.

Unter den Keuchhusten-Mitteln nimmt ohne Zweifel die Drosera eine sehr hervorragende Stelle ein und passt bei vielen Epidemien. Aber dieses Mittel blindlings bei jedem Keuchhusten anwenden, ohne vorher die Zeichen gehörig zu Rathe zu ziehen, zeugt nur von mangelhafter Kenntniss des wahren Wesens der Homöopathie. Wegen vieler Wechselwirkungen ist, ohne Zwischen-Mittel, (wozu sich vorzüglich SULPHUR und VERATRUM eignen), eine unmittelbare zweite Gabe von Drosera selten wohlthätig.«

◊

Der Fall, der mir hinsichtlich des Wertes von Drosera bei ***tuberkulösen Knochenerkrankungen*** per Zufall die Augen öffnete, war der eines 4jährigen Jungen mit Karies der Wirbelsäule [Spondylitis tuberculosa], welcher mir von einem unserer Chirurgen geschickt wurde, als ich während des Krieges unsere Kinderabteilung leitete. Im Alter von zwölf Monaten hatte es mit einem tuberkulösen Finger begonnen, und schon sechs Monate später hatte sich bei ihm eine Wirbeltuberkulose entwickelt. Er war von unserem Kinderarzt und besagtem Chirurgen behandelt worden und lag auf einem Brett mit beidseitiger Thomas-Schiene* und Kopfstütze. Mit einigen Schwankungen hatte er sich, insgesamt gesehen, unter der Behandlung gebessert. Einmal war er sehr abgemagert, ein anderes Mal hatte er an Husten gelitten, mit Nachtschweißen und drohenden Lungenkomplikationen, doch hatten TUBERCULINUM, CALCAREA, SULFUR und zuletzt PHOSPHORUS die Situation jeweils auffangen können. Der Chirurg schickte ihn nun zu mir wegen Keuchhusten — nicht gerade eine erstrebenswerte ›Tätigkeit‹ für jemanden, der ruhig und flach im Bett liegen sollte! Er erhielt Drosera C200.

Als ich ihn zwei Monate später wiedersah, ging es ihm *in jeder Hinsicht sehr viel besser.* Die Mutter war so begeistert von der positiven Wirkung der letzten Arznei auf das Befinden ihres Kindes, daß ich aufzuhorchen begann. Weitere zwei Monate später: Der Junge »ißt gut und nimmt an Gewicht zu; er gedeiht prächtig.« Die Veränderung, die sich in dem Kinde vollzog, war wirklich erstaunlich. Das Mittel wurde in großen Abständen wiederholt, und bei der letzten Vorstellung, etwa drei Jahre später, lautet meine Eintragung: »Wirbelsäule sehr gut. Hat den Stützapparat seit fast zwei Jahren nicht mehr getragen. Geht seit einem halben Jahr zur Schule.«

Ein zweiter Fall von Wirbeltuberkulose (zervikal), bei einem 7jährigen Jungen: Das Leiden hatte begonnen, als er 4 Jahre alt war; zuerst war ein Knie befallen gewesen, dann ein Finger und zuletzt der Hals. Er war bereits in zwei anderen Krankenhäusern behandelt worden. Einige Monate zuvor hatte er drei Krampfanfälle gehabt, davor ein Jahr lang Ohrabsonderungen. Er wurde in einem speziellen Gefährt, aus dem er sich niemals aufrichten durfte, zu uns gebracht — ein vergnügter kleiner Kerl, mit außerordentlich deformiertem Hals, den er gelegentlich erschreckend ruckartig von einer Seite zur anderen schleuderte. Nach Drosera 200 setzte unmittelbar Besserung ein, und bald war er in der Lage, seinen Kopf ohne Schwierigkeiten in alle Richtungen zu drehen. Nach weiteren zwei bis drei Monaten durfte er, mit Zustimmung eines unserer Chirurgen, erstmals aufrecht sitzen. So machte er stetig Fortschritte, wobei das Mittel nur in großen Abständen wiederholt wurde. Zwei Jahre später berichteten mir die Eltern, die in verschiedenen Teilen des Landes wohnten, sie hätten ihn (trotz Warnung) auf ihren langen Reisen überallhin mitgenommen, wobei

---

* Unter »Thomas-Schiene« wird normalerweise ein Apparat zur Beinentlastung verstanden; hier dürfte es sich jedoch eher um eine Art Rumpfkorsett oder Liegeschale gehandelt haben. — Anm.d.Ü.

er im Beiwagen ihres Motorrades gesessen habe und sein Hals die ganze Zeit kräftig durchgerüttelt worden sei. Der Junge nahm im weiteren Verlauf beständig an Gewicht zu, und eine Notiz von mir — vier Jahre nach Beginn der Behandlung — lautet: »Sieht sehr gut aus. Aktiv. Frische Gesichtsfarbe. Vater nimmt ihn den ganzen Tag in seinem Lieferwagen mit, das Holpern macht ihm nichts aus.« Und der nächste Vermerk: »Seit er vor viereinhalb Jahren erstmals hierher kam, keine neuen Krankheitserscheinungen mehr aufgetreten. Davor hatte es eine regelrechte Abfolge von Tb-Manifestationen gegeben.«*

Noch ein ›Wirbelsäulen-Fall‹ ...

Skoliose bei einer jungen Frau, mit extremer Deformierung; und — eine Tb-Vorgeschichte. Sie war leidend und kränklich, zudem war sie kurz zuvor gestürzt. Eine sehr behutsame chirotherapeutische Behandlung ihres Rückens (nicht ohne einiges ängstliches Zittern durchgeführt) beseitigte die akute Schmerzsymptomatik. Drosera jedoch, das ich ihr wegen der spezifischen Familienanamnese gab, bewirkte, daß sie bei ihrem nächsten Besuch kaum wiederzuerkennen war. Sie kommt jetzt von Zeit zu Zeit wegen kleinerer Beschwerden vorbei, sieht aber weiterhin robust und gesund aus.

Ich darf hier (mit der freundlichen Erlaubnis des betreffenden Arztes) einen Fall vorstellen, der sehr schön den großen Wert von Drosera bei ***Hauttuberkulose*** (tuberkulösen Fisteln etc.) demonstriert ... Ein Junge, 13 1/2 Jahre alt. Seit acht Monaten am rechten Unterarm eine ständig rezidivierende Schwellung, gefolgt von mehreren solcher Stellen am linken Arm. Als sie operativ eröffnet wurden, trat Eiter aus; diese Absonderung wollte nicht aufhören. Von beiden Seiten der Familie eine starke Tb-Vorgeschichte. Als er das erste Mal kam, waren drei ganz beachtliche Areale eines typisch tuberkulös aussehenden Gewebes zu sehen, welche abwechselnd verschorften und wieder zerfielen.

TUBERCULINUM und SILICEA bewirkten, daß die Narben kleiner wurden und nicht mehr schmerzhaft waren; eine Wunde näßte jedoch weiter. Dann wurde Drosera 200 verabreicht, und einen Monat später waren die meisten Narben frei auf dem Untergrund verschieblich. (Ein typisches Drosera-Resultat! — Die drei Mittel, die nach meiner Erfahrung erfolgreich mit Narbengewebe fertig werden, sind GRAPHITES, SILICEA und Drosera; doch in bezug auf tuberkulöse Narben ist Drosera eindeutig das größte von ihnen.) Auch vom Allgemeinbefinden her ging es dem Jungen

---

* M. Tyler hat die Drosera-Gaben in diesem Zeitraum bis zur 10M-Potenz gesteigert; zwischenzeitlich erhielt der Junge vereinzelt TUBERCULINUM BOVINUM M. — Anm. d. Ü.

deutlich besser. Drei Monate später wurde das Mittel erstmals (in der M-Potenz) wiederholt, und nach einem weiteren Vierteljahr war die Ausheilung so weit fortgeschritten, daß eingetragen wurde: »Verfärbung blaß. Bei bestimmten Lichtverhältnissen sieht die Haut fast normal aus. Der Junge ist wohlauf, nimmt zu, entwickelt sich ausgezeichnet.«

Wo Drosera hilft, läßt der Erfolg nie lange auf sich warten: ohne Ausnahme ist die Gesundheit rasch wiederhergestellt, die Lebensgeister werden geweckt, und auch die äußere Erscheinung ist vollkommen verändert. Ich habe dies wieder und wieder beobachtet. Der Patient, der Drosera benötigt und erhält, *blüht förmlich auf* — es gibt kein anderes Wort dafür.

Es war die Linderung von scheußlichen nächtlichen Schmerzen in einem ›kranken‹ Schienbein (nachdem bereits eine Reihe von Mitteln versagt hatte), welche mich erkennen ließ, daß Hahnemann recht hatte, als er beim »Sonnenthau« die ***Schmerzen in den Röhrenknochen*** besonders hervorhob — und daß jene, die nach ihm Arzneimittellehren zusammenstellten und die Knochen- und Gelenksymptome von Drosera unter Vernachlässigung dieser Hervorhebungen übertrugen, im Unrecht waren. Sie haben uns vieler großartiger Erfolge beraubt, indem sie den Wert dessen, was Hahnemann für so wichtig erachtete hatte, geringer veranschlagten.*

Unglücklicherweise aber ist anscheinend jeder, der seit den Tagen Hahnemanns über Homöopathie geschrieben und sie zu praktizieren versucht hat, stets darauf aus gewesen, diesen zu übertreffen (ohne mit seiner immensen Forschungsleistung, seinen Versuchen, seiner Erfahrung, seinem Wissen etc. konkurrieren zu können.)

Ich schlage vor, daß wir alle umgehend unsere Arzneimittellehren, sei es die von Clarke, Allen oder Boericke, bei Drosera aufschlagen und all die Symptome rot unterstreichen, die Hahnemann von dieser Pflanze — er nennt sie immerhin *»eins der kräftigsten Arznei-Gewächse unsers Erdstrichs«* — in Sperrdruck angegeben hat.

Curie fand bei seiner ersten Katze, die er nach sechswöchiger Verfütterung von Sonnentau tötete, neben tuberkulösen Veränderungen unter der Pleura auch »eine beträchtliche Vergrößerung der mesenterialen Lymphdrüsen«.

Bei der zweiten Katze, die nach einem Jahr Drosera-Fütterung getötet wurde, zeigten sich außerdem charakteristische Tb-Veränderungen im

---

* Die Verfasser der ersten Arzneimittellehren, Noack/Trinks *(Handbuch)* und Jahr *(Symptomencodex)*, haben die Bewertung Hahnemanns durchaus noch übernommen; der ›Sündenfall‹ geschah erst mit dem Erscheinen der ersten englischsprachigen Werke (Allen, Hering etc.). — Anm. d. Ü.

Abdominalbereich, in der Milz, in den Peyerschen Plaques und in einzelnen Lymphfollikeln des Dickdarms.

Und an funktionellen Störungen trat bei allen drei Katzen — neben einer ausgeprägten Stimmschwäche — ***Durchfall*** auf.

Hierzu der Fall eines 19jährigen Mädchens ... Leidet an anfallsweiser Diarrhoe, so daß sie nicht mehr ihrer Arbeit nachgehen kann. Weihnachten hatte sie in 24 Stunden vierzehn z.T. mit Blut vermengte Durchfälle gehabt, jetzt (im Mai 1924) hat sie etwa fünfmal täglich Stuhlgang von durchfälliger, bisweilen schleimiger Beschaffenheit. Schmerzen treten immer nur im linken Unterbauch auf. Kopfschweiße nachts.

Bei der Untersuchung: Abdomen weich, linksseitig ein Knötchen tastbar — ein typisches ›Tb-Abdomen‹.

Etwas besser nach SULFUR, LILIUM TIGRINUM und TUBERCULINUM. Im August dann Drosera 10M, eine Gabe.

Im September, also einen Monat später, lautet die Eintragung: »Macht glänzende Fortschritte. Verdauung sehr viel besser. *Geht jetzt regelmäßig zur Arbeit!* Haut juckt am ganzen Körper ...«

Ich habe sie ein Jahr lang in Abständen wiedergesehen; dann folgender interessanter Vermerk: »Seit der ersten Gabe Drosera hat sie nie mehr über Durchfall oder sonstige Verdauungsstörungen geklagt.«

Drosera veranlaßt, wie Curie sagt, Tuberkelbildung in den Lungen, und *zugleich wirkt es allgemein auf das lymphatische System ein.* So hatten sich bei der zweiten Katze die ***Unterkieferdrüsen enorm vergrößert.***

Ich hatte mehrere Fälle mit ***zervikaler Lymphknotentuberkulose***, die sich unter Drosera sehr gut entwickelten; manche dieser Patienten hatten bei uns oder anderenorts bereits langwierige Behandlungen hinter sich gebracht und wiesen viele häßliche Narben auf.

Was man bei den Fällen, die auf diese Arznei ansprechen, ausnahmslos feststellt, ist, daß sie sehr schnell reagieren, mit einer erstaunlichen allgemeinen Besserung von Gesundheit und Wohlbefinden. Wo solche schnellen Veränderungen ausbleiben, weiß ich gleich, daß mein Mittel nicht das richtige war. In Drosera-Fällen dagegen finde ich immer wieder den Vermerk, und das oft schon beim nächsten Besuch: »Patient sieht blühend aus.« Ich glaube, in meinen Aufzeichnungen kommt dieser Ausdruck bei keinem anderen Mittel vor, zumindest nicht in dieser schönen Regelmäßigkeit.

Bei Drosera-Fällen von tuberkulöser Lymphadenitis bemerkt man nach Gabe des Mittels nicht nur eine Abnahme der Größe der Noduli, sondern auch, wie bereits erwähnt, daß die alten Narben sich vom Untergrund lösen, an die Oberfläche treten und dann allmählich verschwinden. Auch die

Verfärbung der Haut geht zurück; und wenn ein Lymphknoten unter der Wirkung von Drosera zerfällt, tut er dies in sehr ›verhaltener‹ Weise: mit einer kleinen Öffnung und nur geringer Absonderung — so, daß praktisch nichts mehr zurückbleibt, was auf den abgelaufenen Prozeß hindeuten könnte.

Fälle von ***Kropf*** und selbst von ***Morbus Basedow*** sind durch Drosera stark gebessert oder geheilt worden — Fälle mit Tuberkulose in der Familiengeschichte.

Der außergewöhnlichste Fall dieser Art war der eines 14jährigen Jungen, der von einem unserer Chirurgen für inoperabel erklärt und an mich weitergeleitet worden war. Er hatte einen ausgeprägten Exophthalmus*, einen Puls von 150 und eine Kette von bis zu walnußgroßen lymphadenomatösen Schwellungen entlang des Sternocleidomastoideus; ferner bläuliche, indurierte Stellen an beiden Waden, die von kleinen Ulzerationen durchsetzt waren (ein typischer ›Bazin‹). Ein Onkel des Jungen war an Schwindsucht gestorben. Unter TUBERCULINUM BOVINUM besserte sich der Zustand in den folgenden fünf Monaten deutlich: die Unterschenkel wurden fast normal, der Hals besser; das rechte Auge stand aber noch hervor. Dann — Drosera 200.

Die Wirkung war phänomenal ... Einen Monat später fing er zu arbeiten an — in einem technischen Beruf! Die Lymphknoten waren unauffällig, die Wunden verheilt, der Exophthalmus verschwunden; Puls 80. Im weiteren Verlauf gab es noch einige Schwankungen der Pulsfrequenz, doch als ich ihn das letzte Mal sah, 13 Monate nach Beginn der Behandlung (er war gerade dabei, aus England fortzuziehen), fühlte er sich sehr gut. »Keine Drüsenprobleme mehr.« Da aber das rechte Auge noch leicht vorstand und der Puls wieder etwas angestiegen war (128), erhielt er eine letzte Dosis Drosera.

Drosera bei ***Gelenkerkrankungen*** ... Fälle rheumatoider Arthritis bessern sich gelegentlich unter Drosera in erstaunlichem Maße. Ich erinnere mich an eine alte Frau von 76 Jahren, die vor einigen Jahren zu uns kam und nicht in der Lage war, die Hände zu schließen. Hand- und Fingergelenke waren besonders betroffen, ferner Füße und Knöchel, mit Schwellung und Deformierung. Ihre Familie war extrem tb-belastet. Da sie früher unter TUBERCULINUM und CAUSTICUM Erleichterung erfahren hatte, kam sie nun wieder, um zu sehen, ob nicht noch mehr für sie getan werden könne.

* *Drosera erscheint im Repertorium unter »Augen, Aussehen, hervortretend«.* [Es sollte in der Unterrubrik »Exophthalmus« nachgetragen werden! — d.Ü.]

CAUSTICUM half wieder etwas; dann erhielt sie Drosera, wegen »starker Schmerzen im rechten Schienbein; Fuß und Unterschenkel unerträglich schmerzhaft.«

Nach einem Monat: »Wesentlich besser. Schmerzen verschwunden.« Sagt, sie könne ihre linke Hand wieder »voll benutzen«, und demonstriert es.

In der Folgezeit kam sie regelmäßig zu Besuch, um voller Stolz und Freude von ihren Fortschritten zu berichten. »Kann ihr linkes Handgelenk wieder bewegen, was sie seit Jahren nicht mehr konnte!« (Es war völlig steif gewesen.)... Kurz darauf: »Kann jetzt ihre Füße und Zehen krümmen; nun weiß sie, es wird alles besser.« ... »Fühlt sich bestens; putzt ihr Zimmer und wäscht ihre Wäsche wieder selbst!« ... Und noch später: »Kommt nur, um ihre Hände zu zeigen. Kann zusehen, wie die Besserung voranschreitet! Beide Handgelenke jetzt beweglich. Überhaupt keine Schmerzen mehr, außer in einem Finger.« Sagt, sie hätte früher eine Tasse nur zwischen den gekrümmten Händen zum Mund führen können. Kann jetzt »sogar wieder auf den Zehenspitzen stehen«. Die Hände sehen noch ganz knotig und verbogen aus, mit der typischen ulnaren Deflektion; aber sie sind biegsam, und sie kann sie flach ausstrecken. (Einige Ärzte der alten Schule, die die Patientin bei einer klinischen Demonstration sahen, zeigten großes Interesse an dem Fall.)

Eine eigenartige Tatsache, die ich beobachtet habe, ist die große Zahl von Patienten, die, nachdem sie monatelang mit anderen Arzneien behandelt worden waren — mit abwechselnden Phasen von Besserung und Rückfall —, unter Drosera nicht mehr wiederkommen, allenfalls nach Monaten oder sogar Jahren guter Gesundheit. Offenbar wirkt Drosera sehr tief!

Glauben Sie nun bitte nicht, ich würde Ihnen suggerieren wollen, daß Drosera alle Fälle von ***Haut***-, ***Lymphknoten***- oder ***Knochenerkrankungen*** heilen kann, die tuberkulöser Natur sind oder bei Menschen mit Tb-Anamnese auftreten. Das kann es natürlich nicht. Eine ganze Reihe dieser Fälle aber wird es förmlich ›revolutionieren‹; und wie schon erwähnt: wo es wirkt, da wirkt es ungewöhnlich rasch, und die Veränderung des Patienten in seinem Erscheinungsbild, seiner allgemeinen Gesundheit und seiner Stimmung ist wirklich bemerkenswert.

Glauben Sie aber auch nicht, ich würde meinen, daß die Möglichkeiten von Drosera mit den hier geschilderten Fällen voll ausgeschöpft wären!

So hatten, um ein Beispiel zu nennen, *Dr. Curies Katzen alle Durchfall,* und bei der zweiten Katze konnte er eine *Hypertrophie der Peyer-Plaques* nachweisen. *Wie sieht es also aus mit schwierigen Darmkrankheiten — bei einer Tb-Vorgeschichte?*

Drosera hat ferner seit alters her einen guten Ruf bei *Asthma bronchiale*, und auch darauf weisen die Prüfungen deutlich hin. *Bei Asthma mit Tuberkulose in der Familie sollte man in jedem Fall an Drosera denken.*

Zu bedenken wäre des weiteren seine Wirkung auf die *Milz*.

Bei beiden sezierten Katzen waren besonders die *Pleuren* von tuberkulösen Granulomen befallen.

Ich würde außerdem vorschlagen, daß wir auch die *Gemütssymptome* von Drosera berücksichtigen, besonders in Fällen von *Paranoia*.

»Der Sonnenthau verdient«, wie Hahnemann sagt, »noch fernere Prüfungen seiner reinen Wirkungen auf das Befinden gesunder Menschen.« Drosera wird sich niemals aufgrund von Allgemeinsymptomen ›herausrepertorisieren‹ lassen. Es gehört zu jenen Mitteln, für die wir auf die Materia Medica zurückgreifen müssen, um zu sehen, ob es paßt.

In vielen Fällen, fürchte ich, hatte ich nur wenig an Indikationen für das Mittel, außer der einen allgemeinen, daß *eine Arznei, die die Resistenz gegenüber Tuberkelbakterien herabzusetzen vermag, entsprechend dem Simile-Gesetz auch in der Lage sein müßte, diese wieder aufzubauen* — und das geschieht!

Einige Hauptsymptome Hahnemanns

Geist und Gemüt. Unruhe; beim Lesen konnte er nicht lange über einem Gegenstande aushalten — er mußte immer zu etwas Anderm übergehen.

Er ist niedergeschlagen über Anfeindungen von Andern von allen Seiten, und zugleich muthlos und besorgt für die Zukunft.

Atemwege. Kriebeln im Kehlkopfe, was ihn zum Hüsteln reizt, mit Gefühl, als wenn daselbst ein weicher Körper sich befände, mit feinen Stichen darin bis zur rechten Schlundseite.

Tief im Rachen (und am weichen Gaumen), eine rauhe, scharrige, zum Hüsteln reizende Trockenheits-Empfindung, mit einem gelben Schleim-Auswurfe, bei Heiserkeit der Stimme, so daß er nur mit Anstrengung in einem tiefen Baßtone sprechen kann; dabei fühlt er in der Brust eine Beklemmung, als hielte da etwas beim Husten und Sprechen die Luft zurück, daß der Odem nicht ausgestoßen werden könnte.

Extremitäten. Fippern auf der rechten Schulter, bloß in der Ruhe.

Lähmender Schmerz im rechten Hüftgelenke und Oberschenkel und im Fußgelenke, doch in letzterm, mehr wie ausgerenkt, im Gehen, wo er vor Schmerz hinken mußte.

Ein einzelner schneidender Stich in der Mitte der vordern Seite des linken Oberschenkels, von Zeit zu Zeit wiederkehrend.

Ein fein schneidender Stich in der rechten Wade, welcher im Sitzen entsteht und beim Gehen verschwindet.

Reißender Schmerz im rechten Fußgelenke, als wenn es ausgerenkt wäre, bloß im Gehen.

Starrung in den Fußgelenken — sie sind sehr steif.

Ein aus Nagen und Stichen zusammengesetzter Schmerz in den Knochenröhren der Arme und der Ober- und Unterschenkel, besonders stark an den Gelenken, mit starken Stichen in den Gelenken, beim Bewegen weniger merkbar, als in der Ruhe.

Schmerzhaft stechender Druck in den Muskeln der obern und untern Gliedmaßen zugleich, in jeder Lage.

Alle Glieder sind wie zerschlagen und sind auch äußerlich schmerzhaft.

Es liegt ihm in allen Gliedern — es ist ihm alles wie gelähmt.

Er ist schwach im ganzen Körper, mit eingefallenen Augen und Wangen.

Fieber-Schauder über den ganzen Körper, mit Hitze im Gesichte, aber eiskalten Händen, ohne Durst.

Allen gibt selbstverständlich alle Symptome Hahnemanns wieder, reduziert sie aber auf Kursiv- oder Normaldruck. Fettgedruckt erscheinen nur zwei Symptome der Atemwege, von denen eines bereits oben wiedergegeben ist; das andere lautet:

Husten, dessen Stöße so heftig auf einander folgen, daß er kaum zu Athem kommen kann.

Eigenartige und kennzeichnende Symptome

Wehthun aller Glieder, auf denen er liegt, als wenn das Lager allzu hart … [wäre]. (ARNICA, PYROGENIUM)

Bei der Ruhe, Schauder; bei der Bewegung, kein Schauder. (Umgekehrt: NUX VOMICA)

Voll Mißtrauen, als wenn er mit lauter falschen Menschen zu thun hätte.

Höchst unruhiges, trauriges Gemüth, den ganzen Tag — er glaubte von tückischen, neidischen Menschen hintergangen zu werden.

Still und verschlossen, mit Aengstlichkeit — er befürchtete stets, etwa Unangenehmes zu erfahren.

Aengstlichkeit, als wenn ihm seine Feinde keine Ruhe ließen, ihn beneideten und verfolgten.

Aengstlichkeit, vorzüglich Abends (um 7, 8 Uhr), als wenn es ihn dazu triebe, in's Wasser zu springen, um sich durch Ersäufen das Leben zu nehmen — zu keiner andern Todesart trieb's ihn nicht.

Aengstlichkeit in Einsamkeit — er wünschte, beständig jemand um sich zu haben ...

Sehr verdrießlich; eine Kleinigkeit kann ihn verstimmen.

Ein unbedeutender Umstand brachte ihn so auf, daß er außer sich war vor Wuth.

(Und Hahnemann endet mit einer »Gegenwirkung der Lebenskraft, Nachwirkung, Heilwirkung«:) Fröhlicher, fester Muth; er befürchtete gar nichts Böses, weil er sich bewußt war, rechtschaffen gehandelt zu haben.

◊

Übrigens: Dr. Eugène Curie, dessen Name in diesem Kapitel mehrfach gefallen ist und der sich so große Verdienste um die Homöopathie — gerade auch um ihre Etablierung in England — erworben hat, war der Vater von Pierre Curie und der Schwiegervater von Marie Curie, den berühmten Entdeckern des Radiums.

Dulcamara

SOLANUM DULCAMARA; BITTERSÜSSER NACHTSCHATTEN

Auch Dulcamara gehört zu den unschätzbaren Heilmitteln, deren Indikationen für die exakte und wissenschaftliche Anwendung wir Samuel Hahnemann verdanken. Der »Bittersüß« war für ihn eine »sehr kräftige Pflanze« und dazu, wie er sagt, von langer Wirkungsdauer. Er verwendete die 30. Potenz. Bei der Prüfung wurde er von elf Mitbeobachtern unterstützt, und bei einzelnen Symptomen führt er noch eine Reihe weiterer Quellen an.

Der ›Hale White‹, das Materia-Medica-Lehrbuch der alten Schule, kennt Dulcamara (zumindest in meiner Ausgabe) nicht.

Selbst Culpeper (1616–1654) weiß nicht viel über diese Pflanze zu sagen und sieht ihren Nutzen offenbar eher im Okkulten als in der ärztlichen Praxis. Er meint: »Sie hilft bei Mensch und Tier, um Hexenzauber wie auch plötzliche Krankheiten jedweder Art zu vertreiben. Um den Hals gebunden, ist sie ein Heilmittel für Schwindel oder Schwindeligkeit des Kopfes; dies ist auch der Grund, warum die Deutschen sie um den Hals ihrer Rinder hängen, wenn sie fürchten, daß dem Vieh ein solches Übel widerfahren ist. Landleute pflegten gewöhnlich die Beeren derselben zu zerquetschen und auf Nagelgeschwüre aufzutragen, und dieserart befreiten sie ihre Finger bald von solch lästigen Gästen.«

Dulcamara wirkt ›subversiv und kurativ‹ auf alle Schleimhäute, daneben auf Drüsen, Haut und Muskeln.

Die Prüfer von Dulcamara litten besonders unter naßkaltem Wetter, und ***Schlimmer durch kaltes und nasses Wetter*** ist *das* große Leitsymptom zur Anwendung dieser Arznei geworden. Katarrh — infolge naßkalten Wetters; Diarrhoe — infolge naßkalten Wetters; Harnwegsbeschwerden — infolge naßkalten Wetters; selbst Hauterkrankungen — infolge naßkalten Wetters; und so fort.

Dulcamara befällt die Schleimhäute auf der gesamten Länge der Atemwege: ***Nase*** — trockener Schnupfen oder starke Schleimsekretion. Nasenbluten von reinem, heißem Blut, schlimmer nach Naßwerden. … ***Hals*** — Tonsillitis bei jedem Kälteeinbruch oder Temperatursturz. »Ausrachsen« eines zähen Schleims mit »sehr scharrigem Schlund«. … ***Brust*** — Husten aufgrund feuchtkalter Luft oder nach Durchnässung. Muß lange husten, um den Schleim herauszubringen. »Großer Beklemmungs-Schmerz in der ganzen Brust, vorzüglich beim Aus- und Einathmen.«

Am Magen ruft es Aufstoßen hervor — leeres Aufstoßen oder Aufstoßen von soeben heruntergeschluckten Speisen; und »nach einer mäßigen Mahlzeit, Aufgetriebenheit des Unterleibes, als sollte er zerplatzen«.

Eine eigentümliche Beziehung hat Dulcamara zu einer bestimmten Körperregion, nämlich zum Nabel und seiner Umgebung. Hier kam es in den Prüfungen wiederholt zu kneifenden und stechenden Schmerzen, und bei Schmerzen oder Hautaffektionen des Nabels hat sich Dulcamara als großartige Hilfe erwiesen. Der Schmerz sitzt »mitten im Loch«, wie es ein kleines Mädchen einmal ausdrückte.

Sodann — ***schleimiger, abwechselnd gelber und grünlicher Durchfall.*** Durchfallerkrankungen infolge naßkalten Wetters oder wenn Wärme plötzlich durch Kälte abgelöst wird.. »Dulcamara ist ein ausgesprochenes Herbstmittel«, sagt Kent; »sobald die kalten Nächte und die kalten Herbstregen kommen, ist (bei Dulcamara-Menschen) ein Anstieg rheumatischer und katarrhalischer Beschwerden zu verzeichnen. ... Schnupfenfälle, die stets dann eine verstopfte Nase haben, wenn es kalten Regen gibt.«

Kent erzählt, die alten Frauen auf dem Lande, wo der Bittersüß wächst, pflegten Salben daraus zu bereiten, und es sei erstaunlich, wie wohltuend diese wirkten, wenn sie äußerlich auf schmerzende Wunden angewandt würden. Das Mittel erzeuge fressende Geschwüre, die sich ausbreiten und nicht abheilen (ARSENICUM).

In der Tat ist es ein wichtiges ***Haut***-Mittel. Urticaria, die bei feuchtkaltem Wetter entsteht. Krustige Ausschläge, besonders auf dem Kopf — der Milchschorf der Babys. Säuglingsekzeme, vor allem an Kopf und Gesicht; Wundheit mit durch Kratzen nicht zu linderndem Juckreiz; die Kleinen kratzen, bis es blutet.

Tinea (Pilz- oder Ringelflechten). Kent sagt: »Dulcamara heilt fast stets diese Ringelflechten in den Haaren« — und auch an anderen Stellen.

Und ***Warzen*** nicht zu vergessen. Es ist eines unserer großen Warzenmittel (CAUSTICUM, THUJA). Die Dulcamara-Warzen sind groß, fleischig und glatt; sie können aber auch flach sein. Ich erinnere mich an eine Patientin mit einer großen Warze auf dem rechten Unterlid, die das Sehen beeinträchtigte. Nach einer Dosis Dulcamara CM begann sie auszutrocknen, und innerhalb von vierzehn Tagen war sie verschwunden. »Sie ist stückchenweise abgefallen; sie hat mich immer mehr gestört, und so habe ich sie Stück für Stück weggerieben.« Das war 1927, und ein Rezidiv ist seitdem nicht aufgetreten.

Die *Harnwegsorgane* sind ebenfalls häufig betroffen. »Trüber Harn.« Blasenkatarrh durch Unterkühlung bei kalter, feuchter Witterung.

Muskelaffektionen, besonders im Bereich des Rückens; in der Lendengegend, über der (linken) Hüfte. »Ziehend reißender Schmerz in beiden

Oberschenkeln, der beim Gehen verschwand ... und beim Sitzen sogleich zurückkehrte«, heißt es bei Hahnemann. Schweiße »über und über«; übelriechender Schweiß.

Bei Schnupfen (Heuschnupfen), so Kent, wollen die Patienten die Nase warm haben. Der Leidende sitzt in einem warmen Zimmer und hat über Gesicht und Nase ein in heißem Wasser ausgewrungenes Tuch gelegt, um die Beschwerden zu lindern. Schlimmer im Freien oder auch in einem kalten Raum.

In diesem Zusammenhang stellt Kent die allgemeine Forderung auf: »Wir müssen die jahres- und tageszeitlichen Verschlimmerungen berücksichtigen, die Tag- oder Nachtverschlimmerungen. Wir müssen zwischen feuchten und trockenen, warmen und kalten Mitteln unterscheiden. Wir müssen unsere Mittel von den Umständen ihrer Besserung und Verschlechterung her studieren.«

»Bei Dulcamara werden alle Symptome schlimmer bei kaltem, feuchtem Wetter und durch Unterkühlung, besser durch Wärme und Stilliegen. Ob es sich um eine Nieren- oder Blasenentzündung, um Ruhr oder plötzlichen Durchfall handelt, jeder Kälteeinbruch führt zu einer Zunahme der Beschwerden.

Es gibt noch ein weiteres Dulcamara-Symptom, das nicht selten erst zur Sprache gebracht wird, wenn Sie schon eine geraume Zeit nach dem passenden Mittel gefahndet haben; dann sagt der Patient etwa: ›Herr Doktor, wenn mir kalt wird, muß ich immer gleich zur Toilette; kaum komme ich an einen Ort, wo es kalt ist, bekomme ich gleich Stuhldrang oder muß Wasser lassen.‹«

Nash faßt den Dulcamara-Zustand so zusammen: »Wie bei so vielen Mitteln findet sich auch bei Dulcamara das Hauptcharakteristikum unter seinen Modalitäten. ›Beschwerden, die *durch Wetterwechsel von warm nach kalt* hervorgerufen oder verschlimmert werden.‹ Alle Arten von entzündlichen oder rheumatischen Erkrankungen können einer solchen Ursache entspringen, so daß Dulcamara bei einer langen Liste von Beschwerden dieser Art angezeigt sein kann. Zum Beispiel: Im Gefolge einer Verkühlung wird der Nacken steif, der Rücken schmerzhaft, die Glieder lahm; oder Halsschmerzen treten auf, die in eine Mandelentzündung übergehen, mit Steifwerden von Zunge und Kinnlade; die Zunge kann sogar gelähmt sein.«

Wir sehen also, daß wir den Schlüssel zur erfolgreichen Verordnung dieser Arznei nicht so sehr in der Lokalisation der Beschwerden oder im Bereich veränderter Körperfunktionen suchen müssen, sondern vor allem in der ausgeprägten *Causa* — um welche Beschwerde es sich auch immer handeln mag. Der Patient ist das Opfer von Umständen, auf die er überempfindlich reagiert — ***Kälte*** und ganz besonders ***nasse Kälte***.

*Hauptsymptome**

Haut. Grindkopf; dicke, braune Krusten mit rötlichem Rand an Stirn, Schläfen und Kinn, beim Kratzen blutend.
Feuchtender Ausschlag auf der Backe.[1B]
Dicke, braungelbe Krusten im Gesicht …; Milchschorf.
Warzen und Ausschlag im Gesichte.[3]
Warzen, fleischig oder groß und glatt; an Handrücken und im Gesicht.
Warzen an Händen und Fingerrücken.
Flechtenartige Borke über den ganzen Körper.[1B]
Nesselausschlag über den ganzen Körper, ohne Fieber.[2]

Ohren. Ohren-Zwang die ganze Nacht hindurch, dass er nicht schlafen konnte; früh verlor sich der Schmerz plötzlich, bis auf einiges, noch fortdauerndes Rauschen.[1B]
Zwängender Schmerz im linken Ohre, dabei große Übelkeit.[1A]

Lähmung der ***Zunge***, die am Sprechen hinderte (bei kalt feuchter Witterung).[1B]
Undeutliches Sprechen wegen Schwellung der Zunge, redet aber unaufhörlich.

Abdomen. Bauchweh, wie von Verkältung.[1B]
Bauchweh, als wenn Durchfall entstehen wollte.[1B]
Bauchweh, wie von nasskalter Witterung zu entstehen pflegt.[1B]

Rektum, Stuhl. Wässriger, gelber Durchfall, mit reissenden, schneidenden Leibschmerzen vor jeder Entleerung.[2]
Schleimiger, abwechselnd gelber und grünlicher Durchfall.[1B]
Diarrhoe: infolge Kälte; oder durch Wechsel von warmem zu kaltem, besonders feuchtkaltem Wetter …

---

* Mit [1A] sind die Symptome aus Hahnemanns *Reiner Arzneimittellehre* markiert, mit [1B] Symptome aus den *Chronischen Krankheiten* Hahnemanns; die mit [2] bezeichneten Symptome stammen von Knorre (*A.H.Z.* 6, 35), zitiert nach dem *Handbuch der homöopathischen Arzneimittellehre* von Noack/Trinks/Müller (Burgdorf Verlag); eine [3] entspricht klinischen Angaben aus Jahrs *Symptomencodex*. — d.Ü.

Atemwege, Brust. Katarrhalische Beschwerden, verursacht durch feuchtkaltes Wetter.
Husten aufgrund feuchtkalter Luft oder Durchnässung; muß lange husten, um den Schleim herauszubefördern ...
Durch die linke Brust-Seite zieht in Absätzen ein sehr empfindlicher, wellenartiger Schmerz ...[1A]
Großer Beklemmungs-Schmerz in der ganzen Brust, vorzüglich beim Aus- und Einathmen.[1A]

Rücken, Extremitäten. Kreuzschmerzen, wie nach langem Bücken.[1B]
Lähmung des Kreuzes, nach Erkältung.[3]
In der Lende über der linken Hüfte, ein wühlend stechender Schmerz ...[1A]
Ein ziehend reißender Schmerz in beiden Oberschenkeln ...[1A]

Frost, im Rücken beginnend oder sich von dort ausbreitend, durch Wärme nicht gebessert; zumeist gegen Abend.
Uebelriechender Schweiß ...[1A]

◊

Ich habe Dulcamara bei Schmerzen oder Hautausschlägen im Bereich des Nabels — »im Loch«, wie das kleine Mädchen es plastisch beschrieb — oft erfolgreich eingesetzt. Diesen Hinweis habe ich vor Jahren erstmals bei Bönninghausen entdeckt. Auch bei diesem Mittel können also Lokalisationen doch von einiger Bedeutung sein!

Ferrum

FERRUM METALLICUM ODER ACETICUM; EISEN

Wenn wir das Wort *Ferrum* hören, kommt uns — und möglicherweise vielen von uns als einziges — sogleich die Eisenmangelanämie in den Sinn, und manche mögen es daneben auch noch mit Verdauungsstörungen in Verbindung bringen. Doch werden wir der Arznei damit bei weitem nicht gerecht! Anämie, Eisen und der *Magen* gehören nämlich zusammen, bilden gewissermaßen die drei Seiten eines Dreiecks, und Abweichungen von seiten des Magens können durchaus die Ursache für die gefährlichste Form der ›Blutlosigkeit‹ sein, die perniziöse Anämie. Dies läßt sich daraus ableiten, daß diese Anämieform, wie ich kürzlich dargelegt habe, heilbar sein soll, wenn man Fleisch, das in einem normalen Magen verdaut worden ist, diesem wieder entnimmt und dem Perniziosakranken mit einer Sonde zuführt. ... Bei der perniziösen Anämie besteht ein Mangel an normalem Magensaft*; und wie wir gleich sehen werden, ist Ferrum auch eines unserer großen ›Magenmittel‹.

Ich erinnere mich, wie überrascht ich war, bei einem ›Magenfall‹ Ferrum verschreiben zu müssen; Ferrum deckte jedoch das Bild — und daher wirkte es. Und warum auch nicht? Betrachten Sie seine Symptome**:

Nach dem Essen: Hitze im Magen; Herausrülpsen der Speisen (PHOSPHORUS).
Krampfartiges Magendrücken nach geringstem Essen und Trinken.
Nach fetten Speisen bitteres Aufstoßen.
Nach Eiern Erbrechen.
Schlimmer durch Fleisch, saures Obst, Trinken von Milch, Tabakgenuß, Tee und Bier.
Üble Folgen von Teetrinken.
Erbrechen alles Genossenen, ohne daß es verdaut worden wäre.

Eigentlich habe ich aber keine allzu große klinische Erfahrung mit den ›Tugenden‹ des metallischen Eisens. Bei Anämie habe ich oft FERRUM PROTOXALATUM [protoniertes Eisenoxalat, $Fe(COO)_2$] eingesetzt (das

* Wie wir heute wissen, kommt es bei der Perniziosa (z. B. aufgrund einer Magenschleimhautatrophie) zu einer verminderten oder fehlenden Sekretion des Intrinsic-Faktors, der für die Resorption des Cobalamin (Vitamin B12) im Ileum benötigt wird. Cobalamin wiederum wird bei der RNA- und DNA-Biosynthese gebraucht, somit vor allem auch vom blutbildenden Gewebe. — Anm. d. Ü.

** Hering, *Guiding Symptoms.* — d. Ü.

leichter resorbiert werden soll); und im Frühstadium von Erkältungen und selbst bei Lungenentzündungen mit nur wenigen charakteristischen Symptomen habe ich rasche Besserungen unter FERRUM PHOSPHORICUM gesehen. Darum will ich lieber die Zitate sprechen lassen, die ich ausgewählt habe, um Ihnen Hinweise zur erfolgreichen Verwendung von Ferrum zu geben.

Ich habe mir allerdings vorgenommen, in Zukunft Ferrum metallicum in Erwägung zu ziehen, wenn ich mal wieder versuche, *Krampfaderleiden* zu behandeln. Bei solchen Zuständen ist oft auch, besonders wenn die Venen entzündet sind, jenes Mittel sehr nützlich, das dem Eisen in mancher seiner Symptome so ähnlich ist — und so verschieden in anderer Hinsicht —, nämlich PULSATILLA (welches übrigens einige seiner Eigenschaften dem Eisen verdankt, das ein Bestandteil der Pflanze ist). PULSATILLA mag jedoch lieber Kälte, während Ferrum Wärme vorzieht. PULSATILLA verlangt es nach frischer Luft, vor der Ferrum zurückschreckt. Ähnlichkeit in einzelnen Punkten ist eben noch keine Identität; und leider ist, was die Verbreitung der Homöopathie unter den Arbeitsscheuen nicht gerade erleichtert, *keine Arznei durch irgendeine andere zu ersetzen.*

◊

Hahnemann schreibt: »Obgleich die meisten [der] Arzneisymptome [von Ferrum] bei Anwendung essigsaurer Eisen-Auflösung zum Vorschein gekommen sind, so ist doch kein Zweifel, daß sie mit denen von metallischem Eisen eben so gewiß als die der trocknen Kalkerde mit denen der essigsauren Kalkerde im Wesentlichen übereinkommen werden.

Dieses Metall wird von gewöhnlichen Aerzten für ein an sich stärkendes und nicht nur unschädliches, sondern auch durchaus und absolut gesundes Arzneimittel ausgegeben.«

Jedoch: »Wie wenig an dieser, ohne Nachdenken und Prüfung ersonnenen und ohne Nachdenken und Prüfung von Lehrern auf Schüler fortgepflanzten Sage sey, lehrt schon die Bemerkung, daß, wenn das Eisen arzneikräftig ist, es auch das Befinden des Menschen, also auch des gesunden, umändern und ihn krank machen müsse und zwar desto kränker, je heilkräftiger es in Krankheiten gefunden wird.

Nil prodest, quod non laedere possit idem.*

Schon das Befinden bei eisenhaltigen Wässern wohnender Menschen hätte sie belehren können, welche starken, krankmachenden Eigenschaften dieses Metall besitze. … Es giebt an solchen Orten wenige Menschen, welche ihrer besondern Natur nach der Schädlichkeit des fortgesetzten

---

* Etwa: Nichts nutzt, was nicht ebenso auch schaden könnte. — d. Ü.

Gebrauchs eines solchen Wassers widerstehen und gesund bleiben können. Da findet man mehr, als sonst irgendwo, langwierige Leiden von hoher Bedeutung und besonderer Art, selbst bei übrigens ganz untadelhafter Lebensordnung. An Lähmung gränzende Schwäche des ganzen Körpers und einzelner Theile, eigne Arten heftiger Gliederschmerzen, Unterleibs-Leiden verschiedener Art, Speise-Erbrechen bei Tag oder bei Nacht, lungensüchtige Brustbeschwerden oft mit Blutspeien, Mangel an Lebenswärme, Monatzeit-Unterdrückungen, unzeitige Geburten, Impotenz bei beiden Geschlechtern, Unfruchtbarkeit, Gelbsüchtigkeiten und viele andre seltene Kachexieen sind da an der Tagesordnung.

Wo bleibt da die angebliche, völlige Unschädlichkeit oder gar unbedingte Gesundhaftigkeit dieses Metalls? Diejenigen, welche die eisenhaltige Quelle, *Gesundbrunnen* genannt, und die andern eisenhaltigen Wasser der Gegend fortwährend trinken, sind der Mehrzahl nach elend!

Welches Vorurtheil, welche Unachtsamkeit hinderte wohl unsre bisherigen Aerzte, diese auffallenden Thatsachen zu bemerken und auf ihre Ursache, auf die krankmachende Eigenschaft des Eisens zu schließen?

Wie wollen sie, ohne die Wirkungen des Eisens und seiner Auflösungen zu kennen, wohl bestimmen, in welchen Fällen die eisenhaltigen Bäder dienlich seyen? Welche ihrer Kranken wollen sie dahin zur Cur schicken? Welche davon abhalten? Was kann sie, mit Einem Worte, wenn sie von den eigenthümlichen Wirkungen dieses Metalls auf den menschlichen Körper nichts Genaues wissen, zur Bestimmung ihrer Kranken für das Eisenwasser leiten? Blinder Einfall? Ungefähres Vermuthen und Rathen? Mode? Oder kommen nicht etwa viele ihrer Kranken elender und kränker von da zurück, zum Beweise, daß für sie das Eisen das falsche Arzneimittel war? Gott bewahre jeden Kranken vor einem Arzte, der nicht weiß, warum er dieß oder jenes Arzneimittel verordnet, der nicht überzeugende Gründe dazu hat, der nicht *im voraus* weiß, welche Arznei dem Kranken heilsam oder verderblich seyn werde!

Bloß die Berücksichtigung der eigenthümlichen Primärwirkungen der Arzneien, und ob sie in großer Aehnlichkeit zu den Symptomen der zu heilenden Krankheit stehen (wie die Homöopathie lehrt), könnte sie vor diesen schädlichen Mißgriffen bewahren.«

Und in einer Fußnote merkt er an: »Das bloße *stärken* wollen in der gewöhnlichen Medicin ist ein gewaltiger Mißgriff. Warum ist denn der Kranke so schwach? Offenbar wohl, weil er krank ist! Die Schwäche ist bloß Folge und einzelnes Symptom seiner Krankheit. Welcher Vernünftige könnte wohl einen Kranken stärken wollen, ohne ihm zuvor seine Krankheit hinweggenommen zu haben? Ist aber seine Krankheit gehoben, so hat er *jederzeit*, schon während des Verschwindens der Krankheit, seine Kräfte wieder bekommen, von selbst, durch die Energie des von seinem Uebel befreieten Organism's. Es giebt kein bei noch fortwährender Krankheit stärkendes Mittel; es kann keins geben. Der homöopathische Arzt weiß bloß zu heilen, und beim Heilen erlangt der Genesende seine Kräfte wieder.«

◊

Es ist bekannt, daß Eisen in nicht unbeträchtlicher Menge vom Körper aufgenommen wird und dort eine höchst bedeutsame Rolle zu spielen hat; in Schüßlers Konzept der *Gewebesalze* oder »biochemischen Mittel« erscheint es allerdings nur als FERRUM PHOSPHORICUM. »Eisen«, so heißt es bei Boericke & Dewey*, »findet sich im Hämoglobin der roten Blutkörperchen, und zwar in so erheblichen Mengen wie sonst, außer in den Haaren**, in keinem anderen Gewebe.« Eine wichtige Rolle weist Schüßler *[Eine Abgekürzte Therapie]* ihm aber als Bestandteil der *Muskelzellen* zu: »Wenn die in Muskelzellen enthaltenen Eisenmoleküle durch einen fremdartigen Reiz eine Bewegungsstörung erlitten haben, so erschlaffen die betr. Zellen. Betrifft eine solche Affektion die Ringfasern der Blutgefäße, so erweitern sich diese; demzufolge vermehrt sich ihr Blutinhalt. Ein solcher Zustand wird Reizungshyperämie genannt« — [lokal] erhöhter Blutdruck, Wandrupturen und Hämorrhagien können die Folge sein. »Haben die Muskelzellen der Darmzotten Eisenmoleküle verloren, so sind die Zotten funktionsunfähig: es entsteht Durchfall. Haben die Muskelzellen der Darmwandung Eisenmoleküle verloren, so verlangsamt sich die peristaltische Bewegung des Darmrohres; demzufolge entsteht Trägheit in der Entleerung der Fäces.« Boericke & Dewey: »Alles, was eine Erschlaffung der Muskelwandung von Blutgefäßen verursacht, wie z.B. eine Verletzung, findet sein Heilmittel in FERRUM PHOSPHORICUM, weil dieses in geringster Dosierung das normale Gleichgewicht der Eisenmoleküle wiederherstellt und so die Ringmuskelfasern kräftigt. Durch die Eigenschaft, Sauerstoff anzuziehen, sind das Eisen und die Eisensalze ferner nützliche Heilmittel bei Anämie.«

FERRUM PHOSPHORICUM ist ein unschätzbares Mittel bei allen *fieberhaften Zuständen und Entzündungen im ersten Stadium, bevor die Exsudation beginnt.*

---

* In deren Werk *The Twelve Tissue Remedies of Schüssler* (nicht, wie Tyler meint, bei Schüßler selbst). — d.Ü.

** 70% des Gesamtbestandes von Eisen im Körper finden sich im Hämoglobin. Haare und Nägel spielen rein mengenmäßig keine große Rolle, eine um so größere das Depoteisen im RES (Leber, Milz, Knochenmark). — Anm.d.Ü.

Die Prüfungen bestätigen all diese Nutzanwendungen des Eisens — bei Varizen, Blutungen u.v.a.m.

*Hauptsymptome**

Schwindel beim Herabsteigen, als wenn sie vorwärts fallen sollte.[1]

Beim plötzlichen Aufstehen wurde ihm schwarz vor Augen, so daß er sich an etwas anlehnen mußte, um nicht zu fallen; der Schwindel wurde von Übelkeit, Hinfälligkeit und großer Lethargie begleitet. ... Gefühl, als würde er hin und her schwanken, wie auf Wasser.

Schwindel, wenn er sich über einem Gewässer befand, z.B. beim Überqueren einer Brücke.

Kopf. Alle zwei oder drei Wochen, zwei, drei, vier Tage lang Kopfweh, Hämmern und Pochen, so daß sie sich zuweilen zu Bette legen muß; dann Abscheu vor Essen und Trinken.[1]

Ein Drängen des Blutes nach dem Kopfe; ... mit etwas fliegender Hitze im Gesichte.[1]

Augen. Morbus Basedow: besonders nach Unterdrückung der Menses; Hervortreten der Augen, vergrößerte Schilddrüse, Herzklopfen, extreme Nervosität.

Nase. Nasenbluten bei anämischen Kindern, mit häufigem Wechsel der Gesichtsfarbe.

Gesicht errötet leicht, bei geringster Aufregung oder Anstrengung.

Extreme Blässe des Gesichts, das bei der geringsten Gefühlsregung oder Anstrengung oder beim geringsten Schmerz errötet.

Magen. Heißhunger, im Wechsel mit Appetitlosigkeit.

Anorexie; äußerster Widerwille gegen jegliche Speise.

Nach dem Essen ... ruckweise Aufstoßen und Herausrülpsen der Speisen, ohne Uebelkeit oder Brecherlichkeit.[1]

Erbrechen bloß der Speisen gleich nach dem Essen.[1]

Erbrechen des Genossenen, gleich nach Mitternacht, worauf Widerwille gegen Genüsse und Abscheu vor freier Luft erfolgt.[1]

---

* Mit [1] sind die Symptome aus Hahnemanns *Reiner Arzneimittellehre* gekennzeichnet; die mit [2] bezeichneten Symptome stammen aus einer größeren Prüfung Löfflers (zitiert aus *Franks Magazin*, Band 4, S. 161). — d.Ü.

Klammartiger Magenschmerz.[1]

Rektum und Stuhl. Häufige Diarrhoe; Stühle wäßrig, mit oder ohne Tenesmus und mit oder ohne vorangehende Schmerzen, stets aber mit viel Blähungen und gehäuft nach Essen oder Trinken.
Unverdaute Stühle in der Nacht oder beim Essen oder Trinken.
Es scheinen sich die Madenwürmer davon zu mehren ...[1]

Harnorgane. Unwillkürliches Harnlassen nachts; auch am Tage beim Gehen.

Genitalien. Nächtliche Samenergießung.[1]
Menses: zu früh, zu stark, zu lang anhaltend, mit feuerrotem Gesicht und Klingen in den Ohren; blasser, wäßriger, schwächender Blutfluß.

Schwangerschaftserbrechen: Steht plötzlich vom Tisch auf und erbricht in einem einzigen Schwall alle aufgenommene Nahrung; der Appetit wird dadurch aber nicht geschmälert, sie kann sich wieder setzen und weiteressen.

Brust, Husten. Schweres Athmen und Beklemmung der Brust, als wenn man mit der Hand darauf drückte.[1]
Zusammenziehender Krampf auf der Brust und Husten, bloß beim Bewegen und Gehen.[1]
Krampfhusten nach den Mahlzeiten mit Erbrechen aller genossenen Speisen.
Keuchhusten; das Kind erbricht bei jedem Hustenanfall; große Blässe und Schwäche.
Geringer, dünner, schaumiger Brustauswurf mit Blutstriemen.[1]
Bluthusten: bei Onanisten und Schwindsüchtigen; infolge großer Anstrengung; aufgrund unterdrückter Menstruation.

Anämie jedweder Ursache; Bleichsucht als Folge übermäßiger Regelblutung; oder einfache Blutarmut aufgrund von Blutungen, Mangel an Luft, Licht und geeigneter Ernährung oder als Folge von erschöpfenden Krankheiten.
Anämie, die durch Plethora und Kongestionen maskiert wird; blasse Farbe der Schleimhäute, mit ›Nonnensausen‹.
›Nonnensausen‹ über den Venen.
Erethische Chlorose, < im Winter, bei kaltem Wetter.
Chlorose nach starkem Blutverlust.

Rote Körperteile werden weiß.
Allgemeine hämorrhagische Diathese. Hämophilie.

Abmagerung.
Große Schwäche.[1]

Unruhe, muß langsam umhergehen.
Der Schmerz zwingt ihn, nachts aufzustehen und langsam umherzugehen.

Schlaf. Schläft ... unruhig und wacht lange, ehe sie wieder einschläft ...[1]

Einige wichtige, seltsame oder bemerkenswerte Symptome

Neigung, übertrieben zu weinen oder zu lachen; mit einem Würgegefühl im Hals, als ob dieser außen geschwollen wäre.
Aengstlichkeit, als wenn sie etwas Böses begangen hätte.[1]
Furcht vor Schlaganfall.
Reizbarkeit; leise Geräusche wie das Rascheln einer Zeitung treiben ihn zur Verzweiflung.
Mäßige geistige Anstrengung bessert viele Symptome.
Kopf benebelt, eingenommen; mit kalten Füßen und steifen Fingern.
Beim Gehen so taumlich und wie betrunken, als wenn sie über den Haufen fallen sollte.[1]
Beim Anblick des fließenden Wassers wird es ihr taumlich und schwindlich im Kopfe, als wenn alles mit ihr rings herum gienge.[1]
Erwacht um 3 Uhr mit heftigen Stichen in beiden Schläfen, wie von einem Taschenmesser.
Kopfschmerz oben auf dem Kopf, als würde der Schädel nach oben gestoßen.
Hämmernder, pochender Kopfschmerz; Kopfkongestion mit blassem Gesicht.
Düsterheit und Vollheit im Kopfe; Augenlider schwer, schläft leicht ein, wenn er sitzt und liest.
Kopf heiß, Füße kalt.
Fähigkeit, nachts im Dunkeln zu sehen (bei hysterischen Personen).
Drücken in den Augen, als wollten sie hervortreten.
Röthe und Geschwulst des obern und untern Augenlides ...[1]
Abends[*] beim Bücken etwas Nasenbluten.[1]

---

[*] Bei Allen und Hering heißt es irrtümlich »in the morning«. — d.Ü.

Das Gesicht wird plötzlich feuerrot; mit Schwindel, Klingen in den Ohren, starkem Herzklopfen und Atemnot.

Als Folge krankhaft gestörter Dentition anhaltende Durchfälle; Stühle aus Schleim und unverdauten Speisen zusammengesetzt; Gesicht gerötet oder mit roten Flecken auf beiden Wangen.

Süßlicher Geschmack im Munde, wie von Blute.[1]

Geschmack im Mund wie von faulen Eiern.

Brot schmeckt trocken und bitter.

Der Appetit war so rege, daß die doppelte Menge des gewohnten Abendessens ihn kaum befriedigte.[2]

Oder: Äußerster Widerwille gegen jegliche Speise.

Er kann bloß Brod mit Butter essen; Fleisch bekommt ihm nicht.[1]

Appetit auf Brot.

Besser durch Genuß von Wein, ausgenommen herbe Weine.

Nach Eiern Erbrechen.

Bitteres Aufstoßen nach fetten Speisen.

Schlimmer durch Fleisch, Saures, Milch, Bier.

Erbrechen, sooft sie Speisen zu sich nahm, nie zu anderen Zeiten; nicht als Symptom einer anderen Krankheit oder irgendeiner Affektion des Magens.

Häufiges Erbrechen; Erbrechen geht leicht. — Besser nach Erbrechen.

Erbrechen von Speisen, mit feuerrotem Gesicht.

Zitternd pochendes Gefühl im Magen und durch die Speiseröhre, so als würde ein Nerv gereizt; dabei gelegentlich ein Erstickungsgefühl, als würde sich ein Ventil im Halse schließen.

Deutliche Schwellung der Leber, sehr berührungsempfindlich.

Harndrängen mit bis zum Blasenhalse sich erstreckendem Kitzeln in der Harnröhre.[2]

Brennen in der Harnröhre beim Wasserlassen, als wäre der Urin heiß.

Beklemmung auf der Brust, die sich beim Atmen kaum bewegt; Nasenlöcher beim Ausatmen dilatiert.

Schwieriges Einatmen; beim Husten und beim Einatmen ein Gefühl, als wenn ihr die Luft fehle.

Krampfhusten. Keuchhusten.

Engbrüstigkeit; schwierig langsames Athemziehen, vermindert durch Gehen oder Sprechen, oder bei anhaltender Beschäftigung mit Lesen oder Schreiben; am schlimmsten ist es bei müßigem, ruhigem Sitzen, und noch schlimmer beim Liegen, vorzüglich Abends; er mußte mehrere Athemzüge thun, ehe er die Lunge mit Luft füllen konnte.[1]

Husten mit viel eitrigem, blutgestreiftem Auswurf.
Bluthusten; Blut hellrot, geronnen.
Lungenentzündung, dabei weißer Gaumen.
Frauen, die leicht erröten.

◊

Kent macht auf den seltsamen Umstand aufmerksam, daß alle Beschwerden von Ferrum, sei es Schmerz, Herzklopfen, Dyspnoe oder selbst Schwäche, in der Ruhe entstehen oder schlimmer werden. »Dem Patienten geht es besser durch leichtes Umhergehen, jede Anstrengung aber ermüdet und führt zu großer Mattigkeit. Jedes schnelle Bewegen verschlimmert die Beschwerden, wohingegen sanftes, langsames und ruhiges Umherbewegen bessert. Oft ist er aufgedunsen und ödematös; auf Druck bleiben Dellen in der Haut zurück. Die Haut ist blaß, gleichwohl erweckt das Gesicht den Anschein von Plethora und errötet leicht. Im Fieberfrost wird das Gesicht sehr rot, ebenso auch durch Genuß von Wein. So glaubt man einer Ferrum-Patientin ihre Krankheit oft nicht, obwohl sie schlapp und müde ist; ihre Angehörigen schenken ihr kein Mitleid. Sie leidet an Herzklopfen, Atemnot und Schwäche, hat das Gefühl, sich unbedingt hinlegen zu müssen; das Gesicht aber ist gerötet — es ist eine Pseudo-Plethora.

Die Blutgefäße sind erweitert, die Venen varikös, die Muskelschichten der Gefäße erschlafft. Daher kommt es leicht zu Blutungen; Blutungen aus allen Teilen des Körpers — aus Nase, Lungen, Uterus; ... ›Bleichsucht‹ entsteht. ...

Das Hitzegefühl in Kopf und Gesicht steht in keinerlei Verbindung zum roten Aussehen des Gesichts. ... Es kann rot und gleichzeitig ganz kühl sein.

Wie bei CHINA bestehen Beschwerden infolge von Flüssigkeitsverlust; Beschwerden durch anhaltende Blutungen, mit Schwäche, die noch lange Zeit danach bestehen bleibt. Keine Erholung: das Blut wird nicht ersetzt, es wird nicht genügend Eisen assimiliert. Die Knochen sind weich und werden leicht krumm. ... Plötzliche Abmagerung, mit falscher Plethora.«

»Schmerzen werden, wie bei PULSATILLA, durch sachtes, ruhiges Umhergehen gebessert. Ferrum jedoch ist ein sehr frostiges Mittel; die meisten Leiden werden durch Wärme gelindert; fürchtet jegliche frische Luft oder Zugluft. ...

Das leiseste Geräusch macht den Patienten wild. ... Nichts, was in den Magen gelangt, wird verdaut, und doch besteht keine besondere Übelkeit; die Speisen werden ohne Übelkeit erbrochen, einfach wieder ausgeleert. Manchmal kommt es auch nur zu mundvollem Aufstoßen von Speisen, wie bei PHOSPHORUS. ... Sobald der Magen leer ist, hört das Erbrechen auf

— bis wieder etwas gegessen wird. ... Ferrum ist ein ungewöhnlich interessantes Mittel wegen dieses eigentümlichen Magens; er ist wie ein Ledersack, er verdaut nichts (vgl. SEPIA — Ed.). ...

Erschlaffung überall: Prolaps des Rektums, der Vagina, des Uterus. Herabdrängen im Unterleib, als ob die Organe herauskommen wollten — und manchmal kommen sie tatsächlich heraus. Die Blase ist ebenfalls erschlafft ... Diese Erschlaffung zieht sich durch die ganze Arznei und prägt ihren Charakter, ihre ›Persönlichkeit‹ ...«

◊

Nash: »Dies ist eines jener Mittel, die immer noch viel mißbraucht werden. Es steht in der alten Schule für Anämie, wie *Chinin* für Malaria steht. Nun kann aber jedes der beiden Mittel bei jeder der beiden Erkrankungen heilend wirken und hat das auch immer wieder getan — doch nur bei der ihm jeweils eigentümlichen Art, bei keiner anderen; und beide wirken, wenn sie richtig gewählt sind, am besten in potenzierter Form. ... Niemand verschreibe daher Eisen oder irgendeine andere Arznei für Anämie, ohne Indikationen dafür zu haben, die unserem Heilgesetz entsprechen. Von NATRIUM MURIATICUM in Potenz habe ich beeindruckendere Heilungen schlimmer Anämiefälle gesehen als jemals von Eisen in irgendeiner Form, wenngleich es auch Fälle gibt, in denen Ferrum Anämie geheilt hat, ebenso wie PULSATILLA, CYCLAMEN, CALCAREA PHOSPHORICA, CARBO VEGETABILIS, CHINA und viele andere Mittel.«

Nashs Zusammenfassung von Ferrum:

»Anämie, mit großer Blässe aller Schleimhäute; mit plötzlichem glühendem Erröten des Gesichts.

Profuse Blutungen aus jedem beliebigen Organ; hämorrhagische Diathese; Blut hell, mit dunklen Klumpen; gerinnt leicht.

Lokale Kongestionen und Entzündungen mit hämmernden, pochenden Schmerzen; Venen angeschwollen, Gesicht abwechselnd gerötet und blaß.

Heißhunger, abwechselnd mit völliger Appetitlosigkeit.

Regurgitation oder Eruktation oder Erbrechen von Speisen in der Nacht, welche den ganzen Tag im Magen liegengeblieben sind; schmerzlose Durchfälle mit unverdauten Speiseresten.

Modalitäten: < nach Essen und Trinken; in Ruhe, besonders beim Stillsitzen; > durch langsames Umhergehen.«

»Ferrum ist eines unserer besten Mittel bei Husten mit Erbrechen von Speisen. Es gehört auch zu den ganz wenigen Mitteln, die ein *rotes Gesicht während des Fieberfrostes* haben, und mehr als einmal hat es auf dieses Symptom hin zur Heilung von Malaria geführt.«

Nash erwähnt außerdem: »Herzklopfen, Hämoptysis und Asthma werden in gleicher Weise *durch langsames Umhergehen gebessert.* Man sollte es kaum für möglich halten, daß solche Beschwerden auf diese Weise gelindert werden können; aber es gibt in unserer Materia Medica viele solcher kuriosen und unerklärlichen Symptome, die zuverlässige Leitsymptome für die Verordnung bestimmter Mittel geworden sind.«

◊

Ferrum ist übrigens eine der vier dreiwertigen Arzneien bei Fettleibigkeit; es sind dies: **Calc.**, **Caps.**, **Ferr.**, **Graph.** [**Phyt.** ist eine Ergänzung aus dem *Synthetischen Repertorium;* d.Ü.].

Es ist außerdem bei *Morbus Basedow* in Betracht zu ziehen.

Ich habe einmal versucht, Mittel bei *Neigung zu Schamröte* zu finden — Ferrum ist ein solches.

Eine alte Erfahrung besagt, daß Menschen mit schlechtem Schlaf Ruhe finden können, indem sie die Richtung ihrer Betten so verändern, daß sie in Nord-Süd-Richtung liegen, d.h. entlang der Magnetfeldlinien der Erde, mit dem Kopf nach Norden. Ich persönlich habe sehr gute Erfahrungen damit gemacht; versuchen Sie es. Das Gefühl von Frieden, das einen beim ersten Mal so wohlig durchströmt, vergißt man nicht so schnell. Und warum soll es auch nicht funktionieren? Im Blut zirkuliert unaufhörlich Eisen, und so ist es durchaus vorstellbar, daß seine Moleküle dann friedlich in der Längsachse des Körpers dahinziehen, anstatt aufgewühlt und hin- und hergestoßen zu werden, wenn der Körper quer zum Magnetfeld liegt.

Ferrum phosphoricum

FERRIPHOSPHAT; PHOSPHORSAURES EISEN

»Eines der von Schüßler eingeführten Gewebesalze, das aber noch geprüft werden muß. ... Die Zubereitung erfolgt durch Verreibung. Gute Erfolge sind mit der 200. Potenz erzielt worden« (Hering, *Guiding Symptoms*).

Um das Jahr 1875 stellte Schüßler, ein homöopathischer Arzt, seine zwölf *Gewebesalze* oder *biochemischen Mittel* vor. Zwei davon, SILICEA und NATRIUM MURIATICUM, waren alte homöopathische Arzneien, die Hahnemann schon viele Jahre zuvor geprüft und an die Welt weitergegeben hatte. Von den übrigen sind seither einige weitere (an Gesunden) geprüft oder zumindest teilweise geprüft worden, und die meisten von ihnen sind, wie wir aus Erfahrung wissen, von unschätzbarem Wert.

Schüßler, der diese Mittel als Nährstoffe der Gewebe ansah, verabreichte sie in niedrigen Potenzen (gewöhnlich in der D6) und wohl auch in kurzen Abständen über einen längeren Zeitraum. Wo sie aber homöopathisch sind zu der Erkrankung, die wir zu heilen suchen, d.h., wo sie vergleichbare Symptome hervorrufen und heilen, führen die höheren und höchsten Potenzen zu ebenso guten oder sogar besseren Resultaten. Sein großartiges MAGNESIA PHOSPHORICA beispielsweise wirkt in der CM-Potenz hervorragend bei Dysmenorrhoen, wenn diese ähnliche Symptome zeigen; zuweilen hat dabei eine einzige Gabe die Beschwerden ein für allemal beseitigt. Seine Domäne sind hier die quälenden krampfartigen Schmerzen, die das Opfer nötigen, sich zusammenzukrümmen (COLOCYNTHIS) und eine heiße Wärmflasche an sich zu pressen. Es heißt, die kneifenden Bauchschmerzen von COLOCYNTHIS, VIBURNUM, BELLADONNA etc. seien auf deren Gehalt an Magnesiumphosphat zurückzuführen — und doch kann in der Praxis *keines von ihnen das andere ersetzen!*

Schüßler verwarf alle Substanzen außer den tatsächlich im Gewebe vorhandenen Salzen; später verbannte er sogar CALCAREA SULFURICA wieder aus seinem Repertoire, weil er meinte, daß Calcium in dieser Form nicht in den Geweben vorliege. Doch das Leben ist selbst in der Lage, Stoffe zu zerlegen und neu zusammenzusetzen, und es verlangt keineswegs, daß ihm die Nährstoffe in genau der Form zugeführt werden, wie es sie dann als Bausteine einsetzt. So ließ Schüßler z.B. eines der wertvollsten Arzneimittel überhaupt, CALCAREA CARBONICA, außer acht und ersetzte es durch CALCAREA PHOSPHORICA. — Aber welch ein Unterschied in den Symptomen! Das weiche, lethargische CALCAREA-CARBONICA-Baby, mit schwitzendem Kopf, von ›saurer‹ Disposition (vgl. die saure Beschaffenheit der

Sekrete), mit einem »Zuviel an Gewebe bei einem Zuwenig an Qualität« überall, selbst in den Knochen — grundverschieden von CALCAREA PHOSPHORICA, das gleichermaßen wertvoll sein kann, aber eben an seinem eigenen Platz und niemals als Ersatz für ersteres. Das CALCAREA-PHOSPHORICA-Baby hat gewöhnlich einen dunkleren Teint, ist drahtiger und häufig abgemagert; und den Kopfschweiß, der so charakteristisch ist für Rachitis, suchen wir bei ihm vergebens. Wir müssen präzise verordnen, denn kein Mittel wird uns den Gefallen tun, für ein anderes ›einzuspringen‹ — leider! Und *chemische Prozesse* einerseits und *Vorgänge des Lebens* andererseits sind, wie Hahnemann gezeigt hat, keineswegs identisch, sondern etwas ganz Verschiedenes.

Ein weiterer wichtiger Punkt: Eine Sache ist es, jemanden aufgrund einer Hypothese mit Arzneien zu ›füttern‹ (womit man ihm gelegentlich durchaus etwas Gutes tun kann) — aber dem Organismus den Stimulus zu geben, der ihn befähigt, seinen Bedarf aus dem ganz normalen Essen zu dekken (das dafür ja im allgemeinen völlig ausreicht und auch ausreichen sollte), das ist doch wohl eine völlig andere Sache und gewiß das weit höhere Ziel! Die stimulierende Dosis CALCAREA CARBONICA wird, wenn die Symptome passen, das Baby in die Lage versetzen, seinen Kalkbedarf selbst zu decken, und zwar aus der Milch — sofern diese nicht durch unsere modernen Methoden* weitgehend denaturiert worden ist. In gleicher Weise wird die infinitesimale Dosis NATRIUM MURIATICUM (das potenzierte Kochsalz) beispielsweise einen Asthmapatienten (wie ich selbst gesehen habe) dazu stimulieren, das Salz, nach dem ihn gelüstet und wonach er hungert, aus der normalen Nahrung zu beziehen, wie sie auch ›gewöhnliche Sterbliche‹ zu sich nehmen, und so zugleich seinem Asthma wie seinem übermäßigen Salzverlangen ein Ende setzen.

Wissenschaft bedeutet in erster Linie *Wissen*. Zu keiner Zeit aber hat die Wissenschaft je das vollkommene Wissen für sich gepachtet, und leicht wird sie durch die Wissenschaft von morgen wieder vom Thron gestoßen. Wir bewundern und rühmen die Erfolge der Wissenschaft — aber blicken wir einmal zurück, so erscheint sie uns oft nur als ein ewiges Auf und Ab von Vernunft und Torheit.

Ein Beispiel: Um zu verhindern, daß Milch eine mögliche Ansteckungsquelle wird, sterilisiert bzw. »pasteurisiert« man sie, mit der Folge, daß die damit gefütterten Babys der verborgeneren, aber unverzichtbaren Bestandteile der Milch großenteils beraubt werden. So fehlt es ihnen schließlich an Widerstandskraft gerade gegenüber jenen Krankheitserregern, vor denen sie beschützt werden sollten. Dann »schreitet die Wissenschaft vor-

* Gemeint ist die Pasteurisierung (s.u.). — d.Ü.

an« und dekretiert, daß Orangensaft, Zitronensaft oder der »preiswerte rohe Saft der Steckrüben« hinzugefügt wird, etwas, was als Aufbaunahrung von Kleinkindern niemals ›vorgesehen‹ war. Es werden Babys zu uns gebracht, die mit Knochenmark gefüttert wurden, mit Trockenmilch, peptonisierter Milch oder mit vorverdauten Speisen, alles Dinge, die von experimentierfreudigen Apothekern in ihrer prahlerischen Werbung als geeignete Ersatzstoffe für die Muttermilch ausgegeben werden, oft mit der Folge, daß die notwendige Tätigkeit der Verdauungsdrüsen beim Kind gehemmt wird. Dann macht die Wissenschaft einen weiteren Fortschritt und entdeckt die ***Vitamine*** (die natürlich in der normalen Ernährung *stets und in ausreichender Menge* vorhanden sind, seit Anbeginn der Schöpfung, und allen zur Verfügung stehen — außer den Kindern der Zivilisation). Da diese Vitamine nun aber durch Trocknen und Sterilisieren zerstört werden, wird es erforderlich, sie künstlich herzustellen und den Produkten wieder hinzuzufügen, wobei sie aber (und das ist das nächste Problem) nicht überdosiert werden dürfen, was die Wissenschaft in bezug auf Vitamin D bereits als Problem entdeckt hat.

Natürliche Nahrungsmittel enthalten in den erforderlichen Proportionen all die Grundstoffe, die wir für Gesundheit und Leben brauchen. Ach, ihr neunmalklugen Wissenschaftler! ... dabei hat die Chemie des Lebens in ihrer Vollkommenheit funktioniert, seit Menschen die Erde bevölkern und Frauen ihre Babys stillen; und das tut sie immer noch — sofern sich nicht eine ephemere ›Wissenschaft‹ in sie einmischt. Kinder hatten ein wunderbares Leben und gediehen prächtig, und sie wuchsen zu gesunden, robusten Männern und Frauen heran, deren Nachkommen wir heute sind.

Wissen ist stolz, weil es so viel weiß,
Weisheit ist bescheiden, weil sie nicht mehr weiß.

Ich muß an das Familienleben denken, wie es früher war, an die wohlgenährten, glücklichen, rosigen Babys — auf dem Lande, denn das Stadtleben (heute zumeist gleichbedeutend mit Leben in einer Etagenwohnung) ist Kindern alles andere als zuträglich. Ich denke an die ausgewählte Kuh, deren ungekochte Milch die Kinder nährte; an die wilden und aufregenden Spiele im Garten und in den Wäldern; daran, wie im Umgang mit den anderen die verschiedenen Willen und Temperamente zusammenstießen und wie dabei der Keim der Selbstbeherrschung, der Disziplin gelegt wurde — welch ideales Trainung, um mit den Widrigkeiten und Problemen im späteren Leben fertig zu werden.

◊

Die Gewebesalze, die ich am besten kenne (neben den obengenannten NATRIUM MURIATICUM und SILICEA) — vier an der Zahl —, sind merkwürdigerweise alles Phosphate: CALCAREA PHOSPHORICA, wie bereits erwähnt; Ferrum phosphoricum, bei eher vagen, unbestimmten akuten Entzündungen im Frühstadium (Erkältungen, Pneumonien etc.), wo es an klaren Indikationen fehlt, um ACONITUM, BRYONIA, PHOSPHORUS o.ä. einzusetzen; MAGNESIA PHOSPHORICA, bei schrecklichen Nervenschmerzen, wo uns früher nur SPIGELIA, COLOCYNTHIS etc. zur Verfügung standen, anders als letztere aber mit dem eindeutigen Verlangen nach Druck und *Wärme;* schließlich NATRIUM PHOSPHORICUM, das bei Muskelübersäuerung so hilfreich ist, sei diese durch Ermüdung (ARNICA) oder durch Krankheit bedingt. Beispielsweise kann es angezeigt sein bei jenen unbestimmten Gelenkbeschwerden kleiner Kinder, die nicht selten als ›Wachstumsschmerzen‹ verkannt werden, die aber Unheil verkünden, wenn sie mit leichtem Temperaturanstieg einhergehen und vielleicht auch andeutungsweise mit blasenden Herzgeräuschen.

◊

Kommen wir nun zu unserem Thema: ***Ferrum phosphoricum.***

Schüßlers *Theorie* stellt sich so dar:* »Das Eisen und die Eisensalze haben die Eigenschaft, Sauerstoff anzuziehen. Das in den Blutkörperchen enthaltene Eisen nimmt eingeatmeten Sauerstoff auf, mit welchem alsdann alle Gewebe des Organismus versorgt werden. Der Schwefel des in den Blutkörperchen und in anderen Zellen enthaltenen schwefelsauren Kalis beteiligt sich an der Uebertragung des Sauerstoffes auf alle Zellen, welche Eisen und Kalisulphat enthalten.

Wenn die in Muskelzellen enthaltenen Eisenmoleküle durch einen fremdartigen Reiz eine Bewegungsstörung erlitten haben, so erschlaffen die betr. Zellen. Betrifft eine solche Affektion die Ringfasern der Blutgefäße, so erweitern sich diese; demzufolge vermehrt sich ihr Blutinhalt. Ein solcher Zustand wird Reizungshyperämie genannt. Eine Reizungshyperämie bildet das erste Stadium der Entzündungen. Sind die betr. Zellen durch die Wirkung des therapeutisch angewandten Eisens (Eisenphosphates) auf ihren Normalzustand zurückgeführt worden, so sind sie befähigt, die Erreger der Hyperämie abzustoßen, welche alsdann von den Lymphgefäßen behufs Elimination aus dem Organismus aufgenommen werden.

Haben die Muskelzellen der Darmzotten Eisenmoleküle verloren, so sind die Zotten funktionsunfähig: es entsteht Durchfall.

---

* Zitiert nach der letzten Ausgabe seiner *Abgekürzten Therapie* von 1898. — d.Ü.

Haben die Muskelzellen der Darmwandung Eisenmoleküle verloren, so verlangsamt sich die peristaltische Bewegung des Darmrohres; demzufolge entsteht Trägheit in der Entleerung der Fäces.

Aus Obigem ergeben sich die Indikationen des Eisens.

Gibt man den durch Eisenverlust erschlafften Muskelzellen neuen Ersatz, so stellt sich das normale Spannungsverhältnis wieder her: die Ringfasern der Gefäße verkürzen sich auf das richtige Maß, das Lumen der Gefäße wird wieder ein normales und die Hyperämie wird ausgeglichen, das Entzündungsfieber hört demzufolge auf.

Das Eisen heilt:

1. das erste Stadium aller Entzündungen;
2. Schmerzen, die durch Hyperämie bedingt sind;
3. Blutungen, die durch Hyperämie bedingt sind;
4. frische Wunden, Quetschungen, Verstauchungen etc., indem es die Hyperämie tilgt.

Die dem Eisen entsprechenden Schmerzen werden durch Bewegung vermehrt, durch Kälte gebessert.« (Nein! FERRUM METALLICUM jedenfalls geht es besser durch sanfte Bewegung.)

»In den Muskelzellen kommt das Eisen als Phosphat vor; daher ist Ferrum phosphoricum therapeutisch anzuwenden.«

Schüßler empfahl Ferrum phosphoricum, SILICEA und CALCAREA FLUORICA in der 12., die übrigen Mittel in der 6. Dezimalpotenz. Seine Vorstellung scheint es, wie gesagt, gewesen zu sein, die »biochemischen Mittel« in substantiellen Dosen zuzuführen, in Potenzen, die noch eine materielle Verwertung ermöglichen. Für den subtileren Zweck der Stimulation der Lebenskraft aber dürften höhere Potenzen (in selteneren Gaben) vorzuziehen sein — sie können wahrscheinlich noch größere Dienste leisten.

◊

So viel zur Theorie; lassen Sie uns nun zu den praktischen Erfahrungen jener kommen, die das Mittel erfolgreich eingesetzt haben.

Nash widmet Ferrum phosphoricum immerhin eine volle Seite seiner *Leaders.* Ein paar Zitate daraus:

»Ein wertvolles Mittel bei einigen entzündlichen Erkrankungen.

In Übereinstimmung mit seinem Eisenelement zeigt es eine *Neigung zu lokalen Kongestionen*, mit seinem Phosphorelement eine Affinität zu Lunge und Magen; und die Verbindung der beiden Elemente erweist sich als wichtiges *Blutungsmittel.* Das Blut ist dabei hellrot und kann aus jeder Körperöffnung kommen.«

Eine präzisere wissenschaftliche Anwendung als heute wäre möglich, so Nash, wenn weitere Prüfungen vorgenommen und klinische Erfahrungen gesammelt würden.

»Nach meinen Beobachtungen paßt es nicht bei vollblütigen, vitalen Sanguinikern mit einem Überschuß an arteriellem Blut, die von ACONITUM geheilt werden, sondern eher bei blassen, anämischen Kranken, die bei all ihrer Schwäche dennoch plötzlichen und heftigen lokalen Kongestionen und Entzündungen unterworfen sind, beispielsweise: Pneumonie; plötzlicher Blutandrang zu Kopf, Eingeweiden oder anderen Stellen; entzündliche Affektionen rheumatischen Charakters. Es hilft nur zu Beginn solcher Entzündungen, bevor das Exsudationsstadium einsetzt. ... Im ersten Stadium der Dysenterie, mit ziemlichen Mengen Blut in den Stühlen, ist Ferrum phosphoricum von großem Wert und heilt oft in kürzester Zeit.«

»Ich bin fest davon überzeugt, daß wir es mit einem sehr wertvollen Mittel zu tun haben, das einer gründlichen Prüfung nach Hahnemann unterzogen werden sollte.«

◊

Boger, *Synoptic Key to Materia Medica:*

Regionen: Vasomotoren; venöser Blutkreislauf: ***Lungen***, *Ohren*, Tuba Eustachii, Nase (Wurzel).
Schlimmer: *nachts* (4–6 Uhr), Bewegung, Geräusche, kalte Luft, Erschütterung, *Schweißunterdrückung*.
Besser: Kälte, Blutungen, Liegen.
Voller, weicher, fließender Puls. (ACONITUM: voll, hart, ›schnellend‹.)
Passive Kongestion und Schwäche.
Blutige Absonderungen.
Wundheitsgefühl: Brust, *Schulter*, Muskeln.
Aufgeregt und gesprächig.
Heftige Ohrenschmerzen.
Häufige, blutig-wäßrige Stühle.
Laryngitis bei Sängern.
Brust (Lunge) kongestioniert.
Fiebererkrankungen.
Pneumonie.
Hämorrhagische Masern; etc., etc.

Markante Symptome und typische Indikationen

Hering, Guiding Symptoms;
*Boericke & Dewey, The Twelve Tissue Remedies of Schüssler**

Kopf, Schwindel. Säue fressen ihre Jungen auf — eine vorübergehende Manie als Folge von Hyperämie des Gehirns.

Schwindel infolge Blutandrangs zu verschiedenen Teilen des Kopfes oder Gehirns.

Schwindel, häufig mit dem Gefühl, als würde der Kopf plötzlich nach vorne gedrängt, mit der Gefahr zu fallen.

Stirnkopfschmerz, gefolgt von Nasenbluten, welches erleichtert.

Blutandrang zum Kopf. (Vgl. BELLADONNA, GLONOINUM)

Gehirnkongestion; Meningitis im Frühstadium.

Scheitel des Kopfes empfindlich auf kalte Luft, Geräusche und jede Erschütterung.

Beim Bücken scharfer Schmerz durch den Kopf, von hinten nach vorn.

Starker Kopfschmerz mit schmerzhafter Empfindlichkeit des Scheitels und allgemein der Kopfhaut; kann es nicht haben, wenn das Haar berührt wird.

Kopfschmerz mit heißem, *rotem Gesicht* und Erbrechen von Speisen.

Augen *entzündet, rot, brennend, wund … Gefühl, als befänden sich Sandkörner unter den Augenlidern.*

Beim Bücken kann er nicht sehen; es scheint ihm, als würde alles Blut in die Augen strömen.

Ohren. *Erstes Entzündungsstadium bei Otitis.*

Nase. *Nasenbluten* (VIPERA), besonders bei Kindern und als Begleiterscheinung anderer Beschwerden.

Gesicht. *Gerötete Gesichtsfarbe.*

Hals. *Geschwürige Halsentzündung;* zur Linderung von Kongestion, Hitze, Fieber, Schmerz und Pochen daselbst. (BELLADONNA)

Erstes Stadium der Diphtherie.

Mund. Zahnschmerzen, besser durch kalte Getränke.

---

* Die im folgenden kursiv gesetzten Symptome sind bei Boericke und Dewey besonders hervorgehoben; einige davon habe ich zusätzlich eingefügt. — Anm. d. Ü.

Magen. Schlimmer nach Fleisch, Hering, Kaffee, Kuchen.
Erbrechen: von hellrotem Blut; von unverdauten Speisen.

Rektum, Stuhl. *Hämorrhoiden*, entzündet oder blutend.
Stühle: aus reinem Blut ...; *enthalten unverdaute Speisen.*

Harnorgane. Blutungen aus Blase oder Harnröhre.
Harninkontinenz aufgrund von Sphinkterschwäche.

Atemwege, Brust, Herz. *Stimmverlust*, Heiserkeit nach Überanstrengung der Stimme (Laryngitis).
Initialstadien aller entzündlichen Affektionen der Atemwege.
Bronchitis kleiner Kinder.
Pneumonie mit Expektoration von reinem Blut.
Bluthusten nach Erschütterung oder Fall.
Aushusten von reinem Blut; gleichzeitig Nasenbluten (Pneumonie).
Pleuritis und Pneumonie, erstes Stadium.
Voller Puls, aber weniger ›schnellend‹ als bei ACONITUM und nicht so ›fließend‹ wie bei GELSEMIUM.

Akuter Gelenkrheumatismus; ein Gelenk nach dem anderen befallend; Gelenke angeschwollen, aber wenig gerötet; geringste Bewegung verschlimmert.
Rheumatismus des rechten Musculus deltoideus — des rechten Schultergelenks.

Nagelbettentzündungen, zu Beginn derselben. (BELLADONNA)
Hohes Fieber ... — Haut heiß und trocken.
Scharlach (BELLADONNA). — *Erysipel.*
Alle fieberhaften Störungen und Entzündungen im Anfangsstadium, namentlich bevor die Exsudation beginnt.
Reichliche Nachtschweiße, die die starken Rheumaschmerzen nicht lindern, aus dem Bette treibend.
Schweiß zwischen 4 und 6 Uhr morgens.
Blutarmut.

◊

»Bei vielen entzündlichen und manchen Ausschlagsfiebern ... scheint es zwischen der Intensität von ACONITUM und BELLADONNA und der Trägheit von GELSEMIUM zu stehen. ...

Bei anämischen Zuständen vergleiche man es mit CHINA, mit dem es viele Symptome gemein hat. Interessanterweise wächst der Baum, von dem die Chinarinde gewonnen wird, stets auf eisenhaltigen Böden.« — Boericke & Dewey.

»Masern mit Konjunktivitis und Photophobie (35 Fälle).« — Hering.

◊

Bei vielen Erkältungen im Frühstadium und ohne klare Symptomatik habe ich mit Ferrum phosphoricum sehr rasche Heilwirkungen erlebt; desgleichen habe ich erstaunliche Heilungen von Pneumonien beobachtet, wo jene eindeutigen Symptome fehlten, die nach ACONITUM, BRYONIA oder PHOSPHORUS verlangt hätten.

Da es noch nicht umfassend geprüft ist, hat Ferrum phosphoricum in der homöopathischen Literatur noch nicht den Rang eingenommen, der ihm gebührt. Sein Wirkungskreis scheint in erster Linie die *einfache, aktive Hyperämie* zu sein; in Sepsisfällen dürfte es dagegen nutzlos sein.

◊

»Phosphorsaures Eisen ist ein Bestandteil von CHIN., GELS., VERAT., ACON., ARN., AIL., ANIS., STILL., PHYT., BERB., RHUS-T., ASAF., VIB., SEC. (0,25 %) und GRAPH. (2,74 %).« — Boericke.

Gelsemium

GELSEMIUM SEMPERVIRENS; GELBER JASMIN

Gelsemium, der gelbe oder auch wilde Jasmin, ist eine Kletterpflanze, die in den Südstaaten der USA heimisch ist.

Die Einführung von Gelsemium als Heilmittel verdanken wir Dr. E.M. Hale (USA), der stolz war auf den Titel, den seine Kollegen ihm gegeben hatten: »Vater der *New Remedies*«. Er wurde so genannt, weil er unsere Pharmakopoe um viele wertvolle Arzneien bereichert und ein bedeutendes Buch darüber geschrieben hat, eben die *New Remedies*.*

Clarkes Beschreibung von Gelsemium und seiner Wirkung ist ausgezeichnet. Er hält es für eine der wichtigsten neu hinzugekommenen Arzneien unserer Materia Medica, nicht so sehr wegen der vielen Symptome, die es produziert, sondern vor allem wegen der großen Zahl an markanten und sehr charakteristischen Symptomen, denen wir auch in unserer täglichen Praxis ständig begegnen. Hier ein kurzer Auszug:

»Gelsemium ist ein ›*großer Paralysierer*‹. Es erzeugt physisch wie psychisch einen Zustand allgemeiner Parese. Der Geist ist träge, die gesamte Muskulatur erschlafft; die Glieder sind so schwer, daß der Patient sie kaum bewegen kann. ... Derselbe paretische Zustand zeigt sich auch an den Augenlidern, wo es Ptose hervorruft; an den Augenmuskeln, wodurch es zur Diplopie kommt; am Ösophagus, mit starker Beeinträchtigung des Schlingvermögens; am Anus, der offen steht ... Postdiphtherische Lähmungen. ... Typische Beispiele für die psychische Asthenie sind der ›Bammel‹ wie vor einer Prüfung, das Lampenfieber, ferner die nachteiligen Folgen von Zorn, Kummer oder schlechten Nachrichten; meist geht diese Schwäche mit Herabhängen der Augenlider einher. ... Hysterische Dysphagie oder Aphonie nach emotionaler Erregung. ... *Tremor* ist ein Leitsymptom des Mittels.«

Ich erinnere mich, wie ich einmal nach einer *Diphtherie* ein stechendes Prickeln in den Fingerspitzen und Fußsohlen bekam — als wären lauter kleine, spitze Steine in den Schuhen; und als ich etwas herunterschlucken wollte, machte ich die unangenehme Erfahrung, daß der Bissen nicht nach unten, sondern nach oben wanderte, in die Nase. All dies wurde, wie zu erwarten, von Gelsemium prompt beseitigt, denn Lähmung der Speiseröhre und Schlingmuskeln ist eines der Charakteristika dieser Arznei; zudem

* Eine deutsche Übersetzung der dritten, stark gekürzten Auflage dieses Buches hat 1873 Dr. Oehme besorgt (vgl. dazu S. 88). — d. Ü.

hatte sich Gelsemium bereits als wichtiges Heilmittel bei postdiphtherischen Lähmungen erwiesen.

Influenza. — Es gibt eine Grippeform, die von Gelsemium rasch behoben wird: Wo Frostschauer den Rücken rauf und runter laufen und die Beine so schwer sind, daß man sie fast nicht heben kann, und wo auch Kopf und Gehirn matt, schwer und träge sind, da bringt es die Dinge, oft innerhalb weniger Stunden, wieder ins Lot.

Nach einer Grippeepidemie kommen an manchen Nachmittagen gleich reihenweise Patienten in unsere Ambulanz und klagen: »Nach dieser Grippe vor ein paar Wochen bin ich nicht mehr richtig auf die Beine gekommen; ich fühle mich müde, schlapp und schwer — es will einfach nicht besser werden.« Die Temperatur ist leicht erhöht, vielleicht 37,2 °C, und immer wieder treten Frostschauer auf … In Fällen wie diesen ist Gelsemium das Mittel der Wahl.

Es hat sich herausgestellt, daß Gelsemium auch eine prophylaktische Wirkung bei Grippeepidemien haben kann. Eine solche Epidemie, die in verschiedenen Schulen schrecklich gewütet hatte, soll, wie ich gehört habe, dank Gelsemium eine große Schule völlig verschont haben. Doch um das Mittel bei Grippe erfolgreich einsetzen zu können, müssen die entsprechenden Symptome vorhanden sein: die Schwere — die Schwäche — das Zittern (häufig) — die Frostschauer — die schlimmen Hinterkopfschmerzen (eventuell). In solchen Fällen wirkt kein Mittel so zuverlässig wie Gelsemium.

Gelsemium gehört zu den wenigen Mitteln mit »Furcht zu fallen«. (BORAX hat etwas ähnliches, doch ist es hier mehr eine Furcht vor Abwärtsbewegung, die sich z.B. dann zeigt, wenn ein Kind sich in dem Augenblick, in dem es ins Bett gelegt wird, voller Schrecken an die Mutter klammert.) Die Gelsemium-Furcht wird in Herings *Guiding Symptoms* wie folgt beschrieben:

»Dem Kind wird schnell schwindelig; wenn es getragen wird, hält es sich aus Angst zu fallen krampfhaft am Kindermädchen fest.«

»Gefühl des Fallens bei Kindern; das Kind schreckt hoch und hält sich am Kindermädchen oder am Bettchen fest und schreit auf — aus Angst zu fallen.«

Ich muß da an ein Kind in unserem Krankenhaus denken, das so schreckliche Angst hatte zu fallen, daß es ihm (wie mir berichtet wurde) nicht genügte, sich an seiner Mutter festzuhalten — es mußte ein schweres Möbelstück sein. Nach Gelsemium war das nächste, was ich hörte, daß es draußen in den Bäumen herumkletterte … Durch solche Fälle lernt man Materia Medica!

Gelsemium neigt zu Durstlosigkeit.

Gelsemium ist auch ein wichtiges Kopfschmerzmittel. Es hat *entsetzlichen Kopfschmerz — nervösen Kopfschmerz — plötzlichen Kopfschmerz, mit Trübsehen oder Doppeltsehen* — und ganz besonders *Hinterkopfschmerz.*

Wir haben relativ wenig *Masernfälle* bei uns im Hospital und hätten eigentlich gern noch weniger, neigt man doch heute dazu, Masernfälle gleich zu isolieren, und dann setzt die verflixte Quarantäneverordnung unsere ganze Kinderstation gleich für Wochen außer Gefecht. Warum können wir sie nicht einfach behandeln und heilen! All diese Infektionskrankheiten haben wir im Hospital in der ersten Zeit seines Bestehens regelmäßig behandelt und glänzend geheilt! Wie dem auch sei, Gelsemium hat bei Masern einen sehr guten Ruf — bei Ärzten, die die Patienten nicht, so schnell es geht, in Quarantäne stecken, sondern wirklich behandeln. Ich erinnere mich, wie einmal eine ganze Familie mit einer Fischvergiftung bei uns eingeliefert wurde; die Gesichter hatten ein masernähnliches Aussehen, die Augen waren schmerzhaft angeschwollen und beinahe verschlossen; es bestand das typische mattrote Exanthem, und sogar Eiweiß wurde im Urin gefunden. Nach Gelsemium waren sämtliche Symptome innerhalb weniger Stunden verschwunden; es war die große Ähnlichkeit mit den Masern, die hier zur Wahl von Gelsemium geführt hatte.

Und dann dieses unbehagliche und unangenehme Symptom ***Erwartungsspannung***. Es gibt zwei Mittel im Repertorium, die *Durchfall infolge von Erwartungsspannung* (schmerzlosen, ›psychischen‹ Durchfall) haben, nämlich *Arg-n.* und *Gels.**

Neben der Rubrik »Beschwerden durch *Erwartung*« unter »Gemüt« gibt es noch weitere ›Erwartungs-Rubriken‹ (oder solche, die darauf hinauslaufen), z.T. in anderen Teilen des Repertoriums [siehe dazu und zum Folgenden S. 1087; d.Ü.]. Die vollständige Liste der Mittel, soweit ich sie aus dem ›Kent‹ zusammentragen konnte, lautet:

Arg-n., *Ars.*, *Carb-v.*, **Gels.**, Lyc., Med., *Ph-ac.*, Plb., **Sil.**

---

* Im heutigen Kent-Repertorium erscheinen unter der Rubrik *Diarrhoea, anticipation, after* drei Mittel: *Arg-n..,Gels., Ph-ac.* Die Präposition »after« scheint mir im übrigen nicht ganz korrekt zu sein, weil sie das Mißverständnis erlaubt, der Durchfall setze erst *nach Abklingen* der Erwartungsspannung ein; präziser wäre *from* (wie bei M. Tyler). In der deutschen Übersetzung wird »anticipation« zudem mit »Vorfeude, Erwartung« wiedergegeben, was den Sachverhalt ebenfalls nicht trifft. Die Rubrik müßte daher richtig lauten: *Diarrhoe infolge Erwartungsspannung.* Vgl. dazu etwa die Rubrik *Diarrhoe vor der Schlacht im Krieg:* **Gels.** — Anm.d.Ü.

Carb-v., **Gels.**, Plb. und **Sil.** erscheinen unter »*Zaghaftigkeit* in der Öffentlichkeit«*; *Ars.* unter »*Angst*, wenn etwas von ihm verlangt [besser: erwartet] wird«; der Rest natürlich unter *Erwartung*.

Außer bei Erwartungsspannung, welche Examensangst (ARGENTUM NITRICUM) einschließt, kann Gelsemium auch ein Mittel bei üblen Folgen von Schreck oder Furcht sein, z.B. bei drohendem Abort aufgrund von Furcht. Guernsey sagt: »Dieser Gelsemium-Schreck ist ein Gefühl des völligen Ergriffenseins von Schreck, eine sehr tief sitzende Erschrockenheit oder eine Furcht, die einen tiefen Eindruck hinterlassen hat.« Und: »Jede aufregende Neuigkeit führt unmittelbar zu Durchfall. ... Fieberhafte Erkrankungen, bei denen in erster Linie die Muskelkraft beeinträchtigt wird; der Patient fühlt sich vollkommen kraftlos.«

Kent: »Eine Gelsemium-Erkältung entwickelt ihre Symptome erst mehrere Tage nach der (Kälte-)Exposition, während sich die ACONITUM-Erkältung schon nach wenigen Stunden bemerkbar macht.« Er nennt Gelsemium »ein nur kurz wirkendes Mittel, trotz seines langsamen Beginns«. Und er sagt: »Alle Fieberzustände ... und selbst ganz gewöhnliche Erkältungen mit Niesen, heißem Gesicht und roten Augen weisen ein gemeinsames, typisches Merkmal auf, nämlich ein Gefühl von großer Schwere und Müdigkeit im ganzen Körper und in allen Gliedern. Der Kopf kann nicht vom Kissen gehoben werden, so müde und schwer ist er. Der BRYONIA-Patient hingegen liegt deshalb still, weil seine Schmerzen durch Bewegung schlimmer werden.«

Bei Gelsemium ist das Herz schwach, der Puls weich und unregelmäßig. Eigentümlich ist die Empfindung, *»als ob das Herz augenblicklich still stehen würde, wenn er nicht beständig herumginge«*. Das Herz ist so geschwächt, daß es willentlich und durch Außenreize in Bewegung gesetzt werden muß — so zumindest ist das Gefühl des Patienten.

◊

»Wenn sie sich bewegt, wird ihr Herz versagen« — Oje!
Dies Gefühl ist für DIGITALIS ein starkes Plädoyer.
»Muß sich immerfort bewegen — oder das Herz steht still« —
Hierfür Gelsemium steht ganz klar an erster Stell';
Während bei LOBELIA man häufig hört die Klage,
Daß es gleich stehenbleibe, das stehe außer Frage.
Vom CACTUS-Herzen ist die Empfindung wohlbekannt,

* Die Rubrik heißt im Englischen »Timidity, appearing in public«, muß also korrekt lauten »Furchtsamkeit beim Auftreten in der Öffentlichkeit«. Kokelenberg definiert in *Kent's Comparative Repertory* »Timidity« so: »Ängstlich, furchtsam, nicht mutig; es fehlt an Mut, einer Gefahr zu begegnen.« — Anm.d.Ü.

Als würd' es zusammengedrückt von eiserner Hand.
Und hat LACHESIS beim Erwachen ein Zusammenschnüren,
So wird dieses bei ARSEN im Gehen mehr passieren.
Ein Herz wie abwechselnd gepackt und losgelassen
Wird hingegen gleich an LILIUM TIGRINUM denken lassen.
JODUM hat einfach nur Beklemmung und nicht mehr;
Bei heftigstem Herzweh aber SPIGELIA hilft oft sehr.

◊

Übrigens tun Sie gut daran, Ihre homöopathischen Arzneien aus einer erstklassigen homöopathischen Apotheke zu beziehen; und wie mir ein homöopathischer Apotheker vor Jahren einmal erklärte, gilt dies für Gelsemium in besonderem Maße. Billige Homöopathika würden zumeist aus trockenen Pflanzen zubereitet anstatt aus frischen, die zu ihrer besten Zeit gesammelt worden sind. Er sagte, bei Gelsemium sei die minderwertige Tinktur aus der getrockneten Pflanze nahezu wirkungslos, dagegen führten ein oder zwei Tropfen eines guten Präparats schnell zum Kollaps. Einige unfreiwillige Prüfungen von Gelsemium sind sehr aufschlußreich im Hinblick auf dessen paralysierende Eigenschaften. Eine dieser Prüfungen war die folgende (zitiert aus Clarkes *Dictionary*): »J.H. Nankivell trank zwei Unzen [= 62,2 g] einer Gelsemium-Tinktur anstelle eines Glases Sherry. Danach konnte er — mit fremder Hilfe — gerade noch ein paar Schritte gehen, doch nach einer weiteren Minute waren seine Beine bereits gelähmt. Er zog sich mit den Armen zum Bett hin, kam aber wegen der Schwäche derselben nicht mehr hinein, so daß man ihn ins Bett heben mußte. Solange er still liegenblieb, hatte er keine Beschwerden, doch bei der geringsten Bewegung trat stärkstes Zittern auf. In den folgenden 24 Stunden kam es zu Erbrechen, die Temperatur stieg auf 38,6 °C; die Herztätigkeit war sehr heftig, und der Puls setzte immer wieder aus. ... Sämtliche Augenmuskeln waren in ihrer Funktion beeinträchtigt.«

In einem anderen Fall, von dem Clarke berichtet, stand Doppeltsehen im Vordergrund. Einer seiner Patienten hatte wegen Kopfschmerzen eine Drachme [= 3,9 g] der Urtinktur zu sich genommen. Als er nach draußen ging, konnte er nicht sagen, auf welcher Straßenseite er sich befand. Er war in der Nähe der St. Paul's Cathedral und sah statt einer Kathedrale deren zwei ... Heutzutage scheint es daher nicht sehr ratsam zu sein, Gelsemium in der ø einzunehmen, wenn man sich anschließend den Gefahren des Londoner Verkehrs aussetzen muß!

Hauptsymptome und charakteristische Symptome[*]

Geist und Gemüt. Benommenheit des Geistes [Kopfeingenommenheit, Duseligkeit], erleichtert durch reichlichen Abgang wäßrigen Harns.
Unfähigkeit zum Denken und die Aufmerksamkeit auf Etwas zu richten.[1]

Kopf wie zu leicht, mit Schwindel.[1]
Schwindel und Augenflirren wiederkehrend..., allmählich so zunehmend, dass alle Gegenstände sehr unbestimmt erscheinen.[1]
Häufiger Abgang wässerigen Harnes, und fast jedes Mal mit [Frostigkeit, Zittern und] einer entschiedenen Erleichterung der Schwereempfindung im Kopfe, [der Duseligkeit und Trübsichtigkeit].[1]
Empfindlichkeit und Quetschungsschmerz im Gehirn.[1]

Augen. Herabhängen der Augenlider.
Schwierigkeit die Augen zu öffnen oder offen zu halten.[1]
Trübsichtigkeit und Schwindel.[1]
Wie Rauch vor den Augen, mit Schmerz über denselben.[1]
Die Gegenstände erschienen doppelt.

Gesicht geröthet und heiss, auch beim Anfühlen...[1]
Schweres, dummes Aussehen des Gesichts.[1]
Sein Unterkiefer begann sich seitwärts hin- und herzubewegen; er hatte keine Kontrolle darüber.

Mund. Taubheit der Zunge.[1]
Die Zunge fühlte sich so dick an, daß er kaum sprechen konnte.
Er versuchte zu schlucken, konnte aber nicht.

Harnorgane. Häufiger Abgang hellen, klaren Harnes mit Erleichterung der Eingenommenheit und Schwere des Kopfes.[1]

Genitalien. Heftige, scharfe, wehenartige Schmerzen in der Uterusgegend, die bis in den Rücken und die Hüften ausstrahlen.

Herz. Unregelmäßiger Herzschlag.

---

[*] Die mit [1] bezeichneten Symptome sind der *Homöopathischen Arzneimittellehre aller in den Jahren* 1850–1862 *geprüften Mittel* von Alphons Possart (Burgdorf Verlag) entnommen. Das darin enthaltene Symptomenregister basiert auf der von E.M. Hale 1862 herausgegebenen Monographie über Gelsemium, die von Hering gesichtet, übersetzt und ergänzt wurde. Sie wurde noch im selbem Jahr im 64. und 65. Band der *A.H.Z.* veröffentlicht. — Anm.d.Ü.

Herzklopfen.
(Ausgeprägte Wirkung auf den Puls.)

Extremitäten. Zittern in allen Gliedern.
Verliert allmählich die Herrschaft über seine Glieder, so daß er deren Bewegung nicht gehörig zu lenken vermag.
Müdigkeit der Unterglieder bei wenig Anstrengung.[1]

Zittern und Schwäche. — Zittern (das den reichlichen Harnabgang begleitet).
Völlige Erschlaffung des ganzen Muskelsystems, mit vollständiger motorischer Lähmung.
Unaufgelegt und matt.[1]
Leichtes Ermüden, besonders der Beine.
Schwäche, Zittern … des ganzen Körpers.[1]

Frostigkeit, besonders den Rücken entlang.[1]

Glonoinum

NITROGLYZERIN, GLYCERYLTRINITRAT

Glonoinum — Nitroglyzerin — jene hochexplosive Flüssigkeit, die, mit einer porösen inerten Substanz vermischt [etwa Holzkohle oder Kieselgur], das ›tödliche Dynamit‹ bildet, das die Erde beben macht und Felsen sprengt — wird seinem Ruf selbst noch in potenzierter Form in der medizinischen Anwendung gerecht. Auch hier bewahrt es seine beängstigenden Eigenschaften: seine *Plötzlichkeit*, seine *berstenden* Empfindungen und Schmerzen und sein *Aufwärtsdrängen*, das den Schädel abzuheben und zu zersprengen droht.

Die Chemie ist schon eine faszinierende Sache, und sei es nur wegen ihrer ›Psychologie‹, wenn ich diesen Ausdruck hier gebrauchen bzw. mißbrauchen darf. Aus zwei tödlichen Substanzen kann sie durch Verbindung derselben etwas völlig Harmloses formen, was sogar lebensnotwendig sein mag. Auf der anderen Seite: zwei so milde und ›sanftmütige‹ Dinge wie das *Glyzerin* der Frisierkommode, das so inert ist, daß es noch nicht einmal ›schlecht wird‹, und der *Stickstoff*, jenes farb-, geschmack- und geruchlose Gas, das durch ein 4:1-Gemisch mit dem Lebenserhalter Sauerstoff dessen Eigenschaften so modifiziert, daß wir, statt innerlich rasch auszubrennen, mit jedem Atemzug genau die richtige Mischung zu uns nehmen, die unserem Leben förderlich ist und nicht etwa seine Zerstörung vorantreibt … daß sich diese beiden Stoffe, Stickstoff [bzw. Stickoxid] und Glyzerin, verbinden, um einen so hochgefährlichen Sprengstoff zu bilden, damit kann kein Mensch rechnen — es war absolut unvorhersehbar, bis es schließlich ›entdeckt‹ wurde. Aber, wie ein großer Chemiker einmal sagte, »niemand wäre *a priori* in der Lage zu sagen, wie auch nur ein Stück Zucker reagieren würde, wenn es in eine Tasse Tee gegeben wird«. Wissenschaft ist die hart arbeitende Tochter des Experiments; und von daher ist die Homöopathie durch und durch wissenschaftlich.

Dr. Hughes *(Pharmacodynamics)* weist darauf hin, daß die Medizin die Einführung dieser Arznei, auch wenn die alte Schule Glonoinum ebenfalls verwendet und sogar den Namen übernommen hat*, Constantin Hering verdankt, Hahnemanns bedeutendem Schüler. Doch können wir feststellen, daß die alte Schule — wie immer, wenn sie diese heftigen Arzneisubstanzen verwendet, die so oft die großartigsten Heilmittel der Homöopa-

* Heute ist es in der Schulmedizin nur noch unter dem Namen *Glyceryltrinitrat* bekannt. — Anm. d. Ü.

thie sind — sich notgedrungen ebenfalls in den phantastischen Bereich des Infinitesimalen begeben muß.

»Nitroglyzerin wurde 1847 von Sobrero entdeckt, doch es war zunächst nicht möglich, sich den Stoff für physiologische Experimente zu verschaffen, bis es noch im selben Jahr Morris Davis, einem Chemiker aus Philadelphia, nach langwierigen und mühsamen Versuchen unter der Leitung von Hering gelang, die Substanz in für die Prüfung ausreichender Menge herzustellen. Sie wurde hier und im Ausland umfassend geprüft (siehe Allens *Encyclopedia*), und die Symptome haben reichliche klinische Bestätigung erfahren.« — Hering, *Guiding Symptoms.*

Gerade mit der Abfassung dieses Kapitels beschäftigt, habe ich — hochwillkommen — eine wunderliche Bestätigung für die Sorgfalt und Exaktheit erhalten, mit der die Prüfungssymptome seinerzeit beobachtet und aufgezeichnet wurden …

Ein Arzt, der unter Zeitdruck geistig viel zu arbeiten hatte und von einem gräßlichen und sehr behindernden ›Vollheitsgefühl‹ in Hinterkopf und Nacken geplagt wurde, nahm eine Dosis Glonoinum, das, wie wir wissen, eine *solche* Blutfülle — *an eben diesem Ort* — hervorruft. Es waren lediglich ein paar Kügelchen einer C3-Potenz (das einzige Präparat, das er so schnell auftreiben konnte), wahrscheinlich längst unwirksam, wie er meinte, denn er hatte es unter einer Sammlung homöopathischer Mittel entdeckt, die jemandem gehört hatten, der schon lange, sicher seit 25 oder 30 Jahren tot war.

Nun, die Kopfschmerzen verschwanden bald (post oder propter hoc?), doch einige Tage später, als er gerade in der Ambulanz beschäftigt war, wurde er plötzlich einer unangenehmen Taubheit der *linken* Hand gewahr, die er nie zuvor verspürt hatte und die ihn ziemlich beunruhigte. Bald verschwand diese wieder, stattdessen aber stellte sich eine Taubheit der *Unterlippe* ein, ein Gefühl genau wie nach einer Kokaininjektion zur Zahnextraktion. Auch das verging, doch nur, um regelmäßig zurückzukehren: erst die linke Hand und dann die Unterlippe — nirgendwo sonst, stets genau auf diese Bereiche beschränkt. Noch am selben Abend brachten ihn diese recht besorgniserregenden Empfindungen dazu, in Kents Repertorium nachzuschlagen, um dort, falls es erforderlich werden sollte, das Heilmittel zu finden. Unter [Gesicht, Empfindungen] »Taubheit, Unterlippe« entdeckte er nur zwei Mittel: Calc. und *Glon.* Dann sah er nach unter »Extremitäten, Taubheit, Pelzigsein, Hand, links« und fand eine Reihe von Mitteln, darunter *Glon.* im 2. Grad! So fand diese Mißempfindung also eine befriedigende Erklärung; und erst recht interessant war es, daß Glonoinum weder bei Taubheit der rechten Hand noch bei Taubheit der Oberlippe erwähnt ist.

Hauptsymptome[*]

Geist und Gemüt. Maulfaul, wollte kaum Antwort geben.[I]
Es scheinen bekannte Strassen fremd, der Heimweg zu lang.[I]

Kopf. [Fliegende Hitze im Kopfe und] deutliches Fühlen der Pulsschläge im Kopfe.[I]
Pulsiren im Vorderkopfe.[I]
Sogleich Gefühl als wäre der Kopf zu gross.[I]
Der Kopf fühlte sich enorm groß an.
Drücken und Klopfen in den Schläfen.[I]
Pressender Schmerz von innen nach außen in beiden Schläfen.[I]
Vollheit im Kopfe und Klopfen, ohne Schmerz.[I]
Kopf sehr voll; Puls voll und schnell; Gesicht rot.
Als stiege das Blut nach dem Kopfe.[I]
Gefühl, als hinge er mit dem Kopf nach unten und als bestünde infolgedessen ein großer Blutandrang zum Kopf.
Der Schädel schien zu klein zu sein, mit einem Gefühl, als wollte das Gehirn diesen sprengen.
Wundheitsschmerz durch den ganzen Kopf; er fürchtet sich den Kopf zu schütteln, es ist ihm, als würde er in Stücken fallen.[I]
Hält den Kopf mit beiden Händen.[I]
Presst die Hände auf den Vorderkopf.[I]
Schlagen im Gehirn, synchron mit jedem Pulsschlag der Arterien.
Wellenförmiger oder wogend sich bewegender Schmerz im Kopf.
Klopfen im Kopfe.[I]
Klopfen in den Schläfen.[I]
Pochen in den Schläfenarterien, die herausgetreten waren und sich wie Peitschenschnüre anfühlten.
Vollheitsgefühl im Scheitel und in der Stirn.
Schütteln [des Kopfes] verschlimmert den Kopfschmerz.[I]
Kopfweh an feuchten regnichten Tagen, nach Erkältung und nach vielem Sitzen und Geistanstrengen.[I]

Augen sehr geröthet, mit wildem Ausdruck, beim Kopfweh.[I]
Rothe, injicirte Augen beim Kopfweh.[I]

---

[*] Herings *Guiding Symptoms* und Allens *Encyclopedia.* Herings umfangreiche Monographie über das ›Glonoin‹ ist in seinen *Amerikanischen Arzneiprüfungen* zu finden, die 1857 veröffentlicht wurden; die hieraus entnommenen Symptome sind mit [I] gekennzeichnet. Allerdings stammen auch die meisten anderen Symptome von Hering und seinen Mitprüfern, und zwar aus der 1874 erschienenen revidierten und erweiterten englischen Fassung, publiziert in der *New England Medical Gazette* (zitiert nach Allen). — d. Ü.

Mund. Pulsirender Schmerz in allen Zähnen.[1]

Weibliche Genitalien. Heftige Kopfkongestion bei Plethorischen durch abrupte Unterdrückung der Menses — oder anstelle der Menses erscheinend.

Kopfschmerzen, die nach profusen Uterusblutungen auftreten.

Blutandrang nach dem Kopfe bei Schwangern, besonders mit Gesichtsblässe, Sinnevergehen, bewusstlosem Hinsinken, kaltem Schweisse.[1]

Herz. Heftiges Herzklopfen mit Pochen der Karotiden und pulsirendem Kopfweh in der Stirngegend und zwischen beiden Schläfen.[1]

Mühsam arbeitende Thätigkeit des Herzens mit einer eigenthümlichen Oppression, bei sehr frequentem Pulse.[1]

Das Blut scheint zum Herzen zu drängen und dann rasch in den Kopf aufzusteigen.

Extremitäten. Beim Versuch aufzustehen solche Schwäche der Beine, daß er nicht stehen konnte.

Klopfen im ganzen Körper, [besonders im Scheitel].[1]

Epileptische Krämpfe, bei abwechselndem Blutandrang zum Kopf und zum Herzen.

Folgen der heftigen Einwirkung der Sonnenstrahlen.[1]

(Bei Fieber:) Fliegende Hitze; aufsteigende Hitzewellen.

Andere wichtige oder sonderbare Symptome

Kannte Niemand, stiess ihren Mann und ihre Kinder zurück, raste, schrie, wollte zum Hause hinauslaufen; springt aus dem Bette, fällt, weil die Knie versagen.[1]

Grosse Furcht bei dem Gefühle, als wäre die Brust wie zusammengeschraubt; beim Gefühle, als wäre der Hals angeschwollen.[1]

Fürchtet, der Tod stünde kurz bevor; vergiftet zu sein.

Folgen geistiger Erschütterungen, Schreck, Furcht, Beleidigung, und mechanischer Erschütterung mit langwierigen Folgen in den erschütterten Theilen.[1]

Verlust des Orientierungssinns, der zehn Jahre zuvor begonnen hat; verläuft sich selbst in Straßen, die er seit Jahren entlanggeht; in bezug auf alles andere keine Probleme (geheilter Fall).

So schweres Besinnen, daß er nicht einmal sagen konnte, wo er war.

Als er (nach dem Kopfweh) durch die Strassen nach Hause ging, kamen ihm alle Dinge fremdartig vor, nicht so wohlbekannt wie sonst, alle paar Augenblicke musste er sich umsehen, ob er auch in der rechten Strasse sei; es schien ihm, als ob die Häuser nicht recht gestellt wären. Auf einem Wege, den er seit Jahren täglich wenigstens viermal zurücklegt.[I]

Vertrug es nicht, wenn sich sein Kopf auf einer Ebene mit dem Körper befand, der Kopf mußte hochgelagert sein.

Hinfallen ohne Bewusstsein, mit Zuckungen und Schaum vor dem Munde, nach Wechsel von Herzklopfen und Kopfcongestionen.[I]

Häufiger Blutandrang zum Kopf, der jedesmal ein Kältegefühl verursacht.

[Spannungskopfschmerz, gefolgt von] Enge- und Erstickungsgefühl um den Hals, wie von Strangulation.

Gefühl von Steifheit oder Spannung am Kopfe und Halse, als ob dieselben eingeschnürt worden wären; die Kleidung scheint zu eng.[I]

Schmerz in … Balggeschwülsten auf der Kopfschwarte, als … würde ein Fingerhut fest darauf gedrückt.[I]

Jede Bewegung des Kopfes von Seite zu Seite erhöhte den [Kopf-] Schmerz, nicht aber die Bewegung des Kopfes vorwärts und rückwärts.[I]

Kopfschmerz: vergeht im Schlaf; besser im Freien; besser durch Kaffeetrinken, nach wenigen Stunden; Tee lindert noch mehr.

Hat das Gefühl, als wäre eiskalter Schweiß auf der Stirn, was aber nicht der Fall ist.

Er vertrug es nicht, wenn ihm die Sonne auf den Kopf schien; ebensowenig die Berührung eines Hutes am Kopf.

Schrecklicher Kopfschmerz, läuft im Zimmer umher und preßt den Kopf mit beiden Händen zusammen; hat das Gefühl, als wollte der Kopf zerspringen; schlägt mit dem Kopf gegen die Wand.

Gehirnhyperämie durch den Einfluß übermäßiger Kälte oder Hitze.

Folgen des Haarabschneidens.[I]

Sonnenstich.[I]

Sagt: ihre Augen fielen heraus; sagt: es risse ihr die Augen heraus.[I]

Augenschwäche …, die Buchstaben wurden zu klein …[I]

Blitze, Funken, Nebel oder schwarze Flecken vor den Augen.

Drehen vor den Augen; undeutliches [confused] Sehen.

Stierer, wilder Blick; Vortreten der Augen.

Supraorbitalneuralgie; Schmerz beginnt gewöhnlich um 6 Uhr morgens und hält bis 11 oder 12 Uhr an.

Kalter Schweiss im Gesicht bei Blutandrang nach dem Kopfe.[I]

Taubheit in der Unterlippe mit einem Gefühl, als wäre dieselbe bedeutend angeschwollen.[1]

Seltsames Gefühl im Kinne; es fühlte, als ob es verlängert würde bis herunter zu den Knieen; er musste immer wieder mit der Hand nach dem Kinne fahren, um sich zu überzeugen, dass es nicht so sei. Hatte das Kinn vor 20 Jahren bei einem Falle darauf bedeutend erschüttert und verletzt.[1]

Zunge etwas taub.[1] — Zunge und Mund wie verbrannt.[1]

Stechen ... Sticheln ... Stechendes Beissen auf der Zunge.[1]

Zusammenschnürungsgefühl am oberen Kehlkopf; im Hals, als würde er erdrosselt.

Wein verschlimmert alle Symptome; alkoholische Stimulantien verursachen Delirium, Kongestion, Stupor etc.

Seekrankheit.[1]

Flaues, warmes, Übelkeit erregendes Gefühl in Brust und Magen, ähnlich dem bei drohender Seekrankheit; auch leichtes Schwindelgefühl, besonders beim Umherbewegen.

Störungen der Blutzirkulation im Gehirn zur Zeit der Menopause.

Hitzewallungen zum Kopf während des Klimakteriums.

Heftiges Herzklopfen; Gefühl, als würde sie sterben; Taubheit im ganzen linken Arm.

Pressen im Herzen und wie Zusammenziehen desselben.[1]

Wechselnd Blutandrang nach dem Herzen und im Kopfe.[1]

»Als interkurrentes Mittel bei Angina pectoris, um den Organismus daran zu hindern, sich an den Einfluß von AURUM MURIATICUM zu gewöhnen.«

Ein Hitzegefühl erstreckt sich vom Nacken den Rücken hinunter.[1]

Brennende Hitze zwischen den Schultern.[1]

Alte Kontusionen und Erschütterungen (des Kopfes und der Wirbelsäule).

Die Kniee versagen (beim aus dem Bettesteigen wegen Kopfweh).[1]

Unsicher im Gehen.[1]

Schlottern der Knie und Schenkel bei Kopfweh.[1]

Epileptische Konvulsionen, mit geballten Fäusten und Hochschnellen der Hände und der Beine.

Spreizt während der Krämpfe Finger und Zehen auseinander.

Convulsionen, besonders links, mit gespreizten Fingern.[1*]

---

[*] Dieses (von Hering selbst beobachtete) Symptom ist in den *Guiding Symptoms* wahrscheinlich nicht richtig wiedergegeben; es heißt dort: »Convulsions, especially left fingers spread apart.« In der *Condensed Materia Medica*, die Hering noch selbst redigiert hat, entspricht der Sinn dem in den *Amerikanischen Arzneiprüfungen:* »Convulsions ...; left-sided, with fingers spread.« — Anm.d.Ü.

Kann die Zunge nicht gerade herausstrecken.
Unruhiger Schlaf; erwacht mit Furcht vor Schlaganfall.
Kongestionen: das Blut drängt aufwärts; Gefäße pulsieren; Venen (Jugularis, Temporalis) vergrößert.
Passt mehr bei scheinbarer Blutfülle als bei wirklicher; am allermehresten bei solchen, die zu schnellen Schwankungen in der Blutvertheilung sehr geneigt sind.[1]
Nützlich als Ersatz für Aderlässe.
Antidotiert durch: ACON., CAMPH., COFF., NUX-V.
Vergleiche: AML-N., BELL., FERR., GELS., KALI-N., NAT-C., NAT-N., OP., STRAM.

◊

Wie aus Obigem zu ersehen, ist die Wirkung von Glonoinum so ausgeprägt lokalisiert, so plötzlich, so fest umrissen, so beängstigend und quälend und darum so arzneilich, daß man sie schwerlich vergessen kann, wenn man sie einmal begriffen hat — ja es lohnt sich kaum, noch viel Worte darüber zu verlieren!

Dennoch wollen wir einmal sehen, was unsere großen Meister, was unsere Arzneimittellehren darüber zu sagen haben. Der eine legt, entsprechend seinen Erfahrungen, mehr Wert auf diesen Punkt, der andere auf jenen; und so lernt man doch manches dazu.

Hughes schreibt: »Der Name *Glonoin* wurde von Dr. C. Hering, der es in die medizinische Praxis eingeführt hat, aus der ›chemischen Formel‹ ($GlON_3O_5$*) gebildet, die seine Zusammensetzung beschreibt. Hering prüfte es im Jahre 1848 an sich selbst und anderen. …

Die Wirkung von Glonoinum ist auf einen sehr kleinen Bereich begrenzt. Wenn jemand seine Zunge mit einer 5 %igen Nitroglyzerinlösung in Berührung kommen läßt, wird er mit ziemlicher Sicherheit innerhalb weniger Minuten feststellen, daß sein Puls um 20, 40 oder sogar 60 Schläge pro Minute gestiegen ist. Möglicherweise wird er am ganzen Körper ein Klopfen verspüren, fast stets aber im Kopf, und dort wird es immer weiter pulsieren, bis sich schließlich heftige, berstende Kopfschmerzen entwickeln. Gleichzeitig wird sich wahrscheinlich ein leichtes Schwindelgefühl einstellen, ein Gefühl von Vollheit im Kopf und am Herzen sowie ein Zusammenschnürungsgefühl im Halsbereich. … All das erinnert uns an AMYLIUM NITROSUM, … wenngleich die Wirkungen der beiden Mittel nicht identisch sind. AMYLIUM NITROSUM ruft eine allgemeine Rötung hervor,

* Die eigentliche chemische Summenformel lautet $C_3H_5N_3O_9$. — d. Ü.

ohne deutliche Klopfempfindung oder besondere Lokalisation im Kopf; auch wird der Puls nicht wesentlich beeinflußt. ... Es scheint nachgewiesen zu sein, daß AMYLIUM NITROSUM seinen dilatierenden Effekt direkt auf die Arterien ausübt, indem es deren Muskelwandungen paralysiert, ... während Nitroglyzerin auf die Nervenzentren des Kreislaufs einwirkt und sich auf diese Sphäre beschränkt.«

Dann unterscheidet er zwischen der Wirkung von Glonoinum und BELLADONNA. »Bei BELLADONNA wird die Blutzirkulation im Kopf angeregt, weil das Gehirn gereizt ist; bei Glonoinum wird das Gehirn gereizt, weil die Zirkulation angeregt ist. Es ist oft bei Hyperämiezuständen angezeigt, wie sie von übergroßer Hitze oder Kälte verursacht werden können, durch starke Emotionen, durch mechanische Erschütterungen oder durch Unterdrückung der Menses oder anderer Blutungen und Ausscheidungen.«

Als Beispiel für eine zerebrale Hyperämie aufgrund von Hitzeeinwirkung nennt Hughes den *Sonnenstich;* doch nicht nur hier, sondern auch bei den quälenden Nachwirkungen desselben sowie bei Kopfschmerzen infolge übermäßiger Sonneneinstrahlung hat er es als sehr nützlich befunden.

Und er meint: »Der vielleicht größte Segen, den Dr. Hering den Patienten gebracht hat, als er Glonoinum in die Medizin einführte, ist die Linderung, die es bei menstruationsbedingten Störungen der Gehirndurchblutung verschafft, wie beispielsweise bei der starken Gehirnkongestion, die bei plethorischen Frauen durch plötzliche Unterdrückung der Menstruation induziert wird. Hier ist Glonoinum ein wirkliches Simillimum; bei einer Prüferin von Dr. Dudgeon, die das Mittel während ihrer Regel einnahm, stoppte diese unmittelbar darauf, und Kopfschmerzen setzten ein, welche zum Abend hin an Heftigkeit immer mehr zunahmen. ... Glonoinum wirkt nicht, wie LACHESIS oder AMYLIUM NITROSUM, auf die allgemeinen Hitzewallungen des Klimakteriums, doch ist es von größtem Wert, wenn diese im Kopf lokalisiert sind.«

Weiter schreibt er: »Es war die Feststellung seines Entdeckers Sobrero, daß ›selbst eine winzige auf die Zunge gebrachte Menge heftige Kopfschmerzen von mehreren Stunden Dauer hervorruft‹, welche Dr. Hering veranlaßte, die Wirkung dieser Substanz zu erforschen. ...

Vollheit, Spannung, Klopfen, Zerspringen — dies sind die Ausdrücke, die von den Prüfern benutzt wurden, um die Art ihrer Kopfschmerzen zu beschreiben. ... Ebenso rasch, wie es bei Gesunden Symptomen hervorruft, scheint es auch heilend auf Kranke zu wirken [nämlich innerhalb von 5-20 Minuten].«

Hughes spricht ferner von der bemerkenswerten Fähigkeit der Arznei, paroxysmale Neuralgien zu bessern, und in manchen Fällen seien diese sogar auf Dauer geheilt worden.

Guernsey stellt uns Glonoinum und seine Nutzanwendungen in Kurzfassung vor: »Beschwerden infolge Überhitzung des Kopfes bei Schriftsetzern, bei Menschen, die ständig unter einer (Gas-) Lichtquelle arbeiten, deren Hitze ihnen direkt auf den Kopf strahlt; üble Folgen von Sonnenstich; *kann keinerlei Wärme am Kopf vertragen;* kann nicht in der Sonne gehen, muß im Schatten gehen oder einen Sonnenschirm tragen; verträgt keine Ofenhitze; starker Schwindel, wenn er sich aufrichtet: beim Aufsetzen im Bett, beim Aufstehen vom Sitzen, etc.

Hitze im Kopf; klopfender Kopfschmerz. Der Patient fühlt sich selbst in einer vertrauten Straße oder Umgebung verloren oder fremd, alles erscheint ihm fremdartig und unbekannt.«

Für Nash ist Glonoinum in erster Linie eines unserer großen ›Kopfmittel‹. Er sagt, er habe zu Beginn seiner Praxis immer ein kleines Fläschchen der 1. Dilution in seinem Koffer dabeigehabt — für diejenigen, die meinten, über den jungen Doktor und seine Zuckerpillen spötteln zu müssen. Und fast immer habe er die Zweifler innerhalb fünf oder zehn Minuten davon überzeugen können, daß auch kleine Gaben eine große Macht besitzen; indem er ihnen einen Tropfen davon auf die Zunge gab, wurde sehr schnell der typische klopfende Kopfschmerz erzeugt. Nie habe jemand nach diesem Experiment noch nach einem weiteren Beweis für die Wirksamkeit homöopathischer Arzneien verlangt.

(Eine junge Ärztin im ›Neuen‹, wie wir das *Elizabeth Garrett Anderson Hospital* damals nannten, hat mir einmal sehr eindrucksvoll die schrecklichen Kopfschmerzen geschildert, die sie bekommen hatte, nachdem sie mit der Zunge ein Nitroglyzerin-Präparat berührt hatte.)

Die Schmerzen von BELLADONNA setzen plötzlich ein und hören plötzlich auf — bei Glonoinum ist dies sogar noch ausgeprägter.

Nash sagt: »Glonoinum paßt besser für das erste oder kongestive Stadium entzündlicher Gehirnkrankheiten, während BELLADONNA weiter reicht und auch dann noch das geeignete Mittel sein kann, wenn sich die Entzündung voll entwickelt hat.« Beide können nicht die geringste Erschütterung vertragen; aufwärtsdrängende ›Wellen‹ von Schmerzen sind jedoch höchst charakteristisch für Glonoinum.

Farrington betont, daß die Leitidee für die gesamte Symptomatologie dieser Arznei sich in diesem einen Satz ausdrücken lasse: *Neigung zu plötzlichen und heftigen Schwankungen des Blutkreislaufs.* Auf dieser Grundlage könnten wir die anderen Symptome leicht verstehen.

»Glonoinum wirkt sehr schnell und sehr heftig. ... Das Pochen (im Kopf) ist keine bloße Empfindung, es ist eine Tatsache. Es hat wirklich den

Anschein, als würden die Blutgefäße jeden Augenblick platzen, so heftig ist die Wirkung des Mittels. ... Das Blut scheint in einem einzigen mächtigen Strom das Rückgrat hinauf in den Kopf zu drängen. Die äußeren Jugularisvenen sehen aus wie zwei gewundene Stränge; die Karotiden pulsieren heftig, sind hart und gespannt und lassen sich kaum komprimieren. Das Gesicht ist tiefrot. Dieses Pochen geht entweder mit dumpfen, quälend drückenden oder mit scharfen, heftigen Schmerzen einher.

Sonnenstich ... Glonoinum ist auch unser bestes Mittel bei den Folgen übermäßiger Hitzeeinwirkung, ob die Beschwerden nun von direkter Sonnenstrahlung, von heißem Wetter oder z.B. vom Arbeiten in der intensiven Hitze eines Hochofens herrühren, wie es bei Gießern oder Maschinisten der Fall ist. Diese Hitzefolgen beschränken sich nicht allein auf den Kopf, sondern können den ganzen Körper mit einbeziehen; es kommt zu Atembeklemmungen, mit Herzklopfen, Übelkeit und Erbrechen. Die Übelkeit ist allerdings nicht gastrischen, sondern zerebralen Ursprungs ... Neben Appetitlosigkeit besteht ein scheußlich flaues Gefühl in der Magengegend, außerdem oft Durchfall. ... Die Augen fühlen sich zu groß an und treten hervor, als wollten sie aus dem Kopf springen. Augenerkrankungen infolge sehr heller Lichteinwirkung ...; die Blutgefäße der Retina sind erweitert, in Extremfällen kann es auch zu Netzhautblutungen kommen. ... Glonoinum ist außerdem ein großartiges Mittel bei Konvulsionen während der Wehen oder im Wochenbett; das Gesicht ist dabei hellrot und gedunsen, der Puls voll und hart, der Urin eiweißhaltig. ...

Wohlbekannte Straßen kommen dem Patienten plötzlich fremd vor (PETROLEUM). ...Nehmen wir an, jemand, der zu apoplektischen Kongestionen neigt, bekommt plötzlich auf der Straße eine solche Attacke und weiß nicht mehr, wo er ist: dann ist Glonoinum sein Heilmittel.

Üble Folgen von Furcht oder Schreck (OPIUM). Schreckliche Befürchtungen, manchmal auch die Furcht, vergiftet zu werden. ...

Ein weiterer Anwendungsbereich von Glonoinum sind Traumata. Es ist ein exzellentes Heilmittel bei Schmerzen und anderen abnormen Empfindungen, die als Spätfolgen lokaler Verletzungen auftreten. Lange Zeit nach der Verletzung schmerzt der betroffene Körperteil oder fühlt sich wund an; eine alte Narbe kann wieder aufbrechen.«

Farrington weist auf die Unterscheidungskriterien von BELLADONNA und Glonoinum hin, »weil sie ansonsten bezüglich der Kongestionen und Entzündungen des Gehirns bei Kindern und alten Leuten viele Gemeinsamkeiten zeigen; was die Zahl der bestätigten Heilungen betrifft, teilen sie sich bei diesen Erkrankungen die Lorbeeren.«

Glonoinum	Belladonna
Cri encéphalique.	(Weniger ausgeprägt.)
Rückwärtsbeugen des Kopfes:	
verschlimmert.	bessert.
Kopf fühlt sich enorm groß an.	(Nicht so charakteristisch.)
> Entblößen des Kopfes. Besser im Freien.	> Bedecken des Kopfes.

Ich möchte schließen mit einigen Schlaglichtern auf Kents sehr lebendige Schilderung unseres Mittels. Wiederholungen sind hier nicht zu vermeiden — aber sie dienen schließlich auch dazu, die wichtigsten Tatsachen noch einmal hervorzuheben und dem Gedächtnis einzuprägen.

»Blutwallung zum Kopf und zum Herzen. Gefühl, als würde alles Blut des Körpers zum Herzen drängen. ... Hereinfluten des Blutes in den Kopf; ein warmes, glühendes Gefühl im Kopf; oder intensives Glühen von Magen oder Brust bis in den Kopf hinauf, zuweilen von Bewußtseinsverlust begleitet. Wellenartige Empfindungen im Kopf, als würde die Schädeldekke angehoben und wieder gesenkt — oder ausgedehnt und zusammengezogen; dabei sehr starke Schmerzen, als ob der Schädel platzen wollte. Heftiges Klopfen, manchmal wie das Schlagen von Hämmern; jeder Pulsschlag tut weh im Kopf; selbst Finger und Zehen können pulsieren. ...

Die Kopfbeschwerden finden Erleichterung in der freien Luft; schlimmer durch Wärme, oft besser durch kalte Anwendungen; schlimmer im Liegen, vor allem wenn der Kopf niedrig liegt. Extremitäten kalt, blaß und schwitzend, Kopf heiß und Gesicht dunkel oder hell gerötet. ... Mund sehr trocken; Augenlider trocken, kleben an den Augäpfeln fest. ... Alle Grade der Benommenheit, bis hin zur Bewußtlosigkeit.

Sonnenstich. ... Plötzlicher Blutandrang zum Kopf. ... Kälte ist angenehm am Kopf, Wärme angenehm an den Gliedern. In einem kühlen Raum, bei offenem Fenster und mit einer Decke über den Beinen, werden die Konvulsionen gebessert, und der Patient kann leichter atmen. ...

Bei Apoplexie vermindern Arzneien wie OPIUM und Glonoinum den Blutdruck, wenn die Symptome übereinstimmen. Sie bringen den Kreislauf ins Gleichgewicht, und der Patient kann möglicherweise gerettet werden. ...

Wenn er aufrecht im Bett sitzt, werden Sie ihn oft beide Hände mit aller Kraft gegen den Kopf pressen sehen, bis die Arme vollkommen erschöpft sind. Er möchte eine Bandage um den Kopf oder eine feste Kappe darauf. ... *Schlimmer durch Wein; schlimmer im Liegen.* ... Es ist erstaunlich, wie lange ein Glonoinum-Patient dasitzen kann, ohne einen Muskel zu bewegen — so schmerzhaft ist jede Bewegung. ... Auf dem ganzen Scheitel besteht ein Gefühl, als ob ein heißes Eisen darauf läge oder als ob direkt daneben ein heißer Backofen wäre.«

Graphites

GRAPHIT, REISSBLEI

Hahnemann stellt uns diese wertvolle Arznei im 3. Band seiner *Chronischen Krankheiten* vor. Er sagt:

»Man pülvert einen Gran des reinsten Reissbleies aus einem sehr feinen, englischen Bleistifte und verfertigt ... zuerst die millionfach potenzirte Pulver-Verdünnung.« Die so entstandene C3-Potenz wird dann in gewohnter Weise flüssig weiter verdünnt und potenziert bis zur C30 (»Decillion«), »in welchen Formen und Potenz-Graden dann diese Arznei zu homöopatisch antipsorischem Gebrauche angewendet wird, zu 1, 2, damit befeuchteten, kleinsten Streukügelchen auf die Gabe.

Der reinste Graphit ist eine Art mineralischer Kohle, deren geringer Gehalt an Eisen wohl nur als Beimischung und nicht zum Wesen des Graphits gehörig anzusehen ist«, was dadurch bestätigt werde, daß auch der (reine) Diamant »bei der Behandlung mit Kali-Metall« in Graphit übergehe.

Hahnemann wurde auf das Mittel aufmerksam durch die Beobachtungen eines deutschen Arztes bei Arbeitern »in einer Spiegel-Manufaktur in Venedig, die er den Graphit äusserlich zur Vertreibung der Flechten anwenden sah. ... Wir gehen etwas weiter — und finden den Graphit als ein sehr dienliches Antipsorikum, es mögen nun bei der (unvenerischen) chronischen Krankheit Flechten mit zugegen seyn oder nicht ...«

Es wurde erstmals von ihm selbst und vier Mitarbeitern geprüft.

Graphites wirkt besonders auf die Ohren, die Haut und die Nägel; und Guernsey sagt: »Es paßt sehr gut auf Frauen mit einer Neigung zu ungesunder Korpulenz, die u. U. deformierte Nägel haben und die von den charakteristischen Exsudationen, von Menstruationsbeschwerden usw. betroffen sind.«

Nash entwirft von Graphites wieder einmal eine seiner großartigen Skizzen:

»Hautausschläge, die eine dicke, honigartige Flüssigkeit absondern.

Schleimhautöffnungen: Augenlider entzündet, mit Pusteln; Ausfluß aus den Ohren, nässende, wunde Stellen hinter den Ohren; Mundwinkel eingerissen; am After Ausschläge, Jucken, Fissuren.

Die Nägel werden dick, rissig, unförmig.

Obstipation; die Stühle sind knotig, mit großen, durch Schleimfäden verbundenen Kotballen.

Diarrhoe; Stühle braun-flüssig, mit unverdauten Substanzen vermischt und von unerträglichem Geruch.

Traurig und wehmütig; Neigung zum Weinen; muß dauernd an den Tod denken.

Besonders geeignet für Menschen mit Fettsuchtneigung, vor allem für korpulente Frauen mit verspäteter Regel.

Hört besser bei Lärm, beim Fahren im Wagen …

Gefühl von Spinnweben im Gesicht; ist sehr bemüht, sie abzuwischen.«

Er berichtet von zwei Fällen:

(1) Ein seit zwanzig Jahren bestehendes Unterschenkelekzem bei einer alten, fettleibigen Frau; SULFUR CM brachte einen Ausschlag am ganzen Körper hervor, der eine zähe, klebrige Flüssigkeit absonderte. Eine Gabe Graphites CM heilte dieses Symptom sowie das Ekzem und »hinterließ auch die übrige Haut so glatt wie die eines Kindes«.

(2) Ein dreijähriges Kind litt an einem Ekzem der Kopfhaut, das unter allopathischer Lokalbehandlung verschwand. Bald darauf trat jedoch eine hartnäckige Enterokolitis auf, und so kam es, daß Nash hinzugezogen wurde. Das Kind war bereits sehr abgemagert, und die Stühle waren braun-flüssig, vermischt mit unverdauten Nahrungsbestandteilen und von unerträglichem Gestank. Wegen der Unterdrückung des Ausschlags in der Vorgeschichte entschied sich Nash für Graphites (anstelle von CHINA, das ähnliche Stühle haben kann) und nach einer Dosis 6M erholte sich das Kind vollständig und sehr schnell.

Hinsichtlich der Lidekzeme vergleicht er Graphites mit SULFUR: »Bei Graphites ist der Ausschlag feucht, und die schrundigen Lidränder sind von Schuppen und Krusten bedeckt; bei SULFUR sind die Lidränder — wie alle anderen Körperöffnungen — sehr rot. …

Alte, harte Narben weichen unter der Wirkung von Graphites auf und verschwinden, insbesondere solche, die nach Mammaabszessen zurückgeblieben sind.«

Nash schließt mit den Worten: »Graphites heilt Beschwerden *vielerlei Art,* wenn zwei Dinge vorhanden sind:

1. *die eigentümliche Neigung zu Fettleibigkeit;*
2. *die charakteristischen klebrigen Ausschläge.*«

◊

Was die Wirkung des Mittels auf *Narbengewebe* angeht, die ich mehr als einmal bestätigt gefunden habe, möchte ich gern eine längere Passage aus Kents Vorlesung zitieren, denn in der letzten Ausgabe seiner *Lectures* scheint dieser Abschnitt unerklärlicherweise abhanden gekommen zu sein.

Er sagt dort von Graphites: »Bei diesem schlechten Zustand der Ernährung und der Blutbildung regeneriert sich der Organismus nur notdürftig, und daher sind auch die Narben von minderwertiger Qualität; sie indurieren und bilden Kontrakturen. Alte Narben bereiten bei diesem Mittel viele Beschwerden. Sie neigen dazu, Verhärtungen und Knoten zu entwickeln. Denken Sie an Graphites bei Schwangeren bzw. Stillenden, die mehrere Jahre zuvor Abszesse in den Brüsten hatten, wenn zu dem Zeitpunkt, wo die Milchsekretion für ein Neugeborenes in Gang kommt, an dem Ort eines alten Abszesses ein neuer zu entstehen droht; oder wenn sich an der Stelle einer alten Narbe die Brust unter Bildung einer knotigen Verhärtung entzündet und schmerzhaft empfindlich wird, während die übrige Brust weich ist und normal erscheint. Das minderwertige Narbengewebe hat sich mit der Zeit immer mehr verhärtet, und diese Indurationen bilden nun gewissermaßen kleine Strikturen, die den Abfluß der Milch behindern. In solchen Fällen wird Graphites häufig den Verhärtungsprozeß zum Stillstand bringen, die Härte der alten Narbe beseitigen und das Wohlbefinden der Patientin wiederherstellen. Wenn Sie eine schwangere Frau kennen, die an einer alten, kurz vor der Entbindung knotig sich verändernden Narbe leidet, geben Sie in der Regel zuerst Graphites, es sei denn, der Zustand verlangt nach einem anderen, speziellen Mittel.«

Er weist darauf hin, daß die Ausschläge von Graphites nicht nur klebrig sind, sondern auch vorzugsweise an den Beugeseiten auftreten (SEPIA) — in Ellbeugen, Leisten, Kniekehlen — sowie hinter den Ohren und in den Mund- und Augenwinkeln. Doch kommen sie auch an anderen Orten vor, wie z.B. der *Milchschorf;* die Krusten schwitzen hier eine zuweilen übelriechende (MEZEREUM) Flüssigkeit aus, welche die Krusten von der Haut abhebt.

Graphites ist für Kent ein »sehr lang wirkendes, nützliches und wertvolles Heilmittel«.

Hinsichtlich des Narbengewebes erinnere ich mich vor allem an zwei Fälle, bei denen durch Graphites-Gaben durchschlagende Besserungen erzielt werden konnten (in beiden Fällen durch CM-Potenzen). Ein Mädchen mit einem steifen Ellbogengelenk nach einer Entzündung (soweit ich mich entsinne, war sie rheumatischer Natur): Sie hatte die Adhäsionen chirurgisch durchtrennen lassen, doch wuchsen diese wieder zusammen, so daß sie sich nach einem Jahr erneut bei uns vorstellte. Diesmal erhielt sie Graphites, und innerhalb eines Monats war der Ellbogen frei beweglich. In dem anderen Fall konnte die völlige Mobilisierung eines kleinen Fingers erreicht werden, an dem es nach einer Entzündung zu einer Kontraktur mit vollkommener Unbeweglichkeit gekommen war.

In der Literatur heißt es: »*Graphites ist fett, frostig, verstopft.* Es wirkt am besten, wenn eine Neigung zu Fettleibigkeit besteht.«

In unserer Ambulanzabteilung sehe ich des öfteren, daß Graphites in hoher Potenz bei fettleibigen älteren Frauen eine bemerkenswerte Wirkung zeigt. Farrington ergänzt: »Diese Fettleibigkeit ist nicht das gesunde, feste Fleisch eines zwar stämmigen, aber kräftigen und robusten Menschen, sondern jene Art Fett, die wir auch bei CALCAREA sehen und die ein Zeichen mangelhafter Ernährung ist.«

Er stellt folgende Punkte heraus:

»Die Patienten frieren ständig, ob sie im Hause sind oder draußen.

Neigung zu Blutandrang zum Kopf, mit Erröten des Gesichts, genau wie es auch FERRUM eigentümlich ist. Die Patienten empfinden einen plötzlichen Ruck am Herzen, und dann strömt das Blut zum Kopf.

Anämie. Die Schleimhäute neigen zu Blässe — ebenso wie bei FERRUM.*

Blepharitis. Verdickung der Augenlider, besonders entlang den Lidrändern, die mit Schorfen und Schuppen bedeckt sind.

Die Blepharitis ist schlimmer in den Augenwinkeln, den Canthi. Wenn darüber hinaus die Lidränder die Tendenz haben, aufzuspringen und zu bluten, brauchen Sie nicht länger zu zögern, Graphites zu geben.

Die Augenwimpern ›verwildern‹, drehen sich nach innen zum Augapfel und reizen die Conjunctiva. Verhärtete Gerstenkörner. Doppeltsehen.

Die Augensymptome ähneln in vielem CALCAREA; doch hat CALCAREA Kopfschweiß und feuchte, kalte Füße, was bei Graphites nicht so hervortritt.

ARSENICUM hat die gleichen brennenden und wundmachenden Absonderungen aus den Augen wie Graphites, unterscheidet sich aber darin, daß die Lider krampfartig verschlossen sind; ansonsten sind die Symptome oft frappierend ähnlich.

Bei SULFUR sind die Lidränder röter, bei Graphites blasser als normal.«

Und zum Thema Narben sagt Farrington: »Schon vor langer Zeit hat man beobachtet, daß bei Graphit-Arbeitern wunde Stellen an den Händen meist rasch abheilten und Narben verschwanden. ... Einem Kind mit Narbenkontrakturen nach einer Augenoperation konnte durch Graphites so weit geholfen werden, daß die betroffenen Teile wieder ihre Normalposititon einnahmen.«

◊

* *Diese Symptome sind interessant im Hinblick auf die »Beimischung von Eisen« im Graphit. Graphites hat wie* FERRUM *»Besserung beim Gehen im Freien«* (PULSATILLA *— das ebenfalls Eisen enthält).*

Ich kenne drei ›Narbenmittel‹, von denen jedes seine eigenen Indikationen hat: DROSERA, SILICEA und Graphites; doch habe ich keine Zweifel, daß auch andere Arzneien das Kunststück fertigbringen können, auf Narben einzuwirken — wenn sie indiziert sind.*

Graphites ist eines der Heilmittel bei Psoriasis palmaris.

Von großem Wert ist es vor allem bei *Magen- und Duodenalulcera*. Tatsächlich sind dies auch die Indikationen, für die ich Graphites am meisten gebraucht habe, und in früheren Ausgaben der *Homœopathy* habe ich mehrfach Fälle veröffentlicht, die seine erfolgreiche Anwendung bei diesen Leiden illustrieren. Die Indikationen für Graphites sind hier ganz eindeutig, und soweit mir bekannt ist, gibt es kein anderes Mittel mit exakt diesem kleinen Symptomenkomplex:

> Magenschmerzen, gebessert durch Essen oder Trinken;
> gebessert durch heiße Speisen oder Getränke;
> gebessert im Liegen.

Wenn man es schafft, sich solche kleinen Symptomenkomplexe anzueignen, gehen einem die Verschreibungen schnell, leicht und sicher von der Hand! Graphites hat sogar Magen- und Darmkrebs geheilt.

Einer der Rivalen von Graphites ist hierbei das nur wenig geprüfte ORNITHOGALUM (Doldenmilchstern — »nahe verwandt mit Knoblauch«), dessen großen Wert bei Magengeschwüren ich mehrfach beobachten konnte, selbst wenn diese mit starker Hämatemesis einhergingen; und es hat eben auch Magenkrebs geheilt (siehe Clarkes *Dictionary*).

Die Hauptindikationen für ORNITHOGALUM sind: starke Auftreibung des Bauchs und Magens, mit häufigem Aufstoßen von übelriechender Luft, was ihn zum Lockern der Kleidung nötigt (LYCOPODIUM); quälende Schmerzen. Besserung durch warme Speisen (wie Graphites), aber starke Verschlimmerung nachts (im Liegen, ganz im Gegensatz zur Graphites-Besserung im Liegen), wobei ORNITHOGALUM das Gefühl haben kann, ein Wassersack sei in seinem Inneren und drehe sich immer mit, wenn er sich im Bett umdreht. ORNITHOGALUM hat außerdem »scheußliche Depressionen, mit dem Wunsch, Selbstmord zu begehen«.

---

* DROSERA ist in keiner der ›Narben-Rubriken‹ im Repertorium vertreten. Nach dem im DROSERA-Kapitel Gesagten dürfte es zumindest in der Rubrik *Narben, eingezogen* ergänzt werden; darüber hinaus nennt Tyler als besondere Indikation »tuberkulöses Narbengewebe«, und Boger führt es als Nachtrag unter dem Begriff *Narben, adhärent* auf. Im *Synthetischen Repertorium*, Band 2, findet sich die Rubrik *Tumoren, Narbenkeloide* mit den dreiwertigen Mitten **Fl-ac.**, **Graph.**, **Nit-ac.**, **Sil.**; eine wichtige Ergänzung hierzu ist **Carc.** — Anm. d. Ü.

Hauptsymptome[*]

Geist und Gemüt. Traurigkeit, mit lauter Todesgedanken.[1]
Traurig, wehmüthig, sie muss weinen.[1]
Sie muss bei Musik weinen.[1]
Bangigkeit, mit Neigung zum Weinen, in öfteren Anfällen.[1]
Fühlt sich elend und unglücklich.

Kopf. Ein Schmerz, wie taub und boll im Kopfe.[1]
Schmerz, wie zusammengeschnürt, besonders im Hinterkopfe ...[1]
Ausfallen der Kopfhaare.[1] — Jücken auf dem Haar-Kopfe.[1]
Viel Schuppen auf dem Kopfe, welche ein sehr lästiges Jücken verursachen und zu Schorfen werden, die beim Waschen abgehen und dann nässen.[1]
Ausschlag auf dem Scheitel, der beim Berühren schmerzt und nässt.[1]
Ekzema capitis der gesamten Kopfhaut, welches massive, schmutzige Krusten bildet, die das Haar verfilzen lassen; schmerzhaft und berührungsempfindlich.

Augen. Sehr entzündete Augenlid-Ränder.[1]
Entzündung des äussern Augenwinkels.[1]
Äußere Canthi: wund und schrundig; eingerissen und leicht blutend.
Trockne Augenbutter an den Wimpern.[1]

Nässen und wunde Stellen hinter beiden ***Ohren.***[1]
Der Schwerhörige hört besser beim Fahren im Wagen.[1]

Wundheits-Gefühl in der ***Nase***, beim Schnauben.[1]
Die Nase ist im Innern schmerzhaft.[1]
Trockenheit der Nase, manchmal schmerzhaft.
Nase von einem zähen, übelriechenden Schleim verstopft.
Trockne Schorfe in der Nase[1], mit wunden, rissigen und geschwürigen Nasenlöchern.[2]
Geruch allzu empfindlich; sie kann keine Blumen vertragen.[1]

Gesicht. Beständiges Gefühl, wie von Spinnweben im Gesichte.[1]
Wundheit und Aufgesprungenheit der Lippen und Nasenlöcher, wie von Frost.[1]

Mund. Brennende Bläschen an der untern Seite und der Spitze der Zunge.[1]

---

[*] Die mit [1] markierten Symptome sind Hahnemanns *Chronischen Krankheiten* entnommen; eine [2] bezeichnet zwei Symptome aus Jahrs *Symptomencodex*. — d.Ü.

Geschmack im Mund wie von faulen Eiern, so daß ihr übel wird, morgens.

Zusammenzieh-Schmerz im ***Magen.***[1]
Greifender Schmerz im Magen ..., der bei und nach dem Essen vergeht.[1]
Widerwille gegen gekochte Speise[1]; gegen Fleisch und Fisch.[2]
Süssigkeiten sind ihr widrig und ekelhaft.[1]

Abdomen. Brennende Schmerzen, die in den ganzen Bauch ausstrahlen (Gastralgie).
Schwere im Unterleibe.[1] — Starke Auftreibung des Bauches ...[1]
Dicker Bauch, wie von angehäuften und verstopften Blähungen ...[1]
[Bei der Regel,] Schmerz im Oberbauche, als wollte Alles zerreissen.[1]
Hartleibigkeit und Härte in der Leber-Gegend.[1]

Rektum und Stuhl. Jücken am After.[1]
Schründender Wundheits-Schmerz am After, beim Abwischen.[1]
Brennend schmerzender Riss zwischen den Afterknoten.[1]
Dunkelfarbiger, halb unverdauter Stuhl von unerträglichem Geruche.[1]
Knotiger, mit Schleimfaden verbundener Stuhl ...[1]
Harter Stuhl, mit vielem Noththun und Stechen im After.[1]
Schleim-Abgang aus dem Mastdarme.[1]
Hämorrhoiden mit brennenden Rhagaden am Anus.

Der ***Urin*** wird trübe und setzt einen weissen Satz ab.[1]

Weibliche Genitalien. Starker Scheidefluss ganz weissen Schleimes.[1]
Scharfer, wundmachender Ausfluß ...
Einige Tage vor der Regel, starkes Jücken in den Schamtheilen.[1]
Zu späte Regel ...[1]

Mammae. Harte Narben, die nach Mammaabszessen zurückbleiben und den Milchfluß behindern.
Brustkrebs auf dem Boden alter Narben, die nach wiederholten Abszeßbildungen zurückgeblieben sind.

Zusammenschnürungsgefühl in der ***Brust***, als wäre sie zu eng.

Unschmerzhaft geschwollene Lymphknoten an der Seite des Halses.

Extremitäten. Spröde, an mehreren Stellen aufgesprungene Haut der Hände.[1]

Taubheit mit Kälte der Finger; erstreckt sich bis zur Mitte des Oberarms.
Die Nägel der Finger verdicken sich.[1]
Fingernägel schwarz und rauh, Matrix entzündet …
Wundheit oben zwischen den Beinen …[1]
Schründende Wundheit zwischen den Hinterbacken.[1]

Haut. Ausschlag am Mundwinkel.[1]
Jückende Ausschlags-Blüthe im Gesichte, die nach Kratzen nässt.[1]
Jückende Knötchen voll beissenden Wassers, an mehreren Stellen des Körpers.[1]
Jücken und nässender Ausschlag am Hodensacke.[1]
Risse oder Fissuren an Fingerspitzen, Brustwarzen, Kommissuren der Labien, am After, zwischen den Zehen, etc.
Ausschlag hinter den Ohren, aus dem eine klebrige Flüssigkeit sickert …
Ekzeme, mit reichlichen serösen Exsudaten; bei Blonden, die zu Fettsucht neigen.

Matte Abspannung im ganzen Körper …[1]
Kataleptischer Zustand; bei Bewußtsein, jedoch ohne die Kraft, sich zu bewegen oder zu sprechen.
Abmagerung der leidenden Körperteile. (PLUMBUM)

Hepar sulfuris

KALKSCHWEFELLEBER

Hepar ist ein Mittel, das selbst in der kleinsten homöopathischen Hausapotheke seinen festen Platz hat; so ist es u.a. auch ein Mittel für unsere Kinder, bei Erkältungen — Husten — Krupp — Lymphdrüseneiterungen etc.

Hahnemanns *Hepar sulphuris calcareum* wird entsprechend seinen Anweisungen zubereitet: »Ein Gemisch von gleichen Theilen feingepülverter, reiner Austerschalen und ganz reiner Schwefelblumen wird zehn Minuten im verklebten Schmelztigel weissglühend erhalten ...«, und aus dem so entstandenen Gemisch von Kalzium-Schwefel-Verbindungen werden unsere Potenzen hergestellt.

Hepar ist eine mächtige Arznei, die Geist und Körper gleichermaßen beeinflußt; ein Reizmittel höchsten Grades für das Gemüt ebenso wie für die Nerven und sonstigen Gewebe. Ein Wort — eine Berührung — ein Luftzug kann genügen, um den Prüfer außer sich geraten zu lassen, so empfindlich reagiert er auf seine psychische und physische Umgebung. Und gerade diese Überempfindlichkeit, diese Reizbarkeit ist es, die uns bei vielen Krankheiten einen wertvollen Hinweis auf Hepar sulfuris liefert.

Man neigt dazu, Hepar anstelle von SILICEA und SILICEA anstelle von Hepar zu verwenden, wenn man diese beiden Arzneien nicht in ihrem Wesen verstanden hat, denn sie gleichen sich in vielen Punkten. Beide wirken sie auf die Haut, auf Drüsen und auf Eiterungen ein, so daß man z.B. bei der Behandlung eines Abszesses leicht ins Schwanken gerät: »Hm ... SILICEA? Hepar?« — als ob zwischen beiden nur das Los entscheiden könnte!

Beide haben eine unheilsame Haut, die zu Eiterungen neigt; jede kleine Verletzung vereitert gleich und will einfach nicht abheilen. Ich sehe das sehr häufig bei den Kindern, die in unsere Ambulanz kommen, wo mal das eine, mal das andere Mittel heilt, je nach den Symptomen. Beide haben stechende Schmerzen, z.B. das Gräten- oder Splittergefühl im Hals, ganz besonders aber Hepar. (ARGENTUM NITRICUM, KALIUM CARBONICUM und ACIDUM NITRICUM haben es ebenfalls.) Beide sind fröstelig, aber hier trennen sich ihre Wege auch: Hepar *geht es besser bei nassem Wetter* — bei warmem, nassem Wetter; SILICEA hingegen *leidet unter nassem Wetter* — naßkaltem Wetter —, unter nassen Füßen, und es fühlt sich besser, wenn es warm und trocken ist. Beide schwitzen stark: SILICEA hat (wie CALCAREA) starken Kopfschweiß nachts, und sein Fußschweiß kann ausgesprochen übelriechend sein: es sind die unerträglichen ›Stinkfüße‹, denen man gelegentlich begegnet; auch penetranter Achselschweiß ist häufig. Hepar wiederum neigt bei Tag und Nacht zu sauren, reichlichen allgemeinen Schweißen, die keine Linderung verschaffen.

So ähnlich sind sich diese beiden Mittel, SILICEA und Hepar, daß eines als Antidot für das andere verwendet werden kann. Wenn man z.B. bei der Verschreibung einen groben Fehler begangen, etwa SILICEA nach MERCURIUS gegeben hat und danach schlimme Symptome in alarmierender Weise zurückgekommen sind — dann ist es an Hepar, ›die Sache wieder geradezubiegen‹. Ich habe solche Dinge selbst erlebt!*

Beide haben Schwellungen, Entzündungen und Eiterungen an sämtlichen (Lymph-) Drüsen des Körpers; aber bei Hepar kommen die Eiterungsprozesse plötzlich und schnell in Gang, während sie sich bei SILICEA langsam entwickeln und auch nur sehr langsam wieder abheilen — *bis* SILICEA *gegeben wird.*

Die Absonderungen von Hepar sind übelriechend und haben (typischerweise) den Geruch von altem Käse; Geschwüre stinken wie alter Käse und sind sehr empfindlich. Hepar hat widerlich stinkenden Ausfluß — »man riecht ihn, sobald die Patientin das Zimmer betritt«. Dagegen sind es bei SILICEA eher die Schweißfüße, die ihre Duftnote hinterlassen, und das in allen Räumen und Gängen, die ihr unglücklicher Besitzer durchschritten hat.

»Hepar fördert und reguliert Eiterungen in bemerkenswerter Weise (hier wird es nur noch von SILICEA übertroffen), wird aber im allgemeinen in einem früheren Stadium als SILICEA benötigt.« (Farrington)

Der ›Genius‹ dieser beiden Arzneien aber ist vollkommen verschieden, denn in ihrer Mentalität, ihrem Charakter trennen sie Welten.

SILICEA: Mangel an Selbstvertrauen, schüchtern, der ›Mumm‹ fehlt; leidet unter Erwartungsspannungen, z.B. vor öffentlichem Auftreten …

Hepar: über alle Maßen empfindlich, reizbar, ungestüm. Empfindlich auf Zugluft, auf kalte Luft; Geschwüre sind so empfindlich, daß sie nicht die leiseste Berührung vertragen (LACHESIS); seelische Empfindlichkeit — bis hin zu plötzlichen Tötungsimpulsen.

Nash sagt von Hepar: »Sein stärkstes Charakteristikum ist ***Überempfindlichkeit*** gegenüber *Berührung, Schmerz* und *kalter Luft.* Die Patientin ist so empfindlich, daß sie schon bei leichten Schmerzen gleich in Ohnmacht fällt. Jegliche Entzündung oder Anschwellung, selbst ein Hautausschlag

* *»Es ist unter homöopathischen Ärzten allgemein bekannt, daß* SILICEA *nicht gut auf* MERCURIUS *folgt.* SILICEA *kann keine sinnvolle Arbeit leisten, wenn* MERCURIUS *noch wirkt oder zuvor gewirkt hat.* SILICEA *folgt gut auf Hepar, und Hepar folgt gut auf* MERCURIUS, *und so wird Hepar zu einem Zwischenmittel in dieser Arzneifolge.« — Kent.*

ist so empfindlich, daß keine Berührung, ja nicht einmal das Darüberstreichen von kalter Luft vertragen wird. ... Diese Hypersensibilität gegenüber Schmerzen zieht sich durch das ganze Mittelbild; sie zeigt sich auch auf der seelischen Ebene, denn schon ein ganz geringer Anlaß reizt den Patienten, er reagiert heftig und fängt an, hastig zu reden.

Das nächste große Charakteristikum von Hepar sulfuris ist seine Wirkung auf das Eiterungsstadium örtlicher Entzündungen. Dabei kommt es nur in Frage, wenn die Eiterbildung entweder unmittelbar bevorsteht oder schon stattgefunden hat. Wenn wir es sehr hoch geben, ehe Eiter entstanden ist, und nicht zu schnell oder zu häufig wiederholen, können wir unter Umständen die Eiterbildung überhaupt verhindern und dem ganzen Entzündungsprozeß Einhalt gebieten; wenn sich aber schon Eiter gebildet hat, wird es den Prozeß des Reifens und der Absonderung beschleunigen und anschließend zur Abheilung des Ulcus beitragen. Übrigens kann ich keineswegs der allgemeinen Ansicht beipflichten, man müsse Hepar, um die Eiterung zu beschleunigen, in niedrigen Potenzen geben; nie habe ich ein schnelleres Reifen und Aufbrechen und ein vollkommeneres Abheilen gesehen als bei einem Kind mit einer großen Lymphknotenschwellung am Hals unter der Wirkung einer CM-Potenz. Hepar neigt allgemein zur Suppuration; selbst Hautausschläge und geringste Hautverletzungen eitern leicht (SILICEA, GRAPHITES, MERCURIUS, PETROLEUM).«

Zum Thema Hauterkrankungen gibt uns H.C. Allen *(Keynotes)* einen nützlichen Hinweis. »Die Hautausschläge von SULFUR sind trocken, jukkend und nicht berührungsempfindlich; die Hepar-Haut dagegen heilt schlecht, eitert, ist feucht und äußerst berührungsempfindlich.«

Der Wirkungsbereich von Hepar umfaßt aber auch die *Atemwege* samt den zugehörigen *Nerven*.

So ist es z.B. ein Bestandteil der berühmten »Bönninghausenschen Krupp-Pulver«, die viele Jahre unter diesem Namen in unseren Apotheken verkauft wurden und als Päckchen mit fünf einzelnen Pulvern, alle in der 200. Potenz, erhältlich waren; sie waren numeriert, in der Reihenfolge ACONITUM, SPONGIA, HEPAR, SPONGIA, HEPAR (falls so viele nötig waren, um den Anfall zu beenden). Jeder, der mit diesen beängstigenden Anfällen vertraut ist — sie kommen ›wie ein Blitz aus heiterem Himmel‹, mitten in der Nacht —, wird begreifen, warum gerade dies die angemessenen Mittel sind ... ACONITUM: nachts plötzlich schweres Atmen, mit der Angst und dem Schrecken von ACONITUM; Atembeschwerden als Folge von Verkühlung durch kalten, trockenen Wind. SPONGIA: Heiserkeit; »schweres Athemholen, als ob ein Stöpsel in der Kehle steckte und der Athem durch die Verengerung des Kehlkopfs nicht hindurch könnte.« Hepar: erstickender (»dämpfiger«) Husten, nicht durch Kitzel, sondern durch Atembeengung hervorgerufen; tiefer, trockener Husten durch die Atembeengung beim Luftholen; der Patient »sprang ... aus dem Schlafe auf, rief um Hülfe und es war, als wenn er keinen Athem kriegen könne«.

Diese Arzneifolge erwähnt übrigens bereits Hahnemann im Kapitel »Röst-Schwamm« (SPONGIA TOSTA) der *Reinen Arzneimittellehre*, Band 6: »Die merkwürdigste Heil-Anwendung des Röst-Schwammes hat die Homöopathie gegen die fürchterliche akute Krankheit, *häutige Bräune* genannt, gefunden, vorzüglich in dem Symptome (145.)*, doch so daß die Lokal-Entzündung zuvörderst durch eine möglichst kleine Gabe innerlich gegebnen AKONITS gemindert oder getilgt worden sey. Den Neben-Gebrauch einer kleinen Gabe kalkerdiger Schwefel-Leber wird man selten dabei nöthig finden.« Und in einer Fußnote fügt er hinzu: »Je kleiner die Arznei-Gaben zum Behufe akuter und der akutesten Uebel sind, desto schneller vollführen sie ihre Wirkung.«

Hepar schwitzt beim Husten; weint während oder vor dem Husten. Husten, sobald irgendein Teil des Körpers Kälte, Zugluft oder überhaupt der Luft ausgesetzt ist. Die Atmung ist rasselnd, ängstlich, pfeifend (bei Bronchitis), bis hin zu drohendem Ersticken — fast asthmatisch. Bei Asthma stellt Nash Hepar NATRIUM SULFURICUM gegenüber, mit folgendem sehr wertvollen diagnostischen Unterschied: Hepar geht es schlechter bei trokken-kaltem und besser bei feuchtem Wetter; NATRIUM SULFURICUM ist das genaue Gegenteil: extrem empfindlich gegenüber Feuchtigkeit. Zu Hepar meint Nash: »Kein anderes mir bekanntes Mittel hat so stark die Besserung bei feuchtem Wetter.«

Hepar ist ein großartiges Heilmittel bei Ohrenerkrankungen und bei drohender eitriger Mastoideinschmelzung. Ich erinnere mich noch gut an meine erste Begegnung mit Hepar in diesem Zusammenhang. Ein Kind mit stinkender Ohrsekretion ... ein Zögern ... MERCURIUS? PULSATILLA? Aber eine Ärztin, die ihre homöopathischen Kenntnisse in Indien bei Dr. Younan, einem hervorragenden Homöopathen, erworben hatte, schlug Hepar vor, an das ich persönlich *damals* nicht gedacht hätte, und eine Gabe davon in der C200 hatte eine ganz erstaunliche Wirkung. Auf diese Weise lernt man Materia Medica! Später, während des Krieges, als es Chirurgen nicht gerade wie Sand am Meer gab, hatte ich dann einmal einen ähnlichen Fall. Es handelte sich um ein Mädchen, das eines Tages mit sehr hohem Fieber auf unsere Unfallstation kam; sie hatte Ohrenbeschwerden mit einem höchst empfindlichen Warzenfortsatz. Sie erhielt Hepar CM, und als sie einen Tag (oder ein paar Tage) später wiederkam, war eine Überwei-

* Gemeint ist das auf der vorigen Seite angeführte Symptom »Schweres Athemholen, alsob ein Stöpsel in der Kehle steckte ...«. — d.Ü.

sung an den Chirurgen überflüssig geworden, denn mittlerweile war die ganze Angelegenheit auf die erstaunlichste Weise abgeklungen.

Magengeschwüre gehören zu den Leiden, bei denen man normalerweise nicht als erstes an Hepar denkt. Doch bei einem Patienten, der kurz zuvor Blut erbrochen hatte und der nach Essig und Pickles verlangte (was bei Magengeschwüren sicherlich recht ungewöhnlich ist), heilte Hepar, das dieses Verlangen hat, das Ulcus rasch ab. (Nach einer Grippe mußte es später noch einmal wiederholt werden.)

◊

Lassen Sie uns zum Schluß noch bei Kent nach ein paar weiteren Tips zu Hepar sulfuris Ausschau halten.

»Hepar verdirbt zuweilen dem Augenarzt das Geschäft. Wenn es indiziert ist, heilt es die Augen sehr schnell, so daß der Arzt nicht lange damit zu tun hat und sich langwierige Augenspülungen beim Spezialisten erübrigen. Übelriechende, eitrige Absonderungen aus den Augen« (ARGENTUM NITRICUM). »Augenentzündungen, die mit kleinen Hornhautgeschwüren einhergehen« (TUBERCULINUM etc.).

»Ein sehr wichtiger Anwendungsbereich von Hepar sind Zustände nach Quecksilberbehandlungen, ... z.B. bei syphilitischen Affektionen (Geschwüren) im Bereich des weichen und dann auch des harten Gaumens (ACIDUM NITRICUM). ... Auch hier finden wir wieder das ›Splitter-Gefühl‹, den üblen Geruch und die extreme Empfindlichkeit. ...

Schwitzen die ganze Nacht, ohne Erleichterung, ist bei sehr vielen Beschwerden von Hepar anzutreffen. ...

Das Einatmen kalter Luft verstärkt den Husten; schon wenn der Patient nur die Hand aus dem Bett streckt, verstärkt das den Schmerz im Kehlkopf oder den Husten. Überhaupt führt das Hinausstrecken einer Hand oder eines Fußes aus dem Bett zu einer allgemeinen Verschlimmerung sämtlicher Hepar-Beschwerden. ...

Auch psychisch sind die Patienten überaus empfindlich, was sich in einem Zustand äußerster Reizbarkeit manifestiert. Auf jede Kleinigkeit, die den Patienten stört, reagiert er ungeheuer wütend, ausfallend und impulsiv. Diese Impulse übermannen ihn regelrecht und lassen in ihm z.B. den Wunsch aufkommen, auf der Stelle seinen besten Freund zu töten. Auch ohne jede Veranlassung können solche Impulse gelegentlich bei Hepar hervorbrechen, ... Impulse zu Gewalttaten ..., etwas zu zerstören ..., Feuer zu legen.«

*Hauptsymptome**

Kopf, Gesicht. Anhaltender Druck-Schmerz in der einen Gehirn-Hälfte, wie von einem Pflocke oder Nagel.[1] (THUJA)

Nasenbluten ...[1] (VIPERA etc.)

Starke Geschwulst der Oberlippe ...[1]

Hals, Magen. Stechen im Halse, wie von einem Splitter, beim Schlingen, und bis nach dem Ohre zu beim Gähnen.[1]

Viel Appetit auf Essig.[1]

Uebelkeit ...[1]

Abdomen. Aufgetriebener, gespannter Bauch.[1]

Eiter-Geschwüre der Schooss-Drüsen, Bubonen.[1]

Rektum. Lehmfarbiger Stuhl.[1]

Weicher, und doch nur mit vieler Anstrengung erfolgender Stuhl.[1]

Noththun zum Stuhle, aber den dicken Därmen fehlt es an der peristaltischen Bewegung, den (nicht harten) Koth heraus zu fördern, von dem er einen Theil nur durch Anstrengung der Bauch-Muskeln herauspressen kann.[1]

Bei vielem Noththun doch sehr schwieriger Abgang zu wenigen, nicht harten Kothes.[1]

Harnorgane. Harn-Abgang verhindert; er muss eine Weile warten, ehe der Urin kommt, und dann fliesst er langsam heraus ...[1]

Er kann nie auspissen; es scheint immer noch etwas Harn in der Blase zurück zu bleiben.[1]

Schwäche der Blase; der Urin fliesst nur senkrecht langsam ab und er muss warten, ehe etwas kommt.[1]

Atemwege. Husten-Anstoss, wie von Verkältung und Ueber-Empfindlichkeit des Nerven-Systems, sobald nur das geringste Glied kühl wird.[1]

Kurzäthmigkeit.[1]

Extremitäten. Zieh-Schmerz in den Gliedern ...[1]

Aufgesprungene Haut und Schrunden in Händen und Füssen.[1]

Die Achselhöhl-Drüsen schwären und eitern.[1]

---

* Die mit [1] gekennzeichneten Symptome stammen aus Hahnemanns *Chronischen Krankheiten*. Einige Symptome, die dort nur stark gekürzt erscheinen, sind nach der *Reinen Arzneimittellehre* wiedergegeben; sie sind mit [2] markiert. — d.Ü.

Wundheit und Feuchten in der Falte zwischen Hodensack und Oberschenkel.[1]
Zerschlagenheits-Schmerz in den vordern Oberschenkel-Muskeln.[1]
Geschwulst des Kniees.[1]

Empfindlichkeit gegen freie Luft.[1]

Die Schmerzen sind Nachts am schlimmsten.[1]
Nacht-Schweiss.[1]
Aengstliche Träume von Feuersbrunst ...[1]

Leichtes Schwitzen bei jeder selbst geringen Bewegung.[1]
Widrig riechendes, anhaltendes Dünsten des Körpers.[1]

Unheilsame, süchtige ***Haut;*** selbst geringe Verletzungen fassen Eiter und schwären.[1]
Katarrhalisches Fieber mit großer Empfindlichkeit der Haut gegenüber Berührung und der geringsten Kälte.
Bluten des Geschwüres selbst bei gelindem Abwischen.[1]
Fressender Schmerz im Geschwüre.[1]

◊

Bei Hahnemann finden sich auch folgende eigentümliche Symptome, die sich als diagnostisch wertvoll erweisen könnten:

Das Geringste brachte ihn bis zur grössten Heftigkeit auf; er hätte Jemand ohne Bedenken morden können.[1]
Er war ärgerlich, und hatte eine solche Gedächtnißschwäche, daß er sich auf alles drei, vier Minuten lang besinnen mußte, und während der Arbeit waren ihm die Gedanken oft auf einmal weg.[2]
Fürchterliche Angst, Abends ...; er glaubte, er müsse zu Grunde gehen, und war traurig, bis zur Selbstentleibung.[1]
Phantastische Erscheinung, früh, im Bette, nach dem Erwachen und bei Bewusstsein, von einer Verstorbenen, worüber er erschrack; ebenso deuchtete ihm auch, ein Nachbar-Haus brennen zu sehen, was ihn ebenfalls erschreckte.[1]
Dämpfiger Husten; Husten, dessen Anreizung nicht Kitzel, sondern Athembeengung ist.[2] [Dämpfung = Atembeengung]
Nachts, von 11 bis 12 Uhr, im Bette, heftiger Husten.[1]

Vor Mitternacht sprang er voll Aengstlichkeit aus dem Schlafe auf, rief um Hülfe und es war, als wenn er keinen Athem kriegen könne.[1] (Hepar ist eines der großen Krupp-Mittel!)

Hahnemann bemerkt (in einer Fußnote der *Reinen Arzneimittellehre*): »BELLADONNA hebt ... viele ... von Schwefelleber entstandne Beschwerden, wo die Symptome einander in Aehnlichkeit entsprechen.«

◊

Hering hebt in den *Guiding Symptoms* einige weitere (z.T. klinische), diagnostisch besonders wertvolle Symptome hervor:

Hastiges Sprechen und hastiges Trinken.
Eitrige Konjunktivitis, mit reichlicher Absonderung und größter Empfindlichkeit gegenüber Luft und Berührung.
Zahnfleisch und Mund bei Berührung sehr schmerzhaft, bluten leicht.
Mercurio-syphilitische Erkrankungen des Zahnfleischs.
Chronische Tonsillitis, besonders wenn von Schwerhörigkeit begleitet.
Kehlkopf empfindlich auf kalte Luft.
Krupp ..., nachdem man trockenen, kalten Winden ausgesetzt war.
Kruppartiger Husten, mit Rasseln in der Brust, aber ohne Auswurf.
Hustet, wenn irgendein Körperteil unbedeckt ist.
Zäher Schleim auf der Brust.[1]
Habituelle Bronchialkatarrhe, mit lautem Schleimrasseln.
Lungenabszeß, Empyem, Pyothorax.
Starke Frostigkeit im Freien.
Beschwerden durch kalten, trockenen Wind.
Erträgt es nicht, aufgedeckt zu sein. — Will selbst in einem warmen Raum zugedeckt sein.
Frostigkeit mit öfterer Uebelkeit und Empfindlichkeit gegen freie Luft.[1]
Kalter, klebriger, oft sauer oder übel riechender Schweiß.

Hyoscyamus niger

BILSENKRAUT

Man sagt von Hyoscyamus, daß es vor allem für Hühner giftig sei, daher sein englischer Name *henbane* [»Hühnerverderbnis«]. Manche anderen Tiere fressen das Kraut ungestraft, vor allem die jungen Triebe; aber auch bei ihnen stellt sich eine mehr oder weniger abführende Wirkung ein.

Hahnemann bemerkt, daß das Bilsenkraut beim Trocknen einen großen Teil seiner Arzneikräfte verliert; dies gilt jedoch für viele pflanzlichen Arzneien, und es ist eigentlich immer notwendig, einen sachkundigen homöopathischen Apotheker mit der Zubereitung der Arzneien zu beauftragen.

Die alte Schule verwendet Hyoscyamus und *Hyoscin* als »zerebrale Beruhigungsmittel bei akuter Manie, Delirium tremens, fiebrigem Delirium und Schlaflosigkeit mit zuweilen gutem Erfolg; in der Regel kommen sie jedoch nur in Anstalten zur praktischen Anwendung.« Die Droge wird auch »eingesetzt, um Koliken zu beheben, wenn Aloepräparate o.ä. zum Abführen benutzt worden sind«.

Vergiftungsfälle sowie die Prüfungen und Erfahrungen mit Hyoscyamus zeigen den klar umrissenen Wirkungsbereich dieses Mittels; gleichwohl lassen sie auch bemerkenswerte Ähnlichkeiten mit seinen natürlichen Verwandten BELLADONNA und STRAMONIUM erkennen. Alles in allem läßt sich Hyoscyamus aber leicht von diesen unterscheiden.

Im ***Delirium*** hat Hyoscyamus seine eigenen besonderen Merkmale. Wie BELLADONNA verursacht und heilt es Fälle von gesteigerter zerebraler Aktivität [von »erhöhetem Geisteszustand«, wie es bei Hahnemann heißt], doch im Gegensatz zu BELLADONNA sind diese Fälle bei Hyoscyamus nicht von entzündlichem Charakter. Ein merkwürdiges Symptom, das in erster Linie Hyoscyamus eigen ist, ist das »Verlangen, sich zu entblößen«. In seinem ***Wahnsinn*** kann Hyoscyamus sich verhalten wie ein Marktschreier, kann Grimassen schneiden, lächerliche Gebärden machen, eine »possierliche Geistesverwirrung« zeigen oder eine schreckliche »wollüstige Manie« entfalten — all dies ist typisch für das Mittel. Im ***Fieber*** stoßen Hyoscyamus-Patienten die Bettdecke weg, »nicht weil ihnen zu warm ist, sondern weil sie nicht bedeckt sein wollen« [Hering]. »Ein Leitsymptom von Hyoscyamus bei Fieber ist, daß der Kranke nicht bedeckt sein will.« (Kent erörtert dieses Bedürfnis, nackt zu sein, näher; wir kommen darauf zurück.)

Was nun die Charakteristika von Hyoscyamus bei Fiebererkrankungen angeht, so können wir vielleicht nichts Besseres tun, als aus Hahnemanns

Beschreibung einer Kriegstyphusepidemie in Leipzig im Jahre 1813 (dem Jahr vor Waterloo) zu zitieren, während derer er 180 Fälle behandelte, von denen »nur eine alte Person« verstarb.

Hahnemann spricht von zwei Hauptstadien dieses Fiebers. Im ersten Stadium [mit u.a. den Symptomen »volles, nur allzu erhöhetes Gefühl der hier gewöhnlichen Schmerzen, Hitzgefühl im Körper und vorzüglich im Kopfe, unablässigen Durst erregendes Trockenheitsgefühl oder wahre Trockenheit im Munde«] können BRYONIA und RHUS TOXICODENDRON helfen. »Im zweiten Zeitraume aber, dem des Deliriums (einer Metastase des ganzen Uebels auf die Geistesorgane) werden all diese Beschwerden nicht mehr geklagt — der Kranke ist heiß, ohne zu trinken zu verlangen, er weiß nicht, ob er Dies oder Jenes zu sich nehmen will, er kennt die Anverwandten nicht, oder er mißhandelt sie, er antwortet verkehrt, redet mit offenen Augen irre, begeht thörichte Handlungen, will davon laufen, schreit laut oder winselt, ohne zu sagen, warum, röchelt, verzerrt das Gesicht, verdreht die Augen, spielt mit den Händen, geberdet sich wie ein Wahnsinniger, läßt die Excremente unwissend von sich etc.« Sollte die Krankheit in dieses »zweite Stadium des Deliriums und Wahnsinns übergehen, so erfüllt Bilsenkraut (Hyosciamus niger) die ganze Absicht«.

»Doch tritt zuweilen noch ein dritter Zustand ein, eine Trägheit des innern Gemeingefühls, eine Art halber Lähmung der Geistesorgane. Der Kranke ... scheint fast Nichts zu fühlen, und fast unbeweglich, und doch nicht ganz gelähmt zu seyn.« Hier, so Hahnemann, hilft der *versüßte Salpetergeist* [NITRI SPIRITUS DULCIS].*

◊

Die ***choreatischen*** Symptome von Hyoscyamus sind unverwechselbar. »Jeder Muskel des Körpers zuckt, von den Augen bis zu den Zehen.« »Beständiger Erethismus: kein einziger Teil des ganzen Körpers, kein einziger Muskel ist auch nur einen Moment lang ruhig. Konvulsivische Bewegungen. Krämpfe; klonische Krämpfe.«

Die Hyoscyamus-Chorea hat, im Gegensatz zu den milderen, ›graziösen‹ Drehbewegungen von STRAMONIUM, eher grobes, eckiges, ruckartiges Zucken, welches die Patientin ständig hin und her schleudert; diese Zukkungen lassen sie wie eine bemitleidenswerte kleine Kreatur aussehen, die Gefahr läuft, ihr Inneres mit einem Ruck nach außen zu stülpen, wenn

---

* M. Tyler verweist hier auf ihre Veröffentlichung dieses Hahnemannschen Berichts in der *Homœopathy* (Juli 1935), den es sehr zu studieren lohne. Wir können ihn nachlesen in den *Kleinen Medizinischen Schriften* (2. Band, S. 155) unter dem Titel »Heilart des jetzt herrschenden Nerven- und Spitalfiebers«. — Anm. d. Ü.

man sie nur bittet, ihre Zunge herauszustrecken. Hughes erwähnt darüber hinaus »*lokale Chorea*« — Schielen, Stottern, Zuckungen des Gesichts.

◊

Bei der ***Epilepsie*** von Hyoscyamus bestehen vor dem Anfall Schwindel, Klingen in den Ohren, Funken vor den Augen und nagender Hunger; während des Anfalls ein dunkelrotes Gesicht, hervortretende Augen, schrilles Schreien, Zähneknirschen und Harnabgang, gefolgt von Sopor und Schnarchen. BELLADONNA hat während des Anfalls Kehlkopfspasmen und »Zusammenziehung des Schlundes«. Bei STRAMONIUM besteht Risus sardonicus und plötzliches Schleudern des Kopfes nach rechts. STRAMONIUM kann auch einen »stupide-freundlichen Blick« haben.

Natürlich ist Hyoscyamus auch ›wunderbar homöopathisch‹ bei ***Delirium tremens*** und bei ***Tollwut***. Hierzu möchte ich ausführlich aus einer Fußnote Hahnemanns zitieren [*Reine Arzneimittellehre*, Band 4, S. 45]:

In einigen Fällen von Tollwut [»Wasserscheu«], so sagt er dort, ist BELLADONNA oder STRAMONIUM das treffende Heilmittel, während es bei anderen (wenn sie die von ihm aufgezählten Symptome aufweisen) Hyoscyamus ist. Weiter schreibt er: »Schon hat die BELLADONNA einige vollständige Heilungen bewirkt und sie würde es noch öfterer ausgerichtet haben, wenn man nicht theils andre, die Hülfe störende Mittel dabei angewendet, theils aber und vorzüglich, wenn man sie nicht in so ungeheuern Gaben angewendet und so die Kranken nicht zuweilen mit dem Heilmittel gemordet hätte.« Und, was besonders interessant und wichtig ist, er fügt in Sperrdruck hinzu:

»*Große Gaben homöopathisch angemessener Arzneien sind weit gewisser schädlich, als wenn sie ohne ähnlichen (homöopathischen) Bezug, oder in entgegengesetzter (antipathischer) Beziehung auf den Krankheitsfall, das ist, ganz am Fehlorte (allopathisch) angewendet werden. Im homöopathischen Arzneigebrauche, wo die Gesammtheit der Krankheitssymptome von der Arzneiwirkung in großer Aehnlichkeit erreicht wird, ist es ein wahres Verbrechen, nicht ganz kleine, möglichst kleine Gaben zu geben; da sind Gaben in der Größe, wie Arzneien in der Schlendrianspraxis verordnet werden, wahre Gifte und Mordmittel.* Dies erkläre ich, aus tausendfältiger Erfahrung überzeugt, für jede homöopathische Anwendung der Arzneien im Allgemeinen und *durchgängig*, vorzüglich wo die Krankheit acut ist, hier insbesondere aber für den Gebrauch der BELLADONNA, des Stechapfels [STRAMONIUM] und des Bilsenkrautes in der Wasserscheu, eines jeden an seinem Orte. Man komme also nicht und sage: ›Man habe für den geeigneten Fall eine dieser drei Arzneien, selbst in der stärksten Gabe und nicht zu selten, sondern alle 2, 3 Stunden gegeben und der Kranke sey dennoch gestorben.‹ Eben deswegen, sage ich aus voller Ueberzeugung, *eben deswegen ist er gestorben und du hast ihn umgebracht.* Hättest du ihm den kleinsten Theil eines Tropfens der quintilion- oder decillionfachen Verdünnung des Saftes einer dieser Kräuter zur Gabe nehmen lassen (in seltnen Fällen eine zweite Gabe, nach 3 oder 4 Tagen wiederholt), dann wäre der Kranke mit leichter Mühe und *gewiß gerettet* worden.«

Hier die Schilderung einer unbeabsichtigten Prüfung von Hyoscyamus:

Ein Arzt erzählt, wie er einst einer Frau mit hysterischer Lähmung, die schon einen Monat lang bettlägerig gewesen war, eine Injektion von 1/50 Gran *Hyoscin* gab. Innerhalb von zehn Minuten stand sie auf und lief wie berauscht und unter großem Gelächter im Zimmer umher; kreischend vor Lachen sprang sie auf der einen Seite ins Bett und auf der anderen wieder heraus; es war unmöglich, sie im Bett zu halten. Am nächsten Tag konnte sie sich an nichts mehr erinnern — außer daß sie irgend etwas Närrisches getan hatte. Dann kehrte sie allmählich in ihren alten Zustand zurück.

◊

Hyoscyamus ist eine Arznei mit auffallend wechselnden Symptomen. Hahnemann erläutert dies in diversen Fußnoten:

»Die Anregungen zum Stuhle und die öftern Ausleerungen von Bilsen stehen mit der Verzögerung des Stuhlganges und dem Mangel an Triebe dazu in Wechselwirkung; doch scheinen jene die vorzüglichere Erstwirkung zu seyn.« Tatsächlich vermutet Hahnemann eine zweifache Wechselwirkung: »viel Anregung mit seltnerem und häufigerem Abgange [;] und zu wenig Anregung, mit wenig oder keiner Ausleerung, auch mit häufiger Ausleerung; doch ist das öftere Noththun mit dem geringern und seltnern Abgange die vorzüglichere Wechselwirkung.«

Oder: »Die Anregung der Blase zum Harnen und die Reizlosigkeit derselben — die geringe Harnabsonderung und der reichliche Harnfluß stehen gegen einander bei Bilsen in Wechselwirkung, so daß viel Harntrieb mit wenigem und vielem Harnabgange — so wie Unthätigkeit der Blase bei weniger und sehr vieler Harnabsonderung zugleich gegenwärtig seyn kann; doch scheint viel Drängen zum Harnen mit wenigem Harnabgange die vorzüglichere, häufigere Erstwirkung zu seyn.«

Oder auch: »Die Uebermunterkeit steht bei Bilsen mit Schläfrigkeit und Schlaf in Wechselwirkung, doch scheint die Uebermunterkeit die vorzüglichere Erstwirkung zu seyn.«

Die Anwendung von Hyoscyamus ist jedoch keineswegs auf die bisher beschriebenen, recht desperaten Zustände beschränkt. Zum Beispiel ist es ein promptes und effektives Heilmittel bei einer nicht sehr ernsten, aber recht lästigen Form von ***Husten***. Viele Male habe ich es hierbei mit Erfolg eingesetzt und von dem dankbaren Patienten ein »Sie sind wunderbar!« vernommen; doch es ist die Homöopathie, die wunderbar ist — wenn Arzneibild und Krankheitsbild übereinstimmen. Der Husten von Hyoscyamus ist ein spastischer oder trockener und kitzelnder Reizhusten, der vorzugsweise nachts und im Liegen auftritt. Der Patient legt sich hin — und hustet und hustet; er setzt sich auf, und der Husten verschwindet; er legt sich hin, und der Husten fängt wieder an und will gar nicht mehr aufhören; wieder setzt er sich auf, und wieder findet er Ruhe. Die ganze Nacht mag dies so weitergehen und Nacht für Nacht sich wiederholen, bis schließlich Hyoscyamus gegeben wird, das dem ganzen ein Ende bereitet.

Die bedeutendsten Arzneien für *Argwohn* und *Eifersucht* sind **Lach.**, **Hyos.**, **Puls.**, *Nux-v.* und *Stram.* Dazu ein interessanter Fall …

Ein geistig behinderter Junge war, neben anderen Dingen, schrecklich eifersüchtig, vor allem auf den Verlobten seiner Schwester. Jedesmal, wenn dieser ins Haus kam, war der Junge »sehr ungezogen und *machte sich die Hosen voll*«. Hyoscyamus hat das Symptom *Unwillkürlicher Stuhlgang durch Erregung**, und so erhielt er eine Dosis Hyoscyamus 1 M. Danach wurde mir berichtet, den Angehörigen sei schon aufgefallen, wieviel ruhiger der Junge geworden sei; und »obwohl der Verlobte der Schwester sich im Hause aufhielt, *war er überhaupt nicht eifersüchtig*«.

Zu den Befürchtungen bzw. Verdächtigungen von Hyoscyamus gehört die Furcht, vergiftet zu werden — »klagt, man habe ihn vergiftet«. Diese Furcht teilt es mit LACHESIS und RHUS TOXICODENDRON sowie mit BELLADONNA und KALIUM BROMATUM.

Ein komisches Hyoscyamus-Symptom, »Meinte einen Polizisten hereinkommen zu sehen«, führte mich einmal zur erfolgreichen Verschreibung des Mittels bei einer schlimmen Lungenentzündung. (KALIUM BROMATUM hat dieses Symptom ebenfalls.)

◊

Zum Schluß einige Passagen aus Kents *Lectures:* »Hyoscyamus ist voller Konvulsionen und Verkrampfungen; Zittern, Beben und Zucken der Muskeln. … Choreatische Bewegungen; eckige Bewegungen der Arme … Das Gemisch aus ruckartigen Bewegungen, Zuckungen, Beben, Zittern, Schwäche und konvulsivischer Muskeltätigkeit ist ein auffallendes Kennzeichen des Mittels. …

* Kents Repertorium: »Anus, Lähmung, unwillkürlicher Stuhlgang durch Erregung«: *Hyos.* als einziges Mittel und im zweiten Grad. — d.Ü.

Der besondere Gemütszustand spielt bei Hyoscyamus jedoch die größte Rolle. ... Im Delirium gehen Illusionen und Halluzinationen fließend ineinander über. ... Argwöhnisch gegenüber jedem: verdächtigt seine Frau, daß sie ihn vergiften will oder ihm untreu ist. ›Lehnt die Arznei ab, weil sie vergiftet sei.‹ ›Meint, er werde verfolgt und alle hätten sich gegen ihn gewandt. ... Führt Gespräche mit imaginären Personen.‹ Er spricht wie zu sich selbst, tatsächlich aber glaubt er, daß neben ihm jemand sitzt, mit dem er spricht. Spricht mit verstorbenen Angehörigen; ruft seine tote Schwester oder Ehefrau herbei und beginnt ein Gespräch mit ihnen, so als weilten sie wieder auf Erden. ... Ein anderes grilliges Verhalten in diesem Gemütszustand: er liegt da, betrachtet die bunte Tapete an der Wand und versucht, die Muster in Reihen zu ordnen ...; oder er hält die Figuren für Würmer, Ungeziefer, Ratten, Katzen oder Mäuse und führt sie herum, wie Kinder es mit ihrem Spielzeug tun. ... Ein Patient sah eine Reihe von Wanzen, die, mit einem Faden zusammengebunden, die Wand hochmarschierten, und nun ärgerte er sich, weil er die letzte nicht dazu bringen konnte, Schritt zu halten. ... Er liegt im Bett und zupft an irgendwelchen Dingen herum.«

Im Mund zeigen sich bei Hyoscyamus viele Symptome. Die Zunge kann »im Mund rasseln, so trocken ist sie«, oder sie kann wie angesengtes Leder aussehen. ... Die Schlingmuskeln des Halses — Zunge, Rachen, Schlund und Speiseröhre — werden steif und gelähmt, so daß das Schlucken schwerfällt. Flüssigkeiten kommen zur Nase heraus (GELSEMIUM) oder geraten in den Kehlkopf.

Kent vergleicht BELLADONNA, STRAMONIUM und Hyoscyamus nach Art und Höhe ihres Fiebers: BELLADONNA ist sehr heiß; STRAMONIUM ist äußerst gewalttätig und aktiv, hat aber in der Regel nur mäßiges Fieber; Hyoscyamus hat während des Deliriums oder Wahnsinns nur geringes, manchmal auch gar kein Fieber.

Hinsichtlich der Gewalttätigkeit ihres Verhaltens ist die Reihenfolge STRAMONIUM, BELLADONNA, Hyoscyamus, wobei letzteres eher eine passive Arznei ist. Hyoscyamus neigt nicht sehr zur Gewalttätigkeit, und wenn, dann am ehesten gegen sich selbst.

Was ihre Reaktion auf Wasser (und ihre Beziehung zur Tollwut) betrifft, so zeigen alle drei Mittel (sowie CANTHARIS und LYSSINUM) Furcht vor Wasser, Furcht vor fließendem Wasser. STRAMONIUM hat daneben auch Angst vor glänzenden Gegenständen, vor Feuer und Spiegeln, vor allem, was wie Wasser aussieht oder ihn in irgendeiner Weise daran erinnert, wie z.B. vor dem Geräusch von etwas Fließendem (LYSSINUM). »LYSSINUM hat unwillkürlichen Harn- oder Stuhlabgang beim Hören von fließendem Wasser geheilt.«

Kent erklärt das Bedürfnis von Hyoscyamus, nackt zu sein, folgendermaßen: »Hyoscyamus hat am ganzen Körper so empfindliche Hautnerven, daß er die Berührung von Haut und Kleidung nicht ertragen kann und sie daher auszieht. ... Er scheint vollkommen ohne Schamgefühl zu sein, aber er hat keinerlei ›schamlose‹ Hintergedanken und kommt gar nicht auf die Idee, daß sein Verhalten irgendwie ungewöhnlich sein könnte; er zieht sich aus, weil seine Haut so überempfindlich ist.«

Ich frage mich, wie wohl ›Nudisten‹ auf Hyoscyamus in Potenz reagieren würden! Andererseits aber kann der Wahnsinn von Hyoscyamus auch echte Obszönität zeigen: heftige sexuelle Erregung, Nymphomanie, Exhibitionismus, wollüstige Manie. Doch auch solche Dinge sind für die, »die reinen Herzens sind«, lediglich ein Stadium einer Krankheit oder Geistesstörung.

»›Gewaltsam legt er Hand an Andre; er schlägt und beißt; singt ständig und spricht hastig.‹ ... Nach Konvulsionen oder fieberhaften Erkrankungen können paralytische Augenbeschwerden wie Strabismus oder auch andere Sehstörungen zurückbleiben. Hyoscyamus ist hierbei eines der am häufigsten indizierten Mittel. ... ›Wenn er einen Gegenstand anschaut, fängt dieser zu hüpfen an.‹ ... Urin wie auch Stuhl gehen ab, ohne daß er es bemerkt. ... Viele Beschwerden treten während des Schlafs auf. ... ›Schlaflos oder ständiges Schlafen.‹ ... Schreckt aus dem Schlafe auf, schaut umher, und wenn er die Dinge aus seinen Träumen nicht sieht, legt er sich hin und schläft wieder ein; so geht es die ganze Nacht weiter. ... Zähneknirschen und Lachen im Schlaf.«

Hauptsymptome[*]

Geist und Gemüt. Irrereden.[1] — Fieberphantasien. — Delirium.

Er wird sehr unruhig, phantasiert, will nicht im Bette bleiben.[2]

Will aufstehen und sich um seine Geschäfte kümmern oder nach Hause gehen. (BRYONIA)

Delirium: spricht von Geschäften; von vermeintlichem Unrecht.

Ungereimtes Lachen.[1]

Er spricht mehr, als sonst, und lebhafter und übereilter.[1]

Albern; lächelnd; lacht über alles; alberner Gesichtsausdruck.

Possierliche Geistesverwirrung: sie begehen allerlei lächerliche Handlungen, wie Affen.[1]

---

[*] Die mit einer [1] versehenen Symptome stammen ausHahnemanns *Reiner Arzneimittellehre;* eine [2] bezeichnet ein Symptom aus der *A.H.Z* (Band 19, S.63), eine [3] Symptome aus Jahrs *Symptomencodex.* — d.Ü.

Er macht lächerliche Geberden, wie ein tanzender Narr.[1]
Er macht sich nackt.[1] — Er liegt nackt im Bette und schwatzt.[1]
Wollüstige Manie: entblößt sich; singt Liebeslieder.
Er murmelt und schwatzt vor sich hin.[1]
Er ... greift auf dem Bette umher, wie im Flockenlesen.[1]
Er übt Gewaltthätigkeit aus und schlägt auf die Leute.[1]
Eifersucht: mit Raserei und Delirium; versucht jemanden umzubringen.
Böse Folgen von unglücklicher Liebe mit Eifersucht.[3]
Argwöhnisch.
Ängste: allein gelassen zu werden; vergiftet zu werden (LACHESIS, RHUS TOXICODENDRON etc.); verletzt oder gebissen zu werden. Möchte fortlaufen.
Unfähig zu denken; kann die Gedanken nicht ordnen oder kontrollieren.
Beantwortet keine Fragen; kann es nicht haben, angesprochen zu werden.

Augen. Pupillen erweitert; lichtstarr.
Gesichtstäuschung: was klein ist, dünkt ihm sehr groß.[1] (Gegenteil von PLATINUM)
In einem stieren, gedankenlosen Hinschauen auf die Gegenstände, Neigung, sich selbst zu vergessen.[1]

Nase, Ohren. Drückendes Klemmen an der Nasenwurzel ...[1]
Taubheit (durch Lähmung des Hörnervs).

Mund, Hals. Schaum vor dem Munde.[3]
Unvermögen, zu schlingen.[1]
Erschwertes Schlucken.
Der Hals ist wie zusammengeschnürt, mit Verhinderung des Schlingens.[1]
Zunge: rot oder braun, trocken, rissig, hart; weiß; zittrig; sieht wie angesengtes Leder aus.
Reine, dürre Zunge.[1]
Sordes auf den Zähnen und im Mund.
Zähneknirschen.

Magen, Abdomen. Wasserscheue.[1] (STRAMONIUM)
Oefteres Schlucksen.[1]
Magenentzündung oder Peritonitis mit Schluckauf.
Schneiden, tief im Unterleibe.[1] — Kneipen im Bauche.[1]

Rektum, Harnorgane, Genitalien. Oefteres Drängen zum Stuhle.[1]
Unwissend läßt er den Stuhlgang von sich, im Bette.[1]

Mag kein Wasser lassen, im Wochenbett.
Puerperalkrämpfe mit schrillem Schreien und quälender Angst; Brustbeklemmung; Bewußtlosigkeit.

Atemwege. Viel Schleim in der Luftröhre und im Kehlkopfe, der die Sprache und Stimme unrein macht.[I]
Während des Liegens fast unaufhörlicher *Husten*, der beim Aufsitzen vergeht.[I]
Nachts, trockner Husten.[I] — Nachthusten.[I] — Er hustet oft die Nacht, wacht aber jedesmal darüber auf, und schläft dann wieder ein.[I]

Eckige Bewegungen; Zuckungen einzelner Muskeln oder Muskelgruppen.
Flechsenzucken [= Sehnenhüpfen].[I]
Convulsionen.[I]
Erstickungsanfälle und Konvulsionen während der Wehen.
Epilepsie: vor dem Anfall Schwindel, Funken vor den Augen, Klingen in den Ohren, nagender Hunger; während des Anfalls blaurotes Gesicht, hervorgetretene Augen, Schreien, Zähneknirschen, Harnabgang.
Epilepsieähnliche Krämpfe.

Schlaf. Sehr tiefer Schlummer.[I]
Schlaflosigkeit.[I] — Lang anhaltende Schlaflosigkeit.[I]
Schlaflosigkeit wegen einer ruhigen Geisteserheiterung.[I]
Er konnte die ganze Nacht nicht schlafen; er mochte sich auf diese oder jene Seite legen, so konnte er nicht zur Ruhe kommen ...[I] (ARSENICUM)
Aufschrecken aus dem Schlafe.[I]
Große Schlaflosigkeit empfindlicher, erregbarer Personen aufgrund geschäftlicher Probleme, die oft nur eingebildet sind.
Schlaflos oder ständiges Schlafen, mit Murmeln.

Erträgt während des Frostes nicht das leiseste Geräusch und mag auch nicht angesprochen werden.

Sonderliche oder charakteristische Symptome

Sie plappern fast alles aus, was ein Kluger sein Leben lang verschwiegen haben würde.[I]
In seiner verwirrten Einbildung sieht er Menschen für Schweine an.[I]
Sie rannten an alle Gegenstände an, die ihnen im Wege standen, mit offnen, wilden Augen.[I]

Mit Wuth untermischte, lächerlich feierliche Handlungen in einer unschicklichen Bekleidung. [Fußnote:] »In einem Priesterrocke, über das bloße Hemd gezogen, und in Pelzstrümpfen will er in die Kirche, um da zu predigen und das geistliche Amt zu verrichten, und fällt diejenigen wüthend an, welche ihn davon abhalten wollen.«[1]

Aeußerste Wuth: er geht mit Messern auf die Menschen los.[1]

Er schlägt und will die ihm Begegnenden ermorden.[1]

Sonderbare Furcht, von Thieren gebissen zu werden.[1]

Er macht sich selbst Vorwürfe und Gewissensskrupel.[1]

Er macht Andern Vorwürfe und beklagt sich über vermeintlich ihm angethanes Unrecht.[1] (STAPHISAGRIA)

Verzweifelt, er will sich das Leben nehmen und in's Wasser stürzen.[1]

Ernste Erkrankung infolge Eifersucht und Kummer über einen untreuen Geliebten ...

Will nackt sein (Hyperästhesie der Hautnerven).

Nach einem Zornesausbruch und plötzlicher Furcht wurde er so ängstlich, daß er sich in allen möglichen Ecken versteckte; er fürchtete sich selbst vor Fliegen und lief vor ihnen davon.

Beständiges Zählen.

Schaut häufig auf ihre Hände, weil sie ihr zu groß scheinen.

Die Finger fühlen sich zu dick an.

Lockerheitsgefühl der Zähne, besonders beim Kauen, als sollten sie ausfallen.[3]

Syphilisphobie.

Das Gehirn fühlt sich lose an.

Gefühl, als würde Wasser im Kopf schwappen.

Schüttelt den Kopf hin und her; dabei ein schwappendes Gefühl im Gehirn.

Gesichtstäuschung: die Gegenstände sehen feuerrot aus.[1] (BELLADONNA; schwarz: STRAMONIUM)

Stupider Gesichtsausdruck.

Zucken der Gesichtsmuskeln; schneidet Grimassen.

Beißt sich beim Sprechen auf die Zunge.

Lähmung der Zunge.[3]

Nach Schreck Verlust der Sprache; Bewegung der Zunge sehr behindert, mit Gefühl von Taubheit und Lahmheit.

Krampf oder Zusammenschnüren im Halse, mit Unfähigkeit zu schlukken, besonders Flüssigkeiten.

Unwillkürlicher Stuhl beim Urinieren.

Lähmung der Schließmuskeln: unwillkürlicher Stuhl- und Harnabgang.

Häufiges Harnen wasserhellen Urins ...[1]

Jeder Muskel des Körpers zuckt, von den Augen bis zu den Zehen (Chorea).

Klonische Krämpfe.

Bei Fieber stoßen die Patienten die Bettdecke von sich, nicht weil ihnen zu warm ist, *sondern weil sie nicht bedeckt sein wollen.*

Hypericum

HYPERICUM PERFORATUM; JOHANNISKRAUT, TÜPFELHARTHEU

Hypericum, das *Johanniskraut,* ist eine Pflanze, die wegen ihrer schmerzlindernden Eigenschaften vielfach gepriesen wird. Durch die Jahrhunderte hindurch wurde sie nach dem geliebten Jünger benannt — womöglich weil sie von ihm für Heilzwecke verwendet wurde?* (Ich könnte viele Kräuter aufzählen, die ihren volkstümlichen Namen auf diese Weise erhalten haben.) Wäre der Name allerdings rein kirchlichen Ursprungs, so wäre Hypericum sicherlich ›Lukaskraut‹ genannt worden, denn schließlich ist Lukas »der geliebte Arzt« gewesen.**

Unter den Wund- und Prellungskräutern hierzulande kommt keines Hypericum gleich in seiner heilenden Wirkung auf *verletzte Nerven* und bei *Verletzungen vor allem von Körperteilen mit reicher Innervation.* Hier verwenden wir es sowohl innerlich als auch äußerlich.

Ich erinnere mich noch an die glücklichen Stunden, in denen ich die Wildnis und die Wälder von Surrey durchstreifte, zusammen mit einer Kräuterfrau, deren Mutter Dienstmädchen bei einer Lady Shrewsbury gewesen war, einer großen Herbalistin, die ihr Wissen an sie weitergegeben hatte.

Von dieser Kräuterfrau habe ich die Gewohnheit übernommen, Kräuter zwischen den Fingern zu zerreiben, um ihre — mehr oder weniger angenehmen — Gerüche freizusetzen und einzuatmen. Gesundheit warte, wie sie meinte, auf diejenigen, die auf diese Weise in den Wäldern umherwandern und deren herbe Frische in sich aufnehmen. Sie pflegte zu sagen: »Von jedem Kraut gibt es zwei verschiedene Arten«, nämlich das echte (arzneiliche) Kraut und seinen ›Doppelgänger‹, welcher für den Uneingeweihten zwar verblüffend ähnlich aussieht, als Arznei jedoch völlig wertlos ist. Zerdrücken Sie aber die Pflanze, so werden Sie den Unterschied erkennen! Zerreiben Sie Johanniskraut — Blüten, Stiel oder Blätter — zwischen Ihren Fingern, und Sie werden niemals das eigenartige, fast harzige Aroma vergessen, das auch den Tinkturen erhalten bleibt. Zerdrücken Sie die kleinen, gelben Blüten, und zu Ihrer Überraschung hinterlassen sie dunkelrote Flecken auf den Fingern. Sie entstammen vielen kleinen Drüsen auf dem Blütenboden; und diese Drüsensekrete sind es, die den Tink-

* Der Name soll auf den Beginn der Blütezeit Ende Juni (Johannistag = 24. Juni) hinweisen. — Anm. d. Ü.

** Kolosser 4, 14: »Es grüßt Euch Lukas, der geliebte Arzt … « — d. Ü.

turen (›Stinkturen‹ wurden meine gern genannt!) ihr wunderschönes rotes Aussehen verleihen. Mit Sicherheit aber werden Sie wissen, daß Sie unser arzneiliches *Hypericum perforatum* gefunden haben, wenn Sie seine schmalen Blätter gegen das Licht halten und die durchscheinenden Tüpfelchen [Öldrüsen] sehen, von denen sie durchsetzt sind. Diese ›Löcher‹ gaben, zusammen mit den ›Blutflecken‹, den alten *Signaturen*-Suchern Hinweise auf den Nutzen der Pflanze — bei ***Verwundungen*** und besonders bei ***Stichverletzungen.***

Diese »Signaturenlehre«! — man darf sie ja eigentlich in dieser materialistischen Zeit gar nicht mehr erwähnen; denn ist sie nicht fast ebenso absurd wie die Homöopathie? Tatsächlich aber verdanken wir ihr die Entdeckung vieler heute gebräuchlichen Arzneimittel. Man hatte die Vorstellung, daß der Allmächtige den heilkräftigen Substanzen und Pflanzen Sein Siegel aufgedrückt habe, damit sie von Seinen leidenden Kindern in ihrer Not erkannt werden könnten.

Das erinnert mich an einen armen alten Mann, der immer zu mir kam und um ein paar Berberitzenzweige bat, um damit seine »Jälbsucht« zu kurieren. Was er mit ihnen machte? Nun, er schabte die gelbe Substanz direkt unter der Rinde ab und tauchte sie in sein Bier; dies, so hatte er herausgefunden, war stets ein zuverlässiges Heilmittel für sein Leiden. Und in der Tat: die meisten Leberarzneien *sind* gelb — BERBERIS — CHELIDONIUM usw., während Arzneien, die auf das Blut wirken, vorzugsweise rot sind — die Eisensalze — HAMAMELIS — Hypericum u.a.m.

Wie dem auch sei, die Schreiberin obiger Zeilen reagiert auf Spott seltsam empfindlich — und so möge man sie als nicht geschrieben ansehen!

Zu unseren einheimischen Wundkräutern gehört ferner das Gänseblümchen, BELLIS PERENNIS, von dem Culpeper sagt: »Dies ist eine weitere Pflanze, die die Natur, weil sie so nützlich sein kann, weit verbreitet hat.« Das Gänseblümchen ist unser englisches ARNICA, und es ähnelt jenem bis hin zur Erzeugung und Heilung von Furunkeln. Außer diesem wäre noch die *Schafgarbe* zu nennen, die man nur ach so schwer wieder los wird! Ja, in einem Jahr besaß sie sogar die Frechheit, den Rasen vor der National Gallery zu ruinieren — mitten im Herzen Londons! Doch hat sie für ihre Allgegenwart gute Entschuldigungen. Seit den Tagen, da sie (wie in der Ilias erwähnt) von Achilles verwendet wurde, um die Wunden seiner Soldaten zu heilen, ist sie unter dem Namen *Achillea millefolium* bekannt; und auch für uns ist MILLEFOLIUM ein großartiges Heilmittel — bei blutenden Wunden und [arteriellen] Hämorrhagien.

In der guten alten Zeit lag die Heilkunst wie selbstverständlich zum größten Teil in den Händen weiser Frauen, die wiederum von älteren weisen Frauen im Gebrauch der Kräuter aus Feld, Wald und Wiese unterrichtet worden waren. Aber das war vor der ›schlechten neuen Zeit‹, wo auf jedem Strauch ein studierter Doktor wächst, die Taschen prall gefüllt mit Aspirin — Morphium — Phenol — Jod etc., um die einfacheren, gesünderen und wohltätigeren Kräuter zu verdrängen. Dabei stumpfen beispielsweise Aspirin und Morphium, wie bekannt, lediglich das Empfindungsvermögen ab, niemals aber *heilen* sie den Schmerz — was, wie wir im folgenden sehen werden, Hypericum sehr wohl vermag.

Culpeper [vgl. S. 32] beschreibt Hypericum, dessen Nützlichkeit ihm vor mehr als 300 Jahren bereits sehr gut bekannt war, folgendermaßen: »Die Pflanze überdauert mehrere Jahre im Boden und sprießt in jedem Frühling aufs neue ... Die zwei kleinen Blätter, die überall« (auf den Stielen) »eines gegen das andere gesetzt sind, sind von tiefgrüner Farbe, schmal und voller kleiner Löcher, die man am besten erkennen kann, wenn man sie gegen das Licht hält. An den Spitzen der Stengel und Verzweigungen stehen gelbe Blüten mit fünf Blütenblättern und vielen gelben Köpfchen in der Mitte, die einen rötlichen, wie Blut aussehenden Saft absondern, wenn sie gequetscht werden. ...

Es ist eine hervorragende Wundheilpflanze ...; äußerlich gebraucht, ist sie von großer Hilfe bei Quetschungen, Prellungen und Wunden, besonders an nervenreichen Körperteilen. ... Die Salbe öffnet Verstopfungen, läßt Schwellungen verschwinden und schließt die Wundränder.«

Und Kent gibt uns zu Hypericum wieder eine seiner anschaulichen Darstellungen: »Wenn Fingerspitzen oder Zehen gequetscht oder aufgerissen wurden, wenn ein Nagel abgerissen wurde oder wenn ein Nerv über einem Knochen durch Hammerschlag gequetscht wurde — und wenn dieser Nerv sich dann entzündet und der Schmerz den Nerv entlang ausstrahlt, allmählich von dem verletzten Körperteil zum Rumpf vorrückend, stechend und lanzinierend, kommend und gehend, oder auch von der Verletzung zum Rumpf hinaufschießend — dann entsteht eine gefährliche Situation. In einem solchen Fall ist vor allen anderen Mitteln an Hypericum zu denken ... Es braucht wohl kaum betont zu werden, daß Tetanusgefahr besteht.«

Oder: »Ein bösartiger Hund beißt jemanden in Daumen, Hand oder Handgelenk und jagt seine Zähne durch den Radialisnerv oder einige seiner Verzweigungen und verursacht eine Rißwunde. ... Eine Wunde klafft, schwillt an, zeigt keine Heilungstendenz und sieht an den Rändern trokken und glänzend aus; sie ist rot und entzündet und geht einher mit brennenden, stechenden, reißenden Schmerzen — ein Heilungsprozeß will nicht in Gang kommen: eine solche Wunde benötigt Hypericum; es verhindert Tetanus. ... Ein Schuster mag sich mit der Ahle in die Daumenspitze stechen, ein Zimmermann einen Nagel in den Finger treiben; er macht sich weiter keine Gedanken darüber, doch in der nächsten Nacht schießen mit großer Heftigkeit Schmerzen den Arm hinauf. Der allopathische Arzt sieht das als eine ernste Sache an, denn er befürchtet Wundstarrkrampf. Wenn Schmerzen dieser Art entstehen, wird Hypericum sie kupieren; für diesen Zustand, bis hin zu fortgeschrittenen Tetanusstadien mit Opisthotonus und Kieferklemme, ist Hypericum das Mittel der Wahl. ...

Stichwunden, Rattenbisse, Katzenbisse etc. werden durch LEDUM, wenn es sofort gegeben werden kann, sicher versorgt; ... strahlt der Schmerz aber bereits von der Wunde den Armnerv hinauf, dann ist es eher Zeit für Hypericum. ... Wirbelsäulenverletzungen ... Steißbeinverletzungen ...«

Kents Vorlesung über Hypericum, worin er dieses mit anderen Verletzungsmitteln vergleicht, ist ein Meisterwerk, und wir werden gelegentlich in anderem Zusammenhang darauf zurückkommen.

Wundstarrkrampf ... Einer der Fälle, wo Hypericum Tetanus geheilt hat, wird in Clarkes *Dictionary* wiedergegeben.* Es handelte sich um einen Jungen, der von einer zahmen Ratte in den Finger gebissen worden war. Kurz darauf erkrankte er schwer: er konnte nur noch mit großer Mühe sprechen, denn die Kiefer waren fest aufeinandergepreßt; Nacken so steif, daß der Kopf kaum bewegt werden konnte; *unverhältnismäßig große Empfindlichkeit im Bereich der äußerlich unscheinbaren Bißwunde*. Daher gab Guernsey Hypericum den Vorzug vor LEDUM und verabreichte es, als C 500 in Wasser aufgelöst, um 20 Uhr, zuerst alle fünfzehn Minuten, später alle zwei Stunden. Um 3 Uhr früh besserte sich der Zustand, der Junge schlief ein, und am nächsten Morgen war er praktisch wieder gesund.

Zur Veranschaulichung nun einige Beispiele aus meiner eigenen Erfahrung (z.T. aus meinem Elternhaus), die zeigen, daß Hypericum nichts von seiner Heilkraft verloren hat und sein alter Ruf wohlbegründet ist.

»Bei Nervenverletzungen ...« Es war in der Frühzeit des Automobils, als unser Kutscher und der Stallknecht Fahrunterricht erhielten. Der Stallknecht war an der Reihe, das Lenkrad zu übernehmen. Der Kutscher, ein großer Schotte, erhob sich vom Rücksitz und lehnte sich vor, um zuzusehen. In einer Kurve brach der Wagen gegen eine seitliche Hecke aus, und dabei wurde der Kutscher hinausgeschleudert und blieb weit hinten auf der Straße liegen. Er hatte starke Schmerzen; eine sorgfältige Untersuchung ergab jedoch, daß weder Knochen noch Gelenke in Mitleidenschaft

---

* Clarke zitiert einen Fall von W. J. Guernsey. — d. Ü.

gezogen waren. Zwei, drei Tage später waren die Schmerzen (trotz ARNICA) sehr heftig geworden. Die Beine hatten nicht mehr die Kraft, ihn zu tragen, und wenn er im Bett lag, strahlten bei jeder Bewegung stechend-schießende Schmerzen in beide Beine aus, bis hinunter zu Knien, Knöcheln und Füßen. Mehrmals schrie er, wenn er auf die Seite gedreht wurde, laut auf vor Schmerzen. Es bestand eine empfindliche Schwellung über dem Kreuzbein und über dem rechten Ischiasnerv. Wegen der *schießenden Schmerzen* erhielt er dann zwei Tropfen Hypericum in Urtinktur.

Drei Stunden später traf ich meinen Vater, als er gerade von einem Ausritt heimkehrte. »Ich mache mir ziemliche Sorgen um F.«, sagte ich zu ihm, »ich glaube, wir sollten doch lieber noch mal Dr. --- holen. Wir wollen doch nicht, daß er eine Lähmung davonträgt!« »Oh, der ist schon wieder ganz in Ordnung«, war die Antwort. »Ich habe ihn gerade besucht — es geht ihm viel besser. Er ist schon aufgestanden, hat sich angezogen und ist ein bißchen herumgelaufen.« Nach einigen weiteren Gaben Hypericum und äußerlichen Einreibungen mit einer Hypericum-Lotion war er am selben Abend nochmals auf den Beinen und ging mit Krücken auf dem Korridor auf und ab. Am nächsten Tag kam er die Treppe herunter und ging zu den Ställen hinüber. Am übernächsten Tag war er bereits ohne Krücken wieder an der Arbeit; er fuhr die Kutsche hinaus und reinigte sie eigenhändig.

Einen Monat später traten mit Aufkommen der kalten Witterung erneut stechende Schmerzen auf, die vom Kreuzbein seitlich zum Hals und auch wieder in die Beine schossen; außerdem klagte er jetzt über leichte Taubheitsgefühle in den Beinen und hatte Schwierigkeiten, die Füße zu heben. Hypericum in Tinktur und in der C 30 besserte diese Symptome rasch, und nach wenigen Tagen war er wiederhergestellt. Das war 1907, und *seither sind die Beschwerden nicht mehr aufgetreten.*

Auch hier rechtfertigte Hypericum einmal mehr seine Reputation bei »schießenden Schmerzen, die von dem Ort der Verletzung ausgehen«. Aspirin oder Morphium hätten dem Kutscher vielleicht eine vorübergehende Schmerzlinderung verschafft, aber nur Hypericum konnte zugleich mit der Linderung eine *Heilung* erzielen. Was ist nun wissenschaftlich: zu betäuben und zu dämpfen — kurzfristig! — oder zu *heilen?*

Bei der Gelegenheit beachten Sie bitte den Unterschied: ARNICA ist das Heilmittel für verletzte Weichteile, Hypericum für verletzte Nerven!

»Bei Rißwunden …« Eines unserer Kutschpferde war auf einem schlechten Straßenabschnitt gestürzt und hatte sich mächtig die Knie aufgeschlagen. Der Kutscher meinte, die Knie wären jetzt wohl ›hinüber‹; die Wunden würden zwar abheilen, aber die Haare dort nie mehr richtig nach-

wachsen, es würden immer die verräterischen Narben zurückbleiben. In einer Flasche mit einer Sprühvorrichtung schüttelte ich daraufhin Hypericum mit etwas Wasser auf und gab die Anordnung, die Knie nicht zu bedecken, sondern ständig mit der Flüssigkeit einzusprühen. In der Folge heilten die Knie rasch ab, und es blieb nichts zurück, was darauf hingedeutet hätte, daß das Tier jemals gestürzt war. Und, nebenbei gesagt, dies war sicher auch die sauberste und einfachste Methode, die man sich denken kann, um einen solchen Patienten im Stall zu behandeln.

»Um die Wundränder zu schließen ...« Zur Weihnachtszeit verbrachte einmal ein Universitätsprofessor mehrere Wochen bei uns im Hospital*; und wenn es etwas gibt, was er von dort wieder mitgenommen hat, so war dies sicherlich ein tiefer Respekt vor der Heilkraft von Hypericum ... Ein Mädchen war durch eine Scheibe gefallen und hatte neben anderen Verletzungen auch eine böse Schnittwunde an der Lippe davongetragen, von der ein kleines Stück fehlte. Nichts weiter als eine Kompresse mit Hypericum, über Nacht aufgelegt — und am nächsten Morgen war die Lippe verheilt!

»Anstelle von ARNICA, *wenn die Haut geplatzt und die Verletzung sehr schmerzhaft ist ...«* Ein Fall: Ein alter Herr verbrachte wie gewöhnlich sein Wochenende auf der Farm. Am Samstagmorgen stieg er von seinem Einspänner, um die Pferde auf der Weide zu begrüßen. Sie waren an diesem Tag ziemlich unruhig, weil ein fremdes Pferd mit ihnen zusammen auf die Weide gelassen worden war. Plötzlich schlug ein junges Zugpferd aus und traf ihn an der Außenseite des Beins, direkt unterhalb des Knies. Er fiel hin, und so verfehlte ihn glücklicherweise ein zweiter Tritt, den die entsetzte Zuschauerin im Wagen** schon in seinem Bauch hatte landen sehen. Es gelang ihm, in den hohen Wagen zurückzuklettern, und unter großen Schmerzen fuhr er nach Hause. Die Haut war aufgeplatzt, daher war es kein Fall für ARNICA. An einer bestimmten Hecke suchte ich eilig nach Johanniskraut, übergoß es mit kochendem Wasser und brachte den Aufguß auf die Wunde. Der Schmerz verschwand wie durch Zauberei. Der alte Herr war fast achtzig, er hatte nur wenig Gewebe zwischen Haut und Knochen, und so wäre die Heilung normalerweise schwierig und langwierig gewesen; dennoch war bis zum Montag alles verheilt, und er konnte, wenn auch noch humpelnd, zu seiner Arbeit nach London zurückkehren. Wie schwer die Verletzung gewesen war, konnte man an der Verfärbung

* Wahrscheinlich ein Medizinprofessor als eine Art »Hospitant«! — d. Ü.
** Offenbar Margaret Tyler selbst. — d. Ü.

sehen, die sich allmählich wie ein riesiger blauer Fleck den Oberschenkel hinauf ausgebreitet hatte (der Tritt hatte ihn unter dem Knie erwischt).

»Bei Abszessen ...« Während des Krieges wurde ein Mädchen mit einem Abszeß an der ulnaren Handinnenfläche, der sehr gespannt und schmerzhaft war, von einem hiesigen Arzt in unser Krankenhaus überwiesen. Er hatte ihn inzidiert und dann das Mädchen, nachdem kein Eiter kam, zur weiteren Behandlung zu uns geschickt. Sie kam morgens an und erhielt lediglich Hypericum innerlich und eine Hypericum-Kompresse für die ganze Hand. Bereits bei der Visite am Nachmittag waren Schmerz und Spannung verschwunden, und der Eiter lief nur so heraus. Danach heilte die Wunde schnell ab. Ist es dies, was Culpeper meint, wenn er sagt, *»es öffnet Verstopfungen und läßt Schwellungen verschwinden«?* Jedenfalls — diese ließ es verschwinden!

Ein Bühnenarbeiter wollte gerade für einen Theatereffekt ein Gewehr abfeuern und hatte noch die Hand am Ende des Laufs, als es versehentlich losging, so daß der Ladepfropf im Handteller steckenblieb. Woche um Woche ließ er sich in einem Krankenhaus behandeln, wo man tat, was man für nötig hielt: mal wurde die Wunde feuchtgehalten, dann wieder wurde er mit einem trockenen Verband nach Hause geschickt. Der Mann litt fürchterlich und hatte schlaflose Nächte voller Schmerzen zu ertragen. Dann riet ihm jemand auszuprobieren, ob nicht vielleicht die Homöopathen etwas für ihn tun könnten. Er erhielt SILICEA innerlich und eine Hypericum-Kompresse, was umgehend seine Schmerzen linderte und ihn wieder schlafen ließ. Ein paar Tage später begann die eiternde Wunde so faulig zu riechen, daß versuchsweise eine Lysol-Kompresse aufgelegt wurde; dies jedoch brachte keinerlei Erleichterung, und so wurde wieder Hypericum angewandt. Nach wenigen Tagen kam beim Ausdrücken der Wunde mit einem Schwall von Eiter ein stinkendes Pfropfenstück heraus, am nächsten Tag ein weiteres, und dann heilte die Hand wunderbar ab. Leider aber war eine Sehne eingeschmolzen oder sie war durchschossen worden, so daß er nun einen Finger nicht mehr gebrauchen kann — eine bleibende Erinnerung an die Zeit, wo er um ein Haar seine ganze Hand verloren hätte.

◊

Ein eifriger Laienhomöopath, der inzwischen lange tot ist, schickte einmal den schottischen Sergeants an der Front Hypericum. Er erhielt folgenden Antwortbrief, den er in den Oban Times vom 1. Mai 1915 veröffentlichen und später als Merkblatt nachdrucken ließ.

Hypericum auf dem Schlachtfeld

Brief eines Highland Sergeant

Mr. Campbell aus Barbreck erhielt folgenden Brief:

Britisches Expeditionskorps, 19. April 1915

Lieber Mr. Campbell!

Ich möchte Ihnen für die Schachtel mit den großartigen Kügelchen danken, die Sie mir freundlicherweise zukommen ließen. Ich hätte Ihnen schon viel früher zu diesem Thema geschrieben, doch ich wollte das Mittel gründlich testen, bevor ich Ihnen meine Meinung darüber mitteile. Nun aber kann ich Ihnen Tatsachen berichten, die für Sie sehr zufriedenstellend sein müssen. Das Resultat meiner Beobachtungen ist dieses: Ungefähr eine Woche, nachdem ich Ihren Brief und die Kügelchen erhalten hatte, wurde ein Soldat meiner Kompanie von einem Scharfschützen verwundet, während er im Schützengraben auf Beobachtungsposten war. Die Wunde war schlimm; es war ein Schulterdurchschuß, und er hatte eine Menge zu leiden. Alle Farbe war aus seinem Gesicht gewichen, und ich sah ihn schon jeden Augenblick in Ohnmacht fallen. Dann dachte ich an Ihre Pillen, die ich in meiner Proviantasche bei mir trug, und beschloß, ihm zwei davon zu geben.

Ich bin sicher, daß ich Ihnen die Wirkung nicht zu beschreiben brauche, dennoch — ich war sprachlos vor Erstaunen. Es ist etwas Wunderbares zu sehen, wie ein schwer verwundeter und schreckliche Schmerzen leidender Mann von zwei kleinen Pillen so verwandelt wird, daß er auf einmal wieder mit den Kameraden lacht und scherzt und Späße treibt.

Dies ist nur ein Fall von vielen, über die ich Ihnen berichten könnte; und obwohl ich hoffe, daß ich die Kügelchen niemals selbst benötigen werde, bin ich doch froh, sie dabei zu haben, um sie anderen geben zu können.

Damit will ich es fürs erste bewenden lassen; ein andermal werde ich Ihnen von weiteren Fällen berichten.

Mit freundlichen Grüßen verbleibe ich
Ihr Sergeant W. M.

Beglaubigte Abschrift. J. A. Campbell, Barbreck, Craignish, 23. April 1915.

◊

In den Prüfungen von Hypericum findet man Nervenschmerzen — stechende Schmerzen — und paralytische Symptome.

Hering bringt in seinen *Guiding Symptoms* durch Hypericum geheilte Fälle, so u.a. von — *Commotio spinalis:* Ein Mann, der aus seinem Wagen gefallen und mit dem Rücken heftig gegen einen Bordstein geschlagen war; im ersten Moment verspürte er in beide Beine schießende Schmerzen, anschließend kam es zu partiellen Lähmungserscheinungen. — Ein Junge mit *traumatischer Meningitis* nach einem Sturz auf den Kopf. — Eine Frau mit *Kopfschmerz nach einem Fall auf den Hinterkopf,* verbunden mit einem Gefühl, hoch in die Luft gehoben zu sein; sie war von der größten Angst erfüllt, daß die geringste Berührung oder Bewegung sie von dieser Höhe herunterstürzen lassen würde. ... Und so weiter.

Es gibt nur wenige Personen, die auf Hypericum überempfindlich reagieren. Zu ihnen gehörte die Frau eines Arztes unserer Klinik, bei der Hypericum zunächst ganz eigentümliche Symptome hervorrief, ehe es sie schließlich heilte.

Als sie nach dem Krieg mit ihrem Mann die Schlachtfelder besuchte, durchbohrte ein Stück Stacheldraht ihren Strumpf, drang ziemlich tief in das Bein ein und hinterließ auf der Haut einen großen, tiefen Kratzer. Die Verletzung wurde verbunden und heilte zu.

Einige Zeit später begann diese Stelle in unregelmäßigen Abständen scharf und stechend zu schmerzen. Der Schmerz war sehr heftig, beschränkte sich aber auf die verletzte Stelle. Eine Reihe von Mitteln wurde versucht, aber keines bewährte sich. Dann wurde wegen der Intensität der Schmerzen — als wäre die Verletzung gerade erst frisch entstanden — Hypericum C30 gegeben, und daraufhin machte sie eine unfreiwillige Prüfung des Mittels durch.

Innerhalb von zwei Stunden trat große Schwäche auf: sie wurde blaß im Gesicht, hatte das Gefühl, als wollte das Herz aufhören zu schlagen; Übelkeit; die Beine zitterten, sie konnte nicht gehen, ohne sich an etwas festzuhalten. Erschöpft, matt und einer Ohnmacht nahe, mußte sie sich schließlich hinlegen. Dieser Zustand hielt bis zum späten Abend an. Zwei Tage lang hatte sie überhaupt keinen Appetit. Ihr Mann stellte jedoch abschließend fest:

»*Seitdem sie Hypericum C30 bekommen hat, hat sie an dieser Stelle nie wieder irgendwelche Schmerzen gehabt*. Andere Mittel sind weder in den Monaten vor noch nach Hypericum gegeben worden.«

Wenig bekannt ist auch der Nutzen von Hypericum bei ***Hämorrhoiden***. Clarke *(Dictionary)* zitiert Röhrig, der »Hypericum äußerlich wie innerlich fast als ein Spezifikum für blutende Hämorrhoiden ansieht«. *Und es wirkt tatsächlich* — was auch zu erwarten ist, denn Hypericum ist das Mittel par excellence für nervenreiche Gewebe, und dazu zählt der Anus ganz gewiß! In den Prüfungen zeigte Hypericum ferner einen deutlichen Einfluß auf das Rektum.

Neben Hypericum perforatum gibt es noch eine Reihe weiterer Hypericum-Varietäten mit arzneilichen Eigenschaften. Eine davon trägt den Namen *Tutsan** (Allesheiler); eine andere, hübsche und großblütige Abart bedeckt die Bahndämme in der Nähe von Leatherhead. Früher einmal bekam unser Krankenhaus jedes Jahr eine große Schachtel mit diesen Blumen geschickt, und die gute Schwester Olivia pflegte sie dann über einem Feuer in Öl zu verrühren, um eine Wundsalbe daraus zu bereiten.

Hauptsymptome

Folgen von Wirbelsäulenerschütterung (Commotio spinalis).
Folgen von Nervenschock.
Tetanus nach Verletzungen.
Nervenverletzungen, die mit starken Schmerzen einhergehen.
Stich-, Schnitt-, Quetsch- oder Rißwunden, wenn die Schmerzen sehr heftig sind, besonders wenn sie lange anhalten bzw. schon lange bestehen; Schmerzen wie z.B. starke Zahnschmerzen; Schmerzen, die in die Umgebung ausstrahlen oder die Gliedmaßen hinaufziehen.
Stichwunden, die äußerst empfindlich sind; Wunden durch Treten auf Nägel, Nadeln, Splitter o.ä.; Bißwunden durch Ratten etc.: hier verhindert Hypericum Tetanus.
Wunden von Durchschüssen; vom Durchstechen mit einem scharfen, spitzen Gegenstand.

* Laut Hahnemanns *Apothekerlexikon* handelt es sich dabei um HYPERICUM ANDROSAEMUM (Cunradhartheu). — d.Ü.

Ignatia

STRYCHNOS IGNATII (IGNATIA AMARA); IGNATIUSBOHNE

Ignatia — das große Heilmittel bei widersprüchlichen Symptomen und Neigung zu plötzlichen Stimmungsschwankungen; bei seelischer Belastung und Streß infolge von seelischem Schock, schmerzlichem Verlust, Enttäuschung oder Kummer, welche das Urteilsvermögen und die Selbstbeherrschung anfallsweise und vollständig außer Kraft gesetzt haben.

Sollte jedoch dieser Zustand immer wieder auftreten und chronisch zu werden drohen, dann übernimmt, wie Kent sagt, NATRIUM MURIATICUM, das ›chronische Mittel‹ von Ignatia, den Fall und führt ihn zu Ende.

Hahnemann spricht von »Symptomen in geraden Gegensätzen (Wechselwirkungen) dieser sonderbaren Arznei« [weswegen gelegentlich erst eine *zweite Gabe* zur Heilung führe; d. Ü.]; dieser »sehr bald auf einander folgenden Wechselwirkungen wegen, die sie erzeugt, eignet sie sich zu acuten Krankheiten vorzüglich, und zwar zu mehren, wie man aus ihren, den häufig vorkommenden Krankheits-Symptomen des alltäglichen Lebens so ähnlich entsprechenden Symptomen sehen kann. Sie ist daher mit Recht als eine zu großem Nutzen erschaffene (Polychrest-) Arznei anzusehen.«

Clarke *(Dictionary)* schreibt: »Um ein richtiges Verständnis von der Heilkraft und dem Rang von Ignatia zu erlangen, müssen wir uns von zwei ebenso weitverbreiteten wie irrigen Vorstellungen freimachen. Die erste ist die, daß Ignatia bloß ein Hysteriemittel sei und nichts anderes; und die zweite, daß es überhaupt das einzige Mittel sei, das in Fällen von Hysterie je benötigt werde.«

Und: »Die Ignatia-Samen enthalten zwar einen größeren Anteil an Strychnin als die von NUX VOMICA, dennoch zeigt der enorme Unterschied in den charakteristischen Merkmalen dieser beiden Mittel, daß es klug ist, Arzneien unabhängig von ihren sogenannten ›wirksamen Prinzipien‹ zu betrachten.«

Hahnemann stellt besonders die unterschiedlichen Gemütsverfassungen dieser beiden Mittel heraus; er sagt: »So viel Aehnlichkeit man aber auch in ihren positiven Wirkungen mit denen des Krähenaug-Samens wahrnimmt (was allerdings auf eine botanische Verwandtschaft beider Gewächse hindeutet), so findet doch beim Gebrauche beider eine große Verschiedenheit statt, da schon der Gemüthszustand der Kranken, wo Ignazsamen dienlich ist, sehr von demjenigen abweicht, wo Krähenaugsamen paßt. Nicht bei Personen oder Krankheiten, bei denen Zorn, Eifer, Heftigkeit herrscht, sondern wo eine schnelle Abwechslung von Lustigkeit und Weinerlichkeit, oder die andern Gemüthszustände statt finden, die vom Ignazsamen zu Ende verzeichnet sind, kann Ignazsamen passen, vorausgesetzt, daß auch die übrigen körperlichen Krankheits-Symptome denen ähnlich vorhanden sind, welche dieser Samen erzeugen kann.

Selbst in hoher Kraft-Entwickelung giebt Ignaz ein Hauptmittel ab in Aergernißfällen bei Personen, die nicht geneigt sind, in Heftigkeit auszubrechen oder sich zu rächen, sondern welche die Kränkung in sich verschließen, bei denen, mit einem Worte, die Erinnerung an den ärgerlichen Vorfall anhaltend an ihrem Gemüthe zu nagen pflegt, und so auch vorzüglich gegen Krankheitszustände, die von Gram erzeugenden Vorfällen entstehen.«

Und bezüglich Epilepsie schreibt er: »So könnten Anfälle von selbst langwierigen Epilepsieen, die jedesmal nur nach Kränkung oder ähnlicher Aergerniß (und sonst unter keiner andern Bedingung) ausbrechen, wohl durch schnelle Anwendung von Ignaz jedesmal verhütet, auch können Fallsuchten, die so eben erst durch großen Schreck bei jungen Personen entstanden waren, ehe sie sich mehrmal wiederholen, durch ein Paar Gaben Ignaz geheilt werden; daß aber anders geartete Fallsuchten langwieriger Art durch diesen Samen geheilt werden könnten, oder jedesmal geheilt worden wären, ist höchst unwahrscheinlich. ... Es bleibt daher ausgemacht, daß Ignazsamen bloß bei jählingen Anfällen und acuten Uebeln brauchbar und heilsam ist.«*

Sein Ratschlag zur Anwendung von Ignatia: »Man giebt die (kleine) Gabe am besten *früh*, wenn keine Eile drängt; kurz vor Schlafengehen aber gegeben, bringt sie allzu viel Nachtunruhe zuwege.«

◊

Für Guernsey sind Hinweise auf Ignatia:

»Leiden an unterdrücktem oder tiefem Kummer, mit langgezogenen Seufzern, viel Schluchzen usw.; tiefes Unglücklichsein, kann nicht schlafen, ist vor Gram ganz in sich versunken; akute Trauerfälle, z.B. beim Verlust eines guten Freundes; Erkrankungen des Gemüts im allgemeinen, besonders wenn sie durch Kummer ausgelöst wurden; Traurigkeit;

---

* Tyler hebt den letzten Satz durch Kursivdruck hervor. Daß es dennoch auch *chronische* Ignatia-Fälle gibt, zeigt ein Fall von G. Vithoulkas aus dem *Berner Seminar* 1987 (Burgdorf Verlag). Es handelte sich um eine Zerebellitis bei einem Jungen, die sich bei einer Windpockenerkrankung vier Wochen zuvor entwickelt hatte; dem war unmittelbar ein Kummer vorausgegangen, als die Mutter ihrem Sohn mitteilte, daß sie wieder arbeiten gehen wolle. Eineinhalb Jahre zuvor jedoch hatten sich die Eltern bereits scheiden lassen, und *seitdem aß das Kind kein Obst mehr*, d.h., es befand sich seit diesem Zeitpunkt in einem Ignatia-Zustand. — Anm. d. Ü.

Hoffnungslosigkeit; hysterische Wechselhaftigkeit; verstiegene, trügerische Hoffnungen. ...

Katalepsie mit Rückwärtsbeugen; Opisthotonus; hysterische Krämpfe, besonders wenn von Seufzern begleitet; ... Frost einzelner Körperteile.

Häufiger Wechsel der Gesichtsfarbe in Ruhe. ...

Schlimmer: durch seelische Erschütterung; durch Ärger und Zorn; Zorn mit Schreck, Zorn mit stillem Kummer; durch Angst, Angst mit Sorge; durch unglückliche Liebe; Demütigung durch Kränkung; durch geistige Anstrengung; durch Süßigkeiten, Kaffee, Tabak; durch Druck auf die schmerzlose Seite, kann besser auf der *schmerzhaften* Seite liegen; durch starke Gerüche; zwischen den Schluckakten *[besser während des Schluckens];* durch Askariden; beim Gähnen.«

◊

Nash nennt Ignatia ein »Mittel der Paradoxien«! — »Kopf besser durch Liegen auf der schmerzhaften Seite; launisch, unberechenbar; Leeregefühl im Magen nicht besser durch Essen; Halsschmerz besser durch Schlucken; Durst und rotes Gesicht während des Frostes, etc. ... Besser durch reichlichen, wäßrigen Harnfluß.«

Er schreibt, daß Ignatia — wie ACONITUM, CHAMOMILLA und NUX VOMICA — die Empfänglichkeit für Sinneseindrücke aller Art zu steigern scheint, daß es aber im Gegensatz zu diesen ein ausgeprägtes Element von Traurigkeit in sich birgt sowie eine Neigung zu *stillem Kummer.*

»Gleichermaßen charakteristisch für den Gemütszustand ist die ***Veränderlichkeit der Stimmung***. Keine andere Arznei kommt hierin Ignatia gleich. ... Eben ist die Patientin noch fröhlich und vergnügt, da schlägt ihre Stimmung plötzlich ins Gegenteil um, in schwermütige Traurigkeit und Tränen, und so wechseln diese Gemütszustände in rascher Folge einander ab.* ... Ignatia erschrickt leicht und ist auch eines unserer besten Heilmittel für die Folgen von Schreck; hier konkurriert es mit ACONITUM, OPIUM und VERATRUM ALBUM. ...

Abgesehen von seinen Gemütssymptomen ist Ignatia auch ein wichtiges Mittel bei Nervenleiden; es wirkt ebenso entschieden wie NUX VOMICA auf das Rückenmark ein, wo es sowohl die motorischen wie die sensorischen Nervenbahnen beeinflußt. Es ist eines unserer besten Mittel bei Krämpfen oder Konvulsionen, besonders wenn diese psychischen Ursprungs sind, wie z.B. nach *Schreck,* nach *Bestrafung* (bei Kindern) und überhaupt nach starken Emotionen. So bemerkte z.B. ein Arzt, der eine Patientin bei einem ihrer Krampfanfälle im Wochenbett beobachtete, daß der Anfall mit

* *In diesem Punkt ähnelt* CROCUS *Ignatia.*

einer Reihe langgezogener Seufzer endete. Er erkundigte sich, ob sie vielleicht in letzter Zeit irgendeinen Kummer gehabt habe, und erfuhr, daß sie um ihre vor ein paar Wochen verstorbene Mutter trauerte, die sie sehr gern gehabt hatte. Ignatia C30 heilte sie schnell.

Darüber hinaus hat Ignatia auch in höchstem Maße *Zuckungen* am ganzen Körper, und so wird es zu einem unserer besten Mittel bei Chorea, besonders wenn diese durch Schreck oder Kummer (auf der emotionalen Ebene) oder durch Zahnung oder Würmer (auf der körperlichen Ebene des Reflexreizes) verursacht wurde. ... Ignatia ist wie ACONITUM, CHAMOMILLA und COFFEA *überempfindlich auf Schmerz.*«

Einzigartig, so Nash, ist Ignatia in seinen Fiebersymptomen. »Es gibt keine Krankheit, an der wir die Heilkraft einer potenzierten Arznei besser demonstrieren können als am Wechselfieber. Chronische Malariafälle, die jahrelang einer Chinin-Behandlung getrotzt haben, werden häufig durch Potenzen ab der C200 aufwärts rasch und dauerhaft geheilt. Folgende Symptome indizieren dabei Ignatia:

1. *Durst während des Frostes, aber in keinem anderen Stadium.*
2. *Frost durch äußere Wärme gebessert.*
3. *Fieberhitze durch Zudecken verschlimmert.*
4. *Rotes Gesicht während des Frostes.*

Kein anderes Mittel hat Durst nur während des Fieberfrostes, in keinem anderen Stadium.« (Nash erinnert daran, daß bei NUX VOMICA umgekehrt während der Fieberhitze das geringste Aufdecken den Frost zurückbringt und das Frostgefühl durch äußere Wärme nicht gelindert wird.) Er fährt fort: »Das rote Gesicht im Froststadium verhalf mir zur Heilung eines hartnäckigen Falles; nachdem ich dieses rote Gesicht bemerkt hatte, fiel mir außerdem auf, daß sich der Junge ständig hinter dem Ofen aufhielt, an der wärmsten Stelle, die er finden konnte. Die 200. Potenz heilte ihn prompt.«

◊

Kent beschreibt die Zustände, in die Ignatia-Patient(inn)en typischerweise geraten können, so: »Eine Frau hat zu Hause Streit gehabt. Sie ist verstört und erregt, und dann fängt sie an zu zittern und zu beben, oder sie bekommt Krämpfe ... Oder sie hat großen Kummer, weil ihre Zuneigung nicht erwidert wird. Eine empfindsame, nervöse junge Frau findet heraus, daß der Mann, in den sie verliebt ist, sie hintergangen hat; sie hat Weinkrämpfe, Kopfschmerzen, zittert, ist erregt und kann nicht mehr schlafen. ... Eine Frau verliert ihr Kind oder ihren Mann und leidet sehr darunter; sie hat sich nicht mehr in der Gewalt und schämt sich dessen; sie versucht, sich zusammenzureißen, aber der Kummer ist stärker, sie hat die Herrschaft über ihre Gefühle und ihre Erregung verloren. Ignatia wird sie beruhigen und darüber hinwegbringen. Wenn aber diese Beschwerden, diese Zustände immer wiederkehren, die Patientin immer wieder an ihr Unglück denken muß, dann wird NATRIUM MURIATICUM den Fall zu Ende führen. … Es ist das natürliche chronische Mittel von Ignatia, angezeigt bei häufigen Rezidiven bzw. wenn die Wirkung von Ignatia immer mehr nachläßt.« Oder nehmen wir an, eine sensible, übermüdete junge Frau, die sich bei ihrem Studium völlig überarbeitet hat, verliebt sich in jemanden, der überhaupt nicht zu ihr paßt oder mit dem eine Beziehung unmöglich ist (etwa in einen verheirateten Mann). »Nachts liegt sie schluchzend wach.« In einem solchen Fall stellt Ignatia, wenn die Sache noch nicht lange zurückliegt, das seelische Gleichgewicht des Mädchens wieder her; wenn nicht, ist NATRIUM MURIATICUM wahrscheinlich das passende Folgemittel.

»Die Ignatia-Patientin ist nicht einfältig, geistig träge oder dumm, sondern einfach übermüdet; sie ist in diesen Zustand geraten, weil sie sich übernommen hat, zuviel gearbeitet hat und nun vollkommen ›überdreht‹ ist. Ist sie körperlich eher schwach, so kommt das meist von einem Zuviel an gesellschaftlicher Anregung. Es ist typisch für unsere Gesellschaft, daß viele Menschen sich in einem ständigen Zustand geistiger Konfusion befinden: sie stellen Fragen und warten die Antwort gar nicht erst ab …, sie können sich nicht konzentrieren. Bei Ignatia gesellen sich zu diesem Zustand noch Angst, Furcht, Besorgnis und Weinen, welche das gesamte Mittelbild prägen. ›Empfindsame Veranlagung; überempfänglich für Gefühle.‹ Überreizt; überspannt. …

Einige dieser überreizten Mädchen, die aus Paris zurückkehren, wo sie sich für ihre musikalische oder künstlerische Bildung verausgabt haben*, kommen mit heftigen Gesichtsneuralgien oder anderen hysterischen Schmerzen zurück; manche haben starke Kopfschmerzen; andere sind zerstreut und unkonzentriert; wieder andere zeigen all diese hysterischen Manifestationen in einer Person. Ständige Aufgeregtheit, musikalische Exzesse.«

Weiter schreibt Kent über die Ignatia-Patientin: »Man kann sich nicht darauf verlassen, daß sie Einsicht oder Vernunft zeigt. Am besten äußern Sie sich ihr gegenüber so wenig wie möglich. Machen Sie keine Versprechungen, hören Sie aufmerksam zu, machen Sie ein weises Gesicht, und nehmen Sie nach der Verschreibung sofort Ihre Tasche und verabschieden

* Gemeint sind wohl die Europaaufenthalte ›höherer Töchter‹ zum Zweck des Erwerbs musischer Bildung, wie sie in den USA damals Mode waren. — Anm.d.Ü.

sich, denn jedes Wort, das Sie sagen, würde sie in den falschen Hals bekommen. Nichts, was Sie sagen könnten, würde ihr recht sein.«

Ein anderes Merkmal von Ignatia: »Sie glaubt, irgendeine Pflicht vernachlässigt zu haben.«

Vor allem aber: »Ignatia steckt voller Überraschungen. ... Immer finden Sie etwas, was von der Norm abweicht, etwas Unerwartetes. Sie sehen z.B. ein entzündetes Gelenk, heiß, gerötet und pochend, und natürlich gehen Sie mit großer Vorsicht damit um, aus Angst, der Patientin weh zu tun. ... Aber Sie stellen fest, es schmerzt überhaupt nicht, und manchmal wird es sogar durch starken Druck gebessert. Ist das nicht überraschend?

Oder Sie schauen in den Rachen: Er ist geschwollen, entzündet, rot; die Patientin klagt über Halsschmerzen. Natürlich versuchen Sie, den Rachen nicht mit Ihrem Spatel zu berühren, damit es nicht weh tut. Auch haben Sie allen Grund anzunehmen, daß das Schlucken fester Speisen schmerzhaft ist; aber wenn Sie die Patientin fragen, wann der Schmerz auftritt, wird sie antworten: ›Immer — außer wenn ich etwas esse.‹ Der Schmerz wird durch das Schlucken von etwas Festem, durch den dabei entstehenden Druck gebessert. Zu allen anderen Zeiten tut der Hals weh.

Auch auf der psychischen Ebene zeigt sich dieses Phänomen: Die Patientin tut die unerklärlichsten und am wenigsten zu erwartenden Dinge. Sie scheint sich an keine Regel zu halten, ihr Verhalten wirkt planlos, unüberlegt, unvernünftig, jegliche Urteilskraft scheint ihr zu fehlen. Stets finden wir das Gegenteil dessen vor, was wir erwarten würden. Der Patientin geht es besser, wenn sie auf der schmerzhaften Seite liegt; statt daß dies den Schmerz verstärkt, lindert es ihn. ›Einseitiges Kopfweh, wie von einem ins Gehirn eingedrückten Nagel‹; auch hier verspürt sie nur Erleichterung, wenn sie auf der betroffenen Seite liegt oder darauf drückt, und schließlich bringt dies den Schmerz zum Verschwinden.«

Bei einer Magenverstimmung verhält es sich ebenso seltsam, wie Kent ausführlich beschreibt. Die Patientin bekommt so leichte und bekömmliche Kost wie möglich, weil sie seit Tagen erbrochen hat, aber sie kann nichts bei sich behalten. »Es ist ein hysterischer Magen.« Dann ißt sie einen Kohlsalat und ein paar gehackte Zwiebeln — und von da an geht es ihr wieder gut.

Ähnlich ist es beim Husten. Kent sagt, wenn Menschen husten müssen, weil es im Hals kitzelt oder etwas ihre Kehle reizt oder weil scheinbar oder wirklich etwas in den Bronchien sitzt und ausgeworfen werden soll, wird der Hustenreiz normalerweise durch das Husten gelindert. »Tritt ein solcher Hustenreiz jedoch bei einer Ignatia-Patientin auf, dann geschieht wieder das Unerwartete: Je mehr sie hustet, desto stärker wird der Reiz, desto schlimmer wieder der Husten usw., bis sie schließlich in Krämpfe verfällt. Vielleicht werden Sie einmal an das Krankenbett einer solchen Patientin gerufen: Je mehr sie hustet, desto größer wird der Hustenreiz; sie ist in Schweiß gebadet und sitzt mit durchnäßtem Nachthemd im Bett, erschöpft vom vielen Husten und Würgen. Warten Sie dann nicht ab! Sie kann nicht lange genug mit dem Husten aufhören, um Ihnen irgendwelche Auskünfte zu geben; wenn Sie so etwas versuchen, werden Sie lediglich erleben, wie der Husten immer schlimmer wird. Ignatia dagegen wird dem Zustand rasch ein Ende setzen. ... Die geringste Beunruhigung, irgendein kleiner Schreck oder Kummer kann zu einem Stimmritzenkrampf, einem Laryngospasmus führen, der im ganzen Haus zu hören ist. Mit Ignatia hört das sofort auf! ...

Durst, wenn Sie ihn nicht erwarten würden. Durst während des Frostes, aber nicht während der Fieberhitze ...«

◊

Ignatia heilt viele körperliche Leiden, wo die Gemütssymptome diese Arznei erfordern.

Einer unserer Ärzte wurde spät in der Nacht zu einem Fall von akutem Gelenkrheumatismus gerufen, bei dem das scheinbar indizierte Mittel zuvor nicht geholfen hatte. Jetzt aber bot sich ihm psychisch ein vollkommenes Ignatia-Bild; er gab das Mittel, und es bereinigte prompt den ganzen Fall — Rheumatismus inklusive.

Clarke berichtet von einem ähnlichen Fall: »In der ersten Zeit meiner homöopathischen Laufbahn war ich einmal selbst überrascht von der schnellen Heilung eines schweren rheumatischen Fiebers durch Ignatia (das zunächst nur als Zwischenmittel gedacht war), welches unter BRYONIA u.ä. keinerlei Fortschritte gemacht hatte. Die Gemütssymptome waren es, die nach Ignatia verlangt hatten, und zusammen mit diesen verschwanden unter diesem Mittel die Gelenkentzündungen ebenso wie das Fieber.«

Vergessen Sie nie, daß die psychischen Symptome, wenn sie ausgeprägt sind und besonders wenn sie eine Veränderung der Stimmungslage des Patienten aufgrund der akuten Krankheit anzeigen, bei der Wahl des Mittels den Ausschlag geben.

Ich erinnere mich noch gut an einen Ignatia-Fall aus meiner frühen Praxiszeit. Eine jüngere Frau, die SEPIA für ihren Kropf bekommen hatte — es war eine große, weiche Schwellung der Schilddrüse —, kam nach einer Woche in einem alarmierenden Zustand wieder, dyspnoisch und nach Luft schnappend. Im Krankenhaus war kein Bett frei, und so blieb mir nichts anderes übrig, als ihr Ignatia zu geben und sie zu bitten, in ein paar Tagen wiederzukommen. Als sie dann kam, ganz ruhig und glücklich, *war der Kropf vollkommen verschwunden!* Ich fragte mich, welches der beiden

Mittel das wohl geschafft hatte. Ignatia ist das Akutmittel von SEPIA, ebenso wie von NATRIUM MURIATICUM. Hatte SEPIA vielleicht eine — sehr heftige — Erstverschlimmerung bewirkt und dann geheilt? Oder war erst Ignatia verantwortlich für die Heilung?

Eines jedenfalls ist sicher: Wenn Sie einen Kropf im akuten Stadium zu behandeln haben und es sind gleichzeitig Gemütssymptome von Ignatia vorhanden, dann können Sie nicht allzuweit fehlgehen, wenn Sie ***Ignatia*** verordnen.

Ignatia ist das ›Seufzer-Mittel‹;
gähnt;
kann Rauchen oder Tabakrauch nicht ertragen;
sollte bei Rektum- und Analbeschwerden in Betracht gezogen werden, wo es zu den wichtigsten Mitteln gehört.

Hauptsymptome

*(Hahnemann)**

Geist und Gemüt. Ungemein schreckhaft.

Dreistigkeit.

Unbeständigkeit, Ungeduld, Unentschlossenheit, Zank (alle 3, 4 Stunden wiederkehrend).

Unglaubliche Veränderlichkeit des Gemüths, bald spaßt und schäkert er, bald ist er weinerlich (alle 3, 4 Stunden abwechselnd).

Heimliche, leise Stimme; er kann nicht laut reden.

Zärtliches Gemüth, mit sehr klarem Bewußtseyn.

Feinfühliges Gemüth, zarte Gewissenhaftigkeit.

Geringer Tadel oder Widerspruch erregt ihn bis zum Zanke, und er ärgert sich selbst dabei.

Kopf. Hitze im Kopfe.

Kopf ist schwer. — Er hängt den Kopf vor. — Er legt den Kopf vorwärts auf den Tisch.

Kopfweh, welches sich vom Vorbücken vermehrt.

Drückendes Kopfweh in der Stirne, über der Nasenwurzel, welches den Kopf vorzubücken nöthigt; hierauf Brecherlichkeit.

* Die in Hahnemanns *Reiner Arzneimittellehre* gesperrt gedruckten Symptome, vermehrt um einige Symptome, die bei Allen in Fettdruck erscheinen, bei denen es sich aber ausnahmslos um Symptome aus der Hahnemannschen Prüfung handelt. — d. Ü.

Kopfweh, wie ein Drücken mit etwas Hartem auf der Oberfläche des Gehirns, anfallweise wiederkehrend.

Klopfender ... Kopfschmerz. — Kopfweh bei jedem Schlage der Arterien.

Ohren. Jücken im Gehörgange.

Gesicht, Mund. Stechen in den Lippen ...

Die Lippen sind aufgeborsten und bluten.

Die innere Fläche der Unterlippe schmerzt, als wenn sie roh und wund wäre.

Er beißt sich beim Reden oder Kauen leicht in die eine Seite der Zunge hinten.

Es sticht in der Gaumendecke bis in's innere Ohr.

Saurer Geschmack des Speichels (es schmeckt sauer im Munde).

Der Mund ist immer voll Schleim.

Hals. Drückender Schmerz in den Halsdrüsen ...

Es schwulkt eine bittere Feuchtigkeit herauf.

Das Genossene schwulkt wieder in den Mund ...

Kriebeln im Schlunde.

Würgende (zusammenziehende) Empfindung in der Mitte des Schlundes, als wenn da ein großer Bissen oder Pflock stäke, mehr außer dem Schlingen, als während desselben zu fühlen.

Halsweh: es sticht drin außer dem Schlingen, auch etwas während des Schlingens, jemehr er dann schlingt, desto mehr vergeht's; wenn er etwas Derbes, wie Brod geschluckt hatte, war's, als wenn das Stechen ganz vergangen wäre.

Magen, Abdomen. Nach dem Essen und Trinken Schlucksen.

Drücken in der Herzgrube.

Höchster Widerwille gegen Tabakrauchen.

Gefühl von Nüchternheit um den Magen ...

Lätschig im Magen [; Magen und Gedärme scheinen ihm schlaff herabzuhängen].

Eine besondere Schwäche-Empfindung in der Gegend des Oberbauchs und der Herzgrube. — ... Wabblichkeit und Schwäche in der Herzgrube und Gesichtsblässe.

Kollern und Poltern in den Gedärmen. — Klopfen im Unterleibe.

Links über dem Nabel, ein scharfes Stechen.

Leibweh, erst kneipend, dann stechend, in einer von beiden Seiten des Unterleibes. — Kneipen im Unterleibe.

Rektum, Stuhl. Mastdarm-Vorfall bei mäßig angestrengtem Stuhlgange.

Heftiger Drang zum Stuhle, mehr in den obern Gedärmen und im Oberbauche; es thut ihm sehr Noth, und dennoch geht nicht genug Stuhlgang, obwohl weich, ab ...

Unschmerzhafte Zusammenziehung des Afters ...

Ein großer Stich vom After tief in den Mastdarm hinein.

Ein bis zwei Stunden nach dem Stuhlgange, Schmerz im Mastdarme, wie von blinder Goldader [Hämorrhoiden], aus Zusammenziehen und Wundheitsschmerz gemischt.

Blinde Hämorrhoiden ..., schmerzhafter im Sitzen und Stehen, gelinder im Gehen ...

Scharf drückender Schmerz im Mastdarme ...

Wundheitsschmerz im After, außer dem Stuhlgange.

Abends starkes Noththun und Drang, zu Stuhle zu gehen, mehr in der Mitte des Unterleibs; aber es erfolgte kein Stuhl, bloß der Mastdarm drängte sich heraus.

Harnorgane, Genitalien. Oefterer Abgang vielen wässerigen Harns.

Steifigkeit der männlichen Ruthe, jedesmal beim zu Stuhle gehen.

Wundseyn und Geschwürschmerz mit Jücken vereinigt am Rande der Vorhaut.

Völliger Mangel an Geschlechtstriebe. (Fußnote:) Diesen, den Geilheitssymptomen [»Geilheit, bei Impotenz«, usw.] entsprechenden Wechselzustand habe ich, gleich als eine Nachwirkung, lang anhalten gesehen, Kockelsamen hob ihn.

Atemwege. Ununterbrochener Reiz zum Hüsteln im Kehlkopfe, der durch Husten nicht vergeht, eher noch durch Unterdrückung des Hustens.

[Sehr kurzer, oft ganz trockner Husten, dessen Erregungsreiz in der Halsgrube, wie von eingeathmetem Federstaube,] nicht durch's Husten vergeht, sondern sich desto öfterer erneuert, je mehr man sich dem Husten überläßt ...

Das Einathmen wird wie von einer aufliegenden Last gehindert; das Ausathmen ist desto leichter.

Rücken, Extremitäten. Schmerz im heiligen Beine [Kreuzbein], auch beim Liegen auf dem Rücken, früh im Bette.

Im Gelenke des Oberarms, bei Zurückbiegung des Arms, ein Schmerz, wie nach angestrengter Arbeit, oder wie zerschlagen.

Im dreieckigen Muskel [Deltoideus] des Oberarms, ein fipperndes Zukken.
Heiße Kniee ... bei kalter Nase.
Einzelnes Zucken der Gliedmaßen beim Einschlafen.
Kriebelnde Eingeschlafenheit in den Gliedmaßen.
In den Gelenken der Schulter, des Hüftbeins und der Kniee, ein Schmerz, wie von Verstauchung oder Verrenkung.

Einfacher, bloß bei Berührung fühlbarer, heftiger Schmerz, hie und da, auf einer kleinen Stelle, z.B. an den Ribben u.s.w.

Schlaf so leise, daß man alles dabei hört ...
Fixe Idee im Traume: träumt die ganze Nacht durch von einem und demselben Gegenstande. — ... Träume mit Nachdenken und Überlegung.
Während des Schlafes, schnarchendes Einathmen.

Das eine Ohr und die eine Wange ist roth und brennt.
Plötzliche, fliegende Hitz-Anfälle über den ganzen Körper.
Aeußere Hitze und Röthe, ohne innere Hitze.
Aeußere Wärme ist ihm unerträglich ...
Gefühl, als wenn Schweiß ausbrechen wollte ...
Bei abendlicher Gesichtsröthe, schüttelnder Schauder. (Fußnote:) [Einer der] Wechselzustände des Hauptsymptoms, nämlich der Hitze einzelner Theile bei Kälte, Frost oder Schauder anderer Theile.

Ipecacuanha

BRECHWURZEL

Die alte Schule befaßt sich mit Arzneien im Hinblick auf deren unmittelbare physiologische Wirkungen. Sie erforscht, erprobt und lehrt diese und sucht jeweils die maximale nicht-letale Dosis für Erwachsene und Kinder zu bestimmen. Die Homöopathie erforscht nicht selten die gleichen Arzneien — aber mit der umgekehrten Absicht, nämlich der Stimulierung der Lebenskraft, und sie verwendet sie in den feinsten Dosierungen, welche allein für diesen Zweck taugen.

Das Wissen der alten Schule über Arzneimittel ist daher nicht mehr als Halbwissen, d.h. ein Wissen lediglich über deren grob-toxische und zerstörerische Effekte; nur in wenigen Fällen werden die Arzneien in ihrer homöopathischen Wirkung erkannt und entsprechend eingesetzt. Ipecacuanha nun gehört zu diesen Mitteln, die die Allopathie auch homöopathisch verwendet; tatsächlich benutzt sie es auf beide Arten: um Erbrechen hervorzurufen und zu heilen. Besonders bei Schwangerschaftserbrechen ist sie von den emetischen Grammdosen abgekommen und verabreicht es tropfenweise in Form des Ipecacuanha-Weins. Wir geben es in hohen und höchsten Dynamisationen, wobei die C200 bereits eine sehr kräftige Potenz ist.

Bei Empfindlichen jedoch kann Ipecacuanha, wie wir noch sehen werden, die schlimmsten Asthma- und Erstickungsanfälle hervorrufen (und heilen), und somit ist es alles andere als ein durchweg sicheres Brechmittel. Die Vergiftungen und Prüfungen mit dieser Substanz sind diesbezüglich sehr interessant, anschaulich und aufschlußreich.

◊

Asthma spielt überhaupt bei den Vergiftungen und Prüfungen mit Ipecacuanha eine große Rolle (s.u. die Fallbeispiele aus der *Cyclopaedia of Drug Pathogenesy*). In der klinischen Anwendung des Mittels — sowohl zur Provokation als auch zur Heilung von Brechreiz — konnten sehr nachdrücklich vor allem die Übelkeit erregenden Eigenschaften bestätigt werden. »Übelkeit, durch Erbrechen nicht erleichtert« und »Ständige Übelkeit, bei sauberer Zunge« sind dadurch zu den wichtigsten Leitsymptomen bei der Mittelwahl geworden. Gleichwohl ist es durchaus *möglich*, daß bei seinen qualvollen Atemnot- und Erstickungsanfällen nur wenig oder gar keine Übelkeit vorhanden ist; ebenso kann aber auch Übelkeit bestehen, die mit den heftigsten Anstrengungen einhergeht, *gleichzeitig zu erbrechen und zu husten*, was zu einer unbeschreiblichen und lebensbedrohlich erscheinenden Erstickungsangst führt.

Im ›Hale White‹ [vgl. S. 152] heißt es, daß Ipecacuanha nicht nur auf den Magen, sondern auch auf das Brechzentrum in der Medulla einwirkt; vielleicht ist dies die Erklärung für die saubere Zunge, wie wir sie in charakteristischen Fällen zu sehen bekommen!

Kürzlich hatte ich einen sehr interessanten Fall, ein seit Jahren bestehendes Asthma in Verbindung mit einer Hautkrankheit; offensichtlich alternierten diese beiden Erscheinungen nicht, sondern existierten nebeneinander. Einige Gaben des Mittels in höherer Potenz führten fast unmittelbar zu einer Besserung des Hautzustandes (was ich so nicht erwartet hatte), und zugleich wurde das Asthma deutlich gelindert — es war »so gut wie seit Jahren nicht mehr«. Übrigens war meine Verordnung eine direkte Folge dieses Versuchs, ein Arzneimittelbild von Ipecacuanha zu erstellen. Ein kluger alter homöopathischer Apotheker pflegte zu sagen: »Die jungen Ärzte machen gute Verschreibungen, weil sie alles in der Materia Medica nachlesen.« Aber dies sollten wir alle tun — unablässig! Und wenn man solche Arzneibilder zum Nutzen anderer ausarbeitet, lernt man selbst gewiß am meisten dabei.

Wer verwendet Ipecacuanha schon bei Hauterkrankungen? Tatsächlich heißt es aber in unseren Büchern, daß es nützlich sein kann, um unterdrückte Hautausschläge wieder an die Oberfläche zu bringen. Nehmen wir z. B. Scharlach: »Unterdrückte oder verzögert auftretende Ausschläge mit Brustbeklemmung, Erbrechen und Kitzelhusten.« Oder: »Erysipel; die Rötung verschwindet zu rasch, und Erbrechen tritt auf.« Ferner hat es »Hautjucken mit Übelkeit; muß kratzen, bis er erbricht«. Und laut Hale White ist Ipecacuanha, auf die Haut gebracht, ein starkes Reizmittel, das zu Rötung sowie Bläschen- und Pustelbildung führt.

Lassen Sie mich nun zunächst einige Fälle aus der *Cyclopaedia of Drug Pathogenesy* (Hughes) zusammenfassen, welche die Wirkungen des Brechwurzelpulvers auf empfindliche Menschen eindrucksvoll demonstrieren. So bekommen wir wertvolle Hinweise auf die Hilfe, die es in potenzierter Form denjenigen Patienten bringen kann, welche *durch Krankheit* auf das Mittel so empfindlich geworden sind.

1.* »Ein mit Stoßen von *Radix Ipecacuanhae* beschäftigter Mann ... athmete eine Menge des Staubes ... ein, worauf er bald 3maliges Erbrechen

* Die deutschsprachige Quelle dieses Falls ist *Franks Magazin*, Band 1, S. 548 (ursprünglich: Prieger, in *Rusts Magazin*), wonach ich im folgenden zitiere. Einige Vergiftungssymptome daraus sind als Nachtrag in die *Reine Arzneimittellehre* von Hartlaub/Trinks eingegangen. — d. Ü.

und etwas Brustbeklemmung bekam. Er stellte deshalb das Stoßen nun ein, bekam indessen 1 Stunde nachher die heftigsten Erstickungszufälle, Zuschnüren der Luftröhre und des Schlundes, erdfahles, todtenbleiches Gesicht, die furchtbarsten Bangigkeiten bei dem Mangel an Luft, welche Zufälle mit jedem Augenblicke sich verschlimmerten. — Verschiedene Arzneien linderten das Uebel zwar, dasselbe kehrte indessen nach 5 Stunden in erhöhtem Maße wieder und Pat. fürchtete zu ersticken. [Ein Aufguß von UVA-URSI-Blättern und RATANHIA-Wurzeln half fast augenblicklich, nach einer Stunde konnte er wieder frei atmen.] Indessen dauerten die Beschwerden in den Respirationsorganen noch einige Tage fort, obgleich Pat. am andern Tage wieder ausgehen konnte.«

2. Mrs. S.*, mit einem Arzt verheiratet, litt unter sehr beschwerlicher Kurzatmigkeit mit einem starken Zusammenziehen im Hals und in der Brust; das Atmen war mit einem besonderen keuchenden Laut verbunden. Die Anfälle kamen plötzlich und nicht selten so heftig, daß unmittelbare Erstickungsgefahr bestand; gewöhnlich verschwanden sie dann nach zwei bis drei Tagen unter Abhusten eines zähen Schleims von unangenehm metallischem Geschmack. Schließlich entdeckte man, daß diese Anfälle stets beim Pulverisieren oder Verpacken von Ipecacuanha auftraten. Daraufhin ging sie solchen Situationen aus dem Weg und blieb sieben oder acht Jahre beschwerdefrei. Eines Abends aber öffnete ihr Mann unbedachterweise ein eben erhaltenes Päckchen mit einer größeren Menge des Pulvers und füllte es in eine Flasche. Mrs. S., die sich unweit davon aufhielt, rief ihm sofort zu, daß mit ihrem Hals wieder etwas los sei; kurz darauf wurde sie von Engbrüstigkeit und Atemnot befallen. In der folgenden Nacht ging es ihr sehr schlecht, und als gegen 3 Uhr der (sie behandelnde) Arzt kam, stand sie luftschnappend am Fenster, totenblaß, mit kaum fühlbarem Puls und kurz vor dem Ersticken. Aderlaß und *Laudanum* zeigten wenig Wirkung. Nachdem sie am späten Morgen etwas Schlaf gefunden hatte, stand sie um elf Uhr auf, und tagsüber bis zum Abend waren die Beschwerden nicht so stark zu spüren. Dann aber kehrten sie mit Macht zurück und hielten die ganze Nacht über an. Dies wiederholte sich acht Tage lang und in abgeschwächter Form noch weitere sechs Tage. In dieser Zeit war es zu einer leichten Zwischenblutung gekommen, sie hatte gelegentlich etwas Blut ausgehustet, und auch im Stuhl und Urin war etwas Blut gewesen.

3. Ein Arzt, der gerade eine Dosis des Wurzelpulvers abfüllte, bekam plötzlich einen heftigen Asthmaanfall mit quälendster Atemnot und Herzbeklemmungen. Trotz Aderlaß und starker Abführmittel hielten die Be-

---

* Hahnemann hat viele Symptome dieses Falls von Scott (1776) in seine *Reine Arzneimittellehre* übernommen. — d.Ü.

schwerden fünf bis sechs Tage an. ... Zwei Jahre später, als er einmal Veranlassung hatte, ein Emetikum zu nehmen, wählte er Ipecacuanha-Wein. Unmittelbar danach hatte er in Hals und Magen ein unbeschreibliches und unerträgliches Gefühl, etwa so, als hätte er geschmolzenes Blei getrunken ...; die Beschwerden endeten in einem seiner schlimmsten Asthmaanfälle. Seit jener Zeit hatte er jedesmal darunter zu leiden, wenn er dem Mittel oder auch Dämpfen von brennendem Schwefel ausgesetzt war. ... Bei manchen dieser Rezidive beobachtete er, daß morgens, wenn sich der Bronchialschleim löste, ganze Mundvoll davon herauskamen, die wahrscheinlich jeder auf den ersten Blick als einen Klumpen fast durchsichtiger Würmchen angesehen hätte. Es war eingedickter Schleim, der sich im Schlaf in den kleinen Bronchien angesammelt hatte und nun in Form eines Abgusses der Bronchialröhren expektoriert wurde; oft kam der Auswurf in solchen Mengen, daß er sich wunderte, wie er nachts noch genügend Luft hatte bekommen können, um am Leben zu bleiben.

4. Ein anderer leidtragender Arzt nahm in der Annahme, daß ihn nur eingeatmeter Ipecacuanha-Staub krank machen würde, etwas Wurzelpulver in lauwarmem Wasser ein, nachdem er vorsichtshalber dafür gesorgt hatte, daß es in einem entlegenen Teil des Hauses abgewogen und mit dem Wasser vermischt wurde. Etwa nach der üblichen Zeit bis zum Wirkungseintritt eines Emetikums machte er plötzlich, wie es schien, die größten Anstrengungen, gleichzeitig zu atmen, zu husten und zu erbrechen, wodurch er in einen mit Worten nicht zu beschreibenden Leidenszustand geriet. Sämtliche Muskeln des Brustkorbs und Abdomens schienen sich in einem Zustand heftiger, unregelmäßiger Krämpfe zu befinden, jeder Versuch zu erbrechen wurde sogleich dadurch unterbrochen, daß er zum Husten ansetzte. Und obwohl ein kalter Märzwind blies, mußte er das Fenster öffnen und sich dort fast eine Stunde in aufrechter Position abstützen, um dem unmittelbaren Erstickungstod zu entgehen, der von seinen Angehörigen jeden Augenblick erwartet wurde. Der Anfall hörte plötzlich auf, und auf seine Bitte legte man ihn aufs Bett. Er konnte wieder frei atmen, war aber sehr schwach, und die ganze Körperoberfläche brannte und war überall von einem erysipelähnlichen Ausschlag bedeckt. Die Flecken waren kreisformig, von Sixpence- bis Handtellergröße, etwas erhaben, mit dicken, runden Rändern und von feuerroter Farbe. ...

5. Ein auf Ipecacuanha empfindlicher Apotheker hatte einen Angestellten beauftragt, das Pulver in ein Gefäß umzufüllen. Nachdem man gut gelüftet hatte, kam er eine halbe Stunde später zurück in die Offizin. Fast augenblicklich wurde er von einem seiner schlimmsten Anfälle heimgesucht: größtes Erstickungsgefühl und Beklemmung in der Herzgegend; äußerst erschöpfende Übelkeit; krampfartige, aber erfolglose Anstrengungen zu

erbrechen mit gleichzeitigen Krämpfen des Zwerchfells und der Rippen- und Bauchmuskulatur — »ein Zustand des Leidens, der sich jeglicher Beschreibung entzieht«. ... Die eingeatmete Pulvermenge muß verschwindend gering gewesen sein.

6. Ein Apothekenangestellter bekam nach dem Zerstoßen von Brechwurzeln mehrfach Schmerzen in den Augen, vorübergehende Blindheit und starken Tränenfluß, einmal zusätzlich auch Übelkeit und Erbrechen. Er sah fünf- oder sechsmal Flammen vor den Augen; in der Nacht erwachte er mit heftigen Augenschmerzen, das Kopfkissen war vom Tränen der Augen ganz naß. Das rechte Auge war am schlimmsten betroffen und völlig ›blind‹, mit dem linken sah er schillernde Feuerringe; unablässige Schmerzen, die durch helles Licht verstärkt wurden.

◊

Hahnemann schreibt:

»Man wird aus beifolgenden, obschon noch nicht vollzähligen, [Prüfungs-] Symptomen ersehen, daß dieses so kräftige Gewächs bei weitem nicht etwa bloß dazu erschaffen worden ist, um eine gewaltsame Ausleerung des Magens durch Erbrechen zu bewirken (welches zu den zweckwidrigen Grausamkeiten der gemeinen Praxis *in den meisten Fällen* zu zählen ist), sondern um weit edlere und wichtigere Heilzwecke mit ihr zu erreichen. ...

[Man wird] aus ihren Symptomen erkennen, daß sie z.B., so wie einige den ihrigen ähnliche Brechreize heben, so auch vorzüglich in Blutflüssen, in paroxysmenartigen, krampfhaften Engbrüstigkeiten und Erstickungskrämpfen, auch in einigen Arten von Tetanus (vorausgesetzt, daß in allen diesen die übrigen Symptome des Kranken auch bei der Ipekakuanha in Aehnlichkeit angetroffen werden) specifische Heilwirkung äussern müsse, wie auch der Erfolg bestätigt.

Gewisse Arten von Wechselfiebern sind so geeignet, daß diese Wurzel ihr angemessenes Heilmittel ist, was aus ihren eignen Symptomen hervorgeht, insofern sie mit denen des Wechselfieberfalles mehr homöopathische Aehnlichkeit, als mit den der übrigen Arzneien, haben. Hätte man sie nicht ganz passend hiezu gewählt, so hinterläßt sie das Fieber gewöhnlich in einem Zustande, wogegen nun Wohlverleih [ARNICA] (in andern Fällen CHINA, Ignatzsamen [IGNATIA] oder Kockel [COCCULUS]) das Heilmittel ist.«

Hahnemann erwähnt es auch als Antidot bei einigen »Nachwehen vom unpassenden Gebrauche des Arseniks und von langwierigem Mißbrauche der Chinarinde«.

Es ist, wie er weiter schreibt, nur in sehr kleinen Gaben angezeigt; noch vom »Milliontheil eines Grans« (der 3. Centesimal-Potenz) habe er unnötig starke Wirkungen gesehen, so »daß die Gabe zu homöopathischem Gebrauche … noch mehr verkleint seyn müsse«. Ipecacuanha wirke nur kurze Zeit, »in großen Gaben kaum ein Paar Tage, in ganz kleinen etwa ein Paar Stunden«. (*Ich* habe hingegen erlebt, welch großartiges Mittel es z.B. in Asthmafällen in der 200. Potenz sein kann — und daß es dort durchaus lange Zeit ›wirken‹ kann.)

◊

Nun einige Zeilen aus den *Keynotes* von Guernsey: »Einer der besten Wegweiser zur Wahl dieses Mittels ist ein ständiges, aber frustranes Bedürfnis zu erbrechen; oder nach dem Erbrechen kehrt der Brechreiz sofort zurück; andauernde Übelkeit.

Vom Magen her empfundener Ekel vor Speisen. … Keine Erleichterung durch Erbrechen, der Reiz bleibt bestehen.

Erstickungsanfälle. … Husten: ohne Auswurf; mit blutigem Auswurf; ohne daß der Patient wach wird.

Drohende Fehlgeburt; oft mit scharfem, kneifendem Schmerz um den Nabel, der sich bis zum Uterus erstreckt, mit ständiger Übelkeit und Abgang von hellrotem Blut. … Metrorrhagie, oft nach Entbindung; kündigt sich durch niedrigen Puls, Übelkeit etc. an. Steter Fluß von hellrotem Blut, das durch das Bett auf den Boden sickern oder über das Fußende des Bettes rinnen kann. *Geben Sie Ipecacuanha, wenn Sie einen solch anhaltenden, hellroten Blutfluß vorfinden; nehmen Sie nicht Zuflucht zu irgendwelchen Anwendungen, Manipulationen o. ä.*«

Guernsey gibt Ipecacuanha auch bei Dysmenorrhoe, wenn dieser charakteristische zum Uterus ziehende Schmerz um den Nabel vorhanden ist.

◊

Besonders erhellend ist, was Kent über die verschiedenen Anwendungsbereiche von Ipecacuanha mitteilt. Das Wichtigste sei im folgenden — stark gekürzt — wiedergegeben …

Die meisten akuten Beschwerden beginnen mit *Erbrechen.*

Alle Beschwerden werden bei Ipecacuanha mehr oder weniger von *Übelkeit* begleitet; jeder kleine Schmerz, jede Unpäßlichkeit geht mit Übelkeit einher. … Der *Husten* verursacht Übelkeit und Erbrechen; hustet, bis das Gesicht rot anläuft und Würgen und Brechreiz auftreten. *Bei jeder kleinen Blutung aus irgendeinem Körperteil kommt es zu ohnmächtiger Schwäche, der Patientin wird flau und übel.* Daher ist es wertvoll bei Uterusblutungen; hellrotes Blut, mit Nausea. Ohnmachtsanwandlungen bei Blutungen; die überwältigende Übelkeit hingegen zeigt sich bei fast sämtlichen Beschwerden dieses Mittels.

Es wirkt am besten, wenn Durstlosigkeit besteht.

Beim Ipecacuanha-*Fieber* wie auch im Fieberfrost sind Schmerzen im Hinterkopf zu erwarten; eine kongestive Vollheit, ein Gefühl von Zerschlagenheit im Kopf und im Nacken; der ganze Kopf tut weh.

Es hat Symptome, die wie *Tetanus* aussehen.

Opisthotonus. Es ist nützlich bei Zerebrospinalmeningitis; der Kopf ist nach hinten gezogen, die ganze Rückenmuskulatur verkrampft, und alles wird erbrochen; die Zunge ist rot, wie wund; ständige Übelkeit und Erbrechen von Galle.

Gastritis, wenn nichts im Magen bleiben will, nicht einmal ein Tropfen Wasser.

Dysenterie, wenn der Patient fast ständig auf der Toilette sitzen muß und nur ein bißchen Schleim oder etwas hellrotes Blut abgeht; dabei furchtbarer Tenesmus mit brennenden Schmerzen. Während des Pressens zum Stuhl ist der Schmerz so groß, daß Übelkeit auftritt und Galle erbrochen wird. Kleinkinder mit choleraartiger Diarrhoe, die in diesen dysenterischen Zustand mündet, mit ständigem Tenesmus, Übelkeit, Erbrechen von allem und jedem, Erschöpfung und großer Blässe.

Bronchitis bei Kindern ... Wie können wir Ipecacuanha bei Bronchitis von ANTIMONIUM TARTARICUM unterscheiden? Beide haben Rasseln beim Husten und Atmen; beide haben Erbrechen. Die Symptome von Ipecacuanha korrespondieren jedoch mit einem Reizzustand der Bronchien, die von ANTIMONIUM TARTARICUM mit einem Erschlaffungszustand der Atemwege. Das bedeutet, daß sich die Beschwerden bei Ipecacuanha sehr rasch, bei ANTIMONIUM TARTARICUM aber nur langsam entwickeln. ... Bei ANTIMONIUM TARTARICUM entstehen die groben Rasselgeräusche, wenn die Lungen zu schwach geworden sind, um den Schleim auszuwerfen.

Der Wert von Ipecacuanha bei *Keuchhusten* ist leicht zu erkennen, denn viele Symptome, die man bei dieser Krankheit antreffen kann, sind auch unter den Arzneisymptomen zu finden: der anfallartige Charakter, das rote Gesicht, die Durstlosigkeit, das heftige Keuchen, mit Krämpfen und mit Erbrechen von allem, was der Betroffene zu sich nimmt.

In bezug auf *Hämorrhagien* sagt Kent: »Wegen der großen Bedeutung, die Ipecacuanha bei Hämorrhagien zukommt, könnte ich ohne das Mittel nicht praktizieren. Ich meine nicht traumatisch bedingte Blutungen mit Arterienverletzungen, wo chirurgische Maßnahmen angebracht sind; ich meine vielmehr z.B. Metrorrhagien, Blutungen aus Nieren und Därmen, Magen und Lunge. ... Auch bei schwersten uterinen Blutungen ist der homöopathische Arzt in der Lage, ohne mechanische Hilfsmittel auszukommen — außer wenn die Blutung auf mechanische Ursachen zurückzuführen ist, etwa bei Sanduhrkontraktionen des Uterus, bei Zuständen, wo die

Nachgeburt bzw. Plazentareste nicht ausgestoßen werden* oder wo der Uterus einen Fremdkörper enthält: hier ist ein Eingriff von außen wohl unumgänglich. ... Wenn es sich aber um einfache Blutungen aus einer erschlafften Oberfläche handelt, wird nur das passende homöopathische Mittel ordentliche Dienste leisten.

Bei ständigem Blutaussickern aus dem Uterus, das sich dann und wann zum Erguß eines Schwalls hellroten Blutes steigert, und wenn die Patientin bei jedem kleineren Schwall ohnmächtig zu werden glaubt oder nach Atem ringt — wobei die Menge des Blutflusses viel zu gering ist, um solche Erschöpfung, Übelkeit, Ohnmacht, Blässe zu erklären —, wird Ipecacuanha ihr Heilmittel sein.«

Das Mittel der Wahl aber heißt ACONITUM, so erinnert er uns, wenn dieser hellrote Blutfluß einhergeht mit einer überwältigenden Todesangst; oder PHOSPHORUS, wenn bei der Geburt großer Durst auf eiskaltes Wasser besteht und danach, obwohl alles komplikationslos verlaufen ist, wieder Blutungen auftreten, für die es keinen ersichtlichen Grund gibt. Und bei mageren Frauen, die ständig unter der Wärme leiden und nicht zugedeckt sein, sondern es kühl haben wollen, wird man, wenn sie alarmierende Blutungen bekommen — entweder klumpig oder in Form eines Aussickerns von dunklem, dünnflüssigem Blut —, kaum auf SECALE verzichten können.

»Eine einzige Gabe einer dieser Arzneien auf die Zunge wird die Blutung ... so rasch beenden, daß Sie, wenn Sie noch nicht viele Erfahrungen damit gemacht haben, sehr überrascht sein werden — so sehr, daß Sie sich fragen, ob die Blutung nicht vielleicht von selbst aufgehört haben könnte.«

»Ipecacuanha ist voller Hämorrhagien«... dies zeigt sich bei Erkältungen, Nasenbluten, Asthma und bei Konvulsionen.

Zu letzteren merkt Kent an: »Als konvulsives Mittel ist Ipecacuanha noch nicht genügend bekannt. Konvulsionen in der Schwangerschaft; bei Keuchhusten. Schreckliche Krämpfe, die die ganze linke Körperhälfte befallen. ... In unseren Arzneimittellehren und in Abhandlungen über Krämpfe geht es zumeist um Mittel wie BELLADONNA etc.; doch ist Ipecacuanha in dieser Hinsicht sowie in seiner Wirkung aufs Rückenmark ein ebenso wichtiges Heilmittel, das man genau studieren sollte.«

Sehr häufig ist es auch bei *unterdrückten Hautausschlägen* angezeigt, auf die akute Magen-Darm-Beschwerden folgen; ferner, wenn sich nach Unterdrückung des Ausschlags Erkältungen in der Brust festsetzen. Ipecacuanha wird auch *Erysipel* heilen, so Kent, wenn dieses einhergeht mit *Er-*

---

* *In den USA ist* PYROGENIUM *berühmt für seine Fähigkeit, eine retinierte Plazenta auszustoßen; ich selbst habe dies bei Kühen schon beobachtet.*

brechen, Frost, Rückenschmerzen, Durstlosigkeit und mit der ungeheuren Übelkeit.

◊

Und nun wollen wir Nash aus seiner Erfahrung berichten lassen. Hier seine Zusammenfassung …

»Anhaltende, *durch nichts* zu erleichternde Übelkeit bei vielen Beschwerden.
Kopfschmerz wie zerschlagen, durch alle Schädelknochen dringend, bis zur Zungenwurzel herab, *mit Übelkeit.*
Stühle *wie gegoren* oder *grasgrün*, mit Bauchschmerz und *Übelkeit.*
Uterusblutungen; reichliches, helles Blut und schweres Atmen, *mit Übelkeit.*
Spastischer oder asthmatischer Husten; hemmt den Atem bis zum Ersticken, mit Röcheln; das Kind wird ganz steif, läuft blau an.
[Fieber:] Rückenschmerzen; kurzes Frost-, langes Hitzestadium; Hitze gewöhnlich mit Durst, rasendem Kopfschmerz und *Übelkeit*, zuletzt Schweiß; *Übelkeit* während der Pyrexie.
Bei Malaria besser als Chinin (oder auch nach Mißbrauch desselben) — wenn die Symptome übereinstimmen.«

»Ipecacuanha steht bei den Mitteln gegen *Übelkeit* an erster Stelle. Bei allen Beschwerden, wo dem Patienten nach dem Erbrechen noch genauso übel ist wie zuvor, sollte solch hartnäckiger Brechreiz sofort die Aufmerksamkeit auf dieses Mittel lenken.«

Beim Ipecacuanha-Erbrechen kann die Zunge vollkommen rein sein (CINA, DIGITALIS).

Nash zitiert Hering: *»›Übelkeit: beschwerlich; beständig, bei fast allen Beschwerden; wie vom Magen ausgehend, mit leerem Aufstoßen und Zusammenfließen von viel Speichel; Brecherlichkeit und Brechwürgen‹,* ***durch nichts zu lindern.«***

Die Symptome »Heftige Atemnot, mit Keuchen, Gefühl einer schweren Last auf der Brust und Präkordialangst« sowie »Drohendes Ersticken durch Schleimansammlung« kommentiert Nash so:

»Diese übermäßige Schleimansammlung in den Luftwegen scheint wie wie ein Fremdkörper zu wirken: sie ruft Spasmen hervor, die Asthma oder krampfhaften Husten oder beides zusammen zur Folge haben. Krampfhusten wie Asthma scheinen aber keineswegs immer von Schleimanhäufung abhängig zu sein, denn Ipecacuanha ist häufig auch in den ersten Stadien von Asthma und Keuchhusten unser bestes Mittel, wo noch gar kein

Schleim vorhanden ist. ... So können wir die Atembeschwerden von Ipecacuanha unter zwei Zustände zusammenfassen:

1. solche, die durch übermäßige Schleimanhäufung gekennzeichnet sind;
2. solche, bei denen Spastik das charakteristische Merkmal ist.«

Dann Hämorrhagien ... »Bei postpartalen Blutungen ist es nicht nötig, große und giftige Dosen zu verabreichen, denn Ipecacuanha in der 200. Potenz wird sie zum Stillstand bringen, und es ist in seiner Wirkung schneller als SECALE.«

◊

Hier noch einmal eine kurze Aufzählung auffallender, eigentümlicher Symptome und Modalitäten:

Schauder: mit Unwohlsein, Frösteln, Gähnen, Speichelfluß oder Aufstoßen.
Muß bei Asthma *stundenlang am offenen Fenster stehen.*
Schmerz um den Nabel, zieht hinunter in den Uterus.
Hellrote Blutungen, besonders wenn Übelkeit besteht.
Schreckliche Atemkrämpfe.
Krampfhafte Versuche, gleichzeitig zu husten und zu erbrechen, was zu unglaublichen Erstickungsqualen führt.
(Und, um es noch einmal zu betonen:) Ständige Übelkeit und nicht erleichterndes Erbrechen, vor allem bei reiner Zunge.

*Hauptsymptome**

Geist und Gemüt. Mürrisches Wesen, was alles verachtet, und will, daß auch andre nichts achten und schätzen sollen.[I]
Höchste Ungeduld.[I]
Beschwerden durch Verdruß und zurückgehaltenen Unwillen.

Kopf. Kopfweh, wie von Zerschlagenheit des Gehirns und Schädels, welches durch alle Kopfknochen hindurchdringt bis zur Zungenwurzel herab, mit Uebelkeit.[I] — Mit Übelkeit und Erbrechen, besser im Freien.
Gastrischer Kopfschmerz, bei nervösen, empfindlichen Menschen, mit Übelkeit und Erbrechen beginnend.

---

* Die mit [I] markierten Symptome stammen aus Hahnemanns *Reiner Arzneimittellehre*. — d.Ü.

Augen. Leichter zu erweiternde Pupillen.[1] — Pupillenerweiterung.[1]
Augenbutter in den äußern Augenwinkeln.[1]

Nase. Nasenbluten, Blut hellrot; Gesicht blaß.

Mund. Starker Zusammenfluß des Speichels im Munde.[1]
Er muß den Speichel beständig hinterschlingen.[1]

Magen. Brecherlichkeit und Erbrechen.[1]
Beschwerliche Uebelkeit.[1]
Abneigung gegen alle Speisen, Appetitlosigkeit; fader Geschmack im Mund; Empfindung von Schlaffheit des Magens; Übelkeit.
Uebelkeit, wie vom Magen aus, mit leerem Aufstoßen und Zusammenflusse vielen Speichels.[1]
Übelkeit: beschwerlich; beständig, bei fast allen Beschwerden; Brecherlichkeit und Brechwürgen.
Übelkeit, mit Auftreibung des Unterleibs und Trockenheit im Halse; nach dem Erbrechen Schläfrigkeit.
Unbeschreibliches Übelkeitsgefühl im Magen.
Gefühl, als wenn der Magen schlaff herabhinge ...[1]

Abdomen. Heftigster Schmerz vorne im Unterleib, erstreckt sich zum linken Hypochondrium, zu den Seiten, zum Rücken und zum Zwerchfell, mit Magenauftreibung; große Erregung; beständige Übelkeit, die vom Magen ausgeht, mit leerem Aufstoßen und Ansammlung von viel Speichel; rasches Erbrechen; Durchfall.
Kneipender Bauchschmerz in beiden Hypochondern und in der Gegend der Herzgrube.[1]
Elendes Gefühl im Bauch, als ob der Magen schlaff herunterhinge.
Ein raffendes Kneipen im Unterleibe, wie wenn man mit einer Hand zugriffe, so daß jeder ausgebreitete Finger einen scharfen Eindruck in die Gedärme machte, durch Körperruhe zu besänftigen, durch die mindeste Bewegung aber auf's Höchste zu verstärken.[1]
Blähungskolik im Bereich des Nabels, als ob die Därme von einer Hand gepackt würden.
Schneidender Bauchschmerz um den Nabel, mit Schauder.[1]
Empfindlichkeit und Schmerz um den Nabel, zum Uterus ausstrahlend.

Rektum, Harnorgane. Häufige Stühle, aus grünlichem Schleim bestehend.
Durchfällige, gleichsam gegohrne Stühle.[1]
Urin trübe, mit Bodensatz, wie Ziegelmehl.[1]

Atemwege. Trockner Husten, von einem Kitzel im obern Theile des Kehlkopfs.[1]

Husten, welcher von einer zusammenziehend kitzelnden Empfindung entspringt, die vom obern Theile des Kehlkopfs bis in das unterste Ende der Bronchien sich erstreckt.[1]

Von Husten entsteht Brecherlichkeit ohne Uebelkeit.[1]

Erstickungshusten, wobei das Kind ganz steif wird und im Gesichte blau.[1]

Bekommt beim Husten keine Luft mehr, wird blaß und steif.

Keuchhusten: mit Nasenbluten; Bluten aus dem Mund; Erbrechen; bekommt keine Luft, wird blaß oder blau und steif.

Rasseln in den Bronchien beim tiefen Einatmen; große Schleimansammlung in den Bronchien, schwer heraufzubringen.

Röchelndes Geräusch in den Luftröhrästen, beim Athemholen.[1]

Schleimrasseln auf der Brust bei kleinen Kindern, bisweilen mit Ausspucken des Schleims.

Engbrüstigkeit.[1]

Schweres Atmen durch die geringste Anstrengung.

Heftige Atemnot, mit Keuchen, Gefühl einer schweren Last auf der Brust und Präkordialangst.

Krampfhaftes Asthma mit einem starken Zusammenziehen im Halse und in der Brust, wobei eine besondere Art keichenden Lautes gehört ward.[1]

Blutung aus den Lungen: hellrot; kommt mit geringer Mühe heraus; < durch die geringste Anstrengung; häufiges Hüsteln mit Auswurf von blutgestreiftem Schleim; mit oder ohne Husten; nach gestörter Menstruation; nach mechanischen Verletzungen; nachdem frühere Blutungen die Lunge geschwächt haben; mit trockenem Husten bei Schwindsucht.

Schmerz in allen Knochen, wie Zerschlagenheit.[1]

Schmerz in den Gelenken, wie er bei Eingeschlafenheit der Glieder gewöhnlich ist.[1]

Der Körper des Kindes ist steif ausgestreckt.[1]

Tetanische Krämpfe durch Verschlucken von Tabak.

Er schrickt im Schlafe auf.[1]

Fieber: Rückenschmerzen; kurzes Frost-, langes Hitzestadium; Hitze gewöhnlich mit Durst, Kopfschmerz, Übelkeit und Husten.

Durch Chinin unterdrückte Fieberanfälle.

Hämorrhagien: hellrot, aus allen Körperöffnungen; nach mechanischen Verletzungen.

◊

Die Wirkung des Mittels bei Uterusblutungen mit den typischen Ipecacuanha-Symptomen ist so eindrucksvoll und bedeutsam, daß ich nun noch einige diesbezügliche Fälle von Dr. J. R. Haynes, USA, zitieren möchte, die ich zufällig in einer alten Nummer des *Homœopathic Physician* gefunden habe.

»Mrs. T. (22), heller Teint, braunes Haar, blaue Augen, von ziemlich kleiner Statur; verheiratet und Mutter eines etwa zweieinhalb Jahre alten Kindes. Hatte etwa ein Jahr zuvor eine Fehlgeburt gehabt und sich nur schlecht davon erholt. War von einem ›normalen‹ Arzt behandelt und reichlich mit Medikamenten versorgt worden.

Sie fühlte sich eigentlich ganz wohl und saß gerade an einer leichten Näharbeit, als plötzlich eine starke Gebärmutterblutung einsetzte. Man legte sie aufs Bett und schickte nach mir — ich solle so schnell wie möglich kommen.

Als ich ankam, war sie bereits zwei- oder dreimal ohnmächtig geworden. Ich konnte keinen Puls tasten; das Gesicht war blaß, und sie hatte so viel Blut verloren, daß sie nicht sprechen konnte. Alle Informationen, die ich bekommen konnte — es war wenig genug —, erhielt ich von einem Familienmitglied.

Das Blut war durch ihre Kleidung und durch das Bett gesickert, und auf dem Boden hatte sich bereits eine große Pfütze angesammelt.

Sie blutete sehr stark; das Blut floß in Strömen aus dem Uterus, so daß ich nicht abwarten konnte. Was immer zu tun war, es mußte sofort geschehen, sonst würde in wenigen Minuten der Tod eintreten.

Es war ein hellroter (rein arterieller) Blutfluß; die unteren Extremitäten waren in kalten Schweiß gebadet, die Hände kalt und feucht; der Bauch fühlte sich heiß an, war aber feucht vor Schweiß; das Blut kam schwallartig heraus, und das Leben schwand rasch dahin.

Das Blut *war hellrot und gerann nicht leicht*, es bildete auf dem Boden eine flüssige Lache.

Alle Symptome, die ich in Erfahrung bringen konnte, wiesen meiner Ansicht nach auf Ipecacuanha hin. Eine kleine Dosis in der 10M wurde in einem halben Glas Wasser aufgelöst, und so schnell wie möglich erhielt sie einen Teelöffel davon.

Es wirkte wie ein Wunder, denn in weniger als einer Minute trat eine Veränderung zum Besseren ein. Nach fünfzehn Minuten wurde die Gabe wiederholt, dann hörte die aktive Blutung ganz auf. Ich wartete noch eine

Stunde, um zu sehen, ob es zu einem Rückfall kam. Nachdem dies nicht der Fall war, ließ ich einige Plazebos da, und die Familienmitglieder versprachen, mich umgehend zu benachrichtigen, falls noch irgendwelche alarmierenden Symptome auftreten sollten. Ich mochte nicht einmal zulassen, daß man ihre nasse, blutige Kleidung wechselte; lediglich ein paar trockene Tücher sollten ihr untergelegt werden, direkt auf der Haut, damit sie es so bequem wie möglich hatte. Zwei Tage lang sickerte noch etwas Blut nach, dann hörte auch das auf.

Nach diesem gewaltigen Blutverlust war sie natürlich sehr geschwächt und kraftlos; daher gab ich ihr in Abständen noch dreimal CHINA 10M, wonach sie sich gut erholte.«

»Mrs. K. (28), aktiv, groß, schlank, blaue Augen. ... Verheiratet; ein siebenjähriges Kind, seither keine Schwangerschaft. Bekam plötzlich eine aktive uterine Blutung, *hellrot;* das Blut gerann erst, wenn es erkaltet war; roch nach frischem Blut. Sie hatte starke Schmerzen im Unterleib; die Bauchhaut fühlte sich heiß an; geringfügiges Schwitzen. Häufiges Wasserlassen, in kleinen Mengen. *Der Blutfluß kam schwallartig.* Dann wurde ihr schwach und übel; klopfende Kopfschmerzen traten auf; Gesicht blaß und blutleer (durch den Blutverlust?), fahles Aussehen. Zunge weiß belegt; ... Mund klebrig; Husten, mit zähem Schleim im Kehlkopf. ... Die Blutung verschlimmerte sich bei Bewegung; trotzdem war sie unruhig und konnte es nicht ertragen, still liegenzubleiben. Sie dachte, sie würde nie wieder gesund werden — und was dann wohl aus ihrem kleinen Mädchen werden würde. ...

Ipecacuanha C200 in Wasser, ein Teelöffel jede Stunde; sobald der Blutfluß zu versiegen begann, sollte sie die Lösung wegschütten und stattdessen Plazebos nehmen. Nach der dritten Einnahme war die Blutung so schwach geworden, daß sie mit dem Mittel aufhörte. Am nächsten Morgen war nur noch eine leichte Absonderung vorhanden, die noch ein paar Tage anhielt und dann vollkommen verschwand. Viele Monate lang keine weiteren Beschwerden; ich sehe sie oft.«

»Mrs. B. (24), dunkel, schwarze Haare und Augen; eher rundlich. Verheiratet, ein zweijähriges Kind. Recht schwermütig; macht sich viel Sorgen im voraus.

Sie erkrankte plötzlich an einer Metrorrhagie, wobei *hellrotes Blut in Strömen herausfloß*. Begonnen hatten die Beschwerden mit Schwäche, Übelkeit und etwas Würgen. Jetzt war das Gesicht blutleer; Puls klein und beschleunigt, 120/min.; Füße kalt und klamm, Abdomen heiß; klebriger Schweiß im Gesicht. Übelkeit erregendes Kopfweh — im ganzen Kopf;

starke Kreuzschmerzen, schlimmer durch Bewegung. Wundheitsschmerz in der vorderen Brustwand; krampfhafte Hustenanfälle, welche die Blutung verstärkten und jedesmal einen *Blutschwall* auslösten. Gefühl von schwerem Druck auf dem Unterleib und — vor der Blutung — ziemlich starkes Kneifen in der Uterusgegend. Schwermütig und verzagt: ›Ich verblute ja sowieso.‹ Am besten ging es, wenn sie sich ganz ruhig verhielt, aber dazu war sie nicht in der Lage; wenn sie sich bewegte, verstärkte dies die Blutung, was sie wiederum noch schwermütiger und unruhiger machte.

Ipecacuanha C200 in Wasser, wovon sie viermal alle Stunde einen Teelöffel nehmen sollte; sobald die Blutung schwächer zu werden schien, sollte sie das Mittel wegschütten und Plazebos nehmen.

Nach der vierten Einnahme stoppte die aktive Blutung; am nächsten Tag bestand nur noch eine leichte Absonderung, die sich allmählich verringerte und am dritten Tag ganz aufhörte. Keine weiteren Beschwerden.«

Dr. Haynes fügt hinzu: »Eine große Anzahl von Mitteln hat hellrote Uterusblutungen; aber soweit ich weiß, hat keines von ihnen die besonderen Charakteristika von Ipecacuanha. Es scheint sich in all seinen Merkmalen deutlich von den anderen Mitteln abzuheben, so daß man es eigentlich kaum verwechseln kann. Ein besonders typisches Zeichen ist, daß der Blutfluß bei aktiven Blutungen *schwallartig* ist — ähnlich wie bei einer Pumpe, deren Schwengel kräftig betätigt wird; der Strom hört nicht auf, aber bei jedem Pulsschlag gibt es wieder einen Extra-Stoß. Soviel ich weiß, ist dies von keiner anderen Arznei bekannt. Außerdem *gerinnt das Blut nicht leicht*, sondern bleibt einige Zeit flüssig, vor allem wenn es sich um eine aktive Uterusblutung handelt.«

Iris versicolor

BUNTFARBIGE SCHWERTLILIE

Iris gehört nicht zu unseren großen Polychresten, den »vielnützigen«, fast universellen Mitteln; aber es hat seinen ganz eigenen Platz in unserer Materia Medica, den keine andere Arznei ausfüllen kann. Es ist eines unserer wichtigsten Heilmittel bei Gallenkoliken und Migräne, bei Leberleiden und manchen Hauterkrankungen, und es hat ferner einen deutlichen Einfluß auf die Bauchspeicheldrüse. Doch bei all diesen Indikationen zeigt es scharf umrissene Eigentümlichkeiten in seiner Wirkung, die seine Verschreibung erleichtern sollten.

Es ist eines der wertvollen Mittel, die wir von den nordamerikanischen Indianern geerbt haben. Was sollten wir z.B. ohne BAPTISIA, GELSEMIUM, VIBURNUM OPULUS oder CAULOPHYLLUM anfangen?

Iris versicolor beeinflußt den gesamten *Verdauungstrakt*. Es hat ***Brennen*** — Brennen und schmerzhaftes Unbehagen im Magen; das Erbrochene ist extrem sauer und verbrennt Magen, Speiseröhre, Rachen und Mund. Brennender Schmerz nicht nur im Magen, sondern auch in der Bauchspeicheldrüse. Bei Diarrhoe sind die Stühle wäßrig, und der After brennt danach wie Feuer. Iris affiziert die Leber und ruft zunächst vermehrte und dann verminderte Gallensekretion mit Gelbsucht hervor. Durch Gallenrückstau kommt es zu Koliken mit fürchterlichen Kopfschmerzen und Galleerbrechen — den typischen rezidivierenden Gallenkoliken, die das Leben zur Last werden lassen und Furcht und Unsicherheit in die Alltagsroutine bringen. Auch der Urin brennt — auf der ganzen Länge der Urethra. Bei Iris gehen die Beschwerden, wie Boger es prägnant ausdrückt, »mit rascher Elimination einher; saure, scharfe und brennende Ausscheidungen«.

Mund und Zunge fühlen sich fettig, verbrannt oder verbrüht an. Viel fadenziehender Speichel, der von den Lippen bis zum Boden herunterhängen kann, wie wir es von KALIUM BICHROMICUM kennen.

Bei all diesen brennenden und scharfen Sekretionen und Ausscheidungen bestehen natürlich Schmerzen: schmerzhafte Krämpfe, Koliken, Spasmen. Heftige Schmerzen: über den Augen, im Epigastrium; schreckliche Crampi; Schneiden, Stechen, Schießen, Brennen, Kneifen. Iris regt die Drüsensekretion an: Parotiden, Pankreas, intestinale Drüsen etc.; und überall sind seine abnormen Sekretionen profus, scharf und verursachen die brennenden Schmerzen, die sein Leitsymptom sind.

Auch die Haut ist betroffen: *Tinea capitis* bei Säuglingen; die Ausschläge sind typischerweise ekzematös oder pustulös. Es ist eines der dreiwertigen Mittel bei *Herpes zoster**, und auch bei *Psoriasis* hat man es von Nutzen gefunden.

Iris besitzt eine ausgeprägte Periodizität: Migräne jeden achten Tag [typischerweise am Wochenende; d.Ü.]; nächtliche Koliken; Diarrhoe um 2–3 Uhr früh; alle vierzehn Tage**.

◊

Nash schreibt:

»Brennen von Mund, Zunge und Hals, bis hinunter zum Magen; der After brennt, wenn Durchfall auftritt.

Erbrechen von zähem, eiweißartigem, fadenziehendem Schleim; hängt in Fäden bis zum Boden herunter.

Gastrische oder hepatische Migräne, zu Beginn mit Schleier vor den Augen. Saures oder bitteres Erbrechen. ...

Iris ist manchmal hilfreich bei Cholera infantum; dabei ist die erbrochene Masse sehr *sauer* — so sauer, daß sie den Hals wund macht. ...

Brennen des Magen-Darm-Kanals ist für dieses Mittel besonders charakteristisch.

Das Erbrochene kann statt sauer auch bitter oder süßlich schmecken. Außerdem besteht starker Speichelfluß. ...

Iris ist eines unserer Hauptmittel bei Migräne. Früher habe ich es immer in der dritten Potenz gegeben, aber in den letzten Jahren bin ich zur 50M übergegangen und bin mit deren Ergebnissen zufriedener, da sie schneller und anhaltender wirkt.«

Er bringt einen Fall: »Ich hatte einmal einen Fall von Magenleiden bei einer Dame mittleren Alters. Sie hatte häufige Anfälle von Erbrechen eines zähen, eiweißartigen Schleims, der in langen Fäden vom Mund bis zu dem Gefäß herunterhing, das auf dem Boden stand. Einige Zeit später wurde das Erbrochene dunkelfarbig, wie Kaffeesatz. ... Da sie glaubte, Magenkrebs zu haben, machte sie ihr Testament und regelte ihre Angelegenheiten, um in Frieden sterben zu können. Sie erhielt KALIUM BICHROMICUM, ohne irgendeinen positiven Effekt; Iris aber heilte sie innerhalb kurzer Zeit vollständig, und es geht ihr jetzt seit zehn Jahren unverändert gut.«

* Die anderen dreiwertigen Mittel im Kentschen Repertorium sind **Merc.**, **Mez.**, **Ran-b.**, **Rhus-t.** — Anm.d.Ü.

** Hering nennt als Beispiel dafür eitrige Ohrabsonderungen bei Tinea capitis; Donner spricht auch von 8- oder 14tägig wiederkehrender Migräne (vgl. Mezger, *Gesichtete homöopathische Arzneimittellehre*). — Anm.d.Ü.

Hauptsymptome

Migräne gastrischen oder hepatischen Ursprungs; beginnt stets mit einem Schleier vor den Augen.

Dumpfes Pochen oder Schießen in der rechten Stirn; Übelkeit; < gegen Abend, durch Ruhe, kalte Luft, Husten; > durch mäßige Bewegung.

Scharfe, schneidende Kopfschmerzen von kurzer Dauer, oft den Ort wechselnd.

Starker ***Speichelfluß***.

Mund und Zunge fühlen sich wie verbrüht an.

Übelkeit und ***Erbrechen:*** von sauren Speisen — der ganze Mensch riecht sauer; einer dünn-wäßrigen Flüssigkeit von überaus saurem Geschmack.

Wäßriger ***Stuhl:*** mit Gefühl wie von Feuer am After; mit Neigung, zu drücken und zu pressen, dabei starkes Brennen im After.

Heftiges Brennen im After nach dem Stuhlgang.

Anus fühlt sich wund an, oder als würden scharfe Spitzen darin stekken.

Rechtsseitiger ***Herpes zoster***.

Weitere wichtige oder merkwürdige Symptome

Habitueller Kopfschmerz; heftiges Pochen im Bereich der beiden Stirnhöcker, schlimmer abends oder nach Anstrengung.

Chronischer Stirnkopfschmerz; < im Sitzen, beim Lernen oder Nähen; > im Stehen oder bei körperlicher Arbeit.

Kopfweh mit heftigen Schmerzen in der Supraorbitalregion beider Augen, aber nicht gleichzeitig, sondern jeweils nur auf einer Seite.

Starke Schmerzen in den Schläfen und über den Augen, mit Schwindel, Übelkeit und Erbrechen.

Heftiger, betäubender Kopfschmerz mit Gesichtsneuralgie, gefolgt von Abgang vielen klaren Harns sowie von Erbrechen.

Kopfschmerz; erbricht süßlichen Schleim, gelegentlich mit einer Spur Galle darin.

Reflektorischer Kopfschmerz infolge Magenübersäuerung.

Tinea capitis: Der ganze obere Kopf ein einziger Schorf; gelber Eiter sikkert unter der Kruste hervor, der das Haar verfilzt. Das linke Ohr ist von einem Ausschlag bedeckt, außerdem sondert es alle zwei Wochen gelbgrünlichen Eiter ab. Zahlreiche gelbe Pusteln auf der Kopfhaut, von denen jede ein Haar enthält.

Pustulöse Ausschläge im Gesicht, die jauchigen, reizenden Eiter absondern.

Fadenziehender Speichel; läuft während der Unterhaltung aus dem Mund.

Starker Speichelfluß; Gefühl wie von Fettüberzug über Zunge und Zahnfleisch.

Eigentümliche Empfindlichkeit von Hals, Gaumen und Rachen, ohne Anzeichen einer Entzündung, manchmal mit Husten.

Spasmen des Pharynx beim Schlingen von Speisen.

Chronische Unverdaulichkeit von Milch; sie säuert im Magen und wird dann erbrochen.

Übelkeit: durch Fahren, Überanstrengung oder Diätfehler; mit Würgen.

Erbrechen: einer äußerst sauren Flüssigkeit, die den Hals wund macht; mit Brennen in Mund, Rachen, Speiseröhre und Magen; von süßlichem Wasser; jeglicher aufgenommenen Nahrung; von sauer gewordener Milch bei Kindern; von Speisen, eine Stunde nach dem Essen; von Galle, mit großer Hitze des Kopfes und Schwitzen.

Periodische Brechanfälle alle vier oder sechs Wochen, dauern zwei bis drei Tage.

Erbricht die aufgenommenen Speisen, dann saure Flüssigkeit, zuletzt gelbe und grüne Galle, mit großer Hitze des Kopfes, etwas Fieber und großer Erschöpfung; warmes Schwitzen durch die Anstrengungen zum Erbrechen.

Heftige Schmerzen im Epigastrium, kommen in Abständen.

Magenschmerzen vor dem Frühstück und durch Trinken von Wasser.

Klopfen und Pochen in und um Herz und Sternum, sodann schreckliche Crampi oder Spasmen von der Sternummitte bis zur Magengrube, mit wiederholtem Erbrechen.

Brennende Schmerzen in Magen und Pankreas, mit wäßrigem Durchfall und größter Erschöpfung.

Brennende Schmerzen im Pankreas, süßliches Erbrechen.

Schmerzen in der Lebergegend, schlimmer durch Bewegung.

Vermehrte, dann verminderte Gallensekretion, mit Gelbsucht.

Gallenkolik.

Akute Pankreaserkrankungen: Entzündung oder vermehrte Bauchspeichelsekretion.

Kolikartige, intermittierende Schmerzen um den Nabel herum, vor dem Erbrechen.
Schmerz in der Nabelgegend, schlimmer durch Bewegung.
Schneidende, kneifende Schmerzen in den Eingeweiden.

Urin: spärlich, rot, mit Brennen auf der ganzen Länge der Harnröhre nach dem Wasserlassen; oder klar, reichlich, wäßrig bei nervösem Kopfschmerz.

Langwierige Übelkeit und Erbrechen während der Schwangerschaft; starker Speichelfluß.
Schmerzen in der linken Brust, als ob die Rippen gegen die Lunge drückten.

Hering sagt, daß Iris Nagelbetteiterungen beheben kann.

Jodum

DAS ELEMENT JOD

Jodum ist ein sehr nützliches Mittel, wenn es auf seine einzigartigen Indikationen hin zur Anwendung kommt, als da sind: *Wärmeunverträglichkeit; unmäßiger Hunger bei zugleich starker Abmagerung; Auszehrung, mit Vergrößerung der Drüsen und Lymphknoten; größte Ruhelosigkeit und Angst.*

Es wurde von Hahnemann geprüft, der es (in den *Chronischen Krankheiten*) als eine selbst in den höchsten Potenzen »sehr heroische Arznei« bezeichnet, »die alle Vorsicht eines guten homöopathischen Arztes in Anspruch nimmt, während er sie von allöopathischen Händen gemissbraucht, häufig die grössten Zerstörungen an Leib und Leben der Kranken anrichten sieht«.

»Vorzüglich that sie Dienste«, faßt er zusammen, »wenn folgende Zustände zugleich mit zugegen waren:

Früh-Duseligkeit;
Pochen im Kopfe;
Schründen der Augen;
Sumsen vor den Ohren; Schwerhörigkeit;
Belegtheit der Zunge; Merkurial-Speichelfluss;
Uebler, seifiger Geschmack;
Säuerliches Aufstossen mit Brennen; *Sodbrennen*, nach schweren Speisen; *Heisshunger;* Uebelkeiten;
Blähungs-Versetzung; Leib-Auftreibung;
Stuhl-Verstopfung; Nacht-Harnen;
Verzögerte Regel;
Husten; Alter Früh-Husten;
Schweräthmigkeit;
Aeussere Halsgeschwulst;
Mattigkeit der Arme, früh im Bette; Einschlafen der Finger;
Verkrümmung der Knochen;
Dürre der Haut; Nacht-Schweiss.«

Nach dem üblichen Schema geordnet, bringt Hahnemann dann eine Zusammenstellung der Prüfungssymptome, wobei er auch aus den Prüfungen und Beobachtungen anderer Ärzte zitiert.

*Hauptsymptome**

Starren mit weitgeöffneten ***Augen;*** die Lider scheinen zurückgezogen zu sein.

Nase, Mund. Dünnflüssiger Nasenkatarrh, wundmachend.
Speichel-Absonderung vermehrt.[1] — Merkurial-Speichelfluss.[1]

Magen. Leidet *Hunger*, muß alle paar Stunden essen; wird ängstlich und unruhig, wenn er nicht ißt; fühlt sich nach dem Essen wohler.
Heisshunger; sie ist nicht satt zu machen.[1]
Die meisten Symptome bessern sich nach dem Essen.
Stetes leeres Aufstossen, von früh bis Abends, als verwandelten sich alle Genüsse in Luft.[1]

Abdomen. Die linke Hypochonder-Gegend ist hart und schmerzt empfindlich beim darauf Drücken.[1]
Milz vergrößert, nach Wechselfieber.

Genitalien. Ein langdauernder Weissfluss, am stärksten zur Zeit der Regeln, welcher die Schenkel wund machte und die Wäsche zerfrass, verschwindet gänzlich (Heilwirkung).[1]

Brust, Herz. Trockener Husten, mit Stechen und Brennen in der Brust.
Jucken tief unten in den Lungen, hinter dem Brustbein; reizt zum Husten; dehnt sich über die Bronchien bis zur Nasenhöhle aus.
Zusammenquetschen des Herzens.[1]
Gefühl, als ob das Herz von einer eisernen Hand gepackt würde. (LILIUM TIGRINUM)
Herzklopfen, durch jede Muskel-Anstrengung so vermehrt, dass sie keine Minute lang stehen konnte, ohne Anwandlung von Ohnmacht ...[1]

Chronische arthritische Beschwerden, mit heftigen nächtlichen Schmerzen in den ***Gelenken***, jedoch ohne Schwellung derselben.

Große Schwäche und Atemlosigkeit beim Treppensteigen.

Hypertrophie und Verhärtung der ***Drüsen und Lymphknoten***.

---

* Mit [1] sind die Symptome aus Hahnemanns *Chronischen Krankheiten* bezeichnet; [2] steht für Symptome aus Herings kleiner Symptomensammlung in *Stapfs Archiv*, Band 13, Heft 2 (1833), S. 182. — d.Ü.

Skrofulöse Diathese.
Schlechter, kachektischer Allgemeinzustand, mit großer Hinfälligkeit und starker Abmagerung.

Andere wichtige oder eigentümliche Symptome

Es ist ihm immer, als sollte er sich auf etwas besinnen, aber er weiß nicht auf was, auch fällt ihm nichts ein.[2]
Muß Tag und Nacht in Bewegung bleiben, mit dem Gefühl, als würde das Gehirn umgerührt und als sollte er verrückt werden.
Unruhige Beweglichkeit; sie läuft unaufhörlich herum und kommt nicht zum Sitzen, schläft auch nicht die Nacht ...[1]
Er befürchtet bei jeder Kleinigkeit, dass dieses oder jenes Uebel daraus entstehen könne.[1]
Furcht vor Unheil, mit Übervorsichtigkeit.
Schwindel: nur auf der linken Seite, < vom Bücken; mit Zittern in der Herzgegend und Ohnmacht.
Struma; Linksherzhypertrophie, mit starkem Blutandrang zum Kopf und zum Gesicht; Hysterie und Nervosität (Schwindel).
Kopfschmerzen: linksseitig; in der Stirne und oben im Kopfe[1]; als wenn ein Band fest um den Kopf gebunden wäre[1]; so heftig, dass er ganz rasend wird[1]; der ganze Körper besonders die Arme kraftlos und wie gelähmt.[1]
Gehirn fühlt sich an, als ob es mit einem Löffel umgerührt würde; muß Tag und Nacht in Bewegung bleiben.
Kopf fühlt sich schwer an, als säße ein Fremdkörper im Gehirn.
Vortreten oder Gefühl von Vortreten der Augäpfel.
Nase früh viel weiter und trockner, den ganzen Tag verstopft ...[2]
Fließschnupfen und anhaltendes Kitzeln in der Brustmitte.
Zuckungen der Gesichtsmuskeln.[1]
Zunge hypertrophiert, schmerzhaft, knotig oder rissig.
Geschmack: salzig; säuerlich; bitter; süß (Zungenspitze); seifig.
Aphthöse Geschwüre im Mund, mit fauligem Geruch; profuser, fötider Speichelfluß.
Dicke, braune Exsudate in Mund und Rachen.
Gaumensegel und Tonsillen von dicken, gräulichweißen Exsudaten bedeckt (Diphtherie).
Ißt zu oft und zu viel und nimmt doch die ganze Zeit ab.
Wechselnder Appetit, bald Heisshunger, bald keine Esslust.[1]
Verlangen nach Fleisch; nach alkoholischen Getränken.

Lebergegend druckempfindlich. — Gelbsucht.
Fettdurchfall (Steatorrhoe) infolge Pankreaserkrankung.
Atrophie der Ovarien und Brustdrüsen; Sterilität.
Schmerz, als ob ein stumpfer Pflock vom rechten Eierstock in Richtung Gebärmutter getrieben würde.
Schweregefühl in den Brüsten, als ob sie abfallen wollten.
Bläulichrote, haselnußgroße Knoten in beiden Brüsten; trockene, schwarze Stellen an den Mamillen.
Schwellung und Zusammenziehen im Kehlkopf. — Stimmritzenkrampf; erträgt keine Wärme.
Husten: erstickend, kann kaum genügend Luft holen; erschöpfend, beinahe erstickend, verursacht Würgen und Schmerzen in der Stirn; mit bitterem Geschmack von festen Speisen, aber nicht von Getränken.
Keuchhusten bei Patienten, die schwach sind, blaß, kurzatmig, abgemagert, mit enormem Appetit.
Auswurf: salzig; süßlich; säuerlich; faulig; grau oder weiß; gelb; blutig gestreift.
Vergrößerung und Verhärtung der zervikalen und mesenterialen Lymphknoten.
Langsames Anschwellen des Halses, besonders auf der rechten Seite, über Jahre hinweg (Struma).
Deutliche Vergrößerung der Schilddrüse; heftiger Schmerz in der Schilddrüse bei Druck oder leisester Bewegung des Kopfes.
Heiße, hellrote Schwellung der Knie.
Schweiss der Füsse, so scharf, dass er die Haut anfrisst.[1]
Unerträgliches Kitzeln in der ganzen Brust; im Kehlkopf; im Hals.
Allmähliche oder rapide Abmagerung, fast bis aufs ›Gerippe‹.

◊

Nash faßt Jodum so zusammen:

»Immer hungrig; ißt die ganze Zeit oder will die ganze Zeit essen, und doch magert er ab; > während des Essens.
Hypertrophie sämtlicher Drüsen mit Ausnahme der Brustdrüsen, die verkümmern; während der Körper ›dahinschwindet‹, werden Drüsen und Lymphknoten immer größer.
Von ängstlichem Gemüt; Beklommenheit; will sich bewegen, irgend etwas tun, schnell machen, jemanden umbringen etc. (ARSENICUM)
Warmblütig trotz Abmagerung; zum Bewegen, Denken oder Arbeiten braucht er einen kühlen Ort.

Pulsieren überall, im Magen, im Rücken, sogar in Armen, Fingern und Zehen. (BELLADONNA)

Paßt besonders auf dunkelhaarige, dunkeläugige Menschen mit dunklem Teint und von skrofulösem Habitus.

Modalitäten: < durch Fasten; in einem warmen Raum. > beim Essen; durch Bewegung; in kalter Luft.

Harter Kropf bei dunkelhaarigen Personen; auch Tumoren in den Brüsten.

Herz wie zusammengequetscht; wie von einer eisernen Hand gepackt.

Krupp: das Kind greift sich beim Husten an die Kehle; Gesicht blaß und kalt.

Außerordentliches und unerklärliches Schwächegefühl beim Treppensteigen, mit Atemlosigkeit. …

Der nur durch ständiges Essen zu lindernde Hunger bei fortschreitender Abmagerung ist das allerwichtigste dieser Symptome. Dabei betrifft die Besserung durch Essen nicht nur das Hungergefühl, sondern seine Leiden im allgemeinen; *nur während des Essens* [und kurz danach; d.Ü.] *geht es ihm gut* bzw. fühlt er sich noch am wohlsten. Ob es sich um Lungen-, Mesenterial- oder Miliartuberkulose handelt, macht keinen Unterschied: Dieses Symptom schließt, wenn es deutlich ausgeprägt ist, praktisch alle anderen Mittel aus und hat bereits zu vielen bemerkenswerten Heilungen geführt. Ich habe viele Fälle von Kropf mit Jodum CM geheilt (wenn es indiziert war), indem ich an vier aufeinanderfolgenden Abenden jeweils ein Pulver davon einnehmen ließ, und zwar bei abnehmendem Mond, in der Zeit nach dem Vollmond.«

◊

Farrington schreibt über Jodum (ich gebe verkürzt wieder):

»Als Gruppe kann man die Halogene an folgendem wichtigen Charakteristikum erkennen: Sie wirken auf den Kehlkopf und die Bronchien, ja allgemein auf sämtliche Schleimhäute. Sie haben eine ausgesprochene Reizwirkung auf die Schleimhäute, wo sie heftige Entzündungen, Wundheit und Exkoriationen hervorrufen, wie jeder bezeugen kann, der einmal Chlor-, Jod- oder Bromdämpfe eingeatmet hat. Sie alle bewirken Glottisspasmen; am stärksten ausgeprägt ist dies beim *Chlor.* Alle neigen dazu, pseudomembranöse Gebilde auf den Schleimhäuten hervorzurufen. …

Jodum hat stark ›resorbierende‹ Eigenschaften, insbesondere in bezug auf Drüsenstrukturen*; doch gilt dies auch für andere Gewebe, und

* Laut Kent gilt dies nur für die Brustdrüsen; die anderen Drüsen sowie die Lymphknoten sollen dagegen zur *Hypertrophie* neigen (s.u.). An den Keimdrüsen (Ovarien, Testes) scheint aber ebenfalls Atrophierung möglich zu sein. — Anm.d.Ü.

schließlich wird sogar das Nervengewebe in Mitleidenschaft gezogen. ... Dem Kranken geht es beim Essen besser, aber trotz der großen Nahrungsmengen, die er zu sich nimmt, magert er immer mehr ab. Früher oder später ist auch das Nervensystem betroffen, und er leidet an Tremor; ... jedes kleine Ärgernis ruft Zittern hervor. Er verlangt nach freier Luft, als ob ihm kalte, frische Luft zu mehr Gesundheit verhülfe. ...

Phthisis pulmonalis verlangt gelegentlich nach Jodum. Hier ist es angezeigt bei jungen Leuten, die zu schnell wachsen, ziemlich abgemagert sind und unter einem trockenen Husten leiden, der durch Kitzel im gesamten Brustraum erregt wird. Der Patient hält es nicht in warmen Räumen aus. Der Auswurf ist zäh und blutig tingiert. Es besteht ein ausgesprochenes Schwächegefühl in der Brust, besonders beim Treppensteigen. Er hat einen sehr guten Appetit, und es geht ihm durch Essen besser.

Jodum kann auch bei Herzvergrößerung indiziert sein; dabei besteht Herzklopfen, vor allem nach jeder körperlichen Anstrengung. Gefühl, als würde das Herz von einer kräftigen Hand zusammengepreßt. Der Patient kann kaum sprechen oder atmen, so schwach fühlt er sich. Bei Herzklappenaffektionen sind Vibrationen über dem Herzen zu spüren, die den Empfindungen beim Streicheln einer schnurrenden Katze gleichen (SPIGELIA). ...

Kinder verlangen schreiend nach ihrer Mahlzeit; sie fühlen sich besser, während sie essen, aber sie nehmen kein Gramm zu. ... Ungemeine Erregbarkeit des Gemüts. ...

Gebärmutterkrebs ist eine weitere mögliche Indikation, besonders wenn starke Blutungen vorhanden sind. Der Ausfluß ist typischerweise gelblich und sehr wundmachend.«

◊

Kent betont die eigentümliche *Angst* von Jodum, die sowohl seelisch als auch körperlich empfunden wird. »Dieser Angstzustand scheint von einer Erregung begleitet zu sein, die den ganzen Körper erfaßt, wenn er nicht durch Bewegung oder ständigen Lagewechsel dagegen angeht.« Daher ist er nicht in der Lage, sich ruhig zu verhalten. Wenn er versucht stillzusitzen, wird er geradezu überwältigt von Impulsen, gewalttätig zu werden [etwas zu zerreißen, sich oder andere umzubringen], und so wandert er Tag und Nacht umher, obwohl ihn dies aufs äußerste erschöpft und er schon bei geringer Anstrengung stark zu schwitzen beginnt.

»*Hypertrophie* ist ein starker Zug des Mittels: Vergrößerung von Leber, Milz, Eierstöcken, Hoden, Lymphknoten — *von sämtlichen Drüsen außer denen der Brust. Die Mammae ›welken dahin‹, während alle anderen Drü-*

sen größer, knotig und hart werden. Insbesondere sind es die abdominalen und mesenterialen Lymphknoten, die sich verdicken.

Bei Jodum verfällt der Körper, während die Drüsen immer größer werden; Drüsen und Lymphknoten hypertrophieren in gleichem Maße, wie der Körper schrumpft und die Extremitäten abmagern. Wir sehen dies beim Marasmus: Die Muskeln schwinden, die Haut wird faltig; das Gesicht eines Kindes sieht bald wie das eines Greises aus …

Jodum ist immer hungrig! … Während des Essens vergißt er seine Beschwerden, weil er etwas tun, sich bewegen kann; er ist abgelenkt — besser beim Essen, besser bei Bewegung. Doch obwohl er dauernd hungrig ist und viel ißt, magert er weiter ab.«

Kent vergleicht Jodum mit ARSENICUM — die Unruhe, die Angst, der Beschäftigungsdrang sind beiden gemeinsam. »Aber wenn der Patient warmblütig ist, würden wir nie an ARSENICUM denken [evtl. ARSENICUM JODATUM; d.Ü.], und ist er fröstelig, würde uns niemals Jodum in den Sinn kommen.« Ferner differenziert er zwischen Jodum und PULSATILLA: »Beide sind sie warm, beide reizbar, beide voller Ideen; aber dann trennen sich ihre Wege auch schon, denn PULSATILLA ist weitaus launischer, viel weinerlicher, neigt mehr zu Traurigkeit und leidet ständig an Appetitlosigkeit, während Jodum Unmengen verzehrt.«

Und er schreibt: »Jodum hat schon häufig eine Symptomengruppe geheilt, die bei der o.g. Konstitution vorkommt, nämlich Linksherzhypertrophie mit Tachykardie, Struma und Exophthalmus (Hyperthyreose). … Doch dieses Krankheitsbild stellt noch keine ausreichende Indikation für ein Heilmittel dar; um einen solchen Fall mit Jodum heilen zu können, müssen weitere Jodum-Symptome vorhanden sein — wie Wärmeunverträglichkeit, Abmagerung, Blässe, Drüsenvergrößerungen etc.«

◊

Nun noch eine kleine Eselsbrücke zu Jodum (für diejenigen, denen solche Dinge helfen):

Der Hunger ist bei Jodum riesengroß,
Doch trotz viel Futterns wird sie dünner bloß.
'Ne Mahlzeit würd' sie nie vergessen,
Denn all ihr Beschwer wird besser beim Essen.
Ist zapplig sie, voll Angst und kann nicht ruh'n,
Spazieren bei Kälte wird sehr gut ihr tun.
Vergrößert sind die Drüsen (die Brust mal ausgenommen),
Der Ausfluß scharf, der Wäsche nicht sehr wohlgesonnen.

Kalium bichromicum

KALIUMBICHROMAT

Kalium bichromicum ist ein Mittel mit einigen sehr ausgeprägten und charakteristischen Merkmalen, die nur ihm eigentümlich sind. Es ist ein ätzendes, reizendes Gift, das auf die Gewebe, die es befällt, tiefgreifend zerstörerisch einwirkt. Umgekehrt hat es in den Potenzen sanfte und heilsame Wirkungen, und daher lindert es, wo natürliche und Arzneikrankheit übereinstimmen, bestimmte, oft schlimme Haut- und Schleimhautveränderungen und regt die entsprechenden Regenerationsmechanismen an. ... »Arzneien sind krankheitserregend und ›krankheitsheilend‹, und die Krankheit ist die gleiche.«*

◊

Drei Dinge sind es, die Kalium bichromicum auszeichnen: ***Zähflüssigkeit, Punktförmigkeit*** und ***Gelbfärbung***.

Bei CROCUS ziehen die Blutungen, wo immer sie auftreten, lange schwarze Fäden; bei Kalium bichromicum hingegen sind es die eitrigen oder schleimigen Absonderungen (welchen Ursprungs sie auch sein mögen), die sich in Fäden ausziehen lassen — manchmal »vom Mund bis zum Boden«! *Zähe, fadenziehende* Absonderungen aus Nase, Rachen, Ohren, Augen, Bronchien, Vagina, Urethra; »Urin alkalisch und dickflüssig«; Erbrochenes von ähnlichem Charakter; selbst Brustmilch, die »wie aus zähen Massen und Wasser zusammengesetzt« aussieht: all diese Symptome lassen an Kalium bichromicum denken. Doch es kann auch zähe, »klumpige Massen« (von Schleim) produzieren, deren Geruch und Farbe recht unterschiedlich sein können: mild bis äußerst übelriechend, in allen Abstufungen; weiß, gelb oder grün.

Besonders charakteristisch sind *punktförmig* auftretende Schmerzen. Die typischen BERBERIS-Schmerzen strahlen von einem Zentrum aus, die auf Kalium bichromicum hinweisenden sind dagegen eher auf kleine Stellen konzentriert, *»daß man sie mit der Fingerspitze bedecken könnte«*. Solcherart können z.B. seine Kopfschmerzen sein: »Halbseitiger Kopfschmerz, auf einen Punkt beschränkt« oder auch »Dumpfer Schmerz oder Stiche an kleinen, umschriebenen Stellen der rechten Brustseite« — im rechten Hypochondrium — links neben dem Schwertfortsatz — im Sa-

* Vgl. dazu die Ausführungen im »Vorwort des Übersetzers«, S. 13ff, sowie die Fußnote auf S. 20. — d.Ü.

kralbereich. Es hat aber auch schießende (ausstrahlende), stechende Schmerzen.

Ulcera sind bei Kalium bichromicum typischerweise ebenfalls *klein und rund;* sie sind tief und sehen wie ausgestanzt aus. Sie treten an den Schleimhäuten auf, besonders im Magen, an der Haut, den Augen, selbst an den Knochen. Auch die Narben, die sie hinterlassen, sind von ähnlicher Beschaffenheit: tiefliegend, rund, »wie ausgestanzt«.

Schließlich die *Gelbfärbung:* Gelbsehen (CINA), gelbe Skleren (CHELIDONIUM etc.), gelbe Absonderungen, gelbes Erbrochenes, gelbes Sputum. Gelbe Absonderungen aus Ohren, Nase, Augen, während die Zunge glasiert, rot und rissig aussehen kann — oder »wie mit gelbem Filz belegt«. Clarke *(Dictionary)* betont besonders seinen Nutzen bei Erbrechen von großen Mengen gelber, wäßriger Flüssigkeit (wie es in den Prüfungen vorgekommen ist), was er mit Fallbeispielen belegt.

◊

Hering führt einen Fall von Schwangerschaftserbrechen an, der durch Kalium bichromicum geheilt wurde: »Plötzliche Übelkeit; gelb belegte Zunge; innerliche Kälte bei Hitze des Gesichts; Obstipation; heftige Leibschmerzen; Schwächegefühl.« Ein weiterer Fall: »Langes und fortgesetztes Erbrechen während der Schwangerschaft; kann keine Speisen bei sich behalten; starke Abmagerung und große Schwäche.«

Und Kent *(Lesser Writings)* berichtet über einen mit Kalium bichromicum geheilten Fall von Magenbeschwerden: »Es gab keine katarrhalischen Symptome von seiten der Nase oder der Bronchien, keine zähen, fadenziehenden Absonderungen, so daß Kalium bichromicum zunächst außer acht gelassen wurde. Da der Patient sonst keine Symptome von Bedeutung hatte, führten allein die Magensymptome zur Anwendung des Mittels. ... In diesem Fall sah der Patient selbst die Prüfungssymptome durch und unterstrich diejenigen, an denen er gelitten hatte.«

Darunter waren*:

»Verdauungsschwäche, so daß durch jedwede — außer ganz milde Speise Magenbeschwerden auftraten (wie bei den Chromwäschern).

Blähungsversetzung in dem Magen und dem ganzen untern Abschnitte der Brust**.

* Die nachfolgenden Symptome (aus Allens *Encyclopedia*) sind z.T. nach der österreichischen Prüfung von 1847 zitiert (vgl. Fußnote S. 689). — d.Ü.

** Bei Allen (sowie bei Kent und Tyler) heißt es irrtümlich statt » ... Brust« (wie im Original der österreichischen Prüfung) »lower portion of abdomen«; gemeint ist aber wohl der *Oberbauch*. — Anm.d.Ü.

Leerheitsempfindung im Magen, doch beim Mittagsessen Mangel an Appetit.
Wacht nachts auf mit großem Unbehagen im Magen und schmerzhafter Empfindlichkeit *an einer kleinen Stelle links vom Schwertfortsatz ...*
Plötzlich ein heftiger Schmerz im Magen an der vorderen Fläche, brennend zusammenziehend ...

Der Patient klagte außerdem über Völlegefühl schon nach den ersten Bissen, welches durch LYCOPODIUM nicht zu bessern gewesen war. Zudem hatte er ein Gefühl von Schneiden wie mit Messern im Magen, und er konnte keine Kartoffeln oder stärkehaltigen Speisen verdauen.«

◊

Ein weiteres Charakteristikum des Mittels ist sein Rheumatismus: vom wandernden Typ; oder alternierend mit katarrhalischen Symptomen oder Magenbeschwerden.

Kalium bichromicum hat sich als besonders nützlich erwiesen bei Affektionen von Mund und Rachen — Tonsillitis, Diphtherie und Krupp; ferner bei Asthma, Bronchitis und Keuchhusten; bei Magenleiden, und hier vor allem bei Magengeschwüren, die eine kreisrunde Form aufweisen. Doch kann es auf sämtliche Schleimhäute spezifisch einwirken, wenn diese auf die für das Mittel typische Weise geschädigt sind; ist dies der Fall, leitet es unmittelbar den Heilungsprozeß ein.

◊

Wirkungen auf Arbeiter, die mit Chrom zu tun haben: »In den ersten Tagen besteht Sekretion einer wäßrigen, klaren Flüssigkeit aus der Nase mit Niesen, vor allem dann, wenn man ins Freie kommt; es folgen Wundsein und Rötung der Nase mit Wahrnehmung eines üblen Geruchs. Dann treten große Schmerzen und Empfindlichkeit hinzu, am stärksten im Bereich der Knorpel-Knochen-Verbindungen der Nase; das Septum wird von Ulcera völlig perforiert, während die Nase durch die Bildung von harten, elastischen Pfropfen (die von den Arbeitern »Clinkers« genannt werden) immer wieder verstopft wird. Schließlich verliert die Schleimhaut ihre Sensibilität und bleibt trocken, die Nasenscheidewand ist vollkommen zerstört, und häufig ist auch der Geruchssinn auf Jahre hinaus verloren.« — Drysdale (zitiert nach Hughes' *Pharmacodynamics*).

Hughes: »Kalium bichromicum ist ein vollständig geprüftes und in großem Umfang erprobtes Heilmittel.«

◊

Kent *(Lectures)*[*]:

»Sein Hauptanwendungsgebiet sind Erkrankungen der Schleimhäute; ... katarrhalische Beschwerden, die die eigentümlichen Symptome von Kalium bichromicum aufweisen. In seinen Prüfungen hat es Symptome an sämtlichen Schleimhäuten hervorgebracht. Überall, wo diese befallen werden, handelt es sich um langsam sich entwickelnde, aber tiefgreifende Entzündungen.« Natürlich erwähnt Kent auch die dickflüssigen, zähen und fadenziehenden, gelblichen oder gelbgrünen Absonderungen — aus Augen, Ohren, Nase, Hals, Trachea usw.

»Schmerzen werden durch Husten verschlimmert.

Oft fauliger Geruch aus dem Mund; Zähne locker; Zahnfleisch wund, Blut sickert hervor. Die Zunge ist geschwürig und wird dick, trocken, glatt, rot und rissig; *glänzt wie eine Glasflasche*. Zunge dick, trocken, hellrot. ...

Die Schmerzen sind wandernd, schießend, reißend; sie wandern von Gelenk zu Gelenk, von Knochen zu Knochen; zuweilen werden sie tief in den Knochen empfunden.

Verschlimmerung durch Bier; morgendlicher Durchfall, schlimmer durch Bier.«

Neben den runden Ulcera erwähnt Kent noch eingekerbte, fressende Geschwüre; so ist das Mittel bei alten Unterschenkelgeschwüren von besonderem Nutzen, wenn diese bei der Abheilung tiefliegende Eindellungen hinterlassen haben, als ob sie falsch verheilt wären.

»Der Magen ist wie ein Ledersack, die Verdauungstätigkeit scheint völlig aufgehört zu haben; Speisen liegen wie eine Last im Magen.

Heftigste Schmerzen an einer einzelnen kleinen Stelle, auf die man die Fingerspitze legen könnte; auch Kopfschmerzen konzentrieren sich auf einen solchen Punkt; der Patient sagt, daß der ganze Schmerz an dieser Stelle sitze, dort beginne oder sich von dort ausbreite.

Wandernde Schmerzen; oder auch alternierende Beschwerden: wenn das Rheuma da ist, hören alle anderen Beschwerden auf; in dem Maße, wie sich der gichtige Zustand verstärkt, verschwindet der Katarrh oder die Diarrhoe.«

◊

Was Farrington über Kalium bichromicum schreibt, ist besonders aufschlußreich, und so will ich ihn ausführlicher zu Wort kommen lassen:

---

[*] Kaum eines der hier von M. Tyler angeführten Zitate erscheint so in der letzten Ausgabe von Kents *Lectures*, so daß ich annehme, daß sie einer früheren Auflage entnommen sind. — Anm. d. Ü.

»Wenn auch offensichtlich allgemeine Ähnlichkeiten mit den anderen Kalisalzen bestehen, so gibt es andererseits doch deutliche Unterschiede, welche auf die Säure zurückzuführen sind, die an dieser Verbindung beteiligt ist. Diese Säure, die *Chromsäure*, hat eine heftige Reizwirkung und ist ein starkes Ätzmittel, welches tierisches Gewebe sehr schnell zerstört und rasch in den betroffenen Körperteil eindringt, wobei es ein tiefes Ulcus hinterläßt.

Kalium bichromicum wirkt besonders auf fettleibige Personen und hier mehr auf pausbäckige, rundliche Kinder als auf Erwachsene.

Es besitzt große Heilkräfte bei Entzündungen der Schleimhäute mit Tendenz zu fibrinöser Exsudation und Pseudomembranbildung. Zunächst ruft es heftige Entzündung mit starker Rötung und Schwellung hervor, die mit exzessiver Schleimsekretion einhergeht; dann kommt es jedoch sehr bald zu fibrinösen Exsudaten, die dazu neigen, Pseudomembranen zu bilden. So entsteht das wohlbekannte Charakteristikum der Arznei: *Absonderungen zäh und fadenziehend.*

Diese fadenziehenden und zähen Sekrete können bei Pharyngitis auftreten, bei Laryngitis, bei Rhinitis; bei Magenkatarrh weist das Erbrochene ebenfalls dieses Merkmal auf, und gleiches gilt für die Leukorrhoe und den eitrigen Harnröhrenausfluß. ... Bei Kindern ist Kalium bichromicum angezeigt, wenn zähe, fadenziehende und eitrige Ohrabsonderungen bestehen, begleitet von stechenden Schmerzen, die in den Kopf und hinunter in den Hals schießen; die Halslymphknoten und besonders die Ohrspeicheldrüse der betroffenen Seite sind geschwollen, die Schmerzen strahlen bis in die geschwollene Parotis aus. ...

Es kann hilfreich sein bei Diphtherie, wenn die Membran dick ist und gelb aussieht, wie Waschleder, vor allem wenn dann noch *fadenziehende* Absonderungen hinzutreten. ...

Spezifische (syphilitische) Ulcera im Rachen, die zur Perforation neigen, wobei die umgebende Schleimhaut eine kupferrote Färbung zeigt.

Schnupfen: zunächst trockene Schleimhäute mit Kitzeln in der Nase und Niesen, was im Freien besonders ausgeprägt ist. Das Sekret ist zäh und fadenziehend und sammelt sich in den hinteren Nasenöffnungen; es kann übelriechend sein oder auch nicht.

Bei Ozäna bilden sich Pfropfen oder sog. Clinkers, und Klumpen harten, grünen Schleims werden, besonders morgens, durch die Choanen über die Mundhöhle nach draußen befördert. Es können auch Geschwüre entstehen, die den penetrierenden Charakter der Chromsäure zeigen und zur Perforation neigen.

Krupp bei blonden, hellhäutigen und eher rundlichen Kindern, mit Erstickungsanfällen, die sie aus dem Schlaf wecken. ... Eine dicke Membran bildet sich im Kehlkopf und verengt ihn. Der Auswurf ist zäh und fadenziehend und enthält Stücke, die aussehen wie gekochte Makkaroni. Dem Patienten geht es schlechter von 3–5 Uhr morgens. Gelegentlich kann sich die Erkrankung auch auf die Bronchien erstrecken — ein nicht sehr häufiger, aber lebensgefährlicher Zustand.« Farrington erinnert sich hier an einen Patienten, der nach Einnahme von Kalium bichromicum Stücke aushustete, die wie Fadennudeln aussahen und zahlreiche kleine Äste hatten, wahrscheinlich Abgüsse der Bronchialverzweigungen (IPECACUANHA). (Siehe *Homœopathy*, 1937, S. 321.)

»Die Schleimhaut des Magens unterliegt ebenfalls dem Einfluß von Kalium bichromicum. Das Mittel wirkt so stark reizend, daß es Gastritis hervorruft. Die Magensymptome variieren in ihrer Schwere, von jenen einer einfachen Verdauungsstörung bis hin zu solchen einer malignen Erkrankung. Die milderen Formen der Dyspepsie können mit Supraorbitalkopfschmerz einhergehen ... oder auch mit Kopfschmerzen ganz eigentümlicher Art: der Patient wird von Blindheit befallen, Gegenstände verdunkeln sich und werden undeutlicher, und dann beginnt der Kopfschmerz; er ist heftig und wird von Abneigung gegen Licht und Geräusche begleitet, doch kehrt die Sehkraft mit Zunahme der Kopfschmerzen bald wieder zurück.« Farrington weist auf eine Reihe weiterer Mittel hin, die blindmachende Kopfschmerzen haben: CAUSTICUM (hier läßt die Blindheit nicht nach, wenn die Kopfschmerzen stärker werden), NATRIUM MURIATICUM, IRIS, PSORINUM und SILICEA; bei SILICEA tritt die Blindheit erst nach den Kopfschmerzen auf, bei PSORINUM hingegen davor (die Sehkraft kehrt vor Einsetzen der Schmerzen zurück). Bei den Kopfschmerzen von Kalium bichromicum, so Farrington, ist das Gesicht meist fleckig und aufgedunsen und von Pickeln oder Akne bedeckt. Auch ist es blaß und gelblich, als wäre der Patient an einem Gallenleiden erkrankt.

»Der Magen scheint, wie bei LYCOPODIUM, nach einer Mahlzeit anzuschwellen. ... Kalium bichromicum ist eines der besten Mittel bei chronischen Folgen von übermäßigem Bierkonsum. ...

Bei Gastritis ist das Erbrochene sauer und mit klarem Schleim vermischt; durch Beimengungen von Galle kann es auch bitter sein. Neuerliches Erbrechen bei jedem Versuch, zu essen oder zu trinken, mit Schmerzen und brennendem Wundheitsgefühl in der Magengegend. Bei dieser Art von Erbrechen können Sie es Alkoholikern verabreichen; ferner können Sie es geben, wenn gleichzeitig ein rundes, perforierendes Magengeschwür besteht. ...

Was seine Wirkung auf die Haut angeht, so ruft Kalium bichromicum ein Exanthem hervor, welches dem der Masern sehr ähnelt; daher ist es bei Masern gelegentlich auch als Folgemittel von PULSATILLA indiziert, wobei letzteres meist dem milderen, ersteres eher dem schweren Verlauf der Krankheit entspricht. ... Kalium bichromicum ist eines unserer besten Heilmittel bei Masern mit den katarrhalischen Beschwerden von PULSATILLA an Augen, Ohren und Mund — mit wäßrigen, häufiger noch gelbgrünen Absonderungen —, wenn sich der Zustand verschlimmert und es zu Ulzerationen kommt.

Wie alle Kalisalze ruft auch Kalium bichromicum Papeln hervor; sie sind hart und neigen dazu, sich zu vergrößern und zu Pusteln zu entwickeln; in Extremfällen können aus diesen sogar tieffressende Geschwüre entstehen.«

PULSATILLA ist ein wichtiges Masernmittel, doch glaube ich, daß es häufig falsch verordnet wird. Es ist angezeigt, wenn die katarrhalischen Symptome hervorstechen und Schnupfen und reichlicher Tränenfluß bestehen.

Kalium bichromicum hingegen ist anzuwenden, wenn sich anstelle des einfachen Augenkatarrhs Pusteln auf der Hornhaut gebildet haben. Der Hals ist geschwollen, und die Schmerzen ziehen von dort bis in die Ohren; auch die Speicheldrüsen sind geschwollen, und das Gehör ist durch den Katarrh beeinträchtigt: katarrhalische Taubheit.

Hauptsymptome[*]

Nase. Nasenscheidewand durch Verschwärung vollständig zerstört.[V]

Das ganze knorpelige Septum zerstört, die gesamte Nasenschleimhaut eitrig entzündet (die Krankheit wurde fälschlich für Syphilis gehalten).[V]

Sehr trockene Nase und Druckgefühl in den Nasenknochen.[I]

Trockenheit [oder Trockenheitsgefühl] in der Nase.[I]

Druck [oder Druckschmerz] an der Nasenwurzel.[I]

Ausgeatmete Luft fühlt sich in der Nase heiß an.

Nase verstopft, besonders im oberen Bereich; schwer zu lösender, zäher Schleim, der leichter durch die Choanen herauskommt.

Harte, pflockähnliche Massen in der Nase, die die Arbeiter ›Clinkers‹ nennen und die elastisch wie Kautschuk sind.[V]

---

[*] Grundlage des Arzneimittelbildes ist die Prüfung von Drysdale aus dem Jahre 1844, der auch Symptome von Arbeitern in chromverarbeitenden Fabriken (in Glasgow, Liverpool und Manchester) berücksichtigte, sowie eine Prüfung aus dem Jahre 1847, die von Arneth in Wien durchgeführt wurde (*Oesterreichische Zeitschrift für Homöopathie*, 3. Bd., 2.–3. Heft). Die mit [I] gekennzeichneten Symptome entstammen der Prüfung Arneths; die mit [V] versehenen sind an den erwähnten Arbeitern beobachtete Vergiftungssymptome, bei deren Übersetzung ich mich z.T. an die alte Übersetzung Arneths angelehnt habe. — Anm. d. Ü.

Pflöcke [Pfropfen] bilden sich in wenigen Tagen und können dann leicht weggenommen werden; geschieht dies aber zu früh, so ist Empfindlichkeit an der Nasenwurzel und Lichtscheu die Folge davon.[V]

Beim Schneuzen entleeren sich öfters starre, graulich* [grünlich?] gefärbte Massen, manchmal von widerlichem Geruche.[I]

Schleim zäh, fadenziehend, grün, blutig.

Starker Ausfluß von dickem, klarem Schleim aus der Nase; wenn dieser aufhört, so hat er Schmerz vom Hinter- zum Vorderhaupte.[V]

Gestank aus der Nase.[V]

Chronische Eiterung aus den ***Ohren;*** Trommelfell perforiert; ... das Sekret besteht häufig mehr aus Schleim als aus Eiter; Absonderung gelb, dick und so zäh, daß sie in Fäden durch die Perforation gezogen werden kann; lanzinierende, stechende Empfindungen ...

Mund, Hals. Zunge glatt**, rot und rissig.[V]

Trockenheit des Mundes ...[I]

Syphilitische Affektionen von Mund und Rachen.

Ausracksen dicken, gelatinösen Schleimes [morgens].[I]

Eine ziemliche Masse zähen, gestockten Schleimes ausgeräuspert [morgens].[I]

Auf der rechten Seite der Uvulawurzel ein ausgehöhltes Geschwür von der halben Größe einer gespaltenen Erbse, eine gelbe, zähe Substanz enthaltend und von einem rötlichen Hof umgeben.[V]

Tieffressende Geschwüre im Rachen, oft syphilitischen Ursprungs.

Diphtherie: pseudomembranöse Ablagerungen, fest, perlmuttfarben, fibrinös; neigen dazu, sich in Richtung Kehlkopf und Luftröhre auszudehnen; blasenförmiges Aussehen der Uvula, mit starker Schwellung, aber nur geringer Rötung.

Magen, Abdomen, Rektum. Gänzliche Appetitlosigkeit.[I]

Erbrechen. — Übelkeit und Erbrechen bei Säufern.

Üble Folgen von übermäßigem Biergenuß; die Speisen liegen ihm wie eine Last im Magen; Blähungen ...

(Ruhrartiger) Durchfall von braunem, schaumigen Wasser mit heftigem, schmerzhaften Pressen, Drängen und Zwängen im After ...[I]

---

* Das hier wiedergegebene Symptom stammt aus dem originalen Prüfungsbericht Arneths (S. 299); im anschließenden Symptomenverzeichnis (S. 454, 3. Heft) ist aus *graulich* »grünlich« geworden, und so hat es Hering auch in seine *Guiding Symptoms* übernommen. — Anm. d. Ü.

** Engl. »smooth«, von Arneth fälschlich mit »weich« übersetzt. — d. Ü.

Genitalien. Fehlendes sexuelles Verlangen, bei dicken Personen.
Uterusprolaps, anscheinend durch heißes Wetter hervorgerufen.

Atemwege. Rauhe heisere Stimme.[I]
Husten (besonders morgens), mit Auswurf von weißem Schleim — »so zäh wie Pech« —, der sich in Fäden ausziehen ließ.[V]
Husten, mit Schmerzen von der Sternummitte bis zum Rücken; heftiges Stechen oder Gefühl von Schwere und Wundsein in der Brust.
Husten morgens beim Erwachen, mit Atemnot; besser im Liegen.
Heiser und metallisch klingender Husten bei (membranösem) Krupp oder Diphtherie, mit Expektoration zähen Schleims oder fibroelastischer Zylinder.
Auswurf so zähen Schleims, daß er sich in Fäden bis zu den Füßen zog.[V]
Auswurf sehr klebrig und zäh; bleibt an Rachen, Zähnen, Zunge und Lippen haften, kommt schließlich in Form einer langen, fadenziehenden und sehr zähen Masse aus dem Mund.

Rücken. Scharf stechender Schmerz in der Nierengegend.
Schmerz am Steissbein, ist beim Sitzen besonders lästig ...[I]

Schmerzen treten plötzlich auf und verschwinden plötzlich. (Vgl. BELLADONNA)
Schmerzen an kleinen Stellen, die man mit der Fingerspitze bedecken könnte.
Schmerzen befallen erst einen Körperteil und erscheinen dann in einem anderen.
Neuralgien jeden Tag zur selben Stunde.

Sämtliche ***Schleimhäute*** können befallen werden, mit Absonderung eines zähen, und klebrigen Schleims, der anhaftet oder in langen Fäden ausgezogen werden kann.

Geschwüre: tief, gelb, trocken, oval; mit überhängenden Rändern und hellrotem Hof; Geschwürsgrund hart, sich hineinfressend und immer tiefer dringend; schwärzliche Stelle in der Mitte des Geschwürs; eingezogen zurückbleibende Narbe; Ulcus tief, wie mit einer Lochzange ausgestanzt, mit regelmäßigem Rand.[V]

Viele Symptome wurden durch heißes Wetter hervorgebracht oder verstärkt.[V]

Hinweisende Symptome und Empfindungen

Punktförmige Schmerzen. — Oder: Schmerzen zumeist von schießendem [ausstrahlendem] oder stechendem Charakter.

Punktförmiger Kopfschmerz.

Zu verschiedenen Zeiten Kopfschmerz, gewöhnlich nur auf einer Seite und an einer Stelle, so klein, daß man sie mit der Fingerspitze bedecken könnte.

Dumpfes, schweres Pochen über den Augen, als ob der Kopf zerspringen sollte.

Brennender Kopfschmerz mit Schwindel, während welchem ihm die Gegenstände wie mit einem gelben Flor überzogen scheinen.[I]

Blindheit, gefolgt von heftigen Kopfschmerzen, die ihn zwingen, sich niederzulegen; Abneigung gegen Licht und Geräusche; Sehfähigkeit kehrt mit Zunahme der Kopfschmerzen zurück.

Sehr starkes Flimmern vor den Augen, Mücken-, Farben- und Funkensehen, so dass er kaum im Stande war zu schreiben.[I]

Hornhautgeschwüre, die dazu neigen, in die Tiefe zu dringen — ohne seitliche Ausbreitung.

Spannen in der Nase, als ob diese platzen wollte.

Die Nase dünkt ihr so schwer, als hinge ein Gewicht vor.[I]

Beim Schneuzen starkes Stechen in der rechten Nasenseite und das Gefühl, als ob zwei lockere Knochen sich an einander rieben.[I]

Kitzel im linken Nasenloche bis hoch hinauf, als wenn ein Haar darin sich bewegte.[I]

Fühlte und hörte im linken Gesicht und Hals ein Schwirren wie von Saiten.

Große Flecken wie Inseln auf der Zunge.

Empfindung, als ob ein Haar auf dem Gaumenvorhange und der Zungenwurzel sich befände, was weder beim Essen noch Trinken aufhört.

Zungenwurzel wie von einem dicken, gelben Filz belegt.

Empfindung …, als wäre ein Pflock im Schlunde, der jedoch trotz häufigerem Schlingen nicht weicht.[I]

Geschwüre in Schlund und Rachen, welche käsige Klumpen von üblem Geruch absondern.

Widerwille gegen Fleischspeisen.[V]

Starkes Verlangen nach Bier.[I]

Vermehrter Durst nach säuerlichen Getränken.[I]

Üble Nebenwirkungen von Bier, besonders Lagerbier.

Übelkeit und Erbrechen bei Säufern.

Erbrechen von grünlichem, wäßrigem Schleim, morgens.

Würgen nach dem Essen, als befände sich etwas Hartes in der Speiseröhre; dann Schluckauf und ein Hüpfen und Schütteln, als würde der Magen hochschnellen; dann ein eigenartiges Gefühl, als ob etwas in den Eingeweiden nagen würde; Heraufwürgen von unverdauten, nicht sauren Speisen, mit Schmerzen mitten durch den Rücken.

Nach einer Mahlzeit ... Gefühl, als ob die Verdauung stockte, und die Speisen liegen ihm wie eine Last im Magen.[1]

Ein sehr unangenehmes Gefühl innerlicher Kälte in Magen und Eingeweiden.

Rundes Magengeschwür.

Schmerzen und Unwohlsein im Magen wechseln mit [rheumatischen] Schmerzen in den Gliedern ab.

Nach dem Essen Verminderung der gastrischen Schmerzen und Wiedererscheinen der rheumatischen.

Wenn die gastrischen Erscheinungen zu einer gewissen Höhe gelangen, so verschwinden die rheumatischen.[1]

Rheumatismus, mit gastrischen Symptomen alternierend, wobei das eine im Herbst, das andere im Frühjahr auftritt.

Dumpfer Schmerz oder Stiche im rechten Hypochondrium, besonders wenn sie auf eine kleine Stelle begrenzt sind.

Krampfartige Anfälle [in der Lebergegend], die Gallensteinkoliken ähneln.

Während ... Blähungen abgehen, tritt plötzlich Schweiss auf der ganzen Haut heraus, besonders im Gesichte, von wo er in Strömen fliesst.[1]

Drang zur Stuhlentleerung, Wasserzusammenlaufen im Munde und Übelkeit, brennender Schmerz am After und Erectionen ...[1]

Gefühl eines Pflockes im After, das so heftig ist, dass er kaum im Stande ist zu sitzen.[1] (ANACARDIUM)

Nach dem Harnen Brennen hinten in der Harnröhre, mit einem Gefühl, als wäre dort ein Tropfen Urin zurückgeblieben ...

Urin alkalisch und dickflüssig.

Gelber, starrer Weißfluß, Schmerz und Schwäche im Kreuze ...

Die Milch, wie sie aus der Brust kommt, sieht aus wie aus zähen Massen und Wasser zusammengesetzt.

Gefühl von einem Kloß im oberen Teil der Luftröhre und von Haaren auf dem Zungengrund, welches weder durch Räuspern noch durch Schlukken oder Essen gebessert wird.

Jucken hinter dem Sternum; verursacht heftigen, quälenden, anfallsartigen Husten.

Heftige Hustenanfälle, mit spärlichem Auswurf eines fadenziehenden Schleims; oder viel zäher, aus grauen Klumpen bestehender Auswurf.

Keuchhusten: Schleim so viskös, daß er sich in langen Fäden vom Mund bis zum Boden zog.

Große Mengen gelben, fadenziehenden Auswurfs und starkes Schwitzen.

Zäher Schleim läßt ihn fast ersticken.

Erstickungsgefühl im Liegen.

Beim Erwachen Empfindlichkeit und Schwere in der Brust, als ob etwas darauf drückte, besser nach dem Aufstehen.[I]

Kältegefühl in der Herzgegend, mit Brustbeengung und Atemnot.

Rheumatischer Rückenschmerz; beim Bücken ein Gefühl, als würde etwas durch das Kreuzbein fahren; kann sich nicht bücken oder bewegen vor Schmerz.

Heftig drückender Schmerz an einer kleinen Stelle des Kreuzbeins, schlimmer nachts.

Tiefsitzender Schmerz im Steissbeine, der durch Gehen und Berührung vermehrt wird ...[I]

Geschwulst des Arms bis zur Achsel hinauf; dann bildete sich eine furunkelähnliche Erhöhung am Arm, die sich anschließend in ein großes Geschwür verwandelte, mit dunklem Zentrum und überhängenden Rändern.[V]

Jucken der Unterarme und Hände, dann unerträglicher Schmerz und Bildung zahlreicher Geschwüre, aus denen, wenn er den Arm kräftig schlug, über ein Dutzend nahezu fester Eiterklumpen herausfielen; es blieben saubere, trockene Ulcushöhlen zurück, die sich allmählich auffüllten, abheilten und eine weiße Narbe hinterließen.[V]

Pusteln am Arm von der Größe einer gespaltenen Erbse, mit einem Haar in der Mitte.[V]

Ein monatelang eiterndes Geschwür am Handgelenk; nach dessen Abheilung blieb eine tiefliegende, wie ausgehöhlt wirkende Narbe zurück.[V]

Die Hände sind von tiefliegenden Narben übersät, die wie ausgestanzt aussehen.[V]

Kleine Pusteln an den Nagelwurzeln; ... die Flüssigkeit dickte, wenn man die Pusteln unberührt ließ, zu einer zähen gelben Masse ein.[V]

Schmerzen in den Schienbeinen (syphilitische Periostitis).

Kleine Pusteln über den ganzen Körper, ähnlich den Pocken, welche verschwinden, ohne aufzubrechen.[V]

Auf entzündeten Hautstellen sitzende, erbsengroße Pusteln, mit einem kleinen schwarzen Schorf in der Mitte.[V]

Einzelne eiternde Hautknötchen, die tiefe Löcher hinterlassen.

Trockener Ausschlag wie Masern über den Körper.[V]

Verschlimmerungszeit: 2 Uhr nachts; 2–3 Uhr nachts.

Schmerzen fliegen schnell von einem Ort zum anderen; bleiben nirgends lange bestehen; setzen zeitweilig aus.

Besonders betroffene Lokalisationen

Diphtherische Veränderungen in Nase, Mund, Pharynx, Larynx, Trachea, Bronchien, Uterus, Vagina.

Sämtliche Schleimhäute können befallen werden, mit Absonderung eines zähen und klebrigen Schleims, der anhaftet oder in langen Fäden ausgezogen werden kann.

Rheumatische Schmerzen, die mit katarrhalischen oder gastrischen Beschwerden alternieren.

Knochen; Gelenke.

[Bei einem Säugling:] Umschriebene Ausschläge von unterschiedlicher Größe, die fast die gesamte Kopfhaut bedecken; ein Areal besteht jeweils aus einer Anzahl winziger, dichtgedrängter Bläschen, die mit einer transparenten, viskösen Flüssigkeit gefüllt sind und nach dem Platzen dicke, lamellenartige Krusten von schmutziggrauer Farbe bilden; keine Entzündung oder Schwellung der Haut zwischen den befallenen Stellen; viel Juckreiz; Zusammenkleben der Augenlider und eitrige Absonderung aus den inneren Canthi; einzelne Herde auch im Gesicht, dicke Krusten an den Nasenlöchern; Ohrmuscheln stark geschwollen, gerötet und glänzend; hinter den Ohren Exkoriationen mit reichlicher Sekretion einer serösen Flüssigkeit; Ausschlagsstellen in den Hautfalten des Halses, mit tiefen Fissuren, die eine seropurulente Flüssigkeit absondern; quengelig und unruhig, kann nur schwer saugen, weil die Nasenlöcher verstopft sind; Auszehrung; grüne, schleimige Diarrhoe.

Der Ausschlag begann am Ohr und breitete sich über den halben Kopf aus; grünliche Schorfe, mit Aussickern von weißlichem, dickem Eiter.

Kalium bromatum

KALIUMBROMID

Wenn wir von ›Bromiden‹ sprechen, meinen wir praktisch immer das Kaliumsalz der Bromwasserstoffsäure. Seine starke Hemmungs- und Unterdrückungswirkung hat dazu geführt, daß es fast als Universalmittel bei Epilepsie, Schlaflosigkeit und überhaupt ›nervösen‹ Leiden eingesetztwird — und doch konnte es in der Form, wie es gewöhnlich verabreicht wird, noch nie die chronischen Zustände heilen, für die es verschrieben wird, *und es wird dies auch niemals können.*

Wie können wir so etwas wissen? Einfach aufgrund der Tatsache, daß die Dosis ständig erhöht werden muß, denn der Patient setzt sich im Laufe der Monate oder Jahre allmählich gegen das Mittel durch und gewinnt die Oberhand. Bekanntlich gibt es zwei Arten der Verschreibung: Man kann ein Arzneimittel verabreichen, um *von außen etwas mit einem Patienten zu machen,* etwa »sein Nervensystem zu dämpfen und die höheren Funktionen seines Gehirns mehr oder weniger zu lähmen«. Der Homöopath hingegen kann dies beim besten Willen nicht als ideale Behandlungsform betrachten, denn sein Anliegen ist es stets, *die Lebenskraft des Patienten — nach bestimmten Gesetzen — zu stimulieren und ihn so in die Lage zu versetzen, sich selbst zu heilen.* Medikamente können, entgegen einer weitverbreiteten Ansicht, keine Heilung bringen; diese kann nur von innen heraus erfolgen, sonst ist es keine Heilung.

Ich werde unten im einzelnen auf die geistigen und körperlichen ›Freuden‹ des Zustandes eingehen, den man *Bromismus* nennt, und zwar anhand der Ausführungen eines der bekanntesten Materia-Medica-Lehrer der alten Schule [Hale White; vgl. Fußnote auf S. 152]. Sieht man sich das an, so kann man sich wirklich nicht wundern, daß sich eine Studentin vor ein paar Jahren, als sie sich auf ihr Abschlußexamen vorbereitete, ereiferte: »›Medizin‹ — das ist doch der reine Witz! *Meinen* Patienten werde ich jedenfalls *nie* irgendwelche ›Medizin‹ geben!« Danach gebe ich in Auszügen einige Berichte über Kaliumbromidvergiftungen wieder, wobei als Quelle die *Cyclopaedia of Drug Pathogenesy* dient. Und schließlich möchte ich zeigen, wie die Homöopathie das Mittel verwendet — nicht in giftigen, sondern in sanft stimulierenden Dosen, um die latenten Kräfte, die krankheitsbedingt an ihrer Entfaltung gehindert sind, zu erwecken und zu fördern und so die Leiden jener zu lindern bzw. zu heilen, deren Gesundheitszustand oder, besser gesagt, Krankheitsbild dem von Kaliumbromid ähnlich ist, aber nicht durch dieses verursacht wurde.

Meine eigenen Erfahrungen mit Kalium bromatum sind nicht gerade umfangreich; im Rückblick muß ich feststellen, daß ich es sehr selten, wenn überhaupt einmal gegeben habe (bzw. Gelegenheit dazu hatte). Für ›die Nerven‹ und für Schlaflosigkeit haben wir ja viele rasch heilende Arzneien, die alle ganz hervorragend wirken, wenn sie unter Berücksichtigung der Ätiologie und der genauen Symptome verabreicht werden; bei ihnen muß weder ständig die Dosis gesteigert werden, noch braucht für sie die Werbetrommel gerührt werden.

Nehmen wir zum Beispiel *Schlaflosigkeit*, die, sagen wir, durch Überanstrengung und starke Übermüdung von Geist oder Körper verursacht wurde: In einem solchen Fall wird ARNICA »der müden Natur süßen Erneuerer — balsamischen Schlaf«* herbeiführen. Bei Schlaflosigkeit aufgrund großer Besorgnis, Ruhelosigkeit, qualvoller Angst oder Furcht — wenn sich der Patient, ob Mann, Frau oder Kind, wie im Fieber hin und her wälzt und verzweifelt Schlaf zu finden sucht — wirkt ACONITUM wahre Wunder, freilich wissenschaftliche Wunder; denn auf eben diese Weise hat ACONITUM auch seine Prüfer gequält, die vor langer Zeit für uns gelitten haben, auf daß unsere Leiden ein Ende finden mögen. Oder nehmen wir den Fall jener älteren Frau mit dem (ehemals) riesigen Kropf (einige Kollegen, die in unserer Ambulanz hospitiert haben, werden sich an sie erinnern). Sie war bei einem der Luftangriffe des letzten Krieges** unter einem Balken eingeklemmt worden, während ihr Haus über ihr abbrannte. Als die Angriffe erneut begannen, kam sie wieder zu uns und berichtete: »Ich kann nicht mehr schlafen! Ständig horche ich nach ihnen!« — und wer hätte dazu mehr Veranlassung haben können als sie?! Ein oder zwei Gaben ARSENICUM brachten sie wieder ins Gleichgewicht, und ihr nächster Bericht lautete: »Schlafe gut«; *sie hatte »ihre Furcht verloren«!* Wer wollte dies durch den betäubenden Bromid-Schlaf ersetzen, der ihr lediglich das *Bewußtsein* ihrer schrecklichen Ängste für ein paar Stunden genommen hätte? Sie hätte die Medizin immer wieder nehmen müssen, und niemals wäre die *Furcht*, wie dies durch ARSENICUM der Fall war, einfach, prompt und restlos verschwunden. Von Zeit zu Zeit sehe ich die Patientin noch und weiß daher, daß ihre Reaktion auf diese wenigen, mit potenziertem ARSEN imprägnierten Milchzuckerkügelchen ausreichte, um sie über alle Schrecken dieser langen Kriegsmonate, wo rings um sie die Häuser einstürzten, gut hinwegzubringen. Mit Hahnemann können wir nur Dank sagen für *»die große Gabe Gottes, die Homöopathie«!* Denn sie strebt nicht

* Zitat aus Edward Young, *Night Thoughts* (Nachtgedanken), 1742. — d.Ü.

** Gemeint sind die deutschen Zeppelinangriffe auf England während des ersten Weltkrieges. — d.Ü.

Hemmung oder Unterdrückung für ein paar Stunden an, sondern sie sucht jedesmal die *eine*, so kostbare Arznei — das Mittel, das bestimmte Ängste bei jenen hervorruft, die in den Prüfungen seine Eigenschaften erkunden, und eben darum Ängste dieser Art heilen kann, wenn sie auf andere Weise verursacht werden.

Die bemerkenswerten Unterdrückungen, die mit Bromkalium in Substanz möglich sind, haben mich im übrigen nie beeindrucken können; niemals war ich versucht, meine Patienten auf diesen breiten und leichten Weg zu führen, der zur Zerstörung von Geist und Körper führen kann. Doch wie schon in dem Arzneibild von BROMUM erwähnt, habe ich das *potenzierte* Element Brom einmal verwendet, um das Asthma eines Seemanns zu heilen, dessen Leben nur erträglich war, wenn er sich auf See befand. Dieses Symptom — einer der wertvollen Tips unserer Schule — erscheint im Repertorium als *»Asthma bei Seeleuten, sobald sie an Land gehen«:* **Brom.** ist hier das einzige und in Fettdruck aufgeführte Mittel! Es wirkt, auf welche Weise auch immer, und deshalb sollte man es kennen, auch wenn man es vielleicht nur ein einziges Mal in seiner ganzen homöopathischen Laufbahn benötigt. Ich habe auch eine ganze Reihe von Epilepsiefällen geheilt, jeden von ihnen mit dem speziellen Mittel, nach dem die Symptome des Einzelnen verlangten, niemals aber mit einem aufgrund eines Krankheitsnamens gewählten Mittel. In schwierigen Fällen gab es natürlich auch Fehlschläge — schließlich ist die Homöopathie der schmale Weg jener, die die Pforte des Lebens suchen*, jener, die keine Mühsal, keine Schwierigkeiten und auch nicht die Notwendigkeit scheuen, manchmal seltsame Launen der Intuition und des Wissens zu nutzen — immer in dem ernsthaften Bestreben, Dinge zu tun, die wirklich zählen. Es liegt kein großes Verdienst darin, ein hübsches und intelligentes Kind in einen ›pickligen Idioten‹ zu verwandeln, selbst wenn dadurch die Zahl der Anfälle ein wenig reduziert werden kann … *»Ach, eines Menschen Streben sollte über das hinausgehen, was er begreifen kann, oder wofür gibt es sonst einen Himmel?«***

Der Preis, der wahrscheinlich für eine bloße Minderung — nicht Heilung — epileptischer Anfälle oder für einen solchen Schlaf, wie Bromide ihn bieten, bezahlt werden muß, ist meiner Meinung nach zu hoch. Sedativa mögen ungestraft, vielleicht sogar mit einem gewissen Vorteil, zur

* Matthäus 7, 13 und 14: »Geht hinein durch die enge Pforte. Denn die Pforte ist weit, und der Weg ist breit, der zur Verdammnis führt, und viele sind's, die auf ihm hineingehen. Doch wie eng ist die Pforte und wie schmal der Weg, der zum Leben führt, und nur wenige sind's, die ihn finden!« — Anm.d.Ü.

** Aus dem dramatischen Monolog *Andrea del Sarto* von Robert Browning.— d.Ü.

Überbrückung einer schweren Krise benutzt werden; aber als Langzeittherapie — *nein!*

Mißtrauen Sie jedem ›Heilmittel‹, das niemals *heilt*, ohne das man nicht mehr auskommt, das eine Gewöhnung herbeiführt und daher ständig gesteigert werden muß, um eine scheinbare Erleichterung aufrechtzuerhalten: wird es so benutzt, dann kann ein solches Mittel nie wirklich heilen!

Und doch, all diese starken Mittel *können* heilen, sofern sie für Symptome verschrieben werden, die sie auch hervorrufen: Hauterkrankungen beispielsweise, wie sie die Bromide erzeugen (sechs an der Zahl, wie es heißt [s.u.]); oder auch Bewußtlosigkeitszustände, die mit Bromidsymptomen einhergehen. Hier können sich Bromide in den kleinen und vorsichtigen Dosierungen der Homöopathie als heilsam erweisen, vorausgesetzt, der Zustand ist noch nicht zu weit fortgeschritten; denn natürlich gibt es auch Leiden, die unheilbar sind.

◊

Hale White, *Materia Medica, Pharmacy, Pharmacology and Therapeutics* (ich will einmal zitieren, was die alte Schule in bezug auf dieses Mittel, das von Ärzteschaft wie Laien so oft mißbraucht wird, zu sagen hat):

»Bromide haben einen stark sedierenden Einfluß auf das Nervensystem. … Zumindest beim Menschen wird nicht nur die Tätigkeit der Hirnrinde, sondern die des gesamten Gehirns gedämpft, weshalb sie wirkungsvolle *Schlafmittel* sind. … Die Bromide verdienen es gewiß, als starke Beruhigungsmittel bezeichnet zu werden. … *Kreislauf.* Große Dosen üben eine direkte, lähmende Wirkung auf das Herz aus, indem sie Kraft und Frequenz der Herzaktion herabsetzen und schließlich zu Asystolie führen. …

Wenn Bromide über einen zu langen Zeitraum eingenommen werden, kann eine Reihe von Vergiftungssymptomen auftreten, die man als *Bromismus* bezeichnet. Als erstes zeigt sich, hauptsächlich im Gesicht und am Rücken, ein Ausschlag, der aus roten Papeln besteht und exakt einigen Akneformen gleicht. … Das nächste Symptom ist eine allgemeine Verminderung der Sensibilität der Haut und auch der Rachenschleimhaut, gefolgt von einer Abnahme der sexuellen Potenz; schließlich ist der Patient niedergeschlagen, schnell erschöpft, unfähig zu arbeiten, und sein Verstand ist getrübt. … Durch Kaliumbromid werden (zumindest beim Menschen) die höheren Gehirnfunktionen eher herabgesetzt als die niederen und diese wiederum eher als die spinalen. So findet die Minderung der Funktionen in einer festen Reihenfolge, und zwar von oben nach unten statt, umgekehrt zu deren physiologischer Entwicklung; dies ist eine bekannte Erscheinung und bei vielen Arzneimitteln der Fall.

Diejenigen, die Bromide gewohnheitsmäßig einnehmen, sehen sich nicht mehr in der Lage, ohne sie zu schlafen. Dieser nachteilige Effekt wird noch durch die Tatsache verstärkt, daß allmählich immer höhere Dosen benötigt werden, um Schlaf herbeizuführen, und so wird der unglückliche Kranke mehr und mehr zu einem Sklaven der Droge. … Bromide sind die wertvollsten Mittel, die wir zur Behandlung der Epilepsie haben. … Sie heilen selten, setzen aber oft die Zahl der Anfälle deutlich herab. Es ist unmöglich, bei einem konkreten Fall im vorhinein zu sagen, ob Bromide nützen werden, und deshalb müssen sie in allen Fällen versuchsweise eingesetzt werden. … Schlaflosigkeit durch Überarbeitung, Sorge …« Und so weiter.

◊

»Unter den durch das Mittel verursachten Symptomen gibt es einige, die der Aufmerksamkeit früherer Beobachter entgangen sind, die aber, wenn sie nicht erkannt werden, zu schwerwiegenden Diagnosefehlern führen können. Ich beziehe mich hier auf zerebrospinale Affektionen — charakterisiert durch allgemeines Delirium, Halluzinationen, Verfolgungswahn, Gewalttätigkeit, Ataxie der Extremitäten sowie der Zunge mit Beeinträchtigung der Artikulation —, die für Anzeichen von progressiver Paralyse gehalten werden könnten. Doch all diese alarmierenden Symptome verschwinden wieder, wenn das Medikament abgesetzt wird.« — Voisin, zitiert nach Allens *Encyclopedia*.

In der *Cyclopaedia of Drug Pathogenesy* (Hughes) finden wir:

Bei einem Prüfer stellten sich nach (in halbstündigem Abstand erfolgter) zweimaliger Einnahme von 15 g Kaliumbromid kurz darauf u.a. Sprachstörungen ein; »… eine quälende Schwermut überkam ihn, große Gleichgültigkeit und fast schon Abscheu vor dem Leben. Bei dem Versuch, aufzustehen und zu gehen, verspürte er einen seltsamen Schwindel: ein Gefühl von Leere um seine Füße und unter ihnen, so daß er sie falsch zu setzen fürchtete; es war, als ob der Boden nachgäbe, er hatte das Gefühl für dessen Widerstand verloren; er konnte sich nur schwankend fortbewegen, und schließlich mußte er es ganz aufgeben. Die Sensibilität war stark abgestumpft, besonders was Reflexbewegungen betraf. Kitzeln des Fußes bewirkte nicht die normale Reaktion; Kneifen wurde deutlich weniger verspürt, und der Tastsinn der Hände war so beeinträchtigt, daß er nicht mehr fest zugreifen konnte. … Der Puls verlangsamte sich und war leicht unterdrückbar, wie erloschen.«

Symptome einer toxischen Dosis, z.T. im Vergleich zur Wirkung geringerer Dosen: »Der fötide Atem erregt nun Übelkeit, zur Kongestion von Uvula und Rachen gesellt sich ein Ödem; die flüsternde Stimme sinkt ab bis zur Aphonie; sexuelle Schwäche artet zu Impotenz aus; Muskelschwäche wird zu vollständiger Lähmung; Reflexe, allgemeine und spezifische Sensibilität sind aufgehoben; weder hören die Ohren, noch sehen die Augen, noch schmeckt die Zunge; der stumpfsinnige Gesichtsausdruck wird zunächst imbezill, dann idiotisch; optische und akustische Halluzinationen mit oder ohne Wahnsinn gehen einer allgemeinen, zerebral bedingten Indifferenz, Apathie und Paralyse voraus. ... Wenn der Bromismus noch weiter fortschreitet, liegt der Patient still im Bett, unfähig, sich zu bewegen oder etwas zu fühlen, zu schlucken oder zu sprechen, mit geweiteten und starren Pupillen und fast ohne Veränderung der Hautfarbe. Die Extremitäten weden allmählich immer kälter, die Herztätigkeit schwächer und langsamer, bis sie schließlich ganz aufhört.«

Bei einer Epileptikerin, die ein Jahr lang immer größere Dosen des Mittels eingenommen hatte, kam es zu Abmagerung, die Haut färbte sich gelblich; das Gesicht war von Akne bedeckt; sie litt unter Magenschmerzen und wurde von trockenem Husten und Trockenheit des Halses geplagt. Schließlich starb sie, an Atemnot leidend, im Delirium, bei kleinem, beschleunigtem Puls und heftigen Leibschmerzen.

Es gibt etwa sechs Hauptformen von Hautausschlägen: *Erytheme*, die große Schmerzen verursachen und mit Fieber einhergehen können. *Akne*, die bei weitem häufigste Form des Bromausschlags; dabei prädisponieren eine verdickte und fettige Haut, das Vorhandensein von Komedonen wie auch eine vorbestehende Akne zum Auftreten dieses Typs, der sich noch in eine Akne punctata und eine Akne pustulosa unterteilen läßt. Die Anzahl der Pusteln kann stark variieren und soll mit der Steigerung oder Verminderung der Bromiddosis korrelieren; manchmal ist das ganze Gesicht von Pusteln übersät und entstellt. Gelegentlich kommt es zu Hautveränderungen, die einer *Urticaria* ähneln, oder zu einem *Erythema nodosum.* Die *vesikuläre* Form, die sich bei einem Patienten als nässendes Ekzem an den Oberschenkeln zeigte, ist offenbar selten. [Lewin, *Nebenwirkungen der Arzneimittel*, den Hughes zitiert, nennt nur einen einzigen belegten Fall.] In allen Bereichen des Körpers kann es zu *furunkulösen* Hautveränderungen kommen; im Gesicht und an den Unterschenkeln ist ferner die Bildung von Warzen beobachtet worden.

◊

Vergessen wir nicht: Was ein Mittel verursachen kann, das kann es auch heilen — *wenn es in der richtigen Form verabreicht wird*. Ich glaube, nur bei wenigen Arzneimitteln hat man in Kauf genommen, daß sie in einem solchen Ausmaß ›verursachen‹ konnten, wie bei Kaliumbromid. Bei Schlaflosigkeit, Epilepsie und allgemein bei nervösen Beschwerden hat es, wie gesagt, sedierende bzw. lindernde Wirkungen — und wohl deshalb wird es in solch großem Umfang eingesetzt und so skrupellos propagiert —, aber in den üblichen Dosen und bei dieser Art von Verordnung kann es niemals *heilen*. Wenn Sie aber bei irgendeiner Krankheit das Kalium-bromatum-Bild erkennen und das Mittel in homöopathischer Zubereitung verabreichen, dann wird es zu einem *Heilmittel* werden; und selbstverständlich kann es ›in homöopathischen Dosen‹ — und wenn es abgesetzt wird, sobald es von den Symptomen her nicht mehr angezeigt ist — keinerlei giftige Wirkung entfalten.

*Hauptsymptome**

Geist und Gemüt. Gedächtnisverlust; man mußte ihm das Wort vorsagen, ehe er es aussprechen konnte (amnestische Aphasie).

Hände unentwegt beschäftigt [Händeringen]; alle möglichen schrecklichen Wahnvorstellungen; wandert stöhnend, sein Schicksal beklagend im Zimmer umher; voller Furcht; unstet.

Nervös, unruhig; kann nicht stillsitzen, sondern muß umherwandern oder sich sonst irgendwie beschäftigen; paßt häufig auf nervöse Frauen.

Tiefe Melancholie mit Anfällen von unbezwingbarem Weinen; melancholische Einbildungen.

Deprimiert; niedergeschlagen; nervöse, ängstliche Besorgnis.

Nächtliche Zustände panischer Angst bei Kindern (nicht durch Magenverstimmung bedingt), mit Schreien und fehlendem Bewußtsein dessen, was um sie herum passiert; erkennen ihre Angehörigen nicht und lassen sich nicht trösten; manchmal gefolgt von Schielen.

Genitalien. Samenergüsse, gefolgt von niedergedrückter Stimmung, schwerfälligem Denken, Rückenschmerzen, taumelndem Gang und großer Schwäche.

Krämpfe: durch Schreck, Wut oder andere emotionale Ursachen; bei plethorischen, nervösen Personen; bei Frauen zur Zeit der Menses oder während der Entbindung; durch sexuelle Erregung. Gesteigerte Reflexe, Schlaflosigkeit. Stimmritzenkrampf. Krämpfe beim Zahnen, bei Keuchhusten; urämische Krämpfe (z.B. bei Bright-Krankheit**).

---

* Hering, *Guiding Symptoms*. Eine größere Sammlung von Prüfungs- und Vergiftungssymptomen in deutscher Sprache findet sich in *Hale's Neue Amerikanische Heilmittel* (vgl. dazu die Fußnote auf S. 88) unter der Überschrift »Kali hydrobromicum«. — d. Ü.

** Zu dieser heute ungebräuchlichen Bezeichnung vgl. die Fußnote S. 303. — d. Ü.

Schlaf. Schlaflos; ruhelos; kann sich nur durch unablässige Beschäftigung beruhigen.

Nächtliche Angstanfälle bei Kindern; Zähneknirschen im Schlaf, mit Stöhnen und Weinen; gräßliche Träume.

Sensibilitätsverlust: des Körpers allgemein; von Rachen, Kehlkopf, Urethra usw.

Weitere wichtige, charakteristische oder seltsame Symptome

Gedächtnis völlig zerstört; Anämie; Abmagerung.

Einzelne Wörter werden vergessen; Silben werden ausgelassen.

Bildet sich ein, zum Opfer göttlichen Zorns bestimmt zu sein.

Bildet sich ein, sie sei ein Teufel; kann nicht schlafen; fürchtet sich, allein zu sein.

Ein Heilmittel bei Delirium tremens.

Schreckliche nächtliche Einbildungen (in der Spätschwangerschaft), sie habe ein schweres Verbrechen, etwas Grausames begangen, z.B. ihr Kind oder ihren Mann umgebracht, oder sie werde das tun.

Optische und akustische Halluzinationen, mit oder ohne Wahnsinn, gehen Gehirn- und Lähmungssymptomen voran.

Delirium mit *Wahnvorstellungen:* meint, er werde verfolgt; er werde vergiftet werden; er sei zum Objekt göttlicher Rache bestimmt; ihr Kind sei tot.

Furcht vor drohender Vernichtung aller, die ihr nahe stehen.

Akute Manie, mit Vollheit der Blutgefäße des Gehirns.

Gefühl, als würde er den Verstand verlieren.

Melancholie, tiefe Depression, mit einem Gefühl von charakterlicher Unzulänglichkeit; häufiges Vergießen von Tränen, Niedergeschlagenheit und kindliches Benehmen, läßt ihren Gefühlen freien Lauf; große Gleichgültigkeit, fast schon Abscheu vor dem Leben.

Empfindung von Zusammenschnüren des Gehirns, als wäre es zu sehr eingeengt, dabei ein Gefühl von Betäubung des Gehirns.

Gehirnreizung bei Cholera infantum; dabei Gesicht gerötet, Pupillen erweitert, Augen eingefallen; rollt den Kopf hin und her; wacht kreischend auf; Extremitäten kalt.

Kalium carbonicum

KALIUMCARBONAT

Kent leitet sein Arzneibild von Kalium carbonicum so ein: »Mit einem Kalium-carbonicum-Patienten umzugehen und etwas Brauchbares aus ihm herauszubekommen, das ist ein hartes Brot — und auch das Wesen des Mittels selbst ist nicht leicht zu erfassen.«

Und Farrington sagt: »Kalium carbonicum ist bei einer Vielzahl von Krankheiten indiziert, wird aber in der Praxis meist sehr vernachlässigt« — vielleicht weil es, außer in einigen Anwendungsbereichen (z.B. Asthma oder Pneumonie), unsere Phantasie nicht stark genug anspricht und deshalb sozusagen nicht gleich ›präsent‹ ist.

Knüpfen wir also gleich an Kents Bemerkung an: Der Kalium-carbonicum-Patient ist nicht gerade jemand, der Begeisterung in einem aufkommen läßt; ein ermüdender Patient, zudem reizbar und empfindlich bis zum äußersten, besonders wenn eine Krankheit oder sonstige Beeinträchtigungen der Gesundheit diesen Zustand herbeigeführt haben. »Stets lebt er in Unfrieden mit sich und anderen.« Er mag nicht allein sein, ist voller Einbildungen und Ängste: »Furcht vor der Zukunft, vor dem Tod, vor Geistern; Furcht, daß etwas passieren könnte.« »An nichts scheint ihm etwas zu liegen« ... eine triste, uninteressante, langweilige Art von Mensch, einer von den Patienten, bei deren Eintreten man den Stoßseufzer »Nicht der schon wieder!« kaum unterdrücken kann, besonders wenn es sich um einen Mann handelt. Er ist nicht gerade ein Patient, der Ihr Interesse beflügelt oder Ihr Mitleid erregt. Und doch, es sind ihrer nicht wenige! Bei Kalium carbonicum gibt es keine besonders auffallenden Gemütssymptome, die die Phantasie anregen und Ihnen so das Verschreiben einfach machen könnten; aber empfindlich, schreckhaft, unglücklich und seelisch verkümmert, wie er ist, bedarf er dringend der Hilfe, die ihm nur unsere Arznei bieten kann.

Wie empfindlich sind seine Nerven, wie angespannt! Der Kalium-carbonicum-Patient ist so schreckhaft, daß für ihn »erschrocken sein« gleichbedeutend ist mit »zu Tode erschrocken«. Ärgerlich, reizbar, nervös; und ein seltsames Symptom, sehr charakteristisch für Kalium carbonicum: jeder Knall, jeder Schreck oder auch jede schlechte Nachricht wird *im Magen empfunden;* Furcht wird im Magen empfunden. Das erinnert mich an eine Tante, die, wenn man ihr z.B. erzählte, der und der habe sich in den Finger geschnitten, auszurufen pflegte: »Oh, das tut mir ja im Knie weh!« — bei Kalium carbonicum ist es der Magen. Eine Patientin von Kent drückte es so aus: »Herr Doktor, irgendwie empfinde ich Angst nicht so wie andere Leute — bei mir sitzt sie im Magen. Wenn eine Tür zuschlägt, fühle ich es genau hier«, und dabei deutete sie auf den Oberbauch.

Sämtliche Beschwerden von Kalium carbonicum sind, wie Kent sagt, in ihrem Beginn von einem Element der ›Heimtücke‹, des Schleichenden gekennzeichnet [weswegen es wichtig sei, frühzeitig die Diagnose für das Mittel zu stellen; anderenfalls könne der Patient bald ein Krankheitsstadium erreichen, das nicht mehr zu heilen sei; d. Ü.]. Die äußere Erscheinung des Patienten habe etwas Undefinierbares an sich.

Der arme Kalium-carbonicum-Mensch ist aber nicht nur nervös und gereizt, sondern er friert auch sehr leicht, »hat nicht die normale Widerstandskraft gegen niedrige Temperaturen«. Er erkältet sich, sobald er frischer Luft ausgesetzt ist, bekommt jedesmal ein »Fischgrätengefühl im Hals«, wenn ihm kalt wird*, und hat insbesondere ein »hartnäckiges Frostgefühl zur Mittagszeit«.

Kent: »Kalium carbonicum ist kälteempfindlich und fröstelt immer; ... wenn ein schmerzender Körperteil warm gehalten wird, wandert der Schmerz an eine andere Stelle. All seine Schmerzen wechseln den Ort und ziehen in einen kälteren Teil. Wenn er einen Körperteil zudeckt, wandert der Schmerz in den unbedeckten.« Und doch ist dies das Mittel, das als einziges im Repertorium unter *Schweiß, Orte, schmerzende Körperteile* aufgeführt wird.

Trotz all der Kälte hat Kalium carbonicum aber auch »brennende Schmerzen, die denen von ARSENICUM gleichen. ... Hämorrhoiden brennen wie Feuer; Gefühl, als ob ein glühendheißer Schürhaken in den After gestoßen würde.« Hier jedoch können Sie schon differenzieren: das ARSENICUM-Brennen wird durch Wärme gebessert (ich glaube nicht, daß irgendein anderes Mittel das hat), wohingegen die brennenden Hämorrhoiden des frösteligen Kalium carbonicum, wie Kent sagt, »durch Sitzen in kaltem Wasser vorübergehend gelindert« werden; es ist also nicht schwierig, zwischen den beiden Arzneien zu unterscheiden. Ich erinnere mich an einen jungen Kollegen, der sehr erfreut war, weil er das Hämorrhoidalleiden eines Patienten prächtig gebessert hatte, wo ein guter und sehr erfahrener Homöopath zuvor gescheitert war. Es war ARSENICUM, das heilte, nachdem er einmal entdeckt hatte, daß die Schmerzen von brennendem Charakter waren und durch Wärme gelindert wurden. Heutzutage liebt man es ja, Hämorrhoidalknoten zu veröden oder operativ zu entfernen — die älteren Homöopathen pflegten sie zu heilen ...

---

* *Halsschmerzen, Empfindungen, Schmerz wie von einem Splitter:* **Arg-n., Dol., Hep., Kali-c.,** *Nit-ac., Sil. etc.; Unterrubrik »durch Kaltwerden«: nur Kali-c.*

Eines der wichtigsten Charakteristika von Kalium carbonicum jedoch — das Leitsymptom, welches oft als erstes die Aufmerksamkeit auf das Mittel lenkt, bei einer Vielzahl von Beschwerden— sind seine ***stechenden Schmerzen***. An jeder Stelle des Körpers *stechen* die Schmerzen, brennen oder *schneiden wie mit Messern*, und oft schreit der Patient vor Schmerz. Sie ähneln den BRYONIA-Schmerzen, aber auch hier braucht es keine Verwechslungen zu geben: Bei Kalium carbonicum sind die Schmerzen schlimmer in Ruhe, durch Kälte, durch Druck und durch Liegen auf der betroffenen Seite, während bei BRYONIA das Gegenteil vorherrscht; BRYONIA geht es besser in Ruhe und schlechter durch die geringste Bewegung, besser durch Druck und durch Liegen auf der betroffenen Seite und allgemein schlechter durch Wärme. Zum Beispiel sind bei Pleuritis und Pleuropneumonie, wo beide Mittel große Dienste leisten können, die Schmerzen von BRYONIA schlimmer durch Bewegung und durch Atmung (die ja auch Bewegung ist), während das Stechen von Kalium carbonicum unabhängig von Bewegung auftritt — Schmerzen, die *auch zwischen den Atemzügen* und zu jeder anderen Zeit Schreie abnötigen können. Aber — und man kann es gar nicht oft genug sagen — ein Mittel kann das andere nicht ersetzen, auch wenn sie noch soviel stechende Schmerzen gemeinsam haben; die Umstände ihres Auftretens, die ›Modalitäten‹, müssen ebenfalls stimmen. Homöopathie kann eine schwierige Aufgabe sein, weil sie, wo erstklassige Arbeit geleistet werden soll, eine sorgfältige Differenzierung erfordert; aber macht das die Sache nicht um so interessanter? — und ihre Triumphe entschädigen wahrhaftig mehr als genug für die aufgewendete Zeit und Sorgfalt.

Also, machen Sie es richtig! Obwohl die stechenden Schmerzen von Kalium carbonicum und BRYONIA häufig genau dieselben Lokalisationen haben — Brustfell, Herzbeutel, Gelenke etc. —, dürfte es doch niemals schwerfallen, zwischen ihnen zu unterscheiden; solange sich nämlich der BRYONIA-Patient ruhig verhält, hat er auch relative Ruhe vor den Schmerzen, wohingegen bei Kalium carbonicum die Schmerzen bei Bewegung und in Ruhe gleichermaßen auftreten, ja gerade in Ruhe. BRYONIA wird verschlimmert durch Bewegung und Wärme, Kalium carbonicum durch Kälte, ob er sich nun bewegt oder nicht ... Und anders als BRYONIA ist Kalium carbonicum höchst empfindlich gegenüber Druck und Berührung.

Kalium carbonicum schreit auf, wenn er erschreckt wird, und er schreit auch bei seinen stechenden Schmerzen, die überall auftreten können; sie durchbohren sämtliche Gewebe und Organe, selbst die Augäpfel. Ich erinnere mich, wie ich einmal versuchte, das Mittel für einen Patienten mit seltsam stechenden Schmerzen in Fingern und Zehen zu finden — es lief auf Kalium carbonicum hinaus. »*Stiche*«, so heißt es bei Hahnemann, »sind die vorherrschenden Schmerzen von Kali.«

Das Mittel hat anfallsweisen Husten bis zum Würgen und Erbrechen, und darum ist es bisweilen wertvoll bei Keuchhusten. Ich zitiere* aus C. von Bönninghausens (des Freundes und Schülers Hahnemanns) Schilderung einer Keuchhustenepidemie, bei der die Symptome nicht DROSERA [oder sonst einem der ›gewöhnlichen Keuchhusten-Mittel‹] entsprachen, sondern wo sich Kalium carbonicum als heilsam erwies. Das eigentümliche und hinweisende Symptom war dabei eine säckchenförmige Schwellung zwischen Oberlid und Augenbraue. Diese Schwellung scheint für Kalium carbonicum charakteristisch zu sein. »Es handelt sich nicht um ein Vorstehen und Herabhängen der Gewebe wie im Alter, sondern um einen deutlichen kleinen Sack, der wie mit einer Flüssigkeit gefüllt aussieht.«

Kalium carbonicum affiziert mit seinen Stichen und Entzündungen den gesamten Brustraum: Herz und Lunge sowie die serösen Häute, die diese umschließen, und ebenso die Muskeln der Brustwand. Bei Pneumonien sucht es sich vorzugsweise den rechten Unterlappen aus, wo es mit MERCURIUS und PHOSPHORUS rivalisiert. Wahlanzeigend für MERCURIUS sind jedoch in erster Linie der üble Mundgeruch und der übelriechende Schweiß (siehe die kurze Fallbeschreibung dort) und für PHOSPHORUS der Durst auf kalte Getränke (die von Kalium carbonicum nicht vertragen werden). Ferner findet man bei PHOSPHORUS starkes Zusammenschnüren der Brust; der PHOSPHOR-Patient muß auf der rechten Seite liegen, und er expektoriert hellrotes oder rostfarbenes Blut oder auch eitriges Sputum, das einen süßlichen Geschmack haben kann. Kalium carbonicum ist auch bei Peri- und Endokarditis von Nutzen, wenn die charakteristischen stechenden Schmerzen vorhanden sind. In diesem Zusammenhang muß ich an jenen unvergeßlichen Fall denken, den ich im CARBO-VEGETABILIS-Kapitel ausführlich dargestellt habe; da er auch zum Kalium-carbonicum-Bild gehört und dieses bereichert, werde ich ihn am Ende dieses Kapitels noch einmal kurz zusammenfassen.

Nun zum Thema *Asthma* … Kalium carbonicum ist eines unserer ganz großen Asthmamittel. Der Patient kann nicht liegen, er muß vornübergebeugt sitzen, den Kopf auf die Knie gelehnt. Fürchterliche Asthmaanfälle

---

* Tyler gibt hier eine Seitenzahl (78), nicht aber die Quelle an, aus der sie zitiert. Bönninghausen schildert die u.g. Keuchhustenepidemie in der Vorrede zu seinem *Therapeutischen Taschenbuch,* jedoch habe ich das Zitat am Ende des Absatzes weder dort noch in Bönninghausens Monographie *Die homöopathische Behandlung des Keuchhustens*, noch in seinen *Kleinen Medizinischen Schriften* finden können. — d.Ü.

mit Verschlechterung um 3 Uhr nachts, wo er mit schwerer, pfeifender Atmung erwacht. Nebenbei bemerkt, eine sonderbare Empfindung des Mittels ist die eines Klumpens, der beim Husten im Körper rauf und runter rollt; er scheint jeweils vom rechten Bauch bis zum Hals aufzusteigen und dann wieder zurückzusinken.

Wie heilsam Kalium carbonicum bei Asthma sein kann, wenn die Symptome genau passen, habe ich in »A Little Case« in der *Homœopathy* (Band 2, S. 24) gezeigt. In diesem ›kleinen Fall‹ wurde ein schweres Asthma durch eine einzige Verordnung von Kalium carbonicum C6, 12 und 30 (an drei aufeinanderfolgenden Tagen) geheilt. Vier Jahre später erfuhr ich von der Patientin (als sie eine andere Asthmapatientin zu mir schickte), daß sie »seitdem nie wieder Asthmaanfälle gehabt« habe. In dem o.g. Artikel habe ich die vollständige Ausarbeitung des Falls wiedergegeben, um zu demonstrieren, wie man an dieses Mittel ›herankommen‹ kann.

◊

Die *Verschlimmerungszeiten* von Kalium carbonicum sind besonders ausgeprägt und ziemlich klar voneinander abgegrenzt; gerade sie waren es nicht selten, die dazu geführt haben, das Mittel überhaupt näher in Betracht zu ziehen …*

Um 2 Uhr nachts Erwachen durch Magenschmerzen oder trockenen Husten.

Zwischen 2 und 4 Uhr Erwachen mit Beschwerden aller Art.

Um 3 Uhr: schwere Asthmaanfälle; oder trockener Husten; oder Keuchhusten; oder stechende Schmerzen wecken ihn — muß aufstehen und umhergehen. Die Verschlechterung tritt regelmäßig auf. — 3 Uhr nachts ist *die* Verschlimmerungszeit für Kalium carbonicum.

Von 3 bis 4 Uhr ist die Diarrhoe schlimmer.

Um 5 Uhr früh erstickender und würgender Husten (NATRIUM SULFURICUM).

Um 9 Uhr morgens sind die Kopfschmerzen am stärksten.

Um 10 Uhr Hunger und Schwächegefühl.

Mittags »ein hartnäckiges Frostgefühl«.

Insgesamt ist, trotz der zeitlichen Streuung, klar zu erkennen, daß die frühen Morgenstunden für Kalium carbonicum ganz besondere Leidenszeiten sind.

---

* Die folgende Darstellung hat M. Tyler aus Hering, *Guiding Symptoms* übernommen. — d.Ü.

Im Abdominalbereich hat Kalium carbonicum wiederholte Kolikanfälle, die an COLOCYNTHIS denken lassen, da sich der Patient vor Schmerzen zusammenkrümmt.* COLOCYNTHIS kann die akuten Anfälle immer wieder beseitigen, aber nach Kent ist bei rezidivierenden Koliken oft ein anderes Mittel nötig, um das (chronische) Leiden als ganzes zu heilen — und das ist im Falle von COLOCYNTHIS häufig Kalium carbonicum. Diese Beziehung zwischen den beiden Mitteln gleicht der zwischen BELLADONNA und CALCAREA; hat BELLADONNA wieder und wieder kurzfristig Hilfe gebracht, so wird CALCAREA, sein ›chronisches Mittel‹, in der Regel einen Schlußstrich unter den Fall ziehen. Es gibt eine bedauernswerte kleine, ältere Frau, die von Zeit zu Zeit zu uns in die Ambulanz kommt, weil sie wieder einmal diese kolikartigen Diarrhoen hat; sie können jeweils durch COLOCYNTHIS kupiert werden, kehren aber immer wieder. Wenn ich jetzt so darüber nachdenke, dann ist sie eigentlich typisch Kalium carbonicum! ... Bei ihrem nächsten Besuch werde ich ihre Symptome noch einmal daraufhin durchgehen; vielleicht kann ich ihr ja mit diesem Mittel zu einer umfassenderen und anhaltenden Besserung verhelfen.

Erwähnen möchte ich noch: »Anämie mit Pochen im ganzen Körper.« — »Herzschwäche mit unregelmäßigem und intermittierendem Puls.« — »Kalium carbonicum ist selten bei einem vollen, kräftigen Puls indiziert.« — »Dyspepsie bei alten Leuten, mit Leere- und Schwächegefühl vor und Aufgeblähtheit nach dem Essen, besonders nach Suppen und Kaffee.« (Aufblähung ist ein starker Zug von Kalium carbonicum.) — »Nephritis mit den stechenden Kalium-carbonicum-Schmerzen.«

Manchmal ist es nicht leicht, anschauliche und lehrreiche Krankenhausfälle zu finden oder auch sich nur an sie zu erinnern. Einige habe ich aber doch ausfindig machen können; drei davon seien hier kurz wiedergegeben:

65jähriger Mann, aufgenommen am 8. Dezember 1917. Pleuropneumonie rechte Lungenbasis; Pflaumensaft-Sputum. *Stechende Schmerzen, besonders in der rechten Brust, die ihm Schreie abnötigen; beim Atmen und auch unabhängig davon auftretend.* Temperatur bis 40 °C; Atmung bis 40/min. Am 6. Dezember hatte er heftigen Schüttelfrost gehabt und seitdem wegen der Schmerzen nicht mehr schlafen können. *Schreit vor Schmerzen. Liegt auf der linken Seite.* Will es sehr warm haben. Kalium carbonicum C30, zweistündlich.

Die Schmerzen hörten innerhalb von zwei Stunden auf. — »Seine erste gute Nacht.« Höchste Temperatur am 9. Dezember 38,9°, dann ging sie

---

* *Hierbei ist »Kalium carbonicum gewöhnlich mit Störungen der Gallenblase assoziiert,* COLOCYNTHIS *mit Darmbeschwerden und Diarrhoe«.*

herunter. Rasche Genesung. (Die kursiven Symptome sind Kalium-carbonicum-Symptome.)

(NB — Das Stechen von BRYONIA tritt, wie gesagt, atemsynchron, d.h. mit der Atembewegung auf.)

Kalium carbonicum und CARBO VEGETABILIS sind ›komplementäre‹ Mittel; das eine nimmt den Fall auf, wenn das andere seinen Teil geleistet hat. Ein Beispiel dafür ist der im CARBO-VEGETABILIS-Kapitel geschilderte Fall, den ich daher hier kurz zusammenfasse. Ein kleines Mädchen, praktisch schon *in articulo mortis;* Endokarditis, Perikarditis mit Erguß und zudem Pleuropneumonie mit Pleuraerguß. Sie war kalt, bewußtlos und lag ›in den letzten Zügen‹, als sie durch CARBO VEGETABILIS wieder ins Leben zurückgerufen werden konnte; danach übernahm Kalium carbonicum den Fall und brachte sie durch.

Rheumatische Herzerkrankung bei einem kleinen Jungen. Er erhielt Kalium carbonicum C200, und daraufhin stellte sich eine quälende Verschlimmerung ein, die mehrere Stunden anhielt; seine lauten Schmerzensschreie brachten die Stationsschwester fast um den Verstand. Dann aber besserte sich sein Zustand einschließlich des Herzleidens kontinuierlich. Wir waren erfolgreich gewesen, obwohl Kent davor warnt, Kalium carbonicum in hohen Potenzen zu verwenden. Allerdings bezieht er sich dabei auf alte, chronische Fälle von Gicht, Bright-Krankheit [vgl. zum Terminus Fußnote S. 303] oder fortgeschrittener Tuberkulose, »wo das Mittel schon vor vielen Jahren hätte gegeben werden sollen«. Jedenfalls ist es kein schlechtes Vorgehen, mit Kalium carbonicum ziemlich tief, sagen wir, mit der C30 oder noch tiefer zu beginnen und dann langsam höher zu gehen. Nebenbei bemerkt: Je genauer die Verschreibung ist und je mehr ein Patient die Arznei benötigt, desto größer ist die Wahrscheinlichkeit einer Erstverschlimmerung.

*Hauptsymptome**

Aufgedunsenheit der ***Augen***.
Geschwulst zwischen den Augenbrauen und Lidern, wie ein Säckchen.[1]
Stiche in der Mitte des Auges.[1]
Gesichtsschwellung, besonders über den Augen.

Nase geschwollen, hart und rot, von der Spitze bis zur Wurzel.

---

* Die mit [1] gekennzeichneten Symptome sind Hahnemanns *Chronischen Krankheiten* entnommen. — d.Ü.

Magen. Schwieriges Schlingen, die Speisen rutschen in der Speiseröhre sehr langsam hinab.[1]
Leichtes Verschlückern beim Essen.[1]
Kleine Speiseteilchen geraten leicht in die Luftröhre.
Beim Essen, Anwandlung von Schlaf.[1]
Dyspepsie bei alten Leuten, die zu Korpulenz neigen, oder nach großer Schwächung der Lebenskraft; Widerwille gegen alle Speisen; ständiges Frösteln, kalte Hände und Füße; kein Schweiß, wie groß die Hitze auch sein mag.

Stechende Schmerzen im rechten ***Abdomen***, schlimmer durch Bewegung.
Schneidender Schmerz in der linken Oberbauch-Seite, aus dem untern Theile der linken Brust hinziehend, wo es zugleich sticht.[1]

Rektum. Entzündung der After-Blutknoten.[1]
Wundheits-Schmerz ... Stiche ... Kriebeln in den After-Aderknoten, wie von Würmern.[1]
Analfisteln.

Genitalien. Das Blut des Monatlichen ist sehr scharf, von üblem, scharfen Geruche, und sie wird beim Abgange desselben ganz wund an den Dickbeinen [Oberschenkeln] und voll Ausschlag.[1]
Regel zu früh ...[1]
Vor der Regel ... krampfhafte Empfindung im Unterleibe.[1]
Bei der Regel, Leib-Verstopfung.[1]
Drücken und Herabdrängen bei schwangeren Frauen, als ob eine schwere Last vom Rücken ins Becken drängen würde. (SEPIA, LILIUM TIGRINUM u.a.)
Heftige Kreuzschmerzen bei Schwangeren.
Abort: drohend, mit Schmerzen, die vom Rücken ins Gesäß und in die Oberschenkel ziehen; mit Absonderung von Blutklumpen; habituell; im zweiten oder dritten Monat.
Ungenügende Wehentätigkeit; heftige Rückenschmerzen, möchte Druck im Kreuz haben (SEPIA); ›Bearing down‹ vom Rücken ins Becken.
Wehen stechend und schießend, oder Schmerzen, die vom Rücken in die Gesäßmuskeln oder in die Oberschenkel schießen.

Atemwege, Brust, Herz. Früh, schon um 3 Uhr, fängt sie an zu husten, was sich alle halbe Stunden wiederholt.[1]
Gefühl eines Klumpens, der beim Husten rauf und runter rollt und dabei vom rechten Bauch zum Halse aufsteigt und wieder zurücksinkt.

Schwieriger Athem, Pfeifen auf der Brust.[1]

Asthma; muß sich nach vorne lehnen, mit dem Kopf auf den Knien; schlimmer morgens.

Schreckliche Asthmaanfälle, am schlimmsten um 3 Uhr nachts.

Schneidender Brustschmerz, Abends, nach dem Niederlegen; sie wusste nicht, wie sie sich legen sollte, am ärgsten beim Liegen auf der rechten Seite.[1] — Schneidender Brust-Schmerz, früh ...[1]

Schneidendes Gefühl unten in der Brust, besonders in der linken, das sich in den Oberbauch zieht, in der linken Brust aber ein Stechen zurück lässt.[1]

Stechen in den Seiten, beim Athemholen.[1]

Ein stechender Druck in der linken Brust, beim tief Athmen.[1]

Selten wird ein Kranker mit geschwüriger Lungensucht ohne dieses Antipsoricum genesen.[1]

Mitralklappeninsuffizienz.

Neigung zu fettiger Herzdegeneration.

Rücken. Arge Kreuzschmerzen, mit heftigen, wehenartigen Schmerzen, die in Abständen von wenigen Minuten nach vorn ziehen und gelegentlich nach unten in die Gesäßmuskeln ausstrahlen.

Rückenschmerzen; hat beim Gehen das Gefühl, nicht mehr weiter zu können und sich hinlegen zu müssen.

Lumbago: scharf stechende Schmerzen wecken ihn um 3 Uhr nachts, er muß aufstehen und umhergehen; die Schmerzen schießen von den Lenden ins Gesäß.

Stechende Schmerzen im Rücken, ziehen hinunter in die Gesäßregion oder zu den Hüften.

Grosse Schreckhaftigkeit ...[1] — ... erschrickt mit einem lauten Schrei.[1]

Kann es nicht ertragen, berührt zu werden; schrickt bei der leisesten Berührung, besonders der Füße, zusammen.

Erkältungs-Beschwerden von jedem Luftzuge ... nach erhitzender Bewegung ... beim Gehen im Freien.[1] — Sehr verkältlich.[1]

Mangel an Ausdünstung und Unfähigkeit zu schwitzen.[1]

Oder: Grosse Neigung zu Schweiss ...[1] — Nacht-Schweiss.[1]

Häufige Mattigkeit; hat das Gefühl, sich hinlegen oder setzen zu müssen.

Schwäche und Verlangen, sich hinzulegen.

Sie erwacht früh um 1, 2 Uhr und kann aus Munterkeit nicht wieder einschlafen.[1]

Erwachen zwischen 2 und 4 Uhr mit allen möglichen Beschwerden, besonders aber mit Hals- und Brustbeschwerden.

Schmerzen stechend, schießend, schlimmer in Ruhe und durch Liegen auf der betroffenen Seite. (Umgekehrt: BRYONIA, dessen stechende Schmerzen in Ruhe und durch Liegen auf der betroffenen Seite gelindert werden.)
Atembeklemmungen begleiten die meisten Beschwerden.
Anämie mit großer Schwäche; Haut ödematös, milchigweiß.

Kalium sulfuricum

KALIUMSULFAT, SCHWEFELSAURES KALI

Ich bin um ein Arzneimittelbild von Kalium sulfuricum gebeten worden und habe mich mit um so größerem Eifer an die Arbeit gemacht, als es sich um ein wertvolles Mittel handelt, von dem ich bislang nur sehr wenig wußte (wie wohl viele von uns). Wie es scheint, ist es meist als eine Art Synonym für PULSATILLA betrachtet worden, weil die meisten interessanten und hervorstechenden Symptome der beiden Mittel praktisch identisch sind. Erklärlich wird dies, wenn man die chemische Analyse von PULSATILLA heranzieht; sie zeigt nämlich, »daß einer der Bestandteile der Pflanze Kaliumsulfat ist (weitere sind Kaliumphosphat und Calciumphosphat). Wahrscheinlich sind die Schleimhautsymptome von PULSATILLA auf das Vorhandensein von Kaliumsulfat, seine geistig-seelischen und nervösen Symptome aber auf Kaliumphosphat zurückzuführen. Doch das ist natürlich reine Hypothese, die lediglich eine mögliche Richtung weiterer Beobachtung und empirischer Forschung angeben kann.« (Boericke & Dewey, *The Twelve Tissue Remedies of Schüssler*)

Darüber hinaus entsprechen auch die Modalitäten von Kalium sulfuricum größtenteils denen von PULSATILLA. Wir lesen: »Die großen Charakteristika von Kalium sulfuricum sind

die abendliche Verschlimmerung;
die Besserung an der kühlen freien Luft;
die starke Verschlimmerung in einem geheizten Raum.«

Kalium sulfuricum hat die gleichen hellgelben (oder grünlichen) Absonderungen aus der Nase etc. wie PULSATILLA, ebenso aber auch die wandernden Schmerzen, die in Fällen von Rheumatismus so typisch für PULSATILLA sind.

Um noch einmal aus Boericke & Deweys ›Schüßler-Buch‹ zu zitieren:

»Das mit Kalium sulfuricum am nächsten verwandte Mittel scheint PULSATILLA zu sein. Ein Vergleich dieser beiden Mittel verdient Interesse, da sie viele Symptome gemeinsam haben. So haben beide:

Verschlimmerung der Symptome in einem warmen Raum.
Besserung an der kühlen freien Luft.
Gelbe, zuweilen auch gelblichgrüne Schleimhautsekrete von eitriger Beschaffenheit.

Gelber und schleimiger Zungenbelag.
Druck und Völlegefühl im Magen.
Gonorrhoe mit gelber oder gelblichgrüner, blander Absonderung.
Gelber Schleimauswurf aus den Bronchien beim Husten.
Heiserkeit schon bei leichten Erkältungen.
Schmerzen in den Gliedern, schlimmer nachts und durch Wärme; besser an der kühlen freien Luft.
Herzklopfen.
Wandernde oder sich verlagernde rheumatische Schmerzen.«

◊

Nachdem wir die Übereinstimmungen aufgezeigt haben, wollen wir nun zu den Punkten kommen, in denen sich die beiden Mittel voneinander unterscheiden; ihnen kommt natürlich besondere Bedeutung zu.

Gemütssymptome.
Kalium sulfuricum: »keine von Bedeutung«.
PULSATILLA hingegen wird oft allein auf die Gemütssymptome hin verschrieben: Sanft, nachgiebig, gutmütig; neigt dazu, in Tränen auszubrechen, wenn man zu ihr spricht oder wenn sie selbst zu reden versucht, z.B. wenn sie ihre Beschwerden schildert. Weint sehr leicht. Beklommenheit und Weinen über ihr Befinden oder ihre Gesundheit. Unwillkürliches Lachen oder Weinen. Wechselhafte Stimmung; Launenhaftigkeit. Verlangt nach Dingen und weist sie dann wieder von sich — wie CHAMOMILLA. Entmutigung; Unentschlossenheit. Eines der Mittel bei Argwohn und Eifersucht (HYOSCYAMUS, LACHESIS, NUX VOMICA, STRAMONIUM).

Beide Mittel greifen die ***Augen*** an und haben einen guten Ruf bei Katarakt.

Beide wirken auf die ***Ohren*** und erzeugen dort u.a. Schmerzen und Taubheit. Bei PULSATILLA kann der Schmerz fast unerträglich und von hohem Fieber begleitet sein. Kalium sulfuricum ist nützlich bei polypoiden Gewächsen des Gehörgangs.

Bei beiden ist jede Beschwerde, insbesondere die verstopfte ***Nase***, in warmen Räumen schlimmer. PULSATILLA hat außerdem Nasenbluten und imaginäre Gerüche.

Ein Charakteristikum von PULSATILLA ist, daß keine zwei ***Stühle*** einander gleichen.

Starkes Rasseln in der ***Brust*** deutet mehr auf Kalium sulfuricum hin; Schleimrasseln beim Husten.

Haut und Nägel unterliegen vor allem der Wirkung von Kalium sulfuricum. Es wird sogar bei Epitheltumoren empfohlen: »Weiche Polypen, Epitheliome.«

Für PULSATILLA sprechen besonders Frostbeulen, die sich blau verfärben und beim Warmwerden unerträglich schmerzen (beim Kaltwerden: AGARICUS).

Durstlosigkeit allgemein wie auch bei Fieber und im vorangehenden Froststadium spricht mehr für PULSATILLA, ebenso einseitige Kälte, Hitze oder Schweiß.

Letzteres habe ich einmal bei einem jungen Kollegen auftreten sehen — er war darüber richtig erschrocken —, der etwas zu großzügig PULSATILLA eingenommen hatte. (Viele neigen ja dazu, PULSATILLA für eine Art mildes, unschädliches ›Kindermittel‹ zu halten!) Wenn unter der Wirkung einer Arznei irgendwelche neuen Symptome auftauchen, lohnt sich immer der Versuch herauszufinden, ob diese nicht auf das Mittel selbst zurückzuführen sind — ob sie also, mit anderen Worten, als Symptome einer (partiellen) Prüfung gelten müssen. Die Identifizierung solcher unfreiwilligen Prüfungen trägt nämlich sehr zur Vermehrung unseres Wissens bei, und hat man derartige Symptome einmal selbst gesehen, dann bleiben sie auch leichter im Gedächtnis haften.

◊

Clarke meint, Kalium sulfuricum sei Schüßlers PULSATILLA gewesen, und er zitiert diesen u.a. mit folgenden Aussagen*:

»Therapeutisch entspricht das schwefelsaure Kali dem Abschuppungsprozesse, welcher nach dem Ablaufe des Scharlachs, der Masern, der Gesichtsrose etc. sich vollzieht.

Es heilt auch Katarrhe des Kehlkopfes, der Luftröhre, der Augenbindehaut, der Nasenschleimhaut etc., wenn das Sekret die oben erwähnte [gelbschleimige] Beschaffenheit hat; auch einen Magenkatarrh, wenn die Zunge gelblich-schleimig belegt ist; ferner Mittelohrkatarrh und Nierenkatarrh.

Das schwefelsaure Kali vermittelt den Zutritt von Sauerstoff und dieser beschleunigt die Bildung neuer Epidermis- und Epithelzellen, durch welche die in ihrem Verbande gelockerten Zellen abgestoßen werden.«

---

* Zitiert nach der 43. Auflage von Schüßlers *Eine Abgekürzte Therapie*, Oldenburg und Leipzig, 1919.— d.Ü.

Clarke bedauert, daß Kalium sulfuricum noch nicht angemessen geprüft worden ist und seine Indikationen daher nicht mit der nötigen Bestimmtheit angegeben werden können. Er erwähnt einen Asthmaanfall, mit *dikkem, gelbem Auswurf*, starkem Rasseln in der Brust und erschwerter Atmung — Sprechen war fast unmöglich —, der mit mehreren Gaben der D 3 geheilt wurde. Auch ein Fall von Psoriasis konnte so geheilt werden ... »Papulöser Ausschlag, oval und ringförmig mit blasseren Zentren, von weißlichen Schuppen bedeckt, Haut darunter rot und glatt. Das Leitsymptom war hier die starke Abschuppung der Epidermis.«

Kreosotum

AUS BUCHENHOLZTEER DESTILLIERTES ÖL

In Kreosotum haben wir eins der ›übelriechenden Mittel‹ vor uns. Seine abstoßenden Gerüche rühren von *Fäulnisprodukten* her. »Fauliger Mundgeruch. Diphtherie mit fürchterlichem Foetor ex ore und Zersetzung der Rachenschleimhaut. Faulige oder aashaft stinkende Stühle.* Widerlich riechender Urin. Fäulnisprozesse in der Gebärmutter nach der Geburt. Ausfluß: putride, scharf. Wochenfluß: schwärzlich, klumpig, sehr übelriechend; wundmachend. Septische Perichondritis des Larynx, mit Auflockerung und Degeneration der Schleimhäute des Kehlkopfs und besonders der Speiseröhre. Lungengangrän. Faulfieber. Zersetzungstendenz.«

Fäulnis also, und *scharfe, ätzende* Absonderungen. Exkoriationen der Schleimhäute allgemein.

Bei alledem rasch fortschreitende Auszehrung. Kreosotum ist eine der Arzneien, die in verzweifelten Krankheitszuständen eingesetzt werden; hier bringt es Linderung, und wenn die Dinge noch nicht zu weit fortgeschritten sind, kann es (wenn die Symptome übereinstimmen) auch heilen.

Persönlich habe ich den großen Wert von Kreosotum bei einigen eindrucksvollen Fällen schätzen gelernt, die ich nicht so schnell vergessen werde. Ein paar Beispiele:

Vor gut zwanzig Jahren wurde eine alte Frau in unser Hospital gebracht, die mit einer Bronchitis im Sterben lag. Ihr Atem und ihr Sputum rochen grauenhaft; es war fast unmöglich, in die Nähe ihres eigens abgeschirmten Bettes zu gehen. Zwei oder drei Gaben Kreosotum C 200 veränderten das Bild vollkommen; sie machte rasche Fortschritte und erholte sich gut.

Bei einer Patientin mit Uterus- bzw. Zervixkarzinom, die wegen der blutig-fötiden Absonderungen aus diesem Bereich einen widerwärtigen Geruch verbreitete, hatte Kreosotum zumindest eine palliative Wirkung, und es bewirkte, daß man es in ihrer Nähe wieder aushalten konnte.

Aufgrund der Indikation »Karies der Zähne, sobald diese durchgebrochen sind« habe ich Kreosotum verschiedentlich auch bei kleinen Kindern eingesetzt.

---

* M. Tyler zitiert hier aus den *Guiding Symptoms* und schreibt »Cadaverous smelling vomiting«; bei Hering heißt es jedoch »... diarrhoea, finally smelling cadaverous; vomiting«. Auch unter den übrigen Symptomen findet sich kein Hinweis darauf, daß Erbrochenes *besonders* übelriechend wäre. — d. Ü.

*Hauptsymptome**

Augen. Chronische Augenlidergeschwulst, Geschwulst der Augenlidränder.[I] — Verschwärungen der Augen.[I]

Lupus an der ***Nase***, linksseitig.

Zähne zeigen dunkle Flecken und beginnen zu zerfallen, sobald sie erscheinen.
Übler Mundgeruch von faulenden Zähnen.
Ziehende Zahnschmerzen, die sich nach den Schlaftheilen [Schläfen] hinauf erstrecken und oft die innern Ohrtheile mit einnehmen.[I]
Erwacht ... über ziehendem Zahnreißen im linken Oberkiefer, was später die Gesichtsmuskeln und den Schlaf [die Schläfe] derselben Seite mit einnimmt.[I]
Zahnschmerzen, durch Karies verursacht.
Zahnfleisch: bläulichrot, weich, schwammig, leicht blutend, entzündet, geschwürig, skorbutisch.

Fauliger Geruch aus dem ***Mund***.

Magen. Wasser schmeckt, nachdem es heruntergeschluckt wurde, bitter.
Links neben dem Magen eine schmerzhafte Stelle, welche sich bei der Untersuchung mit dem Finger hart anfühlte.[I] — Schmerzen in der regio cardiaca, welche beim Befühlen sehr schmerzte und Härte spüren ließ.[I]
Erbrechen: von süßlichem Wasser; von unverdauten Speisen ...; mit zur Blindheit gesteigerter Gesichtstrübung[I]; von großen Mengen saurer, scharfer Flüssigkeit oder weißem, schaumigem Schleim.

Harnorgane. Heftiger Urindrang, sie kann nicht schnell genug aus dem Bette kommen ...[I]
Sie muß alle Stunden den Urin lassen und jedesmal geht viel und hell aussehender Urin ab ...[I]
Täglich 6–7mal Urinabgang, es treibt sie eilig denselben zu lassen und es geht jedesmal viel ab.[I]

Weibliche Genitalien. Beißen und Brennen zwischen den Schamlippen während und nach dem Wasserlassen.

---

* Die mit [I] gekennzeichneten Symptome entstammen der Prüfung und den klinischen Angaben von Dr. Wahle, die 1837 im *Archiv* (Band 16, Heft 2, S. 152) veröffentlicht wurden. — d.Ü.

Beim Urinlassen Brennen zwischen den Schamtheilen.[1]

Fluor albus sieht gelblich [aus] und färbt auch die Leinwand gelblich, mit großer Schwäche in den Beinen.[1]

Der Abgang durch die Mutterscheide sieht oft ganz weiß [aus] und riecht dann wie frische Kornähren.[1]

Wundwerden zwischen Schenkel und Schamlippen mit brennenden und beißenden Schmerzen, wie bei kleinen Kindern.[1]

Heftiges Jücken in der Mutterscheide, daß sie reiben muß; hinterher schründet es, die äußeren Schamtheile schwellen an, werden heiß und hart, und beim Urinlassen schmerzt die Mutterscheide wie wund; Abends.[1]

Heftiges Jücken und Beißen zwischen der Schambuge [wahrscheinlich: in den Leisten]; sie kann sich des Scheuerns unmöglich enthalten ...[1]

Ein fressendes Jücken zwischen den Schamlippen und in der Mutterscheide, daß sie reiben muß, worauf Brennen und Geschwulst der Schamlippen folgt ...[1]

Szirrhus der Vagina, bei Berührung schmerzhaft.

Hartnäckige Geschwüre am Gebärmutterhals.

Heftige Kopfschmerzen vor und während der Regel.

Ihre Blutung scheint in eine ätzende, jauchige Absonderung überzugehen und dann wieder aufzufrischen und weiterzugehen.

Während der Schwangerschaft: Übelkeit und Erbrechen; Speichelfluß; Erbrechen von süßlichem Wasser ...

Lochien: schwärzlich, klumpig, sehr übelriechend; wundmachend; hören fast auf und beginnen dann wieder — persistierend, von brauner Farbe und übelriechend.

Lunge. Lungengangrän.

Extremitäten. Der linke Daumen schmerzt wie steif und verstaucht.[1]

Haut. Gegen Abend wird das Jücken so heftig, daß sie wüthend werden möchte.[1]

Einige seltsame oder auf Kreosotum hinweisende Symptome

Vortretendes Zahnfleisch, infiltriert von einer dunklen, wäßrigen Flüssigkeit.

Resorption von Zahnfleisch und Alveolarfortsatz.

Bei Diphtherie: Schwarze, aufgelockerte und sich zersetzende Rachenschleimhaut, mit Erschlaffung der Schleimhaut und Ausdehnung der Auflockerung besonders zur Speiseröhre hin.

Kräftiger Appetit, besonders auf Fleisch; Verlangen nach geräuchertem Fleisch.

Verlangen nach alkoholischen Getränken.

Magenschmerzen nach sauren Speisen.

Tiefer und anhaltender Widerwille gegen Essen bei Rekonvaleszenten.

Seekrankheit.

Maligne Indurationen, Krebsgeschwülste und Ulcera des Magens; nagender Geschwürschmerz im Magen, mit Hämatemesis.

Innerliches Kältegefühl im Epigastrium, als wenn dort kaltes Wasser oder Eis wäre.

Im Unterleibe ein schmerzhaftes Kältegefühl ...[1]

Ein unschmerzhaftes Ziehen im Oberbauche, was nach dem Kreuze zu zieht und wehenartige Schmerzen daselbst verursacht ...[1]

Durchfall: mit Erbrechen; mit anhaltendem Erbrechen, wobei die Bemühungen, sich zu übergeben, vorherrschen; das Kind widersetzt sich, wenn etwas um den Bauch gebunden werden soll — es verstärkt die Unruhe und den Schmerz.

Nachts näßt er das Bett ein; träumt dabei, daß er ›in schicklicher Weise‹ uriniert. Enuresis im ersten Schlaf.

Mammae: Stiche; werden welk; mit kleinen, harten, schmerzhaften Knoten darin; hart, bläulichrot und von kleinen, schorfigen Höckern bedeckt, aus denen Blut sickert, wenn der Schorf entfernt wird.

Kurzathmigkeit ...; Brustschmerzen, als wenn das Brustbein eingedrückt wäre.[1]

Sowie die einzelnen Hustenstöße kommen, spritzt der Urin von ihr.[1]

Husten mit Würgen.[1]

Husten schlimmer beim Ausatmen.

Immerwährender Husten mit vieler Schläfrigkeit, eine Stunde Frost, dann trockene Hitze ... (Grippe).[1]

Ermüdender Husten bei alten Leuten mit reichlichem Auswurf.

Husten im Winter bei alten Leuten, mit krampfhaften Anfällen in der Nacht, ... dabei Schmerz oder Druckgefühl im Bereich des Brustbeins.

Schreckliches Brennen in der Brust; dabei Beklemmungsgefühl.

Expektoration von schwarzem, geronnenem Blut. Häufiges Blutspucken.

Im Herbst und Frühjahr bekommt er Anfälle von Husten, Fieber, kann nur auf einer Seite liegen, wirft zuweilen grüngelben Eiter mit Blut aus[1] (Phthisis).

Auszehrung [Schwindsucht]: starkes, hektisches Fieber; Nachtschweiße; Kurzatmigkeit; trockener Kitzelhusten; große Schwäche.

Beklemmungsgefühl in der Herzgegend.

Viele Herzstiche.[1]

Puls natürlich, wenn sie aber ruhig ist, so fühlt sie die Pulsschläge in allen Theilen.[1]

Kreuzschmerzen, als wenn sie das Kreuz gebrochen hätte ...[1]

Kreuzschmerzen, die in der Ruhe am heftigsten sind, durch Bewegung aber gebessert werden.[1]

Ziehende Kreuzschmerzen, ziehen längs des Steißknochens hinunter bis in den Mastdarm und die Mutterscheide, woselbst sie krampfartige, zusammenziehende, mit Stichen untermischte Schmerzen verursachten ...[1]

Will die ganze Zeit in Bewegung sein.

Drehend im Kopfe; wenn sie sich jähling umdrehet, so will sie fallen.[1]

Das Kind stöhnt ständig, oder es döst mit halboffenen Augen (beim Zahnen).

»Weitgehende Funktionsherabsetzung des trophischen Nervensystems.«

Schlechter Schlaf, sie wirft sich die ganze Nacht im Bette herum ... und weiß keine Ursache anzugeben, warum sie nicht schlafen kann ...[1]

Viel Schläfrigkeit ... Häufiges Gähnen ...[1]

Schreckhaftes Zusammenfahren, kaum daß sie eingeschlafen ist.

Lacht im Schlaf laut auf.

Brennen wie von glühendheißen Kohlen tief im Becken.

Brennende Schmerzen sind ein weiteres Merkmal von Kreosotum: Augen, Ohren, Eingeweide, Unterleib, Genitalien, Brust, Rücken, Kreuz.

Schwere. Steifheit. Taubheit. Kitzeln. Krabbeln. Jucken.

◊

Was die Verwendung von Kreosotum bei Erbrechen betrifft: Hughes hält es für besonders hilfreich bei Begleiterbrechen, wo der Reiz von einem anderen Organ als dem Magen ausgeht, d.h. bei Erbrechen, wie es z.B. bei Tuberkulose, Leber- und Gebarmutterkrebs oder bei chronischen Nierenkrankheiten auftreten kann.

Darüber hinaus ist für ihn Kreosotum das Hauptmittel bei Zahnschmerzen (von Erwachsenen ebenso wie von Kindern), wenn diese durch Karies verursacht werden.

Auch »wenn die *Zahnung* solche Probleme bereitet, daß sie zu einer regelrechten Krankheit wird, die neben einer Degeneration der Zähne auch eine allgemeine Reizung des Körpers sowie Kachexie mit sich bringt, ist

Kreosotum das spezifische Heilmittel, besonders wenn das Kind zudem verstopft ist«.

Zum Thema Zahnung zitiert er Dr. Madden, dessen erster Kreosotum-Fall seine eigene kleine Tochter war. »Sie war seit drei oder vier Tagen äußerst quengelig und reizbar gewesen und hatte kaum geschlafen. CHAMOMILLA hatte nichts gebracht, und so gab ich ihr Kreosotum C 24; nach einer Viertelstunde war sie eingeschlafen, schlief elf Stunden hintereinander durch und erwachte guter Dinge. Die Kinderfrau war geradezu erschrokken, da sie glaubte, ich müsse dem Kind ein Opiat gegeben haben.« Und er zitiert Guernsey: »Die Symptome sind gewöhnlich von 18 bis 6 Uhr am schlimmsten, so daß das Kind (und die Amme) nur wenig Schlaf bekommt.«

Wie heißt es in den *Guiding Symptoms* ... »Große Unruhe, will ständig in Bewegung sein und schreit die ganze Nacht (während der Dentition).«

Hering führt unter ***Gewebe*** an:

Blutungen; kleine Wunden bluten stark.
Typhöse Hämorrhagien, mit fötiden Stühlen, gefolgt von großer Entkräftung.
Übelriechende Entleerungen; Exkoriationen der Schleimhäute; Haut runzlig; unruhige und schlaflose Nächte.
Profuse und übelriechende Absonderungen der Schleimhäute und Ulzerationen derselben, bei sehr geschwächter Lebenskraft.
Rheumatische Gelenkschmerzen ...; Taubheit der betroffenen Gliedmaßen, wie eingeschlafen.
Rasche Auszehrung.
Schwammige, brennende Geschwüre; Eiter scharf, jauchig, stinkend, gelb.
Gangränöse, kanzeröse und in Fäulnis übergehende Geschwüre.
Epitheliom; Magenkarzinom; Gebärmutterkrebs.
Karbunkel.
Zersetzungstendenz; große Reizbarkeit, schlimmer in Ruhe (Milzbrand).

◊

Guernseys Hauptindikationen für Kreosotum:

Putride Leukorrhoe mit den damit einhergehenden Beschwerden.
Leukorrhoe, vor allem wenn sie sehr *übelriechend* und erschöpfend ist.
Putride Ulcera jeglicher Art. Faulige Diarrhoe.
Gähnen im allgemeinen; Gähnen, das von Beschwerden begleitet wird.
Kinder, die unter *sehr* schmerzhaftem Zahnen leiden; sie schlafen nachts nicht, wenn sie nicht die ganze Zeit gestreichelt und liebkost werden.

Nash:

Cholera infantum; starkes Erbrechen; aashaft stinkende Stühle.

Hämorrhagische Diathese; kleine Wunden bluten stark (PHOSPHORUS).

Ätzende, übelriechende, sich zersetzende schleimige Sekrete, bisweilen Ulzerationen erzeugend; blutende, bösartige Geschwüre.

Plötzlicher Harndrang; Bettnässen im ersten Schlaf, der ausgesprochen tief ist.

»In manchen Fällen besteht ein fürchterliches Brennen im Becken, wie von glühenden Kohlen, mit Absonderung von Klumpen faulig riechenden Blutes. Guernsey empfiehlt das Mittel bei Brustkrebs, wobei, wie er schreibt, die Mamma hart, bläulichrot und mit schorfigen Höckern bedeckt ist. Ich habe es selbst noch nie bei dieser Indikation verwendet, wohl aber, zu meiner vollsten Zufriedenheit, bei wundmachendem Ausfluß und bei arrodierenden Geschwüren. Für gewöhnlich nehme ich die 200. Potenz und lasse zusätzlich aus Reinlichkeitsgründen einfache Spülungen mit lauwarmem Wasser machen.

Es gibt wohl kein Mittel, das eine entschiedenere Wirkung auf das Zahnfleisch hat als dieses (nicht einmal MERCURIUS). Bei schmerzhafter Zahnung wird es viel zu selten angewandt. Das Zahnfleisch ist dabei *sehr schmerzhaft*, schwillt an und sieht dunkelrot oder blau aus, und die Zähne zerfallen, kaum daß sie durchgebrochen sind. Ein Kind, das den Mund voller schlechter Zähne hat, mit schwammigem, schmerzendem Zahnfleisch, wird in Kreosotum seinen besten Freund finden. ... Vergessen Sie Kreosotum auch nicht bei Cholera infantum, wenn diese entweder durch schmerzhafte Zahnung ausgelöst oder mit ihr verbunden zu sein scheint; in solchen Fällen habe ich nämlich mit Kreosotum (in der C200) einige meiner schönsten Erfolge überhaupt gehabt.«

Nash rekapituliert: »*Schlechte Zähne und schlechtes Zahnfleisch*, von Beginn an; *übelriechende, wundmachende Absonderungen; große Schwäche* und *Neigung zu Blutungen* — all dies sollte stets an Kreosotum denken lassen.«

◊

H.C. Allen *(Keynotes)* gibt uns ein paar weitere Hinweise zum Gebrauch dieser Arznei.

»Dunkler Teint, schmächtig, mager, mangelhaft entwickelt, unterernährt, hoch aufgeschossen — sehr groß für ihr Alter (PHOSPHORUS).

Alt aussehende, runzelige Kinder. Schnelle Abmagerung (JODUM).

Postklimakterische Erkrankungen von Frauen.«

Dann, bezüglich der Blutungsneigung: »Passive Blutung bei Epistaxis, Hämoptysis, Hämaturie; … Nachsickern dunklen Blutes nach Zahnextraktion; … Menses zu früh, profus und langanhaltend; Schmerzen während der Regel, aber noch schlimmer danach; *Blut fließt nur im Liegen*, hört aber im Sitzen oder Gehen auf.«

Ein merkwürdiges Symptom ist »Kann nur im Liegen Wasser lassen.« (Die restlichen Symptome haben wir schon erwähnt.)

Zu den Modalitäten … Allgemein besser durch Wärme. Schlimmer im Freien; bei kaltem Wetter; durch Kaltwerden; durch Waschen oder Baden in kaltem Wasser; in Ruhe, besonders im Liegen.

◊

Kent nennt als die drei hervorstechenden Charakteristika von Kreosotum:

1. Wundmachende Absonderungen;
2. Pulsationen in allen Körperteilen;
3. Starkes Bluten aus kleinen Wunden.

Treten diese drei Symptome gleichzeitig und in hohem Grad auf, so sollte, nach Kent, Kreosotum ernsthaft erwogen werden.

»Tränen machen die Lidränder und Wangen rot und wund. Jede eitrige Absonderung ist ätzend. Der Speichel brennt und beißt in den schrundigen Mundwinkeln. … Die Augen schmerzen und brennen, als wären sie wund. Ausfluß verursacht Beißen und Brennen in der Vulva; auch wenn dabei die Schleimhäute nicht entzündet sind, so brennen sie doch stets. … Auch beim Urinieren tut es weh und brennt es. *Diese Neigung zum Wundwerden durch Exkrete und Sekrete gilt für sämtliche Gewebe des Körpers.*

Jede Gefühlsregung wird von *Pochen* im ganzen Körper begleitet — und von Weinen. … Pathetische Musik bringt (beißende) Tränen hervor, Herzklopfen und Pulsieren, das bis in die Extremitäten verspürt wird.

Bei Halsentzündungen treten schon durch den Druck des Zungenspatels kleine Blutstropfen aus dem Gewebe aus. Bei Schnupfen kommt es zu Nasenbluten. Die Augen bluten leicht, wenn sie entzündet sind, und ein Nadelstich in den Finger führt gleich zu einer längeren Blutung.«

Das typische Kreosotum-Gesicht zeigt, so Kent, eine gelbliche Blässe; es sieht kränklich aus, fast schon kachektisch, mit rötlichen Flecken darin. »Früher wurde dies ein Skorbut-Gesicht genannt.«

Dann beschreibt er das Kreosotum-Kleinkind, bei dem die meisten von uns wegen dessen nervtötender Art an CHAMOMILLA denken würden. »Sie sehen das Kind in den Armen seiner Mutter. Es will ein Spielzeug, und gibt man es ihm, so wirft es dieses jemandem ins Gesicht; es will dies und das und jenes und ist nie zufrieden. Die Lippen sind rot und bluten leicht«

(hier entfernen wir uns von CHAMOMILLA, CINA usw.), »die Mundwinkel wund, die Augenlider rot und die Haut wundgerieben. Hat das Kind zu alledem noch Durchfall, so können Sie bei der Untersuchung eine wundrote Gesäßspalte feststellen. Ist es alt genug, um selbst aufs Töpfchen zu gehen, legt es die Hände auf die wunden, empfindlichen Stellen und schreit sogleich wütend auf, weil es so wehtut und brennt. Dies ist die Art, wie ein Kreosotum-Baby reagiert. Ob es nun an Cholera infantum leidet, an Bettnässen oder an Brechanfällen — es bleibt ein Kreosotum-Baby.«

»Alle Schleimhäute sind wund, und die abgesonderten Sekrete fressen beständig an ihnen und erzeugen Ulzerationen. ... Die aus dem Magen erbrochenen Flüssigkeiten sind so ätzend, daß sie die Haut vom Mund zu lösen scheinen, die Zähne angreifen und die Lippen wund werden lassen. Zu den Merkmalen, die Sie sich unbedingt als Charakteristika von Kreosotum einprägen sollten, gehören also Exkoriationen durch scharfe Körpersäfte und Pochen am ganzen Körper.«

◊

Man tut gut daran, sich auch mit diesen ›kleinen‹ Mitteln vertraut zu machen, die, obgleich seltener gebraucht, in manchen Fällen eben doch unentbehrlich sind; oft handelt es sich bei ihnen um Mittel für schwerste Krankheitszustände und mit ganz charakteristischen, ungewöhnlichen Symptomenkomplexen.

Für diejenigen, die solche Gedächtnisstützen nicht verachten, will ich unser Mittel zum Schluß noch einmal in etwas anderer Form zusammenfassen:

Also lautet vom Kreosot der Befund ...
Heiße Sekretionen, machen alles wund.
Schleimhaut — Zahnfleisch — Wunden
Bluten schnell, sind wie zerschunden.
Ob Sickerblutungen oder auch Gestank,
Kreosotum lindert's — Gott sei Dank!
Der Ausfluß, scharf und faulig, macht gern Flecken,
Und wie von glühenden Kohlen schmerzt das Becken.
Das Zahnen schmerzt — aber leider ach so nutzlos:
Die Zähne verfallen, sind beim Durchtritt schutzlos ...
Auch bei Cholera infantum — merke!— fällt das Votum,
Wenn die Zahnung schwierig, klar auf Kreosotum.

Lac caninum

HUNDEMILCH

In der ersten Zeit meiner medizinischen Tätigkeit war ich noch nicht willens, mich zu binden, auch nicht durch eine feste Anstellung in einem Krankenhaus; ich wollte nur ›drinbleiben‹ und Erfahrungen sammeln, indem ich in den Ambulanzen verschiedener Kliniken aushalf (in allgemeinmedizinischen und gynäkologischen Abteilungen sowie jenen für Kinder- und Nervenkrankheiten) und über die ganze Woche verteilt Halbtagsvertretungen für abwesende Kollegen übernahm. Auf diese ungeregelte Art und Weise arbeitete ich vom Tag meiner Approbation im Jahre 1903 an bis 1914, als ich mich um eine feste Stelle bewarb und mir diese auch zögernd zugestanden wurde — zögernd, weil die Klinikleitung damals der Vorstellung anhing, man müsse den ›Status der Klinik heben‹, und daher eigentlich keine Ärzte mehr annehmen wollte, die sich nicht der ›höchsten Qualifikationen‹ rühmen konnten; erwünscht war der M.D. von London.

Nun, in jenen weit zurückliegenden Tagen stellte sich eine Patientin in der gynäkologischen Abteilung vor, die über Ovarialschmerzen klagte; die Beschwerden traten zuerst auf einer Seite auf und wechselten dann zur anderen, danach aber wanderten sie stets wieder auf die ursprüngliche Seite zurück. Der leitende Arzt war über das offensichtlich indizierte Heilmittel — Lac caninum — entsetzt. »Warum geben Sie so ein Mittel?« — für ihn wohl ein ausgesprochen abstoßender Gedanke. Als die Patientin jedoch nach einem Monat wiederkam, waren die Schmerzen völlig verschwunden. So hat mir meine erste Begegnung mit Lac caninum gleich einen recht nachhaltigen Eindruck vermittelt, sind es doch gerade solche Erlebnisse, die einem ein Mittel fest einprägen; zugleich zeigen sie, welch eine Macht ein potenziertes Arzneimittel darstellt und daß es daher gewiß nicht über die Achsel angesehen werden sollte.

◊

Übrigens, wo ich gerade aus der Schule plaudere: Derselbe Arzt war von der Vorstellung, TUBERCULINUM als Heilmittel einzusetzen, regelrecht angewidert. »Ich würde es selbst nicht nehmen und auch meinen Patienten niemals zumuten« … winzige Globuli, wohlgemerkt, mit einer hochpotenzierten, alkoholischen Zubereitung imprägniert — in jenen Tagen wahrscheinlich mit der C30, also einer Verdünnung von *eins zu einer Dezillion* — und oral verabreicht! Als aber kurz darauf die Wogen der Koch-Begeisterung hoch gingen und wenig später die Almroth-Wright-Demonstrationen* unter dem Mikroskop zeigten, wie Tuberkelbazillen von weißen Blutkörperchen sicher umschlossen werden, um dann verdaut bzw. eliminiert zu werden, da begann eben dieser Arzt damit, das, wovor ihm früher gegraut hatte, zu *injizieren* — die Dosis diesmal unverdünnt, die Methode mithin weitaus fragwürdiger und gefährlicher ...

Ja, Mittel wie diese, so wird uns dann erklärt, werden leicht neutralisiert oder verdaut (oder etwas in der Art) — sie gehen schon im Mund, spätestens aber im Magen verloren; man denke allein an die Verunreinigungen der Mundhöhle! Warum also empfindliche Arzneistoffe auf dem so unsicheren oralen Weg (als wäre er nicht von der Natur selbst als Resorptionsweg vorbestimmt!) aufs Spiel setzen?

Tatsache freilich ist, daß Arzneien, sobald sie potenziert sind, *nicht* mehr den Gefahren der Neutralisation unterliegen. Hahnemann, der bekanntlich äußerst kritisch mit eigenen wie fremden Forschungsergebnissen umging, hat dies vor mehr als 100 Jahren zu seiner eigenen Zufriedenheit nachgewiesen. Wir aber zögern noch heute und begreifen nur widerstrebend die volle Bedeutung seiner Experimente und Lehren. Phosphor z.B. ist ein instabiles Element; es ändert sofort seine Natur und seine Eigenschaften, wenn es der Luft ausgesetzt wird. Es muß unter Wasser aufbewahrt werden, um als Phosphor zu überleben und sich nicht in Phosphorsäure zu verwandeln. Und doch hat Hahnemann gezeigt, daß mit potenziertem Phosphor versehene Streukügelchen jahrelang in einem Papier im Schreibtisch liegenbleiben können; sie behalten ihre arzneilichen Eigenschaften bei, ohne sie gegen jene der Phosphorsäure ›einzutauschen‹. Er schreibt: »Aber es entziehen sich die so« (durch Potenzierung) »zubereiteten chemischen Arznei-Substanzen nun auch den chemischen Gesetzen. ... Auch findet in diesem ihren erhöheten und gleichsam verklärten Zustande keine Neutralisation mehr statt. Die Arzneiwirkungen des Natrums, des Ammoniums, des Baryts, der Kalkerde und der Magnesie werden in diesem ihren hoch potenzirten Zustande, wenn man eine Gabe einer derselben eingenommen, nicht etwa wie basische Stoffe in rohem Zustande durch einen darauf eingenommenen Tropfen Essig neutralisirt; ihre Arzneikraft wird nicht umgeändert oder vernichtet« [*Chronische Krankheiten*, Band 1, S. 181]. An anderer Stelle sagt er, daß neben dem Magen die Zunge und der Mund die für arzneiliche Eindrücke empfänglichsten Körperteile sind. Und Hahnemann war nicht nur ein sorgfältiger Beobachter, sondern galt auch als »einer der großen analytischen Chemiker« seiner

* Nach Sir Almroth Edward Wright (1861–1947), seit 1902 Lehrstuhlinhaber für Pathologie am Saint Mary's Hospital in London, Gründer und Leiter des dortigen »Inoculation Department« (Impfabteilung), begeisterter Anhänger der Autovakzine-Therapie. — d.Ü.

Zeit! Doch all dies ist ohnehin in jüngster Zeit durch Dr. Boyd aus Glasgow physikalisch nachgewiesen worden.

◊

Um nun zu unserem Thema zu kommen: Lac caninum ist, wie wir feststellen müssen, ein sehr mächtiges, zerstörerisches — und daher auch arzneiliches Agens. Falls jemand daran zweifelt, möge er die Prüfungen und hier besonders die Geistes- und Gemütssymptome studieren, von denen ich am Ende dieses Kapitels einige zusammengetragen habe. Sie zeigen, daß Lac caninum ein so breites Spektrum an skurrilen *Einbildungen und Ängsten* aufweist wie kaum ein anderes Mittel unserer Materia Medica; und gerade die ausgeprägten psychischen Symptome sind es ja, wie Hahnemann lehrt, die bei der Verschreibung von größter Bedeutung sind. Dazu eine Anmerkung am Rande: Erst durch Prüfungen in den höheren Potenzen enthüllen die Arzneien ihre feinen Nerven- und Gemütssymptome; niedrigere Gaben oder Vergiftungen bringen dagegen eher grobe Wirkungen hervor, körperliche Veränderungen oder Läsionen. Daß von Mitteln wie LACHESIS oder Lac caninum so klare, eindeutige und gut verwertbare Symptome bekannt sind, liegt nicht zuletzt daran, daß sie in den höheren Potenzen geprüft wurden.

Die Idee, Hundemilch als Heilmittel zu verwenden, stammt ursprünglich nicht von den Homöopathen. Einige von ihnen aber, in erster Linie jener Pionier der Nosoden, der Amerikaner Dr. Swan, hatten von ihrem außerordentlichen Nutzen bei einer bösartigen Diphtherieepidemie gehört, und so begannen sie, die Hundemilch zu potenzieren und zu prüfen. Nachdem sie auf diese Weise den genauen Wirkungsbereich ermittelt hatten, stellte sich heraus, daß der alte Ruf des Mittels, wie es so häufig der Fall ist, mit seinem wissenschaftlichen, auf Prüfungen basierenden Gebrauch weitgehend in Einklang steht.

All diejenigen Mittel, die durch ganz spezielle, einzigartige Wirkungen auffallen, sind dankbare Studienobjekte — es ist einerseits nicht schwierig, andererseits sehr lohnend, sich mit ihnen zu befassen. Im Normalfall werden uns die Polychreste (die »vielnützigen Mittel«) gute Dienste leisten; und wenn wir Mittel wie SULFUR, SEPIA, LYCOPODIUM, CALCAREA, NUX VOMICA usw. gut beherrschen, haben wir auf dem Weg, eines Tages eine durchschnittliche homöopathische Praxis* relativ leicht und erfolgreich zu betreiben, schon ein gutes Stück geschafft. Aber auch die weniger univer-

* Margaret Tyler spricht hier wie selbstverständlich vom »Betreiben einer Poliklinik«; da sich die Zeiten geändert haben, habe ich den Text etwas den heutigen Realitäten angepaßt. — d.Ü.

sellen Mittel, die dafür oft ganz eigentümliche und charakteristische Merkmale aufweisen, können erstaunlich hilfreich sein, wenn sie auch seltener angezeigt sind. Und hat man sie erst einmal begriffen, werden sie ihrer jeweiligen Aufgabe jedesmal spielend gerecht und machen so das Verschreiben zu einer aufregenden und erfreulichen Angelegenheit. Im allgemeinen stehen sie jedoch nur demjenigen zu Gebote, der das Geheimnis verstanden hat, daß die besten Ergebnisse eher mit wenigen »sonderlichen, ungewöhnlichen und eigenheitlichen Zeichen und Symptomen« erzielt werden, die auf den Fall passen, als mit einem Heer von ziemlich unbestimmten Allgemeinsymptomen, die, wenn man ihnen höflich den Vortritt läßt, häufig nur die diversen Polychreste zur Auswahl lassen und dabei den Blick auf das eine ›geniale‹ und unverzichtbare Mittel ganz und gar verstellen.

Doch zurück zu den Besonderheiten von Lac caninum. Wie gesagt, es ist ein wichtiges Heilmittel bei Ängsten und furchterregenden Einbildungen, vor allem wenn dabei *Schlangen* eine große Rolle spielen. Die Gewebe, die es stark reizen und erfolgreich ›besänftigen‹ kann, sind die *Haut*, mit rotglänzenden [syphilitischen] Geschwüren, und die *Schleimhäute*, besonders die des Rachens, z.B. bei Diphtherie, wo es sich als Prophylaktikum wie auch als spezifisches Heilmittel erwiesen hat; ferner ist es dienlich bei *Drüsenbeschwerden*, *Nervenleiden* sowie den eben erwähnten *psychischen Störungen*.

Der Hals ist bei Lac caninum nicht nur gegenüber Berührung von außen (LACHESIS), sondern auch innerlich höchst empfindlich. Er fühlt sich an, als würde er sich verschließen; der Kranke hat das Bedürfnis, den Mund offenzuhalten, um nicht zu ersticken. Das Schlucken fällt schwer, ist schmerzhaft, fast unmöglich; trotzdem besteht ständige Schluckneigung, wobei jedesmal Schmerzen in die Ohren schießen (PHYTOLACCA). Es wird ein Klumpen im Hals verspürt, der beim Schlucken hinunterwandert, aber bald wiederkehrt. Der schlimmste Schmerz entsteht beim Herunterschlingen fester Speisen. Der Hals kann sich trocken anfühlen, rauh, wie verbrüht. Lac caninum ist nicht nur eines der großen Heilmittel der Diphtherie, sondern auch der Syphilis, wenn diese den Hals mit befällt; dann sieht der Rachen glänzendrot aus, wie glasiert, oder er zeigt charakteristische Flecken, die »wie weißes Porzellan« erscheinen.

Auf den besonderen Charakter der Lac-caninum-Schmerzen habe ich schon hingewiesen: Sie ziehen umher, noch typischer aber wechseln sie von einer Seite zur anderen *und wieder zurück*. Es kann sich um neuralgische, rheumatische oder auch ovarielle Schmerzen handeln. Boger *(Synoptic Key)* nennt als spezifische Wirkungsbereiche »*Nerven, Hals*, weibliche Fortpflanzungsorgane«. Lac caninum greift nicht nur die Ovarien an, sondern bewirkt auch Entzündung und Blutandrang im Uterus; die Blutungen dort sind hell und fadenziehend (dunkel und fadenziehend: CROCUS). Sie kommen im Schwall, gerinnen aber leicht (anders als bei IPECACUANHA). »Die Halsbeschwerden von Lac caninum fangen gewöhnlich mit der Menstruation an und enden damit.« Die Mammae werden ebenfalls affiziert: vergrößert, fühlen sich an, als seien sie voller Knoten, empfindlich auf geringste Erschütterungen; z.B. können sie beim Treppauf- oder Treppabgehen so schmerzen, daß sie gestützt werden müssen. ... Lac caninum ist häufig angezeigt, wenn die Milchsekretion reguliert werden soll, und fast stets ist es beim Abstillen von Nutzen. Darin und in seiner Erschütterungsempfindlichkeit erinnert es an BELLADONNA.

Lac caninum ist ein unruhiger Schläfer; kann keine bequeme Lage im Bett finden. »Sie kann ihre Hände nicht so legen, daß sie ihr nicht im Wege sind; endlich schläft sie, auf dem Gesicht liegend, ein« (MEDORRHINUM, CINA).

◊

Dr. H. C. Allen führt weitere Charakteristika von Lac caninum an:

»*Für nervöse, ruhelose, hochempfindliche Menschen.*

Sehr vergeßlich, zerstreut; macht Einkäufe und geht weg, ohne sie mitzunehmen.

Benutzt beim Schreiben zu viele Wörter oder nicht die richtigen; läßt Buchstaben aus. Kann sich nicht aufs Lesen oder Lernen konzentrieren.

Niedergeschlagen, ohne Hoffnung; es scheint nichts zu geben, wofür es sich zu leben lohnte; hält ihre Krankheit für unheilbar; ihr ist, als hätte sie keinen einzigen Freund in der Welt, könnte jeden Augenblick losheulen.

Mürrisch und reizbar; Kind weint und schreit die ganze Zeit, besonders nachts.

Wutanfälle mit wüstem Schimpfen und Fluchen; gemein und gehässig.

Schnupfen: abwechselnd ein Nasenloch verstopft, das andere frei und sezernierend. Sekret scharf; Nase und Oberlippe wund.

Kann gar nicht genug essen, um den Hunger zu stillen; nach den Mahlzeiten ebenso hungrig wie zuvor.

Gefühl, als würde es ihr den Atem benehmen, wenn sie liegt; muß aufstehen und umhergehen.

Hat beim Gehen das Gefühl, als ginge sie auf Luft; im Liegen scheint sie das Bett nicht zu berühren.

Rückenschmerzen: heftige, unerträgliche Schmerzen in der Sakralregion; Wirbelsäule schmerzt von der Hirnbasis bis zum Steißbein, ist sehr berührungs- und druckempfindlich.«

In seiner *Materia Medica of the Nosodes* berichtet derselbe Autor:

»Wie LACHESIS und viele andere wohlbekannte Polychreste unserer Materia Medica stieß auch Lac caninum aus Ignoranz und Voreingenommenheit auf heftigsten Widerstand. Jahrelang sah man auf dieses Mittel als eine Modetorheit oder Wahnidee jener herab, die an seine dynamische Wirkung glaubten und es entsprechend einsetzten; jedoch haben seine wundervollen Heilkräfte langsam aber sicher jedes Hindernis überwunden.

Hundemilch wurde schon im Altertum erfolgreich von Dioscorides, Rhases und Plinius angewandt ... Sammonicus und Sextus loben sie bei Photophobie, Otitis und anderen Erkrankungen der Augen und Ohren. Plinius behauptet, daß sie Ulzerationen im inneren Muttermund geheilt habe. Auch wurde sie damals als Antidot für viele tödliche Gifte eingesetzt.

Die Verwendung des Mittels lebte durch Dr. Reisig (New York) wieder auf, der auf einer Europareise gehört hatte, wie es als Heilmittel für Halsentzündungen gepriesen wurde; nach seiner Rückkehr wandte er es dann selbst erfolgreich bei einer Epidemie maligner Diphtherie an. Er machte Bayard, Wells und Swan auf die wunderbaren Erfolge aufmerksam, die er bei dieser Epidemie erzielt hatte, und veranlaßte sie, es einer Prüfung zu unterziehen.

Reisig potenzierte es bis zur 17. Centesimale, aus der dann die weiteren Potenzen von Swan und Fincke hergestellt wurden. Unser Berufsstand ist Swan zu großem Dank verpflichtet für seine unermüdlichen Anstrengungen bei der Arbeit an diesen Prüfungen, die er mit der 30., 200. und höheren Potenzen durchführte. ... Die Prüfungen dieses Arzneimittels haben ihm einen Platz unter den Polychresten unserer Schule gesichert, und zugleich haben sie die klinische Exaktheit der Beobachter des Altertums bestätigt.«

Dr. Allen bringt eindrucksvolle Fallbeispiele, welche die Wirksamkeit von Lac caninum selbst bei dem Krankheitsbild aufzeigen, das ich ›chronische Diphtherie‹ zu nennen pflege — Patienten, die »seit einer Diphtherie nie wieder richtig gesund geworden« sind.

◊

Nash erzählt, er habe es ursprünglich für schändlich gehalten, der Ärzteschaft so etwas wie Hundemilch als homöopathisches Mittel zumuten zu wollen. Nachdem aber die Beweise zu dessen Gunsten immer zahlreicher geworden waren, beschloß er, es einmal selbst zu erproben, und zwar bei einem Rheumafall, wo die Beschwerden von Gelenk zu Gelenk wanderten und wo PULSATILLA nicht geholfen hatte; er hatte nämlich bemerkt, daß die Schmerzen nicht einfach nur wanderten, sondern dabei — nach Art von

Lac caninum — immer auch die Seiten wechselten. Unter diesem Mittel heilten die Beschwerden dann sehr schnell ab. Auch bei einem Scharlachfall, bei dem die Gliederschmerzen und Halsbeschwerden hin und her wanderten, heilte Lac caninum — und nicht RHUS TOXICODENDRON, das Nash zunächst aufgrund der großen Unruhe angezeigt erschienen war. Dann der Fall einer schlimmen Tonsillitis: Die Patientin konnte selbst einen Löffel Medizin nur mit großer Mühe und unter Würgen herunterbekommen; an einem Tag schwoll die eine Seite an, am nächsten die andere noch mehr, und so wechselte die Verschlimmerung von Tag zu Tag die Seiten. Wieder heilte Lac caninum — innerhalb von sechsunddreißig Stunden.

Schließlich brachte er drei Angestellte in einem Geschäft dazu, das Mittel zu prüfen, in der 200. Potenz und zweistündlich eingenommen. Alle drei entwickelten daraufhin eine Halsentzündung, einer von ihnen mit daumennagelgroßen Belägen auf beiden Mandeln.

Nash hält Lac caninum für besonders nützlich nicht nur bei entzündlichen Erkrankungen, die die Seiten wechseln, sondern auch wenn während der Menses die Brüste oder der Rachen wund werden; ferner allgemein bei Mastitis, wobei die Hauptindikation die große und schmerzhafte Empfindlichkeit ist: die Patientin verträgt nicht die leiseste Erschütterung des Bettes, keinerlei Auftreten auf dem Fußboden; sie muß die Brüste beim Gehen festhalten.

◊

Kent sagt in seiner kleinen Vorlesung über Lac caninum:

»Alle Milcharten sollten potenziert werden, denn sie gehören zu unseren vorzüglichsten Arzneien. Sie sind Tierprodukte und stellen die Nahrung in der Frühphase des animalischen Lebens dar; von daher haben sie einen starken Bezug zur innersten Natur des Menschen. Wenn wir umfassende Prüfungen von Affen-, Kuh-, Stuten- und Muttermilch hätten, dann wären auch diese Mittel sicherlich von großem Wert. LAC DEFLORATUM z.B. hat großartige Dienste geleistet — und so auch Lac caninum. Dieses Mittel steckt noch in seinen Anfängen, obwohl es bereits einige wunderbare Heilungen bewirkt hat. …

Es ist ein tief und lang wirkendes Mittel; die Prüfer verspürten seine Symptome noch Jahre nach der Prüfung. Langwierig und quälend waren die Nerven- und Gemütssymptome, die es in großer Zahl hervorgebracht hat. Es erzeugt und heilt Geschwüre, die eine intensive Röte zeigen und trocken und glänzend aussehen, wie von einem Epithel bedeckt. Es ist ein wichtiges Heilmittel von Beschwerden, die auf eine schlecht behandelte Diphtherie folgen, von Lähmungen und anderen Zuständen, die seit einer

Diphtherie bestehen. ... Dominierend ist ein Zustand von Überempfindlichkeit, eine allgemeine Hyperästhesie der Haut und sämtlicher Körperteile. Frauen macht Lac caninum ausgesprochen hysterisch, es bewirkt bei ihnen vielerlei sonderbare und scheinbar unmögliche Symptome. Zum Beispiel lag eine Frau tagelang mit gespreizten Fingern im Bett und wurde jedesmal ganz wild, wenn sie sich berührten; starker Druck machte ihr nichts aus, aber wenn sie sich nur leicht berührten, fing sie an zu schreien. Dieser Zustand ist ohne Lac caninum und LACHESIS nur schwer zu heilen.

Seltsam und eigentümlich ist auch eine Form von Schwindel, die durch das Gefühl gekennzeichnet ist, auf Luft zu gehen oder im Liegen das Bett nicht zu berühren (LACHESIS).«

Dann das *Wechseln der Seiten*, das bei fast allen Beschwerden vorkommt: bei Halsentzündungen, rheumatischen Affektionen, Kopfweh und Neuralgien. ... Ein wanderndes Erysipel befällt zuerst die eine Seite, dann die andere, dann wieder die erste; bei Eierstockentzündungen ist es dasselbe.

»Voller Einbildungen und quälender Gedanken, derer sie sich nicht erwehren kann. ... Glaubt, daß alles, was sie sagt, nicht der Realität entspreche oder gelogen sei, so als gäbe es überhaupt keine Wirklichkeit mehr (vgl. ALUMINA). ... Sie ist nicht sie selbst, ihre Eigenschaften sind nicht die ihren; oder sie bildet sich ein, sie trage die Nase eines anderen.« (Und so weiter ...)

Mundfäule. An allen Schleimhäuten können sich Exsudate bilden, graue, flaumige Beläge wie die, die sich auf der Zunge ansammeln.

*Hauptsymptome**

Hals. Schlucken sehr schwierig, schmerzhaft, fast unmöglich.

Halsentzündung, mit Kitzelhusten beginnend, gefolgt von einem Kloßgefühl auf einer Seite, das zu fortwährendem Schlucken nötigt; dann verschwindet dieses Symptom, und derselbe Zustand beginnt auf der entgegengesetzten Seite und wechselt öfters, indem er zu dem früheren Zustand zurückkehrt; diese Halsbeschwerden fangen gewöhnlich mit der Menstruation an und enden damit.

Diphtheriemembranen, wie weißes Porzellan; Rachenschleimhaut glänzt wie lackiert; wiederholt verschwinden Membranen auf der einen Seite

* Aus Herings *Guiding Symptoms.* Eine deutsche Übersetzung der Pathogenese von Lac caninum durch Fincke findet sich in Band 5 der *Zeitschrift des Berliner Vereines homöopathischer Ärzte* von 1886. Bei der Bearbeitung dieses Kapitels habe ich teilweise auf diese zeitgenössische Übersetzung zurückgegriffen. — d.Ü.

und kehren auf der anderen zurück. Verlangen nach warmen Getränken, die durch die Nase wieder herauskommen können. Postdiphtherische Lähmung.

Tonsillitis: Mandeln entzündet und sehr schmerzhaft, rot und glänzend, verschließen fast den Rachen; Trockenheit von Schlund und Rachen; Schwellung der submandibulären Lymphknoten.

Hilfreich in fast allen Fällen, wo es erforderlich ist, die ***Milchsekretion*** zu beenden.

Hat beim Gehen das Gefühl, als ginge sie auf Luft; im Liegen scheint sie das Bett nicht zu berühren.

Neigung der Symptome, umherzuwandern; Schmerzen ziehen ständig von einem Körperteil zum anderen.

Wichtige oder eigenartige psychische Symptome

Große Angst, die Treppe hinunterzufallen.

Fürchtet, ihren Pflichten nicht mehr nachkommen zu können.

Furcht vor dem Tod, mit ängstlichem Gesichtsausdruck.

Wacht beunruhigt auf, muß aufstehen und sich irgendwie beschäftigen; fürchtet, verrückt zu werden.

Sie kann sich des Gedankens nicht erwehren, daß alles, was sie sagt, Lüge sei; daß all ihre Symptome unwirklich und bloß das Ergebnis einer krankhaften Einbildung seien; es fällt ihr schwer, die Wahrheit zu sagen, und sie mißtraut allem; beim Lesen verändert sie sogleich den Sinn, indem sie Dinge ausläßt oder hinzufügt.

Jedesmal wenn ein Symptom auftritt, denkt sie ganz gewiß, daß es nicht von der Arznei kommt, sondern eine bestimmte Krankheit ist.

Glaubt, daß jedermann auf sie herabsieht und daß sie völlig unbedeutend ist.

Bildet sich ein, schmutzig zu sein; die Nase eines anderen zu tragen; Spinnen zu sehen.

Empfindung oder Einbildung, von Myriaden von *Schlangen* umgeben zu sein; einige von ihnen jagen wie der Blitz in der Haut hinauf und hinunter, andere, lang und dünn, werden in der rechten Seite gefühlt. Sie fürchtet sich davor, ihre Füße auf den Boden zu setzen, weil sie auf die Schlangen treten könnte und diese sich dann winden und um ihre Beine schlingen würden (vgl. ARGENTUM NITRICUM, SEPIA); hat Angst, hinter sich zu schauen, weil sie auch dort Schlangen erblicken könnte; *wird aber selten nach Einbruch der Dunkelheit von ihnen geplagt.*

Beim Zubettgehen mag sie die Augen nicht schließen aus Angst, daß ihr dann eine große Schlange von der Dicke ihres Arms, welche neben ihrem Kopfkissen lag, ins Gesicht fahren werde. (Vgl. BELLADONNA)

Gefühl, als wenn sie verrückt werden sollte (CALCAREA CARBONICA); wenn sie still sitzt und denkt, sieht sie im Geiste die schrecklichsten Dinge (nicht immer Schlangen); ist in der größten Angst, daß dieselben Gestalt annehmen und sich ihren natürlichen Augen zeigen möchten, und sie guckt unter die Stühle, den Tisch, das Sofa und alles, was im Zimmer ist, in der grausigen Erwartung, daß irgendein furchtbares Ungeheuer hervorkriechen werde; hat dabei ständig das Gefühl, daß sie rasend werden würde, wenn dies wirklich geschähe. *Sie fürchtet sich nicht im Dunkeln, nur im Lichte meint sie solches zu sehen.*

Befürchtet, daß Pickel, die während der Regel auf den Oberschenkeln erscheinen, zu kleinen Schlangen werden könnten, die sich umeinander winden.

Erwachte bei Tagesanbruch mit dem Gefühl, daß ihr Körper eine ekelhafte Masse sei, die nur noch aus Krankheit bestünde, sich und jedem anderen zur Last (dies war, als ihre Brüste affiziert waren); sie konnte keinen Teil ihres Körpers, nicht einmal ihre Hände ansehen, da es das Gefühl von Abscheu und Entsetzen verstärkte; sie konnte es nicht ertragen, daß ein Teil des Körpers den anderen berührte, mußte sogar die Finger gespreizt halten; es war ihr, als müsse sie auf irgendeine Weise aus ihrem Körper heraus, oder sie würde wahnsinnig werden; konnte an nichts anderes als ihren eigenen Zustand denken.

Bildet sich manchmal ein, daß das Herz oder die Atmung stehenbleiben würde, oder erschreckt sich sonstwie, was zu heftigem Herzklopfen führt. Gelegentlich sehr niedergeschlagen; glaubt dann, den Verstand zu verlieren.

Hat das Gefühl, das Bewußtsein zu verlieren.

Erwacht mit dem Gefühl, daß sich das Bett bewegt.

Träumt von einer großen Schlange in ihrem Bett. (BELLADONNA)

Träumt oft vom Harnen; erwacht, als sie feststellt, daß sie kurz davor ist, es wirklich zu tun. (SEPIA)

Lachesis

LACHESIS MUTA; GIFT DER BUSCHMEISTERSCHLANGE

Je stärker das Gift, desto größer die Arznei; und bei verzweifelten Krankheitszuständen gehören die Schlangengifte sicherlich zu den am schnellsten wirkenden und mächtigsten Arzneimitteln. Natürlich heilen sie dabei nur solche Leiden, die sie auch hervorrufen können, und sie dürfen zu diesem Zweck nur in kleinen, unschädlichen Dosen und auch nur solchen Menschen verabreicht werden, deren Symptome in körperlicher wie geistig-seelischer (bzw. charakterlicher) Hinsicht den Symptomen der Arznei ähnlich sind. Wo dies aber der Fall ist, ist ihre Heilkraft ganz erstaunlich.

Wir verfügen über eine ganze Reihe geprüfter Schlangengifte, von denen jedes seinen eigenen Stellenwert hat. Eines der wichtigsten von ihnen wollen wir nun näher betrachten — Lachesis.

Lachesis, das Gift der Surukuku- oder Buschmeisterschlange aus Südamerika, wurde erstmals gewonnen und geprüft von Dr. Constantin Hering, einem der brillantesten Köpfe unter Hahnemanns direkten Nachfolgern. Der Umgang mit der lebenden Schlange und ihrem Gift hätte ihn jedoch beinahe das Leben gekostet — er wurde bewußtlos und delirant; doch als er sich wieder erholte, wollte er von seiner Frau genau wissen, was er alles gesagt und getan hatte. So begann die erste schriftlich festgehaltene Lachesis-Prüfung.*

Spätere Prüfungen (bei vielen von ihnen wurden die höheren Potenzen verwendet) haben uns dann ein wunderbares Heilmittel an die Hand gegeben, das in vielen schweren und desperaten Zuständen unentbehrlich ist. Im folgenden will ich versuchen, die auffallenderen Züge des Mittels herauszuarbeiten, wobei ich großenteils auf Kents aufschlußreiche Vorlesung zurückgreife, mich daneben aber auch auf eigene Erfahrungen sowie auf

* Ganz so dramatisch wie in dieser Schilderung (die Tyler wohl Clarkes *Dictionary* entnommen hat) scheinen die Ereignisse nicht gewesen zu sein. Hering selbst berichtet darüber in seiner Mitteilung »Einiges über das Schlangengift«, die im 10. Band des *Archivs* erschien (*Herings Medizinische Schriften*, S. 69; hrsg. von K.-H. Gypser, Burgdorf Verlag). Er schildert darin die Schwierigkeiten der Giftgewinnung, die dann aber doch ohne Komplikationen ablief. Symptome entwickelten sich bei ihm erst durch die Einatmung des Milchzuckerstaubes, der bei der Verreibung entstand: Halsschmerzen, ein quälendes Angstgefühl; abends dann »wahnsinnige Eifersucht«; darauf »größte Erschlaffung und Müdigkeit ... in dieser Schläfrigkeit, ja halb schlafend, eine besondere Redseligkeit«; kann schlecht einschlafen wegen Empfindlichkeit und Druck im Halsbereich, frühes Erwachen ... usw. Also keine Bewußtlosigkeit, kein Delir! Er wiederholte wenig später die Prüfung mit höheren Verreibungen; die Nachwirkungen davon sollen ihm allerdings ein Leben lang zu schaffen gemacht haben. — Anm. d. Ü.

die in Allens *Encyclopedia* und Herings *Guiding Symptoms* aufgezeichneten Prüfungen stütze.

Lachesis hat oft ein ***bläuliches*** oder ***blaurotes*** Aussehen. Bei Herzkrankheiten sollte Sie ein purpurnes, aufgedunsenes Gesicht an Lachesis denken lassen. Ich erinnere mich an eine Patientin, die bei uns im Krankenhaus mit einer Herzkrankheit im Sterben lag, mit Ödemen, Lebervergrößerung und eben diesem purpurnen Gesicht — einer dieser ziemlich hoffnungslosen Fälle! Lachesis besserte ihren ernsten Zustand so weit, daß sie schließlich entlassen werden und zur weiteren Behandlung in die Ambulanz kommen konnte; die bläuliche Verfärbung ihres Gesichts war spurlos verschwunden!

Ein anderes wichtiges Symptom, das häufig solche schweren Fälle von Herzinsuffizienz begleitet, ist die ***Verschlimmerung im oder nach dem Schlaf***. Dies ist — in allererster Linie — Lachesis. Lachesis *fürchtet sich, schlafen zu gehen,* weil die Beschwerden dann verstärkt auftreten — Schmerzen, Erstickungsanfälle, oder was immer es sein mag. Und gerade Schlaf ist es doch, was diese ›kranken Herzen‹ vor allem anderen nötig haben.

Aber auch in anderen Bereichen des Körpers weist diese *bläuliche Verfärbung* auf Lachesis hin. Kent: »Wenn irgendwo eine Stelle entzündet ist, so ist sie von purpurner Farbe. ... Geschwüre sind fressend, granulieren schlecht, stinken faulig, bluten leicht ...; das Blut ist schwarz, gerinnt schnell und sieht aus wie verkohltes Stroh. Oft kommt es zur Gangrän: die betroffenen Teile werden schwarz und sterben unter Schorfbildung ab. ... Variköse Erweiterung der Venen ist ein weiteres hervorstechendes Merkmal des Mittels.«

Zwei Bereiche, der ***Hals*** und das ***Gemüt***, werden von Lachesis aufs äußerste in Mitleidenschaft gezogen. Lassen Sie uns zuerst die Halssymptome betrachten: Heftige Beschwerden im Halsbereich, auch wenn kaum etwas zu sehen ist, was diese erklären könnte (doch kann es durchaus eine Menge Gründe geben, wie wir unten sehen werden!). Lachesis ist in dieser Hinsicht ein ganz und gar ›unverhältnismäßiges‹ Mittel. Ist es bei ARSENICUM die große Schwäche, die in keinem Verhältnis steht zum sonstigen Gesundheitszustand soweit man diesen diagnostizieren kann, so sind es bei Lachesis die Halsbeschwerden, die in keinem Verhältnis zu dem stehen, was lokal zu erkennen ist. Erstickungsgefühle; hat das Gefühl, als ob er am Hals gepackt würde — als ob er einen Kloß im Hals hätte — als ob der Hals zusammengeschnürt würde. Lachesis kann Berührung am Hals nicht vertragen und muß die Kleidung dort lockern; Husten, der durch bloßes Berühren des Halses provoziert wird. Und all dies wird, da es sich um Lachesis handelt, durch Schlaf noch verstärkt. Vollheitsgefühl im Hals bzw. Rachen, das Atmen fällt schwer; beim Einschlafen meint der Patient, ersticken zu müssen; und — die Halssymptome werden *schlimmer durch heiße Getränke.*

Bei allen Beschwerden *schläft Lachesis sich in die Verschlimmerung hinein.* Und Lachesis mag keine Wärme: heiße Getränke verschlechtern; kann in einem heißen Bad ohnmächtig werden.

Doch die Halsleiden von Lachesis sind auch häufig ernst und von destruktiver Natur. Ulzerationen des Rachens — rot — grau — tief — sich ausdehnend. Seltsamerweise ist bei den Halsbeschwerden von Lachesis, seien sie nervös oder organisch bedingt, leeres Schlucken weitaus schmerzhafter als das Schlingen fester Speisen. Wenn man an die gewaltigen Mahlzeiten denkt, die sich eine Schlange einverleiben kann, dann kann man sich leicht merken, daß das Hinunterschlingen von etwas Festem Lachesis keine Probleme bereitet!

Lachesis ist ein wichtiges Heilmittel bei Diphtherie. Diese beginnt auf der linken Seite (kann dann allerdings auf die rechte übergreifen), denn Lachesis ist in erster Linie ein ***linksseitiges*** Mittel. Hierin unterscheidet es sich von LYCOPODIUM, mit dem es viele Anwendungsbereiche einschließlich der Diphtherie gemein hat; nur ist LYCOPODIUM ein *rechtsseitiges* Mittel, und wenn sich Beschwerden ausbreiten, dann von rechts nach links.

Kürzlich bekam ich auf unserer Kinderstation einen fortgeschrittenen Lachesis-Diphtheriefall zu sehen. Es war ein kleiner Junge von 5 1/2 Jahren mit einem diphtherischen Belag im Rachen; Temperatur 39,7°; der Diphtheriebazillus war in Abstrich und Kultur nachgewiesen worden. Nach sechs Gaben Lachesis 200 verschwand die Membran umgehend, und eine zweite Kultur, vierundzwanzig Stunden später angelegt, erwies sich als steril. Der Junge konnte nach sechs Tagen gesund entlassen werden.

Bei der Gelegenheit kann ich gleich noch von einem weiteren Diphtheriefall berichten, welcher unter MERCURIUS CYANATUS ein ähnlich glückliches Ende nahm:

Einer Krankenschwester mit einem durch Abstrich und Kultur gesicherten Diphtheriebelag auf einer Mandel gab ich vor einigen Wochen sechs Dosen MERCURIUS CYANATUS 10M; 36 Stunden später schickte ich sie zur Infektionsabteilung eines hiesigen Krankenhauses, wo man feststellte, daß ihr Hals ›steril‹ war. Überrascht rief mich ein Kollege von dort an und stellte die Diagnose in Frage, woraufhin ich ihm anbot, er solle doch vorbeikommen und sich die Objektträger ansehen, die wir natürlich aufgehoben hatten. Interessant ist auch, daß bei dieser Krankenschwester — sie befand sich noch in der Ausbildung — erst kurz zuvor ein Rachenabstrich gemacht worden war (bevor sie auf den Stationen arbeiten durfte) und daß dieser damals negativ ausgefallen war.

Man beachte, daß mit dem korrekten homöopathischen Mittel dieses »Abstrich negativ« (bei Diphtherie) in der Regel innerhalb 24–48 Stunden erreicht wird! Die Vorteile dieser homöopathischen Behandlung müßten eigentlich für jeden klar auf der Hand liegen: es besteht ein geringeres Infektionsrisiko für andere; eine sonst höchst qualvolle und gefährliche Krankheit wird rasch geheilt; und es ist, wie Hahnemann es ausdrückt, eine *»schnelle, sanfte, dauerhafte Wiederherstellung der Gesundheit … auf dem kürzesten, zuverlässigsten, unnachtheiligsten Wege«*. Dies kann von der Diphtherieserum-Behandlung nicht behauptet werden — die übrigens heutzutage auch nicht mehr uneingeschränkt empfohlen wird. Eine kleine Anmerkung zur Differentialdiagnose bei Diphtherie: Fälle, die Lachesis benötigen, haben nicht die schmutzige Zunge der Quecksilbersalze, und natürlich sind die Lachesis-Beschwerden eher linksseitig bzw. beginnen dort.

Nun zu den Geistes- und Gemütssymptomen des Lachesis-Typs, zu seinen charakterlichen Eigenschaften. Gerade diese hochinteressanten Merkmale haben oft den Weg zu wunderbaren Heilungen gewiesen.

Kent schreibt: »Nichts fällt an Lachesis mehr auf als seine Selbstüberhebung[*], sein Eigendünkel, sein Neid, sein Haß, seine Rachsucht und seine Grausamkeit; … übermäßige Eigenliebe. Geistige Verwirrung bis hin zum Wahnsinn. Alle möglichen krankhaften Triebe. … Dunkelrotes bis purpurnes Gesicht und heißer Kopf; oft besteht das Gefühl zu ersticken, der Kragen fühlt sich zu eng an.« Doch abgesehen von dem echten Wahnsinn, den Kent beschreibt, gibt es noch einige andere Dinge, die besonders ins Auge fallen und auf das Mittel hinweisen, etwa die unbegründete ***Eifersucht*** und das große ***Mißtrauen***. Ein Beispiel von Kent ist das Mädchen, das »keine geflüsterte Unterhaltung von Freundinnen beobachten konnte, ohne gleich zu meinen, daß Nachteiliges über sie geredet würde«. Lachesis ist ein wichtiges Mittel bei Zuständen, die an Verfolgungswahn grenzen: »Eine Frau bildet sich ein, ihre Angehörigen versuchten, ihr Schaden zuzufügen oder sie zu vergiften, oder sie schmiedeten Pläne, sie in eine Irrenanstalt abzuschieben. Manchmal fragt sie sich, ob nicht alles, was sie da erlebt, nur ein Traum ist. Glaubt, sie sei tot, oder träumt davon, daß sie tot

[*] Kent benutzt den Ausdruck »self-consciousness«, der hier am ehesten im philosophischen Sinne mit »Bewußtheit seiner selbst« übersetzt werden könnte. Dies wäre auch sicher richtig, denn Lachesis ist sich seiner selbst sehr bewußt (»Die Schlange erkennt sich selbst«, wie C. Coulter ein Sprichwort zitiert) und neigt zur Selbstreflexion. In diesem Zusammenhang aber scheint mir der Begriff »Selbstüberhebung« passender, zumal Kent in einem Nachsatz noch eine Erläuterung zu den von ihm aufgezählten Eigenschaften von Lachesis gibt: *»These things, of course, are matters of self-consciousness, an improper love of self.«* — Anm.d.Ü.

sei und Vorbereitungen zu ihrem Begräbnis getroffen würden — oder daß sie im Begriff sei zu sterben.«

Oder auch: »Glaubt, sie stehe unter übernatürlichem Einfluß; hört — zum Teil im Traum — Befehle, denen sie gehorchen muß. Die Stimmen können ihr befehlen, zu stehlen, zu morden oder Dinge zuzugeben, die sie nie begangen hat, und sie findet keinen Frieden, ehe sie sich nicht dazu bekannt hat.« Lachesis hat häufig auch religiöse Wahnvorstellungen: »Bildet sich ein, sie stecke voller Bosheit und habe eine unverzeihliche Sünde begangen; nun werde sie bald sterben und zur Hölle fahren.« In diesem Zusammenhang ermahnt uns Kent: »Der Arzt darf solche Vorstellungen nicht leichthin abtun; sie sind für den Patienten sehr real und müssen mit Respekt behandelt werden — als ob sie der Wirklichkeit entsprächen.«

Eifersucht, Mißtrauen und — ***Redseligkeit.*** Dieser Zug ist so bekannt, daß bei vielen von uns Lachesis für Geschwätzigkeit und Geschwätzigkeit für Lachesis steht ... »Hält in gewählten Ausdrücken Vorträge, immer von einer Materie auf die andere überspringend.« »Ein Wort führt oft mitten in eine andere Geschichte.« Ferner erwähnt Kent, daß Lachesis-Patienten ungemein empfindlich gegenüber ihrer Umgebung sein können — so sehr, daß man, »nach dem zu urteilen, was sie alles wahrnehmen und welche Geräusche sie schon stören, glauben muß, daß sie selbst Fliegen an der Wand oder das Schlagen weit entfernter Kirchturmuhren hören können«. Darin ähnelt Lachesis einem der OPIUM-Zustände und ist mit LYSSINUM zu vergleichen.

Hier nun ein Beispiel für die Eifersucht von Lachesis:

Ein junger Mann mit einer schweren Streptokokken-Infektion des Zungengrundes und Rachens — die infizierten Teile hatten ein fleckiges, an Diphtherie erinnerndes Aussehen — erhielt einige Dosen Lachesis in Hochpotenz. Sein Hals war schnell in Ordnung, doch machte er unerwartet eine außergewöhnliche Lachesis-Prüfung durch. Er wußte gar nicht recht, was da an jenem Wochenende auf dem Lande in ihn gefahren war: Er war schweigsam geworden, argwöhnisch und so rasend eifersüchtig, daß er seine Verlobung wieder auflöste — vielleicht, im Rückblick, ein heimlicher Segen. Allmählich verloren sich die Prüfungssymptome wieder, aber ich glaube, selbst Lachesis hätte diese Eifersucht nicht hervorrufen können, wenn sie nicht schon latent in ihm vorhanden gewesen wäre. Man kann nicht etwas herausholen, was ›drinnen‹ nicht zumindest angelegt ist!

Ein zweiter Fall, der, was die Heilkraft von Lachesis selbst bei an Wahnsinn grenzenden Zuständen betrifft, sehr aufschlußreich ist:

Eine junge Kaufmannsgattin litt an wahnsinniger Eifersucht. Sie betrachtete sich ständig im Spiegel, weil sie meinte, daß ihr Gesicht sich verändert hätte. Immer wieder blickte sie verstohlen durch das kleine Fenster in den angrenzenden Laden, um zu sehen, was ihr Mann gerade machte ... ob er nicht vielleicht mit der jungen Verkäuferin flirtete. PHOSPHORUS half ihr zunächst ein wenig, dann aber nicht mehr. Es ging ihr zunehmend schlechter. Einmal wurde sie mit einem Rasiermesser in der Hand angetroffen, ein anderes Mal kam sie im Nachthemd in den Laden herunter; sie stellte die seltsamsten und verrücktesten Dinge an. Aus Sorge um sie wurde ich von ihren Angehörigen regelrecht verfolgt; die Patientin war für sich und andere zu einer Gefahr geworden. Wir diskutierten ihren Fall, und der Arzt, mit dem ich zusammenarbeitete, erkannte ihre Hauptsymptome: *Eifersucht* und *Mißtrauen* — und natürlich bekam sie Lachesis. Ich glaube, sie brauchte einen Monat später noch eine zweite Gabe; dann blühte sie wieder zu ihrem alten Selbst auf, glücklich und mit einem Lächeln auf den Lippen: all ihre Beschwerden waren vergessen. Auch sieben Jahre später ging es ihr weiterhin gut, dann verloren wir sie aus den Augen.

Eine weitere unfreiwillige Prüfung von Lachesis zeigt folgender Fall:

Jemand hatte wegen chronischer katarrhalischer Beschwerden Lachesis in der 30. Potenz und später noch einmal in der C200 eingenommen, was einen höchst unangenehmen Effekt hatte: Ein fast unaufhörlicher Stuhldrang stellte sich ein, der aber praktisch ohne Erfolg blieb. Dies ging lästigerweise tagelang so weiter, bis schließlich eine Gabe SEPIA den Beschwerden ein Ende setzte. In Kents Repertorium finden wir [unter »Rectum, Stuhldrang, Stuhlgang«] die Rubrik »Drängen, doch nicht für Stuhlgang«, die nur ein Mittel enthält: **Lach.**, im höchsten Grad; und anderswo wird SEPIA als Antidot für dieses Symptom von Lachesis genannt. Interessant ist übrigens, daß dieselbe Person dann Lachesis 1M ohne jegliche Unannehmlichkeiten vertrug. Sicherlich ist es so, daß verschiedene Potenzen sehr unterschiedliche Ergebnisse zeitigen. Vor Jahren pflegte ein deutscher homöopathischer Arzt zu sagen, daß die 200. (bei den meisten Mitteln) eine »schlechte Potenz« sei — ihr habe er viele starke Verschlimmerungsfälle zu verdanken; es graute ihm davor, sie anzuwenden. Bei manchen Arzneien, wie z.B. LYCOPODIUM, ziehe ich es daher vor, mit einer C30 oder 1M zu beginnen und die C200 strikt zu meiden.

Zum Thema *Geschwätzigkeit* ... Es war an einem Nachmittag in der Ambulanz, als eine hochst anstrengende Patientin in einem unglaublichen Redeschwall von verwirrender Zusammenhanglosigkeit ihre Geschichte über mich ergoß, während ich alle Mühe hatte, wenigstens ein paar Notizen ›beiseitezuschaffen‹, um mich später darauf beziehen zu können. Endlich, an die Missionsstudenten gewandt, die sich oft an meine Fersen heften und mit ihren Arzneien ziemlich ›auf Draht‹ sind: »Nun, was ist das für ein Mittel?« *»Lachesis!«* kam die Antwort im Chor. Als die Patientin das nächste Mal wieder erschien ... ruhige Antworten, *Stille* ... und dann ein nicht zu unterdrückendes Glucksen bei den Missionaren, als sie die ehedem so typische Lachesis-Patientin wiedererkannt hatten.

Viele Arzneien bergen jedoch gegensätzliche Eigenschaften in sich, und so stellen wir — was nur wenige zu wissen scheinen — überrascht fest, daß Lachesis, das unter »Geschwätzigkeit« und »hastige Sprache« im höchsten Grad erscheint, in derselben Wertigkeit auch bei »langsame Sprache« zu finden ist. Und Lachesis hat auch *Schweigsamkeit**, wie wir in dem Fall des jungen Mannes mit der unfreiwilligen Prüfung gesehen haben. Man darf sich durch Halbwissen und vorgefaßte Meinungen nicht ins Bockshorn jagen lassen; es ist immer besser, sich genau zu vergewissern.

HYOSCYAMUS wetteifert mit Lachesis in Geschwätzigkeit und Eifersucht, und PULSATILLA, NUX VOMICA und STRAMONIUM können alle eifersüchtig und mißtrauisch sein. Die Verbindung von Eifersucht und Mißtrauen mit Geschwätzigkeit gehört aber in erster Linie zu Lachesis und HYOSCYAMUS und, in geringerem Maße, auch zu OPIUM und STRAMONIUM.

Lachesis geht es im Frühjahr schlechter, bei mildem, regnerischem und besonders bei bewölktem Wetter.

Was die Verschlechterung durch Schlaf oder während des Schlafs betrifft: Ein kleiner Junge im Krankenhaus litt an Asthma und hatte Anfälle im Schlaf, ohne daß er davon wach wurde. Nur zwei Mittel, SULFUR und Lachesis, haben dieses Symptom. Aus irgendeinem Grund wurde zuerst SULFUR gegeben, doch Lachesis war es schließlich, das ihn heilte.

Dazu einige Symptome aus den Prüfungen:

Sobald er einschläft, hört die Atmung auf.
Angst, schlafen zu gehen, aus Furcht, er könnte sterben, bevor er aufwacht.
Beschwerden kommen im Schlaf, und der Patient wacht unter Qualen oder Schmerzen auf, z.B. mit Husten, Asthma oder Krämpfen.
Beim Erwachen: Schwindel; trockener Reizhusten; alle Symptome schlimmer.
(Auf einige der furchterregenden Träume habe ich bereits hingewiesen.)

◊

* »Schweigsamkeit« (taciturnity) gibt es weder im Kentschen noch im *Synthetischen Repertorium* als Rubrik, wohl aber bei Knerr und Gentry. Bei letzteren ist Lachesis nicht erwähnt; im Kent erscheint *Lach.* allerdings in der Rubrik »Stille Natur« zweiwertig. — Anm.d.Ü.

Bei den Kopfschmerzen — *berstenden* Kopfschmerzen — scheint es, als ob alles Blut des Körpers in den Kopf gestiegen sei. Pulsierender Kopfschmerz, mit allgemeinem Pochen von Kopf bis Fuß.

Hämmernde Kopfschmerzen; und ›Hämmern‹ ist, wie Kent zeigt, ein sehr charakteristisches Zeichen für Lachesis. Ein entzündeter Eierstock pulsiert, und dieses Pulsieren kann sich in einem Gefühl zeigen, als würde bei jedem Pulsschlag ein Hämmerchen auf die entzündete Stelle schlagen. Analfisteln, so Kent, sind durch Lachesis geheilt worden, wenn dabei das Gefühl bestand, als würde ständig ein Hämmerchen auf den Fistelgang einschlagen. Auch bei Hämorrhoiden oder alten Fissuren kann diese Empfindung auftreten. *Bersten* und *Hämmern!* Bei den Kopfschmerzen von Lachesis sehen Sie wahrscheinlich außerdem ein bläulichrotes Gesicht, dicke, geschwollene Augen und aufgedunsene Lider; und stets finden Sie die Verschlimmerung beim Erwachen, die Verschlimmerung nach Schlaf.

Andere typische oder eigentümliche Lachesis-Symptome ... Störungen des Zeitgefühls: »Ungewöhnliche Verirrung in der Zeit.« »Erhöhte Tätigkeit der Phantasie.« »Verschreibt sich mehr wie gewöhnlich« (LYCOPODIUM). Rasende Schmerzen in Gesicht und Zähnen, die sich bis zu den Ohren erstrecken. »Halsschmerzen in Verbindung mit den Ohren.« Die Augen fühlen sich an, als ob sie herausgenommen, gequetscht und dann wieder eingesetzt worden wären. » (Beim Husten): Spannen, als würde eine Saite angezogen, vom Nacken ... innen zu den Augen.«* »Gefühl, als sollten die Augen herausspringen, wenn am Hals gedrückt wird.« Enorme Anschwellung der Lippen. Die Zunge kann kaum herausgestreckt werden, *sie verfängt sich in den Zähnen.* Grätengefühl im Hals (SILICEA, HEPAR).

Einen verdorbenen Lachesis-Fall — verdorben aus (meinem damaligen) Mangel an Kenntnissen — habe ich niemals vergessen und bedaure ihn noch heute. Es handelte sich um eine Patientin mit einem großen, ausgehöhlten Wadengeschwür, wie ich es in meiner Studentenzeit so häufig gesehen hatte. Lachesis war ihr Mittel, und ich gab es ihr. Als sie das zweite Mal erschien, war in dem Ulcus ein erstaunlicher Heilungsprozeß in Gang gekommen. Doch anstatt abzuwarten und die Lebenskraft weiter auf die Heilung hinarbeiten zu lassen, unterbrach ich den Heilungsprozeß, indem ich die Arznei wiederholte. Als die Patientin wiederkam, war es viel schlimmer geworden — und dann kam sie nicht mehr. Es war eine Tragö-

---

* Tyler bezieht sich hier auf ein Symptom, das in den *Guiding Symptoms* falsch wiedergegeben worden ist; dort heißt es (unter »Eyes«): »As if a thread was drawn from behind eye to eye.« Richtig müßte es heißen: *» ... from behind [nape of the neck] to eyes.«* Die ursprüngliche Fassung ist das Symptom Nr. 1825 in Herings *Wirkungen des Schlangengiftes:* »Den Husten fühlt er im Kopfe, es ist ein Spannen, als würde eine Saite angezogen, vom Nacken übers Ohr weg immer zu den Augen.« — Anm. d. Ü.

die. »Mein Volk wird untergehen aus Mangel an Wissen.« Gute Arbeit ist nicht immer leicht, aber das Verderben guter Arbeit *ist* leicht — und beklagenswert. Wenn die Dinge über alle Erwartungen hinaus gut vorankommen, dann lassen Sie ihnen freien Lauf. Salomon sagt: »Jedes Ding hat seine Zeit.« Gewiß aber ist eine Zeit rascher und außerordentlicher Besserung nicht die Zeit, sich einzumischen.

◊

Im folgenden einige wichtige Symptome, die bei Allen fettgedruckt erscheinen, also solche, die durch Lachesis wiederholt hervorgerufen und geheilt wurden.*

Geist und Gemüt. Besondere Redseligkeit …[1]

Schwindel, Kopf. Schwindel Morgens beim Erwachen.[1]
Entfernte leise momentane Schwindel, zumal beim Schließen der Augen.[1]
Kopfschmerzen gehen bis in die Nase.[1]
Kopfschmerz leiser über den Augen bis in die Nasenwurzel …[1]
Reißen aus dem Jochbein ins Ohr …[1]

Schleimrachsen und rauher ***Hals*** nach Tagesschlaf.[1]
Trockenheit im Halse, ohne Durst; Nachts beim Erwachen sticht es wie mit tausend Nadeln und will sie ersticken.[1]
Halsschmerzen in Verbindung mit den Ohren.[1]
Hals und Kehlkopf schmerzen selbst beim Hinterbiegen des Kopfes.[1]
Der Schlund scheint etwas geschlossen, als kämen zwei faustgroße Klumpen zusammen, nur beim Leerschlingen, nicht beim Essen, welches gegen dies Gefühl wohl thut.[1]
Empfindung als ob ein Krümchen Brod im Halse wäre sitzen geblieben …[1]
Ein so wunder und geschwüriger Hals, daß sie nur mit großen Schwierigkeiten schlucken konnte.
Empfindlichkeit wie wund im Halse, wie nach Erkältung oft, mit Schmerz links …[1]
Flüßigkeiten machen [beim Schlingen] Beschwerden, mehr als feste Speisen.**[1]

---

* In Herings *Guiding Symptoms* finden sich viele weitere ›Hauptsymptome‹, die hier nicht berücksichtigt wurden. Die mit [1] gekennzeichneten Symptome entstammen der Monographie Herings, *Wirkungen des Schlangengiftes,* Allentown 1837 (im Nachdruck erschienen im Burgdorf Verlag). — d.Ü.

** Tyler führt hier irrtümlich ein Symptom mit entgegengesetzten Modalitäten an. — d.Ü.

Kann nichts festes an der Kehle vertragen ...[1]
Der Hals ist sehr empfindlich gegen äußeren Druck.[1]
Hals und Nacken so empfindlich gegen den geringsten äußern Druck, daß Alles am Halse ihn belästigt ...[1]
Wenn Abends beim Liegen etwas an den Hals oder Kehlkopf trifft, so will es ihn ersticken, und schmerzt stärker.[1]
Hals empfindlich selbst gegen die antreffende Wäsche ...[1]
Kehlkopf und ganzer Hals, schmerzen beim Befühlen.[1]
Im Halsgrübchen als wäre etwas geschwollen, wollte ersticken, läßt sich nicht hinunter schlingen, bei Wundheit im Halse.[1]

Rektum. Durchfall, ... nachher Klopfen im After wie mit einem Hämmerchen.[1]

Atemwege. Husten ärger nach jedem Schlaf.[1]
Druck auf den Kehlkopf macht Husten.[1]
Beim Befühlen des Halses entsteht trockner kächender Husten; auch Morgens nachm Schlaf, Nachts und durch Tabackrauch ...[1]
Mehre Tage lang immer genöthigt von Zeit zu Zeit tief aufzuathmen ...[1]
Bei der Hitze, wie von Blutwallung, ist er genöthigt die Halsbedeckung loszumachen, es ist dem Gefühle nach, als würde der Umlauf des Blutes gehemmt, mit einer Art Erstickungsgefühl.[1]

Herz. Krampfhafter Schmerz in der Herzgegend, der Herzklopfen macht, mit Angst.[1]

Mattigkeit im ganzen Körper, früh beim Aufstehen ...[1]
Größte Abgespanntheit des Körpers und Geistes, besonders Morgens.[1]

Muß die Kleider öffnen, worauf es besser wurde, bei Ohnmächtigkeit.[1]
Muß die Kleider besonders um den Magen sehr locker tragen, selbst im Bette die Nachtjacke losbinden und lüften, um Beklemmung zu verhüten, selbst den Arm darf sie nicht über den Leib legen, des Druckes wegen.[1]

*Weitere beachtenswerte Symptome**

(bei Lachesis sind sie allerdings endlos!)

Rasche Auffassungsgabe; rege geistige Aktivität, mit fast prophetischem Wahrnehmungsvermögen; eine Art Ekstase oder Trance.

Oder: Geist verwirrt, Gedanken schweifen ab.

Glaubt: sie sei jemand anders und in den Händen einer höheren Macht; sie sei tot und es würden Vorbereitungen zu ihrem Begräbnis getroffen; sie sei fast tot, wünscht sich, daß ihr jemand helfen möge; sie werde von Feinden verfolgt; fürchtet, die Medizin könnte Gift sein; ihm ist, als brächen Räuber ein und er müßte aus dem Fenster springen; sie unterliege einem übernatürlichen Einfluß.

Religiöser Wahnsinn; ... glaubte verdammt zu sein.[I]

Nach Ueberstudiren geisteskrank: redselig, hält in gewählten Ausdrücken Vorträge immer von einer Materie auf die andere überspringend; dabei Stolz und Mistrauen gegen seine Umgebungen.[I]

Große Neigung zur Mittheilung, außerordentlich lebhaft im Entwickeln; dabei höchst ungeduldig bei langweiligen, trocknen Dingen.[I]

Krankhaft geschwätzig; gibt einen weitschweifigen Bericht über ihre Beschwerden.

Redet, singt oder pfeift ständig.

Erwacht mit dem Gefühl, ohne Freunde und verlassen zu sein.

Hoffnungslosigkeit.

Todesfurcht, Furcht vor Niederlegen, es möchte Anfall (Apoplexie) kommen und sie sterben.[I]

Fürchtet, vergiftet zu werden.

Nächtliche Furchtanfälle z.B. vor der Cholera, so daß er von bloßer Angst schon Wadenkrämpfe bekommt ...[I]

Bei Folgen langen Grams; von Schreck; von unglücklicher Liebe oder von Eifersucht.

Stechen wie mit Messern vom Kopf nach Augen, Nase, Schläfen ...[I]

Stiche von den Augen her zu Schläfen, Scheitel oder Hinterkopf.

Beim Husten: Spannen als würde eine Saite angezogen, vom Nacken übers Ohr weg innen zu den Augen.[I] [vgl. Fußnote auf S. 744]

Als sollten sie [die Augen] aus dem Kopfe springen, bei Druck an Hals.[I]

Die Augen fühlen sich an, als wären sie herausgenommen, gequetscht und dann wieder eingesetzt worden.

---

* Hering, *Guiding Symptoms;* von Hering besonders hervorgehobene Symptome sind hier kursiv gedruckt. — d.Ü.

Arges Kopfweh, als wollte das Hirn hinausspringen, besonders in den Schläfen ...[1]

Kopfschmerz, als schnitte jemand vom rechten Scheitelbein ein Stück ab.[1]

Vom Hinterkopfe bis in die Augen gehende Kopfschmerzen.[1]

Drücken wie von einem Gewicht auf dem Scheitel.

Schwere wie Blei im Hinterkopfe, kann ihn des Morgens nachm Erwachen kaum vom Kissen erheben ...[1]

Lippen trocken, schwarz, aufgesprungen, blutend (bei Fieber).

Kann die Zunge nur schwer herausstrecken; Zunge zittert.

Blasen auf der entzündeten Zunge, die ihn zu ersticken drohen; verwandeln sich in Geschwüre. Gangrän der Zunge.

Verlangen nach Austern, Wein, Kaffee.

Ledum palustre

SUMPFPORST

Wir haben einen solchen Reichtum an ›Wundkräutern‹, an Mitteln, die die unterschiedlichsten Arten von Verletzungen der verschiedenen Gewebe heilen können, daß wir je nach Jahreszeit immer das eine oder andere vor unserer Haustür finden können, und das überall auf der Welt. Da bleibt es nicht aus, daß der eine diese Arznei besser kennengelernt hat (und auf ihre Heilkraft schwört), der andere jene; und in der Tat überlappen sich ihre Anwendungsbereiche. Und doch gibt es in jedem Fall *ein* Mittel, nach dem die Symptome ›rufen‹, das ideale Mittel für diesen Fall, das in kürzester Zeit ein kleines Wunder bewirken kann — wenn wir es denn kennen und zur Hand haben.

Zur Zeit schwört man in unserer Unfallabteilung auf Ledum und macht immer neue Entdeckungen, was seine herausragenden Heilkräfte betrifft. Wie wir (natürlich!) alle wissen, ist es ein Heilmittel bei Insektenstichen und Stichverletzungen, bei Bissen von wütenden Tieren, bei dem rostigen Nagel, der gefährlich tief in Fußsohle oder Handfläche eingedrungen ist. Aber wir — oder jedenfalls die meisten von uns — haben wahrscheinlich nur eine schwache Vorstellung von seiner ganzen ›inneren Natur‹, von der ganzen Bandbreite seines praktischen Nutzens.

◊

Ein Unfallarzt unseres Krankenhauses, der immer mit Begeisterung bei der Sache ist und daher auch die großartigen Erfolge hat, die er verdient, teilt uns die folgenden Erfahrungen mit …

Seine Indikationen für Ledum sind insbesondere *Stichwunden* oder *sehr berührungsempfindliche Wunden.* Abszesse und septische Prozesse, sehr empfindlich und *durch Kälte gebessert.* Wenn sich der Patient über die Auswirkung von Wärme und Kälte nicht sicher ist, läßt er ihn die betroffene Stelle unter den Kaltwasserhahn halten: wird dies als angenehm empfunden, ist er sich des Mittels sicher.

Er führt eine Reihe von Beispielen aus der letzten Zeit an:

Kratzer am Finger von einem rostigen Nagel; die Wunde hatte sich infiziert. Patient hatte den Finger schon im Hotel unter warmes Wasser gehalten — ohne Erleichterung. Es handelte sich um eine beginnende Wundsepsis; keine starke Schwellung, aber die Wunde sah ›böse‹ aus. Ledum C12 wurde verordnet, sechs Gaben in vierstündlichen Abständen, doch sollte die Einnahme bei Besserung eingestellt werden. Zwei Stunden nach der ersten Dosis war aller Schmerz verschwunden; 24 Stunden später war nichts mehr zu sehen.

Ein weiterer Fall: Gequetschte Finger mit üblen Rißwunden, die schon anderenorts genäht worden waren. Konnte nicht schlafen. Der Schmerz war klopfend und den Arm hinaufschießend; besser durch Kälteanwendungen; konnte Berührung nicht ertragen. Nach Ledum keine Schmerzen mehr. ... Und so weiter.

Aber natürlich — *»Linderung durch Kälte«!* Wer erinnert sich da nicht an den eindrucksvollen Fall jenes Patienten, der bei Kents Eintreffen die Unterschenkel in einem Kübel Eiswasser stecken hatte, um die starken Schmerzen in seinen Füßen zu lindern. ... Vielleicht haben deswegen die meisten von uns die zutiefst irrige Vorstellung, daß Ledum ein ›warmes Mittel‹ sei. Doch wir brauchen nur zu Hahnemann und seinen Prüfungen zurückzugehen, um das gerade Gegenteil bestätigt zu finden. Und hier erkennen wir, daß Ledum zu den Arzneimitteln gehört, deren Indikationen sich scheinbar widersprechen — eine unschätzbare Eigenschaft, die die Arzneiwahl erheblich erleichtert.

Ledum ist also kein warmes, sondern ein *entsetzlich frostiges Mittel — dessen Schmerzen jedoch durch Kälte gebessert werden.* Wie Guernsey sagt: »Bei Beschwerden von Menschen, denen ständig zu kalt ist — im Bett, im Haus etc.; sie frieren und frösteln die ganze Zeit.«

Aber Ledum hat noch einige andere auffällige und oft widersprüchliche Symptome, wie z.B.:

Steifheit aller Gelenke; konnte sie erst wieder bewegen nach Anwendung kalten Wassers. Dabei ist doch Gelenksteifigkeit sonst eher durch Eintauchen in *warmes* Wasser zu bessern, nicht wahr?

Und weiter: Verletzte Teile fühlen sich bei Berührung und für den Patienten kalt an, und doch werden die Schmerzen darin durch Kälte gemildert. Genauso wie ARSENICUM *Brennen* hat, > *durch Wärme,* so hat Ledum *Kältegefühl, > durch Kälte.*

Ledum kann auch einen kalten Körper haben, ohne dabei zu frieren. [Hahnemann: »Früh, kalt am Körper, ohne Frostempfindung.«] Doch auch das Gegenteil kommt vor: »Schauder und Frost ... mit Gänsehaut, *ohne* äußere Kälte.« Sonderbar ist auch das folgende Symptom: »Frost, als wenn er an diesem oder jenem Theile mit kaltem Wasser begossen würde.« (SECALE hingegen kann das Gefühl haben, glühende Kohlen fielen auf Körperstellen, die jedoch beim Anfassen kalt sind.)

Oder der fröstelige Ledum-Patient »schwitzt und kann das Zudecken dabei nicht leiden«. »Die ganze Nacht hindurch, von Abend bis früh, Schweiß.«

Sein Rheumatismus beginnt nicht nur in den Füßen und Beinen und wandert dann nach oben (umgekehrt: KALMIA, wo er von oben nach unten zieht), sondern ist auch überhaupt in den unteren Extremitäten weit stärker ausgeprägt.

Ferner vergleiche man LACHESIS — aufgedunsen, bläulichrot und heiß — mit Ledum: aufgedunsen, bläulichrot und kalt.

Und, wie schon erwähnt, Wunden, Abszesse und Sepsisherde sind bei Ledum empfindlich, *kalt und besser durch Kälte,* während sie bei ARSENICUM brennen und durch Wärme Erleichterung finden.

◊

Hahnemann, der eine kurze Prüfung der Arznei vornahm, sagt über Ledum palustre [›Porst‹; *Reine Arzneimittellehre*, Band 4]: »Aus diesen Symptomen wird man … gnüglich ersehen, daß diese sehr kräftige Arznei größtentheils nur für langwierige Uebel, bei welchen vorzüglich Kälte und Mangel an thierischer Wärme vorwaltet, passend ist …«

Und: »Man kann aus diesen Symptomen, verglichen mit den ähnlichen und gleichen Nachtheilen vieler stark berauschender Biere, schließen, daß sie mit Porst schädlicher und verbrecherischer Weise angemacht sind, worauf die Policeibehörden billig mehr achten sollten.«

◊

Clarke weiß in seinem *Dictionary* viel über Ledum zu berichten und zitiert sehr aufschlußreiche Fälle.

Er schreibt, daß auch in Schweden die Blätter des Sumpfporsts benutzt werden, um die berauschende Wirkung des Bieres zu erhöhen. … »Ledum nimmt in Testes ARNICA-Gruppe, zu der noch CROTON TIGLIUM, FERRUM MAGNETICUM, RHUS TOXICODENDRON und SPIGELIA gehören, den zweiten Platz ein. Der Wirkungsbereich von Ledum ist, Teste zufolge, oft mit dem von ARNICA identisch, doch hat Ledum eine spezielle Wirkung auf das Kapillarsystem in Körperbereichen, wo nur wenig Fettzellgewebe vorhanden ist [engl.: where cellular tissue is wanting] und stattdessen trockenes, widerstandsfähiges Gewebe dominiert, wie in den Fingern und Zehen. ›Dies ist vielleicht auch der Grund, warum es besser auf die kleinen als auf die großen Gelenke wirkt.‹ … Die typische Hautaffektion von Ledum wird von Teste so beschrieben: ›Weniger ein Furunkel, wie bei ARNICA, als vielmehr eine Art bläulicher oder violettfarbener Knoten, vor allem auf der Stirn; ferner ruft es einen ekzematösen Ausschlag hervor, der mit kribbelndem Jucken einhergeht und sich über den ganzen Körper ausbreitet; er kann auch in den Mund und wahrscheinlich sogar in die Atemwege eindringen und löst dort einen krampfartigen Husten aus, der zuweilen sehr heftig ist und fälschlich für Keuchhusten gehalten werden kann.‹ … Ledum ist besonders nützlich bei älteren Menschen mit Bronchitis und Lungenemphysem; es verflüssigt die Bronchialsekrete, verringert die Dyspnoe, regt den Kreislauf an und reduziert die Zyanose. … Hämoptysis, abwechselnd mit Rheumaattacken. … ›Ledum hat man oft Pferden gegeben, wenn diese anfingen zu lahmen und ein Bein nachzuziehen‹ (Hering). … Es hat die Heilung eines Syphilisfalls (nach AURUM) zu Ende geführt, bei dem die Empfindung bestand, als würden die Füße, wenn er sie bewegen wollte, wie von einem Magneten auf der Erde festgehalten; bei Bewegung verspürte er Nadelstiche in den Füßen, wobei der Schmerz allmählich von den Füßen bis zum Kopf hochstieg.«

◊

Ein paar Sätze aus Guernseys *Keynotes:*

»Stichwunden von scharfen, spitzen Werkzeugen, wie Ahlen oder Nägeln, von Rattenbissen etc.; vor allem wenn die verwundeten Teile kalt sind. Beispielsweise aber auch: ›Vor zehn Jahren bin ich auf einen Nagel getreten, und seitdem habe ich ständig mit Schmerzen zu tun, die bis in den Oberschenkel ziehen.‹ Allgemein üble Folgen von frischen oder schon lange zurückliegenden Verletzungen, insbesondere Stichverletzungen. …

Wenn man sich die Zehen angestoßen hat, besteht Kälte darin, und ein gichtartiger Schmerz schießt durch den Fuß und das ganze Bein. Knacken der Gelenke. …

Nagelbettentzündungen oder Nagelgeschwüre bei Näherinnen werden oft durch Nadelstiche hervorgerufen. …

Beschwerden fangen an oder werden schlimmer nach Warmwerden im Bett; Patient muß das Bett verlassen, was ihm Erleichterung verschafft.

Bei Beschwerden von Menschen, denen ständig zu kalt ist — im Bett, im Haus etc.; sie frieren und frösteln die ganze Zeit. …

Schlimmer durch Bewegen, besonders der Gelenke; beim Gehen; durch Warmwerden im Bett.

Besser in Ruhe.

◊

Kent hat in seiner lebendigen und praxisorientierten Art eine Menge zu unserem Thema beizutragen. Wir wollen eine zusammenfassende Auswahl treffen.

Er entdeckt in Ledum etliche Züge, die denen von LACHESIS ähneln, z.B. das fleckige, geschwollene und aufgedunsene Gesicht. Ledum ist daher ein Antidot für LACHESIS, ebenso wie für APIS sowie andere tierische bzw. Insektengifte.

Es ist für ihn ein wichtiges Mittel in der Chirurgie — bei Traumata nahe verwandt mit ARNICA und HYPERICUM; besonders geeignet bei Verletzungen, wie sie etwa durch Treten auf Heftzwecken oder durch Nadelstiche hervorgerufen werden; Wunden, die nur wenig bluten, aber gefolgt werden von Schmerz, Schwellung und Kälte des betroffenen Körperteils. Splitterverletzungen, z.B. Splitter unter einem Fingernagel; wenn nach einer solchen Verletzung der Finger kalt wird, dann blaß, gelähmt und fleckig, denke man an Ledum. Ein Pferd tritt auf einen Nagel; wenn dieser durch den Huf hindurchgeht und an das Hufbein schlägt, kommt es meist zu Tetanus, was für das Tier den fast sicheren Tod bedeutet. Verabfolgt man ihm aber Ledum auf die Zunge, wird es keinerlei Probleme geben, denn die Arznei verhütet derartige Verletzungsfolgen.

Wenn es nach einer Stichwunde zu Tetanus kommt, denke man an HYPERICUM; gibt man jedoch sofort Ledum, wird es gar nicht erst so weit kommen. Bei abgerissenen Fingernägeln oder anderen Verletzungen von reich mit Nerven versorgten Teilen ist HYPERICUM das Mittel der Wahl. Bei Prellungen mit Blutergüssen und (unabhängig von deren Ausmaß) großem Zerschlagenheitsgefühl ist im allgemeinen ARNICA die passende Arznei. Bei offenen Riß- oder Schnittwunden erwäge man CALENDULA.

Hier stellt Kent folgenden allgemeinen Merksatz auf: Wenn die Symptome allein aus der lokalen Ursache resultieren, sollte man eine äußerliche bzw. lokale Behandlung wählen; bei inneren oder dynamischen Ursachen dagegen ist eine innerliche Behandlung angebracht. (Doch ist, wie wir gesehen haben, Ledum, innerlich in Potenz gegeben, auch bei rein äußerlich bedingten Verletzungssymptomen erstaunlich hilfreich und lindernd.) Weiter rät er: Wenn eine sorgfältig verbundene und versorgte Wunde nicht primär verheilt, suche man nach der konstitutionellen Ursache und ermittele das entsprechende Heilmittel.

Der Ledum-Patient ist sehr oft einer ›konstitutionellen Kälte‹ unterworfen; Kälte bei Berührung, kalter Rumpf und kalte Extremitäten bei heißem Kopf (ARNICA). Aber wir sehen auch das andere Extrem: der ganze Körper kann überhitzt sein, die Haut ist dann dunkelrot oder hat ›zuviel Farbe‹, mit Pochen und Pulsieren im ganzen Körper; der Kranke möchte nachts nicht zugedeckt sein. Es ist nicht ungewöhnlich, daß Ledum-Patienten mit Kopfschmerzen den Kopf aus dem Fenster in die kalte Luft strecken (ARSENICUM, PHOSPHOR) oder ihn in sehr kaltem Wasser baden.

Aufgedunsene, geschwollene und fleckige Hände und Füße; die Schwellung ist so stark, wie es die Haut erlaubt, mit entsetzlichen Schmerzen. Erleichterung kann der Patient einzig und allein darin finden, daß er die Glieder stundenlang in eiskaltem Wasser badet. Dazu bringt Kent den bereits erwähnten Fall eines alten, syphilitischen Alkoholikers: »Als ich ihn das erste Mal sah, hatte er einen großen, altmodischen Waschzuber vor sich, und er saß da, die Unterschenkel bis auf das oberste Drittel in Eiswasser gesteckt; obenauf schwammen die Eisstücke, wobei er es besonders gern hatte, wenn sie die Haut berührten. Sobald sie weggeschmolzen waren, füllte er neue nach. Seiner Frau zufolge litt er ›ziemlich schreckliche Qualen‹. Nun, nach einer Gabe Ledum nahm er die Füße aus dem Wasser — um sie nie wieder hineinzustellen. Die Rotfärbung verschwand, die Schwellung ging zurück, und — er gab das Trinken auf. Ledum befreite ihn sogar von vielen seiner syphilitischen Beschwerden.« Und Kent kommentiert: »PULSATILLA und Ledum sind die beiden Hauptmittel für Leute, die ihre Füße gern in sehr kaltes Wasser tauchen; bei diesem Mann war Ledum das Mittel der Wahl.«

Ledum-Patienten sind meist kräftig und plethorisch, von robuster Natur. Entzündete Areale neigen zu Blutungen, und das Blut ist schwarz.

Hämorrhagien der Augenkammer, der Nase, in Körperhöhlen; blutiger Urin.

Alte, schmerzhafte, sich ausbreitende Geschwüre; > durch Kälte.

Rheumatische und gichtige Zustände: Gichtknoten; Tophi an Handgelenken, Fingern und Zehen. Diese Gichtablagerungen breiten sich nach oben aus. Die gichtigen Gelenke entzünden sich plötzlich, und kalte Anwendungen tun ihnen gut. Die Kniegelenke sind besonders betroffen. »Solche Patienten setzen das Gelenk der Kälte aus, fächeln es an oder geben zur Abkühlung verdunstende Flüssigkeiten wie Chloroform oder Äther darauf.«

Das Gesicht ist geschwollen und aufgedunsen (LACHESIS); es sieht aus wie das eines Betrunkenen, eines alten Säufers. Ledum wirkt den Folgen von Whiskykonsum entgegen und verringert erheblich das Verlangen danach. Kent sagt: »Ledum ist für Whiskyabusus das, was CALADIUM für das gewohnheitsmäßige Rauchen ist. Mit CALADIUM können sich die Patienten das Rauchen so erfolgreich abgewöhnen, daß sie oft sogar eine Abneigung dagegen entwickeln.«

Dann kommt Kent auf die Harnwegssymptome des Mittels, seinen Harnsand zu sprechen: »Wenn es dem Patienten gut geht, finden sich zugleich auch immer große Mengen von Sandablagerungen im Urin; weist dieser nur wenig Sediment auf, so nehmen die Gichtbeschwerden in den Gelenken zu, und der Patient fühlt sich nicht mehr so wohl.«

Als Heilmittel eingesetzt, treibt Ledum die Beschwerden des Patienten tendenziell vom Zentrum in die Peripherie — umgekehrt zur Richtung ihrer Entwicklung. Dies sollte man gerade einem Gichtpatienten von vornherein klarmachen. Auch LYCOPODIUM kann in dieser Weise dafür sorgen, daß die Krankheit an die Oberfläche gelangt; hier kommt es gleichfalls oft zu einem Wiederauftreten von rotem Sand im Urin.

Abmagerung der leidenden Teile — aufgrund einer Infektion der versorgenden Nerven nach einer Verletzung.

◊

Nash hebt einige zusätzliche Punkte von Ledum hervor.

Ekchymosen: Zuweilen wird Ledum benötigt, um einen ARNICA-Fall zum Abschluß zu bringen; selbst wenn ARNICA zunächst das beste Mittel war, beseitigt Ledum oft die Ekchymosen und Verfärbungen rascher und vollständiger.

»›Blaues Auge‹ infolge eines Schlags oder einer Prellung; besser als ARNICA.« Hierfür, so Nash, kommt kein Mittel Ledum in der 200. Potenz gleich. Wenn allerdings große Schmerzen im Augapfel selbst bestehen, ist möglicherweise SYMPHYTUM angezeigt. »Bei all diesen Affektionen«, fügt er hinzu, »halte ich die 200. Potenz für besser als niedrigere Zubereitungen.«

Er berichtet von Ledum bei *akutem Gelenkrheumatismus:* »Die Gelenke sind geschwollen und heiß, aber nicht gerötet. Die Schwellungen sind blaß, die Schmerzen *schlimmer in der Nacht* und *durch die Bettwärme;* möchte die befallenen Teile nicht bedeckt haben. ...

Bei *chronischem Rheumatismus* ist das Mittel ebenso wirksam. Die Gelenke sind hier gleichfalls geschwollen und schmerzhaft, besonders in der Bettwärme; schmerzende, harte Knoten und Konkremente bilden sich zuerst an den Fuß-, dann an den Handgelenken. Das Periost der Phalangen ist druckschmerzhaft. Die Knöchel sind geschwollen, die Fußsohlen schmerzhaft und empfindlich; kann kaum auftreten. ... Bei diesen rheumatischen Beschwerden ist der Patient ungewöhnlich frostig; es mangelt ihm an Lebenswärme. ... Zugleich ist jedoch bei Ledum die Besserung durch Kälte so hervorstechend, daß manchmal das Baden der Füße in kaltem Wasser der einzige Weg ist, Erleichterung zu finden.« Bei allen Fällen von Rheumatismus der Füße, rät Nash, sollte man an Ledum denken und es gründlich studieren.

Hauptsymptome[*]

Geist und Gemüt. Den ganzen Tag Unzufriedenheit mit seinen Nebenmenschen, die zuletzt in Menschenhaß überging.[1]

---

[*] Die mit [1] markierten Symptome sind Hahnemanns *Reiner Arzneimittellehre* entnommen, ein mit [2] bezeichnetes Symptom entstammt Jahrs *Symptomencodex.* — d.Ü.

Schwindel: der Kopf will rückwärts sinken.[1]

Augen. Bedeutende Erweiterung der Pupillen.[1]

Kontusionen oder Wunden im Bereich der Augen und Lider, besonders wenn diese mit Blutaustritt ins Gewebe verbunden sind.

Ein Getöse in den ***Ohren***, wie von Läuten mit Glocken, oder wie von Sturmwind.[1] — Ohrenbrausen, wie vom Winde.[1]

Gesicht, Mund, Hals. Harter Druck am linken Unterkiefer, nach innen.[1]

Ein jählinges Herauslaufen eines speichelartigen Wassers aus dem Munde, mit Kolik —; Würmerbeseigen [vgl. dazu Fußnote S. 1044].[1]

Böser Hals mit fein stechendem Schmerze.[1]

Atmung und Brust. Beengtes, schmerzhaftes Athmen.[1]

Engbrüstige Zusammenschnürung der Brust, die sich durch Bewegung und Gehen verschlimmert.[1]

Auswurf hellrothen Blutes bei heftigem Husten.[1]

Chronischer Husten, charakterisiert durch Kälte und Mangel an Lebenswärme.

Rücken. Lendenweh nach dem Sitzen.[1]

Obere Extremitäten. Bei Aufhebung des Arms, ein höchst schmerzhaftes Stechen in der Schulter.[1]

[Reißender] Druck im linken Schultergelenke, bei Bewegung heftiger.[1]

Druck in beiden Schultergelenken, bei Bewegung heftiger.[1]

Zittern der Hände beim Anfassen und beim Bewegen derselben.[1]

Die Beinhaut der Finger-Glieder schmerzt beim Draufdrücken.[1*]

Nagelbettentzündungen infolge von kleinen Stichwunden, wie von Nadeln, Splittern etc.

Untere Extremitäten. Druck am linken Oberschenkel, nach hinten; es ist, als ob die Muskeln nicht ihre gehörige Lage hätten, wie Verrenkungsschmerz, in jeder Lage, doch bei Berührung und im Gehen vorzüglich heftig.[1]

Zittern der Kniee (und Hände) im Sitzen und Gehen.[1]

---

[*] Ergänzung d. Ü.; dies ist eines der wenigen Symptome, die bei Allen in Fettdruck erscheinen.

Schwäche in den Kniegelenken, und beim Gehen ein reißender Druck darin.[1]

Reißender Druck im rechten Kniegelenke und weiter hinunter, bei Bewegung heftiger.[1]

Geschwulst und spannender und stechender Schmerz im Kniee, beim Gehen.[1]

Druck über dem innern, linken Fußknöchel, bei Bewegung heftiger.[1]

Ungeheures, fressendes Jücken auf dem Rücken beider Unterfüße [=Füße]; nach dem Kratzen wird es immer heftiger; nur dann ließ es nach, als er sich die Füße ganz wund gekratzt hatte; in Bettwärme weit heftiger.[1]

Hartnäckige Fußgeschwulst.[1]

Druck am innern Rande des linken Unterfußes [=Fußes].[1]

Die Fußsohlen schmerzen beim Gehen, als wenn sie mit Blut unterlaufen wären.[1]

Der Ballen der großen Zehe ist weich, dick und schmerzhaft beim Auftreten[1]; Sehnen steif.

Gicht, schlimmer in den Füßen; Gichtknoten an den Gelenken; feines Reißen in den Zehen.

Schmerz im Fußgelenke, wie vom Vertreten, Verknicken.[1]

Rheumatische Schmerzen, die von unten nach oben wandern; Gelenke blaß, geschwollen, gespannt, heiß; stechende, ziehende Schmerzen; < durch Wärme des Bettes bzw. der Deckbetten, durch Bewegung, abends.

Rheumatismus und rheumatische Gicht; beginnt in den unteren Gliedmaßen und steigt dann höher; insbesondere wenn es durch Mißbrauch von COLCHICUM zu einem schlechten, asthenischen Allgemeinzustand gekommen ist; die Gelenke werden zum Sitz von schmerzhaften, harten Knoten und Tophi.

Schwellung der Füße und Unterschenkel bis zu den Knien, purpurfarben und fleckig, auf Fingerdruck Dellen bildend, mit reißenden Schmerzen im Periost; nur zu lindern, wenn die Füße in Eiswasser gehalten werden.

Extremitäten allgemein. Befällt in erster Linie die linke Schulter und das rechte Hüftgelenk.

Rheumatismus beginnt in den unteren Gliedmaßen und steigt dann höher.

Hitze an Händen und Füßen, Abends.[1]

Lang anhaltender, warmer Schweiß an Händen und Füßen.[1]

Die Bettwärme kann er nicht vertragen wegen Hitze und Brennen in den Gliedmaßen.[1]

Eingeschlafenheit der Glieder.[1]

Schlaf. Unruhige Träume: bald ist er an diesem, bald an jenem Orte, bald mit diesem, bald mit jenem Gegenstande beschäftigt.[1]
Schlaflosigkeit mit Unruhe und Umherwerfen.[1]
Beim Aufwachen aus dem Schlafe, gelinder Schweiß über und über, mit Jücken am ganzen Körper, was zum Kratzen nöthigte.[1]

Frost, ohne nachfolgende Hitze; der übrige Körper war warm, nur die äussern Gliedmaßen kalt.[1]
Frostschauder über den ganzen Rücken, mit etwas heißen Backen und heißer Stirne, ohne Gesichtsröthe und ohne Durst, bei kalten Händen.[1]

Verstauchungen von Knöcheln und Füßen.
Stichwunden von scharfen, spitzen Werkzeugen, wie Ahlen oder Nägeln, von Rattenbissen etc.; vor allem wenn die verwundeten Körperteile sowohl beim Anfassen kalt sind als auch vom Patienten als kalt empfunden werden.
Insektenstiche, besonders von Moskitos.
Rheumatische, gichtige Diathese; von Alkohol zerrüttete Gesundheit.
Abmagerung leidender Teile. (PLUMBUM)

Andere erwähnenswerte Symptome

(Der Gemütszustand von Ledum ist durch folgende auffallende Symptome charakterisiert:) ... Verdrießlichkeit, mürrisches Wesen.[1] — Verdrießlich: es ist ihm alles zuwider.[1] — Mürrisches Wesen mit vieler Unruhe und Unbeständigkeit; er konnte nichts beharrlich überdenken oder ruhigen Gemüths arbeiten.[1] — Verdrießlich: er zog sich in die Einsamkeit zurück, und, fast weinend, wünschte er sich den Tod.[1]
Jede Kopfbedeckung ist unerträglich.[2]
Modriger Geschmack im Mund, jedesmal wenn sie hustet; ruft Übelkeit hervor.
Ein krampfhaftes, *doppeltes Einathmen* und Schluchzen (wie bei Kindern, welche heftig geweinet und sich sehr erboset haben).[1]
Das Kind wird vor dem Hustenanfall ganz steif; biegt sich nach hinten, gefolgt von Auswurf eines hellfarbigen, schaumigen Bluts (Keuchhusten).
Auswurf reichlichen, hellroten Bluts, mit starkem Husten, Rasseln und Pfeifen in den Atemwegen; brennender Schmerz an einer fixen Stelle in der Brust.
Starke Schwellung der Knie mit rheumatischen Schmerzen; Linderung nur durch Kälteanwendung möglich.

Steifheit aller Gelenke; konnte sie erst wieder bewegen nach Anwendung kalten Wassers.

Allgemeine Kälte, bei Hitze und Röte des Gesichts.

[Fieber:] Körperteile kalt bei Berührung, aber subjektiv nicht kalt für den Patienten. (ARNICA)

Die Glieder und der ganze Körper sind schmerzhaft ..., als wenn sie zerschlagen und zerstoßen wären.[1] (ARNICA)

Bläuliche Flecke am Körper, wie Petechien.[1] (ARNICA, PHOSPHORUS, CROTALUS HORRIDUS)

Blutschwäre[1] [=Furunkel].

Ausschlag nur an bedeckten Körperteilen. (THUJA: Schweiß nur an unbedeckten Körperteilen.)

[Ausschlag:] Empfindung, als würden Läuse auf der Haut krabbeln;

< durch Wärme, Bewegung, nachts.

Lilium tigrinum

TIGERLILIE

Lilium tigrinum ist ein wertvolles Heilmittel bei höchst qualvollen Zuständen; es ist gut geprüft und hat fest umrissene und charakteristische Symptome, und doch wird sein Bild oft nicht erkannt und nicht ausreichend verstanden.

◊

Die Tigerlilie ist sehr giftig und somit auch von großer arzneilicher Kraft. Ein vierjähriges Mädchen, das einen Staubbeutel der Lilienblüte ins rechte Nasenloch gesteckt hatte, ist daran gestorben, wie ich gelesen habe.* Es reagierte mit reichlicher Schleimsekretion aus der Nase, Erbrechen und Schläfrigkeit, und fünf Stunden später entwickelten sich blutige Durchfälle, die vergeblich mit Opium und Branntwein behandelt wurden; nach 59 Stunden trat der Tod ein.

Lilium ist der alten Schule nicht bekannt, und vielleicht ist das ganz gut so. Es ist ein Mittel mit so heftigen Wirkungen, daß es nur in den Händen derer, die von Hahnemann die Zubereitung und Verordnung solcher Arzneien gelernt haben, sicher und nutzbringend angewandt werden kann.

◊

Hahnemann gab die Anweisung, daß Arzneien sowohl von Männern als auch von Frauen geprüft werden sollten, um herauszufinden, welche geschlechtsspezifischen Wirkungen sie hervorbringen [*Organon*, § 127]. So zeigte die Tigerlilie, die von einigen Ärztinnen für Carroll Dunham geprüft wurde, besonders auf Frauen fürchterlichste Wirkungen (neben den Symptomen, die sie bei Männern verursachte). Und niemand, der Dunhams Prüfungsbericht** über Lilium gelesen hat, wird wohl die erstaunlichen Charakteristika dieses Mittels je wieder vergessen.

Einige Prüfungen wurden mit einer Tinktur allein aus den Pollen vorgenommen, andere mit einer Tinktur aus den frischen Stielen, Blättern und Blüten. Das Mittel wurde in der ø sowie in der 1., 3., 5., 30. und 500. Potenz geprüft.

* Dieser Vergiftungsfall wurde 1862 von Dr. Warren beobachtet und im *Boston Med. and Surg. Journal* veröffentlicht; zugänglich ist er u.a. in Hughes *Cyclopaedia*, Band 3, S. 138f. — d.Ü.

** In: Carroll Dunham, *The Science of Therapeutics*. — d.Ü.

Wie wir sehen werden, hat Lilium auffallend viele Symptome mit SEPIA gemein, doch hat es auch ganz eigentümliche Symptome, die es von SEPIA unterscheiden. Es sollte daher nicht schwerfallen, zwischen den beiden Arzneien zu wählen.

◊

Die seelischen und körperlichen Symptome von Lilium tigrinum sind ebenso heftig wie alarmierend; mit Ausnahme der tiefen Niedergeschlagenheit und des starken ›Herabdrängens‹ [engl.: bearing-down], die beiden Mitteln gemeinsam sind, unterscheiden sie sich in jeder Hinsicht von den SEPIA-Symptomen.

Doch lassen wir Lilium selbst zu Wort kommen! ... Dies ist die Antwort der Arznei, wenn sie von reiner Wissenschaft befragt wird, welche Symptome sie hervorzurufen und zu heilen vermag:

Depression. Ständige Neigung zu weinen, voller Furcht und Besorgnis, an einer schlimmen inneren Krankheit zu leiden.

Wildes Gefühl im Kopf, als sollte sie verrückt werden; ihr Geist ist in einer solchen Verfassung, daß sie noch nicht einmal ihre Symptome aufzeichnen konnte. Unbeschreibliches Gefühl im Kopf, das als »verrücktes Gefühl« zu beschreiben versucht wird. Furcht, wahnsinnig zu werden. Selbstmordgedanken. Verzweiflung an ihrem Seelenheil.

Mag nicht lesen. Kann nicht denken. Geht ständig zu schnell; fühlt sich getrieben, weiß aber nicht, warum. Alles erscheint ihr unwirklich. Macht Fehler beim Sprechen. Mag nicht reden aus Furcht, etwas Falsches zu sagen; würde sich aber doch gern unterhalten. Abneigung, allein zu sein.

Phasen sexueller Erregung im Wechsel mit Phasen von Niedergedrücktheit, in denen sie unter dem Gefühl leidet, diese Erregung sei moralisch verwerflich gewesen; diese abwechselnden Zustände halten noch Monate nach Beendigung der Prüfung an.

Dauerndes Gefühl von Gehetztsein, wie von drängenden Pflichten, gleichzeitig ein Gefühl völliger Unfähigkeit, diesen nachzukommen; während sexueller Erregung.

Empfindung im Becken, als ob alles durch die Scheide nach außen treten wollte. Das Abwärtszerren zum Becken hin wird bis in Höhe des Magens, ja selbst der Brust und der Schultern empfunden; schlimmer im Stehen, gleichwohl durch Liegen nicht gebessert. Möchte die Hand auf den Unterbauch legen und nach oben drücken, um das herabziehende Gefühl zu erleichtern (SANICULA). Möchte tiefe Atemzüge machen, um die Eingeweide zu heben.

Herabdrängen, mit dem Gefühl eines schweren Gewichts oder Drucks in der Uterusgegend, als ob der gesamte Bauchinhalt durch die Vagina nach außen drücken würde. Im Stehen ein Gefühl, als würde der ganze Inhalt des Beckens herauskommen, wenn sie dem nicht durch Gegendruck der Hand auf die Vulva oder durch Hinsetzen vorbeugen würde. Brennende und scharfe Ovarialschmerzen. Unfähig, sich zu bewegen; fürchtet, die Gebärmutter könnte herausfallen.

Damit aber noch nicht genug! — *Heftiges Pressen im Rektum und am After, mit fast beständigem Stuhldrang.* Diarrhoe; besonders morgendlicher Durchfall, mit Bauchkneifen und beißenden Schmerzen beim und nach dem Abgang.

Auch die Blase entgeht dem nicht! — *Druck auf die Blase. Sie könnte alle Viertelstunde Wasser lassen. Beständiger Druck auf die Blase, will immerzu urinieren;* es geht aber nur wenig ab, hinterher Beißen in der Harnröhre und Tenesmus.

Das *Herz* ist ebenfalls betroffen. — Scharfe, plötzliche Schmerzen in der linken Brust, mit ›Flattern‹ des Herzens. Drückende Herzschmerzen, als würde es kräftig gepackt und dann allmählich wieder losgelassen. Herzklopfen. Jedes Aussetzen des Herzens wird von einem heftigen Schlag gefolgt.

Gieriger Appetit aufs Mittag- und Abendessen. *Vermehrtes Verlangen nach Fleisch.* Abneigung gegen Brot — Kaffee — die gewohnte Zigarre.

Die o.a. Symptome sind die wichtigsten und charakteristischsten des Mittels; die meisten von ihnen sind [in Herings *Guiding Symptoms* bzw. in Allens *Encyclopedia*] besonders hervorgehoben, was bedeutet, daß sie in den Prüfungen wiederholt hervorgebracht und immer wieder durch Lilium geheilt wurden.

Während der Prüfungen sollen tatsächliche Uterusverlagerungen vorgekommen sein.

Eine Prüferin hatte unter der Prüfung seelisch wie körperlich so stark zu leiden, daß diese abgebrochen werden mußte. PLATINUM C200 in wiederholten Gaben verschaffte ihr rasche Erleichterung. (PLATINUM war ihren psychischen Symptomen, ihrem ›Überlegenheitskomplex‹ am ähnlichsten.)

◊

Lassen Sie uns einmal Lilium SEPIA gegenüberstellen:

Lilium	Sepia
Herabdrängen.	*Herabdrängen.*
Alles drängt nach unten, als würde der Beckeninhalt durch einen Trichter hinuntergedrückt, dessen Öffnung die Vagina ist.	Druck vom Rücken zum Bauch.
Muß die Vulva mit der Hand stützen oder die Beine kreuzen.	Muß die Beine kreuzen, um einen Vorfall von Organen zu verhindern.
Empfindet Hitze stärker.	Empfindet Kälte stärker.
Erträgt Mitgefühl nicht.	Erträgt Mitgefühl nicht.
Gehetzt, bedrückt (ARGENTUM NITRICUM) von drängenden Pflichten, denen sie nicht nachkommen kann.	***Gleichgültig.***
Verlangen nach Fleisch.	Abneigung gegen Fleisch.
Schreckliche Diarrhoe und Tenesmus (MERCURIUS CORROSIVUS).	(Nicht vorhanden.)

Lilium neigt zu hochakuten und heftigen Beschwerden. Das Herabdrängen von Lilium ist nicht das eher passive Gewichtsgefühl, unter dem SEPIA leidet; vielmehr haben Lilium-Patientinnen das Gefühl, sie würden *gewaltsam* ihrer Eingeweide beraubt.

◊

Es soll ja noch ein paar arme Kreaturen geben, die, ebenso wie die Autorin, Dinge besser begreifen und sich merken können, wenn sie gereimt sind. Für diese möchte ich nun ein kleines Gedicht über die Tigerlilie einfügen. Wer über solchen Dingen steht, möge das Folgende bitte überspringen:

Tigerlily — stets gehetzt —
Fühlt ihr Inn'res rausgepreßt;
Und ihr häuf'ger Drang zu urinieren
kann mit CANTHARIS fast konkurrieren.

Schmerzen im Rektum (MERC-C.), und ein Band
Schnürt das Herz zusammen — wie CACTUS GRAND.
Sorgt mit PULSATILLA-Tränen sich um ihr Heil;
Und mit Bruder *Höllenstein* teilt sie Pflicht und Eil.

◊

Ausgezeichnete Wirkungen von Lilium tigrinum habe ich bei den Leiden nach Fehlgeburt gesehen; sie wurden rasch durch das Mittel behoben.

Sehr eindrucksvoll war auch die Heilung einer Colitis ulcerosa, die bereits zehn Jahre bestanden und häufige Behandlungen seitens ›führender Kapazitäten‹ erfahren hatte. Zu Beginn ihrer Krankheit hatte die Patientin wohl an die dreißig Stühle pro Nacht gehabt. Als ich ihre Behandlung übernahm, war ihr Teint von durchscheinendem Weiß, wie ein weißes Blatt Papier. Die Anzahl ihrer morgendlichen Stuhlgänge und die dabei ausgestandenen Qualen und Anstrengungen machten es ihr unmöglich, früher als nachmittags zu erscheinen; sie war so schwach, daß eine Krankenschwester bei ihr sein mußte.

Sie zeigte einige eigentümliche und charakteristische Symptome — charakteristisch für *sie*, nicht für die mit dem Etikett ›Colitis‹ versehene Krankheit. Sie hatte großen Appetit und war vor allem hungrig auf das Mittagsmahl; starkes Verlangen nach Fleisch. Es bestand nicht nur der schmerzhafte Stuhldrang, sondern auch Abwärtsdrängen des Uterus. So erhielt sie Lilium tigrinum in hoher Potenz, auf das sie unmittelbar ansprach, und bald war sie eine gesunde junge Frau mit frischer Gesichtsfarbe, die Tennis spielte und das Leben genoß. Später heiratete sie.

Daß wir in der Lage sind, selbst mit solch schweren Krankheitszuständen schnell, sanft und erfolgreich umzugehen (was denjenigen, die Hahnemanns Lehren verschmähen, versagt bleibt), ist für mich immer wieder ein Quell der Freude — und der Dankbarkeit!

Kent stellt fest: »Lilium tigrinum hat hartnäckigste Fälle von hervortretenden und brennenden Hämorrhoiden geheilt.«

Es gibt eine ganze Reihe anderer Mittel, die Empfindungen des Herabdrängens hervorgebracht haben und die — jedes an seinem Platz — bei solchen Beschwerden von Nutzen sind; keines aber ist von solcher Intensität wie Lilium und SEPIA. Zwei davon sind BELLADONNA und PULSATILLA, die jedoch ganz andere Modalitäten aufweisen. Wie oben ausgeführt, kann Lilium ebenso wie SEPIA *schlecht stehen;* sie müssen sich setzen, die Beine übereinanderschlagen oder den Genitalbereich auf andere Weise stützen, um ein Vorfallen der Gebärmutter zu verhindern — zumindest ist dies das Gefühl, das die Patientinnen haben. Das BELLADONNA-Drängen dagegen wird *durch Stehen gebessert*, während es bei PULSATILLA *im Lie-*

gen verschlimmert wird. Phänomene dieser Art sind höchst seltsam und unerwartet, und gerade deshalb sind sie so wichtig.

Ich erinnere mich an eine arme Frau, eine unserer ambulanten Patientinnen, die nach einer Fehlgeburt erkrankte und uns mit beunruhigend hohem Fieber aufsuchte. Sie klagte über quälend herabdrängende Empfindungen, die im Sitzen und Liegen schlimmer waren und nur im Stehen gebessert wurden. Eine Einweisung lehnte sie ab; so gab ich ihr PULSATILLA (das ganz offensichtlich ihr Heilmittel war) und trug ihr auf, am nächsten Tag Bericht zu erstatten: die Temperatur hatte sich normalisiert, alle Beschwerden waren vorüber.

Die Modalitäten, d.h. die die Symptome modifizierenden Umstände der Besserung oder Verschlechterung, sind für die *korrekte* Verschreibung enorm hilfreich; ohne sie gäbe es die schönen Erfolge der Homöopathie nicht. Sie sind es, die uns die Differentialdiagnose zwischen ähnlichen Arzneien erst ermöglichen.

◊

An dieser Stelle will ich noch ein selten gebrauchtes Arzneimittel erwähnen, das schon in der Antike bekannt war und ›Bearing-down‹-Schmerzen hervorgerufen und geheilt hat, selbst Uterusprolaps, wie ich feststellen konnte. Es handelt sich um LAPPA ARCTIUM bzw. LAPPA MAJOR, die große Klette. Es ist eines der ungewöhnlichen Mittel, um die sich Dr. Compton Burnett immer so bemüht hat. Die Heilkräfte dieses Mittels haben ihm den Namen ›Uterusmagnet‹ eingetragen.

Hauptsymptome

Geist und Gemüt. Quält sich wegen ihres Seelenheils (Uterusbeschwerden).

Niedergeschlagene Stimmung: zutiefst niedergedrückt; kann kaum die Tränen zurückhalten; Neigung zum Weinen, mit Übelkeit und Rückenschmerzen; Abneigung gegen Essen; weint viel und ist sehr furchtsam; gleichgültig gegenüber allem, was für sie getan wird.

Dauerndes Gefühl von Gehetztsein, wie von drängenden Pflichten, gleichzeitig ein Gefühl völliger Unfähigkeit, diesen nachzukommen.*

Abdomen. Gefühl von Herabzerren der gesamten Eingeweide, einschließlich selbst der Brustorgane, mit starkem Bedürfnis, den Unterleib zu un-

* Ein wichtiges Symptom, das ich aus Allens *Encyclopedia* nachgetragen habe. — d.Ü.

terstützen; Gefühl, als würde der gesamte Bauchinhalt nach unten in einen Trichter gedrückt; sie muß ihre Beine übereinanderschlagen aus Angst, daß alles herausgepreßt werden könnte.

Herabdrängende Empfindung im Becken, als ob alles durch die Scheide nach außen treten wollte.

Rektum. Drücken im Mastdarm, mit fast beständigem Stuhldrang.

Harnorgane. Beständiger Druck auf die Blase, will immerzu urinieren; es geht aber nur wenig ab, hinterher Beißen in der Harnröhre und Tenesmus.

Häufiges Wasserlassen den ganzen Tag über, mit dumpfem Kopfschmerz, der fortwährend vom (linken) Vorderkopf zum Hinterkopf zieht und sich schließlich in der linken Schläfe festsetzt.

Wenn dem Bedürfnis zu harnen nicht nachgegeben wird, Gefühl von Kongestion in der Brust.

Weibliche Genitalien. Heftige Schmerzen in der Eierstockgegend: brennend, stechend, schneidend oder greifend; ziehen quer durch den Unterbauch — oder zur Leiste und dann das Bein hinunter; mit schießenden, herabdrängenden Schmerzen im Stehen; Ovarialregion druckempfindlich; Ovar beinahe auf Kindskopfgröße angeschwollen.

Heftige neuralgische Schmerzen im Uterus; konnte keine Berührung ertragen, nicht einmal das Gewicht der Bettdecke oder die geringste Erschütterung des Bettes; Anteversio uteri.

Anteversion oder Retroversion des Uterus; fast alle Patientinnen leiden unter Verstopfung.

Gefühl, als ob das ***Herz*** abwechselnd kräftig gepackt und wieder losgelassen würde.

Gefühl, als ob das Herz in einen Schraubstock eingespannt wäre; als ob alles Blut zum Herzen geströmt wäre, was ein Gefühl erzeugt, als müsse sie sich zusammenkrümmen; kann kaum aufrecht gehen.

Lycopodium

LYCOPODIUM CLAVATUM; BÄRLAPPSPOREN

Eines von Hahnemanns wertvollsten Geschenken — und eines, das seine Lehren von der Potenzierung sehr schön veranschaulicht und rechtfertigt. Er schreibt über Lycopodium:

»Dieses gilbliche, glatt anzufühlende, staubähnliche Pulver ... wird in Russlands Wäldern und in Finland* aus den Kolben-Aehren des Bärlapp-Kolbenmooses (Lycopodium clavatum), nach Dörren und Ausklopfen der Kolben desselben, zu Ende des Sommers gewonnen.

Ausser dass es, in eine Lichtflamme gestreut, ein Blitzfeuer erzeugt, diente es bisher zum Bestreuen leicht an einander klebender Pillen und faltiger, wunder Stellen des Körpers, um das schmerzhafte aneinander Reiben derselben zu verhindern. Es schwimmt auf den Flüssigkeiten, ohne sich darin aufzulösen, ist ohne Geschmack und Geruch und in gewöhnlichem rohen Zustande fast ohne arzneiliche Wirkung auf das menschliche Befinden ...

Wenn aber dieser Bärlapp-Staub auf die Art, wie die homöopathische Kunst die rohen Naturstoffe aufschliesst, ... behandelt wird, so entsteht eine wundervoll kräftige Arznei ...

Eine mässige Gabe wirkt an 40, 50 Tage und länger. Es lässt sich nach Zwischen-Gebrauch anderer antipsorischer Mittel wohl wiederholen, doch mit weit weniger Vortheil.

Vorzüglich wirkt es heilbringend, wenn es nach verflossener Wirkung der Kalkerde homöopathisch angezeigt ist.«

Kent sagt: »Obwohl es zu den inerten Substanzen gerechnet wurde und man glaubte, es sei nur zum Drehen allopathischer Pillen zu gebrauchen, machte Hahnemann den ›Bärlapp-Staub‹ nutzbar und entfaltete seine Kraft durch Verdünnung und Verschüttelung. So ist Lycopodium gewissermaßen zu einem Denkmal für Hahnemann geworden. Es greift tief in den menschlichen Organismus ein. ... Es gibt nichts, was Lycopodium beim Menschen nicht in Aufruhr versetzen könnte ...«

Dieses »nicht anfeuchtbare Pulver«, inert und doch hell auflodernd, wenn es in eine Flamme geworfen wird, wurde auch bei der Herstellung von Feuerwerkskörpern verwendet. Wenn man die Sporen zerquetscht, wird eine ölige Substanz freigesetzt. Das Pulver muß, wie es heißt, zwei

* Lycopodium wächst in ganz Europa, meist in Nadelwäldern an trockenen, nicht allzu sonnigen Stellen. — d.Ü.

volle Stunden mit Milchzucker verrieben werden, um eine erste Zubereitung dieses Arzneimittels, das ebenso mächtige wie einzigartige Heilkräfte in sich birgt, zu gewinnen.*

Lassen Sie uns zunächst den (mehr oder weniger gelungenen) Versuch machen, eine kurze Beschreibung nach Art jener prägnanten alten Arzneibilder zu geben: eine Zusammenfassung dessen, was wir von dem Mittel wissen und als unabdingbar für dessen Einsatz erachten, auf möglichst engem Raum …

◊

Lycopodium gehört zu den Mitteln, die wir am häufigsten verwenden. Es springt einem nicht immer gleich ins Auge, wenn der Patient hereinkommt, doch wird man im allgemeinen schon durch wenige Fragen auf die heiße Spur gebracht.

Stellen Sie recht bald die Frage nach der ***Tageszeit*** seiner Beschwerden. Dieser Patient wird antworten: »Schlimmer nachmittags — oder schlimmer gegen 16 Uhr — oder auch schlimmer von 16 bis 20 Uhr«, und nun können Sie nach weiteren Anzeichen dafür suchen, daß Ihr Patient dem Lycopodium-Typ entspricht.

Bei Lycopodium ist der Geist besser entwickelt als der Körper. Lycopodium neigt dazu, krank und runzlig auszusehen — er ist abgemagert, besonders an der oberen Körperhälfte. Die Stirn kann gerunzelt oder faltig sein, und bald nach Tische werden Wangen oder Nase leicht rot, sehr zum Verdruß des Patienten.

Beschwerden durch Erwartung [anticipation] ist eine sehr nützliche kleine Rubrik.** Jeder weiß, daß *Gels.* und *Arg-n.* sie haben. Aber Lyc. hat ebenfalls darunter zu leiden, wie auch Ars., Med. und Ph-ac.; und auch (was schon weniger bekannt ist) CARBO VEGETABILIS, PLUMBUM, SILICEA und THUJA. Letztere müssen in anderen Teilen des Repertoriums aufgespürt werden — man sollte sie der Rubrik hinzufügen.

Vor Jahren machte mir einer unserer fähigsten Kollegen einen bestimmten Zug der Lycopodium-Psyche verständlich. Er erklärte mir die Schrekken des Lampenfiebers, wie sie diese Menschen befallen: Lycopodium muß vor seinen Aktionären oder Wählern eine wichtige Rede halten und ist sich ganz sicher, daß er steckenbleiben, ins Schwimmen geraten, die entscheidenden Punkte vergessen wird; er ist von der Vorstellung ganz besessen, seine Ansprache zu vermasseln. Der gefürchtete Augenblick kommt

* Laut Hahnemann (*Chronische Krankheiten*, Band 1, S. 183 ff) dauert der Verreibungsprozeß bis zur 3. Centesimal-Potenz drei Stunden. — d.Ü.

** Im *Synthetischen Repertorium* ist diese Rubrik erheblich erweitert; Näheres zu diesem Thema im SILICEA-Kapitel (S. 1087). — d.Ü.

... mit weichen Knien geht er zum Rednerpult; es dauert jedoch nicht lange, und er findet Gefallen an der Sache: in seliger Selbstvergessenheit fliegt die Zeit dahin, und schließlich nimmt er mit dem Gefühl wieder Platz, die Rede seines Lebens gehalten zu haben. Alles hat bestens geklappt, er hat sehr flüssig gesprochen; nicht nur hat er alles gesagt, was er sich vorgenommen hatte, er konnte auch noch neue Ideen anbringen, die ihm beim Reden eingefallen sind! Aber: das nächste Mal wird er, wenn er nicht den richtigen Stimulus bekommt, denselben Torturen ausgesetzt sein — denn er ist Lycopodium.

Ein weiteres Symptom: Lycopodium möchte allein sein — *doch nebenan soll sich jemand aufhalten,* denn zugleich ***fürchtet er sich auch vor dem Alleinsein!*** Sein »Streben nach Einsamkeit« [Hahnemann] erscheint im Repertorium [»Abneigung gegen Gesellschaft«; d.Ü.] kursiv, seine »Furcht vor dem Alleinsein« fett gedruckt. Wo solch gegensätzliche Zustände in hohem Grade vorhanden sind, handelt es sich immer um hochinteressante Arzneien. (Ein anderes Beispiel dafür: LACHESIS hat »hastige Sprache« und »Geschwätzigkeit« im höchsten Grad; aber auch, und dies ebenfalls im höchsten Grad, »langsame Sprache«! Das macht man sich oft nicht klar.)

Lycopodium hat viele ***Ängste*** — Furcht vor dem Alleinsein, vor Menschen, in einer Menschenansammlung, vor Dunkelheit, vor dem Tod, vor Geistern oder Gespenstern.

Lycopodium hat alle nur denkbaren Arten von ***Dyspepsie.*** Es wetteifert mit CARBO VEGETABILIS und CHINA um die höchste Wertigkeit bei Flatulenz. Oft wird ein Lycopodium-Patient Ihnen erzählen, daß er tagelang aufgetrieben sei wie eine Trommel und dann seine Kleidung lockern müsse. Nach dem Essen ist der Bauch aufgebläht und fast bis zum Platzen gespannt; er kann den Druck und die Einengung durch die Kleidung nicht ertragen. Oder er fühlt sich ausgehungert, und doch ist er bereits nach wenigen Bissen so satt, daß er nichts mehr zu sich nehmen kann. Andererseits kann er sich ›voll bis zum Rand‹ fühlen und doch hungrig sein. So finden wir Lycopodium dreiwertig in der Rubrik »Appetit, schnell satt«, desgleichen aber auch in der Rubrik »Appetit, vermehrt nach dem Essen«; ein starkes Symptom ist auch »Hunger, gleich nach dem Essen wieder, obgleich Magen und Bauch voll und gespannt war« (Hahnemann, *Chronische Krankheiten*, Symptom 513)*.

* Tyler spricht hier von einer Rubrik, in der Lycopodium dreiwertig erscheine; eine solche ist im Repertorium aber nicht zu finden. Vergleichbar wären etwa: »Magen, Appetit vermehrt, Essen vermehrt den A.« — mit **Lyc.** als einzigem und dreiwertigem Mittel; »Magen, Empfindungen, Leere, nicht besser durch Essen« — mit **Lyc.** als einem von mehreren dreiwertigen Mitteln. — Anm.d.Ü.

Verlangen und Abneigungen. Lycopodium hat ein starkes Verlangen nach Süßigkeiten — nach heißen Getränken. Er mag gern Austern, wird aber krank dadurch; Abneigung gegen Kaffee und Fleisch.

Die ***Rechtsseitigkeit*** von Lycopodium kennen wir alle, wie auch die Richtung der Symptome: von rechts nach links oder von oben nach unten.

Die ***Harn***-Symptome sind wichtig: rotes Sediment im klaren Harn; scharfer und wundmachender Harn ... So kann man ein Lycopodium-Baby am roten Sediment in der Windel erkennen oder am Ausschlag dort, wo der Urin die Haut entzündet hat — und dadurch in die Lage versetzt werden, die Nephritis und Wassersucht eines solchen Babys auszuheilen, wie ich es selbst gesehen habe.

Lycopodium ist ein ***Intellektueller***, dem es an Selbstvertrauen mangelt. Wenn er krank ist, treten Störungen, Fehlleistungen und Verwirrung des Verstandes auf. Gedächtnisschwäche. Er benutzt beim Sprechen falsche Wörter und Silben; macht Fehler beim Schreiben: Rechtschreibfehler, läßt Wörter oder Buchstaben aus. Diese Probleme können ein solches Ausmaß annehmen, daß er nicht mehr in der Lage ist, zu lesen. »Er weiss z.B., dass Z der letzte Buchstabe im Alphabete ist, hat aber vergessen, wie derselbe heisst; er kann schreiben, was er schreiben will, schreibt die gehörigen Buchstaben, kann aber sein Geschriebenes selbst nicht lesen.« (Hahnemann)

Unsere Ärzte berichten von großen Heilerfolgen mit Lycopodium bei Schriftstellern und anderen Literaten, die nach einer ***Grippe*** ihre Arbeit nicht mehr fortsetzen konnten. Die intellektuellen Folgeerscheinungen einer Grippe verlangen häufig nach Lycopodium, während die neurotischen (fast bis zum Wahnsinn reichenden) SCUTELLARIA benötigen und durch anhaltende Schwäche und Frösteln geprägten Nachwirkungen schnell mit CHINA abgeholfen werden kann.

Es gibt keine Krankheit, ob akut oder chronisch, für die Lycopodium nicht das Heilmittel sein kann — wenn wir es mit einem Lycopodium-*Patienten* zu tun haben! Zahnschmerzen gegen 16 Uhr (ich habe es erlebt). Hautausschläge, die um 16 Uhr fürchterlich exazerbieren (auch dies). Sich hinschleppende Lungenentzündungen, wo das Fieber um 16 Uhr steigt und nach 20 Uhr wieder fällt. Diphtherien, bei denen die Pseudomembranen auf der rechten Seite beginnen und dann zur linken überwechseln — sofern Mund und Zunge nicht nach MERCURIUS verlangen; oder auch postnasale Diphtherien, die abwärts wandern. Lycopodium hat auch die postdiphtherische Lähmung (gewöhnlich ist ihr großes Heilmittel GELSEMIUM), bei der Speisen und Flüssigkeiten wieder durch die Nase austreten. Nierenbeschwerden, bei denen der Urin die Haut rötet und entzündet, wo immer er mit ihr in Berührung kommt.

Zwei nützliche kleine Rubriken bringen Sie vielleicht auf die Spur von Lycopodium: Rechter Fuß kalt, linker normal.* — »Brennender Schmerz zwischen den Schulterblättern« (PHOSPHORUS und KALIUM BICHROMICUM haben das ebenso, und noch einige andere Mittel im geringeren Grad). Diese kleinen Rubriken sind oft sehr nützlich, und sei es nur, um die Diagnose des Mittels abzusichern.

Wenn Sie folgende Symptome erhalten:

< nachmittags;
< gegen 16 Uhr;
< von 16 bis 20 Uhr;
Verlangen nach heißen Getränken;
starkes Verlangen nach Süßigkeiten;
Hyperazidität und Blähungen;
Bauchauftreibung

und zusätzlich die typischen Harnwegsbeschwerden, werden Sie nicht allzu falsch liegen, wenn Sie sich Lycopodium auf Ihrem Zettel vermerken.

*Hauptsymptome***

Geist und Gemüt. Reizbarkeit.[1]
Melancholie.[1]
Furcht vor Alleinseyn.[1]
Leute-Scheu.[1]
Traurige Stimmung, sie musste den ganzen Tag weinen und konnte sich nicht zufrieden geben, ohne Veranlassung[1]; < 16–20 Uhr.
Höchst empfindlich am Gemüthe; sie weint über Dank.[1]
Lebensüberdruß, besonders morgens im Bett.***
Verliebtheit oder Schwärmerei.

---

* Gemeint ist wahrscheinlich die Rubrik »Extremitäten, Kälte, Fuß, rechts«, mit *Chel.*, *Lyc.*, *Sulf.* als zweiwertigen Mitteln. — Es gibt eine ähnliche Rubrik: »Ein Fuß kalt, der andere heiß«, mit **Lyc.** als einzigem dreiwertigem Mittel. — Anm. d. Ü.

** In erster Linie handelt es sich um die fettgedruckten Symptome aus Allens *Encyclopedia*. Neben den Hahnemannschen Symptomen aus den *Chronischen Krankheiten,* die mit [1] markiert sind, werden noch einige Symptome aus weiteren Publikationen aufgeführt; es steht [2] für die Prüfungen von Huber (mitgeteilt von Dr. Raidel), veröffentlicht in der *Zeitschrift des Vereins homöopathischer Aerzte Oesterreichs* (1857), [3] für Baumgartners Prüfungen aus dem Jahrgang 1862 derselben Zeitschrift, [4] für von Schelling in der *A.H.Z.* 82, 121 mitgeteilte Symptome und schließlich [5] für Prüfungsberichte von Martin, *Homöopathische Vierteljahrschrift* 10, 52. — d. Ü.

*** Bei Hahnemann (Symptom Nr. 1568) heißt es: »Nachts wohl Schlaf, aber nicht erquikkend, und früh ist er müde und lebenssatt.« — d. Ü.

Empfindlich, reizbar; mürrisch und schlechtgelaunt beim Erwachen.
Leichte Erregbarkeit zu Aerger und Zorn.[1]
Sie kann nicht die mindeste Widerrede vertragen, und kommt gleich ausser sich vor Aergerlichkeit.[1]
Beschwerden von Schreck, Zorn, Kränkung oder Ärgernis, mit verhaltenem Mißfallen.
Überempfindlich gegen Schmerz; Patient ist außer sich. (CHAMOMILLA)
Versprechen mit Worten und Sylben.[1]
Wählen falscher Worte.[1]
Er kann über höhere, selbst abstrakte Dinge, ordentlich sprechen, verwirrt sich aber in den alltäglichen; so nennt er z.B. Pflaumen, wenn er Birnen sagen sollte.[1]
Grosse Bangigkeit in der Herzgrube ...[1] (KALIUM CARBONICUM)

Schwindel, früh, bei und nach Aufstehn aus dem Bette, dass er hin und her taumelte.[1]

Kopf. Pochen im Gehirn, beim zurück Lehnen des Kopfes, am Tage.[1]
Klopfendes Kopfweh, nach jedem Husten-Anfalle.[1]
Beim Husten, Erschütterung, wie ein Stoss, in den Schläfen und zugleich in der Brust.[1]
Bei der Regel, zusammenschraubendes Kopfweh in den Schläfen, als sollte die Stirn springen.[1]
Blutdrang nach dem Kopfe, früh, beim Erwachen.[1]
Die Haare auf dem Kopfe gehen ungeheuer aus.[1]
Sie bekommt viel graue Haare.[1]

Entzündung der ***Augen*** mit ... storrendem Schmerze*, wenn sie trocken geworden, und nächtlichem Zuschwären.[1]
Gerstenkörner an den Augenlidern, nach dem innern Winkel zu.[1]
Geschwürigkeit und Röthe der Augenlider ...[1]
Das Abend-Licht blendet ihn sehr; er kann dann Nichts auf dem Tische sehen.[1]

Brausen, Brummen, Pfeifen, Sausen etc. in den ***Ohren.***
Gehörverminderung oder Gehörverlust, in Verbindung mit Otorrhoe.
Ekzem der Ohren, mit dicken Krusten und Fissuren in der Haut.

Nase. Heftiger Schnupfen, mit Nasen-Geschwulst.[1]

---

* Wohl eine Art Steifheitsschmerz nach dem Austrocknen. — d.Ü.

Stock-Schnupfen, dass er Nachts davor keine Luft bekommen kann.[1]
Gänzliche Verstopfung der Nase; des Kindes Athem stockte im Schlafe oft wohl 15 Sekunden lang, selbst bei offnem Munde.[1]
Fächerartige Bewegung der Nasenflügel.

Gesicht. Gelbgraue Gesichts-Farbe.[1]
Krampfhaftes Zucken der Gesichtsmuskeln.

Mund. Die Zähne schmerzen beim Berühren und Kauen ...[1]
Viel Bläschen auf der Zungenspitze, welche wie roh und verbrannt schmerzt.[1]
Geschwüre auf und unter der Zunge.

Hals. Es steigt ihr von unten herauf bis in den Schlund wie eine Kugel.[1]
Wie zu eng im Halse, beim Schlingen; die Speisen und Getränke kommen wieder zur Nase heraus.[1] (GELSEMIUM, DIPHTHERINUM)
Wie zusammengezogen im Schlunde, es geht Nichts hinunter.[1]

Magen. Ungeheuern Appetit, und hintenher Aufblähung des Bauches.[3]
Hunger, gleich nach dem Essen wieder, obgleich Magen und Bauch voll und gespannt war.[1]
Sie kann gar nicht essen, ist immer satt und ohne Appetit und wenn sie etwas isst, wird es ihr zuwider bis zum Erbrechen.[1]
Plötzliche Sättigung; grosser Durst.[2]
Gleich nach dem Essen, ist der Bauch immer voll, gedrungen und aufgespannt ...[1]
Vergehen des Appetits beim ersten Bissen[1]; nach dem Essen Schwere im Magen.
Ein saures Aufstossen, wovon der Geschmack nicht im Munde bleibt, aber die Säure im Magen nagt.[1]
Unvollkommenes, brennendes Aufstossen, das nur bis zum Schlundkopfe kommt, wo es mehrere Stunden Brennen macht.[1]
Epigastrium extrem empfindlich gegen Berührung und enge Kleidung.
Die Verdauung scheint nur langsam von Statten zu gehen.[1]
Nach wenigem Essen Unbehaglichkeit im Magen.[2]
Krampf des sehr aufgeblähten Magens.
Drücken im Magen, als ob sie zuviel gegessen hätte.
Abends nach wenig Essen, Druck im Magen, wie überfüllt.[4]
Nachmittag. Drücken, Schwere im Magen nach wenig Essen.[4]
Vom Husten schmerzt ihr die Magen-Gegend.[1]

Hypochondrien. Ein wundartiger Druck-Schmerz, wie von einem Stosse, in der rechten Hypochonder-Gegend, durch Befühlen vermehrt.[1]
Nachmittags 3 Uhr Schmerz in der regio hypochondriaca sinistra.[5]
Sie darf sich nicht satt essen, weil sie sich sonst in der Leber-Gegend unbequem und aufgetrieben fühlt.[1]
Druck-Schmerz in der Leber-Gegend beim Athmen.[1]
Die Leber ist schmerzhaft beim Befühlen.[1]
Heftige Gallensteinkolik.
Aszites durch Lebererkrankung nach Alkoholabusus.

Abdomen. Wie etwas Schweres liegt es ihm in der linken Bauch-Seite, worauf Athmen keinen Einfluss hat, was er aber ununterbrochen beim Gehen, Sitzen und Liegen gleich stark fühlt.[1]
Aufgetriebenheit des Bauches von Winden.[1]
Aufgetriebenheit des Bauches und Herumkollern, durch Blähungenabgang erleichtert.[2]
Knurren und Gurksen im Bauche.[1]
Nach dem Stuhle, Blähungs-Auftreibung des ganzen Bauchs.[1]
Viele Blähungen scheinen bald da, bald dort, im Bauche, den Hypochondern, selbst im Rücken, der Ribben-Gegend und der Brust, Spannen und Glucksen zu erregen, welches stets durch leeres Aufstossen gemildert wird.[1]
Spannung des Bauches mit Blähungs-Versetzung.[1]
Empfindung, als bewege sich etwas in Magen und Eingeweiden auf und ab. (Vgl. CROCUS, THUJA, SANICULA)
Rechtsseitiger Leistenbruch.

Rektum. Schmerzhaft verschlossner After.[1]
Mastdarm oft so beengt, dass er bei hartem Stuhle austritt.[1]
Die Aderknoten am After schmerzen bei Berührung.[1]
Im Analbereich starke Neigung zu Exkoriationen, welche leicht bluten; juckender und feuchter, empfindlicher Ausschlag.
Der erste Theil des Stuhles ist knollig, der zweite weich.[1]

Harnorgane. Dumpfer, drückender Schmerz in den Nieren, < vor und > nach dem Harnen.
Etwas rother Satz im Harne.[1] — Rother Sand im Urine.[1] — Rothgelber Sand im Urine.[1]
Trüber, milchiger Urin, mit übelriechendem, eitrigem Sediment; Neigung zu Steinbildung.
Nierenkolik, besonders im rechten Ureter, zur Blase ziehend.

Harndrang: muß lange warten, bis der Urin kommt; oder Unfähigkeit zu harnen, mit beständigem Herabdrängen; unterstützt die Bauchmuskeln mit den Händen.

Atmung, Husten, Brust. Nächtlicher, den Magen und das Zwergfell angreifender Husten, meist vor Sonnen-Aufgang*.[1]

Husten, sehr angreifend, Abends vor Schlafengehn, als wenn der Kehlkopf mit einer Feder gekitzelt würde, mit wenig Auswurfe.[1]

Kitzel-Husten, wie von Schwefeldampf in der Kehle ...[1]

Grauer, salzig schmeckender Husten-Auswurf.[1]

Schweres Athmen, als hätte ich Schwefeldampf eingeathmet.[3]

Engbrüstigkeit, als wäre die Brust von Krampf zusammengezogen.[1]

Kurzatmigkeit: während des Schlafs; durch jede Anstrengung.

Beklommenheit der Brust und wie roh innerlich.[1]

Stechen in der linken Brust, auch beim Athmen.[1]

Herz. Hydroperikard (von Hering angegeben). (ARSENICUM)

Rücken. Brennen, wie von glühenden Kohlen, zwischen den Schulterblättern.[1] (PHOSPHOR, KALIUM BICHROMICUM etc.)

Starke Rückenschmerzen, besser durch Wasserlassen.

Extremitäten. Ein Fuß heiß, der andere kalt.

Drang ins Freie zu gehen.[1] (PULSATILLA etc.)

Zeit. Ihre Beschwerden vermehren sich Nachmittags, 4 Uhr, aber Abends, 8 Uhr, ist es ihr, ausser der Schwäche, wieder besser.[1]

Kopfschmerz, Husten, Fieber, Frost: *alles schlimmer von 16–20 Uhr.*

Nervöse Erregung; große körperliche und geistige Erschöpfung; nervöse Schwäche.

Schlaf. Nachts, beim Erwachen, Hunger.[1]

Er erwacht die Nacht oft aus schreckhaften Träumen.[1]

Schlaf unerquickend.[1]

Beim Erwachen mürrisch; tritt, schimpft.

◊

---

* Bei Allen und Hering heißt es fälschlich »sunset« (statt »sunrise«). — d. Ü.

Zu diesem letzten Symptom eine kleine Geschichte: Vor vielen Jahren wurde ich gebeten, weit nach draußen aufs Land zu fahren, um einem Knaben ein Mittel zu verordnen. Er war zwar noch sehr klein, für seine fünf Jahre aber bereits ein großer Kricketspieler. Sein Problem — es bestand erst seit kurzem — war nur, daß er dabei quälend häufig austreten mußte. Als ich ihm und den anderen Jungen beim Kricketspielen zuschaute, mußte er alle paar Minuten fortlaufen, um sich zu erleichtern. Seinen Eltern kam dies alles sehr rätselhaft vor. Einige Lycopodium-Symptome kamen zum Vorschein, so unter anderem, ebenfalls erst in der letzten Zeit entstanden, daß er griesgrämig (»ugly«, wie die Amerikaner es nennen) aufwachte, weinerlich und verdrießlich. Lycopodium heilte ihn umgehend — und damit wurde nebenbei ein Punkt untermauert, auf den ich an dieser Stelle aufmerksam machen möchte: dem Lycopodium-Patienten geht es in fast jeder Hinsicht abends schlechter und morgens besser, *mit der einen Ausnahme*, wie ich an diesem Fall lernte, daß er *beim Erwachen mürrisch und schlecht gelaunt* ist.

Gerade solche kniffligen Fälle sind es, die sich uns ins Gedächtnis eingraben und durch deren Bewältigung wir allmählich zu Arzneimittelkennern werden.

Hughes zitiert Dr. David Wilson zu der *fächerartigen Bewegung der Nasenflügel*, die in der Pathogenese von Lycopodium vermerkt ist: »Wenn dieses Symptom deutlich ausgeprägt ist, egal, an welchem Organ oder Gewebe sich die Symptome einer beliebigen Krankheit bei Kindern oder Jugendlichen manifestieren, so wage ich zu behaupten, daß in solchen Fällen die gesamte Gruppe der Krankheitserscheinungen unter Lycopodium zu finden sein wird.« Dr. Wilson war ein erfahrener Praktiker, und man beachte, er sagt nicht: »Wenn sich die Nasenflügel bewegen, geben Sie Lycopodium«, sondern: *»Ich behaupte, daß in solchen Fällen die gesamte Gruppe der Krankheitserscheinungen gewöhnlich unter Lycopodium zu finden sein wird.«*

Am häufigsten wird man dieses Symptom natürlich bei Erkrankungen der Atemwege vorfinden. Dies z.B. ist das klassische Erscheinungsbild einer Lycopodium-Pneumonie:

> Runzeln der Stirn;
> Nasenflügelatmen;
> die Temperatur steigt jeden Tag von 16 bis 20 Uhr und fällt dann wieder ab.

Bei einer Lungenentzündung, die sich nur zögernd entwickelt, führt uns letzteres Symptom direkt zu Lycopodium, und dann bringt dieses Mittel den Fall zum Abschluß. Kent spricht von seiner Anwendung »im fortgeschrittenen Stadium der Lungenentzündung, in der Phase der Hepatisation, wenn faltiges Gesicht, gerunzelte Stirn, flatternde Nasenflügel und spärlicher Auswurf vorhanden sind. ... Die rechte Lunge ist am meisten betroffen, bzw. es ist wahrscheinlicher, daß sie und nicht die linke Lunge erkrankt, oder sie wird bei doppelseitiger Pneumonie zuerst befallen.«

Bei einer Lycopodium-Diphtherie beginnen die Beschwerden, wie gesagt, auf der rechten Seite und können sich dann auf die linke ausbreiten; ich habe einen solchen Fall gesehen — freilich ohne irgendwelche Zeichen von Fäulnisprozessen an Mund und Zunge, die nach einem der Quecksilbersalze verlangt hätten.

Lycopodium ist eines unserer großen Polychreste, jener »vielnützigen« Mittel mit sehr breitem Anwendungsbereich; doch stellen die obengenannten Hauptsymptome (die »hervorgerufenen und viele Male geheilten Symptome«), die in unserer Schule klassisch sind, seine wichtigsten Angriffspunkte dar.

Das Mittel paßt, wie bereits erwähnt, zu ***Intellektuellen*** (und zwar zu eher mageren und *alt aussehenden*), die mehr geistige als körperliche Energie besitzen. Daher erweist es sich natürlich besonders auf der geistigen Ebene als zerstörisch bzw. heilbringend; es wirkt auf das ***Gedächtnis*** und stellt jene wieder her, die nach Krankheit oder Überlastung unter Verwirrtheitszuständen, geistiger Ermüdung und Verstandesschwäche zu leiden haben.

Seine zerstörerischen und somit heilenden Kräfte kommen auch am ***Verdauungs***- und ***Harntrakt*** stark zur Geltung.

Ich erinnere mich da besonders an eine ›neue‹ Patientin, die tagelang das Gefühl gehabt hatte, vor lauter Blähungen bald zu platzen, und alle Kleider hatte lockern müssen — und daran, wie schnell Lycopodium sie wiederherstellte.

Nash sagt: »Lycopodium bildet zusammen mit SULFUR und CALCAREA das führende Trio unter Hahnemanns antipsorischen Arzneien. ... Alle drei haben tiefgreifende Wirkungen. ... Lycopodium kann in jeder Altersstufe eine günstige Wirkung hervorrufen, besonders aber bei alten Leuten und bei Kindern. Es wirkt auf Menschen mit scharfem Verstand, aber schwacher Muskelentwicklung; magere Personen ... Der Lycopodium-Typ ist blaß und eingefallen, zeigt frühzeitig Falten im Gesicht; er sieht älter aus, als er ist. Kinder sind schwach, mit gut entwickeltem Kopf, aber schwächlichem, kränklichem Körper. ... Lycopodium ist eines der drei führenden Flatulenzmittel, CARBO VEGETABILIS und CHINA sind die beiden anderen; ... merken Sie sich: CHINA bläht den ganzen Bauch auf, CARBO VEGETABILIS hingegen vorzugsweise den oberen und Lycopodium den unteren Bereich.« (Guernsey hebt diesbezüglich hervor: »CHINA hat Völlegefühl nach einer vollständigen, normalen Mahlzeit, Lycopodium schon nach Essen geringster Mengen.«) »Verstopfung ist bei Lycopodium vorherrschend, und es kann, ähnlich wie bei NUX VOMICA, häufiger und erfolgloser Stuhldrang bestehen; während dieser aber bei NUX durch eine irreguläre Peristaltik bedingt ist, scheint es sich bei Lycopodium eher um eine krampfhafte Zusammenziehung des Afters zu handeln, welche den Stuhl zurückhält und große Schmerzen verursacht. ... Lycopodium hat vernachlässigte, schlecht behandelte oder unvollkommen ausgeheilte Pneumoniefälle nicht selten davor bewahrt, in Schwindsucht überzugehen.« (Die charakteristischen Indikationen hierbei sind auf der vorigen Seite nachzulesen.)

Lycopodium gilt als ein frostiges Mittel; und doch ist es eines der wenigen, die im Repertorium in der Rubrik *Abkühlung [Kaltwerden] bessert* dreiwertig erscheinen (**Jod.**, **Puls.**; *Lach.*, *Nat-m.*, *Sulf.* und eine Reihe anderer Mittel sind zweiwertig). Im allgemeinen aber geht es Lycopodium besser durch Warmes oder Heißes: Speisen, Getränke etc., und auch Bettwärme kann bessern.

Nun soll uns Kent noch einige Punkte näher erläutern*: »Lycopodium magert am Oberkörper und besonders am Hals ab, während die Extremitäten recht wohlgenährt sind. ... Der Lycopodium-Patient kann keine Austern essen. Es scheint keine Rolle zu spielen, wie es ihm sonst geht — wenn er Austern zu sich nimmt, wird er krank ... Kopfschmerzen, Eierstockschmerzen, Husten — *nachdem er (sie) Austern gegessen hat.* Austern sind offensichtlich Gift für ihn, genauso wie es Zwiebeln für den THUJA-Patienten sind; der ACIDUM-OXALICUM-Patient wiederum kann keine Erdbeeren essen. Sollten Sie jemals in die Verlegenheit geraten, kein homöopathisches Mittel zur Hand zu haben, wenn ein Patient nach dem Genuß von Erdbeeren, Tomaten oder Austern krank geworden ist, so denken Sie daran, daß ein Stück Käse innerhalb weniger Minuten die Verdauung dieser Speisen bewirkt. ...

Die Hautausschläge und bisweilen auch die Geschwüre und Abszesse bessern sich bei Lycopodium durch Kälteanwendung. Ist es hier Kühle, welche Linderung verschafft, so ist es bei ARSENICUM die Anwendung von Wärme. ... Unsere Großmütter wollen gewöhnlich etwas tun, und so legen sie warme Tücher oder feuchtwarme Umschläge auf die betroffene Stelle — doch davon geht es dem Lycopodium-Patienten gerade schlechter. ...

Lycopodium ist müde: Ermüdungszustand des Geistes, chronische Erschöpfung, Vergeßlichkeit, Abneigung, etwas Neues zu unternehmen oder

* Tyler zitiert hier offenbar aus einer früheren Auflage der *Lectures.* — d.Ü.

sich einmal in einer anderen Rolle zu zeigen; Abneigung gegen seine Arbeit. ...

›Rede-Unlust; Streben nach Einsamkeit.‹ ... Will in einem Zimmer für sich bleiben — praktisch allein, aber doch nicht völlig verlassen. Gibt es zwei aneinandergrenzende Räume im Haus, so wird sich der Lycopodium-Mensch in dem einen aufhalten, dabei aber sehr froh sein, in dem anderen jemanden zu wissen. Das ist der Gemütszustand von Lycopodium.

Lycopodium weint oft, wenn er einen Freund empfängt oder einen alten Bekannten wiedertrifft. Schenkt man ihm etwas, überkommt ihn eine ungewohnte Traurigkeit, so daß er weinen muß. Kann bei der geringsten Freude anfangen zu weinen ... ›Höchst empfindlich am Gemüthe; sie weint über Dank.‹ ...

Linker Fuß kalt, der andere warm. ... Roter Sand im Urin, pfefferrotes Sediment.«

Kent macht beim Thema Halsentzündungen und Diphtherie auf die typische ›Rechts-nach-Links-Modalität‹ von Lycopodium aufmerksam und unterscheidet sie von der ›Links-nach-Rechts-Modalität‹ bei LACHESIS. In diesem Zusammenhang weist er darauf hin, daß »der LACHESIS-Patient durch Kälte gebssert wird und Halskrämpfe bekommt, wenn er versucht, warme Getränke zu sich zu nehmen, wohingegen Lycopodium Erleichterung findet durch warme Getränke, *wenngleich gelegentlich auch kalte Getränke lindern können.*« [Hervorhebung M. Tyler]. Es ist wichtig, auch diese letztere Modalität zu kennen — denn sonst könnte man dazu neigen, Lycopodium wieder fallen zu lassen, obwohl es durch andere Symptome angezeigt ist.

Um rasch und zugleich in jeder Hinsicht verordnen zu können — für das Gros der Patienten, die in unsere Krankenhaus-Ambulanzen drängen, oder für die Arbeit als Kassenarzt —, muß man sich mit ein paar Dutzend Mitteln so gut vertraut machen, daß man fähig ist, sie schon nach wenigen Blicken und Fragen zu erkennen. Zu diesen zählen SEPIA, SULFUR, Lycopodium, CALCAREA, SILICEA, NATRIUM MURIATICUM, ARSENICUM, BRYONIA — alle zu den Antipsorika Hahnemanns zählend! — und dann für akute Fälle ACONITUM, BELLADONNA, wiederum BRYONIA, RHUS TOXICODENDRON, GELSEMIUM, BAPTISIA sowie einige weitere unentbehrliche Mittel. Dies sind alles Arzneien mit einer ganz eigenen, klar umrissenen Persönlichkeit, die man, hat man ihr Wesen einmal erfaßt, kaum mehr verwechseln dürfte. Wenn in meinen kleinen Arzneiportraits Wiederholungen vorkommen, dann dienen sie dem Zweck, solche Mittel möglichst leicht erkennbar zu machen. Oft versuche ich, sie und ihre diversen Anwendungsmöglichkeiten wie in einem Schnappschuß einzufangen. Wenn man eine solche Auswahl an Arzneien erst einmal sozusagen aus dem Handgelenk beherrscht, sollte die homöopathische Verschreibung bei der Mehrzahl der häufigsten Beschwerden relativ leicht und sicher sein.

Lycopodium bei Aneurysma

Dr. Hughes erwähnt in seinen *Pharmacodynamics* einen »merkwürdigen Aspekt« von Lycopodium. Er sagt: »Lycopodium ist gelegentlich als Heilmittel von Aneurysmen vorgeschlagen worden; ich habe allerdings nur wenig davon gehalten, obschon in einem Fall, den Dr. Madden und ich behandelten, ein *vermutetes* Aortenaneurysma auf einmal nicht mehr auffindbar war, als wir Lycopodium für den allgemeinen Gesundheitszustand des Patienten gegeben hatten. Inzwischen aber habe ich aber mit Lycopodium ein höchst bemerkenswertes Ergebnis bei einem eindeutigen Carotisaneurysma einer alten Dame erzielt, für deren Verdauungsbeschwerden sich das Mittel oft als hilfreich erwiesen hatte. Die schießenden Schmerzen, die mit der Schwellung einhergingen, verschwanden in den ersten drei Tagen der Einnahme von Lycopodium; nach 14 Tagen hatte sich die Vergrößerung der Arterie auf die Hälfte zurückgebildet und behielt seitdem diese Größe bei, ohne der Patientin irgendwelche Schmerzen oder Unannehmlichkeiten zu bereiten.«

Magnesia phosphorica

MAGNESIUMPHOSPHAT

Das phosphorsaure Magnesium ist wahrscheinlich das wichtigste und wertvollste Mittel, das aus den biochemischen Studien Dr. Schüßlers hervorgangen ist. Es ist eines seiner zwölf »Gewebemittel«. Die Patienten wurden damit in tiefen Potenzen und häufigen Gaben regelrecht ›gefüttert‹; aus langer und vielfacher Erfahrung kann ich jedoch bezeugen, daß es großartige Wirkungen gerade in hohen und höchsten Potenzen und in sehr seltenen Gaben zeigt, wobei eine Wiederholung an ein Wiederkehren der nach dem Mittel verlangenden Symptome geknüpft ist — was durchaus Monate auf sich warten lassen kann. Freilich muß auch hier die Bedingung erfüllt sein, daß die Arznei nach Symptomenähnlichkeit verordnet wird.

Magnesia phosphorica ist eines der wichtigsten, wenn nicht *das* wichtigste Heilmittel bei Dysmenorrhoe, aber natürlich nur bei bestimmten Formen der Dysmenorrhoe: das Opfer *krümmt sich vor Schmerzen; diese werden gelindert durch Wärme* (heiße Getränke, heiße Anwendungen etc.) und *verschlimmert durch Kälte*. Hinsichtlich dieser Besserung durch Zusammenkrümmen und Wärme ist es COLOCYNTHIS sehr ähnlich, einem weiteren großen Mittel bei derartigen Menstruationsbeschwerden. Magnesia phosphorica reagiert allerdings deutlich empfindlicher auf Wärme und Kälte, und auch die ›Mentalität‹ der beiden Mittel ist verschieden. Die Schmerzen von COLOCYNTHIS sind nicht selten auf Ärger zurückzuführen: Zorn und Verärgerung können in jedem Körperteil, selbst in der Wirbelsäule Schmerzen hervorrufen. Daß die Symptome von Magnesia phosphorica und COLOCYNTHIS viele Ähnlichkeiten aufweisen, ist gar nicht so verwunderlich, wenn man weiß, daß COLOCYNTHIS, das zum Pflanzenreich gehört, 3% Magnesiumphosphat enthält. »Zu den (anderen) Pflanzen, die Magnesiumphosphat enthalten, gehören LOBELIA, SYMPHYTUM, STRAMONIUM und VIBURNUM, was das Vorhandensein ähnlicher Symptome erklärt« [Boericke & Dewey]. Es ist sehr interessant, einmal den verschiedenen Elementen oder Salzen nachzuspüren, die in pflanzlichen Arzneien enthalten sind. Sie erklären so manches Symptom, das mineralischen und pflanzlichen Mitteln gemeinsam ist. Außerdem sind ihre Symptome so leichter im Gedächtnis zu behalten.

Boericke & Dewey berichten in *The Twelve Tissue Remedies of Schüssler*, daß Schüßler Magnesia phosphorica in der 6. Verreibung [D6] und in heißem Wasser verabreicht empfohlen hat, worin es seine Heilkraft am besten entfalten könne. ... »Aber angesichts der überraschenden und offenbar sehr verläßlichen Symptome, die die Prüfer mit den hohen und höchsten Potenzen hervorbrachten, würden wir diese empfehlen, falls die tieferen versagen sollten.« (Ich darf hinzufügen, daß meine eigenen Erfolge, wenn ich mich recht entsinne, *stets* mit Einzelgaben der CM-Potenz erzielt wurden.)

Ein Fall, der bereits viele Jahre zurückliegt, wird mir wegen einer unangenehmen, ja alarmierenden Reaktion immer unvergeßlich bleiben: Ein kleines Mädchen kam wegen einer Chorea zu uns in die Ambulanz und erhielt eine Gabe Magnesia phosphorica CM; sie wurde jedoch schnellstens zu uns zurückgebracht, da sich das Leiden anscheinend in den laryngealen Bereich ausgeweitet hatte, d.h., es hatten sich recht beängstigende Spasmen im Bereich der oberen Atemwege entwickelt. Sie wurde umgehend aufgenommen, erhielt aber keine weitere Medikation, und nach wenigen Tagen war sie wiederhergestellt. In einer tieferen Potenz hätte das Mittel wahrscheinlich keine so massive Verschlimmerung — oder Prüfung — bewirkt. Das Ergebnis war allerdings gar nicht so übel: immerhin kommt es nicht alle Tage vor, daß man eine Chorea innerhalb von 14 Tagen vollständig ausheilt, was, soweit ich mich erinnere, hier der Fall gewesen ist.

Zu den Fällen, die mir in bezug auf Magnesia phosphorica sofort in den Sinn kommen, gehört auch der eines ›sehr kranken‹ Babys, das aufgenommen wurde wegen Durchfällen mit kolikartigen Schmerzen, die es zwangen, seine Beine anzuziehen. Ich gab ihm COLOCYNTHIS, und die Durchfälle besserten sich; die Schmerzen aber blieben bestehen, und wir hatten schon die Befürchtung, daß das Baby sterben könnte. Dann jedoch fiel uns auf, daß eine Linderung und Beruhigung eintrat, wenn man eine warme Hand auf seinen Bauch legte; daraufhin erhielt es Magnesia phosphorica, und das brachte den Fall zu einem guten Ende.

In erster Linie habe ich Magnesia phosphorica jedoch zur Behandlung von Dysmenorrhoen eingesetzt. Einmalige Gaben der CM-Potenz, die einfach zu dem Zeitpunkt gegeben wurden, zu dem die Patientinnen in unserer Ambulanz erschienen, also nicht notwendigerweise während der Schmerzperiode, haben eine beachtliche Anzahl von ihnen geheilt — sofern die Indikation lautete: *Dysmenorrhoe mit heftigen Bauchschmerzen, die die Patientin zum Zusammenkrümmen zwingen und die nur durch Wärme gebessert werden.*

*Hauptsymptome**

Kopf. Krampfartige, neuralgische oder rheumatische Kopfschmerzen, stets durch äußere Wärme gebessert.

Sehr quälende Krampfneigung.

Blitzartig schießende, stechende, wandernde, intermittierende oder paroxysmale Kopfschmerzen.

Nervöses Kopfweh mit Funken vor den Augen und Doppeltsehen.

Heftige Kopfschmerzen, mehr bei jungen, kräftigen Personen, besonders nach geistiger Arbeit [Schulkinder!].

Neuralgische Schmerzen, besonders hinter dem rechten Ohr; schlimmer in kalter Luft und durch Waschen von Gesicht und Hals mit kaltem Wasser.

Ohren. Otalgie, rein nervösen Charakters.

Mund. Zahnschmerzen, besser durch Wärme und heiße Getränke.

Heftige Schmerzen in hohlen oder plombierten Zähnen; Anschwellung der Zunge.

Beschwerden zahnender Kinder. Krämpfe beim Zahnen, ohne Fiebererscheinungen.

Magen. Krampfhafter Schluckauf.

Schmerzen in der Magengrube, kneifend oder zwickend, mit kurzem Luftaufstoßen, das keine Erleichterung verschafft.

Spasmen oder schmerzhafte Krämpfe im Magen, bei reiner Zunge; Schmerz, als ob ein Band fest um den Körper geschnürt oder gezogen würde.

Abdomen. Darmschmerzen.

Bauchschmerz, gewöhnlich von der Nabelgegend ausstrahlend.

Blähungskolik, die den Patienten zwingt, sich zusammenzukrümmen (COLOCYNTHIS); > durch Reiben, Wärme und Druck; begleitet von Luftaufstoßen, das keine Erleichterung verschafft.

Aufgeblähtes, volles Gefühl im Bauch; muß die Kleidung lockern (LYCOPODIUM) und umhergehen.

---

* Hering, *Guiding Symptoms,* und Boericke & Dewey, *The Twelve Tissue Remedies of Schüssler.* Ein Teil der Symptome stammt aus der 1889 von H.C. Allen durchgeführten Prüfung; bei deren Übersetzung habe ich mich teilweise auf die deutsche Bearbeitung dieser Prüfung gestützt, die von Hesse in der *Zeitschrift des Berliner Vereins homöopathischer Ärzte* (Band 11, S. 430) veröffentlicht wurde. — d.Ü.

Blähungskoliken bei Kindern und Neugeborenen, mit Anziehen der Beine; remittierende kolik- oder krampfartige Schmerzen, mit Hyperazidität.

Meteorismus bei Rindern. (COLCHICUM)

Harnorgane. Nächtliches Bettnässen von nervöser Erregung.

Weibliche Genitalien. Menstruationskolik.

Membranöse Dysmenorrhoe.

Ovarialneuralgie; Schmerzen blitzartig schießend, lanzinierend; < rechts.

Atemwege. Krampfartiges, nervöses Asthma.

Chorea.

In Intervallen auftretende Neuralgien, durch Wärme gebessert.

Matt, müde, erschöpft.

Fiebersymptome: Frostigkeit nach dem Abendessen; Frostschauer laufen den Rücken rauf und runter (GELSEMIUM), mit Frösteln und Zittern. Fürchtet sich vor dem Aufdecken (NUX VOMICA).

Schlimmer: auf der rechten Seite, durch Kälte, durch Berührung.

Besser: durch Wärme, durch Zusammenkrümmen.

◊

Bei folgenden Krankheitsbildern hat sich Magnesia phosphorica als nützlich erwiesen*:

Bei Nystagmus, Strabismus, spastischem Schielen, Ptosis; bei tonischem und klonischem Stottern; bei krampfhaftem Zusammenschnüren des Halses mit Erstickungsgefühl; bei Schluckauf, Tag und Nacht, mit Würgen.

Bei Blasenneuralgie im Anschluß an Katheterisieren, mit einem Gefühl, als würden sich die Muskeln nicht zusammenziehen.

Bei Laryngospasmus; bei Krampfhusten und Keuchhusten; bei Angina pectoris; bei Interkostalneuralgie von zusammenschnürendem Charakter.

---

* Im wesentlichen nach Herings *Guiding Symptoms* zusammengestellt. — d.Ü.

Bei grobem Zittern oder Schütteln der Hände und Gliedmaßen; bei Ischias; bei Wadenkrämpfen; sogar bei den heftigen Schmerzen des akuten Gelenkrheumatismus; bei allen Arten von Krämpfen mit Kontraktionen der Finger und starrem Blick; bei Konvulsionen, mit Steifheit der Glieder, eingeschlagenen Daumen und zur Faust geballten Fingern (CUPRUM); bei Schreibkrämpfen oder Krämpfen von Pianisten und Geigern; bei Chorea, die begleitet sein kann von Herzsymptomen, als wären die Herzmuskelfasern in die allgemeinen Spasmen mit einbezogen; bei Epilepsie; bei Lähmung bzw. Paralysis agitans (Parkinson).

Heftige Schmerzen; zum Wahnsinn treibende Schmerzen; quälende Schmerzen; schreckliche Schmerzen; starke Schmerzen mit Würgen.

Schmerzen: scharf; schießend; blitzartig, lanzinierend; schneidend; stechend; krampfend; bohrend; kneifend, kolikartig; ziehend; zusammenschnürend; feinstechend.

Es heißt, Magnesia phosphorica sei »ein Nähr- und Funktionsmittel für die Nervengewebe«.

◊

Nash: »Wir kommen nun zum ungekrönten König unter den Magnesiumsalzen. Es ist ein verhältnismäßig neues Mittel, und bisher ist ihm noch keineswegs ein seiner Bedeutung und seinen Vorzügen angemessener Platz in unserer Materia Medica eingeräumt worden. ...

Magnesia phosphorica nimmt den ersten Rang unter unseren besten Neuralgie- oder Schmerzmitteln ein; keines weist eine größere Vielfalt an Schmerzen auf« (er nennt sie im Detail). »Am charakteristischsten sind meiner Meinung nach *Krampfschmerzen,* die besonders häufig in Magen, Bauch und Becken auftreten. ... Bei Dysmenorrhoe neuralgischer Art mit den typischen krampfhaften Schmerzen kenne ich kein Mittel, das ihm gleichkommt.« (NB — Nash verabreichte es bei letzterem Krankheitsbild für gewöhnlich in hoher Potenz, der 55 M, die er mit seiner eigenen Potenziermaschine herstellte.)

»Neben den Krampfschmerzen können wir eine charakteristische Modalität verzeichnen — die *Besserung durch heiße Anwendungen.*« Hier zieht Nash einen sehr wichtigen Vergleich zu ARSENICUM. Er sagt: »Kein Mittel hat die Besserung durch heiße Umschläge deutlicher als ARSENICUM ALBUM. Jedoch werden Sie bemerken, daß unter all den verschiedenen Schmerzarten, die wir als zu Magnesia phosphorica gehörig erwähnt haben, gerade der für ARSENICUM so typische Schmerz durch Abwesenheit glänzt — *der brennende Schmerz.* Ich habe einmal näher auf diesen Unterschied geachtet und herausgefunden, daß dann, wenn brennende Schmerzen durch Wärme gebessert wurden, fast mit Sicherheit ARSENICUM Abhilfe schaffte, wohingegen nicht brennende, aber gleichfalls durch Wärme gebesserte Schmerzen mit Magnesia phosphorica geheilt wurden. Ich glaube, daß sich dies als wertvolles Unterscheidungskriterium zwischen den beiden Mitteln erweisen wird. …

Bei schmerzhafter Menstruation wirkt Magnesia phosphorica schneller als PULSATILLA, CAULOPHYLLUM, CIMICIFUGA oder irgendein anderes Mittel, das ich kenne. CIMICIFUGA scheint mir dabei eher die Fälle rheumatischer Natur abzudecken, während Magnesia phosphorica eher jene rein neuralgischen Charakters heilt. … Der Schüßlerschen Theorie schenke ich [hinsichtlich der fast universellen Anwendbarkeit von Magnesia phosphorica bei Krämpfen; d.Ü.] keinen Glauben. *Similia similibus curentur* hat den Test bei anderen Mitteln bestanden und wird es auch bei den sog. Gewebemitteln tun, ungeachtet aller Theorien.«

◊

Auch auf die Gefahr der Wiederholung hin wollen wir nun den Scharfsinn und die Klarheit Kents bemühen, um weitere Hinweise zu erhalten; ich fasse zusammen:

»Magnesia phosphorica ist vor allem wegen seiner Krampfbeschwerden und Neuralgien bekannt. … Ein Schmerz lokalisiert sich in einem Nerv und bleibt dort bestehen, wobei er an Stärke immer mehr zunimmt; manchmal kommt er auch anfallsweise, dann aber so heftig, daß er den Kranken rasend macht. *Die Schmerzen werden stets durch Wärme und Druck gebessert;* … sie entstehen, wenn der Patient sich unterkühlt oder auch nur etwas länger an einem kalten Ort aufhält. …

Die Schmerzen können sich überall bemerkbar machen … im Magen, in den Eingeweiden, und immer unterliegen sie den gleichen Modalitäten; sogar im Rückenmark können Schmerzen bestehen, und auch sie werden durch Wärme gebessert. … Schmerzhafte Krämpfe durch fortgesetzte Muskelanstrengung, z.B. Schreibkrampf oder Krämpfe von Klavier- oder Harfenspielern; plötzlich werden ihre Finger steif und verkrampfen, nachdem sie über Jahre hin mehrere Stunden täglich gearbeitet haben. … Die Hand des Arbeiters, des Zimmermanns verkrampft sich; … dies ist ein ausgeprägter Zug des Mittels, *bei jeder Art von Überanstrengung.*

Heftige Krämpfe bei Dysenterie und Cholera, die den Patienten laut aufschreien lassen. … Es war Schüßlers Hauptmittel beim Veitstanz; wir allerdings setzen es nur gemäß den Prüfungen ein. Schüßler verschrieb es allgemein bei allen Nervenleiden, doch die Prüfungssymptome rechtfertigen seinen Gebrauch diesbezüglich nur bei Neuralgien, die durch Wärme und Druck gebessert werden, sowie bei Krampfschmerzen und Zuckungen [mit denselben Modalitäten]. ... Reißende Schmerzen, als ob der Nerv entzündet wäre und gedehnt würde. Schütteln, wie bei Paralysis agitans. Besserung durch Wärme und Druck; Verschlimmerung durch Kälte, kaltes Baden, kalte Winde, kaltes Wetter, unzureichende Bekleidung. Schmerzen überall, wahrscheinlicher aber auf einen Körperteil beschränkt.

Wesentliche psychische Symptome sind von Magnesia phosphorica nicht hervorgebracht worden. Es wurde klinisch eingesetzt, wenn Durchfälle plötzlich aufhörten und dann Gehirnleiden auftraten; Gehirnkongestion — doch auch dies ist ein klinisches Symptom. ...

Kongestiver Kopfschmerz, mit rotem Gesicht und Pulsieren, fast wie bei BELLADONNA, aber gebessert durch festes Bandagieren und in einer warmen Stube.

Spasmen und Zuckungen um die Augen oder langanhaltende tonische Krämpfe, die zu Strabismus führen. Heftige supra- und infraorbitale Neuralgien, Gesichtsneuralgien, besonders auf der rechten Seite; besser durch Wärme und Druck, schlimmer durch Kälte. ...

Schmerzhafte Magenkrämpfe bei reiner Zunge. Kolik, gebessert durch Zusammenkrümmen (wie bei COLOCYNTHIS) sowie durch Wärme. Bei COLOCYNTHIS werden Koliken durch Druck besser, durch Hitze aber nicht in so ausgeprägtem Maß wie bei Magnesia phosphorica. Auftreibung des Bauches mit viel Schmerzen. [Zu den Seiten und zum Rücken] ausstrahlende Bauchschmerzen. Der Patient muß umhergehen und stöhnt vor Schmerzen. Meteorismus; es heißt, daß Magnesia phosphorica diesen Zustand bei Rindern behebt. COLCHICUM heilt Rindvieh, das von Luft aufgebläht ist, nachdem man es auf Weiden mit jungem Klee getrieben hat.«

◊

Nervenschmerzen also, die in Verbindung mit Spasmen, schmerzhaften Krämpfen oder Koliken auftreten, weisen auf Magnesia phosphorica hin. Doch meine ich beobachtet zu haben, daß es nicht angezeigt ist, wenn Fieber besteht — ausgenommen bei einigen Fieberarten, die mit Krämpfen einhergehen.

Der große Wirkungsbereich des Mittels ist das Nervengewebe, das es ebenso zu martern wie zu besänftigen vermag.

Medorrhinum

GONORRHOE-NOSODE

Medorrhinum ist das sterilisierte und potenzierte Produkt einer jener »nicht zu besänftigenden« akuten Krankheiten, die Hahnemann als allen chronischen Krankheiten zugrundeliegend erkannte und die den Patienten zu lebenslänglichen Leiden verurteilen, wenn sie nicht mit Hilfe ihrer passenden homöopathischen Arzneien bekämpft und »ausgelöscht« werden. In bezug auf den Tripper, die »Feigwarzen-Krankheit«, stellte er zwei Arzneien besonders heraus, THUJA und ACIDUM NITRICUM, da sie Symptome ›ähnlich‹ den Manifestationen einer akuten Gonorrhoe erzeugten und somit potentiell heilsam sein mußten; von beiden Mitteln verabreichte er dann dasjenige, das am meisten indiziert war.

Seit der Vollendung von Hahnemanns irdischem Lebenswerk haben wir in der Richtung, die er gewiesen hatte, weitere Fortschritte gemacht, indem wir die Krankheitsprodukte selbst prüften und bei ihrer Anwendung enorme Wirkungen erzielten; selbstverständlich wurden auch sie durch die von ihm beschriebenen Methoden der Zubereitung und Verabreichung ›gezähmt‹ und selbst für Neugeborene vollkommen harmlos gemacht. Dies konnte ich einmal an einem wenige Tage alten Säugling beobachten, mit dem seine Mutter zur Beratung kam, weil er sich ständig herumwälzte, um auf dem Gesicht zu liegen (ein Medorrhinum-Symptom). Sie hatte entsetzliche Angst, daß er dabei ersticken könnte; aber nachdem er eine winzige Dosis Medorrhinum bekommen hatte, war er wie ausgewechselt und schlief fortan friedlich und normal.

Die Homöopathie hat seit mehr als hundert Jahren die tödlichsten Gifte zur Anwendung gebracht, und dies nicht nur mit einem Höchstmaß an Sicherheit, sondern auch an Erfolg. Allerdings: Hahnemanns Lehren hinsichtlich ihrer Anwendung mußten schon genau beachtet werden, sollten sie nicht den Weg so vieler neuer und vielversprechender Arzneimittel gehen: gepriesen, in den Himmel gehoben; sodann ausgedehnte Experimente — *an Kranken;* Verordnung nach Gutdünken oder irgendwelchen Vorlieben des behandelnden Arztes oder auch gemäß den Vorstellungen bestimmter Sponsoren; Entdeckung, daß sie nicht ungefährlich sind; Enthüllungen und Herabsetzungen seitens medizinischer Journale; und schließlich die Preisgabe der Mittel zugunsten noch neuerer und noch mehr versprechender Präparate. Und die gleichen Arzneien mag die Homöopathie die ganze Zeit über erfolgreich angewandt haben, seit über hundert Jahren bis heute — in geeigneten Fällen und mit dem sicheren

Vorher-Wissen, wann man sich darauf verlassen kann, daß sie lediglich die Lebenskraft zu heilsamen Reaktionen veranlassen und keinen Schaden anrichten, und wie man das erreicht.

Medorrhinum wurde vor über hundert Jahren als homöopathisches Arzneimittel eingeführt, und zwar von Dr. Swan, USA, dem großen Pionier in der Anwendung von Krankheitsprodukten zur Vorbeugung und Heilung von Krankheiten. Das Mittel wurde von einer Reihe hervorragender, zumeist amerikanischer Ärzte geprüft. Die zahlreichen durch diese Prüfungen an Gesunden hervorgerufenen und durch nachfolgende klinische Erfahrungen bestätigten Symptome, kurz gesagt, die »verifizierten pathogenetischen Symptome« von Medorrhinum sind höchst bemerkenswert und auffallend, vor allem jene auf der geistig-emotionalen Ebene. Ich will mich bemühen, letztere besonders zu berücksichtigen, da man als Student der Materia Medica nicht so leicht an sie herankommt, andererseits aber gerade sie den Genius der Arznei offenbaren.

Zunächst lassen Sie mich aber folgendes nachdrücklich betonen: Niemand soll glauben, daß ein Patient die Krankheit (Gonorrhoe) selbst gehabt haben muß, nur weil Medorrhinum das durch die Symptome des Falles angezeigte Heilmittel ist. Sicher, ich habe während des Krieges mit eigenen Augen gesehen, wie diese Nosode auch bei manchen scheußlichen akuten Tripperfällen glänzend gewirkt hat; weitaus häufiger aber ist, daß die Ansteckung durch mehrere Generationen hindurch ›gefiltert‹ worden ist. In solchen Fällen kann es dann unmöglich sein, ohne einige Zwischengaben Medorrhinum wirklich befriedigende Fortschritte in Richtung Gesundheit zu erzielen, vorausgesetzt natürlich, es sind entsprechende Symptome vorhanden. Und wie gesagt, wir können sicher sein, daß wir keinen Schaden damit anrichten, wenn das Mittel gemäß den Methoden Hahnemanns zubereitet worden ist und wir es entsprechend seinen Anweisungen verschreiben. Außerdem kann Medorrhinum ja nur auf einen Patienten heilend einwirken, der hierauf durch eine Krankheit mit ›ähnlichen‹ Symptomen abnorm empfindlich geworden ist. Dabei kann es durchaus sein, daß der Patient gegenwärtig nur Symptome auf der psychischen Ebene aufweist, denn Medorrhinum gehört auch zu den größten ›Psychopharmaka‹, die wir haben.

Burnett, der große Erfahrung mit den Nosoden hatte — nicht zuletzt ihnen verdankte er seine gutgehende Praxis, ja zum Teil fast die Verehrung von Patienten, die bei ihm jene Hilfe fanden, welche ihnen nirgends sonst zuteil wurde —, pflegte stets zu betonen, daß »der scheußlichste Dreck, nach homöopathischer Art zubereitet, nicht nur völlig harmlos, sondern reinstes Gold sein kann, wenn er homöopathisch angewandt wird«.

Einige Symptome von Medorrhinum finden wir, soweit wir das heute wissen, nur bei diesem Mittel. Ganz obenan steht dabei seine *Besserung an der Küste*, wo es das einzige Mittel ist, das Kent in seinem Repertorium anführt.* (Allerdings ist **Brom.** einziges und dreiwertiges Mittel unter einer anderen, in eine ähnliche Richtung weisenden Rubrik, nämlich *»Atmung, Asthma bei Seeleuten, sobald sie an Land gehen«*. Dies habe ich in dem einen BROMUM-Fall, an den ich mich aus meiner persönlichen Praxis erinnern kann, erfreut verifizieren können [vgl. S. 257].) Von diesem »Besser an der Meeresküste« ist einer unserer eifrigen jungen Ärzte ganz besonders angetan, da es ihm immer wieder geholfen hat, eindrucksvolle Heilungen zu erzielen. »Dieses Symptom«, sagt er, »hat sich als *das* große Charakteristikum des Mittels bewährt.« Und dies sind einige von ihm geheilte Fälle:

60jähriger Mann; klagt über Furcht vor dem Tod; schlimmer, wenn er allein ist; schlimmer nachts. Rheumatismus, der an der See vollständig verschwindet. Medorrhinum 30 nahm ihm fast augenblicklich seine Ängste, und auch insgesamt geht es ihm jetzt seit vier Monaten deutlich besser.

38jährige Frau; Ulcus duodeni mit den üblichen Symptomen; Schmerzen zwei Stunden nach dem Essen; übermäßige Blähungen. Der Zustand besteht bereits seit acht Jahren. Da all ihre Verdauungsprobleme sich an der Küste besserten, erhielt sie Medorrhinum CM. Danach rasche Besserung sämtlicher Symptome, die auch drei Monate später weiter anhält.

40jährige Frau, abgemagert, mit juckender Kopfhaut und Haarausfall. An der See geht es ihr immer besser; Kälte der Brüste, während der übrige Körper warm ist; Verlangen nach Salz — alles Medorrhinum-Symptome. Sie erhielt das Mittel in der 10 M. Das Jucken und der Haarausfall hörten auf; sie nahm an Gewicht zu und sah auch deutlich besser aus.

Der Kollege hält die Indikation »Körperliche Beschwerden verschwinden an der Küste«, also eine Besserung, die deutlich über den allgemein tonisierenden Effekt eines Urlaubs hinausgeht, für höchst wertvoll.

Die gute Wirkung von Medorrhinum bei rheumatoiden Beschwerden habe auch ich mehrfach erlebt, ebenso seine Heilkraft bei vielen anderen schwer zu behandelnden Leiden; die Verschreibung erfolgte jeweils aufgrund der Symptome oder auch der Vorgeschichte.

---

* In der englischen Ausgabe, unter »Generalities, air, seashore, amel.«. Die deutsche Bearbeitung von Keller führt unter dieser Rubrik (»Modalitäten, Luft, Seeluft an der Küste bessert«) außer Med. auch Brom. und Nat-m. an, das *Synthetische Repertorium* fügt noch *Carc.*, Lyc. und *Tub.* hinzu (und erhebt *Med.* und *Nat-m.* in den zweiten Grad). Vithoulkas-Nachträge sind ferner: *Bor.*, *Iris* und *Sulf-ac.* Laut Vithoulkas *(Esalen-Seminare)* findet sich dieses Symptom bei Medorrhinum in 98% aller Fälle, wobei es so sein soll, daß es Medorrhinum *direkt am Strand* besser geht, nicht unbedingt, wenn er sich nur an einem Küstenort aufhält. — Anm. d. Ü.

Ich erinnere mich an den Fall eines schlimmen Augenleidens infolge einer gonorrhoischen Infektion in der frühen Kindheit, wo eine ältere Frau unter Gaben von Medorrhinum und SYPHILINUM in großen Abständen einen Großteil ihres Sehvermögens wiedererlangte und die Augen auch äußerlich wieder vergleichsweise normal wurden.

Ein befreundeter Kollege hatte es einmal bei einer älteren Dame mit rätselhaften psychischen Störungen zu tun, unter denen ihre Angehörigen sehr zu leiden hatten. Er verabreichte Medorrhinum — mit großartigem Erfolg.

◊

Medorrhinum hat, wie bereits angedeutet, eine Fülle von ***psychischen*** Symptomen, so unter anderem: Seltsame hellseherische Fähigkeiten; sieht ständig Dinge vorher; empfindet die meisten von ihnen feinfühlig, bevor sie eintreffen, und meistens richtig. Eigentümliche Veränderungen des Zeitgefühls, »als ob Dinge, die heute geschehen sind, vor einer Woche stattgefunden hätten«. Verliert den Faden im Gespräch; Schwierigkeiten, korrekte Angaben zu machen; beginnt einen Satz und weiß dann nicht, wie sie ihn zu Ende bringen soll. Einbildung, es wäre jemand hinter ihr, hört ein Flüstern; Gesichter hinter den Möbeln starren sie an; Leute kommen herein, sehen sie an, flüstern und sagen »Komm!« Sieht große Menschen im Zimmer; riesige Ratten rennen herum; fühlt, wie eine zarte Hand ihr von vorn nach hinten über den Kopf streicht. Gefühl, als ob das ganze Leben *unwirklich* wäre, wie ein Traum. Ist in großer Eile. Vorahnung des Todes. »Suizidneigung; steht nachts auf und holt seine Pistole, wird aber von seiner Frau daran gehindert, sich umzubringen.« Alles erschreckt sie; Neuigkeiten, die auf sie zukommen, scheinen ihr Herz zu ergreifen, bevor sie sie vernimmt. Furcht vor der Dunkelheit. Gefühl, als hätte er eine unverzeihliche Sünde begangen und würde in die Hölle kommen. Hoffnungslosigkeit; es kümmert ihn nicht, ob er in den Himmel oder in die Hölle kommt. Sehr ungeduldig. Sehr selbstsüchtig.

Augen. Gefühl, als würde sie alle Dinge anstarren, als stünden die Augen hervor. Ptosis der Lider.

Nahezu völlige Taubheit auf beiden ***Ohren***. Partielle oder vorübergehende Taubheit. Sonderbares Taubheitsgefühl von einem Ohr zum anderen, als ob ein Rohr durch den Kopf verliefe. Beim Pfeifen erklingt der Ton doppelt, mit einer Schwingung, als würden zwei Leute in Terzen pfeifen. Zischende Geräusche, wie beim Braten, scheinbar in den Mastoidzellen. Empfindung, als würde ein Wurm im rechten Ohr kriechen und beginnen, die Vorderwand des Gehörgangs zu durchbohren.

Nase. Epistaxis. Gefühl von Wundheit und Krabbeln im linken Nasenloch, wie von einem Tausendfüßler.

Kupferartiger Geschmack im ***Mund.*** Zunge belegt; mit Blasen besetzt. Blasen auf den Lippen- und Wangenschleimhäuten, wobei sich die Haut in Fetzen ablöst. Reichlicher Speichelfluß. Fadenziehender Schleim läuft im Schlaf aus dem Mund.

Hals. Reizung im Rachen, wie abgeschabt.

Appetit, Durst. Heißhunger direkt nach dem Essen. Oder: Völlige Appetitlosigkeit. Ungeheuer durstig; träumt sogar, daß sie trinkt. Unstillbares Verlangen nach alkoholischen Getränken, die sie zuvor nicht mochte.

Verlangen nach Salz; Süßigkeiten; grünem [unreifem] Obst; Eiswürfeln; Saurem; Orangen.

Erbrechen von dickem Schleim und schwarzer Galle, zumeist *ohne Übelkeit.*

Magen. Gefühl in der Magengrube wie von vielen Stecknadeln, die sich durch das Fleisch zu zwängen schienen; mußte aufstehen, sich zusammenkrümmen und schreien (Leberabszeß). Starke Schmerzen in Magen und Oberbauch, mit einem Gefühl von Enge. Flaues, elendes Gefühl ... quälende Übelkeit in der Magengegend, mit dem Bedürfnis, dort etwas fortzureißen.

Abdomen. Schreckliche Schmerzen in der Leber, so schlimm, daß sie glaubte sterben zu müssen. Greifender Schmerz in Leber und Milz. Klopfen und Pochen in der Nebennierengegend. Überlaufende Frostschauer in der rechten Nierengegend, mit Klopfen, Kontrahieren, Ziehen und Loslassen, wie von den Klauen eiskalter Insekten. Quälender Schmerz im Solarplexus; er hielt die rechte Hand an die Magengrube und die linke an die Lendengegend. Pochen des Pulses im Bauch und in vielen anderen Körperbereichen.

Rektum. Kann nur Stuhl absetzen, wenn er sich weit zurücklehnt. Ausschwitzen von Feuchtigkeit aus dem Anus; übelriechend wie Fischlake.

Hering berichtet von geheilten Fällen: »15monatiges Kind; wurde scheinbar tot auf einem Kissen in die Klinik gebracht; Augen glasig und starr; konnte keinen Puls tasten, fühlte aber das Herz schlagen; aus dem After rann grünlichgelber, dünnflüssiger, entsetzlich stinkender Stuhl.« »Ein 7 Monate altes Baby, stark abgemagert nach Sommerdiarrhoe; Durchfall grün, wäßrig, schleimig, gelb, geronnen, ... nach faulen Eiern riechend; unwillkürlicher Stuhlabgang; wie leblos, außer daß es den Kopf im Kissen dreht.« »Cholera infantum mit Opisthotonus, Erbrechen und wäßrigem Durchfall, dabei reichlicher Abgang von Blut und Eiter.«

Medorrhinum hat viele ***Harnwegssymptome:*** Gefühl von Brodeln in der rechten Niere; dumpfer, kneifender Schmerz in der Gegend der Nebennieren; streng riechender Urin; farbloser Urin; Urin mit darauf schwimmendem, fettigem Häutchen. Es hat manche Fälle von nächtlicher Enuresis, ja selbst von Diabetes geheilt.

Weibliche Genitalien. Ein Symptom, das an Medorrhinum als Heilmittel denken läßt, ist die anamnestische Angabe einer scharfen, übelriechenden, möglicherweise grünlichen Absonderung aus der Vagina.

Medorrhinum affiziert die ***Mammae;*** z.B.: »Brüste bei Berührung eiskalt, besonders die Brustwarzen, während der übrige Körper warm ist.« Oder auch: »Brustwarzen wund, empfindlich, entzündet«; »Eigentümliche Empfindlichkeit der Brüste«; sogar: »Große, aber nicht schmerzhafte Schwellung der linken Brust.«

Von den ***Atemwegssymptomen*** wollen wir festhalten ... Erschwertes Atmen und Atembeklemmungen; muß tief einatmen, hat aber keine Kraft auszuatmen. Glottisspasmus; Luft kann nur schwer ausgestoßen, aber leicht eingeatmet werden (CHLORUM). Bei Asthma und zur Linderung des Hustens liegt Medorrhinum auf dem Gesicht. »Brennende Hitze in der Brust« ist eines der Lungensymptome; und es hat einen guten Ruf bei beginnender Phthisis.

Schmerzen in der Brust, im Herzen, in den ***Gliedmaßen.*** Ich habe es hilfreich gefunden, wenn Gelenke mit Flüssigkeit prall gefüllt waren — bei dieser Art von rheumatoider Arthritis. Dabei denke ich an den Fall einer Köchin, die ihre Arbeit aufgeben mußte, da sämtliche kleinen Gelenke sie schmerzten und angeschwollen und voller Flüssigkeit waren. Eine Gabe ›Gonorrhinum‹ 30, und als ich sie das nächste Mal sah, hatte sie ihre Wanderschuhe angezogen und war, sozusagen als Test, durch die Heide von Hampstead gelaufen; kurz danach nahm sie ihre Arbeit wieder auf.

Mit SULFUR, PULSATILLA und CHAMOMILLA erscheint Medorrhinum dreiwertig im Repertorium bei »... [Füße], *Brennen der Fußsohlen, streckt sie nachts aus dem Bett.*«* Hering erwähnt einen Fall, bei dem die Füße nach Unterdrückung einer Gonorrhoe so empfindlich wurden, daß der Mann auf den Knien gehen mußte.

Bei neurologischen Erkrankungen sollte man, den Prüfungen zufolge, immer auch an Medorrhinum denken: allgemein starke Empfindung von

* Dieses höchst wichtige und praxisrelevante Symptom gibt es in dieser Form nicht im Repertorium. Die einzige Rubrik, in der die genannten vier Mittel dreiwertig erscheinen, lautet »Neigung zum Entblößen der Füße« (sie findet sich unter »Extremititäten, Modalitäten ...«). In der Rubrik, die Tylers Formulierung am nächsten kommt (»Extremitäten, Hitze, Fußsohle, entblößt sie«), fehlt Medorrhinum und darf dort sicher ergänzt werden. Eine weitere, ähnliche Rubrik ist »Extremitäten, Hitze, Fuß, brennend, enblößt sie« mit **Med.**, **Puls.**, und **Sulf.** als dreiwertigen und *Cham.*, *Sang.* und *Sanic.* als zweiwertigen Mitteln. In beiden Rubriken kann (nach Vithoulkas) *Phos.* ergänzt werden. (Vgl. auch Fußnote auf S. 1127.) — Anm. d. Ü.

Zittern, selbst die Zunge scheint zu zittern; Taubheitsgefühle; beinahe totaler Kräfteverlust der Extremitäten.

Am wichtigsten bei Medorrhinum sind jedoch die folgenden Modalitäten*, die sich auf viele Beschwerden beziehen:

> *besser an der Küste;*
> *besser bei feuchtem Wetter;*
> *besser beim Liegen auf dem Bauch, auf dem Gesicht °, in Knie-Ellenbogen-Lage°;*
> *schlimmer beim Darandenken°;*
> *schlimmer am Tage, von Sonnenaufgang bis Sonnenuntergang* (Gegenteil von SYPHILINUM), wenngleich sich einige Symptome auch nachts verschlimmern können.

Es ist ein Mittel von großer Heilkraft und breitem Anwendungsbereich — wenn es auf seine wohldefinierten Indikationen hin verschrieben wird.

◊

H.C.Allen, der uns mit seiner *Materia Medica of the Nosodes* viele dieser Krankheitsprodukte zugänglich gemacht hat, bringt darin ein langes Kapitel über Medorrhinum. Ihm zufolge gibt es zwei verschiedene Präparate, eines aus dem akuten und ein anderes aus dem chronischen Stadium. Er schreibt: »Wie jede andere Nosode sollte es streng nach den Indikationen verordnet werden, genauso wie wir ARSENICUM, OPIUM oder SULFUR verordnen würden: ohne Rücksicht auf die Herkunft des Mittels oder auf die Diagnose.«

Er berichtet von einem »hartnäckigen Fall von akutem Gelenkrheumatismus bei einem 60jährigen Mann«, den er von Juni bis September 1875 behandelt hatte. »Er litt an gräßlichen Nervenschmerzen. Nach einem verzweifelten Kampf um sein Leben in der ersten Septemberwoche ging es ihm besser, so daß er aufstehen konnte — doch körperlich war er zu dieser Zeit ein einziges Wrack. Ich erwartete, daß die Zeit, viel frische Luft und beste hygienische Bedingungen ihn allmählich wiederherstellen würden. Aber Wochen und Monate vergingen ohne irgendeine Veränderung; auf einen Stock gestützt, ging er vornübergebeugt die Straßen entlang, bis zu den Ohren dick eingehüllt, so daß er aussah wie ein alter Mann am Rande des Grabes. Drei Monate nach meiner letzten Visite sah ich ihn an meiner

---

* Die mit ° versehenen Modalitäten sind vom Übersetzer nach den einschlägigen Arzneimittellehren ergänzt worden. Tylers Angabe »better bending backwards« habe ich dagegen fortgelassen, da sie zu speziell ist und sich im wesentlichen auf den Stuhlgang bezieht. — Anm. d. Ü.

Praxis vorbeigehen, und seine frühere gute Gesundheit und robuste Natur bedenkend, drängte sich mir die Frage auf: Warum kommt er aus diesem Zustand nicht heraus? Gibt es noch irgendein ungeheiltes — ererbtes oder erworbenes — Miasma, welches die Hartnäckigkeit dieses Falles erklären könnte? Könnte es eine verborgene gonorrhoische Ansteckung oder Belastung sein? Aus Gründen, die hier keine Rolle spielen, konnte ich ihn nicht danach befragen.

Da kam mir Dr. Swans Empfehlung in den Sinn:

Ein hartnäckiger Fall von Rheumatismus kann auf eine latente Gonorrhoe zurückzuführen sein, und dann wird Medorrhinum in hoher Potenz ihn heilen. In vielen Fällen, wo die Besserung nur bis zu einem bestimmten Punkt voranschreitet und dann zum Stillstand kommt, räumt Medorrhinum das Hindernis beiseite, und der Fall kann ausgeheilt werden; und dies auch dann, wenn eine Gonorrhoe als Ursache höchst unwahrscheinlich ist. Wenn überhaupt irgend etwas, so lehrt uns dies den alles durchdringenden Charakter der latenten Gonorrhoe — und die heilenden Kräfte des dynamisierten Trippergifts.

Seine Frau konsultierte mich kurz darauf wegen einer anderen Angelegenheit und meinte, ihrem Gatten gehe es wohl so gut, wie man es in Anbetracht seines Alters erwarten könne; sie glaube nicht, daß er von sich aus noch irgend etwas unternehmen werde, da er seinen gebrechlichen Zustand auf sein Alter zurückführe. Doch am nächsten Tag kam er selbst bei mir vorbei, und ich gab ihm drei Dosen Medorrhinum, die er jeweils morgens einnehmen sollte. Nach zehn Tagen stellte er sich wieder vor: er fühlte sich wohl und sah auch deutlich besser aus. Ich gab ihm für später noch eine Dosis mit, und dies war die letzte Verschreibung, die er benötigte. Innerhalb eines Monats nach Medorrhinum ließ er Stock und Schal zu Hause und ging aufrecht und festen Schrittes die Straßen entlang — ein Mann bei bester Gesundheit; sein Gewicht hatte von 63 auf 96 kg zugenommen.«

◊

Nash schreibt: »Das Trippergift ist zweifellos ein wichtiges Heilmittel. Jeder, der viel mit Gonorrhoe zu tun hatte, ist mit den schweren Verlaufsformen von Rheumatismus vertraut, die so oft die Folge der Einbringung dieses Krankheitsprodukts in den Organismus sind. Ich habe einige außerordentliche Erfolge durch die Anwendung dieses Mittels bei chronischem Rheumatismus gesehen.«

Nash bringt zwei aufschlußreiche Medorrhinum-Fälle und stellt dann fest, daß er bei den Patienten, denen er mit diesem Mittel helfen konnte, niemals eine Vorgeschichte von Gonorrhoe gefunden hat. »So stellt sich die Frage: Ist Swans Nosodentheorie richtig, oder heilen Krankheitsprodukte homöopathisch nur solche Fälle, die ihnen zwar ähnlich sind, aber keine entsprechende Vorgeschichte aufweisen? ...

Seit ich dies niederschrieb, habe ich mit den sogenannten Nosoden weiter experimentiert und habe, wie mir scheint, mit dieser Arznei wie auch mit SYPHILINUM in hartnäckigen Fällen von chronischem Rheumatismus sehr gute Erfolge erzielt. Der charakteristischste Unterschied zwischen diesen beiden Mitteln ist, daß bei Medorrhinum die Schmerzen tagsüber schlimmer sind, die von SYPHILINUM aber nachts.

Es besteht kein Zweifel, daß diesen beiden Krankheitsgiften große Heilkräfte innewohnen, und sie sollten nicht verworfen werden, nur weil sie die Produkte einer Krankheit sind.

Auch von den anderen Nosoden habe ich in den vergangenen zwei Jahren einige bemerkenswerte Wirkungen gesehen.«

*Hauptsymptome**

Geist und Gemüt. *Zeit vergeht zu langsam.*

Ist in großer Eile; wenn sie etwas tut, tut sie es so hastig, daß sie bald ganz erschöpft ist.

Fürchtet, er werde sterben.

Nase. *Nasenbluten.*

* Die kursiv gedruckten Symptome entsprechen den wenigen mit *zwei fetten* Balken versehenen Beobachtungen in Herings *Guiding Symptoms;* die beiden übrigen »Hauptsymptome« — ein Prüfungssymptom und ein bei Hering nicht erwähntes Symptom — sind in den *Nosodes* von H. C. Allen hervorgehoben.

Leider folgt Tyler in der Auswahl ihrer »Hauptsymptome« den Bewertungen des letzteren; Allen ist bei der Übertragung der Symptome aus den *Guiding Symptoms* jedoch einem Mißverständnis erlegen. Aus dem Vorwort des Medorrhinum-Kapitels der *Guiding Symptoms* geht nämlich hervor, daß bei *diesem* Mittel (anders als sonst) die mit *zwei dünnen* Balken bezeichneten Symptome *rein klinischen Ursprungs* sind; Allen hat das offenbar übersehen und stellt diese den am höchsten bewerteten, also den immer wieder klinisch bestätigten Prüfungssymptomen gleich. Das ergibt ein falsches Bild, auch deshalb, weil die in den *Guiding Symptoms* mit *einem fetten* Balken markierten Symptome (klinisch bestätigte Prüfungssymptome) bei Allen nun im Wert *unter* den rein klinischen Beobachtungen rangieren — und somit nicht in Tylers Liste der »Black Letter Symptoms« erscheinen, obwohl sie als durch Medorrhinum hervorgerufene *und* geheilte Symptome dort sicherlich mehr am Platz gewesen wären als die nur an Kranken beobachteten.

Um die Proportionen etwas zurechtzurücken — und im Sinne von Tylers Absicht, gerade die vielfach hervorgerufenen und geheilten Symptome als »Hauptsymptome« zusammenzufassen —, habe ich einen großen Teil der von Tyler aufgezählten »Hauptsymptome« ausgegliedert und unter der Überschrift »Einige klinische Symptome« gesondert aufgeführt; wurden derartige klinische Symptome bereits weiter oben zitiert, habe ich sie hier ganz weggelassen. — Anm. d. Ü.

Rektum. Kann nur Stuhl absetzen, wenn er sich weit zurücklehnt; sehr schmerzhaft, als wäre ein Knoten an der hinteren Sphinkterfläche; so schmerzhaft, daß es ihm Tränen in die Augen treibt.

Genitalien. *Impotenz.*

Brust. *Beginnende Schwindsucht.*

Einige klinische Symptome

Schwerfälliges Gedächtnis; Neigung, Arbeiten vor sich her zu schieben, weil sie zu langwierig erscheinen, so als könnte man niemals damit fertig werden.
Im Gespräch hielt er gelegentlich inne, und wenn er den Faden wieder aufnahm, sagte er, er habe nicht mehr gewußt, welches Wort er benutzen wollte.

Ständiges Tränen der Augen, mit großer Hitze und Gefühl von Sand unter den Lidern.

Große Blässe; Gelbfärbung des Gesichts, besonders um die Augen herum, wie nach einem Schlag (grünlichgelb); gelber Streifen quer über die Stirn, nahe dem Haaransatz.
Neuralgie des rechten Ober- und Unterkiefers; zieht bis in die Schläfe.

Harte Schwellung im rechten Oberkiefer, wie in der Höhle eines Zahns, der vor Jahren gezogen wurde.
Blasses Zahnfleisch.
Mund sehr wund; Geschwüre auf der Zunge und der Wangenschleimhaut, wie Blasen.

Heftiges Würgen und Erbrechen, 48 Stunden lang; zuerst eiweißartiger Schleim ..., zuletzt wie Kaffeesatz; begleitet von starken Kopfschmerzen, mit großer Niedergeschlagenheit und einem Gefühl, als stünde der Tod kurz bevor; während des Anfalls ständiges Beten.
Magenkrämpfe wie von Blähungen.
Leberkongestion.
Brennende Hitze im rechten Hypochondrium, sich bis in den Rücken erstreckend, wie von glühenden Kohlen (Leberabszeß).
Aszites; Abdomen stark ausgedehnt; ... Urin sehr spärlich und dunkel.

Schwarzer Stuhl.
Weißer Durchfall.
Cholera infantum mit Opisthotonus, Erbrechen und wäßriger Diarrhoe, dabei reichlicher Abgang von Blut und Eiter.
Hämorrhoiden, die anfallsweise schmerzen, nicht blutend, mit heißer Schwellung der linken Seite des Anus; Madenwürmer.

Glinicum 1000

»*Glinicum* ist nichts anderes als Medorrhinum; warum also die Namen vermehren? Nur deshalb, weil ich die Ausgangssubstanz hierfür von einem typischen Fall selbst gewonnen und mit Weingeist selbst mazeriert habe, so daß ich *weiß*, was es ist und wie es zubereitet ist; und jeder andere kann das gleiche tun, jederzeit und überall auf der Welt. …

Meine Indikationen für Glinicum sind: Erwachen durch Schmerzen in den frühen Morgenstunden; Magenübersäuerung; belegte Zunge; widerlicher Geschmack und Atem; nicht zu säubernde, schmutzige Zunge; Schwäche; Blässe; Frostigkeit; schlimmer durch kalte Nässe; darüber hinaus ist Glinicum größtenteils ein linksseitiges Mittel. Glinicum bringt die Hälfte der Ischiaserkrankungen, die mir unterkommen, zum Verschwinden. Welch eine Bilanz!« — Burnett.

Mercurius

MERCURIUS SOLUBILIS HAHNEMANNI; »SCHWARZES QUECKSILBEROXYD«

Um durch Prüfungen dieses Metalls ein exaktes Wissen über dessen Wirkungen auf den menschlichen Organismus zu erlangen — auf welche Weise es ihn zu schädigen und somit zu heilen vermag —, verwandte Hahnemann große Mühe darauf, das *Quecksilber* in zugleich reiner und löslicher Form zu gewinnen.

Eines seiner Präparate, MERCURIUS VIVUS, war metallisches (von Zusätzen wie Blei u.a. gereinigtes) Quecksilber, das durch Trituration und Potenzierung aktiviert worden war — denn, wie er sagt, »im fließenden Metallzustande hat Quecksilber wenig dynamische Einwirkung auf das Befinden des Menschen, bloß die Zubereitungen desselben haben große Wirkungen«.

Er spricht kurz die verschiedenen Salze des Quecksilbers an, um dann festzustellen: »Nur so viel läßt mich sorgfältige Prüfung in der Erfahrung aussprechen, daß sie wohl sämtlich etwas Gemeinsames in ihrer Wirkung als Quecksilbermittel bewirken, im Besondern hingegen ungemein von einander abweichen und auch sehr in der Heftigkeit ihres Eingriffs auf das menschliche Befinden ...«

Hahnemann, der zu seiner Zeit als großer analytischer Chemiker bekannt war, machte sich daher an die Aufgabe, »das reine Quecksilbermetall in einen Zustand zu versetzen, daß es bloß seine wahren, reinen, eigenthümlichen Wirkungen auf den menschlichen Organism und zwar heilkräftiger äußern könne, als die übrigen bekannten Zubereitungen und salzigen Verbindungen desselben«.

Das Ergebnis war MERCURIUS SOLUBILIS HAHNEMANNI oder »schwarzes Quecksilberoxyd«*, das rasch »seiner weit mildern, hülfreichern, antisyphilitischen Wirkung wegen allen übrigen, mit Säuren verbundnen, bisher gebräuchlichen Quecksilber-Mitteln in fast allen Ländern vorgezogen« wurde und das bis auf den heutigen Tag auf der ganzen Welt in der Medizin in allgemeinem Gebrauch geblieben ist.

Aber auch dieses Präparat stellte Hahnemanns Streben nach dem »höchsten Grad von Reinheit« noch nicht völlig zufrieden, und so verfertigte er in Form des dunkelgrauen Quecksilber-Niederschlags »ein völlig reines

* Laut Mezger, *Gesichtete Arzneimittellehre*, ist Mercurius solubilis chemisch kein einheitlicher Körper, sondern ein Gemisch aus Mercuroamidonitrat ($NH_2Hg_2NO_3$) mit Quecksilber und Mercurooxid (Hg_2O). — d.Ü.

Quecksilber-Oxydul«. Da jedoch dessen Zubereitung sehr umständlich und mühsam* und seine Wirkungen von denen des schwarzen Oxids kaum zu unterscheiden waren, war es eben dieses schwarze Quecksilberoxid, das von Hahnemann und seiner Gruppe einer drastischen Prüfung unterzogen wurde. Dieses Präparat ist es, welches wir als Mercurius solubilis oder einfach *Merc.*** verschreiben; allen anderen Quecksilberzubereitungen fügen wir dann zur näheren Bestimmung spezielle Kennzeichnungen bei — *Merc-v.*, *Merc-d.*, *Merc-c.*, *Merc-cy.*, *Merc-j-r.* etc., etc.

Hering *(Guiding Symptoms)* schreibt: »Die durch reguläre Prüfungen gewonnenen Symptome von Mercurius solubilis und die Wirkungen von Mercurius vivus, die aus sorgfältig gesichteten und klinisch bestätigten toxikologischen Berichten zusammengetragen wurden, sind hinreichend ähnlich, um sie gemeinsam in einer Gruppe zusammenzustellen.« Dennoch setzt er, wo ihm die Herkunft bekannt war, ein »s.« oder »v.« an das Ende eines jeden Symptoms, um anzuzeigen, zu welchem Mittel dieses spezielle Symptom gehört. Clarke *(Dictionary)* folgt Hering darin, daß er die Symptome gemeinsam aufführt***, während Allen in seiner *Encyclopedia* die Symptome von Mercurius [vivus] und Mercurius solubilis getrennt auflistet.

Mercurius ist eines jener »vielnützigen Mittel«, ohne die wir kaum auskommen könnten. Dementsprechend hat es seinen angestammten Platz in der kleinsten Taschenapotheke, und kein homöopathischer Arzt würde seine Visitenrunde machen ohne ›*Merc.*‹ in seinem Arzneiköfferchen. Bei der Behandlung leichter Erkrankungen wie auch schwerster Krankheiten hat es seinen eigenen und einzigartigen Rang: bei Erkältungen und Husten, Zahnschmerzen und Ohrenschmerzen, Kopfweh, Augen- und Nasenleiden; bei Erkrankungen von Mund, Zahnfleisch und Zunge, wo seine Wirkung besonders ausgeprägt ist; bei Halsentzündungen, Leber- und Bauchbeschwerden sowie bei Stuhlproblemen — mit Verstopfung und Durchfall; bei Erkrankungen der Harnwegs- und Geschlechtsorgane, der Lungen, Gliedmaßen, Drüsen und der Nerven — mit Tremor; bei Hautaffektionen — mit Ausschlägen, Geschwüren und übermäßigen Schweißen. Überall aber hat es seine deutlichen Besonderheiten, und hat

---

* *In der* Reinen Arzneimittellehre *beschreibt er die Prozesse der verschiedenen Zubereitungen.*

** Kent verwendet in seinem Repertorium diese Abkürzung für *Mercurius vivus,* worunter er allerdings die Symptome von Mercurius solubilis subsumiert.. — Anm. d. Ü.

*** Allerdings macht Clarke nur bei seinen klinischen Angaben und Diagnosen sowie zu Beginn des Textes differenzierende Angaben; in seiner Symptomenzusammenstellung unterscheidet er nicht zwischen den Mitteln. — Anm. d. Ü.

man erst einmal sein Wesen, sein ›Sosein‹ ergründet, wird man es kaum verfehlen können.

Mercurius macht vor allem durch seinen *fauligen und abstoßenden Geruch* auf sich aufmerksam, durch den Gestank seines Atems — seines profusen Speichels — seiner durchnässenden Schweiße. Merkwürdigerweise sind jedoch Stuhl, Urin, Menses und Ausfluß nicht besonders übelriechend, ausgenommen die Stühle im Fall von MERCURIUS CORROSIVUS.

Drei weitere wichtige Merkmale:

Schlimmer durch Bettwärme;
Schlimmer nachts;
Übermäßige Schleimabsonderung der Schleimhäute.

Lassen Sie uns nun sehen, wie Mercurius sich einigen unserer großen Meister darstellte, welchen Nutzen sie daraus gezogen haben und welche Tips sie uns diesbezüglich geben können.

Hier zunächst Nashs kleine Zusammenfassung …

»Geschwollene, schlaffe Zunge, die Zahneindrücke erkennen läßt; Zahnfleisch ebenfalls geschwollen, schwammig, leicht blutend; Atem sehr übelriechend.

Schwitzen ohne Erleichterung bei Tag und Nacht — bei vielen Beschwerden.

Überlaufender Frost zu Beginn einer Erkältung oder bei drohender Eiterung.

Übermäßige Schleimabsonderung der Schleimhäute.

Feuchte Zunge, bei heftigem Durst.

Kalte Drüsenschwellungen mit Neigung zur Eiterung; Ulcera mit speckiger Basis.

Modalitäten: < nachts, in der Bettwärme, beim Schwitzen, beim Liegen auf der rechten Seite.

Knochenerkrankungen; Schmerzen schlimmer in der Nacht.

Dysenterie: Stühle schleimig, blutig; mit Koliken und Ohnmachtsanfällen; starker Tenesmus während und nach dem Stuhlgang, gefolgt von Frösteln und einem Gefühl des ›Nicht-fertig-Seins‹« (deutlicher noch bei MERCURIUS CORROSIVUS).

»Je mehr Blut und Schmerzen [beim Stuhlgang], desto eher ist es indiziert.

Affiziert den rechten unteren Lungenlappen; Stiche durch die Lunge bis zum Rücken (CHELIDONIUM, KALIUM CARBONICUM).

Heftiger Durst, obwohl die Zunge feucht aussieht und reichlicher Speichelfluß besteht.«

Und, so Nash: »In niedrigen Potenzen fördert es die Eiterbildung, in hohen verhindert es sie, z.B. bei Mandelentzündung.«

Nun wollen wir H.C.Allen (mit seinen *Keynotes*) zu Wort kommen lassen:*

»Reichliches Schwitzen bei fast jeder Beschwerde, das aber nicht erleichtert.
Katarrh: ... Nasenlöcher wund, geschwürig« (AURUM, SULFUR).
»Ptyalismus: ... fötid; kupferig-metallisch schmeckender Speichel.
Zunge: groß, schlaff, zeigt Zahneindrücke (CHELIDONIUM, PODOPHYLLUM, RHUS TOXICODENDRON).
Durst trotz feuchter Zunge und Speichelfluß (PULSATILLA: trockene Zunge und durstlos; desgleichen NUX MOSCHATA).
Dysenterie: Stühle schleimig und blutig, mit Kolik und Ohnmacht.
Keine Erleichterung des Tenesmus durch Stuhlgang« (MERCURIUS CORROSIVUS); »Gefühl des ›Nie-fertig-Werdens‹« (MERCURIUS CORROSIVUS).
»Starker Speichelfluß, der im Schlaf das Kopfkissen naß werden läßt.
Zittern der Hände.«

Nash erörtert die einzelnen Punkte und erläutert sie näher; er schreibt:
»Der Frost von Mercurius ist, wie ich beobachtet habe, recht eigenartig. Es ist kein Schüttelfrost, sondern es handelt sich lediglich um *›überlaufenden Frost‹***.« (GELSEMIUM: starke Frostschauer bei schweren Gliedern; NUX VOMICA: Frostschauer durch jede Bewegung, durch Weggehen vom Ofen.) »Oft ist diese Empfindung das erste Symptom einer Erkältung, die man sich zugezogen hat, und kümmert man sich nicht darum, so können Schnupfen, Halsschmerzen, Bronchitis oder gar eine Lungenentzündung folgen; doch zeitig eingenommen, vermag eine Gabe Mercurius all diesen Beschwerden vorzubeugen. Dieses Frösteln wird zumeist am Abend empfunden und steigert sich zur Nacht hin, wenn es nicht durch Mercurius behoben wird. ... Oft wird es auch nur an einzelnen Körperteilen wahrgenommen; ebenso in Abszessen, wo es der Vorbote der Eiterbildung ist.«

Ich erinnere mich an einen Fall, wo ein Chirurg mehrere Fisteln an einem Schultergelenk zu versorgen hatte. Der Patient klagte über dieses Frostgefühl in den Wunden, und so erhielt er Mercurius, das sich dann

* M. Tyler schreibt irrtümlich, daß sie Boger zitiere; die Zitate stammen jedoch aus dem *Mercurius*-(vivus-)Kapitel von H.C.Allen. — d.Ü.

** Engl. *creeping chilliness.* Dieser Begriff ist bei den Übersetzungen der Materia Medica ins Englische verwendet worden, wenn es bei Hahnemann heißt, »es überläuft ihn kalt« oder »es überläuft ihn Frost«. — d.Ü.

(wie mir später berichtet wurde) sehr günstig auf das ganze Leiden auswirkte. (Man vergleiche hier auch SILICEA, das ein Gefühl von Kälte in Geschwüren hat.)

»Nun zu den *Schweißen* von Mercurius. Sie sind sehr profus und verschaffen keine Linderung, wie es die Schweiße bei entzündlichen Erkrankungen sonst gewöhnlich tun; im Gegenteil, die Beschwerden *nehmen mit dem Schweiß zu* (TILIA). Wo trifft man nun diesen Umstand an? Er kann bei fast jeder Krankheit beobachtet werden: bei Halsentzündung, Bronchitis, Pneumonie, Pleuritis, Peritonitis, Abszessen, Rheumatismus etc. ... kurz, *bei jeder Krankheit, wo dieses starke und anhaltende Schwitzen ohne Erleichterung vorhanden ist, ist Mercurius das erste Mittel, an das man denken muß.*

Schlimmer nachts und besonders *in der Bettwärme* ist ein weiteres starkes Charakteristikum von Mercurius (LEDUM). Es gibt eine lange Reihe von Arzneien, die nachts eine Verschlimmerung erfahren, aber nicht so viele mit Verschlimmerung durch Bettwärme. Ich habe viele Hautkrankheiten mit den verschiedensten Namen geheilt, indem ich mich von dieser Modalität leiten ließ.«

H. C. Allen vergleicht in dieser Hinsicht Mercurius mit ARSENICUM:

»Mercurius ist < durch Bettwärme, aber > durch Bettruhe.

ARSENICUM ist > durch Bettwärme, aber < durch Bettruhe.«

Es ist das Wissen von solch kleinen Dingen, das so häufig ein erfolgreiches und zugleich rasches Verschreiben in akuten Fällen ermöglicht. Ein weiterer Punkt, auf den Allen hinweist, ist die »Verschlimmerung beim Liegen auf der rechten Seite« — nur wenige Mittel haben das!

Und nun einige Zitate von Kent.

»Mercurius hat stechende Schmerzen, wie APIS. Routinemäßig wird hier von vielen APIS gegeben — und dabei ist es doch häufig Mercurius, was der Patient benötigt.

Purulente, übelriechende Otorrhoe. ... Furunkel im äußeren Gehörgang. Pilzartige Gewächse und Polypen im Gehörgang. ...

Die Zunge ist schlaff, hat eine mehlige Oberfläche und ist oft blaß. Der Eindruck der Zähne ist am ganzen Rand der Zunge zu sehen. Da sie geschwollen ist wie ein Schwamm, drückt sie von innen gegen die Zähne und bekommt so diese Zahneindrücke. ... Bei Gichtkranken schwillt die Zunge nachts an, und wenn sie aufwachen, ist der ganze Mund damit ausgefüllt« (vgl. CROTALUS HORRIDUS). »*Reichlicher Fluß fötiden Speichels.* ...

Milch in den Brüsten während oder auch anstelle der Menstruation. Ich habe einmal einen 16jährigen Jungen behandelt, der Milch in seinen Mammae produzierte; ich heilte ihn mit Mercurius. ...

Der Urin brennt und beißt. ... Jucken der Genitalien durch den Kontakt mit dem Urin; er muß abgewaschen werden. ...

Die Beschwerden sind allgemein schlimmer, während er schwitzt, und je mehr er schwitzt, desto schlechter geht es ihm. ...

Die Haut exkoriiert, wo immer zwei Körperteile einander berühren. ...

Mercurius zieht besonders die Gelenke in Mitleidenschaft; *entzündlicher Gelenkrheumatismus* mit ausgeprägten Schwellungen, schlimmer durch Bettwärme, aber auch durch Aufdecken; entsprechend schwierig ist es für den Patienten, genau das richtige Maß an Zudecken zu finden, das keine Verschlimmerung bewirkt. Rheumatische Beschwerden mit Schweißen, mit Verschlimmerung in der Nacht, durch Bettwärme und während des Schwitzens, bei insgesamt kränklichem Aussehen. Mercurius befällt vor allem die oberen Extremitäten, doch können natürlich auch die unteren betroffen sein. ...

Mercurius ist oft ein sehr gutes Palliativum bei Gebärmutter- und Brustkrebs. Es hemmt das Wachstum von Epitheliomen, und manchmal heilt es sie auch. Ich weiß von einem Fall, der mit MERCURIUS JODATUS FLAVUS geheilt wurde, und zwar handelte es sich um einen geschwürigen, indurierten Knoten in der Brust, so groß wie ein Gänseei, mit Lymphknotenschwellungen in der Axilla und bläulicher Verfärbung des ganzen Bereichs — man nannte es einen hoffnungslosen Fall. Unter der 100. Potenz, jedesmal gegeben, wenn die Schmerzen sehr heftig wurden, verschwand der Tumor, und die Frau wurde wieder gesund. ...

[Fieber:] Die belegte Zunge und die biliösen Fieber verschwinden nach Mercurius. Es ist nützlich beim hektischen Fieber in den letzten Stadien der Schwindsucht, bei erschöpfenden Krankheiten mit Zehrfiebern sowie bei Krebs, wenn Schmerzen bestehen, faulige Schweiße etc.; ... ferner bei typhusähnlichen Erkrankungen, wenn der Patient ikterisch ist, heruntergekommen, entkräftet und zittrig, mit zuckenden Muskeln, großer Erschöpfung und kontinuierlichem Fieber.«

Übrigens: Mercurius und SILICEA verhalten sich ›feindlich‹ zueinander. Ich habe schwere Verschlimmerungen bei Abszessen gesehen, wenn das eine Mittel nach dem anderen gegeben wurde. In solchen Fällen bringt HEPAR wieder Ordnung in die Dinge.

Mercurius kann neben dem fauligen Mundgeschmack und dem übermäßigen Speichelfluß auch salzigen, süßen oder metallischen Geschmack haben, ferner Geschmack nach faulen Eiern und »schleimigen« Geschmack.

Guernsey, *Keynotes:* »Beschwerden der Lider oder Lidränder; an Stirn, Kopfhaut, Schädelknochen; am äußeren, oberen Kopf; an den Drüsen und Lymphknoten um die Ohren. ...

Scharfe Nasensekrete, wobei die Nase manchmal ständig rot und wund ist; ›schmutznasige‹ Kinder« (SULFUR). »Der Nasenrücken kann oben und an beiden Seiten stark anschwellen. ... *Nur selten verabreiche man Mercurius, wenn die Zunge trocken ist.*«

Auf Mercurius als Mittel bei der Behandlung venerischer Krankheiten, wie es im Band 1 der *Chronischen Krankheiten* niedergelegt ist, kann ich hier nicht näher eingehen (Hahnemanns Werk spricht ja schließlich auch genügend für sich selbst); doch möchte ich nicht darüber hinweggehen, ohne es wenigstens erwähnt zu haben. Wen das Thema interessiert: Ich habe dazu eine kleine Schrift verfaßt, die von der *British Homœopathic Association* veröffentlicht wurde; der Titel ist *Hahnemann's Conception of Chronic Disease as caused by Parasitic Micro-organisms.*

Zum Schluß noch ein Fall, an den ich gerade denken muß; es handelte sich um eine schlimme ›Grippepneumonie‹ — es war direkt nach dem Krieg —, die durch wenige Gaben Mercurius C 30 rasch abklang. Die Indikation für Mercurius war einmal mehr der widerliche Mund- und Atemgeruch sowie der profuse und übelriechende Schweiß.

*Hauptsymptome**

Geist und Gemüt. Hastigkeit und Geschwindigkeit im Reden.[1]
Schwaches Gedächtnis; vergißt alles mögliche.

Kopf. Ziehende, reißende Schmerzen im Kopf, die ihren Sitz im Periost und in den Gesichtsknochen haben; rheumatische Kopfschmerzen.
Blutandrang zum Kopf.
Vollheit im Gehirne, als wenn der Kopf zerspringen sollte.[1]
Kopfweh, als wenn das Gehirn ringsum mit einem Bande zusammen geschnürt wäre.[1]
Zusammenziehender Kopfschmerz, der Kopf ist wie eingeschraubt ...[1]
Jücken auf dem Haarkopfe.[1]
Der ganze äußere Kopf ist schmerzhaft bei Berührung.[1]

* Die mit [1] gekennzeichneten Symptome sind der Prüfung des »schwarzen Quecksilberoxyds« in Hahnemanns *Reiner Arzneimittellehre* entnommen. — d.Ü.

Augen. Es fliegt ihm immer vor dem Gesichte, wie schwarze Insekten, oder wie Fliegen.[I]

Nebel vor dem einen, oder vor beiden Augen.[I]

Trübsichtigkeit beider Augen.[I]

Feuer-Licht blendet Abends sehr.[I]

Die Augen können den Feuer-Schein und das Tageslicht nicht vertragen.[I]

Wenn sie etwas sehen will, kann sie es nicht recht erkennen, und da ihr die Augen fast immer unwillkürlich zugezogen sind, so kann sie, je mehr sie das Zuziehen abwehren will, es desto weniger hindern; sie muß sich legen und die Augen schließen.[I]

Starkes Tränen der Augen, brennend und wundmachend.

Schleimig-eitrige Absonderungen, dünnflüssig und scharf.

Blepharitis: Lider rot, dick, geschwollen ...; schlimmer im Freien, durch Anwendung von kaltem Wasser.

Drücken in den Augen.[I]

Jücken in den Augäpfeln.[I]

Brausen vor den ***Ohren*** ...[I]

Das Ohr ist wie äußerlich und inwendig entzündet, mit theils klammartigen, theils stechenden Schmerzen und wie von Geschwulst verstopft.[I]

Blut mit übelriechendem Eiter kömmt aus dem rechten Ohre geflossen und reißender Schmerz darin.[I]

Nase. Nasenbluten von verschiedner Heftigkeit.[I]

Nasenbluten während des Schlafes.[I]

Geruch aus der Nase, wie bei einem heftigen Schnupfen, fauliger Art.[I]

Scharfes, wie alter Käse riechendes Eiter fließt aus der Nase.[I]

Grünlicher, fötider Eiter aus der Nase; Nasenbein geschwollen.

Das Nasenbein ist beim Anfassen schmerzhaft.[I]

Mund. Geschwüriger Mundwinkel, der wie wund schmerzt.[I]

Wackeln der Zähne, welche von der Zunge berührt schmerzten.[I]

Gefühl, als wären alle Zähne los.[I]

Die Nacht arger Zahnschmerz, und wie er verging, großer Frost darauf durch den ganzen Körper.[I]

Zuckender Zahnschmerz, vorzüglich die Nacht.[I]

Zahnweh, pulsartige Rucke von den Zähnen des Unterkiefers aus bis ins Ohr und vom Oberkiefer aus bis in den Kopf, mit Schmerzhaftigkeit des Zahnfleisches ...[I]

Zahnfleisch ist geschwollen, steht von den Zähnen ab.[I]

Bluten des Zahnfleisches beim leisesten Berühren ...[I]

Das Zahnfleisch schmerzt bei Berührung und beim Kauen ...[1]
Weißbelegte Zunge, mit weißlichem, geschwollenem Zahnfleische, das bei Berührung blutet.[1]
Wie mit Pelz belegte, weiße Zunge ...[1]
Starke Geschwulst der Zunge.[1]
Die Zunge ist geschwollen und an den Rändern so weich, daß sie sich nach den Zwischenräumen der Zähne formt, in Zacken, die schwürig aussehen.[1]
Eine Art Schwämmchen im Munde.[1]
Schmerz und Geschwulst der Speicheldrüsen.[1]
Beständiges Spucken.[1]
Süßer *Geschmack* im Munde.[1]
Sehr salzig auf der Mund-Lippe.[1]
Salziger Geschmack auf der Zunge ...[1]
Salziger Auswurf.[1]
Geschmack wie faule Eier im Munde, sobald er die Zunge bewegt und dann unwillkürliches Schlingen.[1]
Schleimiger Geschmack im Munde.[1]
Nachts (1 Uhr) läuft ihr viel Wasser im Munde zusammen, dabei Uebelkeit, daß sie darüber aufwacht und sich erbrechen muß; es kömmt sehr Bitteres heraus.[1]

Hals immer trocken, er that weh, als wenn er hinten enger wäre, es drückte darin, wenn er schluckte, und doch mußte er immer schlingen, weil er immer den Mund voll Wasser hatte.[1]
Es kömmt ihr heiß zum Halse heran.[1]
Beim Schlingen stechender Schmerz in den Mandeln des Halses.[1]
Verschwärung der Mandeln, mit scharf stechenden Schmerzen im Rachen beim Schlingen.[1]
(Schmerz im Halse, als wenn ein Apfelkröbs darin stäcke.[1])

Magen. Oefteres Schlucksen ...[1]
Außerordentlich arger Durst.[1]
Brennender Schmerz in der Herzgrube [= Magengrube].[1]

Abdomen. Geschwulst der Leisten-Drüse, die Haut darum herum roth ...[1]
Die Schoß-Drüse schwillt an und wird roth und entzündet und ist beim Befühlen und starkem Gehen schmerzhaft.[1]

Stuhl. Es thut ihm alle Augenblicke Noth zu Stuhle zu gehen, mit einem Zwängen auf den Mastdarm, ohne etwas verrichten zu können.[1]

Blutige Stühle mit schmerzhafter Empfindung von Schärfe am After.[I]
Grüne, schleimige, scharfe Stühle, welche den After anfressen.[I]
Bei weichen Stühlen, brennender Schmerz im After.[I]
Durchfall grünen Schleims mit Brennen am After und Heraustreten des Afters.[I] — Grüner Durchfall ...[I]

Harnorgane. Brennen in der Harnröhre ...[I]
Beständig Drang zum Harnen, wohl alle 10 Minuten, es ging aber nur wenig ab.[I]
Harn gleich beim Abgange höchst trübe und macht Bodensatz.[I]
Er läßt weit mehr Harn, als er getrunken hat.[I]
Allzu oftes, übermäßiges Harnen.[I]

Männliche Genitalien. Nächtliche Samenergießung mit Blut gemischt.[I]
Grünlicher, schmerzloser Harnröhr-Tripper, vorzüglich Nachts.[I]

Weibliche Genitalien. Das Monatliche geht zu stark ...[I]
Weißfluß ..., der ... grünlich aussieht und Beißen vorne in den Geburtstheilen verursacht, so daß sie besonders Abends und die Nacht viel kratzen muß; nach dem Kratzen brennt es heftig.[I]

Atemwege, Brust. Oefteres Nießen, ohne Fließ-Schnupfen.[I]
Stiche in der rechten Brust beim Nießen und Husten.[I]
Außer dem Athmen, bloß beim Nießen und Husten, ein Stich vorne und oben in der Brust durch und durch bis in den Rücken ...[I]
Beim Husten Brecherlichkeit.[I]
Stechen im Kreutze beim gewöhnlichen Athmen.[I]

Extremitäten. Mattigkeit und Müdigkeit in allen Gliedern.[I]
Wie zerschlagen in den Gliedern ...[I]
Zittern der Hände ...[I]
Das rechte Unterfuß-Gelenk [= Fußgelenk, Sprunggelenk] schmerzt wie verstaucht.[I]
Beständig kalte Hände und Füße.[I]

Starker ***Schweiß*** im Gehen.[I]
Schweiß bei jeder Bewegung.[I]
Die Beschwerden nehmen während des Schwitzens zu.
Tag und Nacht sehr zum Schweiße geneigt, die Nacht noch mehr.[I]
Starker Nacht-Schweiß.[I] — Starker Früh-Schweiß.[I]
Nachts sehr starker, wie fettiger und öliger Schweiß ...[I]

Heftige stinkende Schweiße, so daß Unter- und Deckbette wie durch's Wasser gezogen waren.[1]

Geschwüre. [Mehrere kleine rothe Bläschen am Ende der Eichel unter der Vorhaut, welche nach 4 Tagen zu Geschwürchen aufbrachen ...; später] bluteten die größern Geschwürchen, und erregten beim Anfühlen einen Schmerz, der den ganzen Körper angriff; ... ihre Ränder, wie rohes Fleisch, lagen über, und ihr Boden war mit einem käsigen Ueberzuge bedeckt.[1]
Das (vorhandene) Geschwür blutet.[1]
Sogenannte Wassersüchtige verloren sehr schnell die Geschwulst und bekamen übelriechende, schnell faulende Schenkel-Geschwüre dafür.[1]

Schlaf. Oefteres Aufwachen aus dem Schlafe wie von Munterkeit.[1]
Große Müdigkeit.[1]

Nach einem [mit vielem Kneipen verbundenem] Stuhlgange ist er sehr erschöpft.[1]

Sobald er Abends in's Bett kömmt, fängt der Schmerz wieder an und vertreibt den Schlaf.[1]

Seltsame Empfindungen

Kopf ist wie eingeschraubt ...[1]
Kopf fühlt sich schwer und geschwollen an; als würde er immer größer.
Es scheint ihm, als würden Feuerfunken von den Augen ausgesendet.
Federn scheinen aus den Augenwinkeln herauszuragen und die Sicht zu behindern.
Verstopftes Gefühl im Ohr, als wäre dort ein Keil hineingetrieben worden.
[Gefühl,] als hätte sie Eis im Ohr[1]; als wenn kaltes Wasser herausliefe.[1]
Von der Nase herab, ein Drücken, als wäre etwas Schweres darauf gebunden.[1]
Gefühl, als wären alle Zähne los.[1]
Gefühl, als wären die Zähne in einer Breimasse befestigt.
Es kömmt ihm wie ein Wurm in die Höhe gestiegen, daß er immer schlingen muß ...[1]
Schmerz im Halse, als wenn ein Apfelkröbs darin stäcke.[1]

Einige psychische Symptome und Wahnzustände

Auf kleine Ueberraschung höchster Schreck, sie zittert am ganzen Leibe, ist wie gelähmt, es steigt ihr eine ungeheure Gluth in die rechte Wange, welche sogleich schwoll …; sie war so angegriffen, daß sie sich gar nicht wieder beruhigen konnte, alle Glieder waren wie zerschlagen …[I]

Unaussprechliches Gefühl eines innern, unerträglichen Uebels …[I]

Glaubt Höllenmarter auszustehen …[I]

Angst, als wenn er etwas verbrochen hätte.[I]

Bedürfnis zu fliehen, bei nächtlicher Angst und Beklommenheit.

Höchste Unruhe die Nacht hindurch …, bald stand er auf, bald legte er sich, er fand nirgends Ruhe.[I]

Er glaubt, seinen Verstand zu verlieren, glaubt zu sterben; mit Täuschungen der Phantasie, sieht z. B. Wasser fließen, wo keins fließt.[I]

Er achtet nichts und ist gleichgültig gegen Alles.[I]

Sehr ärgerlich und unverträglich, leicht reitzbar, sehr argwöhnisch.[I]

Streitsüchtig, zanksüchtig.[I]

Er ist albern, macht Faxen und dummes, widersinniges Zeug …[I]

Wahnsinn; sie deckt sich des Nachts auf, reißt das Stroh umher und schimpft dabei; am Tage springt sie hoch in die Höhe …; sie redet und schimpft viel vor sich hin, kennt ihre nächsten Anverwandten nicht, schmiert den häufig ausgeworfenen Speichel mit den Füßen aus einander, und leckt es zum Theil wieder auf; auch leckt sie oft Kuhmist und den Schlamm aus Pfützen auf (vgl. VERATRUM ALBUM); sie nimmt oft kleine Steine in den Mund, ohne sie zu verschlucken, und klagt dabei, daß es ihr die Gedärme zerschneide; … sie thut niemand etwas Leides, wehrt sich aber heftig, wenn man sie anrührt; sie folgt keinem Geheiße …[I]

Beim Spazierengehen hatte er große Neigung, die ihm begegnenden, fremden Leute, mit zwei Fingern bei der Nase zu fassen.[I]

Mercurius vivus — Hauptsymptome[*]

Gedächtniss geschwächt.[1] — Langsames Beantworten von Fragen.

[Gesicht] erdfarben, gedunsen.[**]

Cariöse Zähne.[1] — Verfall der Zähne; sie lockerten sich nacheinander [... und fielen aus; die stehengebliebenen Zähne waren] geschwärzt, bloßgelegt, lose und kariös. — Zähne schwarz, locker.

Die Zähne lösen sich vom Zahnfleisch und werden schwarz, mit nächtlichen Schmerzen in Zähnen, Kiefern und Kopf.

Häufige, starke Zahnschmerzen, Geschwulst des Zahnfleisches und der Speicheldrüsen.[1]

Zahnfleisch rot, blutet bei der leisesten Berührung, zuweilen auch spontan; ... in Abständen kleine Geschwüre darauf.

Das Zahnfleisch hat einen hellroten Rand.

Aufgelockertes blutendes Zahnfleisch.[1] — Zahnfleisch wund.

Zunge schwarz, an den Rändern roth.[1] — Zunge rot, geschwollen.

Belegte Zunge mit Zahneindrücken an den Rändern.[1]

Zunge geschwollen und ihre Bewegungen schwierig.

Uebler Geruch aus dem Munde[1]; stinkend.

Die Sekretion des Speichels war vermehrt; der Geruch aus dem Munde unangenehm süsslich fade.[2]

Starke Stomatitis und Salivation.[1]

Die Mehrzahl derjenigen, welche sich längere Zeit mit Quecksilber beschäftigen, ... zittern ... an den Mundwinkeln, der Zunge und den Händen, und kommen schwerer mit der Sprache fort.[1]

Zitternde Sprache.[1] — Stotternde, kaum verständliche Sprache.[1]

Zittern.[1] — Zittern der Hände [zuweilen auch der Füsse].[1]

Mercurius cyanatus

Nahezu spezifisch bei Diphtherie.

---

[*] Aus Allens *Encyclopedia.* Die mit [1] bezeichneten Symptome entstammen dem Werk *Untersuchungen über den constitutionellen Mercurialismus und sein Verhältniss zur constitutionellen Syphilis* von Adolph Kussmaul, Würzburg 1861. Die Symptome wurden teils vom Autor selbst (Professor an der Universität Erlangen), teils von anderen Ärzten beobachtet, zumeist an Arbeitern in Spiegelfabriken. Ein mit [2] markiertes Symptom wurde von Oppolzer an einer Barometermacherin beobachtet; der ausführliche Vergiftungsbericht findet sich in der *Zeitschrift des Vereins der homöopathischen Ärzte Oesterreichs* von 1857, Band 1, S. 119. — Anm. d. Ü.

[**] Bei Allen bezieht sich die Verfärbung etc. nur auf das Gesicht; im originalen Vergiftungsbericht (*Hygea* 11, 514) wird dagegen vom »erdfarbenen, gedunsenen Patienten« gesprochen. — Anm. d. Ü.

Mezereum

DAPHNE MEZEREUM; SEIDELBAST, KELLERHALS

Mezereum gehört zu den Heilmitteln aus dem unschätzbaren Arzneivermächtnis Hahnemanns. Der Saft der frischen grünen Rinde, so Hahnemann, »macht, wenn er die Haut berührt, ein langdauerndes, sehr schmerzhaftes Brennen«. Besser als das Auspressen des Saftes sei es, »da die Arzneikraft dieser Rinde nicht in flüchtigen Theilen besteht, sie zu trocknen und gepülvert mit 100 Theilen Milchzucker auf die Art zu reiben und zu dynamisiren, wie andre trockne Arznei-Substanzen ...« Verwendet wird, wie er schreibt, die im zeitigen Frühling gesammelte Rinde des im Aufblühen begriffenen Strauches.

Der Gemeine Seidelbast ist ein winterharter Strauch, der in Großbritannien und anderen nördlichen Ländern heimisch ist; er blüht sehr frühzeitig, manchmal noch im Schnee. Mezereum wurde von Stapf eingeführt und von Hahnemann und seinen Mitarbeitern ausführlich geprüft. Die Prüfung ist in den *Chronischen Krankheiten* niedergelegt.

Es affiziert in starkem Maße die Haut, die Schleimhäute und die Knochen. Seine Wirkung ist durchgängig von *Heftigkeit* gekennzeichnet: heftige Schmerzen; heftiges Jucken; plötzliche heftige Gesichtsschmerzen während des Schlafs; heftiges Hungergefühl; heftiges Brennen im Mund; heftige Schmerzen in Magen und Speiseröhre; »heftiger Husten-Reiz, ... tiefer in der Luftröhre, als wohin der Husten stossen kann ...«; »heftiges hitziges Fieber«.

All diese Heftigkeit verstärkt sich noch *in der Nacht*. Mezereum ist eines jener Mittel, die zur Behandlung der Syphilis nötig sein können. Ferner kommt es bei einer Vielzahl von Hauterkrankungen in Betracht — bei schwersten Hautveränderungen, die sich durch heftigen *Juckreiz* und nächtliche Verschlimmerung auszeichnen. Wärme verschlechtert, z.B. Bettwärme; *Mez.* ist das einzige Mittel, das im Repertorium unter der Rubrik »Hautausschläge, juckend, Feuerhitze verschlechtert« aufgeführt ist.

Es hat lästige *Zuckungen:* Zucken des Augenlides; Zucken der rechten Wangenmuskeln; Muskelzuckungen im Bereich der Magengrube.

Mezereum gehört zu den wenigen Mitteln, die *fetten Schinken* lieben und ein starkes Verlangen danach haben; fühlt sich besser durch Genuß von Milch und Schinkenspeck (vgl. TUBERCULINUM).

Manche seiner Schmerzen sind heftig *brennend* — »wie von Pfeffer« (vgl. CAPSICUM). Der Mundgeschmack kann feurig sein, süßlich-salzig oder pfeffrig, bitter oder säuerlich; besonders *Bier* schmeckt bitter und ruft Erbrechen hervor (Wasser hingegen nicht).

Eigenartig sind auch die Magensymptome (das Mittel hat einen guten Ruf bei Magengeschwüren und sogar bei Indurationen und Karzinomen des Magens): »Ohne wahren Appetit und Hunger, doch fortwährend Begierde zu essen und Etwas in den Magen zu bringen, damit er nicht so weh thue« (vgl. GRAPHITES, CHELIDONIUM etc.); »Starkes, in Absätzen wiederkehrendes Hunger-Gefühl ...«; »Brech-Uebelkeit ..., die durch Essen vergeht« (vgl. SEPIA).

Was die Hauterkrankungen betrifft, so werde ich niemals eine Erfahrung vergessen, die ich ein ums andere Mal auf der Kinder- und Unfallstation während des Krieges mit Mezereum CM gemacht habe; die Kinder waren damals schlecht ernährt und neigten daher wahrscheinlich zu solch gräßlichen Leiden. Ich meine hier die zahlreichen Fälle von *Kerion Celsi* [Trichophytia profunda; Favus; Tinea capitis], die ich dort angetroffen habe. In den Lehrbüchern wird diese Erkrankung folgendermaßen beschrieben: »Ausgeprägte Entzündungssymptome mit umschriebener schwammiger Anschwellung der Kopfhaut, die von Pusteln bedeckt ist oder von klaffenden Öffnungen, aus denen zäher Eiter abgesondert wird.« Und in besonders lebhafter Erinnerung ist mir geblieben, wie es dort manchmal von Läusen nur so wimmelte! Es heißt, daß ein Kerion auch fluktuieren und so an einen Abszeß denken lassen kann; inzidiert man aber die Stelle, so zeigen sich statt einer Eitertasche lediglich viele kleine Eiterpunkte, da die einzelnen Haarfollikel Sitz unzähliger kleiner Abszesse sind. Wie dem auch sei, Mezereum hat bei dieser Art von Krankheit stets eine rasche Heilung herbeigeführt; so durchgängig war dies der Fall, daß ich, als mich einmal ein Hilferuf vom Lande wegen mit diesem Leiden behafteter Kinder erreichte, einfach einige Gaben Mezereum CM verschickte. Wie man mir dann berichtete, wurden auch diese Kinder umgehend gesund.

»Spezifische Heilmittel? — Wie können Sie es wagen, so etwas zu lehren? Ist das die Hahnemannsche Homöopathie, die Sie zu vertreten behaupten?«

Jawohl, *sie ist es!* Hahnemann sagt — wenn wir das nur beachten wollten —, daß für (akute oder chronische) ›miasmatische‹ Krankheiten, d.h. *für Krankheiten, die durch parasitäre Organismen hervorgerufen werden und die in jedem Fall den gleichen Ursprung, die gleichen Symptome und den gleichen Verlauf haben, ein »festständiges (specifisches) Heilmittel« zu finden sein müßte*. Und ohne jeden Zweifel ist das Kerion eine durch Mikroorganismen [diverse Trichophytonarten; d.Ü.] hervorgerufene, spezifische parasitäre Infektion, die stets den gleichen Ursprung, die gleichen Symptome und den gleichen Verlauf aufweist. Soweit meine Erfahrung mit etwa einem Dutzend Fällen zeigt, ist Mezereum für diese Infektionskrankheit *das* Spezifikum; und als solches hat es sich erwiesen, indem es als Einzeldosis in der höchsten Potenz, die mir zur Verfügung stand, wunderbare Reaktionen bewirkte. Lassen Sie mich daher ein weiteres Mal Hahnemann zitieren, zum Thema »Ansteckende Krankheiten, die durch ein eigentümliches *Contagium* (ein Miasma ziemlich festständigen Charakters) hervorgerufen werden, wie z.B. Menschenpocken, Masern, Scharlachfieber etc. ... Diese scheinen in ihrem Verlauf so gleichbleibend, daß man sie stets wie alte Bekannte wiedererkennt. Sie können mit Namen benannt werden, und wir können es unternehmen, bestimmte Behandlungsmethoden festzulegen, die dann — in der Regel — für jede von ihnen geeignet sind.«*

◊

An dieser Stelle erscheint es mir vorteilhaft, einmal in aller Ausführlichkeit Dr. Carroll Dunhams klassischen Fall der Heilung einer fast lebenslangen Taubheit durch Mezereum wiederzugeben. Er konnte sie zurückverfolgen bis zu einer schweren Erkrankung an eben jener *Tinea capitis* in der Kindheit; und indem er *dieses* frühere Leiden — so viele Jahre später — behandelte, gelang es ihm, nicht nur das Gehör, sondern auch die Arbeitsfähigkeit und das Lebensglück eines Jungen wiederherzustellen, dessen Leben bis dahin zerstört gewesen war. Offensichtlich handelte es sich hier um einen Fall, den ich als ›chronisches Kerion‹ bezeichnen würde; er bestätigt sehr schön meine Behauptung, die ich im *Post-graduate Correspondence Course Nr.* 12 ausführlich dargelegt habe: *Bei einer Beeinträchtigung der Gesundheit, die seit einer akuten Krankheit besteht, von der sich der Patient scheinbar erholt hat und doch seitdem nie wieder ganz gesund geworden ist,* können wir es in der Tat mit *Chronischen Masern, Chronischer Diphtherie, Chronischer Vakzinose* (Burnett), *Chronischer Pneumonie* usw. zu tun haben. Und wir können unsere Diagnose unter Beweis stellen (und wäre es nur zu unserer eigenen Genugtuung): wenn wir nämlich nach ein oder zwei Gaben DIPHTHERINUM, MORBILLINUM, PNEUMOCOCCINUM, nach SCARLATINUM oder STREPTOCOCCINUM, nach VARIOLINUM oder THUJA etc. (je nach der ›Vorgeschichte‹ des Patienten) zusehen können, wie Lebenskraft und Energie unseres Patienten sich sprunghaft zum Besseren entwickeln.

---

* Die von M. Tyler zitierte Stelle habe ich in Hahnemanns Schriften nicht ausfindig machen können. Vergleichbare Passagen finden sich u.a. im §73 des *Organon* (6. Aufl.), am Ende seiner Abhandlung *Beleuchtung der Quellen der gewöhnlichen Materia medica* (*Reine Arzneimittellehre*, 3. Band) sowie am Anfang der *Heilkunde der Erfahrung*. — d.Ü.

Ich entschuldige mich nicht dafür, daß ich diesen Fall eines unserer großen alten Meister — zusammen mit den Lehren, die er daraus gezogen hat — in voller Länge wiedergebe, mag er auch noch so oft von anderen Lehrern der Homöopathie als Beispiel herangezogen worden sein.

Durch Mezereum geheilte Taubheit, mit Anmerkungen

Aus *Homœopathy, the Science of Therapeutics*

Von Dr. Carroll Dunham

G.W.W. (17), klein, aber wohlproportioniert und von guter Konstitution; taub seit seinem vierten Lebensjahr, ansonsten seit dem neunten Lebensjahr gesund. Als der Knabe drei Jahre alt war, erkrankte er an einem Ausschlag auf der gesamten Kopfhaut. Nachdem dieser ein Jahr lang allen milderen allopathischen Behandlungsmethoden getrotzt hatte, wurde er schließlich auf folgende Weise zum Verschwinden gebracht: Eine Teerkappe wurde auf dem Kopf des Jungen aufgetragen und, als sie mit den Schorfen fest verbacken war, gewaltsam heruntergerissen. Die Borken kamen so mit herunter und hinterließen eine wunde Kopfhaut. Diese wunde Oberfläche wurde dann mit einer gesättigten Silbernitratlösung befeuchtet. Der Ausschlag trat nicht wieder auf — aber das Kind war von dieser Zeit an taub.

Der jetzige Zustand des Jugendlichen bereitet seinen Angehörigen große Sorgen. »Daß er sich wegen seiner Taubheit nicht in Gesellschaft bewegen und keine Arbeitsstelle finden kann, hat bei ihm eine krankhafte Gemütsverfassung hervorgebracht. Er grübelt über sein Gebrechen nach und zieht sich sogar von seiner eigenen Familie zurück.«

Unter diesen Umständen wandte er sich nun an mich, um von seiner Taubheit geheilt zu werden. Sein gegenwärtiger Zustand ist folgender: Er ist völlig außerstande, einer normalen Unterhaltung zu folgen, und noch nie in seinem Leben hat er einer Predigt zuhören können. Eine laut tickende Ankeruhr nimmt er beidseits erst in einer Entfernung von 9cm wahr. Legt man die Uhr auf seine Stirn oder hält sie an seine Zähne, hört er sie deutlich. Gelegentlich summende Geräusche vor den Ohren. Die Ohrspiegelung ergibt: reichlich weiches, normales Ohrenschmalz in den Gehörgängen; Trommelfell weiß, undurchsichtig und augenscheinlich verdickt. Versucht der Patient das Mittelohr mit Luft zu füllen (was er durch Schließen von Mund und Nase und kräftiges Pressen mit Mühe zustande bringt), wird das Trommelfell nur minimal konvex, und die dadurch gedehnten Blutgefäße sind nicht mehr zu erkennen. Offenbar ist es in der

Membran zu Ablagerungen gekommen. Untersuchung des Rachens ergibt, daß die Öffnung der Eustachischen Röhre frei zu sein scheint.

3. Februar 1857. Patient erhält drei Globuli Mezereum C30, die er einnehmen soll, wenn er sich zur Ruhe begibt.

24. Februar. Meint, er höre besser — »jedes Geräusch scheint viel lauter zu sein als früher.« Hört meine Uhr in einer Entfernung von 11,5 cm vom rechten und 11 cm vom linken Ohr. (*Saccharum lactis* [als Plazebo].)

1. März. Während der letzten Woche keine weitere Besserung. Mezereum C30, drei Globuli.

27. März. Hört meine Uhr mit dem rechten Ohr in 16,5 cm, mit dem linken in 18 cm Entfernung. *(Sac-lac.)*

20. April. Hört meine Uhr mit dem rechten Ohr in 25,5 cm, mit dem linken in 35,5 cm Entfernung. Kann normaler Unterhaltung gut folgen, wenn er sich konzentriert. *(Sac-lac.)*

28. September. Bis vor drei Wochen stetige Verbesserung, dann aber wieder Abnahme des Hörvermögens, ohne ersichtlichen Grund. Mezereum C30, drei Globuli beim Zubettgehen.

26. Januar 1858. Hört meine Uhr in 35 cm Entfernung vom rechten und 61 cm vom linken Ohr. Taubheit kehrt zurück, wenn er sich erkältet, verschwindet danach aber auch wieder. Mezereum C30, drei Globuli beim Zubettgehen.

19. März. Zu seiner Überraschung konnte er — zum ersten Mal in seinem Leben — in der Kirche die ganze Predigt deutlich hören, obwohl er am äußersten Ende des großen Bauwerks saß. Die Untersuchung des Ohres ergibt, daß die Undurchsichtigkeit des Trommelfells verschwunden ist und dessen Elastizität deutlich zugenommen hat.

24. Mai. Der Patient schreibt mir, daß er ohne Schwierigkeiten eine Anstellung in einem Geschäft erhalten habe und nichts mehr von Schwerhörigkeit zu bemerken sei. Sein einziges Problem sei nur noch, daß ihn jedermann anschreie, da er im Ruf stehe, taub zu sein. Sein Vater schreibt, das Gehör seines Sohnes sei »vollkommen wiederhergestellt«.

Anmerkungen. Der Erfolg der Behandlung, die in diesem Fall vorgenommen wurde, berechtigt zu einigen Anmerkungen zu den Gründen für die Mittelwahl. Es handelte sich hier um einen Fall, in dem sich dem Arzt scheinbar nichts darbot, worauf er seine Verordnung hätte stützen können: es gab ein verdicktes Trommelfell — sonst nichts. Die Verdickung selbst war wahrscheinlich schon vor Jahren zum Abschluß gekommen. Hier lag ein *pathologisch-anatomischer Sachverhalt*, aber kein *pathologischer Prozeß* vor, und folglich gab es auch keine funktionellen Abweichungen von der Norm — oder, mit anderen Worten, keine Krankheitssymptome, aus denen man Indikationen für die Behandlung hätte ableiten können. Der pathologisch-anatomische *Sachverhalt* warf kein klares Licht auf den pathologischen *Prozeß*, der ihn hervorgebracht hatte — ebenso wie die Kenntnis einer Stadt, in der ein Reisender angekommen ist, keinen Aufschluß über die Straße gibt, auf der er sie erreicht hat.

Wie aber schon Hahnemann seine Schüler gelehrt hat, ist die *Krankheitsgeschichte eines Falles* oft von größter Bedeutung für die Wahl des Mittels. Im vorliegenden Fall war das Zusammentreffen der gewaltsamen Vertreibung der Tinea capitis durch Silbernitrat mit dem Auftreten der Taubheit zu augenfällig, um der Aufmerksamkeit zu entgehen. Ich konnte es nur so verstehen, daß die Kopfhauterkrankung des Jungen ein Hervorbrechen der inneren *Psora* gewesen war, wie Hahnemann es genannt hätte, oder auch Ausdruck einer Dyskrasie, wie wohl die moderne Schule deutscher Pathologen sagen würde (die Dyskrasien-Lehre ist allerdings nichts anderes als ein zweiter Aufguß von Hahnemanns Psora-Theorie) — und daß sich dieses psorische Übel, in seiner Manifestation auf der Kopfhaut behindert, nun auf die Gewebe der Ohren geschlagen hatte. Des weiteren schien mir, daß ich, da es bei dieser letzteren Lokalisation keine hinreichenden Indikationen für eine Verschreibung gab, solche Hinweise vielleicht in den Phänomenen der vorhergehenden Lokalisation auf dem Kopf finden könnte. Dementsprechend widmete ich mich der Aufgabe, ein vollständiges Bild jenes Leidens, das schon 13 Jahre zurücklag, zu erlangen. Glücklicherweise verfügte die Mutter des Jungen über ein gutes Gedächtnis und ausgezeichnete Fähigkeiten im Beschreiben. Von ihr erfuhr ich, daß dicke, weißliche Schorfe, hart und beinahe hornig, die gesamte Kopfhaut bedeckt hatten. »Die Schuppen zeigten Risse, aus denen ein dicker, gelblicher, oft sehr übelriechender Eiter austrat, wenn man darauf drückte. Es juckte stark, und der Junge kratzte die Borken immer mit den Fingernägeln ab; besonders nachts hatte er unter dem Jucken zu leiden.«

Das Mittel, das in seiner Pathogenese* der o.g. Symptomengruppe am meisten entspricht, ist zweifellos Mezereum. In seiner Einleitung zur Prüfung dieser Arznei (in Band 4 der *Chronischen Krankheiten*) empfiehlt Hahnemann das Mittel bei »nässend jückendem Ausschlag auf dem Kopf«. In der im 4. Band des *Archivs* niedergelegten Prüfung weisen viele Symptome auf einen ähnlichen Ausschlag hin — mit Jucken, besonders in der Nacht. Die für meinen Fall entscheidende Zusammenstellung von pathogenetischen Symptomen findet sich jedoch in einer neuen Prüfung von

* Gemeint ist die Gesamtheit der krankmachenden Effekte eines Arzneimittels an Gesunden, wie sie sich in den Prüfungen gezeigt hat; vgl. S. 21. — Anm. d. Ü.

Mezereum durch den jüngst verstorbenen Dr. Wahle* aus Rom, deren Manuskript mir von seinem Sohn, dem jetzigen Dr. Wahle, gezeigt wurde:

»Der Kopf ist mit einer dicken lederartigen Kruste überzogen, unter welcher sich hier und da dicker, weißer Eiter ansammelt, der die Haare zusammenklebt. — Auf dem Kopfe grosse, erhabene, unregelmäßige, weisse Schorfe, unter denen sich viele Jauche bildet, die bald schlechtriechend wird und in welcher sich Ungeziefer erzeugt. — Das Kind kratzt sich nachts unaufhörlich im Gesicht und am Kopf; ... das Gesicht ist mit Grind bedeckt, welchen das Kind immer wieder abreisst ...«

Die Ähnlichkeit zwischen diesen Symptomengruppen war so auffallend, daß ich sofort Mezereum als Mittel für diesen Fall von *Taubheit* wählte, gerade so, als ob die Kopfhautaffektion noch immer in ihrer ursprünglichen Form bestanden hätte und der unmittelbare Gegenstand der Verordnung gewesen wäre.

Es geschieht nicht selten, daß man sich wegen etwas an uns wendet, das eher das *Ergebnis* krankhafter Vorgänge als ein noch aktiver Krankheitsprozeß zu sein scheint. In solchen Fällen können wir, wie es scheint, unsere Verschreibung oft erfolgversprechend auf Symptome eines Krankheitszustandes gründen, der zwar nicht mehr manifest vorhanden ist, in Wahrheit aber an der gegenwärtigen Verfassung unseres Patienten immer noch teilhat. Es mag hier angebracht sein, auf die volle Bestätigung der Hahnemannschen *Psora-Theorie* (sofern es einer solchen überhaupt noch bedarf) durch diesen Fall aufmerksam zu machen. Ich brauche wohl kaum zu erwähnen, daß Hahnemann nicht im mindesten die Absicht hatte, den Begriff der Psora auf die Krätze zu beschränken, wie wir sie verstehen, d.h. auf die durch die Krätzmilbe hervorgerufene Krankheit. Im Gegenteil: in seinen *Chronischen Krankheiten* (Band 1)** begreift er ausdrücklich *verschiedene Formen* wie »Krätz-Ausschlag ... Grindkopf, Flechte u.s.w.« als Manifestationen der Psora.

* Wahle gehörte zu dem engeren Prüferkreis um Hahnemann; 1840 übersiedelte er nach Italien. Seine dort an einem Kind und einem erwachsenen Mädchen durchgeführte Prüfung findet sich in der *Arzneimittellehre* von Alphons Possart. — Anm. d. Ü.

** Dunham nennt hier Band 4, doch in dessen Vorwort *(Blick auf die Art, wie homöopathisches Heilen zugehe)* findet sich nichts zu diesem Thema. Gemeint ist wohl der 1. Band; dort spricht Hahnemann z.B. auf Seite 41 von der »Psora ..., wovon der Krätz-Ausschlag und ihre andern Formen, Grindkopf, Milchkruste, Flechte u.s.w., nur Ankündigungszeichen der innern, ungeheuern Krankheit des ganzen Organisms, nur dieselbe vikarirend beschwichtigende, äußere Lokal-Symptome sind.« — Anm. d. Ü.

*Hauptsymptome**

Geist und Gemüt. Hypochondrisch und wehmüthig, hat er an Nichts Gefallen, es schien ihm Alles wie abgestorben, und es machte Nichts einen lebhaften Eindruck auf ihn.[1]

Kopf. Nach einem kleinen Aerger sehr heftiges Kopfweh, der Kopf ist so angegriffen, dass er bei der geringsten Berührung schmerzt.[2]

Knochenschmerz der Schädel-Knochen, durch Befühlen am meisten verschlimmert.[1]

Die Schädelknochen schmerzen, sind geschwollen und empfindlich auf Kälte und Berührung; < durch Bewegung und am Abend. Knochenkaries.

Jucken und Brennen der Kopfhaut.

Der Kopf ist mit einer dicken lederartigen Kruste überzogen, unter welcher sich hier und da dicker, weißer Eiter ansammelt, der die Haare zusammenklebt.[4]

Auf dem Kopfe grosse erhabene, weisse Schorfe, unter denen sich viele Jauche bildet, die bald schlechtriechend wird und in welcher sich Ungeziefer erzeugt.[4]

Entzündete ***Augen*** ..., mit drückendem Schmerze und wie von Trockenheit.[2]

Lästiges Muskel-Zucken auf dem linken obern Augenlide.[1]

Ohren. Wie ausdehnende Luft im rechten äusseren Gehörgange [mit dem Gefühle als könne Ohrensausen entstehen, ... darauf eben so im linken Gehörgange, — es ist zugleich ein Gefühl wie von Verstopfung im Ohre].[2]

---

* Mit [1] sind die Symptome aus Hahnemanns *Chronischen Krankheiten* markiert; die mit [2] bezeichneten Symptome entstammen einer Prüfung von H. Hartlaub (dem jüngeren Bruder von C. G. C. Hartlaub), welche 1857 im 8. Band der *Homöopathischen Vierteljahrschrift* veröffentlicht wurde. Ebendort findet sich auch eine Reihe von Symptomen Herings, mit [3] versehen, die zum (kleineren) Teil bereits in den *Chronischen Krankheiten* erschienen waren und hier von Hering »berichtigend und vervollständigend« aufgeführt werden. Die mit [4] bezeichneten Symptome wurden von Wahle beobachtet (vgl. Fußnote auf der vorigen Seite). (Alle drei Prüfungen auch in: Alphons Possart, *Homöopathische Arzneimittellehre aller in den Jahren 1850–1862 geprüften Mittel*, Burgdorf Verlag, Göttingen.) Ein mit [5] markiertes Symptom stammt aus einem Fall von Nenning und ist hier zitiert nach *Homöopathische Vierteljahrschrift*, Band 8, S. 66; eine [6] steht für eine Angabe aus Bönninghausens *Die homöopathische Behandlung des Keuchhustens* (Münster 1860). — Anm. d. Ü.

Mund. Zähne sehr schmerzhaft beim Zusammenbeissen und beim Eindringen freier Luft ...[2]

Stumpfheit und Verlängerungsgefühl der Zähne ...[2]

Im Munde heftiges Brennen.[1]

Hals. Hitzegefühl und Kratzen im Schlund.

Brennen im Halse, mit Reiz zum Hüsteln im Kehlkopfe, wie von Trockenheit, mit ängstlicher Athembeklemmung und Ablösung wenigen Schleimes beim Husten.[1]

Bier schmeckt bitter; [er bricht es weg, aber Wasser nicht].[1]

Schmerzen im Periosteum der langen ***Knochen***, besonders in beiden Tibiaknochen, Nachts im Bette verschlimmert; um diese Zeit ist die leiseste Berührung unerträglich.[4] Schlimmer bei feuchtem Wetter.

Knochen entzündet, geschwollen, besonders die Schäfte der zylindrischen Knochen; nach Quecksilbermißbrauch bei Geschlechtskrankheiten.

Haut. Unerträglich juckendes Ekzem mit reichlicher seröser Exsudation.

Neuralgie und Brennen nach Gürtelrose.

Die Gesichtshaut ist von einer inflammatorischen tiefen Röthe und der Ausschlag ›fett‹ und feucht.[4]

Das Kind kratzt sich unaufhörlich im Gesicht, so dass letzteres sich mit Blut bedeckt.[4]

Nachts kratzt das Kind das Gesicht so auf, dass man das Bett am Morgen mit Blut beschmutzt findet; das Gesicht ist mit Grind bedeckt, welchen das Kind immer wieder abreisst, auf welchen verletzten Stellen sich große ›fette‹ Pusteln bilden.[4]

Geschwüre, mit dicken weisslichen oder gelben Schorfen bedeckt, unter denen sich dicker gelber Eiter ansammelt.[4]

Um die Geschwüre erscheinen Bläschen, welche heftig jucken und wie Feuer brennen. Nach 8 Tagen trocknen diese Bläschen ab und hinterlassen Schorfe. Das Abreissen derselben verursacht grossen Schmerz und verzögert die Heilung.[4]

Weitere wichtige oder sonderbare Symptome

Höchst gereizter Gemüthsstimmung. Alles wird ihm zuwider, er möchte entlaufen.[2] (BELLADONNA etc.)

Bangigkeit in der Herzgrube, wie von unangenehmer Erwartung.[1] (Dieses Bangigkeitsgefühl in der Magengrube gibt es auch bei KALIUM CARBONICUM etc.)

Es kränkt ihn Alles und er möchte Allen Beleidigendes und Kränkendes sagen.[3]

Er kann sich auf das kurz vorher Vernommene nicht besinnen; jede Zwischenrede Anderer stört und verwirrt seine Gedanken.[1]

Dumm, berauscht und übernächtig im Kopfe ...[1]

Kopfweh von der Nasenwurzel bis in die Stirn, als wenn Alles entzwei gehen sollte ...[1]

Beim Druck an das Stirnbein schmerzt es und zieht bis in den Fuss hinab.[2]

Starke Hitze und Schweiss am Kopfe, bei Frost und Kälte des übrigen Körpers, früh.[1]

Bollheits-Gefühl [Taubheitsgefühl] auf dem Kopfe.[1]

Drückende Schmerzen, als ob der Schädel bersten wollte.

Die Schorfe auf dem Kopfe sehen kreideartig aus und verbreiten sich bis zu den Augenbrauen, Nacken und Hals.[4]

Arges Beissen auf dem Kopfe, wie von Läusen ...[1]

Nässend jückender Ausschlag auf dem Kopf und hinter den Ohren.[1] (GRAPHITES)

Trockener Ausschlag auf dem Kopf, mit unerträglichem Jucken, als steckte der Kopf in einem Ameisenhaufen (Favus, Kopfgrind). (Kürzlich wurde ein Fall von Favus mit PULSATILLA geheilt — bei einem typischen PULSATILLA-Kind. — Ed.)

Ekzeme der Lider und des Kopfes; dicke harte Schorfe, die auf Druck Eiter absondern.

Drücken in den Augen, als wären die Aepfel zu gross ...[1]

Gefühl, als würden die Augen nach hinten in den Kopf gezogen.

Eigenthümliche Empfindung im Ohre ... wie weit aufgerissen und die Luft drang unangenehm kalt hinein.[2]

Gefühl von Erweiterung des rechten Ohres und von Kälte, als wenn das Trommelfell ... unmittelbar der kalten Luft ausgesetzt wäre, dabei Drang mit dem Finger im Ohre zu bohren ...[2]

Gefühl vor (und auch etwas in) dem rechten Ohre, als heulte Wind ...[2]

Nässender Ausschlag hinter den Ohren.

Fließschnupfen, Wundheit und Schorfe in der Nase.

Ständiges Wundsein der Nase. (Vgl. AURUM, SULFUR)

Die Gesichtsmuskeln sind straff gespannt.

Starkes, häufiges, lästiges Muskelzucken auf der Mitte der rechten Wange.[1]

Honigartiger Grind um den Mund.[4]

Gefühl von Herausheben in einem hohlen Backenzahne.[5]

Zähne verfaulen plötzlich über dem Zahnfleisch; Kronen bleiben intakt; Zahnwurzeln sterben ab.

Kratzen, brennendes, pfefferartiges Gefühl am Gaumen und Rachen.[2]

Lange anhaltendes pfefferartiges Brennen im Munde.[2]

Starker Hunger und Appetit, Mittags und Abends.[1]

Appetitlosigkeit ...[1]

Verlangen nach Schinkenspeck, Kaffee und Wein.

Magengeschwür.

Induration des Magens.

Brennende, fressende Schmerzen im Magen, als ob er innen roh wäre.

Im braunen Kothe, kleine, weisse, glänzende Körner.[1]

Nach dem Stuhle schnürt sich der After über den hervortretenden Mastdarm zu, der dann eingeklemmt und bei Berührung wie wund schmerzhaft ist.[1]

Stühle hart wie Stein und groß; Gefühl, als würden sie den After zerreißen.

Stechen und Zerrungsschmerz in den Nieren.[4]

Wundmachende Leukorrhoe.

Beim tief Athmen Schmerz in der Brust-Seite, als wären die Lungen angewachsen und könnten sich nicht frei ausdehnen.[1]

Krampfartiger, gewaltsamer Keuchhusten, durch einen Reiz vom Kehlkopfe bis in die Brust herab erregt, Abends ohne, Morgens mit Auswurf eines gelben, oder eiweissartigen zähen Schleims, wie alter Schnupfen, oder etwas salzig schmeckend.[6]

Wenn er etwas Heißes gegessen oder getrunken hat, muß er so lange husten, bis er es wieder erbrochen hat.

Husten < durch Biergenuß.

Interkostalneuralgie nach Herpes zoster. (RANUNCULUS BULBOSUS, ARSENICUM)

Gliedmaßen fühlen sich wie verkürzt an (bei Merkurialleiden).

Die rechte Hand ist kalt, die linke warm; oder beide Hände kalt.

Lähmung der Fingerbeuger; Fingerendglieder kraftlos, kann nichts festhalten.

Heftiger Schmerz, nach Mitternacht, im Schienbeine, wie zerschlagen, oder, als wenn die Beinhaut abgerissen würde ...[1]

Der ganze Unterschenkel, vom Knie zum Rist, von dickem, gelbem Grind bedeckt, aus dessen Rissen auf Druck dicker gelber Eiter sickert. Schorfe fallen in ganzen Stücken ab und hinterlassen tiefrote, wunde Hautstellen, die heftig jucken und eine dünne, klare Flüssigkeit absondern; diese bilden einen dünnen Schorf, unter dem sich wiederum Eiter ansammelt. Die Haut um die Schorfe ist dunkelrot, gespannt, heiß und juckend. ...

Nachts unerträgliches Jucken und Brennen des Ausschlags; fauliger Geruch (Herpes crustaceus).

Heftige nächtliche Schmerzen in den Fußknochen.

Grosses Leichtigkeits-Gefühl im Körper.[1]

Scheint öfters im Januar und Februar zu passen und zu helfen.[2]

Schlimmer durch Wärme und Kälte.

Besonders der Kopf ist kälteempfindlich: Schädelknochen; Kopfhaut (Schmerzen) etc.

Dennoch Verschlimmerung durch Bettwärme oder Feuerhitze: Jucken von Kopfhaut und Füßen. Frostschauer und Schläfrigkeit in einem warmen Raum (wie PULSATILLA).

Fieber: Hände und Füße kalt, Nägel blau; Hitzeempfindung an einer kleinen Stelle oben auf dem Kopf.

Eigentümliche Empfindungen

Im Kopf wie berauscht.

Als ob der Schädel bersten wollte.

Taubheit oben auf dem Kopf, oder Gefühl, als wäre der obere Teil des Kopfes nicht mehr da.

Augen nach hinten gezogen.

Ohren wie weit aufgerissen.

Zähne wie zu lang.

Als würden die Stühle den After zerreißen.

Zerrungsschmerz in den Nieren.

Schwellung und Verengungsgefühl im Hals.

Als würden Ameisen über den Brustkorb laufen.

Brust beim Bücken sehr beengt.

Gliedmaßen wie verkürzt.

Als würde das Schienbeinperiost abgerissen.

[Arg jückendes Friesel ..., nach Kratzen immer ärger ... und] stechend wie von Nadeln hinterdrein.[1]

Als würden Millionen von Insekten auf ihm krabbeln.

Schmerzliches Zucken in hohlen Zähnen; zuckender Schmerz vom Hüftgelenk bis ins Knie herab; Muskelzucken auf der Wange, im Augenlid.

Brennende Stiche durch die Muskeln, wie Feuer.

Zusammenschnürung: Hals; Magen; um prolabierten Anus.

Knochen fühlen sich aufgetrieben, zu dick an.

◊

Hughes *(Pharmacodynamics)* berichtet, daß Mezereum eine jener pflanzlichen Substanzen war [neben GUAJACUM und SARSAPARILLA], durch die man das Quecksilber in der Behandlung der Syphilis zu ersetzen suchte; er bezieht sich dabei auf den Einfluß des Mittels auf Exostosen und nächtliche Knochenschmerzen. Er schreibt: »Hahnemann erwähnt in den *Fragmenta de viribus medicamentorum*, daß Mezereum diese Art von Schmerzen in Schädel, Schlüsselbein und Oberschenkelknochen hervorgerufen hat; und mehrere spätere Prüfer berichten von derselben Erfahrung. In der homöopathischen Praxis setzen wir es mit großem Vertrauen bei diesen Affektionen ein, außerdem bei einfacher oder rheumatischer Periostitis. Ob Mezereum dabei auch auf die Knochen selbst wirkt, wage ich nicht zu beantworten. Immerhin ist ein Fall überliefert, wo es eine durch Phosphor hervorgerufene Kiefernekrose aufzuhalten schien.«

Die Homöopathie, so fährt Hughes fort, hat einen weiteren wertvollen Anwendungsbereich von Mezereum erschlossen, und zwar Hauterkrankungen. Der Rindensaft dieser Pflanze hat eine stark ätzende Wirkung und führt bei äußerlicher Anwendung zu Hautreizungen und, wenn er geschluckt wird, zu Reizung der Rachen-, Magen- und Darmschleimhäute. Hughes beruft sich, was die Wirkung von Mezereum auf die Haut betrifft, auf eine Reihe homöopathischer Autoren: Hahnemann berichtet von einem Mann, den nach längerer Einnahme des Mittels »ein unerträgliches Jucken über den ganzen Körper« befiel*. Bähr betrachtet Mezereum als das wohl beste Mittel bei Gürtelrose, und zwar nicht nur für den Ausschlag, sondern ebenso für die nachfolgende Neuralgie. Ferner gibt Hughes Dunhams Kommentar [aus *The Science of Therapeutics*] zu den Symptomen der Wahleschen Nachprüfung [vgl. das Symptomenverzeichnis in diesem Buch] wieder: »Diese Symptome legen unmittelbar die Anwendbarkeit von Mezereum bei Milchschorf und den verschiedenen Formen der Impetigo nahe, ferner bei einigen jener merkurialen oder merkurio-syphilitischen Geschwüre an den unteren Extremitäten, die oft so schwer zu heilen sind. Ich hatte häufig Gelegenheit, Zeuge der prompten Heilwirkung von Mezereum bei diesen Erkrankungen zu werden, bei denen ich im allgemeinen die 200. Potenz verwendete. Sie hat sich noch in Fällen als wirksam erwiesen, wo die niedrigen Dilutionen versagt hatten. Die charakteristischen Merkmale der Mezereum-Hautkrankheiten sind in den Symptomen Wahles gut umrissen, nämlich: Jucken, das abends im Bett auftritt und durch Berührung oder Kratzen schlimmer wird bzw. in Brennen umschlägt; Berührungsempfindlichkeit; Geschwüre mit einem Hof,

* Hughes zitiert aus Hahnemanns Aufsatz »Gegenmittel einiger heroischen Gewächssubstanzen«, in *Kleine Medizinische Schriften*, S. 204-212, hier: S. 212. — d. Ü.

empfindlich und leicht blutend, in der Nacht schmerzend; der Eiter tendiert dazu, einen festhaftenden Schorf zu bilden, unter dem sich wiederum eine Eiteransammlung bildet.«

Schließlich zitiert Hughes Pereira: »Gelegentlich werden die Harnwegsorgane von Mezereum angegriffen, wodurch ein Reizzustand ähnlich dem von CANTHARIS herbeigeführt wird.«

◊

Nash führt in seiner Einleitung zu Mezereum an:

Schmerzen in den langen Röhrenknochen, besonders der Tibia (DROSERA, LACHESIS, ASA FOETIDA etc.; Ed.).

Gesichtsneuralgie oder Zahnschmerzen, wenn die Schmerzen durch Essen oder sonstige Kieferbewegungen stark verschlimmert werden; > durch ausstrahlende Wärme.

Nase: Bläschenausschlag, mit Exkoriationen und Bildung dicker Schorfe, < nachts; Herpes zoster.

Er schreibt: »Ich habe einmal einen hartnäckigen Fall von Gesichtsneuralgie mit Mezereum geheilt, welche durch Essen ausgelöst oder stark verschlimmert wurde. Einzig erleichternd war, die betroffene Gesichtsseite so dicht wie möglich an einen heißen Ofen zu halten; heiße Tücher, ob trokken oder feucht, oder auch jede andere Art von Wärmezufuhr brachte *keine* Linderung.« (Das ist interessant, da Mezereum sonst — jedenfalls bei Hauterkrankungen — durch Feuerhitze deutlich verschlimmert wird; Ed.)

◊

Guernsey schreibt in den *Keynotes:* »Mezereum ist häufig in Fällen heftiger neuralgischer Schmerzen der Zähne oder des Gesichts von Nutzen, besonders wenn der Schmerz in den linken Gesichtsknochen sitzt und zum Ohr ausstrahlt; auch bei neuralgischen Schmerzen nachts in den Zähnen. Allgemein Beschwerden im Bereich der Zähne (links), ... der Schienbeine.

Vermehrter Speichelfluß, ›der Mund wässert‹.

Urin bildet Flocken, die an der Oberfläche schwimmen.

Sehnenhüpfen: Legt man die Finger auf das Handgelenk oder andere Körperstellen, fühlt man die Sehnen hüpfen und springen.

Brennendes Stechen in den Muskeln, als schösse Feuer durch sie hindurch.«

◊

Einen erhellenden Schlußakzent wollen wir — einmal mehr — von Kent setzen lassen, der so anschaulich Symptomatologien zu schildern versteht.

»Der Hauptnutzen dieser Arznei liegt in der Behandlung von Hautausschlägen und Ulzerationen. …

Die Körperoberfläche befindet sich in einem beständigen Reizzustand: Reizung der Hautnerven mit Beißen, Kribbeln und Jucken, das nach Kratzen an anderer Stelle wiederkehrt. … Die gekratzten Bereiche können stellenweise kalt werden. … Sobald der Patient im Bett warm wird oder in einen warmen Raum kommt, fängt das Jucken an.«

Selbstverständlich führt Kent auch die massiven, zähen, ledrigen Krusten an. »Fluktuation unter den Schorfen, aus denen auf Druck dicker, weißer bis gelblicher Eiter austritt …; oft findet sich Ungeziefer an den Krusten. Der scharfe Eiter frißt das Haar weg. … Fälle von unterdrückten Ekzemen oder Syphilis in der Anamnese. … Ausschläge an Gesicht und Augen …; Fissuren in den Augenwinkeln; rote Narben um die Augen an den Stellen der früheren Ausschläge. …

Ohrenleiden nach unterdrückten Ausschlägen; … atrophischer Katarrh; atrophische Degeneration der Schleimhäute: Ohren, Nase, Rachen. Es hat all die katarrhalischen Zustände, die Ulzerationen und kupferroten Papeln, wie wir sie auch bei der Syphilis zu sehen bekommen. …

Mezereum trägt dazu bei, daß sich körperliche Leiden auf der Haut manifestieren; es wirft die physischen Übel an die Oberfläche, so daß sich der Mezereum-Patient bei recht guter Gesundheit befindet, wenn die Ausschläge herausgekommen sind. Werden sie aber unterdrückt, kommt es zu katarrhalischen Beschwerden, Knochenerkrankungen, neurologischen Störungen, seltsamen psychischen Symptomen, Verstopfung, Rheumatismus und Gelenkbeschwerden; er wird ein seelisches Wrack.

Religiöse oder ›finanzielle‹ Melancholie; Schwermut, die ihn beim Gedanken an berufliche oder geschäftliche Dinge befällt. Gleichgültigkeit gegenüber allem und jedem. … Depressive Psychosen, Traurigkeit — in Verbindung mit einer Vorgeschichte von Hautausschlägen, die nach Mezereum verlangt hätten. …

Gefühl von Flauheit, Schwäche, Angst und Bangigkeit im Magen, als ob etwas Unangenehmes geschehen würde. Jeder Schreck oder Schmerz, jede schlechte Nachricht löst dieses seltsame Gefühl aus, das im Magen seinen Ausgang nimmt. Es tritt auf, wenn es an der Haustür klingelt und der Patient den Postboten erwartet; wenn er am Bahnhof auf einen Freund wartet; wenn er jemandem vorgestellt wird. ›Angst wird im Magen empfunden‹; CALCAREA, KALIUM CARBONICUM, PHOSPHORUS und Mezereum haben das. Diese ›*Solarplexus*-Menschen‹«, so Kent, »haben oft eine tief eingekerbte Zunge und sind nur schwer zu heilen.«

Morbillinum

MASERNNOSODE

Was ich hier darzulegen versuche, möge bitte nur als provisorisch angesehen werden. Doch ich habe das Gefühl, wo mehr (noch) nicht möglich ist, könne man wenigstens Anregungen geben kann — im Vertrauen darauf, daß die Saat, ist sie fruchtbar, vielleicht sogar an unerwarteten Orten aufgehen und Früchte tragen werde, die dem Gemeinwohl zugute kommen. Gerade erst habe ich dies wieder erfahren und mit Freude feststellen können, daß es nicht nur »Flüche sind, die auf ihren Urheber zurückfallen«.* Allein, die Saat muß gut sein und der Boden, auf den sie fällt, günstig, sonst »tut sich gar nichts«.

In der Vergangenheit habe ich die ***Masern*** törichterweise nicht beachtet; kaum, daß ich mir die Mühe machte, ihr Auftreten in der Anamnese des Patienten festzuhalten: hat nicht schließlich fast jeder mal die Masern gehabt? Nun aber, zu guter Letzt, beginnen Morbillinum und die anderen Nosoden der Kinderkrankheiten sich in ihrer wahren, gewaltigen Größe im Nebel abzuzeichnen, als mächtige Heilmittel chronischer Krankheiten — so mächtig, daß ich schon die Zähne zusammenbeiße und mir das Ziel setze, eines Tages — gebe es Gott! — keine alten chronischen Fälle mehr übrig zu haben. Versponnen? Übertrieben? Wir werden sehen!

Die Homöopathie ist früher wegen ihrer sehr bescheidenen oder auch gänzlich ausbleibenden Erfolge bei bestimmten rätselhaften Krankheiten verspottet worden; dabei kann die Tatsache, daß diese in gleicher Weise auch jeder anderen Behandlung getrotzt haben, für uns keine Entschuldigung sein. Jetzt aber sehe ich gerade auf diesem Gebiet einen ersten Hoffnungsschimmer, selbst bezüglich der schrecklichsten und hartnäckigsten Krankheiten; und das ist meine Rechtfertigung für diesen Fingerzeig (bei dem mir die Hände erwartungsvoll zittern ...).

Ich möchte zunächst betonen, daß Hahnemann ursprünglich von alten chronischen Fällen nichts wissen wollte. Als er zum ersten Mal erkannte, daß in manchen Fällen die bis dahin bekannten ›einfachen‹ [nicht-antipsorischen] homöopathischen Arzneien, selbst wenn sie das gegenwärtige komplexe Symptomenbild bestens abdeckten, nur bis zu einem bestimmten Punkt wirkten und dann versagten, ging es ihm darum, zu erkennen, *warum* dies so war. Und als er schließlich (wie er für sich beanspruchte und wie sich später auch erweisen sollte) die *Natur* der chronischen

* »Curses and chickens come home to roost.«

Krankheiten und ihre einzig mögliche Behandlungsweise entdeckt hatte, war er seiner Zeit so weit voraus, daß er bittere Feindschaft und Hohn seitens der außenstehenden Kollegen erntete und von seinen eigenen Anhängern ignoriert wurde — da es damals noch unmöglich war, seine Behauptungen zu prüfen und zu beweisen. So wurde sein größtes Werk (das, wie wir allmählich erkennen, unvollendet blieb) stillschweigend beiseite gelegt oder vernachlässigt.

Lassen Sie mich nun den Versuch machen, die so bedeutsamen Lehren aus Hahnemanns Spätwerk zu erläutern — und neues Licht auf sie zu werfen, indem ich sie in seiner eigenen Richtung weiterführe (wie auch er es hätte tun *müssen*, wenn er weitergelebt hätte); dabei werde ich mir erlauben, seine Sprache zu vereinfachen und in unsere heutige Ausdrucksweise zu übertragen.* Wer den Wunsch hat, nachzuprüfen und weiterzuforschen, sei auf Heft Nr. 12 unseres *Correspondence Course* verwiesen (publiziert durch die *British Homœopathic Association*) — oder, besser noch, auf Hahnemanns eigenes Werk, den 1. Band der *Chronischen Krankheiten*.

»Alle chronischen Krankheiten ... müssen ... feständige chronische Miasmen zum Ursprunge und zum Grunde haben, wodurch ihre Parasiten-Existenz im menschlichen Organism sich immerdar erhöhen und wachsen zu können befähigt wird.« [S. 11]

Bestimmte Krankheiten wie Pocken, Masern, Scharlach, die venerischen Krankheiten, die Krätze der Woll-Arbeiter, Tollwut, Keuchhusten usw. werden hervorgerufen durch besondere Erreger von ziemlich feständigem Charakter. Sie sind in ihrem Verlauf so gleichbleibend, daß man sie stets wie alte Bekannte wiedererkennt. Sie können mit Namen benannt werden, und wir können es unternehmen, für sie bestimmte Behandlungsmethoden festzulegen, die dann — in der Regel — für jede von ihnen geeignet sind.**

Bei all diesen Krankheiten, so sagt er, geschieht die Ansteckung »in einem einzigen ... Augenblicke«.

Und bei ihnen allen gibt es nach der Infektion eine Inkubationszeit von unterschiedlicher Dauer, bevor die Krankheit an die Oberfläche kommt, mit Fieber und mit Ausschlag oder sonstigen Hautmanifestationen, die fähig sind, die Krankheit weiterzutragen [vgl. S. 43].

Hahnemann fragt: »Giebt es wohl irgend ein Miasm auf der Welt, was, nach geschehener Ansteckung von außen, nicht erst den ganzen Organism

* Bei der Übersetzung habe ich mich weitgehend an den Originaltext gehalten. — d. Ü.

** Das Zitat habe ich so nirgends gefunden, so daß ich es rückübersetzt habe; vgl. die Angaben zu verwandten Stellen auf S. 814 dieses Bandes. — d. Ü.

krank mache, ehe sich die Zeichen davon äußerlich hervorthun? Man kann nicht anders, als mit *Nein* antworten. Es giebt keins!« [ebd.]

Wir sehen, »daß alle miasmatische Krankheiten, welche eigenartige Lokalübel auf der Haut zeigen, stets *eher* als innere Krankheiten im Körper vorhanden sind, ehe sie ihr Lokal-Symptom äußerlich auf der Haut erscheinen lassen ...« [S. 42]

Nur einige der oben erwähnten akuten Infektionskrankheiten sind für Hahnemann chronische Krankheiten, nämlich die Syphilis, die Gonorrhoe (Sykosis) und die Psora (unter welchem Begriff er alle nicht-venerischen chronischen Krankheiten zusammenfaßt, wie Epilepsie, Asthma, Melancholie und Wahnsinn, Marasmus, Diabetes, Schwindsucht, Krebs sowie eine lange Liste hartnäckiger Beschwerden der Eingeweide und der speziellen Sinnesorgane). Nach Hahnemann bestehen diese chronischen Krankheiten in unterschiedlicher Form und Intensität das ganze Leben hindurch fort, *sofern* sie nicht durch Arzneien geheilt werden, die zu der ursprünglichen Krankheit homöopathisch sind; wohingegen die anderen, die er als nur akute Krankheiten begriff, nach zwei bis drei Wochen in einer *Crisis* [»eine uns unbekannte Entscheidungs-Art«] enden, durch die das Fieber samt dem Ausschlag im Organismus ausgelöscht wird, »so daß der Mensch dann gänzlich von ihnen (wenn er nicht von denselben getödtet wird), und zwar in kurzer Zeit, zu genesen pflegt.« — Oder, so fragt er sich in einer Fußnote, haben diese akuten Miasmen »die besondre Natur, daß sie ... nach Erzeugung ihrer Frucht (des reifen, ihr Miasm wieder mitzutheilen fähigen Haut-Ausschlages) von selbst ersterben ...?«

»Sind dagegen nicht die chronischen Miasmen mit dem Leben des von ihnen ergriffenen Menschen fortlebende ..., halbgeistige Krankheits-Parasiten, die nur durch eine Gegen-Ansteckung mit ganz ähnlicher, stärkerer Arznei-Krankheits-Potenz ... vernichtet werden können?« [S. 45f.]

Sowohl bei den akuten wie bei den chronischen miasmatischen Krankheiten nehmen die Dinge, was Ansteckungsart und die »vorgängige Bildung der innern Krankheit« betrifft, zunächst »denselben Gang«; erst im weiteren Verlauf zeige sich, so Hahnemann, »jene große, merkwürdige Verschiedenheit von den akuten, daß bei den chronischen Miasmen die innere ganze Krankheit ... lebenslang im Organisme verharret ...« Und allein dieser Punkt ist es, wo sich aufgrund neuer Erfahrungen unsere Wege trennen — jedoch nur, um *auf seinen Spuren* einen Schritt weiterzukommen.

Inzwischen kennen wir nämlich bestimmte Tatsachen: vor allem, daß einige der scheinbar nur akuten Krankheiten möglicherweise *nicht* »ausgelöscht«, sondern nur teilweise überwunden und auf diese Weise *latent* werden. Fortan werden die gesunden Reaktionen beispielsweise auf Erkrankungen oder Verletzungen verändert, und zwar so, daß man sich von ihnen *nicht mehr richtig erholt*. Hier ein paar Beispiele: Ein Mann erfährt während der Arbeit häufigen oder ständigen Druck auf einen Knochen; leidet er nun unter einer latenten, ehedem akuten und jetzt chronischen Infektion wie z.B. Syphilis, so entwickelt er eine syphilitische Nekrose. Ein anderer, scheinbar vollkommen gesunder Mann erleidet eine komplizierte Fraktur; der Knochen will aber nicht wieder zusammenwachsen, die Wunde nicht verheilen. Der Eiter wird untersucht — und man findet Typhuserreger; 30 oder 40 Jahre zuvor hatte er Unterleibstyphus gehabt.* Ein Schlag auf die weibliche Brust oder häufiger Druck einer Pfeife auf den Lippen, Einflüsse, mit denen ein gesunder Organismus rasch und problemlos fertig wird, führen zu Induration, Proliferation und schließlich zu einem Karzinom. Warum? Wahrscheinlich aufgrund irgendeiner ehemals akuten und jetzt latenten chronischen Krankheit, von der sich der Patient nie vollständig erholt hat und die, wie Hahnemann es [im Zusammenhang mit der inneren Psora] ausdrückt, hier ihre »fürchterliche Höhe« erreicht. Sie verhindert nicht nur die normalen Heilungsprozesse, sondern kann möglicherweise auch durch das Hervorrufen eines Reizzustandes eine abnorme Blutzufuhr zu dem betreffenden Körperteil bewirken und so eine überschießende Bindegewebsproliferation befördern; diese wiederum geht mit Druck einher und führt letztlich zur Atrophie der angrenzenden Gewebe — was im Ergebnis Malignität bedeuten kann. Diese Theorie liegt durchaus nahe und ist vielleicht plausibler als das Gros der vieldiskutierten Krebsursachen. Die einzige Tatsache, bei der allgemein Übereinstimmung herrscht, ist, daß Krebs häufig ein Trauma als lokalisierendes Agens hat. Man bedenke aber: Gerade mit einem Trauma wird eine gesunde Konstitution normalerweise rasch und erfolgreich fertig! — wobei »gesund« bedeutet, eben nicht einer ehemals akuten und jetzt latenten chronischen Krankheit unterworfen zu sein.

Viel zu lange haben wir die Anweisungen und Schlußfolgerungen Hahnemanns zum Thema der chronischen Krankheiten vernachlässigt und auf diese Weise einen großen Teil des Erbes vergeudet, das uns dieser inspirierte Lehrer und Heiler vermacht hat. ... »Inspiriert«? — es gibt ja Menschen, die vor diesem Begriff zurückschrecken. Und doch ist es bemerkenswert, daß es immer wieder gerade Wissenschaftler sind, die Hahnemann Inspiration zuschreiben. *Wie sonst*, so fragen sie, hätte er so untrüglich vieles von dem artikulieren können, was die moderne Wissenschaft gerade erst — Stück für Stück — zu erhellen beginnt?

---

* *Op. cit. S.* 371 [gemeint ist wohl der oben angegebene *Correspondence Course;* d.Ü.].

Inspiration? ... Kann uns denn, um ein Beispiel zu nennen, die drahtlose Kommunikation, der Rundfunk, nichts über Inspiration lehren — wenn auch nur durch Analogie? Ich weiß noch, wie es mir als Kind immer so rätselhaft erschien: das *Wort* kam zu diesem oder jenem, und der Betreffende vernahm, manchmal höchst unwillig, die Botschaft und war gezwungen, sie weiterzutragen, auf daß all jene sie empfingen, die Ohren hatten zu hören. Kann es nicht sein, daß das *Wort* immer ›gesendet‹ wird? — und doch nur jenen verständlich ist, die dafür *empfänglich* sind — Propheten — Dichtern — Musikern — Wissenschaftlern? Immer wieder ist dies erkannt worden, und doch hat die Mehrheit es zumeist ignoriert.

Browning zum Beispiel:

> *»Gott hat einige unter uns, denen flüstert Er ins Ohr;*
> *Mögen die übrigen darüber räsonieren*
> *und die Botschaft willkommen heißen.*
> *Wir Musiker wissen ein Lied davon zu singen.«* *

Oder Kipling, in seinem wunderbaren *Explorer*: **

»Bis eine Stimme, wie das schlechte Gewissen, in endlosen Variationen
Eines immerwährenden Flüsterns kündete, bei Tag und Nacht:
›Etwas ist verborgen. Geh und finde es. Geh und schau hinter die Berge.
Etwas ist verloren hinter den Bergen; etwas, das auf Dich wartet. Geh!‹

...

Gott trug Sorge, jenes Land zu verbergen, bis Er sein Volk bereit fand.
Dann erwählte Er mich, es mir einzuflüstern — und ich habe es gefunden;
Und nun ist es euer!

Ja, euer ›Nie-und-nimmer-Land‹ — ja, euer ›Rand der Zivilisation‹ —
Und ›Sinnlos weiterzugehen‹ — bis ich die Berge überquerte, mich zu überzeugen.
Gott verzeih! Nicht ich fand es. Es ist Gottes Geschenk an unsere Nation.
Jeder könnte es gefunden haben, aber — Sein Flüstern kam zu mir!«

Ob er wohl *Rhodesien* gemeint hat? — wahrscheinlich! — Aber das gleiche ist durch die Jahrhunderte hindurch immer wieder geschehen. Erst kürzlich hat Stephen Williams uns dies im *Evening Standard* in Erinne-

---

* »God has a few of us whom He whispers in the ear
The rest may reason and welcome: 'tis we musicians know.«
(Aus dem Monolog von Abt Vogler, in: *Dramatis personae*, 1864. — d.Ü.)

** *The Explorer* (1898), veröffentlicht 1903 in *The Five Nations*. — d.Ü.

rung gerufen, am Beispiel von *Christoph Columbus*, dem »Bettler, der eine neue Welt entdeckte«:

»›*Der Mensch ist ein Werkzeug, das so lange arbeiten muß, bis es in den Händen der Vorsehung zerbricht, die es zu ihren eigenen Zwecken verwendet. Solange der Körper fähig ist, muß der Geist willig sein.*‹

Dies waren die Worte eines bescheidenen und demütigen Seefahrers, Sohn eines Genueser Wollkämmers, der gen Sonnenuntergang segelte, auf eine Reise, die die Weltkarte verändern und die Geographie revolutionieren sollte.«

Hat aber jemals irgend jemand etwas entdeckt, ohne daß ein anderer, unabhängig von ihm und ihm unbekannt, auf dasselbe gestoßen wäre? Selbst in der Astronomie war es so: gleichzeitig erhobene, konkurrierende Ansprüche überall! Sie und ich sind taub für die Botschaften, die den Äther füllen; und aus Unkenntnis sagen wir vielleicht: »Da ist kein Ton — nichts!« — *weil wir nichts hören.* Doch man bringe einen Radioempfänger, eingestellt auf das, was wir hören wollen, und siehe da! — die Musik der ganzen Welt ertönt für uns.

Ähnlich scheint sich für diejenigen von uns, die von ganzem Herzen heilen wollen, zuweilen der Himmel zu öffnen und ein völlig neues Licht auf diese oder jene Substanz zu werfen, die als Heilmittel bis dahin weder erkannt noch gewürdigt worden war. So war es wohl auch, als vor etwa 60 Jahren ein amerikanischer Arzt, *Swan*, Pionier in der Verwendung von Krankheitsprodukten zur Heilung von ähnlichen Krankheiten, inspiriert wurde, eine *Masern*-Nosode (als eine von vielen anderen Nosoden) herzustellen, mit der er erstaunliche Heilungen erzielte. (Siehe *Homœopathy*, Band 1, S. 50, 461)

Nach all den Jahren der Blindheit und Mißachtung diesem Mittel gegenüber empfangen wir nun wieder frische Impulse, und ich habe auch schon ganz unerwartete und überraschende Erfolge zu verzeichnen (von denen ich, wie ich hoffe, später einige im Detail veröffentlichen kann — noch ist es zu früh dazu), u.a. — so viel sei jetzt schon gesagt — bei Herzkrankheiten, bei Epilepsie (schrecklicheFälle, die über lange Zeit in Behandlung gewesen waren, doch bislang nur mit sehr mäßigem Erfolg), bei rheumatoiden Erkrankungen und sogar in einem Fall eines weit fortgeschrittenen, infausten, inoperablen Karzinoms … Es ist noch nicht so weit, darüber zu sprechen — aber doch so vielversprechend, daß ich mich nicht enthalten kann, das »Flüstern« weiterzugeben.

Später werde ich vielleicht auch in der Lage sein, verbindliche Aussagen zur Frage der Potenz und der Dosierung zu machen. Bis jetzt sah meine Methode — noch im Versuchsstadium, aber doch recht wirkungsvoll — so aus: entweder die 200. Potenz, je eine Gabe an drei aufeinanderfolgenden Morgen, oder aber (Hahnemanns neuerer Methode folgend, die er in der 6. Auflage des *Organon* empfiehlt [§§246–248], um die Besserung zu beschleunigen) drei Gaben in täglich gesteigerter Potenz, wie z.B. die 12., 30., 200. oder die 30., 200. und 1 M. Dieses Verfahren hat sich nicht nur bei Morbillinum, sondern auch bei vielen anderen Nosoden bewährt.

Jahrelang habe ich Nosoden wie VARIOLINUM, TUBERCULINUM, SYPHILINUM, MEDORRHINUM und INFLUENZINUM favorisiert; Morbillinum und mehrere andere spielten dagegen, wie gesagt, bisher keine Rolle. Es zeichnet sich jedoch bereits ab, daß Morbillinum das wichtigste Mittel von all diesen werden wird. »Jeder hat die Masern gehabt«, aber nicht jedem ist es gelungen, die Krankheit so »auszulöschen«, daß nichts Latentes und Bedrohliches zurückgeblieben ist. Wir sollten in Zukunft aufhorchen, wenn uns von einer alten akuten Krankheit berichtet wird, von der sich der Patient nie wieder oder nur sehr zögernd erholt hat. ...»Nie wieder gesund gewesen seit einer Diphterie — einer Scharlacherkrankung — einer Pokkenimpfung.« ... »Sie verlor auf einer Seite ihr Gehör — durch Masern.«

Und die folgenden beiden Fälle, »Tonsillitis, gefolgt von Cholera, dann von Rheumatismus« —»Herzschaden nach rheumatischem Fieber in der Kindheit«, sind ein starkes Plädoyer für ein machtvolles Mittel — STREPTOCOCCINUM.

Nun, hiermit habe ich versucht, das *»Flüstern«* weiterzugeben! Mögen diejenigen, die Ohren haben, es hören; mögen diejenigen, die es verstehen, diese Sache zum Wohle der Menschheit weiterverfolgen.

Übrigens, noch ein warnendes Wort: Diese Krankheitsstoffe, die zur Heilung ähnlicher Krankheiten eingesetzt werden, sind *homöopathische* Mittel, und daher gelten auch für sie die Gesetze Hahnemanns, wenn sie ihre beste Wirkung erzielen und gefahrlos angewandt werden sollen; d.h., sie müssen verdünnt und potenziert und oral verabreicht werden, als Einzeldosis oder in ›aufgeteilter‹ Gabe; und es muß mit der Möglichkeit einer Erstverschlimmerung gerechnet werden, gefolgt von einer Besserungsreaktion, die nicht gestört werden darf.

◊

Gestern erschienen zwei ambulante Patienten — gerade im rechten Augenblick, um dieser abschließenden Mahnung noch etwas Nachdruck zu verleihen. Bei beiden war die Verschreibung STREPTOCOCCINUM gewesen; ihr Bericht lautete: »Nicht besser, eher schlechter!« »In welcher Hinsicht?« »Ich hatte wieder Schmerzen in meinen Fingern.« »Aber wie geht es Ihnen selbst?« »Oh, *mir* geht es besser! Mein Herz« (in dem einen Fall), »mein Magen« (in dem anderen) »ist *viel* besser.«

Es ist immer wichtig zu fragen: *»In welcher Hinsicht geht es Ihnen schlechter?«*, denn hier kommt die homöopathische Theorie ins Spiel: Befunde wie *»Einzelne Körperteile schlechter, aber Patient besser«* oder *»von innen nach außen« als Richtung der Heilung* erfordern stets, daß wir die Finger davon lassen und dem Patienten eine Chance geben.

Natrium muriaticum

NATRIUMCHLORID; KOCHSALZ

Natrium muriaticum wurde von Hahnemann eingeführt und von ihm und vier* weiteren Mitbeobachtern geprüft. Eine umfangreiche Nachprüfung, bei der verschiedene Dilutionen, von der 30. Potenz bis zur rohen Substanz zur Anwendung kamen, wurde von der österreichischen Prüfergesellschaft vorgenommen.

Hahnemann sagt in bezug auf das *Kochsalz:* »Wenn ..., wie die Erfahrung zeigt, Alles, was Krankheiten zu heilen Kraft haben soll, auf der andern Seite auch das Befinden gesunder Menschen zu beeinträchtigen fähig seyn muss, so wäre schwer einzusehen, wie sich des Kochsalzes, seit vielen Jahrtausenden, alle, selbst nur halb kultivirte Nationen der Erde zum täglichen Gebrauche, um ihre Speisen schmackhafter zu machen, in nicht ganz geringer Menge hätten bedienen können, ohne in dieser langen Zeit nachtheilige Wirkungen auf das Menschen-Befinden ... wahrzunehmen, wenn es dergleichen offenbar und deutlich zu äussern vermöchte ... Wenn man also annimmt, dass das Kochsalz in seiner natürlichen Beschaffenheit, beim gewöhnlichen, mässigen, täglichen Gebrauche keine schädlichen Einwirkungen auf die menschliche Gesundheit äussert, wird man auch keine Heilkräftigkeit in Krankheiten von ihm erwarten können. *Und gleichwohl liegen die grössten Heilkräfte in demselben verborgen.*

Giebt es demnach irgend einen, auch dem Schwachsichtigsten einleuchtenden Beweis, dass die der Homöopathik eigne Zubereitung der Arzneisubstanzen gleichsam eine neue Welt von Kräften, die in den rohen Substanzen, von der Natur bisher verschlossen, lagen, an den Tag bringt, so ist es gewiss die Umschaffung des in rohem Zustande indifferenten Kochsalzes zu einer heroischen und gewaltigen Arznei, die man nach dieser Zubereitung Kranken nur mit grosser Behutsamkeit reichen darf. Welche unglaubliche und doch thatsächliche Umwandlung! — eine anscheinend neue Schöpfung!«

In einer Fußnote gibt er allerdings zu bedenken, daß Salz, ebenso wie andere »indifferent scheinende Genüsse«, schädlich werden kann, wenn man es im Übermaß zu sich nimmt.

Burnett sieht in seiner brillanten kleinen Monographie *Natrum muriaticum* das Kochsalz als einen *Prüfstein der Lehre von der Dynamisierung*

* Abgesehen von zwei einzelnen Symptomen, die ›Ng.‹ und ›Gff.‹ beisteuerten. — d.Ü.

der Arzneien an.* Er verweist darauf, daß viele Ärzte zwar Hahnemanns Ähnlichkeitsgesetz akzeptierten, die Potenzierung aber für irrational und unwissenschaftlich hielten. »Aber«, so Burnett, »unsere Meinungen oder Überzeugungen haben nichts mit der Wahrheit zu tun; ... etwas zu bezweifeln heißt nicht, es zu widerlegen, ... wie auch das ausschließliche Vorhandensein von Atheisten auf der Welt nicht das höchste Wesen abschaffen würde.« ... Und: »Wie von Hahnemann und nach ihm von vielen fähigen Praktikern bestätigt worden ist und wie es von Menschen, die solide Wissenschaft betreiben, täglich und stündlich erneut bekräftigt wird, wirken Arzneien *tatsächlich* anders und besser, wenn sie dynamisiert worden sind. Ja, wie Hahnemann versichern viele, daß diese Lehre« (von der Dynamisation oder Potenzierung) sogar »von überragender [transcendental] Bedeutung ist, denn viele ernste Krankheiten können überhaupt nur mit dynamisierten Arzneien, nicht selten sogar nur mit Hochpotenzen geheilt werden; mit demselben Mittel in stofflichen Gaben sind sie ganz und gar unheilbar.«

Burnett hatte ursprünglich keine große Achtung vor Natrium muriaticum als Heilmittel gehabt und es daher so gut wie nie eingesetzt. »Denn wie kann ein vernünftiger Mensch glauben, daß dieses gewöhnliche Gewürz, das wir bei fast jeder Mahlzeit zu uns nehmen, irgendwelche Heilkräfte besitzen könnte, zumal einige bekanntlich Salz tagtäglich in beträchtlichen Mengen verzehren, ohne *offensichtliche* schädliche Folgen.« Burnett argumentiert dann: »An Salz als Heilmittel zu glauben ist fast gleichbedeutend damit, an die Lehre von der Dynamisierung der Arzneien zu glauben, und der ›gesunde Menschenverstand‹ sträubt sich nun einmal massiv gegen einen Glauben an diese Lehre. Vielleicht«, so fügt er hinzu, »wäre die angemessene Geisteshaltung eher Dankbarkeit einem wohltätigen Schöpfer gegenüber.«

Burnetts ›Bekehrung‹ sah folgendermaßen aus: Er hatte bei einer Patientin mit einer sehr hartnäckigen Gesichtsneuralgie sämtliche Neuralgiemittel ausgeschöpft, die für diese Krankheit im Repertorium verzeichnet waren. ›Am Ende seiner Weisheit‹, empfahl er ihr daraufhin eine Luftveränderung; da die Patientin jedoch keinen längeren Urlaub machen konnte, unternahm sie einige Tagesausfluge zu den nahegelegenen Seebädern — und stellte fest, daß sich ihre Neuralgie dort jeweils deutlich verschlimmerte! Da kam Burnett der glückliche Einfall, daß es ja das *Salz* in der Luft gewesen sein könnte, was ihren Zustand verschlimmert hatte; so verordnete er ihr Natrium muriaticum C30 (die Potenz wurde gewählt, weil sie sich zufällig in der Hausapotheke der Patientin befand) — und heilte sie

* *Natrum muriaticum as a Test of the Doctrine of Drug Dynamization.* — d. Ü.

prompt. ***Schlimmer am Meer*** war seitdem eine seiner starken Indikationen für Natrium muriaticum. Dieser Vorfall — neben anderen Fällen — bekehrte ihn zugleich auch in bezug auf Hahnemanns Forderung nach Potenzierung der Arzneien; denn hatte diese Patientin nicht Salz gegessen und eingeatmet — und das nicht nur ohne Heilwirkung, sondern im Gegenteil mit Verschlimmerung ihrer Symptome? Aber, siehe da, potenziertes Salz heilte sie umgehend. Burnett war kein Narr: bei ihm beugte sich das Vorurteil den Fakten. Und so führt er in jenem kleinen Heft *Natrum muriaticum* eine Reihe glänzender Heilerfolge durch potenziertes Kochsalz an.

Seine Idee war: Wie ein Kind, obwohl es reichliche Mengen an Kalksalzen mit seiner Nahrung erhält, außerstande sein kann, eine für seinen Bedarf ausreichende Menge davon zu assimilieren, bis es den Stimulus von CALCAREA empfängt, so ist auch der Hunger von Natrium muriaticum auf Salz ein sehr realer Hunger; der Kranke assimiliert nicht genügend, um den Bedarf des Gewebes an Kochsalz zu decken, bis er den Stimulus des potenzierten Mittels erhält.

Hinsichtlich dieser durch Potenzierung erreichbaren »thatsächlichen Umwandlung« des Natriumchlorid aus einem gewöhnlichen Lebensmittel in eine mächtige Arznei muß ich an den verstorbenen Dr. Molson denken, der zu erzählen pflegte, wie er die Küstenwache in Brighton dazu gebracht hatte — »weil sie nichts zu tun hatte« —, immer höhere Verreibungen von Natrium muriaticum herzustellen. Im Gegensatz zu den üblichen drei Triturationen, die eine Substanz auf den millionsten Teil reduzieren und zugleich die unlöslichsten Stoffe in Wasser und Alkohol löslich werden lassen, so daß sie dann in flüssiger Form leichter in die höheren Potenzen zu überführen sind, wurde, wie er herausfand, durch solch wiederholtes Verreiben ›sein‹ Natrium muriaticum ein so intensives, ja fast explosives Agens, daß er sich zuletzt regelrecht fürchtete, es zu verabreichen.

Als Dr. Burnett seine ersten Versuche mit Natrium muriaticum machte, nahm er häufige Prisen des potenzierten Mittels zu sich, um zu sehen, was es an ihm selbst zu bewirken vermochte. Dabei sprang unter anderem seine Unterlippe in der Mitte auf! — etwas, was er nie zuvor gehabt hatte und auch nach Beendigung der Einnahme nie wieder bekam. Es war seine Gewohnheit, auf diese Weise Arzneien, die ihn interessierten, grob an sich selbst auszuprobieren.

Die Menschen sind verschieden, und so werden sie ein und dasselbe Arzneimittel zumeist in unterschiedlicher Weise wahrnehmen und darstellen — entsprechend ihren jeweiligen Erfahrungen mit dessen Fähigkeiten und vielfältigem Nutzen. Daher ist es sinnvoll, die Arzneibilder verschiedener Autoren zu studieren; und aus eben diesem Grunde bin ich auch bestrebt, bei jeder Arznei, die ich darzustellen versuche, möglichst die ›crème de la crème‹ der homöopathischen Literatur zu Wort kommen zu lassen. Dann zeigt sich nämlich, daß von dem einen Vertreter mehr dieser, von dem anderen mehr jener Gesichtspunkt betont wird …

Zunächst also zu Burnett. Sein ›Natrium muriaticum‹ war ein sehr frösteliger Patient, mit besonderer Kälte der Knie; Kälte der Unterschenkel, von den Knien bis zu den Füßen. Diese Kälte verschwand immer und immer wieder nach der Einnahme von Natrium muriaticum.

Schlimmer am Meer.

Tiefer Riß in der Mitte der Unterlippe.

Unüberwindliche Müdigkeit nach dem Abendessen.

Trüber oder sehr blasser, klarer Harn. … Er fand heraus, daß Natrium muriaticum den Harn in der Regel aufhellte — oder ihn, bei der Heilung anderer Beschwerden, durch die Förderung von Ausscheidungsvorgängen konzentriert und wolkig werden ließ.

Tränenfluß bei Kopfschmerzen. Reichliches Tränen der Augen ist sehr charakteristisch.

Malaria. Mit Natrium muriaticum heilte Burnett einen Seemann, der an Schüttelfrost und Wechselfieber litt, welches sowohl durch den stark gesalzenen Schiffsproviant jener Tage als auch durch die Seeluft ungeheilt geblieben war; er bedurfte der potenzierten Arznei, um wieder in Ordnung zu kommen.

Beschwerden nach Malaria und Chininbehandlung. Diesen überaus wichtigen Anwendungsbereich von Natrium muriaticum haben wir meines Wissens Dr. Compton Burnett zu verdanken; das Mittel kann auch dann noch angezeigt sein, wenn Malaria und Chininvergiftung schon Jahre zurückliegen. Ein diesbezüglicher Hinweis von ihm, den ich verifizieren konnte: Fälle scheinbarer Schwindsucht bei Patienten, die Malaria gehabt hatten und mit Chinin behandelt worden waren, können nicht selten durch Natrium muriaticum auf erstaunliche Weise geheilt werden. Dies ist einer jener wertvollen kleinen Tips, die uns in kritischen Situationen immer wieder rettend zur Seite stehen können.

Natrium muriaticum hat »feurigen Zickzack« vor den Augen, bevor Kopfschmerzen auftreten (SEPIA etc.).

Abmagerung, besonders um die Schlüsselbeine und allgemein an der oberen Körperhälfte (LYCOPODIUM).

Gesicht fettig glänzend.

Natrium muriaticum hat eine ausgeprägte Periodizität. Bei Malaria beginnt der Frost um 10 Uhr, um 9–10 Uhr oder 10–11 Uhr; doch hat es auch andere, ganz bestimmte Zeiten für Fieberfrost, Kopfschmerzen, Neuralgien etc.

Auf der psychischen Ebene ist Natrium muriaticum ***reizbar:*** kann Trost und viel Aufhebens um ihre Person nicht ertragen; weint; weint noch mehr oder regt sich auf, wenn er getröstet wird.

Natrium muriaticum neigt sehr dazu, sich unangenehme Dinge aus der Vergangenheit (Beleidigungen o.ä.) ins Gedächtnis zu rufen, nur um darüber selbstquälerisch nachzubrüten und sich zu grämen.

Beim LYCOPODIUM-Typ ist es die intellektuelle Ebene, die versagen kann, Natrium muriaticum wird von der emotionalen und sentimentalen Seite her schwach. Nach Kent ist Natrium muriaticum das chronische IGNATIA, und es heilt, wo letzteres zu oberflächlich wirkt. »Verliebt sich in den Falschen, was ihr das Herz bricht. Ist bis zur Absurdität besessen von einer törichten Leidenschaft zu einem verheirateten Mann — oder verliebt sich in den Kutscher. Natrium muriaticum wird wieder Ordnung und ein wenig gesunde Vernunft in ihr Leben bringen.«

Ein kleiner Symptomenkomplex, der Natrium muriaticum bedeutet — und nur Natrium muriaticum:

Trost verschlimmert; mag kein Mitgefühl und Aufhebens um ihre Person.
Abneigung gegen Gesellschaft.
Ekelt sich vor Fett.
Starkes Verlangen nach Salz. (Ohne das Salzverlangen könnte es auch SEPIA sein.)

Andererseits schrieb mir der kürzlich verstorbene Dr. Blunt, ein leidenschaftlicher und erfolgreicher Homöopath, einmal folgendes:

»Natrium muriaticum wäre das letzte Mittel, von dem ich mich trennen würde. Ich habe mehr Fälle von Natrium muriaticum als von irgendwelchen zwei anderen Mitteln zusammengenommen.* Wenn ich jemanden habe mit < Wärme und Kälte, > im Freien, dann frage ich sehr bald: ›Macht Ihnen Wind etwas aus?‹ — ›Die Augen fangen an zu tränen.‹ — ›Sie meinen, Sie weinen? Wann weinen Sie sonst noch?‹ — Natrium muriaticum wird antworten: ›Wenn ich ermahnt oder wenn ich bemitleidet werde.‹ Schlechter durch Trost. Diese Menschen verbergen ihre Tränen aus Furcht vor Mitleid und Trost. Wenn man fragt: ›Wie geht es Ihnen?‹, antwortet Natrium muriaticum: ›Besser, vielen Dank‹, auch wenn es gerade *nicht* so ist. *Tränen der Augen beim Lachen* ist ein Symptom, das Gold wert ist.

* Natrium muriaticum soll ja im ›meeresumwogten‹ Großbritannien besonders weit verbreitet sein. — Anm. d. Ü.

Was die Symptome ›Begierig auf Salz; Abneigung gegen Fettes; fettige Haut; Riß in der Unterlippe‹ betrifft, so habe ich in Natrium muriaticum auch dann das Heilmittel gefunden, wenn all diese Symptome nicht vorhanden waren.«

Guernsey, *Keynotes*, gibt die Fiebersymptome von Natrium muriaticum wie folgt wieder: »Die charakteristischsten und verläßlichsten Symptome sind: intermittierendes Fieber mit den erwähnten wunden Stellen (Herpes) auf den Lippen; das Herannahen des Fiebers kündigt sich durch übermäßigen Durst vor dem Frost und während des Frostes an, während des Fiebers kein Durst; während des Fiebers oder gegen Ende desselben fangen die erwähnten hämmernden Kopfschmerzen an *(Kopfschmerzen, als ob tausend kleine Hämmerchen auf das Gehirn klopfen würden)*, die noch lange anhalten, wenn das Fieber und das Schwitzen längst aufgehört haben. Der Anfall beginnt in der ersten Tageshälfte; nachdem er vorübergegangen ist, möchte der Patient liegenbleiben, er fühlt sich nicht in der Lage, aufzustehen oder sich um irgend etwas zu kümmern. Aussetzender oder unregelmäßiger Puls. Frösteln mit Durst.«

Wir sehen: Verschiedene Meister kommen auf unterschiedliche Weise zu ihren Leitsymptomen — und man kann von nur von *allen* lernen.

Ich erinnere mich an einen lange zurückliegenden ambulanten Fall von schwerem Asthma, das es dem Patienten unmöglich machte, im Bett zu liegen. Der Fall lief auf Natrium muriaticum hinaus; es wurde gegeben und heilte schnell. Bei weiterem Nachfragen kam heraus,daß er die Angewohnheit gehabt hatte, große Mengen Salz zu sich zu nehmen. Ich frage mich, ob er dadurch vielleicht vergiftet wurde und ob die potenzierte Arznei, wie sie es ja so oft tut, die Rohsubstanz antidotierte? Oder handelte es sich hier um einen Fall von Salzhunger, entstanden aus der Unfähigkeit, Salz zu assimilieren, und stimulierte ihn das potenzierte Mittel, aus seiner Nahrung das herauszuziehen, was er benötigte?

»Unreine, unheilsame Haut« ... Ich muß da an einen malariakranken Seemann denken — es war während des Krieges —, dessen Gesicht durch Mitesser, Furunkel und Abszesse ganz entstellt war; unter Natrium muriaticum heilte es erstaunlich gut ab, und als er uns verließ, sah er wieder einigermaßen ›menschlich‹ aus.

Der nun folgende Fall jüngeren Datums zeigt den Wert von Natrium muriaticum selbst bei Epilepsie, wobei die starke Indikation für das Mittel dessen Heilkraft bei *Krankheiten* war, *die im Gefolge von Malaria und Chininbehandlung auftreten.*

Ein Mann in mittleren Jahren, mit einer starken Tb-Belastung in der Anamnese; viele Pockenimpfungen, die letzte erfolglos; Injektionen gegen Darmseuche*; viele Jahre in Indien, wo er Denguefieber und Malaria gehabt und monatelang täglich 30 Gran [= 2g] Chinin erhalten hatte. Er kam zu uns wegen schwerer und häufiger epileptischer Anfälle, bei denen er sich auf die Zunge biß. THUJA half nicht viel, unter Natrium muriaticum aber nahmen die Anfälle ab; inzwischen ist es eineinhalb Jahre her, daß er seinen letzten Anfall hatte, und mittlerweile hat er auch seine alte Energie und seine volle Arbeitskraft zurückgewonnen.

Natrium muriaticum ist eines der wenigen Mittel, die eine Landkartenzunge haben. Es teilt sich hier die Ehre mit TARAXACUM, RANUNCULUS SCELERATUS und einigen anderen.

Und nun wollen wir noch bei Kent nach ein paar Juwelen graben:

Natrium muriaticum ist das Heilmittel bei vielen hysterischen Zuständen. Abwechselndes Weinen und Lachen; Wut mit Fluchen und Schmähungen. Das Mittel der unerwiderten Gefühle und der Unfähigkeit, diese zu beherrschen; weiß, daß sie unvernünftig sind, kommt aber nicht von ihnen los. Ein Mittel bei furchtbaren Kopfschmerzen, die erst nach Schweißausbruch Erleichterung finden; andererseits auch bei Kopfschmerzen, wo der Schweiß um so reichlicher fließt, je größer der Schmerz ist, aber *ohne* Linderung zu verschaffen.

»Natrium muriaticum ist ein Mittel von tiefer und langanhaltender Wirkung. Es greift auf wunderbare Weise in den Stoffwechsel ein und bringt Veränderungen zustande, die dauerhaft sind.« Wie SEPIA verträgt es in chronischen Fällen nur selten eine Wiederholung. »Es arbeitet langsam und zeitigt erst nach langer Zeit Resultate, da es Beschwerden entspricht, die ebenfalls schleichend sind und schon lange bestehen. Das heißt jedoch nicht, daß es nicht schnell wirken kann; alle Mittel können schnell wirken, nicht alle aber langsam; auch das am längsten wirkende Mittel kann bei einer akuten Krankheit rasch wirksam sein, ein kurz wirkendes wird hingegen bei einer chronischen Krankheit nichts ausrichten können.«

* Engl.: enteric-plague; gemeint ist wahrscheinlich eine der Salmonellosen. — d.Ü.

*Hauptsymptome**

Geist und Gemüt. Sehr zum Weinen geneigt und aufgeregt.[1]
Sie muss unwillkührlich weinen.[1]
Es griff ihn nur noch mehr an, wenn man ihn tröstete.[1]
Traurigkeit, Weinerlichkeit ohne Ursache[2]; Trost verschlechtert.
Schwermüthigkeit.[2]
Melancholische Stimmung; ist am liebsten allein.[2]
Hypochondrisch bis zum Lebens-Ueberdrusse.[1]
Ängstliche Hastigkeit, mit flatternder Bewegung des Herzens.
Jede Kleinigkeit reizt ihn zum Zorne.[1]
Theilnahmlos ...[1]
Zerstreutheit ...[1]
Er verspricht sich leicht.[1]
Unaufgelegtheit zu geistigen Arbeiten (Ideenmangel).[2]

Kopf. Kopfeingenommenheit den ganzen Tag, wie zu schwer.[2]
Drängender Schmerz, als sollte der Kopf platzen.[1]
Beim Husten will es die Stirn zersprengen.[1]

Röthe der ***Augen*** im Weissen, mit Thränen.[1]
Die Augen vergehen ihm beim Lesen und Schreiben ...[1]
Drücken im Auge, wenn er scharf auf Etwas sieht.[1]
Unsicherheit des Blickes, die Dinge verwirren sich im Sehen.[1]
Die Buchstaben und Näh-Stiche fliessen beim Sehen in einander ...[1]
Ophthalmie nach Silbernitratmißbrauch.
Krampfhaftes Zuziehn der Augenlider ...[1]

Gesicht. Geschwulst der Oberlippe.[3]
Die untere Lippe stark angeschwollen und etwas brennend, wonach sich eine grosse Blase zeigte, die Tags darauf eine Kruste bildete und sich ringsum abschuppte.[2]
Riß in der Mitte der Unterlippe.

Mund. Bläschen auf der Zunge ...[2]
Bitterkeit im Munde.[1]
Geschmacks-Verlust, lange Zeit hindurch.[1]

---

* Mit [1] sind die Symptome aus Hahnemanns *Chronischen Krankheiten* gekennzeichnet, die mit [2] markierten Symptome entstammen der 1848 von Dr. Watzke in der *Oesterreichischen Zeitschrift für Homöopathie* (Band 4, Heft 1) veröffentlichten Nachprüfung. Eine [3] zeigt einige klinische Symptome aus Jahrs *Symptomencodex* an. — Anm. d. Ü.

Die Speisen haben gar keinen Geschmack.[2]
Zunge belegt, mit inselartigen roten Flecken.
Schwere Zunge.[1] — Sprechen fällt ihm schwer ...[1]
Kinder lernen langsam sprechen. (Ich erinnere mich an solch ein sehr retardiertes Kind, das nach einer Gabe Natrium muriaticum am nächsten Tag zu sprechen begann.)

Magen. Sehr heftiger Durst.[2] — Unlöschbarer Durst.[2]
Großes Verlangen nach Bitterem, nach Bier; nach Mehlspeisen[*]; nach Saurem; nach Salz, Austern[**], Fisch, Milch.
Abneigung gegen Fleisch[***], Brot, Kaffee.
Saures Aufstoßen und Unwohlsein nach dem Essen.

Rektum. Diarrhoe: chronisch, wässerig; mit Fieber, trockenem Mund und Durst; < sobald er sich umherbewegt; < nach Mehlspeisen; mit Abgang vieler Winde.
Wie Verengerung des Mastdarmes, beim Stuhlgange, es erfolgt mit der grössten Anstrengung zuerst harter Koth, der den After aufreisst, dass er blutet und wund schmerzt, wonach jedesmal flüssiger Stuhl kommt; einen Tag um den andern ist sie verstopft.[1]
Hartleibigkeit.[2] — Stuhlverstopfung.[2] — Stuhlverhaltung.[2] — Langwierige Leibverstopfung.[3]
Madenwürmer.
Ungewöhnlich harter, trockener, bröcklichter Stuhl ...[2]

Harnwege. Verstärkter Harndrang, mit sehr lichtem wasserhellen Urine.[2]
Unwillkührlicher Abgang des Harnes im Gehen[1]; wie auch bei Husten und Niesen.[3]

Herz. Aussetzen der Herzschläge ...[1] — Aussetzen einiger Pulse.[1]
Das Pulsieren des Herzens erschüttert den Körper.

---

[*] Engl.: farinaceous food; der Ausdruck wird in Kellers deutscher Bearbeitung von Kents Repertorium fälschlich mit »stärkehaltige Speisen« übersetzt; im *Synthetischen Repertorium* heißt es »Teigwaren«. Übrigens erscheint **Nat-m.** zugleich dreiwertig in der Rubrik »Teigwaren verschlimmern«. — Anm. d. Ü.

[**] Wie Bill Gray in *Homöopathie mit der Hahnemann Medical Clinic* (Kai Kröger Verlag, S. 482) referiert, haben Natrium-muriaticum-Menschen eher eine ausgesprochene Abneigung gegen Austern, weil sie — trotz des salzigen Geschmacks — vom *Schleimigen* der Austern abgestoßen werden. — Anm. d. Ü.

[***] Dies gilt in viel stärkerem Maße für *Fett* am Fleisch sowie insgesamt für fette Speisen. Jedoch besteht, so die Vithoulkas-Nachträge, eine spezifische Aversion gegen *Hühnerfleisch* (**Bac.** und **Nat-m.** dreiwertig; *Sulf.* zweiwertig); typisch ist auch eine starke Abneigung gegen alle *schleimigen* Speisen *(Calc., Nat-m.)*. — Anm. d. Ü.

Abmagerung.[1] — Er magerte stark ab.[2]

Leichte Ermüdung.[2]

Große Schwäche und Erschlaffung aller körperlichen und geistigen Kräfte durch Anstrengung oder nach langem Reden.

Lähmung: durch Malaria; nervöse Erschöpfung; sexuelle Exzesse; Diphtherie; Zorn oder Gemütserregung; Schmerzen. Lähmung der Beugemuskeln.

Träume: ängstlich; lebhaft; schrecklich; von Räubern im Haus, läßt sich nicht vom Gegenteil überzeugen, bevor nicht eine Durchsuchung vorgenommen worden ist.

Haut. Jückender Ausschlag an der Haar-Grenze des Nackens [und der Schläfe, so wie in den Augenbrauen].[1]

Kleine Bläschen (Herpes) um den Mund, an Armen und Oberschenkeln.

Weiße Schuppen auf der Kopfhaut; Kopfschuppen.

Nessel-Ausschlag ... Quaddeln, grosse und rothe, mit argem Jücken am ganzen Körper ...[1]

Flechten in den Gelenkbeugen, mit Heraussickern einer scharfen Feuchtigkeit; Krusten mit tiefen Rhagaden. Schuppige Ausschläge auf den Beugeseiten der Glieder.

Fieber: mit heftigem Kopfschmerz; viel Hitze im Gesicht; großer Durst, trinkt viel und häufig; mit Übelkeit und Erbrechen; Stiche im Kopf; Bewußtlosigkeit; Blindheit, verschwommenes Sehen; ohnmächtige Schwäche; Abneigung, sich aufzudecken; ohne Frost, von 10 bis 11 Uhr.

Frost: mit Durst; Gähnen, starker Kopfschmerz, große Atemnot; ... berstender Kopfschmerz; Übelkeit und Erbrechen; ... reißende Schmerzen in den Knochen; Zähneklappern; innerlich, wie von Mangel an Lebenswärme.

◊

Ein Mittel der ***Periodizität*** ...

Um 7 Uhr regelmäßig: Neuralgie des ophthalmischen Trigeminusastes.

9 oder 10 Uhr: Fieberfrost.

11 Uhr: starker Frost, bis 13 Uhr anhaltend.

Jeden Morgen: Erwachen mit Kopfschmerzen ...

Jeden Morgen um 8 Uhr, bis 11 Uhr andauernd: Muskeln des Rückens und der Extremitäten gestreckt, während Hand- und Fußgelenke gebeugt sind (tonische Krämpfe).

Nach Mitternacht: Schweiß.
Von morgens bis mittags: Migräne; Diarrhoe schlimmer; Frost.
Von 13 bis 15 Uhr: Quotidianfieber.
Um 2 Uhr: von heftigstem Frost geweckt.
Um 4 Uhr: Einsetzen des Fiebers.
Um 17.30 Uhr: Frost beginnt und dauert eine halbe Stunde.
Täglich: regelmäßig zur gleichen Zeit Tränenfluß.
24 Stunden andauernd: Migräneanfälle.
Mit der Sonne kommend und gehend: Neuralgie im rechten Auge.
Von Sonnenaufgang bis Sonnenuntergang, < mittags: Kopfschmerzen.
Jeden zweiten Tag von 10 bis 15 Uhr: Kopfschmerzen; Zahnschmerzen.
Jeden zweiten Tag Verstopfung.
Und so weiter — ausgesprochene Periodizität (ARSENICUM; auf den Glokkenschlag: CEDRON).

Sonderbare Empfindungen

Schwindel, als blase ein kalter Wind durch den Kopf.
Klopfen im Kopf wie von kleinen Hämmerchen.
Kopfweh, als sollte der Kopf zerspringen.[1]
Gefühl, als ginge er auf Luft.
Geblendet wie von einem Blitz vor den Augen.
Um alle Dinge sieht sie einen feurigen Zickzack.[1]
Gefühl, als seyen die Augäpfel zu gross ...[1]
Pflock-Gefühl im Halse ...[1]
Halsweh, wie ein Pflock im Halse, beim Schlingen.[1]
Beklemmung der Brust, wie zusammengeschnürt.
Gefühl, als wären die Füße mit Blei gefüllt.
Zerschlagenheits-Schmerz im Kreuze ...[1]
Schmerz, wie zerbrochen im Kreuze.[1]
Kältegefühl in den Gelenken, als würde Wasser über die Gelenke tröpfeln, im Freien.
Schrecklicher Schmerz im Kopf. Heftiger Schmerz im Kopf.
Taubheitsgefühl: in der Nase (auf einer Seite) ; der Lippen; der Zunge (oder einer Hälfte der Zunge); der Arme und Hände; der Finger und Zehen.
Flatternde Bewegung des Herzens.[1]
Leerheitsgefühl im Kopf; im Epigastrium.
Kältegefühl: auf dem Scheitel; im Magen; um das Herz; im Rücken.

◊

Übrigens, ein warnendes Wort! Natrium muriaticum kann zur Heilung der schrecklichsten Kopfschmerzen benötigt werden, aber geben Sie es nicht während eines schweren Anfalls: es besteht die Gefahr einer furchtbaren Verschlimmerung. Geben Sie sein ›Akutmittel‹ BRYONIA als Palliativum unmittelbar gegen die Schmerzen und die heilende Arznei später, wenn der Anfall vorüber ist.

Natrium phosphoricum

NATRIUMMONOHYDROGENPHOSPHAT; PHOSPHORSAURES NATRON

Man hat mich gebeten, ein Arzneibild von Natrium phosphoricum zu entwerfen, und wie gewöhnlich habe ich bei all den Autoren unserer homöopathischen Materia Medica die Runde gemacht, nur um zu entdecken, wie wenig anscheinend über dieses Mittel geschrieben worden ist. Warum eigentlich?

Natrium phosphoricum ist eines der zwölf ›Gewebemittel‹ Schüßlers — und eine Arznei, die für mich mehr oder weniger zufällig eine ganz eigene Persönlichkeit gewonnen hat, was keineswegs bei allen ›Gewebemitteln‹ der Fall ist.

Die Geschichte war die ... Eines späten Abends — ich erinnere mich noch gut daran — wurde mir berichtet, daß eines unserer Hausmädchen ein »schlimmes Knie« habe. Mit dem vollen Enthusiasumus jener Tage, als das Ausprobieren der Arzneikräfte für mich noch den ganzen Reiz des Neuen hatte, so daß ich begierig jede Gelegenheit dazu ergriff, eilte ich ins obere Stockwerk und fand das Mädchen mit einem heißen, geschwollenen, sehr schmerzhaften, akut entzündeten Gelenk vor. Ich interessierte mich damals gerade für die Schüßlerschen Mittel — so erfreulich einfach — nur zwölf Mittel! — in ungemein wissenschaftlicher Manier bei allen Krankheiten anzuwenden, denen die Menschheit unterworfen ist — bis sich bald der unvermeidliche Haken an der Sache herausstellte, indem es mir nämlich beim Versuch, Schüßlers Lehren in die Tat umzusetzen, so vorkam, als würde in fast jedem Krankheitsfall gleich eine ganze Reihe von ihnen benötigt. Wie dem auch sei ... dieses Hausmädchen erhielt Natrium phosphoricum, Schüßlers großes Mittel bei Podagra, akutem Gelenkrheumatismus und — bei *Würmern.*

Es wirkte ganz nach Plan, sozusagen, denn am nächsten Morgen war die Entzündung im Knie abgeklungen, *und die Patientin hatte zwei Spulwürmer ausgeschieden!*

Dies war einer jener Fälle, die sich einem unauslöschlich einprägen — gewissermaßen eine gelungene Einführung in dieses Mittel. Danach war mir Natrium phosphoricum kein bloßer Name mehr, sondern ein getreuer Freund, der mir bei rheumatischen Beschwerden, besonders von Kindern, immer wieder zu Hilfe gekommen ist. Vor allem möchte ich erwähnen, daß Natrium phosphoricum einen bedeutenden Anspruch erheben kann als Heilmittel für jene gefährliche ›Metastasis‹, bei der die Schmerzen von den Gelenken oder Gliedmaßen ablassen und stattdessen auf das Herz übergreifen ... was in einer Prüfung folgendermaßen ausgedrückt wurde:

»Herz fühlt sich unruhig und schmerzt, besonders an seiner Basis, während die Schmerzen in den Gliedern und der grossen Zehe besser sind.« — Ich frage mich, wie hoch wohl der Prozentsatz an ›Herzkrankheiten‹ solchen Ursprungs ist?

Wie sämtlichen Prüfungsprotokollen zu entnehmen ist, ›ist‹ Natrium phosphoricum ***sauer.**** Zum Beispiel: »Saure, äußerst sauer riechende Schweiße ... Saurer Mundgeschmack ... Magenübersäuerung, mit Übelkeit und Erbrechen saurer Flüssigkeiten ... Saures Aufstoßen ... Erbrechen von Flüssigkeit, so sauer wie Essig ... Überschuß an Milchsäure ... Magengeschwüre, mit saurem Aufstoßen ... Grüne, sauer riechende Stühle ... Sauer riechende Absonderungen aus dem Uterus ... Saure und wäßrige Leukorrhoe ... Ekzeme, mit Symptomen von Hyperazidität.«

Was soll man nach all dem von dem modernen Schreckgespenst der ›Azidose‹ halten, die angeblich eine sehr sorgfältige Diät erforderlich macht — welche nach meinem Eindruck bei heranwachsenden Kindern auch nicht sonderlich praktikabel ist. Demgegenüber könnten wenige Gaben Natrium phosphoricum in Potenz in solchen Fällen viel Positives bewirken — ohne das geringste Risiko.

*Hauptsymptome***

Dünner, feuchter Belag auf der Zunge.

Feuchter, rahmartiger oder goldgelber Belag auf dem hinteren Teil der Zunge.***

Der weiche Gaumen hat ein gelbliches, rahmartiges Aussehen.

Gelber, rahmartiger Belag auf dem hinteren Gaumen.

Saures Aufstoßen, Erbrechen saurer, käsiger Massen; gelblich-grünliche, sog. gehackte Durchfälle; Leibschmerz, Krämpfe [und Fieber] mit Säure.[1]

Gastrische Störungen mit Zeichen von Hyperazidität.

---

* Das ›Saure‹ ist in den Prüfungen *nirgends* zutage getreten. Es handelt sich hier um Angaben aus Herings *Guiding Symptoms* und Boericke & Deweys *The Twelve Tissue Remedies of Schüssler,* somit also um klinische Erfahrungen, die teilweise auf Schüßler selbst zurückgehen dürften. — Anm.d.Ü.

** Aus Herings *Guiding Symptoms.* Die mit [1] markierten Symptome sind aus Schüßlers *Eine Abgekürzte Therapie* zitiert; die mit [2] bezeichneten entstammen der von E.A.Farrington 1869–1875 mit hohen Potenzen durchgeführten Prüfung, größtenteils zitiert nach dem in der *A.H.Z.* 94, S.148ff veröffentlichten Symptomenverzeichnis. — d.Ü.

***Ergänzung des Übersetzers aus *The Twelve Tissue Remedies ...*, wo es als *das große Leitsymptom* von Natrium phosphoricum herausgestellt wird.

Weitere wichtige oder diagnostisch bedeutsame Symptome

Starker Druck und Hitze auf dem Scheitel, als würde er sich öffnen.

Starke Kopfschmerzen, als wäre der Schädel zu voll; in Stirn oder Hinterkopf, mit Übelkeit oder saurem, schleimigem Erbrechen.

Übelkeit erregender Kopfschmerz, mit Auswurf von saurem Schaum.

Schielen durch von Würmern hervorgerufene Darmreizung.

Zähneknirschen von Kindern im Schlaf.

Zunge schmutzig weiss belegt, mit dunkelbrauner Mitte.[2]

Sodbrennen und Übersäuerung des Magens.

Erbrechen saurer Flüssigkeiten und geronnener Massen (keine Speisen).

Erbrechen von Flüssigkeit, sauer wie Essig; Überschuß an Milchsäure.

Bei Würmern: Magenschmerzen, von saurem Aufstoßen begleitet.

Magengeschwür: nach dem Essen Schmerz an einer bestimmten Stelle; zuweilen saures Aufstoßen; Appetitlosigkeit; Gesicht rot und fleckig, aber nicht fiebrig.

Leberzirrhose und hepatische Form des Diabetes*, besonders wenn serienweise Furunkel auftreten.

Koliken bei Kindern mit Anzeichen überschüssiger Säure, wie grüne, sauer riechende Stühle, Erbrechen geronnener Milch, etc.

Diarrhoe aufgrund übermäßiger Säurebildung; Stühle sauer riechend, grün.

Jucken am After; Wundheit.[2]

Würmerbedingter Juckreiz am After, besonders nachts in der Bettwärme.

Intestinale Band-, Spul- oder Madenwürmer, mit Nasenzupfen, gelegentlichem Schielen, Darmschmerzen, unruhigem Schlaf, etc.

Polyurie; Diabetes.

Blasenatonie.

Harninkontinenz bei Kindern, mit Hyperazidität des Magens.

Gefühl, als ob ein Klumpen oder eine Blase vom Herzen ausginge und durch die Arterien getrieben würde.[2]

Herz fühlt sich unruhig und schmerzt, besonders an seiner Basis, während die Schmerzen in den Gliedern und der grossen Zehe besser sind.[2]

Schmerz im unteren Drittel des Brustbeins, als wäre es entzweigebrochen.[2]

Kropf (in 13 Fällen); das Druckgefühl wurde nach 3–5 Tagen gelindert; in einigen Fällen wurde eine Heilung bewirkt.

Rheumatische Schmerzen ... Muskelkontraktionen ... Steifheit beim Aufstehen ...

---

* Möglicherweise ist hiermit die idiopathische Hämochromatose gemeint. — d.Ü.

Krampfschmerzen in den Händen beim Schreiben.
Synovial-Knacken.[2]
Bei Gewitter: Zittern und Herzklopfen; Schmerzen verstärkt.
Krankheiten kleiner Kinder, welche, nachdem sie mit Milch und Zucker überfüttert worden, an überschüssiger [Milch-] Säure leiden.[1]
Beschwerden bei Hyperazidität.
Lymphdrüsengeschwülste ... können, solange sie nicht verhärtet sind, mittels Natrum phosphoricum beseitigt werden [weil dies Salz die Milchsäure tilgt ...].[1]
Rheumatische Arthritis.
Hautaffektionen bei Zeichen von Hyperazidität ...

Und — vielleicht sollten wir dieser Liste noch den modernen Popanz ›Azidose‹ hinzufügen?

◊

Folgendes hat Schüßler zu seinem großen ›Gewebesalz‹ Natrium phosphoricum zu sagen (NB — man muß wissen, daß Schüßler ein homöopathischer Arzt war, der seinen Ehrgeiz darein setzte, die Zahl der Arzneimittel zu beschränken und die Homöopathie durch seine ›biochemischen‹ Studien zu vereinfachen) ...

Ihm zufolge* ist dieses Salz »in den Blutkörperchen, in den Muskel-, Nerven- und Gehirnzellen sowie in den Interzellularflüssigkeiten enthalten«. ... Natrium phosphoricum ist nützlich bei Podagra und Gicht wie auch bei akutem und chronischem Gelenkrheumatismus; von daher ist es ein Mittel für die sog. saure Diathese. ... »Das phosphorsaure Natron ist das Heilmittel derjenigen Krankheiten, welche durch einen Ueberschuß an Milchsäure bedingt sind.« Es verhindert das Eindicken von Galle und Schleim mit Auskristallisierung des Cholesterins im Gallengang und beseitigt so die Ursache für viele Fälle von Gelbsucht, Gallenkolik, biliösem Kopfschmerz und von mangelhafter Assimilation der Nahrungsfette aufgrund nicht ausreichender Gallenflüssigkeit.

Ein langer Abschnitt ist der Rolle dieses Salzes im Organismus gewidmet, worin u.a. festgestellt wird, daß die Leber das erste und wichtigste ›Laboratorium‹ des animalischen Körpers ist. ...

* M. Tyler zitiert hier nicht Schüßler, sondern aus *The Twelve Tissue Remedies of Schüssler* von Boericke & Dewey, die darin nicht nur Schüßlers Erkenntnisse, sondern das vollständige homöopathische Wissen über die zwölf ›Gewebemittel‹ verarbeitet haben. Sofern in dem zitierten Text auf Schüßlers *Abgekürzte Therapie* Bezug genommen wird, habe ich dies bei der Übersetzung berücksichtigt und die direkt von Schüßler stammenden Passagen in Anführungsstriche gesetzt. — Anm. d. Ü.

Das große Leitsymptom für dieses Mittel ist der *feuchte, rahmartige oder goldgelbe Belag auf dem hinteren Teil der Zunge und des Gaumens.*

Bläschen oder Empfindung von Haaren auf der Zungenspitze [Farrington].

»Saures Aufstoßen, Erbrechen saurer, käsiger Massen; gelblich-grünliche … Durchfälle.«

Natrium phosphoricum kommt möglicherweise auch als Heilmittel des Diabetes in Betracht: Zucker wird bekanntlich in Milchsäure und diese wiederum »durch die Gegenwart des phosphorsauren Natron … in Kohlensäure und Wasser zerlegt«. Indem das Salz auf diese Weise die Menge der anfallenden Milchsäure im Stoffwechsel verringert, schafft es Platz für den weiteren Abbau von Zucker zu Milchsäure und reduziert so die Zukkermenge auf ein normales Maß.*

Unter den Symptomen finden sich auch folgende Geistessymptome [aus der Prüfung Farringtons]: Erwacht in der Nacht und bildet sich ein, Möbelstücke seien Personen. — Bildet sich ein, Schritte im Nebenraum zu hören.

(In meinem Schüßler-Exemplar habe ich als Studentin eine Empfehlung unseres Dozenten am Rand vermerkt: *Morbus Basedow;* die Symptome scheinen das aber nicht zu verbürgen.)

Ferner: Erbrechen saurer Flüssigkeiten oderdunkler, kaffeesatzähnlicher Massen; saures Aufstoßen; Appetitlosigkeit.

Natrium phosphoricum hat viele Harnwegssymptome: Diabetische Polyurie. — Beständiger Harndrang. — Harnfluß setzt aus, macht Pressen erforderlich, usw. (die hervorstechendsten Symptome habe ich oben bereits genannt).

Wie schon bemerkt, kann das Mittel bei jener bedenklichen Metastasis von Nutzen sein, wo Schmerzen in den Extremitäten besser werden und stattdessen das Herz in Mitleidenschaft gezogen wird. Dies erinnert mich an meinen alten Reim über ACIDUM BENZOICUM:

Besser ist's, der Harn fließt dick und reichlich;
Denn wenn klar und spärlich, sind Schmerzen unausweichlich!
Und finden Glieder und Gelenke Linderung,
Bedeutet's für das Herz zumeist Verschlimmerung …

Schüßler empfiehlt wie üblich die D6 oder D12; doch sollen auch hohe und höchste Potenzen mit Erfolg eingesetzt worden sein. Ich habe meine Erfahrungen mit der C30 und C200 gemacht.

---

* So bei Boericke & Dewey nicht zu finden. — d.Ü.

Clarke *(Dictionary)* berichtet über die Wirkungen, die ein Prüfer Farringtons während der Prüfung von Natrium phosphoricum an sich festgestellt hatte, und wie dieser Prüfer später aus seinen Erfahrungen selbst Nutzen ziehen konnte. Er hatte bei der Prüfung folgende Symptome entwickelt: »Jucken an den Fußgelenken, mit einem ekzematösen Ausschlag. Befürchtungen, besonders nachts, daß etwas Schlimmes passieren werde. Kopfschmerz; Übelkeit; Sehstörungen, mit Erweiterung einer Pupille.« Zwei Jahre später hatte er dann einen Patienten — mit Sehstörungen und Kopfschmerzen; wenn diese am stärksten waren, bekam er, vor allem des Nachts, Angstgefühle; außerdem litt er an einem Hautausschlag an den Knöcheln, der mit Juckreiz begonnen hatte ... Natrium phosphoricum heilte ihn umgehend.

Dies erinnert mich an das, was Hahnemann in bezug auf die Prüfer sagte: Indem der Arzt seine eigene Person zum Gegenstand von Versuchen macht, gewinnt er daraus »unersetzliche Vortheile. ... Der Selbstversucher weiß es selbst, er weiß es gewiß, was er gefühlt hat, und jeder solche Selbstversuch ist für ihn ein neuer Antrieb zur Erforschung der Kräfte mehrer Arzneien. Und so übt er sich mehr und mehr in der, für den Arzt so wichtigen Beobachtungskunst, wenn er sich selbst, als das Gewissere, ihn nicht Täuschende, zu beobachten fortfährt ... Er wähne auch nicht, daß solche kleine Erkrankungen beim Einnehmen prüfender Arzneien überhaupt seiner Gesundheit nachtheilig wären. Die Erfahrung lehrt im Gegentheile, daß der Organism des Prüfenden, durch die mehren Angriffe auf das gesunde Befinden nur desto geübter wird in Zurücktreibung alles seinem Körper Feindlichen von der Außenwelt her ..., auch abgehärteter gegen alles Nachtheilige mittels so gemäßigter Selbstversuche mit Arzneien.« [Fußnote zu § 141 *Organon*]

Und wie er sagt, gibt es keinen anderen Weg, um die eigentümlichen Wirkungen der Arzneien auf das Befinden des Menschen zu erfahren, d.h., »welche Krankheits-Elemente sie zu erregen fähig und geneigt« seien, »als daß man die einzelnen Arzneien versuchsweise gesunden Menschen in mäßiger Menge eingibt«. [§ 108]

Und ist es nicht so, daß man gerade das, worunter man selbst gelitten hat, am leichtesten bei anderen wiedererkennt?!

Anmerkung des Übersetzers: Sowohl Clarke als auch Boericke & Dewey berichten, was heutzutage von besonderem Interesse sein dürfte, daß Natrium phosphoricum in kleinen subkutanen Dosen erfolgreich gegen die Morphinsucht (Heroin!) eingesetzt worden ist; es soll das Verlangen dämpfen (»antidotieren«) und so die Sucht durchbrechen.

Natrium sulfuricum

NATRIUMSULFAT, GLAUBERSALZ

Natrium sulfuricum, Natriumsulfat, wurde 1658 von Glauber entdeckt und von ihm *Sal mirabile* genannt; wir nennen es gewöhnlich ›Glaubersalz‹. Es kommt in vielen Mineralquellen vor, wie Karlsbad, Marienbad etc.; die alte Schule setzt es als Abführmittel ein.

Die Homöopathie hat seinen Stellenwert jedoch beträchtlich erhöht und seine große Nützlichkeit (unter anderem) bei Lungenentzündung und Asthma nachgewiesen; dies sind auch die Erkrankungen, wo ich persönlich seine großartigen Wirkungen gesehen habe. Doch wird man Erfolge natürlich nur in solchen Fällen erzielen, welche die eigentümlichen und charakteristischen Symptome aufweisen, wie sie z.T. bereits in den Prüfungen des Mittels hervorgebracht worden sind. Wir werden auf diese Symptome gleich im einzelnen zu sprechen kommen. Für Grauvogl, jenen großen Homöopathen von einst, war Natrium sulfuricum das Heilmittel par excellence für die ›hydrogenoide‹ Konstitution, deren Beschwerden durch eine feuchte* Umgebung entstehen. Detailliert hat Schüßler die Rolle darzulegen versucht, die es im Körperhaushalt spielt; so schreibt er u.a.**: »Wenn infolge einer Störung in der Bewegung der Natriumsulphat-Moleküle die Elimination des überschüssigen Wassers aus den Intercellularräumen zu langsam von Statten geht, so entsteht eine *Hydrämie*. ... Das Befinden der Personen, welche an Hydrämie leiden, verschlimmert sich bei feuchtem Wetter, in der Nähe von Gewässern und in dumpfen, feuchten Kellerwohnungen; es bessert sich unter entgegengesetzten Bedingungen.« Sorgfältige Beobachtung, Theorie, Biochemie und, wie wir später sehen werden, auch die Ergebnisse der Prüfungen*** stimmen hier also vollkommen überein.

Natrium sulfuricum gehört zu den Mitteln mit einer ausgeprägten ***Periodizität.***

* Hier und an einigen anderen Stellen schreibt Tyler irrtümlich »feuchtkalte Umgebung«. Natrium sulfuricum leidet jedoch nicht nur unter feuchter Kälte, sondern auch unter feuchter Wärme; dagegen ist für THUJA, das andere große ›hydrogenoide‹ Mittel, speziell die Verschlimmerung durch feuchte Kälte typisch (vgl. die ensprechenden Repertoriumsrubriken). — Anm.d.Ü.

** *Eine Abgekürzte Therapie*, 43. Auflage, Leipzig 1919. — d.Ü.

*** M.Tyler bezieht sich hier auf einige Symptome, die von Hering genannt werden (s.u.). Dabei handelt es sich aber wohl um *klinische* Angaben, denn die Prüfungen haben die Verschlimmerung durch Feuchtigkeit nicht herausgebracht. — Anm.d.Ü.

Bei Lungenerkrankungen — Pneumonie, Asthma, selbst Tuberkulose — ist die frühmorgendliche Verschlimmerung von 4 bis 5 Uhr charakteristisch. Dieses Merkmal hat immer wieder die Aufmerksamkeit auf Natrium sulfuricum gelenkt und dazu Anlaß gegeben, es näher in Erwägung zu ziehen — mit erfreulichen Ergebnissen.

Neben seiner ›schlechten Stunde‹ von 4–5 Uhr bei Pneumonie und Asthma hat Natrium sulfuricum Koliken um 2 Uhr oder von 2–3 Uhr früh sowie Durchfall, der regelmäßig morgens *nach dem Aufstehen* einsetzt und täglich wiederkehrt. Gleichzeitig mit den Stühlen gehen sehr viele Winde ab. (NB: Bei SULFUR treibt die Diarrhoe den Patienten aus dem Bett; die Natrium-sulfuricum-Diarrhoe meldet sich erst *nach* dem Aufstehen.) Zur Periodizität ist auch seine *Verschlimmerung im Frühjahr* zu rechnen (LACHESIS, RHUS TOXICODENDRON etc.).

Besondere Beachtung verdient es als eines der dreiwertigen Mittel in der kleinen Rubrik *»Wärme, feuchtwarmes Wetter verschlechtert«* (**Lach.**, **Carb-v.** ; dazu wenige andere, unter ihnen, seltsam genug, *Sil.*, das ein so ›frostiges Mittel‹ ist und doch warmes, feuchtes Wetter nicht ertragen kann).

Bei Lungenerkrankungen sucht es sich vor allem die *linke Lungenbasis* aus. Eine Pneumonie im Bereich der linken unteren Lunge mit einer morgendlichen Verschlimmerung von 4–5 Uhr (Temperaturanstieg usw.) deutet stark auf Natrium sulfuricum hin. Ich habe einige Fälle veröffentlicht, die seine rasche und ausgezeichnete Wirkung bei diesen Patienten zeigen. Überhaupt keinen Sinn macht es natürlich zu sagen: »Ich finde, daß PHOSPHORUS, BRYONIA, Natrium sulfuricum (oder was immer sonst) bei Lungenentzündung einfach wunderbar wirkt!« Sie sind *alle gleich wunderbar* — aber jedes in dem Fall, der nach ihm verlangt; und sie sind *alle gleichermaßen Versager* und ›nutzlose Medizin‹, wo sie nicht durch die Symptome indiziert sind. Das ›Glänzende‹, das ›Wunderbare‹ des in Routine erstarrten Praktikers besteht in Glückstreffern, bei denen die Symptome des Patienten mit jenen des Mittels zufällig übereinstimmten; und bei seinem Achselzucken »Ich habe es ausprobiert — es ist nutzlos!« stimmten sie eben zufällig nicht überein. Gleichwohl korrespondiert eine sehr große Zahl von Pneumonien in ihrer Symptomatologie mit BRYONIA, und viele geheilte Fälle gehen daher auf das Konto dieser Arznei, nicht so viele dagegen auf das Konto von Natrium sulfuricum, dessen typische Merkmale seltener anzutreffen sind.

Und, wie schon gesagt, die Leiden und Beschwerden dieser Arznei nehmen mit großer Wahrscheinlichkeit in einer Umgebung mit *hoher Luftfeuchtigkeit* [vgl. Fußnote S. 853] ihren Anfang. Natrium sulfuricum kann regnerisches Wetter, feuchte Wohnungen, das Leben in Wassernähe —

selbst am Meer — und jeden Wechsel zu feuchtem Wetter nicht ertragen. »Starke Atemnot bei feuchtem, bewölktem Wetter, mit dem Bedürfnis, tief durchzuatmen.«

Es ist eines der Heilmittel bei heftigen Asthmaanfällen; der Auswurf ist oft grünlich und reichlich, und stets besteht Verschlimmerung bei feuchtem, regnerischem Wetter.

◊

Ich möchte ein paar Auszüge aus der Vorlesung Kents bringen*, der sehr interessante und praktische Hinweise zu Auswahl und Anwendung dieses wahrhaftigen Wundersalzes — *Sal mirabile* — gibt.

»Natrium sulfuricum schlägt so sehr aufs Gemüt, daß dieses von unheilvollen Impulsen heimgesucht wird — von Impulsen zu Selbstzerstörung, Haß und Rache. ... Es beeinträchtigt das Gedächtnis.« (All diese Dinge kommen in seinen Prüfungen heraus und können dazu dienen, uns zu dem Mittel zu führen.) Kent vermerkt »einen Kampf zwischen dem Wunsch zu sterben und dem Wunsch zu leben. Der Patient hat mit sich selbst und dem Impuls, sich umzubringen, regelrecht zu kämpfen. Er möchte sterben und doch nicht sterben, und dies bringt schlaflose Nächte und Tage des Kampfes mit sich. ...

Die geringsten Geräusche regen ihn auf, und selbst Musik greift ihn an und macht ihn traurig und melancholisch. Schlimmer von sanfter Musik, von sanftem, warmem Licht (AURUM; aber AURUM hat nur den Wunsch, Selbstmord zu begehen, nicht das Bedürfnis zu leben).« »Hahnemann hat gelehrt, daß die Gemütssymptome des Patienten die allerwichtigsten sind; und bei diesem Mittel haben neben den o.g. psychischen Symptomen die morgendliche Verschlimmerung sowie die Besserung durch kalte Luft die größte Bedeutung.«**

»Augenleiden mit katarrhalischen Absonderungen, grünlich und dickflüssig. Ähnliche Sekrete aus der Nase und den Choanen. Überall gelblichgrüne Absonderungen; grünliche Leukorrhoe (THUJA) ...

Magenbeschwerden, mit Regurgitation von Speisen (PHOSPHORUS); ständig quillt Essen empor. Bitterer Geschmack im Mund. Der Magen

---

* Tyler zitiert hier offenbar wieder aus der 1. Auflage der *Lectures*, die später viele Veränderungen erfahren hat. — d. Ü.

** Tyler schreibt »damp and cold«, also Feuchtigkeit *und* Kälte. Dies ist so nicht richtig bzw. mißverständlich. Natrium sulfuricum ist (wegen der SULFUR-Komponente) das warmblütigste unter den ohnehin eher warmen NATRIUM-Mitteln, leidet also mehr unter Wärme als unter Kälte (siehe Repertorium!). Was ihm in erster Linie zu schaffen macht, ist eben die *Feuchtigkeit.* — Anm. d. Ü.

fühlt sich aufgetrieben und schwer an; beinahe andauernde Übelkeit. Patienten mit Leberstörungen, die zuviel Galle produzieren. ...

Nützlich bei cerebrospinaler Meningitis (CICUTA VIROSA). Heftige Schmerzen den Nacken und Rücken hinunter, mit Opisthotonus. Muß auf der Seite liegen, Rückenlage ist in diesen Fällen unmöglich. ...

(Hautsymptome:) Ein großartiges Mittel bei Bartflechten und Warzen. Ein Heilmittel der Gonorrhoe, zusammen mit THUJA, mit dem es viele Symptome gemeinsam hat.«

Natrium sulfuricum ist ein klassisches Mittel gegen die Nachwirkungen von Kopfverletzungen und Gehirnerschütterungen: Kopfschmerz, Gedächtnisverlust, Zuckungen, sogar epileptiforme Krämpfe. Kent sagt: »ARNICA ist besonders bei neuralgischen Schmerzen, Natrium sulfuricum aber bei psychischen Symptomen indiziert, die einem Schlag auf den Kopf folgen. ... Eine Patientin kommt ins Sprechzimmer, bleibt plötzlich stehen, der Schweiß bricht ihr aus; sie sieht verwirrt und verlegen aus; nach wenigen Sekunden kommt sie aber wieder zu sich und sagt: ›Herr Doktor, solche Anfälle habe ich ständig, seitdem ich einmal einen Schlag auf den Kopf bekommen habe.‹« Kent zufolge hat Natrium sulfuricum solche Petit-mal-Anfälle geheilt.

»Natrium-sulfuricum-Schmerzen können sowohl durch Ruhe (wie bei RHUS TOXICODENDRON) als auch durch Bewegung (wie bei BRYONIA) verschlimmert werden. Unruhig.«

Asthmaleiden bei Kindern sykotischer Eltern. Kent sagt: »Asthma kann eine sykotische Krankheit sein; und wann immer es in solchen Fällen Heilungen gegeben hat, sind sie durch antisykotische Arzneien bewirkt worden.« Natrium sulfuricum hat auch die ›THUJA-Warzen‹ im Bereich des Anus und der Genitalien.

◊

Natrium sulfuricum kann keine stärkehaltigen, vor allem aber keine Mehlspeisen* verdauen, Kartoffeln (ALUMINA) und auch Milch werden nicht gut vertragen.**

Clarke lenkt die Aufmerksamkeit auf ein eigentümliches Symptom. »Speichelfluß bei Kopfschmerzen.« Er führt mehrere Asthmafälle an, die durch Natrium sulfuricum geheilt wurden, unter ihnen einen Fall, der deutlich die Charakteristika des Mittels zeigt: »Heftiger Asthmaanfall; grünliches, eitriges Sputum; *in den letzten beiden Tagen durchfälliger*

---

* Vom Übersetzer ergänzt (nach Kents Repertorium: *Farinaceous food agg.* mit **Nat-s.** dreiwertig). Vgl. zu den Mehlspeisen-Rubriken auch die Fußnote auf S. 843. — Anm. d. Ü.

** Es besteht auch Abneigung gegen Milch (zweiwertig im Repertorium). — Anm. d. Ü.

Stuhl sogleich nach dem Aufstehen.« Und bei Hering finden wir zusätzlich: »Kurzatmig, mit stechendem Schmerz in der linken Brustseite. — Starke Atemnot bei feuchtem, bewölktem Wetter, mit dem Bedürfnis, tief durchzuatmen. — Asthmatische Anfälle seit Jahren; Auswurf grünlich und in beträchtlicher Menge.« Und so fort.

Natrium sulfuricum ist aber auch ein Heilmittel für chronische rheumatoide Arthritis. Seine arthritischen Beschwerden sind stets auf hohe Luftfeuchtigkeit zurückzuführen oder werden schlimmer dadurch. Sie zwingen zu Bewegung, aber die Erleichterung durch Lagewechsel hält nicht lange an.

Natrium sulfuricum kann auch Malariasymptome aufweisen; abwechselnd Kälteschauer und Fieber. Wechselfieber mit galligem Erbrechen, hervorgerufen oder verschlimmert durch feuchtes Wetter oder durch die feuchte Atmosphäre an Gewässern oder an der See. Das Erbrochene ist grünlich-gelb, braun oder schwarz.

◊

Nashs Leitsymptome für Natrium sulfuricum sind:

»Diarrhoe, akut oder chronisch, < morgens nach Aufstehen und Umhergehen (BRYONIA), mit viel Flatulenz (ALOE und CALCAREA PHOSPHORICA) und Rumpeln im rechten Unterbauch, besonders in der Ileozökalgegend.

Lockerer Husten, mit starken *Schmerzen* in der Brust; < untere linke Brust.

Schlimmer bei feuchtem Wetter, in feuchten Kellern. Hydrogenoid (Diarrhoe, Rheumatismus, Asthma).

Psychische Folgen von Kopfverletzungen.

Chronische Folgen von Schlägen, Stürzen ...«

Er sagt: »Die Verschlimmerung bei feuchtem Wetter ist bei Natrium sulfuricum nicht auf die Diarrhoe beschränkt, sie zeigt sich besonders auch beim chronischen Asthma. Bei dieser beschwerlichen und hartnäckigen Krankheit habe ich von Natrium sulfuricum großen Nutzen gesehen, und da Verschlimmerung durch feuchtes Wetter hierbei allgemein häufig vorkommt, ist es bei lange bestehendem Asthma auch oft angezeigt. ...

Lockerer Husten mit [stechenden] Schmerzen durch die linke Brustseite ist sehr charakteristisch. Dies ist eines der Hauptunterscheidungskriterien zwischen BRYONIA und Natrium sulfuricum: Beide haben beim Husten starke Schmerzen in der Brust, aber der Husten von BRYONIA ist trocken, während der von Natrium sulfuricum locker ist. Der Patient springt im Bett auf, so sehr tut ihm der Husten weh.«

Nash erwähnt, daß sich der Patient dabei* die schmerzhafte Seite hält, damit es nicht so weh tut, und daß er mehrere Male bei Lungenentzündungen bemerkenswert rasche Erleichterung und Heilung nach der Verabreichung von Natrium sulfuricum gesehen habe, wenn dieses Symptom vorhanden war. ... »Dieser Schmerz durch die untere linke Brust ist für Natrium sulfuricum so charakteristisch wie der durch die untere rechte Brust ziehende Schmerz für KALIUM CARBONICUM.«

◊

In bezug auf die Diarrhoe von Natrium sulfuricum führt Boger in seinem *Synoptic Key* in Großbuchstaben an: *»**Rumpeln, Gluckern in den Därmen, dann plötzlich herausschießender, geräuschvoller, spritzender Stuhl;** nach dem Aufstehen am Morgen ...«* Ihm zufolge sind ARSENICUM und THUJA komplementär zu Natrium sulfuricum. Übrigens betont Kent, als er von Natrium sulfuricum bei Asthma von Kindern, von Jugendlichen in der Pubertät etc. spricht, daß manchmal das Pfeifen, die Häufigkeit der Anfälle und die Prostration auf ARSENICUM hinwiesen, dieses Mittel dann aber lediglich palliativ wirke und der Patient immer häufiger wiederkommen müsse, um Linderung zu erhalten; wohingegen die heilende Arznei die Anfälle immer seltener werden lasse, bis sie schließlich ganz verschwunden seien.

Man beachte, daß im Repertorium Glaubers *Sal mirabile* (Natrium sulfuricum) eines aus der kleinen Gruppe von Mitteln ist, die besonders bei *Asthma von Kindern* indiziert sind, nämlich *Acon.*, **Cham.**, **Ip.**, *Mosch.*, **Nat-s.**, **Puls.**, **Samb.** — und einige weitere im niedrigsten Grad.

Merkwürdig, daß die alte Schule so gut wie nichts über Natrium sulfuricum weiß, außer daß es ein Abführmittel ist!

◊

Für Natrium sulfuricum scheinen weitere Prüfungen in den Potenzen nötig zu sein. Im folgenden will ich aber die wichtigsten Symptome von Allen und Hering anführen.**

---

* Gemeint ist beim ›Aufspringen‹. Tyler zitiert Nash fälschlich so, daß auch BRYONIA beim Husten ›aufspringe‹, weswegen ich das Zitat entsprechend korrigiert habe. Von einem BRYONIA-Patienten würde man zwar erwarten, daß er sich die Brust hält, keinesfalls aber, daß er dabei aufspringt. — Anm. d. Ü.

** Die mit den Indizes [1] und [2] gekennzeichneten Symptome stammen von Schréter und Nenning, die um 1830 die ersten Prüfungen durchgeführt haben. Sie wurden veröffentlicht in Band 3 und 4 der *Annalen der homöopathischen Klinik* von Hartlaub/Trinks. Zwei Gemütssymptome aus der Prüfung Nennings haben sich als sehr charakteristisch herausgestellt und wurden daher vom Übersetzer ergänzt; sie sind an einer zusätzlichen ° zu erkennen. — d. Ü.

Geist und Gemüt. Sehr verstimmt, verdriesslich.[1]

Grosse Verdriesslichkeit, sie wünscht nur nicht reden zu dürfen, und nicht angeredet zu werden, besonders früh.[2]

Lebensüberdruß; muß all seine Selbstbeherrschung aufbieten, um sich nicht zu erschießen.

Die Musik greift sie sehr an, sie wird dadurch zu wehmüthiger Stimmung gebracht und möchte weinen, ob es gleich lustige Tanzmusik war.[○,2]

Heitre und frohe Laune, die ihr selbst auffällt, besonders nach Abführen.[○,2]

Kopf. Drücken in der Stirn, vorzüglich nach dem Essen.[1] > durch den Druck der Hand; in Ruhe und im Liegen; < beim Denken.

Bohren in der Stirne, so heftig, dass er glaubte, die Stirne müsse zerspringen.[1]

Heißes Gefühl auf dem Scheitel.

Gefühl im Kopfe, als wenn das Gehirn locker wäre, und beim Bücken, als wenn selbes auf die linke Schläfe hinfiele ...[2]

Einen plötzlichen Ruck im Kopfe, dass es ihr denselben auf die rechte Seite warf ...[2]

Heftige Schmerzen im Kopf, besonders an der Gehirnbasis und im Nakken (nach Kopfverletzungen).

Chronische Folgen von Kopfverletzungen, von einfachen Gehirnerschütterungen und Verletzungen ohne organische Schäden.

Augen. Große, blasenähnliche Granulationen, mit brennenden Tränen.

Kriebeln im linken Auge, als wenn ein Käfer darin kröche ...[1]

Chronische Konjunktivitis mit granulierten Lidern, grünem Eiter und schrecklicher Lichtscheu.

Drücken in den Augen, des Abends, während des Lesens, beim Lichte; dabei waren die Augenlider so schwer, als wenn Blei darauf läge.[1]

Schnupfen mit Verstopfung der ***Nase*** ...[2]; mit Trockenheit und Brennen.

Nasenbluten vor und während der Menses.

Katarrhalische Nasenabsonderung, gelblich-grün; wird bei Lichtexposition grün.

Mund. Schmutziger, grünlich-grauer oder grünlich-brauner Belag auf der Zungenwurzel.

Die Zunge brennt vorn an der Spitze, wie voll Blasen.[2]

Blasen, die brennend schmerzen, an der Zungenspitze.[2]

Blasen im Gaumen, die sich von Tag zu Tag vermehrten, wodurch der Gaumen so empfindlich wurde, dass sie nur mit Mühe essen konnte; Kaltes in den Mund genommen, that ihr wohl.[2]

Magen. Durst nach sehr Kaltem ...[2] Verlangen nach Eis oder eiskaltem Wasser.

Abneigung gegen Brot, das sie sonst sehr gerne mochte.

Gemüse, Obst, kalte Speisen oder Getränke, Kuchen und Mehlspeisen verursachen Durchfall.

Erbrechen: von Galle; erst von saurer, dann von bitterer Flüssigkeit.

Magenbeschwerden bei Übersäuerung.

Abdomen. Spannen und Stechen unter den falschen Ribben rechter Seite, beim Gehen im Freien.[2]

Beim Tiefathmen ein heftiger spitziger Stich in der rechten Bauchseite, wie in der Leber, als wollte es dort aufspringen; im Sitzen; durch Draufdrükken unverändert; Nachmittag 4 Uhr.[2]

Eine grosse Empfindlichkeit in der Lebergegend beim Gehen. Beim Befühlen schmerzt es dort sehr.[2]

Reissen um den Nabel herum, mit Blähungen ...[1]

Blähungsanhäufung im Unterleibe, mit Schmerzen, ohne Windabgang.[1]

Poltern und Umgehen im ganzen Bauche mit Zwicken, wie nach einer Purganz; dann Abführen.[2]

Lautes Umkollern im Oberbauche, mit darauf folgendem sehr stinkendem Blähungsabgange.[2]

Blähungskolik: die Winde häuften sich an und gingen schwer ab, sie machten ihm Leibkneipen ...[1]

Bauch- und Kreuzschmerz wie zerschlagen weckt sie Nachts 2 Uhr aus dem Schlafe ...[2]

Kann keine enge Kleidung um die Taille ertragen.

Leber: geschwollen und berührungsempfindlich; angeschwollen, schlimmer beim Liegen auf der linken Seite.

Gallenkolik; qualvolle Schmerzen; Gallenerbrechen; bitterer Geschmack.

Gelbsucht, hervorgerufen durch Ärger oder Zorn.

Rektum, Harnorgane. Diarrhoe: < bei nassem Wetter; morgens; nach Mehlspeisen; in kalter Abendluft; von Gemüse, Obst, Kuchen, kalten Speisen oder Getränken; abwechselnd mit Verstopfung; tritt regelmäßig jeden Morgen auf und wiederholt sich ziemlich regelmäßig täglich.

Chronische Diarrhoe; Tuberculosis abdominalis.

Urin brennt beim Lassen und ist sehr geringer Quantität.[2]

Polyurie, besonders bei Diabetes.

Atemwege, Brust. Kurzatmig, mit stechendem Schmerz in der linken Brustseite.
Starke Atemnot bei feuchtem, bewölktem Wetter, mit dem Bedürfnis, tief durchzuatmen.
Ein Druck auf der Brust, wie von einer schweren Last.[2]
Brustbeengung.[1]
Stiche in der linken Brustseite: beim Sitzen; während des Gähnens; beim Einatmen; vom Unterleib bis in die linke Brustseite hochziehend.

Extremitäten. Grausamer Schmerz im rechten Hüftgelenke, ... besonders beim Bücken und mancherlei Bewegungen; beim Ausstrecken, so auch beim Gehen fühlt sie nichts; beim Aufstehen vom Sitze und bei Bewegung im Bette am ärgsten.[2]
Viel Schmerzen in den Gliedern, Händen und Fingern.
Panaritium, Schmerz erträglicher im Freien.

Nach Schlag auf den Kopf epileptiforme ***Anfälle***, die ihn zum Wahnsinn trieben; er wußte nie, wann sie kommen; sehr reizbar, wollte sterben; beständiger Schmerz im Kopf; starke Photophobie.

Zeit: nachts 2 Uhr heftige Bauch- und Kreuzschmerzen; von 2–3 Uhr Blähungskolik; von 4–5 Uhr Asthma; um 9 Uhr Diarrhoe.

Malariasymptome; abwechselnd Frostschauer und Fieber.

Hydrogenoide Konstitution: fühlt jeden Wechsel von trocken nach feucht; kann weder Seeluft ertragen noch Pflanzen essen, die in Wassernähe gedeihen; fühlt sich an trockenen Tagen am wohlsten.

Nux moschata

MUSKATNUSS

Kent sagt von der Muskatnuß: »Ein kleines Mittel, aber kein anderes wird es ersetzen können, wenn es benötigt wird.«

Zufälligerweise bin ich mehrere Male unter recht dramatischen Umständen auf dieses Arzneimittel gestoßen und habe dabei seine schnelle und wunderbare Wirkung beobachten können. Daher reizt es mich natürlich sehr, darüber zu schreiben, zumal es wohl nur wenig bekannt ist; es ist eines jener Mittel, die nur dann beim Repertorisieren ›herauskommen‹, wenn man die ihm *eigentümlichen Symptome* berücksichtigt, die ganz unverwechselbar sind.

Eine erste Erfahrung

Vor vielen Jahren fuhr ich spät abends in größter Besorgnis um eine 80jährige Patientin in den Süden Londons, um dort einen homöopathischen Arzt um Rat zu fragen. Die Frau war bereits seit neun Wochen infolge einer zerebralen Thrombose gelähmt und komatös, doch war das Koma jetzt so weit fortgeschritten, daß es kaum noch möglich war, sie zu ernähren.

Wie sich herausstellte, war ich bei ihm genau an den Richtigen geraten, denn er hatte eine seltsame Geschichte zu erzählen! Er selbst hatte nämlich nach einer ganzen Reihe von grippalen Infekten (und die Grippe war schlimm in jenen Tagen!) anfallsartige Zustände von Gleichgültigkeit und automatischem Verhalten entwickelt, dergestalt, daß er seine Briefe tagelang ungeöffnet mit sich herumtrug, an nichts Interesse zeigte und so auch für seine Patienten keine große Hilfe war; dennoch hatten diese ihm weiterhin großes Vertrauen entgegengebracht, Nachsicht gezeigt und darauf gewartet, daß sich seine postgrippale Indisponiertheit wieder legte. Nux moschata war es schließlich gewesen, das seine Arbeitsfähigkeit wie von Zauberhand wiederhergestellt hatte. Darum war gerade er in der Lage, mich auf die ›Tugenden‹ dieses Mittels aufmerksam zu machen und seine Anwendbarkeit für den vorliegenden Fall aufzuzeigen.

Und es wirkte — lediglich eine Gabe der 200. Potenz (wenn ich mich recht entsinne), und all meine Besorgnis bezüglich der Patientin wurde gegenstandslos: Sie erwachte prompt aus ihrem Koma, erholte sich sehr gut und lebte, wieder im Vollbesitz ihrer Kräfte, noch fünf weitere Jahre. Andere Mittel (besonders ZINCUM in sehr hoher Potenz) brachten ihr später gelegentlich Hilfe, doch es war Nux moschata, das ihr, wie man wohl sagen kann, das Leben gerettet hatte. — Nach einer Erfahrung wie dieser vergißt man eine Arznei nie wieder.

Und hier eine ganz andere Art von Erfahrung mit der Muskatnuß ...

Vor einigen Jahren bat mich eine 22jährige um Hilfe, die sich in einem eigenartigen Zustand befand. Acht Monate zuvor hatte sie, gegen Furunkel, eine ganze Muskatnuß gegessen; sie hatte sie zerrieben und auf einem Butterbrot verspeist. (Diese interessante Erfahrung hatte sie bereits, wie sie erzählte, £100 für diverse Behandlungsversuche gekostet.)

Was danach geschehen war, beschrieb sie folgendermaßen:

Sie wurde schläfrig, die Augen waren nur halb geöffnet.
Sie hatte das Gefühl, das Bewußtsein zu verlieren; fühlte sich wie gelähmt und taub.
(Daraufhin nahm sie zum Abführen Glaubersalz und Rizinusöl.)
Wiederholte Anfälle von Bewußtlosigkeit.
(Man versuchte, Erbrechen herbeizuführen, und sie erbrach das Rizinusöl. Man dachte schon, es ginge mit ihr zu Ende.)
Ihr Herz war in Mitleidenschaft gezogen.
Sie hatte das Gefühl, zu einer Seite des Bettes herunterzurutschen.
Sie war einen Monat lang bettlägerig — nie wieder gesund seitdem.
Sehr nervös.
Jetzt hat sie, wenn sie müde ist, Angst; wird schnell müde. Hatte Angst zu sterben.
Träume — Alpträume: Flugzeug stürzt ab; sie wird verfolgt.
Verdauungsstörungen.
Ölige, fettige Haut: Kopf, Gesicht, Rücken.
Achselhöhlen triefen vor Schweiß (... und eine Reihe anderer Symptome).
Zweimal gegen Pocken geimpft; die erste Impfung war nur schwach, die zweite gar nicht mehr angegangen.

Ich schwankte zwischen THUJA und Nux moschata in hoher Potenz, entschied mich dann aber für THUJA M, 10M und 50M, an drei aufeinanderfolgenden Morgen einzunehmen.

Drei Wochen später: »Deutlich besser; keine Alpträume mehr; Schwindelanfälle seltener. Es (das Mittel) hat mir neues Leben eingehaucht; habe jetzt das Gefühl, alles tun zu können.« Und nach einem weiteren Monat: »Ich bin ein ganz anderer Mensch geworden, Sie würden mich kaum wiedererkennen; ich spiele täglich Tennis, und bis auf ein bißchen Übelkeit ab und zu bin ich fast wieder die alte.« Eine gewisse Verdauungsschwäche war zurückgeblieben, für die sie Nux moschata 200 und M an zwei aufeinanderfolgenden Morgen bekam, und danach habe ich volle elf Monate nichts mehr von ihr gehört.

Wie Kent sagt: *»Es ist besser, nichts zu tun als etwas Falsches.«* In diesem Fall hätten ein oder zwei Gaben THUJA die Furunkel geheilt, und sie hätte ihre £100 sparen können.

◊

Die Muskatnuß ist oft angewandt worden, um Aborte herbeizuführen; ihre Wirkung ist hier spezifisch, wie die Symptome zeigen (s.u.). An ein paar derartige Fälle (die schon lange her sind) kann ich mich heute noch erinnern; bei allen hatten die extreme Schläfrigkeit und der komaähnliche Zustand bestanden, doch hatten diese Wirkungen offenbar schnell wieder nachgelassen.

Clarke *(Dictionary)* bringt einige interessante Beispiele von Wirkungen der Muskatnuß; interessant und wichtig natürlich deshalb, weil die Muskatnuß das (und nur das) zu heilen vermag, was sie hervorrufen kann:

»Ein junger Mann aß eines Morgens zwei Muskatnüsse. Nachmittags war er gut aufgelegt, war zu mehr Aktivitäten in der Lage als sonst und konnte sich zu jedem Thema äußern. Beim Abendessen trockener Mund mit großem Durst; er hatte das Gefühl, gar nicht genug trinken zu können, um ihn zu stillen. Nach dem Essen hatte er ein seltsames Gefühl im Kopf, so als würde er träumen; dennoch machte er, wie er es vorgehabt hatte, noch bei einer kleinen musikalischen Veranstaltung mit. *Er schien zwei Personen zu sein, und sein wahres, bewußtes Ich schien sein anderes Ich beim Klavierspielen zu beobachten.* Er schlug immer die falschen Tasten an und mußte aufhören. Er schien ganz in sich versunken zu sein, und wenn man ihn ansprach, schrak er zusammen und kam wieder zu sich. Sein Gehör war für entfernte Geräusche viel empfindlicher als gewöhnlich.

Eine Frau, die mehrere Muskatnüsse mit der Absicht gegessen hatte, eine Abtreibung herbeizuführen, hatte die Halluzination, *zwei Köpfe* zu haben.«

Eine Frau, die geriebene Muskatnuß gegen Bauchschmerzen mit Durchfall genommen hatte, verfiel in einen halbkomatösen Zustand. Als sie wieder zu Bewußtsein kam, hielt sie ständig ihre Hände an den Kopf, um, wie sie sagte, »zu verhindern, daß er herunterfällt«; auch mußte sie die Hände benutzen, wenn sie den Kopf bewegen wollte, da sie ihn als zu groß und zu schwer für ihren Körper empfand.*

* Die vollständige Schilderung dieses Falles findet sich in Hughes' *Cyclopædia of Drug Pathogenesy,* Band 3, S.424. — d.Ü.

Clarke hebt drei wichtige Leitsymptome von Nux moschata besonders hervor: ***Schläfrigkeit — Frostigkeit — Trockenheit.*** »*Sehr arge Trockenheit im Munde; der Speichel war ihm wie Baumwolle.*« Ein weiteres Leitsymptom ist ***Ohnmachtsneigung.***

»Zeitweise hellseherische Zustände: Kann Fragen genau beantworten, die ganz außerhalb ihres Horizontes liegen, und beim Wiedererlangen des Bewußtseins weiß sie nichts mehr davon.«

Bei gespaltener Persönlichkeit vgl. außerdem BAPTISIA, PETROLEUM, PYROGENIUM.

*Hauptsymptome**

Geist und Gemüt. Unwiderstehliche Schläfrigkeit.[1]

Gänzliche Erstarrung und Unempfindlichkeit.[1]

Vergehen der Gedanken beim Sprechen, Lesen oder Schreiben.

Geistesabwesenheit; kann nicht denken.

Schwäche oder Verlust des Gedächtnisses.

Benutzt falsche Wörter (während Kopfschmerzen).

Seine Umgebung scheint ihm verändert zu sein; in phantastische Traumbilder versunken; erkennt vertraute Straßen nicht wieder (OPIUM).

Veränderliche Stimmung; bald lachend, bald weinend.

Ganz gegen seine Gewohnheit reizt ihn alles zum Lachen, welches besonders auffallend war, als er in die freie Luft trat. Er blieb auf der Strasse stehen, machte alberne Gesticulationen, versank zwischendurch in völlige Geistesabwesenheit, und wenn er wieder erwachte (sich sammelte), so kam ihm alles, was ihn umgab, lächerlich vor. ...[1]

Kopf. Gefühl, als wenn alle Gefässe klopften. Besonders auf dem Kopfe, auf kleine Stellen beschränkter klopfend-drückender Schmerz, vorzüglich am linken Augenbraunbogen.[1]

Drückender Kopfschmerz, auf einer kleinen Stelle über dem linken Stirnhöcker.[1]

---

* Aus Herings *Guiding Symptoms;* einige fettgedruckte Symptome aus Allens *Encyclopedia* sind von mir hinzugefügt worden. Die Prüfung wurde 1833 von Helbig im 1. Heft der Zeitschrift *Heraklides (Ueber Krankheitsursachen und Heilmittel nach ihren reinen Wirkungen)* veröffentlicht; die entsprechenden Symptome sind mit [1] gekennzeichnet. Hering hat 1859 im 10. Band der *Homöopathischen Vierteljahrschrift* einige Symptome und klinische Beobachtungen beigesteuert, die mit [2] markiert sind. 1870 veröffentlichte Hering in englischer Sprache eine 2090 Symptome umfassende Monographie über Nux moschata, anhand derer ich einige Angaben aus den *Guiding Symptoms* ergänzt oder modifiziert habe. — Anm.d.Ü.

Heftiges Reißen im Hinterkopf, zum Nacken sich erstreckend.

Trockenheit in den ***Augen.***[1]

Er kann, wegen Trockenheits- und Rauheitsgefühls in den Augen, dieselben nicht gut öffnen und schliessen.[1]

Alle Dinge erscheinen zu groß.

Mund. Zungenlähmung. — Zungenschwäche: Kinder, die alt genug sind, lernen nicht sprechen, als ob es zu schwer wäre, die Zunge zu bewegen.

Zunge nachts so trocken, als würde sie zu Staub zerfallen.

Die Zunge scheint ihm trocken zu seyn; beim Befühlen mit dem Finger erscheint sie wie ein eingeschlafnes Glied oder wie mit Leder überzogen. Nachts.[1]

Ohne wirklichen Durst und ohne dass die Zunge bei der Untersuchung trocken ist, hat sie doch ein solches Trockenheitsgefühl im Munde und auf der Zunge, dass ihr dieselbe an dem Gaumen scheint hängen bleiben zu wollen. ...[1]

So grosse Trockenheit im Munde, dass die Zunge am Gaumen anklebt, und doch ist kein Durst dabei, Abends.[1]

Sehr geplagt von Trockenheit in Mund und Rachen während des Schlafs; wacht immer mit sehr trockener Zunge auf, doch ohne Durst.

Magen. Durstlosigkeit, trotz großer Trockenheit oder Trockenheitsempfindung im Munde.

Schon geringfügiges Zuviel-Essen verursacht Kopfschmerzen.

Schluckauf.

Erbrechen: krampfhaft; während der Schwangerschaft; bei Übersäuerung des Magens; bei Flatulenz.

Völlegefühl im Magen: behindert das Atmen; in der Schwangerschaft.

Stuhl. Schwer abgehender, aber weicher Stuhlgang ...[1]

Obgleich der Koth nicht fest war, so ging dennoch die Ausleerung träge von Statten und es war ihm, als bleibe noch ein Theil zurück, weil kein Trieb da war, ihn auszutreiben.[1]

Sommerdurchfälle der schlimmsten Art.[2]

Diarrhoe: aufgrund kalter Getränke; wie gehackte Eier; mit Unverdautem; mit Appetitlosigkeit und großer Schläfrigkeit, bei Kindern.

Weibliche Genitalien. Menses: unregelmäßig bezüglich Zeit und Menge; zu früh und profus; ... mit unüberwindlicher Schläfrigkeit; mit Trockenheit des Mundes; mit hysterischem Lachen ...

Die Regel erscheint 2 bis 3 Tage später. Vorher zeigte sich Kreuzschmerz, als ob ein querliegendes Stück Holz herausgedrückt würde ... Das Blut war dunkler und dicker ...[1]

Stillt die von Pessarien verursachten Schmerzen und hindert das Erbrechen.[2]

Falsche, unkräftige Wehen, und bevorstehender Abortus.[1]

Drohende Fehlgeburt: bei hysterischen Frauen mit Ohnmachtsneigung, Frösteligkeit und Erkältungsneigung; fürchtet zu abortieren; anhaltender und nicht enden wollender Blutfluß.

Atemwege, Brust, Herz. Heiserkeit beim Gehen gegen den Wind plötzlich entstanden.[1]

Schwieriges Einatmen; hysterisches Asthma.

Das Athemholen erschwerendes Lastgefühl auf der Brust.[1]

Beklemmung auf der Brust und Andrang nach dem Herzen.[1]

Er hustet etwas Blut aus ... Dabei Stiche in der Brust.[1]

Trockner Husten, der sich besonders bei Erhitzung durch Arbeiten und beim Warmwerden im Bette einstellte.[1*]

Zittern oder Flattern des Herzens, wie von Schreck, Furcht oder Trauer.

Schmerzen mal im ***Rücken***, mal im Kreuz; sehr matt in den Knien; < in Ruhe (Lumbago).

Rückenschmerz beim Fahren.[1]

Schmerzen im Kreuz beim Fahren in einem Wagen.

Extremitäten. Die Hände sind ihm kalt und wie erfroren, und als er in die Stube kam, empfand er unter den Nägeln eine Art Klummen und Sumsen ...[1]

Nerven. Schläfrigkeit; Torpor; Lethargie.

Spasmen und hysterische Zustände innerer Organe; chronische hysterische Anfälle; konvulsivische Bewegungen.

Hysterie: von der geringsten Anstrengung erschöpft ...

Schlaf. Beschwerden rufen Schläfrigkeit hervor; Koma ...; seltsames Gefühl beim Erwachen.

---

[*] Dieses Symptom ist in Allens *Encyclopedia* ausgelassen worden, und in den *Guiding Symptoms* ist es nur mit dem zweithöchsten Grad versehen. Helbig hebt es aber durch Sperrdruck besonders hervor, und Hering hat das Symptom »Husten beim Warmwerden im Bette« (laut *Homöopathischer Vierteljahrschrift*) »in sehr vielen Fällen« beobachtet. — Anm.d.Ü.

Sie lagen mehr als einen Tag unbeweglich und stumm, wie an der Schlafsucht.[I]

Fast unwiderstehliche Neigung zum Schlafe.[I]

Ungemein schläfrig ist sie, die Augen wollen immer zufallen.[I]

Sie ist wie berauscht und schläfrig, sie weiss nicht, wo sie ist und geht, die Augen fallen ihr zu.[I]

Grosse Schläfrigkeit und doch dabei grosse Neigung zum Lachen.[I]

Bei kühler, trockener, zu Schweisse wenig geneigter ***Haut***.[I]

Seltsame Empfindungen

Er ist wie trunken und taumelnd.[I]

[Schwäche und Taubheit der Glieder, mit] Gefühl, als schwebte sie in der Luft.

Vorwärtsdrängen im Kopfe, nach der Stirn zu, welche gleichsam herausgedrückt wird und ihm noch einmal so dick erscheint.[I]

Schmerz, besonders in den Schläfen, beim Schütteln wackelte es im Kopfe, als ob das Gehirn anschlüge.[I]

Gefühl, als wenn alle Gefässe klopften.[I]

Druck von innen nach außen, als sollte der Kopf platzen.

Gefühl, als wäre das Gehirn locker.

Nächtliches Zahnreissen, wobei sie die Kiefer nicht zusammenbringen kann, sie sind wie gelähmt.[I]

Schmerz in Zähnen und im Nacken von feuchtkalter Abendluft entstanden: es drückt, als ob die Zähne gefasst worden seyen. Die Zähne schienen dabei locker zu seyn ...[I]

[Trockenheitsgefühl im Munde und auf der Zunge, dass ihr dieselbe an dem Gaumen scheint hängen bleiben zu wollen.] Es ist ihr, als ob sie Häring gegessen hätte.[I]

Gefühl, als würden sich die Speisen im Magen zu Klumpen mit harten Oberflächen und Kanten formen.

Schmerzen im Bauch, als ob dieser voller Knoten sei.

Empfindung wie von einem Klumpen im Unterleib (Anteversio uteri).

Kreuzschmerz, als ob ein querliegendes Stück Holz herausgedrückt würde [vor der Regel].[I]

Beklemmung auf der Brust, so als ob es fettig oder als ob durchlöcherter Speck im Halse (der Luftröhre) sey, der nicht genug Luft hindurchlasse.[I]

Brust wie zu eng, nach kaltem Waschen.

Gefühl, als ob ein Messer in die Brust gestoßen würde.

Gefühl, als ob das Herz abgedrückt würde. (CACTUS, LILIUM TIGRINUM)
Gefühl, als würde das Herz von etwas gepackt. (CACTUS, DIGITALIS)
Anfälle von Herzklopfen, als würde das Herz stehenbleiben und dann kräftig weiterschlagen. (Vgl. GELSEMIUM, DIGITALIS)
Gefühl, als würde das Blut zum Herzen, von dort zum Kopf und dann zum übrigen Körper strömen, und dann dasselbe von neuem.
Schmerz im linken Oberarme neben der Mitte näher dem Ellenbogen wie nach heftigem Druck durch greifende Hand.[2]
Empfindung vorn im rechten Kniee, als ob ihn jemand angriffe, eine Art Umschnüren.[1]
Wehthun im Kreuze und Mattigkeit in den Beinen, als ob er einen Schlag auf das Kreuz und die Waden bekommen hätte.[1]
Schmerz zur Seite der Lendenwirbel, wie von einem Faustschlage.[1]
Schmerzen in den Theilen, worauf er liegt.[1] (ARNICA)
Schmerzen in den Schienbeinen, von den Knien bis zu den Knöcheln, als wären die Knochen zertrümmert.
Trockenheit oder zumindest Trockenheitsgefühl in Augen, Nase, Lippen, Mund, Zunge, Rachen etc.
Herumziehende, wühlend-drückende Schmerzen, die stets nur *eine kleine Stelle* einnehmen, nicht lange auf dieser verweilen, aber bald wiederkommen.[1*]

◊

Unter den Vergiftungssymptomen der Muskatnuß, die in der *Cyclopædia of Drug Pathogenesy* angegeben werden, fallen wiederholt deren Wirkungen auf die Beckenorgane auf: Ovarien und Uterus stark angeschwollen und berührungs- und druckempfindlich; viele dieser Symptome bestanden oder rezidivierten über viele Monate hinweg, besonders während der Menses. Ein ums andere Mal wird der Kopf als vergrößert und zu schwer beschrieben: »Sie hielt ständig ihre Hände an den Kopf, um, wie sie sagte, zu verhindern, daß er herunterfiel; auch mußte sie die Hände benutzen, wenn sie den Kopf bewegen wollte, da sie ihn als zu groß und schwer für ihren Körper empfand.« Und in einem anderen Fall: »Ihr Kopf fühlte sich viel zu groß und wie nach hinten gezogen an.« … »Alles erschien mir zu groß; meine Hände schienen die doppelte Größe zu haben.« In einem Fall allerdings »schienen die Gegenstände kleiner zu werden, wenn er sie ansah«. Die Atemwege waren zuweilen stark betroffen: »Die Kraft zum Atmen verließ mich.« Einmal waren die Hände fest über der Brust ver-

[*] Ergänzung des Übersetzers; der *auf kleine Stellen beschränkte Schmerz* wird sowohl von Helbig als auch von Hering besonders betont.

schränkt, und der Versuch, sie zu trennen, rief klonische Krämpfe hervor. ... »Sie wagte nicht zu schlafen aus Furcht, sie könnte sterben.« ... »Die Hand schien ihr rot, von roten Flecken übersät und vergrößert zu sein.« ... Empfindungen des Schwebens. ... »Das Herz schien in einem Vakuum zu schlagen; es fühlte sich taub und kalt an, manchmal auch, als würde es aus ihm heraustropfen; bisweilen schien der Herzschlag auszusetzen« usw.

◊

Nux moschata ist »müde und ***kalt***« — ***schläfrig***, ***trocken,*** aber ***ohne Durst.***

◊

Guernseys Zusammenfassung von Nux moschata: »Schläfrigkeit; sehr müde; stuporartiger Schlaf. Beschwerden rufen Schläfrigkeit hervor.

Frost ohne Durst; Hitze ohne Durst; mangelnde Transpiration; kein Durst.

Sehr trockener Mund, so trocken, daß die Zunge am Gaumen kleben bleiben kann; dennoch kein Verlangen nach Wasser, eher Abneigung dagegen. (MERCURIUS hat im Gegensatz dazu eine *sehr feuchte* Zunge, die vor lauter Speichel tropfen kann, und es besteht *großer Durst.*) Kopfschmerzen mit sehr trockenem Mund, ohne Verlangen zu trinken. ...

Schlimmer: im Freien; in kalter Luft; bei naßkaltem Wetter; bei Wetterwechsel (von trockenem zu feuchtem Wetter oder umgekehrt, bis es sich stabilisiert hat); bei nassem Wetter; bei windigem Wetter.«

◊

Farrington sagt: »Nux moschata übt einen sehr ungewöhnlichen Einfluß auf den Geist aus. Der Zustand schwankt zwischen Verwirrung, in der die vertraute Umgebung fremd, phantastisch oder wie im Traum erscheint, und Geistesabwesenheit, Schläfrigkeit, schließlich tiefem Stupor mit Verlust der motorischen und sensorischen Funktionen. Auch die Gemütsstimmung kann alternieren: Bald ist die Patientin heiter, zum Lachen geneigt, gewinnt allen Dingen eine lächerliche Seite ab, scherzt selbst über ernste Themen, dann plötzlich wechselt ihre Stimmung — zu Traurigkeit mit Weinen und lautem Schluchzen; oder ihr Ausdruck wird stumpfsinnig, sie ›versinkt allmählich in eine Abwesenheit der Gedanken, welche in Schlaf übergehen will‹.

Wahrnehmungsstörungen kommen ebenfalls vor: von einem nur momentanen Verlust der Besinnung kann sie glauben, daß er eine halbe Stunde gedauert habe; ihre Hände scheinen ihr zu groß; Gegenstände werden beim Ansehen immer kleiner.

Die körperlichen Funktionen sind ebenfalls in charakteristischer Weise in Mitleidenschaft gezogen: ›Kreuz und Beine sind wie zerschlagen und sehr matt‹; Beine und Knie tun ihm weh, wie wenn er eine weite Reise gemacht hätte; Prostration; Neigung, in Ohnmacht zu fallen; ›Beklemmung auf der Brust und Andrang nach dem Herzen‹; Haut kalt und trocken; so erschlafft, daß Puls und Atem kaum noch wahrnehmbar sind; der Kopf fällt ihm immer wieder nach vorn, das Kinn auf der Brust ruhend; Kopf wie zu groß und ohne Halt, rollt bei Tische hin und her, so daß er gestützt werden muß; Därme enorm aufgebläht, wie durch schwache Verdauung; selbst weiche Stühle gehen nur schwer ab.

Es ist diese geistige und körperliche ›Atonie‹, die zu den großartigen Heilungen mit Nux moschata geführt hat, nicht nur bei hysterischer Schwäche, sondern auch bei Typhus und Cholera infantum. Die hysterisch-krampfartigen Symptome des Mittels sind innig mit den oben genannten Symptomen verwoben: Kopf nach vorne geworfen; Kiefer zusammengebissen; Herz wie von etwas gepackt; plötzliche Herzbeklemmung, mit Erstickungsgefühl; tonische, dann klonische Krämpfe; Bewußtlosigkeit oder Ohnmächtigwerden.

Begleitende Zustände sind: große Trockenheit von Mund und Hals, über die sie sich, bei ihrer Neigung zu Übertreibungen, heftig beklagt; die geringste Gemütserregung läßt die Symptome wiederkehren, verstärkt die Auftreibung des Bauches etc.; Haut kühl und trocken, keine Schweißneigung; Herzklopfen; Herzschlag und Puls wechselhaft.«

◊

Kent widmet Nux moschata nur ein kurzes Kapitel. Es ist, wie er sagt, kein sehr großes Mittel, wird aber häufig übersehen, wenn es gebraucht würde.

»Wir lassen es nur allzuleicht zur Gewohnheit werden, uns ganz auf die Polychreste zu verlassen. ...

Im Verhältnis zur Nuß hat die Wurzel des Muskatnußbaumes eine deutlich stärkere Wirkung, sie besitzt die eigentlichen arzneilichen Eigenschaften.

Benommenheit des Geistes; ... die Patientin handelt wie automatisch. Es ist ein wunderlicher Geisteszustand: Sie läuft im Haus herum und erledigt die Hausarbeit, aber wenn sie unterbrochen wird, hat sie völlig vergessen, was sie eben noch getan hat, weiß z.B. nicht mehr, daß sie sich die ganze Zeit mit ihrem Sohn unterhalten hat; sie hat keine Erinnerung an vergangene Ereignisse. ...

Sie liegt mit geschlossenen Augen da und registriert alles, was um sie herum vorgeht, erinnern aber kann sie sich dann an nichts. ... Sie erledigt ihre

Hausarbeiten wie sonst auch, und dennoch scheint sie wie in einen Traum versunken — sie scheint nicht einmal mehr ihre Angehörigen zu erkennen.

Sie ist immer kurz davor einzuschlafen … zu allen möglichen Zeiten.«

Laut Kent kann Nux moschata gelegentlich auch im Typhus- und Malariakoma indiziert sein (ACIDUM PHOSPHORICUM). »Wenn sie daraus aufgerüttelt wird, kann sie nur langsam und erst nach einer langen Pause auf Fragen antworten; dann fällt sie wieder leicht in einen verwirrten Zustand zurück. Die Antwort kann ohne jeden Bezug zu der gestellten Frage sein. …

Die Schläfrigkeit und Benommenheit treten hier kombiniert in Erscheinung, und wenn dies der Fall ist, sind sie nur schwer von einem anderen Mittel abzudecken; am ehesten hat dieser Zustand noch Ähnlichkeit mit OPIUM.

Schwäche bis hin zu Ohnmacht bei langem Stehen, wie z.B. beim Anpassen eines Kleides.

Trockenheit des Mundes und Festkleben der Zunge am Gaumen — bei Beschwerden aller Art; große Schläfrigkeit und automatisches Verhalten, besonders bei nervösen Frauen. Nux moschata hat Petit mal geheilt. …

Es ist besonders geeignet bei hageren Frauen, die stark abgenommen haben; die Brüste sind flach. Ich erinnere mich an eine 35jährige Frau, deren Brüste einst wohlgerundet waren und dann vollkommen flach wurden. Nux moschata stellte ihre ursprüngliche Form wieder her.

Nux moschata ist ein kleines Mittel, das aber, wenn es benötigt wird, von keiner anderen Arznei ersetzt werden kann.«

◊

Ich will das Kapitel beschließen mit einem Zitat aus *Neatby and Stonham's Manual:*

»Wie alle anderen Mittel wird Nux moschata, wenn es gemäß dem Simile-Gesetz gegeben wird, Erleichterung bringen und Krankheiten, wie sie auch heißen mögen und klassifiziert sind, heilen, wenn die Übereinstimmung zwischen Arznei und Krankheit hinreichend groß ist.«

◊

Ergänzung des Übersetzers. Helbig beschließt seine Einleitung zur Pathogenese der »Muskaten-Nuss« mit folgenden wertvollen Hinweisen:

»Im Allgemeinen fand ich die Muskate besonders dann vortheilhaft wirkend, wenn folgende Umstände vorhanden waren:

1.) wenn die Krankheit durch Einwirkung von (nasser) Kälte entstanden war,

2.) wenn die Beschwerden, (Schmerz sowohl als Fieber) durch äussere Wärme gelindert, durch freie, kalte Luft hingegen vermehrt wurden,
3.) wo Schläfrigkeit oder Neigung zu Ohnmachten mit unter den Symptomen war.

Auch schien sie

4.) bei kühler, trockener, zu Schweisse wenig geneigter Haut, und
5.) bei Kindern und Weibern häufiger, als unter den entgegengesetzten Umständen, vortheilhaft zu wirken.«

Nux vomica

SAMEN VON STRYCHNOS NUX VOMICA; BRECHNUSS, »KRÄHENAUGEN«

In keinem Haushalt sollte eine kleine homöopathische Hausapotheke für Beschwerden des Alltags fehlen — und in keiner solchen Nux vomica. Als wir klein waren, hatte Nux seinen festen Platz im Medizinschränkchen unserer Kinderstube, und die Kindermädchen hatten nicht ganz unrecht, wenn sie es die ›Launen-Medizin‹ nannten.

Hahnemann schreibt in der Einleitung seines Kapitels über die »Krähenaugen« [*Reine Arzneimittellehre,* Band 1]: »Es gibt einige wenige Arzneien, deren meiste Symptome mit den Symptomen der gewöhnlichsten und häufigsten Krankheiten des Menschen ... an Aehnlichkeit übereinstimmen und daher sehr oft hülfreiche homöopathische Anwendung finden.« Diese bezeichnet er als *Polychreste*, oder, an anderer Stelle, als »vielnützige Mittel« — Arzneien mit einem *breiten Anwendungsbereich*.

Diese Polychreste sind es, die für die gewöhnlichen akuten Beschwerden stets zur Hand sein sollten, und zu ihnen rechnet Hahnemann »vorzüglich die Krähenaug-Samen«. Er berichtet, daß man früher deren Gebrauch fürchtete, »weil man sie in ungeheuer großen Gaben (zu ganzen und mehren Granen) und in unpassenden Krankheitsfällen, natürlich mit Schaden, bisher angewendet hatte. Sie werden aber zu dem mildesten und dem segenreichsten Heilmittel in allen den Krankheitsfällen, deren Symptome den Beschwerden in Aehnlichkeit entsprechen, welche Krähenaugen für sich in gesunden Menschen zu erregen fähig sind«, wenn sie in kleiner Gabe verabreicht werden. (Zu Beginn des Kapitels empfiehlt er die Anwendung in der »decillionfachen Kraft-Entwickelung«, also der C30, und erläutert deren Zubereitung genauestens.)

Aus »einer sorgfältigen, vieljährigen Praxis« sei hervorgegangen, »daß diejenigen Personen sie öfter bedürfen, welche sehr sorgfältigen, eifrigen, feurigen, hitzigen Temperamentes sind, oder tückischen, boshaften, zornigen Gemüths«. (Das heißt natürlich nicht, daß Nux nicht bei jeder beliebigen Erkrankung in Frage kommen kann — sofern die Symptome übereinstimmen.)

Es scheint auch bei den ungewöhnlichsten krankhaften Zuständen immer irgendein Mittel zu geben, das diese abdeckt, und das häufig mit wahrhaft erstaunlicher Genauigkeit. So müßte z.B. Nux vomica, wie Sie gleich sehen werden, in Paraguay von größtem Nutzen sein zu den Zeiten, da die Einheimischen dort Amok laufen.

Sir John Weir zitiert in seinem Heft *Present-Day Attitude* einen Dr. Lindsay aus Paraguay, und zwar bezüglich der gewaltigen Auswirkungen, die in jener Gegend der Nordwind auf das Nervensystem hat. (Wie Sie vielleicht wissen, ist Nux eines der wenigen Mittel mit Verschlechterung bei *trockenem* und *windigem* Wetter.)

Dr. Lindsay sagt über diesen Nordwind:

»Es ist ein trockener, heißer Wind. Er läßt alles verdorren, was er berührt. Seine Auswirkungen auf Lebewesen aller Art sind höchst ungewöhnlich.

Alle Haustiere — Pferde, Rinder, Hunde, Geflügel usw. — leiden dabei in gleicher Weise wie die Menschen. ... Die Nerven sind bei jedermann zum Zerreißen gespannt. Der trivialste Vorfall, schon ein Scherzwort, das falsch verstanden wird, kann zu Mord und Totschlag führen.

Ein älterer Einheimischer, der einen jüngeren aus einer etwas höheren sozialen Schicht traf, begrüßte diesen mit den Worten *›Mensch, Junge, aus Dir ist ja inzwischen fast ein Mann geworden!‹* Von einer Kugel des Jungen getroffen, starb er auf der Stelle.

Zur Zeit des Nordwinds ist die Zahl der Körperverletzungen und Morde höher als zu jeder anderen Jahreszeit. Wenn während des Nordwinds Eingeborenentänze stattfinden dürfen, sind wir ständig auf Schußgeräusche oder die eiligen Schritte jener gefaßt, die wieder mal Hilfe für die Opfer irgendeiner Messerstecherei holen.

Hören Sie sich nun einige Auszüge aus den Prüfungen von Nux vomica an[*]:

Schlimmer bei trockenem Wind.

Übermäßige Empfindlichkeit und Reizbarkeit.

Größtes Unbehagen.

Neigung, sich moralisch zu exaltieren und zu ereifern, mit größter Empfindlichkeit gegenüber geringsten Schmerzen, Gerüchen, Geräuschen oder Bewegungen.

Wahnsinniges Verlangen zu töten.

Nimmt alles übel und bricht leicht in Zank und Schimpfreden aus.[1]

Er ist hastig, sieht jeden boshaft an, der ihn etwas fragt, ohne zu antworten, gleich als ob er sich zähmen müßte, um nicht grob auszufallen; es scheint, als möchte er jeden, der ein Wort auf ihn redet, in's Gesicht schlagen, so gereitzten und ungehaltenen Gemüths ist er.[1]

[*] Alle im folgenden mit [1] gekennzeichneten Symptome stammen aus Hahnemanns *Reiner Arzneimittellehre*. Ein mit [2] markiertes Symptom, das von Levie herrührt, ist (teilweise) im *Handbuch der homöopathischen Arzneimittellehre* von Noack/Trinks/Müller wiedergegeben. — d.Ü.

Durch jedes harmlose Wort beleidigt. Verdrießlich. Böswillig. Feuriges, hitziges Temperament. Übellaunigkeit, ärgerliche Heftigkeit und Jähzorn, welche sich in Gewalttätigkeiten Luft machen.
Ausgefallene und verrückte Handlungen.

Hier haben Sie also ein schönes Beispiel dafür, wie sich auch seltsame Symptome der Materia Medica auf erstaunlichste Art und Weise in der Realität wiederfinden lassen.«

Die folgenden ***Gemütssymptome*** von Nux vomica sind in Allens *Encyclopedia* bzw. bei Hahnemann hervorgehoben; es sind also Symptome, die durch Prüfungen oder Vergiftungen wiederholt hervorgerufen und von der potenzierten Arznei immer wieder homöopathisch geheilt wurden:

Zanksucht bis zu Thätlichkeiten.[1]
Ausserordentliche Angst.[1]
Traurigkeit.[1]
Sie kann sich selbst über die kleinsten Uebel nicht hinwegsetzen.[1]
Sehr geneigt, Andern ihre Fehler heftig vorzuwerfen.[1]
Er fühlt alles zu stark.[1]
Ueberempfindlichkeit gegen sinnliche Eindrücke; starke Gerüche und helles Licht kann er nicht vertragen.[1]
Er kann kein Geräusch, kein Gerede leiden; Musik und Gesang greifen ihn an.[1]
Unentschlüssigkeit ...[1]
Nach dem Essen, ganz hypochondrisch und das Geringste griff ihn an.[1]
Scheue vor solcher literarischen Beschäftigung, bei welcher man selbst denken und selbst die Ideen aus sich entwickeln muß ...[1]

Nux vomica greift Körper und Seele an, und dies stets auf extreme Art und Weise. Betroffen sind nicht nur Geist und Gemüt, Kopf, Gehirn und die speziellen Sinnesorgane, sondern auch der ganze Verdauungstrakt, vom Mund bis zum Anus; ferner die Atmungsorgane, die Leber samt Pfortadersystem, die Harn- und Genitalorgane. Es affiziert Nerven, Muskeln und Haut und beeinträchtigt den Schlaf. Wenn die Symptome übereinstimmen, ist es auch ein großartiges Fiebermittel ... Kein Wunder, daß die Homöopathen der (wie man sie vielleicht nennen könnte) ›mittleren Periode‹ der Homöopathie, die sich den niedrigen Potenzen verschrieben hatten und ihre besten Erfolge bei akuten Krankheiten erzielten, so starken Gebrauch von diesem Mittel machten — mit den Polychresten waren sie immer schnell bei der Hand.

Die wichtigsten ***Kopfsymptome*** von Nux sind [nach Hahnemann und Allen]:

Trunkenheit.[I]
Trunkene Benebelung des Kopfs.[I]
Anfälle von Schwindel, als wenn es sich im Gehirne im Kreise drehete, mit augenblicklicher Bewustlosigkeit.[I]
Früh, trunkene, schwindlichte Schwere des Kopfs.[I]
Früh Kopfschmerz, als wenn man die Nacht nicht geschlafen hätte.[I]
Kopfweh früh im Bette, als wenn ihn jemand mit der Axt vor den Kopf geschlagen hätte, nach dem Aufstehen vergehend.[I]
Er wacht früh auf und fühlt bei noch verschlossenen Augen, Kopfweh ...[I]
Drückendes Kopfweh im Hinterkopfe früh gleich nach dem Aufstehen aus dem Bette.[I]
Düsterheit des Kopfs nach dem Mittagmahle, die nach 24 Stunden wiederkehrt.[I]
Klemmender Kopfschmerz.[I]
Kopfweh ... besonders bei Bewegung der Augen.[I]
Kopfweh, ... nach dem [Mittag-] Essen sich mehrend; ... mit Uebelkeit und sehr sauerm Erbrechen ...[I]

An dieser Stelle möchte ich anmerken, daß Nux vomica (wie nach den obigen Symptomen nicht anders zu erwarten!) ein großartiges Mittel für Trinker ist. Auch Laienhomöopathen wissen dies normalerweise. Nachdem eine meiner Tanten einmal das Elend einer armen Familie gesehen hatte, wo der Vater trank, schickte sie für diesen etwas Nux; das Ergebnis: eine glückliche Familie, kein Alkohol mehr. Und in unserer Ambulanz hat so manche bedauernswerte Frau ihren Kummer gebeichtet: wieder einmal der trinkende Ehemann; die Familie bekam Nux zugesandt — und das änderte alles. Erst kürzlich habe ich einer Patientin das Mittel mitgegeben, die kurz darauf berichten konnte: wenn auch ihr Mann immer noch trinke, so sei er doch jedenfalls nicht mehr so mürrisch und ›unmöglich‹, wofür sie sehr dankbar sei. (SULFUR, ein Komplementärmittel von Nux vomica, hat ebenfalls einen Ruf als Mittel für Leute, die »zum Trinken begabt sind«, wie es einmal eine leidgeprüfte Ehefrau ausdrückte. Und einer unserer Krankenhausärzte pflegte vor Jahren ›seine Säufer‹ in der Notaufnahme mit potenziertem CAMPHORA zu behandeln. Burnett schließlich rühmte SPIRITUS GLANDIUM QUERCUS* als hilfreich bei alten Trinkern, die den Preis für ihr Laster zahlen mußten.)

* Eine Tinktur aus getrockneten Eicheln. Näheres dazu unter dem Stichwort QUERCUS in Clarkes *Dictionary*. — Anm.d.Ü.

Nux vomica hat neben seiner Überempfindlichkeit auf Licht, Geräusche und Gerüche auch sonst großen Einfluß auf die Sinnesorgane. Die Augen, besonders die inneren und äußeren Canthi, beißen »wie vom Salze«; sie tränen, und oft sind die Winkel eitrig verklebt.

Vor allem aber wird die Nase, als Teil der Atemwege, von Nux angegriffen. Und hier, bei den gewöhnlichen Erkältungen, liegt eines der Hauptanwendungsgebiete von Nux, wobei die Indikationen, die auf das Mittel hindeuten, recht eigentümlich und sehr scharf umrissen sind. Wir wollen die Hauptsymptome im Bereich der ***Atemwegsorgane*** von oben nach unten durchgehen:

Häufiger Abfluß von Schleim aus dem einen, wie von Stockschnupfen verstopften Nasenloche.[1]

Häufiger Schleimabfluß aus beiden, wie von Stockschnupfen verstopften Nasenlöchern.[1]

Früh, Fließ-Schnupfen.[1]

Am Tage Fließ-Schnupfen und die Nacht Stock-Schnupfen.[1]

Wahrer Schnupfen, mit Scharren im Halse, Kriebeln und Kratzen in der Nase und Nießen.[1]

Katarrh mit Kopfschmerz, Hitze im Gesichte, Frösteln und vielem Schleime im Halse.[1]

Nießen früh im Bette, nach dem Aufstehen aber plötzlicher Schnupfenfluß.[1]

Rauher Hals von Schnupfen.[1]

Schmerz, wie rauh und wund im Halse, am Gaumen.[1]

Rauhigkeit im Halse, die zum Husten nöthigt.[1]

Halsweh; wunde Rauhheit im Rachen [bloß beim Einziehen kalter Luft und beim Schlingen bemerkbar].[1]

Scharriges, kratziges Wesen in der Kehle, wie nach dem Soodbrennen zurückbleibt.[1]

Rauhheit und scharriges Wesen in der Kehle, welches zum Husten reitzt.[1]

Heftiger Husten, früh vor dem Aufstehen, mit Aushusten geronnenen Blutes und Wehthun der Brust.[1]

Heftige Anfälle trocknen Hustens, Abends nach dem Niederlegen und ganz in der Frühe.[1]

Trockner Husten von Mitternacht an bis zu Tagesanbruch.[1]

Scharrig auf der Brust, daß er kotzen [= expektorieren] muß.[1]

Husten, welcher Kopfweh erregt, als wenn der Schädel zerspringen sollte.[1]

Husten, welcher in der Oberbauchs-Gegend Zerschlagenheits-Schmerz erregt.[1]

Eine asthmatische, zusammenschnürende Verengerung quer durch die Brust beim Gehen und Emporsteigen.[I]

Hahnemann sagt von den Nux-Samen: »Wichtige Erkältungs-Beschwerden werden oft durch sie gehoben.« Zu den ***Fieber***-Symptomen von Nux vomica gehören:

Nach dem Trinken, gleich Schauder und Frost.[I]
Frost, von der mindesten Bewegung.[I]
Beim mindesten Genusse freier Luft, Schauder und ... Frost.[I]
Bei dem geringsten Luftzuge, Verkältung ...[I]
Er kann sich nicht erwärmen.[I]
Große Kälte, weder durch Ofenwärme, noch durch Betten zu tilgen.[I]
Nachmittägiges Fieber: vierstündiger Frost und Kälte, mit blauen Nägeln; dann allgemeine Hitze und Brennen in den Händen, mit Durst zuerst auf Wasser, nachgehends auf Bier, ohne nachfolgenden Schweiß.[I]

Und nun zu den wichtigsten Symptomen im Bereich des ***Verdauungstrakts:***

Früh, faulig im Munde, doch schmecken Speisen und Getränke richtig.[I]
Beim Kotzen [= Expektorieren] ein fauliger Geschmack tief im Halse.[I]
Bittrer Geschmack im Munde ...[I]
Widerwillen gegen Nahrungsmittel.[I]
Widerwillen vor gewöhnlichen Speisen und Getränken, und vor dem gewohnten Tabakrauchen und Kaffee.[I]
Aufstoßen (Aufschwulken) einer bittern und sauern Feuchtigkeit.[I]
Schon früh Uebelkeit.[I]
Nach dem Essen brecherliche Weichlichkeit (Wabblichkeit).[I]
Vom Tabakrauchen wird ihm übel und brecherlich.[I]
Nach Tische, weichlich, ängstlich, übel und weh und so krank, wie nach starken Purganzen ...[I]
Brecherlichkeit.[I]
Erbrechen sauern Schleims.[I]
Beim Rachsen (Ausräuspern des Rachenschleims) hebt's wie zum Erbrechen.[I]
Spannen über dem Magen.[I]
Früh, Drücken wie von einem Steine im Oberbauche (epigastrium), was durch Gehen sich vermehrt, im Sitzen sich mindert.[I]
Nach wenigem Essen, Drücken im Magen (früh).[I]
Gleich auf's Essen, drückender Schmerz in der Magen-Gegend, wie vom allzu satt Essen.[I]

Nach dem Essen, Magendrücken und der metallische und kräuterartige Geschmack kömmt wieder.[I*]

Heftige Magen-Beschwerden.[I]

Scharrige Empfindung in der Herzgrube [= Magengrube].[I]

Nach dem Essen, Blähungs-Auftreibung im Unterleibe.[I]

Leibweh, als wenn ein Verkältungs-Durchfall entstehen sollte.[I]

Schneidendes Bauchweh mit Brecherlichkeit.[I]

Mehr schneidendes als kneipendes Bauchweh, was Uebelkeit erregt.[I]

Tief im Unterbauche, eine Art Blähungs-Kolik; ... schnell vergehend in der Ruhe, beim Sitzen und Liegen.[I]

Schmerz im Bauchringe ..., als wenn ein Bruch sich einklemmte.[I]

Schwäche-Empfindung im Bauchringe, als wenn ein Bruch entstehen wollte.[I]

Hahnemann nennt eine Anzahl von Symptomen in Sperrdruck, die sich speziell auf das ***Intestinum*** beziehen:

Kneipend reißender Schmerz im Unterleibe, nach der Brust zu.[I]

Schmerz wie Nadelstiche im Unterleibe.[I] — Schneidendes Bauchweh ...[I] — Kneipen im Unterleibe.[I]

Nach Leibweh, Ausleerung dunkelfarbigen Schleims, welcher ein beißendes Brennen im After verursacht.[I]

Ein Drängen nach den Geburtstheilen zu, im Unterbauche.[I**]

Anwandlung und Ansatz zu einem Leistenbruche.[I]

Rektum und Anus werden von Nux vomica in höchstem Grade in Mitleidenschaft gezogen:

Blinde Goldader (Hämorrhoiden).[I]

Die alten Krankenschwestern in unserem Hospital erzählten mir, daß in den früheren Zeiten der Homöopathie niemand auch nur im Traum daran gedacht habe, Hämorrhoiden zu operieren: man pflegte sie (in den Fußstapfen von Hahnemann!) mit Nux vomica und SULFUR — niedrig und im Wechsel gegeben — zu heilen. Und zweifellos hat ja auch SULFUR Hämorrhoiden hervorgerufen und geheilt.

Scharfdrückender Schmerz im Mastdarme nach dem Stuhlgange und nach der Mahlzeit, vorzüglich bei Kopf-Anstrengung und Studiren.[I]

---

[*] Bezieht sich auf das Symptom Nr. 274 bei Hahnemann: »Schlechter, aus kräuterartigem und metallischem zusammengesetzter, schleimiger Geschmack im Munde, bei Mißvergnügtheit und Schlaffheit, früh.« — Anm. d. Ü.

[**] Hervorhebung nur bei Allen, nicht bei Hahnemann. — d. Ü.

Nach der Mahlzeit und nach Kopf-Anstrengung und Nachdenken, reißend stechender und zusammenschnürender Schmerz wie von schlimmen, blinden Hämorrhoiden, im Mastdarme und After.[1]

Wenn er Stuhlgang hat, ist es ihm, als wenn noch Koth zurückbliebe und er nicht genug davon loswerden könnte, mit einer Empfindung von Zusammenschnürung des Mastdarms, nicht des Afters.[1]

Wenn der Stuhl erfolgt ist, deuchtet es ihr immer, als sei dessen nicht genug abgegangen und als sei die Ausleerung nur unvollständig.[1]

Unter Gefühl von Verengerung und Zusammengezogenheit des Mastdarms, während des Stuhlganges, Abgang von hellem Blute mit dem Kothe.[1]

Aengstlicher Trieb zu Stuhle.[1]

Vergebliches Drängen zum Stuhle.[1]

Nach gehöriger Leibesöffnung, öfteres vergebliches Drängen zum Stuhle.[1]

Durchfall, besonders früh und gleich nach dem (Mittag-) Essen, von dunkler Farbe.[1]*

Sie wird täglich drei, viermal zum Stuhle genöthigt, mit einigem Kneipen; oft geht sie vergeblich und wenn etwas abgeht, so ist es weich.[1]

Leibverstopfung wie von Verschnürung und Zusammenziehung der Gedärme.[1]

Nash erläutert diese Teilwirkung von Nux näher; er sagt:

»›*Häufiger und vergeblicher Stuhldrang oder Abgang nur geringer Mengen bei jedem Versuch.*‹ Dieses Symptom ist Gold wert. Es gibt einige andere Mittel, die es haben, aber keines so deutlich und beständig.

Es ist das Leitsymptom für jene Art von Obstipation, zu der Nux vomica homöopathisch ist, und nach meiner Erfahrung wird Nux dann, aber auch nur dann heilen.«

Er zitiert Carroll Dunham, der einmal die Obstipation von Nux und BRYONIA miteinander verglichen hat. Dunham zufolge kann es niemals einen Grund geben, diese beiden zu verwechseln oder sie abwechselnd zu geben, da sie so verschieden sind: die Nux-Verstopfung wird durch eine irreguläre Darmperistaltik verursacht, daher der häufige erfolglose Stuhldrang; dagegen kommt die BRYONIA-Verstopfung durch Sekretionsmangel

---

* Zum Thema Durchfall schreibt Hahnemann in einer Anmerkung (*Reine Arzneimittellehre*, Band 1, S. 220): »Anhaltend reichliche, durchfällige Stuhlgänge — was man eigentlich Durchfall zu nennen pflegt — zu erregen, ist, soviel ich beobachtet habe, nie von den Krähenaugen in der Erstwirkung zu erwarten, und was hier als Durchfall unter ihren Symptomen vorkömmt, sind theils mit Stuhlgang und Drängen begleitete, sehr kleine, meist aus Schleim bestehende Abgänge, theils, wenn es eine reichliche, dünne Koth-Ausleerung war, so war es Nachwirkung oder Erfolg bei einem Kranken, der vorher an Hartleibigkeit und Leibverstopfung mit vergeblichem Drängen zum Stuhle litt.« — d. Ü.

in den Därmen zustande. Bei BRYONIA gibt es absolut keinen Drang, und die Stühle sind trocken und hart, wie verbrannt. — Nash selbst fährt dann fort:

»Dieses Nux-Symptom tritt nicht nur bei Verstopfung auf, es ist auch bei Dysenterie stets vorhanden. Die Stühle (meist bestehen sie nur aus Schleim mit Blutbeimengungen) sind hier ebenfalls gering und höchst ungenügend. ... Ein zusätzliches, sehr zuverlässiges Symptom für Nux vomica bei Ruhr ist, daß die *Schmerzen nach jedem Stuhlgang für kurze Zeit erheblich gelindert* werden. Bei MERCURIUS« (und MERCURIUS CORROSIVUS) »hingegen bestehen die Schmerzen und Tenesmen nach dem Stuhlgang fort, was die Patienten manchmal treffend als ein Gefühl des ›Nie-fertig-Werdens‹ bezeichnen. *Aber ob der Patient nun an Verstopfung, Ruhr, Durchfall oder sonst einer Krankheit leidet: wenn dieser häufige und vergebliche Stuhldrang vorhanden ist, denken wir stets zuerst an Nux vomica* und geben es, sofern andere Symptome es nicht kontraindizieren.«

Was Nux also eigentlich an den Eingeweiden bewirkt, ist eine ungeordnete Peristaltik; es kommt an verschiedenen Stellen zu einem kolikartigen Zusammenschnüren der Darmwand, welches den Darminhalt zugleich vorwärts und rückwärts drängt. Daher auch der Charakter des Stuhlgangs: ein wenig geht mit Erleichterung ab, aber dann müßte eigentlich noch etwas kommen; und stets ist das Gefühl vorhanden, daß das noch nicht alles war.

In Ergänzung dazu schreibt Kent: »Ein weiteres Merkmal, das sich durch das ganze Arzneimittelbild zieht, ist, daß bestimmte reflektorische Bewegungsabläufe entgegengesetzte Richtungen einschlagen. Ein übervoller Magen wird sich normalerweise ohne große Mühe seines Inhalts entledigen; beim Nux-vomica-Patienten aber ist dieser Vorgang mit viel Würgen und großer Anstrengung verbunden, als ob die entsprechenden Bewegungen in der falschen Richtung abliefen und gewaltsam den Darm öffnen wollten, also den verkehrten Weg nähmen. Er versucht, Brechreiz herbeizuführen, würgt und müht sich ab, doch erst nach langen Anstrengungen kann er endlich den Magen entleeren.«

Kent spricht beim Darm von »einer Art Antiperistaltik: bei Verstopfung kommt der Stuhl um so schwerer, je mehr der Kranke preßt.«

Die ***Harnwege*** sind ebenfalls von diesen Krampfzuständen betroffen:

Drängen zum Harnlassen.[I]

Häufiges Verlangen zu urinieren; rief ständig aus, daß er sich besser fühlen würde, wenn er nur Wasser lassen könnte.

Schmerzhaftes, vergebliches Harndrängen.[I]

Heftige Strangurie; er konnte keinen einzigen Tropfen Wasser lassen, obwohl er sich beständig und unter großen Schmerzen bemühte.
Urin ging nur unter Schwierigkeiten ab.
Während des Harnens, ein brennender und reißender Schmerz im Blasenhalse.[1]
Während des Harnens, ein Jücken in der Harnröhre.[1]

Weibliche Geschlechtsorgane. Monatliches drei Tage zu früh, mit Unterleibskrämpfen.[1]
Beim Monatlichen, früh, Uebelkeit, mit Frost und Ohnmachtanfällen.[1]

Bei den ***Krämpfen*** von Nux vomica ist das Strychnin-Element gut zu beobachten:

Krampfanfälle sogleich bei der leisesten Berührung der Hand.[2]

Vor Jahren wurde auf dem Lande eine arme Henne ganz allein eingesperrt, denn, so sagte man mir, immer wenn eine andere Henne sie berühre, bekomme sie einen Krampfanfall. Als ich zur Probe an ihrem Käfig rüttelte, brach sie sofort von Krämpfen geschüttelt zusammen. Ich ließ etwas Nux für sie da, und als ich sie ein paar Tage später wiedersah, lief sie wieder mit den anderen Hühnern herum.

»Nux macht heftigste Konvulsionen mit Opisthotonus; generalisierte Krämpfe, mit blaurotem Gesicht und Atemlosigkeit durch die konvulsivischen Bewegungen; der Patient ist während der ganzen Zeit des Krampfanfalls bei vollem oder teilweisem Bewußtsein und somit seinen Leiden und schrecklichen Verrenkungen völlig ausgeliefert; schlimmer durch den geringsten Luftzug, durch Kitzeln der Füße; die leiseste Berührung des Halses bewirkt Würgen.« — Kent.

Nux ruft nicht nur Konvulsionen, sondern auch tetaniforme Krankheitsbilder und Trismus hervor. Hahnemann führt subjektive und objektive Symptome dazu auf: »In den Kaumuskeln und den Kinnbacken ein Gefühl, als wenn Kinnbackenzwang entstehen wollte, oder als ob die Kinnbacken zusammengezogen würden, obgleich ihre Bewegung frei bleibt.« — »Verschließung der Kinnbacken, bei voller Besinnung.« Kieferklemme ist bei Pferden, die in einen Nagel getreten sind, ein höchst verhängnisvolles Zeichen für Wundstarrkrampf. Ich erinnere mich da an einen Artikel, der vor langer Zeit in einer Abendzeitung erschienen ist: Der Besitzer eines Pferdes mit Kieferklemme rief einen Veterinär, der das Tier töten sollte, und dieser verabreichte eine hohe Dosis Strychnin. Als der Doktor den Pferdebesitzer einige Tage später wiedertraf, hielt er ihn an und fragte nach dem Pferd. *»Das zieht meinen Wagen, wie Sie sehen«*, war die Antwort. …

Es war wieder einmal eine jener homöopathischen Zufallsheilungen, in diesem Falle durch einen Tierarzt, der keine Ahnung von Homöopathie hatte. (Strychnin ist bekanntlich eines der Alkaloide von Nux vomica.)

◊

Da es nicht mein Ziel sein kann, das »vielnützige« Nux vomica erschöpfend abzuhandeln (dies wäre nur eine vollständige Pathogenese des Mittels), hier nur noch eine kleine Nachlese zu Nux:

Nash gibt an:

»*Spasmen* ..., (*nervöse*) *Überempfindlichkeit* und *Frösteligkeit* sind drei allgemeine Charakteristika dieses Mittels.

Angst, mit Reizbarkeit und Selbstmordneigung; fürchtet sich aber zu sterben.

Geeignet für peinlich genaue, sorgfältige, eifrige Personen ...« (Das Kent-Repertorium führt unter der Rubrik »Fastidious« nur *Ars.* und *Nux-v.* an.* ARSENICUM hat mit Nux vomica auch die Furcht vor Messern gemeinsam — wegen des Impulses, den diese bei ihnen auslösen.)

»Zuckungen, Spasmen, Konvulsionen, < bei der leisesten Berührung.

Konvulsionen bei vollem Bewußtsein.

Abends Stunden vor der Schlafenszeit schläfrig; liegt aber gegen 3, 4 Uhr morgens ein oder zwei Stunden wach; schläft dann bis spät in den Vormittag hinein.

›*Starkes Hitzegefühl; der ganze Körper ist glühendheiß, besonders das Gesicht ist bei Fieber rot und heiß; doch kann der Patient sich nicht im mindesten bewegen oder aufdecken, ohne zu frösteln.*‹ ... Gleichgültig, um welche Art Fieber es sich handelt, ob entzündlich oder remittierend, ob Fieber bei Erkältung, Grippe oder Rheuma, geben Sie bei diesen Indikationen Nux vomica, und Sie werden von dem Ergebnis nur selten enttäuscht sein. Ich brauchte Jahre, um den Wert dieses Symptoms zu erkennen«, sagt Nash.

---

* Diese wichtige Rubrik ist in der Kellerschen Bearbeitung mit »Wählerisch« übersetzt worden; dies ist im Sinne von *pingelig, mäkelig, penibel, übergenau in Kleinigkeiten, schwer zufriedenzustellen* zu verstehen. Die Rubrik ist bei weitem nicht vollständig; die derzeit wohl umfassendste Zusammenstellung findet sich in Kokelenbergs *Kent's Comparative Repertory* (Homeoden Book Service):
Alum., *Anac.*, **Ars.**, Asar. (Vithoulkas), Aur., **Carc.**, Con., *Graph.*, Jod. (Vith.), Lac-ac., Med. (Foubister), *Nux-v.*, Phos. (Foub.), Plat. (Foub.), **Puls.**, Psor. (Hahnemann), Sep. (Foub.), Sil., Thuj. (Hui Bon Hoa). Eine persönliche Ergänzung von Kokelenberg, die noch der Bestätigung bedarf, ist Merc.
Zu den hier nicht aufgeführten Quellen der anderen Ergänzungen siehe das *Synthetische Repertorium*. — Anm. d. Ü.

»Nach dem Essen: saurer Geschmack, Magendrücken ein oder zwei Stunden später, mit der (für Nux vomica so typischen) hypochondrischen Stimmung, Sodbrennen ...; muß die Kleidung lockern. ... Auftreibung des Epigastriums, mit Druckgefühl wie von einem Stein im Magen.« Dann resümiert er: »Die Verdauungsbeschwerden v on Nux sind vielfältig; charakteristisch ist aber lediglich, daß die *Verschlimmerung der Magensymptome erst ein bis zwei Stunden nach dem Essen* auftritt und nicht unmittelbar danach. ... Größeres Gewicht haben die *Ursachen* für die Magen-, Leber- und Bauchbeschwerden, die Nux erfordern: Genuß von zuviel Kaffee oder Alkohol, Ausschweifungen, Medikamentenabusus, sitzende Lebensweise, geschäftliche Sorgen, Schlafmangel durch langes nächtliches Wachen, zu gutes Leben etc. Aus solchen Umständen resultierende Beschwerden sind es, auf die Nux vomica paßt.«

Ein weiteres Charakteristikum ist ein *kratzendes* Gefühl, das bei entzündlichen Veränderungen in Hals, Brust oder Magen auftreten kann.

Nux träumt von Läusen, wie eine Frau, die Nux einen Monat lang eingenommen hatte, zu ihrem Leidwesen erfahren mußte. Die Träume können auch zorniger, amouröser oder ängstlicher Natur sein und von Krankheit, Unglück oder Streit handeln.

Nux ist eines der wenigen Mittel mit Verlangen nach Fett; oft besteht auch Verlangen nach Alkohol bzw. Bier. Andererseits kann sich Nux auch vor Bier, Kaffee oder — trotz Hungers — allgemein vor Essen ekeln und Fleisch, Tabak und selbst Wasser verabscheuen.

Kent schildert den Nux-Patienten in lebendigen kleinen Portraits, wie z.B.: »Nux ist ein chronischer Dyspeptiker, hager, hungrig, verwelkt, vornübergebeugt und vorzeitig gealtert. Immer wählerisch mit seinem Essen — und verträgt fast nichts; Fleisch mag er nicht, es wird ihm übel davon. Es verlangt ihn nach scharfen oder bitteren Sachen, nach Stimulantien. Schwacher Magen; nach den Mahlzeiten Magenschmerzen, Übelkeit und Würgen. Die Magengegend sinkt ein [wegen Verkrampfung der Bauchdecken vor dem Erbrechen; d.Ü.]. Der Patient wird runzelig und magert ab.«

Oder auch: »Ein Geschäftsmann hat bis zur Erschöpfung an seinem Schreibtisch gesessen; er bekommt viele Briefe, muß sich um eine Menge Geschäfte auf einmal kümmern; er plagt sich mit tausend kleinen Dingen ab; seine Gedanken müssen ständig von einer Sache zur anderen springen, bis er sich wie gerädert fühlt. Dabei sind es gar nicht einmal schwerwiegende Probleme, die ihn quälen, sondern es sind die vielen Kleinigkeiten. Er ist gezwungen, seinem Gedächtnis durch Stimulantien nachzuhelfen, um auf all die kleinen Details achten zu können. Auch zu Hause denkt er weiter darüber nach, und nachts liegt er deswegen wach im Bett; von dem Trubel im Geschäft ist er ganz wirr im Kopf, immer wieder stürmen die Ereignisse des Tages auf ihn ein. Schließlich zeigen sich erste Anzeichen geistiger Ermüdung. Wenn er mit Kleinkram belästigt wird, wird er wütend; am liebsten würde er alles stehen- und liegenlassen. Er fängt an, Dinge zu zerreißen, zu schimpfen, und wenn er nach Hause kommt, läßt er seine Laune an Frau und Kindern aus. Er schläft nur noch unregelmäßig; nachts um drei Uhr wacht er auf, und wieder plagen ihn seine Geschäftssorgen, so daß er kaum wieder einschlafen kann. Schließlich fällt er in einen wenig erquickenden Schlaf, aus dem er erst am späten Morgen müde und erschöpft erwacht. Nux möchte bis in den späten Vormittag schlafen!

Melancholie, Traurigkeit, dabei aber ständig ein Gefühl, als könne er jeden Augenblick explodieren; schleudert Sachen durch die Gegend oder zerreißt sie; die Dinge müssen unbedingt so laufen, wie er es möchte. Impulse treiben ihn dazu, Handlungen zu begehen, die an Wahnsinn grenzen — und auf die Zerstörung anderer gerichtet sind.«

Opium

MOHNSAFT, VON PAPAVER SOMNIFERUM

Ein alter medizinischer Spruch lautet: *»Sine papaveribus et sine medicamentis ex eis confectis manca et clauda esset medicina«*, was man etwa übertragen könnte mit: »Ohne den Mohn und seine Derivate wäre die Medizin erledigt.«

Kein Arzneimittel veranschaulicht den Unterschied zwischen den zwei Richtungen der medizinischen Praxis besser als das Opium. Der Mohnsaft ist mit seinem wichtigsten Alkaloid *Morphin** ein ungeheuer verlockendes Hilfsmittel für den orthodoxen Arzt; und für den jungen und unerfahrenen Doktor mag es manchmal regelrecht grausam erscheinen, dieses Medikament seinen Patienten vorzuenthalten. Tatsache ist, daß es, in materiellen Dosen verabreicht, nichts zu heilen vermag. Tatsache auch: Je mehr es gegeben wird, desto größer wird das Bedürfnis und Verlangen nach dem trügerischen Frieden, den es bringt. Und schließlich ist die Heilung eines Opiumessers, die Rettung eines Opfers der Morphiumsucht eines der schwierigsten Probleme in der Medizin überhaupt. Es gab eine Zeit, da es bei den ›Medizi‹ in Paris Mode war, jungen Mädchen Morphium-Subkutanspritzen zu verschreiben, damit sie ihre Menstruationsschmerzen selbst betäuben konnten; die Resultate waren verheerend. In unserem Psychiatrie-Kurs wurde uns früher beigebracht, daß es wohl der Mühe wert sein könne, bei morphiumsüchtigen Patienten einmal einen Entzugsversuch zu unternehmen, daß es aber, wenn sie rückfällig würden, barmherziger sei, sie ihrem Schicksal zu überlassen; die Entzugserscheinungen seien zu schrecklich, als daß man sie ihnen ein zweites Mal zumuten könnte.

Die letztendliche Auswirkung dieser zugleich verführerischen wie tyrannischen Droge ist, daß sie jeden Sinn für Gut und Böse völlig zerstört. Lügen und Stehlen sind Charakteristika der Abhängigkeit von Opium. Dem Opiumsüchtigen kann man kein Wort glauben, und dies um so weniger, je zwingender das Verlangen nach der nächsten Dosis wird und je schwerer diese zu bekommen ist. Ich erinnere mich noch gut an die Tragödie eines jungen Marineoffiziers — es ist mittlerweile viele Jahre her —, der wegen eines schlimmen Ischias so lange mit Morphium betäubt worden war, bis er süchtig wurde; und unglücklicherweise konnte er sich problemlos selbst damit versorgen, da sich die Schiffsapotheke in seiner Ob-

* *Es heißt, daß »die Wirkung des Opiums fast vollständig auf seinen Morphingehalt zurückzuführen ist.«*

hut befand. Einmal wurde eine Behandlung versucht, die ihn von seiner Sucht befreien sollte, und ich erfuhr, daß er nachts, wenn er vor Verlangen nach dem Stoff tobte, mit Gewalt im Bett festgehalten werden mußte. Er wurde auch ›geheilt‹, doch nur um kurz darauf wieder rückfällig zu werden. Das letzte, was ich von ihm gehört habe, war, daß man ihn festgenommen hatte, weil er ein Paar Stiefel gestohlen hatte.

Deshalb ist Opium (in homöopathischer Zubereitung) eine Arznei, an die man bei jenen abnorm veranlagten Kindern denken sollte, bei denen sich nie ein moralisches Empfinden entwickelt hat, die lügen und stehlen und auf dem besten Wege sind, einmal in irgendeiner Anstalt zu enden. ... Manche Kinder brauchen allerdings auch nur einfach etwas länger, um ein Gewissen zu entwickeln. Anscheinend geschieht dies nicht immer im gleichen Alter, und es kann sich durchaus herausstellen, daß ein Kind, das zunächst ›gewissenlos‹ erschien, später im Leben mit einem sehr zarten Gewissen ausgestattet ist.

Wie soll man sich aber nun, was Opium oder Morphium angeht, verhalten, wenn man es mit starken Schmerzen zu tun hat? Lassen wir Nash die Frage beantworten; er schreibt: »Opium in narkotischen Dosen erzeugt keinen Schlaf, sondern Betäubung, und es lindert die Schmerzen nur dadurch, daß der Patient sie nicht mehr spürt. Wie viele Fälle sind nicht durch eine derartige Behandlung verschleiert worden, bis schließlich die Krankheit so weit fortgeschritten war, daß keine Aussicht mehr auf Heilung bestand! Schmerz, Fieber und all die anderen Symptome sind die Sprache der Krankheit, die uns mitteilt, wo das Übel zu finden ist, und die uns zum richtigen Mittel führt. Das wahre Heilmittel lindert Schmerzen oft sogar schneller, als Opium es vermöchte — indem es den Zustand beseitigt, von dem diese herrühren.«

In diesem Zusammenhang fallen mir die Warnungen eines unserer Chirurgie-Dozenten ein, der nicht müde wurde, auf die Gefahren dieser [symptomverschleiernden] Analgetika bei einem ›akuten Abdomen‹ hinzuweisen, das eigentlich dringend abgeklärt und einer Notoperation zugeführt werden sollte.

Selbst in hoffnungslosesten Fällen ausgedehnter und inoperabler maligner Erkrankungen, wo Morphium einfach aus Menschlichkeit nicht nur indiziert, sondern geboten erscheinen könnte, beobachte ich immer wieder, daß kleine Gaben von ARSENICUM oder auch eines anderen Mittels, auf das die Symptome hindeuten, umgehend die Schmerzen beseitigen, die Gesundheit verbessern, die Lebensgeister wiedererwecken und das Leben verlängern — ohne die Übelkeit und das Elend, die im Gefolge solcher Morphiumbehandlungen auftreten.

Hahnemann sagt: »*Fast nur Mohnsaft allein erregt in der Erstwirkung keinen einzigen Schmerz.* Jedes andere bekannte Arzneimittel dagegen erregt im gesunden menschlichen Körper, jedes seine eigene Arten von Schmerzen in seiner Erstwirkung, und kann daher die ähnlichen in Krankheiten (homöopathisch) heilen und vertilgen ... Nur allein Mohnsaft kann keinen einzigen Schmerz homöopathisch, das ist, dauerhaft besiegen, *weil er für sich keinen einzigen Schmerz in der Erstwirkung erzeugt*, sondern das gerade Gegentheil, *Empfindunglosigkeit*, deren unausbleibliche Folge (Nachwirkung) eine größere Empfindlichkeit als vorher und daher eine peinlichere Schmerzempfindung ist.«

Und er zitiert Willis aus seiner *Pharmacia rationalis:* »Die Opiate stillen gemeiniglich die grausamsten Schmerzen und bringen Gefühllosigkeit hervor — eine gewisse Zeit über; ist aber dieser Zeitpunkt verlaufen, so erneuern sich die Schmerzen *sogleich* wieder und gelangen bald zu der gewöhnlichen Heftigkeit. ... Wenn die Wirkungsdauer des Mohnsaftes vorüber ist, so kehren die Bauchschmerzen zurück und lassen *nichts* von ihrer Grausamkeit nach, bis man wieder mit dem Zauber des Mohnsaftes kömmt.«

Demnach kommt in der ›verkehrten Welt‹ der kurativen Medizin Opium in Frage bei Fällen von Schmerzlosigkeit, wo eigentlich Schmerzen und Leiden das Bild bestimmen müßten; bei hoffnungsloser Krankheit, wo der Patient sagt: »Ich fühle mich bestens! — ganz großartig!« — oder zumindest über keine Beschwerden klagt; in Fällen von Bewußtlosigkeit oder Koma, wie z.B. bei Apoplexie; bei schmerz- und symptomloser, vollständiger Obstipation; und so weiter. Doch darüber später mehr!

Hahnemann konstatiert: »Der Mohnsaft ist weit schwieriger in seinen Wirkungen zu beurtheilen, als fast irgend eine andre Arznei.

In der Erstwirkung kleiner und mäßiger Gaben, in welcher der Organism, gleichsam leidend, sich von der Arznei afficiren läßt, scheint er die Reitzbarkeit und Thätigkeit der dem Willen unterworfenen Muskeln auf kurze Zeit zu erhöhen, die der unwillkürlichen aber auf längere Zeit zu mindern und während er die Phantasie und den Muth in seiner Erstwirkung erhöhet, zugleich (die äußern Sinne) das Gemeingefühl und das Bewußtseyn abzustumpfen und zu betäuben. — Das Gegentheil bringt hierauf der lebende Organism in seiner thätigen Gegenwirkung, in der Nachwirkung hervor: Unreitzbarkeit und Unthätigkeit der willkürlichen und krankhaft erhöhete Erregbarkeit der unwillkürlichen Muskeln, und Ideenlosigkeit und Stumpfheit der Phantasie mit Zaghaftigkeit, bei Ueberempfindlichkeit des Gemeingefühls.« Und er sagt: »Keine Arznei in der Welt unterdrückt die Klagen des Kranken schneller als der Mohnsaft ...«

Laut Hale White [vgl. Anmerkung auf S. 152] werden durch Opium die höheren Fähigkeiten des Menschen zunächst angeregt: Intellekt, Geisteskraft, insbesondere aber die Phantasie werden gesteigert, während gleichzeitig Vernunft und Urteilsvermögen abstumpfen. Gefolgt wird dieser Zustand von einem Schlaf, in welchem der Kranke auf keinerlei äußere Reize reagiert und keine Schmerzen empfindet. »Das macht die Arznei unbezahlbar«, so Hale White.

Darüber hinaus »vermindert Opium sämtliche Sekretionen — den *Schweiß* ausgenommen. Es lähmt die Peristaltik des Magens und des Darms.«

Der bewußtlose Betäubungszustand bei der Opiumintoxikation mit der stertorösen Atmung, dem herabhängenden Unterkiefer, den zumeist verengten Pupillen, dem fleckigen, purpurnen, erhitzten Gesicht, dem heißen Schweiß und den bei jeder Ausatmung aufgeblasenen Wangen: all dies ergibt das perfekte Bild eines apoplektischen Insults, und gerade solche Fälle von zerebralen Blutungen sind es, wo Opium (homöopathisch) von unschätzbarem Wert ist. Wie Nash sagt: »Es gibt keine Reaktion auf Licht, Berührung, Geräusche oder sonst etwas, außer auf das angezeigte Heilmittel, und das heißt Opium.«

Dazu Kent: »Opium verursacht eine verstärkte Blutzufuhr zum Gehirn, und in homöopathischer Gabe stoppt es diesen Prozeß; der Patient kommt innerhalb von sechs Stunden wieder zu sich, die Haut kühlt ab, die Gesichtsfarbe normalisiert sich, desgleichen der Puls. Hier sehen wir den Nutzen, den uns die groben Wirkungen des Opiums bringen: sie führen uns dieses Bild eines Schlaganfalls vor.«

Weiter schreibt er: »Zu den auffallendsten Merkmalen von Opium gehört eine Gruppe von Symptomen, die durch Schmerzlosigkeit, Trägheit und Abgestumpftheit gekennzeichnet ist. ... Sinnestäuschungen im Bereich des Sehens, Schmeckens und Tastens. Der Kranke täuscht sich über den Zustand, in dem er sich befindet, ebenso in seiner Selbsteinschätzung; sämtliche Sinneseindrücke werden verzerrt.«

Und Hahnemann folgend fügt er an: »Das allgemeine Charakteristikum ist Schmerzlosigkeit, doch gelegentlich wird auch der genau entgegengesetzte Zustand hervorgerufen. In diesem selteneren Fall erzeugt schon eine kleine Dosis Opium Schmerzen, Schlaflosigkeit, Rastlosigkeit und nervöse Übererregbarkeit. Die große Mehrzahl der Patienten ist verstopft, doch bei einigen finden wir auch schleimigen Durchfall und Tenesmus. Gewöhnlich ist der Patient schläfrig, zuweilen aber zeichnet sich die Droge durch schlaflose Nächte aus, durch ängstliche Verzagtheit, durch erhöhte Geräuschempfindlichkeit, so daß der Betroffene meint, fast die Fliegen an der Wand krabbeln oder weit entfernte Kirchturmuhren schlagen zu hören.«

Es heißt, daß nur wenige Arzneien so unterschiedliche Wirkungen auf verschiedene Menschen haben — wie auch die folgenden Zitate belegen…

Nachdem Nash davon gesprochen hat, daß Opium überall *Unempfindlichkeit* und partielle oder vollständige Lähmung hervorbringt, ergänzt er:

»Nun finden wir im Opiumbild aber auch das genaue Gegenteil zu all den eben beschriebenen Zuständen: ›Delirant; Augen weit offen, glänzend; Gesicht rot und aufgedunsen.‹ ›Lebhafte Phantasie, Munterkeit des Geistes.‹ ›Nervös und reizbar, schreckhaft.‹ ›Zucken oder Zittern von Kopf, Armen oder Händen; Zuckungen in den Flexoren, sogar Konvulsionen.‹ ›Schlaflosigkeit, mit überaus empfindlichem Gehör; in der Ferne schlagende Uhren und krähende Hähne halten sie wach.‹«

Und Clarke schreibt, als Kommentar zu Hahnemanns Bemerkung, daß Opium in seinen Wirkungen schwieriger zu beurteilen sei als fast jede andere Arznei: »Das ist wohl wahr, sofern wir es als notwendig erachten, die Wirkungen dieser Droge überhaupt in eine Erst- und Nachwirkung aufzuteilen.« Er findet, »daß es ganz von dem Prüfer oder Patienten abhängt, ob eine Arzneiwirkung ›Erstwirkung‹ oder ›Nachwirkung‹ ist. Ich kenne Leute, die durch Opium in allen Dosierungen vollkommen schlaflos werden; und Opium C 30 war mir in Fällen von Schlaflosigkeit ebenso häufig dienlich wie COFFEA. *Aus meiner Erfahrung würde ich sagen: Arzneiwirkung ist Arzneiwirkung, ob nun primär oder sekundär, und daher liefert sie unabhängig von ihrer Klassifizierung gute Indikationen für die Verschreibung.*«

Und weiter: »Zweifellos ist abnorme Schmerzunempfindlichkeit ein bedeutendes Leitsymptom für Opium; doch in den Prüfungen findet man ebenso auch viele akute Schmerzzustände, so u.a. dieses von Hahnemann selbst überlieferte Symptom: ›Ungeheure, wehenartige Schmerzen in der Bährmutter, welche den Unterleib zusammen zu krümmen nöthigen, mit ängstlichem, aber fast vergeblichem Drange zum Stuhle.‹ Ob dies nun Erstwirkung ist oder Nachwirkung — ich weiß es nicht; aber bei einem der schlimmsten Fälle von Dysmenorrhoe, die ich jemals zu behandeln hatte, brachte Opium C 30 größere und länger anhaltende Erleichterung zustande als jedes andere Mittel. Und bei einer anderen Patientin, der ich Opium C 30 wegen Obstipation verabreicht hatte, kam es mit Beginn ihrer nächsten Periode zu ›scharfen Schmerzen, die Erbrechen hervorriefen sowie ein Bedürfnis, zusammengekauert zu sitzen und sich warm zu halten‹.«

Zu den »Wechselwirkungen« im Opiumbild gehört auch das Rucken und Zucken einzelner Glieder oder Muskeln; selbst Konvulsionen können auftreten. Hierzu vermerkt Kent: »Der Opium-Patient (mit Konvulsionen) möchte nicht zugedeckt sein und verlangt nach frischer, kühler Luft. Wenn der Raum zu warm ist, bekommt er Krampfanfälle. … Wenn nun die Mutter ein solches Kind heiß badet, um die Krämpfe zu lindern, wird es bald bewußtlos werden und kalt wie der Tod« (vgl. APIS).

Opium kann auch das anschauliche Bild eines extremen Alkoholismus mit Delirium tremens erzeugen, und entsprechend wird es auch dabei als nützlich befunden.

Zumeist aber ruft es Zustände von Glückseligkeit hervor, die sowohl seelisch wie körperlich empfunden werden; Gefühle großer Heiterkeit und furchtloser Zuversicht — in den ersten Stunden der Arzneiwirkung. Sobald diese Empfindungen jedoch nachlassen und mehr und mehr schrecklichen Höllenqualen weichen, verlangt es den Süchtigen zurück nach diesem flüchtigen Zustand der Verzückung, und so erneuert er ständig sein Leiden, welches ihn langsam aber sicher zerstört.

De Quincey schildert szenische Opiumvisionen*, die voll von architektonischem Glanz prächtiger Städte und Paläste sein konnten. Er berichtet aber auch von Abstiegen in die Abgründe lichtloser Unterwelten — in immer tiefere Tiefen, aus denen jemals wieder emporsteigen zu können ihm ganz aussichtslos erschien — und von der äußersten Finsternis und selbstmörderischen Verzweiflung, die diese Szenen beherrschten. Raum- und Zeitgefühl waren erheblich beeinträchtigt, die Proportionen von Gebäuden, von Landschaften wuchsen ins Ungeheure; die Zeit dehnte sich gewaltig aus, bis er zuweilen das Gefühl hatte, in einer Nacht 70 oder 100 Jahre durchlebt zu haben. … Träume von Seen, von silbrig glänzenden Wasserflächen; …doch dann »ein schrecklicher Wandel, der sich viele Monate lang wie eine Schriftrolle abwickelte und immerwährende Qualen versprach. … Denn nun begann sich das auszubreiten, was ich die Tyrannei des menschlichen Gesichts genannt habe: … Auf den wogenden Wellen des Ozeans zeigten sich erste menschliche Gesichter, und bald schien das ganze Meer mit unzähligen von ihnen wie gepflastert zu sein, alle dem Himmel zugewandt; flehende, wutentbrannte, verzweifelte Gesichter, zu Tausenden drängten sie empor, myriadenfach, Generationen von Gesichtern, durch Jahrhunderte hindurch; meine Erregung war grenzenlos, meine Sinne schwankten und wogten mit dem Ozean.«

* In seinen »*Confessions of an English Opium Eater*«, London 1822, Edinburgh 1856. — d.Ü.

Einige hinweisende oder merkwürdige Symptome

Ohne Schmerzen. Beklagt sich nicht. Wünscht nichts.

Bildet sich ein, von zu Hause fort zu sein. (BRYONIA)

Das Gesicht drückt Angst und Schrecken aus.

Unwillkürlicher Stuhlabgang — nach einem Schreck (Sphinkterlähmung).

Das Bett fühlt sich so heiß an, daß sie nicht darin liegen kann. Bewegt sich zu einer kühlen Stelle; muß aufgedeckt sein. (SULFUR)

Harnretention bei voller Blase (STRAMONIUM: Oligurie, Anurie); Blase voll, was aber nicht bemerkt wird.

Reaktionsmangel auf gut gewählte homöopathische Arzneien.

◊

Guernsey sagt: »Bei Atembeschwerden mit *beständiger* röchelnder Atmung geben Sie Opium. Tiefes, ungleichmäßiges Atmen« (Cheyne-Stokes).

Zu den Symptomen, die Opium hervorrufen kann, gehört auch schreckliche Furcht oder Angst, und es ist nützlich bei *Beschwerden infolge von Schreck mit Furcht, wenn die Furcht* [die durch das schreckliche Ereignis ausgelöst wurde; d. Ü.] *bestehen bleibt*. Seelische Schocks, wo man das entsetzliche Erlebnis nicht überwinden kann: es tritt einem immer wieder vor Augen.

Clarke erinnert sich, von der Heilung eines Ulcus cruris gelesen zu haben, bei dem *keine Empfindungen* vorhanden waren, aufgrund derer eine Arznei hätte diagnostiziert werden können; doch gerade das *Fehlen jeglicher Empfindung* indizierte Opium — und Opium heilte.

De Quincey berichtet von heftigen Niesanfällen als einer der zahlreichen Unannehmlichkeiten während der langsamen Entwöhnung von seiner Rauschgiftsucht. Zuweilen mußte er zwei Stunden lang ununterbrochen niesen, und das zwei-, dreimal am Tag. Auch hatte er das exzessive Schwitzen von Opium, so stark, daß er »fünf- bis sechsmal täglich ein Bad nehmen mußte«.

Kent schreibt: »Für Opium in Substanz [bzw. für Opiate] besteht am Krankenbett keinerlei Bedarf. Ich gebe zu, in der Chirurgie mag es zuweilen erforderlich erscheinen, darüber wollen wir mit den Chirurgen nicht rechten; doch bei Krankheit, bei einem kranken Menschen, ist es überflüssig. Es bringt keinen Nutzen und schadet letzten Endes nur; es hindert uns daran, das passende homöopathische Mittel zu finden, weil es die Symptome verdeckt; ... wir können dann tagelang nichts tun.«

◊

Lassen Sie uns nun Opium im Lichte der Arndt-Schulzschen Regel betrachten: *Große Dosen einer giftigen Arznei sind letal, kleinere Dosen lähmen, während sehr kleine Dosen des Gifts die Lebenstätigkeit der Zellen anfachen.*

In ***größten Gaben*** *ruft Opium zuerst Erregung hervor,* sodann Schläfrigkeit und Unfähigkeit zu der geringsten Anstrengung, darauf Schlaf und *schließlich Koma.*

Das Opfer ist zunächst noch erweckbar, doch bald ist jede Stimulation erfolglos; Pupillen geringfügig verengt; keine Reflexe.

Der Patient ist kalt und livide, wenn es auf das Ende zugeht, ist er in kaltem Schweiß gebadet.

Puls schwach und langsam; die Atmung wird langsamer und unregelmäßiger, schließlich stertorös, und der Patient stirbt an Erstickung [durch zentrale Atemlähmung; d.Ü.].

In ***substantiellen, nichtletalen Dosen*** vermindert Opium sämtliche Sekretionen, ausgenommen die Schweißproduktion. Der Mund wird trocken, Magen und Darm trocknen aus und werden paralysiert — durch Lähmung von Muskelstrukturen in der Wand des Intestinums. Fast stets besteht daher Obstipation, vollständige Stuhlverstopfung.

Die Gefäße in der Medulla und im Rückenmark sind dilatiert.

Es ist ein direktes Gift für die Atemwege* und erzeugt eine langsame, röchelnde Atmung.

Nun, all diese Symptome, die Opium zu erzeugen vermag, die kann es — abgesehen vom Tod — auch heilen.

In ***minimalen Dosen*** heilt es die ihm eigentümliche Verstopfung, bringt es den Komatösen wieder zu Bewußtsein, ebenso wie den unter einem psychischen Schock Stehenden; es kann überwachen Menschen, deren Sinne überreizt sind, den Schlaf bringen, und so fort. Es ist nicht das »unbezahlbare« Universal-Analgetikum der alten Schule, aber es bewirkt, und das *auf Dauer,* weitaus wunderbarere Dinge, wenn es getreu der Art und Weise Hahnemanns gegeben wird.

---

* Dies ist so nicht richtig. Die atemdepressorische Wirkung der Opiate kommt durch eine direkte Hemmung des Atemzentrums in der Medulla oblongata zustande. Der Patient gerät so ohne das Gefühl von Atemnot in ein Atemdefizit; wenn man ihn nicht ständig daran erinnert, atmet er bald automatisch wieder zu langsam. — Anm.d.Ü.

*Hauptsymptome**

Geist und Gemüt. Furcht vor nahem Tode.[4]
Gesichtsausdruck von Schrecken und panischer Angst.
Völlige Bewußtlosigkeit und Empfindungslosigkeit; es war nicht möglich, irgendein ... Zeichen von Unbehagen bei ihr auszulösen, wenn man sie an den Haaren zog, in die Haut kniff oder mit kaltem Wasser begoß.
Bewußtseinsverlust, mit röchelndem Atem, wie nach einem Schlaganfall.
Bewußtlosigkeit: Augen glasig, halbgeschlossen; Gesicht blaß; tiefes Koma.
Delirium tremens: mit abgestumpften Sinnen, und in Abständen Sopor mit Schnarchen; ... sieht Tiere auf sich zukommen; Leute wollen ihn verletzen oder exekutieren; kriecht unter die Decke oder springt aus dem Bett; ... glaubt, ein Mörder oder Krimineller zu sein, der hingerichtet werden soll; möchte davonlaufen; stierer Blick; Muskelzuckungen im Gesicht und am Mund; Kieferklemme; Tremor.
Beschwerden infolge von übermäßiger oder allzu plötzlicher Freude, von Schreck, Zorn oder Scham.
Beschwerden nach Schreck, wobei die Furcht vor dem Auslöser des Schreckens bestehen bleibt.
Zittern der Glieder nach einem Schreck.
Krämpfe infolge starker Gefühle, von Schreck, Zorn etc.

Gesicht gerötet.
Gesichts-Blässe.[1]

Augen. Pupillen erweitert und lichtunempfindlich; oder zusammengezogen; oder sie reagieren nur träge auf Licht.

Mund. Lähmung der Zunge, Sprechen fällt schwer.

Magen, Abdomen. Starker Durst. — Unstillbarer Durst.
Koliken: vorübergehend, sehr heftig; ... durch Bleivergiftung.
Kneipen im Bauche. ... Gänzliche Stuhlverstopfung.[3]
Schmerz im Unterleibe, als wenn die Gedärme zerschnitten würden.[1]

---

* Mit [1] sind die Symptome aus Hahnemanns *Reiner Arzneimittellehre* gekennzeichnet; ein mit [2] versehenes Symptom stammt aus Jörgs *Materialien zu einer künftigen Heilmittellehre* (1825), von denen Hahnemann in diesem Fall keinen Gebrauch gemacht hat. Die mit [3] bezeichneten Symptome sind den von Eidherr 1862 in der *Zeitschrift des Vereins der homöopathischen Aerzte Oesterreichs* (Heft 3) veröffentlichten Prüfungen entnommen, und ein mit einer [4] markiertes Symptom ist in einem Vergiftungsfall (durch Injektion einer Opiumtinktur) beobachtet worden (*Hygea* 13, 393). — d.Ü.

Stuhl. Unwillkürliche Stühle, besonders nach Schreck.

Flüssige, schäumige Stuhlgänge, mit jückendem Brennen am After und heftigem Stuhlzwange.[1]

Harte, runde, trockene, schwarze Kotballen, wie Schafskot.

Bei der Anstrengung zum Stuhlgange, Gefühl, als wenn der Weg in den Mastdarm verschlossen wäre.[1]

Stuhl kommt heraus, schlüpft aber wieder zurück. (SILICEA)

Fast unheilbare, langwierige Hartleibigkeit.[1]

Cholera infantum: mit Stupor, Schnarchen und Konvulsionen; verengte Pupillen; die gut gewählte Arznei versagt.

Harnwege. Schwächt die Zusammenziehkraft der Harnblase.[1]

Urinverhaltung.[1]

Die Blase dehnte sich aus, hatte aber nicht die Kraft, ihren Inhalt auszutreiben …

Atmung. Die Athemzüge sind lang und seufzend.[1]

Tiefes, schnarchendes Athemholen.[1]

Unwillkürliches öfteres Tiefathmen.[3]

Langsamer ***Puls***, bei stöhnendem, langsamem Odem, höchst rothem, aufgetriebnem Gesichte und höchst starkem Schweiße mit Konvulsionen.[1]

Schlaf. Wimmern im Schlafe.[1]

Sucht zum Schlafen …, die ich nur mit Mühe abwehren konnte. In der Nacht schlief ich sehr unruhig, schwitzte viel …[2]

Bei aller Schläfrigkeit, kann er nicht in Schlaf kommen, bei langsamem Pulse.[1]

Schlaflosigkeit, mit überaus empfindlichem Gehör; in der Ferne schlagende Uhren und krähende Hähne halten sie wach.

Mangelnde Empfänglichkeit für Arzneien; mangelhafte Reaktion der Lebenskraft.

Schmerzlosigkeit bei allen Beschwerden. Beklagt sich nicht. Wünscht nichts.

Lähmung, Empfindungslosigkeit: nach Apoplexie; bei Säufern; bei alten Leuten.

Ornithogalum umbellatum

DOLDIGER MILCHSTERN; ›STERN VON BETHLEHEM‹

Der *Cooper Club*, der sich seinerzeit regelmäßig in Dr. Clarkes Haus traf, hatte drei treibende Kräfte: Dr. Robert Cooper, mit seiner Gabe, neue und nützliche Arzneien zu entdecken, Dr. James Compton Burnett, der das Talent besaß, deren Besonderheiten und Möglichkeiten zu erfassen und sie mit Erfolg bei den Patienten anzuwenden, die seine Praxis belagerten, und Dr. Clarke, der all dies sorgfältigst aufzeichnete und als bleibende Hilfe für die Nachwelt in seinem *Dictionary of Materia Medica* niederlegte. An diesem Werk arbeitete er, wie er zu sagen pflegte, um sich Arbeit zu ersparen: es war für ihn einfach ein *Muß* zu wissen, wo er jegliche Arznei nachschlagen konnte, die er irgendwann einmal brauchen würde. Eines der ganz wichtigen, bisher aber nur unzureichend geprüften Mittel, das den Entdeckungen und Überlegungen dieser Vereinigung entsprang, war Ornithogalum, das zusammen mit der Zwiebel, dem Porree und dem Knoblauch zu den Lauchgewächsen gehört und mit diesen im Hinblick auf seine Wirkung viele Besonderheiten gemeinsam hat.

◊

Boericke erwähnt Ornithogalum kurz in seinem umfassenden *Pocket Manual*, doch alles, was er schreibt*, ist:

»Zu erwägen bei chronischen Indurationen des Magens und Abdomens; möglicherweise auch Krebs im Bereich des Verdauungstraktes, besonders des Magens und Blinddarms. Zentrum seiner Wirkung ist jedoch der Pylorus, wo es schmerzhafte Kontraktion mit Auftreibung des Duodenums [durch Blähungen] verursacht.

Niedergeschlagenheit. Völlige Erschöpfung. Übelkeitsgefühl, das den Patienten nachts nicht schlafen läßt.«

◊

Vor einigen Jahren erhielt ich vom Kew [einem botanischen Garten in der Grafschaft Surrey; d. Ü.] die Genehmigung, einzelne Exemplare von Arzneipflanzen zu pflücken, und ich ging dabei ähnlich vor, wie Dr. Cooper es früher getan hatte. Dieser pflegte sich seine pflanzlichen Arzneien immer in ihrer besten Zeit zu beschaffen, nicht nur hinsichtlich der Jahres-, son-

* Es folgen bei Boericke außerdem noch einige Symptome im Bereich des Verdauungstrakts. — d. Ü.

dern auch der Tageszeit. Bewaffnet mit einem zu drei Vierteln mit Weingeist gefüllten kleinen Fläschchen, sicherte er sich sein ausgesuchtes Exemplar, indem er es unverzüglich dort hineingab. So versorgte er sich mit einer ›Mutter-Tinktur‹, die so rein und unverdorben war wie nur möglich. Von dieser Lösung verabreichte er dann in zahlreichen Fällen einen einzigen Tropfen, und zwar in großen Abständen, jeweils wie es der Zustand des Kranken erforderte, wobei er mit der Wiederholung des Mittels stets so lange wartete, bis sich die stimulierende Wirkung des Mittels erschöpft hatte. Für seine so zubereiteten Mittel hatte Cooper einen ganz eigenen Namen — ›Arborivitale Arzneien‹*. Es ist bezeugt, daß er mit ihnen erstaunliche Heilreaktionen bewirkte. Natürlich konnte er zu diesem Zweck und bei dieser Art der Verabreichung keine stark giftigen Arzneien verwenden; diese mußten, um ohne Lebensgefahr für die Patienten von Nutzen zu sein, bis zur dritten Dezimalpotenz abgemildert werden.

Um aber auf Kew zurückzukommen ... Eines Tages beugte ich mich über ein Milchsternbeet und hielt nach dem besten Exemplar Ausschau, um es à la Cooper in meine Flasche zu stecken, als von hinten eine vorwurfsvolle Stimme ertönte: »Was machen Sie denn da?« Natürlich war es ein Aufseher, dessen Aufgabe es war, derartige Plünderungen zu verhindern. Und — wie konnte es anders sein! — ich hatte natürlich meinen Berechtigungsschein, den ich zuvor nie gebraucht hatte, zum ersten Mal nicht dabei.

Die einzige Möglichkeit bestand darin, ihm den Sachverhalt bescheiden zu erklären; und dabei schaffte ich es, ihn so zu besänftigen und zu interessieren, daß er mich begeistert zu einem der großen Subtropen-Häuser mitnahm, wo er mir noch ein Exemplar einer anderen, mir unbekannten, aber (seiner Meinung nach) sehr wertvollen Heilpflanze schenkte.

Doch dies nur am Rande. ... Die Frage ist: Was wissen wir über Ornithogalum, das — aus homöopathischer Sicht — von praktischer Bedeutung ist?

◊

In seinem kleinen Buch mit dem Titel *Cancer and Cancer Symptoms* schreibt Cooper unter der Überschrift »Ornithogalum umbellatum« Folgendes, wobei er zunächst aus dem *Treasury of Botany* zitiert:

»Ein in vielen Teilen Englands und Schottlands verbreitetes Kraut. Es ist unter dem Namen ›Stern von Bethlehem‹ bekannt, da es auch in Palästina häufig anzutreffen ist und da es sternförmige Blüten hat. Manche vermuten, daß es dem entspricht, was in der Bibel (2. Könige 6, 25) mit ›Tauben-

* Von *Arbor vitae,* dem mythologischen ›Baum des Lebens‹. — d.Ü.

mist‹* übersetzt worden ist; und seine Zwiebeln, die gekocht sehr bekömmlich und nahrhaft sind, werden bis auf den heutigen Tag in Palästina gegessen. Die Gattung *Ornithogalum* ist eng mit der Gattung *Scilla*** verwandt, von der sie nur durch ihre Blüten zu unterscheiden ist: bei *Ornithogalum* vertrocknen die Blütenblätter zwar nach der Blütezeit, bleiben aber erhalten, statt abzufallen, und sie sind von weißlich-grüner oder gelblicher statt von blauer Farbe. All diese Spezies sind Zwiebelpflanzen, mit wurzel- und nicht stielscheidigen Blättern sowie endständigen Blütentrauben, jede Blüte mit einem verkümmerten Deckblatt darunter. Die Blütenhülle besteht aus sechs einzelnen Segmenten, die sich sternförmig ausbreiten; die sechs Staubblätter haben abgeflachte Staubfäden und sind von der Blütenhülle fast völlig losgelöst.«

Cooper fährt fort: »Zur Familie der *Liliaceae* gehörend, ist Ornithogalum botanisch verwandt mit ASPARAGUS OFFICINALIS, PARIS QUADRIFOLIA, CONVALLARIA MAJALIS, SCILLA MARITIMA, AGRAPHIS NUTANS, COLCHICUM AUTUMNALE, ALLIUM SATIVUM, ALLIUM CEPA und POLYGONATUM OFFICINALE***, außerdem natürlich mit vielen anderen, weniger bekannten, aber wertvollen Arzneipflanzen.

Meine Bekanntschaft mit Ornithogalum umbellatum bei Krebsfällen rührte von der außergewöhnlich starken Reaktion auf das Mittel bei einer Frau her, die sehr empfindlich auf alle zwiebelartig schmeckenden Substanzen in der Nahrung war. *Die Dosis wurde mittags eingenommen, und noch am selben Abend kam es zu Auftreibung des Magens und Duodenums mit häufigem, mundvollem Aufstoßen übelriechender Luft, so daß sie ihre Kleidung lockern mußte. Damit einher gingen abscheulichste Niedergeschlagenheit mit dem Verlangen, Selbstmord zu begehen, ein Gefühl großer Hinfälligkeit und schmerzhafter Flauheit in der Magengrube sowie ein Übelkeitsgefühl, das sie den größten Teil der Nacht wach bleiben ließ und noch mehrere Tage anhielt.*

---

* In 2. Könige 6, 25 der Lutherbibel heißt es: »Und es war eine große Teuerung zu Samaria. Sie aber belagerten die Stadt, bis daß ein Eselskopf 80 Silberlinge und ein viertel Kab Taubenmist 5 Silberlinge galt.« — Die Ausdrücke ›Eselskopf‹ und ›Taubenmist‹ werden als zweifellos falsch angesehen; der hebräische Ausdruck für letzteres soll laut *Brewer's Dictionary of Phrase and Fable* leicht mit dem für die Hülsen des Johannisbrotbaums zu verwechseln sein. — Anm.d.Ü.

** Nicht zu verwechseln mit SCILLA MARITIMA, der *Echten Meerzwiebel*, die zwar auch zu den Liliengewächsen gehört, aber heute zur Gattung *Urginea* gerechnet wird; ihre Blüten sind im Gegensatz zu jenen der blaublütigen *Scilla*-Gewächse, weißlich-grün oder auch schmutzig-weiß. — d.Ü.

*** Gemeint ist die *Gemeine* oder *Wohlriechende Weißwurz*, POLYGONATUM ODORATUM, auch *Salomonssiegel* genannt; diese alte Heilpflanze ist noch nicht in die Homöopathie eingeführt. — Anm.d.Ü.

Die Patientin war etwa 54 Jahre alt und von recht sanguinischem Temperament; sie neigte zu Verdauungsschwäche, und in der Vorgeschichte war es, möglicherweise aufgrund einer Schwindsuchtneigung, mehrfach zu Brustfellentzündungen gekommen. Abgesehen davon bestand aber keine Anfälligkeit für irgendwelche chronischen Krankheitsformen ...

Seit der o.g. Arzneiverschlimmerung hat sich ihre Verdauung erheblich verbessert, und auch ihre Freude am Leben sowie ihre allgemeine Vitalität haben deutlich zugenommen.

Ornithogalum umbellatum befällt bei den Personen, die für diesen Reiz empfänglich sind, unmittelbar den Pylorus und ruft dort ein schmerzhaftes und krampfartiges Zusammenziehen hervor; das Duodenum wird von Blähungen aufgetrieben, wobei sich die Schmerzen unweigerlich steigern, wenn die Speisen den Magenpförtner zu passieren suchen.« (Kursive Hervorhebungen durch M.Tyler.)

An anderer Stelle schreibt er: »Ornithogalum umbellatum ruft wie die Laucharten* ALLIUM SATIVUM und ALLIUM CEPA Verdauungsstörungen mit ausgeprägtem Luftaufstoßen hervor.«

Cooper berichtet von mehreren Fällen mit Magengeschwüren, die maligne entartet zu sein schienen und die wunderbarerweise durch Ornithogalum geheilt wurden. In einem Fall war durch Operation in einem Londoner Krebshospital tatsächlich ein bösartiger Tumor nachgewiesen worden; anschließend wurde der Patient informiert, daß »zwischen dem Magen und der Thoraxwand Adhäsionen gefunden worden waren, zusammen mit einer Krebswucherung am pylorusnahen Teil des Duodenums, und daß es unmöglich gewesen war, das gesamte erkrankte Gewebe zu entfernen«. Später wurde er wegen quälender Schmerzen noch einmal aufgenommen; als er dann sechs Wochen später nach Hause entlassen wurde, versicherte ihm sein Hausarzt , *daß nun alles nur Erdenkliche getan worden sei, daß er keinesfalls mehr lange zu leben haben werde und, solange er lebe, die Schmerzen werde ertragen müssen.*

Als Cooper den Patienten erstmals zu sehen bekam, traf er ihn schmerzgekrümmt im Bett liegend an. Er konnte nichts längere Zeit im Magen behalten; warme Speisen linderten, kalte Getränke verschlimmerten. Die Schmerzen waren nachts stärker; sie dehnten sich vom Magen zum Herzen und bis zwischen die Schulterblätter aus, »als ob ein Eisenklotz durch Magen und Brust gezwängt würde«. Er hatte das Gefühl, daß sich die Geschwulst sich sehr schnell vergrößerte; sie ragte unter der Befestigung des

* Cooper schreibt irrtümlich, daß Ornithogalum umbellatum eine ›Knoblauchart‹ sei (»a species of garlic«). Die *Ornithogalum-* und *Allium*-Arten gehören jedoch als verschiedene Gattungen lediglich der gemeinsamen Familie der Liliengewächse an. — d.Ü.

Zwerchfells am Rippenbogen deutlich sichtbar hervor, mit ausgeprägter Dämpfung bei der Perkussion; der Wulst reichte bereits bis in die Magengrube. Zunge rot, nach hinten zu belegt; Stuhl verstopft, bei zeitweiligem Durchfall.

In diesem Fall bestand die Wirkung von Coopers Einzelgabe Ornithogalum zunächst in einer Intensivierung der Schmerzen, dann in Stuhlgang, und schließlich erbrach der Kranke eine schaumige Masse, was ihm Erleichterung verschaffte. Nach einer zweiten Dosis begann er eine schwarze, gallertige Substanz herauszuwürgen, mit großer Linderung der Schmerzen und allgemeiner Besserung seines Zustandes.

Im Laufe der folgenden Monate schliefen ihm immer wieder die Unterschenkel und Füße ein und kribbelten so sehr, daß er sie kaum stillhalten konnte. Dann schwollen Füße und Knöchel an; der rechte Unterschenkel fühlte sich wie zerschlagen an, fing an zu schmerzen und entzündete sich; schließlich war er ebenfalls geschwollen und gespannt, und Fingerdruck ließ Dellen darauf zurück. Der Patient hatte außerdem beim Essen das Gefühl, als ob die Speisen den Magen verstopfen würden; etwas Flatulenz, Stuhlgang regelmäßig. Eine weitere Dosis wurde verabreicht, und der Effekt bestätigte Cooper in seiner Überzeugung, daß die Schwellung der Lymphgefäße, wie sie sich im Zustand des rechten Unterschenkels und in der vorangegangenen Schwellung der Füße und Knöchel manifestiert hatte, aus dem hohen Druck resultierte, unter den die Ausscheidungsorgane infolge der Freisetzung von Giften im Organismus gesetzt worden waren. Einige Tage später kam der Patient nämlich ganz erschrocken wieder, um den, wie er meinte, schrecklichen Zustand seiner Beine zu zeigen: sie waren geschwollen, und breite rote Streifen und Flecken liefen die Unterschenkel herunter. In der Annahme, daß dies auf die rasche Eliminierung des Krebsgiftes zurückzuführen war, bestand Cooper zum Erstaunen des Patienten darauf, daß er ohne weitere Medikation wieder nach Hause ging. Danach verlief seine Genesung ungestört. Er erhielt keine weitere Arznei — nur ganz am Anfang der Behandlung, als er sehr litt, hatte er einige Gaben CARBO VEGETABILIS D 3 bekommen, die jedoch die Schmerzen eher zu vermehren schienen und von ihm selbst abgesetzt wurden; und ganz zum Schluß erhielt er noch eine Einzeldosis ALLIARIA OFFICINALIS. Coopers Behandlung hatte im Juli 1898 begonnen, und im Mai 1899 schrieb ihm der Mann: »Seit der ersten Augustwoche habe ich keine Schmerzen mehr gehabt; zwar verspüre ich von Zeit zu Zeit im Magen noch eine leichte Schwäche, aber keineswegs immer. Mein Appetit ist erstaunlich gut; ich kann fast alles essen und mich auch wieder an den Mahlzeiten erfreuen, was ich seit Jahren nicht mehr getan habe. Ich kann mich auch gut bewegen und meiner Arbeit ohne Ermüdungserscheinungen nachgehen. Ich habe mich wieder dem Freiwilligenheer angeschlossen, bereits an zwei oder drei tüchtigen Märschen und außerdem an Schießwettbewerben teilgenommen, ohne irgendwelche üblen Folgen zu spüren. Seit fast zwanzig Jahren habe ich mich nicht mehr so wohl gefühlt. Im Augenblick geht es mir blendend, und ich habe auch schon mehr als 14 Pfund an Gewicht zugelegt, die ich während meiner Krankheit verloren hatte.«

Ich habe recht ausführlich zitiert, damit wir wieder Mut fassen und zu handeln lernen — und zu hoffen. Diese Schriften Dr. Coopers hätten es verdient, wiederveröffentlicht zu werden*, denn die Erfahrungen solch origineller Köpfe und hervorragender Ärzte sollten nicht vergessen werden und verloren gehen.

Ich erinnere mich an etwa ein halbes Dutzend Fälle von Magen- oder Zwölffingerdarmgeschwür, die unter Ornithogalum ausheilten. Soweit ich mich entsinne, fielen sie alle etwa in dieselbe Zeit gegen Ende des Krieges, als ich viel Stationsdienst zu leisten hatte; nur einer dieser Patienten sprach auf Ornithogalum nicht an, er benötigte PHOSPHORUS. Beim schlimmsten dieser Fälle hatte die Patientin wegen des fortwährenden Blutverlustes alle Farbe verloren und mußte eiligst bei uns eingewiesen werden; unter Ornithogalum erholte sie sich prächtig. Daß die Genesung wirklich von Dauer war, weiß ich, da sie uns all die Jahre danach wegen geringfügiger Beschwerden gelegentlich aufgesucht und jedesmal erzählt hat, daß ihr altes Leiden sich nicht wieder bemerkbar gemacht habe. Ich kann daher bestätigen, daß Dr. Cooper mit seiner Behauptung recht hat: Ornithogalum kann — in geeigneten Fällen — Magen- und Duodenalulcera *heilen*.

Wenn wir das Mittel aber mit einiger Sicherheit verschreiben wollen, benötigen wir eindeutige Symptome. Lokalisation und Art und Weise der Einwirkung auf den Organismus sind wichtig, doch brauchen wir mehr, denn schließlich haben auch andere Arzneien Geschwüre dieser Art hervorgerufen und geheilt, etwa KALIUM BICHROMICUM, ARSENICUM, PHOSPHORUS! Wie sollen wir nun zwischen diesen unterscheiden? Sollen wir ein Mittel nach dem anderen ausprobieren? — oder dasjenige geben, das in irgendeinem früheren Fall geholfen hat und daher in unserer persönlichen Wertschätzung ganz oben rangiert? ... *Nicht gut genug!* Wir müssen mehr wissen, um die auf den Fall passende Arznei richtig auswählen und mit deren Hilfe eine Heilreaktion in Gang setzen zu können.

Wie alle Zwiebeln, so Cooper, ist auch Ornithogalum — bei darauf Empfindlichen — in der Lage, fürchterliche Blähungen zu erzeugen. Wir

* Coopers *Cancer and Cancer Symptoms* ist 1990 im indischen Jain-Verlag wiederaufgelegt worden. — d. Ü.

dürfen nicht vergessen, daß nur Menschen, die auf einen Stoff empfindlich sind, uns nützliche Prüfungen davon liefern können; und ebenso sind es auch nur solche empfindlichen Personen, die im Sinne der Heilung auf ein Mittel ansprechen, d.h. durch dieses zu Heilreaktionen stimuliert werden.

Ich habe drei originale Schriften Dr. Coopers auftreiben können, die in den Jahren 1897, 1898 und 1899 veröffentlicht wurden. In einer von diesen schreibt er in bezug auf seine ›arborivitalen Arzneien‹:

»*Eine arborivitale Arznei ist eine solche, deren Wirkung nur durch die Annahme zu erklären ist, daß in den Pflanzen eine verborgene Kraft existiert, die mit den Sinnen nicht nachzuweisen und unabhängig von irgendeiner speziellen Art der Zubereitung ist.*«

Und zu der Frage, was eine ›arborivitale Dosis‹ ist, sagt er:

»*Dies ist bloß ein einziger Tropfen des konservierten Saftes einer frischen Pflanze, der seine Wirkung so lange entfalten darf, bis keine Anzeichen für diese Wirkung mehr vorhanden sind.*«

Ich darf noch hinzufügen, daß Dr. Cooper den Ruf hatte (wie ich vor Jahren zufällig von einem Fremden auf einem Gartenfest erfuhr), der »einzige Doktor, der Krebs heilt«, zu sein. Haben wir heutzutage auch nur *einen*, der solches von sich sagen könnte?

Paeonia

PAEONIA OFFICINALIS; PFINGSTROSE

Eines unserer kleineren, nur unvollständig geprüften Mittel, das ich in seinem speziellen Wirkungskreis — Hämorrhoiden und Leiden des Rektums und Anus — sehr nützlich gefunden habe. Doch neben seiner großen Domäne, Fisteln und Fissuren im Analbereich sowie Hämorrhoiden, soll es auch allgemein bei varikösen Zuständen heilkräftig sein.

Seine ***Hauptwirkungen*** sind aus den [bei Allen und Hering] hervorgehobenen Symptomen zu ersehen, die ich im folgenden zitieren will:[*]

Rektum, Anus. Beissendes Jucken in der Afteröffnung, was zum Reiben nöthigt, wobei der Eingang etwas angeschwollen zu sein scheint.[3]

Am Mittelfleisch am After ein kleines Geschwür, das beständig Feuchtigkeit ausschwitzt, von sehr übelm Geruch; 8 Tage lang schmerzt es.[1]

Hämorrhoiden mit Fissuren im After; unerträgliche Schmerzen während und nach dem Stuhlgang.

Sehr schmerzhafte und empfindliche Geschwüre und Rhagaden im Mastdarm.

Sehr schmerzhaftes Geschwür, teilweise auf der äußeren Haut, rund, scharfrandig und viel Feuchtigkeit ausschwitzend (Analulcus).

Analfissuren; grauenhafte Schmerzen bei und nach jedem Stuhlgang, die nach ein bis zwei Stunden wiederkehren und zwölf Stunden anhalten; hindern am Schlafen, muß fast die ganze Nacht auf und ab gehen; Exsudation einer übelriechenden Feuchtigkeit.

Schlaf. *Alpdrücken, Alpträume.*

Andere bemerkenswerte Symptome

[Kneipender Schmerz im Unterleibe, nur wenige Sekunden; schon vorher, und mehr nachher] ist ihm ängstlich, die Schenkel schlottern, die Arme

[*] Die mit [1] versehenen Symptome stammen aus einer anonymen Prüfung, die 1827 in den *Praktischen Mittheilungen der correspondirenden Gesellschaft homöopathischer Aerzte* veröffentlicht wurde. Eine [2] bezeichnet Symptome von Schelling, mitgeteilt in der *A.H.Z.*, Band 28, S. 182. Mit [3] schließlich sind Symptome aus der Prüfung Geyers gekennzeichnet, die 1846 in Band 21 der *Hygea* veröffentlicht wurde. — d.Ü.

zittern ihm, als ob er erschrocken wäre; es bangte ihm, mit Jemand zu sprechen, und eine unangenehme Nachricht ergriff ihn heftig.[3]

Schwindel bei jeder Bewegung, es taumelt im Kopfe fortwährend.[2]

Ohne Halt zum Gehen, es taumelt im Kopf herum, die Glieder schwanken.[2]

Drücken unter dem Herzen wie von starker Beängstigung.[1]

Völliger Stimmverlust.

Senkrechte heftige Stiche in der Brust ..., bei jedem Ausathmen. Sie fangen oben unter dem Schlüsselbein an und fahren gerade hinab, wie durch das Herz hindurch, bis auf das Zwerchfell ...[3]

Brennende Hitze: in Kopf, Gesicht, Augen, Hals, Rücken, Brust, After.

Der Schlaf ... so schlecht wie nie, die vorher beängstigenden Träume steigern sich bis zum wirklichen *Alpdrücken*, nämlich zum Traum von einer abenteuerlich gebildeten Figur (Alp), welche auf der Brust sitzt und auf sehr beängstigende Weise den Athem verhält ...[3]

(Der Prüfer, Dr. Geyer, fügt in einer Fußnote hinzu: »Ich erkläre hiermit auf das Bestimmteste, dass ich damals weder den *Dioskorides*, noch den *Plinius* schon nachgeschlagen hatte, also meinen Versuch ganz unbefangen anstellte und nicht durch irgend welchen psychischen Mechanism aus dem Versuche heraussah, was ich zu sehen wünschte, etwa weil *Dioskorides* von dem Samen und *Plinius* von der Wurzel berichten, dass sie das Alpdrücken *heilen*.«)

Traum von einem Gespenste, was ihm auf der Brust sitzt und ihm den Athem verhält, so dass er mehrmals von eignem Stöhnen aufwacht.[3]

◊

Hering schreibt, daß Paeonia mit HAMAMELIS verglichen werden müsse bei Varikosis, mit SILICEA bei Ulcera und mit SULFUR bei Diarrhoe.

Bei chronischen, nicht-syphilitischen Ulzerationen hat sich Paeonia als sehr heilsam erwiesen, wie überlieferte Fälle zeigen. Hier ist einer von ihnen [zitiert aus den *Guiding Symptoms*]:

Seit 18 Jahren bestehende Hämorrhoiden und Mastdarmgeschwüre; Z.n. mehreren Operationen. Patient konstipiert, nervös und abgemagert; unangenehmer Körpergeruch. Anus und Umgebung dunkelrot und von einer dicken Kruste bedeckt. Am Ende des Analkanals und Eingang des Rektums mehrere rissige Geschwüre mit erhabenen und indurierten Rändern, äußerst schmerzhaft. Die gesamte Schleimhaut am Übergang zum Rektum und höher hinauf übersät von Ulcera, Rissen und Rhagaden. Rektum dunkelrot und kongestioniert.

Culpeper* (1616–1654) spricht in meinem alten Folianten — er datiert erst von 1819, ist aber groß und quadratisch, gediegen ledergebunden und sieht recht altertümlich aus — von der männlichen und der weiblichen Pfingstrose. Er erzählt, die Ärzte würden behaupten, die Wurzeln der männlichen Pfingstrose seien die besten. »Dr. Verstand aber sagt mir, die männliche Pflanze sei am besten für Männer und die weibliche für Frauen — doch wünsche er sich hierzu auch ein Urteil von seinem Bruder, Dr. Erfahrung.«

Culpeper erklärt (ich fasse zusammen): »Die Wurzeln werden für heilkräftiger gehalten als die Samen; dann kommen die Blüten und zum Schluß die Blätter. Die Erfahrung hat gezeigt, daß die Wurzel der männlichen Pfingstrose, frisch gepflückt, Fallsucht zu heilen vermag; die sicherste Methode ist dabei — außer sie um den Hals zu hängen, wodurch Kinder bereits geheilt wurden —, die Wurzel zu nehmen, sauber zu waschen, klein zu stampfen und dann wenigstens 24 Stunden in einem Beutel als Aufguß ziehen zu lassen; danach presse man den Beutel aus und nehme, morgens als erstes und abends als letztes, einen kräftigen Schluck von dem Aufguß, und zwar mehrere Tage nacheinander, um die Zeit des Vollmonds. Dies wird auch alte Leute heilen, wenn die Krankheit noch nicht zu lange besteht und unheilbar geworden ist.« Er sagt, der Tee sei auch hilfreich bei Frauen nach der Entbindung und bei solchen mit (Gebär-) Mutterbeschwerden. ... »Auch der schwarze Samen, vor dem Zubettgehen eingenommen, ist sehr wirksam bei jenen, die im Schlaf von der Ephialtes oder Inkubus genannten Krankheit gequält werden; gewöhnlich nennen wir dies Alpdrücken, eine Krankheit, der melancholische Personen unterworfen sind. Es ist ein gutes Mittel gegen melancholische Träume.«

(Wie malerisch und schön! Moderne Fassungen des ›Culpeper‹ unterschlagen all dies; sie reduzieren ihn auf seine klinischen Tips — und rauben dem Mann damit seine Seele!)

◊

Und Parkinson, ein noch früherer Londoner Herbalist (1567–1650) ... In mein Exemplar von Clarkes *Dictionary* habe ich einmal über ›Paeonia‹ ein Zitat aus seinem großen, alten Folioband geschrieben, der leider nicht mehr in meinem Besitz ist: »Die Wurzel der männlichen Pfingstrose steht weit über den übrigen Pflanzenteilen; ein einzigartiges und bewährtes Heilmittel bei allen epileptischen (sic) Erkrankungen. ... Die frische Wurzel ist besser als die getrocknete.«

---

*Vgl. zu Culpeper die Fußnote auf S. 32. — d. Ü.

Wir sehen also, Paeonia hatte neben der bei uns üblichen Nutzanwendung einen uralten Ruf als Heilmittel der *Epilepsie;* doch wie es scheint, ist diese Indikation irgendwie unter den Tisch gefallen.

◊

Dr. Oscar Hansen aus Kopenhagen berichtet in seinem *Textbook of Rare Homœopathic Remedies* auch über Paeonia officinalis, mit seinen Analsymptomen und den schmerzhaften Geschwüren in diesem Bereich. Seine therapeutischen Hinweise sind so prägnant formuliert, daß es sich trotz unseres begrenzten Raums lohnt, sie hier kurz wiederzugeben:

Breiiger Durchfall, gefolgt von Brennen im After; danach innerer Frost.
Hämorrhoiden mit Ulzerationen; After und Umgebung purpurrot und mit Krusten bedeckt; schmerzhafte Geschwüre im After.
Analfissuren, mit Brennen und Beißen nach dem Stuhlgang; Ausschwitzen einer übelriechenden Feuchtigkeit (RATANHIA).
Abszeß unterhalb des Steißbeins.
Alpträume.

◊

Paeonia gehört, wie Clarke schreibt, zu der großen Familie der *Ranunculaceae* (Hahnenfußgewächse), zu der auch die verschiedenen *Aconitum-*, *Actaea-* und *Helleborus-*Arten zählen. »Seine Prüfung brachte viele Kongestionssymptome hervor: Blutandrang zum Kopf, zum Gesicht, zur Brust; brennende Hitze und Röte der Augen, des Gesichts; Brennen, Jukken und Schwellung des Anus; Hitze im Hals, in der Haut.« Auf klinische Beobachtungen gehen laut Clarke folgende Anwendungsbereiche zurück: Allgemeine Neigung zu Ulzerationen; Geschwüre durch Druck, z.B. durch Wundliegen oder schlecht sitzende Stiefel. ... »Die führenden Indikationen sind unerträgliche Schmerzen während und nach dem Stuhlgang sowie das Nässen am After.«

Palladium

SILBERWEISSES EDELMETALL

Dr. Patrick aus Bexhill hat mir freundlicherweise ein interessantes Resümee von Palladium übersandt, dieses wenig bekannten Arzneimittels, das mit einigen seiner »ungewöhnlichen und eigenheitlichen« Symptome so sehr an PLATINUM erinnert. Ich danke ihm für die Erlaubnis, diesen Aufsatz hier wiederzugeben, und werde ihn lediglich mit einem Vorspann versehen, der einige ergänzende Anmerkungen und Vergleiche enthält.

Das Wörterbuch verzeichnet unter Palladium: » (1) Eine große Holzstatue der altgriechischen Göttin Pallas Athene in der Zitadelle von Troja, von deren Bewahrung, wie man glaubte, die Sicherheit der Stadt abhing … (2) Allgemein ein Schutzbild, schützendes Heiligtum (eines Hauses oder einer Stadt). (3) Ein seltenes, in Farbe und Dehnbarkeit dem Platin ähnelndes Edelmetall.«

Constantin Hering hatte Palladium bereits 1833 in seinem Aufsatz *Ueberblick des ganzen Arzneireiches** als mögliches Heilmittel vorgeschlagen; 1850 führte er es als Arznei ein und prüfte es an sich selbst und einer Gruppe Kollegen. Er schreibt: »PLATINUM und Palladium, die beide in Pulverform geprüft wurden, haben in ihren Wirkungen so große Ähnlichkeit gezeigt, daß sich die Frage stellte, ob denn auch entsprechende *Unterschiede* zu finden sein würden.«

Ein sehr auffälliges Gemütssymptom, das beiden Arzneien gemeinsam ist, ist das Gefühl von *Größe*. Beide sind stolz und hochmütig**, und bei beiden erstreckt sich dies bis in die physische Sphäre — sie *empfinden sich als groß*, während die Dinge um sie herum ihnen klein und unbedeutend erscheinen. STRAMONIUM bildet sich ebenfalls ein, groß und hochgewachsen zu sein, während ihm Gegenstände in seiner Umgebung klein vorkommen (COPAIVA).

Palladium hat wie PLATINUM viel herabdrängende Uterusbeschwerden; bei PLATINUM können diese mit dem Gefühl verbunden sein, als ob die ganze Gebärmutter herauskommen wollte. Insgesamt jedoch wirkt PLATINUM, wie es scheint, mehr auf den Uterus und Palladium mehr auf die Ovarien, besonders auf das rechte Ovar. Ihr charakteristisches Wesen —

* Dieser Aufsatz, mit dem Untertitel *Ein vorläufiger Versuch als Leitfaden bei künftigen Forschungen*, ist zunächst in *Stapfs Archiv*, Band 13, Heft 2 erschienen; nachzulesen ist er in Herings medizinischen Schriften, Band 1, S. 272-328, Burgdorf Verlag. — d. Ü.

** Daß Palladium »hochmütig« ist, wird durch die Prüfungen *nicht* gedeckt! Vgl. dazu meine ausführliche Stellungnahme am Schluß des Kapitels. — d. Ü.

das Hochmütige und Anmaßende, das Größegefühl etc. — ist es dabei, welches diese selteneren Arzneien etwa von SEPIA — und dessen dumpfer Gleichgültigkeit — oder auch von LILIUM TIGRINUM unterscheidet, dessen Mentalität durch ziellose Eile, Furcht, verrückt zu werden, und Sorge um das eigene Seelenheil geprägt ist. Ein einzelnes Symptom oder eine Lokalisation ist ja noch kein hinreichender Grund für eine Verschreibung; sie können auf das Mittel hinweisen, doch muß, wenn das Wunder seiner Wirkung geschehen soll, das gesamte Bild, vor allem das psychische Bild, übereinstimmen.

Palladium hat, wie CROCUS, THUJA und THERIDION, das Gefühl, *ein Lebewesen hüpfe im Körper herum;* aber Palladium überbietet sie noch — mit einem Gefühl im Bauch, »als ob ein Thier bisse und kleine Theile der Gedärme abreisse«.

Es hat ferner »Kriechen wie von Flöhen und Jucken an ... Rücken, Armen, Bauche, Oberschenkeln und Fussknöcheln«; und tatsächlich erscheinen an verschiedenen Stellen »Flecke wie nach Flohstichen, über den Lippen rechts, am linken Nasenloche« usw. Es kann auch am ganzen Körper heftiger Juckreiz bestehen.

◊

Clarke schreibt: »Das Hauptcharakteristikum von Palladium sind Affektionen des rechten Ovars, einhergehend mit Schmerzen, die durch Druck gebessert werden. Skinner heilte mit Palladium eine junge Frau, die während der Menses an starken Schmerzen in der rechten Eierstockgegend litt. Erleichterung verspürte sie einzig dann, wenn ihre Schwester ihrer Bitte nachkam, sich auf die schmerzhafte Stelle zu setzen. Diese Besserung durch Druck unterscheidet den Palladium-Schmerz von dem ähnlichen Ovarialschmerz bei PLATINUM.«

Palladium — ein Heilmittel bei verletztem Stolz

von Dr. W. S. Patrick

Verletzter Stolz! Wie spitz ist sein Stachel, wie erniedrigend die Kränkung! Und doch ist der erste Schritt zum Wissen die Erkenntnis, wie *wenig* wir eigentlich wissen. Stolz, Eigendünkel, Geltungsbedürfnis [engl.: egotism] — diese selbstgemachten Tyrannen sind in gleichem Maße unsere Feinde wie jeder Despot oder Diktator in Menschengestalt; und erst müssen *sie* bezwungen sein, bevor wir auf dem Weg voranschreiten können, der zur Befreiung führt. Gleichwohl verfügen wir auch über Arzneien, die durch seelische Konflikte geschlagene Wunden heilen können, und eine der weniger bekannten unter ihnen ist Palladium, das reich an Gemütssymptomen ist und sehr wohl eines tieferen Studiums wert. Palladium ist eine Arznei, die oft zugunsten ihrer Schwester PLATINUM übersehen wird. Jene, die gern nach Sinnbildern für unsere Heilmittel suchen, mögen bei Palladium an die von ihren Anbetern vernachlässigte griechische Göttin Pallas Athene denken.

Lassen Sie uns sehen, wie sich die seelischen Konflikte der Palladium-Persönlichkeit in den Geistes- und Gemütssymptomen des Kentschen Repertoriums wiederspiegeln, wobei wir nur die Rubriken heranziehen wollen, in denenPalladium in Fett- oder Kursivdruck erscheint ...*

Kränkung, Demütigung, Beschwerden nach.
Hochmütig, verletzter Stolz**; will, daß man ihr schmeichelt. °
Wahnideen [Einbildung], vernachlässigt würde, daß er (sie).
Weinen, zu Tränen geneigt.

Und zweiwertig ...

Angst (Furcht), Menses, nach den. °
Beleidigt, leicht.
Ehrgeiz. °
Eigensinnig, starrköpfig; liebenswürdig zu erscheinen, versucht [einziges Mittel!]. °
Erregung, Gefühlserregung verursacht Beschwerden. °
Erregung, Aufregung, Gesellschaft, in. °
Furcht, ereignen, es könnte sich etwas. °
Furcht, Unheil, vor.
Gesellschaft, Abneigung gegen. °
Gesellschaft, Verlangen nach; verschlechtert durch Alleinsein.
Hochmütig.
Hysterie.
Mürrisch, mißmutig. °
Reizbarkeit; nimmt alles übel. °
Schlechte Nachrichten, Beschwerden durch.
Schmeicheleien, verlangt. °

---

* Die mit ° versehenen Rubriken sind von mir der Vollständigkeit halber aus dem *Synthetischen Repertorium* (H. Barthel) und dem Repertorium *Synthesis* hinzugefügt worden. — d.Ü.

** Dies ist die einzige Rubrik, in der Herings Angabe »wounded pride« *(Guiding Symptoms)* im *Synthetischen Repertorium* (3. Auflage) Erwähnung findet — allerdings verstümmelt, denn das »pride« ist bei der Übernahme aus Knerrs Repertorium vergessen worden. Zur Problematik dieser und anderer Rubriken, die das Thema »Hochmut « betreffen, vgl. jedoch meine Stellungnahme am Schluß dieses Kapitels. — d.Ü.

Selbstüberhebung. — Selbstüberhebung, Beschwerden durch.
Selbstvertrauen, Mangel an.°
Unzufrieden. — Unzufrieden mit allem.
Verachtungsvoll.°
Verlangen nach der guten Meinung anderer [einziges Mittel!].°
Wahnideen, beleidigt, glaubt, er (sie) sei beleidigt worden.
Wahnideen, schätzt, daß man sie nicht.°
Zorn, Jähzorn.

◊

Aus Clarkes *Dictionary:* »Eigentümliche Symptome sind:
›Es scheint ihm, als ob er gewachsen wäre.‹
›Ahnung, als ob sich etwas Schreckliches zutragen sollte.‹
›Gefühl, als ob die Eingeweide [Gedärme] eingeklemmt und verschiedentlich ineinander verschlungen wären.‹
›Gefühl, als ob ein Thier bisse und kleine Theile der Gedärme abreisse.‹

Schmerzen in der rechten Ovarialgegend, durch Druck gebessert. …
Verschlimmerung durch Kälte (Ischiasschmerz); Bewegung; nach Anstrengung; nach Aufregung in Gesellschaft.
Besserung durch Berührung (Kopfschmerz); Druck (Ovarial- und Nierenschmerz); Reiben (Ovarialschmerz; brennender Fleck auf dem rechten Wangenknochen); Ruhe; frische Luft; nach Schlaf.«

◊

Boericke nennt Palladium in seinem *Handbuch* ein »Mittel für die Ovarien, das den Symptomenkomplex der chronischen Oophoritis hervorruft« (auf der rechten Seite). Folgende Punkte hebt er besonders hervor:

»Liebt Bestätigung, Anerkennung.
Leicht beleidigt.
In Gesellschaft munter (hinterher sehr erschöpft und Schmerzen schlimmer).
Kopfschmerz quer über den Scheitel von einem Ohr zum anderen.
Schmerz und Schwellung im Bereich des rechten Ovars.«

◊

Einige Gemütssymptome aus den Heringschen Prüfungen, nach Allen, *Encyclopedia*, Band 10, S. 610:

Sehr geneigt, derbe und unmäßige Ausdrücke zu gebrauchen.

Die Zeit erscheint ihm länger; wenn er nach der Uhr sieht, so ist weniger Zeit vergangen, als er erwartet hätte.
Das Kind war reizbar.
Schlecht gelaunt am Abend.
Unangenehme Stimmung, als ob sie nichts ertragen oder erdulden könnte, ohne daß irgend etwas Besonderes vorgefallen wäre. Das Kind ist der einzige Mensch, mit dem sie nicht ungeduldig ist.
Außerordentlich ermüdet abends, fühlt sich geistig ›abgenutzt‹; unbeholfen beim Sprechen der englischen Sprache, welche er zu anderen Zeiten fließend spricht; es ist ihm zu anstrengend, er ist es überdrüssig.

◊

Zum Schluß einige ›ausgearbeitete‹ Rubriken mit den wichtigsten Mitteln:*

Hochmütig: *Caust.*, *Hyos.*, *Ip.*, *Lach.*, **LYC.**°, *Pall.*, **PLAT.**°, *Puls.*°, *Sil.*°, *Staph.*, *Stram.*, **Sulf.**, **Verat.**
Beschwerden nach Kränkung, Demütigung: *Arg-n.*, *Aur.*, *Aur-m.*, *Bry.*, *Cham.*, **COLOC.**°, **Ign.**, *Lach.*°, **Lyc.**, *Lyss.*, **Nat-m.**, *Nux-v.*°, *Op.*, **Pall.**, **Ph-ac.**, *Puls.*, *Seneg.*, **STAPH.**°, *Sulf.*
Beschwerden durch schlechte Nachrichten: *Apis*, *Arn.*°, **Calc.**, **GELS.**°, *Ign.*, *Med.*, *Nat-m.*, *Pall.*, *Sulf.*
Wahnidee [Einbildung], daß er (sie) vernachlässigt würde: *Arg-n.*, **Pall.**
Selbstüberhebung: *Calc.*, *Lach.*, *Lyc.*°, *Pall.*, **Plat.**, *Sil.*, *Sulf.*, *Verat.*°
Beschwerden durch Selbstüberhebung: *Calc.*, *Lyc.*, *Pall.*, *Sulf.*

Palladium ist das einzige Mittel, das durch alle sechs Rubriken durchgeht. Es lohnt sich, unsere Repertorien gründlich zu studieren — sie enthalten noch mehr verborgene Schätze aus dem Reich der Edelmetalle, nicht nur das allbekannte Gold!

Ergänzung und Stellungnahme des Übersetzers

Im 98. Band der *A.H.Z.* ist auf S. 78 ff das Symptomenverzeichnis von Palladium (in einer Übersetzung Dr. Oehmes) abgedruckt; es ist einer längeren Abhandlung Herings entnommen, welche ein Jahr zuvor (1878) im *North American Journal of Homeopathy* erschienen war. (Ich habe bei der Übersetzung dieses Kapitels weitgehend darauf zurückgegriffen.)

* Die mit ° versehenen Mittel habe ich entsprechend den Angaben im *Synthetischen Repertorium* hinzugefügt bzw. deren Wertigkeit erhöht; die höhere Bewertung von SILICEA bei »Hochmütig« stammt von Vithoulkas. — d.Ü.

Am Schluß dieses Verzeichnisses schreibt Hering über die Ähnlichkeiten von Palladium mit PLATINUM und ARGENTUM METALLICUM: »Die Uterus- und Ovariensymptome sind denen von PLATINA und ARGENTUM ähnlich. ***Die Gemüthssymptome der Platina sind denen des Palladium entgegengesetzt.*** Die Bauch-, Ovarien-, Gebärmuttervorfallsymptome des ARGENTUM und Palladium sind einander ähnlich, aber bei ersterem sind sie links, bei letzterem rechts. Palladium ergänzt PLATINA, aber PLATINA hat mehr Stuhlverstopfung, Palladium Durchfall. ... Ein Drittel der Palladiumsymptome sind denen der PLATINA ähnlich. Die Symptome herrschen bei PLATINA und Palladium auf der rechten Seite vor.« (Hervorhebung durch den Übersetzer)

Diese (leider nicht näher erläuterte) Bewertung, daß die Gemütssymptome von Palladium und PLATINUM einander entgegengesetzt seien, wird von Lippe in seinem *Textbook of Materia Medica* bestätigt; dort heißt es: »The mental symptoms of PLATINA are the reverse to those of Palladium ... The symptoms [of Palladium] are caused or aggravated by mental excitement, wounded pride, and non-approval by others.«

Wie läßt sich dieser offenbare Widerspruch zu dem in diesem Kapitel Gesagten erklären? Ich möchte es im folgenden versuchen, wobei ich vorausschicken muß, daß ich bisher keine persönlichen Erfahrungen mit Palladium sammeln konnte, die Analyse des Problems daher ausschließlich mit textkritischen Mitteln erfolgt.

Wenn man den *Hochmut* und das *verächtliche Herabblicken auf andere* als die zentralen Eigenschaften der PLATINUM-Persönlichkeit ansieht und wenn Palladium in den entsprechenden Repertoriumsrubriken ebenfalls (zweiwertig) hervorgehoben wird, dann fragt man sich in der Tat, worin sich denn nun die beiden Mittel bezüglich ihrer Psyche wesentlich unterscheiden sollen. Darüber hinaus erscheinen beide Mittel drei- bzw. zweiwertig in der Rubrik »Egotism«, was im deutschen Repertorium mit »Selbstüberhebung« wiedergegeben wird.

Auf der anderen Seite: Studiert man die Prüfungssymptome von Palladium — die wichtigsten von ihnen habe ich am Schluß dieses Kapitels aufgeführt —, so gewinnt man ein ganz anderes Bild von der Palladium-Persönlichkeit; wir sehen eher einen selbstunsicheren Menschen, der großen Wert darauf legt, daß andere eine gute Meinung von ihm haben, der es liebt, wenn man ihm schmeichelt, usw. — alles Dinge, die man von einem wirklich hochmütigen Menschen gerade *nicht* erwarten würde.

Könnte es vielleicht sein, daß die Eintragungen von Palladium in den fraglichen Rubriken falsch sind oder daß wir einige Rubriken falsch verstehen? Gehen wir sie der Reihe nach durch:

1. ***Haughty.*** Kent führt *Pall.* hier zweiwertig an. In den Prüfungen und auch in den *Guiding Symptoms* ist von ›Hochmut‹ nirgends die Rede, wohl aber von »verletztem Stolz« (wounded pride), im Zusammenhang mit der »Einbildung, vernachlässigt zu werden«. Der Prüfer war demnach eher gekränkt, aber nicht unbedingt hochmütig. Für »Stolz« hat Kent keine eigene Rubrik eingerichtet; vielmehr verweist er unter diesem Stichwort auf die Rubriken *Hochmütig* und *Kränkung, Demütigung, Beschwerden nach* (mortification ...). Im Fall von Palladium hat er offenbar den »Stolz« isoliert betrachtet und das Beiwort »verletzt« ignoriert — und daher das Mittel beiden genannten Rubriken zugerechnet, m.E. im ersten Fall zu Unrecht.

2. ***Haughty, wounded, wishes to be flattered.*** Diese Rubrik findet sich im *Synthetischen Repertorium* und — vollständiger — im Repertorium *Synthesis*, wo es »wounded selfesteem« heißt. Sie ist eine Ergänzung aus Knerrs *Repertory of Hering's Guiding Symptoms;* doch dort lautet die Rubrik lediglich *Pride, wounded, wishes to be flattered (hysteria)* — in der Rubrik *Pride* taucht Palladium bei Knerr nicht auf. Aus unerfindlichen Gründen hat Knerr allerdings dieses ›Symptom‹ aus zwei heterogenen Symptomen zusammengemixt; sie lauten in den *Guiding Symptoms*, auf die er sich ja bezieht: »Imagines herself neglected; wounded pride (Hysteria)« und »Feels best in company and wants to be flattered«. Angesichts des etwas fragwürdigen Zusammenhangs sollten die beiden Bestandteile der Rubrik besser nur getrennt verwertet werden: als »wants to be flattered« (was bereits als eigenständiger Repertoriumseintrag existiert) und als »pride, wounded« (was neu aufzunehmen wäre).

3. ***Contemptuous.*** *Verachtungsvoll, verächtlich* ist eine Rubrik, die mit der Rubrik *Hochmütig* weitgehend deckungsgleich ist. Dennoch führt Kent Palladium hier *nicht* auf, wohl aber das *Synthetische Repertorium*, wo es als Nachtrag Bogers erscheint. Wie ist Boger nun dazu gekommen, Palladium als ›verachtungsvoll‹ einzustufen? Wieder hilft ein Blick in die Pathogenese weiter ... »Very impertinent; makes a face like a savage«, so heißt es in den *Guiding Symptoms*, und Oehmes Übersetzung (von Herings ursprünglicher, in englischer Sprache verfaßter Abhandlung) lautet: »Sehr unverschämt, macht ein Gesicht wie ein Wilder.« Entsprechend finden wir bei Kent Pall. einwertig in den Rubriken *Impertinence (Frechheit)* und *Insolent (Unverschämt)*. In seinem (durchaus legitimen) Bestreben nach Vereinfachung und Verallgemeinerung hat Boger in seinen *Boenninghausen's Characteristics and Repertory* auf diese beiden Rubriken verzichtet und einige Mittel daraus seiner Rubrik *Contemptuous* zugeschlagen, wie aus deren Untertiteln hervorgeht (mocking, scornful, *insolence*). Dies

scheint mir die plausibelste Erklärung dafür zu sein, wie aus Palladium ein ›verachtungsvolles‹ Mittel werden konnte.

4. ***Egotism.*** *Pall.* erscheint in dieser Rubrik zweiwertig, und wenn sie wirklich »Selbstüberhebung« bedeuten sollte, dann würde dies natürlich die These stützen, daß Palladium auch zu Hochmut neigt. Keller hat sie übersetzt mit »*Selbstüberhebung*, spricht immer von sich selbst«, und im *Synthetischen Repertorium* lautet sie »*Selbstüberhebung*, Selbstüberschätzung, Eigenkult«. Warum aber soll »egotism« nicht ***Egotismus*** heißen? — in der Bedeutung *Ichbezogenzeit, Geltungsbedürfnis, Neigung, von sich selbst zu sprechen* (vgl. Kellers Untertitel!), wie sie aus verschiedenen englisch- und deutschsprachigen, aktuellen und zeitgenössischen Wörterbüchern hervorgeht. Kokelenberg schreibt in seinem *Kent's Comparative Repertory*, daß der Sinn dieser Rubrik noch umstritten sei. Für ihn bedeutet sie »eine Art Egozentrik — die eigene Person wird als Zentrum allen Geschehens angesehen, um die sich alles dreht«.

Dies kommt der Sache m.E. schon näher. Wenn Kent mit »Egotism« wirklich »Selbstüberhebung« gemeint hätte, dann hätte es eines gesonderten Eintrags im Repertorium nicht bedurft — denn dieser Sinn wird durch die Rubrik »Haughty« ausreichend abgedeckt. Ich würde daher vorschlagen, der Rubrik die nächstliegende Bedeutung zuzusprechen: ***Egotismus, Egozentrik, Geltungsbedürfnis, Neigung, immer von sich selbst zu sprechen.*** Dieser Sinn wäre zumindest im Falle von Palladium durch die Prüfungen abgedeckt, für die übrigen dort genannten Mittel müßte es näher untersucht werden.

5. ***Egotism, ailments from.*** Diese Rubrik wird laut Kokelenberg selten verwendet. Auch wisse man nicht, ob damit Beschwerden durch den eigenen Egotismus oder durch den anderer Menschen gemeint seien. Ich meine, wenn Kent letzteres im Sinn gehabt hätte, dann hätte er die Rubrik gewiß entsprechend formuliert. Daß sie wenig benutzt wird, wird wohl vor allem damit zusammenhängen, daß sie nicht richtig verstanden wird. In der Tat kann man sich unter »Beschwerden durch Selbstüberhebung« nur schwer etwas vorstellen; deutlich mehr dagegen unter ***Beschwerden durch übersteigertes Geltungsbedürfnis*** — ein Begriff, der allein an dieser Stelle (und nicht in der übergeordneten Rubrik »Egotism«) im *Synthetischen Repertorium* als Untertitel auftaucht. Daneben wird dort aber auch noch »Selbstgefälligkeit« als zweiter Untertitel genannt, was etwas völlig anderes ist: so fehlt diesem Charakterzug z.B. völlig die Komponente des *Angewiesenseins* auf die Bewunderung und Anerkennung durch andere, wie sie der Begriff »Geltungsbedürfnis« beinhaltet. Und gerade diese Komponente prägt wesentlich diejenige Interpretation der Rubrik »egotism, ailments from«, die sich auf die Prüfung stützen kann: *»Sie halten viel auf die*

gute Meinung anderer und legen viel Gewicht darauf, was andere denken, daher sind sie in Gesellschaft sehr aufgeregt (Kent: ›Excitement in company‹) ***und ihre Beschwerden sind den nächsten Tag schlimmer.*** « Bei einem solchen Verhalten kann man sicherlich auf mangelndes Selbstvertrauen schließen, und entsprechend erscheint Palladium auch (im Repertorium *Synthesis* sogar zweiwertig) in der Rubrik »Want of self-confidence«. Interessant ist dabei, daß in dieser Rubrik, in der fast jedes große Polychrest vertreten ist, ein Mittel durch Abwesenheit glänzt: PLATINUM.

Voegeli *(Leit- und wahlanzeigende Symptome)* nennt als typisch für Palladium: »Heftiges Verlangen, sich auszuzeichnen, bewundert zu werden, überall der Erste zu sein. ... Herabsetzung bringt alle Symptome hervor, mit Bevorzugung der Beckenorgane.« Und er führt einen Fall an, der mit Hilfe der hier in Frage stehenden Rubrik hätte gelöst werden können: »Ein Schulkind mit Bettnässen trotzte aller Behandlung, auch der homöopathischen. Als ich erfuhr, daß es vollständig erschöpft und deprimiert war, wenn es nicht eines der besten Schulzeugnisse erhalten hatte, gab ich eine Dosis Palladium 200, und von Stund an war das Mädchen vom Bettnässen geheilt und blieb es.« Wenn es sich bei diesem Mädchen um eine PLATINUM-Persönlichkeit gehandelt hätte, dann hätte sie sich ein solches Zeugnis sicher nicht so zu Herzen genommen; selbst ein schlechtes Zeugnis hätte sie vermutlich nicht in ihrer hohen Selbsteinschätzung erschüttern können!

◊

Da M. Tyler in diesem Kapitel keine »Hauptsymptome« aufgeführt hat, will ich im folgenden die in Herings *Guiding Symptoms* besonders hervorgehobenen Symptome wiedergeben. Im folgenden kursiv gesetzte Symptome sind dort mit zwei, die anderen mit einem fetten oder zwei dünnen Balken versehen. (Die mit [I] bezeichneten Symptome sind aus dem o.g. Verzeichnis übernommen.)

Geist und Gemüt. *Grosse Neigung zu weinen.*[I]

Sie bildet sich ein, vernachlässigt zu sein. Verletzter Stolz. Hysterie.[I]

Sie halten viel auf die gute Meinung anderer und legen viel Gewicht darauf, was andere denken, daher sind sie in Gesellschaft sehr aufgeregt und ihre Beschwerden sind den nächsten Tag schlimmer.[I]

Ahnung, als ob sich etwas Schreckliches zutragen sollte.[I]

Sie ist erzürnt über alles, was man ihr sagt oder für sie thut, sie zittert, ihr Gesichtsausdruck verändert sich, auch ihre Augen, als ob sie verrückt würde.[I]

Sie versucht, so liebenswürdig als möglich zu sein, aber ist sehr hartnäkkig.[1]

Traurige Nachrichten machen alle ihre Symptome schlimmer.[1]

Geistige Aufregung, besonders Gesellschaft, ebenso Gehen verschlimmern ihre Beschwerden im rechten Ovarium und Leiste; sie ist schlimmer, besonders den Tag nach einem musikalischen Abend oder Gesellschaft.[1]

Fühlt sich am besten in Gesellschaft und liebt es, wenn man ihr schmeichelt.

Kopf, Gesicht. Kopfschmerz quer über den Scheitel von einem Ohre zum andern.[1]

Fahle Gesichtsfarbe, blaue Halbringe unter den Augen (mit Ovarienbeschwerden).[1]

Magen, Abdomen, Stuhl. Uebelkeit Abends.[1]

Schmerzhaftigkeit im Bauche und Druck nach unten (mit Ovarienbeschwerden).[1]

Anschwellung und Verhärtung rechts im Bauche (mit Ovarienbeschwerden).[1]

Aengstliches Gefühl in der rechten Leiste und innere Schmerzhaftigkeit; muss die Schenkel in angezogener Lage halten.[1]

Verstopfung, die Stühle oft weisslich.[1]

Weibliche Genitalien. *Afficirt besonders das rechte Ovarium.*[1]

Anschwellung und Verhärtung des rechten Ovarium mit Schmerzhaftigkeit und schiessendem Schmerz vom Nabel bis in's Becken.[1]

Rechtes Ovarium geschwollen und schmerzhaft bei Druck mit drängenden Schmerzen nach unten (Ovaritis).[1]

In der rechten Ovariengegend Ziehen nach unten und vorn, durch Reiben erleichtert.[1]

Drängen nach unten.[1]

Symptome von Uterusvorfall mit weinerlicher Stimmung.[1]

Schwäche und Schmerz mit einem Gefühle von Vorfallen in der Uterusgegend, alle Bewegungen schmerzhaft, sie konnte kaum gehen, noch stehen.[1]

Rechte Bauchseite geschwollen; hart und schmerzhaft, wie nach Schlag, zeitweilig schiessende Schmerzen vom Nabel nach dem Becken, rechts; Schwere wie von einem Gewichte mit Druck tief im Becken; Alles schlimmer nach Anstrengung und Stehen, besser im Liegen auf der linken Seite.[1]

Sie fühlt sich nach der Regel wund im Unterleib, mit Furcht und Ahnung, als ob sich etwas Schreckliches zutragen sollte.
Gelber Weissfluss wurde weisser und dicker und verschwand dann.[1]
Durchsichtiger, gallertartiger Weissfluss, schlimmer vor und nach der Regel.[1]
Menses während des Stillens.[1]

Rücken, Extremitäten. Gefühl von Ermüdung im Kreuz.[1]
Schießende Schmerzen von den Zehen zur Hüfte oder vom Trochanter zur Kniekehle.

Petroleum

OLEUM PETRAE; BERGÖL, STEINÖL

Wie Hahnemann sagt, muß dieses »Erzeugniss des Innern der Erde ... zum Arznei-Gebrauche sehr dünnflüssig und hellgelb von Farbe seyn«. Um sich von seiner Güte und Reinheit zu überzeugen, könne man ihm zur Prüfung etwas Schwefelsäure zumischen, »welche das Bergöl unberührt lässt und bloss die etwa beigemischten fremden Oele in eine Art Schwefel umwandelt«. Noch einfacher sei es, einen Tropfen Bergöl auf weißes Papier zu geben, wo es dann, wenn es rein ist, verdunstet, ohne einen durchscheinenden Fleck zu hinterlassen.

Eines der seltsamen Symptome aus Hahnemanns Prüfung ist »Stiche, wie Splitter, in der Ferse«. Dazu folgende Begebenheit ... Ein Arzt, der die Vorlesungen von Compton Burnett gehört hatte, zu denen er Woche für Woche aus Yorkshire angereist war, schrieb diesem einige Zeit später: »Ich habe stechende Schmerzen in meiner Ferse, die vor allem beim Gehen auftreten.« Die Antwort lautete: »Nehmen Sie Petroleum ...« Kurz darauf kam die Nachricht zurück: »Teufel auch! — Der Schmerz ist weg!« Hieran mußte ich denken, als ich kürzlich in unserer Ambulanz einen ebensolchen Fall hatte, und so prompt meine Verordnung war, so erfolgreich war sie auch!

Es fällt mir meistens leicht, mich an einen Fall zu erinnern, wenn ich über ihn erstmals die Bekanntschaft einer wirklich nützlichen Arznei gemacht habe, die mir zumindest in dieser Form bis dahin nicht vertraut war. Ein solches Erlebnis mit Petroleum hatte ich bei einer Patientin mit tief eingerissenen Handflächen, denen zuvor Petroleum in niedrigen Potenzen und häufigen Gaben recht gutgetan hatte. Der Fall war sehr interessant und aufschlußreich, weil sich nämlich herausstellte, daß eine *Einzeldosis* Petroleum 10M genügte, um die Patientin einigermaßen beschwerdefrei durch *den ganzen Winter* zu bringen. Diese Dosis mußte später gelegentlich wiederholt werden, wenn zu Beginn eines Winters *leichte* Rückfälle auftraten, aber durchaus nicht immer. In großen Abständen, Jahr für Jahr, stellte sich die Patientin wieder vor, stets freudestrahlend und guter Dinge, was auch mich jedesmal aufs neue beglückte.

In einem anderen Fall, an den ich mich erinnere, bestanden große und sehr schmerzhafte Lipome an den Außenseiten beider Oberschenkel, ganz in der Nähe der Hüftgelenke, was das Liegen zu einem Problem werden ließ. Soweit ich mich entsinne, erhielt sie zunächst BARYTA CARBONICA, ein klassisches, meiner Erfahrung nach aber eher enttäuschendes Mittel bei Lipomen. Dann sah ich, daß ihre Hände schlimm aufgesprungen waren, besonders an den Innenflächen, und so gab ich ihr Petroleum; daraufhin wurden die »Klumpen« weicher und schmerzlos und hörten auf, sie zu belästigen; leider kam die Patientin bald danach nicht wieder, so daß ich nicht endgültig sagen kann, was aus den Lipomen geworden ist, d.h., ob sie vollständig verschwunden sind. *Aber* — und solche Dinge sind es, die die Homöopathie zu einem so beschwerlichen, zuweilen fast unerträglichen Vergnügen machen — ich begann mich zu fragen, ob ich damit vielleicht ein Spezifikum für Lipome gefunden hatte, nur um herauszufinden, daß dies *nicht* der Fall war. Diese spezielle Patientin brauchte Petroleum — ihre Hände verrieten es —, und so konnte es selbst auf ihre Fettgeschwülste heilend einwirken. Die anderen Patienten jedoch, die nicht dieses Mittel benötigten, waren eben auch nicht in gleicher Weise zugänglich für seine Wirkung.

Petroleum ist eines unserer führenden Mittel bei *blutenden Hautausschlägen.*

In H.C. Allens *Keynotes* finden wir das Wesentliche kurz und prägnant dargestellt. Nachstehend einige der von ihm genannten Punkte ...

»Reizbare und streitsüchtige Veranlagung; ... ärgert sich über alles.

Beschwerden durch Fahren im Wagen, in der Eisenbahn oder auf dem Schiff (COCCULUS, SANICULA).

Beschwerden verschlimmern sich vor und während eines Gewitters (NATRIUM CARBONICUM, PHOSPHORUS, PSORINUM, RHODODENDRON).

Rasches Auftreten und Verschwinden von Symptomen (BELLADONNA).

Im Schlaf oder Delirium: bildet sich ein, ein Bein sei doppelt; neben ihm liege jemand anderes im Bett. Nach der Entbindung: es liege ein zweites Baby im Bett (VALERIANA).« (Vgl. BAPTISIA, PYROGENIUM)

»Schwindel: beim Aufstehen (BRYONIA); wie im Hinterkopf; wie betrunken; *wie seekrank.* (Vgl. [zu allen Schwindelsymptomen] COCCULUS)

Hinterkopfschmerzen; Hinterhaupt schwer wie Blei. Widriges Gefühl im Kopf, als wäre alles darin lebendig. ...

Magenbeschwerden bei Schwangeren. Magenschmerz, *nüchtern* oder *wenn der Magen leer wird, jeweils durch Essen vergehend* [bzw. durch rechtzeitiges Essen zu vermeiden].

Diarrhoe: ... *herausschießend;* nach Kohl oder Sauerkraut; während der Schwangerschaft; bei stürmischem Wetter; *nur tagsüber.* ...

Haut der Hände rauh, rissig; Fingerspitzen rauh, rissig, aufgesprungen; *jeden Winter.* Füße empfindlich und in faulig stinkenden Schweiß gebadet (GRAPHITES, SANICULA, SILICEA). ...

Schmerzhafte, juckende Frostbeulen und aufgesprungene Hände, schlimmer bei kaltem Wetter. Dekubitus.«

Guernsey, *Keynotes:*

»Beschwerden am rechten Auge, am inneren und äußeren Hinterkopf, hinter den Ohren, an den Innenseiten der Oberschenkel, an den Ballen oder Unterseiten der Zehen, an den Knien.

Ausschläge oder Jucken in der Nacht (besonders im Bereich des Skrotums), wobei der Ausschlag trocken oder auch feucht sein kann; Frostbeulen, vor allem solche, die stark jucken und feucht sind. Fressende und sich ausbreitende Hautveränderungen, die sehr schwer heilen. Haut allgemein empfindlich. Wunde Stellen vom Liegen im Bett.

Starke Abneigung gegen fette Speisen und Fleisch; gegen freie Luft. Schlimmer durch Essen von Kohl.

Katalepsie; tonische Krämpfe; Knacken der Gelenke; Steifheit der Gelenke; Verrenkungsschmerzen, chronische Verstauchungen.«

Nash faßt Petroleum so zusammen:

»Ekzeme auf der Kopfhaut, hinter den Ohren, an Skrotum, Anus, Händen, Füßen und Beinen. Die Hände springen auf und bluten. Alles *im Winter schlimmer*, im Sommer besser.

Diarrhoe mit vorangehenden Koliken, *nur am Tage.*

Schmerzen oder Schweregefühl ›wie Blei‹ im Hinterkopf; manchmal mit Übelkeit und Erbrechen; < durch Bewegung, etwa Fahren in einem Boot oder Wagen.«

Er nennt Petroleum eines unserer besten antipsorischen Mittel; seine Hautausschläge haben ihm zufolge große Ähnlichkeit mit denen von GRAPHITES.

»Es gibt ein sehr ausgeprägtes und charakteristisches Symptom, das aus einer Vielzahl von Mitteln mit ähnlichen Ausschlägen zu Petroleum führt, und zwar, daß der Ausschlag *zur Winterzeit schlimmer* wird (ALOE, ALUMINA, PSORINUM). Bei keinem anderen Mittel sticht dieses Symptom so deutlich hervor. Die Hände werden rissig, springen auf und bluten; sie sind *im Winter ganz von Ekzemen bedeckt* und *heilen im Sommer weitgehend ab.*« Er erzählt: »Ich habe einmal ein 20 Jahre altes Unterschenkelekzem geheilt, das stets im Winter schlimmer wurde — mit einer einzigen Verordnung der C 200. In gleicher Weise habe ich rissige Hände geheilt. Einst hatte ich einen sehr hartnäckigen Fall von chronischer Diarrhoe; sobald es aber an den Tag kam, daß der Patient im Winter immer Ekzeme an den

Händen hatte, konnte ich ihn mit Petroleum 200 binnen kurzer Zeit restlos von seinen Beschwerden befreien.« Ferner: »Frostbeulen, die feucht sind und bei kaltem Wetter viel jucken und brennen, werden ebenfalls durch das Mittel geheilt. ... Geringste Kratzer oder Hautabschürfungen fangen an zu eitern (HEPAR). ...

Petroleum ist zudem eines unserer besten Mittel bei Seekrankheit (COCCULUS). Ein weiteres, merkwürdiges Symptom ist, ähnlich wie bei CAUSTICUM, das Knacken und Knarren der Gelenke; beide Arzneien sind wertvoll bei chronischem Rheumatismus, besonders wenn dieses Symptom vorhanden ist. Wie CHELIDONIUM und ANACARDIUM hat Petroleum Magenschmerzen, die durch Essen gebessert werden. Wertvoll ist es auch bei Durchfall und Dysenterie mit *Verschlimmerung am Tage.*«

◊

Kents *Lectures:* »Petroleum gehört zu den Mitteln, die häufig mißbraucht werden; wenn es nämlich, wie es in Ölregionen oft geschieht, bei Rheumatismus, Prellungen o.ä. äußerlich und in Rohsubstanz angewandt wird, wirkt es sozusagen als Gegenreiz: eine eventuelle Besserung des ursprünglichen Leidens ist dann lediglich darauf zurückzuführen, daß das Mittel die Krankheit auf der Körperoberfläche etabliert; dies aber ist keine homöopathische Reaktion!

Eine der ersten Wirkungen von Petroleum bei Prüfungen besteht darin, daß es den Prüfer schwindelig und ›duselig‹ macht; er ist so benommen, daß er auf der Straße die Orientierung verliert. Es können seltsame Phantasien auftreten: Leute seien in der Nähe, die gar nicht wirklich da sind; die Luft sei voller seltsamer Gestalten; Gliedmaßen seien doppelt vorhanden; es liege jemand neben ihm im Bett. ... Eine Frau bildet sich nach der Entbindung ein, es wäre noch ein zweites Kind bei ihr im Bett, das sie zu versorgen hätte. ... In Träumen kann er die Vorstellung entwickeln, er wäre zwei oder mehr Personen, und diese fixe Idee läßt ihn auch im halbwachen Zustand nicht los. ...

Flechtenartige oder vesikuläre Hautveränderungen mit der Neigung, dicke gelbe Krusten zu bilden. Die Bläschen können auch frühzeitig aufbrechen und geschwürig werden, bis hin zu phagedänischen Ulcera. ... Petroleum erzeugt gern Ausschläge an den Stellen alter Hautveränderungen, was diese zunehmend indurieren läßt; die Krusten trocknen aus, und an den Rändern bilden sich bläulichrote Verhärtungen, die leicht aufspringen und bluten. Schrunden vor allem an den Fingerspitzen, aber auch auf dem Handrücken. Die Haut ist rauh und uneben, blättert ab, reißt auf und blutet; das Gewebe ist verhärtet. Dies kann auch an den Handtellern und um die Nägel herum auftreten.

Alle Hautausschläge jucken heftig; der Kranke ruht nicht eher, als bis er die Haut ganz abgekratzt hat, und dann wird die Stelle feucht und blutig, das rohe Fleisch kommt zum Vorschein und entzündet sich. ... Auch wenn das Jucken nicht von Ausschlag begleitet ist, kratzt er so lange, bis die Haut zu bluten beginnt und die Stelle *kalt* wird.

Kälte an einzelnen Stellen ist überhaupt ein nicht unwichtiges Merkmal dieser Arznei: Kälte im Magen, im Bauch, im Uterus; Kälte an einer Stelle zwischen den Schulterblättern; Gefühl, als ob das Herz kalt wäre. ...

Die Schleimhäute (die ›innere Haut‹ des Körpers) weisen kleine geschwürige Stellen auf, deren Umgebung induriert ist; daher kann Petroleum auch bei syphilitischen Ulcera hilfreich sein. ... Nasenschleimhaut, hintere Nasenöffnung und Pharynx verdicken sich, und es sammelt sich dicker Schleim dort an, vor allem am Morgen. Auch der Kehlkopf kann beteiligt sein, was zu Stimmlosigkeit führen kann. ... Trockener Reizhusten im Wechsel mit reichlicher Expektoration ...

Ein auffallendes Kennzeichen des Mittels ist, daß der Husten nachts schlimmer wird, der Durchfall aber tagsüber. ... *Diarrhoe nur am Tage; Besserung nachts, wo der Patient Ruhe findet*. ... In der Zeit des Durchfalls hat der Patient ständig Hunger, jedoch kann er nur unter Schmerzen essen. Vor allem direkt nach dem Stuhlgang besteht Hunger mit großem Leeregefühl im Magen, was ihn dazu drängt, umgehend etwas zu sich zu nehmen. *Abmagerung, Hautausschläge, unheilsame und nie sauber aussehende, spröde Finger; er kann sie nicht waschen, weil sie sonst aufspringen*. ...

Widerwärtiger Fußschweiß (SILICEA). Übelriechende Schweiße am ganzen Körper und besonders in den Achselhöhlen, wo der Geruch so aufdringlich ist, daß man ihn sogleich bemerkt, wenn der Patient den Raum betritt.

Hinterhauptschmerzen: ... alle Kohleprodukte (etwa auch GRAPHITES und CARBO VEGETABILIS) greifen mehr oder weniger den Hinterkopf an.«

Dann der für Petroleum so typische Schwindel an Bord eines Schiffes oder beim Fahren in einem Wagen oder einer Kutsche, verbunden mit Übelkeit wie bei Seekrankheit. Nach Kent können Okzipitalkopfschmerzen mit Schwindel aufgrund der Augenfokussierung auf die Wellen oder sonstige sich bewegende Dinge, welcher durch Aufenthalt in einem abgedunkelten Raum besser wird, sowie mit Leeregefühl, Hunger oder Schmerzen im Magen, die den Patienten zum Essen treiben, durch Petroleum gelindert werden. Die häufigste Form der Seekrankheit dagegen, die mit größter Übelkeit und Blässe, kaltem Schweiß und Erschöpfung einhergeht und durch frische Luft, Ruhe und Dunkelheit gebessert, durch Wärme aber verschlimmert wird, diese Form verlange gewöhnlich nach TABACUM.

Unter den Augensymptomen erwähnt er u.a. Fissuren in den Augenwinkeln, die stark jucken. »Dieser Juckreiz stellt sich bei Petroleum regelmäßig dann ein, wenn Schleimhautkongestionen bestehen ..., z.B. in der Eustachischen Röhre ...; der Juckreiz sitzt zu tief im Ohr, als daß er ihn durch Kratzen erreichen könnte (obwohl er es versucht). Jucken im Pharynx ...

Bestimmte Bereiche der Haut sind heiß, mit Kälteempfindung an umschriebenen Stellen. ... Körperteile, die gleichzeitig jucken und brennen. ... Frostbeulen, die jucken, brennen und sich bläulichrot verfärben; das kann Jahre nach der Kälteeeinwirkung geschehen. Durch den Juckreiz in den Frostbeulen kann der Patient voraussagen, wann es tauen wird. ...

Die indurierten Hautausschläge sind mit GRAPHITES vergleichbar, *doch ist die heraussickernde Flüssigkeit bei Petroleum dünn und wäßrig, während sie bei* GRAPHITES *honigartig, klebrig und zähflüssig ist.*«

Kent sagt, Petroleum und RHUS TOXICODENDRON seien von großartigem Nutzen bei ekzematösen Hautveränderungen im (männlichen oder weiblichen) Genitalbereich; aber während Petroleum *kleine* und juckende Bläschen hervorruft, die stechen und brennen, neigt RHUS eher zur Bildung *größerer* Blasen. Schweiß und Feuchtigkeit an den äußeren Geschlechtsteilen.

Sehr empfindlich auf Wetterveränderungen, wie RHODODENDRON und PHOSPHORUS; schlimmer vor einem Gewitter.

Oft empfindlich auf freie Luft oder Zugluft sowie auf Kälte ...; da aber Hände und Füße brennen können, streckt der Patient sie gelegentlich aus dem Bett. Kent rät uns daher zur Vorsicht: »Seien Sie nicht zu sicher, daß SULFUR das Mittel ist, nur weil die Fußsohlen brennen — oder zu überzeugt von SILICEA, nur weil die Füße schwitzen.«

Schließlich zeigt er noch einmal auf, daß Petroleum ein *Heilmittel bei Beschwerden an einzelnen Stellen* ist: Schwitzen einzelner Körperteile — umschriebene Kälteempfindungen — Hautausschläge an bestimmten Stellen.

◊

Es gibt zahlreiche seltsame Empfindungen und Zustände, die auffallend oder für Petroleum typisch sind ...*

Auf der Straße wußte sie nicht, wo sie war.

Melancholische Stimmung; bildet sich ein, es bliebe ihm nur noch wenig Zeit, sein Testament zu machen.

---

* Die mit [I] bezeichneten Symptome sind Hahnemanns *Chronischen Krankheiten* entnommen. — d.Ü.

Große Besorgnis um seine Familie, die er anläßlich einer kurzen Reise zu Hause zurückgelassen hatte; die Angst steigerte sich, bis er ganz untröstlich wurde.

Widriges Gefühl im Kopfe, als wäre Alles darin lebendig, und drehte und wirbelte darin ...[1]

Der äussere Kopf ist wie taub anzufühlen, wie von Holz.[1]

Haar durch Exsudate verklebt, Krusten hängen in den Haaren und sind sehr schwer zu entfernen (bei Kopfhautekzem).

Jucken tief in den Ohren, in der Eustachischen Röhre.

Gefühl, als ob die Haut über dem Nasenrücken stramm- und festgezogen wäre.

Leicht Verrenken des rechten Kiefer-Gelenkes, früh, im Bette ...[1]

Taubheits-Gefühl der Zähne ...[1] — Kältegefühl in den Zähnen.

Weisse Zunge.[1] — Zunge weiß in der Mitte, mit einem dunklen Streifen an den Rändern.

(Man beachte besonders:) [Nach jedem Essen,] starkes Zusammenlaufen des Speichels im Munde ... [1]

Viel Durst auf Bier ...[1]

Muß sich bücken wegen Übelkeit.

Oefteres Drängen zum Stuhle, wo jedesmal wenige durchfällige Ausleerung erfolgt, mit häufigem Pressen, als sollte noch viel kommen.[1]

Nach dem Stuhle, Heisshunger ...[1]

Jücken in der weiblichen Harnröhre beim Harnen ...[1]

(Kindbett:) Bildet sich ein, sie hätte zwei Babys, und ist sehr darum besorgt, wie sie sich um beide kümmern soll. — Meint, es wäre ein zweites Baby im Bett, das ihre Zuwendung braucht.

Bildet sich ein, ein anderes Kind schlafe bei ihr im Bett; spricht ständig über das Kind und wird zornig, wenn man ihr widerspricht.

Kälte-Gefühl in der Brust, in der Herz-Gegend.[1] — Gefühl, als befände sich ein kalter Stein im Herzen.

Psoriasis palmaris: dicke Epidermisschuppen, durch die feuchte Fissuren ziehen.

Nässendes Ekzem beider Hände, die von den Handgelenken bis zu den Fingerspitzen ganz wund und roh sind ...; ständiges Heraussickern einer wäßrigen Flüssigkeit.

Übelriechende Geschwüre an den Fingerspitzen.

Die Nägel der Finger schmerzen beim Anfassen, wie zerschlagen.[1]

Oft ein kalter Fleck am Knie, von dem aus ein kalter Strom durch das ganze Bein geht.[1]

Blasen an der Ferse.[1] — Stiche, wie Splitter, in der Ferse.[1]

Frostbeulen an der Ferse.
Knacken in den Gelenken, im Nacken etc.
Gliedmaßen steif, als ob sie keine Gelenke hätten.

Hauptsymptome

Geist und Gemüt. Delirium: meint, ein Arm oder Bein sei doppelt. — Er wähnt, es liege Jemand neben ihm.[I]
Sehr verdriesslich und zornig; er fährt leicht auf.[I]
Sehr vergesslich und zum Denken unaufgelegt.[I]

Kopf. Schwere des Hinterhauptes, wie Blei.[I]
Kneipen im Hinterkopfe.[I]

Augen. Viel Drücken in den Augen ...[I]
Conjunctivitis pustulosa, mit akuter Entzündung der Lider; Lider rot, entzündet und mit Schuppen oder Schorfen bedeckt; umgebende Haut rauh; Blenorrhoe des Tränensacks; Schmerz im Hinterkopf.
Entzündung des Tränenkanals bei beginnender Tränensackeiterung und Fistelbildung.

Ohren. Affektion der Tuba Eustachii; Sausen, Brausen und Knacken im Ohr hervorrufend; mit Schwerhörigkeit.
Röthe, Rohheit, Wundheit und Feuchten hinter den Ohren.[I]

Nase. Ein Eiter-Bläschen an der Nase.[I]
Bluten der Nase.[I]

Magen. Uebel und wabblicht [= brecherlich], den ganzen Tag.[I]
Uebelkeit, alle Morgen, gleich nach dem Erwachen; sie kann nicht frühstücken.[I]
Uebelkeit, früh, mit Wasser-Zusammenlaufen im Munde.[I]
Jählinge Uebelkeit beim Spazieren, mit Wasser-Zusammenlaufen im Munde ...[I]
Nach Fahren; Aussteigen aus dem Wagen und auf und ab Gehen im Freien, jählinge heftige Uebelkeit ...[I]
Uebelkeit, den ganzen Tag so stark, dass es ihr manchmal den Athem benimmt, ohne Erbrechen.[I]
Heftige Uebelkeit mit kaltem Schweisse ...[I]
Übelkeit: unaufhörlich; mit Schwindel und Erbrechen.

See-Krankheit.[1]
Nach wenigem Essen, wie benebelt, duselig und schwindelig im Kopfe.[1]
Soodbrennen, gegen Abend ...[1]

Rektum, Genitalien. Hartnäckig juckende Flechte am Perineum.
Jucken, Röte und Nässen am Hodensack; Haut rauh, schrundig und blutend; dehnt sich bis zum Damm und den Oberschenkeln aus.

Atemwege. Heiserkeit.[1]
Husten von Trockenheit im Halse.[1]

Rücken. Scharfe Schmerzen, die die Brustwirbelsäule bis in den Hinterkopf hinaufschießen (bei der Entbindung).

Extremitäten. Schmerzhafte Frostbeulen an den Händen.
Rauhe, rissige, aufgesprungene Finger-Spitzen, mit stechenden und schneidenden Schmerzen.[1]

Phosphorus

GELBER PHOSPHOR

Da alles, was Schaden zufügen kann, auch heilen kann, kennt die homöopathische Materia Medica im Grunde keine Grenzen. Und nur durch beständiges Lesen und Studieren können wir eine Vorstellung von den Möglichkeiten gewinnen, die sie uns schon heute in unserem Kampf gegen Krankheit und Leid eröffnet.

Bei der Arzneiwahl kann uns das Repertorium nicht mehr als eine Hilfestellung geben, und selbst bedachtsames und sorgfältig abwägendes Repertorisieren kann unsere Sicht zuweilen einengen und damit den Blick auf das Simillimum verstellen. Das Repertorium stellt lediglich eine Art *Index* zur Materia Medica dar, es kann diese niemals ersetzen. Und auch seine Funktion als Index kann es nur begrenzt erfüllen, ist es doch unmöglich, sämtliche Arzneien, nicht nur die täglich gebrauchten, sondern auch die nur gelegentlich benötigten, gleichermaßen exakt und erschöpfend in einem noch so guten Repertorium zu erfassen — ein solches Werk könnte man gar nicht mehr handhaben, geschweige denn überhaupt zusammenstellen.

Aber die meisten bekannten Arzneimittel mit hervorstechenden, klar umrissenen und gesicherten Wirkungen finden natürlich Erwähnung, und sei es nur in irgendeiner einsamen Rubrik in auffälligen, fetten Lettern; und wenn wir ein uns nicht vertrautes Mittel fettgedruckt unter dem Symptom oder krankhaften Zustand entdecken, nach dem wir gesucht haben, tun wir gut daran, dieses Mittel in der Materia Medica nachzuschlagen, um zu sehen, ob es nicht auch *in toto* auf den Fall paßt.

Nun ist aber Phosphorus gewiß kein ungeprüftes oder im Repertorium ungenügend vertretenes Mittel; im Gegenteil, es ist eines unserer am besten geprüften und beschriebenen Polychreste, ein wahrhaft »vielnütziges Mittel«. In Allens *Encyclopedia* sind unter »Phosphorus« nicht weniger als 3920 Symptome verzeichnet, jedes von ihnen mit seiner kleinen Referenznummer versehen, die auf den Anfang des Kapitels verweist; dort ist nicht nur die Quelle für jedes einzelne Symptom genannt, sondern auch, wie es auftrat: ob bei einem Kind, das an Streichhölzern gelutscht hatte (in der guten alten Zeit, als diese noch alles andere als ›Sicherheitshölzer‹ waren), bei Arbeitern in Zündholzfabriken, bei Menschen, die ihrem Leben auf grauenhafte Weise mit Rattengift ein Ende gesetzt hatten, oder eben — beginnend mit Hahnemann — bei den Prüfern des mehr oder weniger potenzierten Phosphors; hier ist teilweise sogar die Potenz, die die Symptome hervorrief, angegeben.

Die homöopathische Materia Medica ist keine willkürliche Anhäufung, keine wahllose Sammlung fragwürdiger Arzneisymptome. Alles ist sehr methodisch und sorgfältig untersucht, prägnant dargestellt, kurz: in höchstem Maße wissenschaftlich. Man kann nur staunen über die gewaltigen Anstrengungen jener Männer, die uns mit geduldiger Zielstrebigkeit einen wahren Tempel der Heilkunst errichtet haben; nicht nur Hahnemann und seine Prüfergruppe, die vorwiegend aus Ärzten bestand, wären hier zu nennen, sondern auch Lippe, Hering, Dudgeon, Hughes, Dunham und all die anderen, bis hin zu Kent. Sie haben unsere Arbeit nicht nur vergleichsweise leicht, sondern vor allem auch sicher gemacht, und sie haben der Menschheit eine Wissenschaft hinterlassen, die so einzigartig und geordnet, so einfach und zugänglich, so praktisch ist, daß »die Wanderer dieser Erde, mögen sie auch Narren sein, sich nicht darin verlaufen können«.

Phosphorus gehört also zu unseren bestgeprüften und am beständigsten nutzbringenden Arzneimitteln, und es nennt zudem höchst charakteristische Symptome sein eigen. Für die tägliche Praxis ist es vielleicht von Nutzen, Phosphorus einmal im Vergleich mit SEPIA und NATRIUM MURIATICUM darzustellen, denn sicherlich wird SEPIA (die Tinte des Tintenfischs) einige seiner Symptome vom Phosphor und andere vom Kochsalz beziehen, da diese Stoffe zu seinen Bestandteilen gehören. Doch beachten Sie immer: Obwohl bestimmte Substanzen verschiedenen Arzneien in ihrem komplizierten chemischen Aufbau gemeinsam sind — wie es bei PULSATILLA und FERRUM bzw. KALIUM SULFURICUM, bei den diversen ›CALCAREAS‹ oder bei COLOCYNTHIS, ELATERIUM und MAGNESIA PHOSPHORICA der Fall ist — und obwohl einige ihrer Symptome einander entsprechend ähnlich sein *müssen,* ist doch jeweils die Totalität der Symptome nicht dieselbe, und *daher wird ein Mittel das andere nicht ersetzen können.*

Phosphorus zeigt in seinen Vergiftungen und Prüfungen wie auch bei manchen Krankheiten, die es heilen kann, ausgesprochene *Gleichgültigkeit*[*] (wie SEPIA und, weniger stark, NATRIUM MURIATICUM); der Kranke wird gleichgültig gegenüber Verwandten und geliebten Personen (SEPIA), apathisch; er antwortet langsam, fühlt sich äußerst abgespannt und hat keine Lust zu arbeiten.

Wie NATRIUM MURIATICUM und SEPIA ist auch Phosphorus ein großes Kopfschmerzmittel, doch die Kopfschmerzen von Phosphorus sind

[*] Diese *Gleichgültigkeit*, die ganz im Gegensatz steht zu dem vorherrschenden *Mitgefühl,* zeigt sich allerdings, Vithoulkas zufolge, *erst im Endstadium der Pathologie,* im Stadium des Zusammenbruchs, wo der Geist degeneriert und sich auch die (sonst allgegenwärtigen) Ängste verlieren. — Anm. d. Ü.

schlimmer in warmen Räumen und durch Wärme, und sie bessern sich durch kalte Anwendungen, ganz anders als bei SEPIA.

Phosphorus ist sehr *mitfühlend**, gern in Gesellschaft, möchte, daß man ihn berührt und streichelt oder seine Haut reibt, und er läßt sich gerne helfen. SEPIA und NATRIUM MURIATICUM geht es besser, wenn sie allein sind, und SEPIA »will nur weg und ihre Ruhe haben«. SEPIA und NATRIUM MURIATICUM lehnen Mitgefühl ab, sie können es nicht ertragen und reagieren darauf gereizt oder mit Weinen. NATRIUM MURIATICUM und Phosphorus haben ein starkes Verlangen nach Salz, nicht so SEPIA; hingegen ekeln sich SEPIA und NATRIUM MURIATICUM vor Fett, was bei Phosphorus nicht typisch ist. Phosphorus und SEPIA sind ›frostige Mittel‹, d.h., sie passen zu leicht fröstelnden Menschen, während NATRIUM MURIATICUM zu den Arzneien mit Kältebesserung gehört. Auch fürchten Phosphorus und SEPIA Donner und leiden bei Gewitter** — oder sogar schon beim Herannahen eines Gewitters. Die Liste ließe sich fortsetzen …

Mitfühlend	Phos.	—	—
Mag kein Mitgefühl	—	Nat-m.	Sep.
Will Gesellschaft	Phos.	—	—
Besser allein	—	Nat-m.	Sep.
Verlangt nach Salz	Phos.	Nat-m.	—
Ekelt sich vor Fett	—	Nat-m.	Sep.
Schlimmer durch Kälte	Phos.	—	Sep.
Fröstelig, aber > Kälte	—	Nat-m.	—
Fürchtet Gewitter	Phos.	—	Sep.

Solche Symptomengruppierungen mit Gegensätzen und Ähnlichkeiten sind eine große Hilfe für schnelles und korrektes Verschreiben.

◊

* So mitfühlend Phosphorus mit anderen ist, so sehr bedarf er auch selbst des Mitgefühls. Es gibt im *Synthetischen Repertorium* eine Rubrik *Sympathy, desire for;* einziges Mittel: **PHOS.** (vierwertig!). — Anm.d.Ü.

** *Sep.* ist in Kents Repertorium aber auch das einzige Mittel mit *Frohsinn bei Gewitter* (zweiwertig)! Ergänzungen sind Bell-p., *Carc.*, Lyc. — Anm.d.Ü.

Hahnemann sagt, daß Phosphorus am passendsten sei »bei langwierig weichem oder dünnem Stuhlgange«. Er macht auch auf die günstige Reaktion des Phosphorus-Patienten auf den Mesmerismus [»Einflössung der Lebenskraft von einem Gesunden«] aufmerksam. Der Phosphorus-Typ gehört zu jenen Menschen, die gern ›gerieben werden‹ [vgl. die Kent-Rubrik »Allgemeines, Modalitäten, Reiben bessert«].

Am Beispiel von Phosphorus zeigt Hahnemann zudem, daß durch die Potenzierung die Arzneisubstanzen »aus ihrer chemischen Sphäre entfernt werden«, sich den chemischen Gesetzen entziehen. Wir alle wissen, daß Phosphor oxidiert, wenn er der Luft ausgesetzt wird, ja daß er sich sogar, besonders in feinst verteiltem Zustand, wie er durch Lösung in Schwefelkohlenstoff und anschließendes Verdunstenlassen des letzteren erreicht wird, an der Luft selbst entzündet. Einige vermuten, daß dies das ›Griechische Feuer‹ der Antike gewesen ist, das von den Byzantinern in ihren Seeschlachten dazu verwendet wurde, feindliche Schiffe in Brand zu stecken; in jüngerer Zeit wurde Phosphor, soweit ich weiß, von militanten Suffragetten benutzt, um Ärgernis und Aufmerksamkeit zu erregen — indem sie damit den Inhalt öffentlicher Briefkästen anzündeten. Aber trotz der extremen Reaktionsfreudigkeit des Elements kann, so Hahnemann [*Chronische Krankheiten,* Band 1, S. 181], »eine Gabe des ... so hoch potenzirten Phosphors ... in seiner Papierkapsel im Pulte liegen bleiben und zeigt dennoch, nach Jahr und Tag erst eingenommen, immer noch die volle Arzneikraft, nicht die der *Phosphorsäure,* sondern die des ungeänderten, unzersetzten Phosphors selbst«. Auch findet, wofür er noch einige andere Arzneien als Beispiele bringt, »in diesem ihren erhöheten und gleichsam verklärten Zustande keine Neutralisation mehr statt«. Wie könnten wir sonst unsere kleinen Fläschchen mit den arzneilichen Globuli mit uns herumtragen? — wenn wir eben nicht sicher wüßten, daß sie sich nicht gegenseitig beeinträchtigen oder neutralisieren, sondern immer einsatzbereit sind und uns niemals im Stich lassen, vorausgesetzt freilich, sie wurden korrekt verschrieben.

◊

Guernsey, der Autor der *Keynotes to the Materia Medica,* schreibt: »Phosphorus eignet sich besonders für Beschwerden von großen, dünnen Menschen mit dunklem Haar ...« Als besonders charakteristisch bezeichnet er einen langen, schmalen, harten und trockenen Stuhl, der mit großer Mühe entleert wird. Er hebt das große *Schwäche-, Leere-* oder *Flauheitsgefühl* hervor, das im ganzen Bauch empfunden wird; besonders dann weist dieses Symptom auf Phosphorus hin, wenn es von einem *Brennen zwischen den Schulterblättern* begleitet wird. Ein auffälliges Magensymptom ist, daß kalte Getränke [nach denen großes Verlangen besteht] nur so lange gut vertragen werden, bis sie sich im Magen erwärmt haben: dann werden sie erbrochen. (Im Gegensatz dazu hat ARSENICUM brennende Schmerzen im Magen, die durch heiße Getränke gebessert werden — bei Phosphorus wird das Brennen durch Kaltes gelindert.) Guernsey betont auch den harten, festen, trockenen Husten, der den Patienten quält; salziger Auswurf.

Guernsey: »Bei Phosphorus bluten selbst kleinste Wunden sehr stark; Wunden, die scheinbar abgeheilt sind, brechen wieder auf.« Phosphorus blutet leicht und zieht sich schnell blaue Flecken zu.

Zu LACHESIS gehört: schlimmer beim Erwachen; schlimmer durch Schlaf; Furcht vor dem Schlafengehen, weil die Symptome sich dann verschlimmern. Phosphorus und SEPIA haben das genaue Gegenteil: sie finden große Erleichterung durch Schlaf, auch wenn er nur kurz ist; Kopfschmerzen werden durch Schlaf völlig behoben.

◊

Nash zeichnet ein lebendiges Miniaturbild des Phosphorus-Patienten, d.h. des Menschen, der Phosphorus braucht.

»Große, schlanke, schmalbrüstige, schwindsüchtige Personen mit zarten Wimpern und weichem Haar; oder nervöse, schwache Personen, die sich gern magnetisieren [mesmerisieren] lassen. Wächsern, anämisch, gelbsüchtig aussehende Menschen.

Ängstlich; allgemeine Unruhe, kann nicht still stehen oder sitzen; < im Dunkeln, beim Alleinsein oder vor einem Gewitter.

Brennen überall: Mund, Magen, Dünndarm, After, zwischen den Schulterblättern, an den Handflächen; intensive Hitze, den Rücken hinaufziehend.

Verlangen nach Kaltem: nach Eiscreme, welche ihm gut bekommt, oder nach kaltem Wasser, das evtl. erbrochen wird, sobald es im Magen warm wird. Muß oft essen, sonst wird ihm schwach. Steht nachts auf, um zu essen.

Flauheits-, Schwäche- und Leeregefühl in Kopf, Brust, Magen und im gesamten Bauchraum.

Profuser Durchfall, ergießt sich wie aus einem Hydranten; mit weit geöffnetem After.

Husten, ... < beim Liegen auf der linken Seite. ... Bei Lungenerkrankungen ist der rechte untere Lungenflügel am stärksten betroffen.

Husten, wenn er von einem warmen in einen kalten Raum kommt; durch Einatmen von kalter Luft« (RUMEX); usw.

Weiter sagt Nash: »ZINCUM hat unruhige Füße, Phosphorus dagegen ist insgesamt zappelig.« Und: »Phosphorus neigt sehr zum Bluten«, und: »Phosphorus greift die Knochen an, so daß sie nekrotisch werden.« Man nehme z. B. nur den ›Phossy jaw‹![*]

Guernseys typischer Phosphorus-Patient ist dunkelhaarig; bei Nash sind es »große, schlanke Menschen von sanguinischem Temperament, heller Haut und blondem oder rotem Haar; von rascher, lebhafter Auffassungsgabe und übersteigerter Feinfühligkeit«. — Beide haben recht!

Abnormes Verlangen nach Salz (NATRIUM MURIATICUM, ACIDUM NITRICUM, ARGENTUM NITRICUM; aber NATRIUM MURIATICUM hat Verlangen nach Salz bei gleichzeitigem Ekel vor Fett, ACIDUM NITRICUM hingegen mit Verlangen nach Fett, und ARGENTUM NITRICUM schließlich verlangt außer nach Salz auch nach Süßigkeiten und Zucker).

◊

Und nun wollen wir uns Kent zuwenden, dem scharfen Beobachter und großartigen Lehrer; er soll uns helfen, Phosphorus in den Patienten zu erkennen, die der Hilfe dieser Arznei bedürfen. Wir gehen einfach einmal seine Vorlesung durch und greifen all das heraus, was uns besonders wichtig und interessant erscheint.

»Die Phosphorus-Beschwerden treten am ehesten bei Menschen mit schwacher Konstitution auf; oft werden sie schon kränklich geboren, sind von Anfang an sehr schlank und wachsen zu schnell. Menschen, die abgemagert sind, an rascher Auszehrung leiden ... oder bereits den Keim der Schwindsucht in sich tragen. ... Heftiges Pulsieren und Herzklopfen. ... Blutungsneigung; selbst wenn er sich nur mit einer Nadel gestochen hat, sprudelt viel hellrotes Blut aus der kleinen Wunde. An sämtlichen Organen und Geweben können Hämorrhagien auftreten; Petechien und Hämatome. ...

Der Patient ist, allgemein gesehen, kälteempfindlich; seine Beschwerden werden schlimmer durch Kälte und kalte Anwendungen, besser durch Wärme und heiße Anwendungen — ausgenommen die Beschwerden von Kopf und Magen, die durch Kälte gebessert werden.« Brust- und Gliedersymptome werden durch Wärme gelindert, Magen- und Kopfsymptome durch Kälte. (Wo, wie hier, die allgemeinen Modalitäten denen einzelner

[*] Umgangssprachliche Wendung für die Phosphornekrose, die meist den Unterkiefer befiel; Ursache waren fast ausschließlich die Dämpfe des gelben Phosphors, die im 19. Jahrhundert von den Arbeitern in den Zündholzfabriken eingeatmet wurden. Weitere Erläuterungen und eine Abbildung finden sich unter dem Stichwort ›Kiefernekrose‹ im *Klinischen Wörterbuch* von Pschyrembel. — Anm. d. Ü.

Körperteile entgegengesetzt sind, hat man immer einen wertvollen Hinweis auf das Mittel, das Entsprechendes in seiner Pathogenese aufweist.)

Die Ängste und Befürchtungen von Phosphorus, das ja zu den überempfindlichen Mitteln gehört, sind nach Kent: »Furcht, daß sich etwas Schlimmes ereignen könnte; Angst in der Dämmerung; Befürchtungen und Unruhe bei Gewitter, mit Zittern am ganzen Leibe; plötzliche Verdauungsstörungen durch Furcht; viele Beängstigungen abends; Furcht zu sterben; ›grausige Furchtsamkeit, Abends spät, als sähe aus jedem Winkel ein grässliches Gesicht hervor‹; voller seltsamer, verrückter Einbildungen; an der Grenze des Wahnsinns. ...

Apathie; gleichgültig gegenüber Freunden, gegenüber der Umgebung, sogar gegenüber den eigenen Kindern (SEPIA) [vgl. jedoch Fußnote S. 930]. Antwortet nicht auf Fragen ... oder antwortet langsam; denkt träge. ... Schwindel; schwankender Gang. ... Schlimmer durch geistige Anstrengung, durch Geräusche, im Dunkeln, beim Alleinsein. ...

Phosphorus kann bei fettiger [Parenchym-] Degeneration und bei Gehirnerweichung in Betracht kommen. ...

Phosphorus hat eine besondere Art von Schwerhörigkeit; ihr auffälligstes Merkmal ist, daß der Patient speziell die menschliche Stimme schlecht verstehen kann.«

Besser durch Essen; besser durch Schlaf. Übelkeit und Erbrechen durch Eintauchen der Hände in heißes Wasser; in einem warmen Zimmer; wenn warme Speisen und Getränke in den Magen kommen. Mundvolles Aufstoßen von Speisen ist sehr charakteristisch für das Mittel. »Phosphorus ist der Freund des Chirurgen — das große Mittel für Übelkeit und Erbrechen nach Chloroform.«

◊

H. C. Allen *(Keynotes)* nennt ein seltsames Phosphorus-Symptom während der Schwangerschaft: Die Schwangere kann kein Wasser trinken; schon beim Anblick von Wasser muß sie sich übergeben; muß beim Baden die Augen schließen.

Der Phosphorus-Schweiß, so lesen wir dort, riecht nach Schwefel.

◊

Und, nicht zu vergessen, Phosphorus hat nicht nur Brennen im Magen und an den anderen oben aufgezählten Orten, sondern auch Brennen in den Lungen — ein Symptom, das bei manchen Pneumoniefällen hilfreich sein kann.

Phosphorus greift die Leber an (ich entsinne mich einer akuten gelben Leberatrophie bei einem Fall von Phosphorvergiftung) und ist eines der

Heilmittel bei Hepatitis und Gelbsucht (CHELIDONIUM). In manchen seiner Symptome erinnert es mich auch an CROTALUS HORRIDUS, das Gift der Klapperschlange.

Das Mittel affiziert alle Organe und Gewebe, aber die wichtigsten Bereiche seiner Gift- und Heilwirkung betreffen die Lungen, die Knochen und die Leber. Die unten zusammengestellte Auswahl der Hauptsymptome bietet einen kleinen Überblick über die nützlichsten Fähigkeiten von Phosphorus wie auch über die Organe, die es am stärksten in Mitleidenschaft zieht.

Übrigens, was die Beziehung von Phosphorus zu Hämorrhagien angeht ... Ich habe bei einem Fall von Zungenkrebs beobachten können, wie eine ziemlich schwere Blutung nach einer Gabe Phosphorus C200 sehr bald zum Stillstand kam und nicht wieder auftrat. Andererseits wird davor gewarnt, Menschen mit fortgeschrittener Lungentuberkulose Phosphorus in hohen Potenzen zu verabreichen, da es hier eine lebensgefährliche Blutung hervorrufen kann. In einem solchen Fall halte man sich daher an die niedrigeren Potenzen, die C12 oder 30.*

Ich erinnere mich an eine noch recht junge Frau, die an Purpura hämorrhagica litt. Sie hatte zahlreiche große Blutblasen und ›blaue Flecken‹. Man hatte sie vor einer Schwangerschaft gewarnt — und nun *war* sie schwanger. Phosphorus heilte das Leiden, und ihre Niederkunft verlief normal.

*Eine Auswahl der wichtigsten Phosphorus-Symptome***

Geist und Gemüt. Apathischer Körper- und Geisteszustand: ... sie scheuete jede, wenn auch zerstreuende Beschäftigung und vermied allen Verkehr mit ihrer Umgebung.[4]

Antwortet sehr langsam, bewegt sich sehr schwerfällig.

Niedergeschlagenheit und eine höchst ungewohnte Furchtsamkeit, mit Gefühl großer Mattigkeit und Abgeschlagenheit der Kräfte.

Aengstliche Beklommenheit.[1]

* Q- (bzw. LM-) Potenzen wären wahrscheinlich noch sicherer. — Anm. d. Ü.

** Aus Allens *Encyclopedia.* Mit [1] sind die Symptome aus Hahnemanns *Chronischen Krankheiten* gekennzeichnet, die mit [2] bezeichneten Symptome stammen aus der Prüfung von Sorge (in: *Der Phosphor, ein grosses Heilmittel,* Leipzig 1862). Zwei Symptome — mit [3] und [4] markiert — sind Vergiftungsfällen entnommen, die von Dietz im 48. und von Müller im 50. Band der *A.H.Z.* veröffentlicht wurden. Mit dem Index [5] ist eine Beschreibung des Siechtums von Arbeitern in Zündholzfabriken versehen; sie stammt aus dem Artikel von Professor Thiersch *Ueber die Phosphornekrose der Kieferknochen* (*Monatsblatt der A.H.Z.* 78, 57). — Anm. d. Ü.

Ohne Veranlassung sehr deprimirt und unlustig zur Arbeit.[2]
Abneigung zu lernen — sich zu unterhalten — zu denken.
Langsamer Ideen-Gang, Gedanken-Leere.[1]

Sobald er versuchte aufzustehen, kehrte der ***Schwindel*** zurück. (BRYONIA)

Augen. Besser kann sie sehen, wenn sie die Pupillen durch Beschattung der Augen mit darüber gehaltener Hand erweitert.[1] (Phosphorus hat starke Lichtscheu!)

Bluten der ***Nase.***[1]
Nase geschwollen und trocken …

Magen, Abdomen. Erbrechen von Speisen.
Drücken über der Herzgrube, wie von einem grossen Körper …[1]
Leerheits- und Schwäche-Gefühl im Bauche.[1]

Rektum. Diarrhoe.
Unwillkürliche Stuhlentleerung, sobald etwas in den Mastdarm gelangte.
Grauer Stuhl.[1] — Stuhl weißlichgrau.

Menstruation 2 Tage früher als gewöhnlich und noch spärlicher.[2]

Larynx, Trachea. Stimme rauh — heiser — belegt; konnte sie kaum weiter als bis zu einem Flüstern heben.
Rauhheit im Kehlkopfe und in der Luftröhre, mit öfterem Hüsteln und Rachsen.[1]
[Reizbarkeit des untern Theiles der Luftröhre,] mit dämpfendem [= beklemmendem] Drucke oben in der Brust.[1]

Husten, Atmung, Brust. Keichiger [=Keuchender] Husten mit Dämpfen [= Beklemmung] auf der Brust …[1]
Starker, trockner Husten, beim laut Lesen, Abends.[1]
Häufiger trockener Husten [mit katarrhalischen Symptomen in den hinteren und unteren Bereichen beider Lungen, besonders rechts]; … perkutorisch leichte Dämpfung im hinteren unteren Lungenabschnitt rechts, mit vermindertem Atemgeräusch und feinblasigen Rasselgeräuschen; … Auswurf eines zähen, eitrigen Schleims.
Heftige Brustbeklemmung.
Husten von stetem Kitzel im Halse.[1]
Husten mit erschwerter Atmung.

Blut-Auswurf mit Schleim ...[1]

Blutiger Auswurf aus den Lungen.

Schleimrasseln in beiden Lungen, deutlicher in den unteren Flügeln wahrnehmbar.

Atmung ängstlich, keuchend, beklemmt — sehr mühsam — schwierig.

[Heftiges Delirium ...,] die Atmung war stark erschwert.

Bei schnellem Gehen benimmts den Athem.[1]

Starke Dyspnoe.

Starke Brustbeklemmung, so daß sich die Patientin während des Hustenanfalls im Bett aufsetzen muß, wobei sie große Schmerzen verspürt, mit Einschnürungsgefühl unter dem Sternum.

Schwere der Brust, als wenn eine Last drauf läge.[1]

Heftige Dyspnöe mit peinlichem Angst- und Druckgefühl in der Brust, bis zu wahrer Erstickungsnoth sich steigernd, wobei tiefes Einathmen zwar erschwert, aber nicht unmöglich war ...[3]

[Bei manchen Vergiftungsfällen mit Phosphordämpfen entwickeln sich, neben der Kiefernekrose,] Tuberkel in der Lunge, mit hektischem Fieber.

[Der nekrotische Zerfall des Kieferknochens dauert etwa zwei bis drei Jahre. »Dabei haben die Kranken fortwährend Fieber, bisweilen hochgradiges, der Säfteverlust ist bedeutend, die Nahrungsaufnahme ist durch die Schlingbeschwerden oft Monate lang gestört, die Nahrung mischt sich mit der stinkenden Jauche, wodurch die Verdauung leidet. Nachtruhe kann nur durch steigende Gaben Morphium erzielt werden. So ist der Patient einem Siechthume verfallen, in welchem eine geringe concurrirende Störung den Tod herbeiführen kann.] Manche, die dazu disponirt sind, werden während dieses Siechthums tuberculös, bei Anderen wird der Tod bewirkt, weil Jauche und Nahrung in Folge der Störung des Schlingvermögens ihren Weg in die Luftwege finden, wodurch lobuläre Pneumonie mit Ausgang in Brand entsteht; auch durch Pyämie kann der Tod herbeigeführt werden.«[5]

(Wenn Phosphorus all dies verursachen kann, ist es kein Wunder, daß es eins unserer größten Heilmittel bei Pneumonien und Phthisis ist; das letzte Symptom zeigt speziell seinen Nutzen bei schwersten Lungenentzündungen.)

Herz. [Abends gegen 10 Uhr] Aengstlichkeit ums Herz, verbunden mit Uebelkeit und einem eigenthümlichen Hungergefühl, das durch Essen gelinder wurde, aber auch im Bette noch bisweilen Stundenlang quälte.[2]

Heftiges Herzklopfen.

Rücken. Brennender Schmerz zwischen den Schulterblättern.
Die Dornfortsätze der Brustwirbel zwischen den Schulterblättern waren bei Druck stark empfindlich ...[2]

Extremitäten. Matt in allen Gliedern.[2]
›Zwei linke Hände.‹
In den Knieen, Nachts im Bette, immer Kälte.[1]
Ausgedehnte gangränöse Periostitis der Tibia, mit heftigen fiebrigen Krankheitserscheinungen; das Periost löste sich großflächig bis hin zum Kniegelenk ab; der Knochen war rauh.
Liegen, Nachts, auf der linken Seite macht ihm Beängstigung.[1]

Auszehrung.
Er kann Nachts bloss auf der rechten Seite liegen.[1]
Sie lag fortwährend auf der rechten Seite ...[2]
Liegen, Nachts, auf der linken Seite macht ihm Beängstigung.[1]
Schleimhäute blaß.
Bei Hämorrhagien war das Blut sehr dünnflüssig und gerann schlecht ...
Kleine Wunden bluten sehr.[1]
Schlaffe Muskulatur.
Grosse Müdigkeit.[2] — Schwäche. — Schwäche und Prostration. — Extreme Erschöpfung.
Mattes, beengtes Gefühl den ganzen Tag.[1]
Schwere des ganzen Körpers.[1]

Haut. Vor Eintritt der Regel blutet das Geschwür.[1]

Schlaf. Grosse Tages-Schläfrigkeit, selbst vor dem Mittag-Essen.[1]
Beständige Schläfrigkeit.
Er kann vor Mitternacht nicht einschlafen ...[1]

Fieber, Frost, Schweiß. Fieber-Hitze und Schweiss, Nachts, bei nicht zu stillendem Heisshunger ...[1]
Nacht-Hitze, ohne Durst [und Schweiss, von der sie oft erweckt wird].[1]
Wangen gerötet (bei Fieber), die linke mehr als die rechte.
Frost, alle Abende, mit Schauder, ohne Durst ...[1]
Profuse Schweiße am ganzen Körper.
Sie schwitzt sehr arg, bei geringer Bewegung.[1]
Alle Morgen Schweiss über und über, der ihn ermattet.[1]
Schweiss, früh im Bette ...[1]
Schweiss und Angst-Gefühl, gegen Morgen.[1]

»Von 170 Arbeitern in Zündholz-Fabriken (größtenteils Knaben) wurden 120 von Typhus befallen, der oft durch Lungenentzündung und Bronchitis kompliziert war, woraus sich häufig Schwindsucht entwickelte« (Russische Med. Zeit., 1850).

Phytolacca

PHYTOLACCA DECANDRA; KERMESBEERE

Wenn man mit einer neuen Arznei Freundschaft geschlossen hat, so ist dies immer ein ganz besonderer Tag. Anstelle einer bloßen ›Grußbekanntschaft‹, die nicht viel mehr ist als ein Name, entdeckt man plötzlich eine neue *Macht;* und fortan steht sie einem jederzeit zu Gebote: hat man einen Fall, der auf sie paßt, so ist sie zur Stelle und bietet genau die Hilfe an, die man benötigt. Eben darum schreibe ich diese »Arzneibilder« nieder; sie sollen die Arzneien dem Arzte vorstellen oder, kennen sie sich schon, zumindest ihre Bekanntschaft wieder ein wenig auffrischen.

Haben Sie nicht auch schon bemerkt, daß es in jeder Menschenmenge (und wahrhaftig ist ja auch unsere homöopathische Materia Medica eine dichtgedrängte Menschenmenge!) bestimmte Personen (Arzneien) gibt, die von Beginn an unsere Aufmerksamkeit auf sich ziehen und sich lebhaft zur Geltung bringen? Es ist wie an Bord eines Schiffes: Vom Augenblick des Einschiffens an gibt es Menschen, die unsere Aufmerksamkeit fesseln und die wir während der ganzen Reise, sei es anerkennend oder mißbilligend, beobachten. Mit der Zeit wissen wir schon im voraus, was sie bei allen möglichen Anlässen sagen und tun werden, obwohl wir möglicherweise gar keinen Wert darauf legen, ihre Bekanntschaft zu machen. Andererseits entdecken wir dann vielleicht am allerletzten Tag der Reise einen Fremden, der uns nie zuvor aufgefallen ist, obwohl er doch seit Wochen unser Reisegefährte war. So ist es auch mit den Arzneien: Ziemlich viele von ihnen, wohl die meisten, sind für uns bloß ein Name und nicht mehr — und auf einmal stellt sich heraus, daß sie ganz ungeahnte Eigenschaften und Möglichkeiten besitzen. ... Jemand sagte einmal am letzten Tag einer Reise zu mir: »Was habe ich doch meine Zeit auf dieser Reise vertan! Warum haben wir uns nicht eher anfreunden können?« Mit den Arzneimitteln ist es ähnlich — »Warum habe ich mich nicht schon vor Jahren mit dir angefreundet? Du hättest mir bei diesem und jenem Fall helfen können, wo ich, da ich dich nicht kannte, kläglich gescheitert bin.«

Die Freundschaft mit einer Arznei verlangt natürlich auch, daß wir Charakter und Fähigkeiten des Freundes erkennen, damit wir uns auf seine Antworten und Reaktionen verlassen können.

Wenden wir uns nach dieser kleinen Einleitung dem Studium von Phytolacca zu, auf dessen großartige Heilkräfte ich bei schwer zu behandelnden Krankheiten, *akuten und dringlichen* wie *chronischen,* vielleicht nie genügend zurückgegriffen habe. Der Grund dafür ist wohl, daß Phytolacca erst spät die besondere und für dieses Mittel allein reservierte Nische im Tempel Hahnemanns beziehen durfte; es ist eines unserer neueren, sehr machtvoll und rasch wirkenden Arzneimittel.

Die nützlichsten Angaben über Phytolacca erhalten wir aus Hales *New Remedies.* Wie BAPTISIA, GELSEMIUM, CAULOPHYLLUM und andere ist es aus Amerika zu uns gekommen, wo es bei den Indianern und später auch bei anderen Bevölkerungsteilen als Hausmittel verwendet wurde; doch nutzbar im Sinne der Möglichkeit einer exakten Indikationsstellung ist es erst durch die Prüfungen geworden.

Hale nennt es »eines unserer wertvollsten und mächtigsten einheimischen Heilmittel«. Doch war, wie er sagt, zunächst »nur wenig vom Spektrum seiner Heilkräfte bekannt, bis es endlich von unserer Schule dem wissenschaftlichen Experiment unterzogen und seine Wirkung auf Gesunde mit Hilfe der Prüfungen aufgedeckt wurde«.

Zur Vervollständigung des Arzneibildes bedarf es allerdings noch weiterer Prüfungen.

Nach Hale ist es besonders bei chronischen Krankheiten zum Einsatz gekommen, bei Rheumatismus, Geschlechtskrankheiten und einigen schweren Hauterkrankungen. ... »Seine Heilkräfte sind aber nicht nur auf chronische Krankheiten beschränkt, es hat sich auch als hervorragendes Mittel bei vielen akuten Affektionen schwerster Art herausgestellt.«

Zum Beispiel, fährt Hale fort, »berichtete ein Arzt von raschen Heilwirkungen bei Diphtherie mit einer Tinktur aus den im Spätherbst gesammelten Blättern der Pflanze.« Und jüngst wurde die prompte Heilung einer Diphtherie *mit Phytolacca-Symptomen* mit der Stiftung eines Bettes im Londoner Homöopathischen Krankenhaus belohnt.

Die Asche von Phytolacca soll über 50 Prozent Ätzkali enthalten, was manche seiner Beziehungen zu anderen Mitteln erklären würde. Die offizinellen Bestandteile der Pflanze sind *Wurzeln — Blätter* — und *Beeren.*

Es heißt, daß »Vögel, die von den Beeren fressen, all ihr Fettgewebe verlieren«, und eine Tinktur aus den Beeren ist zum ›Abspecken‹ und (?) als Heilmittel für Fettgeschwülste verwendet worden.

Folgen der Vergiftung mit den Beeren waren: »Kneifende Schmerzen im Magen mit Übelkeit und heftigem Erbrechen, gefolgt von Durchfall; starke Schmerzen bei jedem Druck auf den Magen, so daß der Kranke laut aufschrie. Ferner traten auf: Trübsichtigkeit; weiß belegte Zunge; krampfartige Zuckungen der Arme und Beine; *Halsschmerzen,* mit *Kongestion und Dunkelfärbung des Rachens;* trockener Hals, leicht geschwollene Mandeln.«

Hale sagt weiter: »Es greift das *Nervensystem* stark an, ebenso das *Bindegewebe* und das *Knochengewebe.*«

Und: »Der Wirkungsbereich von Phytolacca umfaßt Haut und Schleimhäute, Bindegewebe, das Periost und die zerebrospinalen Nervenzentren.«

»In seiner Wirkung auf die *Haut* ähnelt es ARSENICUM und MERCURIUS« (Kent sagt, es sollte *pflanzliches Quecksilber* genannt werden), »und es hat bereits Psoriasis, Pityriasis, Tinea capitis, Lupus sowie allgemein schuppige Ausschläge geheilt« — bei Vorhandensein entsprechender Symptome, wie sie unten angegeben sind.

In den Prüfungen von Phytolacca finden wir: »Ein sehr eigentümliches Spannen und Drücken in den Parotiden«, was eine wichtige Indikation für das Mittel sein kann, selbst in Fällen von chronischem Rheumatismus. Unter den geheilten Rheumafällen, die Hale anführt, ist nämlich ein sehr interessanter, aufschlußreicher Fall von Gelenkrheumatismus mit Vergrößerung der Ohrspeichel- und Unterkieferdrüsen, bei dem »auch die Drüsenschwellungen rasch zurückgingen«. Man kann daraus schließen, daß Phytolacca bei Gelenkerkrankungen mit periartikulärer Beteiligung wahrscheinlich nützlicher ist als bei ausgedehnten Knochenveränderungen an den Gelenken.

Am besten bekannt ist Phytolacca aber wohl für seine erstaunliche Beziehung zu den *Brustdrüsen* — ›zum Guten wie zum Bösen‹. In der Medizin sind es ja nur die ›Übeltäter‹ unter den Arzneien, denen wir Heilwirkungen zutrauen können, und auch das nur bei genau jenen Übeln, die sie auch zu erzeugen vermögen — präzise bestimmt hinsichtlich Ort, Gewebeart und Modalitäten. Hierin liegt letztlich der Sinn der minutiös festgehaltenen Prüfungssymptome der Homöopathie.

In den Prüfungen finden wir »Entzündung, Schwellung und Eiterung der Mammae«. Kent sagt — und dies ist so wichtig, daß ich es in voller Länge zitieren will —:

»Es scheint, daß sich dieses Mittel in seiner Wirkung vor allem auf die *Brustdrüsen* konzentriert. Wundheitsschmerz und Knoten in den Mammae jedesmal bei feuchtkaltem Wetter; eine Frau verkühlt sich, und als Folge davon entzündet sich eine Brust; schmerzhafte, wunde Brüste im Zusammenhang mit den Menses; eine stillende Frau ist der Kälte ausgesetzt gewesen, und die Brüste entzünden sich, die Milch zieht Fäden und hängt von den Brustwarzen herab; geronnene Milch: all dies kommt in den Prüfungen zum Vorschein. Doch ist die Wurzel der Kermesbeere auch schon früher in großem Umfang von Viehzüchtern eingesetzt worden, wenn die Milch einer Kuh dick wurde und sich Klumpen im Euter bildeten — sofern dieser Zustand dadurch ausgelöst worden war, daß die Kuh draußen im Regen gestanden hatte.

Auch fast jede Aufregung schlägt auf die Brustdrüsen, sei es Furcht oder ein Unfall: Knotenbildung, Schmerzen, Hitze, Geschwulst, sogar heftige

Entzündung und Eiterung können auftreten. *Kein anderes Mittel der Materia Medica hat sein Wirkungszentrum in solchem Maße in den Brustdrüsen.* ... Wenn bei einer stillenden Frau jeder Kummer die Brüste wund werden läßt, geben Sie ihr Phytolacca. Wenn eine Mutter sagt, sie habe keine Milch oder die Milch sei spärlich, dick, schlecht oder sie versiege schnell, dann ist, wenn keine kontraindizierenden Symptome vorliegen, Phytolacca ihr konstitutionelles Heilmittel. Bei einer Patientin wurde eine blutig-wäßrige Absonderung, die nach Entwöhnung ihres Kindes noch fünf Jahre anhielt, durch Phytolacca behoben. Die Brust ist so empfindlich, daß die Mutter beim Stillen fast in Krämpfe verfällt, mit Schmerzen, die den Rücken und die Glieder hinab und über den ganzen Körper ausstrahlen.«

Wie Hale berichtet, hat Phytolacca einen guten Ruf bei der Entzündung und Anschwellung von Kuheutern, dem sog. ›Zusammenbacken‹ — bei Fällen wie diesem: »Stark geschwollenes, steinhartes Euter, überaus heiß, schmerzhaft und empfindlich; kein Tropfen Milch herauszubekommen. Nach Verabreichung eines Stücks Phytolacca-Wurzel mit dem Futter und wiederholtem Waschen des Euters mit dem Wurzelabsud konnte die Kuh binnen zwölf Stunden gemolken werden; das Euter wurde allmählich weicher, und nach wenigen Tagen war der krankhafte Zustand gänzlich behoben.« (Kürzlich wurde mir von einem ähnlichen Fall auf unserem Hof erzählt: Eine der Kühe gab phasenweise, alle paar Wochen, nur zähe, fadenziehende Milch. Dies hörte nach einer Gabe Phytolacca vollkommen auf.)

Aber nicht nur bei beginnender Mastitis ist Phytolacca indiziert und wirksam. Es hat außerdem:

»Brustwarzen wund und rissig.
Schmerz strahlt beim Stillen von der Brustwarze über den ganzen Körper aus.
Brust fühlt sich an wie ein Ziegelstein, klumpig und knotig.
Brust steinhart, schmerzhaft; entzündet [›zusammengebacken‹].
Mammaabszeß; Eiterung.
Große, fistelnde, klaffende, empfindliche Geschwüre, die wäßrigen, übelriechenden Eiter absondern.
Schmerz ist unerträglich. Reizbar. Ruhelos. Völlige Gleichgültigkeit gegenüber dem Leben; dem Tod; ist sicher, daß sie sterben wird.«
(Borland, *Homœopathy for Mother and Infant*)

Für Kent ist Phytolacca ein Mittel, das einige auffallende Charakteristika zeigt, aber noch sehr unvollständig geprüft ist; viele seiner Angaben entstammen daher klinischen Erfahrungen.

Es sollen nun einige kennzeichnende Modalitäten von Phytolacca folgen, damit wir es mit Gewißheit verschreiben können — oder ausschließen, wo eine andere Arznei dem Bild besser entspricht.

Phytolacca hat: Verschlimmerung in der Nacht; an kalten Tagen; bei feuchtkaltem Wetter; in einem kalten Raum. Kent nennt auch Verschlimmerung durch Bettwärme, »so daß hier zwischen den Modalitäten Wärme und Kälte ein Widerspruch besteht«; auch bei Diphtherie sind es *heiße* Getränke, die die Halsbeschwerden verstärken. Durch Exposition gegenüber feuchtkaltem Wetter entstehen oder werden verschlechtert: der Husten; die Schmerzen in der Interkostal-, Abdominal- und Lumbalmuskulatur; der steife Hals; der Rheumatismus im allgemeinen und die Schmerzen in den Gelenken; und die erwähnten Mammabeschwerden.

Schmerzen wie elektrische Schläge — schießend, lanzinierend, sich rasch verlagernd; < nachts und durch Bewegung — mit dem Verlangen, sich zu bewegen, wie wir es von RHUS TOXICODENDRON kennen, aber mit Verschlimmerung dadurch.

Bei *Halsentzündungen*, wo ich Phytolacca am meisten eingesetzt habe, sehen Schlund und Pharynx trocken aus, kongestioniert und dunkelrot verfärbt — ganz anders als die glatte, hellrote Schwellung von BELLADONNA. Der Rachen ist trocken, rauh und »fühlt sich wie eine leere Höhle an«; oder: »Solches Vollheitsgefühl im Hals, daß er wie verstopft scheint.« Hitzegefühl, als ob sich eine glühende Eisenkugel im Hals festgesetzt hätte. Das Schlucken ist schmerzhaft und schwierig, bei jedem Versuch schießen gräßliche Schmerzen durch die Ohren. Es kann sogar zur Regurgitation durch die Nase kommen; selbst Wasser zu schlucken ist fast unmöglich, weil der Hals sich so rauh und trocken anfühlt.

Dann Ulzerationen in Mund und Hals; Pharyngitis chronica hyperplastica*; Beläge im Rachen; sogar Diphtherie mit den erwähnten Symptomen, d.h. mit bläulicher Verfärbung, mit Trockenheit, mit (von Zungenwurzel und Rachen) in die Ohren schießenden Schmerzen sowie mit Verschlimmerung durch heiße Getränke. Alles wird bei Phytolacca durch Kälte verschlimmert, nur die Halssymptome durch Wärme!

Seltsame Symptome: Nicht nur der Rachen kann sich »wie eine leere Höhle« anfühlen, sondern auch der Brustkorb — »wie ein großes, leeres Faß«.

In einem Vergiftungsfall mit der Kermesbeere [berichtet bei Hale] bestanden u.a. folgende Symptome: »Extremitäten steif, Hände zur Faust geballt, Füße gestreckt und Zehen gebeugt, ... Zähne zusammengebissen,

---

* Im Englischen *follicular sore throat:* granuläre Pharyngitis mit Hyperplasie der Lymphfollikel der Rachenhinterwand; ›Predigerhals‹. — d.Ü.

Lippen nach außen gekehrt und straff, Opisthotonus und tetanische Krämpfe, Kinn zum Brustbein gezogen.«

Laut Farrington *(Clinical Materia Medica)* sind CAMPHORA und Phytolacca bei tetanischen Krämpfen dem *Strychnin* sehr ähnlich. Beide haben das Zähnezeigen durch Hochziehen der Mundwinkel, doch wenn CAMPHORA bei tetanischen Krämpfen indiziert ist, treffen wir gleichzeitig auch die eisige Kälte an, die für dieses Mittel so typisch ist.

Phytolacca hat sich bei Szirrhus als nützlich erwiesen, bei Lippenkrebs und bei »kanzerösen, bösartigen Geschwüren im Gesicht«. Geschwüre wie ausgestanzt (KALIUM BICHROMICUM).

Seine Periostschmerzen (Tibia) erinnern an ASA FOETIDA, DROSERA und LACHESIS.

Nash lenkt die Aufmerksamkeit auf ein sonderbares Symptom, das für ihn von großem Wert gewesen ist: *Unwiderstehliche Neigung, die Zähne bzw. die Kiefer zusammenzubeißen.* »Auf diese Indikation hin«, so erzählt er, »habe ich oft Beschwerden verschiedenster Art gelindert, die im Zusammenhang mit der Zahnungsperiode auftraten.

Ich hatte einmal einen kleinen Patienten, der von New York City aufs Land geschickt worden war. Das Kind hatte lange Zeit an Cholera infantum (Enterocolitis) gelitten, und seine Ärzte hatten gesagt, er müsse unbedingt aus der Stadt heraus, sonst würde er sterben. Aber auch die Landluft und die Umstellung der Ernährung brachten keine Besserung. Der kleine Kerl war stark abgemagert; er hatte häufige durchfällige Stühle von dunkelbrauner Farbe, die mit ebenso gefärbtem Schleim durchsetzt waren. Nachdem ich schon verschiedene Mittel versucht hatte, fiel mir auf, daß der Junge gern die Kiefer aufeinanderpreßte oder auf alles biß, was er in den Mund bekommen konnte; seine Mutter erzählte mir dann, daß dies während der ganzen Krankheit so gewesen sei. Phytolacca führte sofort zu einer Linderung der Symptome, gefolgt von rascher Genesung. Ich habe dieses Symptom seither wiederholt bestätigt gefunden.«

Phytolacca hat auch bei rheumatischer Nackensteifigkeit einen guten Ruf; dazu hier eine Erfahrung, die ich kürzlich am eigenen Leibe gemacht habe — und die mich dazu motiviert hat, dieses Arzneibild zu verfassen …

Natürlich kannte ich die wunderbare Wirkung von Phytolacca auf die Brustdrüsen, und immer wieder hatte ich bei akuten Halsentzündungen von stumpf-blaurotem Aussehen, mit kongestionierten, harten Gaumenbögen und äußerst schmerzhaftem Rachen, rasche Heilungen durch dieses Mittel erlebt. Es heilte sogar in einem Fall, wo auch die äußeren seitlichen Halspartien empfindlich, angeschwollen und verhärtet waren. Aber —

Rheumatismus? Stets hatte mich dieses Wort aus den Büchern angestarrt, und oft hatte ich so ein Gefühl, daß ich sicherlich gut daran täte, einmal die Modalitäten von Phytolacca bei dieser Erkrankung nachzuschlagen. Vielleicht würde ich ja auf diese Weise eine zusätzliche zuverlässige Waffe gegen jene Heimsuchung der Ambulanzen gewinnen, die mal leicht, mal mit Schwierigkeiten und manchmal auch überhaupt nicht geheilt wird, welch letzteres dem behandelnden Homöopathen nicht gerade zur Ehre gereicht. Aber die Fälle sind natürlich verschieden: Oft kommt der Patient bereits mit der ›fertigen‹ Diagnose Rheumatismus, häufiger noch mit der beliebten ›Neuritis‹, welche in vielen Fällen (wenn die Ischialgie oder der Schmerz von einer Subluxation herrührt) durch einen kleinen Handgriff wieder zu beheben ist. In manchen Fällen konnte ich erleben, wie sich nach einer sorgfältigen Verschreibung eine schwere und schon lange bestehende rheumatoide Arthritis weit mehr besserte, als ich es je für möglich gehalten hätte — doch manchmal tat sich eben auch *gar nichts* ... und das schafft natürlich Verdruß.

Nun, die persönliche Erfahrung, von der ich hier berichten will, war nichts weiter als ein ›steifer Nacken‹, allerdings ein wirklich schlimmer, wo der gesamte Trapezius mitbetroffen war — und dabei seine Ansätze und Funktionen wunderschön demonstrierte. Die nur *während* der Bewegung auftretenden Schmerzen sind im *Ancient Mariner* nachzulesen:

»Sogleich wurde mein Knochengestell
Verrenkt unter jammervoller Pein,
Die mich gefangen setzte« (zum Stillhalten zwang),
»Und dann ließ sie mich frei.«

BRYONIA (schlimmer durch Bewegung), RHUS TOXICODENDRON (schlimmer zu Beginn der Bewegung; bewährt bei steifem Nacken) und CIMICIFUGA hatten nichts genützt. Der Schmerz war so stark, daß ich es gerade noch aushalten konnte, mich steifnackig ins Bett gleiten zu lassen; der Trapezius verweigerte dem Kopf mit scharfem Protest jegliche seitliche Unterstützung; und des Nachts zu erwachen und den Kopf auch nur leicht zu drehen bedeutete wahre Folterqualen. Ich fragte mich, wie ich es nur schaffen sollte, morgens wieder aufzustehen! Am nächsten Tag ... »Was *ist* das nur für ein Mittel?« Ich konsultierte Allens *Keynotes.* »Ah, hier ist es! — ›Phytolacca nimmt eine Mittelstellung zwischen RHUS TOXICODENDRON und BRYONIA ein; heilt, wenn diese — scheinbar gut indiziert — versagen.‹« Und so war es! — und welche Freude, mich abends wieder ohne besondere Kunststücke ins Bett legen zu können, den Kopf bewegen und heben und mich umdrehen zu können, alles ohne das leiseste Zwicken. Übrigens erzeugte nicht nur Bewegung solche Muskelschmerzen, auch

Kälte und Zugluft waren unerträglich ... und ich hatte leichte Temperatur und *fühlte mich auch krank*.

Diese Erfahrung festigte meine Freundschaft mit der Kermesbeere, und ich habe nur davon erzählt, damit *Sie* sich dadurch anregen lassen — und später daran erinnern mögen, um künftig Triumphe mit Phytolacca feiern zu können.

Hauptsymptome

Schwindel. Fühlt sich beim Aufstehen aus dem Bett der Ohnmacht nahe. (OPIUM)

Schmerzhaftes Drücken auf die ***Stirn*** und den oberen Teil der Augen.

Unwiderstehliche Neigung, die ***Zähne*** zusammenzubeißen.

Hals entzündet; Isthmus kongestioniert und von dunkelroter Farbe; Trokkenheit des Rachens, mit leichter Schwellung der Tonsillen.

Diphtherie: Übelkeit und Schwindel beim Versuch, sich aufzusetzen; Stirnkopfschmerz; Schmerzen schießen vom Rachen in die Ohren, besonders beim Versuch zu schlucken; Gesicht gerötet; Zunge stark belegt, vortretend; hinterer Teil dick belegt, feuerrot an der Spitze; Atem übelriechend, faulig; Erbrechen; schwieriges Schlingen; Tonsillen geschwollen, von Membranen bedeckt, beginnend mit drei oder vier Flecken auf der linken Mandel; Tonsillen, Uvula und Rachenhinterwand von aschfarbenem Exsudat bedeckt; Tonsillen mit schmutzigweißen Pseudomembranen belegt; kleine weiße oder gelbe Stellen auf den Mandeln wachsen zusammen und bilden Membranbeläge; Membran hat das Aussehen von schmutzigem Waschleder; Exsudat perlweiß oder gräulichweiß; großer Durst; < durch heiße Getränke; Dyspnoe; klebriger, übelriechender Schleim, der sich durch Mund und Rachen zieht, Halslymphknoten schmerzhaft empfindlich; Nacken- und Rückenschmerzen, der Körper tut weh wie zerschlagen, der Patient stöhnt vor Schmerzen, besonders beim Versuch, sich zu bewegen oder im Bett umzudrehen; Gliederschmerzen; große Prostration; heftiger Frost, bald von hohem Fieber gefolgt; Fieber ohne Frost; Puls 120, 140, schwach; Exanthem auf der Haut; außergewöhnliche Nervensymptome; [Diphtherie] gefolgt von Lähmung; es bleibt vermindertes Seh- und Hörvermögen zurück; bei kaltem Wetter meist epidemisch; gewöhnlich katarrhalischen oder rheumatischen Ursprungs, verursacht durch Aufenthalt in feuchter und kalter Luft oder Schlafen in feuchten, schlecht belüfteten Räumen.

Abszesse oder fistelnde Geschwüre der ***Mammae***.
Brustdrüsen voll von harten, schmerzhaften Knoten.
Die Brüste zeigen frühzeitige Entzündungsneigung; besonders nützlich, wenn Eiterung unausweichlich ist; wenn das Kind saugt, strahlt der Schmerz von der Brustwarze über den ganzen Körper aus.
Mastitis; Brustwarzen rissig und wund.

Haut. Bartflechte (durch örtliche Anwendung der Tinktur).
Ringelflechte; Herpes circinatus.
Schuppende Hautausschläge: Pityriasis; Psoriasis.

Platinum

PLATINUM METALLICUM; METALLISCHES PLATIN

Platinum oder *Platina*, wie es manche Autoren lieber nennen, ist ein wichtiges Mittel, das seine herausragende Stellung in unserer Pharmakopoe vielfach gerechtfertigt hat. Die Leiden, die es (in den Prüfungen) hervorgerufen und (in homöopathischer Zubereitung) geheilt hat, sind mannigfaltig; doch sind es in erster Linie Leiden seelischer Art, die seiner Wirkung unterliegen, oder aber somatische Erkrankungen, die in einer seelischen Fehlhaltung begründet sind — in einer Haltung, welche auch noch den Unglücklichen, die ständig mit einem solchen Menschen umgehen müssen, das Leben zur Hölle machen kann.

Platinum tut seinen Mitmenschen weh, allerdings nicht in gewalttätiger Weise oder böser Absicht, wie das für NUX VOMICA oder HEPAR zutreffen kann, sondern durch seine Anmaßung von Überlegenheit: jene verletzende, pharisäerhafte Einstellung, welche für andere nur Verachtung übrig hat und auch noch Gott dafür dankt, daß er (oder, häufiger, *sie*) nicht so ist wie jene.

Das Eigenartige daran ist, daß sich bei Platinum diese unbewußte Haltung selbst im Bereich des *körperlichen* Sensoriums widerspiegelt. Die Platinum-Mutter kann nicht nur insgeheim ihre Kinder nicht leiden, sondern sie erachtet sie auch für zu klein, unbedeutend, gering; und während ihre Umgebung ihr kleiner zu werden scheint — und damit gewöhnlich, erbärmlich, verachtenswert —, empfindet sie sich selbst als groß, stattlich und erhaben. Wie Kent sagt: »Die Prüfungen von Platinum zeigen die Psyche der Frau in einem fehlentwickelten, pervertierten Zustand.« Und: »Das Mittel paßt vor allem bei hysterischen Frauen, die ein schreckliches Erlebnis [fright] gehabt haben oder mit länger andauernder [sexueller] Erregung fertig werden mußten; ferner bei den Nachwirkungen von Enttäuschungen, seelischen Schocks oder auch von anhaltenden [Uterus-] Blutungen.« Da Platinum nun die Prüferinnen in den Zustand eines solchen psychischen Traumas versetzt, ist es auch in der Lage, diesen zu heilen.

Was genau ist nun aber ein Trauma? Das Lexikon gibt uns folgende Definition: (1) »ein abnormer Zustand des Körpers, verursacht von einer durch äußere Gewalteinwirkung entstandenen Verletzung des Organismus; (2) die gewaltsam herbeigeführte Wunde oder Verletzung selbst.«

Analog verstehen wir unter einem ›psychischen Trauma‹ Verwundungen des Gemüts — des Herzens — der Seele. Wir verwenden hierfür sogar exakt dieselben Ausdrücke wie bei physischen Traumata: »sich tief getroffen fühlen« ... »das tut mir sehr weh« ... »es gibt mir einen Stich ins Herz«. Wir sprechen von »verletzten Gefühlen«, von »gebrochenen Herzen«; und Shakespeare ruft uns ins Gedächtnis: *»Schmerzlicher noch als der Schlange Zahn ist's, ein undankbares Kind zu haben.«*

Wenn wir nun Heilmittel brauchen, um solchen Verletzungen und den daraus erwachsenden akuten oder chronischen Schäden entgegenzuwirken, müssen wir uns auf die Suche nach Arzneien begeben, welche bei den Prüfern eine Empfindlichkeit auf gerade diese Art von traumatischen Einwirkungen hervorgerufen haben.

Eine physische Wunde kann z.B. ein Stich, ein Kratzer, ein Riß, eine frische Hautabschürfung sein, oder auch ein chronischer Druck, der den Körper schädigt und, wenn er fortbesteht, sogar zu einem bösartigen Geschwür führen mag. Auf der psychischen Ebene kann man all diese Verletzungen ebenfalls erleben. Und hier sind Arzneien wie Platinum, STAPHISAGRIA, COLOCYNTHIS, IGNATIA, NATRIUM MURIATICUM und ACIDUM PHOSPHORICUM nicht nur für verursachend, sondern auch, wenn sie entsprechend ihren Symptomen eingesetzt wurden, für heilsam befunden worden.

Ich erinnere mich an eine typische Platinum-Patientin, deren Symptomenbild mich geradezu dazu drängte, ihr das Mittel zu verabreichen. Die junge Frau hatte eine anstrengende Zeit hinter sich: sie kam gerade aus Indien zurück, wo sie gegen eine vordringende Seuche hatte kämpfen müssen, und gegenüber früher war sie kaum mehr wiederzuerkennen. Ihr ehemals hübsches, junges Gesicht wirkte nun sehr angestrengt und giftiggereizt, und es war eine Qual, ihr zuhören zu müssen, denn sie fing immer wieder von neuem von den Wundern an, die sie bei der Verteidigung ihres Anwesens gegen die drohende Epidemie vollbracht hatte. Es war eine einzige peinliche Demonstration von Selbstglorifizierung und zugleich eine Geringschätzung des Beitrags all der anderen Beteiligten. All dies war natürlich nichts anderes als der Ausdruck dessen, wie Angst und Sorge sich bei *ihr* ausgewirkt hatten — weil sie eben Platinum war. Gerade die Zeiten der Belastung, die Krisenzeiten sind es ja, die in uns die Charakteristika der verschiedenen Arzneimittel zum Vorschein kommen lassen; und viel Leid für den Betroffenen wie für seine Umgebung kann abgewendet werden, wo jemand mit dem Wissen um das Simile-Gesetz zufällig zur Stelle ist und die Chance bekommt, dieses Wissen auch anzuwenden.

Von der geistigen Gesundheit her gesehen, bewegt sich der Platinum-Patient manchmal auf sehr dünnem Eis. Ich entsinne mich mehrerer ›Borderline-Fälle‹, die durch Platinum geheilt werden konnten; besonders denke ich dabei an eine Frau, die ein Gefühl von Vergrößerung einzelner Körperteile hatte und deswegen ihren Mann und ihre mit im Hause lebende

Freundin verdächtigte, sie hätten sie vergiftet. Platinum stellte ihre geistige Gesundheit wieder her, so daß sie all ihre Kräfte und Fähigkeiten wieder zum Guten einsetzen konnte. Es war ein schöner runder Fall, und soviel ich weiß, hatte sie auch all die Jahre danach keine ›Rückfälle‹ mehr. Es ist ein schwieriges Unterfangen, einmal in eine Anstalt Eingewiesene aus ihrer schmerzlichen Gefangenschaft zu befreien — ich habe es mehr als einmal versucht, und auch jetzt habe ich gerade wieder einen solchen Fall —, und es ist eine der großen Freuden im Leben eines Arztes, nicht mehr Zurechnungsfähigen zur geistigen Gesundheit zu verhelfen und sie so vor dem Stigma zu bewahren, das dem Aufenthalt in einer Nervenheilanstalt anhaftet. Platinum ist also eines der Mittel, die bei *Paranoia* in Betracht zu ziehen sind.

Gelegentlich wird es als »Arznei für prüde alte Jungfern« bezeichnet. Platinum geht es besser beim Gehen im Freien sowie bei Sonnenschein (im Gegensatz zu NATRIUM MURIATICUM). Ein typisches körperliches Symptom ist die starke Regelblutung, und sehr charakteristisch sind auch die ausgesprochen empfindlichen Genitalien, die einen direkt zu diesem Mittel führen können.

Die Empfindungen und Schmerzen, die bei Platinum auftreten, sind so typisch, daß sie sofort an das Mittel denken lassen sollten. Die Patientin kann ein Gefühl von Einschnürung haben, als wäre sie bandagiert; von Taubheit, wie abgestorben; von Gelähmtsein. Sie kann über Zittern klagen, über Empfindungslosigkeit, Kribbeln, Krampfschmerzen oder Schmerzen wie von einem Schlag. Selbst das Gehirn kann sich taub anfühlen. Es können auch lokale Kälteempfindungen vorkommen (dabei denke ich auch an CALCAREA).

Ein sonderbares Symptom, das man normalerweise mit PLUMBUM assoziiert, ist bei Platinum ebenfalls zu finden: ein ziehender Schmerz im Nabel, wie von einer Schnur, die den Nabel einwärts zu ziehen scheint. Kent kommentiert: »Diese Schmerzen ähneln denen von PLUMBUM so sehr, daß man Platinum als Antidot für PLUMBUM eingesetzt hat.« (PLUMBUM hat auch: »Nabel scheint am Rückgrat angeheftet zu sein.«)

◊

Guernsey schreibt u.a. über Platinum:

»Gemütssymptome: Sinnlichkeit, Liebesdrang, Nymphomanie; Wahnsinnszustände; Hysterie. Die Patientin ist sehr hochmütig, schaut verächtlich auf alles und jeden herab. Gefühle von Angst und Schrecken.

Menstruation: wenn die Regelblutung sehr reichlich ist, dickflüssig und pechschwarz ...

Stuhl: geht nur mit Schwierigkeiten ab; *scheint wie Kitt am After und im Rektum festzuhaften. ...*

Nasenbluten; dunkles, geronnenes Blut. Häufig wechselnde Gesichtsfarbe. ... Bandwürmer — wenn die übrigen Symptome passen.

*Hauptsymptome**

Geist und Gemüt. Phantasie-Täuschung, beim Eintritte in das Zimmer, nach einstündigem Fussgange als sey Alles um sie sehr klein und alle Personen physisch und geistig geringer, sie selbst aber körperlich gross und erhaben; das Zimmer scheint ihr düster und unangenehm; dabei Bänglichkeit, trübe, verdriessliche Stimmung ...[1]

Hoffärtige, stolze Empfindungen.[1]

Verächtliches, bedauerndes Herabblicken auf sonst ehrwürdige Leute mit einer gewissen Wegwerfung, in Anfällen, ohne ihren Willen.[1]

Große Gemüths-Unruhe, dass sie nirgends zu bleiben weiss, bei Trübsinnigkeit, die ihr auch das Erfreulichste verleidet; sie glaubt, sie passe nicht in die Welt, ist des Lebens überdrüssig, hat aber vor dem nahe geglaubten Tode grossen Abscheu.[1]

Stolz und Selbstüberschätzung; sieht mit Hochmut auf andere herab.

Kopf. Taubheits-Gefühl im Vorderkopfe, wie eingeschnürt ...[1]

Klammartiges [krampfartiges], ziehendes Zusammenschnüren im Kopfe, von Zeit zu Zeit, besonders um die Stirn; es beginnt schwach, steigt heftig und endet schwach.[1]

Kopfschmerz, der allmählich zunimmt, bis er sehr heftig ist; dann läßt er genauso langsam wieder nach.

[Krampfhaftes Zusammenziehen fährt plötzlich von der rechten Schläfe zur linken durch den Kopf;] drauf Taubheits-Gefühl, wie zu festgebunden ...[1]

Kriebeln, wie Ameisenhaufen, in der rechten Schläfe, dann an der Seite des Unterkiefers herab, mit Kälte-Gefühl.[1]

Gesicht. Spannendes Taubheits-Gefühl in den Jochbeinen und Warzenfortsätzen, als wäre der Kopf zusammengeschraubt.[1]

Klammartiges, schmerzliches Taubheits-Gefühl im linken Jochbeine.[1]

---

* Mit [1] bezeichnete Symptome stammen aus Hahnemanns *Chronischen Krankheiten*, einige mit [2] versehene Symptome sind klinische Beobachtungen aus Jahrs *Symptomencodex*. — d.Ü.

Kälte-Gefühl, Kriebeln und Taubheit in der ganzen rechten Gesichts-Seite.[1]

Magen. Bei der Verächtlichkeits-Laune [vgl. das obige Symptom »Verächtliches, bedauerndes Herabblicken ...«], plötzlich Heisshunger und gieriges, hastiges Essen ...[1]

Gähren in der Magen-Gegend.[1]

Stuhl. Stuhlverstopfung: nach Bleivergiftung[2]; auf Reisen[1]; ... hartnäckige Fälle, nach Versagen von NUX VOMICA ...

Oefteres Noththun mit geringem Stuhle, der nur stückweise, nach starkem Pressen erfolgt, unter schmerzlichem Schwäche-Gefühl und Straffheits-Empfindung in den Bauch-Muskeln.[1]

Weibliche Genitalien. Schmerzliches Herabpressen nach den Geburtstheilen, wie zur Regel ...[1]

Wollüstiges Kriebeln in den Geburtstheilen und im Bauche ...[1]

Schmerzhafte Empfindlichkeit und anhaltendes Drücken am Schamberge und in den Geburtstheilen ...[1]

Vulva beim Koitus schmerzhaft empfindlich.

Den ersten Tag der Regel, Abgang viel geronnenen Blutes.[1]

Regel um 14 Tage zu früh und sehr stark.[1]

Regel 6 Tage zu früh ..., 8 Tage lang ...[1]

Rücken und Extremitäten. Im Schwanzbeine [= Steißbein], Taubheits-Gefühl, wie nach Schlag, im Sitzen.[1]

Strammen der Oberschenkel im Sitzen, wie zu fest umwickelt, mit Schwäche-Gefühl darin.[1]

Zittrige kriebelnde Unruhe in den Unterschenkeln, im Sitzen mit Taubheits- und Erstarrungs-Gefühl ...[1]

Nerven. Ausgeprägtes Taubheitsgefühl.

Schmerzliches Taubheits-Gefühl, wie von einem Schlage hie und da, besonders am Kopfe, stets auf kleinen Stellen.[1]

Die von Klamm-Schmerz ergriffenen Stellen schmerzen beim Drücken wie gestossen.[1]

Weitere wichtige oder seltsame Symptome

Traurig und verdriesslich, den ersten Morgen, den folgenden unbeschreiblich selig, besonders im Freien, dass sie hätte Alles umarmen und über das Traurigste lachen mögen.[I]

Sie mag ihre Kinder nicht, nennt sie zu klein und gering.

Jeder ernste Gedanke erschreckt sie.

Aengstlichkeit mit Zittern der Hände und überwallender Hitze.[I]

Angst, wie zum Sterben, als wolle die Besinnung vergehen, mit Zittern in allen Gliedern, Athem-Beklemmung und starkem Herzklopfen.[I]

Sehr ärgerlich und leicht heftig; er hätte Unschuldige prügeln mögen.[I]

Uneins mit der ganzen Welt, ist ihr alles zu enge, bei Weinerlichkeit.[I]

Stillschweigen und unwillkürliches Weinen ...[I]

Sehr weinerlich und verdriesslich ...[I]

Weinerlichkeit und Trübsinn schlimmer im Zimmer, besser im Freien.[I]

Weint vor Schmerzen.

Bei Heiterkeit des Gemüthes leidet der Körper und umgekehrt, bei Gemüthsleiden ist der Körper wohl.[I] Körperliche Symptome verschwinden und Gemütssymptome erscheinen — und umgekehrt.

Es ist ihr, als gehöre sie gar nicht in ihre Familie; es kommt ihr, nach kurzer Abwesenheit, Alles ganz anders vor.[I]

Gestörter Gemütszustand; religiöse Affektionen, mit Schweigsamkeit, Überheblichkeit, Lüsternheit und Grausamkeit.

Geistesstörung nach Schreck und Aerger[2]; nach Kummer.

Starker Schwindel, dass sie die Augen nicht bewegen darf ...[I]

Gefühl, als ob der Kopf vergrößert wäre.

Gefühl von Wasser in der Stirn.

Taubes Gefühl im Gehirn.

Kopfweh, nach dem Schwindel, wie Zerreissen und Zerfetzen.[I]

Kältegefühl in den Augen.

Kribbeln in den Augenwinkeln.

Gefühl, als zöge kalte Luft in das rechte Ohr.[I]

Wie verbrannt auf der Zunge ...[I]

Bleikolik[2]: Schmerz in der Nabelgegend, zieht bis in den Rücken; Patient schreit und versucht die Schmerzen zu lindern, indem er alle möglichen Stellungen ausprobiert.

Eierstöcke entzündet, mit brennenden Schmerzen in Anfällen.

Ovarialtumoren und -zysten.

Scheußliches, heftiges Jucken in der Gebärmutter (bei Spinalreizung).

Indurierter und prolabierter Uterus ...; Genitalbereich schmerzhaft berührungsempfindlich; Vaginismus.
Schmerzhafte Empfindlichkeit der Vulva mit innerer Kälteempfindung.

◊

Clarke *(Dictionary)* erklärt, daß der ursprüngliche Name von Platinum *Platiña* war, ein spanisches Wort etwa der Bedeutung ›wie Silber‹.* Er schreibt: »Hahnemann kam als erster auf die Idee, es als Arznei zu verwenden, und seine Prüfung in den *Chronischen Krankheiten* bildet die Basis unseres Wissens von seiner Wirkung. Ein charakteristisches Symptom, das entweder allein oder zusammen mit anderen auftreten kann, hat häufig zur Heilung mit Platinum geführt: ein verlorener Sinn für Proportionen, sowohl in visueller wie mentaler Hinsicht. Gegenstände wirken optisch klein, und der Patient beurteilt sie auch verstandesmäßig als klein. Auf der seelischen Ebene manifestiert sich dies als Stolz und Hochmut: die Patientin (es handelt sich meist um Frauen**) sieht auf alles und jeden herab. ... Ein weiteres Leitsymptom ist das Auftreten von Spasmen und schmerzhaften Krämpfen, die sich zu Konvulsionen entwickeln können. ... Ein drittes ist das Alternieren von körperlichen und seelischen Symptomen.« So konnte Nash einen hartnäckigen Fall von Geisteskrankheit heilen, bei dem die psychischen Symptome mit Schmerzen entlang der gesamten Wirbelsäule abwechselten. Clarke erklärt weiter: »Die psychische Störung kann bisweilen die Form eines Tötungsverlangens annehmen. Jahr hat mit Platinum eine Frau geheilt, die unter Zwangsgedanken litt, ihr Kind töten zu müssen; und Jules Gaudy berichtet von der Heilung einer Frau, die von fast unbezähmbaren Impulsen gequält wurde, ihren Mann umzubringen, den sie leidenschaftlich liebte und mit dem sie vollkommen glücklich war.«

---

* Laut Duden ist *Platiña* (Hahnemann schreibt es auch *Platigne*) die ältere spanische Verkleinerungsform von *Plata* (de argento) = (Silber-) *Platte*. Wohl von dem griech. *platys* abgeleitet (*platt*, flach). — Anm. d. Ü.

** Nach Vithoulkas (*Homöopathisches Seminar,* Band 2, Verlag Silvia Stefanovic) kommen auf 8 Frauen 2 Männer. — d. Ü.

Plumbum

METALLISCHES ODER ESSIGSAURES BLEI

Eine sehr wichtige Indikation für die Verwendung von Plumbum (ich habe sie selbst bestätigt gefunden) ist *Hyperästhesie in Verbindung mit Lähmung oder Kraftlosigkeit.* Ich habe diesen Hinweis bei Nash *(Leaders)* entdeckt; Nash schreibt: »Ich habe einmal eine postdiphtherische Lähmung mit Plumbum geheilt. Es war ein sehr schwerer Fall, ein Mann mittleren Alters, dessen untere Extremitäten vollkommen gelähmt waren — und gleichzeitig bestand ein Symptom, das ich nie zuvor oder danach bei einem solchen Fall beobachtet habe, nämlich eine extreme Hyperästhesie der Haut. Er konnte es nicht ertragen, irgendwo berührt zu werden, so sehr tat ihm dies weh. Nach langem Suchen fand ich diese Überempfindlichkeit in Allens *Encyclopedia* ganz präzise beschrieben*; dies, zusammen mit der Lähmung, schien mir ein guter Grund, Plumbum zu verschreiben. Der Patient erhielt eine Dosis von Finckes 40M, und das Resultat war eine schnelle und stetige Besserung, bis er schließlich völlig geheilt war. ... Eine Wiederholung war nicht mehr erforderlich.«

Nun zu dem Fall, bei dem mich Nashs Beschreibung inspiriert hat, Plumbum zu geben: Eine robuste, etwas füllige Frau mittleren Alters entwickelte nach einer Erkältung partielle Lähmungserscheinungen, so daß sie stationär bei uns aufgenommen werden mußte. Daneben bestand eine so ausgesprochene Hyperästhesie, daß selbst das Pulsfühlen ihr zur Qual wurde; schließlich mußte diese Prozedur ganz entfallen, weil sie davon nicht nur das ›Bibbern‹, wie sie es nannte, bekam, sondern anschließend sogar ihr Arm anschwoll. Plumbum normalisierte die Empfindlichkeit ihrer Haut und stellte ihre motorischen Fähigkeiten wieder her, so daß sie wieder ohne Hilfe ein selbständiges Leben führen konnte; sie fand dann sogar eine Stelle als Sekretärin im Kriegsministerium (damals wütete gerade der Weltkrieg). Noch lange danach pflegte sie bei der geringsten Andeutung eines Rückfalls (der niemals wirklich eintrat) zu mir zur Behandlung zu kommen. Wegen dieser Erfahrung wird mir jene wichtige Indikation für Plumbum, die Nash entdeckt und besonders hervorgehoben hat, *Hyperästhesie in Verbindung mit Lähmung,* stets im Gedächtnis bleiben.

---

* Vgl. z.B. Symptom Nr. 3798, das im Original (es stammt von J.O. Müller, vgl. S. 963) folgendermaßen lautet: »Zu diesem ›Zustande nervöser Reizbarkeit‹ gesellt sich eine eigenthümliche *Hyperästhesie der Hautnerven* von solch hohem Grade, dass es oft nicht möglich ist, die Körperoberfläche an irgend einer Stelle zu berühren, ohne den heftigsten Schmerz (von Geschrei und Weinen begleitet) hervorzurufen.« — d.Ü.

Eine weitere wichtige Indikation ist *äußerste Abmagerung der gelähmten Glieder,* ein Zeichen, das freilich erst in späteren Stadien der Bleivergiftung zum Vorschein kommt.

Und noch ein Merkmal von Plumbum: *Retraktion von Teilen des Körpers.* Der ›Kahnbauch‹ dieses Mittels ist nicht nur von der Empfindung begleitet, als würde der Nabel zur Wirbelsäule gezogen oder als wäre er dort angeheftet (PLATINUM), vielmehr ist bei Plumbum der Bauch tatsächlich eingezogen; er kann so hart und schmerzhaft sein, daß sich der Patient am Boden wälzt und beide Fäuste oder irgendwelche Gegenstände mit aller Kraft gegen den Bauch preßt. Die Prüfungs- bzw. Vergiftungsberichte drücken es so aus: »Der Nabel schien an dem Rückgrate angeheftet zu sein, und die Schmerzen nahmen auch die Brustgegend ein.« (Hartlaub/Trinks) — »Quälendes Reißen in den Gedärmen ...« — »Sehr starke Schmerzen in der Nabelgegend, als ob die Gedärme verdreht würden, besonders in der unmittelbaren Umgebung des Nabels.« — »Starke Retraktion der Bauchdecke zur Wirbelsäule und ein hartes, knotiges Gefühl in den Muskeln an verschiedenen Stellen der Bauchwand.« (Allen) — »Gefühl, als ob die Bauchdecke einwärts gezogen würde; als ob Abdomen und Rücken zu nah beieinander wären.« — »Heftige Kolik; Bauch wie von einer Schnur zur Wirbelsäule eingezogen; ... > durch Reiben oder starken Druck; Abdomen steinhart; ... ängstlich, mit kaltem Schweiß und größter Schwäche« (Hering) und so weiter. So stellen sich einige der Charakteristika einer ›Malerkolik‹ bzw. Bleivergiftung dar.

Blei ist ein starkes und tiefwirkendes Gift, das eine Degeneration sämtlicher Gewebe des Körpers bewirkt. Es beeinträchtigt die Blutbildung, was zu Auffälligkeiten an den roten Blutkörperchen [basophile Tüpfelung] und zu Anämie führt. Es greift Nerven und Muskeln an, was schmerzhafte Krämpfe, Verhärtungen, Erweichungen, Kontrakturen und letztlich Marasmus herbeiführt; »seine Erscheinungsbilder sind die der Kolik, der Paralyse, der Arthralgie und der Enzephalopathie.« Plumbum ist daher — bei Übereinstimmung der Symptome — ein machtvolles Heilmittel, und selbst dort, wo die Zerstörung so weit fortgeschritten ist, daß Heilung nicht mehr möglich ist, wird es noch palliativ wirken. Unter anderem genießt es einen guten Ruf bei Koliken mit Lähmung der unteren Gliedmaßen, bei inkarzerierten Hernien sowie bei Invagination mit Koliken und Koterbrechen. (Nur darf man bei den Brucheinklemmungen nicht zu lange mit der Mittelgabe oder dem Versuch, den Bruch zu reponieren, warten; die Blutversorgung könnte sonst durch die abgeknickten Darmgefäße so lange gestört gewesen sein, daß der Darm bereits gangränesziert ist.

Auch andere Körperteile können unter der Einwirkung von Plumbum retrahiert werden. Zwei Beispiele aus dem Bereich von Rektum und Anus: »Unerträglicher Schmerz durch Mastdarmkrämpfe — ein schreckliches Gefühl von Einschnürung und krampfhaftem Zusammenziehen, sehr viel schlimmer bei festem Stuhl; ... wenn die Entleerungen nicht flüssig waren, litt er äußerste Qualen.« (Hering) — »Der After war stark zusammengeschnürt und nach aufwärts gezogen.« (Hartlaub/Trinks)

Viele Plumbum-Symptome sind denen von PLATINUM sehr ähnlich, das, soweit ich weiß, das einzige andere Mittel ist mit jener Plumbum-Empfindung von »ziehenden Schmerzen im Nabel wie von einer Schnur, die den Bauch einwärts zu ziehen scheint«. Aufgrund der Ähnlichkeit seiner Empfindungen und Schmerzen mit denen der Bleivergiftung ist PLATINUM auch erfolgreich bei Malerkolik (Bleikolik) eingesetzt worden.

In ihrer Gemütsart sind die beiden Mittel jedoch grundverschieden. Indifferenz, Depression, Somnolenz, Melancholie sind die Charakteristika von Plumbum; es hat nichts von der Arroganz, dem Stolz und der Selbstüberschätzung, welche nach PLATINUM verlangen.

◊

Kent hebt den allgemein paralytischen Zustand bei Plumbum hervor. »Alle Aktivitäten des Körpers, alle Organfunktionen sind in ihrer Geschwindigkeit herabgesetzt. Die Nerven übermitteln ihre Signale nicht mehr mit der üblichen blitzartigen Schnelligkeit; die Muskeln arbeiten langsam und schwerfällig. Zunächst entsteht Parese, dann Paralyse, zuerst einzelner Teile und schließlich des Ganzen. ... Im Gespräch mit einem solchen Patienten werden Sie sich fragen, worüber er wohl die ganze Zeit nachdenkt, während er sich eine Antwort überlegt. ... Wenn Sie ihn mit einer Nadel stechen, müssen Sie eine volle Sekunde warten, ehe er reagiert. ... *Bei akuten Erkrankungen besteht Hyperästhesie, bei chronischen aber ein Verlust der Empfindungsfähigkeit — Anästhesie der Haut.* ...

Die Haut wird welk; schmerzende Körperteile schrumpfen bis auf die Knochen zusammen. ...

Langsame, schleichende chronische Zustände, ohne Genesungstendenz; progressive Paralyse; progressive Muskelatrophie.«

Zur Illustration der Indikation »urämisches Koma« erzählt Kent einen klinischen Fall: Die Frau eines Arztes hatte seit Tagen keinen Harn mehr gelassen, und die Katheteruntersuchung hatte ergeben, daß die Blase leer war. Bevor sie ins Koma geraten war, war ihre große Langsamkeit aufgefallen, und sie hatte über das Gefühl geklagt, als würde der Nabel beständig von einer Schnur zum Rückgrat gezogen. ... Mitten in der Nacht kam nun der Kollege in großer Sorge zu Kent: Seine Frau befinde sich im tiefen

Koma, sei totenblaß und atme nur noch langsam. »Eine einzige Gabe Plumbum in Hochpotenz — und nach wenigen Stunden konnte sie Urin ausscheiden und aufstehen; seither hat sie nie wieder einen solchen Anfall erlebt.«

Solche Arzneien sind es sicherlich wert, eingehender studiert und tiefer begriffen zu werden. Welch wunderbare Macht ist doch die Homöopathie! Finden Sie das richtige Mittel, wirkt es — ein scheinbares Nichts — wahre Wunder; verfehlen Sie aber das Mittel, dann haben Sie *wirklich* nichts!

Kent weist ferner auf ein ausgesprochen hysterisches Element in der Psyche von Plumbum hin: die Neigung, etwas vorzutäuschen, Krankheit zu simulieren oder sie zu übertreiben.

Bei seiner Beschreibung eines »verfestigten hysterischen Zustands« nach Vergiftung mit Bleiacetat wird man an TARANTULA erinnert: »Wenn jemand sie beobachtete, geriet sie in einen hysterischen Zustand, der Stunden andauerte. Glaubte sie aber niemanden in ihrer Nähe, so stand sie auf, ging umher, schaute in den Spiegel und bewunderte ihr gutes Aussehen; hörte sie dann Schritte auf der Treppe, legte sie sich rasch wieder aufs Bett und stellte sich bewußtlos. Auch wenn man sie mehrmals mit einer Nadel stach, ertrug sie dies ohne erkennbare Reaktion; man konnte kaum sagen, ob sie noch atmete.«

Bei Koliken beugt sich der Patient nach hinten (DIOSCOREA; umgekehrt: COLOCYNTHIS). Kent weist auf die Neigung von Plumbum hin, im Bett die seltsamsten Lagen und Positionen einzunehmen.

»Plumbum ist ein hochgradig emotionales Mittel, der Intellekt hingegen ist verlangsamt.«

In Hughes' *Pharmacodynamics* heißt es: »Das erste Symptom der Bleivergiftung ist neben der Bleikolik die *Fallhand,* als Folge einer Lähmung der Streckmuskeln des Unterarms (mit begleitender Muskelatrophie). Schwerere Vergiftungen rufen eine Art Degeneration an sämtlichen Geweben hervor. Man findet Verhärtung oder Erweichung der Nervenzentren, und im Laufe der Zeit können Kopfschmerz, Erblindung, Neuralgie, Lähmung, Empfindungslosigkeit, Epilepsie auftreten. Das Muskelgewebe atrophiert oder bildet Kontrakturen. Die Nieren schrumpfen. Es kommt zu einem vollständigen Verfall der körperlichen und geistigen Kräfte, verbunden mit tiefer Melancholie; die Störung der Nährstoffversorgung zeigt sich in dem anämischen und kachektischen Aussehen des Kranken, der gewöhnlich eine gelbliche Verfärbung der Haut *(Ikterus saturninus)*[*] aufweist.«

---

[*] Der Planet Saturn war bei den Alchimisten das Symbol für Blei. — d.Ü.

Er schreibt, daß das Auftreten der für die Bleivergiftung typischen abdominellen Zeichen unmittelbar auf Plumbum als Heilmittel verweist, wenn kolikartige Bauchschmerzen und Obstipation bestehen, entweder gemeinsam oder auch jedes für sich allein. »In der Tat kenne ich kein besseres Beispiel für die Wahrheit des Ähnlichkeitsgesetzes als die wunderbare Wirkung von Plumbum bei solchen Zuständen.... Wir verlassen uns auf diese Arznei bei allen Formen des Ileus, denen keine mechanische Ursache zugrunde liegt, doch selbst bei eingeklemmten Hernien kann es zuweilen hilfreich sein.« Er berichtet von einem eindrucksvollen Fall Dr. Hollands: »Der Patient hatte seit zwei Tagen an quälendsten Bauchkrämpfen gelitten, mit Erbrechen sowie Anurie und Stuhlverhaltung. Ein Körnchen Plumbum aceticum D3 wurde verabreicht, und in weniger als zehn Minuten schlief er ein; als er nach vielen Stunden schmerzfrei erwachte, konnte er seinen Darm um eine Menge Kotballen erleichtern. Am nächsten Tag war er wohlauf.«

Hughes fährt fort: »Die Verknüpfung von Kolik mit Obstipation bzw. von Obstipation mit Kolik ist stets eine spezielle Indikation für Plumbum — als Heilmittel für beide Zustände. ... Die chronische Verstopfung, bei der sich das Mittel als so hilfreich erweist, kann aber auch völlig schmerzfrei sein, und ebenso sind neuralgische Leibschmerzen durch Plumbum geheilt worden, selbst wenn die Darmtätigkeit ganz regelmäßig war. In solchen Fällen kann das Gefühl von Einziehung des Abdomens ... oder, wie von Bähr beobachtet wurde, dessen objektiv harter, gespannter Zustand zur Wahl des Mittels führen.«

Hughes führt insgesamt sechs Aspekte der Bleivergiftung an:

(1) Die bereits erwähnte ***Kolik***, »stets durch Druck gebessert, und dies um so mehr, je stärker er ausgeübt wird«.

(2) Die ***Paralyse***, die mit der Fallhand ihren Anfang nimmt. Die Lähmungen treten eher partiell als generalisiert auf; so seien z.B. Lähmungen bestimmter Muskeln beobachtete worden, ohne daß andere Muskeln, die vom selben Nerv versorgt werden, in Mitleidenschaft gezogen worden wären. »Immer besteht eine ausgeprägte Atrophie der befallenen Muskeln, und manchmal verallgemeinert sich dieser Zustand auf den ganzen Körper, so daß der Patient einem wandelnden Skelett gleicht. Die Muskeln sind, wenn sie post mortem untersucht werden, atrophiert und blaß und sehen zuweilen wie weißes Bindegewebe aus.« Hier erwähnt er die progressive Muskelatrophie als mögliche Indikation und bringt ein Fallbeispiel: Bei einem Patienten, der den Anblick eines lebenden Skeletts bot, brachte das Vorhandensein fibrillärer Zuckungen in den gelähmten Muskeln den behandelnden Arzt auf die Verschreibung von Plumbum — mit sehr zufriedenstellendem Ergebnis.

(3) Die ***neuralgischen und spasmodischen Schmerzen*** [nicht nur bei der Kolik, sondern auch in den Extremitäten]; sie können einen blitzartigen, lanzinierenden Charakter haben, der an die Schmerzen bei der lokomotorischen Ataxie denken läßt.

(4) Die ***Enzephalopathie*** mit den entsprechenden zerebralen Symptomen; manchmal sind diese urämischen Ursprungs, im allgemeinen aber primär. Die ersten Symptome sind dabei zumeist heftige Kopfschmerzen und Blindheit, dann können manische oder melancholische, am häufigsten aber eklampsieähnliche Zustände hinzukommen; die Konvulsionen sind von epileptiformem Charakter, und die dazwischenliegenden Intervalle werden nicht selten von Koma oder Delirium ausgefüllt. Bezüglich der Epilepsie sagt Hughes: »Ich bin einer Meinung mit Bähr, wenn er Plumbum zusammen mit CUPRUM als das Mittel einstuft, von dem man in gesicherten, inveterierten Fällen dieser Krankheit am meisten erwarten kann.«

(5) Seine Wirkung auf die ***Harnwegsorgane***. Es tritt vermehrt Schleim im Urin auf, mit Reizung der Blasenschleimhaut. Plumbum soll chronische Erkrankungen der Harnwegsorgane geheilt haben. Seine Wirkung auf die Nieren führt schließlich zur kleinen Granularniere [Schrumpfniere mit gekörnter Oberfläche; d.Ü.], die die schwerste Form der Bright-Krankheit darstellt. Beim Lebenden gilt als Erkennungszeichen des sich entwickelnden Nierenschadens eine Albuminurie.

(6) Die ***Amaurose***, die sekundär zum Nierenschaden auftreten und mehr oder weniger vorübergehender Natur sein kann; sie kann aber auch selbständig auftreten — in Form einer Sehnerventzündung mit dem typischen Zentralskotom.

◊

Wie aus den genannten Fällen zu ersehen ist, kann Plumbum seine großartige Heilkraft sowohl in einzelnen Hochpotenzgaben als auch nach Art der ›Niederpotenzler‹ verabreicht entfalten. *Hauptsache ist, daß die Arznei nach Symptomenähnlichkeit ausgewählt worden ist;* über die Darreichungsform kann man bis zu einem gewissen Grade streiten. Beide werden wirken; doch nach meiner Erfahrung sind es gerade die höchsten Potenzen — wenn ich sie zu benutzen wage —, die die größten Wunder vollbringen. Allerdings haben mir gelegentliche Zwischenfälle gehörigen Respekt vor diesen Gaben eingeflößt, die manch anderer als phantastische Nichtigkeiten ansieht. Dr. H. C. Allen wird der Ausspruch zugeschrieben: »Meine Herren, Potenzen können töten!«

◊

Eines des Hauptsymptome von Plumbum aus den *Guiding Symptoms* lautet:

»***Paralyse:*** zuvor geistige Verwirrung, Zittern und Krämpfe — oder auch stechende, schießende, reißende, heftige Schmerzen in den größeren Nervenbahnen; mit Abmagerung der betroffenen Teile; Fallhand [Radialislähmung]; Lähmung infolge von Apoplexie, Zerebralsklerose oder fortschreitender Muskelatrophie; im Wechsel mit Kolik*; nach Apoplexie rasche Abmagerung, Atrophie und Empfindungslosigkeit der betroffenen Körperteile; Lähmung der Arme, mit Schmerz, Trockenheit, Totenblässe und Kälte der Hände.«

◊

Boericke schreibt über Plumbum: »Das große Mittel für sklerotische Zustände. Von der Bleilähmung sind hauptsächlich die Streckmuskeln betroffen, besonders im Bereich des Unterarms oder der ganzen oberen Extremität ..., mit partieller Anästhesie oder extremer Hyperästhesie; der Lähmung gehen Schmerzen voraus. Lokalisierte neuralgische Schmerzen; Neuritis. Blut, Gefäßsystem, Verdauungsapparat und Nervensystem sind die besonderen Wirkungssphären von Plumbum. Die Blutbildung ist gestört, rapide Verminderung der roten Blutkörperchen; daher Blässe, Ikterus, Anämie. Zusammenschnürungsgefühl in den inneren Organen.«

*Hauptsymptome***

Geist und Gemüt. Langsame Auffassungsgabe.

Gedächtnisschwäche, so daß er beim Reden oft nicht das richtige Wort finden konnte.

Kopf. Kopfschmerz.[1]

---

* Dieses Symptom muß in den *Guiding Symptoms* durch Semikola eingeschlossen sein (ebenso wie das vorangehende); dennoch ist eine »Lähmung im Wechsel mit Koliken« nur schwer vorstellbar, so daß hier möglicherweise ein Irrtum vorliegt. Vielleicht ist das gemeint, was Boericke in seinem *Handbuch* schreibt: »Schmerzen in atrophierten Gliedmaßen im Wechsel mit Kolik«, vielleicht aber auch die Beobachtung, die von Hartlaub und Trinks mitgeteilt wird: »Beim Eintritt der Lähmungen lassen die krampfhaften Schmerzen im Unterleibe in manchen Fällen nach« (*Reine Arzneimittellehre*, Band 1, S. 56). — Anm. d. Ü.

** Hauptsächlich aus Allens *Encyclopedia;* die mit [1] bezeichneten Symptome entstammen der ersten Arzneimittelprüfung durch Hartlaub, veröffentlicht in Band 1 der *Reinen Arzneimittellehre* von Hartlaub/Trinks. Ein mit [2] versehenes Symptom stammt aus dem umfangreichen Vergiftungsbericht von J. O. Müller in der *Zeitschrift des Vereins der homöopathischen Ärzte Oesterreichs* 1857, Band 1, S. 49. — d. Ü.

Fahles, blasses ***Gesicht.*** — Gesichtsfarbe fahl.

Mund. Deutliche blaue Linie entlang des Zahnfleischrands. — Dunkelblaue Linie auf dem Zahnfleisch.

Zahnfleisch: bleich; geschwollen; zeigt einen bleifarbenen Saum; blau, purpurn oder braun; mit schmerzhaften, harten Knoten.

Atem übelriechend.

Hals. Zusammenschnürung des Halses.[I]

Magen. Verlust des Appetits.[I]

Uebelkeit.[I]

Erbrechen.[I] — Häufiges Erbrechen.[I] — Immerwährendes Erbrechen.[I]

Erbrechen des Genossenen.[I]

Abdomen. Äußerst heftige Schmerzen in der Nabelgegend, die in andere Teile des Abdomens schießen, durch Druck etwas gebessert.

Der Nabel schien an dem Rückgrate angeheftet zu sein ...[I]

Kolik.[I] — Heftige Leibschmerzen.[I]

Heftigste Schmerzen im Bauch, die von dort in alle Teile des Körpers ausstrahlen.

Stuhl. Obstipation: Stühle hart, kugelig, wie Schafkot; mit Drängen und schrecklichen Schmerzen durch Zusammenschnürung oder Krampf im After ...

Harnorgane. Erschwerter Urinabgang.[I]

Eiweißhaltiger Urin.

Urin dunkel und spärlich, wird nur tropfenweise entleert.

Bright-Krankheit; Schrumpfniere.

Weibliche Genitalien. Vaginismus.

Extremitäten. Heftige Schmerzen in den Gliedmaßen; besonders abends und nachts; vor allem in den Muskelpartien der Oberschenkel.

Neuralgische Schmerzen in den Extremitäten.

Die Schmerzen in den Gliedern steigern sich in Anfällen, die so heftig sind, daß er aufschreit.

Zuckungen, Zittern, Taubheit der Gliedmaßen.

Schmerzen in den Gliedern.[I]

Die Schmerzen in den Gliedern verschärfen sich des Nachts.[I]

Fallhand.
Sehr heftige neuralgische Schmerzen [... in den Beinen].
Äußerst heftige Schmerzanfälle [... in den Beinen].
Blitzartige Schmerzen in den unteren Extremitäten.

Gewebe, Nerven. Auszehrung.[1]
Anämie.
Convulsionen.[1]
Lähmungen.[1]
Allgemeine Prostration.
Mattigkeit.
Ohnmachten.[1]
Unbehaglichkeit, Unruhe.
Eigenthümliche Hyperästhesie der Hautnerven.[2*]
Empfindungslosigkeit.
Gelenkschmerzen.
Schmerzen in Rumpf und Gliedmaßen.
Völlige Auszehrung mit Anämie und großer Schwäche; Abmagerung der gelähmten Glieder, gefolgt von Schwellung.
Muskelatrophie infolge Sklerose des zerebrospinalen Nervensystems.

Trockene ***Haut***.
Gelbe Haut.

Schlaflosigkeit. — Völlige Schlaflosigkeit.

◊

Zwei Autopsiebefunde, die in Allens *Encyclopedia* als Fußnoten auftauchen:

»Die mikroskopische Untersuchung des Gehirns zeigte granuläre, fettige Degeneration der Gefäßwände und Ablagerung großer Mengen von Amyloidkörpern.«

»Das Herz war verfettet, die Herzwände dicker und blasser als normal. Die Nierenkapsel war mit dem Nierenparenchym verwachsen; Zeichen einer interstitiellen Entzündung in den Nieren sowie fettige Degeneration derselben. Gehirnerweichung.«

---

* Zu diesem Symptom merkt J.O. Müller an: »Unter allen Zufällen von Bleivergiftung zählt die Hyperästhesie der Hautnerven zu den auffallendsten und tritt zuweilen für sich allein, ohne sonstige Nebenbeschwerde, auf.« — Anm. d. Ü.

Weitere wichtige oder seltsame, beachtenswerte Symptome

Das Delirium kreiste hauptsächlich um die Vorstellung, daß sein Leben durch Mord oder Vergiftung bedroht und jeder in seiner Umgebung ein Mörder sei.

Kopfweh, als ob irgend etwas oben am Kopf ›arbeiten‹ würde, mit einem Gefühl von Zusammenschrauben von hinten nach vorne.

Empfindung, als ob ein Fremdkörper vom Hals in den Kopf stiege.

Augenlider (wie) gelähmt.

Die Augäpfel fühlen sich zu groß an.

Gewaltsame, laute Bewegung der untern Kinnlade und fürchterliches Zähneknirschen.[1]

Süsser Geschmack.[1]

Aufsteigen einer Kugel in den Hals (Globus hystericus).[1]

Lähmung der Schlundmuskeln und Unvermögen Speisen niederzuschlukken.[1]

Aufschwulken süssen Wassers ...[1]

Schweregefühl im Epigastrium, als ob alles nach unten gedrückt würde.

Gefühl, als ob die Bauchdecke einwärts gezogen würde; als ob Abdomen und Rücken zu nah beieinander wären.

Heftige Kolik; Bauch wie von einer Schnur zur Wirbelsäule eingezogen. (PLATINUM)

Ein Gefühl im Unterleib nachts im Bett, das sie zwingt, sich stundenlang heftig zu strecken; hat das Gefühl, sich in jede Richtung strecken zu müssen. Der Wille hierzu reicht jedoch allein nicht aus; es ist, als wäre sie gelähmt.

Zusammenschnürung und Hinaufziehen des Afters (introtractio ani).[1]

Im rechten Unterbauch ein Gefühl, als ob ein nicht ganz mit Flüssigkeit gefüllter Beutel darin läge (bei Stuhlverstopfung).

Gefühl, als ob im Uterus nicht Platz genug für den Fötus sei; muß sich heftig strecken (bei einer Schwangeren).

[Allgemeine Schwierigkeit, die Füsse auf den Boden zu setzen.] Die Unterfüsse scheinen ihm so tod, als wären sie von Holz ...[1]

Anästhesie oder Hyperästhesie.

Neigung, im Bett die seltsamsten Lagen und Positionen einzunehmen.

Schweiß kann vollkommen fehlen; oder kalter Schweiß mit Blässe.

Stinkender Fußschweiß; an den Sohlen; riecht wie alter Käse.

◊

Nash erzählt von einem interessanten Plumbum-Fall, den ich zum Schluß kurz wiedergeben will. — Ein Mann von über siebzig Jahren wurde von heftigen Leibschmerzen heimgesucht. Schließlich entwickelte sich in der Blinddarmgegend eine große, harte Geschwulst, die sehr empfindlich gegen Berührung oder geringste Bewegung war. Sie begann eine bläuliche Farbe anzunehmen, und in Anbetracht seines Alters und seiner großen Schwäche glaubte man, daß er sterben müsse. Seine Tochter entdeckte jedoch in Raues *Special Pathology* unter den therapeutischen Hinweisen bei Typhlitis die entsprechenden Plumbum-Indikationen. Es wurde in der 200. Potenz verabreicht, worauf sich Linderung der Beschwerden und schließlich vollkommene Genesung einstellte.

Psorinum

INHALT VON MENSCHLICHEN KRÄTZEBLÄSCHEN

Psorinum ist die erste von Hahnemann geprüfte ›Nosode‹ — das Produkt einer Krankheit zur Heilung von Krankheiten.

Hahnemanns Psorinum-Prüfung erschien 1833 in *Stapfs Archiv*. Er benutzte, wie Hering in den *Guiding Symptoms* schreibt, das »seropurulente Material aus Skabies-Vesikeln«. Gleichzeitig wurden auch von Groß Prüfungen vorgenommen (und drei Jahre später veröffentlicht) — allerdings mit einer anderen Ausgangssubstanz: mit dem Produkt einer »sogenannten *Psora sicca*« [Groß], also der »epidermalen Effloreszenz einer Pityriasis-Erkrankung«, wie Hering erklärt.

Ich sage bewußt: Hahnemanns *erste* Nosode, weil einige Bemerkungen in seinen Schriften die Schlußfolgerung zulassen, daß er auch noch andere Nosoden verwendet hat, »deren reine Wirkungen« (auf den *gesunden* Organismus) jedoch »noch lange nicht genug ausgeprüft« waren, um eine Veröffentlichung zu rechtfertigen. Hahnemann beharrte ja nachdrücklich darauf, daß sämtliche Arzneien umfassend an Gesunden geprüft sein müssen, bevor man ihre Anwendung am Krankenbett lehren oder auch nur empfehlen könne.

Doch will ich eine Passage aus den *Chronischen Krankheiten* (Band 1, S. 188) wörtlich wiedergeben! Ganz offensichtlich beschäftigte Hahnemann die Frage stark, ob Krankheitsprodukte, die zum Zwecke der Heilung von Krankheiten verwendet werden, *isopathisch* oder *homöopathisch* seien — identisch oder nur ähnlich. Wie wir gleich sehen werden, entschied er sich schließlich dafür, daß das Material durch die besondere Art seiner Zubereitung (also durch die Verreibung mit Milchzucker und durch die weitere Potenzierung mittels wiederholter Schüttelschläge, bei einer jedesmaligen Verdünnung von 1 Tropfen Lösung auf 99 Tropfen Alkohol) nicht mehr mit der Ausgangssubstanz identisch sei, sondern verändert werde — eben »ein *simillimum*«.

Hahnemann schreibt: »Die in folgenden Theilen abgehandelten antipsorischen Arzneien enthalten keine sogenannten *isopathischen*, da deren reine Wirkungen, selbst die vom potenzirten Krätz-Miasm *(Psorin)* noch lange nicht genug ausgeprüft sind, daß man sichern homöopathischen Gebrauch von ihnen machen könne. Ich sage, *homöopathischen;* denn *idem* bleibt er nicht, wenn man auch den zubereiteten Krätzstoff demselben Kranken eingäbe, von dem er genommen ist, indem er nur, wenn er ihm helfen sollte, in potenzirtem Zustande heilsam seyn könnte, weil roher Krätzstoff, den er ja schon an sich hat, als ein *idem* ohne Wirkung auf ihn ist. Die Kraft-Entwickelungs- (Potenzirungs-) Bereitung ändert ihn aber ab und modificirt ihn, so wie Blattgold nach seiner Potenzirung nicht mehr im menschlichen Körper unthätiges, rohes (Blatt-) Gold ist, sondern bei jeder Stufe von Potenzirung mehr und mehr modificirt und geändert wird.

So potenzirt und modificirt, ist auch der einzugebende Krätzstoff *(Psorin)* nicht mehr *idem* mit dem rohen, ursprünglichen Krätzstoffe, sondern nur ein *simillimum*. Denn zwischen *idem* und *simillimum* giebt es für den, wer nachdenken kann, kein Zwischending; oder, mit andern Worten, zwischen *idem* und *simile* kann nur *simillimum* zwischen inne liegen. Isopathisch und *aequale* sind mißdeutliche Ausdrücke, die, wenn sie etwas Zuverlässiges bedeuten sollen, nur *simillimum* bedeuten können, weil sie kein *idem* (tautòn) sind.«

◊

H.C.Allen stellt in seinen *Keynotes of Leading Remedies* Psorinum besonders heraus, und in seinen *Nosodes* räumt er dem Mittel samt seinen Prüfungssymptomen 64 Seiten ein. Merkwürdigerweise versäumt er es aber, darauf hinzuweisen — und sei es nur durch Anführungszeichen —, daß die Einleitung zu seinem Psorinum-Kapitel die wörtliche Wiedergabe des obigen Hahnemann-Zitats darstellt!*

Er betont folgendes: *»Psorinum sollte nicht als Mittel gegen die Psora oder die psorische Diathese gegeben werden, sondern — wie jede andere Arznei — strikt individualisierend, d.h. aufgrund der Totalität der Symptome; nur dann werden wir seine wundervolle Wirkung zu sehen bekommen.«*

Als Beispiel für den normalisierenden Einfluß des Mittels auf Kopfhaut und Haare führt Allen einen bemerkenswerten Fall an. Es handelte sich um einen jungen Mann mit dunklem Teint und dunkelbraunem Haar, der oberhalb der linken Stirn einen hellen Hautfleck hatte, auf dem eine vollkommen weiße Haarlocke wuchs. Nach Psorinum gewannen Haar und Fleck wieder ihre natürliche Farbe zurück.

Allen schließt sein Psorinum-Kapitel in den *Keynotes* mit einem Zitat: »Ob seine Herkunft pures Gold sei oder purer Dreck, unsere Dankbarkeit

---

* Welche dadurch teilweise auch völlig unverständlich wirkt; so lautet z.B. der erste Satz: »In the subsequent list of antipsoric remedies no isopathic remedies are mentioned ...« Hahnemann bezog sich dabei auf die Bände 2–5 seiner *Chronischen Krankheiten,* in die er keine ›isopathischen Arzneien‹ (also das, was wir heute als *Nosoden* bezeichnen) aufgenommen hat. Bei Allen folgt aber weder eine »list of antipsoric remedies«, noch trifft es zu, daß sein Werk nicht von »isopathic remedies« (Nosoden) handelt. — Anm.d.Ü.

für seine hervorragenden Dienste gebietet es, daß wir nicht danach fragen noch uns darum bekümmern« (P.B.Bell).

◊

Clarke *(Dictionary)* schreibt: »Psorinum ist ausschließlich in den Potenzen geprüft worden, und ich kenne in der gesamten Materia Medica keine zuverlässigere Prüfung als diese.« Er bringt eine Reihe von Fällen, die den vielfältigen Nutzen der Arznei aufzeigen, darunter auch solche, bei denen während der Behandlung deutliche Prüfungssymptome in Erscheinung traten.

Sein *wichtigstes Leitsymptom* ist *»mangelnde Reaktion der Lebenskraft«*, und unter diesem Oberbegriff zählt er auf: »Starke Erschöpfung nach akuten Krankheiten; Niedergeschlagenheit, Hoffnungslosigkeit; Nachtschweiße.« Er erläutert, die Hoffnungslosigkeit und das Verzweifeln daran, jemals wieder ganz gesund zu werden, seien als Teil des allgemeinen Reaktionsmangels anzusehen; Abmagerung und fauliger, widerlicher Körpergeruch könnten diesen Zustand begleiten. »›*Fäulnis*‹ könnte man als *das zweite große Leitsymptom* des Mittels betrachten«, d.h., all seine Absonderungen haben, wie wir später noch sehen werden, einen ungemein üblen Geruch, seien es solche aus Hautausschlägen, aus den Ohren, sei es Diarrhoe, Leukorrhoe, Schweiß, Sputum oder was immer sonst.

Clarke führt eine Reihe weiterer typischer Indikationen an, darunter Zustände wie: »Kranke Babys können Tag und Nacht nicht schlafen, sind quengelig und jammern und schreien; oder sie sind den ganzen Tag brav und spielen, doch nachts finden sie keine Ruhe und rauben einem mit ihrem Geschrei den Schlaf.« ... »Fühlt sich ungewöhnlich wohl am Tage vor Ausbruch einer Krankheit.« ... »Starkes Schwitzen nach akuten Krankheiten, mit Linderung sämtlicher Beschwerden.« Dann stellt er fest: »Psorinum hat in meiner Praxis mehr Heuschnupfenfälle geheilt als jedes andere Mittel.« Eigentümliche Empfindungen, auf die er hinweist, sind u.a.: »In der linken Hälfte der Stirn wie betäubt; Stirnkopfschmerz, als hätte das Gehirn nicht Raum genug im Kopfe; Kopfweh, als wolle es bei der Stirne heraustreten; als wäre der Kopf vom Körper getrennt*; als höre er mit fremden Ohren; die Zähne kleben wie geleimt zusammen; Hände und Füße wie gebrochen. ... Psorinum kann es nicht ertragen, wenn sich nachts seine Gliedmaßen berühren; oder er verträgt das Gewicht der Arme auf der Brust nicht« (LACHESIS: auf dem Bauch).

* Diese Angabe Clarkes geht vermutlich auf ein Symptom aus der Hahnemannschen Prüfung zurück: »Heftigster Genickschmerz ...; stützt er den Kopf auf die Hand, deucht ihm derselbe wie körperlos, als könne er mit der Hand gleich durchfahren.« — d.Ü.

Guernsey, *Keynotes*. — »Die Symptome dieser Arznei sind nahe verwandt mit denen von SULFUR. Wenn letzteres angezeigt scheint, aber nicht heilt, studiere man Psorinum.

Trockenes, glanzloses, struppiges Kopfhaar. — Aufstoßen mit dem Geschmack von faulen Eiern; auch (durchfällige) Stühle riechen nach faulen Eiern. — Nach akuten Krankheiten zurückbleibende Schwäche.«

◊

Lassen Sie uns nun (in Form einer Zusammenfassung) auf die tiefen Einsichten und das Wissen Kents zurückgreifen …

Psorinum ist nahe verwandt mit SULFUR. Beide haben eine große Abneigung dagegen, sich zu waschen bzw. waschen zu lassen. Der Psorinum-Patient sieht schmuddelig, schmutzig, unsauber aus, so als wäre er mit einem dünnen Schmutzfilm überzogen, auch dann, wenn er sich gründlich gewaschen hat. Die Haut ist rauh, uneben, schuppig und springt leicht auf; blutende Fissuren. Sie ist durch Waschen nicht sauber zu bekommen; auch die Hände scheinen immer schmutzig zu sein. Viele Hautleiden werden durch Baden und durch Bettwärme verschlimmert. Durch Wärme entsteht Juckreiz. (Und doch ist Psorinum der frösteligste Mensch auf Erden!) Rauhigkeit, Jucken, Prickeln, Kribbeln, Bluten der Haut.

Ekzeme verschlimmern sich nachts, in der Bettwärme, durch warme Umschläge, durch alles, was die Luftzufuhr unterbindet. »Dies ist das genaue Gegenteil des allgemeinen Psorinum-Zustandes, der sich im Freien verschlechtert.« (*Der Patient mag nicht an die frische Luft, will sich von ihr fernhalten — seine Haut jedoch braucht sie.* Es sind gerade diese widersprüchlichen Symptome — wo Modalitäten des ganzen Menschen und solche einzelner Körperbereiche einander widersprechen —, die das Verschreiben wesentlich erleichtern können; z.B. bei dem leicht frierenden PHOSPHORUS-Typ*, den es gleichwohl nach Eiscreme für seinen leidenden Magen und nach eiskalten Getränken in Mengen verlangt; oder bei dem typischen ARSENICUM-Patienten, der bis zum Kinn in Decken eingepackt ist, aber seinen Kopf am liebsten aus dem Fenster stecken würde.) »Die nässenden Ausschläge haben einen aashaften Geruch oder stinken wie verwestes Fleisch; die aussickernde Flüssigkeit verbreitet einen Übelkeit erregenden Gestank.«

Dieser abstoßende Geruch zieht sich durch das gesamte Arzneibild von Psorinum: fötide Ausdünstungen, fötider Atem; Hautsekrete, Stuhl, Schweiß, Fluor — alles widerwärtig stinkend. Diarrhoe, Flatus, Eruktatio-

---

* Es gibt auch einen ›warmblütigen‹ PHOSPHORUS-Typ. — d.Ü.

nen riechen nach faulen Eiern. *Geruch und Anblick von Psorinum sind abstoßend.*

Und so geht es mit all seinen Leiden: aus Augen, Nase und anderen Körperregionen gelbgrüne Absonderungen von entsetzlichem Geruch.

Schwäche: schlimmer im Freien, kann dort nicht richtig atmen; solange er aufrecht steht, bekommt er schlecht Luft; möchte nach Hause und sich hinlegen, damit er gut durchatmen kann. Er braucht, was z.B. bei Atemnot recht ungewöhnlich ist, einen warmen Platz, wo er liegen kann und wo man ihn allein und in Ruhe läßt. Bei Atemwegsbeschwerden, wie z.B. bei Asthma, liegt er auf dem Rücken, die Arme weit vom Körper abgespreizt, quer über das ganze Bett, um das Atmen zu erleichtern. Je näher er die Arme zum Körper bringt, desto schlechter bekommt er Luft.

Bei Fiebererkrankungen sind Hitze und Schweiß stark ausgeprägt; »die Haut ist von dampfendem Schweiß bedeckt.« Die Fieberhitze ist so groß wie bei BELLADONNA, aber es ist nicht die trockene Hitze dieses Mittels; *heiße, dampfige Luft* unter der Bettdecke. (Oder auch, wie so oft, das gerade Gegenteil: er ist mit seinen Kräften völlig am Ende, etwa nach einer Typhuserkrankung, und dann »schwitzt er schon, wenn er sich im Bett nur umdreht, bei der geringsten Anstrengung, und der Schweiß ist *kalt*«.)

Zum Thema Stuhlgang vermerkt Kent: »Bei Psorinum finden wir den plötzlichen Stuhldrang von SULFUR, die Flatulenz von OLEANDER und ALOE sowie die Schwierigkeit, selbst weichen Stuhl herauszupressen, von ALUMINA, CHINA und NUX MOSCHATA.«

Psorinum haßt Zugluft; seine Kopfhaut ist kalt, so daß er auch im Sommer eine Pelzmütze trägt.

Auf der psychischen Ebene finden sich einige recht ausgeprägte Merkmale: Hoffnungslosigkeit, Traurigkeit; glaubt, daß er bankrott gehen und im Armenhaus enden werde; daß er sich durch seine Sünden um sein Seelenheil gebracht habe. Er kann sich nicht an seiner Familie erfreuen, meint, daß ihm solche Freuden nicht bestimmt sind! Voller Ängstlichkeit, bis hin zu Selbstmordgedanken; glaubt nicht, daß er jemals wieder gesund werden könnte.

◊

Psorinum ist — vor der Behandlung — alles andere als ein idealer Gesellschafter; er ist ganz und gar kein »reizender junger Mann für ein kleines Teekränzchen« wie der durch Dickens *[»Bleakhouse«]* berühmt gewordene Mr. Guppy.

Ich selbst habe Psorinum bisher keineswegs häufig verschrieben; vielleicht habe ich sein ›inneres Wesen‹ noch nicht gut genug verstanden, um es auch in anderen Fällen erkennen zu können als in den *ganz* charakteristischen, wo es einem direkt ins Auge sticht und man es kaum übersehen kann. Doch an ein paar Fälle, bei denen ich das Mittel eingesetzt habe, kann ich mich gut erinnern.

Ein junges Mädchen, das an Schwindsucht litt und zu einem baldigen Tode verurteilt schien, kam vor Jahren in unsere Ambulanz; sie stank so fürchterlich — ihr Atem war ein einziger Alptraum —, daß ich in ihrer Nähe kaum Luft bekam; der Auswurf war grün und roch ekelerregend. Psorinum wurde verordnet — und kaum hatte sie das Haus verlassen, öffneten wir schleunigst Fenster und Türen, um die Spuren ihrer Anwesenheit mit einem kräftigen Durchzug zu tilgen. Als sie das nächste Mal kam, war nichts Unangenehmes mehr wahrzunehmen, der Geruch war verschwunden. Was später mit ihr geschehen ist, weiß ich nicht: sie erschien nur noch ein paarmal, und dann habe ich sie nicht mehr gesehen. — Das ist eben das Schlimme an dem Massenbetrieb in einer Ambulanz: Die Patienten kommen mit ihren Beschwerden an, man verwendet große Mühe und Sorgfalt auf das Studium ihres Zustands und die Wahl der passenden Arznei, macht sich eingehende Aufzeichnungen — und dann teilt sich der Strom: Manche von ihnen sind treu und kommen regelmäßig; darunter solche, bei deren Eintreten man schon innerlich aufstöhnt, weil sie einen an das Sprichwort erinnern, daß jeder Fluch [nämlich das falsche Mittel verschrieben zu haben] auf seinen Urheber zurückfallen muß; andererseits natürlich auch diejenigen, aus denen uns die große Freude an unserem Beruf erwächst. Und dann gibt es eben die, die *nicht mehr* wiederkommen (und deren Platz dann sofort neue Patienten einnehmen); bei ihnen bedarf es nicht selten einiger Anstrengungen, wenn man ihren Fall weiterverfolgen will — und oft wäre es doch so interessant und aufschlußreich zu erfahren, was aus ihnen geworden ist. Von seinen schönsten Fällen hört man oft erst Jahre später, wenn ein neuer Patient kommt und sagt: »Sie haben vor zehn Jahren Frau Soundso geheilt, und jetzt würde ich gern wissen, ob Sie nicht auch mir helfen können. Inzwischen habe ich dasselbe, was meine Bekannte damals hatte!« Bei der Arbeit im Krankenhaus ist es immer wieder die gleiche Geschichte: Wo sind die neun, die nicht wiedergekommen sind, um sich zu bedanken? — Um so mehr weiß man den *einen* zu schätzen, der einen in seiner Arbeit wieder ermutigt! Doch immer und immer wieder hat man es mit Fällen wie Hahnemanns Lohnwäscherin zu tun: »Was sollte ich denn dort? Ich war ja schon den Tag drauf gesund und konnte wieder auf die Wäsche gehen, und den andern Tag war mir so völlig wohl, wie mir noch jetzt ist. Ich danke es dem Doctor tausendmal, aber unser Eins kann keine Zeit von seiner Arbeit abbrechen; ich hatte ja auch drei ganze Wochen lang vorher bei meiner Krankheit nichts verdienen können.«*

Ein anderer Psorinum-Fall war der eines kleinen Jungen, der mit Abdominal- und Lungentuberkulose auf unsere Kinderstation aufgenommen wurde. Der Geruch dieses bedauernswerten Kindes war — was sich dann eigentlich als sein Glück herausstellte — so penetrant, daß man sich kaum in der Nähe seines Bettes aufhalten konnte. Er erhielt eine Dosis Psorinum C 30, und dann wurde sein Bett für einige Monate auf den Balkon gestellt; danach verließ er uns, allem Anschein nach bei bester Gesundheit.

Und noch ein Fall aus meiner ersten Zeit in der Armenapotheke: Es handelte sich um ein elendes, kränkliches kleines Mädchen mit unerträglich abstoßendem Körpergeruch und trockener, rauher Haut — beinahe wie Ichthyosis —, dessen Zustand sich unter Psorinum wesentlich besserte. Leider kann ich diese Fälle nur aus der Erinnerung wiedergeben; sie liegen sehr lange zurück, und ihre Unterlagen ausfindig zu machen, ohne wenigstens die Namen zu kennen, wäre eine halbe Lebensaufgabe. Doch mögen sie immerhin dazu dienen, dem Leser zwei der großen Charakteristika von Psorinum einzuprägen: — *seinen unerträglichen Gestank*, der unvergeßlich bleibt, nur noch mit dem von faulen Eiern vergleichbar (und wer schon einmal ein faules Ei aufgeschlagen hat, wird die beinahe automatische Reaktion kennen: man wirft es sogleich so weit wie möglich von sich und flieht in die entgegengesetzte Richtung!), — und *die rauhe, trockene Haut*, die ein hervorstechendes Merkmal des Psorinum-Bildes ist bzw. sein kann.

Ein weiteres Mittel mit entsetzlichem Geruch ist KREOSOTUM. Vor gut zwanzig Jahren wurde eine Frau bei uns ins Hospital gebracht, die mit einer schweren Bronchitis (möglicherweise mit Bronchiektasen) im Sterben zu liegen schien. Ihr Bett war eigens mit Trennwänden abgeschirmt, weil ihr Atem und Sputum so scheußlich rochen; es war fast unmöglich, sich hinter die Abschirmung zu begeben. KREOSOTUM 200 bannte nicht nur innerhalb eines Tages diesen Geruch, sondern führte die scheinbar Todgeweihte — zum Erstaunen ihres damaligen Hausarztes — auch wieder ins Leben zurück; sie erholte sich rasch. Ich habe mehrfach erlebt, daß KREOSOTUM 200 auch jenen furchtbaren Ausdünstungen ein Ende bereitet hat, wie sie zuweilen Zervixkarzinome begleiten; und auch wenn es nicht immer heilen konnte, so machte es doch das Leben für die Patientinnen und deren Umgebung zumindest erträglicher.

---

* Zitiert aus Hahnemanns Schilderung dieses Falls in der *Vorerinnerung* zu Band 2 der *Reinen Arzneimittellehre*. — d.Ü.

*Hauptsymptome**

Geist und Gemüt. Trübe, ängstliche, befürchtende Gemüthsstimmung.[2]
Aengstlichkeit, wie bange Ahndungen ...[1]
Melancholisch ...[1]
Sehr trübsinnig, traurig, verzweifelnd, er will sich das Leben nehmen ...[1]
Wird von extremem Juckreiz zur Verzweiflung gebracht.

Kopf. Feuchte, eiternde, fötide oder auch trockene Ausschläge auf der Kopfhaut.
Tinea capitis et faciei.

Ohren. Ausfluß stinkenden Eiters aus dem Ohre.[1]
Ohrenfluß beim Kopfschmerze.[1]
Otorrhoe: dünnflüssig, jauchig und entsetzlich stinkend, wie verfaultes Fleisch; sehr übelriechend, purulent (mit wäßriger, stinkender Diarrhoe); braun, übelriechend, aus dem linken Ohr, seit fast vier Jahren bestehend; chronische Fälle nach Scharlach.
Nässendes Wundsein hinter den Ohren.
Schorfe auf den Ohren und feuchte Schorfe hinter den Ohren.

Gesicht, Mund. Geschwollene Oberlippe.[2]
Zunge trocken.[1] — Zungenspitze sehr trocken ...[1]

Gefühl eines Pfropfens oder Klumpens im ***Hals***, am Räuspern hindernd.

Magen. Sehr viel Hunger.[1]
Aufstoßen nach faulen Eiern.[1]

Stuhl dunkelbraun, sehr flüssig und stinkend.[1]

Husten mit grünlichem Schleimauswurfe, fast wie Materie [= Eiter] ...[1]

Schweiß. Im Gehen schwitzt er stark.[1]
Beim Spazierengehen außerordentlicher Schweiß mit nachfolgender Ermattung ...[2]

---

* Die mit [1] bezeichneten Symptome stammen aus der in *Stapfs Archiv*, Band 13, Heft 3 (1833) veröffentlichten Prüfung von Hahnemann; mit [2] sind die Symptome aus der Großschen Prüfung versehen, erschienen im *Archiv*, Band 15, Heft 3 (1836). Einige klinische Beobachtungen (besonders aus der *A.H.Z.* und dem *Archiv*) sind nach der *Psorinum*-Monographie von G.v.Keller zitiert; sie tragen den Index [3]. — d.Ü.

Die ***Haut*** hat ein schmutziges, schmuddeliges Aussehen, als würde sich der Patient nie waschen; an manchen Stellen sieht sie rauh und fettig aus, wie in Öl gebadet; die Talgdrüsen sezernieren im Übermaß.

Ekzem hinter den Ohren, auf der Kopfhaut, in den Ellenbeugen und Achselhöhlen, begleitet von Abszessen, die auch die Knochen affizieren ...

Skabies: trocken an Armen und Brustkorb, am stärksten an den Fingergelenken; gefolgt von Furunkeln; inveterierte Fälle bei Tuberkulosesymptomen; ... wiederholtes Auftreten einzelner Pusteln, nachdem der Hauptausschlag ganz verschwunden zu sein schien.

Unterdrückte Hautausschläge.

Wichtige, charakteristische oder eigentümliche Symptome

Sie ist sehr heftig, aufbrausend, denkt immer an's Sterben ...[1]

Große Angst vor dem Tod.

Gemüth trübe und unheiter.[1]

Trostlose Gedanken, er glaubt bankerott zu werden.[1]

Größte Niedergeschlagenheit, die ihm und den Menschen in seiner Umgebung das Leben unerträglich macht.

Religiöse Melancholie.

Hat keine Hoffnung, je wieder gesund zu werden.

Angstanfälle; z.B. Furcht vor Feuer, vor dem Alleinsein, vor einem Schlaganfall, verrückt zu werden, etc.

Stirnkopfweh mit Schwachheitsgefühl darin.[1]

Stirnkopfschmerz, als hätte das Gehirn nicht Raum genug im Kopfe, früh beim Aufstehen, wie Herausdrängen; nach dem Waschen und Frühstükke ließ es nach.[1]

Gehirnkongestion, durch Nasenbluten gebessert.

Höchste Kopfeingenommenheit, so daß er eine Gehirnentzündung fürchtet; Nasenbluten erleichtert.[3]

Feurige Funken vor den Augen.[1]

Die Gegenstände, die er im Zimmer sieht, kommen ihm vor, als zittern sie.[1]

Ausfluß röthlichen Ohrenschmalzes aus dem linken Ohre.[1]

Flechtenartiger Ausschlag [engl.: herpes] von der Schläfe über das Ohr bis zur Wange ...

Eine Menge Krusten und Eiter am rechten Ohr ...

Besonders die Vorderzähne, so locker, daß er befürchtet, sie fallen aus ...[1]

Durst nach Bier.[1] — Höchster Eckel gegen Schweinefleisch.[1] — Verlangen nach Saurem.

Stete Uebelkeit am Tage mit Brecherlichkeit, dabei sehr süßes Erbrechen von Schleim, Morgens, jedesmal um 10 Uhr, dann gegen Abend.[1]

Entsetzlich stinkender, nahezu schmerzloser und fast unwillkürlicher, dunkler, wäßriger Stuhl; nur nachts, am meisten gegen Morgen.

Leukorrhoe mit großen Klumpen, von unerträglichem Geruch; heftige Schmerzen im Kreuzbein und in der rechten Lende.

Nach der Periode Weißfluß, der sie keineswegs schwächte*, er war völliger Eiter, höchst übelriechend, dick, grün-gelblich, Tag und Nacht gleich copiös. [Nach der 1. Gabe Psorinum C30; nach der 5. Gabe dann:] Eine Menge Eiter ging in ganzen Stücken, von unausstehlichem Gestanke, mit heftigem Ziehen im Kreuze und der rechten Lendengegend durch die Geburt [= Geburtsteile, Gebärmutter] ab.[3]

Dämpfigkeit [= Engbrüstigkeit] und kriebelndes Gefühl im Kehlkopfe, zum stoßweisen trocknen Hüsteln reizend.[2]

Kitzel mit Verengerungsgefühl im Kehlkopf; muß husten, um ihn zu lindern.

Rekonvaleszenten gehen für einen Spaziergang nach draußen, doch sie fühlen sich dadurch keineswegs gestärkt oder erquickt; vielmehr müssen sie umkehren und nach Hause gehen, um wieder richtig Luft zu bekommen, oder sich hinlegen, damit sie leichter atmen können; sie fühlen sich im Freien schlechter statt besser.

Brustkorb dehnt sich nur schwer aus; er bekommt nicht genügend Luft.

Brustbeklemmung.[1] — Der Athemmangel ist am Schlimmsten mit dem Brustschmerz im Sitzen ..., — im Liegen gebessert.[1] — Atemmangel schlimmer, je näher die Arme zum Körper gebracht werden.

Asthma, als müßte er sterben.

Husten mit kopiösem, salzig schmeckendem, grün und gelb tingiertem Auswurf.[3]

Blutspucken, schmerzlos, mitunter dabei ein heißes Gefühl, ein Warmwerden in der Brust.[3]

---

* In den *Guiding Symptoms* heißt es irrtümlich »great debility«. Es handelt sich hier um einen Fall von Ehrhardt, 1836, *A.H.Z.* 9, 155 (zitiert nach Kellers Monographie). — d.Ü.

Chronische Blenorrhoen der Lunge, die den Uebergang in phthisis drohten.*
Lungeneiterung (Lungen-Tb).
Brustsymptome > im Liegen.
Herzschmerzen > im Liegen; glaubt, die Herzstiche werden ihn umbringen, wenn sie nicht aufhören.
Gluckern in der Herzgegend, vor allem im Liegen wahrzunehmen.
Aengstliche Beklemmung, Herzklopfen.[1]

Schwäche in allen Gelenken, als ob sie zusammenbrechen wollten.[1]
Verrenkt sich leicht die Gelenke; neigt dazu, sich zu verheben; Beschwerden von Anspannung oder Dehnung von Muskeln.
Bläschenförmige, juckende Ausschläge, besonders in den Gelenkbeugen — Ellenbeugen und Kniekehlen.
Starkes Schwitzen von der leichtesten Anstrengung.

Er fühlt sich sehr abgemattet — Hinfälligkeit.[1]
Mehr und mehr überhandnehmende Schwäche, bei Unterleibsleiden.[3]

Das Kind wirft sich nachts im Bett umher und jammert, von der Schlafenszeit bis zum Morgen, doch ist es dann am nächsten Tag so lebhaft wie immer.
Große Abmagerung bei Kindern. Sie können Tag und Nacht nicht schlafen, sind quengelig und schreien; oder sie sind den ganzen Tag brav und spielen, doch nachts finden sie keine Ruhe und rauben einem mit ihrem Geschrei den Schlaf.

Sehr empfindlich auf kalte Luft oder auf Wetterwechsel; trägt selbst im heißesten Sommer eine Pelzmütze, einen Mantel oder einen Schal.
Angegriffenheit von Gewitterluft, schon einige Tage zuvor hat er große Unruhe im Blute.[2]
Abneigung dagegen, ohne Kopfbedeckung zu sein.
Wenn er im Bett liegt, juckt der ganze Körper.
Profuse Nachtschweiße aufgrund von Tuberkulose; oder fehlende Transpiration, trockene Haut.
Alle Absonderungen — Durchfall, Ausfluß, Regelblutung, Schweiß — haben einen aashaften Geruch.
Der Körper riecht ekelhaft, selbst nach einem Bad.
Abnorme Neigung zu Hauterkrankungen.

---

* Diese klinische Indikation erwähnt Groß in *Stapfs Archiv* 21, 1, S. 168. — d. Ü.

Jucken: wenn der Körper warm wird; zwischen den Fingern; in den Kniekehlen.

Jücken über den ganzen Körper; nach Reiben entstehen kleine Blasen und Prickelchen.[2]

Arges Jücken über den ganzen Körper, des Nachts was am Schlafen hindert.[2]

Ausschläge bluten leicht und neigen zu dauernder Eiterung.

Ptelea trifoliata

HOPFENSTRAUCH, WAFFELESCHE

In diesen Kriegstagen bin ich an meinem Arbeitsplatz leider etwas eingeengt; dennoch möchte ich wenigstens versuchen, einige kleinere, aber sehr nützliche Mittel vorzustellen. Weniger umfassend geprüft und wohl auch hinsichtlich ihrer Heilkräfte noch nicht bis ins letzte bekannt, sind sie doch oft gut zu erkennen und nicht selten sogar leichter zu verschreiben als manches Polychrest.

Ptelea ist ein großes Magen- und Lebermittel; es verursacht, wie aus den Prüfungen zu ersehen ist, eine Neigung zu *Hast und Eile* sowie ein Gefühl brennender Hitze in der Haut und besonders im Gesicht; selbst der Atem brennt in den Nasenlöchern.

*Die hervorstechendsten Symptome**

Geist und Gemüt. Allgemeine Niedergeschlagenheit.
Große Abgespanntheit, unaufgelegt zu geistiger und körperlicher Arbeit.°
Er erfüllt seine Pflichten in nur oberflächlicher Weise.°
Bedeutende Vergeßlichkeit [mit vermehrtem Kopfschmerz und Neigung zur Eile beim Schreiben].°

Kopf. Große Eingenommenheit des Kopfs.°
Andauernder, dumpfer Kopfschmerz ...°
Biliöse Kopfschmerzen.
Quälender Stirnkopfschmerz [mit Hitze im Gesicht und Kopf sowie mit starkem Bedürfnis, sich bei seiner Tätigkeit zu beeilen].°

Magen. Anhaltende Übelkeit [und Erbrechen, mit Schwindelgefühl und wackeligen Beinen; < im Gehen**].°

---

* Aus den *Guiding Symptoms.* — Die recht umfangreiche Prüfung wurde 1868 von E.M. Hale angestellt; ein zusammenfassendes Symptomenregister ist in der 4. Auflage der *New Remedies* enthalten. Bei Hale kursiv gesetzte Symptome, die bei mehreren oder allen Prüfern auftraten, habe ich zusätzlich in das Schema aufgenommen (falls sie bei Tyler fehlen) und mit ° gekennzeichnet. Bei der Übersetzung habe ich mich z.T. an einem deutschsprachigen Symptomenverzeichnis dieser Prüfung orientiert, das 1869 im Monatsblatt (S.41–47) zum 79. Band der *A.H.Z* erschienen ist. — Anm.d.Ü.

** In den *Guiding Symptoms* heißt es fälschlich »better by walking«. — d.Ü.

Großer Widerwille gegen Fleischkost; gegen schwere Puddings, die er sonst gerne mag; gegen Butter und fette Speisen, selbst eine kleine Menge Butter verschlimmert den Schmerz im Epigastrium.

Geringer Appetit, mit benebeltem Gefühl im Kopf oder Schmerzen in der Leber.

Alle Leber- und Magensymptome sind < nach den Mahlzeiten.

Drücken in der Magengrube wie von einem Stein, < durch ein leichtes Mahl.

Schwere- und Völlegefühl selbst nach einem bescheidenen Mahl.

Brennender Schmerz oder Beklemmungsgefühl im Epigastrium; Erbrechen; chronischer Magenkatarrh.

Gastralgie.

Hartnäckige, chronische Dyspepsie.

Chronische Gastritis; ein beständiges Gefühl von Nagen, Hitze und Brennen im Magen, mit Erbrechen von Speisen, Obstipation und nachmittäglichem Fieber.

Abdomen. Leberkongestion (Stauungsleber); chronische Hepatitis.

Gefühl einer Last und drückender Schmerz in der Lebergegend.

Erwachte mit dumpfem Schmerz und Schweregefühl in der Leber, > beim Liegen auf der rechten Seite; Umdrehen auf die linke Seite verursachte ein Gefühl, als würde die Leber an ihren Bändern zerren.

Leber geschwollen und druckempfindlich, Druck ruft dumpfe oder stechende Schmerzen hervor; kneifende Schmerzen in den Eingeweiden; Kleidung fühlt sich zu eng an (LYCOPODIUM).

Kollern in den Gedärmen ...°

Einziehung des Bauches ...°

Schmerz im Hypogastrium ...°

Stuhl. Diarrhoe: dünn, kotig, dunkelfarbig, übelriechend, gallig, aashaft oder auch nach Schwefel stinkend; mit Tenesmus, dem kneifende Schmerzen und Rumpeln in den Därmen vorangehen; anschließend schmerzhaftes Brennen im After.

Kleiner, harter Stuhl ...°

Abwechselnd Stuhlverstopfung und Durchfall.

Einige weitere beachtenswerte oder sonderbare Symptome

Schwindelgefühl im Kopf, beim Gehen taumelt er wie betrunken.

Gefühl, als würde ein Nagel ins Gehirn getrieben. (THUJA)

Dumpfer Stirnkopfschmerz, mit Niedergedrücktheit und Magenübersäuerung.

Druckgefühl an der Schädelbasis, mit Übelkeit. (IPECACUANHA)

Geräuschempfindlich: kann lautes Sprechen nicht ertragen; der Eindruck des zuletzt gehörten Tones hallt längere Zeit nach.

Atem scheint so heiß, daß er in den Nasenlöchern brennt.

Brennende Hitze in Wangen und Gesicht.

Gelbliches Gesicht, mit trockener, heißer Haut.

Zähne fühlen sich wie verlängert an.

Feinstechendes Gefühl auf der ganzen Zunge.

Verschlimmerung der Magen- und Lebersymptome durch Käse, Fleisch, Pudding, Butter usw.

Magen fühlt sich gleich nach dem Essen vollkommen leer an; ein höchst unangenehmes, flaues Gefühl in der Magengegend. (LYCOPODIUM, SEPIA)

Kneifen in der Magengegend, mit trockenem Mund, gelb belegter Zunge und bitterem Mundgeschmack.

Beim Gehen ständiges Gefühl einer Last in beiden Hypochondrien; ein herabzerrender Schmerz auf beiden Seiten.

Gelbsucht mit Hyperämie der Leber.

Pulsieren oder heftiger Bauchschmerz in der Nabelgegend. (DULCAMARA)

Gefühl von Druck auf den Lungen und von Ersticken beim Liegen auf dem Rücken.

Dyspnoe; die Brustwände fühlen sich an, als würden sie einsinken.

Asthma (durch Zurücktreten eines Erysipels).

Hektisches Fieber mit eitrigem Auswurf von süßlichem Geschmack.

Ein Prickeln und Kribbeln in Fingern und Händen, wie durch Elektrizität verursacht.

Wacht aus schrecklichen Träumen schweißgebadet auf.

Fröstelig; möchte nahe am Feuer sein. [Die meisten Symptome *bessern sich* jedoch, so Hale, *an der kühlen, frischen Luft und werden schlimmer im warmen Zimmer.*]

Hat Malaria (Tertiana) geheilt, die von reichlichem Erbrechen einer galligen Flüssigkeit begleitet war.

◊

Nash schreibt zu Ptelea: »Ein weiteres ›Lebermittel‹, das ein sehr charakteristisches Symptom aufweist: Schmerz und Schweregefühl in der Lebergegend, *stark verschlimmert durch Liegen auf der linken Seite;* das Umdrehen auf die linke Seite ruft an der Leber ein zerrendes Gefühl hervor. (Vergleiche BRYONIA, das ebenfalls die Verschlimmerung durch Liegen auf der linken Seite sowie das zerrende Gefühl hat. BRYONIA geht es bekanntlich überhaupt *besser* durch Liegen auf der schmerzhaften Seite.) Auch MAGNESIA MURIATICA hat all die Symptome, die gewöhnlich als ›biliös‹ bezeichnet werden [Leberschmerzen, Mundgeruch, Gelbfärbung der Haut], aber wie MERCURIUS wird es verschlimmert durch Liegen auf der *rechten* Seite. ... Ptelea kann entweder Stuhlverstopfung oder Durchfall haben, oder Verstopfung und Durchfall wechseln wie bei NUX VOMICA einander ab.

Ich habe einmal ein schlimmes Leberleiden mit Ptelea geheilt, nachdem Ödeme an Füßen und Unterschenkeln aufgetreten waren. Die Patientin hatte genau dieses Symptom, daß sie nicht bequem auf der linken Seite liegen konnte. Sie litt unter zunehmender Atembeklemmung, und ich rechnete eigentlich nicht mehr mit einer wesentlichen Besserung. Ich nahm in diesem Fall die 30. Potenz. Das Leiden verschwand sehr schnell und kehrte niemals zurück. Ich habe diesen Fall immer als besonders glänzenden Heilerfolg angesehen.«

Pulsatilla

PULSATILLA PRATENSIS; WIESEN-KUHSCHELLE, NICKENDE KÜCHENSCHELLE

Dies ist nicht nur eine der am leichtesten zu erkennenden und zu erlernenden Arzneien, sondern auch eines von Hahnemanns Polychresten oder »vielnützigen Mitteln«. In den Prüfungen hat es Symptome an jedem Teil des menschlichen Körpers hervorgerufen; bei der Verschreibung werden wir uns daher in erster Linie auf die auffallenden Gemütssymptome und die hervorstechenden Modalitäten von Pulsatilla stützen.

Hahnemann sagt: »Diese sehr kräftige Pflanze bringt viele Symptome im gesunden, menschlichen Körper hervor ..., welche häufig den Krankheitssymptomen des gewöhnlichen Lebens entsprechen ...« Daher wird auch das kleinste homöopathische Arzneikästchen, selbst wenn es nur aus einem Dutzend Mitteln besteht, stets Pulsatilla enthalten.

Weiter sagt er: »Am zweckmäßigsten ist die homöopathische Anwendung sowohl aller übrigen Arzneien, als insbesondre dieser, wenn nicht bloß die körperlichen Beschwerden von der Arznei den ähnlichen körperlichen Symptomen der Krankheit entsprechen, sondern wenn auch die der Arznei eignen Geistes- und Gemüthsveränderungen ähnliche in der zu heilenden Krankheit, oder doch in dem Temperamente der zu heilenden Person antreffen.

Es wird daher auch der arzneiliche Gebrauch der Pulsatille um desto hülfreicher seyn, wenn in Uebeln, zu denen in Rücksicht der Körperzufälle dieses Kraut paßt, zugleich ein schüchternes, *weinerliches*, zu innerlicher Kränkung und stiller Aergerniß geneigtes, wenigstens mildes und nachgiebiges Gemüth im Kranken zugegegen ist, zumal, wenn er in gesunden Tagen gutmüthig und mild (auch wohl leichtsinnig und gutherzig schalkhaft) war. Vorzüglich passen daher dazu langsame, phlegmatische Temperamente, dagegen am wenigsten Menschen von schneller Entschließung und rascher Beweglichkeit, wenn sie auch gutmüthig zu seyn scheinen.«

Und: »Am besten ist's, wenn auch untermischte Frostigkeit nicht fehlt, und Durstlosigkeit zugegen ist.

Bei Frauenzimmern paßt sie vorzüglich dann, wenn ihre Monatzeit cini ge Tage über die rechte Zeit einzutreten pflegt; so auch besonders, wenn der Kranke Abends lange liegen muß, ehe er in Schlaf gerathen kann, und wo der Kranke sich Abends am schlimmsten befindet. Sie dient in den Nachtheilen vom Genuß des Schweinefleisches.« Hahnemann empfiehlt die 30. Potenz.

Frostigkeit! … Im allgemeinen sieht man Pulsatilla ja eher als eines der ›warmen Mittel‹ an, doch hat es, wie wir noch sehen werden, eben auch Frostigkeit hervorgerufen und geheilt; so tritt unter anderem *Frost in der warmen Stube* [Hahnemann] auf.

Pulsatilla sind warme und stickige Räume ein Greuel; es gehört zu den Mitteln, die es am stärksten nach freier Luft verlangt.

Zwei seiner großen Charakteristika, seiner kennzeichnenden Modalitäten sind *»Besser durch langsame Bewegung«* (wie FERRUM) und ***»Besser im Freien«***.

Ich kann mich entsinnen, daß es einmal quälende Kopfschmerzen bei einem Mann geheilt hat, der nur Erleichterung finden konnte, wenn er nachts im Park spazierenging; nur *während Bewegung* waren sie erträglich — *an der kühlen Luft.* Pulsatilla gehört wahrlich nicht zu den Mitteln mit »Besserung im Liegen«!

Bei Pulsatilla bessert *Gehen* [besonders im Freien] Schwindel, Zahnschmerzen, stechende Schmerzen in Magen und Leber, Zerschlagenheitsschmerz in Rücken und Knien, während durch *frische Luft* Schwindel, Kopfschmerz, Augensymptome, Zahnschmerzen, Husten etc. gelindert werden. Dabei kann es sich Pulsatilla allerdings nicht leisten, *naß* zu werden; dies kann zu Koliken führen, zu schleimigen Durchfällen, zu Unterdrückung von Harn oder Menses, Oophoritis, Metritis oder Rheumatismus. Kalte Luft, ja — aber kalte *trockene* Luft, keine nasse Kälte! So sehen wir einmal mehr, daß auch Arzneien an all den Eigenschaften und Idiosynkrasien von uns Sterblichen teilhaben — und darum können sie uns auch heilen, wo diese übereinstimmen. Pulsatilla hat ein sehr breites Wirkungsspektrum, doch entscheidend für die Mittelwahl sind letztlich die Gemütssymptome und die ›Modalitäten‹ — so eigentümliche Unterscheidungsmerkmale wie die oben genannten.

Beispielsweise wurde eine Frau, die schon häufig schwere Rezidive eines Erysipels gehabt hatte, in wenigen Tagen durch Pulsatilla davon befreit, weil bei ihren Symptomen die Verschreibung eines anderen Mittels überhaupt nicht in Frage gekommen wäre, so eindeutig wiesen sie auf Pulsatilla hin. Und ein jüngst aufgenommener Patient mit einer schrecklichen Hauterkrankung, die bisher allen Behandlungsversuchen getrotzt hatte, so daß er seine letzte Hoffnung auf unsere Klinik setzte, durchläuft derzeit, nach wenigen Gaben Pulsatilla, einen raschen Heilungsprozeß, ja er ist praktisch schon geheilt. Andere Kollegen unseres Hauses können von Psoriasisfällen berichten, die durch Pulsatilla zum Verschwinden gebracht wurden … und so weiter. Pulsatilla kann, wie wir an diesen Fällen sehen, ein großartiges Hautmittel sein.

Ein interessanter Fall war der eines seit acht Jahren bestehenden schweren Asthmas mit 14täglichen Anfällen, welche die Patientin jedesmal ans Bett fesselten. Ihre Symptome wiesen voll und ganz auf Pulsatilla hin: »Reizbar; wechselhaft; lacht und weint schnell; Furcht vor Dunkelheit, vor dem Tod; mißtrauisch; Träume von Katzen; Abscheu vor Fett.« Pulsatilla hat all diese Symptome im zweiten oder dritten Grad, ohne Ausnahme: selbst die Träume von Katzen hat es hervorgerufen! So erhielt die Patientin im September 1929 Pulsatilla in hoher Potenz, und danach noch einmal im Januar 1930, weil »wieder etwas im Anzug« war. Vor ein paar Tagen habe ich sie wiedergesehen: sie hatte seitdem keine Beschwerden mehr; es geht ihr gut. Acht Jahre lang hatte diese Frau Asthma gehabt — und dann, nach Pulsatilla, noch ganze zwei Anfälle, kurz nach der ersten Einnahme des Mittels. Wenn wir doch nur immer solche klaren Indikationen hätten — das Verschreiben wäre wirklich ein Kinderspiel!

Auch an eine Patientin mit schwerer rheumatoider Arthritis muß ich hier denken, die vor einigen Jahren bei uns war. Sie war verkrüppelt und völlig auf andere angewiesen; ihre Arme waren praktisch nutzlos, da sie sie kaum bewegen konnte. Doch zu ihren Symptomen gehörte auch, daß sie gern an der kalten, frischen Luft war und es liebte, den kalten Wind auf ihrem Körper zu spüren. Pulsatilla versetzte sie in die Lage, die Hände hochzuheben, sie hinter den Körper zu bringen, und mit der Zeit kam sie auch wieder auf die Beine. Sie verließ uns als ein anderer Mensch, mit ganz neuen Aussichten für ihr weiteres Leben.

Denken Sie daran, es ist nicht die Krankheit, auf die es ankommt, sondern die Arznei; *sie* ist es, die — vom Gemüt her sowie in ihren »sonderlichen, ungewöhnlichen und eigenheitlichen Zeichen und Symptomen« — zu denen des *Individuums mit dieser Krankheit* passen muß.

Bei Hahnemann heißt es in einer Anmerkung: »Die Erscheinung der Zufälle nur auf der einen Körperhälfte ist der Pulsatille häufig eigen«, und er verweist auf eine Reihe entsprechender Symptome. [Er fügt hinzu, daß Ähnliches auch bei RHUS TOXICODENDRON, BELLADONNA und COCCULUS zu beobachten ist; d.Ü.]

So ist etwa ein kurioses Symptom von Pulsatilla, das wohl nur schwer zu erklären sein dürfte, *einseitiger Schweiß*, z.B. profuses Schwitzen auf einer Seite des Gesichts! Vor einigen Jahren machte sich einer unserer Assistenzärzte große Sorgen, weil er stark auf einer Gesichtshälfte schwitzte, nicht aber auf der anderen. »Haben Sie denn etwas eingenommen?« — »Ja, Pulsatilla!« ... und wir schlugen das Symptom nach und stellten fest, daß er lediglich eine Arzneiprüfung durchmachte.

Weitere von Hahnemann zu diesem Phänomen angeführte Prüfungssymtome: »Schweiß bloß auf der rechten Seite des Körpers.« »Schweiß bloß auf der linken Seite des Körpers.« »Hitze der einen, und Kälte der andern Hand.« »Hand und Fuß auf der einen Seite kalt und roth, auf der andern heiß.« »Schauder auf der einen Seite des Gesichts.«

Unter der Rubrik »Gesicht, Schweiß, Seite, auf einer« erscheint neben **Puls.** auch **Nux-v.** dreiwertig, und eine ganze Reihe von Mitteln hat einseitige Schweiße, darunter besonders *Ambr.*, *Bar-c.*, *Bry.*, *Chin.*, **Nux-v.**, **Petr.**, *Phos.*, **Puls.**, *Sulf.*, **Thuj.**

Die Hitze des einen Fußes bei Kälte des anderen schließlich hat neben Pulsatilla vor allem LYCOPODIUM.

THUJA wiederum hat ein sehr eigentümliches Symptom, das bereits zu verblüffenden Heilungen geführt hat, nämlich »Reichlicher Schweiß an entblößten Körperteilen«. Sir John Weir hat in seinen Vorlesungen von zwei derartigen Fällen berichtet.

Hahnemann führt insgesamt 1154 Symptome auf*, die von Pulsatilla in allen Bereichen des Körpers erzeugt wurden. Allen fügt Symptome aus weiteren Prüfungen hinzu und kommt so auf 1322. Im folgenden nun Hahnemanns sperrgedruckte Symptome, also diejenigen, die er als besonders charakteristisch ansieht. (Allen gibt weit mehr Symptome in Fettdruck an, doch sind sie zu zahlreich, um sie hier zitieren zu können; so will ich sie diesmal unterschlagen, damit das Kapitel nicht allzu lang wird.) Wie gesagt, das Mittel greift jedes Organ und jedes Gewebe im Körper an; zur erfolgreichen Anwendung aber ist es nur erforderlich, in dem Patienten *Pulsatilla* zu erkennen.

*Hahnemanns Hauptsymptome***

Geist und Gemüt. Hypochondrische Mürrischkeit; er nimmt alles übel.
Jeder Gegenstand ekelt ihn an; es ist ihm alles zuwider.

Schwindel wie von Trunkenheit.
Schwindel, am meisten im Sitzen.

Kopf. Schwere des Kopfs.

* Ein Symptom mehr als in der *Reinen Arzneimittellehre* angegeben, da bei der Zählung zwischen den Symptomen Nr. 125 und 130 eines ausgelassen wurde. — Anm. d. Ü.

** Einige Symptome, die Hahnemann hervorhebt, hat Tyler ausgelassen; ich habe sie eingefügt und mit einer ° versehen. — d. Ü.

Dummlichkeit im Kopfe, und Hauptweh, wie von Zerschlagenheit in der Stirne.°
Drückender Kopfschmerz beim Vorbücken.°
Ein beißendes Jücken auf dem Haarkopfe.

In den *Augen* ein Brennen und Jücken, welches zum Kratzen und Reiben nöthigt. — Jücken in den Augen.°
Kurz dauernde Gesichtsverdunkelung.

Nase. Der Nasenflügel ist äußerlich geschwürig und siepert wässerige Feuchtigkeit.
Nasenbluten. — Blutfluß aus der Nase mit Stockschnupfen.
Nießen. — Schnupfen ...

Gesicht. Ein Spannen im Gesichte [und an den Fingern ...], als wenn die Theile schwellen wollten.

Mund, Hals. Das Zahnfleisch schmerzt, als wenn es wund wäre.
Die Zunge ist mit zähem Schleime, wie mit einer Haut (Pelz) überzogen.
Auf der Mitte der Zunge, selbst wenn sie benetzt ist, eine Empfindung als wenn sie verbrannt und gefühllos wäre, die Nacht und früh.
Halsweh. — Der Hals schmerzt ..., als wenn er roh wäre ...
Kratzig im Halse, mit Trockenheit im Munde.
Früh Trockenheit des Halses.
Er hat im Munde einen Geschmack wie nach faulem Fleische, mit Brechübelkeit.
Ein bränzlicher ... Geschmack im Munde.
Das bittre Bier hat ihm einen ekelhaft süßlichen Geschmack.
Nach Biertrinken, Abends, bleibt ein bittrer Geschmack im Munde.
Verminderter Geschmack aller Speisen.

Magen. Abneigung vor Butter ...
Durstlosigkeit.
Gallichtes Aufstoßen Abends.
Oefteres Aufstoßen mit dem Geschmacke des vorher Genossenen.
Empfindung von Brechübelkeit in der Oberbauchgegend, besonders nach Essen und Trinken.
Mit Knurren und Kollern in der Unterribbengegend, Brecherlichkeit.
Beim Tabakrauchen Schlucksen.

Abdomen. Früh, in der Herzgrube drückend ziehender Schmerz ...

Nach dem Abendessen gleich Blähungskolik; Blähungen rumoren schmerzhaft, besonders in der Oberbauch-Gegend.

Die Blähungen gehen mit schneidenden Bauchschmerzen ab, des Morgens.

Bauchweh, als wenn Durchfall erfolgen müßte, und es erfolgt doch nur ein guter, natürlicher Stuhl.

Drückender pressender Schmerz im Unterleibe.°

Nach dem Stuhlgange Bauchweh.

Rektum, Stuhl. Oefterer Drang, zu Stuhle zu gehen (öfteres Noththun) ...

Oefterer weicher Stuhl mit Schleime gemischt.

Stühle, welche blos aus gelblich weißem Schleime bestehen, mit etwas wenigem Blute vermischt. — Oeftere Abgänge bloßen Schleimes ...°

Ganz weißer Stuhlgang.

Harnorgane. Oefterer Drang zum Harnlassen.

Unwillkührliches Harnen: der Harn geht ihr tropfenweise beim Sitzen und Gehen ab.

Genitalien. Jückend beißender Schmerz am innern und obern Theile der Vorhaut.

Früh, beim Erwachen, Aufregung der Geschlechtstheile und Reiz zum Beischlafe.

Früh, nach dem Erwachen, lange Ruthesteifigkeit ...°

Nächtliche Saamenergießung.°

Zwei Pollutionen in einer Nacht ...°

Atemwege, Herz. Nächtlicher, trockner Husten, welcher beim Aufsitzen im Bette vergeht, beim Niederlegen aber wiederkehrt. (HYOSCYAMUS)

Bluthusten.

Herzklopfen und große Angst, so daß er die Kleider von sich werfen muß.

Äußerer Hals, Rücken. Stechender Schmerz im Genicke.

Extremitäten. [Abends, ein brennender Schmerz im Arme] mit Trockenheitsempfindung in den Fingern.°

Ein spannender Schmerz der Flechsen der Ellbogenbeuge bei Bewegung des Armes.°

Schwere der Unterschenkel am Tage.

Schlaf. Bewegt sich hin und her im Schlafe.

Schlaflosigkeit, gleich als von Wallung des Blutes.
Er erschrickt im Schlafe und fährt zusammen.
Nachts wacht er wie erschrocken und verdutzt auf, weiß nicht, wo er ist, und ist seiner nicht recht bewußt.
Schwatzen im Schlafe.
Gähnen.

Hitze, Frost, Schweiß. Frostgefühl mit Zittern, welches nach einigen Minuten wiederkehrt, mit weniger Hitze darauf, ohne Schweiß.
Aeußere Wärme ist ihm unerträglich; die Adern sind angelaufen.
Aengstliche Hitze, als wenn er mit heißem Wasser begossen würde, bei kalter Stirne.

Weitere wichtige Gemütssymptome[*]

Weinerlich ...[1]; bricht sehr leicht in Tränen aus ...
Milde, schüchterne, sanfte, nachgiebige Veranlagung.
Höchste Unentschlüssigkeit.[1]
Zitterige Angst ...[1]; besser bei Bewegung.
Verdrießlichkeit ...[1]
Den ganzen Tag üble Laune und Unzufriedenheit, ohne Ursache.[1]

◊

Zuweilen kommen Mütter in die Klinik und klagen, sie wüßten nicht, was mit ihrem Kind los sei; »es ist in der letzten Zeit so furchtbar quengelig.« Hier wird Pulsatilla gewöhnlich Abhilfe schaffen.

Weitere eigentümliche und charakteristische Symptome, die wir uns von Pulsatilla merken müssen, finden sich in Kents großartiger Vorlesung, die wir daraufhin einmal durchgehen wollen ...

Pulsatilla ist ein hochinteressanter Patiententyp, den man sehr oft in Familien mit mehreren Töchtern antrifft. Das Pulsatilla-Mädchen ist weinerlich und von plethorischer Erscheinung; häufig wird es ihr darum gar nicht recht abgenommen, daß sie wirklich krank ist. Bei all ihrer Aufgeregtheit, nervösen Unruhe und Wechselhaftigkeit ist sie aber gut zu führen und leicht zu überreden. Obwohl sie vom Wesen her sanft und gutmütig ist und zu Tränen neigt, kann sie andererseits auch außerordentlich reizbar sein: nicht streitsüchtig, sondern einfach schnell verstimmt und überemp-

---

[*] Die mit [1] markierten Symptome stammen aus Hahnemanns *Reiner Arzneimittellehre*. — d.Ü.

findlich. Sie fühlt sich dauernd zurückgesetzt oder fürchtet, zu kurz zu kommen; empfänglich für alle sozialen Einwirkungen und Einflüsse.

Melancholie, Traurigkeit, Weinen, Hoffnungslosigkeit, religiöse Verzweiflung, Fanatismus; voller merkwürdiger Ideen und Launen, starke Einbildungskraft; äußerst erregbar. Die Pulsatilla-Frau hält den Umgang mit dem anderen Geschlecht für eine gefährliche Angelegenheit; sie beurteilt bestimmte, in der Gesellschaft völlig anerkannte Verhaltensweisen als eine Gefahr für die ganze Menschheit. Solche fixen Ideen können sich auf verschiedene Themen beziehen, z.B. auf die richtige Ernährung. So kann sie sich etwa einbilden, daß es nicht gut sei, Milch zu trinken, und deshalb rührt sie absolut keine Milch an; auch andere Nahrungsmittel können ihr als schädlich für die Gesundheit erscheinen. Eine Abneigung gegen Heirat ist sehr kennzeichnend. Eigenwillige religiöse Vorstellungen; ... mißdeutet die Bibel zum eigenen Nachteil; ... meint, sie befinde sich in einem wundersamen Zustand der Heiligkeit; oder sie glaubt, sie habe durch ihre Sünden ihr Seelenheil verspielt. ... Weinerlich, traurig, mutlos, besser durch Spazierengehen im Freien, besonders wenn es draußen kühl, frisch und sonnig ist. ...

Verschlimmerung durch fette und schwere Speisen. Beschwerden nach dem Genuß von Fett, Schweinefleisch, Speiseöl, Kuchen, Torte und sonstigen schweren Dingen. Der Pulsatilla-Magen verdaut nur langsam. ...

Bekommt in warmen Räumen keine Luft; will unbedingt die Fenster offen haben. Hat nachts im warmen Bett das Gefühl, ersticken zu müssen.«

In seinem Abschnitt über die Ohrenschmerzen vergleicht Kent das Pulsatilla- mit dem CHAMOMILLA-Kind. »Bei CHAMOMILLA haben Sie ein aufbrausendes und knurriges Kind vor sich, das nie zufrieden ist; es schimpft mit dem Kindermädchen und der Mutter; nur wenn man es auf den Arm nimmt und mit ihm umherläuft, geht es ihm besser. Diese Art von extremer Reizbarkeit gibt den Ausschlag für CHAMOMILLA. Das Knurren und wütende Schreien des CHAMOMILLA-Kindes ist von dem mitleiderregenden Weinen von Pulsatilla leicht zu unterscheiden. Beiden geht es besser durch Bewegung, wenn man sie trägt. Beide wollen sie mal dies, mal jenes und sind nie zufrieden; sie brauchen Ablenkung. Doch wenn man sich mal nicht mit ihnen beschäftigt, weint das Pulsatilla-Kind so, daß man Mitleid bekommt, während das CHAMOMILLA-Kind wütend wird: das eine möchte man streicheln, dem anderen den Hintern versohlen. ...

Pulsatilla ist einer unserer Rettungsanker bei alten Katarrhen mit Verlust des Geruchssinns, dicken, gelben Sekreten und Besserung an der frischen Luft; bei nervösen, furchtsamen, schüchternen und nachgiebigen Patienten mit abendlicher Verstopfung der Nase und reichlichem Naselaufen am Morgen. ...

Pulsatilla hat *wandernde Schmerzen;* rheumatische Beschwerden ziehen von einem Gelenk zum anderen, springen hierhin und dorthin; neuralgische Schmerzen fliegen von einer Stelle zur anderen; Entzündungen wandern von Drüse zu Drüse.«

Hier sehen wir, von der psychischen auf die physische Ebene übertragen, wieder die typische *Wechselhaftigkeit* der Arznei. Aber Kent bemerkt dazu: »Pulsatilla bleibt bei seinem Leisten.« Die Symptome wechseln ständig den Ort, bleiben aber im Rahmen der bestehenden Krankheit — im Gegensatz z.B. zu ABROTANUM, wo der allopathische Arzt die weise Diagnose aufstellen wird: »Heute haben wir eine neue Krankheit.«

Bei Pulsatilla besteht, wie erwähnt, eine träge Verdauung. Kent stellt außerdem fest: »Ein auffallendes Merkmal ist, daß der Kranke überhaupt nicht zu trinken verlangt. Er hat einen trockenen Mund, aber ist selten durstig. ... Pulsatilla mag gerne Eiscreme oder Gebäck, Speisen, die eher geeignet sind, seine Beschwerden noch zu verschlimmern.«

Ein kleines ›Merkbild‹ von Pulsatilla, das ich mir im Laufe der Zeit zusammengestellt habe:

Nicht hungrig.
Nicht durstig.
Nicht verstopft.
Weinerlich; kann Symptome vor lauter Weinen nicht schildern.
Wechselhaft; kann im nächsten Augenblick schon wieder lachen.
Sehr empfänglich für Mitgefühl.
Ängste wie bei PHOSPHORUS: vor dem Alleinsein — im Dunkeln — im Zwielicht — am Abend. (Pulsatilla geht es abends schlechter.)
Große Furcht, verrückt zu werden.
Phantasievoll; eifersüchtig; mißtrauisch.
Frostig, jedoch schlimmer durch Wärme.
Verlangen nach freier Luft.
Verlangen nach Bewegung, wenn (seelische oder körperliche) Schmerzen bestehen.

Pulsatilla ist ein wichtiges Mittel bei Masern; ferner bei Frostbeulen, wenn diese *in der Wärme* unerträglich sind (AGARICUS: bei Kälte).

Eine klassische Beschreibung der Arznei: »Rotblondes Haar, blaue Augen, blasses Gesicht; leicht zum Lachen oder Weinen aufgelegt; liebevoll, mild, sanftmütig, schüchtern, nachgiebig; zu rundlichen Proportionen neigend.« Aber es können auch vollkommen untypisch erscheinende Fälle aufgrund ihrer Symptome nach Pulsatilla verlangen und durch dieses geheilt werden.

Pyrogenium

EXTRAKT AUS VERFAULTEM RINDFIEISCH

Eines unserer großen ***Fieber***-Mittel! — aber kein Heilmittel bei einfachen akuten Fiebererkrankungen wie ACONITUM, sondern ein Heilmittel septischer Zustände — typhusähnlicher Zustände — und in Fällen von Typhus abdominalis.

Pyrogenium ist ein recht seltsames Mittel — seltsamen Ursprungs, seltsam auch in seinen Symptomen; und es wird allein in der Homöopathie angewandt.

Wir verdanken diese Arznei Dr. Drysdale, der 1880 seine Schrift *On Pyrexin or Pyrogen as a Therapeutic Agent* veröffentlichte.

Dr. Drysdale wurde zu seinen Überlegungen angeregt durch eine Bemerkung Dr. Burdon Sandersons in einer Ausgabe des *British Medical Journal* aus dem Jahre 1875. Sie hatte folgenden Wortlaut:

»Ich möchte Ihre Aufmerksamkeit auf die Tatsache lenken, daß kein therapeutisches Agens, kein synthetisches Laboratoriumsprodukt, kein Gift und kein Arzneimittel bekannt ist, das die Fähigkeit besitzt, Fieber zu erzeugen. Die einzigen Flüssigkeiten, die dazu in der Lage sind, sind solche, die entweder bereits Bakterien enthalten oder einen günstigen Nährboden für diese darstellen.«

Drysdale kommentiert: *»Dieser letzte Satz wird relativiert durch Angaben aus anderen Quellen, daß das fiebererzeugende Agens eine chemische, nichtlebendige Substanz* sei, die zwar von lebenden Bakterien gebildet werde, in ihrer Wirkung dann aber unabhängig von jeglichem weiteren Einfluß dieser Bakterien sei; gebildet werde diese Substanz nicht nur von den Bakterien, sondern auch von lebenden Eiterkörperchen bzw. von dem lebenden Blut- oder Gewebeprotoplasma, das die Quelle dieser Eiterkörperchen darstellt. Dieser Stoff ist, wenn er von Bakterien stammt, das* ***Sepsin****, von dem Panum und andere sprechen; doch angesichts ihres Ursprungs auch aus Eiter und wegen ihrer fiebererzeugenden Kraft nennt Dr. B. Sanderson sie* ***Pyrogenium****.«*

---

* Im *Roche Lexikon Medizin* werden *Pyrogene* definiert als »hitzebeständige, dialysierbare Oligo-, Poly- und Lipopolysaccharide oder Polypeptide aus apathogenen und pathogenen Bakterien, die parenteral beim Menschen in sehr kleinen Mengen (< 1 µg/kg) Schüttelfrost und Temperaturanstieg bewirken ...« Davon werden unterschieden die *endogenen Pyrogene:* »aus Leukozyten freigesetzte Substanzen [Drysdales »Eiterkörperchen«], die zu einer schnellen Fieberreaktion führen.« — Drysdales Vermutungen sind also nicht weit vom heutigen Stand der Wissenschaft entfernt. — Anm. d. Ü.

Obiges mag noch nicht das letzte Wort der Bakteriologie — oder der Homöopathie — zu diesem Thema sein; ich habe es jedoch in toto wiedergegeben, weil wir, wie wir noch sehen werden, der Inspiration durch dieses Zitat ein einzigartiges und sehr nützliches Heilmittel zu verdanken haben.

Natürlich konnte Dr. Drysdale der Behauptung nicht zustimmen, daß kein anderes Arzneimittel oder Gift Fieber zu erzeugen vermöge, denn »zweifellos bringen ACONITUM, BELLADONNA, ARSENICUM, CHININUM, BAPTISIA, GELSEMIUM und viele weitere Mittel neben anderen Effekten sehr wohl auch einen mehr oder weniger fieberhaften Zustand hervor. Doch dies geschieht erst nach wiederholten Gaben und zudem in Abhängigkeit von der Prädisposition der Versuchsperson; oder sie verursachen das Fieber sekundär, als Teil einer Vielzahl von komplexen lokalen und allgemeinen Krankheitserscheinungen. Daher«, so meint er, »hat der Satz durchaus seine Berechtigung, daß keine andere bekannte Substanz — mit Sicherheit, auf direktem Wege und mit einer definierten Dosis beliebig reproduzierbar — eine idiopathische Pyrexie induziert. *Diese Unmittelbarkeit seiner Wirkung müßte Pyrogenium, wenn es je therapeutisch eingesetzt werden kann, zu einer Arznei von größtem Wert werden lassen;* und wenn das Ähnlichkeitsgesetz auch hier anwendbar ist, müßten wir es bei bestimmten Fieberzuständen und Funktionsstörungen des Blutes heilsam finden, die seiner Wirkung in pathologischer Hinsicht entsprechen.«

Drysdale berichtet von Sandersons Tierexperimenten, die zeigen, daß Pyrogenium (Sepsin) in größeren Dosen tödlich ist, wobei es Veränderungen im Blut und in den Geweben bewirkt, welche vergleichbar sind mit jenen bei Septikämie nach Verwundungen. Bei nichtletalen Dosen jedoch gewann das Tier nach heftigen Anfangsreaktionen »innerhalb weniger Stunden erstaunlich schnell seinen normalen Appetit und seine gewohnte Lebhaftigkeit zurück, ... was darauf hinweist, daß dieses septische Gift nicht die geringste Tendenz hat, sich im Organismus zu vermehren«.

So machte sich Drysdale in Abwägung all dieser Umstände daran, sein Heilmittel bei Fiebererkrankungen der bösartigsten Form herzustellen, und zwar aus einem *sterilisierten Fäulnisprodukt.*

Er zerkleinerte ein halbes Pfund mageres Rindfleisch und verrührte es in einem halben Liter Leitungswasser; dann stellte er das Gefäß für drei Wochen an einen sonnigen Platz.

Die Mazerationsflüssigkeit war rötlich, dick und fötide, und man kann sich sicher lebhaft vorstellen, wie es in Dr. Drysdales Laboratorium stank, als er daran ging, sein Präparat absolut steril und ungefährlich zu machen.

Es wurde durchgesiebt, gefiltert und bei kochender Hitze bis zur Trokkenheit evaporiert; dann mit Weingeist in einem Mörser zerrieben, gekocht, wieder gefiltert und wieder getrocknet, bis sich eine bräunliche

Masse bildete; diese wurde nun unter Zugabe destillierten Wassers zerrieben und erneut gefiltert. Die daraus erhaltene klare, bernsteinfarbene Flüssigkeit war ein wäßriger Extrakt, eine wäßrige Lösung von Sepsin. Diese Lösung, zu gleichen Teilen mit Glycerin vermischt, bezeichnete er als Pyrexin ø.

(Als der Stoff dann etwa acht Jahre später für Burnett zubereitet wurde, ließ dieser ihn mit Weingeist bis zur 6. Centesimalpotenz verdünnen und wandte ihn so mit Erfolg in Fällen von Abdominaltyphus an. Ein Teil dieses Burnettschen Präparats gelangte in den Besitz von Dr. Swan, der sich u.a. mit seinen Hochpotenzen einen Namen gemacht hatte und der nun daraus die in den USA viel gebrauchten Höchstpotenzen von Pyrogenium herstellte.*)

Um ganz sicher zu gehen, daß sein »Pyrexin« oder Pyrogenium ein reiner *Giftstoff* war, steril und unfähig, Krankheit zu übertragen oder zu erregen, testete Drysdale es, indem er es weißen Mäusen injizierte. Und bald konnte er konstatieren: »*Sepsin oder Pyrogenium ist lediglich ein chemisches Gift, dessen Wirkung wohldefiniert und durch die Dosis zu begrenzen ist;* es ist nicht in der Lage, in minimaler Dosis eine unbegrenzt übertragbare Krankheit zu induzieren, wie es die speziellen Gifte der spezifischen Fieberkrankheiten tun.«

Er sagt: »Die kürzeste Indikationsformel für Pyrogenium wäre, es als *das* ACONITUM *des typhösen oder typhusähnlichen Fiebertyps* [= Febris continua; d.Ü.] zu bezeichnen.«

Burnett, immer auf der Suche nach neuen Heilmitteln, schrieb eine kleine Monographie über Pyrogenium bei Typhus und septischen Fiebern**,

---

* Wie Kent in einer Anmerkung zu seinem Pyrogenium-Kapitel schreibt (siehe Mezger, *Gesichtete Homöopathische Arzneimittellehre*), soll Swan für seine Potenzen nicht dieses Präparat Burnetts (das von Heath für Burnett aus verfaultem Rindfleisch angefertigt worden war) benutzt haben, sondern ein aus *Sepsiseiter* hergestelltes. Die mit diesem Präparat in Amerika erzielten Heilungen sowie die ebenfalls damit durchgeführte Prüfung Sherbinos dürften danach nicht ohne weiteres unserem Pyrogenium zugerechnet werden, obwohl es gewiß viele Überschneidungen gibt. Die verwirrende Geschichte und Problematik von Pyrogenium wird auch von Leeser im 5. Band seines *Lehrbuchs der Homöopathie* (Haug Verlag) ausführlich und sehr kritisch beleuchtet. An dieser Stelle möchte ich nur auf die beiden o.g. Werke aufmerksam machen und darauf hinweisen, daß weite Teile dieses Kapitels dem dort Gesagten zufolge unter einem gewissen Vorbehalt stehen. Leider gibt es von diesem doch offenbar so heilkräftigen Mittel, d.h. von dem aus verfaultem Rindfleisch hergestellten Pyrogenium, keine adäquate Prüfung an Gesunden, die uns aus unserem Dilemma befreien würde! (Clarke erwähnt in seinem *Dictionary* ein Mittel, SEPTICAEMINUM, das von Swan aus dem Inhalt eines septischen Abszesses zubereitet wurde und mit jenem aus Sepsiseiter hergestellten Präparat wohl weitgehend identisch sein dürfte; vgl. dazu die Ergänzung des englischen Herausgebers am Ende dieses Kapitels.) — Anm.d.Ü.

** Ihr Titel: *Fevers and Blood-Poisoning and their Treatment, with Special Reference to the Use of Pyrogenium.* — d.Ü.

in der er entsprechende Fallbeschreibungen bringt. Drysdales Arbeit war nämlich mehr oder weniger übergangen worden, Burnett aber hatte die Bedeutung der Arznei erkannt und in seiner Praxis selbst erfahren.

Dann trug Dr. H. C. Allen zur breiteren praktischen Anwendung von Pyrogenium bei, indem er das Mittel in seine *Materia Medica of the Nosodes* und seine *Keynotes* aufnahm.

Doch der bei weitem aufschlußreichste Artikel über Pyrogenium stammt von Dr. Sherbino aus Texas, veröffentlicht im *Homœopathic Physician* im April 1893; und in derselben Ausgabe findet sich eine Darstellung von Dr. Yingling, in der dieser »die verläßlichen Indikationen von Pyrogenium« zusammenstellt. Yingling schreibt dort: »Da der größere Teil dieser Auflistung klinischen Ursprungs ist und da *Symptome, die mit einer einzigen Arznei geheilt wurden,* als verläßliche Daten zu betrachten sind, weise ich nicht auf den Unterschied hin« (gemeint ist, wie ich annehme, der Unterschied zwischen den Symptomen der Prüfung* und den geheilten Symptomen).

Ich habe bisher noch keine angemessene und vollständige Prüfung von Pyrogenium am Menschen ausfindig machen können. Doch wie Clarke zu betonen pflegte, ist der Satz *»Was eine Arznei hervorrufen kann, das kann sie auch heilen«* keine Einbahnstraße; auch der Umkehrschluß sei zulässig: *Was eine Arznei heilen kann, das kann sie auch hervorrufen.* Im letzteren Fall würde die Arznei, ihm zufolge, eben ›in Steißlage geboren‹; und er war stets überglücklich, wenn sich später herausstellte, daß die Symptome, die er mit einem bestimmten Mittel geheilt hatte, in Prüfungen auch von eben diesem Mittel hervorgerufen wurden.

Dr. Sherbino gibt nicht nur markante Indikationen für Pyrogenium an, sondern er bringt auch eine Reihe aufschlußreicher Fälle, die von der großen Heilkraft und dem enormen Nutzen des Mittels zeugen und die Schnelligkeit seiner Wirkung illustrieren; und er weist mit Nachdruck auf die ganz auffälligen und eigentümlichen Symptome hin, die seine Verwendung nahelegen sollten.

◊

Ich führe nun einige Leitsymptome Sherbinos an; danach einige seiner Fälle in Kurzfassung.

Die Empfindung eines zu harten Bettes oder Kissens mit unerträglichen Schmerzen, so als läge der Patient auf einem Steinhaufen, zeigen das extreme *Wundheits- und Zerschlagenheitsgefühl* von Pyrogenium (ARNI-

* Gemeint ist wohl die Prüfung Sherbinos, die dieser zuvor — laut Clarkes *Dictionary* — in der *Medical Advance* veröffentlicht hatte. — Anm. d. Ü.

CA, BAPTISIA). Er kann sich fühlen, »als ob ihn eine ganze Wagenkolonne überrollt hätte«.

Äußerste Ruhelosigkeit, *besser in dem Moment, wo er beginnt, sich zu bewegen.* Dies ist der große Unterschied zwischen RHUS TOXICODENDRON und Pyrogenium. Der RHUS-TOXICODENDRON-Patient hat zu Anfang der Bewegung zunächst größere Schmerzen, erst bei fortgesetzter Bewegung geht es ihm besser. Da bei Pyrogenium die Linderung durch Bewegung nur wenige Augenblicke anhält, *muß sich der Patient pausenlos bewegen;* daher seine schreckliche Ruhelosigkeit. Die Unruhe kann auch durch kräftiges Schaukeln in einem Stuhl abgemildert werden. (Ich glaube, Pyrogenium muß der Traum eines jeden Wissenschaftlers sein — ein wahres *Perpetuum mobile.*)

Fächerartige Bewegung der Nasenflügel (ANTIMONIUM TARTARICUM, BAPTISIA, BELLADONNA, BROMUM, HELLEBORUS, LYCOPODIUM, PHOSPHORUS, RHUS TOXICODENDRON).

Erbrechen von Wasser, sobald es im Magen warm wird (PHOSPHORUS). Magenbeschwerden > durch Trinken von sehr heißem Wasser (ganz und gar nicht PHOSPHORUS).

Husten mit Auswurf eines rostfarbenen Schleims.

Schmerz in der rechten Lunge und Schulter, < durch Sprechen und Husten.

Klopfen der Halsgefäße (BELLADONNA, SPIGELIA). Heftige Herzaktion. Das Herz schlägt angestrengt und mühsam; Empfindung, als sei es zu stark mit Blut gefüllt; es pocht so laut, daß man es noch in einiger Entfernung vom Thorax hören kann. Kann nicht schlafen, weil das Herz so schwirrt und schnurrt; als sie dennoch einschläft, deliriert sie.

Delirium beim Schließen der Augen; sieht einen Mann am Fußende des Bettes oder im hinteren Teil des Raumes stehen. Neigung, die ganze Zeit über zu reden, nachts während des Fiebers. Spricht mit sich selbst; flüstert mit sich selbst; gefragt, was sie gesagt habe, antwortet sie nicht. Schreit im Schlaf auf, daß eine Person oder ein Gewicht auf ihr liege. Empfindung, als habe sie eine Mütze auf dem Kopf; als sie erwacht und sie tatsächlich dort findet, erkennt sie erst, daß sie wieder in Ordnung ist, daß sie nicht mehr deliriert. Empfindung, als würde sie mit ihrem Körper das ganze Bett bedecken; oder sie weiß, daß ihr Kopf auf dem Kissen liegt, kann aber nicht sagen, wo sich ihr übriger Körper befindet (vgl. BAPTISIA, PETROLEUM). Hat das Gefühl, sie sei eine Person, wenn sie auf der einen Seite liegt, und wenn sie sich umdrehe, sei sie eine andere (d.h., sie existiere auch noch in einer zweiten Person bzw. es gebe zwei von ihr); das Fieber scheint sich in den beiden Personen ungleich zu entwikkeln (BAPTISIA: Gefühl, zwei Personen zu sein, das Fieber scheint bei beiden einen ganz getrennten Verlauf nehmen zu wollen*).

Die ganze Nacht ein Gefühl, als würde er von Armen und Beinen bedrängt.

Kann immer genau sagen, wann das Fieber kommt, weil er dann urinieren muß. Der Harn ist klar wie Quellwasser.

Unerträglicher Blasentenesmus.

Kälte und Frösteln den ganzen Tag, so daß kein Feuer ihn zu wärmen vermochte; saß am Kamin und atmete die Hitze des Feuers ein. Nachts, als das Fieber kam, hatte er dann das Gefühl, als stünden seine Lungen in Flammen und als bräuchte er dringend frische Luft, welche auch bald Erleichterung verschaffte.

Messerstichartige Schmerzen in der rechten Seite, die bis in den Rücken gingen; < durch Bewegung, Husten, Sprechen, tiefes Einatmen; > durch Liegen auf der betroffenen Seite (BRYONIA); Stöhnen bei jedem Atemzug.

Röte des Gesichts und auch der Ohren; es sah aus, als wolle das Blut aus ihnen herausquellen.

Nach Rückgang des Fiebers blieb die Wahnvorstellung bestehen, daß er sehr reich sei und eine große Geldsumme auf der Bank habe; diese Wahnvorstellung war das Symptom, das am längsten bestehen blieb und als letztes verschwand.

Taubheit der Hände, Arme und Füße; breitet sich über den ganzen Körper aus.

Hände kalt und klebrig-feucht.

Bauch [Eingeweide] so schmerzhaft und empfindlich, daß sie kaum atmen und fast keinen Druck auf der rechten Bauchseite ertragen kann.

Zunge: weiß belegt; gelbbrauner Streifen in der Zungenmitte (BAPTISIA); trocken, kein bißchen Feuchtigkeit darauf; trockener Mittelstreifen; bitterer Mundgeschmack.

(Allen gibt ferner an: Zunge rein, glatt und trocken; zuerst feuerrot, dann dunkelrot und äußerst trocken; glänzend, schimmernd, wie lackiert; trocken, rissig, mit erschwerter Artikulation.)

Rollen des Kopfes von einer Seite zur anderen.

Ein Fall mit höchst merkwürdigen Symptomen: Pyrogenium hat Prolapsus uteri mit herabdrängenden Schmerzen geheilt, die durch Anhalten des Atems und Pressen wie zu den Wehen gebessert werden ... Der Schmerz begann am Nabel oder etwas darüber und wanderte in Richtung Uterus,

---

* Im Original: »The fever wants to run separate.« Dieses Symptom von BAPTISIA ist in der Materia Medica nicht nachzuweisen; möglicherweise ist es eine Ergänzung Tylers. — Anm.d.Ü.

doch wurde er unterwegs von einem gleichartigen Schmerz ›abgefangen‹, der vom Uterus aus nach oben zog und auf halbem Wege auf ersteren traf; dort erloschen sie allmählich beide, bis der Vorgang von neuem begann. …

Dr. Sherbino nennt Pyrogenium eine *»großartige Nosode — eines der größten Denkmäler für Hahnemann und die Homöopathie, da es ein sehr breites Wirkungsspektrum abdeckt und einen ganz eigenen Platz einnimmt, der von keinem anderen Mittel ausgefüllt werden kann«.*

Obige Symptome sind sehr gedrängt wiedergegeben, wie es auch die nun folgenden Fälle sind. Dr. Sherbino gebrauchte in diesen Fällen Swans Höchstpotenzen von Pyrogenium [die allerdings aus Sepsiseiter hergestellt wurden, so daß die Ergebnisse nur mit Einschränkungen auf ›unser‹ Pyrogenium übertragbar sind; vgl. Fußnote S. 996], während sich Burnetts Arbeit, wie gesagt, auf die C6 beschränkte, nach meiner Erfahrung eine sehr nützliche Potenz.

Pneumonie. 14jähriges Mädchen; seit einer Woche krank gewesen. Temperatur 40,8 °C; Atmung 52; Puls 120; rostfarbenes Sputum. Schmerz in der rechten Lunge und Schulter, schlimmer durch Sprechen und Husten. Fächerartige Bewegung der Nasenflügel. Ruhelosigkeit. … Temperatur an den folgenden Tagen (mit rascher Besserungstendenz): 39,2° — 37,8° — 36,4°; subnormale Temperatur also nach drei Tagen. Sie hatte vier Gaben Pyrogenium CMM* erhalten. »Geheilt« am dritten Tag. (Allerdings haben Pneumonien die Eigenart, mehr oder weniger rasch — kritisch oder lytisch — zu entfiebern. Viel kann man sich demnach auf diesen Fall nicht zugute halten.)

Frau X. Es tat ihr alles weh. Äußerst unruhig die ganze letzte Nacht, konnte keinen Augenblick still liegen. Pyrogenium DMM. Geheilt am nächsten Morgen.

Kleines Mädchen mit paralytischen Symptomen. Konnte nicht auf den eigenen Füßen stehen, und wenn man sie im Bett aufsetzte, schwankte sie vor und zurück, als habe sie keine Kontrolle über sich. Ihr Puls lag bei 120. Die gesteigerte Herztätigkeit als Leitsymptom betrachtend, gab ich ihr Pyrogenium CMM, woraufhin sie rasch genas.

Frau A. Fieber begann gestern. Hatte eine miserable Nacht. Temperatur 39,4 °C, Puls 130. Sehr unruhig gewesen, besonders nach Mitternacht; vor Gliederschmerzen ständig die Lage im Bett gewechselt. RHUS TOXICODENDRON half nicht — wieder eine schlechte Nacht, fand keinen Schlaf, und am nächsten Morgen ging es ihr um nichts besser. Sagt, sie sei ständig da-

* Wahrscheinlich steht »CMM« für die 200000. Potenz, »DMM« für die 1000000. Potenz (C = 100; D = 500; MM = 2000). — d.Ü.

mit beschäftigt gewesen, eine angenehme Lage im Bett zu finden; will auch bemerkt haben, daß es ihr besser ging, solange sie diesen pausenlosen Lagewechsel fortführte. Es pochte viel in den Blutgefäßen von Thorax und Hals, so kräftig, daß es das Bett zum Wackeln brachte. Pyrogenium CMM. Besserung setzte unmittelbar ein; nachts fand sie mehr Ruhe und Schlaf, und am nächsten Tag waren die Schmerzen verschwunden; Puls 108, Temperatur normal.

Mädchen mit Grippe. Ihr Vater kam wegen eines Mittels vorbei. Er sagte, sie sei sehr unruhig; schlimmer im Liegen, besser im Sitzen. Sie müsse sich übergeben, sobald Getränke im Magen warm würden; danach gehe es ihr besser. Geheilt mit einer Dosis Pyrogenium CMM.

Grippe. Herr —. Kälte und Frösteln, daß kein Feuer ihn zu wärmen vermochte. Zur Nacht hin wurde er immer unruhiger. Hatte am Tage die ganze Zeit die heiße Luft des Kaminfeuers eingeatmet; jetzt verlangte es ihn nach frischer Luft, sonst »verbrennen meine Lungen«. Stöhnte die ganze Nacht und drehte und wälzte sich im Bett von einer Seite auf die andere, konnte nicht einen Augenblick auf einer Stelle liegenbleiben. Das Bett erschien ihm hart wie ein Brett, ebenso das Kissen, und er fühlte sich wund und zerschlagen, als hätte ihn eine ganze Wagenkolonne überrollt. Er versuchte auch, sich aufs Gesicht zu legen, mußte aber feststellen, daß er auf der Vorderseite ebenso empfindlich war wie am übrigen Körper.

Er erwachte vor Tagesanbruch und sagte seiner Frau, daß er so froh sei, endlich diese Arme und Beine los zu sein, die ihn die ganze Nacht bedrängt hätten; wenn er sich umgedreht habe, seien sie schon wieder dagewesen, und die ganze Nacht habe er versucht, sie aus dem Bett zu bekommen. ... Er erhielt zwei oder drei Gaben Pyrogenium CMM.

Dysmenorrhoe. Frau W.F.F. litt seit mehreren Jahren unter schmerzhaften Menses; diesen gingen stets Knochenschmerzen voran, welche sie zu Klagen über das allzu harte Bett veranlaßten und mit unerträglicher Ruhelosigkeit verbunden waren. Linderung in dem Augenblick, wo sie beginnt, sich zu bewegen — muß sich dauernd bewegen, weil so die Unruhe etwas zu besänftigen ist. Einmal erlebte ich sie bei einem dieser ›Anfälle‹: sie lag auf dem Fußboden, rollte sich zusammen und streckte sich wieder aus, und dann drehte und wand sie sich in jede erdenkliche Lage. Die CMM-Potenz von Pyrogenium tat ihr immer sehr gut, und heute hat sie keine Beschwerden dieser Art mehr. Pyrogenium beseitigte dieses Leiden, doch waren später auch noch andere Mittel erforderlich ...

Ich wurde zu einem ***farbigen Mädchen*** von etwa zwölf Jahren gerufen, die teilweise gelähmt zu sein schien. Sie konnte ohne Hilfe weder aufrecht sitzen oder stehen noch einen einzigen Schritt gehen. Sie war sehr unruhig und wiegte sich, während sie auf dem Bettrand saß, ständig vor und zurück. Nach ihren Worten verschaffte diese wiegende Bewegung ihr Erleichterung, und deshalb mochte sie damit nicht aufhören. Ich gab ihr eine Dosis Pyrogenium CMM, und innerhalb von ein, zwei Tagen war sie gesund.

Ein ***Mädchen*** hatte mehrere Tage lang Fieber gehabt, und es ging ihr immer schlechter. (BELLADONNA und RHUS TOXICODENDRON hatten fehlgeschlagen.) Ich wachte die ganze Nacht bei ihr — sie zeigte alle Symptome der Unruhe, die typischerweise das Nahen des Todes ankündigt. Ihr rechter Arm und ihr rechtes Bein bewegten sich mehr als die anderen Gliedmaßen, und so drehte sie sich allmählich im Halbkreis von links nach rechts, bis ihre Füße auf dem Kopfkissen zu liegen kamen. Die ganze Nacht über lag sie nicht einen Moment still, stets machte sie diese seltsame Kreisbewegung; legte man sie mit dem Kopf zurück auf das Kissen, war sie in kürzester Zeit doch wieder mit den Füßen am Kopfteil angelangt. All diese Symptome verschwanden dann unter der Wirkung von Pyrogenium DMM.

Frau M. wurde eine Zeitlang von einem Gefühl des Herabdrängens [›bearing-down‹] in der Gebärmuttergegend gequält, das gemildert werden konnte, indem sie den Atem anhielt und wie zu den Wehen nach unten preßte. Nachts war sie höchst unruhig und mußte andauernd in Bewegung bleiben, weil sie nur so etwas Linderung erfuhr. (Besser gleich zu Beginn der Bewegung.) Geheilt durch Pyrogenium DMM.

Andere Fälle wie *Pneumonie — typhöse Pneumonie — Rückfall nach Typhus abdominalis,* die durch Pyrogenium in sehr hohen Potenzen geheilt wurden, kann ich wegen ihres Umfangs hier nicht zitieren. Was die Symptome betrifft, gehen sie alle in die gleiche Richtung wie die hier wiedergegebenen.

◊

Dr. Yingling stellt die »verläßlichen Indikationen« von Pyrogenium zusammen, angeordnet nach dem Kopf-zu-Fuß-Schema. Dabei läßt er »all diejenigen Symptome weg, bei denen die Wirkung anderer, außer Pyrogenium gegebener Arzneien den ›kurativen Bereich‹ des Mittels beeinflußt haben könnte«. Von seinen zusätzlichen Symptomen möchte ich folgende festhalten:

Sehr redselig. »In meinem ganzen Leben habe ich noch nie an einem einzigen Tag so viel geredet. Ich konnte schneller denken als je zuvor.«

Furchtbar klopfender Kopfschmerz, > durch festes Binden des Kopfes.

Starkes Klopfen der Arterien der Schläfen und des Kopfes; jedes Pochen wird im Gehirn und in den Ohren verspürt.

Quälende berstende, pochende Kopfschmerzen, *mit größter Unruhe;* oft mit Nasenbluten, Übelkeit und Erbrechen einhergehend.

Niesen jedesmal, wenn er die Hand unter der Decke hervorstreckt.

Entsetzlich übler Geschmack, als ob Mund und Hals voller Eiter wären, ein Gefühl wie von einem aufgebrochenen Abszeß im Mund.*

Ermüdungsgefühl in der Herzgegend, wie nach einem Langstreckenlauf; »würde es am liebsten herausnehmen, um ihm etwas Ruhe zu gönnen; es wäre eine solche Erleichterung, wenn ich das Herz anhalten und ausruhen lassen könnte, damit es endlich aufhört zu pochen.«

Schweiß entsetzlich stinkend, aashaft; Ekel bis zur Übelkeit über alle Ausdünstungen ihres eigenen Körpers.

Große Ruhelosigkeit. »Glaubte, sie müßte durchbrechen, wenn sie zu lange in einer Lage verharrte.«

Septische Zustände. Typhöse Erkrankungen.

Auch Yingling bringt einige Fallbeispiele ...

Verschleppte Lungenentzündung: Husten, Nachtschweiße, frequenter Puls; allem Anschein nach wie im letzten Stadium einer Lungenschwindsucht. Ein Abszeß war an jenem Tage aufgebrochen und sonderte eine Menge Eiter ab; Eitergeschmack im Munde. Rasche Genesung nach Pyrogenium CM, wenige Gaben.

»Wußte, er würde wieder das typhusartige *Malariafieber* bekommen, das er sich zwei Jahre zuvor während seiner Tätigkeit in der äußeren Mission zugezogen hatte.« Hatte jeden zweiten Tag das, was er sein ›kaltes Fieber‹ [= Malaria subacuta] nannte. Pyrogenium kurierte ihn.

Yingling zufolge hat Pyrogenium Fälle von *Blutvergiftung* geheilt. So solle man z.B. bei Sektionsverletzungen stets an das Mittel denken; und er zitiert Swan: *»Bei allen fieberhaften Erkrankungen ziehe man, wenn andere Mittel nicht wirken, Pyrogenium in Betracht.«*

»Bei Septikämie infolge Verletzungen — nach Abort — nach Entbindung etc. denke man an Pyrogenium« (H.C.Allen).

»Bei Uterusblutungen hat Pyrogenium große Ähnlichkeit mit IPECACUANHA. Wenn Sie einen [vermeintlichen] IPECACUANHA-Fall haben und das Mittel schlägt fehl, sollten Sie Pyrogenium erwägen.«

Kent sagt: »Bei septischen Zuständen, wo am ganzen Körper beständig leichtes Frösteln und leises Zittern bestehen und wo die Pulsfrequenz in keinem rechten Verhältnis zur Temperatur steht, muß Pyrogenium verabreicht werden.«

* Prüfungssymptom Swans von einer einzigen Gabe der CM. — d.Ü.

In Allens *Materia Medica of the Nosodes* gibt es ein langes Kapitel über Pyrogenium; doch möchte ich an dieser Stelle lieber ein wenig aus den »Notes from Lectures by H.C. Allen« zitieren, weil dort sehr schön die ›innere Natur‹ dieser machtvollen und rasch wirkenden Arznei aufgezeigt und zusammengefaßt wird:

»Diese Arznei ist nach meiner Erfahrung von unschätzbarem Wert bei allen Fieberarten septischen Ursprungs; wenn BAPTISIA, ECHINACEA, RHUS TOXICODENDRON oder überhaupt das anscheinend bestgewählte Mittel nicht zu lindern oder anhaltend zu bessern vermag, studieren Sie Pyrogenium.

Das Bett scheint zu hart (ARNICA); aufgelegene Körperteile fühlen sich wund und wie zerschlagen an (BAPTISIA); rascher Dekubitus (ACIDUM CARBOLICUM); bei septischer Genese.

Fieberfrost: beginnt am Rücken zwischen den Schulterblättern; große allgemeine Kälte der Knochen und Extremitäten.

Fieberhitze: plötzlich, mit trockener und brennender Haut; Puls beschleunigt, klein, drahtig, Frequenz 140–170; Temperatur 39,4–41 °C.

Schweiß: kalt, klebrig, profus, oft übelriechend, in der Regel schwächend.

Pulsfrequenz abnorm hoch, steht in keinem Verhältnis zur Temperatur (LILIUM TIGRINUM).

Bei septischen Fiebern; besonders bei Puerperalsepsis, wo Fötus oder Nachgeburt zurückgehalten worden ist und sich zersetzt; Fötus seit Tagen abgestorben, schwarz; entsetzlich stinkende Absonderungen.

Wenn der bzw. die Kranke sagt: »Ich bin nie mehr richtig gesund gewesen« seit einem septischen Fieber, einem Abort oder einer schlecht verlaufenen Entbindung.

Um die Tätigkeit des Uterus anzuregen und ihn zu befähigen, seinen Inhalt auszutreiben.

◊

Viel von dem bisher Behandelten — und noch eine Menge darüber hinaus — ist in Clarkes *Dictionary* zu finden. An dieser Stelle möchte ich noch einmal jene so wichtige Indikation für Pyrogenium gebührend herausstreichen: den *sehr schnellen Puls, der zur Höhe des Fiebers in keinem rechten Verhältnis steht.* Ich frage mich, ob Pyrogenium nicht vielleicht sogar in jenen verzweifelten Zuständen Leben retten könnte, wo bei rasch ansteigendem Puls plötzlich das Fieber zu sinken beginnt.

Meine eigenen Erfahrungen mit Pyrogenium mögen nach dem Vorangegangenen kaum der Rede wert sein, doch immerhin bestätigen sie, was meine Vorgänger herausgefunden haben.

Influenza. Ich kann mich gut an jene Zeit erinnern, als eine schwere Grippe mich (und viele andere) wie ein Blitz aus heiterem Himmel traf — nachdem man doch, so hieß es jedenfalls damals, seit vielen Jahren nichts mehr von Grippeepidemien gehört hatte. Diese Epidemie wurde allgemein die »Russische Grippe« genannt, weil sie, wie man annahm, durch Kuriere aus Rußland ins Außenministerium eingeschleppt worden war und sich von dort weiter ausgebreitet hatte. Ich weiß noch, wie sehr ich unter der quälenden Ruhelosigkeit zu leiden hatte! Ich war außerstande, es länger als einen Augenblick in irgendeiner Lage auszuhalten; im Bestreben, Linderung zu finden, drehte und wand ich mich den Sessel hinunter, bis ich endlich auf dem Boden zu liegen kam, und dann begann das Spiel von vorn. All dies war ein einziger Schrei nach Pyrogenium — hätte ich es damals nur gekannt!

In dem Jahr, als auch der Duke of Clarence von einer Grippe dahingerafft wurde, teilten die Ärzte über die Zeitungen mit — schon beinahe von Panik erfaßt, weil so viele Menschen starben —, daß es angesichts des schweren und rasanten Krankheitsverlaufs unbedingt erforderlich sei, den Patienten Unmengen von Alkohol einzuflößen. Währenddessen konnte ich mit Burnetts Pyrogenium C6 wundervolle Erfahrungen sammeln ... Zu jener Zeit lebte auf unserem Gut eine ganze Anzahl von Erwachsenen und Kindern: neben meiner Familie noch mehrere Bedienstete und Gärtner samt ihren Familien (es waren noch nicht die Kleinfamilien von 1932!); als diese Menschen nun einer nach dem anderen oder gleich ›schubweise‹ an jener Grippe erkrankten, konnte jeder einzelne Kranke durch wenige Gaben Pyrogenium C6, verabreicht in Abständen von jeweils sechs Stunden, innerhalb von 24–48 Stunden geheilt werden — ohne Alkohol und ohne irgendwelche Komplikationen. Und nach dieser Erfahrung setzte Pyrogenium auch der halbjährlichen Wiederkehr meiner eigenen Grippebeschwerden ein Ende — eingenommen in ein oder zwei Gaben beim plötzlichen Beginn jenes heftigen Pulsierens, das gewöhnlich eine neuerliche Grippeattacke ankündigte.

Natürlich variieren die sog. Influenzaepidemien sehr stark in ihren Symptomen — und entsprechend auch in der Arznei des jeweiligen ›Genius epidemicus‹, welche zu ihrer erfolgreichen Bekämpfung benötigt wird. In einem Jahr mag es MERCURIUS sein, im nächsten GELSEMIUM; dann wieder sind die meisten Fälle vom BAPTISIA-Typ, und so fort. Das Fieber jedoch, das mit heftigem Pulsieren und mit ungeheurer Ruhelosigkeit einhergeht (weil eben nur ständiges Bewegen das Leben einigermaßen erträglich macht), dieses Fieber verlangt nach Pyrogenium!

Ein Kollege erzählte mir neulich von einem Pyrogenium-Fall, den er kurz zuvor behandelt hatte. Auf naheliegende Mittel hatte der Patient nicht angesprochen, bis schließlich das Symptom »Hat das Gefühl, als würde er mit seinem Körper das ganze Bett bedecken« den Arzt darauf brachte, Pyrogenium zu verschreiben, was prompt zur Heilung führte.

Amerikanische Ärzte sehen einen der überzeugendsten Anwendungsbereiche für Pyrogenium in Sepsiszuständen nach Entbindungen, mit übelriechenden Absonderungen und teilweiser Plazentaretention. Sie sagen, sie geben Pyrogenium — und »die Plazenta springt einem fast entgegen«. Hier ein Fall mit einer solchen Indikation:

Vor ein paar Jahren kalbte eine unserer Kühe draußen auf der Weide. Das Kalb fanden wir tot auf, die Plazenta war offenbar nicht mit ausgestoßen worden. Der Tierarzt räumte etwas davon aus, konnte aber nicht alles entfernen. Die Kuh bekam Fieber und wurde sehr krank, so daß er erwog, das Tier noch einmal zu untersuchen und evtl. einen zweiten Ausräumungsversuch zu unternehmen. Ich aber gab ihr Pyrogenium — und am nächsten Tag war das Fieber vorbei, das Tier gesund. Ob das auch einer dieser Fälle von ›Entgegenspringen‹ war, weiß ich nicht; jedenfalls gab es keine weiteren Probleme mehr.

Auch Abszesse und Panaritien können, wie ich erlebt habe, durch Pyrogenium großartig gelindert werden. Freilich hat die Homöopathie hier einen großen Reichtum an hilfreichen Arzneien — CROTALUS, LACHESIS, ANTHRACINUM, SILICEA, ARSENICUM, HEPAR u.v.a.m.

Ich kann mich an mehrere Fälle von Diarrhoe erinnern — darunter einen von jahrelangem Durchfall nach einer Typhuserkrankung —, die durch Pyrogenium geheilt wurden. Einmal hatte ich sogar einen Diabetes-Fall, bei dem Pyrogenium den Zucker beseitigen konnte! (Leider weiß ich die Indikationen nicht mehr, die mich damals auf das Mittel gebracht haben.)

H.C.Allen berichtet in seinen *Nosodes* von Fällen, die zeigen, wie außerordentlich rasch die Heilwirkung von Pyrogenium bisweilen einsetzen kann: Sepsisfälle nach der Entbindung, mit übelriechenden Absonderungen; Fälle von Ulcus varicosum, ebenfalls mit übelriechenden Sekreten; Fälle von Diarrhoe mit fürchterlich stinkenden Stühlen, nach Vergiftung durch Faulschlammgas; etc. Ein Fall von Boger, den Allen wiedergibt: »Eine alte Frau, die mit einer Gangrän im Sterben lag, infizierte eine ihrer Pflegerinnen; diese bekam daraufhin Frostschauer, hohes Fieber und rote Streifen, die entlang den Lymphbahnen den Arm hinaufzogen. Pyrogenium beseitigte den gesamten Krankheitsprozeß umgehend.«

Schließlich resümiert Allen: »Wenn ich von Pyrogenium spreche, kann ich kaum meine Begeisterung über die wunderbaren Erfolge verhehlen, die ich damit bei Blutvergiftungen erzielt habe. Bei jeder Art von septischer Infektion, sei diese puerperal oder traumatisch bedingt, wird Pyrogenium, wenn die Symptome übereinstimmen, wahre Wunder wirken. In mancher Hinsicht hat es Ähnlichkeit mit ANTHRACINUM.«

Malaria officinalis

Pyrogenium wird, wie wir gesehen haben, aus *verfaulender tierischer Substanz* hergestellt. Allen vergleicht es in seinem Buch mit einem anderen mächtigen Fieber erzeugenden und heilenden Mittel, das aus *sich zersetzendem pflanzlichem Material* zubereitet wurde, nämlich aus Torf von einem Moor am Wabash River (Indiana), einer stark malariabelasteten Gegend. Er nennt es MALARIA OFFICINALIS, »das pflanzliche Pyrogenium«, und beschreibt detailliert dessen Zubereitung sowie die Symptome, die es an den Prüfern verursachte. Und er zitiert: »Ich kenne Gegenden in Südamerika, Afrika und Spanien, wo das Sumpfmiasma ohne jeden Zweifel jene tödliche Geißel der Menschheit, die Lungenschwindsucht, zum Stillstand gebracht und ausgeheilt hat, ohne irgendwelche weitere Behandlung oder diätetische Beschränkungen.«

Das Einatmen des nach zweiwöchiger Verrottung in einem Glasbehälter entstandenen Gases erbrachte folgende Prüfungssymptome von MALARIA OFFICINALIS: »Schreckliche Kopfschmerzen, Übelkeit, in manchen Fällen Erbrechen, Ekel vor Speisen, Schmerzen im Magen, in den Hypochondrien — zuerst in der Milz, dann in der Leber und im Magen; am dritten Tag dann ausgeprägte Frostschauer, die so schlimm waren, daß ein Antidot gegeben werden mußte.«

Bei Einnahme der aus dem gleichen Präparat bereiteten Tinktur wurden Magen, Milz, Leber und Nieren in Mitleidenschaft gezogen, und es trat intermittierendes Fieber jeden 3. oder 4. Tag auf. Die orale Gabe einer Tinktur aus drei Wochen lang verrottetem Torf führte sogar zu typhusähnlichen oder semiparalytischen Zuständen, so daß die Prüfer sich ins Bett legen mußten.

PS. — Es wäre sehr interessant, die Wirkung von MALARIA OFFICINALIS bei der progressiven Paralyse zu erproben. Das wäre einfacher und weniger riskant als die bisherigen Behandlungsversuche mit importierten Moskitos.

Septicaeminum

Eine weitere Nosode Swans, die mit Pyrogenium große Ähnlichkeit hat, ist SEPTICAEMINUM; sie wird »aus dem Inhalt eines septischen Abszesses hergestellt«. Clarke schreibt dazu in seinem *Dictionary:* »Skinner gab einem Freiwilligen für den Burenkrieg in Südafrika einen kleinen Vorrat an SEPTICAEMINUM 10M mit; davon sollte er bei jeglichen typhusähnlichen Krankheitserscheinungen alle vier Stunden ein Kügelchen einnehmen. Bald schrieb der junge Mann zurück: ›Bei den Durchfall- und Ruhrerkrankungen, die in unserem Lagerleben an der Tagesordnung sind, wirkt das SEPTICAEMINUM wahre Wunder‹, und er bat um mehr, da sein Vorrat von seinen Gefährten weitgehend aufgebraucht worden war.« — Ed.

Ranunculus bulbosus

KNOLLIGER HAHNENFUSS

Wer würde angesichts einer im Frühjahr vor lauter ›Butterblumen‹ goldgelb leuchtenden Wiese auch nur im Traum an die giftigen Eigenschaften des Knolligen Hahnenfußes denken — und an seine Fähigkeit, so schmerzhafte und hartnäckige Zustände wie die Gürtelrose heilen zu können?

Meine erfreulichen Erfahrungen mit der Heilung der Gürtelrose durch Ranunculus bulbosus sind es, die mich jetzt, da es Frühling wird, veranlassen, diese Pflanze zu würdigen und das Wissen über ihre zerstörerischen und somit heilenden Kräfte zu verbreiten. Im Laufe der Jahre habe ich viele Fälle von Herpes zoster zu behandeln gehabt, und ich kann mich an keinen Ranunculus-Fall erinnern, wo ein paar Gaben des Mittels in hoher Potenz nicht in wenigen Tagen das Problem bereinigt hätten — die Schmerzen und alle übrigen Beschwerden. In einigen Fällen mit großer Unruhe und Ängstlichkeit, bei denen die Schmerzen von brennendem Charakter waren und durch Wärme gelindert wurden, war ARSENICUM das Mittel der Wahl; und viele Kollegen schwören auch auf MEZEREUM. Selbst bei alten Leuten mit heftigsten Schmerzen habe ich beobachten können, wie Ranunculus bulbosus das Leiden einfach auslöschte; und Schmerzen, von denen Ärzte ihren Patienten gesagt hatten, daß sie für den Rest ihres Lebens bestehen bleiben würden, verschwanden prompt (ich habe kürzlich einen solchen Fall veröffentlicht). Auch VARIOLINUM, mit dem Burnett ähnlich überzeugende Erfahrungen gemacht hat, kommt hier in Betracht, was um so interessanter ist, als heutzutage ja Herpes zoster mit den Windpocken in Verbindung gebracht wird. Ich erinnere mich an einen schrecklichen Fall, der zunächst schulmedizinisch behandelt worden war, mit extremen Schmerzen und häßlichen Verunstaltungen inklusive Zerstörung eines Auges, wo es der Patientin nach VARIOLINUM in bezug auf die Schmerzen deutlich besser ging; sie kam jedoch leider nicht wieder, weil ihr Auge, an dem es zu Vernarbungen und Linsenvorfall gekommen war, nicht wiederhergestellt wurde.

Hinsichtlich der Thoraxsymptome muß Ranunculus bulbosus von BRYONIA abgegrenzt werden: Beide haben die stechenden Schmerzen, die durch Bewegung verschlimmert werden; doch BRYONIA braucht Druck auf die leidende Brustseite, um diese ruhigzustellen, während Ranunculus weder Druck noch Berührung vertragen kann. Des weiteren wird Ranunculus verschlimmert bei feuchtem Wetter, BRYONIA aber bei kaltem und trockenem. Die Ätiologie bei ACONITUM ist ebenfalls ›trockene Kälte‹ — plötzliche Beschwerden, nachdem man trockenen, kalten Winden ausgesetzt war. ARNICA hingegen, das mit seinen stechenden Schmerzen, welche tiefes Einatmen nicht erlauben, sowie mit seinen Empfindungen von Wundheit, Lahmheit und Zerschlagenheit ein großartiges Mittel bei Pleurodynie ist, wird weder durch Kälte oder Hitze noch durch Feuchtigkeit oder Trockenheit besonders beeinträchtigt; andererseits ist ARNICA körperlich überempfindlich und findet das Bett unerträglich hart.

*Hauptsymptome**

Kopf. Kopfschmerz über dem rechten Auge, durch Liegen verschlimmert, im Gehen und Stehen besser …[1]

Beißen in den ***Augen*** …[1] — Drücken in den Augen …[1]

Abdomen. Wehthun beider Hypochondern, zugleich mit Empfindlichkeit dieser Stelle bei Berührung.[1]

Abends, Schmerz beider Hypochondern und der untersten Brustribben, wie zerschlagen.[1]

Brust. Stechender Druck in der rechten Brustseite, in der Gegend der letzten wahren Ribbe (Leber?), athemversetzend, mit Stichen und Druck auf der rechten Schulterhöhe …[1]

Stiche; neuralgische, myalgische oder rheumatische Schmerzen in der Brust.

Pleurodynie, rheumatisch, myalgisch oder neuralgisch.

Druck und Beklemmung unten queer über die Brust, mit feinen Stichen, anfangs wie äußerlich, aber doch in die Tiefe gehend, bald in der rechten, bald in der linken Brustseite, durch Bewegung, Bücken, Athemholen vermehrt.[1]

[Abends Brustschmerz, Druck oben auf die linke Brustseite, mit Stichen erschwert,] das Athemholen und die Bewegung der Stelle ist auch bei Berührung schmerzhaft.[1]

---

* Die bisher einzige Prüfung von Ranunculus bulbosus wurde von Franz durchgeführt und erstmals 1828 im *Archiv für die homöopathische Heilkunst* veröffentlicht (hier zitiert nach der überarbeiteten, aber nur geringfügig veränderten Fassung in Stapfs *Beiträgen zur reinen Arzneimittellehre* von 1836); ihre Symptome sind mit [1] bezeichnet. Bei den übrigen Symptomen und Indikationen handelt es sich um Ergänzungen Herings aus den *Guiding Symptoms.* — d.Ü.

[Früh beim Erwachen gleich Brustschmerz, wie zerschlagen, und] Stiche in der linken Seite oberhalb der Brustwarze, auf einer handgroßen Stelle, bei Berührung und Bewegung schlimmer.[1]

Vormittags, im Stehen, heftige, feine Stiche vorn in der Mitte der linken Brust, beim Athemholen.[1]

[Abends schwerer, kurzer Athem ...] mit Brennen und feinen Stichen in der linken Brustseite.[1]

Zerschlagenheitsschmerz in der Gegend der kurzen Ribben, mit Rückenschmerz, Laßheit [=Mattigkeit], Verdrüßlichkeit.[1]

Heftiges Stechen in der rechten Brustseite, in der Gegend der 5.–7. Ribbe, athemversetzend, mit Stichen und Druck auf der rechten Schulterhöhe, beim Gehen nach dem Sitzen.[1]

Stechen in der Gegend der 5. und 6. Ribbe linker Seite, mit großer Empfindlichkeit dieser Stelle bei Berührung und großer Hinfälligkeit.[1] [Ähnliches auch in der rechten Brustseite.]

Stiche im Brustbereich bei jedem Wetterwechsel.

Brustkorb fühlt sich wund an, wie zerschlagen; < durch Berührung, Bewegung oder durch Drehen des Oberkörpers (Pleurodynie).

Interkostale oder spinale Neuralgie; rheumatische oder neuralgische Pleurodynie.

Muskelrheumatismus, besonders der Muskeln im Bereich des Rumpfes; interkostaler Rheumatismus; Muskeln berührungsempfindlich, fühlen sich geprellt an, als wären sie Schlägen ausgesetzt gewesen.

Gürtelrose und Interkostalneuralgie.

[An den Fingern ...] kleine, tiefgehende, durchsichtige, dunkelblaue, wenig erhabene Bläschen, von der Größe eines gewöhnlichen mittelmäßigen Stecknadelkopfs ..., dicht zusammengedrängt in Pfenniggroßen, ovalen Haufen, mit unerträglichem brennenden Jücken ...[1]

Weitere wichtige oder seltsame und hinweisende Symptome

Herpes zoster supraorbitalis, mit bläulichschwarzen Bläschen und den üblichen Schmerzen.

Heuschnupfen: Beißen in den Augen; Lider brennen und fühlen sich wund an; Nase verstopft, ... mit Kitzeln und Kribbeln darin, gelegentlich auch in den hinteren Nasenöffnungen, was den Patienten nötigt, sich zu räuspern, zu schlucken und auf jede erdenkliche Art zu versuchen, die betroffene Stelle zu kratzen; ... der Blasenhals kann ebenfalls betroffen sein, mit einigem Brennen beim Wasserlassen.

Lungenschmerzen aufgrund von Verwachsungen nach Pleuritis (BRYONIA).

Früh beim Aufstehen, Wehthun der ganzen Brust, wie rheumatisch und unterköthig [= wie von subkutaner Ulzeration], bei der geringsten Bewegung des Oberkörpers.[1]

Früh beim Aufstehen gleich wieder heftig stechender Schmerz oben neben der linken Brustwarze, nahe an der Achselgrube; er darf den Arm nicht bewegen, oder in die Höhe heben, selbst den Oberkörper nicht aufrichten, ohne daß er laut schreien möchte, sondern muß mit Kopf und Brust vorwärts nach der linken Seite zu gebückt sitzen und stehen.[1]

Herpes oder bläschenförmige Ausschläge an den Handinnenflächen; blaue Bläschen an den Fingern.

Beim Gehen im Freien, trotz der wärmern Bekleidung dieses Tages, ungewöhnliches Frieren an der äußern Brust.[1]

Empfindung, als lägen kalte, nasse Tücher an verschiedenen Stellen der Brustwand [regelmäßig, aber ausschließlich im Freien auftretend].

Bei der geringsten Bewegung heftiger Schmerz, als würde ein Messer in die linke Brustseite bis in den Rücken gestoßen (Pleurodynie).

Laufen und Kriebeln auf dem Haarkopf, wie das Laufen eines Käfers.[1] — Kriebeln im Gesichte, vorzüglich um Kinn und Nase.[1] — Kriebeln in der Haut der Finger.[1]

Schlimmer: nasses Wetter, Wetterwechsel, Temperaturänderung.

Herpes zoster: mit Serum gefüllte Vesikel, die brennen und die bläulichschwarz aussehen können; besonders wenn die Beschwerden im Innervationsgebiet der Supraorbital- und Interkostalnerven erscheinen und danach scharfe, stechende Schmerzen auftreten.

Schmerz wie bei Gürtelrose, aber ohne Hautausschlag.

Pemphigus. Ekzeme mit Bläschen- und Schorfbildung.

◊

Welche persönlichen Erfahrungen haben nun unsere großen Meister mit Ranunculus bulbosus gemacht?

Nash weiß nur von »vesikulären Ausschlägen an den Handinnenflächen« zu berichten.

Guernsey nennt:

»Beißender oder stechender Schmerz; Schmerz, als wollten die betroffenen Teile platzen, als würden sie gedrückt oder auseinandergepreßt.

Pustulöse, blau gefärbte Exantheme.

Zu frühes Erwachen am Morgen.

Diverse Affektionen der äußeren Augenwinkel; der Hypochondrien, besonders der Milzgegend; des unteren Abdomens; der Handflächen.

Schlimmer: beim Betreten eines kalten Ortes; durch alkoholische Getränke; bei Trinkern; beim Strecken der Glieder; bei Temperaturveränderungen, von warm nach kalt oder umgekehrt.

◊

Clarke *(Dictionary)* schreibt: »›Kleine, tiefgehende, durchsichtige, dunkelblaue, wenig erhabene Bläschen von der Größe eines gewöhnlichen mittelmäßigen Stecknadelkopfs, dicht zusammengedrängt in pfenniggroßen, ovalen Haufen, mit unerträglichem brennendem Jucken, welche nach dem Aufkratzen oder Aufstechen eine dunkelgelbe Lymphe geben und sich hernach mit einem flechtenartigen, *hornähnlichen* Schorf bedecken ...‹ — dies ist ein vollkommenes Bild des Herpes. Sowohl die Schmerzen als auch das äußere Erscheinungsbild des Herpes sind in der Pathogenese von Ranunculus bulbosus anzutreffen. ... Die Schmerzen sind lanzinierend, drückend und nach außen pressend, zuckend und stechend; Schmerzen wie zerschlagen, mit Empfindlichkeit vor allem der äußeren Teile.« Ferner haben einige Prüfungssymptome des Mittels* nach Clarke zu vielen Heilungen von Heuschnupfen geführt.

»Die allgemeine Empfindlichkeit auf freie und kalte Luft sowie auf Wetterwechsel ist das große Leitsymptom dieser Arznei; ... ein weiteres Leitsymptom sind die Berührungsempfindlichkeit und das Wundheitsgefühl an den betroffenen Körperteilen — ›wie zerschlagen‹. ...

Ranunculus bulbosus hat sich als eines der wirksamsten Mittel zur Beseitigung der üblen Folgen alkoholischer Getränke erwiesen: Schluckauf; epileptiforme Anfälle; Delirium tremens. Für letztere Indikation spricht einerseits die zanksüchtige, ärgerliche Gemütsverfassung und andererseits die Furcht vor Gespenstern — beides in der Prüfung aufgetreten.«

Das Gefühl von kalter Nässe, das Ranunculus haben kann, illustriert Clarke an einem Fall von Burnett: Eine Frau hatte seit einem zweieinhalb Jahre zurückliegenden Sturz immer dann, wenn sie das Haus verließ, das eigentümliche Gefühl, als befänden sich kalte, nasse Tücher an drei Stellen vorn auf der Brustwand: an beiden infraklavikulären Gruben und unter der linken Mamma. Diese Empfindung trat nie im Hause auf, regelmäßig aber, solange sie sich draußen aufhielt. Geleitet durch das Symptom »Beim

---

* Clarke nennt hier: »Beißen in den Augen, wie von Rauch.« — »Beißen in den Augen, der Nase und dem Rachen, die Augen thränen und schmerzen sehr, daß er 1/2 Stunde lang ausruhen muß, weil er nichts sehen kann. Sie sind im Weißen leicht entzündet, aus der Nase fließt der Schleim stromweise, der Rachen schmerzt beim Athemholen wund, weniger beim Schlingen.« — d.Ü.

Gehen im Freien ... ungewöhnliches Frieren an der äußern Brust« gab Burnett Ranunculus; drei Wochen später war das Symptom vollständig verschwunden, und auch ihr Allgemeinzustand hatte sich deutlich verbessert.

◊

Farrington weiß über Ranunculus bulbosus einiges zu sagen, und er gibt wertvolle Hinweise, die ich sonst, außer in den Prüfungen, nirgendwo gefunden habe. Ich zitiere und fasse zusammen ...

»Vergleichsmittel: ACONITUM, ARNICA, CACTUS, BRYONIA, RHUS TOXICODENDRON, ARSENICUM, MEZEREUM.

Beide Pflanzen (*R. bulbosus* und *R. sceleratus**) besitzen einen Saft, der außerordentlich reizend auf die Haut einwirkt. Lokal aufgetragen ruft er ein Erythem hervor, dem später ein Ausschlag folgt, der zunächst vesikulärer Natur ist und von Brennen, Beißen und Jucken begleitet wird. Dauern die Symptome wegen der Intensität der Gifteinwirkung an, so kann die Stelle geschwürig und sogar gangränös werden, wobei die Gangrän mit Fieber und Delirium einhergeht. ...

Wir ziehen Ranunculus bulbosus in Betracht bei Entzündungen der serösen Häute, besonders der Pleura oder des Peritoneums, wenn heftig stechende Schmerzen vorhanden sind, begleitet von Pleuraerguß oder Aszites. Im Zusammenhang damit finden wir große Angst sowie Dyspnoe und Beklemmung, welche teilweise durch die Flüssigkeitsansammlung und teilweise durch die Angst infolge der Schmerzen bedingt sind. Diese Symptome sind leider vielen Ärzten nicht bekannt; Sie werden aber feststellen, daß Ranunculus Ihnen hier ebenso gute Dienste leisten wird wie APIS, BRYONIA oder SULFUR — oder sogar bessere, wenn die Schmerzen den eben beschriebenen Charakter haben.

Das zweite große Anwendungsgebiet von Ranunculus sind Affektionen der *Muskulatur*, vor allem im Bereich des Rumpfes. Interkostaler Rheumatismus weicht dieser Arznei weit schneller als irgendeiner anderen. Gewöhnlich findet sich eine starke Berührungsempfindlichkeit; die Muskeln fühlen sich geprellt an, so als wären sie Schlägen ausgesetzt gewesen. Ich habe die Erfahrung gemacht, daß häufig ACONITUM, ARNICA oder BRYONIA gegeben wird, wenn eigentlich Ranunculus indiziert ist. ...

Ranunculus bulbosus kann auch bei Menschen angezeigt sein, die bei jedem Witterungswechsel unter Stichen im Thoraxbereich leiden.

Es kann ferner erforderlich sein bei wunden, empfindlichen Stellen, die nach einer Pneumonie in oder an der Brust bestehen bleiben; dieses Wund-

* Der »Böse Hahnenfuß« oder Gift-Hahnenfuß. — d. Ü.

heitsgefühl geht typischerweise mit der (rein subjektiven) Empfindung einher, als würde sich unter der Haut ein Geschwür ausbilden (PULSATILLA).

Weitere Indikationen: Schmerzen aufgrund von Adhäsionen nach einer Pleuritis; ... Diaphragmitis mit scharfen Schmerzen, die von den Hypochondrien und vom Epigastrium zum Rücken schießen (CACTUS).

Man sollte an Ranunculus denken als Heilmittel bei üblen Folgen von *Alkoholexzessen.*«

Bezüglich der *Hauterkrankungen* sind wir bereits ausführlich auf den Herpes zoster eingegangen. Farrington erwähnt außerdem: Pemphigus — mit seinen großen Blasen, die platzen und rohe, erodierte Flächen zurücklassen; Ekzeme — mit Verdickung der Haut und Ausbildung harter, horniger Schorfe (ANTIMONIUM CRUDUM); schließlich Heuschnupfen (worüber wir auch schon gesprochen haben).

Und er warnt: »SULFUR folgt nicht gut auf Ranunculus.«

RANUNCULUS SCELERATUS produziert Farrington zufolge in stärkerem Maße große, isolierte Blasen. »Wenn diese platzen, bildet sich ein Geschwür, dessen Absonderungen sehr scharf sind und die Umgebung wund machen.

Bei Mundfäule und manchmal auch bei Diphtherie oder Typhus ist Ranunculus sceleratus indiziert durch das Vorhandensein von erodierten Stellen auf der Zunge, während die übrige Zunge belegt ist. NATRIUM MURIATICUM, ARSENICUM, RHUS TOXICODENDRON und TARAXACUM haben diese Flecken ebenfalls (›Landkartenzunge‹), doch keines dieser Mittel zeigt das Brennen und ›Roheitsgefühl‹ im gleichen Maße wie RANUNCULUS SCELERATUS. ...

Wie Ranunculus bulbosus kann auch RANUNCULUS SCELERATUS angezeigt sein bei gewöhnlichen Katarrhen mit Niesen, Fließschnupfen, Gelenkschmerzen und Brennen beim Wasserlassen.«

◊

H.C. Allen *(Keynotes)* beginnt sein Kapitel über Ranunculus bulbosus mit der Feststellung: »Eines unserer wirksamsten Heilmittel für die *schlimmen Folgen alkoholischer Getränke:* krampfhafter Schluckauf; Delirium tremens.«

Neben den stechenden Schmerzen erwähnt er u.a. ...

»Pleuritis oder Pneumonie durch plötzliche Kälteexposition bei Überhitzung (ACONITUM, ARNICA).

Hühneraugen, empfindlich auf Berührung; schmerzend, brennend (ACIDUM SALICYLICUM).«

Vor langer Zeit — noch bevor die Röntgendiagnose, die den Sachverhalt eindeutig geklärt hätte, zur Verfügung stand — hatte ich einen an heftigsten Schmerzen in der Brust leidenden Patienten. Ich befaßte mich von der Seite der Symptome her sehr sorgfältig und eingehend mit dem Fall; nach wenigen Gaben Ranunculus bulbosus verschwanden dann die Schmerzen vollständig. Der Mann, der bei uns stationär aufgenommen worden war, war beinahe untröstlich gewesen, weil ihm einer unserer Chirurgen unterstellt hatte, daß er simuliere. Die Symptome, die er berichtet hatte, hatten also eine erfolgreiche Verschreibung ›nach Ähnlichkeit‹ begründet, und so konnte er das Krankenhaus glücklich und (dem Anschein nach) gesund wieder verlassen. Jahre später mußte er wegen einer akuten Erkrankung — einer septischen Pneumonie, genauer gesagt — erneut aufgenommen werden, und kurz danach starb er. Die Autopsie, die daraufhin durchgeführt wurde, enthüllte etwas, was uns vor Überraschung den Atem verschlug: ein riesiges Aortenaneurysma, das lehrbuchmäßig zu Knochenusuren und zum Schwund mehrerer Bandscheiben geführt hatte. Dies erklärte natürlich vollkommen die alten Schmerzzustände — ganz und gar nicht allerdings ihr Verschwinden! Ranunculus hatte für diesen Mann etwas getan, was nichts anderes für ihn hätte tun können: Es hatte ihm das Leben erträglich gemacht, auch wenn es ihn nicht zu heilen vermochte.

›Unheilbar‹ bedeutet in der Homöopathie eben ganz und gar nicht, daß keine Linderung des Leidens möglich ist!

◊

Burnett hat sich immer besonders von den Heilkräften des Gifthahnenfußes (RANUNCULUS SCELERATUS) angetan gezeigt. Seine Indikation für das Mittel war: größte äußere Empfindlichkeit der Brust. Dieses Symptom hat, wie Clarke sagt, zur Heilung vieler thorakaler Erkrankungen geführt, einschließlich Aneurysma.

Das am besten bekannte Charakteristikum von RANUNCULUS SCELERATUS (im übrigen auch ein recht gut geprüftes Mittel*) ist jedoch die landkartenähnliche oder sich abschälende Zunge, und wenn dieses Symptom mit Beißen, Brennen und Roheitsgefühl einhergeht, wird RANUNCULUS SCELERATUS heilen (Clarke).

---

* Prüfungen sind zu finden in *Stapfs Archiv*, Band 13, Heft 2, S. 165 (»Dr. Y.«) und im *Neuen Archiv für die Homöopathische Heilkunst*, Band 3, Heft 3, S. 183 (Schréter). — d.Ü.

Rhododendron

RH. CHRYSANTHUM (BZW. AUREUM); SIBIRISCHE SCHNEE- ODER ALPENROSE

Rhododendron und RHUS TOXICODENDRON sind in meinem Gedächtnis als Rheumamittel mit ähnlichen Modalitäten eng miteinander verbunden. Beide sind schlimmer durch Kälte und nasses Wetter und besser durch Bewegung. Doch wird Rhododendron durch elektrische Veränderungen in der Atmosphäre weit stärker beeinträchtigt; all seine Leiden und Schmerzen verschlimmern sich vor einem Gewitter erheblich.

Rhododendron ist ein Heilmittel bei rheumatischen Schmerzen, die durch feuchtkaltes Wetter hervorgebracht und während nasser Witterung verschlimmert werden.

Clarke sagt über Rhododendron: »Als Gewächs den Nebeln und Stürmen der sibirischen Gebirge ausgesetzt, zeigen auch seine Prüfungen, daß es *Empfindlichkeit gegenüber Stürmen und Wetterwechsel* erzeugt, und so ist dies das große Leitsymptom für seine Anwendung in der Medizin geworden.«

Guernsey empfiehlt, bei Beschwerden, die durch windiges Wetter verstärkt werden, an diese Arznei zu denken. »Der Patient mag im Bett liegen oder sich in einer warmen, behaglichen Stube aufhalten, dennoch werden seine Symptome schlimmer, wenn es draußen windig ist.«

Laut Hughes genießt es bei den Völkern Sibiriens große Wertschätzung bei Gicht und Rheumatismus.

Rhododendron gehört zu den Arzneien mit wandernden rheumatischen Beschwerden (LAC CANINUM). Die akuten entzündlichen Schwellungen ziehen von einem Gelenk zum anderen (ungleich jenen von RHUS TOXICODENDRON) und können schließlich sogar zu dem zuerst befallenen Gelenk zurückkehren. Man beachte: Dieses Wandern der entzündlichen Zustände unterscheidet Rhododendron von RHUS TOXICODENDRON; gemeinsam ist beiden Mitteln hingegen, daß »die Schmerzen ein Stillhalten der betroffenen Glieder nicht zulassen«.

Rhododendron kommt aber auch als Heilmittel bei chronischem Rheumatismus in Betracht, wobei es hier eher die kleineren Gelenke samt ihren Bändern affiziert.

Zu den besonders betroffenen Lokalisationen gehören anscheinend die Handgelenke (RUTA), wo es u.a. das Gefühl hervorruft, als ob diese verrenkt wären: »Die Bewegung hindernder Verrenkungsschmerz im rechten Handgelenke, vermehrt in der Ruhe; bei rauher Witterung.«

Rhododendron vermag auch Gichtknoten zu heilen.

Es befällt vor allem die fibrösen Gewebe (RHUS TOXICODENDRON, RUTA).

Die Arznei hat Pleuritis geheilt, die nach Unterkühlung durch längeres Stehen auf kaltem Boden entstanden war; dabei waren die nach unten ziehenden pleuritischen Stiche so heftig, daß sie dem Patienten Atem und Sprache benahmen. Auch rheumatische Schmerzen unterhalb der linken kurzen Rippen nach Erkältung durch Naßwerden konnten mit Rhododendron behoben werden.

Die Kopfschmerzen von Rhododendron sind schlimmer morgens im Bett, nach Weingenuß und bei naßkaltem Wetter. Rhododendron-Patienten sind sehr empfindlich auf Alkohol: »Schon von wenig Wein berauscht.« Besser werden die Kopfschmerzen durch warmes Einhüllen des Kopfes, durch trockene Wärme, nach dem Aufstehen und durch Bewegung.

Ziliarneuralgien, die vor einem Sturm auftreten bzw. verschlimmert werden.

Diarrhoe bei naßkaltem Wetter oder vor einem Gewitter; Sommerruhr, stets vor Gewitter wiederkehrend.

Ich erinnere mich, daß ich einmal die Hydrozele eines kleinen Jungen mit Rhododendron geheilt habe. Hier hat das Mittel, besonders bei Kindern, einen ausgezeichneten Ruf, selbst wenn der Wasserbruch schon von Geburt an besteht. Es ist ferner ein wichtiges Mittel bei Orchitis, auch bei chronischen Formen mit Hodenverhärtung; Empfindung im Hoden, als ob dieser gequetscht würde.

»Sehr leichtes Schwitzen und Mattigkeit beim Gehen im Freien.« In seinem Prüfungsbericht zitiert Seidel aus der Literatur, daß der Schweiß »zuweilen einen gewürzhaften Geruch annehmen soll«.

*Hauptsymptome**

Zahnschmerz: ein Mittelding zwischen Ziehen, Drücken (und Schneiden) geht jedesmal dem Eintritt eines Gewitters, oder trüber, windiger Witterung voraus ...

Bei Berührung der Hoden empfindlicher Schmerz in denselben, vorzüglich den Nebenhoden; viele Tage.

In den Hoden Quetschungsschmerz mit abwechselndem Ziehen; bald in dem einen, bald in dem andern mehr.

Heraufgezogene, etwas geschwollene, schmerzhafte Hoden.

Heftiges, schmerzhaftes Ziehen in den harten, etwas geschwollenen Hoden, bis in den Unterleib und Oberschenkel, vorzüglich rechter Seits.

Schmerz im Kreuze, wie zerschlagen, durch Ruhe vermehrt, bei regnigter Witterung besonders schlimm.

Die Gliederschmerzen scheinen ihren Sitz in den Knochen oder deren Haut zu haben, befallen meistens nur kleine Stellen, und erscheinen bei veränderlicher Witterung von neuem wieder.

Erneuerung fast aller Symptome bei eintretender rauher Witterung.

◊

Clarke schreibt: »Rhododendron greift alle Bereiche des Organismus an und ruft Delirium, Fieber, Kopfschmerz, Neuralgien (Ohrenschmerzen, Zahnschmerzen), Rheumatismus und Entzündungen hervor; aber das wahlanzeigende Hauptcharakteristikum ist, daß *die Symptome entstehen oder vermehrt werden beim Herannahen eines Gewitters, bei stürmischem und bei regnerischem Wetter.* Empfindlichkeit auf elektrische Veränderungen in der Atmosphäre [Wetterfühligkeit].

Es ist geeignet für nervöse Menschen, die sich vor einem Sturm fürchten und besonders vor Gewitter Angst haben. ...

Rhododendron hat noch andere Charakteristika, etwa: ›Vergeßlichkeit und plötzliches Verschwinden der Gedanken; er läßt Wörter bei schriftlichen Aufsätzen weg.‹ ›Im Sprechen vergißt er sich leicht, er weiß nicht, wovon er gesprochen hat, ohne sich erst wieder zu besinnen.‹ ...

Drehschwindel: beim Liegen im Bett; beim Schreiben, besser durch Bewegung im Freien. Auch ein ausgeprägter Tinnitus aurium wurde von dem Mittel verursacht, was in Verbindung mit dem Schwindel auf die Heilkraft

* Aus Allens *Encyclopedia;* zitiert nach der Prüfung von Seidel, die Stapf in wesentlich erweiterter Fassung in seinen *Beiträgen zur reinen Arzneimittellehre* 1836 veröffentlicht hat, zusammen mit der Bearbeitung von elf weiteren Arzneiprüfungen aus den ersten 15 Jahrgängen des *Archivs für die homöopathische Heilkunst.* Sowohl Allen als auch Hering nennen als Quelle für ihre Symptomensammlungen irrtümlich das *Archiv,* in dem diese Prüfung erstmals 1831 erschienen war. — d.Ü.

von Rhododendron bei Morbus Menière schließen läßt.« (Ich habe hierbei vor allem ACIDUM SALICYLICUM hilfreich gesehen!) »Eigentümlich ist das Symptom ›Starke Töne hallen noch lange nach‹.«

Chorea des linken Armes und Beins sowie der linken Gesichtshälfte, die beim Herannahen eines Gewitters aufkam, ist durch Rhododendron geheilt worden.

Als Beispiel für die Lähmungswirkung von Rhododendron berichtet Clarke von einer Herde Schafe, die sich durch das Fressen der Blätter dieses Strauchs vergiftet hatten; eine Anzahl Schafe starb unmittelbar darauf — »durch Lähmung der Schlingmuskeln«.

Er zitiert zwei interessante Fälle von Neuralgieheilungen, bei denen schon mehrere Mittel versagt hatten; gemeinsam war ihnen die deutliche Verschlimmerung bei schlechtem Wetter. Bei einem dieser beiden Fälle ließen innerhalb von zehn Minuten die Kopfschmerzen nach, sobald die Sonne herauskam.

Ein eigentümliches Symptom von Rhododendron an den Augen ist »Die rechte Pupille sehr erweitert, die linke verengert …«

Rhododendron ist ein mächtiges Arzneimittel und wegen seiner sehr ausgeprägten Charakteristika ein faszinierendes Studienobjekt — man denke nur an die wandernden und zuweilen sogar zum Ausgangspunkt zurückkehrenden Schmerzen!

RHUS TOXICODENDRON, Rhododendron und RUTA beeinflussen vor allem die fibrösen Gewebe — BRYONIA wirkt vorwiegend auf die serösen Häute.

Rhus toxicodendron

GIFTSUMACH; (HAHNEMANN: RHUS RADICANS, WURZELSUMACH)

Rhus toxicodendron ist in Nordamerika heimisch und eine jener wertvollen Arzneipflanzen, die wir der indianischen Volksmedizin verdanken (wie BAPTISIA, GELSEMIUM, CAULOPHYLLUM etc.).

Sie wurde von Hahnemann geprüft und in seine *Reine Arzneimittellehre* als »merkwürdige und schätzbare Arzneisubstanz« aufgenommen. Er bemerkte an ihr »ungemein viel charakteristische Eigenheiten«, vor allem aber:

»Um nur eine anzuführen, so wird man jene (bei nur sehr wenigen andern Arzneien und bei letztern auch nie in so hohem Grade anzutreffende) Wirkung bewundern: *die stärksten Zufälle und Beschwerden dann zu erregen, wann der Körper oder das Glied am meisten in Ruhe und möglichst unbewegt gehalten wird.*« Und er fügt hinzu: »Weit seltener ist das Gegentheil zu beobachten, als Wechselwirkung, nämlich die Erhöhung der Zufälle bei Bewegung.«

Dann vergleicht er die Wirkungen von Rhus und BRYONIA und stellt fest, daß eine starke Symptomenähnlichkeit besteht — aber: »Wie auffallend ist nicht die Erhöhung fast eben solcher Symptome, als von Wurzelsumach beobachtet wurden, bei der Zaunrebe während der Bewegung des Körpers und ihre Besänftigung durch Vermeidung aller Bewegung — im geraden Gegensatze dessen, was vom Wurzelsumach bewirkt wird!«

Hahnemann nennt sie die »beiden antagonistischen Schwester-Arzneien« und berichtet von den mit ihnen erzielten erstaunlichen Heilerfolgen bei der bösen Kriegsseuche (Typhus) von 1813 — »während die übrige Arztwelt sich nur um die *vermuthliche innere Natur* dieser Krankheit vergeblich stritt, und dabei die Kranken zu Tausenden heim gehen ließ zu ihren Vätern«.* Hahnemann aber behandelte sie symptomatisch mit Rhus oder BRYONIA, allein oder auch im Wechsel gegeben, *wenn sich die Symptome änderten und nach dem anderen Mittel verlangten.* Und von 183 Kranken, die er in Leipzig behandelte, starb ihm kein einziger, »was bei der damals russischen Regierung in Dresden viel Aufsehn erregte, aber von den medicinischen Behörden in Vergessenheit gebracht ward«. Und er resümiert: »Gab es irgend einen Triumph für die einzig wahre, für die homöopathische Heilkunst, so war es dieser.«

* Siehe Hahnemanns Bericht über diese Epidemie (»Heilart des jetzt herrschenden Nerven- oder Spitalfiebers«) in den *Kleinen medizinischen Schriften,* Band 2, S. 155. — d. Ü.

Farrington schreibt zu diesem Thema: »Sie werden sich erinnern, daß Rhus komplementär zu BRYONIA ist, eine Tatsache, die Hahnemann entdeckt hat, als er mit einer Kriegstyphus-Epidemie konfrontiert war … Seine damaligen Erfolge wurden von allen Seiten* anerkannt. Viele Menschenleben sind seither durch die alternierende Gabe dieser beiden Arzneien gerettet worden — wobei ›alternierend‹ hier bedeutet, daß man BRYONIA verabreicht, wenn BRYONIA-Symptome vorhanden sind, und Rhus toxicodendron, wenn der Patient Symptome zeigt, die nach diesem Mittel verlangen. Diese Art von Wechsel ist durchaus legitim.«

Dann erzählt Farrington, wie Bönninghausens** Sohn an Typhus erkrankte und von seinem Vater besucht wurde. Eines seiner Symptome war die typische Ruhelosigkeit von Rhus, doch das Mittel brachte keine Erleichterung. Beim Nachschlagen in der Materia Medica fand Bönninghausen, daß TARAXACUM die gleiche Unruhe und dabei reißende Schmerzen in den Gliedern hat — und ein weiteres Symptom seines Sohnes: eine Landkartenzunge. Er verabreichte daraufhin TARAXACUM, das prompt besserte.

◊

Farrington beschreibt den Gebrauch von Rhus bei ***Fieberkrankheiten*** …
»Rhus, wenn akute Krankheiten typhusähnliche Züge annehmen, z.B. Dysenterie — Scharlach — Diphtherie — Pneumonie etc. …

Es ist indiziert bei ***Dysenterie***, wenn während der Defäkation reißende Schmerzen die Oberschenkel hinunterziehen. Ich habe mit Rhus einmal einen Pockenfall geheilt, der einen hämorrhagischen Verlauf genommen hatte, wobei die Pusteln blutigen Eiter enthielten; das wahlanzeigende Symptom war *Stühle von dunklem Blut, mit reißenden Schmerzen die Oberschenkel hinunter während des Stuhlgangs.*«

Indizierende Symptome für Rhus bei ***Typhus*** sind laut Farrington: Eher mildes Temperament; mildes Delirium, wenngleich der Patient dazu neigen kann, aus dem Bett zu springen und wegzulaufen. Große Unruhe, kann unmöglich ruhig im Bett liegen. Gelegentlich Wahnvorstellung oder Furcht, vergiftet zu werden; er will keine Medizin einnehmen und nichts essen, weil er fürchtet, man wolle ihn vergiften (HYOSCYAMUS, LACHESIS). Zunge dunkelbraun, trocken und rissig, wobei die Risse weit auseinanderklaffen und bluten können; rotes Dreieck an der Zungenspitze. Typhuspneumonie mit rostfarbenem Sputum. Fast unerträgliche Rückenschmerzen.

---

* Die Begeisterung scheint sich allerdings, wie oben schon erwähnt, bei den »medicinischen Behörden« in Grenzen gehalten zu haben! — Anm.d.Ü.

** *Hahnemanns Freund und bedeutender Schüler.*

»Bei ***intermittierendem Fieber***«, vermerkt Farrington, »ist es sehr wichtig, darauf zu achten, in welchem Körperteil der Frost beginnt.

Bei Rhus fängt er in einem Bein an, gewöhnlich im Oberschenkel, oder auch zwischen den Schultern bzw. über einem Schulterblatt.

Bei EUPATORIUM und manchmal auch NATRIUM MURIATICUM beginnt er im Kreuz.

Bei GELSEMIUM läuft er den Rücken hoch.«

Carroll Dunham weist in seinen *Lectures on Materia Medica* darauf hin, daß bei den Fieberkrankheiten von Rhus »die speziellen Sinneswahrnehmungen getrübt, aber nicht verzerrt sind«.

An den Schluß seiner Hinweise zur Anwendung von Rhus bei Fiebern setzt er folgende Bemerkung: »Meine Ausführungen werden Ihnen wohl eine ausreichende Vorstellung davon gegeben haben, wann Rhus bei Fiebern einzusetzen ist. Sie werden bemerkt haben, daß ich außer dem Typhus keine Krankheitsnamen erwähnt habe — aber sicher brauche ich Sie gar nicht mehr daran zu erinnern: *Gleichgültig, wie verschieden die Namen sind, die man krankhaften Zuständen gibt — wenn diese Zustände einander ähnliche Merkmale aufweisen, kann ihr Heilmittel durchaus dasselbe sein.* Oft geschieht es, daß im Verlaufe von exanthematischen Fiebern, etwa Masern und Scharlach, eine Reihe von Symptomen in Erscheinung tritt, die den bereits beschriebenen ähnlich sind und nach Rhus verlangen. Besonders bei Scharlach ist dies der Fall, einer Krankheit, bei der der große Wert dieses Mittels von vielen Kollegen noch nicht recht verstanden worden ist.«

Bezüglich der außerordentlichen Reizwirkung des Giftsumachs auf die ***Haut*** — selbst die Ausdünstungen der Pflanze haben bei empfindlichen Menschen diesen Effekt — sagt Dunham:

»Rhus ahmt in bemerkenswerter Weise die Symptome des vesikulären oder bullösen Erysipels nach und ist hierbei das von uns am meisten geschätzte Heilmittel. ... Es ist ein höchst wertvolles Mittel bei den verschiedensten Ekzemformen; eine überragende Rolle spielt es jedoch bei den impetiginisierten oder pustulösen Ekzemen.«

Und er zitiert Trousseau, »kein Verfechter oder Freund der Homöopathie«, der »von einer interessanten Prüfung* mit Rhus berichtet« (welche mit den anderen Prüfungen des Mittels übereinstimmt): »›Dr. Lavini** applizierte zwei Tropfen des Safts von RHUS RADICANS auf das erste Glied des

* Diese Prüfung wird auch von Hahnemann zitiert (Symptom Nr. 758); vollständig erscheint sie bei Wibmer, *Die Wirkung der Arzneimittel und Gifte*, Band 4, S. 406f. — d. Ü.

** Nicht Savini oder Cavini, wie bei Dunham bzw. Hahnemann. — d. Ü.

Zeigefingers und ließ sie dort zwei Minuten einwirken. Nach Ablauf einer Stunde hatten sie zwei schwarze Flecken hervorgerufen. 25 Tage später traten plötzlich folgende Symptome auf: große Hitze in Mund und Rachen; schnell zunehmende Anschwellung der linken Wange, der Oberlippe und der Augenlider. In der folgenden Nacht schwollen die Unterarme auf das Doppelte ihres Umfangs an; die Haut wurde lederartig, juckte unerträglich und war sehr heiß. ...‹ ›Diese einzigartige Wirkung von Rhus auf den menschlichen Organismus‹, sagt Trousseau, ›brachte die Homöopathen dazu, es bei Hautkrankheiten anzuwenden; aber schon vor ihnen hatte Dufresnoy aus Valenciennes eine Schrift veröffentlicht, in der er die Heilkräfte dieser Pflanze bei Hautleiden wie auch bei Lähmungen rühmte.‹ ... Und Trousseau berichtet, daß er selbst oft RHUS RADICANS angewandt habe, ›bei Lähmungen der unteren Extremitäten im Gefolge einer Erschütterung des Rückenmarks oder nach einer Läsion dieses Organs, welche noch nicht zu Gewebszerstörungen geführt hatte. Bezüglich dieses Krankheitsbildes habe ich genügend Fakten gesammelt, um ohne jeden Zweifel RHUS RADICANS therapeutische Wirksamkeit zuschreiben zu können.‹«

Hauterkrankungen also und ***traumatische Lähmungen*** ohne Zerstörung von Nervengewebe!

Gehen wir nun genauer auf einige andere Indikationen und Modalitäten ein.

Dunham gibt eine Erklärung für die scheinbar widersprüchlichen ***Modalitäten der Ruhe und Bewegung***, die bei Hahnemann als »Wechselwirkung« angedeutet sind: »Die überragende und charakteristische Besonderheit von Rhus ist, daß — mit wenigen Ausnahmen — die Beschwerden im Ruhezustand einsetzen und verschlimmert werden, während Bewegung bessert ...

Rhus zeigt *Symptome, die einer Lähmung ähnlich sind*, ebenso aber auch *Symptomengruppen, die Muskel- und Gelenkrheumatismus gleichen.* Letztere setzen mit Heftigkeit ein, während der Patient ruht, und verstärken sich weiter, solange er stillhält — bis er schließlich gezwungen ist, sich zu rühren. Bei den ersten Bewegungen fühlt er sich noch sehr steif und empfindet außerordentlich starke Schmerzen, doch durch fortgesetztes Bewegen läßt die Steifigkeit allmählich nach, die Schmerzen nehmen deutlich ab, und er fühlt sich erheblich besser. ... Nachdem er sich aber eine gewisse Zeit ständig bewegt und dadurch Linderung erfahren hat, legen die Lähmungssymptome wegen der zunehmenden Erschöpfung Protest ein, und der Patient muß aus Ermattung und Kraftlosigkeit das Bewegen einstellen und zur Ruhe kommen. Dieses Ausruhen ist zunächst willkommen, weil es erleichtert — nicht die Schmerzen, aber das Erschöpfungsgefühl. Es dauert allerdings nicht lange, bis die Schmerzen in der alten Intensität wiederkehren; der Patient kann nicht umhin, sich erneut zu bewegen, und alles fängt von vorne an. Dies ist die Erklärung für die scheinbaren Widersprüche bei den Symptomen von Rhus.«

Kent sagt über den Rhus-Kranken: *»Er fühlt sich nie vollkommen wohl, und niemals findet er Ruhe.«*

Und Guernsey beschreibt dieses Charakteristikum — ***schlimmer in Ruhe und bei den ersten Bewegungen, besser bei Fortsetzung der Bewegung*** — wie folgt: »Wir müssen an das Mittel denken, wenn wir das unwiderstehliche Verlangen vorfinden, sich zu bewegen oder *alle Augenblicke die Lage zu verändern, was für kurze Zeit mit großer Erleichterung verbunden ist;* alsbald muß sich der Kranke von neuem bewegen, und wieder erlebt er kurzfristig die gleiche Besserung. ... *Nach dem Ausruhen ... wird beim ersten Bewegen eine schmerzhafte Steifheit verspürt, die sich dann durch die fortgesetzte Bewegung verliert.*«

Und er fügt hinzu: »Für eine stillende Mutter mit wunden Brustwarzen ist es äußerst schmerzhaft, wenn das Kind zu saugen beginnt; aber mit Fortdauer des Saugens wird der Schmerz sehr viel erträglicher.«

Kent nennt als Beispiel: »Heiserkeit zu Beginn des Singens, die nach den ersten Noten geringer wird; oder Heiserkeit, die nachläßt, wenn man kurze Zeit gesprochen hat.«

Farrington: »Mit Beschwerden einhergehende Palpitationen*; Herzklopfen durch körperliche Überanstrengung (ARNICA). Unkomplizierte, d.h. nicht mit Klappenfehlern verbundene Herzhypertrophie ... als Folge von Überanstrengung — bei Athleten und Männern, die mit schweren Werkzeugen arbeiten müssen (ARNICA). Herzklopfen nach großen Anstrengungen, meist mit Taubheitsgefühl im linken Arm und in der linken Schulter.«

Für Farrington ist Rhus das große Heilmittel bei Folgen von ***Überanstrengung***.

»Erleidet z.B. ein Blasmusiker nach einem langen Auftritt eine Lungenblutung, wird Rhus sein Heilmittel sein. Wenn jemand nach starker körperlicher Anstrengung von einer Lähmung befallen wird, wird das Leiden wahrscheinlich Rhus weichen.« (ARNICA — aber ARNICA hat nicht das *Zerrungsgefühl*, wie es für Rhus typisch ist. — Üble Folgen von Bergsteigen: ARSENICUM.) Bei ***Zerrungen, Verrenkungen, Verstauchungen*** kann Rhus beinahe als Spezifikum gelten.

---

* M. Tyler schreibt fälschlich »Dilatation« des Herzens. — d. Ü.

Eine gewisse Ausnahme, was die Bewegungsmodalitäten betrifft, stellt für Farrington die ***Lumbago*** dar: »Zu Beginn dieses Leidens ist Rhus zumeist das Mittel der Wahl, *ob der Patient nun durch Bewegung Linderung findet oder nicht**; große Schmerzen beim Versuch aufzustehen. Symptome, die auf Rhus hinweisen, sind ferner: steifer Nacken vom Sitzen in Zugluft; rheumatische Schmerzen zwischen den Schulterblättern, besser durch Wärme und schlimmer durch Kälte.«**

Farrington weiter: »Es gibt eine *Kolikform*, die durch Rhus heilbar ist: wenn der Schmerz gelindert wird durch Zusammenkrümmen *und durch Umherbewegen.* (COLOCYNTHIS: > durch Zusammenkrümmen, aber nicht durch Bewegung — wenngleich die Schmerzen den Patienten dazu treiben können.) …

Bei *Zellulitis der Augenhöhlen* ist Rhus nahezu spezifisch. …

Rheumatische Schmerzen in den Kiefergelenken, als ob das Gelenk bei Bewegung zerbrechen wollte. … Leichtes Ausrenken des Unterkiefers.«

Kent zu den *Magensymptomen:* »Diese Arznei zeigt teilweise sehr widersprüchliche Symptome, z. B. Hunger ohne Appetit, Hunger- oder Leeregefühl im Magen ohne Verlangen zu essen. [Zwar] Trockenheit des Mundes und Halses mit großem Durst oder unstillbarer Durst auf kalte Getränke, besonders nachts, bei Trockenheit im Mund — doch häufig führen kalte Getränke dazu, daß der Patient fröstelt und husten muß.«

Die strenge, geradezu unerbittliche *Periodizität* von Rhus-Vergiftungssymptomen bei auf die Pflanze empfindlichen Menschen veranschaulicht ein Fall, bei dem die Beschwerden sechzehn Jahre lang immer am gleichen Tag und sogar zur gleichen Stunde wiederkehrten, bis endlich TUBERCULINUM diesem Prozeß Einhalt gebot (H. C. Allen, nach Clarke); und bei einem anderen Fall (Hering) trat ein 24 Stunden währendes, brennendes Jucken der Haut jeweils am 13. Mai eines jeden Jahres von neuem auf.

* Hervorhebung durch den Übersetzer, der dies kürzlich am eigenen Leibe erfahren hat. Mehrere Tage hatte ich mich wegen einer Lumbago kaum bewegen können, weswegen ich nicht an Rhus dachte; andere Mittel halfen nicht. Erst als ich unbedingt eine länger währende körperliche Arbeit erledigen mußte, bemerkte ich, daß meine Schmerzen durch diese eher weniger wurden. Rhus 1 M in Wasserauflösung, und innerhalb eines halben Tages war ich nahezu beschwerdefrei. Diese Tatsache rief mir dann auch die wahrscheinlich auslösende Ursache in Erinnerung (die mich sonst schon früher an Rhus hätte denken lassen), daß ich nämlich tags zuvor einige schwere Steine geschleppt hatte — freilich ohne *unmittelbare* Folgen. — Anm. d. Ü.

** Das an dieser Stelle folgende Zitat habe ich ausgelassen, da es sich bei Farrington auf RHODODENDRON bezieht und nicht, wie von Tyler angenommen, auf Rhus. — d. Ü.

Nach Kent soll die Tatsache, daß sich jemand mit Rhus vergiftet, darauf hinweisen, daß er dieses Gift benötigt; er stellt die These auf, daß die Vergiftung in diesem Fall durch die vorherige Gabe einer Hochpotenz von Rhus hätte verhindert werden können. In einer früheren Ausgabe der *Homœopathy* habe ich einen Brief zitiert, der auf diese These Bezug nahm. Der Schreiber, ein gewisser Dr. Peters, gibt an, bei Reisen in den nördlichen und westlichen Teilen des Staates New York »von den dortigen Farmern erfahren zu haben, daß diese, sobald die Blätter des Giftsumach herauskommen, zwei oder drei von ihnen pflücken und darauf kauen, wonach sie die Pflanze ungestraft mit bloßen Händen anfassen können«. Ich persönlich würde allerdings beides nicht riskieren!

Rhus kann, wie Farrington schreibt, bei verschiedenen Formen von ***Paralyse*** indiziert sein, besonders bei rheumatischen Patienten, wenn die Beschwerden durch Überanstrengung oder Nässeexposition entstanden sind, wie z. B. nach Liegen auf einem feuchten Untergrund (DULCAMARA). In letzterem Fall, so meint er, bestehe die Ursache für das Leiden wahrscheinlich in einer rheumatischen Entzündung der Rückenmarkshäute. Die drei Mittel, die er bei Lähmung infolge *Kälteeinwirkung* erwähnt, sind Rhus toxicodendron, SULFUR und CAUSTICUM.

Rhus wirkt besonders auf die fibrösen Gewebe: auf Sehnen, Faszien, Nervenscheiden, Ligamente sowie auf die Gewebe, die die Gelenke umgeben — mehr als auf die Gelenke selbst (ebenso wie BRYONIA). Es hat einen großen Ruf bei der Behandlung von Lumbago und Ischias, wo diese keine mechanische Ursache haben — und bei ***Distorsionen***, wie auch Hahnemanns Prüfungssymptome bestätigen. Ich meine mich auch zu erinnern, daß es die prompte Besserung eines schlimm verstauchten Knöchels war, die einen unserer Ärzte dazu gebracht hatte, erstmals in die Homöopathie ›hineinzuriechen‹.

*Hauptsymptome**

Geist und Gemüt. Melancholisch, mißmüthig und ängstlich …; am schlimmsten in der Stube, durch Gehen in freier Luft gemindert.[1] (PULSATILLA)

* Mit [1] sind die Symptome aus Hahnemanns *Reiner Arzneimittellehre* markiert; die mit [2] gekennzeichneten Symptome stammen aus einer Prüfung von RHUS RADICANS, die Joslin 1859 in New York vornahm; sie ist im 63. und 64. Band der *A.H.Z.* in deutscher Übersetzung erschienen (ich zitiere nach der *Arzneimittellehre* von Possart); [3] bezeichnet einige von Helbig beobachtete Symptome, veröffentlicht 1833 in *Heraklides*, Heft 1. — d.Ü.

Traurig, fängt an zu weinen, ohne zu wissen, warum?[1]
Sehr unruhiges Gemüth …[1]
Große Bangigkeit die Nacht; er kann nicht im Bette bleiben.[1]

Schwindel. Beim Aufstehen, so schwindlich zum Vor- und Rückwärtsfallen.[1]

Augen. Augenentzündung.[1]
Großer Wundheitsschmerz um das rechte Auge.
Die Augen schlossen sich wegen starker Geschwulst und wurden entzündet.[1]
Starke Geschwulst der Augenlider.[1]
Linkes Auge durch geschwollene Lider verschlossen.
Entzündung der Augenlider.[1]
Die Augen sind roth und früh mit Eiter zugeklebt.[1]
Die Augen sind ihr früh mit eiterigem Schleime zugeklebt.[1]
Eine Schwere und Starrheit in den Augenlidern, wie Lähmung, als wenn es ihm schwer würde, die Augenlider zu bewegen.[1]

Nase. Der Nasenschleim läuft in Menge unwillkührlich aus der Nase, wie beim ärgsten Schnupfen, ohne daß er Schnupfen hat, früh nach dem Aufstehen aus dem Bette.[1] (NUX VOMICA)
Häufiges, sehr heftiges, fast krampfhaftes Nießen.[1]

Starke Geschwulst des ***Gesichts.***[1]
Gähnen so heftig und krampfhaft, daß Schmerz im Kiefergelenke entsteht, welches in Gefahr ist, ausgerenkt zu werden …[1]

Mund. Wundheitsgefühl und Röthe der Zungenspitze.[2]
Zunge trocken.[2]
Das Wasser läuft ihm im Munde zusammen …[1]
Im sitzenden Nachmittagsschlafe läuft ihm der Speichel aus dem Munde.[1]

[Halsweh, Schluckbeschwerden, mit stechenden Schmerzen,] ***Hals*** äußerlich stark geschwollen, infolge erheblicher Vergrößerung der Unterkiefer- und Ohrspeicheldrüsen.
Geschwollene, harte Ohren- und Unterkieferdrüsen.[1]

Starker ***Durst.***[1]
Durst und Trockenheit im Halse.[1]

Brust, Husten. Muthlosigkeit und Furcht, gefolgt von einem kurzen Husten von Kitzel und Reiz hinter der obern Hälfte des Brustbeines ...[2]
Pneumonie mit Husten und rostbraunem Sputum.

Rücken. Kreuz wie zerschlagen.[1]
Steifheit des Kreuzes, schmerzlich bei Bewegung.[1]
Beim Sitzen thut das Kreuz so weh, wie nach allzu starkem Bücken und Biegen des Rückens.[1]
Schwere und Drücken im Kreuze, wie wenn man einen Schlag darauf gethan hätte, beim Sitzen.[1]
Schmerz im Kreuze wie zerschlagen, wenn er still darauf liegt, oder still sitzt; bei der Bewegung fühlt er nichts.[1]
Wenn er auf der Seite liegt, thut ihm die Hüfte, und wenn er auf dem Rükken liegt, das Kreuz weh.[1]

Extremitäten. Nach einiger Anstrengung zittern die gebrauchten Glieder.[1]
Ein dem Zittern ähnliches Gefühl in den Armen und Beinen, auch in der Ruhe.[1]
Zuckungen von Gliedern und Muskeln.
Während und nach dem Spazierengehen sind ihm alle Glieder steif und gelähmt; es liegt ihm dabei zentnerschwer auf dem Nacken.[1]
Steifigkeitsempfindung beim ersten Bewegen des Gliedes nach Ruhe.[1]
Wenn sie vom Sitze aufsteht, ist sie wie steif.[1]
Die Glieder, worauf er liegt, vorzüglich der Arm, schlafen ein.[1]
Beim Liegen ein Ziehen in allen Gliedern.[1]
Bei mäßiger Anstrengung des Arms ein Zittern desselben.[1]
Im Arme heftig reißender Schmerz, am heftigsten beim Stillliegen.[1]
Ziehende und lähmende Beschwerden, des Nachts, im linken Arme.[3]
Stechen und Ziehen im linken Arme: es zog von oben herab und zu den Fingerspitzen heraus.[3]
Schmerz im linken Oberarme, als wenn die Muskeln oder Sehnen ungebührlich angestrengt wären, wenn das Glied weit auf- und rückwärts gebracht wird ...[2]
Zuckendes Reißen im Ellbogengelenke und im Handgelenke, auch in der Ruhe, besser bei Bewegung.[1]
Kraftlosigkeit und Steifheit der Vorderarme und Finger bei ihrer Bewegung.[1]
Kraftlosigkeits-Empfindung oben im rechten Vorderarme bei Bewegung, und in der Handwurzel schmerzt es wie verrenkt, beim Zugreifen.[1]
In der obern Seite der linken Handwurzel, beim Biegen, Empfindung, als wäre sie übergriffen (verrenkt).[1]

Beim Greifen ein Gefühl von Nadelstichen in den Fingerspitzen und in den palmaren Flächen der Fingerendglieder.

Spannen im linken Hüftgelenke beim Sitzen.[1]

In beiden Hüftgelenken ein drückender Schmerz bei jedem Tritte, und wie eine Lähmung in den vordern Muskeln der Oberschenkel.[1]

(Nachmittags) beim Gehen in freier Luft, sehr matt in den Unterschenkeln; er konnte sie kaum fortbringen, so schwer und zerschlagen waren sie (GELSEMIUM); aber nach einer Stunde Sitzen war alle Müdigkeit weg.[1]

Empfindliche Müdigkeit in den Unterschenkeln beim Sitzen, welche durch Gehen verging.[1]

Die Unterschenkel tun ihm weh, in keiner Lage kann er länger als einen Augenblick verharren.

Steifigkeit, besonders in den Knieen und Füßen.[1]

Spannen im linken Kniegelenke beim Aufstehen vom Sitze.[1]

Spannen im Kniee, als wenn es zu kurz wäre.[1]

An der innern Seite des rechten Kniees eine Dehnung mit Anspannung der Flechse [= Sehne], welches Unruhe im Fuße erregt.[1]

Reißen im Kniee und in dem Gelenke des Unterfußes [= Fußes], mehr in der Ruhe.[1]

Die Beine sind ihr so schwer und müde, als wenn sie weit gegangen wäre.[1]

Die Nacht, wenn sie die Füße über einander legt, Schmerz in den Schienbeinröhren; wie Dröhnen darin; sie mußte die Schenkel oft hin und her legen, und konnte davor nicht schlafen.[1]

In den Füßen Schwere und Spannen, wenn er sitzt; wenn er aber geht, blos Müdigkeit.[1]

Früh, beim Aufstehen, schmerzt der Fuß wie verrenkt oder vertreten.[1]

Ein Ziehen im ganzen Fuße, wie Lähmung, beim Sitzen.[1]

Ungemeine Mattigkeit in den Untergliedmaßen, am meisten in der Ruhe.[1]

Sehr große Mattigkeit, besonders beim Gehen im freier Luft.[3]

Müdigkeit, im Sitzen am schlimmsten, die sich im Gehen vermindert; beim Aufstehen vom Sitzen aber merkliche Steifigkeit.[1]

Große ***Unruhe***.

Außergewöhnliche Ruhelosigkeit nachts.

Sie konnte vor innerer Unruhe nicht still sitzen, sondern mußte sich auf dem Stuhle nach allen Seiten hin und her wiegen, und alle Glieder etwas bewegen.[1] (PYROGENIUM)

Große nächtliche Unruhe.[1]

Ruhelos bei Nacht, muß häufig die Lage wechseln.

Lähmung: nach ungewohnter Anstrengung; nach Entbindung; rheumatisch bedingt, durch Naßwerden oder Liegen auf feuchtem Untergrund; nach Malaria oder Typhus; ... die betroffenen Stellen sind (schmerzlos oder schmerzhaft) steif und lahm, mit Reißen, Kribbeln und Taubheit.

Haut. Erysipel mit zahlreichen Bläschen, die aufbrachen und acht Tage lang eine schleimige Flüssigkeit absonderten.*

Nach ca. 24 Stunden begann ein Jucken und Brennen, das zwischen einer halben Stunde und zwei Stunden anhielt; nach etwa 36 Stunden Anschwellung der Stellen, mit heftigem Jucken und Brennen, das durch Berührung oder Bewegung der betroffenen Teile noch stärker wurde — so als würden diese von heißen Nadeln durchbohrt (ARSENICUM); weiße, durchscheinende Bläschen erschienen auf der hochroten und entzündeten Haut (RANUNCULUS BULBOSUS).**

Feiner, roter Bläschenausschlag von Kopf bis Fuß, der fürchterlich juckte und brannte, besonders in den Gelenkbeugen; schlimmer nachts, wo er zu ständigem Kratzen führte, was jedoch wenig oder gar nicht erleichterte; Ausschlag fühlte sich auf Fingerdruck sehr hart an; Haut brennend heiß.

Das Gesicht wurde rot und ödematös und schwoll enorm an; dann wurden auch die Hände und die Haut des ganzen Körpers von einem scharlachartigen Exanthem überzogen, mit unerträglich juckendem Beißen; am vierten Tag bedeckten sich Handrücken und Unterschenkel mit Blasen, die aufbrachen und sich langsam abschälten. [Vergiftung bei einem Kind; d.Ü.]

Heftiges vesikuläres Erysipel des Gesichts und der Hände, begleitet von hohem Fieber.***

Brennende, juckende Ausschläge.

Urticaria: durch Naßwerden; bei Rheumatismus; mit Frostschauern und Fieber; < in kalter Luft.

Ekzem: rohe, exkoriierte Oberfläche; dicke Krusten, nässend und übelriechend ...

Brennende, juckende, »kriebelnde« Schmerzen. — Unablässiges Jucken und Kratzen. — Je mehr sie kratzt, desto größer wird der Drang dazu.

Wirkt auf Bindegewebe und Muskelgewebe.
Das Fleisch der erkrankten Stellen schmerzt bei Berührung.

---

* Wirkung vom Reiben der Wurzel am Unterarm. — d.Ü.
** Wirkungen nach Applikation der Tinktur auf einen Finger. — d.Ü.
*** Wirkung vom Auspressen des Safts aus den Blättern. — d.Ü.

Schmerz, als würde das Fleisch von den Knochen losgerissen; oder als ob an den Knochen geschabt würde.

Schmerzen wie verrenkt; Neigung zu Verrenkungen durch Heben schwerer Gewichte oder wenn man sich reckt, um an etwas heranzukommen.

Jeder Muskel tut weh, was bei körperlicher Betätigung verschwindet.

Entzündung von Sehnen und Muskeln durch Überanstrengung oder durch plötzliche Zerrung, wie z.B. bei einer Distorsion.

Weiche, rote und glänzende Schwellungen, wobei die entzündete Haut mit kleinen, schmerzhaften, weißen Bläschen bedeckt ist.

Lymphknoten und Drüsen geschwollen, heiß, schmerzend; verhärtet; eiternd.

Böse Folgen von Naßwerden, besonders nach Erhitzung.

Frost, Fieber. Husten während des Frostes; trocken, quälend, ermüdend.

Schleichende Fieber: Zunge trocken und braun — oder rot wie gehäutet; Sordes auf den Zähnen; durchfälliger Stuhl; große Schwäche; Kraftlosigkeit der unteren Gliedmaßen, kann sie kaum anziehen; große Unruhe nach Mitternacht; muß sich oft bewegen, um Erleichterung zu erfahren.

Typhus: Patient ist von mildem Temperament; Delirium mild, nicht heftig, doch mag er zuweilen versuchen, aus dem Bett zu springen oder wegzulaufen …; psychische und physische Unruhe, windet sich beständig im Bett, liegt mal auf der einen, mal auf der anderen Seite, mal setzt er sich auf, dann legt er sich wieder hin; oder er möchte, zu Beginn der Krankheit, wegen der großen Schwäche vollkommen still liegen, fühlt sich völlig erschöpft und ist gleichgültig gegenüber allem …; Halluzinationen; fürchtet, vergiftet zu werden, verweigert Medizin und Speisen …

Akute Krankheiten nehmen typhoide Züge an: Dysenterie, Peritonitis, Pneumonie, Scharlach, Diphtherie.

◊

Wie wir gesehen haben, hat Rhus *ganz klar umrissene Wirkungsbereiche.* Auf der Haut führt es zu Bläschenbildung und Erysipel. Es ruft Vergrößerung und Entzündung aller Lymphknoten und Drüsen hervor, einschließlich der Parotiden und der Peyer-Plaques (DROSERA); letzteres deutet bereits auf seine große Nützlichkeit beim Typhus hin. Dunham: »Es wirkt depressorisch auf das Verdauungssystem und verlangsamt alle Funktionen desselben …; es dämpft das Sensorium und reduziert die Fähigkeit, zusammenhängend zu denken«; ein Beispiel von Hahnemann: »Wenn er 12 schreiben wollte, so setzte er die 1 hin, auf die 2 aber konnte er sich nicht besinnen.« Nach Dunham ist die Kraftlosigkeit von Rhus, die einer Lähmung nahekommt, in den unteren Extremitäten stärker ausgeprägt. Er faßt die Wirkung des Mittels wie folgt zusammen: »Es verursacht eine Art von rheumatischer Erkrankung der Muskeln und Bänder, die durch Bewegung gemildert, und eine Lähmung, die durch Bewegung verstärkt wird; eine offenbar passive Kopfkongestion, erleichtert durch Ruhe; eine Schwäche der Verdauungsorgane, gekennzeichnet durch mangelnden oder verdorbenen Appetit sowie Auftreibung des Bauches; eine seröse Infiltration des Zellgewebes in verschiedenen Körperteilen wie Gesicht, Rachen, Genitalien, Füße; einen gewöhnlich bläschenförmigen Ausschlag; allgemein scharfe Absonderungen — Tränen, Nasenschleim, Urin, Monatsfluß, Inhalt der Hautbläschen; eine allgemeine Depression [Trübung] des Sensoriums.«

Praktisch wird Rhus jedoch nur aufgrund seiner eigentümlichen Modalitäten verschrieben, und das bei *jeder* Krankheit: aufgrund seiner Ruhelosigkeit, seiner zeitweiligen Besserung durch Bewegung, seiner Unverträglichkeit von Feuchtigkeit und Kälte sowie der Ätiologie der meisten seiner Beschwerden — ***kalte Durchnässung*** oder ***Verkühlung durch Feuchtigkeit***, besonders wenn man erhitzt ist (DULCAMARA).

◊

Es gibt noch andere Rhus-Arten, die in der Homöopathie Verwendung finden. RHUS RADICANS (der Kletternde Giftsumach, auch Wurzelsumach oder Giftefeu genannt), von dem Jahr viel hält, scheint mir bei Lumbago, Ischias und selbst Kopfschmerzen ein noch potenteres Heilmittel zu sein als Rhus toxicodendron (Giftsumach, Gifteiche). Hahnemann hat aber, wie aus der Überschrift seines Kapitels in der *Reinen Arzneimittellehre* ersichtlich, beide Arzneien in seine Prüfung eingeschlossen.* Dann gibt es noch RHUS AROMATICA (den Wohlriechenden Sumach), einen ungiftigen Strauch, der (in der ø) einen Ruf bei Diabetes hat. RHUS VENENATA soll noch giftiger sein als Rhus toxicodendron und muß mit äußerster Vorsicht behandelt werden; es heißt, es entfalte bei Hauterkrankungen noch größere Heilwirkungen. Auch scheint es die Knochen stärker anzugreifen als Rhus toxicodendron, besonders wo diese nah an der Oberfläche liegen, »direkt unter der Haut, mit nichts dazwischen« (Hering). Schließlich gibt es noch RHUS DIVERSILOBA, ebenfalls ein Heilmittel bei Ekzem und Erysipel, und RHUS GLABRA — sie alle sind in Clarkes *Dictionary* zu finden und werden dort ausführlich besprochen.

---

* Wie es scheint, hat Hahnemann sie sogar für identisch gehalten, denn er überschreibt sein Kapitel in der *Reinen Arzneimittellehre* so: »*Wurzel-Sumach,* (Rhus radicans oder auch toxicodendron genannt).« — Anm. d. Ü.

Ergänzung des Übersetzers. Eine ausführliche Darstellung der Vergiftungswirkungen von RHUS VENENATA findet sich in der *Homöopathischen Arzneimittellehre* von Alphons Possart. Aus der Einleitung zu diesem Kapitel möchte ich folgende interessante Passage zitieren:

»H. Thomas sagt: RHUS VENENATA ist in der ganzen Rhusfamilie die giftigste Pflanze. Einige Amerikaner sind so empfindlich gegen die Einwirkung derselben, dass, wenn sie nur vor dieser Pflanze vorübergehen, sie Wochen lang von den Folgen zu leiden haben. Die Berührung der Pflanze erzeugt zuweilen einen typhösen Zustand oder eine fieberhafte Bläschen-eruption. — Oehme in Concord: RHUS VENENATA vergiftet Viele, die Rhus toxicodendron nicht affizirt, und umgekehrt; Manche werden von beiden vergiftet, Manche von keinem von beiden. Das Eindringen des Saftes von RHUS VENENATA in die Haut vergiftet wahrscheinlich Jeden. Die Vergiftungen mit ihm sind im Allgemeinen viel intensiver und länger anhaltend, als die mit Toxic.; bei letzterem ist die seröse Exsudation auf der Haut sehr profus (Eczem mit profuser Exsudation), bei ersterem dagegen ist die seröse Exsudation auf der Haut sehr gering, aber trockne Exantheme mit Jukken und Geschwulst sehr bedeutend.«

Ruta graveolens

WEINRAUTE, GARTENRAUTE

»Hier ist Raute für Euch!«[*] ... Eine uralte Arzneipflanze von großer Heilkraft; »Kraut der Gnade« — »Kraut der Reue«.[**] Sie wurde als wertvoller Schutz gegen Hexen angesehen — und als »Gegenmittel gegen alle gefährlichen Arzneien und tödlichen Gifte«, wie uns Culpeper berichtet. Sie war Bestandteil der ›Mithridate‹[***], also eines jener Gifte, die Mithridates, König von Pontus, täglich zu sich nahm, mit der Absicht, *»sie zu einer Art Speise zu machen, auf daß sie ihrer Macht beraubt würden«*. So soll er unter anderem täglich zwei der winzigen Rautenblätter gegessen haben, um sich gewissermaßen daran zu gewöhnen und sich so gegen Vergiftungen zu immunisieren. Und da die Raute ein Gift ist, ist sie auch von arzneilicher Wirkung.

Sie ist als Abtreibungsmittel verwendet worden, doch hat sie diesen Zweck nur auf höchst langwierige und leidvolle Weise erfüllt, nicht selten mit tödlichem Ausgang — ähnlich wie manch andere Methode, die für Schwangerschaftsabbrüche eingesetzt wurde.

Unter den vielen Arzneien ist mir Ruta graveolens ein besonders lieber Freund geworden. Erstmals habe ich sie als eine Pflanze kennengelernt, die unsere Gärtner in einer ungenutzten Ecke des Gemüsegartens zu ziehen pflegten, um daraus eine Salbe für wunde Kuheuter zu bereiten. In Salbenform wirkt sie oft auch sehr gut gegen Frostbeulen! Früher wurde ich einmal eine Zeitlang regelmäßig um Rautensalbe gebeten, als ein junger Neffe von mir mit so schlimmen Frostbeulen zu tun hatte, daß er im Bett bleiben mußte und nicht zur Schule gehen konnte ... wenn er nicht dieses Mittel bekam. Gute Wirkungen konnte ich von der Salbe auch bei Bursitis praepatellaris (›Dienstmädchenknie‹) beobachten, wie überhaupt bei allen Schleimbeutelentzündungen; doch hier scheint Ruta innerlich in der 200. Potenz ebensogut zu wirken. [Die Zubereitung dieser Salbe schildert Tyler im AGARICUS-Kapitel, S. 100. — d. Ü.]

---

[*] »Hier ist Raute für Euch, und hier etwas für mich! Wir dürfen sie Gnadenkraut des Sonntags heißen ...« (Hamlet IV,5). — Anm. d. Ü.

[**] »Herb of Grace«, »Herb of Repentance«; der englische Name der Raute, »rue«, bedeutet auch »Reue« (worauf auch Shakespeare anspielt). Zudem könnte ein Zusammenhang damit bestehen, daß in der römisch-katholischen Kirche Rautenzweige als Weihwasserwedel benutzt wurden. Ruta ist nicht zu verwechseln mit unserem »Gnadenkraut«, *Gratiola officinalis*. — Anm. d. Ü.

[***] ›Mithridate‹ waren süße Mixturen, die über 50 Gifte enthielten; sie wurden bis ins späte Mittelalter als Vorbeugungsmittel gegen Giftanschläge verkauft. — Anm. d. Ü.

Das Mittel wurde von Hahnemann und einigen seiner Mitstreiter geprüft, und es hat, wie wir noch sehen werden, klar umrissene Wirkungsbereiche: *Augen — Anus — Überbeine* und ähnliches — *Verletzungen der Knochenhaut — Verstauchungen*, besonders *der Handgelenke und Knöchel.* Es ist (wie ARNICA) ein großartiges Verletzungsmittel und hilft nicht nur bei Verletzungen der Weichteile, sondern, wie erwähnt, auch bei solchen von Knochen und Periost; und bei Distorsionen (RHUS TOXICODENDRON). Auch bei Hauterkrankungen, bis hin zum Erysipel, kann es von Nutzen sein. Wie RHUS TOXICODENDRON hat das Kraut bei manchen Menschen, die mit ihm in Berührung gekommen waren, starke Hautreaktionen hervorgerufen; bei *manchen* Menschen! — nicht allen, denn ich selbst z.B. habe es über Jahre immer wieder ›ungestraft‹ angefaßt, ohne irgendwelche schädlichen Folgen.

Nun wollen wir hören, was Hahnemann über die Raute zu sagen hat (*Reine Arzneimittellehre,* Band 4). »Diese so kräftige Pflanze, die bisher fast bloß als Hausmittel vom gemeinen Manne in unbestimmten Fällen, nur so blindhin angewendet ward, bekommt schon durch folgende (nur allzu wenige!) von ihr beobachtete Symptome eine ansehnliche Bedeutsamkeit. Der homöopathische Arzt sieht, welche besondre, wichtige Krankheitsfälle er damit heben kann.

Wenn Rosenstein ... die Hülfe, welche die Raute in den Augenbeschwerden und der Trübsichtigkeit *von allzu vielem Lesen* leistete, nicht genug zu rühmen weiß, ein Lob, worin Swedjaur und Chomel mit ihm einstimmen, so muß man sehr verblendet seyn, wenn man nicht sehen will, daß dieß einzig durch die homöopathische Kraft der Raute erfolgen konnte, durch die sie einen ähnlichen Zustand bei Gesunden hervorbringen kann.« Er verweist auf die Symptome 38 und39:

Es ist ihm vor den Augen, als wenn er das Gesicht durch Lesen allzusehr angestrengt hätte.

Schwacher, druckähnlicher Schmerz im rechten Auge, mit Verdunkelung der Umgebungen, wie wenn man einen die Augen belästigenden Gegenstand allzu lange beobachtet hat.

Hier könnte man auch das folgende Symptom (Nr. 40) noch anführen:

»Ein Hitzgefühl und Feuern in den Augen und Wehthun derselben, wenn er (Abends bei Lichte) liest.«

Und er fährt fort: »Durch eine so treffend ähnlich wirkende Arznei wird nicht etwa das Uebel vermehrt und verschlimmert, wie die in ihrem Stumpfsinn sich so weise dünkenden Gegner, *ohne die Erfahrung zu fra-*

gen, mit lächerlich befürchtender Miene *ausvernünfteln* wollen; nein! geheilt, schnell und dauerhaft geheilt wird es (wenn nicht ein miasmatisches Siechthum zum Grunde liegt), zur bittern Kränkung und Beschämung dieser, die wohlthätigste aller Wahrheiten von sich stoßenden, hochgelahrten Schlendrianisten.«

Hahnemanns treffende Ausdrücke sind köstlich zu lesen …*»Hausmittel in unbestimmten Fällen«;* Gegner, die »mit lächerlich befürchtender Miene ausvernünfteln wollen«, die, »ohne die Erfahrung zu fragen, *in ihrem Stumpfsinn sich so weise dünken*« — aber das tun wir wohl alle, mehr oder weniger; wie beim Wahnsinn dürfte es nur eine Frage des Grades sein.

Die gesperrt gedruckten Symptome bei Hahnemann vermitteln zumeist eine gute Vorstellung von dem Wirkungskreis und den besonderen Angriffspunkten eines Mittels. Gehen wir sie bei Ruta einmal durch, werden wir zweifellos dessen große Auswirkungen auf die *Augen* bemerken; hauptsächlich sind es jedoch die *Augenmuskeln*, die von Ruta in Mitleidenschaft gezogen werden, sie ermüden leichter und akkommodieren nicht mehr richtig. Heftig entzündete Augen dagegen scheint es nicht hervorzurufen, anders als beispielsweise ARGENTUM NITRICUM. Unser großer Dichter Milton hat also genau ins Schwarze getroffen: *»Dann reinigte er mit Augentrost und Raute den Sehnerv ihm, denn er hatte viel zu sehen.«*[*] Ich erinnere mich an eine Frau auf dem Lande, die weitsichtig geworden war und ihr eingeschränktes Sehvermögen mit einer Brille kompoensieren mußte. Eine Gabe Ruta (in der ø, soweit ich mich entsinne) besserte die überanstrengten Augen so sehr, daß sie die Brille nicht mehr brauchte.

Wenn wir die Hauptsymptome weiter durchgehen, fallen insbesondere Empfindungen auf wie *»Müdigkeit«* oder *»Mattigkeit«* — *»wie von Verrenkung«* — *»wie von Stoß oder Quetschung«* — *»wie von einem Falle«* — und immer wieder *»wie zerschlagen«*, ja sogar *»als wären sie* (die Oberschenkel) *mitten durchgeschlagen«;* und schließlich *Kraftlosigkeit*, vor allem der Beine bzw. der Oberschenkel.

Die wohltuende Wirkung von Ruta auf schmerzende und verstauchte Handgelenke habe ich oft beobachten können; es scheint eine besondere Affinität zu Handgelenken und Knöcheln zu haben. Wenige Prüfer haben das Mittel ihre Handgelenke peinigen lassen, auf daß es vielen die verstauchten Handgelenke heilen möge — ›in alle Ewigkeit‹. In der Homöopathie jedenfalls ist es wahrhaft hilfreich, wenn wenige stellvertretend für viele leiden!

---

[*] John Milton (1608–1674): »Then purg'd with Euphrasie and Rue the visual nerve, for he had much to see«, in *Paradise Lost*, XI, 414. Gemeint ist hier der Erzengel Michael, der Adam den Sehnerv reinigt, weil dieser »viel zu sehen hat«. Der Augentrost ist unser EUPHRASIA. — Anm. d. Ü.

Guernsey schreibt über Ruta in seinen *Keynotes:*

»Verletzungen der Knochenhaut, wie man sie bei einem Sturz oder Unfall erleidet; das Periost schmerzt heftig und fühlt sich wie gequetscht oder zerschlagen an.

Wenn nach einer Entbindung die Rektumschleimhaut aus dem After hervortritt; Analprolaps, der sich bei jedem Stuhlgang einstellen kann.

Schmerzen ›wie zerschlagen‹ in den äußeren Teilen und in den Knochen; Schmerzhaftigkeit der Knochen im allgemeinen; Wunden, bei denen die Knochen verletzt wurden ...

Affektionen hauptsächlich der linken Kopfseite, der Blase, der Handgelenke, der Lendengegend, der Knochen der unteren Extremitäten.

Schlimmer: beim Liegen auf der schmerzenden Seite; beim starren Sehen auf einen Gegenstand, wie z.B. bei Uhrmachern, bei Leuten, die feine Näharbeiten verrichten, etc.; durch Essen von ungekochten Speisen.«

Ruta geht es schlechter durch Kälte und Nässe, besser durch Bewegung (alles wie bei RHUS TOXICODENDRON!).

Übelkeit kann allgemein an vielen Orten des Körpers empfunden werden (ich bin geradezu eine Sammlerin der Lokalisationen geworden!): bei **Cycl.**, **Ph-ac.** und **Stann.** und anderen im Hals; unter »Magen« (der Hauptrubrik) finden wireine halbe Seite voller Mittel, darunter auch **Ip.**, das hierfür das Mittel par excellence ist; bei einigen Mitteln (*Phel.* und *Puls.* im zweiten Grad) im Abdomen. Für Ruta nennt Clarke eine ganz eigentümliche Lokalisation aus einem klinischen Fall: *»Übelkeit wird im Rektum empfunden.«*

Nash hält Ruta für eines unserer besten Mittel bei *Rektumvorfall* (IGNATIA, ACIDUM MURIATICUM, PODOPHYLLUM, ALOE). Und bei Überanstrengung der Augen ist es ihm zufolge das am häufigsten indizierte Mittel; »zwei weitere Mittel, an die hier zu denken ist, sind NATRIUM MURIATICUM und SENEGA.«

Übrigens, was seine Verwendung bei Leiden des Rückens, der Synovialhäute sowie bei Ischias betrifft: Es scheint eine sinnvolle Praxis zu sein, nach Reposition von Subluxationen im Beckenbereich ein oder zwei Dosen Ruta zu verabreichen. Nach meinen Beobachtungen kann der Schmerz, der nach solchen Manipulationen manchmal ein bis zwei Tage anhält, auf diese Weise vermindert oder ganz verhütet werden.

Abschließend noch einige Ausführungen von Kent. Viele Symptome von Ruta sind, wie er sagt, im Repertorium nur schwer einzuordnen; daher sei es wichtig, das *Wesen* der Arznei zu erkennen. Ruta ähnelt RHUS TOXICODENDRON, so Kent, in seiner Empfindlichkeit gegenüber Kälte und kalter Nässe wie auch in seinem Leiden infolge Überbeanspruchung oder Überanstrengung. Darüber hinaus aber hat Ruta, mehr als jedes andere Mittel, Knochenhautbeschwerden durch Verletzungen: schmerzhafte Knoten bleiben im Periost bestehen; langsame Heilungstendenz; nach Prellungen bleiben Indurationen zurück. Verhärtete Gewebsmassen in den Sehnen, z.B. in den Händen durch häufiges Greifen und Umklammern eines Werkzeugs (Hammer, Brechstange); allmählich zunehmende Beugekontrakturen, bis die Hände ständig gekrümmt bleiben [Dupuytren]; auch die Füße können dauernd flektiert sein, so daß die Sohlen zunehmend konkav und die Zehen unter die Füße gezogen werden (vgl. CAUSTICUM).

Bei Augenbeschwerden infolge von Überanstrengung vergleicht Kent Ruta u.a. mit ARGENTUM NITRICUM. Eine Unterscheidung ist aber leicht möglich: Ruta wird durch Kälte verschlimmert, ARGENTUM NITRICUM hingegen durch Wärme; der Ruta-Patient möchte es warm haben, ARGENTUM NITRICUM hält sich lieber im Kühlen auf.

Ruta hat, wie PHOSPHORUS, heftigen, unstillbaren Durst auf eiskaltes Wasser und kann nicht genug davon bekommen.

In bezug auf Neuralgien u.ä. stellt er fest: »Ruta hat alle Arten von Schmerzen, die man sich nur vorstellen kann, es gibt keine Schmerzqualität, die sich hier nicht finden ließe; stets aber werden diese im Liegen und durch Kälte verschlimmert. ... Heftigste Ischiasbeschwerden; ... erträglich während des Tages, aber sich steigernd, sobald er sich abends niederlegt.« Äußerste Ruhelosigkeit, wie bei RHUS TOXICODENDRON; Zerschlagenheitsgefühl, wie bei ARNICA ...

Zusammenfassend kann man sagen, daß Ruta ohne Zweifel zu unseren großen Verletzungsmitteln gehört.

*Hauptsymptome**

Kopf. Ein stechend ziehender Schmerz vom Stirnbeine bis zum Schlafbeine [=Schläfenbein].[1]

Von den Schläfebeinen bis zum Hinterhaupte, in der Beinhaut, Schmerz wie von einem Falle.[1]

Stechen im linken Stirnbein, beim Lesen von bloss vier Zeilen.[2]

Ein taktmäßig drückender Schmerz im Vorderkopfe.[1]

* Mit [1] sind die Symptome aus Hahnemanns *Reiner Arzneimittellehre* markiert; die mit [2] bezeichneten Symptome sind einer Prüfung von Schelling entnommen, publiziert in der *A.H.Z.*, Band 84, S.44. — d.Ü.

Augen. Ein Hitzgefühl und Feuern in den Augen und Wehthun derselben, wenn er (Abends bei Lichte) liest.[1]

Es ist ihm vor den Augen, als wenn er das Gesicht durch Lesen allzusehr angestrengt hätte.[1]

Ermüdungsschmerz in den Augen, beim Lesen.[2]

Wehtun in und über den Augen, mit verschwommenem Sehen, nach Überanstrengung der Augen bei feiner Arbeit.

Sehr schwaches Gesicht, als wären die Augen zu weit ausgespannt [= zu stark angestrengt].[2]

Asthenopie: Empfindlichkeit aller Gewebe des Auges durch Überbeanspruchung oder durch angestrengtes Sehen bei feiner Arbeit; die Augen fühlen sich nachts wie Feuerbälle an; verschwommenes Sehen, die Buchstaben scheinen ineinanderzulaufen, Tränenfluß.

Unter dem linken Auge, ein Brennen.[1]

Jücken in den innern Augenwinkeln und an den untern Augenlidern, das nach Reiben beißend wird, wobei das Auge voll Wasser läuft.[1]

Krampf am untern Augenlide, der Randknorpel (Tarsus) zieht sich hin und her, und wenn es nachläßt, läuft Wasser aus beiden Augen ...[1]

Ohren. Im Ohre ist es ihm, als führe man mit einem stumpfen Holze darin herum, eine Art kratzendes Drücken.[1]

In den Ohrknorpeln, Schmerz, wie nach einer Quetschung.[1]

Unter dem Zitzfortsatze [= Processus mastoideus], ein Schmerz wie von einem Stoße oder Falle.[1]

Spannungsgefühl im ***Magen***, durch Trinken von Milch sehr gemildert.

Abdomen. In der Lebergegend, ein drückend nagender Schmerz.[1]

Rektum. Im Sitzen, reißende Stiche im Mastdarme.[1]

Reißen im Mastdarme und in der Harnröhre, außer dem Harnen.[1]

(Einige weitere wichtige Symptome in diesem Bereich:

Mastdarmvorfall; ... Stuhl tritt beim Vornüberbeugen oft unwillkürlich aus; ... Prolaps tritt bei Stuhlgang immer ein, bisweilen aber auch ohne Defäkation ...

Heraustreten des Rektums nach der Entbindung.

Analprolaps, seit einer Dysenterie ein halbes Jahr zuvor.)

Ein Nagen in der linken ***Brust.***[1]

In der rechten Brustseite, ein nagender Schmerz, mit etwas Aetzendem und Brennendem verbunden.[I]

Rücken. Im Rückgrate, Schmerz wie zerschlagen und kreuzlahm.[I]

Extremitäten. Jücken auf dem linken Oberarme, das zum Kratzen reizte.[I]

Im linken Ellbogengelenke, Schmerz, wie von Stoß, mit Schwäche im Arme.[I]

Die Knochen der Handgelenke und des Handrückens schmerzen wie zerschlagen, in Ruhe und Bewegung.[I]

In den Knochen um die Hüften, Schmerz, wie von Stoß oder Fall.[I]

Die ganze vordere Fläche der Oberschenkel ist wie zerschlagen und beim Anfühlen schmerzhaft.[I]

Streckt er die Untergliedmaßen auch nur wenig aus, so schmerzen die Oberschenkel, als wären sie mitten durchgeschlagen.[I]

Im hintern Theile des Oberschenkels und oberhalb des Kniees ist es ihm, wie zerschlagen.[I]

Nach dem Sitzen und Aufstehen kann er nicht gleich gehen; er fällt wieder zurück ...[I]

Er fällt beim Gehen von einer Seite zu der andern; die Füße halten ihn nicht; er hatte in den Oberschenkeln keine Kraft und keinen Halt.[I]

Das Ersteigen der Stufen, so wie das Herabsteigen, fällt ihm schwer; die Beine knicken zusammen.[I]

Er darf nicht stark auf die Füße treten, es schmerzen die Knochen des Unterfußes [=Fußes], mit Hitzempfindung.[I]

Im linken Fußgelenke, an der vordern Seite, ein aus Pochen und Hacken zusammengesetzter Schmerz, als wäre daselbst ein Geschwür.[I]

Die Fußknochen schmerzen in der Ruhe brennend und ätzend.[I]

Lahmheit nach Distorsionen, besonders von Handgelenken und Knöcheln.

Im Liegen schmerzen alle Theile, worauf er liegt, wie zerschlagen, selbst im Bette.[I]

Er kann sich mit dem Körper nicht biegen; es schmerzen alle Gelenke und die Hüftknochen, wie zerschlagen.[I]

Beim Anfühlen der schmerzenden Theile, besonders der Hüften und Schenkelknochen, thut es wie zerschlagen weh.[I]

Er weiß nicht, wo er die Beine hinlegen soll vor Unruhe und Schwere, er legt sie von einer Stelle zur andern und wendet sich mit dem Körper bald auf diese, bald auf jene Seite.[I]

Gewebe. Prellungen und andere mechanische Verletzungen von Knochen und Periost; Verstauchungen; Periostitis; Erysipel.
Knochenläsionen und Frakturen; skrofulöse Exostosen.

Kälte vom Rückgrate herab.[1]

Schlaf. Gähnen, Renken [=Recken] und Ausstrecken der Hände; darauf befällt ihn Schläfrigkeit.[1]
Oefteres Aufwachen die Nacht, gleich als wäre es Zeit aufzustehen.[1]
Lebhafte, verworrene Träume.[1]

Eines der ***eigentümlichen Symptome*** von Ruta ist: »Krampf in der Zunge, mit erschwerter Sprache.«[*]
Ein weiteres: Übelkeit wird im Rektum empfunden.

[*] Aus Bönninghausens *Uebersicht der Eigenthümlichkeiten und Hauptwirkungen der homöopathischen Arzneien.* — d.Ü.

Sanguinaria canadensis

KANADISCHE BLUTWURZEL

Wenn ich an rezidivierende Migränebeschwerden denke, kommen mir schnell auch Arzneien außerhalb der Polychreste in den Sinn, vor allem IRIS VERSICOLOR und Sanguinaria. Ein Vergleich dieser beiden Mittel, um ihre großen Unterschiede wie auch ihre Gemeinsamkeiten kennenzulernen, ist sicherlich sinnvoll, und ich möchte in aller Kürze einen diesbezüglichen Versuch unternehmen; denn bekanntlich gibt es keine bessere Art, etwas zu lernen, als es zu lehren. Der Lernende mag wenig oder viel aufnehmen — das hängt vielleicht etwas davon ab, wie ihm die Sache dargeboten wird und inwieweit sie ihn interessiert und seine Aufmerksamkeit fesselt —, doch der Lehrende ist gezwungen, sein Thema wirklich zu studieren und richtig ›aufzubereiten‹, und deshalb wird der Stoff bei ihm wohl ›tiefer gehen‹, so daß auch mehr davon hängenbleibt.

Sanguinaria hat sich, wie IRIS, einen großen Ruf als Heilmittel bei *Migräne* erworben. Sanguinaria gehört jedoch zu der ›Sonnen-Kopfschmerz‹-Variante: der Kopfschmerz beginnt mit Sonnenaufgang und wird im Laufe des Tages heftiger, um dann zum Abend hin wieder nachzulassen — bei IRIS gibt es nichts dergleichen. Andere Mittel, die bei dieser Modalität in Frage kommen, sind **Glon.**, *Kalm.*, *Nat-m.*, *Phos.*, *Spig.*, *Stann.*[*]

Sanguinaria fehlt auch die brennende Schärfe von IRIS. Es greift mehr die Lungen an als den Verdauungstrakt, den wiederum IRIS auf seiner ganzen Länge in Mitleidenschaft zieht. Sanguinaria ist ein großes Lungenheilmittel; selbst bei Lungentuberkulose kann es von Nutzen sein. Um diesen Unterschied zu illustrieren: Hahnemann ordnet die Symptome seiner Prüfungen regelmäßig in einer bestimmten Weise an (und nach seinem Beispiel haben all seine Nachfolger bei ihren Materiae Medicae und Repertorien dasselbe nützliche Schema angewandt), nämlich zunächst in einem ersten Durchgang die Symptome des gesamten Verdauungstrakts, beginnend mit dem Mund und dann abwärts über Speiseröhre, Magen, Darm, Rektum, Anus und Stuhl, unter Hinzufügung der die Verdauungssäfte produzierenden Organe Leber und Pankreas; in dieses ganze System greift IRIS auf schreckliche Weise ein, und darum vermag es dort lokalisierte Beschwer-

[*] Die Rubrik, aus der Tyler alle mindestens zweiwertigen Mittel zitiert, heißt in Kellers deutscher Bearbeitung des Kentschen Repertoriums: »Kopfschmerz, Allgemeines, Morgens, Sonne, nimmt zu und ab mit der S.« *Sang.* ist hier, ebenso wie in einer ähnlichen Rubrik (»… kommt und geht mit der Sonne«), zweiwertig vertreten. — Anm.d.Ü.

den auch zu heilen. Dann beginnt Hahnemann in einem zweiten Durchgang wiederum beim Mund [bzw. bei der Nase; d.Ü.] und geht von dort das Atmungssystem durch; und dieses unterliegt — ›zum Guten wie zum Bösen‹ — besonders dem Einfluß von Sanguinaria. Wenn man es sich auf diese Weise einmal klargemacht hat, ist es gar nicht mehr schwer, diese beiden Arzneien einzuordnen und ihre Möglichkeiten und Besonderheiten zu erkennen.

So weit mein kleiner Versuch, vor allem die Wirkungsbereiche dieser beiden ›Migränemittel‹ herauszustellen; doch vergessen wir nicht: es sind nur zwei Mittel unter vielen.

*Die Hauptsymptome von Sanguinaria**

(d.h. die Symptome, die am häufigsten in den Prüfungen aufgetreten und durch Heilungen bestätigt worden sind. Sie werden natürlich von jedem Lehrer und jedem Lehrbuch, das die ›Blutwurzel‹ behandelt, angeführt.)

Kopf. Blutdrang nach dem Kopfe mit Ohrensausen und vorübergehendem Hitzgefühl; darauf Würmerbeseigen**, als wollte es zum Erbrechen führen ...[1]

Kopfschmerz beginnt im Hinterkopf, breitet sich von dort nach oben aus und setzt sich schließlich über dem rechten Auge fest.

Periodische Migräne; gewöhnlich des Morgens beginnend, den Tag hindurch sich steigernd, bis zum Abend anhaltend; der Kopf fühlt sich an, als ob er zerspringen sollte oder als ob die Augen herausgepreßt würden; klopfende oder durchs Gehirn lanzinierende Schmerzen, < auf der rechten Seite, besonders in Stirn und Scheitel; gefolgt von Frostschauern, Übelkeit und Erbrechen von Speise oder Galle; muß sich hinlegen und stilliegen; durch Schlaf gemindert.

---

* Die mit [1] bezeichneten Symptome stammen aus der Zusammenstellung von Hering, die dieser 1845 im *Neuen Archiv für die homöopathische Heilkunst* (2. Band, 2. Heft) veröffentlicht hat. Die Prüfung selbst wurde jedoch hauptsächlich von Dr. Bute vorgenommen. — d.Ü.

** Dieser bei Hahnemann und seinen Zeitgenossen häufig auftauchende Begriff bedeutet soviel wie »Wasser- bzw. Speichelzusammenlaufen im Munde«. Stauffer (*Homöotherapie*, S.437) bringt ihn in Zusammenhang mit einem hypaziden Zustand des Magens; er schreibt: »Bei Hypazidität stellen sich nicht selten Anfälle von schmerzhaften Magenkontraktionen ein mit Übelkeit, Brechreiz und reflektorischem, starkem Speichelfluß mit Würgen, seltener kommt es zu Speiseerbrechen. Der reichlich ausgespuckte klare Speichel, der mundvollweise kommt, kann infolge des Würgens mit zähem, fadenziehendem Speiseröhrenschleim vermischt sein. Diesen Symptomenkomplex nannten die alten Ärzte ›*Würmerbeseigen*‹ und er entspricht ganz der Hypochlorhydrie.« — Anm. d. Ü.

Der Kopfschmerz kommt anfallsweise.[1]
Kopfschmerz mit Uebelkeit und Frost, darauf fliegende Hitze vom Kopfe bis in den Magen.[1]

Augen. Neuralgie in und über dem rechten Auge.

Nase. Nasenpolypen.[1]

Ohren, Gesicht. Brennen der Ohren mit einer rothen Backe.[1]
Peinigender Husten mit Auswurf bei umschriebener Backenröthe.[1]

Hals. Brennen im Rachen …[1] — Brennen im Schlunde[1]; im Ösophagus.

Magen. Erbrechen: von bitterem Wasser; von saurer, scharfer Flüssigkeit; von Speisen; von Würmern; zuvor große Angst; beim Kopfweh; mit Brennen im Magen; Kopf hinterher besser; mit großer Schwäche (währenddessen und danach).

Husten, Brust. Trockener Husten, mit merklichem Kitzel in der Halsgrube und einem kribbelnden Gefühl, das sich hinter dem Brustbein nach unten erstreckt …
Trockener Reizhusten, mit Trockenheit im Halse.
Mehre Abende nach dem Niederlegen ein Hüsteln von Kitzel im Halse.[1]
Kitzelhusten, bei sehr trockenem Halse.
Nach durchgemachtem Keuchhusten tritt, im Zusammenhang mit einer Erkältung, ein heftiger Husten auf, der die krampfartige Natur des Keuchhustens annimmt.
Katarrhalischer Reizzustand der Brust und Nachtschweiße, nach einer mehrere Monate zurückliegenden Erkältung.

Extremitäten. Rheumatischer Schmerz im rechten Arme und Schulter, am ärgsten Nachts [beim Umwenden] im Bette, kann den Arm nicht aufheben.[1]
Lähmige Schwäche des rechten Armes.

Mattigkeit, Abgeschlagenheit, Torpor; nicht geneigt, sich zu bewegen oder in irgendeiner Weise geistig anzustrengen, < bei feuchtem Wetter.

Weitere wichtige oder eigenartige Symptome

Fliegende Hitze *vom Kopfe bis in den Magen.*[1]

Schweregefühl im Magen, als befände sich dort eine harte Masse.

Gefühl, als würde der Kopf vorwärts gezogen.[1]

Kopfweh, als sollte die Stirne zerspringen, mit Frost und mit Brennen im Magen.[1]

[Bei Migräne:] Gefühl, als ob die Augen herausgepreßt würden.

[Migräne, mit Auftreibung der Kopfarterien, dabei] Gefühl, als wären Schläfen und Kopfhaut ›lebendig‹, mit nicht zu unterdrückendem Pulsieren.

Gefühl, als wäre sie in einem Gefährt, das sie fortbewegt und durchrüttelt, und als würde sich alles um sie her rasch bewegen.

Zunge ist wie verbrüht[1]; sie brennt, als würde sie von etwas Heißem berührt.

Hals so trocken, daß es ihm scheint, als sollte er Risse bekommen.

Hüpfen in der Magengegend, wie von etwas Lebendigem.[1] (CROCUS, THUJA)

Gefühl, als ergöße sich heißes Wasser aus der Brust in den Unterleib …[1]

Gedämpfter Husten, als wäre der Kopf in eine Decke eingewickelt.

Brennendes Vollheitsgefühl in der oberen Brust, als wäre diese mit Blut überfüllt.

Heftige Schmerzen: im Kopf; an der Nasenwurzel und in den Stirnhöhlen; in der rechten Brustseite, von wo sie zur Schulter ziehen können.

Die Schmerzen sind brennend — stechend — zusammenschnürend.

[Rheumatischer] Schmerz in den weniger bedeckten Knochentheilen des Körpers, nicht in den fleischigen Theilen …[1]

◊

Guernsey gibt einen kurzen Abriß von Sanguinaria, wobei er wie gewöhnlich genau die Hauptpunkte trifft, die einem bei der Verschreibung besonders hilfreich sind.

»Wir finden das Mittel nützlich bei Schmerzen, die vom Nacken über den Scheitel in die Stirn ziehen; dieses Symptom kann allein oder in Verbindung mit anderen Beschwerden auftreten.

Kopfschmerz beginnt morgens, wird im Laufe des Tages schlimmer und dauert bis zum Abend. Tritt jeden siebten Tag auf (SABADILLA, SILICEA, SULFUR).«

Er sagt, es sei häufig von Nutzen bei Beschwerden im Klimakterium, wie Hitzewallungen etc. — *»Rheumatismus der rechten Schulter.«*

◊

Nash betont, daß Sanguinaria ihm schon oft gute Dienste geleistet hat.

Kopfschmerz, der vom Hinterkopf aus hochsteigt und sich über dem rechten Auge festsetzt (über dem linken Auge: SPIGELIA), mit Übelkeit und Erbrechen; besser durch Dunkelheit und absolute Ruhe. »Es wird die gewöhnliche Migräne wahrscheinlich ebensooft heilen bzw. deutlich lindern wie nur irgendeine Arznei. Ich benutze die 200. Potenz.«

Er fährt fort: »*Lockerer Husten, mit übelriechendem Auswurf; Atem und Auswurf riechen auch für den Patienten selbst schlecht* (Hervorhebung durch Nash). Zuweilen bestehen hinter dem Brustbein auch Schmerzen. Diese Art Husten tritt gewöhnlich nach einer schweren Bronchitis oder nach einer Lungenentzündung auf, und dann hat es den Anschein, als bewege sich der Kranke mit großer Geschwindigkeit auf eine Schwindsucht zu. Es können Fieberschübe auftreten, die mit umschriebener Wangenröte einhergehen, wie beim hektischen Fieber. So manchem Fall dieser Art ist durch dieses Mittel geholfen worden. Dr. T. L. Brown benutzte die erste Verreibung des Alkaloids* — mit gutem Erfolg; doch die 200. Potenz hat ebensogute Heilungen bewirkt. Sanguinaria hat in meinen Händen bei Typhuspneumonie mit großer Atemnot und umschriebener Wangenröte gute Dienste geleistet. Bei akuten wie chronischen Leiden scheint vor allem die rechte Lunge unter seinem Einfluß zu stehen.« Ähnliches gilt für die ganze rechte Brustseite. Nash schreibt, Sanguinaria habe ihm bei rechtsseitigen Schulter- und Armschmerzen, die sich nachts verschlimmern, viel Ehre eingebracht. »Ich habe gesehen, wie eine einzige Gabe der ersten Trituration selbst lange bestehende Fälle dieser Art geheilt hat; und ich habe die CM-Potenz das gleiche leisten sehen.«

Allen *(Keynotes)* erwähnt ein sonderbares Symptom, das, wenn man es einmal antreffen sollte, zur Bestimmung des Mittels sehr dienlich sein dürfte: »Gesichtsneuralgie, > durch Niederknien und festes Pressen des Kopfes gegen den Boden; Schmerz breitet sich vom Oberkiefer in alle Richtungen aus.« Und bezüglich des Hustens folgende Besonderheit [zitiert nach der oben angegebenen Sammlung von Hering]: »Ein vom Schlaf aufweckender, trockener Husten, der nicht nachlassen wollte, bis man sich im Bette aufrichtete und dann Blähungen nach oben und unten abgingen.«

Nach Kent ist die Blutwurzel ein altes Hausmittel, auf das die meisten Farmersfrauen aus dem Osten Amerikas im Winter nicht verzichten können.

---

* Vermutlich entweder Sanguinaria oder einen Auszug der Gesamtheit der Alkaloide der Pflanze; die Wurzel enthält eine Vielzahl von Alkaloiden, die sie zum großen Teil mit CHELIDONIUM gemeinsam hat. — Anm. d. Ü.

»An kalten Wintertagen, wenn sich Erkältungen in Kopf, Hals und Brust breitmachen, bereiten sie einen Blutwurzeltee. Er ist für sie ein Routinemittel bei Erkältungen. ... Auch die Arzneiprüfungen weisen auf die Beziehungen des Mittels zu Erkältungen hin, die auf die Bronchien schlagen.

Periodische Kopfschmerzen, die alle sieben Tage auftreten; sie beginnen morgens beim Erwachen, oder sie wecken den Patienten auf. Ausgangspunkt ist der Hinterkopf, von wo sie nach oben ausstrahlen und sich schließlich über dem rechten Auge und in der rechten Schläfe festsetzen. ... Der Patient muß sich in einen dunklen Raum zurückziehen und hinlegen. Erbrechen setzt ein, das aus Galle, Schleim, bitterer Flüssigkeit und Speisen besteht; danach bessern sich die Schmerzen, ebenso durch Schlaf, wenn der Kranke dazu in der Lage ist. ... Ein zusätzliches, recht auffälliges Merkmal ist es, wenn er im Schlaf seine heißen Handflächen und Fußsohlen aus dem Bett strecken muß.«

Laut Kent hält die Wirkung des Mittels nicht lange an, und es wirkt auch nicht sehr tief. Im weiteren Verlauf bedarf es einer tiefergreifenden Arznei, eines Antipsorikums (Kent bringt ein Beispiel, wo PHOSPHORUS schließlich heilte); anderenfalls werden die Kopfschmerzen wiederkehren — oder noch Schlimmeres wird eintreten, da Sanguinaria nicht bis zu den Wurzeln eines Falles vordringt. Er schreibt aber auch, daß Hahnemann vor der Anwendung von PHOSPHORUS »bei allzu großer Schwäche und Armuth an Lebenskräften« gewarnt hat; in solchen Fällen ist Sanguinaria, als oberflächlich wirkendes Mittel, ein großartiges Palliativum.

»Der Sanguinaria-Patient leidet im Juni an ›Rosenschnupfen‹; er ist empfindlich auf Blumenduft und sonstige Gerüche, bekommt leicht Heuschnupfen. ... Handflächen und Fußsohlen sind trocken, schrumpelig und heiß anzufühlen; Brennen der Zehen, der Hühneraugen; streckt Hände und Füße aus dem Bett, um sich Erleichterung zu verschaffen.« (Sanguinaria ist hier eine Ergänzung zu **Sulf.**, **Puls.**, **Cham.** und **Med.**[*])

»In Zusammenhang mit den Kopfschmerzen und vielen anderen Beschwerden tritt bei Sanguinaria ein gewisses Schwäche- oder Flauheitsgefühl im Magen auf; es ist ein unbestimmtes Verlangen nach etwas, jedoch kein Hunger auf Speisen: ein Gefühl von ›Hinsein‹, eine Art Leeregefühl im Magen. ... PSORINUM ist bei ›Hungerkopfschmerzen‹ das führende Mittel, aber PSORINUM muß unbedingt etwas essen und kann gar nicht genug bekommen. Sanguinaria hat eine Art von Hunger bei gleichzeitiger Appetitlosigkeit; Abneigung gegen Essen bei dem Gedanken an oder dem Geruch von Speisen. Man könnte dieses Symptom von Sanguinaria, das die Kopfschmerzen begleitet, einen ›falschen Hunger‹ nennen.«

---

[*] Vgl. die Fußnote S. 793 zu den entsprechenden Rubriken. — d. Ü.

Sanicula aqua

MINERALWASSER AUS OTTAWA (ILLINOIS, USA)

Sanicula stammt aus dem Wasser einer Mineralquelle bei Ottawa (USA). Es wurde von Dr. J. G. Gundlach und seiner Familie auf seine schädlichen Wirkungen hin geprüft, indem sie länger als ein Jahr davon tranken; noch fünf Jahre später hatten sie unter den Folgen dieser Prüfung zu leiden. Das durch Verdunstung gewonnene, triturierte und potenzierte Salz wurde dann in der üblichen Weise unter Leitung des amerikanischen Arztes Sherbino geprüft.

Clarke schreibt: »In Sanicula haben wir eines der bestgeprüften Mittel der Materia Medica, ein Polychrest und Antipsorikum von breitem Anwendungsbereich.«

Persönlich habe ich das Mittel von Zeit zu Zeit in hoher Potenz bei nicht recht gedeihenden Kindern verwendet, mit sehr zufriedenstellenden Ergebnissen. Der Typ von Kindern, denen es hilft, ist SILICEA sehr ähnlich; viele ihrer seltsamen Symptome sind fast identisch, wie der nächtliche Kopfschweiß, der das Kissen durchnäßt, der ›zögerliche Stuhl‹, der sehr groß ist und zurückschlüpft, wenn er schon fast abgesetzt ist, und schließlich der übelriechende Fußschweiß. Auch das Aussehen des Sanicula-Kindes erinnert an SILICEA.

Die für die Praxis nützlichste Darstellung von Sanicula ist in Allens *Keynotes* zu finden; daraus nun einige hervorstechende Merkmale des Mittels (zusammengefaßt und neu angeordnet):

Das Kind sieht alt, schmutzig, schmierig und bräunlich aus. Die Haut um den Hals ist runzlig, hängt in Falten herunter.

Fortschreitende Abmagerung.

Gemütssymptome: eigensinnig, dickköpfig; schreit und tritt; will nicht angerührt werden (ANTIMONIUM CRUDUM, CHAMOMILLA etc.).

Ständiger Wechsel ist ein Charakteristikum, das sich durch das Mittelbild zieht: mürrisch und reizbar, dann aber auch schnell wieder zum Lachen aufgelegt; will ständig etwas anderes tun. Auch die körperlichen Symptome ändern sich dauernd; der Durchfall ist wechselhaft in Art und Farbe: wie Rührei, oder schaumig und grün — »wie Schaum auf einem Froschteich« (MAGNESIA CARBONICA).

Ein wichtiges Merkmal ist die Stuhlverstopfung: Stuhldrang erst, nachdem sich große Kotmengen angesammelt haben; Stuhl hart und unmöglich zu entleeren; nach großer Anstrengung schlüpft der Stuhl, der schon teilweise heraus ist, wieder zurück* (**Op.**, **Sil.**, *Lac-d.*, *Mag-m.*, *Mur-ac.*, *Nat-m.*, *Thuj.* etc.); muß mechanisch entfernt werden.

Dann ein SULFUR-Symptom: der Kotgeruch bleibt trotz Badens bestehen. Vaginaler Fluor und Fußschweiß sind übelriechend.

Die Uterussymptome erinnern an SEPIA und LILIUM TIGRINUM: Herabdrängen, als ob der Beckeninhalt heraustreten wollte; < beim Gehen, durch Erschütterung; hat das Bedürfnis, die Geschlechtsteile durch Drükken der Hand gegen die Vulva zu unterstützen.

Der Fußschweiß von Sanicula ist nicht nur stinkend, sondern auch zwischen den Zehen wundmachend (**Bar-c.**, **Zinc.**, *Carb-v.*, *Graph.*, *Nit-ac.*, *Sep.*, *Sil.*).

Schweiß an den Fußsohlen, als wäre er in kaltes Wasser getreten (vgl. SEPIA); oder Brennen der Fußsohlen: muß die Füße aufdecken oder an eine kühle Stelle legen (**Sulf.**, **Cham.**, **Med.**, **Puls.** etc.).

Und, wiederum wie bei SULFUR, das Kind strampelt selbst bei kältestem Wetter die Bettdecke fort.

◊

Sanicula ist ein Heilmittel von Symptomen, die aus einem Dutzend anderer, besser bekannter Arzneien herausgegriffen und hier auf verblüffende Weise versammelt zu sein scheinen.

Doch eine Empfindung ist wahrscheinlich speziell diesem Mittel eigentümlich, nämlich die des *Platzens* oder *Berstens* — im Perineum — in den Därmen — in der Blase — am Scheitel — in der Brust.

◊

Clarke *(Dictionary)* führt u.a. auch »ungewöhnliche und eigenheitliche« Symptome von Sanicula auf; und da an die vollständigen Prüfungen dieser Arznei nicht leicht heranzukommen ist — sie sind weder in Allens *Encyclopedia* noch in Herings *Guiding Symptoms* zu finden —, will ich im folgenden eine Reihe von ihnen zusammenstellen. Dabei sollten wir uns jedoch immer bewußt sein, daß auch ein seltenes und ungewöhnliches Symptom durchaus mehreren Mitteln gemeinsam sein kann und möglicherweise nur noch nicht in den Prüfungen zum Vorschein gekommen ist. Immerhin können die seltsamen Erfahrungen, die die Prüfer gemacht haben, die Aufmerksamkeit auf ein Mittel lenken, an das man sonst niemals gedacht hätte, bei dem sich aber bei näherer Überprüfung herausstellen mag, daß es den Fall vollkommen abdeckt. Auffällig ist übrigens, daß Sa-

---

* Im deutschen Kent ist die Rubrik zu finden unter »Rectum, Obstipation, schwergehender Stuhl, Zurückschlüpfen des Stuhls«. — d.Ü.

nicula immer wieder Zustände zeigt, die einander genau entgegengesetzt sind — beinahe mehr als jedes andere Mittel.

Geist und Gemüt. Rastloses Bedürfnis, von einem Ort zum anderen zu wandern. (TUBERCULINUM etc.)
Große Furcht vor Dunkelheit. (**Cann-i.**, **Stram.**, *Phos.* etc.)
Beständiges unwiderstehliches Verlangen, hinter sich zu schauen (**Med.**, *Brom.*, *Lach.* etc.).*

Gefühl, als ob der ***Kopf*** offen wäre und der Wind hindurchwehte.
Empfindung eines kalten Tuchs um das Gehirn.

Erwachte mit Trockenheit der ***Augen*** und dem Gefühl, als würden die Augäpfel an den Lidern festkleben.

Wundheit hinter den ***Ohren***, mit Absonderung einer weißen, zähen, klebrigen Substanz. (Vgl. GRAPHITES)

Gesicht. Große Schorfe auf der Oberlippe; zupft an ihnen herum, bis sie bluten. (Vgl. ARUM TRIPHYLLUM)

Mund. Beim Erwachen dunkelbrauner Streifen die Mitte der Zunge hinunter, welche belegt ist und trocken wie Leder.
Die Zungenränder sind nach oben gekehrt.
Zunge klebt am Gaumen fest.
Zähne empfindlich auf kalte Luft, als wären sie ganz dünn.
Der Gaumen fühlt sich wund an, wie roh.

Appetit, Magen. Das Kind will die ganze Zeit gestillt werden, nimmt aber trotzdem ab. (Vgl. NATRIUM MURIATICUM, ABROTANUM)
Das Kind verlangt nach Fleisch, fettem Schinken u.ä., doch dadurch geht es ihm schlechter. — Verlangen nach Salz.
Verlust des Appetits auf Brot (NATRIUM MURIATICUM), außer wenn es frisch gebacken ist.
Das Kind gerät außer sich, wenn es ein Glas Wasser sieht; trinkt gierig große Mengen. — Oder: Sehr häufig Durst auf kleine Mengen, die fast sofort erbrochen werden, wenn sie den Magen erreicht haben.

---

* Eine solche Rubrik existiert leider nicht im Repertorium, doch erscheint Sanic. (neben Ferr.) in der kleinen Rubrik »Wahnideen, Personen, hinter ihm, jemand ist, wenn er im Dunkeln geht.« — d.Ü.

Aufblähen des Magens gleich zu Beginn des Essens.

Fühlt sich nach einer Mahlzeit schrecklich vollgestopft; muß die Kleidung lockern. (LYCOPODIUM)

Kurz nach dem Stillen kommt alles in einem Schwall wieder hoch, und das Kind fällt in einen benommenen Schlaf. (Vgl. AETHUSA)

(Einschlafen nach Erbrechen ist kennzeichnend für Sanicula.) (AETHUSA, IPECACUANHA)

Plötzliche Übelkeit während des Essens, erbricht alle zu sich genommenen Speisen.

Erbricht große, zähe Brocken, die aussehen wie das Weiße eines hartgekochten Eis. (AETHUSA)

Erbrechen nach Trinken von kaltem Wasser.

Gegessenes wird sauer und ranzig; dabei brennendes Verlangen nach Wasser, das nur für kurze Zeit lindert, dann aber verschlimmert.

Gefühl von einem Klumpen im Magen. (BRYONIA)

Magen empfindlich auf Druck und Erschütterung; kann nicht lachen, ohne sich Magen und Bauch zu halten; schlimmer, wenn der Magen leer ist.

Morgendliches Übelsein (wie bei Schwangeren). — Seekrankheit. — Übelkeit und Erbrechen durch Fahren in einem geschlossenen Wagen, mit Verlangen nach frischer Luft. (COCCULUS, SEPIA etc.)

(Sanicula hat viele Magensymptome: viel Übelkeit und Erbrechen, viel Erbrechen bei Säuglingen.) (Vgl. AETHUSA)

Abdomen. Gluckern und Rumpeln »wie fernes Donnergrollen« entlang des Dickdarms.

Därme aufgebläht, als wollten sie platzen.

Dickbäuchige Kinder, der Bauch ist das Größte an ihnen.

Kollern im Bauch, durch Essen gebessert. (Graph., Mosch., Sulf-ac.)*

Nach großen Bemühungen rutscht der ***Stuhl***, der schon teilweise ausgetreten war, wieder zurück. (**Sil.**, *Thuj.*)

Selbst weicher Stuhl kann nur unter großer Anstrengung ausgeschieden werden. (ALUMINA)

Aber auch: Schmaler, gelber Stuhl, wenigstens 25 cm lang (vgl. PHOSPHORUS), der ohne große Mühe abgesetzt werden kann.

---

* In der Rubrik »Abdomen, Flatulenz, Geräusche, Essen, besser durch Essen« wird man demnach Sanicula ergänzen können. Kents Nennung von GRAPHITES ist durch die Prüfungen nicht abgedeckt. — Anm. d. Ü.

Entleerung von großen Mengen kleiner, trockener, grauer Kotbälle; müssen mit dem Finger entfernt werden, damit sie nicht den Sphinkter einreißen.

Während des Stuhlgangs starker Schmerz im Perineum, als ob es platzen wollte; Perineum noch Stunden nach dem Stuhlgang schmerzhaft empfindlich und brennend. (Vgl. ACIDUM NITRICUM)

Stuhl wie voll von gezackten Teilchen, die den Anus verletzen.

Stuhlgang jedesmal nach dem Essen; muß deswegen nach jeder Mahlzeit schnell vom Tisch aufstehen und zur Toilette eilen.

Muß die Beine kreuzen, um zu verhindern, daß Stuhl abgeht (bei Flatulenz).

Stühle kantig, wie mit einem Messer geschnitzt.

Keine Kontrolle über den Sphinkter; beschmutzt sich oft, beim Stehen, beim Laufen und sogar nachts.

Harnorgane. Häufiges, reichliches, plötzliches Wasserlassen.

Muß sich sehr anstrengen, den Urin zurückzuhalten (manchmal ist es unmöglich); wenn dem Drang jedoch widerstanden wird, hört er wieder auf.

Starker Drang zu urinieren, als ob die Blase platzen wollte.

Gefühl, als würde ein harter Gegenstand wie etwa ein Bleistift gewaltsam von der Blase nach oben und hinten zu den Nieren bewegt.

Das Kind weint vor dem Wasserlassen.

Der Urin färbt die Windel rot. (Vgl. LYCOPODIUM)

Genitalien. Geruch wie Fischlake im Genitalbereich. — Die Genitalien des Kindes riechen selbst nach dem Baden wie Fischlake.

Leukorrhoe oder wäßrige Absonderung aus der Vagina mit starkem Geruch nach Fischlake.

Während der Schwangerschaft: Schwellung und Steifheit der Hände und Füße; nach Stehen Empfindung, als würde sich der Muttermund öffnen (vgl. LACHESIS) oder weiten.

Atemwege, Brust. Beim Schlucken Empfindung, als befände sich ein harter Gegenstand in der Luftröhre.

Beim Husten berstendes Gefühl im Scheitel.

Asthmatisches Atmen; Giemen, Rasseln hinter dem Sternum, < beim oder nach dem Essen.

Kitzeln hinter dem Brustbein.

Plötzlich furchtbares Gefühl wie von einer Last auf der Brust; für ein paar Augenblicke schien es ihr, als ob sie platzen müßte.

Äußerer Hals, Rücken. Der Hals ist so schwach und abgemagert, daß das Kind den Kopf nicht aufrecht halten kann. (NATRIUM MURIATICUM, ABROTANUM)

Die Nackenmuskeln scheinen zu kurz zu sein.

Die Haut am Hals wird runzelig und hängt in Falten herunter.

Heftiger Schmerz durch die geringste Drehung des Kopfes; muß sich steif halten und den ganzen Körper drehen, wenn er sich umsehen will.

Neigt den Kopf nach vorn, um die Schmerzen in den Nackenmuskeln zu lindern.

Gefühl wie ausgerenkt im untersten Lendenwirbel.

Gefühl in der unteren Lendengegend, als würden die Wirbel aneinander vorbeigleiten.

Gefühl, als wäre der Rücken in zwei Teile zerbrochen.

Die Steißbeingegend tut weh wie wund. (SILICEA, HYPERICUM)

Brennen in der Wirbelsäule (PHOSPHORUS, ZINCUM etc.). — Kältegefühl entlang der Wirbelsäule, schlimmer durch äußere Kälte.

Extremitäten. Tiefe, ausgefranste, schmerzhafte Risse an den Händen (PETROLEUM), die sogar bluten können.

Hände so kalt, als würden sie Eis anfassen. — Oder: Brennen der Handflächen. (PHOSPHORUS etc.)

Beim Zusammenlegen der Hände schwitzen diese, bis der Schweiß heruntertropft.

Fingerknöchel springen auf, und Flüssigkeit sickert heraus.

Füße klamm und kalt. — Im Bett so kalte Füße, daß nachts Fußkrämpfe auftreten.

Oder: Brennen in den Füßen, besonders den Fußsohlen; möchte sie an eine kühle Stelle legen, in Wasser tauchen oder aufdecken. (**Sulf., Puls., Cham., Med.**)

Schweiß zwischen den Zehen, wundmachend, von fauligem Geruch.

Haut. Ein Charakteristikum: An verschiedenen Stellen Furunkel, die nicht reif werden.

Das Kind strampelt selbst bei kältestem Wetter die Bettdecke fort. (SULFUR)

Will auf etwas Hartem liegen.

Das Kind sieht alt, schmutzig, schmierig, bräunlich aus.

Fortschreitende Abmagerung.

Schlaf. Weckt ihren Lebensgefährten, damit er das Zimmer nach einem Landstreicher durchsucht; steht selbst auf und sucht unter dem Bett. (Vgl. NATRIUM MURIATICUM)
Beim Erwachen reibt das Kind Nase und Augen mit der Faust. (Vgl. CINA)
Kann es nicht vertragen, wenn jemand dicht neben ihm liegt oder ihn berührt.

Schweiß, Fieber. Beginnt zu schwitzen, sobald er zugedeckt ist (Schweiß an unbedeckten Stellen: THUJA).
Schwitzen gleich nach dem Einschlafen (vgl. CONIUM), besonders im Bereich des Nackens, so daß das Kopfkissen durchnäßt wird.
Kalter, klebriger Schweiß an Nacken und Hinterkopf; der Bereich fühlt sich an wie ein nasser Stein. (VERATRUM ALBUM)
Hungrig während des Fieberschweißes.
Periodisch auftretende Fieber.

◊

In einer alten Ausgabe des *Homœopathic Physician* von 1893 bin ich zufällig auf die Beschreibung einiger geheilter Fälle Dr. Gundlachs gestoßen, die die Bandbreite von Sanicula als Heilmittel aufzeigen. Der erste war ein Fall von Polyurie: blasser, farbloser Urin, spezifisches Gewicht 1000g/l; tritt bei Tag und Nacht auf, schlimmer aber tagsüber. Der Mann, ein Anwalt, fühlte sich völlig erschöpft und ermattet; Kreuz schwach und schmerzend. Schlechter Geschmack im Mund, wenig Appetit; starker Durst auf sehr große Getränkemengen — »will die ganze Zeit trinken.« Füße kalt und feucht; Schweiß übelriechend. Zuvor war er bei zwei Ärzten gewesen, einem Allopathen und einem unserer ›biochemischen Freunde‹, aber es ging ihm nicht besser. In Erinnerung an seinen eigenen Fall (und die nachfolgenden Prüfungen) gab ihm Dr. Gundlach Sanicula — und heilte ihn. Auch ein Jahr später war er weiterhin beschwerdefrei.

Ein zweiter Fall betraf »Kopfschmerzen und psychische Störungen« bei einem 40jährigen Drucker. Er litt an Überarbeitung, mit dumpfen Schmerzen in der Stirn über den Augen; hatte das Gefühl, als ob die Augen nach hinten in den Kopf gezogen würden. Alles schlimmer in warmen oder geschlossenen Räumen, besser im Freien. Die Gedanken schweiften ab, wenn er sich zu konzentrieren versuchte. In der Firma war er nicht in der Lage, auch nur kurze Zeit bei einer Sache zu bleiben; fing mit einer Arbeit an, legte sie wieder beiseite und begann eine andere. Er konnte sich die zu erledigenden Arbeiten selbst einteilen und war darin sein eigener Herr, doch ließ er sie aus den unwichtigsten Gründen liegen und rannte hinaus. Kein Appetit; Zunge belegt, Mund trocken. In diesem Fall bestand Durstlosigkeit. Der Mann litt sehr unter seinem Zustand und war sicher, daß er den Verstand verlieren würde, wenn ihm nicht bald geholfen würde. Sanicula 10M heilte ihn umgehend, und auch drei Monate später erfreute er sich noch bester Gesundheit. PULSATILLA, das als erstes gegeben worden war, hatte dagegen »überhaupt nichts bewirkt«.

Ein dritter Fall von Dr. Gundlach war der einer 45jährigen Frau, die ständig fröstelte und dazwischen von Hitzewellen überlaufen wurde. Die Frostschauer verschlimmerten sich beim Umhergehen, selbst durch Umdrehen im Bett, und wurden durch äußere Wärme gebessert. Sie kamen zu unregelmäßigen Zeiten und breiteten sich von unten nach oben aus. Während der Frostschauer wollte sie zugedeckt sein, wenn die Hitze kam, sollten die Decken wieder weg (bei CAMPHORA ist es umgekehrt). Schmerzen und Wehtun in den Gliedern; fühlte sich am ganzen Körper, auch in den Knochen, wie zerschlagen. Vor Schmerzen in der Schulter konnte sie ihre Hand nicht auf oder hinter den Kopf legen. Mit Ausnahme des Kopfes, dem Kälte guttat, wurden die Schmerzen am übrigen Körper durch Wärme gelindert; besonders Ofenhitze am Kopf konnte sie nicht ertragen. Schlechter Geschmack im Mund, nichts schmeckte gut. Verlangen nach Saurem. Während des Fiebers etwas Durst. Urin dunkel und spärlich. All diese Beschwerden hatten schon seit Wochen bestanden, und der Doktor schien ihnen nicht beikommen zu können — bis er schließlich Sanicula 10M verabreichte, das sich als ihr Heilmittel erwies.

NB — Am besten können immer diejenigen eine Arznei erkennen und anwenden, die deren Wirkungen am eigenen Leib erfahren haben. In Deutschland müssen daher seit kurzem Studenten der Homöopathie im Rahmen ihrer Ausbildung selbst an Arzneimittelprüfungen teilnehmen.

◊

Nash erwähnt Sanicula in seinen *Leaders* insgesamt zehnmal, jeweils als Vergleichsmittel für Arzneien mit ähnlichen Symptomen. So hat es das Symptom »Kein Stuhl gleicht dem anderen« mit PULSATILLA gemeinsam — das Weinen von Säuglingen, bevor sie Harn lassen, welcher dann roten Sand in den Windeln hinterläßt, mit LYCOPODIUM — den ›zögerlichen Stuhl‹, der wieder zurückschlüpft, nachdem er schon teilweise heraus ist, mit SILICEA und THUJA — immense Stühle, die mechanisch entfernt werden müssen, mit SELENIUM — den dünnen Hals mit NATRIUM MURIATICUM und LYCOPODIUM — die Abmagerung trotz guten Essens mit JODUM — und schließlich die panische Angst vor Abwärtsbewegung mit GELSEMIUM und BORAX.

◊

Dr. Oscar Hansen (Kopenhagen) vermerkt in seinem *Textbook of Materia Medica and Therapeutics of Rare Homœopathic Remedies* in bezug auf Sanicula: das starke Schwitzen an Hinterkopf und Nacken während des Schlafs; die ausgeprägte Photophobie; den Tränenfluß an der kalten Luft oder nach äußerlicher Kälteanwendung; den dicken, zähen, fadenziehenden Schleim aus dem Hals (wie bei KALIUM BICHROMICUM und HYDRASTIS); die Stühle, die so groß und schmerzhaft sind, daß sie den Sphinkter einreißen können, verbunden *mit Schmerzen im ganzen Perineum.*

Therapeutische Anwendung findet es, wie Hansen weiter schreibt, bei »Ophthalmia scrofulosa; Seekrankheit (gutes Heilmittel); Enuresis nocturna (Heilung vieler Fälle); Obstipation«.

Das Quellwasser enthält die *Chloride von Natrium, Calcium, Magnesium* u.v.a.m., einschließlich *Kieselsäure.* [Dies wird der Grund für die Ähnlichkeiten mit NATRIUM MURIATICUM, CALCAREA, MAGNESIA MURIATICA und SILICEA sein, die Tyler erwähnt; d.Ü.]

Sepia

SEPIA OFFICINALIS; TINTE DES TINTENFISCHES

Von Sepia schreibt Hahnemann: »Dieser braunschwarze Saft (vor mir bloss zum Zeichnen gebräuchlich) ist im Unterleibe des grossen Meer-Insekts, *Dintenfisch* (sepia octopoda) genannt, in einer Blase enthalten, und wird von ihm zuweilen ausgespritzt, um das Wasser um sich her zu verdunkeln, vermuthlich um sich dadurch seiner Beute zu versichern, oder auch, um sich vor seinen Feinden zu verbergen.«

(WieHahnemann dieses großartige Heilmittel entdeckt hat, diese Geschichte werden wir — am Schluß dieses Kapitels — von Farrington hören.)

Es ist unbedingt erforderlich, daß wir von Sepia ein richtiges Verständnis bekommen, denn es ist eines unserer wichtigsten Mittel bei chronischen Krankheiten. Es ist verwandt mit NATRIUM MURIATICUM und PHOSPHORUS, die beide in der Tinte dieses Tieres vorkommen und für einige seiner Symptome verantwortlich sind; doch Sepia übt einen Stimulus ganz eigener Art aus und ist dabei durch kein anderes Mittel zu ersetzen.

Dr. Gibson Miller, einer der Meister unserer Zunft, pflegte, wie mir erzählt wurde, zu sagen, daß er, wenn er nur ein einziges Mittel verordnen dürfte, Sepia wählen würde. Und in der Tat hat Sepia wunderbare Heilungen vollbracht, wenn man der Einzeldosis Zeit gelassen hat, über mehrere Monate zu wirken; es hat Kropf geheilt, Geisteskrankheit, rheumatoide Arthritis etc. Sepia gehört im übrigen zu den Arzneien, die Wiederholungen nicht gut vertragen, auch wenn es sich um chronische Fälle oder um verschiedene Potenzen handelt.*

◊

Wie soll man nun Sepia erkennen? …Vor einigen Jahren habe ich vor der British Homœopathic Society einen Vortrag über das Arzneimittelbild von Sepia gehalten, der, zusammen mit einigen anderen Arzneibildern, in Form einer kleinen Druckschrift erschienen ist. Er vermittelt, glaube ich, ein recht anschauliches Portrait der Sepia-Persönlichkeit, und so will ich ihn hier wiedergeben.

* Wenn es sich um einen eindeutigen Rückfall handelt und das Bild sich nicht geändert hat, kann auch Sepia, wie jedes andere Mittel, ohne Probleme wiederholt werden. Dies wird übrigens auch von Hahnemann bestätigt (vgl. *Chronische Krankheiten*, Band 1, S. 152). — Anm. d. Ü.

Sepia ist das Waschfrauen-Mittel genannt worden, und dies nicht ganz ohne Grund.

Stellen Sie sich diese Frau einmal vor — die blasse, müde Mutter einer großen Familie, und es ist ›Waschtag‹!

Sie schwitzt stark, unter den Armen fließt der Schweiß in Strömen. Sie hält sich nur sehr ungern in geschlossenen Räumen auf, wegen der Wärme und der Stickigkeit, die sie einer Ohnmacht nahe bringen; und doch ist kalter Wind, der durch die offene Tür hereinkommt, ihr geradezu unerträglich.

Ihr Rücken schmerzt fürchterlich. Sie möchte dagegen drücken, ihn irgendwie unterstützen (NATRIUM MURIATICUM). Oft hat sie das Gefühl, sie müsse sich *unbedingt* setzen oder die Beine übereinanderschlagen, denn ihr ganzes Inneres scheint abwärts zu drängen und unten aus ihr herauskommen zu wollen. Sie *muß* sich einfach setzen, um es drinnen zu behalten (LILIUM TIGRINUM).

Die ständige Sorge um ihre Kinder wächst ihr einfach über den Kopf. Ihr CHAMOMILLA-Baby jammert und schreit und möchte auf den Arm genommen und herumgetragen werden. Die Zwillinge, die nächsten in der Geschwisterreihe, zanken wieder mal und kratzen sich fast die Augen aus. Wenn dann noch ihr Sechsjähriger anfängt, mit einem Löffel auf einer Blechdose herumzutrommeln, wird es ihr zu bunt. Sie packt die Dose, schleudert sie in die Ecke und haut dem Kleinen eine runter — was es natürlich nicht gerade besser macht. Er schluchzt erbärmlich, aber *das ist ihr jetzt egal.*

Am liebsten würde sie weglaufen, um all dem zu entfliehen und ein wenig Frieden zu haben!

Ihr Kopf tut auch wieder weh, diesmal auf der linken Seite; zuletzt war es rechts, wie sie sich dunkel erinnert.

Sie ist so nervös und gereizt, daß sie sich am Rand des Waschtrogs festklammern muß, um nicht laut loszuschreien. Oh, könnte sie doch alles stehen und liegen lassen und sich irgendwo hinlegen — allein — von Dunkelheit umgeben — und die Augen schließen!

Ihr Mann kommt nach Hause — aber sie hat kein Begrüßungslächeln für ihn, ihr fehlt die Kraft. Nichts als dumpfe Gleichgültigkeit und Müdigkeit und Leid. Er soll sie in Ruhe lassen, schließlich erledigt sich die Arbeit nicht von selbst.

Ptosis! — Ptosis überall. Ihren ganzen Körper, außen wie innen, zieht es nach unten. Venen — Hämorrhoiden — alles ist gestaut und drängt herab. Selbst die Augenlider sind so schwer, daß sie kaum die Augen offenhalten kann.

Wenn sie sich nur hinlegen und die Augen zumachen könnte! Nur zehn Minuten Schlaf, das weiß sie, und sie wäre wie neugeboren! — aber da ist die Wäsche, die auf sie wartet — der Dampf, die Schwüle des Waschraums — die Plage der unruhigen Kinder, mit ihrem Lärm und Gezappel: an Schlaf ist nicht zu denken.

Ihr kleines PULSATILLA-Mädchen schleicht sich heran. »Kann ich dir helfen, Mami?«, aber sie schiebt sie zur Seite. Weinend schleicht sich die Kleine wieder fort, und Mami spürt, daß die Tränen ihrer Tochter ihr ganz gleichgültig sind.

Das Essen steht auf dem Herd — und ihr wird von den Gerüchen übel. Die Kinder sind hungrig, auch ihr Mann wartet schon aufs Essen ... einerlei — sollen sie warten. Sie ist gereizt — gleichgültig — apathisch.

Ihr Gatte schaut sie traurig an. Ihr einstmals blühendes Gesicht wirkt nun müde, es hat seine Konturen verloren, die liebenswerten Züge sind gewichen. Bräunlichgelbe Streifen oder Flecken zeigen sich auf der Stirn und liegen sattelförmig über Nase und Wangenknochen.

Sie war ein fröhliches und hübsches Mädchen, als er sie heiratete — nun ist sie *Sepia*.

Geben Sie ihr *ihre* Arznei, und bald wird (vielleicht) der Ehemann kommen und Sie lobpreisen, daß Sie ihm die Frau wiedergegeben haben, die er einst geliebt und erwählt hat. (Dies ist wirklich geschehen; von Zehnen kommt doch manchmal *einer* wieder, um Ihnen zu danken!)

*Hauptsymptome**

Geist und Gemüt. Sehr reizbar.

Sehr gleichgültig gegen Alles, theilnahmlos und apathisch.[1]

Scheu gegen sein Geschäft.[1] — Abneigung gegen die eigene Familie.

Gleichgültigkeit gegen die Seinen[1] — gegenüber denen, die sie am meisten liebt.

Träger Geist.[1]

Unbehagen in Gegenwart Fremder, [ein leichtes Zittern des ganzen Körpers, wenn man sich ihr nähert ...].

Kopf. Kopfschmerzen in der rechten Seite von Kopf und Gesicht, ... mit einem wogenden Gefühl in der Stirn wie von Schmerzwellen, die sich überschlagen und gegen das Stirnbein branden.

* Mit [1] sind Symptome aus Hahnemanns *Chronischen Krankheiten* markiert, ein mit [2] bezeichnetes Symptom stammt aus einer Prüfung von Groß, veröffentlicht im *Archiv*, Band 19, Heft 3; eine klinische Angabe aus Jahrs *Symptomencodex* ist mit [3] versehen. — d.Ü.

Schießende Schmerzen vom linken Auge über die Kopfseite zum Hinterkopf; ... Kopfschmerzen besser nach den Mahlzeiten.
Reissen in der linken Schläfe bis in den obern Theil der linken Kopf-Seite.[1]
Kopfschmerz mit Abneigung gegen alle Arten von Speisen, dabei ein quälendes Leere- und Schwächegefühl in der Magengegend.
Jeden Morgen Kopfschmerz mit Übelkeit, Schwindel und Nasenbluten.
Kopfschmerzen bei Frauen von blasser Gesichtsfarbe und mit bräunlichgelben Flecken auf der Stirn; Essensgerüche sind ihnen zuwider.

Starkes Ausfallen der Haare.[1]

Augen. Beissen im rechten Auge, Abends, mit Neigung der Lider, sich mit Gewalt zu schliessen.[1]
Gefühl eines Sandkorns im Auge, besonders rechts.
Entzündliche Affektionen der Augen (bei asthenischer Konstitution); Bindehaut mattrot, mäßige Lichtempfindlichkeit und Schwellung der Lider, schlimmer morgens.
Thränen der Augen, früh und Abends.[1]

Große, übelriechende Pfropfen kommen aus der ***Nase*** (Ozäna).
Stockschnupfen: Nasenlöcher wund, geschwollen, geschwürig und schorfig; Absonderung großer, grüner Pfropfen.

Gesicht. Gesichts-Blässe.[1]
Gelbheit des Gesichtes und beider Augenweisse.[1]
Gelbe Flecke im Gesicht und ein gelber Sattel quer über die Oberbacke und Nase.[1] Gelber Sattel über dem Nasenrücken.
Riß in der Mitte der Unterlippe. (NATRIUM MURIATICUM, DROSERA etc.)

Mund. Zahnschmerzen, besonders während der Schwangerschaft.

Magen. Nagen und Schwächegefühl im Magen, beim Abendessen vergehend.
Leerheit im Magen, mit Uebelkeit sobald sie an eine zu geniessende Speise nur denkt.[1]
Eigenartiges Gefühl von Leere, Flauheit und großer Schwäche in der Magengrube.
Uebelkeit, früh nüchtern, mehrere Morgen.[1] — Uebelkeit bloss jeden Morgen, nach Etwas Essen vergehend.[1]
Uebelkeit, früh, beim (gewohnten) Fahren im Wagen.[1]
Bei Anstrengung der Augen, Gefühl von Uebelkeit und Beängstigung.[1]

Übelkeit: nach dem Essen; durch Essensgerüche oder vom Kochen; mit Schwäche.
Morgenübelkeit in der Schwangerschaft.
Das Erbrechen (in der Schwangerschaft) strengt sie oft so an, dass Blut mitkommt.[I]
Erbrechen: von Speisen und Galle, morgens; von Schleim, nach Essen der leichtesten Speisen.
Brennen im Magen und in der Herzgrube.[I]
Stiche in der Herzgrube.[I]

Abdomen. Gefühl des Herabdrängens aller Beckenorgane.
Gefühl von Abwärtsdrängen und -pressen.
Gefühl von Herabdrängen in der Beckengegend, mit leicht ziehenden, vom Kreuzbein ausgehenden Schmerzen.
Drücken im Abdomen, als wollte sein Inhalt durch die Vagina austreten.
Schwere im Unterleibe.[I]
Gefühl wie von einer Last im Bauche, beim Bewegen.[I]
Schmerzen und Schweregefühl im Bauch, morgens beim Aufstehen.
Bauchweh und Empfindlichkeit im Abdomen.
Auftreibung des Bauches.[I]
Dicker Bauch bei Müttern.[I]
Leerheitsgefühl im Bauche.[I]
Poltern im Bauche.[I] — Lautes Knurren im Bauche.[I]
Viele bräunliche Flecken am Bauch; Chloasma.

Rektum und Stuhl. Obstipation während der Schwangerschaft.
Stuhl, obgleich nicht hart, wird doch nur sparsam und mit starkem Pressen ausgeleert.[I]
Gefühl eines Gewichts oder Balls in After oder Rektum, durch Stuhlgang nicht erleichtert.

Harnorgane. Pressen auf die Blase, und öfteres Harnen, bei Spannung im Unterbauche.[I]
Steter Drang zum Harnen, mit schmerzhaftem Drängen im Becken …[I]
Unwillkürlicher Harnabgang nachts, besonders im ersten Schlaf.
Kaum ist das Kind eingeschlafen, macht es schon das Bett naß.
Urin geht innerhalb der ersten zwei Stunden nach dem Zubettgehen ab.
Urin: wasserhell; trübe, schleimig und sehr übelriechend, am nächsten Morgen ein gelbliches, zähes Sediment absetzend. Sediment haftet fest wie Leim.
Trüber, lehmiger Harn, mit röthlichem Ansatz im Geschirr.[I]

Weibliche Genitalien. Uterus kongestioniert, mit gelblichem Ausfluß aus der Portio; beginnender Prolaps; leichte Uterusverlagerung.

Große Trockenheit von Vulva und Vagina, beim Gehen ein sehr unangenehmes Gefühl hervorrufend, nachdem die Regelblutung vorbei ist.

Pressen in der Gebärmutter, als wollte alles durch die Vulva nach außen treten.

Athem beengendes Pressen in der Gebärmutter, nach unten zu, als sollte Alles herausfallen, unter Leibschneiden; sie muss, um das Vortreten der Scheide zu hindern, die Schenkel über einander legen; doch trat Nichts hervor, sondern es ging nur mehr gallertartiger Weissfluss ab.[1]

Bedürfnis, die Beine zu kreuzen, um zu verhindern, daß alles aus der Vagina herausgedrückt wird. (Siehe LILIUM TIGRINUM)

Herabdrängender Uterusschmerz, zieht vom Rücken zum Abdomen; sie kreuzt die Beine, um das Heraustreten der Teile zu verhüten.

Vorfall der Scheide und des Uterus[3], mit Stuhlverstopfung.

Weissfluss wie Milch, bloss am Tage, unter Brenn-Schmerz zwischen den Beinen wund machend.[1]

Gelblicher Scheidefluss.[1]

Vor der Regel, beissender Weissfluss mit Wundheit der Scham.[1]

Metrorrhagie während des Klimakteriums oder während der Schwangerschaft, besonders im fünften und siebten Monat.

Regel ... zu spät.[1] — Regel ... zu früh.[1]

Vor der Regel heftiges Leibweh mit Ohnmächtigkeit.[1]

Vor der Regel, Schauder über und über, den ganzen Tag.[1]

Amenorrhoe: im Pubertätsalter oder später; durch eine Erkältung; bei chlorotischen oder schwachen Frauen mit zarter, dünner Haut.

Plötzliche Hitzewallungen im Klimakterium, mit flüchtigem Schwitzen, Schwäche und Ohnmachtsneigung.

Husten, Atemwege, Brust. Krampfhafter Husten.[1]

Kurzer, kächzender Husten, Abends, nach dem Niederlegen ...[1]

Nachts kann sie vor Husten kein Auge zuthun.[1]

Kurzer, trockener Husten, scheint aus dem Magen zu kommen.

Beklemmung der Brust, früh und Abends.[1]

(Ich erinnere mich an einen Asthmafall, bei dem nichts half, bis schließlich Sepia gegeben wurde — aufgrund von Allgemeinsymptomen.)

Rücken. Rückenschmerz, bis über die Hüften.

Beim Bücken plötzlich arger Schmerz im Rücken, wie ein Schlag mit einem Hammer ...; Andrücken des Rückens an einen harten Gegenstand mildert den Schmerz.[1]

Steifheit im Rücken, welche beim Gehen nachlässt.[1]
Im Kreuz: Schmerzen; Schmerz und Schwäche; Schwäche beim Gehen; Ermüdungsschmerz; Verrenkungsschmerz.
Schmerz im Kreuze, beim Gehen, Nachmittags.[1]

Extremitäten. Hände gewöhnlich kalt, aber feucht von Schweiß.
Sehr kalte Füße, viel Kopfschmerz …, vorzüglich gegen Abend und früh.[2]
Füße den ganzen Tag kalt und feucht; Gefühl, als stünden sie bis zu den Knöcheln in kaltem Wasser.

Ein kurzer Spaziergang erschöpft sie sehr.
Plötzliche Erschöpfung und ohnmächtige Schwäche.
Großes Schwächegefühl, erst mit Hitze, dann mit Kälte.
Ohnmacht beim Knien in der Kirche.
Bei der Regel, früh sehr erschöpft.[1]

Fieber, Schweiß. Anfälle von fliegender Hitze, wie mit heissem Wasser übergossen, mit Röthe im Gesichte, Schweiss am ganzen Körper und Aengstlichkeit, ohne Durst, doch mit Trockenheit im Halse.[1]
Starker allgemeiner Nacht-Schweiss …[1]
Nachts kalter Schweiss auf Brust, Rücken und Oberschenkeln.[1]

Haut. Flechten-Ausschlag [Herpes] auf den Lippen.[1] (**Nat-m., Rhus-t.**)
Flechtenartige Quaddeln um den Mund.[1] — Eine Flechte [Herpes] am Munde.[1] (**Nat-m.,** *Rhus-t.* etc.)
Das Jucken verwandelt sich beim Kratzen oft in Brennen.
In den Ellbogen-Beugen, Jücken.[1]
Wundheit der Haut; feuchte Stellen in den Kniekehlen.
Braune oder weinrote, flechtenartige Flecken; Chloasma.
Herpes circinatus.
Braune Flecke auf der Haut, bei Leukorrhoe.
Hautflechten; feucht, mit Jucken und Brennen.

Weitere wichtige und hinweisende Symptome

Suizidneigung aus Verzweiflung über sein trostloses Dasein.
»Eine einzige Dosis nimmt mir jeglichen Ehrgeiz; ich mag einfach keinen Handschlag mehr tun, weder arbeiten noch spielen; selbst das Denken strengt an.«

»So nervös, daß ich das Gefühl hatte, ich müßte schreien, wenn ich mich nicht an etwas festhielte.«

Herunterhängen der Augenlider, mit dem Gefühl, als wären sie zu schwer oder als hätte sie nicht mehr genügend Kraft, sie zu heben.

Viel schwarze Flecken vor den Augen.[I]

Feuerfunken vor den Augen ...[I] — Flimmern vor den Augen, beim Sehen ins Helle; er sieht einen zickzackartig umgränzten Farbenkreis.[I] — Feuriger Zickzack vor den Augen hindert das Sehen.[I] (NATRIUM MURIATICUM, GRAPHITES)

Sehr empfindlich auf Geräusche, Musik und Gerüche.

Essensgerüche bewirken Übelkeit. (ARSENICUM, COCCULUS, COLCHICUM, DIGITALIS, IPECACUANHA, THUJA)

Wilder Hunger ...[I] — Kein Appetit ...[I]

Verlangen nach Essig, nach Wein, nach Süßem.

Ekel gegen alle Speise, vorzüglich gegen Fleisch ...[I]

Abneigung gegen Fett; gegen Brot, in der Schwangerschaft; gegen Milch, welche Durchfall verursacht.

Magenverstimmung nach Brot, Milch, fetten Speisen oder Saurem.

»Sepia ruft Abneigung gegen Biergenuß hervor.« (Hering)

Kullern im Unterleib, als wäre dort etwas Lebendiges (CROCUS, THUJA); ... dann steigt es ihr in den Hals hoch ... [bei Verdacht auf Bandwurm].

Hering gibt an: »Tuberkulöse und andere chronische krankhafte Veränderungen im Bereich des mittleren Drittels der rechten Lunge (ARSENICUM: oberes Drittel).«

Viel Schweiss im Schlafe, vorzüglich am Kopfe.[I] (**Calc.**, *Merc.*, *Sil.* etc.)

Gefühl wie von einer eiskalten Hand zwischen den Schulterblättern.

Seltsame Empfindungen:

Als ob das Herz stillstünde.

Schwindel, als hänge er in der Luft.

Kopfweh als sollte der Kopf springen ...[I]

Kopfweh ..., als sey das Gehirn zerquetscht.[I]

Als wäre ein Auge fort und kalter Wind bliese aus der Augenhöhle.

Die Augenlider schmerzen beim Erwachen wie zu schwer, und als könne er sie nicht aufhalten.[I] Lider wie gelähmt.

Augen heiß und trocken, wie zwei Feuerbälle.

Lider wie zu stramm, als würden sie die Augen nicht ganz bedecken.

Früh-Uebelkeit, als wenn sich Alles im Leibe herum drehete[I]; als würden die Eingeweide nach außen gestülpt.

In den Hypochondrien ein Gefühl, als wären die Rippen gebrochen und scharfe Ecken steckten im Fleisch.
Als wäre ein handbreiter Gürtel fest um ihre Taille gezogen, nach dem Abendessen.
Vollheitsgefühl in der Leber, als würde sie gleich platzen.
Als würde im Bauch etwas festsitzen, beim Schluckauf.
Als wollte alles durch die Vulva nach außen treten.
Kullern im Unterleib, als wäre dort etwas Lebendiges.
Im After Gefühl eines Gewichts.
Als ob die Blase voll wäre und ihr Inhalt über dem Schambein herausfallen wollte [mit ständigem Bedürfnis, sie wieder zurückzudrücken].
Als ob die Blase herausgepreßt würde.
Pressen in der Gebärmutter ..., als sollte Alles herausfallen.[1]
Uterus fühlt sich an wie fest umklammert und dann plötzlich losgelassen.
Als ob die Vulva vergrößert wäre (prämenstruell).
Als würde sich etwas Schweres aus der Vagina zwängen.
Nachts weckt sie der Husten auf, dabei Gefühl in der Brust, wie hohl und Schründen darin, wie wund.[1]
Der Husten schien aus dem Magen zu kommen, welcher sich anfühlte, als würde an ihm geschabt.
Als ob ein Messer in die linke Lungenspitze gestoßen und dort unter Schmerzen herumgedreht würde.
Beim Bücken plötzlich arger Schmerz im Rücken, wie ein Schlag mit einem Hammer ...[1]
Sie wurde von einem Schmerz im Rücken erfaßt, als sollte dort etwas zerbrechen (beim Umdrehen im Bett).
Schmerz wie von Verrenkung des Schultergelenks, nach körperlicher Anstrengung.
Füße geschwollen, fühlen sich an wie eingeschlafen.
Es läuft im linken Beine herauf und herunter, wie eine Maus.[1]
Schmerz in den Waden, bis zu den Knien hinauf, dabei fast das Gefühl, als würden die Unterschenkelknochen morsch.
Wie von einer eiskalten Hand zwischen den Schulterblättern. (Brennen zwischen den Schulterblättern: **Kali-bi., Lyc., Phos.**)
Verkrampfung der Brust, als ob sie ersticken würde.
Als würde sich im Magen etwas winden und dann in den Hals aufsteigen.
Als stünden die Füße bis zu den Knöcheln in kaltem Wasser. (Vgl. CALCAREA)

Schmerzen, Beschwerden, Krankheiten jedweder Art und Lokalisation — *bei einem Sepia-Menschen.*

Ptosis läßt an Sepia denken.
Intertrigo läßt an Sepia denken.
›Bearing-down‹ läßt an Sepia denken.

◊

Sepia ist auch ein wichtiges Heilmittel bei psychischen Störungen, bei Geisteskrankheiten und in ›Borderline‹-Fällen. Dazu einige kleine Fallbeispiele …

»Lady wird bald wieder fohlen. Im letzten Jahr hat sie ihr erstes Junges gebissen und getreten und wollte es nicht saugen lassen; so ist es dann gestorben. Was können wir ihr geben?« »Oh, *gleichgültig gegenüber dem eigenen Nachwuchs?* Sepia natürlich! Geben Sie ihr eine Dosis Sepia!« … Das Fohlen kam pünktlich zur Welt, und Lady war die hingebungsvollste Mutter von allen Stuten in jenem Jahr; sie mochte ihr Junges nicht einen Augenblick aus den Augen lassen und graste immer um die Stelle herum, wo das Fohlen gerade lag …

»Frau Doktor, können Sie nicht einem jungen Mann helfen? Er ist zum ersten Mal Vater geworden — und er haßt das Baby. Er kann es nicht ertragen, wenn seine Frau das Kind auch nur anfaßt. Ihre Familie hatte ihn schon einsperren lassen, aber seine Familie holte ihn wieder heraus. Letzte Nacht bin ich die ganze Zeit bei ihr gewesen, während er im Nebenzimmer tobte, herumpolterte und Sachen zerschlug. Sie haben Angst, daß er sein Kind noch umbringen wird …« — »Oh, *gleichgültig gegenüber dem eigenen Nachwuchs*«[*] … und er bekam eine Dosis Sepia. Nach einer Woche kam er selbst vorbei, weinend, zitternd, noch schrecklich mitgenommen — aber besser. Und als ich das nächste Mal von ihm hörte, klang das so: »Frau Doktor, Sie kennen doch noch den jungen Mann, der sein Baby haßte? Nun, jetzt betet er es geradezu an. Wenn er zu Hause ist, mag er es gar nicht, wenn sich irgend jemand anderes als er mit dem Kleinen beschäftigt. Er ist wie umgewandelt!«

Sepia ist also, wie Sie sehen, die Arznei, die Gleichgültigkeit gegenüber den eigenen Kindern hervorgebracht und geheilt hat. Und Gemütssymptome sind bekanntlich, wo sie vorhanden sind, für die Bestimmung einer Arznei am allerwichtigsten.

Hier ein weiterer, bemerkenswerter und mir noch gut erinnerlicher Fall mit typischen Sepia-Gemütssymptomen … Eine gutaussehende junge Frau, statuenhaft nicht nur in ihren Gesichtszügen und ihrer marmornen

---

[*] Hier scheint auch eine gehörige Portion *Eifersucht* eine Rolle gespielt zu haben! Wenn auch Sepia in der Rubrik »Eifersucht« nicht aufgeführt ist, wird man doch vielleicht eine Unterrubrik im Repertorium ergänzen dürfen: *Eifersucht auf den eigenen Nachwuchs.* — Anm. d. Ü.

Blässe, sondern auch in ihrer Reglosigkeit, wurde vor einigen Jahren in unsere Ambulanz gebracht. Es war unmöglich, aus ihr irgendeine Antwort herauszubekommen; höchstens wenn man sehr lange wartete, kam eine einsilbige Erwiderung. Die Ursache ihres Zustands war, wie wie mir erzählt wurde, der Schock darüber, daß ihr Bruder ins Ausland gegangen war; dies mußte sie wohl vollkommen aus der Bahn geworfen haben. Ihr Gesichtsausdruck veränderte sich nie, man bekam keine Reaktion von ihr; sie saß nur bewegungslos da, während ihre Mutter die Symptome berichtete, soweit sie sie kannte; dann nahm sie ihre Tochter wieder mit nach Hause. ARSENICUM und Sepia boten sich an — mittlerweile sehe ich, auch aus der zeitlichen Distanz, daß ich bei einer Patientin, die so ganz ohne Unruhe war, mißtrauisch gegen ARSENICUM hätte werden sollen, ist es doch für dieses Mittel ein völlig untypisches Verhalten. (Und doch habe ich vor kurzem ARSENICUM Wunder wirken sehen bei einem Mädchen mit akuter Herzerkrankung, einer Endokarditis mit deutlicher exsudativer Begleitperikarditis: von der typischen ängstlichen Ruhelosigkeit von ARSENICUM war absolut nichts zu merken, ansonsten aber entsprachen ihre Symptome ganz dem Mittel!)

Nun, nach weiterer Überlegung habe ich dann (nachdem ARSENICUM die schöne Statue nicht hatte erweichen können) Sepia verabreicht, und ein paar Wochen später kam ein richtiger Wirbelwind in unsere Praxis gerauscht, voller Leben, mit ausdrucksstarken Bewegungen, ganz begierig, ihre Geschichte zu erzählen ... was sie alles getan und empfunden hatte, all die fehlgeschlagenen Selbstmordversuche: Sie hatte versucht, sich von ihrer Mutter loszureißen und vor einen Omnibus zu rennen; sie hatte versucht, sich an einem Oberlichtfenster aufzuhängen — aber da kam jemand herein; sie war sogar in die Toilette gegangen und hatte versucht, sich durch Ziehen der Spülvorrichtung zu ertränken. All dies und noch mehr sprudelte mit intensiver, fast unglaublicher Lebhaftigkeit aus ihr heraus. Diese eine Gabe Sepia hatte sie aufgetaut und dem Leben zurückgegeben. Über mehrere Jahre hinweg stellte sie sich noch regelmäßig bei uns vor: sie blieb normal und unauffällig und hatte keinen Rückfall mehr, auch nicht unter den widrigen und kummervollen Umständen, in die sie etwas später geriet ...

Homöopathie mag »unter aller Kritik« sein — »purer Nonsens« — »Zukkerpillen« — »alles Einbildung« —, *aber sie wirkt*, vorausgesetzt, man trifft das richtige Mittel (wie in diesem Fall, wo das eine, ARSENICUM, gar nichts bewirkte, das andere dagegen zur völligen Heilung führte). Andererseits: findet man das richtige Mittel nicht, sind all diese Einwände durchaus gerechtfertigt — *aber gerade dann handelt es sich auch nicht um*

Homöopathie.[*] Man muß sich von der Vorstellung frei machen, daß ein Arzneimittel als solches homöopathisch genannt werden kann und die Homöopathie damit sozusagen steht oder fällt, weil es bei einer homöopathischen Fallaufnahme ermittelt worden ist oder von einem homöopathischen Apotheker nach der Methode Hahnemanns hergestellt oder von einem homöopathischen Arzt (oder auch Laienhomöopathen) verordnet worden ist oder weil es in Potenz gegeben wird; und es wird auch nicht homöopathisch dadurch, daß es ›ausgearbeitet‹ wurde und mehr oder weniger ›durchgegangen‹ ist. Auf der anderen Seite mag ein Medikament absolut homöopathisch sein, obwohl es aus einer normalen Apotheke stammt, von einem Arzt der alten Schule verschrieben wurde und als gewöhnliches ›allopathisches‹ Mittel gilt — wie z.B.: IPECACUANHA für unaufhörliches Erbrechen und ständige Übelkeit, welche es auch verursacht; Jodkali (KALIUM JODATUM) für Gummata, die es hervorgerufen und geheilt hat; Salicylsäure (ACIDUM SALICYLICUM) für die Menière-Krankheit, deren Symptome sie hervorbringt ... die Liste könnte man lange fortsetzen. Ich glaube, es war Dr. Dyce Brown, der so viele homöopathische Heilungen durch ganz gewöhnliche ›allopathische‹ Arzneisubstanzen entdeckt hat, daß er ein kleines Buch damit füllen könnte. Wenn wir also einmal keinen Erfolg haben (wie ich mit ARSENICUM in dem obigen Fall), dann nicht, weil die Homöopathie nicht in der Lage wäre zu heilen, sondern weil *wir* nicht in der Lage waren, das homöopathische Mittel zu finden. Dies gilt generell für all unsere Fehlschläge! In manchen Fällen rheumatoider Arthritis zum Beispiel kann es entsetzlich schwierig sein, das richtige Mittel auszumachen; hat man es aber einmal gefunden, so kann es ganz erstaunliche Dienste leisten: in fortgeschrittenen Fällen lindern, was nicht mehr zu heilen ist, in den früheren Stadien der Erkrankung völlige Genesung herbeiführen.

Auch Sepia ist übrigens, wie ich mehrfach erlebt habe, ein Mittel, das rheumatoide Arthritis — bei Sepia-Patienten! — zu heilen vermag. Über einen solchen Fall will ich gleich berichten. Zuvor sei aber noch einmal daran erinnert, daß die Homöopathie keine Krankheiten behandelt, sondern Kranke; und auf keinen Fall versuche man sich einzuprägen, daß Sepia ein Heilmittel ›für‹ diese Krankheit sei! Das wäre nämlich die beste Methode, um — aus bloßem Mangel an Erfahrung — zu demonstrieren, daß »Homöopathie bei rheumatoider Arthritis überhaupt nichts nützt!«, denn man

[*] Vollkommen unwirksam sind homöopathische Mittel allerdings — unterhalb der ›Simillimum-Ebene‹ — nicht zwangsläufig, denn auch mit Arzneien, die nur etwas ›ähnlich‹ sind, kann man bekanntlich oft enorme Wirkungen erzielen (man denke z.B. nur an die Prüfungen!); in der Regel handelt es sich bei diesen Wirkungen aber eher um Symptomenunterdrückungen als um wirkliche Heilungen. — Anm.d.Ü.

hat es ja »bewiesen« — nur eben mit Arzneien, die mit dem *kranken Menschen* nichts zu tun hatten.

Eine 42jährige Frau wurde von einem Landarzt zu uns überwiesen, der ihr gesagt hatte, daß sie nie wieder werde laufen können. Sie war seit 15 Jahren angeblich unheilbar an rheumatoider Arthritis erkrankt. Die Patientin wurde in einem Rollstuhl hereingefahren; sie konnte sich weder selbst verpflegen noch ohne Hilfe alleine anziehen, und nachts war sie nicht einmal in der Lage, die Bettdecke hochzuziehen. Nach einer Gabe Sepia C30 im Dezember 1915 kam es zu einer raschen Besserung ihrer Beschwerden. Im Februar konnte sie schon wieder gehen, und ein halbes Jahr später heißt es in ihrer Krankenakte: »Hände sehen normal aus; beim Gehen nur noch ganz leichtes Hinken.« Von Zeit zu Zeit habe ich sie dann wiedergesehen — wegen »Magenbeschwerden«, »leichter Rückkehr rheumatischer Beschwerden« etc. Die Unterlagen erstrecken sich über einen Zeitraum von vierzehn Jahren und vermerken keinen ernsthaften Rückfall. Natürlich können die Knochenveränderungen hier nicht sehr stark gewesen sein. Immerhin zeigen Fälle wie diese, wie breit der Anwendungsbereich des Mittels ist — *bei Sepia-Patienten!*

◊

Lassen Sie mich an dieser Stelle noch einmal die Hauptcharakteristika von Sepia rekapitulieren, diesmal mit den Worten James Tyler Kents.

»Sepia eignet sich besonders für große, schlanke Frauen mit schmalem Becken, schlaffer Faser und schlaffen Muskeln. ... Eines der am stärksten ausgeprägten Charakteristika der Sepia-Patientin zeigt sich in ihrer Gemütsverfassung ...; die Arznei scheint in hohem Maße die natürliche Fähigkeit zu Liebe und Zuneigung zu untergraben. ... ›Ich weiß, ich sollte meine Kinder und meinen Mann lieben; früher habe ich das auch getan, aber inzwischen kann ich nichts mehr für sie empfinden.‹ Die Liebe findet keinen gefühlsmäßigen Ausdruck. ... Jegliche Freude ist dahin; die Patientin erlebt nichts mehr als wirklich, alles erscheint ihr irgendwie sonderbar; die angenehmen Seiten des Lebens bleiben ihr ganz und gar verschlossen; keine Freude mehr am Leben, es hat ihr nichts mehr zu bieten. ...

Ein weiteres, sehr häufiges Merkmal ist eine eigentümliche Gesichtsblässe ... wächsern und anämisch, mit gelblichen Flecken; ... ein gelber Sattel über der Nase, der sich bis hinunter zu den seitlichen Wangenpartien erstreckt; ... enorme Sommersprossen, große braune Flecken wie in der Schwangerschaft; braune Warzen ... Die Gesichtshaut ist blaß, käsig, das Gesicht sieht aus, als wären sämtliche Muskeln erschlafft; *selten werden Sie Sepia bei einem scharfgeschnittenen, intellektuellen Gesicht indiziert finden,* ... dem Gesicht eines Denkers und willensstarken Menschen. Sepia ist eher stumpfsinnig, träge, vergeßlich und langsam im Denken. ... Zwar gibt es auch eine ganze Reihe von Sepia-Patienten mit schneller Auffassungsgabe, aber der typische Sepia-Patient ist durch eine auffallende geistige Trägheit charakterisiert, die sich auch im Gesicht widerspiegelt; es ist im allgemeinen leicht aufgedunsen, oft glatt und rundlich und gekennzeichnet durch das Fehlen jeglicher Denkerfalten. ... Im Laufe der Zeit magert der Körper immer mehr ab; die Haut wird welk, und die Patientin sieht deutlich älter aus, als sie ist.

Große Neigung zu Verstopfung ...; selbst nach dem Stuhlgang bleibt im Rektum das Gefühl eines Klumpens bestehen. ... Die meisten Sepia-Patienten leiden zudem unter einem nagenden Hungergefühl, selten fühlen sie sich wirklich satt; obwohl sie reichlich essen, haben sie dieses nagende Leeregefühl im Magen. ... Wenn zu den oben beschriebenen Symptomen nun noch ein Prolaps hinzukommt, wird Sepia fast mit Sicherheit das heilende Mittel sein, welcher Art oder wie ausgeprägt dieser auch sein mag. Er stellt sich ein als Ergebnis eines Erschlaffungszustandes sämtlicher inneren Organe, als ob sie ihren Halt verloren hätten und herunterhingen. Die Patientin hat das Bedürfnis, die prolabierten Teile mit der Hand oder mit einer Binde abzustützen; ein Gefühl, als drängten sie durch einen Trichter herab, das sich bessert, wenn sie sich hinsetzt und die Beine übereinanderschlägt. *Wenn diese Symptome zusammen auftreten — der nagende Hunger, die Obstipation, das Herabdrängen und der typische Gemütszustand —, dann handelt es sich um Sepia und nur um Sepia.*«

Weiterhin kommt Sepia in Frage bei Menstruationsbeschwerden; bei Ausfluß; bei herpetischen oder krustigen Hautveränderungen; bei nässenden Ekzemen, besonders in den Gelenkbeugen. »Es erzeugt Verhärtungen, die einigen Formen aus der Gruppe der Epitheliome gleichen.« Sepia hat daher auch, wie Kent berichtet, Epitheliome der Lippen, der Nasenflügel und der Augenlider geheilt. An Ängsten nennt er u.a.: Furcht vor Geistern, vor Geisteskrankheit, vor Armut. *»Ist nicht glücklich, wenn sie nicht irgend jemanden ärgern kann«*, gleichzeitig aber selbst schnell beleidigt. Und schließlich ist für Sepia typisch eine deutliche *Besserung durch Schlaf* — selbst kurzen Schlaf (PHOSPHORUS) — sowie eine *Linderung der meisten Beschwerden durch Essen.*

◊

Hier noch eine kleine Nachlese aus Farringtons meisterlicher Abhandlung über Sepia *(Clinical Materia Medica).*

»Sepia ist ein Arzneimittel von unschätzbarem Wert. ... Es beeinflußt ebenso die Lebenskraft wie die organische Materie des Körpers. Der Kreislauf wird sehr bald beeinträchtigt und mit Fortschreiten der Prüfung zunehmend durcheinandergebracht. Schon in der vierten Stunde nach Beginn der Prüfung kommt es zu fliegender Hitze und Blutwallungen, die in einem Schweißausbruch und mit dem Gefühl großer Schwäche enden. ... Mit diesen Hitzewallungen geht ein Erethismus des gesamten Nervensystems einher, verbunden mit Unruhe, Angst etc.

Darauf folgen sehr rasch Symptome, die von Erschlaffung der Gewebe und nervöser Schwäche geprägt sind. ... Die Gelenke fühlen sich schwach an, als wären sie anfällig für Verrenkungen. Die Eingeweide zerren nach unten und führen zu dem wohlbekannten Leere-, Flauheits- oder Schwächegefühl im Bauch. ... Der prolabierte Uterus schwillt immer mehr an, die Stase im Pfortaderkreislauf nimmt zu, die Leberfunktion wird schwerfällig und träge. Die Blutgefäße sind gestaut, was zu Schmerzen, Zerschlagenheitsgefühl, Müdigkeit und Schwere in den Gliedern führt. ... Die Sphinkteren sind wie alle von der glatten Muskulatur abhängigen Strukturen schwach; das kann sich z.B. so auswirken, daß das Rektum prolabiert oder daß die Entleerungen aus Darm und Blase nur sehr langsam und zögerlich vonstatten gehen.

Daß das Mittel auch organische Veränderungen herbeiführt, ist u.a. am Gesicht zu erkennen, das einen gelblichen und erdfahlen Teint annimmt; des weiteren an den sauren und wundmachenden Sekretionen und am allgemeinen Zustand der Haut: Neigung zu übelriechenden Ausdünstungen, zu Ausschlägen, Verfärbungen, Abschuppungen, Geschwüren usw. ...

Starke körperliche Anstrengung führt zu einer auffallenden Linderung der Beschwerden, welche unmittelbar aus der verbesserten Blutzirkulation resultiert. ... Die Hände sind heiß und die Füße kalt; oder: sobald die Füße warm werden, werden die Hände kalt. Dies ist ein vortreffliches wahlanzeigendes Symptom für Sepia. ...

Ein häufiges Begleitsymptom, das für Sepia sehr bezeichnend ist, ist das ausgezeichnete Leitsymptom von Dr. H. N. Guernsey: ›Im After Gefühl eines Gewichts, wie von einer schweren Kugel.‹«

◊

Um zu zeigen, wie tiefgreifend Sepia wirken kann, möchte ich von einer erstaunlichen Begebenheit aus den Anfängen meiner Tätigkeit in der Armenapotheke erzählen.

Es handelte sich um eine ausgemergelte, grau aussehende und grauhaarige Witwe mit multiplen Tb-Manifestationen, deren Ehemann an Tuberkulose gestorben war. Besonders sind mir die vergrößerte und stark entzündete Bursa praepatellaris (von einer Operation des Schleimbeutels wollte sie aber nichts wissen) sowie drei tuberkulöse Geschwüre in Erinnerung geblieben, eins an der rechten Unterarminnenseite und zwei auf den beiden Seiten des rechten Mittelfingers, welche bis auf den mittleren und distalen Fingerknochen herunterreichten. TUBERCULINUM BOVINUM und SILICEA bewirkten zu meiner Verwunderung nicht die geringste Veränderung, ebensowenig ein dreiwöchiger Kuraufenthalt in unserem Genesungsheim in Eastbourne, bei guter Luft und Reinlichkeit und mit ordentlichen Wundverbänden.

Dann, reichlich spät, kam ich auf die Idee, *ihr Mittel* zu finden, es ihr zu geben und erst danach die tuberkulösen Herde anzugehen. Dieses Mittel war, wie sich herausstellte, Sepia — und es führte zu einer raschen Abheilung der tiefen Ulcera, obwohl sie als Putzfrau in einer Gaststätte ihre Hände von morgens bis abends in Schmutzwasser tauchen mußte, wenn sie die Böden schrubbte und die Urinale reinigte. Die Geschwüre schlossen sich, der Finger heilte aus, ebenso alles andere; man konnte regelrecht tasten, wie das ›Füllmaterial‹ des geschwollenen Knieschleimbeutels in kleinere, elastische Knoten zerfiel, bevor es schließlich ganz verschwand.

Es lohnt sich sehr, mit Sepia Freundschaft zu schließen! Kein Wunder, daß Dr. Gibson Miller gesagt haben soll, dürfte er nur ein einziges Mittel verordnen, so würde er Sepia wählen …

Sepia bei Malaria

»In alten Fällen von unterdrückter Malaria bringt Sepia den Fieberfrost zurück, doch sein größter Nutzen kommt dann zur Geltung, wenn ein Mittel schlecht gewählt und somit der Fall verwirrt worden ist — wenn ein Mittel nur aufgrund eines Teilaspekts des Falles ausgewählt wurde und ihn ein wenig verändert hat, es dem Patienten aber insgesamt nicht besser geht. Ist der Fall in eine solche Sackgasse geraten, höre man sofort mit weiteren symptomatischen Behandlungsversuchen auf und verabreiche stattdessen Sepia. Die Fieber-, Frost- und Schweißstadien haben dann nämlich inzwischen einen völlig unregelmäßigen Verlauf angenommen und sind so unberechenbar, wie sie nur sein können. NATRIUM MURIATICUM ist eines der größten Malariamittel, aber die Abfolge der Stadien ist, wie bei CHINA auch, sehr geordnet — Sepia aber ist voller Unordnung. Allgemein denke man bei durch (falsche) Arzneigaben verwirrten Fällen an Mittel wie CALCAREA, ARSENICUM, SULFUR, Sepia und IPECACUANHA. Niemals gebe man CHINA oder NATRIUM MURIATICUM, wenn ein Fall durcheinandergeraten ist und irreguläre Symptome und Stadien aufweist.« (Kent.)

◊

Farrington [der sich dabei auf Hering beruft; d. Ü.] erzählt die Geschichte, wie die Tinte der Sepia in unsere Materia Medica eingeführt wurde.

»Hahnemann hatte einen Freund, einen Künstler, der so krank wurde, daß er kaum noch in der Lage war, seinen Verpflichtungen nachzukommen. Trotz Hahnemanns sorgfältigster Fürsorge kam es aber zu keiner Besserung des Leidens. Eines Tages, als Hahnemann im Atelier seines Freundes war, beobachtete er ihn, wie er die von der Sepia gewonnene Farbe benutzte, und dabei fiel ihm auf, daß er häufig den Pinsel im Mund anfeuchtete. Auf einmal schoß ihm der Gedanke durch den Kopf, daß dies die Ursache für seine Krankheit sein könnte. Er wies den Maler darauf hin, doch dieser versicherte ihm, daß die Sepiafarbe absolut unschädlich sei. Auf Anraten Hahnemanns unterließ er dann aber doch diese Gewohnheit, und binnen kurzer Zeit verschwand seine obskure Krankheit. Hahnemann nahm daraufhin Prüfungen mit dem Sepia-Saft vor; und sämtliche Symptome, die dabei von ihm festgehalten wurden, sind seither bestätigt worden. Das *American Institute of Homœopathy,* das sich u. a. das Ziel gesetzt hat, unsere alten Arzneien einer erneuten Prüfung zu unterziehen, erfüllte diese Aufgabe im Jahre 1874 für Sepia. Es wurden etwa 25 Prüfungen des Mittels (von der 3. bis zur 200. Potenz) durchgeführt, und 1875 wurde auf der Jahresversammlung des Verbandes darüber berichtet. Sie bezeugen die Tatsache, daß die uns von Hahnemann hinterlassenen Prüfungen nicht wesentlich verbessert werden können.«

Silicea

ACIDUM SILICICUM; KIESELSÄURE, KIESELERDE

Das typische Silicea-Kind betritt nur widerstrebend und schüchtern Ihre Praxis, oder die Mutter zerrt es an der Hand hinter sich her — und schon können Sie in der Wahl des Arzneimittels kaum mehr fehlgehen.

Ein charakteristischeres Arzneibild als das von Silicea kann man sich kaum vorstellen! Lesen Sie einmal nur das Fettgedruckte in Allens *Encyclopedia*, und Sie werden feststellen, wie stark die Prüfungssymptome von Silicea an Tuberkulose erinnern, besonders an deren abdominelle Form; wie deutlich sie auf pustulöse Hauterkrankungen, Furunkel und Abszesse hinweisen — auf Beschwerden durch Splitter, Stacheln, Dornen oder Hautabschürfungen — auf Reaktionsmangel bei Verletzungen und Krankheiten.

Silicea, so heißt es, fehlt es an Mut, es hat nicht genug Mumm.* Einige Dosen des Mittels jedoch ermuntern diese Schwächlinge, die sonst immer die Verlierer sind, ganz gewaltig, und sie fangen an, sich zur Wehr zu setzen, seelisch wie körperlich.

Doch kehren wir zurück in Ihre Praxisräume. Sie blicken auf und sehen, wie sich das bedauernswerte Geschöpf gerade widerwillig hereinschleppen läßt; dabei ist es gar nicht einmal besonders ängstlich, sondern eher lustlos und desinteressiert.

Sie sehen ein blasses, kränkliches und leidendes Gesicht, und sofort erkennen Sie, daß mit dem Kind ernstlich etwas nicht in Ordnung ist; es sind nicht einfach irgendwelche Beschwerden, es handelt sich wirklich um *Krankheit*.

Hören wir uns einmal an, was die Mutter zu erzählen hat — wie sie die typischen Symptome schildert, die schon Allen hervorgehoben hat:

»Mit dem Jungen geht es einfach nicht vorwärts. Er entwickelt sich nicht richtig. Er lernt nicht, selbst spielen will er nicht. Er ist dauernd gereizt und quengelt ständig herum. In der Schule gehört er in allen Fächern zu den Letzten; auch seine Lehrerin wird nicht schlau aus ihm. Hier, sehen Sie, was sie schreibt ... ›Er schreckt vor jeder Anstrengung zurück, scheut die geringste Verantwortung; es fehlt ihm jegliches Selbstvertrauen und Durchsetzungsvermögen.‹ — Anscheinend hat er nicht den rechten inne-

* »Silica lacks grit — needs sand«; Wortspiel mit der Doppelbedeutung von *grit* (Kies, Splitt, Streusand — Mut) und *sand* (Sand — Kieselerde, Kieselsäure), im Deutschen nicht adäquat wiederzugeben. — d. Ü.

ren Antrieb. Manchmal habe ich den Eindruck, als könnte er nicht mal richtig denken! Es fällt ihm äußerst schwer, sich zu konzentrieren, und lesen und schreiben kann er immer noch nicht. Aber wenn er mal irgendeine Kleinigkeit falsch gemacht hat, nimmt er sich das immer furchtbar zu Herzen. Also, der Junge ist wirklich eigenartig, so ganz anders als die anderen.«

»Er bekommt schlimme Kopfschmerzanfälle«, erzählt die Mutter weiter, »und klagt dann oft, daß ihm am Hinterkopf kalt ist. Dort sitzt auch der Schmerz, aber meistens breitet er sich von da über den ganzen Kopf aus. Manchmal sagt er, daß ihm gleich der Kopf platzt, und dann möchte er ihn ganz fest verbunden haben; und warm möchte er ihn haben — warm und stramm gewickelt, so muß sein Kopf sein, wenn er einen dieser Anfälle kriegt.

Eine komische Sache, die mir auch noch aufgefallen ist: er ist immer dann krank, wenn wir Neumond haben!

Und einen furchtbaren Husten hat er, das arme Würmchen! Schreckliches Zeug spuckt er dabei aus — klumpig und gelb oder grünlich; es sinkt im Wasser sofort nach unten, und riechen tut's entsetzlich. Es ist mehr so wie Eiter.

Irgendwie stimmt überall etwas nicht mit ihm. Hier, sehen Sie sich seine Nägel an — rauh und gelb; und dann hat er oft das Gefühl, als ob er einen Splitter im Finger hätte. Oder er bekommt einen roten, geschwollenen Finger, und es klopft darin, wie bei einem Nagelgeschwür. Oder gucken Sie sich diesen Finger an, wie geschwollen er ist ... der Knochen fühlt sich richtig dick an. Nachts wacht er manchmal weinend auf und sagt, daß ihm die Hände eingeschlafen sind.

Schlimm ist vor allem, daß seine Haut nie verheilen will. Der Junge muß sich aber auch ständig irgendwo stoßen, oder er fällt hin und schlägt sich die Knie auf. Der kleinste Kratzer fängt gleich an zu eitern und geschwürig zu werden, und das heilt dann nur ganz schlecht. Und in jeder wunden Stelle sticht oder brennt es gleich. So ein dünnes Kerlchen — und die Haut überall so kaputt ...

Ach, und Furunkel natürlich! — einen Jungen mit so viel Furunkeln haben Sie noch nicht gesehen. Hier am Kinn hat er einen und hinten am Nakken gleich mehrere. Am ganzen Körper können die auftreten, manchmal sind es aber auch nur Eiterstippchen.« — Nach Ansicht der Mutter hat sich der Junge nie richtig von der Pockenimpfung erholt.

»Das Kind friert auch ständig, so richtig warm ist ihm eigentlich nie. Bei jeder Bewegung fröstelt er sofort, ja, und in der warmen Stube, da friert er erst recht! Das ist doch für ein Kind nicht normal! Kalt bis zum Knie hinauf ist er oft, und nachts hat er kalte Füße und kann deshalb nicht einschlafen.

Und trotz all seiner Fröstеligkeit schwitzt er fürchterlich! Nachts ist er regelrecht naßgeschwitzt. Appetit hat er keinen, und immer ist er müde! — so schwach und müde, daß er sich am liebsten dauernd hinlegen will. Also wenn Sie *mich* fragen — der Bub hat sowas wie die Schwindsucht, meinen Sie nicht auch?

»Selbst nachts ist immer irgendwas los mit ihm. Mal hat er das Gefühl, als wäre er ganz wundgelegen auf der Seite, auf der er geschlafen hat; aber wenn er sich dann umdreht, dann wird's ihm wieder ganz kalt, von der Bewegung und vom Ziehen an der Bettdecke ... Und dann erst seine Träume — also wirklich: gräßlich!

Manchmal ist es nur der Kopf, der schwitzt, und außerdem schwitzt er halt nachts, wenn er schläft. Dazu hat er aber meist noch diesen scheußlichen Schweißgeruch an den Füßen, wo sich einem der Magen bei umdrehen kann! Und die armen Füßchen werden außerdem ganz wund davon, wund zwischen den Zehen, bis er kaum noch laufen kann. Unter den Achseln stinkt der Schweiß übrigens auch ganz schön.

Da fällt mir ein: Wenn er mal rennt, wird er gleich kreidebleich.

Ach! und das hab' ich noch vergessen: Am Po scheint er ziemlich zu schwitzen, denn da fühlt er sich immer naß an. Er muß wohl auch eine Menge Schmerzen am After haben, als ob er den beim Stuhlgang nicht richtig aufkriegen könnte. Ständig scheint er aufs Töpfchen zu müssen, obwohl meistens nur ein bißchen Schleim rauskommt. Und wenn er mal Stuhl gehabt hat, riecht der wirklich abscheulich; oft ist der richtig hart und sehr schwer herauszubekommen. Dann muß er sich so anstrengen, daß ihm hinterher der ganze Bauch wehtut; und manchmal, wenn der Stuhl schon halb draußen ist, schlüpft der doch tatsächlich wieder zurück!« (Wäre diese Mutter eine amerikanische Ärztin, würde sie das wahrscheinlich als ›bashful stool‹, als ›schüchternen Stuhl‹ bezeichnen.)

»Ach ja, das hab' ich auch noch vergessen: Sein Bauch ist so hart und dick, ganz aufgebläht. Anscheinend hat er massenhaft Blähungen, und die stinken auch nicht schlecht. Irgendwas ist da doch nicht in Ordnung!

Und — eine komische Sache bei einem Jungen! — eine Brustwarze ist scheint's geschwollen und schmerzhaft, wie wenn sich Eiter bilden wollte; und manchmal sagt er, er hätte stechende Schmerzen in der anderen. Überhaupt: Immer wenn er Schmerzen hat, sind sie stechend — oder als hätte er irgendwo einen Splitter; oder so, als ob da Eiter drunter wäre.«

So weit Allens Hauptsymptome, wie sie eine Mutter schildern könnte. Wie lautet Ihre Diagnose, bevor Sie das Kind auch nur untersucht haben? Ist das nicht alles sehr anschaulich? Man würde ein tuberkulöses Abdomen erwarten — eine Lungen-Tb — Knochen-Tb am Finger — Tb-Vorgeschichte in der Familie; nicht den hochakuten phthisischen Verlaufstyp — der Junge hätte nicht einmal die Kraft zu akuten Krankheitssymptomen! Nein, die Diagnose lautet einfach — Silicea. Und Silicea und TUBERCULINUM BOVINUM könnten aus ihm noch einen kräftigen jungen Mann machen.

Bei solchen Prüfungssymptomen ist es nicht verwunderlich, daß Silicea eine Arznei ist, an die man zu denken hat bei: Abszessen, Panaritien, unheilsamer Haut, übelriechendem Fußschweiß, Brustabszessen, Brustkrebs; bei Wunden, die nicht abheilen wollen; bei Tuberkulose der Haut, der Knochen und des Abdomens. Man beachte aber, was unsere alten Meister sagen: »Bei Lungentuberkulose verwende man Silicea nur mit größter Vorsicht!« Bekanntlich hat es die Eigenschaft, Fremdkörper herauszueitern und Narbengewebe aufzuweichen, und so vermag es eben auch verkapselte Tuberkelbakterien freizusetzen. Daher setze man das Mittel bei Tuberkulose nicht in hohen Potenzen ein!

Der bedeutendste Wirkungsbereich von Silicea ist das *Bindegewebe*. Und mittlerweile, seit die alte Schule mit kolloidaler Kieselerde experimentiert, wissen wir nicht nur, daß es — in Potenz — überschießendes Narbengewebe (Keloide) zum Verschwinden bringen kann, sondern auch, daß es — in größeren, schädlichen Mengen — bereits Zirrhosen an Leber, Nieren und anderen Organen hervorgerufen hat.

Hauptsymptome[*]

Geist und Gemüt. Gegen Geräusch empfindlich und davon ängstlich.[1]

Ueber Kleinigkeiten macht er sich oft die stärksten Gewissens-Scrupel, als habe er das grösste Unrecht begangen.[1]

---

[*] Überwiegend handelt es sich um die oben erwähnten (fettgedruckten) Symptome aus Allens *Encyclopedia*, in der neben den Symptomen Hahnemanns (*Chronische Krankheiten*, Band 5), die mit [1] bezeichnet sind, vor allem auch die umfangreiche Prüfung dokumentiert ist, die 1838 von Ruoff im 8. Band der *Hygea* veröffentlicht wurde (auf diese weist eine [2] hin). Die Symptome Hartlaubs (bzw. Nennings) aus dessen *Reiner Arzneimittellehre* sind von Hahnemann nur teilweise bzw. gekürzt wiedergegeben worden, weswegen ich sie hier im Originalwortlaut zitiert habe; sie sind mit [3] gekennzeichnet und erhalten zusätzlich dort, wo sie bei Hahnemann fehlen, den Index [0]. Ähnliches gilt für die Symptome Wahles (mit [4] markiert), die ursprünglich im 15. Band des *Archivs* veröffentlicht wurden. (Bei der Übertragung dieser Symptome in die *Chronischen Krankheiten* haben sich zwei sinnentstellende Fehler eingeschlichen, auf die ich an dieser Stelle hinweisen möchte: Beim Symptom Nr. 1180 muß es statt »Durchfalle« »Durste« heißen, beim Symptom Nr. 1181 statt »wie« »nie«.) Einzelne Symptome stammen von Becker (*Hygea*, 22, 401, mit [5] versehen) und Knorre (*A.H.Z.*, 6, 37, mit [6] markiert). — d.Ü.

Schweres Denken.[1] — Große Schwierigkeiten, sich zu konzentrieren.

Kopf. Kopfschmerz vom Nacken herauf nach dem Scheitel zu …[1]
Der heftigste Kopfschmerz [bei Unbesinnlichkeit, so dass sie ächzte und laut um Hilfe schrie] …[1]
Reissen im ganzen Kopfe; dasselbe ging von der Tuberositas occipitalis aus, und zog sich dann auf beiden Seiten nach vorn und oben.[2]
Reissender Schmerz, als wolle der Kopf platzen …; das Festbinden [= feste Binden] des Kopfes erleichterte.[1]
Drückender Schmerz im Hinterhaupte, durch warmes Einhüllen des Kopfes gemindert.[1]
Drücken im Hinterhaupte, bald drauf Stechen in der Stirn, mit Frösteln im Nacken und Rücken.[1]
Der Kopf thut äusserlich bei Berührung weh.[1]
Die jückenden Kopf-Stellen schmerzen nach Kratzen, wie wund.[1]

Augen. Geschwulst in der Gegend der rechten Thränen-Drüse und des Thränen-Sackes.[1]

Ohren. Schmerzhafte Empfindlichkeit des Ohres gegen starken Schall.[1]

Mund. Das Zahnfleisch ist schmerzhaft empfindlich, wenn kaltes Wasser in den Mund kommt.[1]
Empfindung vorn auf der Zunge, als läge ein Haar darauf.[1]
Entzündung und Eiterung der Speicheldrüsen.

Bauch fest, spannend.[2]

Rektum, Stuhl. Sehr stinkende Winde.[1]
Feuchten des Afters.[1]
Die Mastdarm-Aderknoten … sind schmerzhaft empfindlich.[1]
Der Stuhl bleibt lange im Mastdarme stehen …[1]
Schneiden im Mastdarme.[1] — Stechen im Mastdarme.[1]
Spannen im After.[1]
Schmerz im After, als wäre er zugeschnürt, beim Stuhl-Abgange.[1]
Oefterer Drang zu Stuhl, es ging aber bloss Schleim ab, unter Frostigkeit des Körpers …[1]
Beständiger, aber vergeblicher Drang zu Stuhle …[3]
Aashaft riechende Stühle.[4,○]
Aus harten Knoten zusammengesetzter Stuhl, der nur mit grosser Anstrengung erfolgte …[3]

Schwieriger, sparsamer Stuhl.[1] — Nach langem Noththun und Drängen zum Stuhle bis zum Wehthun der Bauchmuskeln, schnappt der schon vorgetriebene Koth stets wieder zurück.[1]

Nach trockenem, hartem Stuhlgange, Brennen im After.[3]

Täglich, sehr fester Stuhl mit Brennen im After ...[3,○]

Sehr fester, knotiger Stuhl, wie Kieselsteine, der nur durch grosse Anstrengung abgeht.[3,○]

Ungenüglicher, sehr harter Stuhl mit Anstrengung.[1]

Analfissur und Analfistel.

Husten mit eitrigem Auswurfe.[4] — Auswurf ... dick, gelb, klumpig.[2]

Mammae. Die rechte Mamma ist hart, schmerzhaft und an der Brustwarze geschwollen — sie fühlt sich an, als sammelte sich Eiter darin.

Stechende und brennende Schmerzen in der linken Brustwarze.

Abneigung gegen Muttermilch; das Kind weigert sich zu trinken, oder es erbricht die Milch, nachdem es gestillt worden ist.

Äußerer Hals, Rücken. Steifheit im Genicke, wobei der Kopf weh thut.[1]

Das Steissbein schmerzt, wie nach langem Fahren im Wagen.[1]

Stechen im os coccygeum, dasselbe ist auf Druck schmerzhaft.[2]

Extremitäten. Mattigkeit in den Gliedern.[2]

Eingeschlafenheit der Hände, Nachts.[1]

Rauhe und gelbe Fingernägel.[4]

Gefühl, als wären die Fingerspitzen unterschworen [= als wäre ein Geschwür unter der Haut].[1]

Schmerz im linken Zeigefinger, als wolle ein Nagel-Geschwür entstehen.[1]

Panaritium; Entzündung geht sehr tief, bis zu den Sehnen und Knochen.

Schmerzen in der Hüfte.[2]

Schwäche in den Beinen.[1]

Das Knie schmerzt, wie zu fest gebunden.[1]

Unerträglich fauler, aashafter Fuss-Gestank, ohne Schweiss, alle Abende.[1]

Stinkend schweissige Füsse.[1] — Arger Schweiss an den Sohlen und zwischen den Zehen; er ward ganz wund beim Gehen.[1]

Gefühl großer Abgespanntheit; sie möchte immer liegen.

Große Müdigkeit.[2] — Grosse Ermattung.[1]

Innere Unruhe und Aufregung.[2]

Empfindlichkeit gegen die Luft.[5]

Er erkältet sich sehr leicht.[3] — Verkältlichkeit, und davon Husten.[1]

Nach dem Beischlafe, Zerschlagenheit des ganzen Körpers.[1]
Der ganze Körper ist auf der Seite, worauf er liegt, geschwürig schmerzhaft, unter beständigem Frösteln bei der geringsten Entblössung, mit unleidlichem Durste, und öfterem Hitzeüberlaufen im Kopfe.[3]
Der ganze Körper schmerzt, wie zerprügelt.[1]

Die meisten Symptome scheint die Kiesel-Erde zur Zeit des Neumondes hervorzubringen.[1]
Die Schmerzen werden durch Bewegung vermehrt.[1]

Haut. Kleine Hautverletzungen heilen schwer und eitern leicht.[3]
Es bilden sich an der Stirn, am Hinterkopfe und dem Brustknochen, an der Wirbelsäule herunter und am linken Nasenflügel Pocken ähnliche Pusteln, welche die fürchterlichsten Schmerzen verursachen, und dann große Geschwüre bilden, worauf ungefähr einige Eßlöffel gutartiger Eiter fließt, was etwa 8 Tage fortwährt.[4]
Mehrere Furunkel bilden sich an verschiedenen Stellen des Körpers.
Ein Blutschwär [= Furunkel] im Nacken.[1]
Ein Blutschwär am Kinne, stechenden Schmerzes bei Berührung.[1]
Einige Blutschwäre hinten an den Oberschenkeln.[1]
Oeftere Nagel-Geschwüre.[1]
Grosse Fress-Blase an der Ferse, mit argem Jücken.[1]
Eine wundschmerzende Stelle unten an der Nasen-Scheidewand, die beim Befühlen stichlicht wehthut.[1]
Ein jückender, eiternder Schorf auf den erfrornen Zehen.[1]
Drückend stechender Schmerz in der Geschwür-Stelle am Unterschenkel.[1] — Stechen im Schenkel-Geschwüre.[1]

Schlaf unruhig.[2]
Schreckhafte Träume.[2]
Jugendliche Traumbilder wecken ihn aus dem Schlafe …[1]

Frost bei jeder Bewegung …[1]
Er ist sehr frostig, den ganzen Tag.[1] — Abends etwas frostig.[4]
Widerliches Gefühl von Frösteln, Nachmittags, … im warmen Zimmer.[1]
Sehr frostig, selbst im warmen Zimmer.[1]
Krampfartiger Frost, Abends im Bette, dass es ihn schüttelte.[1]
Eiskalter Schauder überläuft öfters den ganzen Körper.[1]
Kälte der Unterschenkel, bis an die Knie, im warmen Zimmer.[1]
Kälte der Füsse, Abends im Bette, die am Einschlafen hindert.[1]
Eiskalte Füsse, Abends, selbst noch im Bette.[1]

Bei der Regel, eiskalte Füsse.[1]

Fieber mit arger Hitze am Kopfe ...[1] — Hitze im Kopfe.[1]
Die ganze Nacht hindurch bis gegen Morgen Fieberhitze, mit unsäglichem Durste und krächzendem Athem.[4]

Schweiß. Alle Morgen Schweiss, der bisweilen sehr stark ist ...[3,0]
Alle Nächte starker Schweiss gegen Morgen.[1]
Nachts ... allgemeiner Schweiss.[4]
Allgemeines Duften [= Dampfen, Ausdünstung], Nachts, im Bette.[1]
Alle Nächte starker Schweiss, bei Appetitlosigkeit und Hinfälligkeit, als sollte er in Auszehrung verfallen.[1]
Schweiss von starkem Geruche.[1]
Schweiss am Kopf.[2] — Er schwitzt blos am Kopfe; der wäßrige Schweiß läuft ihm immer am Gesichte herunter.[4]
Stinkend schweissige Füsse.[1]

◊

Lassen Sie uns nun hören, was Nash zu Silicea zu sagen hat.

»Schwächliche, kümmerliche Kinder, nicht aufgrund mangelnder Nahrungsaufnahme, sondern durch ungenügende Assimilation. ... ›Schweißköpfige‹ Kinder (CALCAREA, SANICULA), ... überempfindlich, unzureichend ernährt. (Letzteres gilt bei Silicea generell, anders als bei CALCAREA, wo einzelne Körperteile unter-, andere überversorgt sind.) Aus dem Rahmen der normalen Größenverhältnisse fällt nur die ›Dickbäuchigkeit‹, die auf eine krankhafte Veränderung des Mesenteriums zurückzuführen ist. Die Gliedmaßen des Silicea-Kindes sind abgemagert, die Augen eingefallen, das Gesicht ist spitz und sieht alt aus. Das Kind nimmt nicht an Größe oder Kraft zu und lernt erst spät laufen; ... was sein Wachstum oder seine Entwicklung angeht, scheint alles zum Stillstand gekommen zu sein. ... Beim Stuhlgang drückt und preßt das kleine Kerlchen, aber der Stuhl kommt nur teilweise heraus und schlüpft dann sogar wieder zurück (SANICULA, THUJA); ... es kann auch hartnäckiger Durchfall auftreten ... Trotz reichlicher Ernährung nimmt das Kind weiter ab und wird schwächer und schwächer, bis es schließlich an Entkräftung stirbt — wenn nicht Silicea diesem Prozeß Einhalt gebietet. Viele solcher Kinder habe ich mit dieser Arznei gerettet, und sie wurden dann wieder ganz gesund und kräftig. (Ich habe stets die 30. und höhere Potenzen gebraucht.)«

»Entzündungen, die dazu neigen, in Eiterung überzugehen, oder die nicht abheilen wollen; sie werden chronisch.

Kälte, Mangel an Lebenswärme, selbst wenn er sich Bewegung verschafft; muß sich warm einhüllen, besonders am Kopf, was bessert.

Profuse und übelriechende Schweiße, besonders an den Füßen; leicht zu unterdrücken, besonders durch Kaltwerden der Füße.

Schwach, nervös, leicht reizbar; Neigung, sich gleich in alles zu fügen bzw. zu schnell aufzugeben, ›kein Rückgrat‹.

Modalitäten: < durch Kälte oder Zugluft, Bewegung, im Freien, bei Neumond; > im warmen Zimmer, durch *Einhüllen des Kopfes*, durch Magnetismus [= Mesmerismus; entspricht heutzutage meist Massagen, Handauflegen u.ä.; d.Ü.].

Krankheiten, die durch Unterdrückung des Fußschweißes entstehen; wenn Kopf oder Rücken auch nur der geringsten Zugluft ausgesetzt werden; durch Pockenimpfungen (THUJA); Beschwerden durch Quarzstaub bei Steinmetzen etc., mit völligem Kräfteverlust.

Unheilsame Haut; jede kleine Verletzung eitert gleich.

Silicea befördert das Ausstoßen von Fremdkörpern aus Geweben: Fischgräten, Nadeln, Knochensplitter etc.«

Ein seltsames Symptom möchte ich hier noch ergänzen:

›Gefühl von Kälte in Geschwüren‹ (MERCURIUS: ›Schaudern in Abszessen‹).

Und schlagen wir in Nashs Kapitel über BARYTA CARBONICA nach, so finden wir dort:

»Beim Marasmus von Kindern werden wir wahrscheinlich unter Mitteln zu wählen haben wie Silicea, BARYTA CARBONICA, ABROTANUM, NATRIUM MURIATICUM, SULFUR, CALCAREA und JODUM. Bei all diesen Mitteln können wir Abmagerung des übrigen Körpers finden, während der Bauch stark vergrößert ist. Auch kann bei jedem dieser Mittel das Kind einen enormen Appetit haben; es mag durchaus genug essen, dennoch gedeiht es schlecht. *Es handelt sich um eine Störung der Assimilation.*

»Es bestehen in mancher Hinsicht große Ähnlichkeiten zwischen BARYTA CARBONICA und Silicea, nämlich ... *Übelriechender Fußschweiß. — Der Kopf ist im Vergleich zum Körper unverhältnismäßig groß. — Beide leiden unter Wetterwechsel zu feuchtem Wetter, und beide sind empfindlich gegen Kälte am Kopf.* Aber Silicea zeigt einen wichtigen diagnostischen Unterschied: *starkes Schwitzen am Kopf* (vergleichbar dem von CALCAREA), was bei BARYTA fehlt. Silicea wiederum hat nicht die typische Schwäche von Geist und Gemüt, wie sie BARYTA aufweist; vielmehr ist das Silicea-Kind eigensinnig und widerborstig.«

Guernsey schreibt:

»Die Füße schwitzen sehr viel und haben einen äußerst üblen Geruch; zwischen den Zehen werden die Füße leicht wund, es entstehen dort Blasen. Abends beim Einschlafen schwitzt auch der Kopf sehr stark. Dies ähnelt CALCAREA, doch Silicea schwitzt auch noch weiter unten am Nacken, und der Schweiß neigt eher zu unangenehmem Geruch. ...

Schlimmer: durch Naßwerden der Füße; ... wenn einzelne Körperteile kalt werden; ... durch Entblößen des Kopfes.«

◊

Hughes sagt von Silicea im Zusammenhang mit Rachitis:

»Ich verschreibe es gewöhnlich bei den ersten Anzeichen dieser Diathese, welche im allgemeinen sind: *krankhaft veränderte Stühle, Kopfschweiße* und *Empfindlichkeit der Haut;* die Ergebnisse sind ausgezeichnet.«

Er nennt die klassischen Anwendungsbereiche von Silicea: Eiterungsprozesse, ob kurz oder lang bestehend; äußere oder innere Geschwürbildung; Affektionen von Gehirn und Rückenmark, wo es wahrscheinlich die Ernährung der Nervenzentren beeinflußt; Kinder, die weder stehen noch laufen können; Tränenfisteln; Knieschleimbeutelentzündungen; unterdrückte *Fußschweiße* und die daraus resultierenden Beschwerden; Linderung von Schmerzen bei Krebserkrankungen; etc. etc.

Bezüglich des Wesens, des Charakters des Silicea-Patienten zitiert Hughes C. Dunham: »Silicea hat oft das Gefühl, daß er dies oder jenes unmöglich schaffen kann; aber wenn er sich dann doch dazu drängen läßt, die Sache ›anzupacken‹, muß er es gleich maßlos übertreiben.«

◊

Clarke berichtet:

»Ein sonderbares und zugleich sehr wertvolles Symptom ist das folgende: ›Fixe Ideen: der Patient denkt ständig an Nadeln; er fürchtet sich davor [z.B. sie zu verschlucken], sucht überall danach und zählt sie sorgfältig ab.‹ Dieses Symptom verhalf mir zur raschen Heilung einer postgrippalen psychischen Störung bei einem Mann, in dessen Familienanamnese bereits diverse Vorbelastungen aufzufinden waren: eine seiner Schwestern war wahnsinnig geworden und hatte sich ertränkt, eine andere litt an Lupus. Eines Morgens erzählte mir die Frau des Patienten, daß er *die ganze Wohnung nach Nadeln abgesucht* habe. Silicea C 30 setzte der Sucherei schnell ein Ende und stellte seine geistige Gesundheit wieder her.

Eine weitere Verbindung zu Geistesstörungen zeigt Silicea in seiner Verschlimmerung während bestimmter Mondphasen: Epilepsie und Schlafwandeln treten verstärkt bei Neu- und bei Vollmond auf.«

Silicea gehört zu den wichtigsten Arzneien, an die man bei Epilepsie — und bei Petit mal — denken muß; freilich müssen wir es dann insgesamt mit einem *Silicea-Patienten* zu tun haben. Kürzlich habe ich wieder von einem Mädchen gehört, die uns früher regelmäßig im Krankenhaus aufgesucht hatte; damals, vor Jahren, war sie eine blasse und schwache Epileptikerin gewesen, aber unter Silicea war eine erhebliche Besserung eingetreten — und (leider erst) jetzt erfahre ich, daß sie seitdem »nie wieder einen Anfall gehabt hat« ... Es sind die schlechten Verschreibungen, die wie Flüche auf ihren Urheber zurückfallen; von seinen schönsten Erfolgen hört man oft nur rein zufällig, manchmal erst nach Jahren — oder auch nie.

◊

Hier einige ergänzende Informationen aus Kents Vorlesung ...

»Die Wirkung von Silicea ist langsam. Bei den Prüfungen dauert es längere Zeit, bis sich die Symptome entwickeln. Das Mittel eignet sich daher besonders für Beschwerden, die erst allmählich entstanden sind. ... Diese lang und tief wirkenden Arzneien sind in der Lage, so radikal in die Lebensordnung einzugreifen, daß selbst anlagebedingte Störungen an der Wurzel gepackt und beseitigt werden können. ...

Die Psyche des Silicea-Patienten zeigt einige charakteristische Besonderheiten. So mangelt es ihm vor allem an Durchsetzungsvermögen. Wie die Kieselsäure für das Stützskelett des Getreidehalms auf dem Felde unentbehrlich ist, so ist sie es im übertragenen Sinne auch für den menschlichen Geist. ... Der psychische Zustand, der Silicea erfordert, ist gekennzeichnet durch Schwäche, Befangenheit, Furchtsamkeit und Nachgiebigkeit. ... Ein bekannter Geistlicher oder Anwalt mag Ihnen erzählen, daß er in einen Zustand geraten sei, wo er sich auf einmal fürchte, öffentlich aufzutreten; er sei sich in einer solchen Situation seiner eigenen Person zu sehr bewußt, so daß er sich nicht auf das Thema des Vortrags konzentrieren könne; es graue ihm davor, er habe Versagensängste, er fürchte, sein Verstand werde aussetzen ... Doch er wird Ihnen auch berichten, daß er, wenn er sich einmal aufgerafft und an die Kandare genommen habe, in der Regel ohne Probleme fortfahren könne; seine gewohnte Selbstkontrolle kehre zurück, und er bewältige die Aufgabe rasch, vollständig und korrekt. Diese *Furcht vor dem Versagen* ist typisch für den Silicea-Zustand. ...

Silicea ist aufgrund der großen Ähnlichkeit das natürliche Komplementär- bzw. chronische Mittel zu PULSATILLA; es ist ein noch tiefer wirkendes, bis auf den Grund gehendes Mittel. ...

Ein Rechtsanwalt sagt: ›Seit diesem John-Doe-Fall damals bin ich nie wieder ganz der alte gewesen.‹ Bei diesem Fall hatte er eine längere Kraftanstrengung auf sich genommen und mit schlaflosen Nächten dafür bezahlt. Silicea wird ihm seine geistige Spannkraft wiedergeben.

Das Mittel ruft eine Entzündung um jeden bindegewebigen Herd hervor und eitert diesen nach draußen; es regt die träge Konstitution an, fibröse Ablagerungen um ein altes, abgekapseltes Geschoß o.ä. zu entzünden. ... Kleine Abszesse in alten Narben werden nach draußen befördert und dort eröffnet.«* (Kent warnt daher vor dem Gebrauch von Silicea, wenn die ganze Lunge von Tuberkeln oder tuberkulösen Verkalkungen durchsetzt ist, da das Mittel auch an diesen — als lediglich andersartigen Fremdkörpern — Entzündungen verursache und Tuberkelbakterien freisetze; solche Fälle könnten dann zu einer eitrigen Pneumonie oder einer akuten Miliartuberkulose führen ...)

»Beschwerden infolge von unterdrückten Absonderungen — unterdrückten Schweißen, besonders Fußschweißen. ... Silicea heilt, bei Übereinstimmung der Symptome, lange bestehenden Fußschweiß oder Leiden, die seit der Unterdrückung desselben bestehen. ...

Es gibt keine tiefer wirkende Arznei als Silicea zur Beseitigung der tuberkulösen Veranlagung, sofern die Symptome passen. Die meisten Tuberkulosefälle werden (wie Silicea) durch naßkaltes Wetter verschlimmert und durch kaltes, trockenes Wetter gebessert. ...

Silicea hat Verschlimmerung durch Milch. Säuglinge vertragen oft überhaupt keine Art von Milch, so daß der behandelnde Arzt in seiner Verzweiflung häufig die ganze Palette an Kindernahrung verschreibt, die auf dem Markt zu bekommen ist, weil er nicht das heilende Mittel kennt. NATRIUM CARBONICUM und Silicea können nützlich sein, wenn Muttermilch Durchfall und Erbrechen verursacht. Wer routinemäßig vorgeht, der wird hier wahrscheinlich Mittel wie AETHUSA geben und an Silicea gar nicht erst denken. Silicea hat, ebenso wie NATRIUM CARBONICUM, saures Erbrechen und saure, geronnene Milch im Stuhl. ›Abneigung gegen Muttermilch; das Kind weigert sich zu trinken, oder es erbricht die Milch, nachdem es gestillt worden ist.‹ ›Durchfall nach Milchgenuß.‹«

---

* *In der* Cyclopædia of Drug Pathogenesy *ist unter den Wiederholungsprüfungen von Silicea zu lesen* [Ruoff, in *Hygea*, 8, 198; teilweise nach dem Original zitiert; d.Ü.]: *»17 Jahre altes Mädchen; im zwölften Jahre von Scropheln befallen. Mehrere (5) Drüsen sind noch geschwollen (am Halse).« Eine Stunde nach Einnahme der zweiten Dosis der 21. Dilution bemerkte sie, »dass aus einer angeschwollenen Unterkieferdrüse, die vor etlichen Jahren schon einmal Eiter absonderte, seitdem noch nicht vernarbt, und mit einer Kruste bedeckt ist, wieder ein Ausfluss von gelblicher Materie stattfinde«. Dies trat während des Versuchs auch bei weiteren Verdünnungen (der 12., 4. und 1.) immer wieder auf. Nach der Einnahme der 4. und 1. Potenz bekam sie zusätzlich jeweils Husten mit Kratzen im Hals und Schleimauswurf. Der Husten dauerte ca. 14 Tage, die Absonderungen aus der Drüse insgesamt über einen Monat.*

Bezüglich Hauterkrankungen sagt Kent: »Hier hat Silicea die Neigung, weiche Gewebe zu verhärten und harte Gewebe noch härter zu machen. Indurationen, Risse und Fissuren. Krustige Gebilde.«

Abszesse — Fisteln ... Ein Kollege, mit dem ich einmal zusammenarbeitete, kam eines Tages herein und sagte: »Am liebsten würde ich Ihnen jetzt einen Orden verleihen!«* Was er damit meinte: Er hatte seit Monaten vergeblich versucht, eine Analfistel mit Silicea in niedriger Potenz zu heilen, und dann auf meinen Rat eine CM verabreicht — mit dem Ergebnis, daß der Prozeß rasch ausheilte.

Natürlich ist Silicea aber auch eines unserer Polychreste. Es wirkt insbesondere auf die Schleimhäute, die Haut einschließlich der Nägel, das Bindegewebe sowie auf die lymphatischen Gewebe — bei Silicea-Patienten, kurz: frostigen, leicht schwitzenden Patienten mit Mangel an Selbstvertrauen und fehlendem Mut. *Es wird schwächlichen und nachgiebigen Menschen Rückgrat verleihen* und selbiges — im wörtlichen wie übertragenen Sinne — kräftigen und stärken.

◊

Übrigens ... Silicea gehört zu den Mitteln mit ***Erwartungsspannung***. Sie sind in Kents Repertorium nicht alle in einer einzigen Rubrik versammelt, daher seien sie hier einmal, soweit ich sie entdecken konnte, zusammengetragen; es mag mehr von ihnen geben.**

Es sind: **Arg-n.**, *Ars.*, *Carb-v.*, **Gels.**, Lyc., Med., Plb., *Ph-ac.*, **Sil.**, (Thuj.?); gehen wir die Rubriken im Repertorium im einzelnen durch:

Angst, Verabredung, vor einer — **Arg-n.**, Gels., Med.
Angst, verlangt [besser: erwartet] wird, wenn etwas von ihm — *Ars.*
Erwartung, Beschwerden durch — *Arg-n.*, Ars., *Gels.*, Lyc., Med., Ph-ac.
Zaghaftigkeit [besser: Furchtsamkeit, Scheu], Öffentlichkeit, [beim Auftreten] in der — *Carb-v.*, **Gels.**, Plb., **Sil.**
Diarrhoe, Erregung, durch — **Arg-n.**, Cina, *Gels.*, Hyos., Kali-p., Lyc., Petr., *Ph-ac.*, *Thuj.*
Diarrhoe, Erregung, durch, Theaterbesuch, z.B. vor einem — **Arg-n.**
Diarrhoe, Vorfreude, nach [richtig: Erwartungsspannung, infolge] — *Arg-n.*, *Gels.*, *Ph-ac.*

* Engl.: »If you wore a cap, I'd put a feather in it.«
** Im *Synthetischen Repertorium* werden in der Rubrik »Ailments from anticipation« allein 14 Mittel dreiwertig aufgeführt. Es sind dies: **Arg-n.**, **Ars.**, **Calc.**, **Carc.**, **Gels.**, **Graph.**, **Ign.**, **Lyc.**, **Med.**, **Phos.**, **Plb.**, **Psor.**, **Puls.** und **Sil.** Zweiwertig erscheinen von den Mitteln, die Tyler aufzählt, *Carb-v.* und *Ph-ac.*, einwertig Thuj. — d.Ü.

Staphisagria

STEPHANSKÖRNER, DER SAMEN VON DELPHINIUM STAPHISAGRIA

Hahnemann schreibt in seiner Einführung zu den Prüfungen von Staphisagria in der *Reinen Arzneimittellehre*:

»Gerade von einer an sich heftigsten Arznei [haben wir] in den kleinsten Gaben die gröste Hülfe in den schwierigsten Uebeln eigner Art, denen nur sie, und keine andre, angemessen ist, zu erwarten.

Aus diesen unverwerflichen Gründen erwartete ich einen großen Schatz von Hülfswirkung in den besondersten Krankheiten auch in den Stephanskörnern, und diese Gründe bewogen mich, behutsam meine Versuche mit ihnen an gesunden Körpern anzustellen ... So sind von dieser Arzneisubstanz Hülfskräfte zu Tage gefördert worden, welche unendlich schätzbarer sind, als ihre Kraft, Läuse zu tödten (das einzige, was die bisherige medicinische Quacksalberkunst von ihnen wußte) — Hülfskräfte, welche der homöopathische Arzt in seltnen Krankheitszuständen, wozu es kein andres Heilmittel als dieses giebt, mit bewundernswürdigem Erfolge anwenden kann.«

Er sagt, dieser Samen sei von den Griechen *Phtheirokokkon* [Läusekörner] genannt worden, weil er Kopf-Ungeziefer vertilge. Und er zitiert einen Arzt, der etwas davon in den Mund nahm, weil er an Zahnschmerzen litt, und daraufhin eine so heftige Verschlimmerung erfuhr, daß er glaubte, »unsinnig« zu werden. »Welche ungeheure Kraft muß nicht in dieser Substanz liegen!«

Daran knüpft Hahnemann folgende allgemeine Überlegung [die ihn schließlich zu der eingangs zitierten Erwartung führt]: »Da nun, wie unsre neue, einzig wahre Heilkunst in der Erfahrung nachweist, jede Drogue um desto arzneilicher ist, je heftigere Wirkung sie auf das Befinden äußert, und sie nur vermöge ihrer krankmachenden Kraft die natürliche Krankheit besiegt, im Falle diese jener analog ist; so folgt, daß eine Arznei desto schwierigere Krankheiten überwältigen kann, je schädlicher sie für sich auf den gesunden Menschen einwirkt, und daß man bloß ihre eigenthümliche Schädlichkeit genau zu erforschen hat, um belehrt zu werden, zu welchen heilsamen Zwecken sie in der Kunst, die menschliche Gesundheit wieder herzustellen, anzuwenden sei. Ihre, auch noch so heftige Kraft macht sie nicht etwa verwerflich; nein! um desto schätzbarer, da auf der einen Seite ihre Macht, Menschenbefinden zu ändern, an gesunden Menschen die besondern, krankhaften Zustände, welche sie erregen kann, nur desto deutlicher und offenbarer an den Tag legt, damit wir desto sichrer und unzweifelhafter die Krankheitsfälle finden können, in denen sie in Aehnlichkeit (homöopathisch) und deßhalb hülfreich anzuwenden ist, während ihre Heftigkeit auf der andern Seite, sie sei auch noch so groß, doch gar leicht durch gehörige Verdünnung und kleinste Gabe sich so mäßigen läßt, daß sie bloß hülfreich und nicht schädlich werden kann, wenn sie nur auf den zu besiegenden Krankheitsfall in möglichster Aehnlichkeit passend in ihren Symptomen befunden ward ...«

◊

Der Schlüssel zu Staphisagria liegt in seiner ihm eigentümlichen *Gemütsverfassung*. »Beschwerden infolge von aufgestauter Wut, unterdrücktem Zorn, unterdrückten Gefühlen. Sprachlosigkeit durch unterdrückte Entrüstung ... er schluckt es herunter, und dann leidet er daran. ... Ein Staphisagria-Patient gerät, wenn er sich beherrschen muß, sozusagen aus den Fugen; er zittert am ganzen Körper, verliert seine Stimme, kann nicht mehr arbeiten (›Hirnermüdung‹, Fehler beim Rechnen und Schreiben), durchlebt schlaflose Nächte; darauf folgen Kopfschmerzen ...« So beschreibt es Kent in seiner bildhaften Art.

Etwas ähnliches habe ich selbst erlebt: Ein Offizier, der im Weltkrieg große Mühen und Anstrengungen hatte auf sich nehmen müssen, kam mit dem Gefühl nach England zurück, daß man ihn nicht fair behandelt habe, daß ihm nicht die gebührende Anerkennung zuteil geworden sei. Sein Gesundheitszustand verschlechterte sich zusehends; Monat um Monat verging, aber er kam nicht darüber hinweg. Daraufhin erhielt er eine Gabe Staphisagria, und unter der verborgenen, wundersamen Wirkung dieser Arznei ging es ihm gesundheitlich bald besser — zu seinem großen Erstaunen. Er war sehr neugierig zu erfahren, welche Wundermedizin er da bekommen hatte.

Staphisagria hat auch einen starken Einfluß auf die *Augen*, vor allem auf die Augenlider. Es hat einen großen Ruf bei rezidivierenden Gerstenkörnern, besonders solchen, die kleine verhärtete Stellen hinterlassen; bei krustigen Lidrändern; bei Augenverletzungen. Ferner ist es oft bei glatten *Schnittwunden*, wie z.B. nach Operationen, angezeigt. Eine weitere wichtige Indikation stellen *überdehnte Sphinktermuskeln* dar, mit den nachfolgenden quälenden Schmerzen. Ein Beispiel für letzteres: Ein Krankenhauspatient litt nach einer Operation am Anus solche Schmerzen und Qualen, daß für ihn extra ein Pfleger abgestellt werden mußte, der ihn daran hindern sollte, das Bett zu verlassen. Glücklicherweise verstand der Sanitätsoffizier sein Handwerk und gab ihm ein paar Kügelchen Staphisagria; als er nach einer Stunde wiederkam, traf er Patienten wie ›Aufpasser‹ schlafend an. Solche Dinge vergißt man nie wieder, wenn man sie einmal miterlebt hat! Staphisagria wirkte hier nicht nur rascher, sondern auch befriedigender als Morphin, weil es zur *Heilung* führte — und nicht einfach zu bloßer Betäubung, bis der Patient, wie man hofft, über das Schlimmste hinweg ist.

Staphisagria gehört zu den Mitteln mit dem größten Einfluß auf die *Zähne*. So ist es u.a. von Nutzen, wenn die Zähne gleich nach dem Durchbruch schwarz werden oder wenn die ersten Zähne schnell verfaulen (vgl. KREOSOTUM); oder auch bei Zahnschmerzen mit so großer Empfindlichkeit, daß noch nicht einmal Flüssigkeit, geschweige denn die Zunge an die Zähne kommen darf.

Es ist außerdem ein wichtiges Mittel bei *Hauterkrankungen:*

»Flechte... Der größeste Theil der oberen Fläche des linken Oberschenkels ist mit einer schuppenartigen Rinde bedeckt, aus deren Zwischenräumen eine gelbliche, fressende Jauche heraussiepert. — Von Zeit zu Zeit sondern sich die Schuppen ab und es stellt sich dann eine rohe, nässende Fläche dar, mit vielen kleinen Bläschen bedeckt, welche platzen und eine corrodirende gelbliche Flüssigkeit von sich geben. Auf allen gesunden Hautstellen, welche die aussiepernde Flüssigkeit berührt, entstehen neue Bläschen, welche das Exanthem weiter verbreiten.«*

»Feuchter, brennend juckender, übelriechender Ausschlag am Hinterkopf, an den Kopfseiten und hinter den Ohren; wenn man kratzt, wechselt der Juckreiz an eine andere Stelle, aber das Nässen wird verstärkt.« [Lippe, *Textbook of Materia Medica.*]

*Hauptsymptome***

Geist und Gemüt. Gedächtniß-Schwäche: wenn er etwas gelesen hat, so erinnert er sich desselben nach einigen Minuten nur noch dunkel und wenn er selbst an Etwas dachte, so entfiel es ihm bald nachher, und kaum nach langem Besinnen erinnert er sich desselben wieder.[1]

Phlegmatisch, abgespannten Geistes und traurigen Gemüths, untheilnehmend, gleichgültig gegen alles Aeußere, ohne ärgerlich oder matt zu sein.[1]

Unaufgelegt zu ernster Arbeit.[1]

---

* Aus einem Fall von Groß, in *Stapfs Archiv* 1, 3, S. 170. — d.Ü.

** Die mit [1] bezeichneten Symptome stammen aus Hahnemanns *Reiner Arzneimittellehre.* Eine [2] kennzeichnet eine klinische Angabe Jahrs aus dessen *Symptomencodex*, mit [3] ist eine wichtige Mitteilung aus Bönninghausens *Uebersicht der Eigenthümlichkeiten und Hauptwirkungen der homöopathischen Arzneien* versehen (vom Übersetzer ergänzt). — d.Ü.

Kinder sind quengelig und wollen bestimmte Sachen haben; gibt man sie ihnen aber, so stoßen sie sie bockig wieder von sich oder werfen sie weg (vgl. CHAMOMILLA); besonders am frühen Morgen.

Große Entrüstung über Dinge, die andere oder er selbst getan haben; grämt sich wegen der Folgen.

Beschwerden infolge von Entrüstung; von Ärger; von Ärger mit Entrüstung oder zurückgehaltenem Unwillen; danach Schlaflosigkeit.

Nachtheile von Aerger mit Kummer oder mit Indignation, (wobei man fortwirft, was man eben in der Hand hat).[3]

Kopf. Drückend betäubendes Kopfweh, besonders in der Stirne …[1]

Kopfschmerz, als würde das Gehirn zusammengedrückt (am meisten in der Stirne), mit ruckweisem Ohrbrausen, welches weit eher endigt, als der Kopfschmerz.[1]

Es ist, als würde das Hinterhaupt zusammengedrückt, innen und außen.[1]

Schwere des Kopfs …[1]

Harter Druck im Kopfe in der Gegend des rechten Schläfebeins und des Scheitels.[1]

Drückender Schmerz in der linken Schläfe, außen und innen, als ob man mit dem Finger stark drauf drückte.[1]

Drückend bohrender Stich … in der ganzen linken Stirnhälfte, von innen heraus, welcher früh mit Heftigkeit … aus dem Schlafe weckt.[1]

Scharfe brennende Nadelstiche in der linken Schläfe.[1]

Stumpfes Stechen in der rechten Schläfe, außen und innen, als wollte es den Knochen herauspressen, bei Berührung heftiger.[1]

Schmerzhaftes Ziehen äußerlich an mehren Stellen des Kopfs, bei Berührung heftiger.[1]

Augen. Sehr erweiterte Pupillen, viele Stunden lang.[1]

Blepharitis, Lidränder trocken, mit verhärteten Gerstenkörnern oder tarsalen Tumoren.

Hordeola, Chalazia und sonstige Knötchenbildungen an den Augenlidern, eines nach dem anderen, manchmal auch ulzerierend.

Drücken am obern Augenlide …[1]

Ein beißend schründender Schmerz in den innern Augenwinkeln.[1] (Hahnemann ergänzt in einer Fußnote: »Bei einem Manne, welcher zeitlebens keine Augenbeschwerden gehabt hatte.«)

Entzündung des Weißen im Auge, mit Schmerzen.[1]

Aeußerst tief liegende Augen, mit blauen, erhabnen Rändern, wie einer, der sehr ausgeschweift hat.[1]

Ohren. Ein spannender Stich im linken Ohre.[I]

Nase. Oefteres Nießen, ohne Schnupfen.[I] — Nießen, mit Schnupfen.[I]
Schnupfen: Anfangs schnaubt er nur dicken Schleim aus, nachgehends dünn flüssigen.[I]

Gesicht. Brennendes Scharfstechen in der linken Backe, welches zum Kratzen reizt.[I]
Es reißt und zerrt vom Kopfe herab durch die Backen bis in die Zähne.[I]

Die ***Zähne*** werden schwarz oder zeigen schwarze Streifen; das Zahnfleisch schmerzt.
Das Zahnfleisch blutet beim Draufdrücken und Putzen der Zähne.[I]
Beim Essen, Reißen in dem Zahnfleische und den Wurzeln der untern Backzähne.[I]
Viel Zahnschmerzen: in hohlen Zähnen; in ganzen Zahnreihen; während der Regel; mit Stechen bis ins Ohr; < durch kalte Getränke und Berührung (nicht vom Aufeinanderbeißen der Zähne); durch Einziehen kalter Luft; nach dem Essen.
Zahnschmerz beim Essen; die Zähne stehen nicht fest, sondern wackeln beim Befühlen hin und her; er kann die Speisen nicht gehörig zermalmen; beim Kauen ist's, als würden die Zähne tiefer in das Zahnfleisch eingedrückt, und eben so ist's, wenn sich beide Zahnreihen nur berühren; dabei ist das Zahnfleisch weiß.[I][*]
Kitzelndes Stechen in den Backzähnen des rechten Unterkiefers.[I]

Mund. Er hat stets sich anhäufenden Schleim im Munde, ohne Uebelgeschmack.[I]

Rauher ***Hals*** ...[I]

Magen. Oefteres Schlucksen ...[I]
Durstlosigkeit: er trinkt weniger, als gewöhnlich.[I]
Nach Entrüstung: Kardialgie.[**]

---

[*] *Hering berichtet von einem geheilten Fall: »Prosopalgie bei einer alten Dame, welche ihr das Leben unerträglich machte; beim Berühren der Lippen mit einem Löffel oder einer Gabel unbeschreibliche Schmerzen, die von den Lippen über das ganze Gesicht schossen; sie mußte flüssige Speisen mit den Fingern (sic) zu sich nehmen; feste Speisen konnte sie nicht essen, weil Kauen unmöglich war.«*

[**] *»Nach Entrüstung, nach Wütendwerden können **alle möglichen Beschwerden** auftreten.« Vgl.* CHAMOMILLA, COLOCYNTHIS.

Abdomen. Leibschneiden: nach Entrüstung; nach Lithotomie; mit Stuhl- oder Harndrang und Übelkeit, < nach Essen oder Trinken.

Die Blähungen versetzen sich im Unterbauche.[I]

Harter, schmerzhafter Druck, rechter Seite, unterhalb des Nabels.[I]

Kneipender Stich in den Eingeweiden des Unterleibes ...[I]

Heftiger, umher windend kneipender Schmerz im ganzen Unterleibe, bald hie, bald da.[I]

Heiße Blähungen.[I] — Eine große Menge Blähungen erzeugten sich ...[I]

Jückende Nadelstiche in der Nierengegend.[I]

Rektum. Mehrtägige Hartleibigkeit.[I]

Unter der Empfindung, als wolle eine Blähung abgehen, erfolgt unbewußt dünner Stuhl.[I]

Jücken im After beim Sitzen, außer dem Stuhlgange.[I]

Harnorgane. Oefterer Harndrang, wobei sehr wenig dunkelfarbner Harn abgeht ...[I]

Drang zum Harnen; es geht kaum ein Löffel voll, meistens röthlicher oder dunkelgelber Harn in einem dünnen Strahle ab, bisweilen tropfenweise, und nachdem er ihn gelassen hat, ist's ihm immer, als wäre die Blase noch nicht leer, denn es tropft noch immer etwas ab.[I]

Beim Erwachen vom Schlafe, Drücken auf die Blase ...[I]

Bei jedem Uriniren, ein Brennen in der ganzen Harnröhre.[I*]

Genitalien. Heftig, ziehend brennende Stiche aus dem Bauchringe rechter Seite, wie im Samenstrange, bis in den rechten Hoden ...[I]

Drückender Schmerz am linken Hoden, beim Gehen, so wie nach jeder Reibung; bei Berührung wird er heftiger.[I]

Üble Folgen von Masturbation oder sexuellen Ausschweifungen.

Nach Samenergüssen große Verdrießlichkeit und Beschämung; starke Erschöpfung.

Gegen Ende des Beischlafs, Engbrüstigkeit.[I]

Fester Schleim liegt ihm auf der ***Brust*** ...[I]

---

* Das gegenteilige Symptom, auf das Nash so großen Wert legt, findet sich ebenfalls bei Hahnemann, zwar nicht in Sperrdruck, aber bei mehreren Prüfern: »Eine Art Brennen in der Mitte der Harnröhre, *außer dem Harnen.*« Unabhängig von diesem Charakteristikum ist Staphisagria ein nahezu spezifisches Mittel bei der sog. ›Flitterwochenzystitis‹; doch nach Bill Gray (*Homöopathie mit der Hahnemann Medical Clinic*, Kai Kröger Verlag) sollte man allgemein an Staphisagria als erstes Mittel denken bei *Zystitiden,* die — auch bei einer schon lange bestehenden Partnerschaft — *im Zusammenhang mit häufigerem Geschlechtsverkehr* auftreten. — Anm. d. Ü.

Oben am Brustbeine, gleich unter dem Halsgrübchen, jückende, feine, scharfe Stiche, die zum Kratzen nöthigen.[I]

Stechendes Jücken zwischen den Ribbenknorpeln.[I]

Scharfe, in Pausen ... absetzende ... Stiche in der Gegend des vierten Ribbenknorpels rechter und linker Seite; sie dringen langsam von innen nach außen, ohne Beziehung auf Ein- oder Ausathmen.[I]

Äußerer Hals, Rücken. Im Nacken, jückende Blüthchen.[I]

Extremitäten. Jückende Stiche in beiden Achselhöhlen.[I]

Schmerz, wie Verrenkung, im rechten Schultergelenke, bloß bei Bewegung.[I]

Stumpf stechende Schmerzen am Schultergelenke, bei Bewegung und Berührung heftiger.[I]

Heftig drückender Schmerz im linken Schultergelenke, durch keine Bewegung verschwindend.[I]

Lähmig drückender Schmerz am linken Oberarme, bei Berührung und Bewegung heftiger; der Arm ist geschwächt.[I] — Lähmiger Druck an beiden Ober- und Unterarmen; bei Bewegung und Berührung heftiger.[I]

Lähmig ziehender Schmerz in den hintern Gelenken der Finger, wo sie sich mit den Mittelhandknochen vereinigen — bei Bewegung heftiger.[I]

Feines, zuckendes Reißen in den Muskeln des Daumens [und] ... mehrer Finger, vorzüglich in den Spitzen derselben.[I]

Tiefe, jückend brennende, scharfe Nadelstiche im linken Daumen, welche zum Kratzen reizen.[I]

Es ist, als wäre eine harte Haut über die Fingerspitzen der linken Hand gezogen; er hat wenig Gefühl darin und kann beim Betasten nichts gut unterscheiden.[I]

Stechendes Jücken an den Gesäßmuskeln und mehren Stellen des Körpers.[I]

Jückendes Feinstechen an den innern Seiten der Oberschenkel ...[I]

Beim Gehen, Wehthun in den Oberschenkeln ...[I]

Ziehendes Stechen im [rechten] Kniegelenke, bei Bewegung heftiger.[I]

Stumpfe Stiche am Kniegelenke ...; bei Berührung wurden die Stiche zu einem drückenden Schmerze.[I]

Stumpfe Stiche im [rechten] Kniegelenke, bei Bewegung heftiger.[I]

Brennendes Stechen unter dem linken Knie, auf der Außenseite, bisweilen in Absätzen.[I]

Bohrender Stich im rechten Schienbeine, in der Ruhe.[I]

Reißender Schmerz in den Muskeln des einen oder des andern Unterschenkels ...[I]

Stechendes Reißen unter und in der rechten Wade und über der linken Ferse.[1]
Stechendes Jücken gleich über dem rechten äußern Fußknöchel; es nöthigt zum Kratzen ...[1]

Matt im ganzen Körper, vorzüglich in den Knieen, beim Gehen.[1]
Jückende, scharfe Stiche an verschiednen Stellen des Körpers.[1]
Schmerz an allen Knochen.[1]
Ziehend reißender Schmerz hie und da in den Muskeln des ganzen Körpers ...[1]

Schlaf. Heftiges Gähnen, daß ihm die Thränen in die Augen treten.[1]
Schläfrigkeit, Nachmittags; die Augen fallen ihm zu.[1]
Verliebte Träume und Samenerguß.[1]

Frost. In der Nacht wacht er oft auf über Frostgefühl, kann sich aber nicht recht besinnen.[1]
Schauder und Frostgefühl beim Essen, ohne Durst ...[1]

Gewebe. Schnittwunden.[2]
Überdehnte Sphinkteren (sollte hier hinzugefügt werden).

◊

Die Autoren in der Nachfolge Hahnemanns scheinen den Kopfschmerzen von Staphisagria keine große Bedeutung beigemessen zu haben. In Hahnemanns Prüfungen werden diesbezüglich zwei Modalitäten besonders hervorgehoben: daß sie *innen und außen* drücken — und daß *die Heftigkeit der Kopfschmerzen bei Berührung zunimmt.* Staphisagria-Schmerzen sind »bei Berührung [und Bewegung] heftiger«. Und es heißt: »Juckendes Stechen, von innen nach außen, ist charakteristisch.«

Hahnemann scheint auch die Wirkung von Staphisagria auf Gelenke und Gliedmaßen weit mehr zu betonen, als es seine Nachfolger getan haben — wenngleich Hering anführt: »Steifheit und Mattigkeitsgefühl in allen Gelenken.« — »Arthritische Knötchen an den Gelenken.« Doch bei Gelenkbeschwerden und einer Psyche, die der von Staphisagria nahekommt, sollte man das Mittel ernsthaft in Erwägung ziehen, vor allem dann, wenn zusätzlich noch sein herausragendes Charakteristikum »Schlimmer durch Berührung« vorhanden ist. CHAMOMILLA, das Staphisagria gemütsmäßig in mancher Beziehung stark ähnelt, wird bei Gelenkbeschwerden ebenfalls häufig übersehen — wo es doch bei rheumatischen Affektionen so nützlich sein könnte. Der CHAMOMILLA-Patient kann jedoch [im Gegensatz zu

Staphisagria] nicht stillhalten; besonders nachts fällt es ihm schwer, ruhig im Bett liegenzubleiben. Die scheußlichen Schmerzen in den Gliedern halten ihn wach; ruckartig verändert er immer wieder seine Lage, bis er es schließlich im Bett nicht mehr aushält und im Zimmer auf und ab marschiert. Die Staphisagria-Schmerzen hingegen sind in erster Linie bei *Berührung* unerträglich [und sie werden, im Gegensatz zu CHAMOMILLA, durch Bewegung eher verschlimmert].

Wer hat denn bei Gelenkbeschwerden schon einmal Staphisagria verschieben, z.B. bei rheumatoider Arthritis? Immerhin müßte es hier von den Prüfungen her von Nutzen sein — *wenn die entsprechende Gemütsverfassung vorherrscht.* (Denn bekanntlich sind die seelischen Symptome bei der ›Hierarchisierung‹ die allerwichtigsten, vorausgesetzt, sie sind deutlich ausgeprägt, und besonders dann, wenn sie krankheitsbedingt vom Normalzustand des Betreffenden abweichen.) Ich selbst habe jedenfalls bei den schlimmsten und hartnäckigsten Fällen von rheumatoider Arthritis gelegentlich gerade solche unruhigen und qualvollen Zustände, bei denen die Patienten mit ihrem Elend (und auf jeden Fall mit dem Schicksal) haderten, beobachten können, wie sie auch in den Prüfungen schon beschrieben und durch Staphisagria geheilt worden sind.*

Hughes *(Pharmacodynamics)* schreibt: »Hahnemann sah sich daher [aufgrund von Angaben in der älteren Literatur] veranlaßt, die Substanz zu prüfen; und als er fand, wie stark sie auf den gesunden Organismus einwirkte, vermutete er, daß sie sich auch als großes Heilmittel erweisen würde. Die pathogenetischen Eigenschaften dieser Substanz hat man der Wirkung der beiden Alkaloide des Stephanskrautes, *Delphinin* und *Staphisin*, zugeschrieben; doch sind die großen therapeutischen Erwartungen Hahnemanns bisher kaum in die Praxis umgesetzt worden. Staphisagria gehört eher zu jenen Mitteln, an die man bei der Behandlung alltäglicher Krankheiten kaum je einmal denkt. Hin und wieder geschieht es aber doch, daß wir es nach Befragen eines Repertoriums als das Simillimum für eine Symptomengruppe wählen, und mit der Zeit wird es ja vielleicht einmal einen vorderen Platz unter unseren Therapeutika einnehmen. Seine Prüfungen immerhin zeugen davon, daß es einen sehr breitgefächerten Einflußbereich besitzt.«

* Tyler bezieht sich hier wahrscheinlich auf die Symptome Nr. (326), (347) und (403) in der *Reinen Arzneimittellehre;* nur bei diesen Symptomen ist ein Zusammenhang von Unruhe und Glieder- und Gelenkschmerzen erkennbar; ob hier aber die Bewegung zu einer Besserung der Beschwerden geführt hat, wird nicht gesagt. Dagegen wird in schätzungsweise 95 % aller in Frage kommenden Symptome von einer Bewegungsverschlimmerung berichtet. — Anm. d. Ü.

Hughes zitiert verschiedene Autoren, die von seinem Nutzen bei Seekrankheit sowie bei Schwangerschaftserbrechen berichten; bei Erkrankungen der Augen, vor allem der Lider; bei Periostitis mit wandernden Schmerzen in den langen Röhrenknochen (DROSERA); bei Neuralgien; bei Karies der Knochen und der Zähne. Bei all diesen Erkrankungen kann Staphisagria hilfreich sein, besonders »bei jenen Menschen, die auf psychische ebenso wie auf physische Eindrücke extrem empfindlich reagieren« (Guernsey). Des weiteren gilt es seit jeher als ein Antidot gegen die Nachwirkungen von Quecksilberbehandlungen, ferner bei üblen Folgen von Entrüstung und Ärger. Auch bei sexuellen Störungen hat es sich oft als hilfreich erwiesen.

◊

Ein paar eigentümliche Symptome — »Wenn er stark gehet, ist's ihm, als komme jemand hinter ihm drein; dieß macht ihm Angst und Furcht, und er muß sich immer umsehen.« LACHESIS, MEDORRHINUM und wenige andere Mittel haben ebenfalls dieses Gefühl, wie es sehr schön in dem »Rime of the Ancient Mariner« zum Ausdruck gebracht wird:

»Wie einer, der auf verlass'nem Weg
Entlang in Furcht und Schrecken geht,
Und nachdem er sich einmal umgedreht,
Geht er weiter, sieht sich nicht mehr um,
Denn er weiß es nun, ein böser Dämon
Folgt ihm dicht auf seinem Weg.«

Ein weiteres charakteristisches Symptom: »Alle Dinge, die er in die Hand nahm, wollte er von sich werfen.« Diese Neigung, mit Gegenständen zu werfen, kommt auch bei Kindern zum Ausdruck: »Wollen etwas haben, und gibt man es ihnen, so werfen sie es wieder weg« (vgl. CHAMOMILLA, CINA).

◊

Wie Nash sagt: »Staphisagria, CHAMOMILLA, NUX VOMICA, CINA und COLOCYNTHIS sind sehr nahe beieinander bei mürrischen, übellaunigen und reizbaren Patienten, und es wird nur wenig Fälle geben, wo nicht das eine oder andere von diesen Mitteln passen wird.«

Nash lenkt unsere Aufmerksamkeit zudem auf eine Besonderheit, die, wie er sagt, einzigartig ist: »Diese Arznei hat ein ganz absonderliches Symptom, das in den Prüfungen auftaucht und das ich bestätigen kann, nämlich ›Brennen in der Harnröhre, außer dem Harnen‹; während des Wasserlassens hört das Brennen auf. Wir haben sehr viele Mittel für Brennen vor, während und nach dem Urinieren, aber Staphisagria ist das einzige, das dieses Brennen die ganze Zeit über hat — *außer beim Harnen.*«

Nashs Resümee:

»Mürrische, übellaunige, dürre, blähbäuchige Kinder; anfällig für Bauchschmerzen; < nach Essen und Trinken. Extremer Hunger, selbst wenn der Magen voll ist.

Gerstenkörner, Knötchen, Hagelkörner an den Augenlidern, eins nach dem anderen, gelegentlich ulzerierend.

Brennen in der Harnröhre, außer wenn er uriniert.

Sehr empfindlich auf geringste seelische Eindrücke; die kleinste Geste oder ein harmloses Wort wird gleich als Beleidigung empfunden.

Üble Folgen von sexuellem Mißbrauch; die Gedanken kreisen ständig um sexuelle Dinge.

Zähne verfaulen bei Kindern frühzeitig; sind nicht sauberzuhalten.

Gefühl, als ob Magen und Bauch schlaff herunterhingen; Verlangen nach Tabak.«

Bezüglich seines Nutzens bei blumenkohlartigen Wucherungen (Kondylomen, Feigwarzen) sagt Nash: »Mit der 200. Potenz dieser Arznei beseitigte ich bei einer Frau ein Gewächs auf dem Perineum, das 2,5 cm lang war und genau wie ein Blumenkohl aussah. Unter der Wirkung des Mittels verschwand es sehr schnell und kam nie wieder.«

»*Schnittwunden.* Hier ist es das beste Mittel, wenn es sich um einen glatten Schnitt handelt, wie z.B. nach einem chirurgischen Eingriff. Es ist für derartige Wunden, was CALENDULA für Rißwunden ist, ARNICA, HAMAMELIS, LEDUM und ACIDUM SULFURICUM für Prellungen, Hämatome, Ekchymosen usw., RHUS TOXICODENDRON, CALCAREA und NUX VOMICA für Verrenkungen und Zerrungen, CALCAREA PHOSPHORICA und SYMPHYTUM für Frakturen.«

◊

Bei Guernseys Zusammenfassung von Staphisagria (in den *Keynotes*) fällt einem besonders auf, wie sehr es seelisch und körperlich dem allerempfindlichsten unter den empfindlichen Mitteln ähnelt — HEPAR SULFURIS.

»Die Patienten sind so sensibel, daß schon kleinste Gesten oder Äußerungen sie bekümmern oder ihre Gefühle verletzen; Zorn und Entrüstung…

Schlimmer: allgemein durch seelische Einflüsse; durch Ärger mit Entrüstung.

Durch Kummer; durch Demütigung, besonders wenn diese von Beleidigungen oder Kränkungen herrührt.
Durch Säfteverlust; Tabakgenuß; Quecksilberbehandlung; sexuelle Ausschweifungen.
Durch Schlafen am Nachmittag.
Durch Berühren der empfindlichen Stelle, z.B. bei Zahnschmerz: kann es nicht ertragen, wenn die Zunge, eine Flüssigkeit oder sonst etwas die Zähne berührt.
Durch die geringste Berührung leidender Körperteile.«

◊

Von den Hahnemannschen Symptomen lautet das letzte: »*Gute Laune: er war heiter und gesprächig in Gesellschaft und freute sich seines Daseyns.*« Und in einer Fußnote ergänzt er: »*Heilende Nachwirkung des Organism's bei einem Manne von entgegen gesetztem Gemüthe.*« Tatsächlich gehört Staphisagria zu den ganz großen Heilmitteln bei Menschen, die ihr seelisches Gleichgewicht verloren haben.

Stramonium

DATURA STRAMONIUM; STECHAPFEL

Hahnemann sagt in der Vorrede zu seiner »Stechapfel«-Prüfung:

»Diese betäubende Pflanze zeigt in ihrer Erstwirkung, außer sehr unangenehmen Gefühlen, die die Versuchs-Person doch nicht mit dem Namen ›Schmerz‹ belegen kann, durchaus keine eigentlichen Schmerzen. Wirklich als *Schmerz* deutlich gefühlte Empfindungen entstehen bloß in der Nachwirkung durch die nachgängige Reaction des Organism's, der nicht nur zum Gegensatze der gefühltödtenden Einwirkung des Stechapfels die natürliche, sondern, wie nach großen Gaben Stechapfels, selbst krankhaft erhöhete Empfindung (Schmerz) hervorbringt. Eben so erzeugt dieses Kraut in seiner Erstwirkung Leichtbeweglichkeit der dem Willen unterworfenen Muskeln und Unterdrückung aller Absonderungen und Ausleerungen, wovon in der Nachwirkung das Gegentheil entsteht, nämlich Lähmung der Muskeln und übermäßige Ab- und Aussonderungen. Heilwirkend hingegen beruhigt er in angemessener Gabe einige krampfhafte Muskelbewegungen und stellt gehemmte Ausleerungen wieder her in mehren Fällen, wo Schmerzlosigkeit vorwaltet.

Bloß die in seiner ersten, eigenthümlichen Wirkung liegenden Krankheitszustände kann daher Stechapfel homöopathisch heilen.

Die Symptome der Nachwirkung, die nach allen narkotischen Arzneien weit zahlreicher, lauter und deutlicher als bei den unnarkotischen sich an den Tag legen, dienen dem aufmerksamen Arzte dazu, mit dem Gebrauche derselben in Fällen Anstand zu nehmen, wo der Kranke schon mit solchen, der Nachwirkung ähnlichen Uebeln behaftet ist. So wird den Stechapfel ein ächter Arzt z.B. nie bei vollständigen Lähmungen oder eingewurzelten Durchfällen geben, oder da, wo heftige Schmerzen den Hauptheil der Krankheit ausmachen.

Aber welche unersetzliche Heilwirkung (ich rede aus Erfahrung) liegt nicht in der homöopathischen Anwendung der von Stechapfel eigenthümlich erzeugten Geistesstörungen gegen ähnliche natürliche *Geisteskrankheiten*, und wie wohlthätig wird er nicht in den (ähnlich von ihm zu erwartenden) *convulsivischen Beschwerden!*

In einigen epidemischen Fiebern mit ähnlichen Symptomen, als Stechapfel an Geist und Körper erzeugen kann, habe ich ihn hülfreich befunden.

So gewiß es verschiedene Abweichungen der Wasserscheu vom Bisse wüthiger Thiere giebt, so gewiß ist es, daß wir sie nicht alle mit einer einzigen Arznei heilen können, und daß wir BELLADONNA in einigen, Bilsenkraut [HYOSCYAMUS] in andern, und wieder in andern Fällen Stechapfel zu ihrer Heilung bedürfen, je nachdem der Inbegriff der Krankheitszeichen mit des einen, des andern oder des dritten Gewächses Symptomen die meiste Aehnlichkeit hat.« [Hervorhebungen durch M. Tyler]

◊

Hughes *(Pharmacodynamics):* »Stramonium ist, wie Hahnemann darlegt, ein vorzügliches Homöopathikum bei Tollwut; hierbei ist es noch häufiger angezeigt als BELLADONNA.« In China, so berichtet er, scheinen die verschiedenen Spezies von *Datura*, unter ihnen *Datura Stramonium*, gängige Vorbeugemittel gegen Tollwut zu sein. In Berichten darüber wird die Anweisung wiedergegeben, gerade so viel von der Pflanze zu sich zu nehmen, daß ein ›Wutanfall‹ ausgelöst werde — danach seien die Betreffenden vor der Tollwut geschützt.

Es gibt nur wenige Nervenkrankheiten, wie er sagt, wo Stramonium nicht mehr oder weniger nützlich sein kann. »Es ist unser Hauptmittel bei akuter Manie, zu der es homöopathischer ist als das eher entzündliche BELLADONNA. Kaum weniger wertvoll ist es beim Delirium tremens in seiner aktiven Form — der *Mania-a-potu* der älteren Autoren. Die konstante Verquickung seines Deliriums mit Halluzinationen ist es, die das Mittel bei diesem Leiden besonders geeignet erscheinen läßt. ... Bei Nymphomanie und Wochenbettpsychose nimmt es wegen seiner besonderen Wirkung auf die sexuellen Funktionen unter allen Arzneien den höchsten Rang ein. ... Epilepsie, durch Schreck ausgelöst ... Bei Chorea ist es eines der besten pflanzlichen Heilmittel.«

Bezüglich folgender Indikation beruft er sich auf Guernsey: »Kreißende Frauen sind so verängstigt, daß der Schreck ihnen ins Gesicht geschrieben steht; sie schrecken vor dem ersten zurück, was sie nach dem Öffnen der Augen wahrnehmen. Haben sie bisher noch keine Krämpfe gehabt, so werden sie nun, da sie solche Symptome zeigen, bald welche bekommen, es sei denn, es wird umgehend Stramonium verabreicht.« Seine anderen Indikationen sind: große Geschwätzigkeit, die wilde und absurde Phantasien zum Ausdruck bringen kann; Verlangen nach Licht und nach Gesellschaft; zu Flehen und inständigem Bitten gestimmt.

◊

Allens *Encyclopedia* liefert sechseinviertel Seiten Quellenangaben zu den 243 verschiedenen Prüfungen und Vergiftungsfällen, die in den 1682 aufgeführten Symptomen mehr oder minder ausführlich und vollständig dokumentiert werden. Die Mehrzahl von ihnen sind Vergiftungssymptome durch die Rohdroge, es finden sich aber auch Prüfungen selbst mit Hochpotenzen darunter.

Wenn man einmal nur die fettgedruckten Symptome durchgeht und die (z.T. sehr wichtigen) kursiven Symptome außer acht läßt, dann stößt man auf Tollwut [Hydrophobie], Wahnsinn, heftiges, auch tobsüchtiges Delirium und Delirium tremens, Chorea- und Epilepsiesymptome, viele Halluzinationen — und ***Furcht***. Bei dieser handelt es sich nicht um die vage Angst von ACONITUM, sondern um etwas Konkreteres: Furcht vor Dingen, die die Prüfer in ihrer Einbildung wirklich sehen, seltsamerweise mehr seitlich als vor sich.

Stramonium hat vieles mit seinen Vettern BELLADONNA und HYOSCYAMUS gemein, und es kommt für viele Krankheiten in Betracht, die auf den ersten Blick nach einem dieser beiden Mittel verlangen. Stramonium scheint jedoch die große entzündliche Intensität von BELLADONNA zu fehlen.

◊

Hale White, von dem unsere Medizinstudenten ihre Arzneikenntnisse beziehen, beschreibt in einundzwanzig kurzen Zeilen die *Wirkung* und *therapeutische Verwendung* von Stramonium.

Seiner Meinung nach ist die Wirkung von Stramonium und BELLADONNA fast identisch, und es gebe keinen Grund, weshalb Stramonium nicht für dieselben Zwecke wie BELLADONNA eingesetzt werden sollte. Die einzige Verwendung, die er für diese mächtige und wertvolle Arznei hat, ist die eines Palliativums, um — wirksamer, als BELLADONNA es vermag — die Bronchialmuskulatur zu entkrampfen. Er beschreibt ein Pulver, das, wenn es verbrannt wird, dichte Dämpfe abgibt, welche bei Asthma große Erleichterung verschaffen; und er fügt hinzu, daß »die ›Asthma-Heilmittel‹ von Himrod, Bliss und anderen eine ähnliche Zusammensetzung haben«. Wohlweislich setzt er *Heilmittel* in Anführungsstriche, denn Palliativa heilen nicht, sie lindern auf Zeit; und bekanntlich muß man, will man auf diese Art lindern, innerhalb einer Nacht bisweilen sehr häufig solche Pulver verbrennen. Gleichwohl sollte Stramonium manche Fälle von Asthma bronchiale auch *heilen* können, da es u.a. Dyspnoe verursacht hat, insbesondere im Zusammenhang mit Zwerchfellspasmen.

◊

Culpeper (*The Herbal**, 1653) erwähnt Stramonium für epileptische Leiden, Konvulsionen und Wahnsinn; und sein alter Ruf wird, wie wir sehen

---

* Siehe Fußnote S.32 im ABROTANUM-Kapitel. — d.Ü.

werden, vom homöopathischen Standpunkt aus durch Vergiftungen, Prüfungen und Praxis reichlich bestätigt.

◊

Um ein umfassendes Wissen über die Anwendungsmöglichkeiten eines Arzneimittels zu erlangen, muß man die Erfahrungen und Eindrücke vieler Homöopathen von dessen Wert und Nutzen kennenlernen.

Beginnen wir bei Boger *(Synoptic Key)*. Dieser hebt u.a. hervor: »***Ein Heilmittel großer Ängste; Schmerzlosigkeit bei den meisten Beschwerden.*** ... *Unkoordinierte, graziöse* oder rhythmische Bewegungen. ... ***Fürchtet die Dunkelheit*** und hat entsetzliche Angst vor glänzenden Dingen. ... Großer Durst, aber *ihm graut vor Wasser;* es läßt ihn würgen. ... *Faulige, dunkle,* schmerzlose, unwillkürliche *Durchfälle*. ... *Erwacht voller Angst* oder schreiend aus dem Schlaf.«

Guernsey *(Keynotes)*, mit seiner Gabe, ohne Umschweife auf die Hauptzüge eines Mittels zu sprechen zu kommen, sagt über Stramonium:

»Der Hauptwirkungskreis dieses Mittels ist bei den Geistes- und Gemütskrankheiten zu finden. Es ist indiziert bei jungen Leuten, die manchmal hysterisch werden und dann folgendes Verhalten an den Tag legen: sie beten und singen inbrünstig, flehen und bitten inständig, etc. (Junge Frauen mit unterdrückten Menses können auf diese Weise reagieren.) Bei Fiebererkrankungen, wenn der Patient Alleinsein oder Dunkelheit *nicht ertragen kann;* läßt man ihn allein, womöglich noch in einem dunklen Raum, verstärken sich die seelischen Leiden erheblich. Ebenso kann es bei besinnungslosem Delirium angezeigt sein, bei dem der Kranke ab und zu den Kopf vom Kissen hochreißt und wieder fallen läßt — und dieses Verhalten über einen längeren Zeitraum ohne Unterbrechung beibehält. Frauen im Kindbettfieber können absurde Wahnvorstellungen haben — daß sie doppelt seien, daß jemand bei ihnen im Bett liege, und andere wunderliche, unsinnige Phantasien. Allgemein Beeinträchtigungen des Intellekts; Irrsinn. ...

Gesicht rot und aufgedunsen. Kann in einem dunklen Raum nicht gehen oder sich auf den Beinen halten, fällt mit Sicherheit hin.«

◊

Nash faßt Stramonium folgendermaßen zusammen:

»Wildes Delirium mit rotem Gesicht und großer ***Geschwätzigkeit***.

Pupillen stark geweitet; braucht Licht und Gesellschaft; hat Angst, allein zu sein; jemand soll ihm die Hand halten (ZINCUM).

Eine Seite gelähmt, die andere von Krämpfen oder Zuckungen geschüttelt.
Sieht beim Erwachen aus, als ob er vor etwas zurückschrecke; erschrickt und fürchtet sich vor dem ersten, was er sieht.
Schmerzlosigkeit bei den meisten Beschwerden (OPIUM).
Reißt wiederholt den Kopf plötzlich und krampfartig vom Kissen hoch.«

Nach Nash ist Stramonium vorzugsweise das Mittel hochgradiger Delirien und hebt sich von den beiden anderen Arzneien der ›Deliriums-Trias‹ hauptsächlich durch seinen Intensitätsgrad ab. Er schreibt:

»Der Fieberwahn ist manchmal schrecklich anzusehen: Singen, Lachen, Grinsen, Pfeifen, Schreien; mitleiderregendes Beten oder gräßliches Fluchen; und mehr als alle anderen Mittel — *Geschwätzigkeit*. Und so wechselhaft sein Delirium ist, so verschieden sind auch die Lagen, in die sich der Kranke wirft, quer oder längs im Bett, zusammengerollt wie eine Kugel oder steif ausgestreckt ... Gegenstände erscheinen ihm krumm oder schief.

Der ganze innere Mund ist wie roh; die Zunge kann nach einer Weile steif oder gelähmt werden. Stühle durchfällig, schwärzlich, aashaft riechend; oder auch überhaupt *kein Stuhl, kein Urin*. Später kann es zu vollkommenem Verlust des Sehvermögens, des Gehörs und der Sprache kommen, mit geweiteten, lichtstarren Pupillen und profusem Schweiß, der aber keine Linderung bringt. Der Patient wird bald des Todes sein, wenn er nicht durch Stramonium davor bewahrt wird.«

Er stellt weitere Vergleiche zwischen den drei Deliriummitteln an:

Stramonium ist das bei weitem *geschwätzigste;* HYOSCYAMUS hat am meisten Unempfindlichkeit und *Betäubung;* BELLADONNA steht in dieser Hinsicht zwischen den beiden.

Stramonium wirft sich umher, reißt den Kopf vom Kissen hoch; HYOSCYAMUS zuckt, zupft und langt in die Luft, liegt sonst aber ziemlich still; BELLADONNA schreckt beim Einschlafen oder Erwachen hoch oder springt auf.

Alle drei haben zeitweise das Bedürfnis wegzulaufen.

◊

Nun zu einigen wichtigen Punkten, die Kent ins Spiel bringt:

»Wenn man das Arzneibild von Stramonium betrachtet, kommt einem unwillkürlich die Idee von *Gewalt* in den Sinn. Einen Patienten, der Stramonium benötigt oder der damit vergiftet worden ist, kann man kaum ansehen, ohne über den ungeheuren Aufruhr zu staunen, der in seinem Geist und Körper stattfindet. Er ist voller Erregung und Wut, alles läuft stürmisch und heftig ab. Das Gesicht sieht wild, ängstlich, furchterfüllt aus; die Augen sind starr auf einen bestimmten Punkt gerichtet. Gerötetes Gesicht und heftiges, hohes Fieber mit heißem Kopf und kalten Extremitäten. Oft wendet sich der Kranke in seiner Angst vom Licht ab und möchte, daß es dunkler im Zimmer ist; besonders helles Licht kann seinen Zustand verschlechtern. Im Delirium ist das Fieber so hoch, die Hitze so groß, daß man es irrtümlich für ein BELLADONNA-Fieber halten kann; gewöhnlich handelt es sich bei Stramonium aber um ein kontinuierliches Fieber, das nur gelegentlich etwas zurückgeht, während das hohe Fieber von BELLADONNA stets vom remittierenden Typ ist.

In seiner Gewalt und Heftigkeit gleicht Stramonium einem Erdbeben. Geist und Gemüt befinden sich in Aufruhr; er flucht, zerreißt seine Kleider, führt derbe Reden; Raserei, Erotomanie und Selbstentblößung. ... Das Mittel ist oft bei heftigen Typhuserkrankungen von Nutzen.

Es ist auch nützlich bei manischen Zuständen, die schon seit geraumer Zeit mehr oder weniger plötzlich immer wiederkehren. Würde es sich nur um einen einzelnen Anfall handeln, so würde man primär an BELLADONNA denken; die längere Vorgeschichte jedoch spricht eher für Stramonium. BELLADONNA wäre hier beim ersten Anfall kaum mehr als ein Palliativum, und bereits die zweite Gabe würde gar nichts mehr bewirken.

Auch wenn er nicht delirant ist, sieht der Patient sehr leidend aus: die Stirn ist gerunzelt, das Gesicht blaß, kränklich und hager. Bei Kopfschmerzen kann der ängstliche Blick von Stramonium ein Anzeichen für starkes Leiden sein aufgrund einer Beteiligung der Hirnhäute.

›Delirium: mild, murmelnd; ... träumt bei offenen Augen, fängt unsinnige Dinge an zu schwatzen; lebhaft; fröhlich; mit anfallsweise ausbrechendem Gelächter; wütend; rasend; wild, versucht, zu stechen und zu beißen; mit den merkwürdigsten Phantasien; ... Schreckdelirien, als wenn ihn ein Hund anfiele ...‹

Seltsame Vorstellungen von seinem Körper, daß dieser mißgebildet, langgezogen oder sonstwie deformiert sei ... Sieht Tiere, Gespenster, Engel, Teufel oder die Geister von Verstorbenen; zunächst weiß er, daß sie nicht wirklich da sind, später aber ist er überzeugt von ihrer Realität. ...

›Singt erotische Lieder und führt unzüchtige Reden.‹ ... ›Schreit, bis er heiser wird oder bis ihm die Stimme versagt.‹ ›Bei Fieber oder manchen Formen von Manie kreischt und schreit er Tag und Nacht.‹ ...

HYOSCYAMUS hat ein wildes, manisches Delirium, dabei aber sehr wenig Fieber. Bei Stramonium ist das Fieber beträchtlich. Bei BELLADONNA tritt das Fieber nachmittags und abends auf (15 Uhr bis 3 Uhr) und fällt dann ab. ...

Puerperale Konvulsionen und Psychosen septischen Ursprungs. Eine Zeitlang ist die Patientin melancholisch, trübsinnig; sie glaubt, durch ihre

Sünden das ewige Leben verspielt zu haben,wo sie doch in Wahrheit ein rechtschaffenes Leben geführt hat. ...

Bei zerebraler Kongestion kann das Delirium in völlige Bewußtlosigkeit übergehen, und dann bietet der Kranke ein Erscheinungsbild wie im Vollrausch; ausgeprägter Stupor, röchelnde Atmung und herabhängender Unterkiefer. Dies kann bei Typhus oder auch anderen schweren Fieberverläufen auftreten; aus dem Mund sickert Blut, ... die Zunge ist trocken und so geschwollen, daß sie den ganzen Mund ausfüllt; sie ist spitz und rot wie ein Stück rohes Fleisch. ...

Basalmeningitis infolge unterdrückter Ohrabsonderungen. Stirn gerunzelt, Augen glasig ...; fürchterliche Schmerzen an der Schädelbasis, und in der Vorgeschichte finden sich Nekrosen im Bereich der Ohren.

Heftiger Kopfschmerz vom Gehen in der Sonne, überhaupt durch Sonnenhitze; schlimmer im Liegen und durch jede Bewegung oder Erschütterung. ... Hinterkopfschmerz.

Hochgradige Entzündungen mit Eiterbildung und quälend schmerzhaften Abszessen; ... bösartige, septische Zustände. Chronische Abszesse ... mit Bevorzugung des linken Hüftgelenks. ...

Stramonium steht unter den tiefwirkenden Mitteln einzig da, was die Heftigkeit seines psychischen Leidens betrifft. ...

Bei alten Lungenabszessen, die durch Verschlimmerung des Hustens beim Sehen ins Licht gekennzeichnet sind, lindert Stramonium oft enorm und verursacht keine Erstverschlimmerung. ...

Selbsttäuschungen bezüglich der eigenen Identität. Unfähigkeit, im Dunkeln zu schlafen; Angstzustände z.B. in der Eisenbahn, wenn der Zug durch einen Tunnel fährt.«

*Hauptsymptome**

Geist und Gemüt. Tobsüchtiges Delirium, dessen Symptome der *Tollwut* ähneln.

Schreckdelirien, als wenn ihn ein Hund anfiele.[1]

Er [ein fünfjähriger Junge] stand unter dem Eindruck einer unmittelbaren Gefahr und klammerte sich an die Person, die ihn auf dem Schoß hatte.

Delirium laut und lärmend, mit *Halluzinationen.*

Das Erscheinungsbild des Patienten ließ auf Wahnsinn oder Delirium tremens schließen ...; plötzlich rief er aus: »Da, diese Käfer, helfen Sie mir, sie zu fangen!« ... »Da, ein langer Zug von Wanzen — und dahinter eine Prozession von Käfern — und hier kommt eine ganze Heerschar von Küchenschaben über mich gekrabbelt.« Er wich angstvoll zurück; dann wandte er sich auf einmal zu mir und sagte: »Ich glaube, ich weiß schon, daß es nicht wirklich Käfer sind, aber meistens kommt es mir so vor, als wären sie echt.«

Sie schreit zuweilen über Katzen, Hunde und Kaninchen, die sich ihr näherten oben, zur Seite und in der Mitte der Stube.[1]

Sie zeigte große Abneigung gegen Flüssigkeiten jeder Art. Wenn eine Tasse Wasser an ihre Lippen geführt wurde, wich sie augenblicklich davor zurück und konnte dann bisweilen einen erneuten Krampfanfall bekommen; so groß war ihre Abneigung, daß man ihr nur unter größten Schwierigkeiten einen Teelöffelvoll Flüssigkeit einflößen konnte.

Wasserscheu [Tollwut]; ... beim Anblick eines Lichtes, eines Spiegels oder Wassers, schreckliche Convulsionen.[1]

Ob der Widerwille gegen flüssige Arzneien und gewisse Getränke, gegen die er sich mit äusserster Wuth vertheidigte, ein hydrophobischer [=tollwütiger] Zustand zu nennen war, ist nicht zu entscheiden, jedenfalls hatte er krampfhaften Reiz der Schlundmuskeln, denn er würgte das in den Schlundkopf Gegossene sofort wieder heraus.[2]

---

* Einige der hier aufgeführten Symptome sind deutschsprachigen Periodika entnommen; es bedeuten:
[1] Hahnemann, *Reine Arzneimittellehre;*
[2] Grünberg, *Zeitschrift des Vereins der homöopathischen Ärzte Oesterreichs* (1857) 1, 378;
[3] Helbig, *Heraklides* 1, 61;
[4] Frank, *Magazin für physiologische und klinische Arzneimittellehre und Toxikologie,* Leipzig, 1845–54, Band 1, S. 282 bzw. 819;
[5] Ebd., Band 2, S. 230;
[6] Rohrer, *A.H.Z.* 7, 261;
[7] Bürkner, *A.H.Z.* 86, 18;
[8] Schrön, *Hygea* 13, 193.
(Anm. d. Ü.)

Sie bat ihre Mutter, sie nicht allein zu lassen, weil etwas sie gleich verletzen und ihr Schmerzen bereiten werde.

Ständiges Umherstarren, dann minutenlang ein gebannter Blick (in eine bestimmte Richtung), der mehrfach von plötzlichem Zusammenfahren der Arme und Beine und von leisem Gemurmel begleitet wurde; dann plötzlich ein wütendes Schreien, Beißen, Treten sowie Kratzen und Reißen mit den Händen.

Alle Bewegungen verrichtet er mit einer Emsigkeit, Hastigkeit und Kraft, daß es ihm ängstlich wird, wenn er nicht gleich damit zu Stande kommt.[1]

Seinem Gesichtsausdruck und seinen Bewegungen nach schien er zuweilen eingebildeten Dingen nachzujagen oder vor ihnen zu fliehen.

Er hat nirgend Ruhe, wird durch Traumbilder, selbst bei offenen Augen, erschreckt, die in Gestalten von großen Hunden, Katzen und andern schrecklichen Thieren ihm zur Seite aus dem Boden wachsen, und vor welchen er mit Zeichen des Schrecks auf die Seite springt und sich gar nicht zu retten weiß.[1]

Er hat überhaupt mehr Traumgestalten zur Seite, als vor sich, die ihm alle Grausen erregen.[1]

Immer erscheinen seiner Phantasie fremde Gegenstände, vor denen er erschrickt.[1]

Der Knabe schien Scotomata zu haben, er sprach von schwarzen Männern, schwarzen Wolken, und haschte in die Luft.[2]

Die Vision eines vor ihm stehenden Henkers ... schien ihm Realität zu sein [dennoch machte er sich über seine Halluzinationen lustig].

In all seinen Vorstellungen schien er lediglich etwas nachzumachen; es war nichts Originelles daran, ebensowenig kamen irgendwelche neuen Ideenverknüpfungen vor.

Sie schien mit Halluzinationen beschäftigt zu sein; ihr Blick war starr auf etwas gerichtet, und offenbar versuchte sie, mit den Händen nach etwas zu greifen, was sie sah.

[Er geht immer in sich gekehrt in der Stube herum ..., bemerkt aber nicht die äußern Gegenstände,] sondern hat es blos mit Gegenständen seiner Phantasie zu thun.[1]

Völlig irrational, zupft an der Bettdecke, sieht Käfer etc.

Er zitterte und schien sehr erschrocken zu sein.

Er fährt oft auf, als wenn er erschräke.[1]

Furcht, sich im Dunkeln aufzuhalten und (in geringerem Maße) allein zu sein, abends nach Sonnenuntergang.

Sein Gesichtsausdruck, sein ganzes Verhalten war wie das eines Kindes, das sehr erschrocken ist und irgendein schreckliches Unglück befürchtet.

Delirium: mild; murmelnd; heftig; närrisch; fröhlich; geschwätzig; lebhaft; vergnügt; mit anfallsweise ausbrechendem Gelächter; wütend; rasend; wild, versucht, zu stechen und zu beißen; mit den merkwürdigsten Phantasien; mit sexueller Erregung; Furcht, als wenn ihn ein Hund anfiele; ist sich ihres Zustandes bewußt; ruft nach Papa und Mama, obwohl sie längst da sind und das Kind zu beruhigen versuchen; laut, lärmend, mit Halluzinationen; scheu, versteckt sich; versucht zu entfliehen; voller Angst; redet unaufhörlich ungereimtes Zeug; lacht, schlägt die Hände über dem Kopf zusammen; mit weit geöffneten Augen.

Er träumt bei offenen Augen, fängt unsinnige Dinge an zu schwatzen ...[1]

Die Dunkelheit, das Alleinseyn und der Morgen verschlimmern den Zustand; sie will Licht (Sonnenschein) und Gesellschaft.[3]

Delirium tremens: Halluzinationen, die den Patienten, besonders nachts, in die wildeste Unruhe versetzen ...

Trunkenheit.[1]

Lachen.

Kopf. Drang des Blutes nach dem Kopfe.[1] — Heftige Kopfkongestion.

Augen. Der Blick stier, die Augenlider weit geöffnet, die Augen selbst etwas hervorgetrieben, die Pupillen im höchsten Grad erweitert, ganz unbeweglich ...; die Bindehaut war mit vielen Blutgefäßen, welche wie mit einer schmutzig gefärbten Flüssigkeit injicirt aussahen, durchzogen ...[5]

Das Kind beklagte sich darüber, daß es dunkel sei, und verlangte nach Licht.

Halluzinationen sind dunkel (BELLADONNA: feurig, leuchtend).

Blick wild und stier.[6]

Ausdruck von Entsetzen und großer Angst im ***Gesicht.*** (ACONITUM)

Heiße Wangen. — Blutandrang zum Gesicht.

Weißer Kreis um den Mund.

Eiweißartiger Speichel tropft aus dem ***Mund.***

Stammelnde Sprache.[6] — Sprache mühsam und unverständlich.[6]

Eine Art Lähmung der Sprachwerkzeuge: er muß sich lange anstrengen, ehe ein Wort herauskommt; er lallt und stammelt bloß.[1]

(Stottern: verzerrt das Gesicht; macht große Anstrengungen, um zu sprechen.)

Hals. Trockenheit im Halse.[1]

Der Hals ist wie verschnürt ...[1]

Im Halse krampfhafte Muskelzusammenziehungen und eine Art Lähmung ..., dass das Schlucken sehr erschwert und es kaum möglich war, dem Kranken etwas Getränk ... beizubringen ...[7]

Lästige Trockenheit im Rachen, dessen Schleimhaut ziemlich geröthet ist, und ... erschwertes Schlingen.[5]

Fürchterliche Krämpfe im Halse bei jedem Versuch zu schlucken, wie bei Tollwut.

Trockenheit des Halses, welche häufiges Wassertrinken nicht beseitigen konnte.[8]

Magen, Abdomen. Heftiger Durst ...[1]

Großes Verlangen nach säuerlichen Getränken.[4]

Furcht oder Abscheu vor Wasser und jeder anderen Flüssigkeit ...[1]

Eine, nicht harte Auftreibung des Unterleibes.[1]

Stuhl und Urin unterdrückt.

Die ***Stimme*** klang heiser und kreischend.[7]

Stimme hoch, kreischend, mißtönend.[5]

Seiner Sprache fehlt es gänzlich an der gehörigen Modulation; sie ist viel höher und feiner ...[1]

Beim Versuch zu sprechen kam etwas heraus, das eher einem Quieken oder Kreischen ähnelte als dem natürlichen Klang der menschlichen Stimme.

Das Kind hatte nicht nur die Fähigkeit zu sprechen verloren, sondern seine Stimme überhaupt. Es konnte nur noch ein heiseres Krächzen von sich geben, abwechselnd mit einem sonoren, kruppartigen, bellenden Husten. Wegen der heftigen Schlundkrämpfe war es auch nicht in der Lage zu schlucken.

Extremitäten. Zucken an Händen und Füßen.[4]

Zuckungen der Extremitäten.[4]

Beständiges Sehnenhüpfen.[5]

Zittern des einen und mehrer Glieder.[1]

Zuckungen: am ganzen Körper, wie bei *Chorea;* während des Fieberfrostes.

Zittern des ganzen Körpers; es schien, als wäre das Kind von großem Schrecken gepackt.

Convulsionen.[1]

Beim Anblick eines Lichtes, eines Spiegels oder Wassers, schreckliche Convulsionen ...[1]

Sie verweigerten jede Art von Flüssigkeit und zeigten die typische Wasserscheu der Tollwut, denn wenn man ihnen eine Tasse zu trinken anbot, kehrten die Krämpfe, sobald diese die Lippen berührte, mit großer Heftigkeit zurück.

Das Kind wurde unruhig, warf sich hin und her und verlangte nach Wasser; konnte aber nur sehr schwer schlucken.

Fortwährende unruhige Bewegungen der Glieder und des ganzen Körpers ...[7]

Konvulsionen: abwechselnd mit Raserei; mit Opisthotonus, durch helle, blendende Gegenstände, eine angezündete Kerze, einen Spiegel oder auch durch Berührung, das Kind wird steif wie ein Brett; wenn er berührt oder laut angesprochen wird; mit heftigem Kreischen bei heiserer Stimme.

Scharlachartige Röte der ***Haut***.

Hautausschlag von intensiver Röte, einem Scharlachexanthem ähnelnd, aber von leuchtenderem Aussehen.

Scharlachartige Effloreszenzen über den ganzen Körper.

Fieber. Kopf sehr heiß.

Haut heiß, trocken und brennend; mit gleichmäßiger, scharlachfarbener Röte des ganzen Körpers.

Das Kind findet im Dunkeln keinen ***Schlaf***, schläft aber im beleuchteten Zimmer bald ein.

»Sonderliche, ungewöhnliche und eigenheitliche« Symptome

Beständige Bewegungen der Hände und Arme, als wenn er spänne oder webete.[1]

Fuhr mit den Händen immer herum, als wenn er etwas greifen wollte ...[1]

Stumm, still und pulslos, mit gelähmten Gliedern lag er 6 bis 7 Stunden ohne Verstand, warf sich dann wüthend im Bette herum, machte den Umstehenden unzählige Zeichen, die nicht verstanden werden konnten, und ward dann wieder ruhig.[1]

Der Zustand gleicht dem schwersten Grad eines Alkoholrausches.

Nennt die Dinge bei falschem Namen; seine Stiefel nennt er Holzklötze, sein Schlafzimmer einen Stall.

Sie schätzten Entfernungen oder die Größe von Gegenständen falsch ein: griffen nach Dingen am anderen Ende des Zimmers, stießen gegen Menschen und Gegenstände, die ihnen weit entfernt vorkamen.

Benutzt falsche Wörter; kann die richtigen Wörter nicht finden.

Spricht in verschiedenen Sprachen.

Sitzt still, die Augen auf den Boden gerichtet und zupft an ihren Kleidern.

Die Gedanken schweifen ab, dabei auffällig schnelle Bewegungen der Augen und Hände.

[Im Delirium:] Extreme Erweiterung der Pupillen, bei langsamem Puls.

Geistesverwirrung: einer brachte Holz nach Hause, um Schnaps zu brennen; ein anderer legte zwei Äxte quer aufeinander, um auf diese Art Holz zu spalten; ein dritter wühlte mit dem Mund in der Erde wie ein Schwein; ein vierter »war ein Radmacher« und begann Löcher zu bohren; ein fünfter rannte in die Schmiede, um Fische zu fangen, die er dort schwimmen sah; ... ein Mädchen rannte im Zimmer umher und schrie, daß sie von allen bösen Geistern verfolgt werde.

Das Gesicht drückt Verstörtheit aus — »Dummheit« — Furcht.

Sie fällt in Trance; sagt, daß sie unter dem Einfluß von Geistern stehe, mit ihnen gesprochen und auch Botschaften von Gott erhalten habe; hält emphatische Predigten, verkündet Prophezeiungen.

Glaubt sich ganz allein in Wildnissen wie verlassen, und fürchtet sich; es springen Gestalten von Thieren ihm zur Seite plötzlich aus der Erde hervor, daß er auf die Seite fährt, wo ihn aber schon wieder ähnliche Gestalten verfolgen und er vorwärts läuft.[1]

Unsinnige Vorstellung, als werde er geschlachtet, gebraten und gefressen werden.[1]

Er kommt sich sehr groß und erhaben vor, die Gegenstände umher aber erscheinen ihm zu klein.[1]

Meint, doppelt vorhanden zu sein oder quer im Bett zu liegen.

Blutandrang zum Kopf, mit wildem, geschwätzigem Delirium.

Geschwätziger Wahnsinn: er klagt, ein Hund zerbeiße und zerfleische ihm die Brust.[1]

Wahnsinn: läuft herum und klagt über heftige Kopfschmerzen; glaubt im Grab zu liegen; beichtet, betet, will getötet werden; will geküßt werden; klagt seine Frau der Untreue an; schimpft, schlägt in seiner Wut um sich, will sich nicht anfassen lassen; hält Menschen für Hunde und bellt sie an; behauptet, eine hochgestellte Persönlichkeit zu sein.

Akute Manie: er droht, mit dem Messer auf die Umstehenden loszugehen; die Möbel zu zerschlagen; sich aus dem Fenster zu stürzen.

Glaubt Schlangen in sich zu haben; spricht von Eidechsen und Würmern auf seiner Kleidung und in der Luft.

Religiöser Wahnsinn: blickt fromm und betet; redet und singt wie erleuchtet; verzweifelt an ihrem Seelenheil.

Wuth, Menschen zu morden.[1] — Wuth, sich selbst zu morden.[1]

Sehr wechselhaft: abwechselnd Todeserwartung und Raserei; lächerliche Gebärden und Melancholie; Hochmut und Untröstlichkeit; Lachen und Stöhnen.

Obszöne Gedanken und Handlungen; suchte zu beißen oder Fliegen zu fangen.

Er singt und führt unzüchtige Reden.[1]

Lacht. Schneidet Gesichter und imitiert Bewegungen, Haltungen und Stimmen verschiedener Tiere.

Selbstmordneigung; will eine Rasierklinge, um sich die Kehle durchzuschneiden.

Gewissensbisse; glaubt, nicht ehrlich oder ehrenhaft zu sein.

Wenn er getadelt wird, weiten sich sofort die Pupillen.

Das Kind ist sehr widerspenstig; schlägt oder beißt.

Er nimmt beim Treppenabsteigen jedesmal zwei Stufen, weil er sie für eine hält, und bemerkt es nicht eher, als bis er fällt.[1]

Nasenflügel weiß, Gesicht rot.

Stete Bitterkeit im Munde, und auch die Speisen schmecken alle bitter.[1]

Alles schmeckt strohähnlich.[1] — Solche Geschmacklosigkeit, daß er fast ein Pfund Essig in einem Zuge ausleerte, ohne es zu schmecken.[1]

Zunge: weißlich, mit feinen roten Punkten; in ständiger Bewegung; geschwollen, hängt zum Munde heraus.

Abneigung gegen Flüssigkeiten; gegen Wasser, allein sein Anblick verursacht Krämpfe.

Heftige Begierde, zu beißen, und alles mit den Zähnen zu zerreißen.[1]

Geifer vor dem Munde, und häufiges Ausspucken.[1]

Großes Verlangen nach Saurem; besser durch Essig.

Sehr heftiger Schluckauf.

Ausgesprochen salziger Speichelfluß.

Erbrechen: wäßrig; von Galle und Schleim; einer dunklen, grünlichen Masse, vermischt mit Gegessenem; grüner Galle; grünen Schleims.

Reißender Schmerz im Unterleibe, als wenn der Nabel herausgerissen würde ...[1]

Blähungen im Bauch wecken sie auf; schreit, weil sie glaubt, sie sei voller kriechender Wesen.

Gefühl, als sey die Harnröhre zu enge und unvermögend, sich auszudehnen.[1]

Beim Harnlassen, unter öfterm Nöthigen und Drängen bildet sich kein Strahl, der Urin geht ... nur tropfenweise ab, ... doch ohne irgendeine schmerzliche Empfindung in der Harnröhre, außer daß es ihm deuchtet, als würde ein cylindrischer Körper durch die Harnröhre herausgeschoben. Nach Essigtrinken entstand wieder ein dünner Strahl, und er ward auch nicht so oft zum Harnen genötigt.[1]

Sexuelle Erregung. ... Hände ständig an den Genitalien.

Nymphomanie.

Metrorrhagie mit außerordentlicher Geschwätzigkeit, mit Singen, Beten und Lobpreisen.

Zurückschreckender Blick beim Erwachen (bei Metritis).

Aphonie; Aphasie; Stottern.

Extremes Erstickungsgefühl.

Hartes Drücken vorn auf den Brustknorpeln der dritten und vierten Ribbe, mit schwierigem Athem, dessen er nicht genug einziehen kann, ohne große Aengstlichkeit.[1*]

Beim Husten im Sitzen zucken die Beine hoch.

Empfindung, als wenn sich etwas in der Brust herumkehrte ...[1]

Zwerchfellentzündung.

Die Arme werden umhergeschleudert; nach oben geworfen.

Schlägt mit dem einen Arm und greift mit dem anderen.

Die Untergliedmaßen knicken zusammen beim Gehen.[1]

Fällt über die eigenen Füße.

Finger taub. — Fersen taub, manchmal schmerzhaft.

Stürzt bei vollem Bewußtsein nieder; ist so weit nach hinten gebogen, daß die Fersen den Hinterkopf berühren; schnellt dann plötzlich wieder nach vorn.

Fällt im Dunkeln; bei Licht kann er gut gehen.

Die willkürlichen Muskeln gehorchen dem Willen nicht.

Anhaltender Klamm [= Krampf] an beiden Händen und Füßen.[1]

Große Beweglichkeit der Gliedmaßen.

Seltsame unwillkürliche Bewegungen, große Gelenkigkeit.

Gefühl, als wenn jeder Theil der Gliedmaßen im Gelenke von dem andern völlig abgesondert wäre ...[1] — Gefühl in den Armen und Beinen, als wenn diese Glieder von dem Körper getrennt da wären.[1] — Er fühlt seine Hände und Füße in den Gelenken wie abgelöset ...[1]

(Und so weiter: Konvulsionen, Chorea, Hysterie, Epilepsie etc.)

---

[*] Von Allen und Hering wird das Komma vor »ohne große Aengstlichkeit« weggelassen, was wahrscheinlich richtig ist; somit wäre der Sinn des Satzes, daß der Prüfer (Franz) nur *mit* »großer Aengstlichkeit« tiefer einatmen konnte. — d.Ü.

Sobald sie einnickt, bricht starker Schweiß aus. (CONIUM)

Beim Aufwachen nimmt er ein komisch majestätisches Ansehn an.[1] — Er ... erwacht mit einer wichtigen und feierlichen Miene.[1]

Beim Erwachen: weiß nicht, wo er ist; erkennt niemanden; erwacht schreiend; scheint erschrocken, weicht zurück oder springt aus dem Bett; mit auf einen Punkt fixierten, starrenden Augen.

Gefühl, als ob kaltes Wasser ihren Rücken hinuntergeschüttet würde.

Gefühl, als würden Feuerfunken vom Magen her zu den Augen schießen.

◊

Es ist wichtig, daß wir die Gegensätzlichkeit der Zustände erkennen, die Stramonium hervorrufen (und heilen) kann! *Fluchen* und *Beten* (wie bei jenem Jungen, den man in irgendwelchen Gängen oder abgelegenen Winkeln wieder auf die Beine zerren mußte, weil er dort im Gebet auf die Knie gesunken war — ich hatte einen solchen Fall). *Verlangen nach Licht*, unfähig, im Dunkeln zu gehen oder zu schlafen (wie bei dem jungen Mann, der unbedingt seine Nachtbeleuchtung haben mußte und das ganze Haus zusammenschrie, wenn sie einmal ausging), gleichzeitig aber Krampfanfälle, die *beim Anblick von hellen Gegenständen stets erneut auftreten*. Oder auch: *Heftigste Konvulsionen* mit *gräßlichen Verzerrungen des Gesichts* — und andererseits die (charakteristischen) »*unkoordinierten, graziösen, rhythmischen Bewegungen im Delirium oder bei Chorea*, die so verschieden sind von den eckigen Zuckungen von HYOSCYAMUS«. (All das kann ich durch Fälle bestätigen, mit denen ich selbst zu tun hatte.)

Ich erinnere mich an mehrere bemerkenswerte Beispiele für die rasche Heilwirkung von Stramonium. Zwei Fälle, die ich früher einmal an den Rand von Allens *Encyclopedia* gekritzelt habe, kommen mir da gerade wie gerufen.

(1) Vor vielen Jahren, als nach langer Pause wieder einmal eine Grippewelle durch das Land zog, welche die Ärzte mächtig in Aufregung versetzte und eine große Zahl von Opfern forderte (darunter einen der Prinzen), blieb auch ein großer, kräftiger Schotte von der Epidemie nicht verschont. Er hatte sehr hohes Fieber, fürchterliche Schmerzen »ganz innen drin im Kopfe«*, wie er es später ausdrückte, war delirant und erbrach eine grünliche Masse. Aber das »sonderliche, ungewöhnliche und eigenheitliche« Symptom war, daß er sagte, das Glas Wasser, das seine Frau ihm gebracht hatte, sei *schwarz* und auch ihr Gesicht sei *schwarz*. Dieses ›Schwarzsehen‹ ließ mich an Stramonium denken, und innerhalb weniger Stunden wurde er durch Stramonium C30 geheilt.

---

* »Right in the hairt of my heed« läßt Tyler den Schotten sagen. — d.Ü.

Fall (2), den ich längst vergessen hätte, aber wohl zur gleichen Zeit wie den ersten an den Rand gekritzelt habe, lautet: »Alice« (ein Dienstmädchen), »den ganzen Tag starke Kopfschmerzen, *genau in der Mitte des Kopfes*, geheilt durch eine Gabe Stramonium C30.«

Über einen dritten Fall aus jüngerer Zeit will ich an dieser Stelle ausführlicher berichten. Es war ein ganz erstaunlicher Fall ...

Eine 33jährige Frau wurde am 17. Januar 1930 ins L.H.H.* eingeliefert. Der Schulmediziner, der sie einwies, hatte sie in den vorangegangenen 14 Tagen wegen Pyelitis und häufiger Herzanfälle behandelt — *bei einer Temperatur von vierzig Grad Celsius* — und das Jahr zuvor auf »Mitralinsuffizienz und Albuminurie«.

Bei der Einlieferung war viel Eiter und Blut im Urin, und sie hatte Schmerzen in der Lendengegend sowie Schwierigkeiten beim Wasserlassen. Offensichtlich war sie sehr krank, doch zeigte die Lungenuntersuchung bei der Aufnahme noch keinerlei Auffälligkeiten.

Am nächsten Tag war sie gegen Abend unruhig und deliriös, mit krankhaften Ängsten; die Temperatur betrug 40,5 °C; Atmung 24/min.

Am dritten Tag Temperatur 40–40,5°; Atmung jetzt 44. Sie hatte *sehr schnell* eine *beidseitige Pneumonie* entwickelt; Haut gerötet, heiß, trocken; Delirium; Durst. In der Nacht dann Unruhe mit Zuckungen in Gesicht und Händen; Temperatur 40°C; Atmung 34–48 (trotz PHOSPHORUS C30, das sie in sechsstündigen Abständen bekommen hatte). Und sie hatte in vierundzwanzig Stunden nur 312 ml Urin ausgeschieden.

Am vierten Tag zuckte es ganz schön im Gesicht; Zucken der Hände; und — ein seltsam ›engelhaftes‹ Lächeln während des Deliriums. Wenn man sie wachrüttelte, war sie bei Bewußtsein. Ich stellte fest, daß das Fieber *mittags* immer am höchsten war (»zur Zeit 40,2«).

Ich nahm mir den Fall noch einmal vor, wobei ich besonders die ungewöhnlichen und charakteristischen Symptome berücksichtigte.

Bei *Fieber mittags* gibt es sieben Mittel, davon nur eines kursiv — *Stram.*

Die ›graziösen‹ Spasmen und Zuckungen des Gesichts ... *»Die Gesichtsmuskeln spielen ständig im Delirium«*** — wieder Stramonium.

Auch sprach der Charakter des Deliriums, dem die Heftigkeit von BELLADONNA fehlte, zusammen mit dem Fieber, der trockenen, heißen Haut und der unterdrückten Harnsekretion stark für Stramonium. So erhielt die Patientin mittags — am vierten Tag nach ihrer Einlieferung, am zweiten Tag der Pneumonie — Stramonium M, *in drei vierstündlichen Gaben.*

---

* Wahrscheinlich: *London Homœopathic Hospital.* — d.Ü.

** Hering, *Guiding Symptoms;* das Symptom habe ich in Kents Repertorium nicht gefunden. — d.Ü.

Das Resultat war ganz erstaunlich: eine ruhigere Nacht; keine Zuckungen mehr, kein Delirium; wieder voll bei Bewußtsein; *Temperatur fallend!*

Am nächsten Tag stieg das Fieber noch einmal an, *aber um 20 Uhr, nicht mittags*, und nur auf 39,9 °C, also etwa einen halben Grad niedriger. Sie erhielt drei weitere Dosen Stramonium, diesmal als 10M, und nun fiel die Temperatur, nur unterbrochen durch einen vorübergehenden kleinen Anstieg, auf einen subnormalen Wert, der einige Tage lang unverändert blieb.

Einen Tag später gab ich ihr, da sie matt und schläfrig war und irgendwie ›toxisch‹ aussah, dreimal ARNICA 200, und *danach brauchte sie keine Medizin mehr.*

Also: Am zweiten Tag ihrer Lungenentzündung hatte die Patientin Stramonium bekommen, und nur drei Tage später war die Temperatur subnormal! Am 18. Februar wanderte sie bereits auf der Station herum, und vierzehn Tage später wurde sie entlassen — *»Lunge o. B., Herz o. B., Urin o. B.; der Patientin geht es gut.«*

Das Interessante an diesem Fall war die *Schwere* der Erkrankung (der einweisende Arzt hatte, noch bevor die beidseitige Pneumonie hinzukam, geglaubt, sie würde an der Pyelitis und dem Herzleiden sterben) sowie *das ungewöhnliche Heilmittel bei Nierenbecken- und Lungenentzündung*. Der Fall zeigt, wie die heilende Arznei mit Hilfe weniger, aber *charakteristischer* Symptome gefunden wurde; nicht aufgrund von irgendwelchen Entzündungssymptomen, nicht aufgrund der ›Krankheitsnamen‹, sondern aufgrund von Symptomen *dieser* individuellen Kranken.

Hier legte Hahnemanns *»Inbegriff der charakteristischen Zeichen und Symptome«* ein Mittel nahe, dem die Patientin ohne Zweifel ihr Leben verdankt.

Und damit wollen wir Stramonium verlassen. Richtig angewandt, ist es ein wunderbares Heilmittel — wie sie es alle sind! —, und doch ist diese Arznei Hale Whites *Materia Medica*, jenem Lehrbuch für das Medizinstudium, nur einundzwanzig kurze Zeilen wert.

Die Dinge kommen ja allmählich in Bewegung, doch ich frage mich, wie lange es wohl noch dauern wird, bis man Medizinstudenten erlauben wird, ihre Materia-Medica-Kurse bei uns zu belegen! Wir trachten nicht danach, eine eigene medizinische Schule zu betreiben; die anderen Fächer können besser woanders unterrichtet werden, wo die nötigen Apparate und dazu erstklassige Lehrer zur Verfügung stehen, aber *Materia Medica! — Du lieber Himmel!* Kein Wunder, daß so viele Ärzte ihr »Vertrauen in die Schulmedizin verloren haben«.

◊

Nash bringt einen Fall von akuter Manie, den er mit Stramonium geheilt hat. »Eine Dame um die 30, die sich auf einem Ausflug in der Sonne überhitzt hatte. Sie war ein angesehenes Mitglied der presbyterianischen Kirche, aber sie bildete sich ein, verloren zu sein. Sechs Tage hintereinander rief sie mich morgens zu sich, damit ich sie sterben sehen könne. Verloren, verloren, verloren, auf ewig verloren! — das war ihr einziges Thema, und sie bat den Geistlichen, den Arzt und jedermann, für sie und mit ihr zu beten. Tag und Nacht sprach sie von nichts anderem. Ich mußte sie in ihrem Zimmer einsperren lassen, denn sie schlief nicht einen Augenblick und ließ auch niemand anderen dazu kommen.

Sie bildete sich ein, ihr Kopf sei so groß wie ein Scheffel, und ließ mich ihre Beine untersuchen, von denen sie hartnäckig behauptete, sie seien so groß wie eine Kirche. Nachdem ich sie mehrere Wochen lang mit GLONOINUM, LACHESIS, NATRIUM CARBONICUM und anderen aufgrund des *Auslösers* der Manie gewählten Mitteln behandelt hatte, ohne die geringste Besserung ihres Zustandes, gab ich ihr schließlich Stramonium, das auf ihre *Symptome* paßte, und innerhalb 24 Stunden war jede Spur ihres Wahnsinns verschwunden. … Die Patientin hatte bereits in die Anstalt von Utica geschickt werden sollen.« (Nash hatte ihr die 6. Potenz gegeben.)

Sulfur

SCHWEFEL, SCHWEFELBLÜTE

Sulfur ist eines der größten Polychreste überhaupt — Hahnemanns König der ›Antipsorika‹ (also der Heilmittel nichtvenerischer chronischer Krankheiten); und Schwefel ist zugleich ein Bestandteil des Protoplasmas, weshalb er nicht nur in jedem Gewebe und Organ des Körpers vorkommt, sondern auch überall dort Symptome hervorruft und heilt. Sein breitgefächerter Anwendungsbereich bei der homöopathischen Verschreibung erhellt aus der Tatsache, daß Allens *Encyclopedia* nicht weniger als 4085 Symptome aufführt, jedes von ihnen mit einer Referenznummer versehen, die auf die Quelle (einschließlich, soweit bekannt, der angewandten Dosis) verweist.

◊

Hahnemann sagt von Sulfur*: »Und so wird der homöopathische (der einzig naturgemäße) Arzt noch gar viele, wichtige Krankheitszustände antreffen, für welche er in den Schwefel- und Schwefelleber- [HEPAR SULFURIS-] Symptomen viel Hülfe entdecken und erwarten kann.«

Er weist auf die Ähnlichkeit der von Sulfur hervorgerufenen Ausschläge mit denen der Krätze hin — auf »das Eigenthümliche des jückenden Ausschlags, welchen Schwefel erzeugen kann, woraus zwar ein der Krätze ähnliches (homöopathisches) Uebel, aber *nicht dasselbe*, zum Vorschein kömmt. Und nur ähnliche Uebel erregende Arzneien befiehlt die Homöopathie zur Heilung anzuwenden. ... Nie aber, und nie hat diese Lehre eine gleiche und dieselbe Krankheit mit den Arzneien hervorbringen wollen, sondern *stets* nur eine, *ähnliches* Uebel erregende Arznei zur Kur zu wählen gelehrt. ... So ähnlich auch Canova's Bildsäule dem Gefangenen auf St. Helena gewesen seyn mag, so ist sie doch kein *Napoleon!* Begreift der dumme Widersacher das nicht? Begreift er denn gar nicht den Unterschied, welcher zwischen *identisch (gleich)* und *ähnlich* statt findet? oder will er ihn nicht begreifen?« Und im folgenden nennt er die Unterschiede zwischen »der Krätze der Wollarbeiter« und den »von Ansehn sehr ähnlichen Blüthen und Bläschen«, die der Schwefel hervorbringt.**

In der *Reinen Arzneimittellehre* spottet Hahnemann noch über die Vorstellung, Krankheitsprodukte zur Heilung von Krankheiten einzuset-

* Im 4. Band der *Reinen Arzneimittellehre*. — d.Ü.
** Siehe die Fußnote zum Symptom Nr. 621 in der *Reinen Arzneimittellehre*. — d.Ü.

zen[*]; später aber, in seinen *Chronischen Krankheiten* und auch im *Organon* (doch wohl nur in den späteren Ausgaben[**]), kommt er zu der Auffassung, die sich inzwischen als richtig herausgestellt hat, daß nämlich Krankheitsprodukte durch die Zubereitung und Potenzierung so verändert werden, daß sie nicht länger *idem*, sondern *simillimum* sind. Und Hahnemann selbst war es ja auch, der den Inhalt der Krätzepusteln zubereitete, potenzierte und prüfte (die Prüfung ist in Stapfs *Archiv* zu finden, vgl. das PSORINUM-Kapitel im vorliegenden Band) und dadurch die große Ähnlichkeit der PSORINUM-Symptome mit denen von Sulfur aufzeigte — ebenso wie die großen Unterschiede; und so haben wir von ihm gelernt, wann wir das eine Mittel und wann das andere zu verschreiben haben.

Man nimmt sogar an, daß Hahnemann später noch einige andere Krankheitsprodukte teilweise geprüft und angewandt hat — wenngleich er uns keine Anleitung zu ihrer Anwendung an die Hand gegeben hat, da sie »noch lange nicht genug ausgeprüft sind, daß man sichern homöopathischen Gebrauch von ihnen machen könne«[***] (siehe einen interessanten Artikel über dieses Thema in *Homœopathy*, Band 1, S. 462).

Wie dem auch sei, Sulfur ist eines unserer ganz großen ›Hautmittel‹, natürlich nur bei solchen Hautleiden, die es auch erzeugen kann — oder bei typischen *Sulfur-Patienten*. Es hat ***Furunkel*** (wie ANTHRACINUM, TARANTULA CUBENSIS, ARNICA, BELLIS PERENNIS und eine Unzahl anderer Mittel, jedes auf seine eigene Art): Massen von Furunkeln, einer dem anderen folgend. Extremer ***Juckreiz;*** »wohllüstiges« Jucken, besser durch Kratzen, danach oft Brennen; schlimmer in der Bettwärme (MERCURIUS). »Trockene, rauhe, schuppige oder juckende Haut, die dazu neigt, aufzuspringen oder zu eitern; will nicht abheilen« (HEPAR, SILICEA); pustulöse Ausschläge.

Sulfur-Ausschläge können auch mit anderen Beschwerden alternieren, zum Beispiel mit Asthma (ARSENICUM etc.).

Als Kind besaß ich ein heißgeliebtes Rätselbuch, in dem geschrieben stand: »Schwefel kommt aus den Vulkanen und ist gut für Eruptionen«

---

[*] »Da sie [die Homöopathie] sich der *Arzneien* zur Hülfe bedient, und nicht der Erregungsursachen der Krankheit, also nicht so thöricht ist, Schankergift zur Heilung der venerischen, oder Krätzmiasma zur Kur der Krätzkrankheit zu brauchen ...« (ebd.) — d. Ü.

[**] Selbst noch in der 6. Auflage des Organon bringt Hahnemann jedoch eher seine Skepsis gegenüber der Verwendung von Krankheitsprodukten zum Ausdruck. In der Fußnote zum § 56 schreibt er: »Aber mit einem menschlichen Krankheitsstoffe (z. B. einem Psorikum von Menschen-Krätze genommen, gleiche menschliche Krankheit, Menschen-Krätze oder davon entstandene Uebel) heilen wollen — das sei fern! Es erfolgt nichts davon als Unheil und Verschlimmerung der Krankheit.« — Anm. d. Ü.

[***] *Chronische Krankheiten*, Band 1, S. 188. — d. Ü.

[*eruptions*, was auch *Hautausschläge* bedeutet]; und in meiner Vorstellung bringe ich ihn oft mit dem Feuersee* und dem ewigen Brennen [Fegefeuer] in Verbindung. Und tatsächlich verursacht Sulfur ***Brennen*** — brennende Schmerzen in den Augen, den Lippen, der Zunge; in Nasenlöchern, Gesicht, Hals; in Schlund und Rachen; in Magen und Abdomen; im After; bei Hämorrhoiden etc.; zwischen den Schulterblättern (LYCOPODIUM, PHOSPHORUS); in den Fingern, Handflächen (PHOSPHORUS), Knien und, besonders *nachts*, in den Füßen; in den Fußsohlen, in Hühneraugen, in Frostbeulen, in der Haut des ganzen Körpers, in den Körperteilen, auf denen man liegt. Die Sulfur-Hautausschläge *brennen*. Es gibt aber auch ein Brennen, das sich auf kleinere oder größere Areale beschränkt, bei gleichzeitiger *Kälte* anderswo, wie z.B. kalte Füße bei brennendem Kopf oder Gesicht — ähnlich wie NATRIUM MURIATICUM eine ungleichmäßige Verteilung der Körpersäfte haben kann, etwa Durchfall bei trockenem Mund oder »Trockenheit der Schleimhäute bei wäßrigen Absonderungen anderenorts«.

»*Sulfur rötet Körperöffnungen* wie kein anderes Mittel«: Lippen (TUBERCULINUM); Augenlider (GRAPHITES); Nasenlöcher — rot, schmutzig und sezernierend (AURUM); ***Anus*** — mit Jucken und oft mit wundmachenden Stühlen. Es ist ein großes Mittel bei Hämorrhoiden, und ich habe selbst gesehen, wie Sulfur sie in tiefer Potenz bei jemandem hervorbrachte, der nie zuvor welche gehabt hatte und auch danach nie wieder welche bekam. Die alten ›Tiefpotenzler‹ hatten bei Hämorrhoiden ihre eigene (und nicht selten erfolgreiche) Heilmethode: sie gaben Sulfur im Wechsel mit NUX VOMICA (sie sind Komplementärmittel). Sie hätten es damals für eine Schande gehalten, Hämorrhoiden operieren oder veröden zu lassen.

Sulfur produziert Symptome vom Scheitel bis zur Sohle. Am Scheitel bringt es drückende Schmerzen hervor, die auch an LACHESIS, BELLADONNA, GLONOINUM u.a. denken lassen, während es an den Fußsohlen so starkes Brennen erzeugt, daß die Füße aus dem Bett gestreckt werden müssen (PULSATILLA, MEDORRHINUM, CHAMOMILLA).

Sulfur ist natürlich auch ein wichtiges Mittel bei Magen- und Darmstörungen. Der Magen fühlt sich leer und ›flau‹ an, vor allem gegen 11 Uhr vormittags (oder mittags, oder eine Stunde vor dem Mittagessen). Auf der anderen Seite wird Ihnen ein Sulfur-Patient nicht selten berichten, daß er zum Frühstück keinen Appetit hat; später aber verhungert er beinahe. Und die typische Sulfur-Diarrhoe (oftmals chronisch) peinigt ihr Opfer

* Offenbarung 20,15: »Und wenn sich einer nicht eingeschrieben fand im Buche des Lebens, wurde er in den *Feuersee* geworfen.« In Offenbarung 21,8 wird dieser als ein See beschrieben, *»der von Feuer und Schwefel brennt«*. — Anm.d.Ü.

mit drängenden Stühlen oder Durchfällen am frühen Morgen, läßt es dann aber für den Rest des Tages in Ruhe.

◊

Es wäre unmöglich, an dieser Stelle alle fett oder gesperrt gedruckten Sulfur-Symptome, also die immer wieder hervorgerufenen und mehrfach mit Sulfur geheilten Symptome wiederzugeben; sie sind viel zu zahlreich für den hier zur Verfügung stehenden Raum. Stattdessen wollen wir uns ein wenig mit Kent befassen, um von den Erfahrungen dieses großen Meisters zu profitieren, die er in seiner ausgedehnten und erfolgreichen Praxis sowie bei seiner jahrelangen Lehrtätigkeit auf dem Gebiet der Materia Medica gesammelt hat. Je mehr man sich mit Kent beschäftigt, desto größer wird das Bedürfnis danach! Er hat wohl mehr als jeder andere den Geist Hahnemanns in sich aufgenommen und sich um die Weitergabe, Interpretation und Verewigung seiner Lehren verdient gemacht.

Kent schreibt: »Sulfur ist ein so umfassendes Mittel, daß man kaum weiß, wo man anfangen soll. Es scheint mit allen Krankheiten des Menschen Ähnlichkeit zu haben, und wenn ein Anfänger die Prüfungen von Sulfur durchliest, könnte er leicht meinen, daß er gar kein weiteres Mittel mehr benötige, da in diesen Prüfungen ein Abbild jeder Krankheit enthalten zu sein scheint. Aber«, so fährt er fort, »es heilt durchaus nicht alle Krankheiten, und man tut gut daran, es nicht kritiklos anzuwenden ... Es scheint, daß Ärzte um so häufiger Sulfur verabreichen, je weniger sie von der Materia Medica verstehen; doch auch von guten Homöopathen wird es sehr viel gegeben, so daß aus der Häufigkeit der Verschreibung von Sulfur nicht auf Wissen oder Unwissen eines Arztes geschlossen werden kann.

Der Sulfur-Patient ist ein schmaler, hagerer, hungriger und dyspeptischer Typ mit Hängeschultern; doch wird das Mittel oft auch von dicken, rundlichen und wohlgenährten Menschen benötigt. ...

Ein Sulfur-Zustand wird manchmal durch lange Perioden einseitiger Ernährung herbeigeführt, wie sie nicht selten bei Stubenhockern vorkommen, die sich ganz dem Studium, der Meditation oder philosophischen Betrachtungen verschrieben haben und sich keinerlei Bewegung verschaffen. Sie finden bald heraus, daß sie nur die einfachste Kost zu sich nehmen dürfen, doch diese reicht natürlich nicht aus, um den Körper gesund zu erhalten, und so enden sie schließlich in einem Zustand ›philosophischen Wahnsinns‹.

Es gibt eine andere Gruppe von Patienten, denen man ihre Sulfur-Konstitution schon am Gesicht ablesen kann: es ist runzlig und hat einen schmutzig-rötlichen Teint. ... Wenn es sich um ein Kind handelt, mag die

Mutter das Gesicht noch so häufig waschen, stets wird es bestenfalls nach Katzenwäsche aussehen. ...

Der Sulfur-Gelehrte oder -Erfinder arbeitet Tag und Nacht in verschlissenen Kleidern; sein Hut ist verbeult, die Haare sind lang und ungepflegt, das Gesicht wirkt ungewaschen; sein Arbeitszimmer ist unaufgeräumt und verdreckt, Bücher und Papiere liegen wahllos aufeinandergestapelt umher, es herrscht keinerlei Ordnung. Diesen Zustand von Unordnung, Unsauberkeit und Unreinlichkeit, einen solchen Zustand der Selbstbezogenheit, eine solche ›Was kümmert's mich‹-Haltung scheint Sulfur hervorrufen zu können. Er wird ein *Pseudophilosoph* — enttäuscht, daß die Welt ihn nicht für den bedeutendsten Menschen auf Erden hält. ... Er trägt ein Hemd, das er schon seit Wochen anhat, und wenn er keine Frau hätte, die auf ihn aufpaßt, würde er es tragen, bis es ihm vom Leibe fiele.« (Mit einer Art Triumphgefühl habe ich beobachtet, wie ein oder zwei Gaben Sulfur bei einem solchen Patienten ein sauberes Hemd ›bewirkten‹!) »Sauberkeit gilt dem Sulfur-Patienten nicht viel«, sagt Kent. »Sulfur ist selten angezeigt bei reinlichen Menschen, häufig dagegen *bei solchen, die Unsauberkeit nicht stört.* ... Das Sulfur-Kind leidet an katarrhalischen Absonderungen aus Nase und Augen etc., und die Mutter wird Ihnen erzählen, daß das Kind die Nasensekrete herunterschluckt. Nun, das ist merkwürdig, denn *üblen Gerüchen gegenüber ist Sulfur äußerst empfindlich*, er ekelt sich davor; die ekligen Dinge selbst aber nimmt er in den Mund und schluckt sie herunter. Ihm kann schlecht werden vom Geruch seines eigenen Körpers, seines eigenen Atems. ... Der Geruchssinn ist so übersteigert, daß er ständig üblen Gerüchen auf der Spur ist und sie sogar zu riechen meint, wo er sich in Wirklichkeit nur an sie erinnert. ...

Die Absonderungen von Sulfur sind nicht nur übelriechend, sondern auch wundmachend. Nasensekrete, Faeces etc. verursachen Brennen, und die Umgebungen der entsprechenden Körperöffnungen werden wund und roh. Furunkel — Eiterungen — Abszesse — Ausschläge: stets sind sie mit *Brennen* verbunden; es zieht sich durch das ganze Mittelbild. Brennen der Fußsohlen, der Handflächen, am Scheitel. Schlimmer in der Bettwärme. Nächtliche Verschlimmerung von Beschwerden ist ein typisches Merkmal von Sulfur.« ... Und so weiter, über viele Seiten hinweg.

Sulfur hat manch sonderbare Empfindungen, denen man vielleicht nicht oft begegnet, die aber, wenn sie vorhanden sind, sehr hilfreich sein können: als ob ein Band fest um die Stirn geschnürt wäre, oder wie von einem Reif um den Kopf; als ob das Bett zu klein für ihn wäre; als schaukelte er hin und her oder stünde auf wankendem Boden; als schlüge das Gehirn bei Bewegung des Kopfes an den Schädel an; als wollte der Kopf bersten; als ob die Kopfhaut lose wäre; als ob die Augen durchstochen worden wären; als ob Klänge nicht zu den Ohren, sondern zur Stirn hereinkämen; wie von einem Pflock im Hals, oder als ob ein Haar im Schlunde läge; Därme wie verknotet; als ob die Därme zu schwach wären, um ihren Inhalt zurückzuhalten; wie von einem Eisklumpen in der Brust; als ob die Brust beim Husten oder tiefen Einatmen in Stücke flöge; als krabbelte eine Maus die Arme und den Rücken hinauf (siehe CALCAREA); als wäre das obere Drittel der linken Lunge mit dem Schulterblatt vernietet ... u.v.a.m.

Sulfur hat auch einige recht schrullige Geisteshaltungen. Wie Guernsey es ausdrückt: »Phantastische Vorstellungen, besonders wenn jemand alles in Schönheit verwandelt, wenn ihm ein alter Lumpen oder Stecken wie ein wunderschönes Stück handwerklicher Arbeit erscheint: *alles, woran der Patient Gefallen findet, sieht schön aus.* ... Wunsch, etwas anzufassen.*« ... Ich habe letzteres Symptom des öfteren bei Kindern beobachtet, nur leider konnte ich es früher nie in den Büchern finden!

Sulfur ist eine jener Arzneien, die *Periodizität* aufweisen: Kopfschmerzen zum Beispiel, die alle sieben oder vierzehn Tage auftreten; »intermittierende, periodische Neuralgie mit Verschlimmerung alle 24 Stunden, gewöhnlich gegen Mittag oder Mitternacht«; Durchfall um fünf Uhr früh.

Der Sulfur-Patient haßt das Baden, oder es verschlimmert seinen Zustand; und obwohl er ein ›warmblütiger‹ Typ ist, geht es ihm auch durch Nässe oder naßkaltes Wetter schlechter.

Das Mittel ist berühmt dafür, daß es sich hinschleppende akute Zustände zum Abschluß bringt: Pneumonien — seröse Exsudationen im Gefolge von Entzündungen (bei Pleuraergüssen habe ich es selbst gesehen). Auch bei ständig rezidivierenden Beschwerden kann es indiziert sein (TUBERCULINUM).

Übrigens hat Schwefel in Vergiftungsfällen zu Konvulsionen geführt, und so ist Sulfur eines der ersten Mittel, an die ich bei Epilepsie denke — bei einem Sulfur-Patienten, oder wenn der Kranke früher einmal einen Sulfur-ähnlichen Ausschlag hatte.

Als ich begann, meine Fälle mit dem Repertorium ›auszuarbeiten‹, kam es mir so vor, als ob stets Sulfur dabei herauskommen müßte, so häufig erschien es in den verschiedenen Rubriken; aber das ist keineswegs der Fall. Seine Symptome sind sehr markant und auffallend; es hat seinen eigenen Platz und seine ganz eigene Wirkung; und es kommt, wie gesagt, oft in

* Das vollständige Symptom lautet bei Guernsey: »Wishing to touch something, with inability to do so.« Den Sinn dieses Satzes verstehe ich so, daß man unbedingt etwas anfassen möchte, wenn man es nicht kann oder darf. — Anm.d.Ü.

Frage, um schwierige und unübersichtliche oder sich hinschleppende Zustände zu bereinigen.

Wollen wir schnelle und zugleich ordentliche Arbeit in der ambulanten Patientenversorgung leisten, wenn die Wartezimmer — so wie bei uns — überfüllt sind und die Patienten trotzdem noch als Individuen und nicht bloß als diese oder jene Krankheit angesehen und behandelt werden sollen, so müssen uns die verschiedenen Bilder, die Mittel wie Sulfur, SEPIA, LYCOPODIUM und ein Dutzend weiterer Polychreste bei den häufig vorkommenden Beschwerden darbieten können, sofort gegenwärtig sein. Und wenn Sie ein oder zwei der Arzneiskizzen von Sulfur in- und auswendig kennen und das Mittel korrekt verschrieben haben, ist es oft erstaunlich, wie lange es Ihrem Patienten (wenn es sich um einen chronischen Fall handelt) helfen wird. Viele von ihnen kommen erst Monate später wieder und bitten um »die Medizin, die Sie mir immer geben und die mir immer so guttut«. Ein anderes Mittel mit ganz eindeutigen und leicht zu erkennenden Symptomen ist SEPIA; und wenn ich in das Krankenblatt einer Patientin schaue und dort SEPIA vermerkt finde, dann bin ich mir fast immer sicher, daß sie »*Viel* besser!« sagen wird und daß es lange dauern kann, bis eine Wiederholungsgabe nötig sein mag.

Man möge mir verzeihen, daß ich so häufig von ›Ambulanzpatienten‹ spreche; aber durch die ständige schwere Arbeit in der Ambulanz seit nunmehr über 30 Jahren hat sich mir so manches fest ins Bewußtsein eingeprägt.

Vor einigen Jahren habe ich bei der *British Homœopathic Society* eine kurze Abhandlung über Arzneimittelbilder eingereicht, die in Form einer kleinen Broschüre auch veröffentlicht wurde. Diese kleine Schrift fand so viel Beifall, und ich wurde so oft zu einer Fortsetzung derselben gedrängt, daß ich mich zum Verfassen dieses Buchs entschlossen habe. Doch die Sulfur-Darstellung in jener Schrift war so kurz und prägnant — sie umfaßte nur eine Seite —, daß ich sie hier noch einmal wiedergeben möchte.

Sulfur ist [von Hering] der »Philosoph in Lumpen« genannt worden.

Ein streitlustiger, hängeschultriger Mensch, der immer auf der Suche ist nach einer Sitzgelegenheit, in die er sich hineinfallen lassen kann.

Unordentlich — ungepflegt.

Sprödes, glanzloses Haar, das seinen eigenen, rebellischen Weg nimmt — wie sein Besitzer, der sich auch keinen Konventionen unterwirft.

Halbverhungert vor den Mahlzeiten und um 11 Uhr vormittags.

Ißt alles.

Verlangen nach Fett. (Sulfur ist das einzige *warme* Mittel mit Verlangen nach Fett!)

Hat leicht Probleme mit der Kleidung, verträgt sie nicht gut auf der Haut, insbesondere kein Flanell.

Morgendiarrhoe; hat danach aber für den ganzen Tag Ruhe.

Ein eigentümlicher Aspekt der Sulfur-Mentalität ist die Bewunderung für etwas, was gar nicht bewunderungswürdig ist. Lumpen können wunderschön erscheinen. Gerät über Dinge in Verzückung, an denen ein normaler Mensch nichts Bewundernswertes finden kann.

Schwefel kommt in jedem Gewebe des Körpers vor; und es gibt nichts, wo Sulfur nicht helfen könnte — *bei einem Sulfur-Patienten.*

Es ist das größte aller Polychreste.

Oder: *Ältere Frauen mit Hitzewellen ...*

Stoßen die Bettdecke von sich.

Hunger um 11 Uhr.

Strecken nachts ihre brennenden Fußsohlen [Füße] aus dem Bett, um sie zu kühlen (**Cham.**, **Med.**, **Puls.** und ein paar andere Mittel tun das ebenfalls*).

Oder auch: Warme, immer hungrige *Babys;* treten die Bettdecke weg — unmöglich, sie nachts zugedeckt zu halten.

Sehr widerspenstiges Haar — rotblond (?) — rauh und stumpf — wächst in alle Richtungen.

Kinder mit schmutzigen, ewig laufenden Nasen; wunde Nasenlöcher (AURUM).

Körperöffnungen leuchtend rot: After, Nasenlöcher, Augenlider, Lippen.

Jucken am After.

Nash sagt: »Jeder wahre Homöopath kennt den Wert dieser und vieler weiterer Symptome dieses Heilmittels — niemand sonst weiß sie zu schätzen; keiner, der den Schwefel nicht in potenzierter Form verwendet, wird jemals erkennen, zu welchen Heilungen er in der Lage ist.«

---

* Das Repertorium differenziert hier zwischen Füßen und Fußsohlen. Zweiwertig erscheinen in beiden Rubriken noch *Sang.* und *Sanic.;* **Med.** muß in der Rubrik »Fußsohlen, entblößt sie« dreiwertig nachgetragen werden, und *Phos.* (zweiwertig) ist für beide Rubriken eine Ergänzung von Vithoulkas. — Anm.d.Ü.

*Hauptsymptome**

Geist und Gemüt. Närrisches Glücksgefühl, törichter Stolz, glaubt sich im Besitz wunderbarer Dinge; selbst Lumpen erscheinen ihm wunderschön.

Sie bildet sich ein, schöne Kleider zu haben, sieht alte Lumpen für schöne Kleider an, einen Rock für eine Jacke, eine Mütze für einen Hut.[1]**

[Abends] sehr unaufgelegt zu Allem, zur Arbeit, zum Frohseyn, zum Sprechen und Bewegen ...[1]

Trägheit des Geistes und Körpers ...[1]

Niedergeschlagenheit.[1]

Oft des Tages, minutenlange Anfälle, wo sie sich höchst unglücklich fühlt, ohne Veranlassung, wie Melancholie; sie wünscht zu sterben.[1]

Grosse Neigung zu philosophischen und religiösen Schwärmereien.[1]

Angst um sein Seelenheil; Gleichgültigkeit gegenüber dem Los anderer.

Zu faul, um sich aufzuraffen, und zu unglücklich, um das Leben genießen zu können.

Hypochondrischer Trübsinn nach Unterdrückung eines Hautausschlags.

Angst davor, gewaschen zu werden (bei Kindern).

Kopf. Hitze oben auf dem Scheitel, bei kalten Füßen; oft fliegende Hitze.

Gehirnaffektionen bei Kindern, die sich nicht gern waschen lassen und Pickel, Furunkel und andere Ausschläge haben — am Kopf, im Gesicht oder wo immer; sie zupfen an der Nase, haben rote Lippen, verlangen nach Saurem, fühlen sich vormittags schwach und können früh am Morgen Durchfall haben; sie schlafen unruhig, schrecken beim Einschlafen hoch, im Schlaf schreien sie auf oder murmeln, stöhnen, wimmern, schnarchen; Füße kalt am Morgen, heiß am Abend; sie rennen umher, mögen aber nicht stehen; sitzen gekrümmt und gehen gebeugt.

Starkes Jücken an der Stirne.[1]

Jücken auf dem Kopfe.[1]

Jückende Blüthen an der Stirn; beim Reiben stach's darin.[1]

Knötchen an der Stirn, bei Berührung schmerzhaft.[1]

Ein eiterndes Knötchen am behaarten Theile des Kopfes gegen das Genick zu.[2] — Rückwärts am Haarkopfe einige entzündete Knötchen.[2]

---

* Hering, *Guiding Symptoms.* Hahnemanns Symptome (mit dem Index [1] versehen) sind den *Chronischen Krankheiten* entnommen, die mit [2] gekennzeichneten Symptome entstammen der 1857 in der *Zeitschrift des Vereins der homöopathischen Ärzte Oesterreichs* von Dr. Wurmb veröffentlichten umfangreichen Prüfung; ein mit [3] bezeichnetes Symptom ist von Helbig beobachtet worden (*Heraklides* 1, 64). — d.Ü.

** Da auf dieses Symptom im Text so häufig Bezug genommen wurde, habe ich es hier eingefügt. — d.Ü.

Nässender Ausschlag am Scheitel, wie Kopfgrind, kleine, körnchenartige, mit eitrigem Exsudat erfüllte und zu honigartigen Borken vertrocknende Pusteln.[2]

Trockener, übelriechender, leicht blutender, brennender Ausschlag, beginnt am Hinterkopf und hinter den Ohren; schmerzhaft und rissig; > Kratzen.

Nässender, übelriechender Ausschlag auf dem Kopf, mit dickem Eiter, gelben Krusten, Bluten und Brennen.

Augen. Trübsichtigkeit: plötzliche Anfälle von Tagblindheit; mit Schwäche der Augen, Blindheit, Katarakt oder Glaukom.

Gesichts-Verdunkelung beim Lesen.[1]

Wie Flor vor den Augen, und trübsichtig für Nahes und Fernes.[1]

Die Gegenstände erscheinen entfernter, als sie sind.[1]

Trübsichtigkeit, wie durch Nebel, bei den Kopfschmerzen.[1]

Trübsichtigkeit beider Augen und grosse Empfindlichkeit derselben gegen helles Tageslicht.[2]

Derartige Augenschwäche (beim Lesen), als ob die Hornhaut ihre Durchsichtigkeit verloren hätte.[2]

Trübsichtigkeit und Schwäche beider Augen mit unzähligen, verworrenen, vor den Augen schwebenden, dunklen Punkten (Myodesopsia).[2]

Keratitis parenchymatosa bei einem skrofulösen Patienten; Hornhaut sieht aus wie Mattglas, Lichtscheu, Lider geschwollen und leicht blutend.

Brennen in den Augen.[1] — Hitz-Gefühl in den Augen.[1]

Beissen in den Augen.[1]

Thränen der Augen, früh; darauf Trockenheit derselben.[1]

Thränen und Brennen der Augen, früh.[1]

Ausfliessen eines scharfen, beissenden Wassers aus den Augen.[2]

Tränen der Augen im Freien, Trockenheit im Zimmer. Jucken und Beißen in den Augen.

Ohren. Taubheit: nach vorheriger Überempfindlichkeit des Gehörs; durch Neigung zu Katarrhen; < nach dem Essen oder durch Schnauben der Nase.

Es ist ihm Etwas vor das linke Ohr getreten, so dass er Alles wohl hören, doch nicht Menschen-Sprache verstehen kann.[1]

Otitis: bei psorischen Patienten mit Neigung zu Hautausschlägen, Schnupfen und Blutandrang zum Kopf; durch einen Furunkel im Meatus; bei Kindern, die teilnahmslos und unaufmerksam wirken und plötzlich vor Schmerz aufschreien — und bei denen es fraglich erscheint, ob die auslösende Reizung im Gehirn oder im Darmkanal lokalisiert ist; als Komplikation bei Meningitis oder exanthematischen Fiebern; mit lanzinierenden, stechenden oder reißenden Schmerzen im Ohr, die zum Kopf und Hals ausstrahlen, < durch äußere Störungen, musikalische Klänge und Geräusche aller Art; besonders die (sprechende) menschliche Stimme wird schlecht verstanden; chronisch, mit eitriger Absonderung.

Geruch in der ***Nase***, wie von altem, stinkendem Schnupfen.[1]
Uebler Geruch des Nasenschleimes beim Schnauben.[1]
Häufiges Niesen.[1]
Schwellung und Entzündung in der Nase; rote Nase.

Gesicht. Schmerzhafter Ausschlag um das Kinn.[1]
Leuchtende Röte der Lippen, besonders bei Kindern, bei fahler Gesichtsfarbe.
Lippen trocken, spröde und aufgesprungen.

Mund. Zahnweh: in der freien Luft; vom geringsten Luftzug; nachts im Bett; durch Ausspülen mit kaltem Wasser; mit Blutandrang zum Kopf oder Stichen bis ins Ohr.
Mundfäule (Stomatitis ulcerosa); Aphthen.

Hals. Trockenheitsgefühl im Halse: zum Husten reizend; nachts; mit ständigem Verlangen, Speichel zu schlucken, um den betroffenen Bereich zu befeuchten.
Stiche im Halse, beim Schlucken.[1]
Schmerzhaftes Zusammenziehen im Schlunde.
Röthe und Geschwulst der Mandeln.[1]
Schwellung des Gaumens.
Verlängerung des Zäpfchens*.[1]

Magen. Appetit: übermäßig; Wolfshunger; Schwächegefühl mit starkem Verlangen nach Essen um 11 Uhr vormittags; gefräßige Kinder, stecken alles, was sie sehen, in den Mund, schlucken alles herunter, beobachten jeden beim Essen.
Heisshunger, der ihn öfters Etwas zu essen nöthigt; isst er nicht, so bekommt er Kopfweh, grosse Lassheit [=Mattigkeit] und muss sich legen.[1]
Ganz ohne Esslust, aber beständiger Durst.[1]
Unwiderstehliche Neigung zu Zucker.[1]

---

* Bei Hering (und Tyler) heißt es irrtümlich »palate« statt *Uvula.* — d.Ü.

Krankheiten durch Essen von Süßigkeiten, Bonbons etc.
Starker Durst auf Bier.[1]
Verlangen nach alkoholischen Getränken, von morgens bis abends.
Starker Durst, und stets mehr Durst, als Hunger.[1]
Mattes, leeres oder flaues Gefühl im Magen gegen 11 Uhr vormittags.
Schwere im Magen.[1] — Gefühl eines Gewichts im Magen.

Abdomen. Auftreibung des Bauches von Blähungen.[2]
Knurren, Poltern und Kollern im Bauche.[1]
Viel Winde-Abgang, besonders Abends und Nachts; auch von Fauleier-Geruche.[1]
Abgang vieler geruchloser Blähungen.[2]
Rumpeln und Gluckern in den Därmen; dann schmerzloser Durchfall, der den Patienten um 5 Uhr früh aus dem Bett treibt.
Dicker Bauch und abgemagerte Glieder; Kinder wollen sich nicht waschen lassen.
Pfortaderstau: hämorrhoidale Kongestionen; mit Verdauungsschwäche, Obstipation etc.

Rektum und Stuhl. Plötzliches Drängen zum Stuhl morgens beim Erwachen.
Stuhldrang mit Bauchschmerz weckt ihn gegen 5 Uhr früh.
Dünner Stuhl, alle Morgen, mit Schneiden im Unterbauche.[1]
Durchfall: nach Mitternacht; schmerzlos, treibt frühmorgens aus dem Bett; als ob die Därme zu schwach wären, ihren Inhalt zurückzuhalten.
Dysenterie: dem Kind wurde regelmäßig gegen 11 Uhr vormittags ganz schwach; frühmorgendliche Verschlimmerung.
Cholera asiatica: als Prophylaktikum wurde eine Prise pulverisierte Schwefelmilch in den Socken getragen, so daß diese Kontakt mit den Fußsohlen hatte; Durchfall beginnt zwischen Mitternacht und Morgen, mit oder ohne Schmerzen, mit oder ohne Erbrechen; erfolgloser Drang zur Stuhlentleerung; Durchfall und Erbrechen zur gleichen Zeit; Taubheit der Glieder, Krämpfe in Fußsohlen und Waden; blaue Ränder unter den Augen; Kälte der Haut; Gleichgültigkeit; während der Rekonvaleszenz rote Flecken, Furunkel etc.; Temperaturempfindlichkeit, Dinge, die nur warm sind, fühlen sich heiß an; Nervensymptome.
Brennen und Drücken im Rektum.
Jücken im Mastdarme.[1]
Verstärkter Blutandrang zu den Hämorrhoidalgefäßen.
Hämorrhoiden, nässend, blind oder dunkel blutend, mit heftigen, herabdrängenden Schmerzen vom Kreuz zum After.

Unterdrückte Hämorrhoiden, mit Kolik, Herzklopfen und Lungenkongestion; Rücken fühlt sich steif an, wie zerschlagen.

Große Hämorrhoiden, heftiges Brennen und Stechen im Anus; Drücken im Rektum während und nach dem Stuhlgang; Vollheitsgefühl im Mastdarm.

Brennen im After: nach einigem Sitzen; nach weichem Stuhl, abends.

Beständiges Drängen nach dem After.[2]

Drängen im After, besonders während* des Sitzens.[2]

Jücken am After.[1]

Blutabgang aus dem After [bei sonst ganz leichtem Stuhle].[2]

Haut um den After wund (exkoriiert).

Harnorgane. Brennen in der Harnröhre.[1]

Jücken in der Mitte der Harnröhre.[1]

Sowohl Harn- als auch Stuhlausscheidung sind für die Teile, die passiert werden, schmerzhaft.

Genitalien. Pollution mit Brenn-Schmerz in der Harnröhre.[1]

Hoden hängen welk herab …[1]

Hodensack wund und feucht. Übelriechender Schweiß der Genitalien.

Jücken an der Eichel.[1]

Prostata-Saft tröpfelt nach Harnen und Stuhlgange in langen Faden aus der Harnröhre.[1]

Wundheit zwischen den Oberschenkeln, besonders beim Gehen im Freien.[1]

Stinkender Schweiß an den Geschlechtsorganen, mit Wundheit und Exkoriationen, die den Großteil der Schamhaare zerstören und beim Gehen schmerzhaft sind; Verdickung und Verhärtung des Skrotums.

Hitzewallungen im Klimakterium, mit heißem Kopf, heißen Händen und Füßen und mit großem Flauheitsgefühl im Magen.

Brennen in der Scheide, dass sie kaum sitzen konnte.[1]

Belästigendes Jücken an den Geburtstheilen, mit Ausschlags-Blüthen umher.[1]

Schwangerschaft: Fühlt sich gegen 11 Uhr hungrig und schwach; kann nicht bis zum Mittagessen warten.

Brust und Atmung. Kurzatmigkeit: mit Beklemmung beim Zurückbiegen der Arme; von vielem Sprechen; beim Gehen im Freien; nachts im Bett.

---

* Bei Allen (Nr. 1856) und Hering (S. 135) heißt es fälschlich »forcing down … *after* sitting«. — d.Ü.

Hat das Gefühl zu ersticken, besonders nachts; will Türen und Fenster weit geöffnet haben.
Beklemmung der Brust ...[1] — Schwere-Gefühl auf der Brust ...[1] — Drükken auf der Brust ...[1]
Brennen in der Brust und starke Wärme im Gesichte.[1]
Stiche in der Brust, bis in den Rücken.[1]
Stiche durch die Brust, bis in das linke Schulterblatt; < im Liegen auf dem Rücken und bei der geringsten Bewegung.
Starke Blutwallung nach der Brust.[1]
Akute, trockene Rippenfellentzündung (nach ACONITUM).

Herz. Viel Blutdrang nach dem Herzen.[1]
Herzklopfen: ängstlich; abends im Bett; mit Flattern des Herzens; zu jeder Tageszeit, ohne Beängstigung; beim Stuhlgang; nachts, beim Umdrehen im Bett, starkes Herzklopfen; schnell und stark, beim Einschlafen; beim Treppensteigen oder Bergangehen; sichtbar.
Gefühl, als wenn das Herz nicht Raum genug hätte[1]; als ob es vergrößert wäre.
Kurze Stiche in der Herz-Gegend.[1]
Scharfer Schmerz am Herzen, der durch die Brust bis zwischen die Schulterblätter zieht, besonders bei dyspeptischen Symptomen.

Rücken. Kreuzschmerz, dass sie nicht gerade stehen konnte; sie musste gebückt gehen.[1]
Schmerz im Kreuze beim Aufstehen vom Sitze.[1]
Arge Kreuzschmerzen, nur beim Bücken, spannend, als wenn Alles zu kurz wäre ...[1]
Schmerzliches Nagen auf einer kleinen Stelle des Kreuzes ...[1]
Stiche im Kreuze.[1]
Arger Zerschlagenheits-Schmerz im Kreuze und Steissbeine.[1]
Lästiges Gefühl von Zerschlagenheit im Kreuze.[2]
Kreuzschmerz nach schwerem Heben bei gleichzeitiger Verkühlung.
Rückgratverkrümmung infolge Wirbelerweichung.

Extremitäten. Rheumatischer Schmerz in der linken Achsel.[1]
In der Achsel, flussartiger [= rheumaartiger] Schmerz.[1]
Sehr ekelhaft stinkender Achselgruben-Schweiss[1]; riecht nach Knoblauch; auch für den Patienten selbst abstoßend.
Zittern der Hände, beim Schreiben.[1] — Zitter-Gefühl in beiden Händen.[1]
Kalte, zitternde Hände.
Brennen in den Händen.[1]

Rhagaden an den Händen, besonders zwischen den Fingern, an den Fingergelenken und in den Handtellern.

Steifheit in den Kniekehlen.[1] — Knacken in den Knieen.[1]

Waden- und Fußsohlenkrämpfe, besonders nachts; durchfällige Stühle.

Steifheit im Fuss-Gelenke, um die Knöchel.[1]

Brennen in den Füßen, sucht nach einer kühlen Stelle für sie; streckt sie aus dem Bett, um sie abzukühlen.

Brennen in den Fusssohlen, beim Auftreten nach langem Sitzen.[1]

Brennen und Jücken in den Sohlen, vorzüglich beim Gehen nicht auszuhalten.[1]

Brennen in den Fußsohlen: sucht nach einer kühlen Stelle für sie; streckt sie aus dem Bett; will sie nicht bedeckt haben.

Grosse Unruhe und Wallungen im Blute.[3]

Starke Blutwallung und starkes Brennen in den Händen.[1]

Häufige Anfälle ohnmächtiger Schwäche im Verlauf des Tages; fühlt sich jeden Vormittag von 11 bis 12 Uhr sehr matt und schwach, mit starkem Verlangen zu essen.

Das Kind ist äusserst empfindlich gegen freie Luft und will nicht hinaus.[1]

Sehr zu Verkältung geneigt.[1]

Kind will sich nicht waschen lassen.

Chorea: in chronischen Fällen, besonders nach unterdrückten Hautausschlägen; häufiges krampfartiges Rucken des ganzen Körpers; Zittern der Hände; unsicherer Gang; mürrisch, reizbar, dickköpfig; Schwäche- und Hungeranfälle um 10 Uhr morgens; Fußsohlen brennen.

Schlaf. Unüberwindliche Schläfrigkeit am Tage …[1]

Schlaflosigkeit und Munterkeit, die ganze Nacht, wie am Tage.[1]

Wacht um 3, 4 oder 5 Uhr früh auf und kann nicht wieder einschlafen.

Tiefer, aber unerquicklicher Schlaf.

Findet sich nachts auf dem Rücken liegend wieder.

Alpträume.

Lebhafte, ängstliche Träume.[1]

Beängstigende Träume …; sie waren so lebhaft, dass die Prüferin zweimal, in der Meinung, auf dem Nachttopf zu sein, den Harn in das Bett liess.[2]

Sehr lebhafte, beängstigende Träume, als ob er von wilden Thieren verfolgt würde.[2]

Schreckhafter Traum, ein Hund habe ihn gebissen.[1]

Schreckhafte Träume, als falle er von oben herab.[1]

Schreckhafte Träume mit starkem Herzklopfen.[2]
Lebhafte Träume lustiger Art, mit lautem Auflachen, selbst noch einige Zeit nach dem Erwachen.[2]

Fieber, Hitze. Blutwallungen; häufige Hitzewellen.
Fliegende Gesichts-Hitze, mit Fieberschauder am Leibe.[1]
Hitze im Kopf: hindert am Einschlafen; morgens; abends, mit kalten Füßen.
Hitzewellen mit Schwächeanfällen; oder sie gehen unter etwas Schwitzen, Mattigkeit oder Schwäche vorüber.

Will Türen und Fenster offen haben.

Ständiges ***Rezidivieren*** von Beschwerden; wenn der Patient fast genesen scheint, tritt ein Rezidiv auf.

Ekelhafter Körpergeruch trotz häufigen Waschens; Abneigung gegen das Waschen.

Geht nicht aufrecht; geht bzw. sitzt gebückt oder vornübergebeugt; Stehen ist ihm die unangenehmste Körperhaltung.

Skrofulöse, chronische Krankheiten, die aus ***unterdrückten Hautausschlägen*** resultieren.

Absonderungen aus jeder Körperöffnung scharf; machen die Haut wund, wo immer sie damit in Berührung kommen.

Blutandrang zu einzelnen Körperteilen: Augen, Nase, Brust, Abdomen, Arme, Beine etc.

Haut. *Jucken:* am ganzen Körper; die jückende Stelle schmerzt nach Kratzen; die jückende Stelle blutet und beisst nach Kratzen; an verschiedenen Stellen des Körpers, meist nach Kratzen vergehend, zuweilen auch mit Stechen darnach, auch wohl Brennen darauf; am ganzen Körper, welches jeden Abend im Bette regelmässig wiederkehrt; an und zwischen den Fingern; jückendes Fressen an den Hinterbacken; in der Nacht heftiges Jucken an den Ober- und Unterschenkeln; um die Knie; in den Fusszehen; in den ehemals erfrornen Zehen; [nachts] arges Jucken, welches sich alsogleich in der Bettwärme, bald dort, bald da, namentlich aber im Nakken, einstellte; in den Handtellern, er muss reiben, worauf es brennt;

jückend stichlichtes Brennen in den Handtellern ...; an den Handrükken; in den Augenbrauen; nachts, am Ober- und Unterbauche; am Hodensacke; am innern Oberschenkel; in den Achselhöhlen und Kniekehlen; unter der Hautoberfläche dünkt ihr Alles lebendig zu sein, es »wimmelte« und lief wie von Ungeziefer; am schlimmsten nachts und früh im Bett, nach dem Erwachen; über der linken Augenbraue; äusserlich an den Ohren; äusserlich an der Nase [nach der Regel]; ums Kinn; am Halse; auf der Brust; die alten Flechten fangen an, stark zu jücken, er muss sie blutig kratzen. [Alle Symptome aus [1] oder [2] zitiert.]

Brennen in der ganzen Körper-Haut.[1]

Ameisenlaufen auf der Haut des ganzen Körpers.[1]

Wollüstiges Jucken; Kratzen erleichtert, danach Brennen; manchmal entstehen kleine Bläschen.

Nach heftigem Kratzen: Schmerzen, Taubheit der Haut, Schwellung der Haut, sogar Geschwürbildung.

Nessel-Ausschlag mit Fieber.[1] — Arg fressender Friesel-Ausschlag im Gesichte, an Armen und Beinen.[1] — Nessel-Ausschlag auf dem Handrükken.[1] — Hitz-Blüthen am Halse.[1]

Jückende Quaddeln am ganzen Körper, an Händen und Füssen.[1]

Blutschwäre [= Furunkel].[1]

Haut rauh, schuppig, schorfig.

Wundheit in den Hautfalten.

Mitesser; schwarze Hautporen, besonders im Gesicht.

Windpocken.

Magere, hängeschultrige Menschen, die krumm gehen und sitzen; Stehen ist ihnen die unbequemste Körperhaltung.

Menschen von nervösem Temperament, schnell in ihren Bewegungen, hitzig, leicht aufbrausend, plethorisch, Haut außerordentlich empfindlich gegenüber atmosphärischen Veränderungen.

Schmutzige, unsaubere Menschen, die für Hautleiden anfällig sind.

Kinder: können Waschen oder Baden nicht ertragen; abgemagerte Glieder, aber dickbäuchig; unruhig, heiß, strampeln nachts die Decken weg; haben Würmer.

Paßt auf Menschen mit skrofulöser Diathese, die zu venösen Kongestionen neigen, besonders im Pfortaderkreislauf.

Symphytum

BEINWELL

Eine der unschätzbaren Arzneien für die ›zerschlagene und geschundene Menschheit‹ ist Symphytum officinale, der Beinwell, auch Beinwurz oder Wallwurz genannt.

Für Unfälle, Blutergüsse und Prellungen haben wir eine ganze Reihe unschätzbarer Arzneipflanzen; doch obwohl jede von ihnen bei allen möglichen Fällen hilfreich sein kann, sei es als verdünnte Tinktur oder als Teeaufguß der frisch gepflückten Pflanze (die man am besten zu ›ihrer‹ Jahreszeit erntet, also zu der Zeit, da sie ihr Wachstum vollendet und den Höhepunkt ihrer Heilkraft erreicht hat), so unterscheidet sich gleichwohl eine jede von allen anderen in ihrer Beziehung zu den verschiedenen verletzten Geweben.

◊

Es dürfte sinnvoll sein, hier einmal die charakteristischen Merkmale von einigen der meistgebrauchten Arzneien darzustellen, dieser Gottesgaben für unsere Schmerzen und Gebrechen.

ARNICA MONTANA, dessen Name schon auf seinen Fundort und seine Funktion verweist. Es ist das ›Fallkraut‹ der Berge und besonders wertvoll bei der Wiederherstellung verletzter Weichteile.

Seine Hauptwirkung ist auf das Blut und die Blutgefäße gerichtet.

Von unschätzbarem Wert ist es bei der Bekämpfung der Folgen von — psychischen wie physischen — Schocks oder Erschütterungen, ferner bei Folgen von Überanstrengung, von Zerrungen oder Verstauchungen.

Dem ARNICA-Patienten tut alles so weh, er ist derart berührungsempfindlich, daßer schon ängstlich wird, wenn man nur in seine Nähe kommt.

Es wird stets innerlich gegeben, zusätzlich kann es aber auch äußerlich angewandt werden, vorausgesetzt, die Haut ist nicht verletzt; ist dies nämlich der Fall, hat es den üblen Ruf, erysipelähnliche Entzündungen hervorzurufen, und dann ist es sicherer, für die äußerliche Applikation eines der anderen Mittel zu wählen.

CALENDULA, die Ringelblume, welche nicht nur allgemein über große wundheilende Qualitäten verfügt, sondern darüber hinaus die Lebenskräfte ganz besonders dazu anregt, *Sepsis* zu verhindern oder zu heilen — hoch geschätzt in der Chirurgie und in der homöopathischen Geburtshilfe.

BELLIS PERENNIS, das allgegenwärtige Gänseblümchen; unser ›einheimisches Arnica‹.

Ein großartiges Heilmittel bei Verletzungen und Verstauchungen, die, wie die von ARNICA, sehr berührungsempfindlich sind.

BELLIS PERENNIS wirkt, wiederum wie ARNICA, auf die Blutgefäße und, wie HYPERICUM, auf die Nerven.

Geschätzt wird es auch wegen seiner Wirkung auf die Brustdrüsen, wenn dort nach Schlägen oder Stößen Verhärtungen zurückbleiben.

HYPERICUM, unser fabelhaftes Mittel zur Besänftigung und Linderung bei Stich- oder Rißwunden oder sonstigen Verletzungen von Körperteilen mit reicher Nervenversorgung, wie etwa den Lippen (ich habe selbst gesehen, wie eine zerrissene Lippe, die einiges Gewebe verloren hatte, nach HYPERICUM innerhalb weniger Stunden verheilte!); oder auch an so empfindlichen Stellen wie den Fingerspitzen, deren feine Nervenendigungen ja bekanntlich um kleine, harte Tastkörperchen gewunden sind, so daß auch die geringsten Einwirkungen registriert werden können.

HYPERICUM lindert Nervenschmerzen, die ja meist äußerst qualvoll sind. Es ist nützlich bei Verletzungen der Wirbelsäule, selbst wenn diese lange zurückliegen, und insbesondere bei solchen des Steißbeins — wie kürzlich in einem Fall fortdauernder Steißbeinschmerzen, wo ich erst auf späteres Nachfragen hin erfuhr: »Oh, die sind weg!«

RUTA GRAVEOLENS hat in den Prüfungen ein Zerschlagenheitsgefühl am ganzen Körper hervorgebracht, wie von einem Sturz oder Schlag und mit Schmerzen vor allem in jenen Teilen, auf denen man liegt (ARNICA).

Es ist ein wichtiges Mittel bei Prellungen und anderen mechanischen Verletzungen an Knochen und Knochenhaut sowie bei Verrenkungen. Weitere Indikationen: Periostitis; Schmerzen infolge äußerer Verletzungen, wenn sich eine erysipelähnliche Entzündung entwickelt hat.

Knochenläsionen und Frakturen (Symphytum).

RUTA ist auch ein hervorragendes Augenmittel (Symphytum): Überanstrengung der Augen und Schwäche der Augenmuskeln.

Symphytum ist speziell bei Traumata geeignet, die nicht durch scharfe Stichwerkzeuge, sondern durch stumpfe Gegenstände verursacht wurden, also zu einer Gewebeschädigung geführt haben, ohne die Haut zu verletzen.

Besonders nützlich ist es, wenn der Augapfel einen Schlag abbekommen hat.

Symphytum ist unsere wichtigste Arznei bei Frakturen und Knochenheilungsstörungen. Sein besonderes ›Betätigungsfeld‹ sind Periost (RUTA GRAVEOLENS) und Knochen.

Im Falle einer Fraktur gilt: Sorgen Sie für die Reposition und die Ruhigstellung, und Symphytum wird den Rest erledigen.

URTICA URENS, die gewöhnliche Brennessel, mit ihren wunderbaren Eigenschaften bei Verbrennungen, vor allem den mehr oder minder oberflächlichen und deshalb schmerzhaftesten. Wie sie auf der Stelle die Schmerzen bannt und den Heilungsprozeß einleitet, das muß man einfach einmal miterlebt haben, um es sich vorstellen zu können.

Und aus dankbarem Herzen kann man nicht anders, als in Hahnemanns Lob einzustimmen: »Die große Gabe Gottes, die *Homöopathie!*«

Aber, werden Sie sagen, all diese Wundkräuter sind doch ziemlich ähnlich in ihren Indikationen. Glücklicherweise! — denn es kann ja vorkommen, daß man zwar das eine oder andere dieser Kräuter zur Hand hat, aber gerade dasjenige nicht, das einem als das passendste Heilmittel erscheint.

◊

Dr. Robert Cooper berichtet in seinen *Cases of Serious Disease Saved from Operation* über mehrere triumphale Erfolge, die mit dem Beinwell (Symphytum) erzielt wurden. Einen davon will ich in extenso wiedergeben; er ist von besonderem Interesse, wird er doch von dem damaligen Präsidenten des *Royal College of Surgeons* in Irland verbürgt, einem ungläubigen und nicht gerade geneigten Zeugen.

Sarkomatöser, in das Knochengewebe des Oberkiefers infiltrierender Tumor

Dr. William Thompson, Präsident des *Royal College of Surgeons* in Irland, hielt am 13. November 1896 in Dublin einen Vortrag unter dem Titel »Einige Überraschungen und Fehler«, in dem er folgenden sehr bedeutsamen Fall schilderte:

»Zu Beginn dieses Jahres bekam ich einen Mann zu sehen, der an einer Wucherung in der Nase litt. Ich empfahl ihm, Dr. Woods aufzusuchen, und später sah ich ihn mir gemeinsam mit Sir Thornley Stoker und Dr. Woods an. Wir kamen zu dem Schluß, daß er an einem malignen Tumor der Kieferhöhle litt, der sich bis zur Nase ausgebreitet hatte. Wir empfahlen eine explorative Operation und, falls sich unser Verdacht bestätigen sollte, die gleichzeitige Entfernung dieses Kieferteils. Der Patient stimmte jedoch der Exstirpation nicht zu. Die Untersuchung und Probeexzision wurde von Dr. Woods vorgenommen. Wir stellten fest, daß sich der Tumor tatsächlich vom Antrum her ausgebreitet hatte, in das ich ohne Schwierigkeiten meinen Finger hineinlegen konnte. Dr. O'Sullivan, Professor der Pathologie am *Trinity College*, erklärte, daß es sich bei dem Neoplasma um ein Rundzellensarkom handele. Daran besteht mithin keinerlei Zweifel. Innerhalb weniger Monate war der Tumor wieder da, und der Patient suchte nun Dr. Semon in London auf, der zur sofortigen Entfernung des Kiefers riet. Er kehrte nach Hause zurück, und nach einer weiteren Verzögerung bat er darum, daß die Operation durchgeführt werde. Sie wurde von mir im Mai nach der üblichen Methode vorgenommen. Ich stellte fest, daß der Tumor das gesamte Antrum ausfüllte. Die Schädelbasis war überall infiltriert. Der Tumor war in den rechten Nasengang vorgedrungen und hatte bereits das Septum perforiert, um sich auch auf die linke Seite auszudehnen. Er saß um das Perforationsgebiet herum an der Scheidewand fest. Das Tumorgewebe wurde, soweit sichtbar, komplett entfernt, wobei im Nasenseptum ein Loch etwa von der Größe eines Zweishillingstücks zurückblieb. Nach zwei Wochen konnte der Patient nach Hause entlassen werden. Nach einem weiteren Monat zeigten sich die ersten Rezidiverscheinungen, das Gewächs drang durch den Einschnitt nach außen auf das Gesicht vor. Anschließend untersuchte ihn Dr. Woods noch einmal, da ich ihm in einem Brief mitgeteilt hatte, daß eine erneute Operation nicht erfolgversprechend sei. Mittlerweile hatte der Tumor das rechte Auge fast zur Gänze überwuchert. Er war blau, gespannt, hart und gelappt, brach aber nicht auf. Dr. Woods berichtete mir vom Ergebnis dieser Untersuchung, und wir stimmten in der Beurteilung der Prognose überein.

Anfang Oktober nun besuchte mich der Patient in meinem Arbeitszimmer, nachdem er auch schon bei Dr. Woods gewesen war. Er sah gesünder aus, als ich ihn je gesehen hatte. Die Wucherung war vollständig aus dem Gesicht verschwunden, und auch vom Mund her konnte ich nicht die geringste Spur mehr davon entdecken. Er sagte, er habe keinerlei Schmerzen. Auch konnte er wieder gut sprechen, wenn er die Öffnung, die nach der Entfernung des harten Gaumens zurückgeblieben war, provisorisch verschloß, und er hatte sich zu diesem Zweck in der Stadt eine Verschlußplatte anfertigen lassen. Seither ist er zu Hause, und es geht ihm offensichtlich gut. Er berichtete mir, daß er *Packungen von Beinwellwurzeln* aufgelegt habe und daß die Geschwulst danach allmählich zurückgegangen sei.

Nun, dies war ein Fall, über den keiner von uns irgendwelche Zweifel hegte, und unser erster Eindruck war von dem hervorragenden Pathologen, den ich eingangs erwähnt habe, bestätigt worden, ebenso wie von unseren eigenen Beobachtungen während der größeren Operation. Dies also ist eine weitere meiner »Überraschungen«! Ich bin mir so sicher, wie man nur sein kann, daß das Gewächs maligne und von einem bösartigen Zelltyp war. Natürlich wissen wir, daß es in der Entwicklung mancher Tumoren zu Wachstumsverzögerungen kommen kann und daß speziell bei Sarkomen oft erst spät Rezidive auftreten. Aber hier haben wir es mit einem Fall zu tun, bei dem der Tumor bereits zweimal wiedergekommen war — beim zweiten Mal sogar in extremem Ausmaß —, und doch ist dieser zu Rezidiven neigende Tumor verschwunden! Was hat dieses Atrophieren und Verschwinden veranlaßt? Ich weiß es nicht. Ich weiß nichts über die Wirkungen der Beinwellwurzel, aber ich glaube nicht, daß sie eine sarkomatöse Geschwulst beseitigen kann. Selbstverständlich ist die Zeit, die seither vergangen ist, noch sehr kurz; aber die Tatsache, daß dieser große, rezidivierende Tumor nicht mehr existiert, daß er nicht ulzeriert ist oder abgestoßen wurde, sondern sich einfach, ohne die äußere Haut zu durchbrechen, in Luft aufgelöst hat — das ist für mich eine der größten Überraschungen und eines der größten Rätsel, denen ich jemals begegnet bin.«

Dr. Cooper fügt zu diesem Fall hinzu: »Dr. Thompsons ›gesunder Menschenverstand‹ bringt ihn in direkte Opposition zu seinen eigenen Beobachtungen. Würden Untersuchungen auf anderen Wissensgebieten ähnlich ablaufen, so gäbe es nur wenig menschliches Wissen, das das Attribut ›wissenswert‹ verdiente. Und die Berufung auf den ›gesunden Menschenverstand‹ beweist ja nur allzu häufig, daß er schon längst entthront ist.«

Dr. Cooper berichtet noch von einem anderen aufschlußreichen Symphytum-Fall, der ebenfalls von einem Skeptiker der alten Schule überliefert wurde …

Er schreibt: »120 Jahre bevor Dr. Thompson über dieses Thema referierte, ließ sich schon einmal ein großer Meister der chirurgischen Zunft, Mr. Percivall Pott, in gleichermaßen skeptischem Tonfall über die Wirkung des Beinwell aus, und zwar in seinem berühmten Artikel über ›Die Lähmung der unteren Gliedmaßen‹ — im Zusammenhang mit einer Rückgratverkrümmung. Es handelte sich um einen Fall, bei dem Mr. Pott eine Knochenerkrankung der Wirbelsäule diagnostiziert hatte und ein Haarseil [zur Erzeugung eines ›Ableitungsgeschwürs‹; d. Ü.] appliziert hatte. Einige Wochen später traf er den Patienten, wie er völlig gesund die Straße entlangging. Der Patient hatte Beinwell und Fischleim angewendet und nahm in seiner Unschuld an, dadurch geheilt worden zu sein; aber Mr. Pott wollte davon nichts hören. Es konnte nur das Haarseil und nichts anderes gewesen sein!«

Wichtige Indikationen von Symphytum

Augenschmerzen nach Schlag oder Prellung durch einen stumpfen Gegenstand.

Geheilte Fälle (Hering): Vor mehr als einem Jahr gefallen, wobei er sich das Knie an einem Stein aufgeschlagen hatte; die Wunde verheilte und hinterließ kaum eine Spur; es blieben aber heftig stechende Schmerzen zurück, die immer dann auftraten, wenn seine Kleider mit der Stelle in Berührung kamen oder wenn das Knie gebeugt wurde.

Ein Mann, der seit seiner Kindheit an habitueller Hüftgelenksluxation litt, stürzte und brach sich den betroffenen Oberschenkel. Nach zwei Monaten waren die Fragmente noch immer ziemlich beweglich, und es wurde, da man die Hoffnung auf ein Zusammenwachsen des Knochens aufgegeben hatte, eine Apparatur angefertigt, mit deren Hilfe er tagsüber auf einem Stuhl sitzen konnte. Symphytum D4, alle sechs Stunden eingenommen, führte innerhalb von zwanzig Tagen zu einem vollständigen Zusammenwachsen der beiden Teile.

Knochenentzündung; Dornfortsätze befallen.

Psoasabszeß.

Erleichtert das Zusammenwachsen gebrochener Knochen und vermindert die typischen feinstechenden Schmerzen; fördert die Kallusbildung.

Mechanische Verletzungen; üble Folgen von Schlägen und Prellungen, von Hieben gegen das Auge.

Eigentümliche Periostschmerzen, die nach Abheilung von Verletzungen zurückbleiben.

Empfindliche Reizzustände an Frakturstellen.

Schußverletzungen.

◊

Dr. Oscar Hansen führt in seinen *Therapeutics of Rare Homœopathic Remedies* folgende Indikationen für Symphytum an:

Knochenverletzungen.

Frakturen, die nicht zusammenwachsen. (CALCAREA PHOSPHORICA)

Empfindliche Stümpfe nach Amputationen.

Empfindlichkeit des Knochens an der Bruchstelle.

Psoasabszeß durch Wirbelerkrankungen.

Entzündung des Unterkieferknochens.

Traumatisch bedingte Periostitis.

Verletzungen, die bis zur Knochenhaut und zum Knochen vordringen.

Tarantula hispanica und cubensis

SPINNENGIFTE*

Aus spärlichen und ziemlich verstreuten Angaben habe ich am Schluß dieses Kapitels versucht, ein Bild von *Tarantula cubensis* zu entwerfen, dem verwesten Exemplar einer kubanischen Vogelspinnenart**, das bei einer Reihe septischer Zustände ein wunderbares Heilmittel ist. Das besser bekannte *Tarantula* [hispanica] unserer Materia Medica erfährt dadurch aber, wie mir scheint, keinerlei Abbruch. Es ist ein hochinteressantes und einzigartiges Mittel, das bei schwer zu behandelnden Krankheiten, insbesondere Nerven- und Geisteskrankheiten indiziert sein kann; und wie all die anderen Mittel der Homöopathie ist es von unschätzbarem Wert, *wo es paßt.*

Mit Tarantula verbinden wir Gewalttätigkeit, Heftigkeit, Qual, Pein. Es hat keine spezifische Fähigkeit, bestimmte Körperteile oder Organe zu schädigen, anders als viele unserer Arzneien; doch es kann den Menschen allgemein an Körper und Geist heftig peinigen — in einer Weise, die geeignet ist, Anstand und Sitte des bedauernswerten Opfers vollständig zu untergraben und Freunde und Pflegepersonen in Angst und Verwirrung zu stürzen. So wird Tarantula zu einem machtvollen Heilmittel u.a. bei Krämpfen, bei all den Manifestationen der Hysterie in ihrer »proteischen Wandelbarkeit«, wie Clarke es ausdrückt.

Nach dem Biß dieser Spinne singt und tanzt das Opfer in zügelloser und ausgefallener Weise, unter völligem Verlust der Kontrolle über seine Handlungen. Diese Zustände können, der Überlieferung zufolge, nur durch *Musik und Tanz* geheilt werden, und auch bei der alljährlichen Wie-

* Laut Leeser *(Lehrbuch der Homöopathie)* bedürfen die Namen dieser beiden Spinnen einer Revision, da sie die Verschiedenheit der gemeinten Arten nicht erkennen lassen. Sie sind sogar zwei verschiedenen Unterordnungen zuzurechnen: Tarantula hispanica gehört zu jener der Aranomorphae und dort zur Familie der Wolfsspinnen; sie heißt heute *Lycosa hispanica,* ist aber eine ›Tarantel‹. Tarantula cubensis gehört zur Unterordnung der Mygalomorphae und heißt *Eurypelma spinicrus;* sie ist *keine* Tarantel. — Anm. d. Ü.

** Die Information, daß das ursprünglich verwendete Präparat aus einer *verwesten* Spinne hergestellt wurde, hat Tyler offenbar aus dem *Homœopathic Recorder* (vgl. S. 1154ff); ich habe sie in keinem Lehrbuch finden können. Diese Entstehungsgeschichte könnte eine Erklärung für die Wirksamkeit des Mittels bei septischen Fiebern, nekrotischen Karbunkeln etc. bieten. Andererseits soll das Gift dieser Spinne auch als solches weniger eine neurotoxische (wie zum Beispiel das von *Lycosa hispanica*) als vielmehr eine (wohl aufgrund proteolytischer Enzyme) lokal nekrotisierende Wirkung haben (vgl. Leeser, a.a.O.). — Anm. d. Ü.

derkehr der Symptome haben sich, so heißt es, diese ›Heilmittel‹ immer wieder als wirksam erwiesen.

Der Tarantula-Patient ist aber nicht nur überaus empfänglich für Musik, sondern er kann auch durch *Farben* stark beeinflußt werden, selbst körperlich: »Herzbeschwerden durch den Anblick ihnen unangenehmer Farben« (Allen).

Tarantula hat die plötzlichen Stimmungsumschwünge, wie sie auch für CROCUS typisch sind; doch seine Fröhlichkeit und sein Gelächter verwandeln sich in plötzliche Boshaftigkeit, Anfälle von Irrsinn überkommen ihn, er schlägt sich und andere, rast umher, zerreißt und zerstört Dinge. Plötzliche heftige Bewegungen [»wie von der Tarantel gestochen«] oder auch heimtückisch-hinterlistige Zerstörungsaktionen sind höchst charakteristisch für dieses Mittel und, soweit meine Kenntnisse reichen, auch ganz einzigartig in der Materia Medica. Anschließend kann es dem Patienten leid tun, und er entschuldigt sich: »Ich konnte nichts dafür!«

Er »simuliert« auch, wie es im Repertorium heißt; er täuscht Anfälle vor oder stellt sich ohnmächtig und bewußtlos, schaut sich aber verstohlen um, um sich zu vergewissern, daß er auch beobachtet wird, und um zu sehen, welchen Eindruck er hinterläßt. Unglaubliche Schnelligkeit: springt aus dem Bett und zerschlägt etwas, ehe man ihn davon abhalten kann.

Und gepeinigt wird der Tarantula-Patient wiederum durch eine schreckliche Ruhelosigkeit, besonders der Arme und Beine.

Viele *Ängste:* unbestimmte Angst; Furcht, daß etwas passieren könnte; vor Gefahren durch etwas, was gar nicht existiert; sieht furchterregende Dinge, die in Wirklichkeit gar nicht da sind.

Die Harnwegssymptome des Mittels lassen an CANTHARIS denken; die Hautleiden, ihre septischen Veränderungen — Abszesse, Milzbrand etc. — erinnern auch an Tarantula cubensis.

◊

In nicht wenigen der gebräuchlichen Arzneimittellehren taucht Tarantula überhaupt nicht auf; Clarke hingegen hat hier manches Interessante beizutragen.

So schreibt er unter anderem: »›Tarantismus‹ ist eine Tanzwut, welche bei Menschen einsetzt, die von der Tarantel gebissen wurden oder sich das wenigstens einbilden. Die Heilung besteht in Musik und Tanzen.« Er schildert zwei verblüffende Fälle, die auf diese Weise binnen kurzem geheilt wurden und die einige Hauptmerkmale von Tarantula gezeigt hatten: *Dunkelrote oder purpurne Färbung* und Schwellung von Haut und Gewebe; *Zeichen von drohendem Ersticken; choreaartige Bewegungen, Ruhelosigkeit;* Besserung durch *Musik*, welche zunächst erregt und später lindert;

Periodizität — alljährliche Wiederkehr der Symptome etwa zu der Zeit des Bisses.

»Die Unruhe betrifft vor allem die unteren Extremitäten und ist verbunden mit einem Verlangen, zu stöhnen oder zu schreien; muß ständig in Bewegung bleiben, obwohl Gehen alle Symptome verstärkt. Viele der bislang beobachteten psychischen Symptome, die den vielgestaltigen Bereich der Hysterie nahezu ausschöpfen, standen mit sexuellen Störungen in Verbindung.«

Nash sagt: »Dieses Spinnengift hat, ebenso wie andere Spinnengifte, ganz ausgeprägte Nervensymptome. Es wirkt auf Uterus und Ovarien ein, und überhaupt auf die weiblichen Geschlechtsorgane. ›Tarantula kann viel Positives bewirken bei Fällen von Hyperästhesie oder Kongestion dieser Organe, was zu einem Zustand allgemeiner Hysterie führt; zu Zuständen, die einer spinalen Neurasthenie ähneln, mit empfindlichem und schmerzendem Rücken, exremer Unruhe, großer Empfänglichkeit für äußere Sinnesreize, besonders Musik ...‹ Auch Zucken oder Rucken von Muskeln, das in Verbindung mit solchen oder anderen Beschwerden auftritt, sollte stets an Tarantula denken lassen. ... Diese Arznei wird noch nicht so gründlich verstanden, wie es eigentlich der Fall sein sollte.«

Farrington sagt: »Die Bißstelle schwillt an und verfärbt sich, die Lymphknoten vergrößern sich. Wenn das Gift bis zum Hals gelangt ist, wird das dortige Zellgewebe angegriffen, was zu einer dunkelroten oder purpurfarbenen Anschwellung im Rachen führt. Es scheint schon Erstickung zu drohen, doch dann kommt es zu Nasenbluten mit Absonderung dunkler Klumpen, was die Symptome bessert. Die heftig pochenden Karotiden weisen zwar auf eine zerebrale Kongestion hin, dennoch hat das Gesicht eine blasse, erdfahle Farbe. ... Nervensymptome treten bei allen Spinnengiften auf, aber Tarantula paßt mehr als andere aus dieser Gruppe bei Hysterie. ... Lebhafte Musik erregt die Kranke und bewirkt, daß sie sich wie eine Verrückte gebärdet; wenn keine Beobachter da sind, hat sie auch keine hysterischen Anfälle, doch sobald man ihr Aufmerksamkeit schenkt, fängt sie an zu zucken.«

◊

Tarantula hat einen Ruf bei Zungenkrebs etc.; ferner bei fibrösen Tumoren im Hypogastrium, was zu [druckbedingter] Absonderung von hellrotem Blut aus dem Uterus führt.

Verlangen zu essen, mit heftigem Durst; ständiges Verlangen nach großen Mengen kalten Wassers. — Oder: Appetitlosigkeit.

Verlangen nach rohen Speisen.

Ekel vor Brot, vor gebratenem Fleisch.

Unstillbarer Durst.

Muskelkontraktionen im Bereich des Epigastriums.

Viele Verdauungsstörungen sind durch sympathetische Schmerzen neuralgischer oder kongestiver Art charakterisiert, die sie begleiten oder aus ihnen erwachsen: an den Seiten des Kopfes, im Gesicht, in Ohren, Zähnen oder Wangenknochen.

Hauptsymptom

Hysterie.

Beachtenswerte, diagnostische oder andere wichtige Symptome[*]

Große Erregung, verursacht durch Musik, eine Stunde danach starkes, allgemeines Schwitzen.

Anfälle von Irrsinn: rauft sich die Haare; klagt und droht; schlägt sich an den Kopf, kratzt sich; *unruhige Beine;* ihre Kleidung ärgert sie; *anhaltende Ruhelosigkeit, drohende Worte von Zerstörung und Tod;* kommt aus dem Anfall mit heftigen Kopfschmerzen und weit geöffneten, stieren Augen zu sich; sieht kleine Figuren vor ihren Augen schweben.

Singen, Tanzen, Schreien.

Extreme Neigung, zu lachen und zu scherzen.

Bedürfnis, zu scherzen, zu spielen und zu lachen; größte Fröhlichkeit.

Lacht, tanzt, rennt herum und gestikuliert; *singt, bis er heiser und erschöpft ist.*

Nervöse Lachanfälle.

Hysterie, mit bitterem Aufstoßen.

Mit groteskem und laszivem Verhalten einhergehende Hysterie; sie mußte mit Gewalt zurückgehalten werden.

Halluzinationen von Monstern oder Tieren, die ihn in Schrecken versetzen; sieht Dinge, die gar nicht vorhanden sind, wie Gesichter, Insekten, Geister etc.

Seltsame Farbphantasien.

---

[*] Aus Allens *Encyclopedia* und Herings *Guiding Symptoms;* die von diesen hervorgehobenen Symptome sind hier in Kursivdruck gesetzt, außerdem habe ich die Reihenfolge der Symptome entsprechend dem üblichen Schema etwas verändert. — Anm. d. Ü.

Simuliert Anfälle: täuscht Ohnmacht und Bewußtlosigkeit vor und beobachtet aus den Augenwinkeln die Wirkung auf die Umstehenden.

Hinterlistig wie ein Fuchs versucht er plötzlich, etwas kaputtzumachen; nur äußerste Wachsamkeit kann Schaden abwenden; anschließend lacht er und entschuldigt sich.

Sie sprang plötzlich von den Pflegern weg und fegte Ziergegenstände vom Kaminsims; dann sagte sie, es tue ihr leid, aber sie habe es einfach tun müssen.

Springt vom Bett auf und zerschlägt alles, was sie zu fassen bekommt, so schnell, daß man sie nicht davon abhalten konnte.

Sehr boshaft und zerstörerisch, dann wieder lustig und vergnügt.

Wechselhafte Stimmung: von Fröhlichkeit zu Traurigkeit; von fixen Ideen zu geistiger Unruhe.

Anfälle hysterischer Manie täglich etwa zur selben Stunde; zuerst reizbar, streitsüchtig und kleinmütig, dann plötzlich ein Zustand großer Erregtheit: schlägt und beschimpft jeden, zerstört alles, was sie in die Finger bekommt, zerreißt ihre Kleider, singt und lacht; macht sich über ältere Leute lustig, ärgert sie mit ihrem Alter; wenn man sie zurückhält, wird sie gewalttätig; Anfälle enden in einem komatösen Schlaf.

Sehr schweigsam und reizbar; Verlangen, sich selbst und andere zu schlagen.

Traurigkeit, Gram und Niedergeschlagenheit sind nicht nur nahezu konstante Symptome des Bisses, sondern zeigten sich auch, in auffälliger Weise, während der verschiedenen Prüfungen der Arznei.

Angst, die nicht zerstreut werden konnte; danach befragt, versuchte sie, einen Grund für ihre Angst zu finden, und ließ die anderen glauben, daß tatsächlich einer vorhanden sei; in Wirklichkeit aber gab es keinen.

Großes Verlangen, allein zu sein, zugleich aber auch Angst davor.

»Große Hast in allem, was ich unternahm, aus der ständigen Furcht heraus, daß etwas passieren könnte, was mich daran hindern würde, es zu Ende zu bringen; oft schreckte ich plötzlich auf und wechselte rasch meinen Platz aus Angst, daß etwas auf mich fallen könnte; beim Gehen hielt ich manchmal inne oder warf den Kopf zur Seite aus Angst, gegen einen eingebildeten Gegenstand zu stoßen, der ein paar Zentimeter über meinem Kopf zu schweben schien.«

Völliger Gedächtnisverlust; versteht die Fragen nicht, die man ihr stellt; erkennt die Leute nicht, die sie jeden Tag sieht; kann ihre Gebete nicht mehr hersagen.

Kopfschmerz, als ob eine Menge kaltes Wasser über Kopf und Körper gegossen würde.

Heftiger Kopfschmerz, als ob Tausende von Nadeln ins Gehirn stächen.

Schmerz im Hinterkopf, wie von einem Hammer getroffen, erstreckt sich bis zu den Schläfen.

Brennende, sengende Hitze im Hinterkopf.

Rechte Pupille stark erweitert, linke zusammengezogen; völliger Verlust der Sehkraft auf dem rechten Auge, bis sich die geweitete Pupille wieder kontrahierte.

Das Gesicht ist erdfahl, was in starkem Kontrast steht zu dem fast purpurfarbenen Hals.

Das Gesicht drückte Entsetzen aus.

Gerötete Wangen, brennende Hitze im Kopf; Brennen und Schwitzen der Handinnenflächen.

Schmerz im Unterkiefer, als ob sämtliche Zähne ausfallen wollten.

Schmerz im Verlauf des rechten Unterkiefernervs, mit kitzelndem Gefühl im Magen.

Diabetes: beständiges Verlangen nach rohen Speisen; Ekel vor Fleisch; Polyurie.

Es schien, als bewegte sich ein Lebewesen im Magen, krabbelte umher und strebte zum Hals hinauf.

Unwillkürlicher Urinabgang beim Husten, Lachen oder bei jeglicher Anstrengung.

Onanie. Nymphomanie.

Intensiver, unerträglicher Pruritus vulvae.

Anhaltende Luftnot; das Herz hört plötzlich auf zu schlagen, und der Patient fürchtet zu sterben.

Schießender Schmerz im Herzen und in den Arterien der linken Brust, bis in den linken Arm ziehend; verstärkte Empfindlichkeit dieses Bereichs, Berührung mit der Kleidung ist sehr schmerzhaft.

Herzbeschwerden durch den Anblick ihnen unangenehmer Farben.

Angina pectoris.

Präkordialangst, stürmisches Herzklopfen.

Zittern und Pochen des Herzens, wie von einem Schreck.

Präkordialangst, spürt aber die Herzbewegungen nicht (nach seelischem Schock).

Eine Schwellung (eine Art rheumatoider Knoten) auf der Wirbelsäule.

Fürchterlicher Juckreiz, wie von kriechenden und krabbelnden Insekten.

Gefühl, als würden Würmer oder Insekten auf der Haut kriechen und krabbeln und in sie hineinbohren.

*Jucken; Brennen; Ameisenlaufen; blutunterlaufene Stellen; schmerzhafte** *vesikuläre und besonders pustulöse Ausschläge.*

◊

Kent, der keine Vorlesung zu Tarantula in seiner Materia Medica bringt**, berichtet von einem Fall, der einen Aspekt seiner Wirkung veranschaulicht: »*Rollen von einer Seite auf die andere, um die Leiden zu lindern,* ist ein Charakteristikum von Tarantula. Ein Mann mit einer hartnäckigen Obstipation, der sich mit Abführmitteln beholfen hatte, bis auch diese versagten, ließ sich auf Zureden seiner Tochter davon überzeugen, den Rat des Arztes anzunehmen und auf weitere Maßnahmen zu verzichten, bis man das richtige Mittel erkennen könne. In seiner Not rollte er sich im Bett von einer Seite auf die andere und jammerte: ›Oje, Oje!‹ Tarantula beruhigte ihn. Zwei Tage später hatte er normalen Stuhlgang und danach keine Schwierigkeiten mehr.«

(In: *New Remedies, Clinical Cases, Lesser Writings, Aphorisms und Precepts.*)***

◊

Vor einigen Jahren hatten wir auf der Kinderstation unseres Londoner Hospitals eine Patientin, die an Chorea litt. Sie machte wenig oder gar keine Fortschritte. Während der Visiten wirkte das Mädchen immer schüchtern und zurückhaltend; sonst aber, so die Stationsschwester, sei sie »schlau wie ein Fuchs«: wenn sie glaube, nicht beobachtet zu werden, fange sie plötzlich an, Bücher zu zerreißen und Spielzeug kaputtzumachen, das in ihrer Reichweite lag.

Weitere Beobachtung führte zu der Entdeckung, daß sie ungewöhnlich empfänglich für Musik war; wenn das Radio angestellt wurde, pflegte sie herumzuspringen und zu tanzen. Daraufhin gaben wir ihr Tarantula — mit Erfolg.

Der folgende Fall aus *The Homœopathician* vom Oktober 1913 illustriert anschaulich die großen Möglichkeiten von Tarantula hispanica, wenn die Symptome, besonders die markanten Gemütssymptome übereinstimmen.

---

* In den *Guiding Symptoms*, denen dieses Symptom entnommen ist, ist von *schmerzlosen* Ausschlägen die Rede, wenngleich die meisten Ausschläge bei Allen als schmerzhaft beschrieben werden. — d. Ü.

** Die heute erhältlichen Ausgaben der *Lectures* enthalten durchaus ein Tarantula-Kapitel! — d. Ü.

*** Dieser und ein weiterer ähnlicher Fall findet sich auch in *Kent's Minor Writings on Homœopathy* (Hg.: K.-H. Gypser; Haug Verlag). — d. Ü.

Geisteskrankheit — Tarantula hispanica

von A. W. McDonough, M.D., What Cheer, Iowa, USA

14. März 1912. Miss P., ein eher zartes Mädchen von 18 Jahren, groß und schlank, von etwas bläßlichem Aussehen, kam zwei Monate vor ihrem High-School-Abschluß zu mir zur Behandlung; sie war offensichtlich überarbeitet. Seit einer Woche starke Kopfschmerzen in Stirn und Hinterkopf, schlimmer nach Lernen und Gehen. Schmerz hinter den Augen. Fühlt sich gegen Abend insgesamt schlechter. Empfindlich gegen Kälte. Sehr reizbar. Hustet häufig, mehr in Ruhe. Besser im warmen Zimmer. Verlangen nach Süßem. Schwitzt wenig. Nach sorgfältiger Repertorisation des Falles gab ich ihr SEPIA C200. Der Erfolg war großartig; sie war nun beschwerdefrei — bis zum Oktober, als sie beim Durchgehen eines Pferdes zwar nicht verletzt, aber doch furchtbar erschreckt wurde.

12. Dezember. Amenorrhoe. Appetitlosigkeit. Obstipation. Sehr fröstelig, aber in geschlossenen Räumen geht es ihr schlechter. Mürrisch; es ist schlecht mit ihr auszukommen; schlimmer bei Wärme wie Kälte, besser in Ruhe. Kopfschmerz beim Erwachen. Verlangen nach Kaltem. Gefühl eines Gewichts im Magen nach dem Essen. Weil SEPIA zuvor gut geholfen hatte, wiederholte ich das Mittel. Da es jedoch nicht zur Zufriedenheit der Familie wirkte, kam sie nicht wieder zu mir, um sich ein anderes Mittel verschreiben zu lassen, sondern wandte sich an einen Arzt der alten Schule. Dieser zog einen Osteopathen hinzu und behandelte die Patientin bis Mitte Februar 1913 auf Amenorrhoe. Unter der osteopathisch-allopathischen Behandlung wurde sie sehr nervös, blaß und unruhig und magerte von 47 auf 35 kg ab. Der Allopath riet ihr, ihrer Gesundheit zuliebe in den Westen zu gehen, und der Osteopath meinte, sie sei beinahe geisteskrank. So wurde sie nach Iowa City zu einem Nervenfacharzt gebracht. Dieser wiederum erklärte, ihr Zustand sei ganz ordentlich, doch müsse sie mehr essen, um zu Kräften zu kommen. Von Anfang an hatte sie sich geweigert zu essen. Er gab ihr starke Magenstimulantien, ähnlich denen, die sie bereits bekommen hatte; doch am vierten Tag der Behandlung wurde sie so widerspenstig, daß ich erneut hinzugezogen wurde. Ich war bereit, den Fall zu übernehmen, doch nur unter der Bedingung, daß ich Dr. W. G. Allen aus Barnes City, der mir als sorgfältig verordnender Homöopath bekannt war, um Mithilfe bitten durfte; mit dessen Unterstützung hatte ich das sichere Gefühl, das Mädchen heilen zu können.

Sie war nicht zu bändigen, ihre Familie wußte nichts mit ihr anzufangen. Sie war überspannt, ruhelos. Alles sollte in Bewegung sein: jagte die Katze hinter dem Ofen hervor — »Ach, ich kann den Anblick dieses Faulpelzes einfach nicht ertragen!« Von ihrem Stiefvater verlangte sie, er solle sich im

Haus tummeln, anstatt den ganzen Tag herumzusitzen. Sie wollte partout sämtliche anfallenden Arbeiten erledigen, aber auch jeder andere sollte sich bewegen, und zwar schnell. So bestand sie beispielsweise darauf, bei Tische zu bedienen; sie lud die Teller voll, wollte selber aber nichts essen, weil sie fürchtete, zu dick zu werden. Immer in Eile; konnte nur schnell gehen; mußte jede Minute aktiv sein; nahm ihre Schulbücher und begann, Physik und Geometrie zu lernen; nötigte ihren Musiklehrer, ihr Unterricht zu geben; übte stundenlang am Klavier. Mürrisch, unausstehlich, schien ›wie vom Leibhaftigen besessen‹. Schlafen war fast unmöglich; kam nie vor Mitternacht ins Bett; fand keine Zeit, ins Bett zu gehen. Niemals müde; fühlte sich ständig wie aufgedreht, konnte sich nicht entspannen. Konnte warme Luft nicht ertragen, war aber gleichzeitig fröstelig und kälteempfindlich. Weinte leicht und oft. Starkes Verlangen nach Salz, das sie auf jeden kleinen Bissen häufte, den sie zu sich nahm. Auch Pralinen aß sie in Mengen. Pflegte rohen Zitronensaft zu trinken, »um kein Fett anzusetzen«. Nasenbluten, hellrot aus dem rechten Nasenloch. Haut blaß. Erdbeerzunge. Massenhaft Eiweiß im Urin. Temperatur 36 °C. Puls 67 im Stehen; sobald sie sich setzte, fiel der Puls auf 60/min.

Nach unserem Studium des Falls anhand des Repertoriums schienen wir die Wahl zwischen NATRIUM MURIATICUM und SULFUR zu haben, aber es war schwer, hier die richtige Wahl zu treffen. Wir entschieden uns für SULFUR C200, doch es bewirkte nicht viel; es schien lediglich den Abwärtstrend aufzuhalten, das Mädchen zeigte aber keinerlei Anzeichen von Besserung. Als dann Dr. Allen nach Rochester gerufen wurde, dachte ich mit Schrecken an seine Abreise — er aber war froh, dem vertrackten Fall zu entkommen. Nach einigen Tagen gab ich NATRIUM MURIATICUM C200, da SULFUR offensichtlich fast nutzlos war. Doch auch hiernach blieb das Bild unverändert. Sie lief weiterhin ›auf Hochtouren‹, vom frühen Morgen bis in die Nacht hinein. Es war schrecklich für ihre Angehörigen, mit ihr zusammenzuleben. Aus Angst, dick zu werden, weigerte sie sich schließlich ganz zu essen, obwohl sie nur noch 30 kg wog und fürchterlich anzusehen war. Beim nochmaligen Studium des Falls, beginnend mit der Rubrik *Weigert sich zu essen*, war ARSENICUM bei allen Symptomen vertreten. Ich verabreichte es in der 200. Potenz. Es vertrieb ihre Unruhe, wärmte sie ein wenig und half etwas, doch schon nach ein paar Tagen ging es ihr wieder schlechter. Ich schilderte den Fall Dr. Kent, und kurz darauf kam sein Telegramm: »Geben Sie der Patientin Tarantula hispanica 10M.« Es paßte genau — und ich hatte das Bild, so klar, wie es sich gezeigt hatte, nicht erkannt!

Tarantula. — Drei Stunden später hatte sich ihr Zustand vollkommen verändert. Bisher hatte sie ihre Mutter aus dem Zimmer gescheucht, ja nicht einmal zugelassen, daß sie sie berührte — nun wollte sie, wie eigentlich fast jedes kranke Kind, jede Minute bei ihr sein. Völlig entspannt, war sie auf einmal ein ganz anderer Mensch. Seit dieser einen Gabe Tarantula allmähliche, stete Besserung. Etwa vier Wochen später wurden die Hände und Füße sehr trocken und schuppig; nach der fünften Woche riet Dr. Kent zu Tarantula 50M. Ungefähr vier Wochen danach schuppte die Haut ab und normalisierte sich, dafür erschien ein bis zu zwei Zentimeter langer, feiner Haarflaum auf dem ganzen Körper, mit Ausnahme der Handflächen und Fußsohlen. Zur Zeit, da ich diesen Bericht verfasse, ist das Gesicht aber schon wieder frei, das Haar daraus verschwunden. Sie scheint jetzt vollkommen gesund zu sein, wenn auch ihre Kräfte noch nicht völlig wiederhergestellt sind und sie ihr altes Gewicht noch nicht wieder ganz erreicht hat.

Dies ist ein ungewöhnlicher Fall, wie man ihn in der privaten Praxis wohl nicht oft zu sehen bekommt. Er zeigt wieder einmal die wunderbare Macht der potenzierten Arznei — wenn das exakte Simillimum gewählt wird! Ohne Tarantula hispanica wäre diese Patientin mit ziemlicher Sicherheit in einer Anstalt elend zugrunde gegangen.

Tarantula cubensis

Tarantula cubensis ist ein Mittel, das mich viele Jahre lang zur Anwendung gereizt hatte, war es doch eine der kostbaren 144 ›CMs‹ — »Ableger meiner Taschenapotheke« —, welche uns Dr. Nash nach seinem Besuch hier in England zugeschickt hatte. Wenn das Mittel in der Wertschätzung eines solchen Homöopathen so hoch im Kurs stand, daß es einen Platz in seiner Taschenapotheke hatte und eines seiner ›144‹ war, dann war es doch sicherlich einen Versuch wert bei jenen septischen Prozessen, für die er es in seinen *Leaders* empfiehlt. Er schreibt:

»Es ist eines der wirksamsten Heilmittel bei Furunkeln, Abszessen, Nagelbetteiterungen oder Schwellungen jeglicher Art, wo die Gewebe eine bläuliche Farbe annehmen und heftig brennende Schmerzen bestehen.

Wir haben immer angenommen, daß wir in ARSENICUM und ANTHRACINUM die beiden wichtigsten Arzneien für diese Art von Schwellungen hätten; aber Tarantula cubensis ist einfach wunderbar. Bei Panaritien, die die Patienten Nacht für Nacht wach und von Schmerzen gequält in Bewegung gehalten hatten, habe ich innerhalb kürzester Zeit solche Besserungen gesehen, daß die Kranken wieder in Ruhe schlafen konnten — bis die Eiterherde schließlich spontan aufbrachen und dann rasch abheilten. Diese

Arznei sollte einer gründlichen Prüfung unterzogen werden. Sie ist ein wahres Juwel!«

Ich darf hinzufügen, daß mir mittlerweile viele Erfahrungen mit diesem Mittel seinen Wert mehr als bestätigt haben.

◊

Kent berichtet über einen Fall*, der die nachhaltige Wirkung von Tarantula cubensis bei einem Nackenkarbunkel zeigt.

»Eine Dame, etwa 30 Jahre alt, litt sehr unter einem Karbunkel im Nakken. Sie hatte schon viele Hausmittel versucht, aber keine Besserung erfahren. Ein eitriger Durchbruch des Prozesses schien unabwendbar. Die Anschwellung war *bläulich gefleckt*, der Schmerz *heftig, messerscharf schneidend* und *brennend*. Ihr war vom Magen her übel bis zum Erbrechen, und nachts war sie deliriös. Ihr Blick war starr; sie hatte etwas Fieber; die Zunge war schmutzig, der Atem fötide. Es bestand *starkes Spannen in der Kopfhaut und in den Gesichtsmuskeln*. Sie bat um Morphium, ›um diesem Brennen und Schneiden ein Ende zu machen‹. Tarantula cubensis D 12, eine Gabe, schenkte ihr augenblicklich Ruhe, und die böse aussehende Geschwulst konnte ihr Werk nicht vollenden, die Eiterung konnte vermieden werden. Die Verfärbung verschwand innerhalb von zwei Tagen, und auch die Verhärtung ging bald zurück. Die Patientin erlangte rasch wieder ihren normalen Gesundheitszustand. Wie sie mir vor kurzem mitteilte, hat sie, seit die Schwellung vorbei war, auch nie wieder ihre alten Kopfschmerzen gehabt, was zeigt, wie tief diese Arznei bei ihr auf den ganzen Organismus eingewirkt hat.

Wenn eine erkrankte Stelle gefleckt (LACHESIS) und bläulich ist und immer dunkler wird, muß — bei einer Symptomenkombination wie der obigen — Tarantula cubensis das am besten geeignete Mittel sein.«

◊

Zu Tarantula cubensis schreibt Dr. Oscar Hansen aus Kopenhagen in seinem *Textbook of Rare Homœopathic Remedies:* »Therapeutische Anwendungen: Gangrän. Karbunkel, selbst nekrotisierende und dunkel verschorfende** Karbunkel, mit großer Prostration und Diarrhoe sowie mit intermittierendem Fieber, das abends exazerbiert. Wirkt hier auch bei den schlimmsten brennenden und stechenden Schmerzen wahre Wunder. Bubo. Diphtherie. Eine purpurne Verfärbung ist bei den o.g. Schmerzen

---

* *Kent's Minor Writings on Homœopathy.* — d.Ü.

** Engl.: *sloughing;* der Begriff bezeichnet die Abstoßung toten Gewebes von der gesunden Umgebung. Wo er im Kentschen Repertorium auftaucht, ist er vom Bearbeiter der deutschen Ausgabe, Keller, mit dem Ausdruck »mit Demarkation« übersetzt worden. — d.Ü.

charakteristisch. (Vgl. LACHESIS, ANTHRACINUM, SILICEA.) Empfohlen im letzten Stadium der Lungentuberkulose. Maligne Diphtherie mit dunklen Belägen, fötidem Atem und septischem Fieber. Typhus; stinkende, dunkle Stühle und starke Erschöpfung.«

◊

Unsere Arzneimittellehren sind bezüglich Tarantula hispanica und vor allem Tarantula cubensis so wenig ergiebig, daß es hilfreich sein mag, im folgenden eine Diskussion aus Amerika über eine Abhandlung von Dr. Neiswandler (Ohio) wiederzugeben, die den Titel »Tarantula bei Meningitis« trug; die Debatte ist vor einiger Zeit im *Homœopathic Recorder* veröffentlich worden. Wir können daraus eine Menge über Tarantula cubensis lernen, dieses Mittel, über das wir unbedingt mehr erfahren wollen, ist es doch, besonders bei septischen Prozessen, eine so außerordentlich wirksame Arznei, über die ansonsten in unseren Lehrbüchern herzlich wenig zu lesen ist.

Übrigens handelte es sich bei Dr. Neiswandlers »Tarantula bei Meningitis« um die Hispanica. Was Dr. Roberts aber über den Ursprung der Cubensis zu berichten weiß, ist von allergrößtem Interesse! Er sagt, daß wir es hier nicht nur mit einer kubanischen Tarantel, sondern mit einer *verwesten* kubanischen Tarantel zu tun haben [siehe Fußnoten S. 1143]; auf diese Weise, so deutet er an, erhalten wir nicht nur das Temperament und die Gemütssymptome von Tarantula, sondern auch das *septische Element der zersetzten Spinne*. Hört sich eklig an? — aber es wirkt. Das Mittel ist von daher in mancher Hinsicht mit PYROGENIUM vergleichbar, das aus, wie man sagt, ›durch die Gosse gezogenem‹, verfaultem Fleisch gewonnen wird. Beide haben die Fähigkeit, ähnliche Sepsiszustände zu bekämpfen, und das macht sie für uns sehr wichtig und wertvoll. Nun aber zu der Diskussion über die beiden Spinnengifte, die ich in Auszügen wiedergebe.

Dr. Macfarlan: Zu Tarantula hispanica kann ich nichts sagen, aber von Tarantula cubensis weiß ich, daß es eine wunderbare Arznei ist. Ich habe diese Prüfung* vor ungefähr zehn Jahren gemacht. Ich hatte damit auch einen schönen Heilerfolg bei einem schrecklichen Husten, der Ähnlichkeit mit Keuchhusten hatte und den Patienten in Stücke zu reißen schien. Tarantula

---

* Auf welche Prüfung Macfarlan sich hier bezieht, ist nicht ganz klar, denn etwas später bedauert Farrington, daß es eine Prüfung der frischen Spinne nicht gebe. Fest steht, daß von Macfarlan eine entsprechende Prüfung durchgeführt wurde, und zwar mit der 200. Potenz des Gifts aus den Chelizeren der Spinne. Möglicherweise ist diese Prüfung aber auch erst später vorgenommen worden; sie findet sich in *New, Old and Forgotten Remedies* von E. P. Anshutz. — Anm. d. Ü.

cubensis reißt die Leute wirklich fast in Stücke! Er sprach sofort hervorragend darauf an.

Tarantula cubensis ruft große Schläfrigkeit hervor. Ich glaube, es ist bei Keuchhusten nützlicher als IPECACUANHA oder CASTANEA VESCA* oder irgendein anderes Mittel, das ich kenne; es ist fabelhaft.

Dr. Benthack: Vom Nutzen von Tarantula bei Meningitis hatte ich vorher noch nie gehört; aber Tarantula cubensis ist meine große Stütze bei allen Abszessen, die mit heftigen Schmerzen einhergehen. Früher dachte ich, daß ich mit ARSENICUM und ANTHRACINUM zwei ausgezeichnete Mittel für solche Zustände hätte, aber ich habe festgestellt, daß Tarantula cubensis in der 30. Potenz sehr viel besser wirkt.

Dr. Roberts: Tarantula ist eines der interessantesten Spinnengifte überhaupt. Ich glaube, wir können uns ein besseres Bild davon machen, wenn wir die Gewohnheiten dieser Spinne studieren. Die spanische Tarantel ist, wie Sie wissen, im westlichen Teil jenes Landes zu finden, und mir wurde berichtet, daß die Spinnen vor der Regenzeit in Herden auf Wanderschaft gehen, wobei sie sich hüpfend und springend fortbewegen. Das Tier baut sein Nest in die Erde; es ist eine mit feinem Gespinst ausgekleidete Höhle, die zunächst einige Zentimeter nach unten führt und dann in scharfem Winkel abbiegt. Hier sitzt die Spinne, um auf ihre Beute zu lauern.

Sie verrichtet ihr Werk sozusagen unter heimtückischer Gewaltanwendung: ein Satz genau auf das Genick des Opfers, und die Ganglien werden durchtrennt; sie schlägt zu, weicht aber sogleich wieder zurück, hält niemals an der Beute fest. Außerhalb ihres Nests ist sie ein absoluter Feigling. In Dingen wie diesen finden Sie die Charakteristika von Tarantula wieder, denn diese plötzliche Gewalttätigkeit zieht sich durch das ganze Mittel — der plötzliche Impuls, Schaden zuzufügen.

Ich kannte einen Tarantula-Patienten, der eigentlich ruhig und friedlich zu sein schien; kaum aber hatte die Krankenschwester das Zimmer verlassen, sprang er aus dem Bett, fegte alle Gegenstände vom Bord herunter und war wieder im Bett, ehe die Schwester zurückkam. Das ist Tarantula: ein heftiger, gewaltsamer Überfall; die Furcht, sich einem Gegner wirklich zu stellen; Furcht auch, wenn sie von zu Hause fort sind — genau so, wie sich die Spinne in ihrer natürlichen Umgebung verhält.

* Ein wenig bekanntes Keuchhustenmittel, das aber in Clarkes *Dictionary* Erwähnung findet. Es wird (laut Clarke) hergestellt aus den im Sommer gesammelten Blättern der Edelkastanie (Eßkastanie). — Anm. d. Ü.

Was Tarantula cubensis angeht — sie wird ja in Dr. Neiswandlers Schrift nicht erwähnt —, so hat sie mit der Hispanica große Ähnlichkeit; es ist dieselbe Spinnenart [siehe jedoch Fußnote S. 1143] oder doch eine nahe Verwandte, nur daß sie aus Kuba kommt. Dr. T. F. Allen hat mir einmal die Geschichte dieses Mittels erzählt: Die Tarantula cubensis wurde auf einem Schiff in dieses Land [die USA] gebracht, in einem Behälter mit Alkohol, um sie zu konservieren. Der Behälter zerbrach während des Transports, der Alkohol lief aus, und das Exemplar verfaulte. Trotzdem wurden Potenzen davon angefertigt, und es ist gerade der pyogene Effekt dieses Elements der Verwesung, der den größten Unterschied zwischen Tarantula hispanica und Tarantula cubensis ausmacht, denn all unsere höheren Potenzen wurden aus dieser Charge hergestellt. Es lohnt sich, die Sache aus diesem Blickwinkel zu betrachten: so kommen wir nämlich einerseits zu der Mentalität der Hispanica, andererseits zu der Sepsisneigung der Cubensis!

Dr. Farrington: Es wäre interessant, die Prüfung der Tarantula cubensis mit einem frischen Exemplar zu wiederholen. Man könnte sagen, es ist ein Mangel in unserer Materia Medica und ihren Prüfungen, daß wir offenbar nicht die wirklichen Symptome von Tarantula cubensis haben.* Aber vielleicht würde dabei auch nur eine Wiederholung der Prüfungssymptome von Tarantula hispanica herauskommen. ... Wahrscheinlich hat uns hier der Zufall zu einem neuen Heilmittel verholfen, das wir sonst nicht bekommen hätten, ähnlich wie ein Zufall zu unserem CAUSTICUM geführt hat, denn dies ist ein zusammengesetztes Präparat — Hahnemanns *Tinctura acris sine Kali* —, das in keiner Pharmakopoe außer der homöopathischen zu finden ist. ...

Vor einer Reihe von Jahren berichtete ich dieser Gesellschaft von dem Fall eines 18jährigen Jungen, bei dem Verdacht auf Dementia praecox bestanden hatte und der durch Tarantula geheilt wurde. Seine Symptome und sein allgemeines Benehmen waren genau so, wie Dr. Roberts es beschrieben hat. Er pflegte über irgend etwas jäh in Wut zu geraten und warf dann mit allem, was er gerade in der Hand hatte oder was sich in seiner Reichweite befand. Einmal hätte er seine Mutter fast mit einem großen Krug umgebracht: Sie machte einen Einwand gegen etwas, was er gesagt oder ge-

* Diese Symptome liegen heute mit der Prüfung von Macfarlan teilweise vor, doch bestätigen sie m. E. weder die von Farrington vermutete große Ähnlichkeit mit denen von Tarantula hispanica, noch untermauern sie — was wegen der hohen Potenz auch nicht zu erwarten ist — die klassischen Indikationen wie Karbunkel, Panaritien etc., welche eher aus den örtlichen Bißfolgen abgeleitet werden können. — Anm. d. Ü.

tan hatte, und er warf mit dem Krug nach ihr und verfehlte sie nur um Haaresbreite; stattdessen ging ein riesiger Spiegel in tausend Stücke.

Ein anderes interessantes Tarantula-Symptom betrifft das Herz. Einige von Ihnen werden diese plötzlichen und heftigen Herzsymptome kennen, und in manchen unserer Arzneimittellehren wird dieser von Tarantula hervorgerufene und geheilte Zustand auch Veitstanz des Herzens genannt.

Vor einigen Jahren wurde ich mitten in der Nacht nach South Bend, Indiana, gerufen und fand dort einen 45 Jahre alten Mann vor, totenblaß und in großer Angst. Sein Herz schlug sehr schnell, und er glaubte, er liege im Sterben; in der Tat hatte ihm der Arzt, der ihn zuvor untersucht hatte, gesagt, daß er an einer schweren Herzkrankheit leide und nicht mehr lange zu leben habe.

Ich untersuchte sein Herz sehr sorgfältig, konnte aber keinerlei Schädigung feststellen — doch hin und wieder fuhr er erschreckt zusammen, und dann ging es los: rauf und runter, rauf und runter, bis es sich wieder beruhigte. Er hatte eine Vorgeschichte von Diarrhoe und Verdauungsstörungen, die sich vor allem auf das Kolon bezogen; doch muß ich hinzufügen, daß ich, obwohl ich ihm einige Fragen stellte, außer den objektiven nur wenige Symptome herausbekommen konnte. Was ich zu ihm sagte, tat ihm, glaube ich, fast so wohl wie die Arznei. Ich erklärte ihm, daß er an einer Art Selbstvergiftung leide und keineswegs an einer Herzkrankheit, und gab ihm eine Dosis Tarantula. Zwei Wochen später war er wieder auf den Beinen und suchte mich auf, offensichtlich völlig genesen.

Dr. Green: Ich hatte einmal die Gelegenheit, Tarantula ziemlich aus der Nähe zu beobachten, und möchte noch etwas hinzufügen zu dem, was Dr. Roberts über diese plötzlichen hinterhältigen und destruktiven Neigungen gesagt hat. Der Kranke kann dabei sein Wesen vollkommen verändern: Ein netter, umgänglicher und vernünftiger Mensch kann so fürchterlich egozentrisch und selbstsüchtig werden, daß er verlangt, alle müßten um ihn herumstehen und ihn bedienen; er kann sogar die Krankenschwester mit irgendwelchen erfundenen Beschwerden davon abhalten, ihren Dienst aufzunehmen oder zu beenden, etwa indem er eine Ohnmacht vortäuscht oder irgend etwas anderes, was sie zwingt, in seiner Nähe zu bleiben.

Dr. Benthack sagte, daß er sich bei brennenden Geschwüren im allgemeinen auf ARSENICUM verlassen habe, bevor er erfuhr, daß auch Tarantula bei solchen Ulcera in Frage kommt. Das erinnert mich daran, zu erwähnen, daß nach meiner Erfahrung Tarantula und ARSENICUM bei chronischen Fällen dieser Art Komplementärmittel sind.

Terebinthina

TERPENTINÖL

Wenn man die Prüfungen und Vergiftungsfälle mit Terebinthina in der *Cyclopaedia of Drug Pathogenesy* durchsieht, fallen einem mehrere Punkte auf. In allen Arzneimittellehren ist zu lesen, daß bei Terebinthina der »Urin nach Veilchen riecht«; diese eigenartige Tatsache findet sich immer wieder, selbst bei Tieren, die eine Terpentinvergiftung erlitten haben. Der Urin mag dabei klar, blutig, rußfarben oder schwarz sein, stets aber riecht er offenbar nach Veilchen — oder auch süßlich, wie es ein-, zweimal ausgedrückt wird.

Des weiteren fällt auf, daß häufig Schläfrigkeit und Stupor hervorgerufen wurden.

Der Schmerzcharakter ist typischerweise *brennend:* Brennen des Zahnfleischs; im Mund; in der Zunge, wie Feuer; in Hals, Magen und Hypochondrien (»brennendes Drücken in den Hypochondern«); im Nabel; in Rektum und Anus; in den Nieren und der Blase; in der Harnröhre; in den Hoden; im Uterus; im Kreuz; in den Atemwegen; »in der Brust, längs dem Brustbeine«.

Aber wie so oft bei Arzneiwirkungen finden wir auch unter Terebinthina einen gerade entgegengesetzten Zustand (der möglicherweise als Gegenwirkung aufzufassen ist): einerseits »Brennen im Nabel«, andererseits aber auch das seltsame Gefühl »Nabelgegend [wie] eingezogen, kalt, gleich als ob da von aussen eine runde kalte Platte angedrückt würde«.

Weiterhin ist eine extreme Blutungsneigung des Mittels festzustellen, die z.B. zu Ekchymosen führen kann: »Von Tag zu Tag frische Ekchymosen in großer Zahl«; Ekchymosen im Mund und in den Mundwinkeln (Purpura haemorrhagica). Magenblutungen: »Brennen im Magen mit Übelkeit und Erbrechen von Schleim, Galle oder Blut; kopiöse Blutungen.« »Rußfarbene Stühle, wie Kaffeesatz«; Enterokolitis, mit Hämorrhagien und Ulzerationen in den Därmen; Blutung aus dem After und blutende Hämorrhoiden. Albuminurie, reichlich Blut und Eiweiß im Harn; Urin: Veilchengeruch, fötide, eiweißhaltig, spärlich, dunkel, *wolkig und rauchfarben*, blutig. Blutiger, übelriechender Ausfluß. Expektoration von blutig tingiertem Sputum; blutiger Auswurf. — Bezüglich dieser Blutungsneigung wetteifert Terebinthina mit den Schlangengiften, CROTALUS HORRIDUS etc.

Terpentin hat den Ruf, Betäubung und Tiefschlaf herbeizuführen; Unfähigkeit, zu denken oder zu arbeiten; Lebensüberdruß. Es sind sogar Fälle von Selbstmord durch Erhängen überliefert, und zwar bei zwei Personen,

»die Spitzen in Terpentinöl und Alkohol gewaschen hatten«. Terpentindämpfe haben sich für viele Menschen als sehr giftig erwiesen. »Komatös; kann aus seinem offensichtlichen Stupor nur durch Rütteln aufgeweckt werden, fällt aber sogleich wieder in diesen zurück.« Terpentin hat auch einen berauschenden Effekt: der Betroffene ist »etliche Stunden leicht berauscht«; der Gang ist taumelnd, wie bei einem Betrunkenen. »Steht breitbeinig da, schwankt aber trotzdem vor und zurück; kann den Körper nicht im Gleichgewicht halten.« Dieser Zustand kann bis zur Empfindungslosigkeit der Extremitäten gehen, besonders der unteren, oder so weit, daß der Kranke beim Versuch zu schreiben keine Kontrolle mehr über Hände und Arme hat. Schwäche und Hinfälligkeit; »müde und unfähig zu gehen, schwankte und fiel hin.« »Es fehlt die Leichtigkeit beim Gehen, die Muskeln sind ihm wie steif, er geht langsam und gekrümmt wie im Alter.« Wenn die Gliedmaßen angehoben wurden, fielen sie durch ihr eigenes Gewicht schwer wieder zurück. Andererseits ist auch von gelegentlichem Sehnenhüpfen die Rede; tetanische Krämpfe, Kiefersperre. Chorea und Epilepsie in Form von heftigen Krampfanfällen, die in Intervallen von zehn bis fünfzehn Minuten auftraten und den schrecklichsten Opisthotonus hervorriefen. Urämische Krämpfe.

Vor kurzem wurde ein sehr interessanter Terebinthina-Fall veröffentlicht; ich erlaube mir, ihn an dieser Stelle wiederzugeben. Er zeigt, daß die potenzierte Arznei ihren eigenen Ausgangsstoff, das Terpentinöl, zu antidotieren vermag, vorausgesetzt natürlich, daß noch keine irreparablen Gewebszerstörungen stattgefunden haben.

Ein vierjähriges Kind, das immer wieder in kurze Anfälle von Bewußtlosigkeit verfiel und weder tagsüber noch nachts in der Lage war, seinen Harnfluß zu kontrollieren, wurde mit einer einzigen Gabe Terebinthina 1M vollkommen geheilt. Die Vorgeschichte dieses Falles war, daß das Kind im Alter von achtzehn Monaten eine nicht geringe Menge Terpentin getrunken und sein Gesundheitszustand sich seither ständig verschlechtert hatte. Nach jener Gabe hatte das Mädchen nie wieder einen Anfall, und langsam aber sicher legte sich auch ihre Blasenschwäche. Von da an erhielt sie nichts mehr, außer einem Placebo. — Dr. Chas. C. Bowes, USA, *Homœopathic Recorder*, März 1931.

Der Hauptwirkungsbereich (im heilenden wie im schädigenden Sinne) dieses recht interessanten Mittels liegt in den Harnwegsorganen — Nieren, Blase, Urethra, wie die nun folgenden Hauptsymptome zeigen werden.

*Hauptsymptome**

Zunge bleibt trocken, bei gespannter Bauchdecke; nach Abstoßung des Belags wird sie wieder trocken, was mit einer Zunahme der tympanitischen Bauchauftreibung verbunden ist (Typhus abdominalis).

Zungenbelag wird nicht allmählich, sondern rasch und in großen Flocken abgestoßen, von der Mitte ausgehend; danach Zunge glatt und glänzend (Typhus abdominalis).

Abdomen. Auftreibung des Unterleibes …[1] — Gefühl von Aufgetriebenheit des Unterleibes, als ob einen die Winde recht plagten …[1]

Meteorismus; extreme Tympanie, Abdomen empfindlich.

Darmblutungen: mit Ulzeration; Epitheldegeneration; passive Blutung.

Harnorgane. Heftige, brennende, ziehende Schmerzen in der Nierengegend.[1]

Empfindlichkeit des Hypogastriums; Blasentenesmus.

Heftiges Zwängen und Schneiden in der Blase, welches mit einem ganz ähnlichen Schmerze dicht über dem Nabel abwechselt, im Gehen im Freien weniger, in der Ruhe stärker.[1]

Strangurie; spasmodische Harnretention.

Brennen in der Harnröhre beim Harnen.[1]

Häufiges Urinieren nachts, verbunden mit heftigem Brennen und mit Kreuzschmerzen.

Urin spärlich und blutig …

Urin: wolkig und rauchfarben, blutig; klar, wäßrig, profus.

Albuminurie; frühe Stadien, wenn Blut und Eiweiß reichlicher vorhanden sind als Zylinder und Epithelien.

Hämaturie.

Urin schwarz, mit Kaffeesatz-Sediment.

Nach Scharlach: scheidet kleine Mengen von dunklem, süß riechendem Urin aus, trübe und mit einem Sediment wie Kaffeesatz; zuweilen ist der Patient stumpfsinnig oder schläfrig, bis hin zum Stupor; Wassersucht; der Urin ist reich an Eiweiß und Blut, enthält aber, wenn überhaupt, nur wenige Zylinder.

Weibliche Genitalien. Puerperale Metritis und Peritonitis, mit Tendenz zur Nekrotisierung; Wochenfluß behindert, fürchterliches Brennen im

---

* Die mit [1] bezeichneten Symptome entstammen der im 3. Band der *Annalen der homöopathischen Klinik* von Hartlaub und Trinks veröffentlichten Prüfung (hauptsächlich durch Woost und Seidel). — d.Ü.

Uterus, Abdomen voller als gewöhnlich; Kopfschmerz mit Durst; braune, trockene Zunge, Übelkeit und Erbrechen; Abdomen aufgetrieben, berührungsempfindlich; Puls schwach, beschleunigt, allgemeine Schwäche.

Atmungsorgane. Bronchialkatarrh und Pneumonie bei Typhus.
Blutung aus den Lungen.

Malaria und afrikanische Fieber.

Prostration.
Purpura haemorrhagica.
Kongestion und Entzündung der Eingeweide: Nieren, Blase, Lungen, Intestinum und Uterus.

Aszites mit Anasarka.

Scharlach, besonders wenn die Nieren beteiligt sind, mit Stupor; blutiger, rauchfarbener Urin.

Weitere ausgeprägte, wichtige oder seltsame Symptome

»Man glaubte, der Patient läge im Sterben, stellte dann aber fest, daß er an einer Terpentinvergiftung litt.«
Pupillen »heftig zusammengezogen«.
Eine eigene Art Schnupfen, bei welchem ohne gestörtes Gemeingefühl und den sonstigen begleitenden Symptomen eines gewöhnlichen Schnupfens und ohne alle Vorboten, dünne, wasserhelle Flüssigkeit bald aus dem einen bald aus beiden Nasenlöchern ausfliesst und 2 Tage anhält.[1]
Es ist ihm, als habe er eine kleine Kugel verschluckt, die in der Herzgrube sitzen geblieben sei.[1]
Gefühl, als würden die Gedärme gegen das Rückgrat zurückgezogen. (PLUMBUM, PLATINUM)
Terebinthina soll zur Prävention sowie zur Auflösung von Nierensteinen dienlich sein.
Sie klagt über immerwährendes Leibschneiden im ganzen Unterleibe, und von da sich in die Schenkel erstreckend ...[1]
Bewegungen ... in der Leistengegend, als ob da ein Bruch hervortreten wollte ...[1]

Es ist ihm, als solle plötzlich der Schaambogen auseinander getrieben werden.[1]

Starkes Brennen und Kriebeln am After und ein Gefühl in demselben, als wenn Würmer zum After heraus wollten.[1]

Darmausleerungen mit Abgang von Bandwurm und Rundwürmern.[1]

Beim Stuhlgange, eine flüchtige Bewegung in der Blasengegend, als würde die Blase plötzlich ausgedehnt und nach vorn gebogen.[1]

»Äußerst quälender Harnzwang, heftiger, als ich es je zuvor erlebt habe, und mit größerem Blutverlust verbunden.«

Urin sehr spärlich und rot oder auch sehr reichlich und hell, doch in beiden Fällen deutlich nach Veilchen riechend.

»Der Harn erhielt den sogenannten Veilchengeruch in hohem Grade ...«[1]

Angegriffenheit des Körpers mit Schwindel und Eingenommenheit des Kopfes.[1]

Er wurde sehr schläfrig, und es fiel ihm ausgesprochen schwer, wach zu bleiben.

Kalter und klammer Schweiß am ganzen Körper.

Schwitzt Abends im Bette stark an den Beinen.[1]

Schwankender Gang, wie betrunken.

Boger führt an: »Schmerzen lösen Urinieren aus.«

◊

Nash nennt als seine Hauptindikationen für dieses Mittel:

»Brennen und Schmerzen beim Wasserlassen; Urin sieht rot, braun, schwarz oder *rauchfarben* aus.

Zunge glatt, glänzend, rot, bei extremer tympanitischer Bauchauftreibung (Typhus abdominalis).

Blutungen aus allen Körperöffnungen, besonders bei Harnwegs- oder Nierenbeschwerden.«

Er schreibt, daß es, wie BERBERIS, starke Rückenschmerzen hat, die im Zusammenhang mit Nieren- und Blasenbeschwerden auftreten. »Bei Anstreichern kommt es durch Terpentingeruch während der Arbeit oft zu ernsthaften Beeinträchtigungen der Gesundheit; manche sind überhaupt außerstande, bei diesem Geruch zu arbeiten. ...

Bezüglich des Brennens und Beißens beim Wasserlassen steht Terebinthina CANTHARIS oder CANNABIS SATIVA näher als BERBERIS. ...

Terebinthina ist eines unserer besten antihämorrhagischen Mittel. Bei Hämaturie und Hämoptysis, bei Darmblutungen, besonders infolge von Bauchtyphus, und sogar bei Purpura haemorrhagica kann es hervorragende Dienste leisten.

Eines der Hauptcharakteristika für seine Anwendung ist die glatte, glänzende, rote Zunge (CROTALUS HORRIDUS, PYROGENIUM); ein weiteres die extreme, tympanitische Auftreibung des Bauches. Die Kombination dieser beiden Symptome ist oft bei Typhus abdominalis zu finden — und dann ist Terebinthina das Heilmittel.«

»Terebinthina oder Terpentin ist«, wie Farrington sagt, »ein Mittel, das von den Ärzten der alten Schule viel mißbraucht und wohl aus diesem Grund von den Homöopathen weitgehend vernachlässigt wurde. Unsere empörte Abwendung von den falschen Auffassungen der alten Schule führt leider nicht selten dazu, daß wir ein solches Mittel dann ganz und gar zu meiden. ...

Seine Hauptwirkung zielt auf die Nieren und die Blase. *Wenn Sie Metritis, Peritonitis, Typhus oder Scharlach vorfinden — oder irgendeine andere ernste Erkrankung mit bösartigem Verlauf —, wo die nachfolgend genannten renalen Symptome auftreten, wird Terebinthina sehr wahrscheinlich das Heilmittel sein:* dumpfe Schmerzen in der Nierengegend; Brennen in den Nieren; Schmerzen, die von den Nieren durch die Harnleiter nach unten ziehen; Brennen beim Wasserlassen; Strangurie; eiweißhaltiger Urin. Der Urin sieht charakteristischerweise dunkel, wolkig und rauchfarben aus, als ob er zersetztes Blut enthielte — was auch der Fall ist; außerdem hat er den typischen Veilchengeruch ...

Der wahre pathologische Zustand, der in diesen Fällen an den Nieren besteht, ist weder der einer akuten Brightschen Krankheit noch der einer Bildung entzündlich-fibrinöser Exsudate in den Nieren [engl.: croupous formation]; vielmehr handelt es sich um eine Nierenkongestion mit Blutaustritt ins Nierenbecken. Wenn die obigen Harnsymptome vorhanden sind, können Sie mit Zuversicht Terebinthina geben, gleichgültig um welche Krankheit es sich handelt. ...

Terebinthina wirkt oft stark auf die Schleimhäute ein. Es ruft Brennen in den Atemwegen hervor, mit dünnflüssigem Auswurf, der sich dennoch nur sehr schwer löst.«

Eine Prüfung von Terebinthina

Eine Frau hatte sich die Füße wund gelaufen und sie danach mit Terpentin eingerieben. Daraufhin geriet sie in einen tollwutähnlichen Zustand: Jedesmal, wenn sie Wasser sah oder Gießgeräusche hörte oder wenn sie einen glänzenden Gegenstand erblickte, bekam sie Krämpfe; ebenso, wann immer sie versuchte, Wasser zu lassen. — Lippe, nach Clarke. (Vgl. LYSSINUM, BELLADONNA, STRAMONIUM)

Theridion

THERIDION CURASSAVICUM; ORANGENSPINNE*

Das Gift einer kleinen, schwarzen, sehr giftigen Spinne, die man auf den Orangenbäumen der Westindischen Inseln findet. Ihrem Lebensraum entsprechend weist die Spinne drei orangerote Flecken auf ihrem Hinterleib auf, während sich auf der Körperunterseite ein großer hellgelber Fleck von der Form eines Vierecks (mit nach außen gebogenen Seiten) befindet. Die alkoholische Tinktur wird aus der lebenden Spinne bereitet, die in Weingeist gegeben und dann zerquetscht wird.**

Die Arznei wurde 1832 von Hering eingeführt und geprüft. Von Interesse ist das Mittel wegen einiger sehr eigentümlicher Symptome.

Es hat sich als nützlich erwiesen bei Schwindel, Kopfaffektionen, Husten, Rückenmarksreizung, Hysterie sowie bei skrofulösen Leiden.

Die Spinnengifte sind besonders bösartig, und es hat sich gezeigt, daß sie bei jenen diffizilen Zuständen heilsam wirken können, die als Hysterie bekannt sind; sie gehen mit einer außerordentlichen, pervertierten Empfindlichkeit gegenüber äußeren Eindrücken einher. Man vergleiche dazu das Kapitel über TARANTULA, dieses so wichtige Mittel mit seiner starken Reaktion auf Musik und mit seiner Heftigkeit, Gewaltsamkeit, Plötzlichkeit.

Theridion hingegen zeigt eine besonders starke Reaktion auf *Geräusche*. Sein Leitsymptom ist: »Jeder durchdringende Schall und Klang dringt durch den ganzen Körper, besonders in die Zähne, macht den Schwindel ärger, der dann Übelkeit erweckt.«

Es ist eines der Mittel, an die man bei der Menière-Krankheit denken sollte (ACIDUM SALICYLICUM). Hier, wie auch bei der Seekrankheit, sind seine speziellen Indikationen: Schwindel *beim Schließen der Augen;* »wenn sie die Augen schließt, um die Bewegung des Schiffs nicht sehen zu müssen, wird ihr schrecklich übel.«

Dieses Spinnengift zeigt eine extreme Empfindlichkeit der Nerven.

---

* Nach Leeser *(Lehrbuch der Homöopathie)* gehört diese Spinne, ebenso wie LATRODECTUS MACTANS, zur Familie der *Theridiidae*, ist aber keine Theridionart. »Die Arten der Gattung *Theridion* gelten durchweg als harmlos. Sicher ist sie eine Art der Gattung *Latrodectus*, vielleicht die von einigen Autoren als *Latrodectus curassavicus* bezeichnete.« — Anm. d. Ü.

** Von »Zerquetschen« der Spinne ist in Herings Vorwort zur Theridion-Prüfung *(Stapfs Archiv)* nicht die Rede. Er schreibt: »So nahm ich aus einem kleinen Fläschchen mit Rum, in welches einige lebend waren gethan worden, und was wohlverschlossen ein Jahr gestanden hatte, einen Tropfen, den ich potenzierte.« Alle Versuche wurden mit der 30. Potenz angestellt. — Anm. d. Ü.

Lassen Sie mich an dieser Stelle Auszüge aus den Prüfungen wiedergeben, einige …

Ungewöhnliche, eigentümliche und bemerkenswerte Symptome, *

die zu seiner erfolgreichen Verwendung führen, wenn sie mit den Symptomen des Patienten übereinstimmen.

Immer wenn sie die Augen schließt, wird sie von Übelkeit und ***Schwindel*** befallen; < durch Geräusche, Bewegung und Bücken.
Schwindel: mit Übelkeit bis zum Erbrechen; < beim Bücken, bei der geringsten Bewegung; durch jeden Ton, jedes Geräusch; mit kaltem Schweiß; weckt sie nachts aus dem Schlaf, um 23 Uhr; mit langsamem Puls.
Schwindel mit Blindheit, ausgelöst durch Schmerzen in den Augen.

Kopf. Kopfschmerz mit Übelkeit und Erbrechen, wie bei Seekrankheit, verbunden mit Schüttelfrost.
Kopfweh beim Anfange jeder Bewegung.[1]
Wegen Schmerzen tief im Gehirn muß sie sitzen oder gehen; es ist ihr unmöglich zu liegen.
Es ist ihr so dick im Kopfe, als wäre es ein andrer fremder Kopf, oder als hätte sie etwas ganz anderes darauf.[1]
Sie hatte vierzehn Tage lang das Gefühl, als ob der Scheitel nicht zu ihr gehörte; als wäre er vom Rest des Kopfes getrennt, als könnte sie ihn abheben; hatte das Gefühl, daß sie ihn gern abnehmen würde.
Heftiges Kopfweh in der Stirne, mit Pochen bis in den Hinterkopf[1]; oder mit starkem Drücken hinter den Augen.
Kopfweh hinter den Augen[1]; tief in den Augenhöhlen, < links.
Kopfweh, wie ein drückender Reifen in der Nasenwurzel und nach hinten über den Ohren hin.[1]
Sehr fröhlich, er trillert und singt, obwohl der Kopf innerlich heiß ist und eingenommen und schwer.[1]
Ein Heilmittel bei Sonnenstich.

Flimmern vor den ***Augen*** …, in often Anfällen erscheinend.[1]

---

* Die Symptome sind hauptsächlich den *Guiding Symptoms* entnommen. Die mit [1] bezeichneten Symptome entstammen der 1834 im 14. Band (Heft 1) des *Archivs für die homöopathische Heilkunst* veröffentlichten Prüfung durch Hering. — d.Ü.

Es zog sich wie ein Schleier vor, es flackerte und flimmerte vor den Augen, sie mußte sich legen ...[1]

Lichtempfindlichkeit; alles wird doppelt gesehen, und das Flimmern ruft Übelkeit hervor; kalte Hände; noch lange danach wagt sie es nicht, sich zu bücken.

Schwindeligkeit und unklares Sehen, alles verschwamm und wurde undeutlich.

Jucken hinter den ***Ohren***, daß sie es möchte abkratzen.[1]

Ohrensaußen.[1] — Rauschen, wie Wasserfall, in beiden Ohren.[1]

Schlimmer durch das leiseste Geräusch.

Alles Laute macht einen zu starken Eindruck auf sie.[1]

Jeder durchdringende Schall und Klang dringt ihr durch den ganzen Körper, besonders in die Zähne, macht den Schwindel ärger, der dann Uebelkeit erweckt.[1]

Nase trocken, als ob zuviel Luft hereinströmte.

Jucken in der Nase.[1]

Schnupfen, Ozäna: Chronische, übelriechende Absonderungen, dick, gelb oder gelblichgrün.

Anfall von oftem, starken Niesen und muß viel schnauben.[1]

Mund. Des Morgens beim Erwachen und sonst zuweilen ist der Unterkiefer unbeweglich ...[1] (Tetanus).

Gewöhnliches kühles Wasser in den Mund genommen, fährt ihm doch die Kälte schmerzlich in die Zähne.[1]

Jeder Klang fährt ihm in die Zähne, z.B. Hähnekrähen.[1]

Keinen rechten Geschmack, es ist ihr so pelzig im Munde.[1]

Salziger Geschmack und salziges Schleimraksen.[1]

Magen. Verlangen nach Orangen und Bananen; nach säuerlichen Früchten und Getränken; Wein und Branntwein; Tabakrauchen.

Übelkeit und Erbrechen bei der mindesten Bewegung, besonders aber beim Schließen der Augen.

Abdomen. Wehenartige Schmerzen im Unterbauch, als ob ihr ein Kind im Leib hüpfen würde. (CROCUS, THUJA)

Herz. Angst in der Herzgegend; scharfe Schmerzen strahlen zum Arm und zur linken Schulter aus.

Langsamer Puls bei Schwindel.

Rücken. Spinale Reizung; große Empfindlichkeit zwischen den Wirbeln; sitzt seitwärts auf dem Stuhl, um Druck auf die Wirbelsäule zu vermeiden.

Sie konnte nicht das leiseste Geräusch ertragen; das Scharren des Fußes auf dem Boden verschlimmerte so sehr, daß sie laut aufschrie (spinale Reizung).

Extremitäten. Schmerzen in den Knochen, als wären sie gebrochen, als wären sie dabei, auseinanderzufallen.

Ohnmacht nach jeder Anstrengung.

Schlaf. Er beißet sich im Schlafe ... oft in die Zungenspitze ...[1]

Theridion hat sich bei Angina pectoris als nützlich erwiesen; ebenso bei Rückenmarksreizung; bei Rachitis, Knochenkaries und Knochennekrose; bei florider Tuberkulose; bei Säuglingsatrophie mit Lymphdrüsenvergrößerung.

◊

Clarke schreibt über Theridion *(Dictionary of Materia Medica)*: »Das Mittel ist sehr giftig. Es erzeugt einen hochempfindlichen, nervösen Zustand mit Schwäche, Zittern, Kälte, Angst, Hinfälligkeit und großer Neigung zu kaltem Schweiß.

Es gibt zwei ausgeprägte Leitsymptome, von denen das eine oder andere in den meisten Fällen, die Theridion benötigen, zu finden sein wird.

(1) *Extreme Geräuschempfindlichkeit;* < durch das leiseste Geräusch; ›jeder Klang fährt in die Zähne.‹ Die Empfindlichkeit erstreckt sich auf Schwingungen jeglicher Art: Erschütterung durch Schritte, Fahren in einem Wagen oder auf einem Schiff. Das Symptom zeigt auch die Beziehung von Theridion zu den Knochenstrukturen sowie jenem Teil der Sinnesorgane und des Nervensystems, der von Knochengewebe umschlossen ist; das Mittel paßt auf Fälle von spinalen Reizzuständen, aber auch von Erkrankungen der Wirbelsäule und anderer Knochen. Knochenkaries, Knochennekrosen und skrofulöse Knochenkrankheiten, sie alle sind schon mit Theridion geheilt worden. ...

(2) *Schlimmer beim Schließen der Augen.* Dies gilt sowohl für Schwindel als auch für Kopf- und Magensymptome; es indiziert das Mittel in vielen Fällen von Seekrankheit oder Schwangerschaftsübelkeit. ... Gleichwohl besteht zugleich deutliche Lichtintoleranz. Theridion ruft eine Art Trunkenheit mit Ausgelassenheit und Redseligkeit hervor.«

Boericke: »Es hat eine Affinität zur tuberkulinischen Diathese. ... Geräusche scheinen schmerzhafte Stellen im ganzen Körper zu treffen. ... Will immer etwas tun*, hat aber zu nichts Lust. Zeit vergeht zu schnell. ... Überall feines Stechen auf der Haut.«

Er empfiehlt die 30. Potenz.

◊

Eine kleine Zusammenfassung der Modalitäten: Theridion geht es schlechter durch ***Geräusche***, Berührung, ***Schließen der Augen***, durch die geringste Bewegung. Besser durch Ruhe und Wärme.

◊

Nash schreibt zu Theridion: »Es gibt bei diesem Mittel ein eigentümliches und charakteristisches Symptom, das von mir und anderen bestätigt worden ist: ›Schwindel mit Übelkeit, besonders beim Schließen der Augen.‹ In H. C. Allens Keynotes wird dieses Symptom wie folgt ergänzt — ›Schwindel: beim Schließen der Augen (LACHESIS, THUJA; beim Öffnen: TABACUM; beim Sehen nach oben: PULSATILLA, SILICEA); durch jedes, selbst das leiseste Geräusch; Vertigo auralis (Menière-Krankheit).‹

Ferner: ›Jeder Laut scheint den ganzen Körper zu durchdringen, was Übelkeit und Schwindel erregt.‹ ASARUM hat ein ähnliches Symptom, das man sich merken sollte: Überempfindlichkeit aller Nerven; Kratzen (etwa mit dem Fingernagel) auf Leinwand oder Seide ist unerträglich, ebenso wie Papierknistern (FERRUM, TARAXACUM).

Der Schwindel kommt bei verschiedenen Affektionen von Kopf oder Magen vor, und wenn er in dieser Form vorhanden ist, heilt Theridion das gesamte Leiden. ...

Ein weiteres Symptom, das bei Lungenerkrankungen sehr wertvoll zu sein scheint: ›Schmerzen ziehen durch die obere linke Brust zur Schulter.‹** (Floride Lungentuberkulose ist bereits auf dieses Leitsymptom hin geheilt worden, wenn die Arznei frühzeitig gegeben wurde.) In diesem Punkt ähnelt Theridion MYRTUS COMMUNIS, einem Mittel, mit dem ich vielen Kranken helfen konnte, die dieses eigentümliche Lokalsymptom aufwiesen (SULFUR, PIX LIQUIDA und ANISUM STELLATUM haben es ebenfalls).«

---

* Boericke schreibt einfach »restless«; ich habe stattdessen Herings Formulierung aus der Prüfung übernommen. — d. Ü.

** Das Symptom geht wahrscheinlich auf folgendes Prüfungssymptom zurück: »Heftige Stiche hoch oben in der Brust, unter der linken Schulter durch, bis in den Hals zu fühlen.« — d. Ü.

Thuja occidentalis

LEBENSBAUM

Arbor vitae! — in der Tat ein »Baum des Lebens, zur Heilung der Völker!«, wie wir sehen werden.

Hahnemann sagt, daß vor ihm »wohl nie« ein ernsthafter arzneilicher Gebrauch von diesem Gewächs gemacht worden sei.

Er schreibt: »Beifolgende, von dieser ungemein kräftigen Arzneisubstanz rein beobachtete, künstliche Krankheits-Elemente wird der homöopathische Arzt als eine große Bereicherung des Heilmittel-Vorraths zu schätzen wissen und sie in einigen der schwierigsten Krankheiten der Menschen, für welche es bis jetzt noch kein Mittel gab, heilsamlich anzuwenden nicht unterlassen.« Thuja gilt ihm als »das einzige helfende Mittel« bei Feigwarzen und bei Tripper. Er bediente sich der 30. Potenz; als er den Versuch machte, »die Grade von Kräftigkeit der höhern und höhern Verdünnungen des Lebensbaum-Saftes aus[zu]prüfen«, fand er, daß auch die Zubereitungen in der 60. Potenz »nicht etwa schwächer an Kraft, als die minder verdünnten, oder ... wohl gar zur völligen Kraftlosigkeit, zum Nichts herabgesunken — nein! im Gegentheil, an lebensbaum-arzneilicher Wirkung eher stärker und stärker geworden waren«.

Thuja ruft heftige Kopfschmerzen und Neuralgien hervor, wobei es insbesondere die linke Schläfe angreift. Sein charakteristischer Schmerz ist ein Gefühl im Kopf, »als würde ein Nagel eingeschlagen«.

Es wirkt auf die Nieren, indem es häufiges Wasserlassen und alle Arten von pathologischen Harnbestandteilen, einschließlich Zucker hervorruft; auch Urin wie Wasser (IGNATIA) ist aufgetreten. Es hat eine starke Wirkung auf Anus und Genitalien. Der After ist rissig, bei Berührung schmerzhaft und oft mit Warzen bedeckt; manchmal findet man auch eine »immense Zahl flacher, nässender, schleimig belegter Knötchen oder Kondylome um den After, besonders bei syphilitischen* Personen«. Übelriechende Schweiße im Genitalbereich. Warzen- und blumenkohlartige Auswüchse im Bereich von After und Genitalien. Darüber hinaus hat es jene

* Das Symptom stammt aus Herings *Guiding Symptoms.* M. Tyler hat an dieser Stelle (jedoch nicht bei den Hauptsymptomen, wo sie das Symptom ebenfalls zitiert) den Begriff ›syphilitisch‹ durch ›sykotisch‹ ersetzt, wohl in der Annahme, daß es sich um einen Irrtum Herings (bzw. jener Autoren, die Herings Werk vollendet haben) handelt. Andererseits weist die beschriebene Morphe (»flat, moist, mucous«) tatsächlich darauf hin, daß es sich um syphilitische *Condylomata lata* und nicht um die (zumeist gonorrhoisch bedingten) *Condylomata acuminata* handelt. — Anm. d. Ü.

heftigen Rückenschmerzen, wie sie auch bei der Pockenkrankheit vorkommen; und bei eben dieser hat es sich als äußerst nützliches Mittel erwiesen, gehört es doch auch zu den Arzneien, die pustulöse Ausschläge zu erzeugen und zu heilen vermögen.

Daß Thuja tatsächlich Warzen hervorrufen kann, dafür habe ich vor einigen Jahren einen kuriosen Beweis erhalten. Eines unserer Pferde hatte ein paar Warzen, außerdem auch Narben an Stellen, wo wahrscheinlich irgendwann einmal Warzen kauterisiert worden waren. Ich gab dem Kutscher ein Fläschchen Thuja ø und wies ihn an, etwas davon in Wasser zu geben und die Warzen damit zu befeuchten. Er verstand das wohl falsch und schüttete stattdessen den ganzen Inhalt des Fläschchens in das Trinkwasser des Pferdes. Es dauerte nicht lange, und ich bekam ein höchst anschauliches Beispiel für Thuja-Warzen geboten, für ihr Aussehen und ihre typischsten Lokalisationen!

Zwei von Hahnemanns gesperrt gedruckten Symptomen lauten: »Bei (geringer) Entblößung des Körpers in warmer Luft, Schauder durch und durch ...« und »Schüttelfrost mit vielem Gähnen; die warme Luft kommt ihm kalt vor, und die Sonne scheint keine Kraft zu haben, ihn zu erwärmen.«

Thuja hat eigentümliche Schweiße: ölig, süßlich, fötide; und es erzeugt folgenden einzigartigen Zustand: *»Profuser Schweiß nur an unbedeckten Stellen.«* Dieses Symptom hat, wie von Zeit zu Zeit in unserer Literatur berichtet wird, schon bei den verschiedensten Krankheiten zu Heilungen mittels Thuja geführt.

So war es z.B. das ausschlaggebende Symptom in einem Fall von Myositis ossificans, wo Thuja einen enormen Wandel zum Guten bewirkte und eine Entkalkung des Muskels in Gang setzte.

Geistes- und Gemütssymptome: Der Thuja-Patient macht Fehler beim Lesen und Schreiben. Er spricht langsam, als ob er um die Worte verlegen wäre; »weit gehende Nachdenklichkeit über die geringste Kleinigkeit.« Er hat fixe Ideen: als ob der Körper brüchig wäre und leicht zerbrechen könnte; beim Gehen das Gefühl, als ob die Beine aus Holz wären; als ob ein lebendes Tier im Bauch wäre (CROCUS); als ob er unter dem Einfluß einer höheren Macht stünde. Unruhiger Schlaf. Träume, von hoch oben herabzufallen, von Verstorbenen etc.

Kent beschreibt den typischen Thuja-Patienten als kränklich aussehend, mit wächsernem, ölig glänzendem Gesicht, als wäre es mit Fett eingeschmiert worden.

Auch er erwähnt den eigentümlichen Geruch des Schweißes: süßlich — streng — durchdringend.

Nach Kent ist z.B. bei Asthma [und anderen sykotischen Krankheiten] häufig ARSENICUM das akute und Thuja das chronische Mittel. Es sind Fälle, wo zumeist ARSENICUM als das Heilmittel erscheint, jedoch nur palliativ wirkt. Thuja oder NATRIUM SULFURICUM bringen dann die Heilung in der Regel zu Ende; und unter Umständen erreichen sie dies, indem sie eine ursprüngliche Krankheitsmanifestation, die unterdrückt worden war, wieder an die Oberfläche befördern.

Er schildert die warzenartigen Thuja-Wucherungen als weich, fleischig und sehr empfindlich; sie brennen, jucken und bluten leicht, wenn die Kleidung daran reibt. Blumenkohlartige Wucherungen in der Vagina, am Gebärmutterhals, im Analbereich und allgemein auf den Schleimhäuten.

»Herpes kann überall auftreten, verbunden mit ausgeprägten neuralgischen Schmerzen. … Von allen Mitteln ist Thuja das hochwertigste für Symptome, die durch Unterdrückung von Feigwarzen entstehen.

Es ist ein vorzügliches Mittel in jenen Fällen, die Schlangenbisse, Pokkenerkrankungen oder Pockenimpfungen in ihrer Vorgeschichte aufweisen.«

◊

Dr. James Compton Burnett aber ist es, dem mit seiner Theorie von der ›Vakzinose‹ die Ehre gebührt, Thuja einen wichtigen Platz in unserer täglichen Praxis verschafft zu haben. Er pflegte zu sagen, daß ihm Thuja zweihundert Pfund im Jahr einbringe.

Auch Clarke erkennt den breiten Nutzen des Mittels an: »Die Leute sind alle geimpft und trinken Tee«, sagte er immer, »und Thuja ist das große Antidot für Tee ebenso wie für Vakzinationen*.«

Burnett schreibt im Vorwort zu seiner brillanten und epochemachenden kleinen Monographie *Vaccinosis and its Cure by Thuja:* »Nur vor dem Unendlichen ist Wahrheit wirklich Wahrheit; für den Verstand des normalen Sterblichen ist ›Wahrheit‹ nicht notwendigerweise Wahrheit, sondern nur etwas, das *ihm* wahr zu sein *scheint*. Daher kann das, was für den einen rühmliche Wahrheit ist, für den anderen unrühmlicher Unsinn sein, und doch können beide Individuen gleich ehrbare Absichten haben und von gleicher Ernsthaftigkeit in ihrer Suche nach der Wahrheit getragen sein. … Die Idee, Thuja occidentalis so zu verwenden wie hier empfohlen, ist weder neu, noch ist sie das geistige Eigentum des Autors; dennoch ist sie in

---

* Wenn in diesem Kapitel (wie überhaupt in diesem Buch und in der ganzen älteren Literatur) von Vakzination oder Impfung die Rede ist, ist praktisch immer die *Pockenimpfung* gemeint. Thuja gilt für diese bzw. für deren Folgen als nahezu spezifisches ›Gegenmittel‹; als ›Alternative‹ hierzu bietet sich uns heutzutage außerdem VARIOLINUM oder VACCINOTOXINUM an. — Anm.d.Ü.

diesem Land sehr wenig bekannt, und noch weniger wird nach ihr gehandelt. Daher hoffe ich, daß die Veröffentlichung dieser Seiten dazu beitragen wird, *die Vakzinose als eine Krankheitsform und Thuja als eines ihrer Hauptheilmittel zu etablieren.*«

Burnett räumt ein, daß die Pockenschutzimpfung *tatsächlich* in sehr großem Umfang vor Pocken schützt; er ist kein unbedingter Impfgegner. Sein Ziel ist es, zu zeigen, »(1) daß es einen krankhaften Zustand der Konstitution gibt, der durch das Vaccinia-Virus (bzw. die sog. Lymphe) hervorgerufen wird«, und er schlägt vor, diesen Zustand *Vakzinose* oder Impfpockenkrankheit zu nennen; »(2) daß aber in der Natur auch ein bemerkenswertes Heilmittel für besagte Vakzinose existiert, nämlich Thuja occidentalis; (3) daß Thuja nur aufgrund seiner Homöopathizität zu diesem Zustand ein Heilmittel der Vakzinose ist; und (4) daß das Simile-Gesetz auch bei der Vorbeugung von Krankheiten seine Geltung behält.«

Mit ›Vakzinose‹ meint Burnett nicht die akute Reaktion auf die Impfung, also den fiebrigen Zustand mit der Lokalreaktion an jener Stelle, wo der Impfstoff eingebracht wurde; nicht einmal ein generalisierter varioloider Ausschlag nach der Pockenimpfung ›ist‹ für Burnett die eigentliche Vakzinose.

Er schreibt: »All dies ist in der Bezeichnung ›Vakzinose‹ eingeschlossen, aber *das ist es nicht allein; sie bedeutet außerdem eine tiefgreifende und oftmals langandauernde krankhafte Veränderung der Konstitution*, die durch das Vakzinevirus herbeigeführt wird (wobei der Impfstoff natürlich keine Lymphe ist, sondern Eiter). ... Die Schutzwirkung der Impfung ist einer *krankhaften* Veränderung des Körpers zu verdanken. ...

Jemand, der an einer Vakzinose leidet, mag vielleicht nicht im gewöhnlichen Sinne krank sein; aber er muß sich in einem unterschwelligen Krankheitszustand befinden: ein Schatten ist auf seine Gesundheit gefallen, sonst ist er nicht wirklich geimpft ...« Burnett führt nun aus, daß einige seiner schlimmsten Vakzinose-Fälle gerade jene waren, bei denen die Impfung *nicht* ›angegangen‹ war. Ihm fiel auf, daß *»nicht wenige Menschen den Beginn ihres schlechten Gesundheitszustandes auf den Zeitpunkt zurückführen, wo sie eine sogenannte erfolglose Impfung erhalten hatten«.* So stellt er die These auf, daß »das ›Angehen‹ eine konstitutionelle Reaktion ist, durch die sich der Organismus mehr oder weniger von dem eingeimpften Virus* befreit. Wenn die Person aber nicht anspricht *und das Virus somit absorbiert worden ist*, wird das ›Angehen‹ zu einem chronischen Pro-

* Obwohl es sich bei dem Begriff ›Virus‹ in diesem Fall auch nach unserem heutigen Verständnis um *Viren*, nämlich die Pockenviren handelt, sollte man doch im Hinterkopf haben, daß Burnett damit eigentlich nur einen *Ansteckungsstoff* gemeint hat. — Anm. d. Ü.

zeß — was Parese, Neuralgie, Kopfschmerzen, Pusteln, Akne u.v.a.m. bedeuten kann.«

Burnetts Büchlein ist voller wunderbarer Fälle, die diese Theorie bestätigen; und auch ich kann, in seine Fußstapfen tretend, über beglückende eigene Erfahrungen berichten, die die Richtigkeit seiner These untermauern.

Im folgenden seien einige seiner Fälle kurz dargestellt ... *Ein im Sterben liegendes Baby*, totenbleich und ganz verfallen aussehend; es war erst wenige Stunden zuvor plötzlich krank geworden. Burnett fand heraus, daß die (neue) Amme kurz zuvor revakziniert worden war, woraufhin ihr der Arm jetzt »ein bißchen wehtat«. Er überdachte den seltsamen Fall und gab dann beiden, Baby und Amme, Thuja C6. Am nächsten Morgen war das Baby immer noch blaß, aber praktisch gesund, und die Impfbläschen auf dem Arm der Amme waren welk geworden; sie trockneten schließlich völlig aus und wurden nie pustulös. Mit dem Baby ging es stetig bergauf, und es gedieh prächtig.

(Ich selbst habe einmal einen Fall erlebt, wo ein Baby infolge Pockenimpfung schwerst erkrankt war; es hatte hohes Fieber und war am ganzen Körper von Ausschlag übersät, während sich die Impfstelle im Bläschenstadium befand. Thuja heilte den Säugling prompt — am nächsten Tag war er praktisch gesund; es kam zu keiner Pustelbildung mehr und auch nicht zu einer Vernarbung der Impfstelle. Demnach ist Thuja *ein Antidot bei Vakzinationen* in ihrem frühen, akuten Stadium.)

Hier ein paar weitere Fälle Burnetts* ... Ein Mann mittleren Alters; *zwanzig Jahre lang immer wieder Ekzeme, jetzt ein pustulöser Ausschlag am linken Bein.* Das erste (also zwanzig Jahre zurückliegende) Auftreten des Ekzems hatte im zeitlichen Zusammenhang mit einer Wiederholungsimpfung gegen Pocken gestanden. Thuja 30 heilte ihn: Die Pusteln begannen sofort auszutrocknen, und der Patient, »zu beschäftigt, um selbst zu kommen«, ließ später ausrichten, daß seine Haut völlig abgeheilt sei.

Eine junge Dame bekam nach einer Wiederholungsimpfung einen *Hautausschlag am Kinn, der auch die Unterlippe in Mitleidenschaft zog.* Sie mußte einen dichten Schleier tragen, um ihr abstoßend entstelltes Gesicht zu verbergen. Thuja 30 heilte sie innerhalb von vierzehn Tagen, ohne daß eine Hautverdickung oder Narbe zurückblieb.

Postorbitale Neuralgie, die seit zwanzig Jahren bestanden hatte; selbst eine gute homöopathische Behandlung hatte sie nicht beeinflussen können. Das Leben der Patientin war »eine einzige, lebenslange Kreuzigung«,

* Nach Vergleich mit den originalen Fallbeschreibungen in Burnetts Buch habe ich mir erlaubt, einige Korrekturen oder — zur Verdeutlichung — Ergänzungen vorzunehmen. — Anm. d. Ü.

und sie kam »in äußerster Verzweiflung«. Burnett fand heraus, daß sie fünf- oder sechsmal geimpft worden war, und so konnte er sie mit Thuja 30 heilen. Die Neuralgie verschwand langsam, und ungefähr sechs Wochen später konnte er in das Krankenblatt eintragen: »Die Augen sind gesund.« Ein Jahr später schrieb sie ihm, daß ihr Gesundheitszustand seither sehr viel besser sei; »bis auf ein oder zwei *Versuche* des Feindes, zurückzukehren, bin ich völlig beschwerdefrei gewesen.«

Chronischer Kopfschmerz von neunjähriger Dauer. Anfälle ein- bis zweimal pro Woche, dabei sehr heftige, einzwängende [»wie in einem Schraubstock«] oder klopfend-berstende Kopfschmerzen. Burnett gab der 19jährigen Patientin zunächst — ohne Erfolg — GRAPHITES, wonach ein roter, empfindlicher Fleck über dem rechten Auge und zwei, drei weißköpfige Pusteln im Gesicht auftraten. Als er dann erfuhr, daß sie mit drei Monaten geimpft und mit sieben und vierzehn Jahren revakziniert worden war und daß sie *etwa zehn Jahre zuvor Pocken gehabt** hatte, gab er ihr Thuja. Es ging ihr zunächst besser, dann erkrankte sie akut mit Fieber, Übelkeit und Schwitzen; kurz darauf bildeten sich vereinzelte Papeln im Gesicht und an verschiedenen Körperstellen, die sich mit Eiter füllten und dann austrockneten. Ihre Mutter sagte, daß die Symptome genau jenen ihrer alten Pockenerkrankung glichen. Die Kopfschmerzen waren schon verschwunden gewesen, ehe diese akute Reaktion auftrat, und einige Jahre später erfuhr Burnett, daß der Heilerfolg angehalten hatte: keine Kopfschmerzen mehr.

In anderen Falldarstellungen Burnetts geht es um: *linksseitige Halslymphknotenschwellung* [d.h. auf der Impfseite; d.Ü.] — *fleckweisen Haarausfall am Kinn* — *habituelle Influenza, bei allgemein schlechtem Gesundheitszustand und Kopfschmerzen* (der Patient war viermal geimpft worden, die letzten dreimal ›erfolglos‹) — *Gesichtsakne*, verbunden mit einer Dermatitis im Bereich der Nase, nach einer Wiederholungsimpfung, die nicht ›angegangen‹ war — *Neuralgie* des rechten Auges bei einem Mann, der ganz erschrocken wirkte, als er nach der Wiederholung der Impfung gefragt wurde: »Ich möchte aber nicht noch einmal geimpft werden!«, denn nach der letzten Impfung sei er einen Monat lang krank gewesen — *kranke, deformierte Fingernägel* — *Parese* (nach sechs oder sieben vergeblichen Vakzinationen) — *spinale Reizung:* ein Fall mit so schweren Rückenschmerzen, daß die Patientin weitgehend invalide war (sie war viermal erfolgreich und einmal erfolglos geimpft worden) — *Entwicklungsstillstand und Hemiparese* bei einem 16jährigen Mädchen — sowie eine ganze Reihe anderer Erkrankungen, die den breiten Anwendungsbe-

* Also trotz ›Pocken-*Schutz*-Impfung‹! — d.Ü.

reich von Thuja und seine erstaunlichen Heilkräfte zeigen. Die Indikationen für das Mittel waren in all diesen Fällen weniger die tatsächlichen gegenwärtigen Symptome, bei denen man an Thuja hätte denken können oder auch nicht, sondern vielmehr die Symptome des ursprünglichen Übels, das jetzt latent und chronisch geworden war und Quelle und Ursprung — *fons et origo* — aller nachfolgenden Krankheitserscheinungen darstellte.

◊

Burnetts ›Vakzinose‹ ist leicht zu verstehen, wenn man zu Hahnemann zurückgeht. Selbst Burnett scheint niemals die wahre Natur des ganzen Vorgangs verstanden zu haben: daß nämlich die Impfung bis zu einem gewissen Grad vor Pocken bewahren oder diese abschwächen kann, *weil der Geimpfte mit einer ähnlichen, chronisch-miasmatischen Krankheit ausgestattet worden ist; die ihn mehr oder minder immun werden läßt für jene ›ihr gleichende‹ Krankheit, die Pocken.*

Hahnemann schreibt [§§44, 45 *Organon*]:

»Zwei so *ähnliche* Krankheiten können ... einander weder *abhalten*, noch (wie ... von den unähnlichen gezeigt ward) einander *suspendiren*, so daß die alte nach Verlauf der neuen wiederkäme, und eben so wenig können die beiden *ähnlichen* ... in demselben Organism *neben einander bestehen*, oder eine *doppelte*, complicirte Krankheit bilden.

Nein, stets und überall vernichten sich zwei, der Art nach zwar verschiedene, aber in ihren Aeußerungen ... und Symptomen einander sehr ähnliche Krankheiten, sobald sie im Organism zusammentreffen, nämlich die stärkere Krankheit die schwächere, ... weil die stärkere hinzukommende Krankheitspotenz*, ihrer Wirkungs-Aehnlichkeit wegen, *dieselben* Theile im Organism ... in Anspruch nimmt, die von dem schwächern Krankheits-Reize bisher afficirt waren, welcher folglich nun nicht mehr einwirken kann, sondern erlischt. ... Nur von der neuen, ähnlichen aber stärkeren Krankheitspotenz des Arzneimittels bleibt nun das Lebensprincip afficirt, doch nur überhingehend.«

Eine moderne Erklärung [der Impfwirkung] wäre wahrscheinlich, daß die chronische [Impf-] Krankheit, soll sie nicht ausbrechen, sondern in Latenz gehalten werden, notwendig die Abwehrmechanismen des Körpers auf den Plan rufen muß, so daß diese für das Zurückschlagen eines ›ähnlichen‹ Feindes sofort einsatzbereit sind.

---

* Für die Impfpockenkrankheit scheinen demnach in den meisten Fällen die natürlichen Menschenpocken eine *schwächere* ›hinzukommende Krankheitspotenz‹ zu sein (weswegen sie vor diesen zu schützen vermag!), während potenziertes Thuja für sie die *stärkere* ›Krankheitspotenz‹ darstellt. — Anm. d. Ü.

Auch die Art der Infektion und die Nachgeschichte des Geimpften entsprechen Hahnemanns Postulaten hinsichtlich seiner chronisch-miasmatischen Krankheiten:

(1) Die Infektion geschieht in einem einzigen Augenblick.

(2) Dann folgt eine Ruhe- oder Latenzperiode, bis der ganze Organismus auf die Infektion mit Macht reagiert und sich bemüht, die Krankheit nach außen auf die Haut zu treiben, an den Ort, wo die Infektion stattgefunden hat.

(3) Schließlich, nach einer mehr oder weniger heftigen Reaktion, hört der Körper auf zu kämpfen und schickt sich in eine Art latenter Duldung, unter der die Mikroorganismen, wenn auch nicht länger infektiös, weiterleben — gehemmt, aber nicht abgetötet. Die ganze Lebensgeschichte ihres Wirts sowie dessen Reaktionen auf Krankheiten und Arzneien werden auf diese Weise negativ beeinflußt, so daß z.B. Arzneien, selbst wenn sie homöopathisch angezeigt sind, trotz anfänglicher Erfolge immer weniger bewirken und schließlich gar nicht mehr helfen — *weil sie nicht die zugrundeliegende Ursache für die fortdauernd schlechte Gesundheit des Patienten abdecken.*

Burnetts Vakzinose, ein unbestimmter Zustand chronischen Kränkelns bis Krankseins, nimmt bei den verschiedenen Menschen unterschiedliche Formen an, je nach ihrer persönlichen Veranlagung: der eine mag Asthmatiker werden, ein zweiter Epileptiker, während andere Magen- oder Gelenkbeschwerden und wieder andere Neuralgien oder lebenslange Kopfschmerzen entwickeln. Solche Fälle erscheinen in ihrer Resistenz gegenüber allen Behandlungsversuchen sehr verwirrend und rätselhaft, und niemals wird man Zugang zu ihnen finden ohne den passenden Schlüssel — Thuja ... Ja, *Thuja*, jenes wunderbare Antidot bei den Folgen von Pockenimpfungen, seien diese akuter oder chronischer Natur. Es wirkt gleichermaßen bei *häufig Geimpften* wie bei *Menschen, deren Gesundheit durch die Impfung stark angegriffen wurde* oder *bei denen diese nicht ›angegangen‹ ist*, d.h., die keine akute Lokalreaktion auf das eingeimpfte Virus gezeigt haben — wobei letztere, wie wir gesehen haben, nach Burnetts Erfahrungen die schlimmsten Fälle sind.

◊

Hahnemann hat uns nur 634 Symptome von Thuja überliefert, doch in der Folgezeit ist die Arznei umfassend und oft auch in den höheren Potenzen geprüft worden, und Allens *Encyclopedia* führt nicht weniger als 3376 Symptome auf (wie immer mit den Quellenangaben zu jedem Symptom).

Diese späteren, sorgfältigen Nachprüfungen, unter anderem an einhundert Personen beiderlei Geschlechts*, zeigen uns, daß Thuja bei Empfindlichen so schwere Krankheiten wie Asthma, epileptische Anfälle und Knoten in der Brust hervorgerufen hat; daher *müßte* es solche Zustände auch heilen können — und das tut es tatsächlich, ob dazu noch Burnetts ›Vakzinose‹ vorliegt (das wäre dann freilich für die Mittelwahl ausschlaggebend) oder nicht. Thuja ist auch für die entsetzlichsten Kopfschmerzen verantwortlich, ebenso für Hautleiden, und es hat zu urethralen und anderen Absonderungen geführt, sie ›zurückgebracht‹ und ausgeheilt. Einigen von diesen Beschwerden ist ohne Thuja nicht beizukommen.

Schließlich der ›Tripperrheumatismus‹! Ich hatte einen Fall von rheumatoider Arthritis (möglicherweise gonorrhoischen Ursprungs), bei dem Thuja Wunder wirkte; die Gelenke lockerten sich, und Bewegungsfähigkeit und Muskelkraft wurden wiederhergestellt, nachdem andere, scheinbar indizierte Arzneien versagt hatten.

Clarke hat in seinem *Dictionary* ein eindrucksvolles, sehr lesenswertes Kapitel über Thuja geschrieben, in dem er das Wesentliche aus Burnetts Broschüre wiedergibt und mit vielen eigenen Beobachtungen anreichert.

Auch in Herings *Guiding Symptoms* sind interessante Thuja-Fälle nachzulesen, von denen einige nach Pockenimpfungen entstanden sind.

Aber in einem Punkt glaube ich einen Schritt weiterzugehen als all diese Autoren, indem ich nämlich versuche, folgender Theorie Geltung zu verschaffen: Der Grund dafür, *warum* die Vakzinose so ist, wie sie ist, und warum sie die Gesundheit so untergraben kann, wie sie es tut, liegt darin, daß sie mit zu den *chronisch-miasmatischen Krankheiten* Hahnemanns zu rechnen ist! Nichts anderes sonst könnte ihren Verlauf oder auch die Art ihrer Heilung so vollständig erklären.

Und nun zu einigen jüngeren Fällen aus meinem eigenen Gesichtskreis, die unser Wissen über die Heilkräfte von Thuja noch erweitern werden. Die Verschreibung erfolgte dabei auf der Grundlage der Theorie Burnetts von der Vakzinose und ihrem großen Heilmittel Thuja sowie *von der Vorstellung Hahnemanns von der miasmatischen (›parasitären‹) Natur chronischer Krankheiten.* Letztere wurde ja lange Zeit mit einem bloßen Schulterzucken abgetan oder als Hindernis und Stein des Anstoßes betrachtet,

---

* Tyler bezieht sich hier wohl auf Wolff, *Homöopathische Erfahrungen*, der laut Allen (Quelle 12) zwei Jahre die Wirkung einer 1000. Potenz an sich beobachtet und die Ergebnisse mit »Prüfungen an hundert anderen Personen beiderlei Geschlechts und aller Altersstufen« kombiniert hat. Dazu kommen die umfangreichen Nachprüfungen, die in der *Oesterreichischen Zeitschrift für Homöopathie* veröffentlicht wurden: an 26 Personen, »und zwar an 18 männlichen, 5 weiblichen und 3 kindlichen Individuen«, wie die Autoren berichten. — Anm.d.Ü.

bis die Wissenschaft sich der Sache annahm, um ihre Wahrheit zu demonstrieren. Die Fälle sind im Detail in meiner Schrift *Hahnemann's Conception of Chronic Diseases as caused by Parasitic Micro-Organisms* nachzulesen. Ich werde sie hier nur gekürzt wiedergeben, so wie ich sie einmal in einem Brief an eines der großen Medizinjournale zitiert habe; der Artikel hatte damals zwar das Interesse des Herausgebers geweckt, anscheinend aber nicht genügend, um eine Veröffentlichung zu garantieren.

Der Brief hatte folgenden Wortlaut:

»Bezugnehmend auf die Präsidentschaftsrede Professor Maitlands vor der *Pathologic Society of Manchester* (die Sie in Ihrer Ausgabe vom 29. Oktober 1932 erwähnen) und seine Vermutung, daß die Resistenz gegen die Pockenimpfung nach Genesung von der Infektion [d.h. der Pockenkrankheit; d.Ü.] von der *Persistenz des lebenden Virus* im Körpergewebe abhängig sein könnte, scheint mir die Tatsache von Interesse zu sein, daß eine ähnliche Vermutung bereits vor hundert Jahren von Hahnemann angestellt worden ist, und zwar *in bezug auf alle chronischen Krankheiten,* und daß die homöopathische Praxis auf der Basis dieser Theorie Resultate hervorbringt, die jene Vermutung zu bestätigen scheinen.

Unser großes Antidot bei Pockenimpfungen ist Thuja occidentalis, das, wie wir beobachtet haben, Vakzinationen fehlschlagen läßt und das sich als sehr heilkräftig erweist bei den chronischen Beschwerden von Menschen, die wiederholte, häufig erfolglose Impfungen erfahren haben oder die nach der Impfung sehr krank geworden und ›seitdem nie mehr richtig gesund gewesen‹ sind.

Hier nun einige Fälle ... Kleines Mädchen, seit der Impfung *Pusteln* auf den Beinen oder, im Wechsel damit, also wenn diese verschwanden, epileptische Anfälle. Thuja bewirkte rasche Heilung.

Kleiner Junge, behandlungsresistente *eitrige Onychie*. Nach Nagelentfernung Abheilung des Daumens. Daraufhin Abszesse an verschiedenen Körperteilen, bis entdeckt wurde, daß der Junge von einem beharrlichen und pflichtbewußten praktischen Arzt achtmal geimpft worden war. Thuja setzte den Beschwerden prompt ein Ende.

29jährige Frau, mindestens einmal pro Woche *epileptische Anfälle,* mit einem Thuja-Symptom als Aura: ›*Vor den Anfällen taubes Gefühl an den Ohren.*‹ Sie hatte auch noch weitere Thuja-Symptome: *Verschlimmerung durch Zwiebeln, Zwiebelgenuß ruft am darauffolgenden Morgen einen Anfall hervor; im Schlaf Träume vom Fallen.* Zweimal geimpft, das letzte Mal schlecht angegangen. Nach der ersten Gabe Thuja in ›hoher Potenz‹ verschwanden die Anfälle für die Dauer der Beobachtungszeit von zehn Monaten vollständig. Sie sagte: ›Ich habe jetzt keine Anfälle mehr.‹

60jährige Frau; *blindmachende Kopfschmerzen ihr ganzes Leben lang.* Drei Impfungen, von denen die letzte sehr schlecht angegangen war: ›War deswegen bettlägerig und hatte Fieberphantasien.‹ Sie erhielt Thuja. Einen Monat später: ›Nur einmal Kopfschmerzen gehabt, die aber nicht so schlimm waren; nehme an Gewicht zu.‹ Aber: ›Kurzatmig, wie damals bei der Impfung, und die Knochen haben mir wie bei der Impfung wehgetan.‹ Die Wiederkehr alter Symptome auf dem Weg zur Heilung ist ein Beweis dafür, daß das Mittel richtig gewählt ist. Die Patientin war ihre Kopfschmerzen losgeworden, hatte acht Pfund zugenommen und begann gerade wieder zu arbeiten, als wir zuletzt, fünf Monate später, von ihr hörten. Wie die meisten Thuja-Patienten hatte sie nachts häufig das Gefühl, in einen bodenlosen Abgrund zu stürzen, was sie jedesmal aus dem Schlaf riß.

Eine Krankenschwester, 39 Jahre. Sie hatte zwei Jahre lang schwere *Asthmaanfälle* gehabt, die jeweils drei bis vier Tage anhielten und während derer sie kaum atmen konnte. Fünfmal geimpft, das letzte Mal ohne Reaktion. Nach Thuja in Hochpotenz dreieinhalb Jahre lang überhaupt kein Asthma; dann ein Rückfall — wieder Thuja. Das war vor neun Monaten, seither nichts mehr von ihr gehört.

19jähriges Mädchen. Ausfluß zwischen den Regelblutungen oder auch anstelle der Periode. Symptome recht unbestimmt, aber *›ihr Benehmen sieht ihr gar nicht ähnlich‹*, wie die Mutter sagt, sie ist gar nicht mehr sie selbst. Einmal geimpft, achtzehn Monate zuvor; hatte damals sehr hohes Fieber und war vierzehn Tage krank, während der Arm an der Impfstelle nur einen Tag lang rot war. Es hieß, die Impfung sei ›innerlich angegangen‹. Sie erhielt Thuja. Einen Monat später schrieb der Arzt, der sie überwiesen hatte: ›Miss H. ist geheilt‹; und ihre Mutter schrieb: ›Es geht ihr gut, sie ist ganz vergnügt. Ihr Benehmen mir gegenüber war so gar nicht mehr ihre Art gewesen, so daß ich mich schon gefragt hatte, ob es nicht die Impfung gewesen sein könnte.‹

Frau von 59 Jahren; *Furunkel,* kommen und gehen seit sechs Jahren, besonders im Bereich von Vulva und Anus. Beginn ursprünglich mit einem Karbunkel. Typhusinokulationen. Vier- oder fünfmal gegen Pocken geimpft — ›ging in der Regel nicht an.‹ Nach Thuja war sie neun Monate lang unter Beobachtung, und auch am Ende dieses Zeitraums hieß es weiterhin: ›Keine Beschwerden mehr. Ich hoffe, sie gehören der Vergangenheit an.‹

Frau mit erwachsenen Kindern. *Hautausschlag* zwischen den Zehen, später an Handgelenken und Handinnenflächen; jetzt auch auf den Fußsohlen und an den Seiten der Füße; sehr empfindlich, besonders nachts an den Füßen. Berührung löst Juckreiz aus. Dreimal geimpft. — Thuja. Ihre Tochter, eine Ärztin, schrieb sechs Tage später: ›Überhaupt keine Beschwerden mehr seit Einnahme des ersten Pulvers. Wir sind sehr dankbar.

Der Ausschlag verschwindet überall, und es kommt nichts nach.‹ Thuja hatte ihm ein Ende gesetzt.

Bei einer Mutter von kleinen Kindern — in der Familie ging es sehr laut zu — jahrelang *Kopfschmerzen*, die sie zeitweise völlig außer Gefecht setzten. Oft geimpft. Das Ganze ist so etwa dreißig Jahre her; damals hatte sie Thuja bekommen. Kürzlich sah ich sie wieder: ›Diese Kopfschmerzen sind nie mehr wiedergekommen.‹

47jährige Frau. Gasvergiftung während des Krieges; in der darauffolgenden Nacht *Asthma;* danach vereinzelte Anfälle bis etwa 1921; seither bis heute (1931) alle zwei Monate oder häufiger Asthma. Medikamente verlieren allmählich an Wirkung. Träume vom Fallen. Zahlreiche Impfungen, schienen nie angegangen zu sein. Thuja. Vier Monate lang kein Anfall, für sie der bis dahin längste Zeitraum ohne Asthma. Jetzt anläßlich einer Erkältung erneut ein schwerer Anfall, so daß das Mittel wiederholt werden mußte. In diesem Fall hatten also über zehn Jahre mindestens alle zwei Monate Asthmaanfälle bestanden, und nun ist die Patientin seit achtzehn Monaten praktisch beschwerdefrei (›nur ein richtiger Anfall nach vier Monaten und zwei leichte Andeutungen‹).

Miss X. Sieben Jahre *Asthma*, fünfzehn Jahre *Heuschnupfen*. Die Mutter hat und der Vater hatte ebenfalls Asthma. Tb-Vorgeschichte mütterlicherseits. Das Asthma hatte nach einer sehr schlecht vertragenen Pockenimpfung sieben Jahre zuvor angefangen. War mit ›Injektionen‹ behandelt worden. Thuja. Der glückliche Zustand ›ohne Asthma‹ nach der Einnahme hielt ein ganzes Jahr an, und das Mittel brauchte nicht wiederholt zu werden. Den ganzen Sommer über kein Asthma und kein Heuschnupfen. Dann, dreizehn Monate nach der ersten Gabe, wurde Thuja wegen eines leichten Rückfalls wiederholt; seitdem ist die Patientin ›ungewöhnlich fit‹ geblieben.

Kleiner, dreijähriger Junge. Kommt zu uns als *geistig behindert*. Sehr schmutzig. Stuhl- und Harninkontinenz bei Nacht. Aß die Exkremente eines Hundes. In der Kinderklinik wurde der Mutter gesagt: ›Man kann ein Gehirn nicht auswechseln; er wird nie normal sein.‹ Er war geimpft worden, die Impfung hatte aber nicht angeschlagen; Wiederholung mit neun Monaten. Die Mutter hatte außerdem vor seiner Geburt einen üblen Ausfluß gehabt (gonorrhoisch?), eine weitere Indikation für Thuja. So erhielt er diese Arznei, mit fast ans Wunderbare grenzendem Erfolg. Schon vier Wochen später: ›Wunderbare Besserung, ein enormer Unterschied. Er versteht, was man sagt; er spricht jetzt, nimmt an Gewicht zu, schläft besser. Er ist sehr aufmerksam, interessiert, fragt immer: Was ist das? — Was ist das? Vor vier Tagen war er auf einer Geburtstagsfeier, und da war er so normal wie alle anderen Kinder.‹ Die Mutter meinte: ›Der Doktor in der

Great Ormond Street hat gesagt, man kann ein Gehirn nicht auswechseln — *aber Sie haben es doch geschafft!*‹ Einen Monat später: Der Junge spielt im Sprechzimmer und plappert vor sich hin; als seine Mutter ihn ruft, um ihn anzuziehen, sagt er: ›Einen Augenblick noch, Mami!‹ ... Natürlich war dies nicht ein Fall wirklicher geistiger Behinderung, sondern nur einer gehemmten Entwicklung. Jetzt ist sie nicht mehr gehemmt — dank Hahnemann, Burnett und Thuja.

Aber noch ein warnendes Wort! Falls jemand diese Experimente wiederholen möchte, sollte er daran denken, daß er ein homöopathisches Arzneimittel verwendet, dessen Zubereitung und Dosierung von den Medikamenten, die er gewöhnlich benutzt, völlig verschieden ist. Wenn Sie [als Allopathen] bei einem Patienten eine Wirkung erzielen, z.B. Schlaf, Schwitzen oder Erbrechen hervorrufen oder die Schmerzen dämpfen wollen, müssen Sie Ihre Medikamente so hoch dosieren, daß sie ausreichend stark auf den Organismus einwirken, ihm sozusagen Gewalt antun. Das homöopathische Heilmittel ›ähnlicher Symptome‹ ist dagegen lediglich *ein vitaler Stimulus, um in dem Patienten eine Heilreaktion in Gang zu setzen*, und es braucht daher nur in minimalen und sehr seltenen Gaben verabreicht zu werden, wie es sich im Laufe einhundertjähriger Erfahrung als die zweckmäßigste Vorgehensweise herausgestellt hat. Sie benutzen ja auch Zellgifte, und da können, gemäß der Arndt-Schulzschen Regel, große Dosen tödlich sein und mittlere Dosen hemmen, während kleinste Dosen die Lebenstätigkeit anfachen.«

An dieser Stelle seien aber auch die Homöopathen bezüglich der Anwendung von Thuja gewarnt. In den Händen von Unvorsichtigen oder Unwissenden ist es kein ungefährliches Mittel. Die ›*Thuja-Krankheit*‹, die entsteht, wenn das Mittel fortgesetzt gegeben wird, kann — laut Kent — auch chronisch werden. Lassen Sie mich zitieren ... »Wenn Sie das Mittel ständig wiederholen, werden Sie etwas bekommen, was ein Leben lang zurückbleibt. ... Arzneien im Rohzustand beeinflussen die Lebenskraft nicht so anhaltend; haben Sie aber eine Person, die insgesamt empfindlich und für dieses Mittel besonders empfänglich ist — wie für eine ansteckende Krankheit —, und Sie prüfen es (in Potenz), indem Sie es über längere Zeit morgens und abends verabreichen, dann werden Sie diesem Menschen ein lebenslanges Miasma aufprägen.«

Immer gilt: *Je größer die Kraft, desto größer auch ihre Fähigkeit zum Guten und Bösen — und desto mehr Wissen bedarf es zu ihrer Anwendung.* Und ich glaube, ich habe zeigen können, daß Thuja, wie Hahnemann sagt, eine »ungemein kräftige Arzneisubstanz« ist ... heilsam bei »einigen der schwierigsten Krankheiten der Menschen, für welche es bis jetzt noch kein Mittel gab«.

Hauptsymptome

Kopf. Nervöse, sykotische oder syphilitische Kopfschmerzen.

Weiße, abschilfernde Kopfschuppen, schuppiger Kopfgrind; Haar ist trocken und fällt aus.

Augen. Blennorrhoea neonatorum.

Kondylome am ***Anus.***

After rissig, bei Berührung schmerzhaft, oft mit Warzen bedeckt; manchmal immense Zahl flacher, nässender, schleimig belegter Knötchen oder Kondylome um den After, besonders bei syphilitischen* Personen.

Genitalien. Prostataaffektionen durch unterdrückte oder schlecht behandelte Gonorrhoe.

Gonorrhoe: Brennen beim Wasserlassen, Urethra geschwollen; Harnstrahl geteilt; Absonderung gelb, grün, wäßrig; mit Warzen; rote Erosionen auf der Eichel; subakute und chronische Fälle, besonders wenn Injektionen gegeben wurden und die Prostata beteiligt ist.

Kondylome, schleimige Knötchen; sykotische, blumenkohlartige Wucherungen; Feigwarzen, riechen wie alter Käse oder Heringslake.

Warzen, Kondylome und andere Wucherungen im Bereich der Vulva.

Kondylome feucht, eiternd, stechend und blutend.

Schlaflosigkeit: sieht beim Schließen der Augen Erscheinungen; die Teile, auf denen er liegt, schmerzen; durch Hitzegefühl und Unruhe; durch Niedergeschlagenheit; nach Wiederholungsimpfung.

Haut. Warzenartige Gewächse auf dem Handrücken, am Kinn und an anderen Stellen.

Warzen und Kondylome, groß, streuend, gestielt; manchmal Feuchtigkeit ausschwitzend und zum Bluten neigend.

---

* Siehe Fußnote S. 1169. — d. Ü.

*Sonderliche Symptome und Empfindungen**

Gefühls-Täuschung, als wenn der ganze Körper sehr dünn und zart sey[I]; brüchig, zerbrechlich; wie aus Glas.

Fixe Idee, als befände sich ein lebendes Tier im Bauch.

›Nagel-Empfindungen‹ — als würde ein Nagel in den Kopf eingeschlagen oder aus dem Gehirn nach außen getrieben.

Bewegung im Unterbauche, wie von etwas Lebendigem, wie ein Heraustreiben der Bauchmuskeln von einem Kindesarme, doch unschmerzhaft.[I]

Bei Durchfall Gefühl, als passiere siedendes Blei den Mastdarm.

Obstipation: als ob der After beim Stuhlgang zerspringen wollte.

Empfindung in der Harnröhre, als ob eine Feuchtigkeit darin hervorliefe ...[I] — Nach dem Harnen, Empfindung, als ob aus der Harnröhre noch einige Tropfen vorliefen ...[I]

Beim Gehen im Freien fühlen sich die Beine wie aus Holz an.

[Beim Bücken ein plötzliches Stechen in der linken Hüfte, mit einem] Gefühl, als wären die unteren Gliedmaßen verlängert.

Feine Stiche [wie von Nadeln] und stechende Schmerzen in verschiedenen Körperteilen.

Kältegefühl: der Länge nach durch die Wirbelsäule; in den Armen.

Brennen: Kopfhaut, Augen, Lider, vom Kreuz bis zwischen die Schulterblätter, etc.

»Ein Überschuß in der Produktion lebender Substanz; nahezu unbegrenzte Proliferation pathologischer Gewächse: Kondylome; warzenartige, sykotische Wucherungen; schwammige Tumoren ... Alle krankhaften Manifestationen sind exzessiv, fangen aber ganz unscheinbar an, so daß der Beginn des Krankheitszustandes kaum auszumachen ist.« [Hering]

[Im Oberarme, wenn er ihn drückt, fühlt er einen] Schmerz auf dem Knochen, als wenn das Fleisch von dem Knochen los wäre.[I] — Rheumatismus.

Üble Folgen von Pockenimpfung.

Üppiger Haarwuchs an Stellen, die sonst nicht von Haar bedeckt sind.

Haut sieht schmutzig aus; durch Waschen nicht sauber zu bekommen. (PSORINUM)

Ausschläge nur an bedeckten Körperstellen, brennen nach Kratzen heftig.

Schweiß nur an unbedeckten Körperstellen, während die bedeckten Teile trocken und heiß waren.

---

* Die mit [I] bezeichneten Symptome stammen aus Hahnemanns *Reiner Arzneimittellehre*. — d.Ü.

Tuberculin-Nosoden

BACILLINUM (BURNETT); TUBERCULINUM (KOCH); TUBERCULINUM BOVINUM (KENT)

Bacillinum (das ursprünglich den Namen *Tuberculinum* trug) ist das ältere, zuerst hergestellte Präparat der Tuberculin-Nosode; und sehe ich Burnetts epochemachende Schrift *The New Cure of Consumption by its Own Virus* im Lichte meiner eigenen umfangreichen Erfahrung durch, die ich hauptsächlich mit *Tuberculinum bovinum* gesammelt habe, so scheint mir Bacillinum das unendlich mächtigere Mittel von beiden zu sein.

Es sind viele Präparate aus den unterschiedlichen Erscheinungsformen der Tuberkulose hergestellt worden, und alle wirken sie. In welcher Form sie auch vorliegt, auf diese wichtige Nosode würde ich in der Praxis nicht verzichten wollen! Doch die menschliche Natur ist seltsam — und in ihrer Seltsamkeit interessant: Als Burnett sein Buch herausgebracht hatte und ich begann, das ›Phthisisgift‹ nach seinem Vorbild anzuwenden, brachte ein Kollege von mir seinen Abscheu über die bloße Vorstellung zum Ausdruck, daß man solch ekelhaftes Zeug für Heilzwecke verwenden könnte; »ich würde es selbst nicht nehmen und auch meinen Patienten niemals zumuten« ... Dann aber, nicht viel später, von Koch* inspiriert, *injizierte er es sogar!* Aber sich ekeln vor dem potenzierten Mittel ... das Präparat sterilisiert, verrieben und in alkoholischer Lösung zur 30. Potenz verdünnt — ein Teil auf eine Dezillion; und davon gerade soviel benutzt, wie man braucht, um ein paar winzige Milchzuckerkügelchen zu imprägnieren: was *kann* es Abscheulicheres geben! Doch bekanntlich können die schlimmsten Gifte und Krankheitsprodukte *durch die Methoden Hahnemanns* so gezähmt und eingedämmt werden, daß sie zwar einen kräftigen Mann, der ihrer bedarf und deshalb auf ihre Wirkung überempfindlich ist, im heilenden Sinne beeinflussen, andererseits aber für ein gesundes, einen Tag altes Neugeborenes vollkommen harmlos sind. Ist der springende Punkt hier nicht vielleicht einfach, ob sich ein Kontakt ergibt? Weder ist die feine Zubereitung *per se* eine Kraft, noch ist der kranke Mensch für alles und jedes empfänglich; erst wenn »Ähnliches mit Ähnlichem« zusammenkommt, stellt sich der Kontakt ein, und dann kommen die Dinge in Gang.

Im übrigen kommentiert Burnett all diejenigen Einwände gegen die Verwendung dieser Nosoden, die sich auf deren unschöne Herkunft beziehen, so: »Wenn Tuberkulose durch Brot und Butter oder durch Rosenöl geheilt

* Eine lebhafte Schilderung der »Koch-Begeisterung ist im LAC-CANINUM-Kapitel dieses Bandes nachzulesen. — d.Ü.

werden kann — schön und gut; wenn aber nicht, lassen Sie uns etwas nehmen, *was* sie heilt.«

Hier nun einiges über die verschiedenen Zubereitungen des Tuberkulose-Krankheitsprodukts. Dr. H. C. Allen, der so viel für die Förderung des Nosodengebrauchs getan hat, sagt in seinen *Keynotes:* »Finckes und Swans Potenzen wurden aus einem Tropfen Eiter hergestellt, der aus einem tuberkulösen Lungenabszeß oder aus tuberkulösem Sputum stammte, diejenigen von Heath aus tuberkulösem Lungengewebe, in welchem der Bacillus tuberculosis* mikroskopisch nachgewiesen worden war. Daher wurde ersteres Tuberculinum und letzteres Bacillinum genannt. Beide Präparate sind verläßlich und wirksam.«

Burnett, der die Nosode durch die oben erwähnte brillante kleine Monographie in die Praxis einführte, verwendete Heaths Präparat, das speziell für ihn angefertigt worden war. Burnett erzählt, daß die Homöopathen — wie immer an der Spitze des Fortschritts — schon Jahre zuvor den Schwindsuchterreger benutzt hatten, um damit die Schwindsucht selbst zu heilen; aber »die Führer der herrschenden Klasse der Ärzteschaft stimmten ein gewaltiges Geschrei gegen jene Homöopathen an, die die Abscheulichkeit besaßen, den Schwindsuchterreger gegen die Krankheit selbst einzusetzen; und aus Furcht vor einem unerträglichen Maß an Widerstand und ignoranten Vorurteilen ließen jene sich entmutigen und gaben diese Praxis bald fast völlig wieder auf. Nur wenige veröffentlichten noch hier und da einen eindrucksvollen Heilerfolg bei Tuberkulose mit dem Erreger des Prozesses selbst.«

Burnett hatte sein Präparat bereits seit fünf Jahren ständig in der täglichen Praxis eingesetzt, als Dr. Koch »mit seiner großen, epochalen ›Entdeckung‹ eines neuen Heilmittels der Tuberkulose über die Ärzteschaft hereinbrach; doch es stellte sich heraus, daß es sich dabei um nichts anderes handelte als unser altes Krankheitsprodukt, das wir schon die ganze Zeit homöopathisch verabreicht hatten und gegen das vor geraumer Zeit noch Zeter und Mordio geschrien worden war — von eben jenen Männern, die nun in tiefster Verehrung Dr. Koch zu Füßen lagen.«

Und er fährt fort: »Der Unterschied zwischen unserem alten Freund Tuberculinum (das ich mir erlaubt habe, Bacillinum zu nennen, da die Bazillen in dem Präparat nachgewiesen wurden) und dem Mittel von Koch liegt in der Art, wie es gewonnen wird. Unser Mittel ist der Erreger aus dem natürlichen Krankheitsprozeß, während dasjenige Kochs der gleiche Erreger ist, jedoch künstlich gewonnen aus Bazillenkolonien, die in Inkubatoren

* Älterer Ausdruck für *Mycobacterium tuberculosis;* im engeren Sinne handelt es sich allerdings nicht um einen Bazillus. — d. Ü.

auf Rindergelee gezüchtet wurden; unseres ist sozusagen das von der Henne, Kochs das im Brutkasten ausgebrütete Küken. Das künstliche Ausbrüten ist Kochs Entdeckung, nicht das Mittel selbst oder seine Verwendung als Heilmittel bei Schwindsucht. ... Es gibt aber noch einen weiteren Unterschied, und das ist die Art und Weise, wie das Mittel dem Patienten verabreicht wird. Ich verwende es in Hochpotenz, was nicht die auf der Hand liegenden Gefahren von Kochs Methode in sich birgt, materielle Mengen unter die Haut und somit praktisch direkt ins Blut zu injizieren.«

Ein Jahr später schreibt Burnett, in einem zweiten Vorwort zu einer Neuauflage seines Buchs, über das Mittel von Koch: »Nachdem es nun fast allenthalben als ›nutzlos zur Heilung und äußerst gefährlich‹ angesehen wird, ist das weltberühmte Mittel Kochs so schnell, wie es gekommen ist, auch wieder von der Bildfläche verschwunden. Doch es wird bald zurückkehren — und bleiben! Nur die Dosis wird immer kleiner werden, bis die lange verachteten homöopathischen Verdünnungen schließlich ihre Bürgerrechte an den Universitäten und Krankenhäusern der Welt erlangen werden. Was zur Zeit noch dem weiteren Fortschritt des ›Kochismus‹ im Wege steht, ist die Tatsache, daß man das schreckliche Eingeständnis der therapeutischen Wirksamkeit der unendlich kleinen Dosis wird machen müssen: die *kleine* Dosis ist die *große* Barriere für seinen weiteren Vormarsch!« ... »Die Homöopathie«, so Burnett, »ist das siegreiche Pferd im medizinischen Derby der Welt, und sie wird bald von der Orthodoxie selbst als ihrem Reiter am Zielpfosten vorbeigejagt werden.«

So viel zu Burnetts Zubereitung; nun zu dem Tuberculin-Präparat von Kent *(Tuberculinum bovinum)*. — »Es ist etwas verschieden von dem, was man sonst allgemein auf dem Markt findet. Ich habe mir dieses Präparat durch einen Professor der Veterinärmedizin verschafft. In Pennsylvania mußte eine ansehnliche Rinderherde wegen Tuberkulose geschlachtet werden, und über den Veterinärarzt der Pennsylvania University konnte ich mir einige tuberkulöse Lymphknoten dieser geschlachteten Rinder sichern. Ich untersuchte sie und wählte das geeignetste Exemplar aus. Dieses wurde von Boericke & Tafel bis zur 6. Potenz verarbeitet und dann mit der Skinner-Maschine sorgfältig weiterpotenziert, bis zur 30., 200., 1000. und höheren Potenzen. Diese Zubereitungen habe ich 15 Jahre lang benutzt.«

All diese Präparate leisten gute Dienste, doch meine ich festgestellt zu haben, daß sie eher bei schwindsuchtähnlichen Auszehrungszuständen*

* Tyler schreibt »consumptiveness«, also etwa »Schwindsüchtigkeit«; der Begriff stammt von Burnett und meint eben die Art von chronischen schwindsuchtähnlichen Auszehrungszuständen mit Tb in der Familien- oder Eigenanamnese, die Tyler hier beschreibt. — d.Ü.

von Nutzen sind: bei Menschen, deren Gesundheitszustand allgemein schlecht ist bzw. die nach einer akuten Krankheit nicht wieder richtig genesen sind — wenn sie eine (selbst noch so entfernte) Tb-Vorgeschichte in der Familie aufweisen oder eventuell auch selbst einmal, irgendwann vor langer Zeit, tuberkulöse Erscheinungen oder ›Aktivitäten‹ gezeigt haben, von denen sie sich nur scheinbar wieder erholt haben. Burnetts Arbeit scheint allerdings noch darüber hinauszuweisen; sein Bacillinum scheint in der Lage zu sein, selbst mit Lungentuberkulose und tuberkulöser Meningitis großartig fertig zu werden; auch fand er es anscheinend in geeigneten Fällen rheumatoider Arthritis von größerem Nutzen, als es meiner Erfahrung enspricht. Es dürfte interessant sein, seine Zubereitungen, sofern sie noch erhältlich sind, einmal zu testen und zu beobachten, ob man mit ihnen nicht sogar noch bessere oder breitere Erfolge erzielt als mit unseren üblichen Präparaten Tuberculinum oder Tuberculinum bovinum.

Clarke verwendet in seinem *Dictionary* die Bezeichnung *Tuberculinum* für das Präparat von Koch, von dem wir ebenfalls Potenzen haben, und *Bacillinum* für das Mittel Burnetts (also das von Heath hergestellte), welch letzteres, wie gesagt, ursprünglich auch Tuberculinum genannt wurde. Und auch für die Zubereitung Swans, der wohl der eigentliche Entdecker dieses Heilmittels war, wurde der Name Tuberculinum benutzt. Es ist schade, daß es dieses Durcheinander gibt — man sollte schon genau wissen, welches Präparat man da gerade anwendet.

Neben all diesen gibt es auch noch [das aus einem tuberkulösen Hoden gewonnene] BACILLINUM TESTIUM und AVIAIRE, welches aus Tuberkelbazillen von Vögeln hergestellt wird. Und Dr. Nebel, der jahrelang in Davos gearbeitet hat, stellte eine Reihe weiterer Tuberculin-Nosoden her, die er uns zukommen ließ; doch ich fürchte, man hat sie vertrocknen lassen.

◊

Soviel zu Ursprung und Herstellung dieser Mittel; nun zu ihrer therapeutischen Anwendung und ihren Indikationen.

Arzneien müssen an Gesunden geprüft werden — dies gehört zu den essentiellen Dingen in der Homöopathie —, damit sie in wissenschaftlich abgesicherter Weise bei Kranken zur Anwendung gelangen können. Allerdings sind, wie Swan behauptet, MORBILLINUM, SCARLATINUM, VARIOLINUM (und all die übrigen Nosoden) »bereits die am vollständigsten geprüften ›Gifte‹, die es gibt; über Hunderte von Jahren sind sie durch Zehntausende von Menschen, alte und junge, Männer und Frauen, ›geprüft‹ worden. ... Es handelt sich dabei sozusagen um an gesunden Menschen vollzogene Prüfungen, wie sie uns von der Natur fertig zur Verfügung gestellt werden. Tragen Sie die Symptome zusammen — und Sie wissen genung über die pathogenetische Wirkung eines jeden dieser Ansteckungsstoffe. Entdecken Sie dann solche Symptome an einem Kranken wieder, so verabreichen Sie das entsprechende potenzierte Mittel — und Sie werden all das heilen, was das ›Krankheitsgift‹ an diesem Kranken angerichtet hat.«

Burnett hatte es sich zur Gewohnheit gemacht, vielversprechende Mittel an sich selbst zu prüfen. Hier die Erfahrung, die er mit seinem Bacillinum machte ...

»Starke Kopfschmerzen, besonders am ersten Tag nach der Einnahme und jeweils bis zum dritten Tag danach anhaltend. Diese Kopfschmerzen spürte ich jedesmal, wenn ich das Mittel nahm; ich hatte den Eindruck, daß sie von der 30. Potenz viel schlimmer waren als von der C 100. Ich könnte die Schmerzen nur als tief innen sitzend und zum Stillhalten zwingend beschreiben. Sie kamen von Zeit zu Zeit wieder, über viele Wochen hinweg.

Ein weiterer konstant auftretender Effekt war das Expektorieren eines nicht-zähen, sehr leicht abzuhustenden, dicken Schleims aus den Atemwegen, nach ein bis zwei Tagen gefolgt von einem außerordentlich klaren Klang meiner Stimme.

Die dritte Wirkung war nicht ganz so beständig: flatulente Dyspepsie und kneifende Schmerzen unter dem rechten Rippenbogen auf der Mamillarlinie.

Und schließlich Schlafstörungen, die sehr quälend waren. Gelegentlich trat außerdem ein geringfügiger Husten auf, gerade ausreichend, den Schleim auszuräuspern; er kam so leicht herauf, daß man fast sagen könnte, er kam von selbst.«

Danach begann Burnett, das Mittel auch bei Patienten einzusetzen, nicht unbedingt mit mehr Zuversicht, wie er sagt, aber doch etwas besser vertraut mit dem Erreger.

◊

Dr. Clarke wurde von Burnett um Mitteilung seiner Erfahrungen mit dem neuen Heilmittel gebeten; seine Antwort erschien dann zusammen mit einer kleinen Prüfung in der dritten Auflage von Burnetts Buch.

Er schrieb: »Ich habe begonnen, Bacillinum einzusetzen — und gleichzeitig habe ich es auch an mir selbst geprüft, in der 30. und anschließend in der 100. Potenz. Dies waren die wichtigsten Symptome, die ich bemerkt habe:

1. Schmerzen in den Halslymphknoten, schlimmer beim Drehen des Kopfes oder Strecken des Halses. Rechte Seite stärker betroffen.
2. Schmerz tief im Kopf, schlimmer beim Kopfschütteln.

3. Wehtun der Zähne, besonders der unteren Schneidezähne (alle gesund). Es wurde an den Zahnwurzeln empfunden, besonders beim Hochziehen der Unterlippe. Dieses Symptom hielt monatelang an, und gelegentlich spüre ich es heute noch. Zähne sehr empfindlich auf kalte Luft.
4. Scharfe Schmerzen von kurzer Dauer in der Brust und in verschiedenen anderen Körperteilen.
5. Eines Abends Schmerz im linken Knie beim Spazierengehen; er verschwand, nachdem ich eine kurze Strecke weitergegangen war.
6. Schnupfen. Stechen im Hals (Kehlkopf), darauf plötzliches Husten. Einzelner Hustenstoß morgens beim Aufstehen aus dem Bett. Husten, der mich nachts aufweckte. Leichtes Abhusten. Scharfer Schmerz in der Präkordialgegend, den Atem benehmend. Sehr heftiger Schmerz im linken Schulterblatt, schlimmer, wenn ich nachts im Bett lag, besser durch Wärme.
7. Ein entzündeter, aber schmerzloser Pickel auf der linken Wange. Dieser blieb mehrere Wochen, so daß ich schon befürchtete, es könnte sich um etwas Ernsteres handeln. Nachdem er bereits einmal abgeheilt war, kam er in großen Abständen mehrmals wieder heraus, und auch jetzt ist an der Stelle noch eine leichte Einkerbung zu tasten.«

Dann führt er Fälle an, die mit der Nosode behandelt wurden. Darunter befanden sich mehrere Kranke mit *entzündlichen Zuständen an den Augenlidern,* welche durch Bacillinum-Gaben rasch behoben wurden. (Und ich habe festgestellt, daß es nahezu spezifisch ist bei Hornhautgeschwüren von Kindern. — M.L.T.)

◊

Burnett bringt noch weitere Teilprüfungen mit Bacillinum, darunter eine von Dr. Boocock (USA), die im *Homœopathic Recorder* veröffentlicht wurde. Dr. Boocock, der nicht die 100., sondern nur die 30. und 200. Potenz besaß, wurde, als er damit beschäftigt war, die 30. weiterzupotenzieren, des Schüttelns müde, setzte das Fläschchen ab und leckte sich die Finger. Bald darauf verspürte er »eine Hitzewallung, leichtes Schwitzen und heftigen Kopfschmerz, tief drinnen«. Später, als er mit dem Potenzieren fertig war, tat er dummerweise dasselbe noch einmal: »Ich leckte mir die Finger ab, um die Tinktur davon zu entfernen. Die Schmerzen wurden überall im Kopf schlimmer, am meisten in den Schläfen und im Hinterkopf. Beißende, stichartige Schmerzen in meinen Hämorrhoiden, ein stechender, kriechender Schmerz durch die linke Lunge sowie ein kitzelnder Hustenreiz. Ich fühlte mich sehr schwach. Ich hatte vorher keinen Husten gehabt, und doch hatte ich jetzt ein solches Kitzeln im Hals, daß ich husten mußte. Die Kopfschmerzen hielten an, auch die Schwäche und das Gefühl in und unter der linken Brust, tief drinnen. ...

Wenn diese C 100, in einer Menge von vielleicht zwei Tropfen, bei einem gesunden Menschen solche Empfindungen hervorbringen kann, wie das bei mir der Fall war, bin ich sicher, daß durch die Dynamisation tatsächlich besondere Kräfte übertragen werden. Ich wurde von einem Gefühl großer Unruhe erfaßt, konnte nicht mehr mit Gewinn lesen und ging daher früh zu Bett; war zunächst sehr unruhig, schlief dann aber gut; mußte dreimal aufstehen, um Wasser zu lassen; Urin klar, aber von sehr üblem, fauligem Geruch. Bei Tagesanbruch wachte ich auf und konnte, obwohl ich mich sehr müde fühlte, nicht länger schlafen ...«

Boocock gibt dann die Prüfungssymptome der folgenden zehn Tage im einzelnen an. Wie Burnett und Clarke konnte auch er feststellen, daß das Mittel die Fähigkeit hatte, einen sehr starken Kopfschmerz — *tief drinnen* — zu erzeugen; daß es den Rachen und besonders die *linke* Lunge reizte; daß es die Därme mit Luft aufblähte (siehe Burnetts Prüfung). Ferner verursachte es weichen, dunkelgrünen, breiigen Stuhl und wirkte auf den After, indem es dort ein lästiges Ekzemleiden besserte.

Ich entschuldige mich nicht dafür, diese mageren Prüfungen von Bacillinum hier wiedergegeben zu haben. Die meisten unserer häufig angewandten Mittel sind hervorragend geprüft, und ihre Symptome haben in der Krankenbehandlung tausendfache Bestätigung gefunden; doch bei manchen dieser bedeutsamen, aber spärlich geprüften Arzneien brauchen wir jeden Lichtstrahl, den jene darauf werfen können, die die Wirkung des zerstörerischen (und damit heilenden) Agens am eigenen Leibe erfahren haben: einschließlich der Informationen über die Lokalisationen bzw. die zuerst betroffenen Organe sowie über die genaue Art und Weise, wie diese in Mitleidenschaft gezogen wurden. Kleine, persönliche Schilderungen einer Arzneiwirkung durch scharfsinnige und fähige Beobachter sind oft von unschätzbarem Wert. Selbst H. C. Allen erwähnt in seinen *Keynotes*, wo so viele Leitsymptome von Tuberculinum zusammengestellt sind, nicht den Kopfschmerz »tief drinnen«, wie er von diesen drei Ärzten übereinstimmend berichtet wird.

In seiner ausführlicheren *Materia Medica of the Nosodes* bringt derselbe Autor ein langes Schema der Tuberculinum-Symptome, aber seltsamerweise macht er dort keine Angaben über deren Quellen bzw. über die Art, wie die Prüfungen vorgenommen wurden.

Das kürzere Werk Allens, die *Keynotes* (die viele wertvolle Indikationen für das Mittel angeben) hat offenbar auch Nash mit Gewinn benutzt; in seinen *Leaders* schildert er einen Fall, bei dem eines von Allens Leitsymptomen genau auf die Beschwerden paßte, die der Patient hatte, so daß Tuberculinum erfolgreich verordnet werden konnte — ein Beweis für den Wert dieses Büchleins.

◊

Gehen wir nun über zu Nashs kleiner Indikationenliste …

»Umgetrieben*; nie damit zufrieden, lange an einem Ort zu bleiben; möchte reisen.

Wandernde Schmerzen in Gliedern und Gelenken; steif zu Anfang der Bewegung; < im Stehen, > durch fortgesetzte Bewegung.

Verlangen nach frischer Luft; will Türen und Fenster offen haben, oder möchte reiten bzw. fahren bei kräftigem Wind.

Bekommt von der geringsten Kälteexposition eine Erkältung; noch bevor er die eine los ist, fängt schon die nächste an.

Abmagerung trotz reichlichen Essens; so hungrig, daß er nachts aufstehen muß, um zu essen.

Schmerz durch die linke obere Lunge zum Rücken; tuberkulöse Veränderungen setzen zuerst dort ein.

Personen mit Tb-Vorgeschichte in der Familie.

Ständig wechselnde Symptome, plötzlich auftretend, plötzlich wieder verschwindend.«

◊

Herings *Guiding Symptoms* erwähnen zwei fragmentarische Prüfungen, die von Swan vorgenommen wurden, und außerdem stützen sie sich u.a. auf Burnetts *New Cure of Consumption*.

Kent bringt viele eigene Beobachtungen ein, die er, wie er sagt, in seinem durchschossenen Exemplar der *Guiding Symptoms* regelmäßig aufzuzeichnen pflegte; »diese leiten mich jetzt bei der Anwendung von Tuberculinum [bovinum]« — und aus dieser Quelle schöpfte er auch für seine Vorlesungen. Einige zusammenfassende Auszüge daraus …

»Ich verwende Tuberculinum nicht einfach bloß deshalb, weil es eine Nosode ist, und ich teile auch nicht die Vorstellung, die man allgemein von Nosoden hat — daß sie, als Produkte einer Krankheit, zur Heilung derselben Krankheit oder ihrer Folgen dienten. … Das ist nicht die wahre Idee der Homöopathie …; es gehört zu den hysterischen Launen, welchen die Homöopathie in diesem Jahrhundert so häufig unterworfen war. Trotz-

* »Cosmopolitan«, was bei Nash, Kent und anderen nicht als »Weltbürger« verstanden werden darf, sondern Unrast und Verlangen nach ständigem Ortswechsel meint. — d.Ü.

dem ist auch viel Gutes daraus hervorgegangen. Es ist zu hoffen, daß in Zukunft Prüfungen mit dieser Arznei angestellt werden, damit wir Tuberculinum, wie jedes andere Mittel auch, aufgrund seiner Prüfungssymptome verschreiben können.

Tuberculinum ist ein tief und konstitutionell wirkendes Mittel; ... wenn unsere tiefgreifendsten Arzneien nur wenige Wochen wirken und gewechselt werden müssen, kommt Tuberculinum als eines der Folgemittel in Betracht, wenn die Symptome passen ...

Einer seiner wichtigsten Anwendungsbereiche ist das Wechselfieber; hartnäckigste Fälle von Wechselfieber, bei denen es (trotz Verabreichung der indizierten Arzneien) zu einem Rückfall nach dem anderen kommt ... Wenn das gut gewählte Mittel gewirkt hat und dennoch ein weiterer konstitutioneller Verfall des Patienten zu verzeichnen ist, wenn also das gut gewählte Mittel keinen dauerhaften Erfolg bringt, weil die Lebenskraft geschwächt ist und eine tiefverwurzelte Krankheitsneigung vorhanden ist, dann ist nicht selten die Zeit für Tuberculinum gekommen.

Burnett äußerte einmal eine Überlegung, die seither oftmals bestätigt worden ist: Patienten, die eine phthisische Veranlagung haben, deren Eltern an Tuberkulose gestorben sind, haben oft nur eine schwache Lebenskraft. Sie sind immer müde und werden leicht krank; sie sind anämisch und nervös, sehen wächsern oder blaß aus. ... Wie es scheint, verwendete Burnett die Nosode gewissermaßen routinemäßig für diese Art von Konstitution, die er ›Consumptiveness‹ [vgl. Fußnote S. 1186] nannte. ...

Die Gemütssymptome des Mittels — diejenigen, die ich bei der Behandlung von Patienten mit Tuberculinum habe verschwinden sehen, diejenigen, die ich bei Prüfungen habe auftauchen sehen, und diejenigen, die ich so oft bei Kranken unter der vergiftenden Wirkung der Tuberkulose-Toxine beobachten konnte — sind so geartet, wie man sie bei einer großen Zahl von Beschwerdebildern antreffen kann. Tuberculinum erzeugt und heilt z.B.: Hoffnungslosigkeit; Abneigung gegen geistige Arbeit; Ängstlichkeit am Abend, bis Mitternacht; Angst bei Fieber; Geschwätzigkeit bei Fieber; Lebensüberdruß; Getriebensein, rastloses Verlangen nach Ortswechsel [»cosmopolitan«, vgl. Fußnote S. 1191]; nächtliche hartnäckige, quälende Gedanken, die sich dem Patienten aufdrängen und auf ihn einstürmen. ... Ein Mensch, mit dem es allmählich bergab geht; man findet nicht das richtige Mittel, oder es verschafft nur kurzzeitige Linderung; der Patient hat ein ständiges Verlangen nach Veränderung: zu reisen, irgendwohin zu gehen und etwas anderes zu machen, den Arzt zu wechseln ... Dieser getriebene [cosmopolitan] Gemütszustand gehört in allerhöchstem Maße zu Tuberculinum. ... Menschen an der Grenze zum Wahnsinn; tatsächlich sind Tuberkulose und Wahnsinn ineinander umwandelbare Zustände — der eine Zustand kann in den anderen übergehen. …

Tuberculinum heilt die heftigsten und hartnäckigsten periodisch auftretenden Migränen bzw. nervösen Kopfschmerzen. … Es beseitigt, wenn die Symptome übereinstimmen, die Neigung zu dieser Art Kopfschmerz. …

Wundes, zerschlagenes Gefühl am ganzen Körper. Wehtun der Knochen. Wundheitsgefühl in den Augäpfeln, empfindlich auf Berührung und beim Seitwärtsdrehen der Augen. …

Während Fieberfrost und Fieberhitze wird das Gesicht rot bis purpurfarben. Abneigung gegen jegliche Speise. Solche Abneigung gegen Fleisch, daß es ihm völlig unmöglich wird, davon zu essen. Durst auf große Mengen kalten Wassers im Frost- und im Hitzestadium. … Verlangen nach kalter Milch. Leeres und flaues Gefühl im Bauch, mit Hunger, der ihn zwingt, etwas zu essen (SULFUR).

Abmagerung; verliert allmählich an Gewicht; langsam zunehmende Schwäche und Mattigkeit. …

Obstipation ist ein häufiges Merkmal bei Tuberculinum. Stuhl groß und hart, oder Verstopfung im Wechsel mit Durchfall. … Ausgeprägte Schweißneigung bei chronischer Diarrhoe. … Durchfall, der aus dem Bett treibt, oder Durchfall schlimmer am Morgen (ALOE, SULFUR). …

Regelblutung zu früh, zu stark, lange anhaltend; *Amenorrhoe, Dysmenorrhoe. …*

Verlangen, tief durchzuatmen. Verlangen nach frischer Luft. …

Tuberculinum ist besonders dann angezeigt, wenn die tuberkulösen Veränderungen in der linken Lungenspitze beginnen — eine Indikation, die von mehreren Beobachtern bestätigt worden ist. …

Schwitzen durch geistige Anstrengung; der Schweiß färbt die Wäsche gelb. Nachtschweiße. …

Empfindlich auf jeden Wetterwechsel, besonders auf feuchtkaltes, manchmal auch auf feuchtwarmes oder regnerisches Wetter. Stets schlimmer vor einem Sturm; der Patient spürt jede elektrische Veränderung in der Atmosphäre.«

◊

Was meine persönlichen Erfahrungen angeht — nun, ihre Zahl ist Legion! Tuberculinum ist ein Mittel, das in unserer ambulanten Versorgung ständig Verwendung findet, in Fällen, die sich dahinschleppen und die eine Tb-Vorgeschichte in der Familie aufweisen. »Gibt es Tuberkulose in der Familie? — Vater, Mutter, Brüder, Schwestern, Onkel, Tanten?« ist eine der ersten Fragen, die wir einem neuen Patienten stellen, zusammen mit den Fragen nach Impfungen und nach früheren Krankheiten. Die Antworten können einem viel Arbeit ersparen! Wenn ich in Fällen *mit einer solchen Anamnese* und nur zögerlichen Fortschritten endlich — reichlich spät — Tuberculinum als mächtiges Zwischenmittel eingesetzt hatte, habe ich oft bei mir gedacht: »Wenn ich doch bloß damit *begonnen* hätte! Wieviel schneller wären wir vorangekommen!« — einen solchen Wandel hatte es bei dem Patienten bewirkt.

Wenn man bei einer Lungenentzündung, die sich nur zögernd entwikkelt und gar nicht wieder weichen will, dem Patienten, der in der Anamnese zudem von einer Tb-Vorgeschichte erzählt hat, Tuberculinum bovinum (vorzugsweise in der 200. Potenz) verabreicht, dann wird es wahrscheinlich für einige Stunden zu einer Temperaturerhöhung kommen; anschließend wird das Fieber fallen und nicht wieder ansteigen — der Patient ist endlich auf dem Weg zur langersehnten Besserung und Genesung. In gleicher Weise kann Tuberculinum auch bei akutem Rheumatismus helfen, wo sorgfältig gewählte Mittel nichts zu erreichen vermochten.

Tuberculinum scheint komplementär zu DROSERA und SILICEA zu sein; diese drei Arzneien scheinen einander gewissermaßen in die Hände zu spielen, besonders in Fällen von Knochen- und Lymphknotentuberkulose und ebenso auch in manchen Fällen von Schwachsinn, die den beschriebenen [miasmatischen] Hintergrund aufweisen. Aus unserer Kinderklinik könnte ich wunderbare Dinge über einige Fälle von Knochen- und Lymphknoten-Tb erzählen ... Wahrscheinlich wäre hier auch noch CALCAREA als weiteres Mittel anzuführen, doch damit habe ich nicht so reichhaltige persönliche Erfahrungen.

Als besonders nützlich erweist sich Tuberculinum ferner bei der Normalisierung der Menstruationstätigkeit — bei Frauen mit der entsprechenden Tb-Familienanamnese oder mit verräterischen Narben am Hals etc. Ich denke an das Mittel auch dann, wenn die Menses zu spät einsetzen, ferner, wenn sie zu stark oder gar schmerzhaft sind, oder auch, wenn sie nur spärlich fließen. Einmal habe ich erlebt, wie ein Hinweis Burnetts bezüglich der Verwendung von Tuberculinum bei geistigem oder körperlichem *Entwicklungsstillstand* erstaunliche Früchte trug, und zwar bei einer jungen Frau, die immer noch bei weitem kein vollständiges Gebiß hatte: Nach einer Gabe Tuberculinum bekam sie, wenn ich mich recht erinnere, acht Zähne innerhalb weniger Wochen.

Wir haben mit Burnett und seinem wundervollen kleinen Buch begonnen und wollen mit einigen Fällen daraus unser Kapitel beschließen. Vergessen wir nicht, daß er hier sein direkt von einer aktiven, fortgeschrittenen Lungentuberkulose gewonnenes Bacillinum eingesetzt hat. In der ersten Auflage schildert er ausführlich mehr als fünfzig Fälle, welche in den beiden folgenden Auflagen noch um eine Reihe weiterer Berichte ergänzt werden.

Dabei sind viele Fälle von Kindern mit Hirnaffektionen, z.B.: Etwa 20 Monate altes Kind mit tagelangem hohem Fieber, Unruhe und ständigem Schreien. Kurz darauf war es bereits in einem »ganz eingefallenen, kollapsähnlichen Zustand«, ein eigenartig fötider Geruch umgab das Kind; starke Tb-Vorbelastung in der Familie. Nach einer Gabe Bacillinum in Hochpotenz hörte das Schreien auf, das Kind schlief innerhalb von zehn Minuten ein. Es erholte sich schnell und vollständig.*

Viele der bei Burnett referierten Fälle von Tuberkulose etc. waren gegen Pocken geimpft worden und erfuhren auch unter THUJA deutliche Besserungen; und eine große Zahl von Burnetts Patienten benötigte, im Laufe länger währender Behandlungen, auch noch andere konstitutionelle Mittel. Diesbezüglich erläutert Burnett:

»Was den Gebrauch der anderen Mittel betrifft, so möchte ich besonders die Tatsache betonen, daß der Tuberkuloseerreger nur *innerhalb seines eigenen Bereichs* eine Wirkung entfaltet und daß dieser Bereich in zeitlicher Hinsicht sehr *eng begrenzt* ist; was die Arznei daher nicht bald und ›bereitwillig‹ schafft, das schafft sie gar nicht mehr. Ihre Wirkung ist, wenn ich mich so ausdrücken darf, *akut;* ihr chronisches Äquivalent ist PSORINUM.« In einer Fußnote erklärt er: »Wenn ich *bald* sage, meine ich, daß die Wirkung sofort *einsetzt;* nur muß natürlich, da tuberkulöse Prozesse gewöhnlich chronisch verlaufen, auch die Behandlung so sein, nämlich ›chronisch‹ [d.h. sich über einen längeren Zeitraum erstreckend].«

In bezug auf hoffnungslos erscheinende Fälle von elenden, kränkelnden Kindern sagt Burnett: »Nachdem ich weiser geworden war und klar erkannt hatte, daß die Wirkung von Mitteln wie ACONITUM, CHAMOMILLA oder PULSATILLA« (die durchaus geholfen hatten) »eine Grenze hat, die weit diesseits einer Heilung liegt, sagte ich mir ...: Mittel wie diese reichen immer nur *bis* an die Sphäre des Tuberkelbazillus heran, und dort finden sie ihre Grenze, den Punkt, an dem es nicht weitergeht. ...Doch es sind die Tuberkelbazillen, die töten! Dies ist der Grund, warum ich begann, mit dem Erreger der Tuberkulose zu experimentieren.«

Wie er schreibt, wandte er Bacillinum stets nur in sehr seltenen Gaben an; da sich dies, so Burnett, auf all seine Fälle beziehe, brauche er diesen wichtigen Punkt nicht immer von neuem zu erwähnen. Seine Potenzen waren die C30, C100 und C200.

---

* Tyler knüpft an dieser Stelle noch eine Feststellung über den weiteren Verlauf an, die aber offensichtlich nicht mehr zu dem Fall gehört und von mir daher ausgelassen wurde. Vgl. Burnett, Fall 3, S.26. — d.Ü.

Sein Fall 23 ist interessant: Ein bedeutender Schriftsteller, etwas über 50 Jahre alt, klagte über fürchterliche Kopfschmerzen, fast völlige Schlaflosigkeit und große Kraftlosigkeit. Er hatte Lungen-Tb gehabt, mit jahrelangem Blutspucken, war aber dann dank guter Behandlung und Auslandsaufenthalten aus seiner Schwindsüchtigkeit ›herausgewachsen‹. Rechte Lunge starr, wahrscheinlich aufgrund ausgeheilter Kavernen. Die meisten seiner Brüder und Schwestern waren an Gehirnwassersucht gestorben. »Seine Freunde ließen ihn auf ärztlichen Rat hin ›beschatten‹, da sie glaubten, er befände sich am Rande des Wahnsinns. Seine Kopfschmerzen beschrieb er, als wäre der Kopf von einem engen Eisenreif umgeben; Zittern der Hände; was ihn aber fast noch mehr als alles andere quälte, war ein Gefühl von feuchter Kleidung auf dem Rücken. Es hört sich unglaublich an, aber in weniger als einem Monat nach Beginn der Behandlung mit Bacillinum waren die Kopfschmerzen verschwunden, ebenso das quälende Gefühl feuchter Kleidung auf dem Rücken, und er schlief wieder recht gut. Vorsichtshalber gab ich ihm das Mittel in Abständen noch einen weiteren Monat, dann brauchte er keine Behandlung mehr. Soviel ich weiß, erfreut er sich weiterhin guter Gesundheit und arbeitet hart an der Vollendung seiner nächsten Publikation.«

Burnett führt viele geheilte Schwindsuchtfälle an, bei denen die Erkrankung noch nicht allzuweit fortgeschritten war; doch er berichtet auch von einem Fall [Nr. 29], der, wie er sagt, »ganz mit meinen früheren Erfahrungen in Einklang steht: *Wenn der Schwindsuchtprozeß voll entbrannt ist, ist die Gabe des Erregers nutzlos.*« (Das ist natürlich das, was man galoppierende Schwindsucht nennt. Und das entspricht, glaube ich, auch der allgemeinen Erfahrung; in der Tat ist man zu der Überzeugung gekommen, daß Tuberculinum nützlicher ist bei schwindsuchtähnlichen Zuständen [»consumptiveness«; vgl. S. 1186] sowie in Fällen, wo andere Gewebe als das der Lungen betroffen sind.)

Burnett bringt mehrere weniger rasant verlaufene Fälle von Phthisis, die durch gelegentliche Gaben von Bacillinum und, je nach Symptomatik, Zwischengaben anderer homöopathischer Mittel geheilt wurden; oder, wo es eine Koexistenz zweier chronischer Krankheiten gab wie etwa ›Tuberkulose‹ plus ›Vakzinose‹, durch gelegentliche Gaben von zuerst THUJA und dann Bacillinum.

Natürlich wurde Burnett als ein Neuerer angesehen und von manchen seiner homöopathischen Kollegen scharf kritisiert; und tatsächlich war er ein Mensch, über den einige von ihnen nicht sprechen konnten, ohne sich gewaltig zu ereifern. Aber in all seinen Neuerungen folgte er lediglich Hahnemann, dem — mehr oder weniger — zu folgen jene doch auch behaupteten. Schon sechzig Jahre zuvor hatte Hahnemann in bezug auf seine (damals) drei chronischen Miasmen darauf hingewiesen [siehe *Chronische Krankheiten,* Band 1, S. 106; d.Ü.], daß zwei oder mehr von ihnen in einem chronisch Kranken zusammen existieren und dadurch dessen normale Reaktionen auf indizierte Arzneien störend beeinflussen können; diese Miasmen müssen eines nach dem anderen ausgelöscht werden. Ihre verschiedenen Heilmittel sind, so Hahnemann, abwechselnd anzuwenden, »worauf man dann dieselbe abwechselnde Behandlung, wo nöthig, bis zur völligen Heilung erneuert. Nur«, so warnt er uns, *»muß man jeder dieser drei Arten Arznei gehörige Zeit lassen, ihre Wirkung zu vollenden.«*

Etwa sechzig Jahre zuvor hatte Hahnemann demnach bereits die Grenze selbst »der die gegenwärtigen Symptome bestens deckenden homöopathischen Arzneien« erreicht, die eben »in jenen chronischen Uebeln ... keine wahre, dauernde Genesung zu Stande zu bringen« in der Lage sind — aber nicht die Grenze seines deduktiven Genies. Nicht gewillt, das Versagen der Homöopathie in diesen Fällen offenkundigen Fehlschlagens hinzunehmen, erkannte er, daß es darauf ankam, das homöopathische Prinzip weiter auszudehnen und tiefer nach den Ursachen zu forschen. Zehn Jahre lang beschäftigte ihn das Thema, »bei Tag und Nacht und, siehe! der Geber alles Guten ließ mich allmählig ... das erhabene Räthsel zum Wohle der Menschheit lösen.« Er gelangte zu der Erkenntnis der *miasmatisch-parasitären Natur der chronischen Krankheiten,* und er erkannte, daß dabei Arzneien angewandt werden müssen, die homöopathisch sind zu den ursprünglichen Manifestationen derselben — und dies, wo es sich um mehr als eine solche Krankheit handelt, auch im Wechsel —, wenn ein wirklicher Fortschritt in Richtung Heilung gemacht werden soll ... und all dies Jahre bevor seine Theorien bezüglich der parasitären Natur der chronischen Krankheiten schließlich durch das Mikroskop vollauf bestätigt wurden.

Burnett seinerseits erfuhr jene Grenze der die gegenwärtigen Symptome bestens deckenden homöopathischen Arzneien — »weit diesseits einer Heilung« — an der Stelle, wo die Tuberkulose, eben ein weiteres »chronisches Miasma«, im Spiel war: Mittel wie ACONITUM, PULSATILLA, CHAMOMILLA und ihresgleichen reichten nur »bis an die Sphäre des Tuberkelbazillus heran«, an der gewissermaßen ein Stoppschild stand; und so begann er, Zwischengaben seines Bacillinum zu verabreichen.

Aber in gleicher Weise — und dies sollte man beherzigen! — gibt es auch, wie er herausfand, Grenzen des Tb-Erregers, indem dieser *nur innerhalb seiner eigenen Sphäre wirkt.* »Andere Arzneien«, sagt er, »werden für den nicht-schwindsüchtigen Teil des Falles benötigt.«

Aufgrund von Anhaltspunkten in seinen Schriften vermutet man, daß Hahnemann neben dem einen (PSORINUM), das er prüfte und der Welt schenkte, auch bereits mit anderen Krankheitsprodukten als Heilmitteln gearbeitet hat*. Hahnemann benannte bestimmte Arzneien, die bei der Behandlung chronischer Fälle als Zwischenmittel nötig werden können, in erster Linie eine »gehörige Gabe des besten Quecksilber-Präparats« einerseits und THUJA oder ACIDUM NITRICUM andererseits — in jenen Fällen, wo die Chronizität auf einer der beiden Geschlechtskrankheiten beruhte. Hier aber sind, wiederum natürlich nur innerhalb ihrer Grenzen, die wirksamsten Arzneien von allen die Krankheitsprodukte selbst. Hahnemanns »sogenannte isopathische Arzneien«, durch den Vorgang der Potenzierung, wie er vorbringt**, so verändert, daß sie nicht länger *idem* (gleich), sondern nur noch *simillimum* (sehr ähnlich oder homöopathisch) sind, sind demnach — und daran kann kein Zweifel bestehen — bei derartigen »chronischen Übeln« die weitaus ›ähnlichsten‹ Mittel, die man sich denken kann.

Für Hahnemann fanden die unablässigen Mühen nach fast neunzig Jahren ein Ende; und Burnett wurde ganz überraschend erlöst, allein, eines Abends in einem Hotelzimmer. Und nun ist es an uns, das wunderbare Werk zum Wohle der Menschheit fortzusetzen und auszubauen! *Die Homöopathie hat nicht notwendigerweise da versagt, wo wir versagen,* z.B. in der Krebsbehandlung; dies ist eine Lektion, die wir von Hahnemann und Burnett lernen können. So weigerte sich Hahnemann, wie er schreibt, die zu geringe Zahl geprüfter Arzneien als plausible Entschuldigung für ein Versagen anzuerkennen; er zog es stattdessen vor, hinter den oberflächlichen Symptomen des Augenblicks tiefer nach den *Ursachen* zu forschen und erzielte auf diese Weise einen viel umfassenderen Erfolg. Wie Burnett (in Anlehnung an Hahnemann) schreibt:

»Macht's nach, aber macht's besser.«

Burnett beschließt sein Buch in der 2. Auflage wie folgt: »Nun, kleines Buch, geh hinaus in die Welt und sag allen, die es betrifft, daß dank der Bemühungen von Paracelsus, Fludd, Lux, Hahnemann, Hering, Pasteur, Swan, Berridge, Skinner, Koch und vielen anderen Schwindsucht und allgemein die tuberkulösen Krankheiten endgültig in die Liste der heilbaren Krankheiten eingegangen sind. Aber ein für allemal: das Mittel darf *nicht* durch Injektion verabreicht werden; es muß in hohen, höheren und höchsten Potenzen eingesetzt werden, und die Einzeldosen müssen *in großen Abständen* gegeben werden.

---

* Leider sagt uns M. Tyler nicht — was doch sehr interessant wäre —, um welche Anhaltspunkte es sich dabei handelt! — d.Ü.

** *Chronische Krankheiten,* Band 1, S. 188; siehe auch Hahnemanns Fußnote zu § 56 des *Organon.* Eine Erörterung des Gesinnungswandels Hahnemanns zum Thema Isopathie findet sich im PSORINUM-Kapitel in Mezgers *Gesichteter Homöopathischer Arzneimittellehre* (Haug Verlag). — Anm. d. Ü.

Jene aber, die nur tiefe Dilutionen zu verwenden wissen, möchte ich eindringlich warnen — Hände weg!«

◊

In der 3. Auflage schreibt er des weiteren ...

»Natürlich behaupte ich nicht, daß Bacillinum ein Spezifikum für alle Fälle von Schwindsucht ist, für Tuberkulose jeder Art, und in den vielen Fällen, die erst sehr spät zur Behandlung kommen, wird es nicht unbedingt etwas ausrichten*: ein Mittel, das *jeden* Fall einer mit Namen versehenen Krankheit heilt, existiert selbstverständlich nicht.

Und doch ist bazilläre Phthise, die früh in Behandlung genommen wird und durch nichts anderes kompliziert ist, mit Bacillinum heilbar, und dies sage ich nach acht Jahren Erfahrung am Krankenbett und im Sprechzimmer. Bisher ist absolut kein anderes Mittel bekannt, das ihm an therapeutischer Wirksamkeit auch nur annähernd gleichkäme.

Wo beispielsweise zusätzlich Vakzinose vorhanden ist, muß zuerst die Vakzinose geheilt werden, sonst bleibt die Tuberkulose, was immer Sie auch anstellen, ungeheilt.

Wenn bei einem Patienten eine primäre Milzerkrankung vorliegt, die in Schwindsucht übergegangen ist, muß der Fall von der Milz her angegangen werden, oder die Behandlung schlägt nicht an. Wenn dem ganzen Krankheitszustand eine Lebererkrankung zugrunde liegt, und die Tuberkulose besteht nur nebenher, muß das Leberleiden als erstes geheilt werden.

Wenn dieser Zustand von einer ererbten syphilitischen *Belastung* herrührt (*Belastung* wohlgemerkt, nicht von der Krankheit selbst), kann zunächst die spezifische Nosode erforderlich sein.

Wenn die Phthise aus einer Krebsbelastung seitens der Vorfahren erwächst, wird Bacillinum nicht immer ausreichend wirken, ehe nicht andere Arzneien [in erster Linie CARCINOSINUM; d. Ü.] den Weg bereitet haben.

Wenn die Konstitution durch Typhus geschädigt wurde, durch Malaria [engl.: malarialism, also etwa »Malariabelastung«], durch Alkoholismus, durch eine Chininvergiftung usw., so muß all dies therapeutisch mit berücksichtigt werden, sonst werden unsere Bemühungen nicht von Erfolg gekrönt sein. Wo immer nämlich Tuberkulose mit anderen Krankheiten oder Krankheitsanlagen gleichzeitig existiert, ist es so, daß Bacillinum *nur den ›tuberkelbazillusbedingten‹ Teil des Falles berührt.*

---

* Im Bemühen um eine konkretere Aussage scheint M. Tyler hier den Text abgeändert zu haben, denn bei Burnett heißt es lediglich — so selbstverständlich wie nichtssagend —: »... und notwendigerweise wird es nichts Gutes bewirken in jenen Schwindsuchtfällen, zu denen es nicht homöopathisch ist.« — Anm. d. Ü.

Wenn Tuberkulose hinzutritt zu überbelegten, viel zu vollen Wohnungen ..., schlechter Ernährung, schlechter Luft, zu chronischer Vergiftung durch Fäulnisgase aus der Kanalisation oder auch zu verletztem Stolz ..., dann wäre es töricht zu erwarten, daß die bloße Gabe einer Arznei, um welche es sich auch handeln mag, allein zur Heilung führen wird, wenn gleichzeitig die auslösende Ursache nach wie vor bestehen und wirksam bleibt. ... Es ist die einfache, umkomplizierte und frühzeitig behandelte Tuberkulose, welche durch das aus der Krankheit gewonnene Simillimum auf Anhieb geheilt werden kann. ...

Meinen praktizierenden Kollegen möchte ich sagen: Werfen Sie die Fesseln des Vorurteils ab und erproben Sie selbst, ob und inwieweit ich mich vielleicht auf den Flügeln der Begeisterung für mein Thema habe fortreißen lassen. Denken Sie aber daran: nur hohe Dilutionen und *keine* Kochschen Injektionen! Und außerdem: Wenn Sie die Gaben zu häufig wiederholen, werden Sie einen *Fehlschlag* erleiden — wie ich früher, ehe ich die Lektion gelernt hatte, daß die aus Krankheitsprodukten gewonnenen Simillima nur selten und auch nur in hohen Potenzen verabreicht werden dürfen. Ja, es gilt sogar in der Regel: Je schlimmer der Fall, desto höher die Potenz.«

Auch diese langen Zitate erscheinen sicherlich gerechtfertigt, können sie doch so viel Interessantes bieten. Dr. Burnett war ein großer und schöpferischer Geist und hatte als Autor einen ganz bezaubernden Stil; und nicht jeder wird die Möglichkeit haben, an seine Schriften heranzukommen, um sich von ihnen bezaubern und belehren zu lassen.

Urtica urens

KLEINE BRENNESSEL

Auf dem Lande ist es nicht leicht, die *Brennesseln* von einem Grundstück wieder loszuwerden. Wir nennen sie *Unkraut;* wir bearbeiten sie mit Stökken, machen sie mit Sensen nieder, graben sie um; und trotz des alten Spruchs

»Schneid sie im Juno
Und sie sind bald wieder do;
Schneid sie im Julei
Und sie kommen um dabei!«

sind wir ständig von ihnen umgeben.

Warum? Vielleicht weil sie für uns von großem Wert sind, weil sie für Notfälle immer zur Hand sein müssen? Probieren Sie es bei Gelegenheit! *Machen Sie einen Aufguß, indem Sie auf die Nesseln kochendes Wasser gießen; tauchen Sie ein sauberes Leinentuch hinein und legen Sie es auf eine Brandwunde — und sehen Sie, was passiert!*

Das Lexikon nennt sie ein »geringgeschätztes, mit Brennhaaren besetztes Kraut«. Und doch, in keinem Haushalt, ob in der Stadt oder auf dem Land, sollte eine Tinktur der Kleinen Brennessel, Urtica urens, fehlen, und sei es nur wegen ihrer wunderbaren Heilkraft bei …

Verbrennungen — mit fast augenblicklicher Linderung der Schmerzen und rasch erfolgender Abheilung. (Dies gilt natürlich nur für eher oberflächliche Verbrennungen — ›Verbrennungen 1. und 2. Grades‹.)

So explodierte z.B. jemandem bei einem chemischen Experiment ein Glasröhrchen mit kochender Schwefelsäure (›Vitriolöl‹), die ihm ins Gesicht und in die Augen spritzte. Sie wurde schnellstens abgewaschen, doch blieben ausgedehnte oberflächliche Verbrennungen und ein Hornhautgeschwür zurück. Entsprechend der Empfehlung des guten alten Ruddock in seiner *Domestic Homœopathy* wurde ein weicher Lappen mit einer Lösung aus Wasser und ein paar Tropfen Urtica befeuchtet und auf das Gesicht gelegt; die Schmerzen verschwanden rasch, und die Wunden heilten, soweit es die Haut betraf, innerhalb weniger Tage ab.

Ich erinnere mich an einen Hotelpagen, der wegen einer schweren Verbrühung des Gesichts eilig ins Krankenhaus gebracht wurde. Aufgrund eines Schockzustandes mußte er sofort stationär aufgenommen werden, und umgehend wurden Urtica-Umschläge gemacht. Am nächsten Morgen konnte man kaum noch erkennen, wo die Haut verbrüht gewesen war, außer an den Lippenrändern etc., die nicht richtig abgedeckt worden waren. Alle anderen Hautpartien zeigten keinerlei Bläschenbildung oder entzündliche Veränderung.

Ein Arzt, der die Märchen, die ihm über die Heilkraft von Urtica erzählt wurden, nicht glauben konnte, erhielt den Rat, »sich doch einmal selbst einen Finger zu verbrennen und es auszuprobieren«. Wie es der Zufall wollte, verbrannte er sich ein paar Stunden später aus Versehen wirklich die Finger, und so konnte er sich schnell von der Wirksamkeit des Mittels überzeugen: der Schmerz verschwand innerhalb weniger Minuten, und bald heilten die Wunden ab.

So könnte ich endlos weitere Beispiele für die lindernde und heilende Kraft der Brennessel bei Verbrennungen aufzählen ...

Mit Schaudern erinnere ich mich an die verbrannten und verbrühten Kinder aus meiner Studentenzeit, an ihr Schreien, Tag für Tag, wenn wir die Verbände wechseln mußten, die an den äußerst schmerzhaften Wunden festklebten. Wenn man aber Urtica verwendet, besteht (bei allem Respekt vor Asepsis!) nicht mehr die Notwendigkeit, durch das Entfernen der Verbände ständig den Heilvorgang zu stören. Vielmehr sei man froh, daß sie festkleben, und wässere sie lediglich von Zeit zu Zeit gut mit einer Urtica-Lösung, um sie zu reinigen und feucht zu halten; dann werden sie von selbst abfallen, wenn die Heilung abgeschlossen ist. Ich habe gesehen, wie ein kleines Geschwür, das eine eitrige Oberfläche hatte, *unter diesem Eiterschorf* rasch ausheilte, als es mit Urtica feucht gehalten wurde.

Ebenso bei *alten* Verbrennungen, die nie richtig verheilt sind ... Ein kleiner Junge kam zu uns mit schrecklichen Narben und Kontrakturen am Oberschenkel, und beträchtliche Hautareale waren noch immer ulzeriert; sie begannen schnell zu verheilen, als mit Urtica getränkte Kompressen aufgelegt wurden. Und eine Cottagebewohnerin fällt mir ein, bei der eine alte Brandwunde oberhalb des Handgelenks einfach nicht heilen wollte: unter dem ›magischen‹ Einfluß einer Brennessel-Kompresse heilte sie prompt ab.

Aber — es gibt immer ein ›Aber‹! — denken Sie daran: Was eine Arznei heilen kann, das kann sie auch hervorrufen; und wenn man Urtica äußerlich zu lange oder zu stark konzentriert anwendet, wird man — als Prüfungssymptom, das die Homöopathizität des Mittels beweist — außerhalb der verbrannten Region von frischen Bläschen überrascht werden, die denen der Verbrennung nicht viel nachstehen. Was ist zu tun? Nun, ein wenig Seife und Wasser, und der Spuk ist schnell vorüber.

Jetzt wird man langsam neugierig! Offensichtlich haben wir es mit einer kräftigen Arzneipflanze zu tun! — wozu mag sie sonst noch von Nutzen sein?

Lange ist sie in häuslichem Gebrauch gewesen bei »Nierengrieß und Harnwegsbeschwerden, indem sie, wie Dioscorides sagt, harntreibend wirkt und Steine aus den Nieren nach draußen befördert«.

Culpeper, der von 1616 bis 1654 lebte, preist die Brennessel als ein Heilmittel bei Atemwegsbeschwerden; ferner, »um die Harnproduktion anzuregen und Steine und Grieß auszutreiben, um alte, faulige oder stinkende Geschwüre u.ä. auszuwaschen« und bei *Gicht* (mehr darüber später); auch »Gelenkschmerzen in jedwedem Körperteil fanden eine vortreffliche Hilfe darin.«

Aber das genügt uns noch nicht. Wir wollen wissen, welche Übel eine Arznei bei einer empfindlichen Person hervorrufen kann, um zu ***wissen****, was es bei Empfindlichen heilen kann — ›Empfindliche‹ hier verstanden als diejenigen, die an ›ähnlichen‹ Symptomen leiden.*

Nesselsucht. Burnett sagt: »Wenn ein ernsthaft Suchender wirklich die Wahrheit der Homöopathie auf die Probe stellen will, so braucht er nur eine nette Brennessel ohne Handschuhe anzufassen, um alsbald zu erfahren, daß Nesseln wirklich zu Nesselausschlag führen; und wenn er dann ein paar Fälle von Urticaria mit Brennesseltee oder Brennesseltinktur behandelt, wird er unschwer erkennen, daß die Nessel diese Krankheit in der Tat auch zu heilen vermag … Wenn das nicht Homöopathie ist, was bitte ist es dann?«

Urtica urens ist noch nicht ausreichend geprüft worden, und noch nie hat man es in den Potenzen geprüft, um die feineren Symptome herauszubringen. Mehrere grobe Prüfungen aber sind überliefert, so u.a. eine höchst dramatische bei »einer Frau, die zwei Tassen eines heißen Aufgusses von zwei Unzen [etwa 60g] dieses Krauts getrunken hatte«.

Die Folge war eine äußerst heftige Urticaria, »mit Brennen, Juckreiz, Taubheit, Schwellung, Ödem und Blasenbildung. Gesicht, Arme, Brust und Schultern waren betroffen — der ganze Oberkörper bis hinunter zum Nabel. Das Jucken war so intensiv, daß die Bläschen aufgekratzt wurden und große Mengen seröser Flüssigkeit austraten. Die Patientin sah monströs aus: die Augenlider waren durch die Schwellung völlig verschlossen, Oberlippe, Nase und Ohren erschreckend angeschwollen.« Das Erstaunlichste aber war, daß »bei dieser Frau, die seit drei Jahren keine Kinder mehr geboren und keines ihrer Kinder gestillt hatte, die Brüste anschwollen und zunächst Flüssigkeit, dann aber richtige Milch absonderten; und diese Milchsekretion hielt acht Tage lang in reichlichem Maße an.«

Andere Prüfer zeigten Quaddelbildung »besonders an den Fingern und Händen« (siehe Allens *Encyclopedia* etc.).

Im folgenden will ich zwei Fälle von Nesselsucht zitieren, die u.a. zeigen, daß die *Potenz* eines Mittels von geringerer Bedeutung ist als *das Mittel selbst.*

Der erste Fall: Nach einer längeren Kur mit Camembert-Käse kam es bei einer Frau zu gelegentlichen urtikariellen Schwellungen an den Handinnenflächen, aber nur, wenn ihr vom Gehen warm geworden war. Sie hatte bald den Camembert in Verdacht und ließ ihn fort — mit Erfolg. Versuchshalber probierte sie bald darauf den Käse noch einmal, mit dem bekannten Ergebnis; und nun mied sie ihn endgültig. (Dies war in den ersten Tagen des Burenkriegs, um 1900 herum.)

Etliche Jahre später (bald nach dem Weltkrieg) wurde ihr eines Nachmittags bei Bekannten auf dem Lande eine Tasse Tee mit Ziegenmilch serviert. Wenige Stunden später, als sie wieder zu Hause war, bekam sie eine fürchterliche Hautreizung, zunächst nur an einer Stelle, dann an einer weiteren und schließlich überall, bis sie sich auf ihr Zimmer zurückziehen und sich die Kleider vom Leib reißen mußte; gequält von Juckreiz von Kopf bis Fuß, mußte sie sich reiben, bis sie blaue Flecken bekam. Früher war sie immer lächelnd über ihre Urticaria hinweggegangen — bis dahin! Glücklicherweise erinnerte sie sich an Urtica; ein paar Tropfen derUrtinktur, in Wasser verrührt und löffelweise eingenommen, brachten ihr sofort Erleichterung, und über Nacht war alles verschwunden; seither, d.h. seit nunmehr zehn Jahren, *sind die Beschwerden nie wieder aufgetreten.*

Ein zweiter Fall: »Sie sah aus, als wäre sie nackt in ein Brennesselbeet gefallen: kein Zentimeter war frei von Quaddeln und Striemen. Sie erhielt Urtica urens 10M, eine Gabe, und am nächsten Morgen war die Haut vollkommen o.B.«

Laktation. Urtica urens ist verwendet worden, um die Milchsekretion zu fördern, und ebenso, um sie zu unterdrücken (beim Abstillen). In einem Fall, der in Clarkes *Dictionary* zitiert wird, hatte eine Frau seit Jahren einen Knoten in der linken Mamma gehabt; sechs Wochen nach einer Geburt klagte sie nun über stechende Schmerzen in diesem Knoten und auch in anderen Bereichen des Körpers, bei vollständigem Ausbleiben der Milch. Nichts half, bis schließlich Urtica verabreicht wurde: »Nach drei Tagen füllten sich die Brüste mit Milch, und die Schmerzen ließen nach; bald mußten sie gestützt werden, weil sie zu schwer wurden.«

Rheumatismus des Deltoidmuskels. Eine weitere erwähnenswerte Besonderheit unter den Prüfungssymptomen von Urtica urens ist ein *ausgepräg-*

ter Muskelrheumatismus im Bereich des rechten Musculus deltoideus; und auch bei dieser quälenden Beschwerde hat sich die Arznei bereits als hilfreich erwiesen.

◊

Dr. Compton Burnett, der eine besondere Gabe besaß, recht ungewöhnliche Arzneien zu entdecken, sie grob zu prüfen und ihnen dann die gebührende Ehre zuteil werden zu lassen, berichtet in seiner ausgezeichneten kleinen Monographie über die Gicht *[Gout and its Cure]* auch eine Menge über Urtica urens. Sehr viel von unserem Wissen über dieses geringgeschätzte, aber höchst nützliche ›Unkraut‹ haben wir letztlich ihm zu verdanken.

Malaria. In einer entzückenden und für ihn so typischen kleinen Geschichte schildert Burnett seine »erste Bekanntschaft mit der Nessel als Heilmittel«.

»Vor zwanzig Jahren behandelte ich eine Dame wegen eines Wechselfiebers des milden, englischen Typs. Eines Tages kam sie beschwingt in mein Sprechzimmer und teilte mir mit, daß sie von ihrem Fieber vollständig geheilt sei; nun wolle sie mich aber wegen einer anderen Sache um Rat bitten. Ich wandte mich sofort meinen Aufzeichnungen über ihren Fall zu und versuchte, die Ursache für diese Heilung näher zu ergründen, um dem von mir verschriebenen Mittel die gebührende Anerkennung für die gelungene Kur zukommen zu lassen — um so mehr, als Malaria ja therapeutisch nicht immer gerade leicht zu beheben ist.

»Oh«, sagte die Dame, »ich habe Ihre Medizin gar nicht genommen. Als ich nämlich nach Hause kam, hatte ich einen so schweren Fieberanfall, daß meine Reinemachefrau mich bat, mir etwas Nesseltee machen zu dürfen, denn das sei ein sicheres Fiebermittel. Ich willigte ein, und sie ging sofort in unseren Garten, wo auf einem Schutthaufen Unmengen von Brennesseln wachsen. Davon holte sie ein paar, machte einen Tee daraus, und den habe ich dann getrunken. Zuerst wurde mir ganz heiß, dann aber verließ mich das Fieber, und seitdem habe ich es nicht wieder gehabt.«

Burnett fügt hinzu: »Ehre dieser Putzfrau, der der Ruhm für den Nesseltee gebührt.«

Und er fährt fort: »Viele Jahre lang war mir diese Sache dann ganz aus dem Sinn geraten, doch eines Tages hatte ich wieder einmal mit einem Malariafall meine Probleme und erinnerte mich daran; ich behandelte ihn mit einer Tinktur aus Brennesseln und heilte ihn quasi auf der Stelle — und meinen nächsten Fall ebenso, und den übernächsten — und seither beinahe jeden Fall, mit praktisch gleichbleibendem Erfolg. Einige dieser mit Nesseltinktur geheilten Kranken waren sehr schwere Fälle, die dienstuntauglich aus Indien oder Burma nach Hause entlassen worden waren. Und erst kürzlich schrieb mir ein Patient in Siam, dem ich eine große Flasche mit Nesseltinktur zugesandt hatte: ›Die Tinktur, die Sie uns geschickt haben, hat das Fieber, das wir hier kriegen, großartig gemildert. Bitte lassen Sie uns eine weitere Flasche zukommen.‹

Ich sagte, *beinahe* jeder Fall hat auf Urtica angesprochen; jeder Fall natürlich nicht.«

Dieser Gebrauch des Mittels ist ebenfalls homöopathisch, denn Burnett sagt: *»Urtica urens hat in meinen Händen immer und immer wieder Fieber hervorgerufen.«* Eine empfindliche Patientin, der er ziemlich große Dosen der Urtinktur gegeben hatte, teilte ihm mit: »Ich kann diese Medizin unmöglich länger einnehmen, überall ruft sie Pulsieren hervor; sie macht mich schrecklich schwindelig, als ob ich jeden Augenblick vornüberfallen müßte, und dann kommen schlimme Kopfschmerzen; und wenn ich sie nachts nehme, werde ich ganz fiebrig.«

Bei einem Indien-Offizier, der an Eiterbeulen* (fraglich malariabedingten Ursprungs) litt und dem Burnett Urtica gegeben hatte, folgte darauf »ein stürmischer Fieberausbruch, so heftig, daß sein Zustand bei seinen Freunden große Besorgnis auslöste«. Danach aber kam es zu einer »raschen und vollständigen Genesung«.

In einem anderen, ähnlichen Fall, bei dem ebenfalls jeweils nach der Einnahme von Urtica sehr hohes und ungewöhnlich lang anhaltendes Fieber auftrat, erholte sich der Patient schließlich vollständig unter NATRIUM MURIATICUM.

Burnett schreibt: »Es ist für mich immer wieder ein Erlebnis, die bemerkenswerten Wirkungen von NATRIUM MURIATICUM und Urtica urens bei Gicht wie auch bei Malaria bzw. chronischer Malaria zu beobachten.«

Gicht. Urtica urens war nicht nur bei *Malaria* und *Malariamilz* eines von Burnetts großen Heilmitteln (er entdeckte in ihm auch ein machtvolles Mittel bei *Milzaffektionen*), sondern er schätzte es auch *»wegen seiner Nierengrieß austreibenden Kraft«* sowie bei *Gicht.*

Er schreibt: »Patienten scheiden unter dem Einfluß kleiner, substantieller Gaben von Urtica oft massenhaft Sand und Grieß aus.« (Eine seiner Patientinnen pflegte in diesem Zusammenhang eine Stelle unterhalb ihrer Milz als ihre ›Kiesgrube‹ zu bezeichnen.) »Als ich dieses Phänomen auch bei Patienten beobachtete, die es nach Einnahme von Urtica zum ersten Mal in ihrem Leben zeigten, kam ich zu dem Schluß, daß Urtica die Fähig-

* Wörtlich: *»Scinde boils«*. Der Patient hatte Jahre zuvor Malaria gehabt. — d. Ü.

keit besitzen muß, Urate aus dem Stoffwechsel zu eliminieren. Und langsam wurde mir klar, daß Urtica genau die Arznei sein könnte, nach der ich so lange gesucht hatte, nämlich ein rasch wirkendes, leicht zu gewinnendes homöopathisches Mittel bei *Gichtanfällen* — zumindest bei manchen von ihnen, denn aus Erfahrung erwarten wir natürlich niemals gleichförmige Resultate, wie wir ja auch von den Bäumen des Waldes nicht erwarten, daß sie alle gleich hoch sind.«

Und weiter: »Ich glaube nicht an Gichtheilungen, solange sie nicht die Konzentration des Urins erhöhen. ... *Bei akuter Gicht kürzt das Mittel den Anfall auf ungefährliche Weise ab, indem es nämlich den Organismus von dem Krankheitsprodukt befreit — von dem das Leiden eigentlich verursachenden Stoff.*«

Gewöhnlich ließ Burnett fünf Tropfen der Urtinktur, aufgelöst in einem Glas mit recht warmem Wasser, etwa alle zwei bis drei Stunden einnehmen; und meistens hörte er schon nach wenigen Stunden: »Oh, der Schmerz ist weg, und ich habe Unmengen von Sand ausgeschieden.«

Akute Gicht war zu Burnetts Zeiten weiter verbreitet als heutzutage; ich erinnere mich jedoch an den Fall einer Dame, deren Fuß rot, geschwollen und extrem schmerzhaft war und die regelmäßig solche Gichtattacken bekam. Urtica urens ø heilte sie prompt.

Wegen seiner Erfolge bei der Heilung akuter Gichtanfälle wurde Burnett in den Clubs des Londoner Westend bald als ›*Dr. Urtica*‹ bekannt.

Weitere Indikationen für Urtica urens stellen unterdrückte Harnausscheidung [Anurie] und Urämie dar. Ich denke da an einen kleinen, mit einer tuberkulösen Meningitis im Sterben liegenden Jungen, bei dem die Nieren nicht mehr richtig arbeiteten, so daß der Körper einen penetranten Uringeruch verbreitete. Ein paar Tropfen starke Brennesseltinktur brachten die Harnsekretion wieder in Gang, der Geruch verschwand, und die Lebensdauer des Jungen konnte (pro tempore) verlängert werden. Die gleiche Wiederherstellung der Nierenfunktion habe ich vor einigen Jahren bei einem urämischen Patienten in unserem Hospital beobachten können.

In Burnetts Büchlein finden sich unzählige interessante Fallbeispiele, die er in seiner unnachahmlichen Art schildert; ich will an dieser Stelle nur die Ergebnisse seiner Erfahrungen weitergeben.

Wie gesagt, setzte er Urtica »in kleinen, substantiellen Dosen« ein und wiederholte diese (da es sich um akute Krankheiten handelte) einige Tage lang ziemlich häufig.

Bei dieser Verfahrensweise kam es, wie wir gesehen haben, im Laufe der Zeit bei einigen seiner Patienten zu recht starken Arzneiprüfungen, die die Homöopathizität des Mittels anzeigten: es konnte auch *hervorrufen*, was es zu *heilen* vermochte.

Genauso hatte ja auch Hahnemann ursprünglich angefangen, als er seine ›Similia‹ verabreichte; daher mußte er sie, besonders wenn es sich um giftige Arzneien handelte, verdünnen, um schwere Verschlimmerungen zu vermeiden. Schließlich entdeckte er, als er die — scheinbare! — Abschwächung immer weiter trieb, daß aus den Dilutionen [wenn sie verschüttelt wurden; d. Ü.] schließlich Potenzen wurden.

Armer alter Culpeper! Wie überrascht wäre er gewesen zu erfahren, daß er mehr als hundert Jahre vor der Zeit der Homöopathie bereits für diese eingetreten ist! — wie Molières *Bourgeois Gentilhomme* von der wundervollen Neuigkeit entzückt war, daß er »sein ganzes Leben lang Prosa gesprochen hatte«, ohne es zu wissen. Doch Culpeper berichtet nur, was welche Arznei nach seinem Wissen geheilt hat; wir hingegen wissen mittlerweile, daß *eine Arznei das, was sie heilt, auch hervorzurufen vermag.*

◊

Übrigens, wenn Sie wieder einmal von einer Mücke gestochen werden, schlagen Sie sie nicht auf der Haut tot, denn dadurch drücken Sie nur ein Maximum an Gift heraus. Wischen Sie sie nur leicht beiseite! Ebensowenig sollten Sie, wenn Sie mal das Pech hatten, arg von Brennesseln malträtiert worden zu sein, das Gift in die Haut hineinreiben. Fahren Sie stattdessen mit einem scharfen Messer — wie beim Rasieren — leicht über die schmerzenden Stellen hinweg; auf diese Weise entfernen Sie die kleinen Quälgeister, die Brennhärchen, am besten von der Haut.

Nach alledem werden wir, denke ich, beherzt *zu den Nesseln greifen**; und dabei werden wir uns vielleicht daran erinnern, daß wir nur aus den Leiden auf die möglichen *Heilungen* schließen können.

◊

ARNICA-Urtinktur, auf einen *Wespenstich* aufgetragen, verhindert den Schmerz und die Schwellung, und nach wenigen Stunden ist der Stich vergessen.

Von Urtica heißt es, daß es das gleiche bei *Bienenstichen* bewirke.

* Im Englischen ist dieser Satz ein schönes Wortspiel mit der Redewendung *»to grasp the nettle«*, die auf verschiedene Weise verstanden und im Deutschen so nicht wiedergegeben werden kann. (1) Im eigentlichen Sprachgebrauch ist diese Redewendung im Sinne unseres »den Stier bei den Hörnern packen«, d.h. eine Sache (hier: die Verwendung von Urtica) *beherzt angehen.* (2) »To grasp« kann auch mit *verstehen* übersetzt werden; dann wäre der Sinn etwa: *Nach all dem Gesagten werden wir die Brennessel besser verstehen gelernt haben.* (3) Der zweite Teil des Satzes, in dem vom Leiden die Rede ist, läßt wiederum den Schluß zu, daß »to grasp the nettle« auch wörtlich verstanden werden soll: Wir sollen wirklich *in die Nesseln greifen* — oder auch sie *ergreifen*, um daraus einen Tee zu bereiten und so unsere ersten Erfahrungen mit ihren Heilkräften zu sammeln. — Anm. d. Ü.

Und CANTHARIS 200, innerlich gegeben, führt zur raschen Abheilung jener enormen und entzündeten Schwellungen, wie sie nach *Mückenstichen* auftreten können.

Veratrum album

WEISSE NIESWURZ

Jeder kennt Veratrum album als großes Heilmittel bei Kollapszuständen: Kollaps mit eisiger Kälte, viel kaltem Schweiß, besonders auf der Stirn, mit profusen Diarrhoen und mit großem Durst. Bei weitem nicht jeder aber kennt Veratrum auch als beachtliches Mittel bei *Schmerzen* — oder in seinen *psychischen* Aspekten, wie Hahnemann sie kannte und für uns niedergelegt hat und wie es seine treuesten Nachfolger selbst erfahren und gelehrt haben.

Es ist eine weitverbreitete Unsitte, Meinungen für Tatsachen auszugeben. Hahnemann hat uns Tatsachen an die Hand gegeben, und diese Tatsachen waren das Ergebnis sorgfältig durchgeführter Experimente und entsprangen der Erfahrung eines der scharfsinnigsten Beobachter, die je etwas zu Papier gebracht haben. Seither jedoch haben einige Lehrer der Homöopathie, die sich für besonders schlau hielten, dieses Wissen und damit auch seinen Wert verstümmelt, indem sie Fakten durch Meinungen ersetzten. Vielleicht der schlimmste von ihnen war Hughes, dessen *Pharmacodynamics* von seinen Zeitgenossen den Spitznamen »homöopathische Milch für allopathische Babys« erhielt und der, stets darauf bedacht, Hahnemann einen Schritt voraus zu sein, uns durch Auslassungen und ungenaues Zitieren vieler Erfahrungen Hahnemanns beraubte oder sie durch seine Kommentare herabzusetzen suchte. So zog er z.B. Hahnemanns Beobachtung in Zweifel, daß eine einzige Gabe DROSERA C30 »zur homöopathischen, völligen Heilung des epidemischen Keichhustens« hinreiche (nach Anleitung der Symptome, die er aufzählt); »die Heilung erfolgt sicher binnen 7 oder 9 Tagen, bei unarzneilicher Diät« (siehe *Homœopathy*, Band 3, S.24). Dies war nicht die Homöopathie von Hughes, der wiederholte Gaben von Tiefpotenzen bevorzugte, damit allerdings, nach seinen eigenen Angaben zu schließen, nur sehr mäßige Resultate erzielte. In späteren Auflagen seines Werks war er dann jedoch gezwungen, eine Fußnote des Inhalts abzudrucken, daß jene Beobachtung Hahnemanns von anderen Ärzten bestätigt worden war. Ich selbst darf hinzufügen, daß in letzter Zeit viele Kollegen hocherfreut Erfolge vermelden konnten, die sie der Befolgung von Hahnemanns Anweisungen zur Keuchhustenbehandlung verdankten.

Spätere Autoren wiederum haben uns eine gute Dienste leistende ›Gebrauchsanweisung‹ vorenthalten, indem sie Hahnemanns gesperrt gedruckte DROSERA-Symptome in bezug auf Knochen und Gelenke ignorierten, so als ob der wahre, ja einzige Wirkungsbereich des Mittels auf Keuchhusten und Laryngitis beschränkt sei. Bestimmte Fälle von Arthritis und selbst rheumatoider Arthritis, wo DROSERA hätte helfen können, sind auf diese Weise ungeheilt geblieben.

Was nun Veratrum album angeht, so zeigt sich Hughes sichtlich erfreut, in der angemaßten Rolle des Kritikers sagen zu dürfen, daß die ausgeprägten Wahnsinnssymptome, die Hahnemann zu Beginn seiner Auflistung der Gemütssymptome* wiedergibt, »an geisteskranken Patienten, die das Mittel eingenommen hatten, beobachtet wurden und daher mehr als wertlos sind«. Stellen Sie sich vor: mehr als wertlos! — nach Dr. Hughes *Meinung*. Und in Allens *Encyclopedia*, bei der Dr. Richard Hughes einer der ›Mitarbeiter‹** war, findet sich [zu den von Greding stammenden Symptomen; d. Ü.] eine Fußnote folgenden Inhalts: »Alle Geistes- und Gemütssymptome ... und alle spasmodischen Phänomene ... wurden in Klammern gesetzt, *da die verabreichten Dosen zu klein waren, um sie bewirken zu können.* — Hughes.«***

Auch hier wieder: Meinung gegen Tatsachen! Ich frage mich, was Hughes wohl alles von Hahnemann weggelassen oder verfälscht wiedergegeben hat! Diese Dinge findet man ja nur nach und nach heraus. Herings *Guiding Symptoms* zeigen keine Spur solcher Dummheiten, und auch Kent, ein weitaus größerer Lehrer und Praktiker der Homöopathie als Hughes — wie man sich zumindest denken kann —, erkennt die große Bedeutung, die Veratrum album bei Geisteskrankheiten zukommt, wie wir noch sehen werden.

Hören wir inzwischen Hahnemann zu diesem Thema: »So ist es auch ganz unwahr, daß die Gemüths- und Geistes-Kranken überhaupt ungeheuere Arzneigaben brauchten und vertrügen, wie sich noch jetzt unsre Aerzte einbilden. ... In solchen Krankheiten«, so sagt er, »leidet ... die allgemeine Gesundheit ... am wenigsten, und die Personen sind von dieser Seite oft sehr robust; größtentheils hat sich das Uebel auf die feinen, un-

---

* Gredings Beobachtungen an manisch-depressiven und epileptischen Patienten; *Reine Arzneimittellehre,* Band 3, S. 367–368. — d. Ü.

** M. Tyler setzt hier ›Mitarbeiter‹ in Anführungszeichen, offensichtlich um den Beitrag von Hughes zu schmälern. Dies ist m. E. nicht ganz gerechtfertigt, denn Hughes hatte die verdienstvolle Aufgabe übernommen, die Richtigkeit und den Zusammenhang der von Hahnemann zitierten Symptome anderer Autoren anhand der Quellen zu überprüfen, was, wie er in der lesenswerten Einleitung zu Allens *Encyclopedia* schreibt, sehr erhellend gewesen sei. — Anm. d. Ü.

*** Auch Mezger (*Gesichtete Homöopathische Arzneimittellehre*, Haug Verlag) zitiert diese Fußnote, ist jedoch mit Hughes der Ansicht, daß »die von Greding angeführten Symptome nicht als reine Arzneiwirkung zu werten und sie auszuscheiden« seien. Allerdings: »Dies beeinträchtigt nicht die klinische Hochschätzung von Veratrum bei Psychopathien.« — Anm. d. Ü.

sichtbaren, durch keine Anatomie zu entdeckenden Geistes- und Gemüths-Organe (die der bloß geistigen Seele zum *Medium* dienen, den gröbern Körper zu regieren) geworfen.« Und seine Erfahrung ist, »daß solche Geistes- und Gemüths-Kranke durch eben so kleine Gaben, als in andern, unpsychischen Uebeln gnügen, durch ganz kleine Gaben, aber nur des passend und völlig homöopathisch gewählten Arzneimittels, gar bald zur Gesundheit ihrer Geistes- und Gemüths-Organe, das ist, zur völligen Genesung und zur völligen Vernunft gelangen.« An dieser Stelle darf ich vielleicht anfügen, daß bei den Arzneiprüfungen, die ja sowohl die körperlich als auch die geistig-seelisch krankmachenden Kräfte ermitteln sollen, damit diese zur Neutralisierung von ähnlichen Krankheiten eingesetzt werden können, die psychischen Symptome am besten durch die höheren Potenzen herausgeholt werden.

Hahnemann wußte, wovon er sprach, wenn er sich über den Wahnsinn äußerte. Er beschreibt [*Kleine Medizinische Schriften*, Band 2, S. 239], wie er (»nach mehrjähriger, geflissentlicher Beschäftigung mit Krankheiten der langwierigsten und verzweifeltsten Gattung überhaupt, und mit allen venerischen Beschwerden, Kachexien, Hypochondrie und Wahnsinn insbesondere«) mit Hilfe des regierenden Herzogs ein eigenes »Genesungsinstitut« für Patienten mit solchen Geistesstörungen in Georgenthal bei Gotha einrichten konnte. Hier behandelte und heilte er den »Geheimen Kanzleisekretair Klockenbring aus Hanover ...; ein Mann, der in seinen gesunden Tagen durch praktischen Geschäftssinn und Tiefblick, so wie durch alte und neuere Kenntnisse und eine Menge sehr voneinander abweichender Wissenschaften, die Bewunderung eines großen Theils von Deutschland auf sich gezogen. — Fast übermenschliche Arbeiten im Polizeifache, in welchem er groß war, anhaltendes Sitzen, eben so anhaltendes Nachdenken und eine allzu nahrhafte Kost hatten schon fünf Jahre vor dem lauten Ausbruche der Verstandesverwirrung seinem Körper eine Mißstimmung beigebracht, welche allmählig in oft beleidigende Wunderlichkeit und unerträgliche Launen ausartete; wie viel der feurige Wein hierzu beigetragen, laß' ich unbestimmt.« ... Wie auch immer: eine ekelhafte Schmähschrift brachte schließlich das Faß zum Überlaufen und vollendete seinen geistigen Zusammenbruch.

Bis ins Detail beschreibt Hahnemann dessen wilden Wahnsinnszustand: Mal zitierte er verschiedene Klassiker in verschiedenen Sprachen, dann wieder brach er »in ein dumpfes Geheul mit Weinen und Schluchzen aus, oft zu den Füßen des erstaunten Wärters«; bald »zergliederte und zerstükkelte er seinen Anzug und sein Lager«, bald lief er nackt umher und brüllte; »alle Augenblicke hatte er ein dringendes Verlangen, begehrte entweder zu essen oder zu trinken ... oder sonst etwas, ungeachtet er anfangs alles Essen verabscheute und zurücksetzte, verschüttete, verunreinigte ...«

In den ersten Wochen beobachtete Hahnemann ihn nur; dabei behandelte er ihn mit größter Freundlichkeit und Rücksicht und sorgte dafür, daß auch die anderen so mit ihm umgingen, wodurch er schließlich sein Vertrauen gewann. Dann wurde mit Hilfe homöopathischer Arzneien — ganz ohne Zweifel war auch Veratrum* darunter — der Verstand des berühmten Mannes nach und nach wiederhergestellt; so vollständig geschah dies, daß ihm »nach seiner Rückkehr ..., statt seiner vorigen, allzu ermüdenden Stelle, die Lotteriedirektion [gegeben wurde], die er bis an seinen Tod ... fortführte«.

Und so kann Hahnemann aus seiner großen Erfahrung heraus folgendes über Veratrum album berichten:

»Welche Kraft diese Arznei zur Beförderung der Heilung fast eines Drittels von den Wahnsinnigen in den Irrenhäusern (wenigstens als homöopathisches Zwischenmittel) besitze, ahneten die Aerzte nicht, da ihnen unbekannt blieb, welcher besondern Art von Wahnsinn diese Wurzel entgegenzusetzen, und in welcher Gabe sie wirksam und doch ohne Nachtheil anzuwenden sei.«

Bei der Behandlung geisteskranker Patienten entfernte sich Hahnemann weit von den seinerzeit üblichen Praktiken, die in höchstem Maße brutal waren. Seine vollkommen neuen Methoden beschreibt er folgendermaßen**:

»Da ich keinen Wahnsinnigen je mit Schlägen oder andern schmerzhaften körperlichen Züchtigungen bestrafen lasse, weil es für Unvorsetzlichkeit keine Strafe giebt, und weil diese Kranken bloß Mitleid verdienen und durch solch rauhe Behandlung immer verschlimmert, wohl nie gebessert werden: so zeigte er [Klockenbring] mir oft mit Thränen die Reste der Schwielen von Stricken, deren sich seine vorigen Wächter bedient hatten, ihn in Schranken zu halten. Wohl muß der Arzt solcher Unglücklichen ein Betragen in seiner Gewalt haben, was Achtung einflößt, was aber auch Zutrauen erweckt; er fühlt sich nie von ihnen beleidigt, weil ein Vernunftloser nicht beleidigen kann. Der Ausbruch ihres ungegründeten Zorns erregt

---

* Eine ausführliche Analyse und Repertorisierung des Falles Klockenbring findet sich im Anhang von Seilers *Die Entwicklung von Samuel Hahnemanns ärztlicher Praxis* (Haug Verlag). Danach ist mit an Sicherheit grenzender Wahrscheinlichkeit STRAMONIUM das Mittel gewesen, das zur Heilung Klockenbrings geführt hat; daß er daneben auch noch Veratrum bekommen hat, ist nicht auszuschließen. — Anm. d. Ü.

** In seinem Artikel *Striche zur Schilderung Klockenbrings während seines Trübsinns* (*Kleine Medizinische Schriften*, 2. Band, S. 245–246). — d. Ü.

bloß seine Theilnahme an ihrem jammervollen Zustande und feuert seine Menschenliebe zur Hülfe an.«

Auch im *Organon* [§228, 6. Auflage] beschäftigt er sich mit dem angemessenen Verhalten psychisch gestörten Patienten gegenüber.

»Dem wüthenden Wahnsinn muß man stille Unerschrockenheit und kaltblütigen, festen Willen, — dem peinlich klagenden Jammer, stummes Bedauern in Mienen und Gebehrden, — dem unsinnigen Geschwätze, nicht ganz unaufmerksames Stillschweigen, — einem ekelhaften und gräuelvollen Benehmen und ähnlichem Gerede, völlige Unaufmerksamkeit entgegensetzen. Den Verwüstungen und Beschädigungen der Außendinge beuge man bloß vor, verhüte sie, *ohne dem Kranken Vorwürfe darüber zu machen,* und richte alles so ein, daß durchaus alle körperlichen Züchtigungen und Peinigungen wegfallen. Dieß geht um desto leichter an, da beim Arznei-Einnehmen ... in der homöopathischen Heilart die kleinen Gaben hülfreicher Arznei dem Geschmacke nie auffallen, also dem Kranken ganz unbewußt in seinem Getränke gegeben werden können, so daß aller Zwang unnöthig wird.« ... Er fügt [in §229] hinzu: *»Am meisten werden sie jedoch durch Hohn, Betrug und ihnen merkliche Täuschungen erbittert und in ihrer Krankheit verschlimmert. Immer müssen Arzt und Aufseher den Schein annehmen, als ob man ihnen Vernunft zutraue.«*

*Hauptsymptome**

Geist und Gemüt. Bei anhaltender Wuth, große Hitze des Körpers.[1†]

Ueber das eingebildete Unglück ist sie untröstlich, läuft heulend und schreiend in der Stube herum, mit dem Blick auf die Erde gerichtet, oder sitzt sinnend in einem Winkel, jammernd und untröstlich weinend ...[1]

Stillschweigen.[1]

Aergerlichkeit bei Veranlassungen.[1**]

---

* Die im folgenden verwendeten Kennzeichnungen der Symptome bedeuten:
[1] Hahnemann, *Reine Arzneimittellehre;* die Symptome Gredings sind mit einem zusätzlichen † versehen.
[2] Schelling, in *A.H.Z.*, 83, 19;
[3] Waltl, in *A.H.Z.*, 47, 48;
[4] Lembke, in *Neue Zeitschrift für homöopathische Klinik,* 7, 73;
[5] Roth, in dessen ›gereinigter‹ Symptomensammlung, *Homöopathische Vierteljahrschrift,* 12, 317;
[6] Wagner, zitiert nach Roth, a.a.O. — d.Ü.

** Was mit diesem bei Hahnemann gesperrt gedruckten Symptom, das ja relativ ›normal‹ erscheint, eigentlich gemeint ist, erhellt aus den Beobachtungen zweier weiterer Prüfer: »Bei der geringsten Veranlassung ärgerlich ...« und »Er wird sehr ärgerlich, jede Kleinigkeit bringt ihn auf.« — Anm.d.Ü.

Wahnsinn: mit Verlangen, alles zu zerschneiden und zu zerreißen, besonders die Kleider; mit Lüsternheit und unzüchtigem Gerede; religiös oder amourös.
Größenwahn.
Schmerzanfälle mit Delirium*, treiben zum Wahnsinn.
Kalter Schweiß auf der Stirn, mit qualvoller Angst und Furcht vor dem Tod.
Verzweiflung um ihr Seelenheil, bei unterdrückter Menstruation.
Seine Besinnung ist nur wie im Traum.[I]

Kopf. Plattdrückender Kopfschmerz im Scheitel, der bei Bewegung klopfend ward.[I]
Empfindung eines Eisklumpens auf dem Scheitel.
Kalter Stirnschweiß.[I]

Gesicht eingefallen, mit ängstlichem Ausdruck.
Gesichtsblässe.[I]
Er wird blaß im Gesichte beim Stuhlgange.[I]

Mund, Hals. Er kann nicht reden.[I]
Speichel läuft ununterbrochen aus dem Munde, wie Würmerbeseigen [vgl. zu diesem Begriff die Fußnote auf S. 1044].[I]
Unschmackhafter [= ohne allen Geschmack, fade] Speichel, Geschmacklosigkeit im Munde.[I]
Geschmack und Kühle im Munde und Halse, wie von Pfeffermünzkügelchen.[I]
Beißender Pfeffermünzgeschmack im Halse, mit Gefühl, wie von aufsteigender Hitze aus dem Schlunde in den Mund …[I]

Magen. Appetit auf Obst.[I]
Viel Durst auf kaltes Getränk.[I]
Verlangen nach Eis.
Beim Schweiße, ungeheurer Durst.[I]
Bei Hunger, großer Durst.[I]

---

* »Attacks of pain with delirium, driving to madness.« Dieses Symptom aus den *Guiding Symptoms* hat in Kents Repertorium Eingang gefunden als »Delirium mit Schmerzen«. Dasselbe Symptom findet sich im Repertorium von Knerr aber unter »Delirium *from* pains (driving to madness)«, also »… *durch* Schmerzen«, und als solches ist es als Ergänzung ins *Synthetische Repertorium* aufgenommen worden. Die Richtigkeit letzterer Version wird untermauert durch Hahnemanns Bemerkung über die »Paroxysmen von Schmerzen …, die den Kranken jedesmal auf kurze Zeit zu einer Art Delirium und Wahnsinn brachten«. — Anm. d. Ü.

Starkes Hungergefühl.[2]

Große Uebelkeit vor dem Erbrechen.[1]

Heftiges Erbrechen von schleimiger, saurer Flüssigkeit, die Teile des Gegessenen enthält.

Gewaltsamstes, ungeheures Erbrechen.[1]

10maliges Erbrechen mit noch mehr Stühlen, das Gesicht war eingefallen, blaß, mit kaltem Schweiße bedeckt, wirklich hippokratisch.[3]

Erbrechen grünen Schleims.[1]

Magenkatarrh, mit großer Schwäche und plötzlichem Kälte- und Flauheitsgefühl im Magen.

Abdomen. Leibschneiden, zuweilen mit einem Gefühl verbunden, als sei alles Gedärm wie ein Knäuel im Leibe zusammengewunden.[6]

Kältegefühl im Abdomen.

Kolik: mit Brennen; ... mit kaltem Schweiß.

Schneidende Bauchschmerzen.[1]

Blähungskolik, welche bald hie, bald da die Gedärme und den ganzen Unterleib angreift; je später die Winde abgehen, desto schwieriger gehen sie fort.[1]

Rektum und Stuhl. Durchfall, mit starkem Schweiße.[1]

Oeftere und heftige Durchfallstühle.[1]

Sehr häufiger und schmerzhafter Bauchfluß [=Durchfall].[1]

Uebermäßige Ausleerungen.[1]

Cholera*: < nachts; kalter Schweiß auf der Stirn; Erbrechen und Abführen zur gleichen Zeit; nach Essen von Obst; mit profusen, bräunlichen Entleerungen, Durst und schmerzhaften Krämpfen in Waden, Füßen und Fingern; Prostration; kalter Schweiß; große Schwäche nach Stuhlgang.

Cholera asiatica: ... heftige Entleerungen nach oben und unten; eisige Kälte des Körpers; Wadenkrämpfe; Erbrechen, mit beständigem Verlangen nach kalten Getränken; Gesicht blaß oder bläulich; blaue Ränder um die Augen; tödliche Angst in den Gesichtszügen; kalte Zunge und kalter Atem; heisere, schwache Stimme; große, beklemmende Angst in der Brust, mit Verlangen, aus dem Bett zu fliehen; heftige Koliken, besonders um den Nabel, als würde der Bauch aufgerissen; Abdomen berührungsempfindlich, dabei Ziehen und schmerzhafte Krämpfe in den Fingern; runzlige Haut an den Handflächen; Harnverhaltung.

---

* Im Sinne einer mit Durchfällen und Erbrechen einhergehenden Magen-Darm-Erkrankung, welche nicht durch Vibrionen (die Erreger der Cholera asiatica) hervorgerufen wurde. — d.Ü.

Hartleibigkeit, Leibverstopfung wegen Härte und Dicke des Kothes.[1]

Atemwege, Herz. Krampfhafte Zusammenschnürung der Kehle, bei verengerter Pupille.[1]
Anfälle von Zuschnürung der Kehle, Erstickungsanfälle ...[1]
Tiefer, hohler Husten von drei, vier Stößen jedesmal ...[1]
Sie schwebten in der Gefahr des Erstickens, so beengt war ihr Athem.[1]
Kalter Atem (bei Cholera).
Höchste Angst, die den Athem benimmt.[1]
Herzklopfen mit Aengstlichkeit und schnellerem, hörbarem Athem.[1]

Rücken, Extremitäten. Bei Bewegung fühlbarer, rheumatischer Schmerz zwischen den Schulterblättern und vom Genick bis zum Kreuze...[1]
Hände eiskalt, blau.
Die Nägel werden vor Kälte bläulich.[4]
Sehr beschwerliches Gehen, wie eine Lähmung, erst des rechten, dann auch des linken Hüftgelenkes.[1]
Schmerz beim Auftreten gleich unter dem Knie im Knochen, als wäre er zerbrochen gewesen und noch nicht recht haltbar.[1]
Schwerheitsschmerz der Unterschenkel, wie von Müdigkeit.[1]

Höchste ***Schwäche.***[1]
Hinfälligkeit und Schwäche des ganzen Körpers ...[1]
Ohnmacht.[1] — Gähnen.[1]
Lähmungsartiges Sinken der Kräfte.[1]
Ganzer Körper samt Gesicht blaß.

Frost und Fieber. Fieberfrost und Kälte mit Durst ...[1]
Bei öftern Stuhlgängen, Frost und Schauder.[1]
Ueberlaufen von Kälte durch den ganzen Körper ...[1]
Innere Frostempfindung durchlief ihn vom Kopfe bis in die Fußzehen beider Füße zugleich, mit Durste.[1]
Allgemeine Kälte der Haut.[5]
Sehr häufiges Ueberlaufen von Kühle durch den Kopf, besonders wie über den Scheitel sich ergiessend.[4]
Empfindung eines Eisklumpens auf dem Scheitel.
Kaltes, entstelltes Todtengesicht.[1]
Kälte durch den Rücken.[4]
Extremitäten kalt.
Sehr bemerkliche äussere Kälte der Hände.[4]

Typhöse Fieberformen ..., wenn die Lebenskräfte plötzlich sinken; kalter Schweiß; Koma; Erbrechen und wäßriger Durchfall; bläuliches Gesicht; spitze Nase; runzlige Haut.

Kalter ***Schweiß***.[I] — Kalter Stirnschweiß.[I] — Bei Ausleerungen, kalter, häufiger Schweiß an der Stirne.[I] — Kalter Schweiß am ganzen Körper.[I]

(Hahnemann hebt auch »Hitze und Röthe im Gesichte« hervor.)

Sonderbare Empfindungen oder Einbildungen

Sie giebt vor, Geburtswehen zu haben.[I†]
Sie rühmt sich, schwanger zu seyn. [I†]
Angst, wie von bösem Gewissen, als wenn er etwas Böses begangen hätte.[I]
Als wäre die Zunge zu schwer.
Als stiege etwas Lebendiges vom Magen in den Hals hinauf.
Schmerz im Unterleibe, als wenn es mit Messern darin schnitte[I]; wie von heißen Kohlen im Abdomen; Zwicken wie von Kneifzangen im Bauch.
Als ob kaltes Wasser in den Adern flösse.
Schmerz in der Mitte des linken Vorderarms, als würde der Knochen gedrückt.[I]
Schmerzen in Gliedern oder Rücken wie zerschlagen oder zerbrochen.
Schmerzen in den Füßen, besonders den Knieen, ... als wenn große Steine daran gebunden wären ...[I]
So nervös und kribbelig, als müßte sie jeden Augenblick vom Boden abheben.

◊

Veratrum hat also Manie, Wahnsinn, Delirium, alles sehr heftig und gewaltsam. Kent faßt diese Zustände viel anschaulicher zusammen, als ich es könnte; daher nun einige Zitate:

»Die psychischen Symptome sind durch Heftigkeit und Zerstörungswut charakterisiert; der Kranke will etwas zerstören, zerreißen; er reißt sich die Kleider vom Leibe; will immer etwas zu tun haben, seiner täglichen Arbeit weiter nachgehen. Ein Böttcher, der am Veratrum-Wahnsinn litt, pflegte dauernd Stühle übereinanderzutürmen; nach seinem Tun befragt, antwortete er, er sei gerade dabei, Faßdauben aufeinanderzustapeln. Wenn er nicht damit beschäftigt war, zerriß er entweder seine Kleidung, oder er betete« (STRAMONIUM) »stundenlang auf den Knien, so laut, daß man ihn noch einige Blocks weiter hören konnte.

Exaltierte Zustände religiösen Wahnsinns; glaubt, er sei der auferstandene Christus; brüllt und schreit, bis sein Gesicht blau angelaufen ist; Kopf eiskalt, kalte Schweiße; breitet die Arme aus und mahnt zur Reue.

Predigt, brüllt, singt obszöne Lieder, entblößt sich« (HYOSCYAMUS). »Furcht und Folgen von Furcht; Furcht vor dem Tod; Furcht, verdammt zu sein; bildet sich ein, die Welt stünde in Flammen.

›Manie, mit Verlangen, alles zu zerschneiden und zu zerreißen, besonders die Kleider ... Wochenbettpsychose und Konvulsionen, mit heftiger Gehirnkongestion; bläuliches und aufgedunsenes Gesicht; hervortretende Augen; wildes Schreien, mit Neigung, zu beißen und Sachen zu zerreißen ...‹ Abwechselndes Grübeln und Schreien oder Kreischen. Einige wenige Arzneien dieser Art würden genügen, unsere Irrenanstalten zu leeren — vor allem von den Fällen, bei denen der Wahnsinn noch nicht lange besteht. Wahnsinn ist heilbar, jedenfalls solange es noch nicht zu unheilbaren Krankheitsfolgen gekommen ist.

Weiter schreibt Kent: »Veratrum ist ein Mittel, das viele Frauen vor der Irrenanstalt bewahren könnte, besonders jene mit Uterusbeschwerden. ... Während der Regel werden sie kalt wie eine Leiche, bekommen blaue Lippen und livid-kalte Extremitäten; furchtbare Schmerzen; Manie, jeden zu küssen« (CROCUS); »Hysterie, mit Kälte zur Zeit der Menstruation, reichlichem Schweiß, Erbrechen, Diarrhoe etc.«

Kent führt den Fall eines Farmers an, der ihn eines Sommers aufsuchte. Er hatte beim Wassertrinken das seltsame Gefühl, das Wasser liefe außen am Hals und nicht die Speiseröhre hinunter; dies war so ausgeprägt, daß er seine Freunde bat, nachzusehen, ob es nicht doch außen hinunterflösse. Veratrum 2M heilte ihn. »Kein Mittel hat je eine solche Empfindung hervorgerufen, aber durch Analogieschluß bin ich auf Veratrum gekommen«, schreibt Kent. Bekanntermaßen hat ja Veratrum das Gefühl, als wenn kaltes Wasser in den Adern fließen würde.*

Bezüglich des Symptoms »Kopf fühlt sich an wie in Eis gepackt; als ob Eis auf dem Scheitel läge« erinnere ich mich an eine Krankenhauspatientin, eine kräftige, ältere Frau, voll gesunden Menschenverstands und von ungewöhnlich fröhlicher Natur, die entsetzliche Kopfschmerzen bekam und halb wahnsinnig vor Schmerz eingeliefert wurde. Ihr Gesicht war vor Qualen verzerrt. Ein Mittel nach dem anderen versagte, bis sich eines Tages herausstellte, daß sie das Gefühl hatte, einen Eisblock auf dem Scheitel zu haben; dies ließ mich sofort an Veratrum denken, ebenso das Symptom

* Hahnemann berichtet von einem noch ähnlicheren Symptom: »Empfindung an der Schläfe herab, als ob ihm ein Tropfen Wasser dran herabliefe ...« — Anm. d. Ü.

»Schmerzanfälle mit Delirium, treiben zum Wahnsinn« — denn so schlimm war es ja beinahe! Nach Veratrum wandelte sich das Bild rasch, und ihr altes Selbst kam wieder zum Vorschein. So wird mir Veratrum immer gegenwärtig sein, wenn Kopfschmerzen so schlimm und unerträglich sind, daß sie das Gesicht entstellen und fast zum Wahnsinn führen — und wenn dabei dieses *eisige Gefühl auf dem Scheitel* vorhanden ist.

Zum Thema *Schmerz* sagt Hahnemann: »Solche Paroxysmen von Schmerzen, welche die Weißnießwurzel in Aehnlichkeit selbst erzeugen kann, und die den Kranken jedesmal auf kurze Zeit zu einer Art Delirium und Wahnsinn brachten, wichen oft der kleinsten Gabe der gedachten Auflösung«, also einem »Quadrilliontel eines Grans Kraft von dieser Wurzel«.

Folgende Symptome sind demnach gewissermaßen ein Schrei nach Veratrum album: äußerste Kälte; profuser kalter Schweiß; extremer Durst; heftigste Entleerungen; Erbrechen, Durchfall und Schweiß in größten Mengen; Kollaps; paralytische Schwäche und Kräfteverlust — all dies begleitet von heftigsten Reaktionen auf Schmerzen, bis hin zum Wahnsinn.

Wohl am nächsten stehen dieser Arznei ARSENICUM und CARBO VEGETABILIS. Bei ARSENICUM besteht aber größte Angst und Unruhe, während Veratrum-Patienten auch ganz ruhig und still bleiben können [z.B. »sinnend in einem Winkel sitzen«]. Bei CARBO VEGETABILIS wiederum fehlen das starke Schwitzen und die enormen Entleerungen. Letztere unterscheiden Veratrum auch von CAMPHORA und CUPRUM (bei Cholera).

Die Homöopathie hat ja bei der *Cholera* ihre ersten Lorbeeren geerntet, und zwar mit den drei von Hahnemann dazu ausersehenen Hauptmitteln. Hahnemann hatte die Krankheit nie mit eigenen Augen gesehen, aber ihre Symptome genau studiert und mehrere Flugschriften zu ihrer richtigen Behandlung verfaßt. ... Die Frühstadien mit Kollaps, Kälte und plötzlicher Hinfälligkeit verlangen demzufolge nach CAMPHORA; bei heftigsten Krämpfen [Crampi] — nicht nur im Abdomen, sondern auch in Fingern und Zehen sowie von dort ausgehend — ist CUPRUM das Mittel der Wahl; Veratrum album schließlich ist bei profusem, kaltem Schweiß und exzessivem Erbrechen und Durchfall angezeigt (siehe *Homœopathy*, Band 1, S. 126; Band 3, S. 338).*

* Vgl. Tylers Darstellung der Geschichte und Behandlung der Cholera am Schluß ihrer Einleitung sowie in den Kapiteln über die o.g. Arzneien. — d.Ü.

Veratrum viride

GRÜNE NIESWURZ

Die Grüne Nieswurz (verschiedentlich auch *Amerikanische Nieswurz* oder *Grüner Germer* genannt) ist »eine Veratrum-Spezies, die in in Sümpfen, auf feuchten Wiesen und entlang kleiner Bergflüsse wächst, von Kanada bis Carolina« *[Guiding Symptoms]*. VERATRUM ALBUM kommt dagegen in Europa und Asien vor; es handelt sich um eine andere Art, mit ganz anderen Symptomen und Anwendungsbereichen.

Veratrum viride hat Pneumonien hervorgerufen und geheilt; tatsächlich ist es eines der großartigsten Heilmittel, die wir in der Homöopathie für Lungenentzündungen haben — wenn die Symptome passen. Ich habe schon erstaunliche Heilungen damit gesehen, besonders in den Händen eines unserer Ärzte, der genau weiß, wann dieses Mittel zu verschreiben ist. Und dies sind seine Indikationen: »Der Fall sieht sehr nach PHOSPHORUS aus. Das Gesicht ist gerötet, mit reichlichem Schweiß. *Roter Streifen die Mitte der Zunge hinunter.* Hohes Fieber, schnellender Puls [Pulsus celer]; eventuell Delirium. Durst. Der Patient hat eine Abneigung gegen Süßes; es kommt sogar vor, daß er über den süßen Geschmack von gewöhnlichem Wasser klagt.« ... Gehen wir also aus und tun wir desgleichen!

Ein roter (manchmal trockener) Streifen längs der Mittellinie der Zunge ist das charakteristischste und markanteste Symptom. Doch wie es bei so vielen Arzneien der Fall ist, kann auch das genaue Gegenteil vorkommen; sehen wir nämlich die Prüfungen durch, stellen wir fest, daß es auch einen *weißen* Streifen an dieser Stelle hervorgerufen hat. Offensichtlich hat das Mittel eine gewisse Wirkung auf die Blutversorgung der Zunge.

Veratrum viride hat u.a.: »Zunge weiß, nicht belegt; sieht aus wie gebleicht. — Zunge weiß in der Mitte, mit roten Rändern und weißer Spitze; sieht nicht wie belegt aus, sondern als ob das Blut herausgepreßt worden wäre. — Zunge fühlt sich wie verbrüht an, ... ***mit einem roten Streifen längs der Mittellinie.***« Und letzteres ist der klassische Hinweis auf Veratrum viride, nicht nur bei Pneumonie, sondern bei jedem Leiden, wo es von Nutzen sein kann.

Überfliegt man die Prüfungsaufzeichnungen, wie sie in der *Cyclopaedia of Drug Pathogenesy* vorliegen, fallen einem ein paar weitere Besonderheiten auf. Zum Beispiel bekamen fast alle Prüfer prompt einen *Schluckauf.* Eine erstaunliche und sehr rasche Wirkung hatte das Mittel auch auf die *Pulsfrequenz;* sie sank manchmal auf 40, auf 34 oder gar noch tiefer. In anderen Fällen wiederum (die vielleicht nur besser beobachtet wurden) stieg der Puls zunächst an und ging erst *danach* herunter. Im allgemeinen war er sehr klein und schwach, oft kaum tastbar.

◊

Wie Nash schreibt, hatte dieses Mittel einst einen guten Ruf in den ersten, kongestiven Stadien entzündlicher Krankheiten. ... »Eine Zeitlang quollen die Fachzeitschriften geradezu über von Pneunomieheilungen mit Veratrum viride, wobei dessen Heilkraft dem regulierenden Einfluß auf Herztätigkeit und Puls zugeschrieben wurde. ... Ich war damals noch ein junger Arzt und glaubte, mit diesem Mittel das große Los gezogen zu haben. Aber eines Tages«, so erzählt er, »ließ ich einen Patienten, dem ich mit Veratrum viride bei einer akuten Lungenentzündung Erleichterung verschafft hatte, allein, um in eine fünf Meilen entfernte Stadt zu eilen, und als ich zurückkehrte, war er tot. Nach diesem Vorfall achtete ich verstärkt auf andere Patienten, die mit diesem Mittel behandelt wurden, und immer mal wieder war ein Pneumonie-Patient darunter, der — nach anfänglicher Besserung — *plötzlich* verstarb.

Heutzutage ist jener Ruhm von Veratrum viride als wichtigstes Heilmittel für das erste Stadium dieser Erkrankung deutlich verblaßt. Was sind die Gründe? (1) Es wurde (wie andere Modemittel) zu wahllos angewandt. (2) Es ist falsch, den Puls ohne Berücksichtigung der sonstigen Gegebenheiten unter Kontrolle bringen oder gar zu senken zu wollen. (3) Diejenigen Kranken, die ein schwaches Herz hatten, sind von diesem die Herztätigkeit massiv herabsetzenden Mittel nicht selten getötet worden. Eine beschleunigte Blutzirkulation aber ist bei allen entzündlichen Erkrankungen *heilsam;* zugleich zeigt sie an, daß die natürliche Widerstandskraft vorhanden und bereits ›in Aktion‹ ist.«

Da Nash auf seine frühen Erfahrungen anspielt, nehme ich an, daß die Dosis, die ›den Puls herunterbringen‹ sollte, hoch genug war, um eine unmittelbare physiologische Wirkung hervorzubringen (anders wäre der gewünschte Effekt kaum zu erreichen gewesen). Bei der homöopathischen Verschreibung hingegen wird das Mittel, wie jedes andere Homöopathikum, gemäß den Symptomen eingesetzt: nicht um den Körper zu etwas zu zwingen (was eben auch sehr gefährlich sein kann, wie gesehen), sondern um den Patienten anzuregen, selbst etwas zur Heilung zu tun — was zwei völlig verschiedene Dinge sind. Tatsächlich hätten wir an Veratrum viride vielmehr dann zu denken, wenn der Puls *verlangsamt* ist.

Nash nennt als seine Hauptindikationen für diese Arznei: »Ein schmaler, deutlich ausgebildeter roter Streifen genau die Mittellinie der Zunge entlang. — Hohes Fieber, mit Zuckungen und Neigung zu Krämpfen.«

Clarke *(Dictionary)* bringt einen lehrreichen Fall, den ich hier wiedergeben will — eine versehentliche Prüfung des Mittels mit beinahe tödlichem Ausgang.

Er schreibt*: »Burt führte an sich selbst eine heroische Prüfung des flüssigen Extraktes durch, und seine kleine Tochter (einundzwanzig Monate alt) wäre um ein Haar gestorben, nachdem sie ein paar Tropfen der Tinktur aus einem Fläschchen getrunken hatte. Wenige Minuten danach begann sie zu erbrechen. Kaffee wurde als Antidot gegeben. Nach fünf Minuten waren ihre Kiefer starr, die Pupillen stark dilatiert, das Gesicht blau, Hände und Füße kalt; am Handgelenk war kein Puls mehr zu tasten. Bauch und Rücken wurden mit Kampfer eingerieben; daraufhin verfiel sie unter heftigen Schreien in Krämpfe, die nach kurzer Zeit noch ein weiteres Mal eintraten. Ein warmes Bad war zur Entspannung der Muskeln sehr wirkungsvoll. Das Erbrechen hielt noch weitere drei Stunden an; es bestand aus einem zähen Schleim. Während dieser ganzen Zeit war der Puls nicht tastbar gewesen, das Gesicht blau und hippokratisch; Hände und Füße waren so verschrumpelt, als wären sie lange Zeit im Wasser gewesen. Puls nach drei Stunden schwach wieder zu fühlen, Frequenz 36/min. Dreieinhalb Stunden nach der Einnahme fiel das Kind in einen ruhigen und tiefen Schlaf, und als sie nach drei Stunden erwachte, war sie wieder wohlauf, wenngleich noch ein bißchen schwach.«

◊

Bei Durchsicht der Prüfungen fällt eines besonders auf, nämlich die schnelle Erholung von der Droge, besonders nach Schlaf. »Schlief gut und erwachte ohne eine Spur von Beschwerden.« »Fühlte sich am nächsten Morgen wieder gut.«

In manchen Fällen hatten die Prüfer »viel geträumt, besonders von Wasser«. Und auch eine Tasse heißer, starker Kaffee »tat wohler als alles andere«.

In einem Fall »wollten ihm die Kleider nicht mehr passen, es schien, als ob sie ihn irgendwo kratzten; ständiges Zucken an verschiedenen Stellen des Körpers.«

Ein schwerer Vergiftungsfall, mit starkem, fortgesetztem Erbrechen: Kälte der Körperoberfläche; profuser, klebriger Schweiß; Puls schwach und unregelmäßig, 44 Schläge pro Minute. Liegen auf einer Couch vor dem Kamin und in kurzen Abständen verabreichter Brandy bewirkten,

---

* Der ausführliche Bericht von Burt selbst findet sich in der *Cyclopaedia of Drug Pathogenesy* (Hughes). Ich habe die Darstellung Clarkes etwas modifiziert und um einige Angaben aus Burts Bericht ergänzt, weil sie sonst irreführend bzw. mißverständlich gewesen wäre. — Anm.d.Ü.

daß sich die Körperoberfläche allmählich wieder erwärmte und der Puls sich kräftigte. Nach etwa einer Stunde schlief er für fünfzehn Minuten ein und sagte beim Erwachen: »Ich bin wieder in Ordnung«, und so schien es auch zu sein. Vom vielen Würgen taten am nächsten Tag nur noch die Muskeln etwas weh.

◊

In den *Keynotes* von H.C.Allen heißt es:

»Bei vollblütigen, plethorischen Menschen.

Blutandrang, besonders zu *Hirnbasis, Brust, Wirbelsäule und Magen.*

Entzündungen mit heftigen Schmerzen.

Akuter [Gelenk-] Rheumatismus, mit hohem Fieber ...

Starke Gehirnkongestion, fast apoplektisch, mit heftiger Übelkeit und Erbrechen.

Kongestive Apoplexie, heißer Kopf, blutunterlaufene Augen, belegte Stimme, *langsamer, voller Puls, hart wie Eisen.*

Kinder am Rande von Konvulsionen; fortgesetztes Rucken oder Nicken des Kopfes.

Zerebrospinale Erkrankungen (vgl. CICUTA): mit Spasmen, erweiterten Pupillen, tetanischen Krämpfen, Opisthotonus; *kalter, klebriger Schweiß.*

Sonnenstich ... (siehe GELSEMIUM, GLONOINUM, BELLADONNA).

Puls: steigt plötzlich an und fällt dann allmählich unter normal ab; *langsam, weich, schwach.*«

Dann die charakteristische Zunge ... (die wir bereits kennen).

Auch Allen betont: »Veratrum viride sollte nicht gegeben werden, nur ›um den Puls herunterzubringen‹ oder ›die Herztätigkeit zu regulieren‹, sondern wie jedes andere Mittel auch: der Gesamtheit der Symptome entsprechend.«

◊

Boger *(Synoptic Key)* hat (möglicherweise aufgrund späterer Erfahrungen?) recht viel über Veratrum viride zu berichten.

»***Plötzliche, heftige Kongestionen;*** *zerebellar oder thorakal; mit Übelkeit und Erbrechen. ... Entkräftung der Muskeln.* ... Kopf: nach hinten geworfen; nickende oder rollende Kopfbewegungen. ... Sieht rote Flecken; purpurfarbene Flecken beim Schließen der Augen. ... ***Livides, geschwollenes Gesicht, wird aber beim Aufrichten vom Liegen blaß und ohnmächtig.*** *... Roter oder trockener Streifen längs der Zungenmitte.* ... Heftiges *Erbrechen* ohne Übelkeit. ... *Langsames, schweres Atmen.* ... Gleich von

Beginn an heftiger Husten.* ... *Voller, großer, weicher Puls;* oder langsamer Puls, bei kräftigem oder heftigem Herzschlag. *Hyperpyrexie* oder rasch schwankende Temperatur. ... Meningitis cerebrospinalis.«

Hauptsymptome

Geist und Gemüt. Streitsüchtig und delirant ...

Augen. Erweiterte Pupillen.

Gesicht gerötet.
Trockener Mund, trockene Lippen, den ganzen Tag über.

Zunge in der Mitte leicht gerötet.
Zunge ... mit rotem Streifen längs der Mittellinie.
Zunge: weiß oder gelb, mit rotem Streifen längs der Mittellinie; trocken oder feucht, mit weißem oder gelbem Belag oder ganz ohne Belag; fühlt sich verbrüht an.

Magen, Abdomen. Erbrechen.
Schmerz und Wundheitsgefühl direkt oberhalb des Beckens.

Unterdrückte ***Menstruation*** mit zerebraler Kongestion.
Dysmenorrhoe: mit kolikartigen Schmerzen; viel Übelkeit und Erbrechen; Plethora; zerebraler Kongestion.

Pneumonie: Puls hart, kräftig, schnell; oder Anschoppung der Lungen, mit Schwächegefühl im Magen, Übelkeit, Erbrechen, langsamem oder intermittierendem Puls.

Blutandrang, besonders zu Hirnbasis, Brust, Wirbelsäule und Magen.

Auffällige oder seltsame Symptome

Große, grüne Kreise um das Kerzenlicht, die sich, als er bei Beginn des Schwindels die Augen schloß, rot färbten.

---

* Worauf sich die Aussage bezieht, geht aus dem Zusammenhang bei Boger nicht klar hervor. Vor diesem Satz heißt es dort: »Dyspnœa.« Auf ihn folgt: »Pneumonia.« Für letzteres spräche ein Pneumoniefall, der in den *Guiding Symptoms* wiedergegeben ist: »After exposure, severe chills and headache, pain in right side, cough ...« — Anm.d.Ü.

Schluckauf: fast ständig; schmerzhaft; mit Krämpfen der oberen Speiseröhre.

Erbrechen: langanhaltend; von eiweißartigem Schleim nach dem Essen; schmerzhaftes, leeres Brechwürgen; bei entzündlichen und zerebralen Erkrankungen; die kleinste Menge Speise oder Trank wird sogleich wieder erbrochen; bei Kollaps, dabei sehr langsamer Puls und kalter Schweiß.

Puerperale Konvulsionen; tobsüchtiges Delirium; »arterielle Erregung«; kalter, klebriger Schweiß. Wochenbettpsychose mit Krämpfen.

Hände und Füße schrumpelig, als wären sie lange im Wasser gewesen.*

Atmung: mühsam, muß sich aufsetzen, dabei kalter Schweiß im Gesicht; schwierig, krampfhaft, fast bis zum Ersticken; Gefühl einer schweren Last auf der Brust.

Pleuritis: hält sich die Seite, klagt, daß er nicht atmen könne; stechende Schmerzen. (BRYONIA)

In kaltem Schweiß gebadet. (Vgl. VERATRUM ALBUM)

Chorea: Zuckungen und Verdrehungen des Körpers, *durch Schlaf unbeeinflußt* (Gegenteil von AGARICUS); Rucken oder beständiges Nicken des Kopfes ist dabei typisch.

Schneidet Grimassen; ruckweise Bewegungen des Kopfes; Gesicht livide und mit kaltem Schweiß bedeckt (Chorea).

Macht beim Aufstehen eine Reihe von Sprüngen; offenbar kann sie nicht einen Fuß vom Boden lösen, ohne den anderen gleichzeitig mit zu heben (Chorea).

Empfindungen

Als ob der Kopf zerspringen sollte.

Zunge wie verbrüht.

Als ob der Magen fest zur Wirbelsäule gezogen würde. (Vgl. PLUMBUM, PLATINUM)

Wie von einer Last auf der Brust.

Wie von feuchter Kleidung an Armen und Beinen. (SEPIA)

Als ob kochendes Wasser über Teile des Körpers gegossen würde.

Peinigende Schmerzen im unteren Teil des Magens.

Träume von Wasser.

---

* Ein fragwürdiges Symptom, da das Kind tatsächlich zuvor, wenn auch wohl nicht so lange, gebadet worden war. — Anm. d. Ü.

Viburnum opulus und prunifolium

GEMEINER SCHNEEBALL UND NORDAMERIKANISCHER SCHNEEBALL

Zu ersterer Pflanze sagt Clarke: »Unser Gartenschneeball ist eine kultivierte und unfruchtbare Varietät dieses Strauches.«)

Prüfungen von *Viburnum opulus* wurden von H.C.Allen vorgenommen, mit elf Prüfern — Männern und Frauen. Die ø sowie die 1. und 30. Potenz wurden verwendet.

Am meisten erfährt man über die ›Viburnums‹ aus Hales *Materia Medica and Special Therapeutics of the New Remedies* (Ausgabe von 1880)*.

Darin schreibt er: »Der Arzt, der ein Mittel gegen *schmerzhafte Menses* findet, wird des Segens Tausender von leidenden Frauen gewiß sein.«

Und weiter: ... daß *Viburnum opulus* in diesem Land (USA) ein traditionelles Mittel für die Behandlung der Dysmenorrhoe ist; daß schon die Ureinwohner es so verwendeten und das Geheimnis an die Weißen weitergaben; ... daß es als Hausmittel bereits länger als ein Jahrhundert erfolgreich eingesetzt wurde. Nach eigener Aussage ist Hale zuerst durch die Beobachtung dieser häuslichen Anwendung auf den Wert der Arznei gestoßen. Er benutzte einen schwachen Aufguß der frischen Rinde oder auch Tropfenmengen der ø, schließlich Dilutionen bis zur D3. Das Mittel scheint zumeist in den tieferen Potenzen verwendet worden zu sein.

Seinen Angaben zufolge gibt es einige spezifische Indikationen für Viburnum opulus, allen voran die *krampfartige Dysmenorrhoe;* sodann »*falsche Wehen*, die das Leben der Schwangeren Wochen vor der Geburt zur Qual machen können«, sowie »*Nachwehen* — eine Gabe nach jeder Wehe«. Dysmenorrhoe: mit kolikartigen Schmerzen; viel Übelkeit und Erbrechen; Plethora; zerebrale Kongestion. *Abdominal- und Beinkrämpfe* schwangerer Frauen seien mit diesem Mittel sehr schnell zu beheben. — »Es verhindert *Fehlgeburten,* wenn es gegeben wird, bevor die Fruchtblase geplatzt ist, und wenn die Wehen krampfartig sind oder kurz bevorstehen.« Hale sagt voraus, daß es sich bei Krampfzuständen jeglicher *Hohlorgane* als nützlich erweisen werde. Er habe das Mittel schon in vielen Fällen neuralgischer und krampfartiger Dysmenorrhoe verwendet und sei »bisher noch keinem einzigen Fall begegnet, wo es versagt hätte«. ... So überzeugend waren seine Erfahrungen, daß er sich die Mühe machte, alte Fälle herauszusuchen, die er Jahre zuvor als unheilbar aufgegeben hatte;

* Gemeint ist offenbar die 5. und letzte Ausgabe der *New Remedies*, deren therapeutischer Teil 1880 und deren symptomatologischer Teil 1886 erschienen ist. — Anm.d.Ü.

»und bis jetzt konnte noch jeder dieser alten, hartnäckigen Fälle durch diese Arznei geheilt werden.«

Auch durch Kollegen, die ihm nach seinen ersten Berichten über den Wert von Viburnum opulus geschrieben hatten, erfuhr Hale vielfache Bestätigung. Einer von ihnen berichtete auch von der Heilung einer *membranösen Dysmenorrhoe;* »falls dies bestätigt werden sollte, haben wir jetzt vier Heilmittel für dieses schmerzhafte Leiden — BORAX, GUAJACUM, USTILAGO und Viburnum opulus.«

»Ich würde mich nicht wundern«, schreibt er weiter, »wenn es sich auch bei *Krampfzuständen des Herzens*, wie sie ja bei Angina pectoris eine Rolle spielen, als nützlich erweisen sollte; oder eventuell auch bei Laryngospasmus.«

(Warum nicht auch bei Asthma?)

◊

Viburnum prunifolium scheint, so Hale, einige Eigenschaften von Viburnum opulus zu besitzen; doch sei es hinsichtlich seiner Heilkräfte wahrscheinlich nicht ganz mit diesem identisch. Er hat die Tinktur mit gutem Erfolg bei *drohenden vorzeitigen Wehen* oder *drohender Fehlgeburt* eingesetzt, ebenso bei *Dysmenorrhoe* und sonstigen krampfartigen Uterusschmerzen.

Ein Allopath aus Alabama, Dr. Phares, den Hale zitiert, sagt dazu: »Es ist besonders wertvoll zur Verhinderung eines Aborts oder einer Fehlgeburt, seien diese habitueller bzw. spontaner Natur oder anderweitig bedingt, z.B. durch Unfall oder vorsätzlichen Mißbrauch von Arzneipflanzen. ... Es neutralisiert vollständig die Wirkung von GOSSYPIUM* (das zu Abtreibungszwecken verwendet wird) und zwingt die pflichtvergessene Mutter, ob sie will oder nicht, den Fötus bis zum Ende auszutragen. Einige Farmer, auf deren Plantagen ich diese Arznei benutzte und die viel von ihrer Wirkung bei Negerinnen gesehen haben, welche es sonst immer fertiggebracht hatten, einen Abort herbeizuführen, sind fest davon überzeugt, daß es keiner Frau möglich ist, abzutreiben, wenn sie gezwungen wird, Viburnum prunifolium einzunehmen.** Dies mag vielleicht etwas übertrieben sein; zumindest aber hat es in jedem Fall, wo ich es zu diesem Zweck verordnet habe, den Abbruch der Schwangerschaft verhindert, und meines Wissens ist es in keinem Fall, wo dieses Mittel vorbeugend eingenommen wurde,

* GOSSYPIUM HERBACEUM, der Baumwollstrauch; verwendet wird die Wurzelrinde. — Anm. d. Ü.

** Es sei an dieser Stelle daran erinnert, daß der hier zitierte Text von einem Südstaatler geschrieben wurde, zu einer Zeit, da die Sklaverei noch nicht abgeschafft war. — Anm. d. Ü.

zu einer Fehlgeburt gekommen.« Anschließend bringt Hale einige interessante Fälle von Dr. Phares.

◊

Ich selbst kann dem nur noch hinzufügen, daß ich *Viburnum prunifolium* bei bestimmten Fällen von drohendem Abort in ø verabreicht habe — soweit ich mich erinnern kann, mit Erfolg.

Daß *Viburnum opulus* zu den Leiden, für die es seit alters her in der Medizin der Indianer und als Hausmittel heilbringend eingesetzt wird, vollkommen homöopathisch ist, wird aus den folgenden Prüfungen ersichtlich, von denen einige mit der 30. Potenz vorgenommen wurden. Von daher würde es wahrscheinlich auch in den höheren Potenzen ebensogut, möglicherweise sogar besser wirken und weniger häufige Wiederholungen benötigen. Aber damit habe ich leider keine persönlichen Erfahrungen — *noch nicht!*

Die wichtigsten Symptome (Viburnum opulus)

Kopf. Dumpfer Stirnkopfschmerz.

Weibliche Genitalien. Krampfartige Koliken im Unterleib, die fast unerträglich sind; die Schmerzen kommen plötzlich und mit schrecklicher Heftigkeit. (Während der Regel und auch unabhängig davon.)

Vor den Menses: starkes Herabdrängen; Ziehen in den vorderen Oberschenkelmuskeln; schweres Drücken in der Kreuzbeingegend und über dem Schambein; gelegentliche scharfe, schießende Schmerzen in den Eierstöcken, die sie so nervös machen, daß sie nicht stillsitzen kann; quälende, kolikartige Krampfschmerzen im Unterleib und in der Gebärmutter; die Schmerzen beginnen im Rücken, ziehen herum und enden in Uteruskrämpfen.

Während der Menses: Übelkeit; Krampfschmerzen und große nervöse Unruhe; Blutfluß hört für mehrere Stunden auf, kommt dann in Form geronnener Klumpen wieder.

Menstruationsfluß spärlich, dünn, hellrot, mit Schwindel- und Benommenheitsgefühl im Kopf; Ohnmachtsgefühl beim Versuch, sich aufzusetzen; krampfartige oder membranöse Dysmenorrhoe.

Fluor: dünnflüssig, gelblichweiß oder farblos; bei Stuhlgang jedoch ist der Ausfluß dick, weiß und mit Blutstreifen untermischt.

Neuralgische oder krampfartige Dysmenorrhoe.

Schmerzen beginnen im Rücken, ziehen herum zu den Lenden und von dort quer herüber zum Schambein, wie bei Wehen.

Ovarien empfindlich, bei Dysmenorrhoe.

Krampfartige Schmerzen und Spasmen des Magens, des Darms, der Blase oder anderer Organe, als Reflex einer uterinen Reizung.

Schmerzhafte Abdominal- und Beinkrämpfe bei schwangeren Frauen.

Wird eine Fehlgeburt abwenden, wenn es vor dem Platzen der Fruchtblase gegeben wird und wenn die Wehen krampfartig sind oder kurz bevorstehen.

Nerven. Hysterische Konvulsionen durch uterine Reizung.

Allgemeiner Reizzustand des Nervensystems.

Schmerzhafte Krämpfe und Kontraktionen der Gliedmaßen, besonders während der Schwangerschaft.

An eigentümlichen Empfindungen seien genannt …

Gefühl von Öffnen und Schließen im Bereich des linken Scheitelbeins (am Hinterkopf: COCCULUS; vgl. auch CANNABIS INDICA).

Schmerzen wie von Messerstichen in Augen und Ohren.

Als ob das Ohr an den Kopf geheftet wäre.

Ungeheures Übelkeitsgefühl im Magen, als ob sie sterben müßte.

Als würden sich die Beckenorgane ›auf den Kopf stellen‹.

Gefühl, als sollte sie kollabieren, lokalisiert in einem Bereich, der sich von der Taille bis zum kleinen Becken erstreckt.

Als strömte der Atem aus dem Körper und als hörte das Herz auf zu schlagen.

Umklammerungs- und Krampfschmerzen im Herzen.

Quälender Krampfschmerz im Herzen.

Beklemmungsgefühl auf der ganzen Brust; Atemnot, als ob die Brustmuskeln versagten.

Schwirrendes Gefühl in den Händen, als ob sie platzen wollten.

Im Schlaf ein Gefühl zu fallen; wacht mit einem Ruck auf. (Vgl. THUJA)

◊

Dr. Boger, der offenbar spätere Erfahrungen noch mitverarbeiten konnte, hebt einige weitere Punkte hervor:

Heftige Wirkungen auf die Nerven oder krampfartige Wirkungen, *bei Frauen.*

Kann nicht stillhalten.

Schmerzhafte Muskelkrämpfe [Crampi].
Hämorrhagien.
Häufiges, reichliches Harnen: bei Kopfschmerzen, Menses, Blutungen etc.
Schweres Drücken oder ***quälende Krämpfe im Becken***, > bei den Menses.
Dysmenorrhoe; mit Flatulenz, lautem Aufstoßen und Nervosität.
Fehlgeburt. Falsche Wehen.
Uterusblutungen.
Erstickungsanfälle, nachts; < feuchte Kälte.
Asthma bei Kindern.
Schmerzen im Rücken, die in ***Uteruskrämpfen*** enden oder ***die Vorderseite der Oberschenkel hinunterziehen***.

Viscum album

MISTEL

Viscum album ist eines unserer wenig bekannten Arzneimittel und kann auch nicht gerade als gut geprüft gelten. Aber ein Mittel, das bereits Chorea und Epilepsie geheilt hat, sollte man nicht einfach links liegenlassen.

Es war ein Fall des verstorbenen Dr. Robert Cooper, der mir dieses Mittel wieder ins Gedächtnis gerufen hat; so will ich denn versuchen, ihm Gerechtigkeit widerfahren zu lassen und es für uns alle zugänglich zu machen.

Boger *(Synoptic Key)* widmet ihm nur wenige Zeilen, sieht aber eine Verwandtschaft mit BUFO. Einer seiner Punkte ist »Schwindel, der nach epileptischen Anfällen anhält«. In der letzten Ausgabe des ›Boericke‹ sind bereits recht viele Symptome verzeichnet; vor allem aber hat Clarke in seinem *Dictionary* eine Menge über Viscum album zu sagen.

Clarke, Burnett und Cooper — es fällt schwer, von ihnen in der Vergangenheitsform zu reden, sprechen sie doch auch nach ihrem Tode noch so überzeugend zu uns. So verschieden ihre Wege waren, zusammen bildeten sie ein wunderbares Trio genialer Köpfe; jeder von ihnen scheint die beiden anderen ideal ergänzt zu haben.

Eigentlich ist die Mistel ein sehr altes Heilmittel — bei Epilepsie und Chorea, bei Störungen der Milz sowie bei ›Schwären‹ (eitrige Geschwüre, Abszesse), wie der alte Culpeper vor gut dreihundert Jahren schrieb. Wir werden gleich sehen, inwieweit man ihm in unseren Tagen noch folgt. Er spricht nicht nur von der Mistel, sondern auch von den Qualitäten des *Vogelleims*, der aus den Beeren der Mistel gewonnen wird; er eigne sich, »um dicke und dünne Säfte reifen zu lassen und sie aus entlegenen Teilen des Körpers herauszuziehen, sie zu verdauen und zu trennen; um die Härte der Milz zu erweichen; um alte Geschwüre und Wunden zu behandeln; vermischt mit Sandarak und Rauschgelb hilft er, faulende Nägel herauszuziehen. Mistel, zu Pulver zerrieben und ins Getränk gegeben, ist gut für die Fallsucht (Epilepsie). Der aus dem zerstoßenen frischen Holze herausgezogene Saft ist, in die Ohren getropft, wirksam zum Heilen der Schwären in selbigen. Mistel ist eine Kopf- und Nervenmedizin, nützlich für Krampfanfälle, Lähmung und Schwindel.«

Diese alten Nutzanwendungen haben noch immer ihre Bedeutung.

Viscum album ist verschiedentlich geprüft worden; bei einer dieser Prüfungen kam es zu Symptomen von epileptischer Aura und Petit mal, die anschließend noch zwei Jahre lang häufig wiederkehrten.

Clarke weiß viele Tatsachen von großem Interesse über die Mistel zu berichten. So heilte Viscum album einen edlen Pferdestamm, bei dem die Tiere im Alter von vier Jahren epileptisch wurden. Es hat Chorea geheilt, Leiden der Ohren, der Milz, der Gebärmutter. Auch von mehreren Fällen »katarrhalischer Taubheit mit Ohrgeräuschen« sind Heilungen überliefert.

Sonderbar sind die folgenden psychischen und physischen Symptome, die Clarke anführt ... Hat, solange das Zittern besteht, das Gefühl, als müßte sie gleich etwas Entsetzliches tun. — Bleibt nachts wach und stellt sich die grausigsten Dinge vor. — Zittern in den Gliedern, Klappern der Zähne ... Zuckungen mal hier, mal dort. — Neigung zu röchelnder Atmung (ein Keuchhustenfall wurde innerhalb von zwei Tagen geheilt). — Gefühl auf dem linken Handrücken, als ob eine große Spinne darüberkrabbele; kurz darauf das gleiche Gefühl auf dem rechten Handrücken. — Ein anderes seltsames Gefühl: als ob etwas sie von der Taille an nach unten ziehen würde; unmittelbar darauf scheint der Oberkörper in der Luft zu schweben.

Bei tödlichen Vergiftungsfällen waren alle Muskeln des Körpers gelähmt, mit Ausnahme der Augen. Die Opfer konnten weder sprechen noch schlucken und starben am achten oder neunten Tag.

Dr. Cooper schreibt zu einem Fall, den er heilte:

»Was meine Gründe angeht, Viscum album zu verschreiben — in erster Linie sind dies die wohlbekannten Wirkungen des Mittels auf choreatische Symptome. In dem vorliegenden Fall hatten wir Zittern des Herzens, nächtliches Zucken der Glieder und heftige Schüttelkrämpfe bei einem katalepsieähnlichen Zustand von Bewußtlosigkeit, der über Stunden anhielt. Die Verschreibung von Viscum war hier mehr als gerechtfertigt im Hinblick auf Hahnemanns Prinzip, daß die Symptome (und nicht etwa nur der Krankheitsname) mit der Arznei übereinstimmen müssen ...« Er zitiert außerdem einen Autor, der meint, Viscum habe sich bei Wehen allen anderen Mitteln, die er bisher probiert habe, weit überlegen gezeigt.

Index der Arzneiquerverweise

A

B

C

F

G

H

I

J

O

P

Q

R

S

T

U

V

Z